实用男科手术学

Practical Andrology Operative Surgery

主　编　陈在贤
主　审　郑畏三

河南科学技术出版社
·郑州·

内容提要

本书由泌尿男科及相关学科知名专家共同编写，作者参考国内外最新文献，结合自己丰富的临床实践和教学经验，全面、系统地阐述了男科手术学的基础理论、基本技能、最新进展和各种手术方法。全书共33章：前4章阐述了男性生殖系统的解剖生理，男科手术基本技能等；后29章分别介绍了男科器官损伤、畸形、功能障碍和节育、复育等约300种术式及手术治疗进展与评析。本书内容丰富、图文并茂，融传统的开放性手术与近年来开展的腔镜手术、微创手术于一体，较全面地反映了国内外男科手术的新理念、新技术、新方法，对泌尿男科医师、临床相关科医师和医学院校师生具有很好的指导意义和实用价值，也是医学院校和医院图书馆珍贵的典藏书。

图书在版编目（CIP）数据

实用男科手术学/陈在贤主编．—郑州：河南科学技术出版社，2019.4
ISBN 978-7-5349-9478-4

Ⅰ．①实…　Ⅱ．①陈…　Ⅲ．①男性生殖器疾病－泌尿系统外科手术　Ⅳ．①R699．8

中国版本图书馆CIP数据核字（2019）第039385号

出版发行：河南科学技术出版社
北京名医世纪文化传媒有限公司
地址：北京市丰台区丰台北路18号院3号楼511室　　邮编：100073
电话：010-53556511　010-53556508
策划编辑：杨磊石
文字编辑：陈　鹏
责任审读：周晓洲
责任校对：龚利霞
封面设计：吴朝洪
版式设计：崔刚工作室
责任印制：陈震财
印　　刷：北京盛通印刷股份有限公司
经　　销：全国新华书店、医学书店、网店
幅面尺寸：185 mm×260 mm　　**印张**：60・彩页2面　　**字数**：1406千字
版　　次：2019年4月第1版　　2019年4月第1次印刷
定　　价：268.00元

主编简介

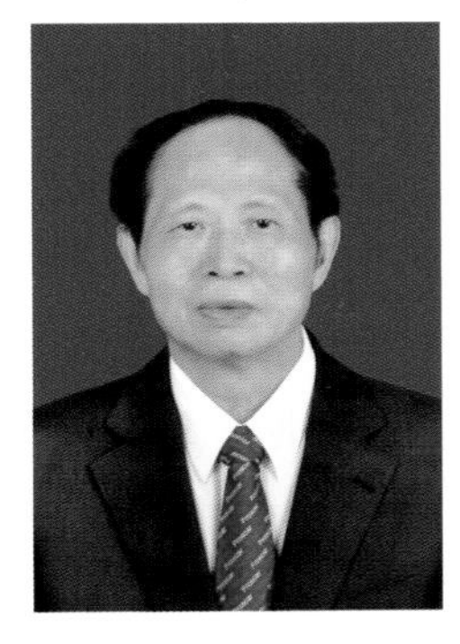

陈在贤　1969年毕业于重庆医科大学医学系，重庆医科大学附属第一医院泌尿男科主任医师，教授。研究生导师。

先后任重庆医科大学计划生育系男计教研室主任、重庆医科大学附属第一医院泌尿男科主任、重庆市男科诊疗中心主任、四川省计划生育科技专家委员会委员、四川省计划生育技术鉴定委员、中华医学会重庆市泌尿外科专委会委员、重庆市器官移植专委会委员、重庆市计划生育科技专家委员会委员、重庆市计划生育技术鉴定委员、重庆市性病艾滋病防治专家委员会委员、重庆市预防医学会艾滋病性病控制专家委员会委员、中华医学会重庆市男科学专委会副主任委员、重庆市抗癌协会副主任委员、国家医师资格考试命审题专家委员及中华医学会男科学分会委员等。

从事医疗、教学及科研工作近50年。在男科学领域内对良性前列腺增生、前列腺炎、男性性功能障碍、男性不育症、男性性传染性疾病、男性先天性畸形、泌尿男性生殖系统肿瘤、男性生育调节、精液冻贮及胚胎冻贮等方面有较深入的研究。创新技术：后尿道狭窄或闭塞弯钩针吻合术、尿道下裂一期尿道成形术、阴茎阴囊转位畸形矫正术、经膀胱荷包悬吊法前列腺切除术、胃代膀胱术、胃扩大膀胱术、输精管结扎术、输精管吻合术、阴茎背动脉指压法治疗阴茎异常勃起等，解决了泌尿男科学领域内多项疑难问题。发表科研学术论著100余篇，获得5项科研成果奖。主编：中西医诊疗丛书《泌尿男科分册》《实用男科学》《男科手术技巧与并发症防治》及《实用男科手术学》等。副主编：《男科手术学》；参编《外科症状鉴别诊断》等。

序

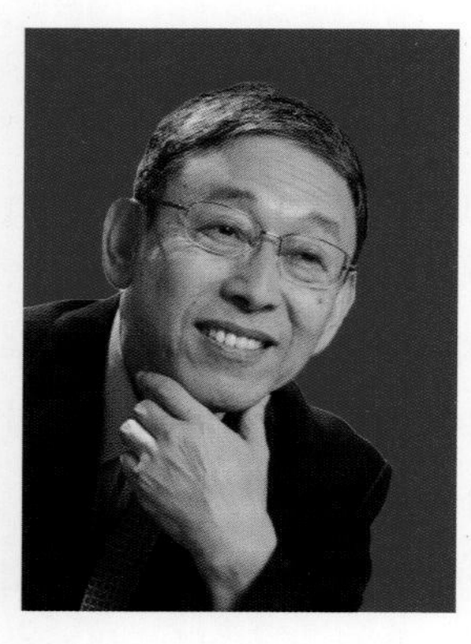

男科学是一门新兴学科，为推动我国男科学发展，2006 年重庆医科大学附属第一医院泌尿男科陈在贤教授主编出版了《实用男科学》，并于 2013 年再版。由于手术也是治疗男科疾病重要手段之一，又随着科技发展，传统手术方式和方法不断创新，新技术新方法不断出现，为男科患者带来了福音。为此，陈在贤教授与时俱进，再次组织相关专家主编了《实用男科手术学》，确是一件功德无量的好事。陈教授邀请我作序，而本人又未能拜读该部新著，本不应作序，只能借此机会，向全体参加编写的专家，能在繁忙临床工作中抽时间总结多年的临床经验，编写成文传授给更多泌尿男科医师，表示衷心感谢和祝贺。

根据陈在贤教授给我的介绍，他组织国内外长期从事泌尿男科临床工作的 80 位著名专家，收集了国内外最新文献资料，融入了他们在国内外长期从事临床工作积累起来的丰富手术经验和技能，共同撰写了《实用男科手术学》一书，以适应男科疾病手术治疗的需要。该书反映了当代国际男科学领域内的先进科技成果和最新技术水平。

本书内容涵盖了男科手术基本知识与基本技能，以及各种男科手术与并发症防治两部分，共 33 章。本书针对男科疾病手术治疗的难点问题，对各种手术治疗的演变和进展，如何提高手术成功率，减少并发症等都作了详细介绍，涵盖面广，内容丰富，图文并茂，实用性强。特推荐给泌尿男科医生及相关医学同仁参考。

再次向陈在贤教授及全体参编专家致敬！祝贺《实用男科手术学》首发成功！

北京大学人民医院泌尿外科主任医师、教授
中华医学会男科学分会第二、三、四届主任委员　朱积川

2018 年 1 月 19 日于北京

编著者名单

主　编　陈在贤

主　审　郑畏三

副主编　（以姓氏笔画为序）

刘继红　李旭良　肖明朝　吴小候
张良甫　张思孝　苟　欣　唐　伟

编著者　（以姓氏笔画为序）

王　立　重庆医科大学附属第一医院消化内科
王　进　华中科技大学同济医学院附属协和医院泌尿外科
王　郁　重庆医科大学附属第一医院门诊部
王书龙　湖北武警总医院泌尿外科
王德林　重庆医科大学附属第一医院泌尿男科
方针强　陆军军医大学附属第二医院泌尿外科
尹志康　重庆医科大学附属第一医院泌尿男科
邓华聪　重庆医科大学附属第一医院内分泌科
甘　华　重庆医科大学附属第一医院肾病内科
石　涛　西安交通大学西安医学院附属第二医院泌尿外科
平　萍　上海第二医科大学附属仁济医院泌尿男科
冯正平　重庆医科大学附属第一医院内分泌科
朱明才　重庆医科大学附属第一医院胃肠外科
朱积川　北京大学人民医院泌尿外科
朱启锭　南京医科大学基础医学院组织胚胎学
朱朝辉　华中科技大学同济医学院附属协和医院泌尿外科
任　伟　重庆医科大学附属第一医院内分泌科
刘　川　重庆医科大学附属第二医院泌尿外科
刘　忠　重庆医科大学附属第一医院呼吸内科
刘　纯　重庆医科大学附属第一医院内分泌科
刘　航　重庆医科大学附属第一医院泌尿男科
刘继红　华中科技大学同济医学院附属同济医院泌尿外科
刘朝东　重庆医科大学附属第一医院泌尿男科

刘隆田　重庆医科大学附属第一医院内分泌科
米　洁　重庆医科大学附属第一医院中心 ICU
汤召兵　重庆医科大学附属第一医院泌尿男科
杜　虎　重庆市人民医院三院院区泌尿外科
李　响　四川大学华西医院泌尿外科
李　铮　上海第二医科大学附属仁济医院泌尿男科
李旭良　重庆医科大学附属儿童医院泌尿外科
李骊华　重庆医科大学附属第一医院心血管内科
杨　军　重庆医科大学附属第一医院神经内科
杨　磊　重庆医科大学附属第一医院泌尿男科
杨春亭　四川大学华西医院泌尿外科
肖明朝　重庆医科大学附属第一医院泌尿男科
肖新民　四川大学华西医院泌尿外科
吴小候　重庆医科大学附属第一医院泌尿男科
何大维　重庆医科大学附属儿童医院泌尿外科
何卫阳　重庆医科大学附属第一医院泌尿男科
何云锋　重庆医科大学附属第一医院泌尿男科
张　矛　重庆医科大学附属第一医院血管外科
张　尧　重庆医科大学附属第一医院泌尿男科
张　滨　中山大学附属第三医院泌尿外科
张良甫　陆军军医大学附属第二医院泌尿外科
张思孝　四川大学华西医院泌尿外科
陈　刚　重庆医科大学附属第一医院泌尿男科
陈刚（小）　重庆医科大学附属第一医院泌尿男科
陈在贤　重庆医科大学附属第一医院泌尿男科
陈建斌　重庆医科大学附属第一医院血液科
陈继红　重庆市人民医院三院院区泌尿外科
苟　欣　重庆医科大学附属第一医院泌尿男科
奉友刚　四川省遂宁市中心医院泌尿外科
罗生军　重庆医科大学附属第一医院泌尿男科
周　波　重庆医科大学附属第一医院内分泌科
周　晴　重庆医科大学附属第一医院内分泌科
郑伏甫　中山大学附属第一医院泌尿外科
郑畏三　新加坡中央医院泌尿外科
赵　栩　成都医学院附属医院泌尿外科

赵万蓉　重庆医科大学附属第一医院心血管内科
胡强达　新加坡中央医院泌尿外科
钟　清　重庆医科大学附属第一医院肾病内科
姜　辉　北京大学附属第三医院泌尿外科
贺占举　北京大学附属第一医院泌尿外科
袁　喆　重庆医科大学附属第一医院感染科
贾维胜　陆军军医大学附属第二医院泌尿外科
高　坪　四川大学华西医院泌尿外科
高　飞　重庆医科大学附属第一医院泌尿男科
高　洁　苏州大学附属第二医院泌尿外科
翁宏庆　重庆医科大学附属第一医院泌尿男科
郭　军　中国中医研究院西苑医院男科
唐　伟　重庆医科大学附属第一医院泌尿男科
黄　捷　重庆市第九人民医院泌尿外科
黄明孔　四川省生殖卫生学院泌尿男科
黄群联　皖南医学院第一附属医院泌尿外科
梁思敏　重庆医科大学附属第一医院泌尿男科
鲁秀容　重庆医科大学附属第一医院神经内科
鲁栋梁　川北医学院附属医院泌尿外科
蒋　立　重庆医科大学附属第一医院泌尿男科
蒲　军　重庆医科大学附属第一医院泌尿男科
魏倩萍　重庆医科大学附属第一医院内分泌科

秘　书　王德林　蒲　军

前　言

医学事业迅速发展，新技术新方法不断出现，腔镜技术逐步替代了损伤较重的传统的开放性手术，显微外科技术替代了肉眼下的传统手术，附睾及睾丸取精新技术使无精子症者能达到生育的目的，等等。现腹腔镜技术已较广泛开展，机器人辅助下腹腔镜技术在传统技术的基础上已逐步开展与应用，新技术一个比一个更优越，效果更好，并发症更少。而腔镜技术及微创外科技术是在传统开放性手术的基础上发展起来的新技术，但传统的开放性手术仍是腔镜手术的基础和处理其并发症的后盾。

为了跟上当代医学事业迅速发展的步伐，提高男科手术技能，减轻手术损伤，减少及防治手术并发症，提高手术疗效，以造福于病人；特组织国内外在泌尿男科及相关学科领域内的80位卓有成就的权威知名专家教授，根据各自长期丰富的临床经验，结合近几年来国内外最新的文献资料，共同编写了《实用男科手术学》一书，以适应男科疾病手术治疗的需要。本书内容涵盖了男科手术学基础及男科手术与并发症防治两部分。实用男科手术学基础包括男性生殖系统解剖生理、男科手术基本技能、男科手术并存疾病的围手术期处理及男科围手术期危急值等。男科手术与并发症防治包括男子性功能障碍手术、性别畸形手术、男女易性症与性别重塑手术、包皮畸形手术、阴茎畸形手术、阴茎硬结症手术、阴茎阴囊血管瘤手术、精索静脉曲张手术、睾丸扭转手术、隐睾手术、阴囊内疾病手术、阴茎阴囊皮肤疾病手术、男性尿道下裂手术、阴茎阴囊转位矫正术、男性尿道上裂手术、男性外生殖系统损伤手术、男性尿道损伤手术、男性尿道狭窄手术、膀胱颈挛缩手术、前列腺增生手术、前列腺囊肿手术、前列腺癌手术、前列腺肉瘤手术、精囊肿瘤手术、阴茎癌手术、睾丸肿瘤手术、男性节育手术、精管复通术及无精子症手术等。全书共33章。

本书图文并茂，重点介绍了每种男科疾病手术治疗的进展、适应证、禁忌证、原理、优点、缺点、术前准备、手术要点、术中注意要点、术后处理、并发症防治及评析与选择等。并发症防治包括并发症表现、原因、处理、预后及预防等。

本书全面、系统深入地反映了男性生殖系统疾病手术治疗的最新进展、最新技术、最新手术技能及并发症防治。可供泌尿男科医师、临床相关学科医师及医学生阅读参考。

本书如有错误与疏漏之处，敬请读者指正，以便再版时更正。

陈在贤

2018年1月于重庆

目 录

第 1 章

男性生殖系统的解剖生理

男性生殖系统(male genital system)包括外生殖器和内生殖器两个部分。外生殖器包括阴茎和阴囊。内生殖器包括生殖腺(睾丸)、输精管道(附睾、输精管、射精管和尿道)、附属腺(精囊腺、前列腺、尿道球腺)及精索等(图 1-1)。

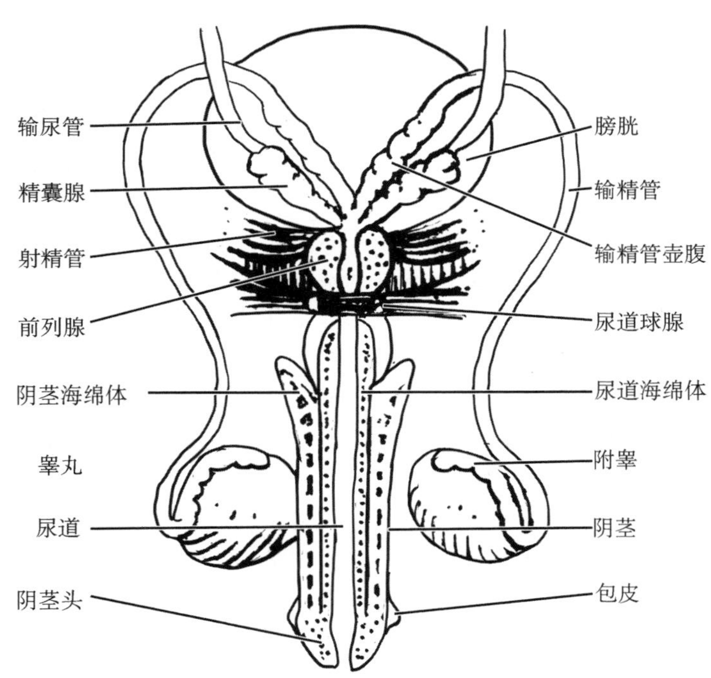

图 1-1 男性生殖系统解剖结构

第一节 男性生殖系统的发生

生殖系统(reproductive system)的发生包括生殖腺、生殖管道及外生殖器的发生,分为性未分化和性分化两个阶段。受精时与卵子结合的精子种类(23,X 或 23,Y)已决定了遗传性别。在人类胚胎第 6 周时,无论男性或女性在生殖嵴外侧都形成两对原始生殖管道，一对为中肾管，另一对为中肾旁管，即副中肾管又称苗勒管。直到胚胎第 7 周，生殖腺才开始有性别的形态学特征。在胚胎早期，男性和女性的生殖系统是相似的，称为生殖器官未分化期。胚胎的外生殖器则要到第 9 周才能辨认性别，因此，生殖系统包括生殖腺、生殖管道及外生殖器，在发生中均可分为性未分化和性分化两个阶段。12 周时才能识别外生殖器性别。生殖腺由生殖腺嵴表面的体腔上皮、上皮下间充质和迁入原始生殖细胞共同发育而成。生殖腺来自体腔上皮、下皮下方的间充质及原始生殖细胞 3 个不同的部分。

一、生殖腺的发生 (development of gonads)

1. 未分化性腺的发生（occurrence of undifferentiated gonads） 人胚第 5 周时，左、右中肾嵴内侧的表面上皮下方间充质细胞增殖，形成一对纵行的生殖腺嵴。不久，生殖腺嵴的表面上皮向其下方的间充质产生出许多不规则的细胞索，为初级性索（primary sex cord）。胚胎第 4 周时，位于卵黄囊后壁近尿囊处有许多源于内胚层的大圆形细胞，称原始生殖细胞（primodial germ cell），它们于第 6 周经背侧肠系膜陆续向生殖腺嵴迁移，约在 1 周内迁移完成，原始生殖细胞进入初级性索内（图 1-2）。

2. 睾丸的发生（the occurrence of testis） 原始生殖腺有向卵巢方向分化的自然趋势。若原始生殖细胞及生殖腺嵴细胞膜表面均具有组织相容性 Y 抗原（histocompatibility Y antigen，H-Y 抗原）时，原始生殖腺才向睾丸方向发育。一般情况下，性染色体为 XY 的体细胞胞膜上有 H-Y 抗原，而性染色体为 XX 的体细胞胞膜上则无 H-Y 抗原，故具有 Y 性染色体的体细胞，对未分化生殖腺向睾丸方向分化起决定性作用。目前认为，编码 H-Y 抗原的基因位于 Y 染色体的短臂近着丝点的部位。人类胚胎第 7 周，在 H-Y 抗原的影响下，初级性索增殖，并与表面上皮分离，向生殖腺嵴深部生长，分化为细长弯曲的襻状生精小管，其末端下相互连接形成睾丸网。第 8 周时，表面上皮下方的间充质形成一层白膜，分散在生精小管之间的间充质细胞分化为睾丸间质细胞，并分泌雄激素。在人类胚胎第 14～18 周，间质细胞占睾丸体积一半以上，随后数目迅即下降，出生后睾丸内几乎见不到间质细胞，直至青春期时才重现。胚胎时期的生精小管为实心细胞索，内含两类细胞，即由初级性索分化来的支持细胞和原始生殖细胞分化的精原细胞。生精小管的这种结构状态持续至青春期前（图 1-3）。

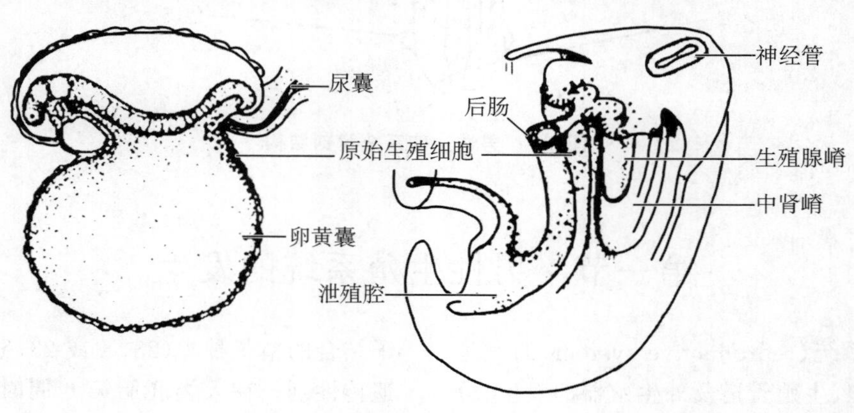

图 1-2 原始生殖细胞及其迁移

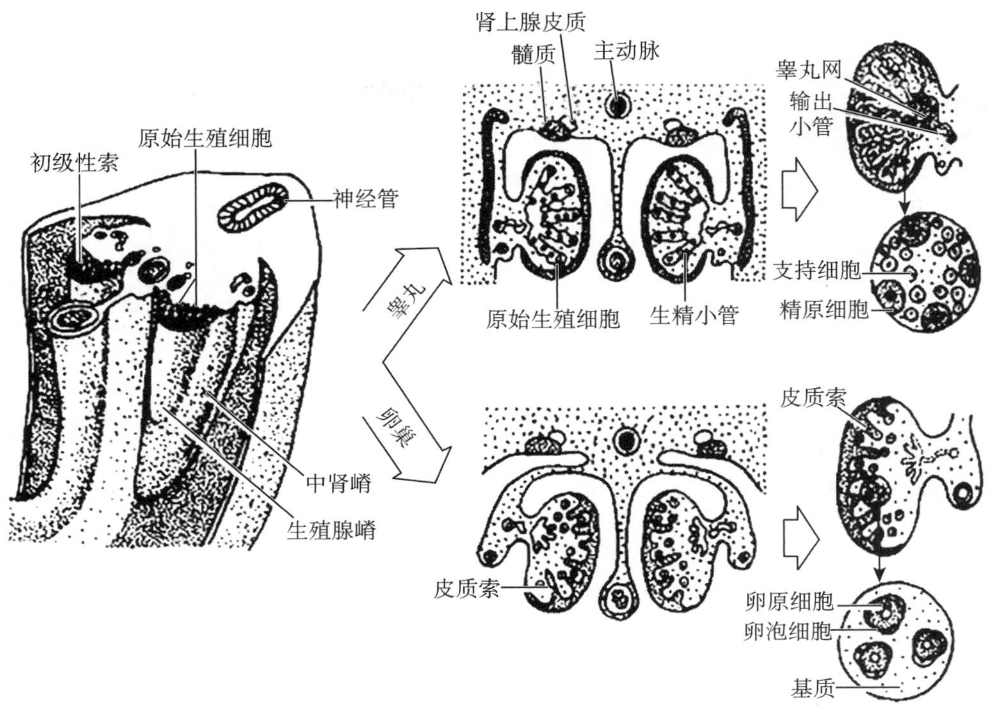

图 1-3　睾丸与卵巢的分化

3. 卵巢的发生(the occurrence of ovarian)　若体细胞和原始生殖细胞的膜上无 H-Y 抗原，则未分化性腺自然向卵巢方向分化。卵巢的形成比睾丸晚。人类胚胎第 10 周后，初级性索向深部生长，在该处形成不完善的卵巢网。随后，初级性索与卵巢网都退化，被血管和基质所替代，成为卵巢髓质。此后，生殖腺表面上皮又形成新的细胞索，称次级性索(secondary sex cord)或皮质索(cortical cord)，它们较短，分散于皮质内。约在人类胚胎第 16 周时，皮质索断裂成许多孤立的细胞团，即为原始卵泡。原始卵泡的中央是一个由原始生殖细胞分化来的卵原细胞，周围是一层由皮质索细胞分化来的小而扁平的卵泡细胞。卵泡之间的间充质组成卵巢基质。胚胎时期的卵原细胞可分裂增生，并分化为初级卵母细胞。足月胎儿的卵巢内约有 100 万个初级卵泡，尽管在母体促腺激素的刺激下，有部分卵泡可生长发育，但它们很快退化，而大多数的初级卵泡一直持续至青春期前。

4. 睾丸和卵巢的下降(the decline in testis and ovary)　生殖腺最初位于后腹壁的上方，在其尾侧有一条由中胚层形成的索状结构，称引带(gubernaculum)，它的末端与阴唇阴囊隆起相连。随着胚体长大，引带相对缩短，导致生殖腺的下降。第 3 个月时，生殖腺已位于盆腔，卵巢即停留在骨盆缘稍下方，睾丸则继续下降，于第 7～8 个月时抵达阴囊。当睾丸下降通过腹股沟管时，腹膜形成鞘突包于睾丸的周围，随同睾丸进入阴囊，鞘突成为鞘膜腔，然后鞘膜腔与腹膜腔之间的通道逐渐封闭(图 1-4)。

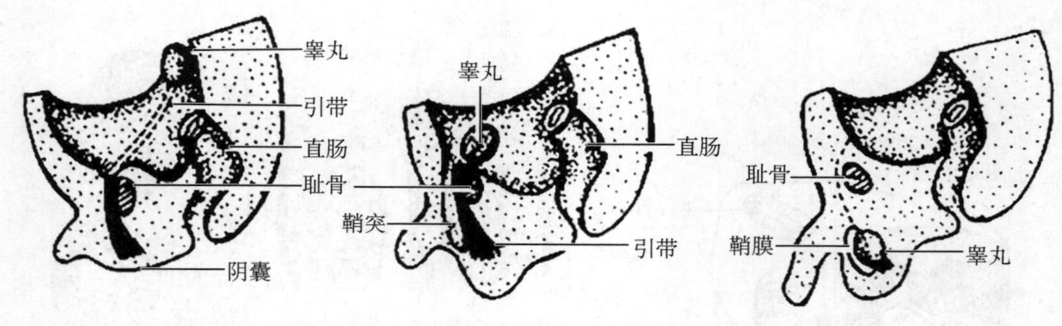

图 1-4 睾丸下降

二、生殖管道的发生和演变(the occurrence and evolution of genital duct)

1. 生殖管道未分化期(the reproductive duct of the undifferentiated stage) 人胚第6周时,男女两性胚胎都具有两套生殖管,即中肾管和中肾旁管(paramesonephric duct),又称 Müller 管。中肾旁管由体腔上皮内陷卷褶而成,上段位于中肾管的外侧,两者相互平行,中段弯向内侧,越过中肾管的腹面,到达中肾管的内侧,下段的左、右中肾旁管在中线合并。中肾旁管上端呈漏斗形开口于腹腔,下端是盲端,突入尿生殖窦的背侧壁,在窦腔内形成一隆起,称窦结节(sinus tubercle),又称 Müller 结节。中肾管开口于窦结节的两侧(图 1-5)。

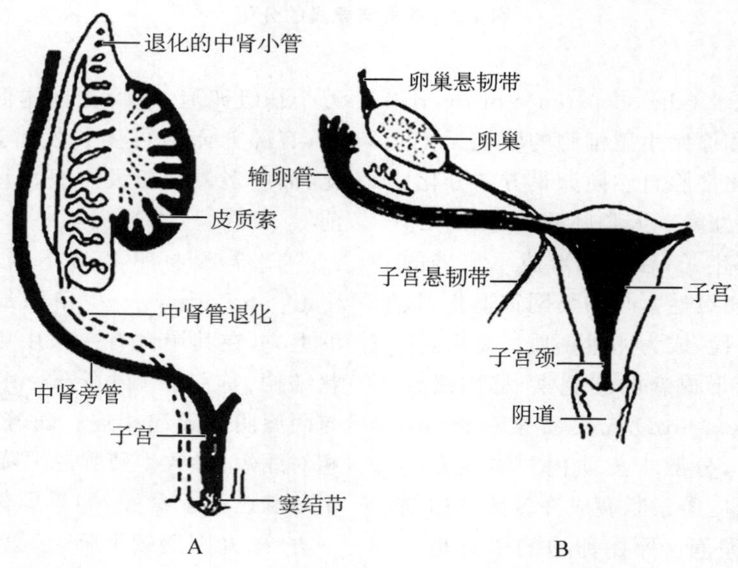

图 1-5 女性生殖管道的演变

A. 第 3 个月;B. 卵巢下降后

2. 女性生殖管道的分化(the differentiation of female genital duct)　若生殖腺分化为卵巢,因缺乏睾丸间质细胞分泌雄激素的作用,中肾管逐渐退化;同时,因缺乏睾丸支持细胞分泌的抗中肾旁管激素的抑制作用,中肾旁管则充分发育。中肾旁上段和中段分化形成输卵管;两侧的下段在中央愈合形成子宫及阴道穹隆部。阴道的其余部分则由尿生殖窦后壁的窦结节增生而成的阴道板形成。阴道板起初为实心结构,在胚胎第 5 个月时,演变成管道,内端与子宫相通,外端与尿生殖窦腔之间有处女膜相隔(图 1-6)。

3. 男性生殖管道的分化(the differentiation of the male reproductive tract)　若生殖腺分化为睾丸,间质细胞分泌的雄激素促进中肾管发育,同时支持细胞产生的抗中肾旁管激素抑制中肾旁管的发育,使其逐渐退化。雄激素促使与睾丸相邻的十几条中肾旁管发育为附睾的输出小管,中肾管头端增长弯曲成附睾管,中段变直形成输精管,尾端成为射精管和精囊(图 1-7)。

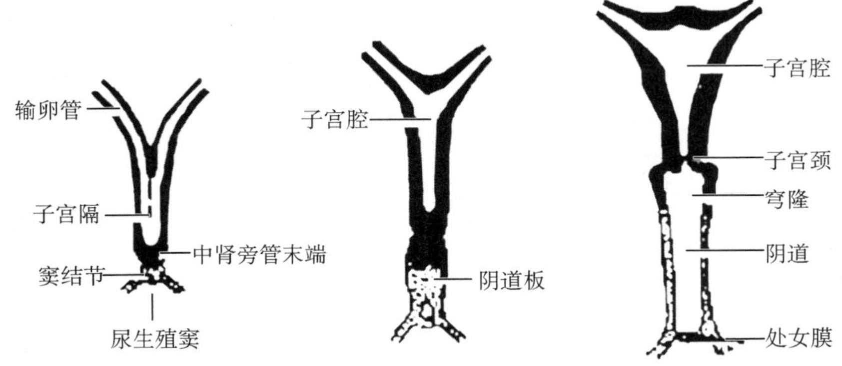

图 1-6　子宫和阴道的形成

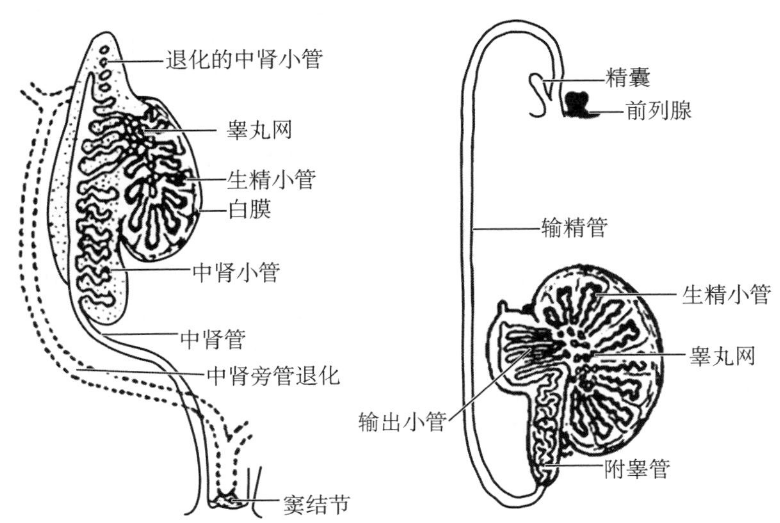

图 1-7　男性生殖管道的演变

A. 第 3 个月;B. 睾丸下降后

三、外生殖器的发生(occurrence of external genital organs)

1. 外生殖器未分化期(genital undifferentiated stage) 人类胚胎第9周前，外生殖器不能分辨性别。第5周初，尿生殖膜的头侧形成一隆起，称生殖结节(genital tubercle)。尿生殖膜的两侧各有两条隆起，内侧的较小，为尿生殖褶(urogenital fold)，外侧的较大，为阴唇阴囊隆起(labio-scrotal swelling)。尿生殖褶之间的内陷为尿道沟，沟底复有尿生殖膜。第7周时，尿生殖膜破裂。

2. 男性外生殖器分化(male genital organ differentiation) 在雄激素的作用下，促使外生殖器向男性发育。生殖结节伸长形成阴茎，两侧的尿生殖褶沿阴茎的腹侧面，从后向前合并成管，形成尿道海绵体部。左右阴唇阴囊隆起移向尾侧，并相互靠拢，在中线处愈合成阴囊(图1-8)。

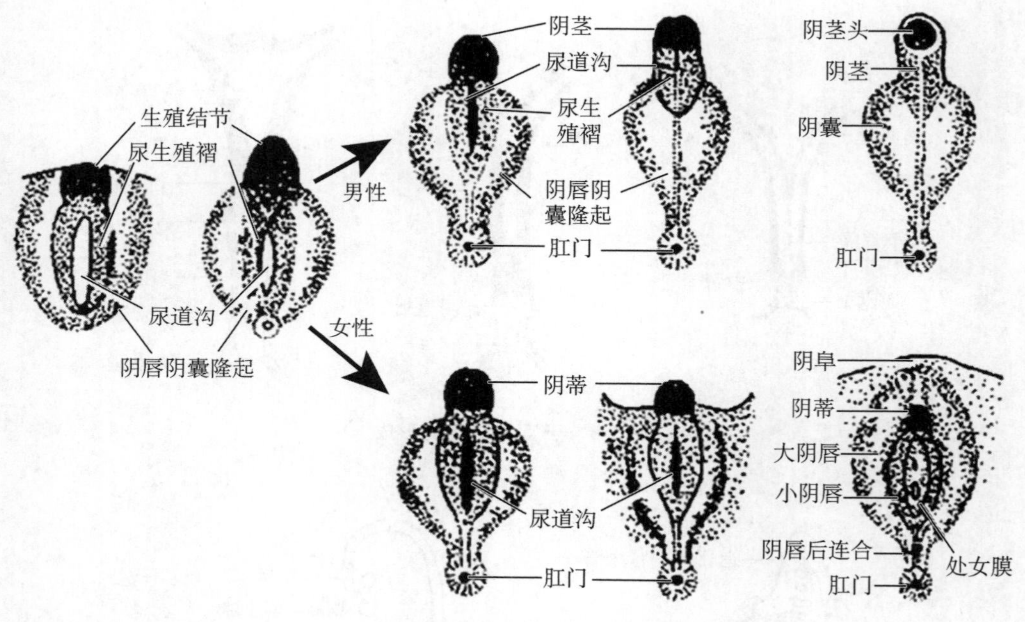

图1-8 男、女外生殖器的发育

3. 女性外生殖器分化(female genital differentiation) 女性外生殖器分化因无雄激素的作用，外生殖器自然向女性分化。生殖结节略增大，形成阴蒂。两侧的尿生殖褶不合并，形成小阴唇。左右阴唇阴囊隆起在阴蒂前方愈合，形成阴阜，后方愈合形成阴唇后连合，大部分不愈合成为大阴唇。尿道沟扩展，并与尿生殖窦下段共同形成阴道前庭(图1-8)。

四、生殖系统的常见畸形(the reproductive system malformation)

1. 隐睾(cryptorchidism)　睾丸未下降至阴囊而停留在腹腔或腹股沟等处称隐睾(图 1-9A)。据统计,约有 30%的早产儿及 3%的新生儿睾丸未降入阴囊,其中大部分在 1 岁左右可降入阴囊,仍有约 1%为单侧或双侧隐睾。因腹腔温度高于阴囊,故隐睾会影响精子发生,双侧隐睾可造成不育。

2. 先天性腹股沟疝(congenital inguinal hernia)　先天性腹股沟疝多见于男性。若腹腔与鞘突间的通道没有闭合,当腹压增大时,部分肠襻可突入鞘膜腔,形成先天性腹股沟疝(图 1-9B)。

3. 尿道下裂(hypospadias)　因左右尿生殖褶未能在正中愈合,造成阴茎腹侧面有尿道开口,称尿道下裂(图 1-9C),发病率为 1‰~3‰。

4. 双子宫(double uterus)　双子宫是因左右中肾旁管的下段未愈合所致(图 1-9D)。较常见的是上半部未全愈合,形成双角子宫。若同时伴有阴道纵隔,则为双子宫双阴道。

5. 两性畸形(hemaphroditism)　两性畸形又称半阴阳,是因性分化异常导致不同程度的性别畸形,患者的外生殖器常男女分辨不清。按生殖腺结构不同。两性畸形可分为两类。

(1)真两性畸形(true hermaphroditism):真两性畸形极为罕见,患者体内同时有睾丸及卵巢,性染色体属嵌合型,即具有 46,XY 和 46,XX 两种染色体组型,第二性征可呈男性或女性,但外生殖器男女分辨不清。

(2)假两性畸形(false hermaphroditism):假两性畸形患者体内只有一种生殖腺,按所含睾丸或卵巢的不同,又可区分为男性假两性畸形和女性假两性畸形。前者虽具有睾丸,但外生殖器似女性,染色体组型为 46,XY,主要由于雄激素分泌不足所致;后者具有卵巢,但外生殖器似男性,染色体组型为 46,XX,由于雄激素分泌过多所致,常见于先天性男性化肾上腺增生症,肾上腺皮质分泌过多雄激素,使外生殖器男性化。

6. 阴道闭锁(viginal atresia)　阴道闭锁或因窦结节未形成阴道板,或因阴道板未形成管腔。有的为处女膜未穿通,外观不见阴道。

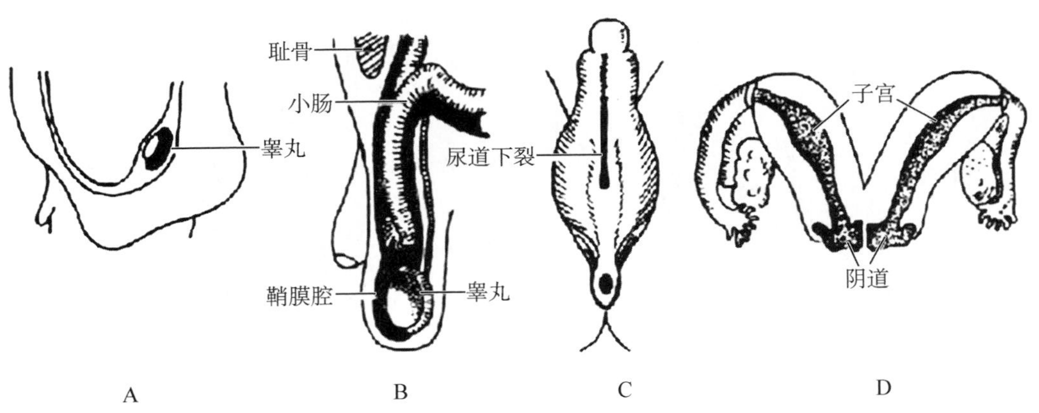

图 1-9　生殖系统先天性畸形

A. 隐睾;B. 先天性腹股沟疝;C. 尿道下裂;D. 双子宫双阴道

7. 睾丸女性化综合征(testicular feminization syndrome) 睾丸女性化综合征患者虽有睾丸,也能分泌雄激素,染色体组型为46,XY,但因体细胞和中肾细胞缺乏雄激素受体,使中肾管未能发育为男性生殖管道,外生殖器也未向男性方向分化,而睾丸支持细胞产生的抗中肾旁管激素仍能抑制中肾旁管的发育,故输卵管与子宫也未能发育,患者外阴呈女性,且具有女性第二性征。

(朱启锭　陈在贤　杨　磊)

第二节　男性外生殖器的解剖生理

一、阴茎的解剖生理(anatomic physiology of the penis)

(一)阴茎的解剖结构(the anatomy of the penis)

阴茎由前到后分头、体、根三部分,前端略膨大部为阴茎头,其最前端有尿道外口,阴茎头部后较细处为冠状沟,近冠状沟能翻转的皮肤叫包皮。除阴茎头近端可视部分为阴茎体部,阴茎不可视部分为阴茎根部。阴茎由平行的两条阴茎海绵体(corpus cavernosa)和一条尿道海绵体构成,呈圆柱状。两条阴茎海绵体位于阴茎背侧,对称,其两端较尖锐,阴茎后端为阴茎海绵体脚,附着于耻骨弓前侧面的耻骨下支、坐骨支及尿生殖膈下筋膜,成为固定阴茎的阴茎根部(图 1-10)。平时在无性冲动时阴茎呈疲软状态,自然下垂在阴囊前面。阴茎勃起的主要变化都在此部,故称可动部。

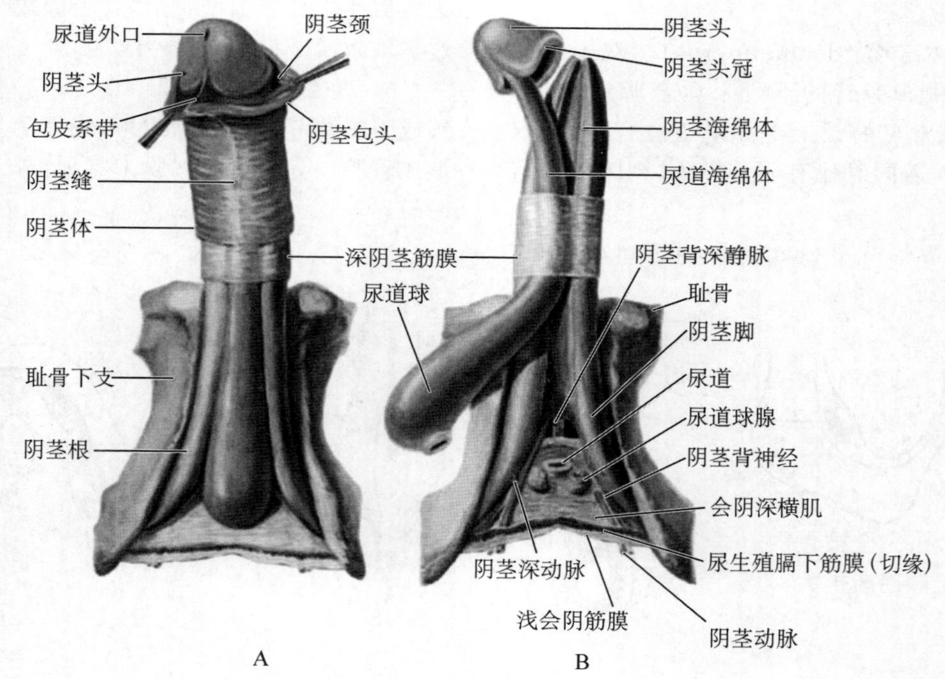

图 1-10　阴茎的解剖结构(外观)

A. 阴茎尿道面;B. 阴茎海绵体

阴茎由外向内层次结构分为皮肤、浅筋膜(Colles 筋膜)、深筋膜(阴茎筋膜或 Buck 筋膜)和白膜,包绕阴茎海绵体及尿道海绵体(图 1-11)。

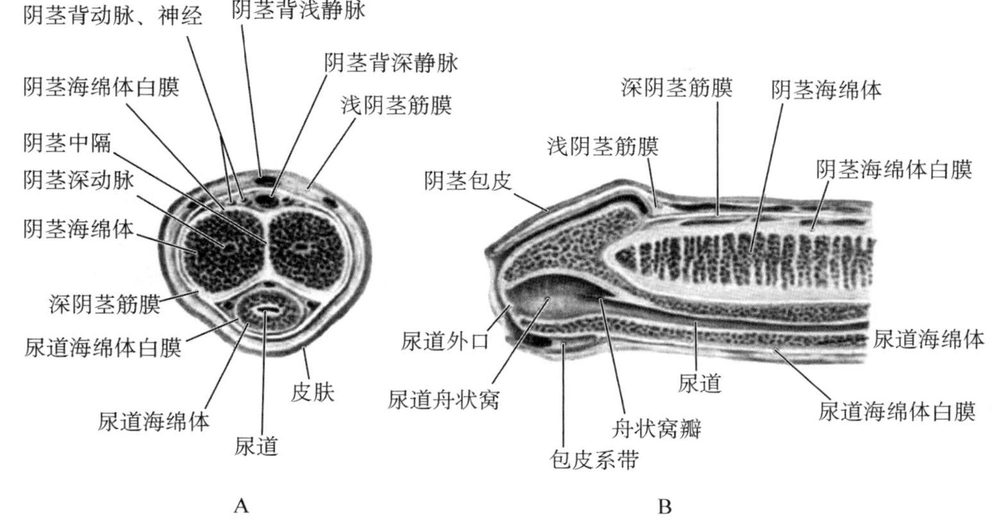

图 1-11　阴茎的解剖结构(切面)

A. 阴茎体横切面;B. 阴茎正中矢状切面

1. *阴茎皮肤*(penile skin)　阴茎皮肤薄而柔软,是全身最薄的皮肤,其厚度不到1mm,阴茎皮肤无皮下脂肪,因而富于伸缩性,皮肤与阴茎筋膜之间借阴茎浅筋膜疏松相连,活动度大,一般无毛,富有神经末梢。阴茎皮肤在冠状沟处反折成双层形成包皮,包绕阴茎头的全部或大部分,内层皮肤薄似黏膜,富有皮脂腺,经冠状沟移行于阴茎头,在尿道外口移行于尿道黏膜,内外层相移行的游离缘围成包皮口,包皮内层(内板)与阴茎头之间的狭窄裂隙名包皮腔。腔内脱落上皮及分泌物滞留于包皮腔内形成包皮垢。儿童的阴茎头完全被包皮包裹,随年龄长大,大部分包皮口逐渐扩大,可逐渐上翻包皮,显露阴茎头,称包皮过长。部分包皮口小,包皮不能上翻露出阴茎头者称为包茎,需手术治疗。在阴茎头尿道外口的下方,包皮形成纵行的皮肤皱襞,称包皮系带,包皮系带为男性性敏感部位。阴茎头表面的皮肤形似黏膜,其颜色由浅红色至紫色。

2. *阴茎浅筋膜*(penile superficial fascia)　阴茎浅筋膜即 Colles 筋膜,直接位于皮下,它是由一层极为疏松,富含小空隙的结缔组织构成,内含少量平滑肌纤维,缺乏脂肪组织。此筋膜在根部向周围分别移行于阴囊肉膜、会阴浅筋膜及下腹前壁浅筋膜的深层(Scarpa 筋膜)。筋膜内有阴茎浅层的血管和神经,阴茎背浅动静脉,分别来源于阴部外动脉和注入阴部外静脉。

3. *阴茎深筋膜*(fascia penis profunda)　阴茎深筋膜又称 Buck 筋膜,此层筋膜薄而致密,系由弹性纤维所组成,其伸展性很强。此筋膜包绕阴茎海绵体和尿道海绵体。该筋膜起自耻坐骨支,并与阴茎悬韧带相连,向前延续至阴茎颈部,逐渐变薄固着于阴茎头的基底,向后与尿生殖膈后缘相连。在这层筋膜的近端,它发出许多纤维插入坐骨海绵体肌和球海绵体肌的纤维,在阴茎根部它则紧紧地连结和附着在耻骨联合或悬韧带上。在阴茎背侧,阴茎海绵体和阴茎深筋膜之间分布有阴茎主要血管和神经，中央为一条阴茎背深静脉，其两侧向外依次为阴茎背动脉、阴茎背神经。阴茎背深静脉在膀胱前列腺静脉丛与阴部内静脉交汇处注入阴部内静脉。阴茎背动脉来自阴部内动脉发出的阴茎动脉。阴茎背神经为感觉神经，来源于 $S_{2\sim4}$ 神经，通过阴部神经到达阴茎。

4. 阴茎白膜(penile albuginea) 阴茎白膜厚 1～2mm，呈白色，由致密的胶原纤维和弹力纤维组成，分别包绕三条海绵体，在阴茎海绵体部较厚，胶原纤维和弹性纤维呈内环外纵排列，尿道海绵体部较薄，仅含有少量的平滑肌纤维。白膜在两个海绵体间形成中隔，即阴茎中隔，隔内有裂隙使两个阴茎海绵体相通，便于阴茎勃起时，两侧海绵体间的血液流通以达到平衡。

5. 阴茎海绵体(cavernous body of penis) 阴茎海绵体是构成阴茎的基础。海绵体外包以致密纤维膜结缔组织组成的坚韧白膜，海绵体的内部有结缔组织、平滑肌构成的小梁，小梁间空隙腔称为海绵体腔，海绵体腔与阴茎深动脉的分支螺旋动脉穿行于小梁中与血窦相通。静脉多位于海绵体周边部白膜下方。白膜结构坚韧，具有限制海绵体及其内的血窦过分扩张的作用。一般情况下流入血窦的血液很少，血窦呈裂隙状，海绵体柔软。当大量血液流入血窦，血窦充血而胀大，白膜下的静脉受压，血液回流一时受阻，海绵体膨胀，阴茎则膨大、增粗变硬而勃起，阴茎皮肤薄而易于伸展，适于阴茎勃起。当流入的血液和回流的血液相等时，则阴茎持续勃起。阴茎头部神经末梢丰富，敏感性极强，阴茎勃起性交达到高潮时，由于射精中枢的高度兴奋而引起射精。

6. 尿道海绵体(cavernous body of urethra) 尿道海绵体位于阴茎腹侧，阴茎海绵体的下方，有尿道贯穿其全程，前端膨大为阴茎头，其前端有尿道外口，后端膨大为尿道球部，位于阴茎海绵体脚中间，有球海绵体肌覆盖，球海绵体肌收缩压迫尿道球部，参与排尿和射精。该部尿道有两个弯曲，即耻骨前弯曲和耻骨下弯曲，前者在勃起时可变直，后者恒定。

尿道海绵体和阴茎头的血液变化与阴茎海绵体有些区别。勃起过程中动脉血流以同样方式增加，但是由于尿道海绵体处的白膜薄及阴茎头缺乏白膜，使静脉闭塞减轻，因此球海绵体和阴茎头的压力仅为阴茎的 1/3～1/2。在完全勃起期，尿道海绵体和阴茎头处有较大的动静脉分流，但由于在 Buck 筋膜和膨胀的阴茎海绵体之间的阴茎背深静脉和旋静脉受压使阴茎头肿胀勃起。在强制期，由于耻骨海绵体肌和球海绵体肌对阴茎静脉和尿道海绵体的挤压，使尿道海绵体和阴茎头进一步充血和内压增高。

7. 男性尿道(male urethra) 男性尿道从阴茎头尿道外口到膀胱颈口，成人长 18～20cm。尿道管腔直径平均 7～8mm，尿道黏膜下层有许多黏液腺称尿道腺，其排泄管开口于尿道黏膜。尿道是排尿和排精的管道。全程可分为三部。

(1)前尿道(anterior urethra)：尿道海绵体段尿道，即从膜部到尿道外口段尿道。此段尿道又分为阴茎段、阴囊段及会阴段等，会阴段尿道又称球部段尿道。

(2)后尿道(posterior urethra)：后尿道为前列腺部、膜部，临床上将前列腺部和膜部尿道称为后尿道。

①膜部尿道(membranous urethra)：是尿道穿过尿生殖隔膜的部分，长约 1.2cm，其周围有属横纹肌的尿道外括约肌环绕，控制尿液排出。在经尿道前列腺电切等损伤该部时，可造成尿失禁。

②前列腺部尿道(prostatic urethra)：成年人前列腺部尿道长约 3cm，可随前列腺增大而延长。后壁有一纵行隆起称尿道嵴，精阜位于其上，射精管开口于此处。前列腺的排泄管开口于精阜两侧的尿道黏膜。

8. 阴茎动脉(penile artery)　阴茎的动脉主要来自阴部外浅动脉的阴茎背浅动脉及阴部内动脉的阴茎背动脉和阴茎深动脉(又名海绵体动脉)。阴茎背浅动脉自阴茎根附近入阴茎背面的阴茎浅筋膜内,沿阴茎背浅静脉两侧前行达阴茎头,分布于阴茎皮肤。阴茎背动脉从海绵体脚前方进入阴茎背侧,在阴茎背深静脉两侧向阴茎头部走行,并有细小分支进入阴茎海绵体,主要营养阴茎头。阴茎深动脉是阴茎的主要营养动脉,经阴茎脚汇合处进入阴茎海绵体的中央,又名中央动脉,其分支营养阴茎海绵体,两侧海绵体动脉可有穿过中隔的交通支,尿道海绵体由阴部内动脉分出的尿道球动脉和尿道动脉分布,尿道动脉、阴茎背动脉和阴茎深动脉互相吻合,尤其在阴茎头部三者形成致密的吻合网,因此阴茎头的血液供应十分丰富。

9. 阴茎静脉(penile venous)　阴茎的静脉回流多与动脉伴行,阴茎的血液回流有三条途径,即:背浅静脉由位于皮下组织的大量静脉网汇合而成,收集来自皮肤、皮下组织的表浅层回流血液,经两侧阴部外静脉注入大隐静脉,最终经股静脉回流入髂外静脉。背深静脉位于白膜表面、两阴茎海绵体之间的凹缝中,两侧有阴茎背神经伴行,收集来自阴茎头、尿道海绵体和阴茎海绵体远端 2/3 的回流血液,进入骨盆后分为左右两支,进入阴部静脉丛或前列腺静脉丛,最终汇入阴部内静脉或膀胱下静脉至髂内静脉。阴茎海绵体静脉和阴茎脚静脉由阴茎海绵体近端和阴茎脚的静脉汇合而成,引流阴茎海绵体近端 1/3 的回流血液,在尿生殖膈前汇入阴茎背深静脉,或与尿道静脉合并,分别汇入两侧的阴部内静脉或前列腺静脉丛至髂内静脉。

10. 阴茎神经(penis nerves)　阴茎受自主神经(交感和副交感神经)和躯体神经(感觉和运动神经)两种神经支配,主要来自 $S_{2\sim4}$ 神经。阴茎的躯体神经主要为阴茎背神经和会阴神经的分支。躯体神经主要支配阴茎皮肤、包皮和阴茎头的感觉及球海绵体肌、坐骨海绵体肌收缩。当坐骨海绵体肌收缩时,可压迫增粗的阴茎海绵体,使海绵体内压增高达到坚硬勃起;球海绵体肌收缩,使精液通过尿道排出体外。

阴茎的自主神经-阴茎的交感神经和副交感神经来自盆丛,在前列腺后侧沿血管神经束内下行,穿过尿生殖膈后,沿血管分布于阴茎海绵体．交感神经包括阴茎海绵体大小神经,分布于阴茎,并形成阴茎海绵体丛;副交感神经主要来自盆内脏神经,是阴茎勃起的主要神经,故名勃起神经．阴茎海绵体既含有胆碱能神经和肾上腺素能神经,又有血管活性肠多肽能神经。

11. 阴茎淋巴(penile lymph)　阴茎的淋巴分深浅两组。浅组淋巴管与阴茎背浅静脉伴行注入腹股沟浅淋巴结,收集包皮、阴茎皮肤、皮下组织及阴茎筋膜的淋巴。深组淋巴管与阴茎背深静脉伴行,负责收集阴茎头、海绵体的淋巴,流入腹股沟深淋巴结和髂外淋巴结。

(二)阴茎的生理功能(the physiological function of the penis)

阴茎主要生理功能是排尿、性交及排精,是性行为的主要器官。

1. 排尿功能(the function of urination)　阴茎兼有排尿及排精的功能。人每天新陈代谢产生的代谢产物尿液,要通过尿道排出体外,排尿通畅,是人体健康的保证,各种阴茎、尿道疾病导致排尿异常,影响身体健康及生活。

2. 性交生殖功能(sexual function of sexual intercourse)　阴茎是男性性交的器官。男子成年后,保持正常的性生活及生育,是通过阴茎性交满足性欲望及排精促进生育。

阴茎海绵体(cavernous body of penis)有丰富的动静脉血管分布,在中枢和局部因素调节下产生复杂的血管反应。阴茎疲软状态时在副交感神经支配下，大多数阻力血管平滑肌收缩，仅少量的动脉血流供应阴茎海绵体的营养。性刺激引起海绵体神经末梢释放神经递质引起以下反应：使大多数阻力血管平滑肌松弛，动脉血管延伸并扩张，增加阴茎海绵体血液灌流入量，而海绵体内压(intracavernosal press，ICP)增高；海绵体平滑肌松弛而流入动脉血液增加，海绵体膨胀。随着海绵体内压增加，位于白膜与海绵窦之间的静脉丛受压闭塞，流出血液减少；阴茎白膜延伸，使连接白膜内外循环的导静脉受压闭塞，进一步减少静脉回流，阴茎海绵体内压增高，使阴茎勃起，进行性交。阴茎疲软是阴茎勃起的逆过程，首先短暂的 ICP 增加，表明平滑肌开始收缩以克服静脉关闭压。接着是一缓慢的压力降低过程，此时静脉通道重新开放，动脉流降至最低水平，静脉充分回流，ICP 迅速下降。

二、阴囊的解剖生理(the anatomical physiology of the scrotum)

(一)阴囊的解剖结构(the anatomical structure of the scrotum)

阴囊为阴茎根部与会阴间的皮肤囊袋，内藏睾丸、附睾和精索的下部。阴囊位于耻骨联合的下方，两侧股上部的前内侧。

1. 阴囊的组织结构(the tissue structure of the scrotum) 阴囊由多层组织所构成，阴囊皮肤薄而柔软，富有汗腺、皮脂腺，色素沉着明显，呈暗褐色。阴囊皮下组织为肉膜，厚 1～2mm，主要为平滑肌组成，并含有致密的结缔组织和弹性纤维，由于弹性纤维的收缩可使阴囊的皮肤聚成小皱襞。肉膜在正中线发出阴囊中隔，将阴囊腔分为左右两部分，分别容纳左右两侧的睾丸、附睾和精索。肉膜下有一层横纹肌和结缔组织(提睾肌筋膜)，它是腹内斜肌伸入阴囊延续而成，此膜形成围绕精索的鞘。精索内筋膜又称睾丸鞘膜，为睾丸被膜中最坚韧的部分，内含少量平滑肌纤维。睾丸固有鞘膜来源于腹膜鞘突，为腹膜的延续，分为脏层和壁层，脏层紧贴睾丸白膜，壁层位于精索内筋膜内面，脏层与壁层之间为鞘膜腔，内有少量浆液，通常在出生后 1～2 个月鞘突闭锁，使鞘膜腔与腹膜腔的联系被阻断，若出生后腹膜鞘突仍与腹膜腔相通，则形成鞘膜积液。

2. 阴囊的血供(the blood supply of the scrotum) 阴囊的血供很丰富，动脉主要来自股动脉的分支(阴部外动脉)、会阴动脉的分支(阴囊后动脉)和腹壁下动脉的分支(精索外动脉)。阴囊的静脉与动脉平行，流入阴部内静脉和阴茎背静脉。阴囊的血管走向大都是纵行和斜行。

3. 阴囊的神经(scrotal nerves) 阴囊的神经为腰丛和会阴神经的分支。

4. 阴囊的淋巴(scrotal lymph) 阴囊淋巴引流至腹股沟淋巴结。

(二)阴囊的生理功能(the physiological function of the scrotum)

阴囊壁由皮肤和肉膜组成，后者是阴囊的浅筋膜，含平滑肌，可以在神经调节下随外界温度变化舒缩阴囊，调节睾丸保持局部温度低于体温 2～3℃(精子发生的最适温度)。这有利于精子的发育。阴囊皮肤富于温度感受器，以调节睾丸温度，当受到冷刺激时，平滑肌发生收缩，阴囊皮肤发生皱褶，阴囊体积缩小，减少散热，受到热刺激时，平滑肌放松，阴囊皮肤平滑伸长，有利于散热，以保持阴囊内温度的恒定。阴囊的血液供应丰富，并可随温度增加，血流量明显增加。如果男孩出生后，睾丸一直不能从腹腔下降至阴囊内，称为隐睾症，如不尽早进行手术治疗，会影响成年后的生育。

(陈在贤 杜 虎 罗生军)

第三节　睾丸的解剖生理

一、睾丸的解剖结构(the anatomical structure of testis)

(一)睾丸位置和形态(the position and morphology of the testis)

睾丸(testis)位于阴囊内，左右各一，呈略扁的椭圆形，表面光滑。分上下两端、前后两缘和内外两侧面。睾丸的上端及后缘有附睾附着，后缘有血管、神经和淋巴管出入(图 1-12)。睾丸的下端及前缘游离。睾丸的外侧面较隆凸，与阴囊外侧壁相贴；内侧面较平坦，与阴囊隔相贴。成人的睾丸长约 4cm，宽约 3.5cm，厚约 3.0cm，重为 10～20g，容量 30ml 左右。睾丸可随年龄而变化，新生儿的睾丸相对较大，睾丸在性成熟以前发育较慢，以后随着性的成熟而迅速发育，老年人的睾丸则随着性功能的衰退而逐渐萎缩变小。

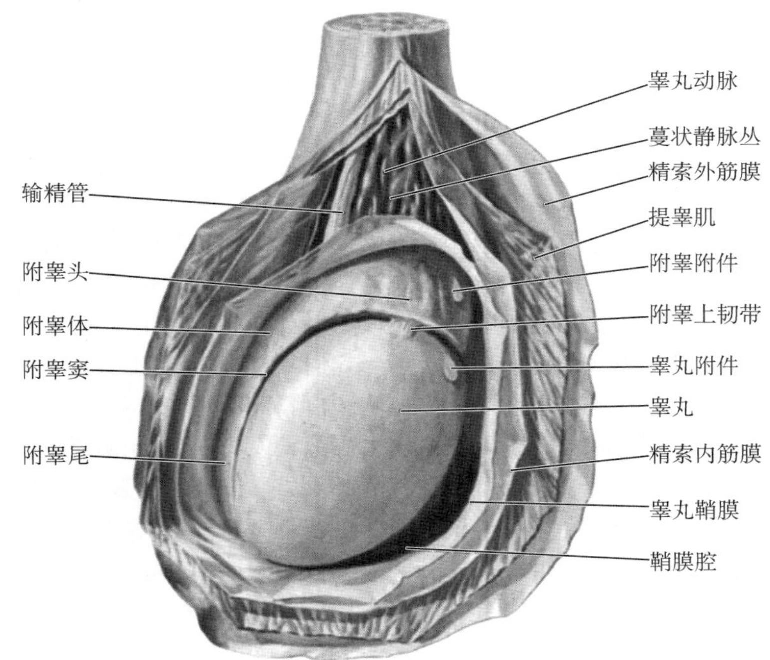

图 1-12　睾丸附睾及外周结构

(二)睾丸一般结构(general testicular structure)(图 1-13)

睾丸表面包有一层厚而坚韧的纤维膜，称白膜(albuginea)。白膜在睾丸后缘增厚并突入睾丸内形成睾丸纵隔(mediastinum of testis)。从睾丸纵隔发出许多放射状的睾丸小隔(septula testis)，将睾丸实质分成 200 多个锥体形的睾丸小叶(lobules of testis)。睾丸小叶内含有盘曲的精曲小管(contorted seminiferou tubules)。精曲小管的上皮能生成精子。精曲小管向睾丸纵隔处集中并结合成精直小管(straight seminiferous tubules)，进入睾丸纵隔内汇合成睾丸网(rete of testis)。从睾丸网发出 12～15 条睾丸输出小管

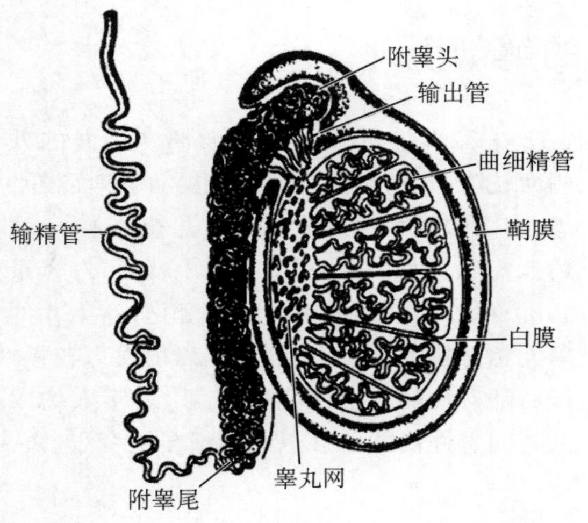

图 1-13 睾丸一般结构

(efferent ductules of testis),经睾丸后缘上部进入附睾头。在睾丸内精曲小管之间有结缔组织,称为睾丸间质。

1. *睾丸表面*(testis surface) 睾丸的表面有三层膜,即鞘膜、白膜和血管膜。鞘膜实质是腹膜,鞘膜腔是腹膜鞘突在胚胎时随睾丸下降到阴囊后近端闭锁而形成的腔隙。鞘膜腔由脏层、壁层两部分围成,脏层鞘膜是指紧密覆盖于睾丸部分的鞘膜,壁层鞘膜是指脏层鞘膜部分以外的鞘膜,脏层鞘膜在睾丸后缘反折移行于壁层鞘膜。正常情况下,壁层鞘膜包绕大部分脏层鞘膜,两层鞘膜间的鞘膜腔内含少量外观不能感知的液体,有利于睾丸、附睾在阴囊内活动,一般的剧烈运动也不会受伤害。鞘膜积液即指鞘膜腔内,外观可以感知的液体过量。

2. *睾丸白膜*(albuginea of testis) 睾丸表面包有一层厚而坚韧的纤维膜,称白膜。睾丸的白膜由一层致密结缔组织构成,呈苍白色,厚而坚韧,位于脏层鞘膜内面,与脏层鞘膜紧密结合,在睾丸后缘与睾丸纵隔(mediastinum of testis)相连,其他部分与睾丸的小隔相连,故白膜不易从睾丸上分离开来。在白膜下方贴有一层富有血管的疏松结缔组织膜,称为血管膜,实为富含血管,睾丸动脉主支及其伴行静脉的结缔组织膜。白膜在睾丸后缘增厚形成睾丸纵隔(mediastinum of testis),从睾丸纵隔发出许多放射状的睾丸小隔(septula testis),将睾丸实质分成200～300个锥体形的睾丸小叶(lobules testis)。每个小叶内含有3～4根盘曲的曲细精管(contorted seminiferou tubules)。每根长30～70cm,直径150～250μm,睾丸小隔在睾门附近集中组成睾丸纵隔,纵隔中的曲细精管结合组成睾丸网,再由睾丸网发出15～20条睾丸输出小管(efferent ductules of testis),最后汇合为总管,经睾丸后缘上部进入附睾头(图 1-13)。在睾丸内曲细精管之间有结缔组织,称为睾丸间质。

3. *睾丸血管*(testicular blood vessels)

睾丸动脉血液供应主要来自精索内动脉和输精管动脉。睾丸动脉从睾丸后缘进入后反复分支;有的通过睾丸纵隔进入小叶间隔,有的通过白膜和血管膜进入小叶间隔。然后进入睾丸小叶并形成毛细血管网,分布到生精小管周围,继而先后汇合成管间静脉、睾丸静脉和白膜静脉丛,最后形成蔓状静脉丛。睾丸静脉表浅,直接位于阴囊皮下,因此返回的静脉血温度很接近阴囊表面的温度。

(三)睾丸精子发生与成熟(spermatogenesis and maturation)

1. *精子发生*(spermatogenesis) 睾丸的生精上皮由生精细胞和支持细胞组成。生精上皮可分为基底室(basal compartment)和近腔室(adluminal compartment)两部分,基底室内含精原细胞和细线期的初级精母细胞,而近腔室则含有细线期之后的各期初级精母细胞和次级精母细胞,以及待成熟的精细胞和已成熟待释放的精子。生精细胞(spermatogenic cells)包括精原细胞、初级精母细胞、次级精母细胞、精子细胞和精子,实质上这是一个连续的分化发育过程,称为精子发生(图 1-14)。在青春期前,生精小管

(seminiferous tubule)管腔小或缺如,管壁中只有支持细胞(ustentacular cell)和精原细胞(spermatogonia),自青春期开始,在垂体促性腺激素的作用下,生精细胞不断增殖分化,才形成精子。

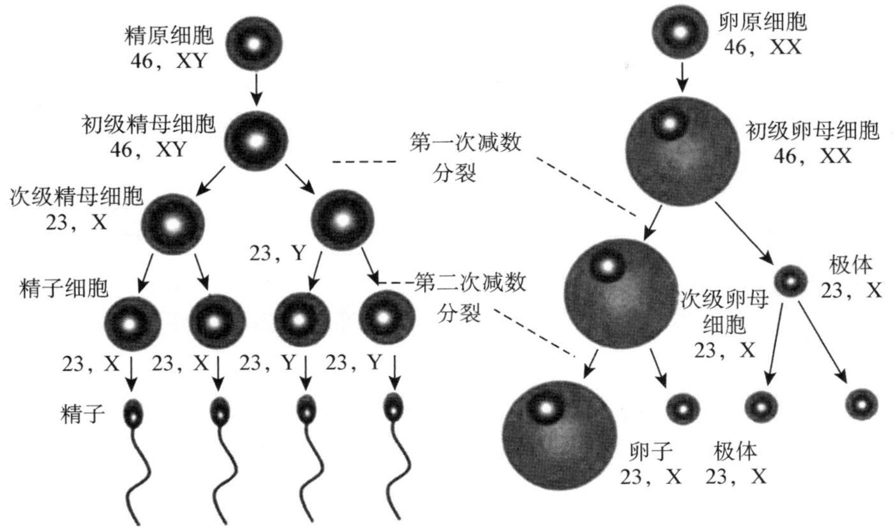

图 1-14 精子发生

生精小管(seminiferous tubule):生精小管又称曲细精管(图 1-15),是精子发生的小管。成人的生精小管每条长 20~80cm,直径 150~250μm,中央为管腔,管壁厚 60~80μm,一个睾丸所有的生精小管连起来有 250~500m。生精小管管壁由生精上皮构成,生精上皮由支持细胞和 5~8 层生精细胞组成。管壁由复层生精上皮(spermatogenic epithelium)构成。生精小管包含生精细胞(spermatogenic cells),即初级精母细胞、次级精母细胞、精子细胞、精子。精子发生进程见图 1-16。

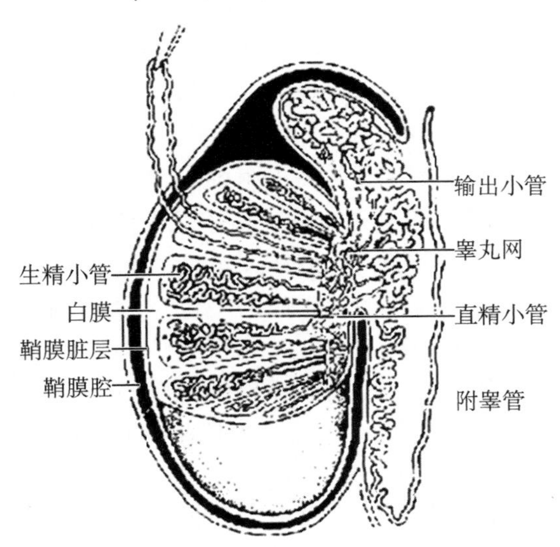

图 1-15 生精小管(曲细精管)

(1)精原细胞(sperrnatogornium):精原细胞是生精细胞中最幼稚的生精干细胞,位于曲细精管生精上皮的最外层(基底层),直接与曲细精管基膜相接触,胞体较小,呈圆形,核圆,染色质细密,直径约 12μm,胞质内核糖体较多。根据细胞的形态,又可将精原细胞分为 A、B 两型,A 型精原细胞是生精细胞中的干细胞,根据细胞核染色深浅不同,又可分为深染 A 型精原细胞(Ad 型)和浅染 A 型精原细胞(Ap)。Ad 型精原细胞相当于储备干细胞,通常处于休眠状态,仅当各种有害因素作用下,其他类型精原细胞被破坏殆尽

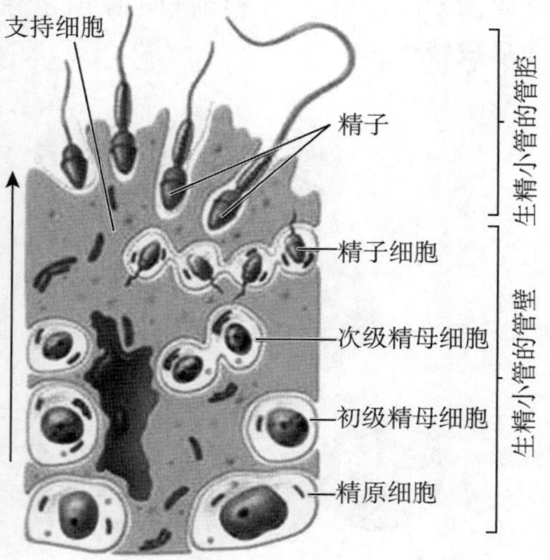

图 1-16　精子发生的进程

时，才进入有丝分裂以补充精原细胞的数量。Ap 型精原细胞相当于更新干细胞，具有不断更新和分化的能力，可进一步分化成 B 型精原细胞。一旦精原细胞分化成 B 型精原细胞，实际上就进入了不可逆的形成精子的分化之路。B 型精原细胞较大，圆形，染色较浅，经过 3～5 次的有丝分裂才发育为初级精母细胞。一个精原细胞可产生上百个精母细胞，体积是 5 类生精细胞中最大的一类。染色体的数目和 DNA 的量在初级精母细胞成熟分裂前的间期复制一次，复制后的每一染色体均含有 2 条染色单体，所以染色体总数仍为 23 对即 2n，而 DNA 的量则经复制后成为四细胞量即 4c。然后开始第一次减数分裂（成熟分裂），经同源染色体配对，相邻两个染色单体进行部分基因交叉互换，同源染色体分开等过程，最终产生两个较小的次级精母细胞。人类精子发生中成熟分裂的时间约为 23d，其中仅初级精母细胞成熟分裂的前期即可长达 22d，而且染色体变化非常复杂，有细线期、偶线期、初线期、双线期及终变期之分，形象特殊，结构明显，所以在曲细精管的切面上常可见到处于不同阶段的初级精母细胞。

在青春期前，精曲小管中的生精细胞仅有精原细胞。青春期开始，在脑垂体产生的促性腺激素作用下，精原细胞不断增殖发育。

（2）初级精母细胞（primary spermatocyte）：初级精母细胞位于精原细胞近腔侧，有 2～3 层，体积较大，直径约 18μm，核大而圆，常有分裂象，染色体核型为 46，XY。细胞经过 DNA 复制后，4nDNA，进行第一次成熟分裂，形成 2 个次级精母细胞。由于第一次成熟分裂的分裂前期历时较长，所以在生精小管的切面中常可见到处于不同增殖阶段的初级精母细胞。

（3）次级精母细胞（secondary spermatocyte）：次级精母细胞位置靠近管腔，体积较初级精母细胞小，直径约 12μm，核圆形，染色质呈网状，染色较深，染色体核型为 23，X 或 23，Y，2n DNA。每条染色体由 2 条染色单体组成，通过着丝粒相连。次级精母细胞不进行 DNA 复制，即进入第二次成熟分裂，染色体的着丝粒断开，染色单体分离，移向细胞两极，形成两个精子细胞，精子细胞的染色体核型为 23，X 或 23，Y，1n DNA。由于次级精母细胞存在时间短，故在生精小管切面中不易见到。成熟分裂又称减数分裂（meiosis），只发生在生殖细胞。成熟分裂的特点是：

①成熟分裂后的生殖细胞，染色体数目减半，由二倍体的细胞变成了单倍体细胞，受精，两性生殖细胞结合后，合子（受精卵）又重新获得与亲代细胞相同的染色体数，保证了物种染色体数目的恒定。

②在第一次成熟分裂的前期，同源染色体发生联合和交叉，进行遗传基因的交换，从而使配子（精子或卵子）具有不同的基因组合。在成熟分裂过程中，若同源染色体不分裂或基因交换发生差错，将导致配子染色体数目及遗传构成异常，异常的配子受精后，将导致子代畸形。

(4)精子细胞(spermatid):精子细胞更近管腔面,体积小,直径 6～9μm,呈圆形,核圆形,着色深。其核型为 23,X 和 23,Y。精子细胞是单倍体,细胞不再分裂,经形态改变形成精子。此过程称为精子形成(spemiogenesis)。精子形成过程复杂,主要变化是:

①细胞染色质高度螺旋化,核浓缩变长并移向细胞的一侧,成为精子头的主要结构。

②高尔基复合体形成顶体囊泡,逐渐增大,凹陷为双层帽状覆盖在核的头端,成为顶体(Acrosome)。高尔基体是精子细胞中一种活跃的细胞器,它是联系各种细胞器的一个中心环节,在精子形成过程中起重要作用,在形态上,高尔基体有两个明显不同的部分——皮质和髓质。高尔基体外周部分是皮质,它由几个扁平膜囊堆组成,面向细胞核弯曲成弓形。高尔基体髓质由一些形状不同、大小不等的泡状与管状结构组成。在精子发育过程中,高尔基体的超微结构有着规律性的变化。

③中心粒迁移到细胞核的尾侧(顶体的相对侧),发出轴丝,随着轴丝逐渐增长,精子细胞变长,形成尾部或称鞭毛。

④线粒体聚集、缠绕在尾部中段形成线粒体鞘。

⑤线粒体从细胞周边汇聚于轴丝近段的周围,盘绕成螺旋形的线粒体鞘。在细胞核、顶体和轴丝的表面仅覆有细胞膜和薄层细胞质,多余的细胞质逐渐汇集于尾侧,形成残余胞质,最后脱落。

(5)精子(sperm):精子形似蝌蚪,长约 60μm,分头、尾两部。头部正面观呈卵圆形,侧面观呈梨形。头内主要有一个染色质高度浓缩的细胞核,核的前 2/3 有顶体覆盖。顶体内含多种水解酶,如顶体蛋白酶、透明质酸酶、酸性磷酸酶等。在受精时,精子释放顶体酶,分解卵子外周的放射冠与透明带,进入卵内。尾部是精子的运动装置,可分为颈段、中段、主段和末段四部分。颈段短,其内主要是中心粒,由中心粒发出 9＋2 排列的微管,构成鞭毛中心的轴丝。在中段,轴丝外侧有 9 根纵行外周致密纤维,外侧再包有一圈线粒体鞘,为鞭毛摆动提供能量,使精子得以快速向前运动。主段最长,轴丝外周无线粒体鞘,代之以纤维鞘。末段短,仅有轴丝(图 1-17)。

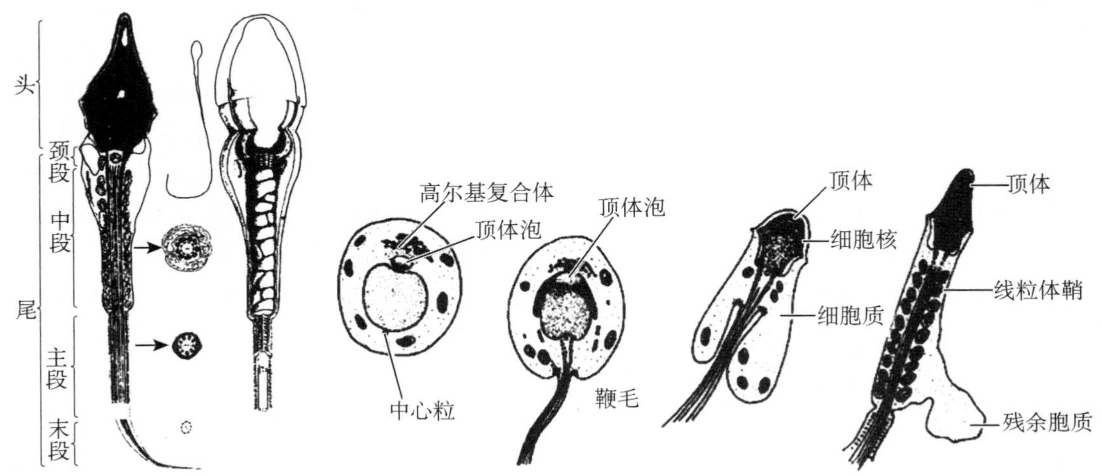

图 1-17　精子的形态结构

精子发生过程中,一个精原细胞增殖分化所产生的各级生精细胞,其细胞质并未完全分开,细胞间始终有细胞质桥相连,形成一个同步发育的细胞群。在生精小管的不同节段,精子的发生是不同步的,后一节段比前一节段的精子发生稍晚,故生精小管可以一批接一批地持续不断地产生精子。故在睾丸组织切片中,可见生精小管的不同断面具有不同发育阶段生精细胞的组合,生精细胞的核中的组蛋白随精子的发育过程而变化。组蛋白存在于精原细胞、精母细胞和早期精子细胞内,从晚期精子细胞阶段开始,组蛋白逐渐被精核蛋白所取代。精核蛋白又称鱼精蛋白,是一种富含精氨酸和胱氨酸残基的碱性蛋白,可抑制 DNA 转录,使细胞核结构更稳定,有利于精子正常授精。人类从精原细胞发育成精子,大约需要 64±4.5d。

精液构成:人类男性的精液由精子和精浆组成,精子由睾丸产生,精浆由前列腺、精囊腺和尿道球腺分泌产生。精液是一种有机物,精浆里含有果糖和蛋白质,是精子的营养物质,另外还含有前列腺素和一些酶类物质。正常的精液呈乳白色或淡黄色,每毫升精液中的精子数一般在 6000 万至 2 亿个。有活动能力的精子占总数的 60%以上,畸形精子应占总数的 10%以下。在室温下精子活动力持续 3~4h。

2. 支持细胞(sustentacular cells) 支持细胞又称 Sertoli 细胞,又名支柱细胞,外形极度不规则,呈长锥体形,基底部位于基膜上,顶部达管腔。支持细胞的侧面和管腔面镶嵌着各级生精细胞,致使光镜下细胞轮廓不清,靠大而浅染的细胞核和清晰的核仁辨认。成人的支持细胞不再分裂,数量恒定。相邻支持细胞在侧面近基底部处细胞膜形成紧密连接。一是为各级生精细胞提供营养和支持作用,二是为生精细胞的分化发育提供合适的微环境。

(1)形态结构(morphological structure):支持细胞位于曲细精管管壁上偏于基膜侧的部分,核呈椭圆形或三角形,染色淡,有明显的核仁,其细胞质位于各期生精细胞之间,故不易分辨其细胞界限。在生精小管上皮中占有相当比例,人的生精小管每个横断面有 8~11 个支持细胞,在光镜下,支持细胞轮廓不清,核常呈不规则形,核染色质稀疏,染色浅,核仁明显。电镜观察下,支持细胞呈不规则锥体形,基部紧贴基膜,顶部伸达管腔,侧面和腔面有许多不规则凹陷,其内镶嵌着各级生精细胞。胞质内高尔基复合体较发达,有丰富的粗面内质网、滑面内质网、线粒体、溶酶体和糖原颗粒,并有许多微丝和微管。相邻支持细胞侧面近基部的胞膜形成紧密连接,将生精上皮分成基底室(basal compartment)和近腔室(abluminal compartment)两部分。基底室位于生精上皮基膜和支持细胞紧密连接之间,内有精原细胞,近腔室位于紧密连接上方,与生精小管管腔相通,内有精母细胞、精子细胞和精子。

(2)支持和营养作用(support and nutrition):电镜下支持细胞的超微结构见图 1-18,支持细胞有多方面的功能,它对生精细胞起支持和营养作用,支持细胞分泌的少量液体有助于精子的运送,分泌物中含有一种抑制素(Inhibin),它可抑制垂体前叶合成和分泌 FSH,支持细胞在 FSH 和雄激素作用下,还能合成雄激素结合蛋白(androgen binding protein,ABP),ABP 可与雄激素结合,以保持生精小管内雄激素的水平,促进精子发生成熟。其微丝和微管的收缩可使不断成熟的生精细胞向腔面移动,并促使精子释放入管腔。

(3)血-生精小管屏障(blood testis barrier):生精小管与血液之间,存在着血-生精小管屏障(blood-seminiferous tubule barrier),支持细胞组成包括间质的血管内皮及其基膜、结缔组织、生精上皮基膜和支持细胞紧密连接,构成的血-生精小管屏障,可阻止某些物质进出生精上皮,形成并维持有利于精子发生的微环境,还能防止精子抗原物质逸出到生精小管外而发生自体免疫反应。

(4)吞噬作用(phagorytosis):支持细胞还具有吞噬残余小体和退化的生精细胞的作用,精子形成过程中脱落下来的残余胞质和退化的生精细胞,被支持细胞吞噬和消化。

3. *睾丸间质*(interstitial tissue of testis)　生精小管之间的睾丸间质为疏松结缔组织,富含血管和淋巴管。间质内除有通常的结缔组织细胞外,还有一种间质细胞(interstitial cell),又称 Leydig 细胞。细胞成群分布,体积较大,呈圆形或多边形,核圆居中,胞质嗜酸性较强,具有分泌类固醇激素细胞的超微结构特点(图 1-19)。间质细胞分泌的雄激素(androgen)有促进精子发生、促进男性生殖器官的发育与分化以及维持第二性征和性功能等作用。

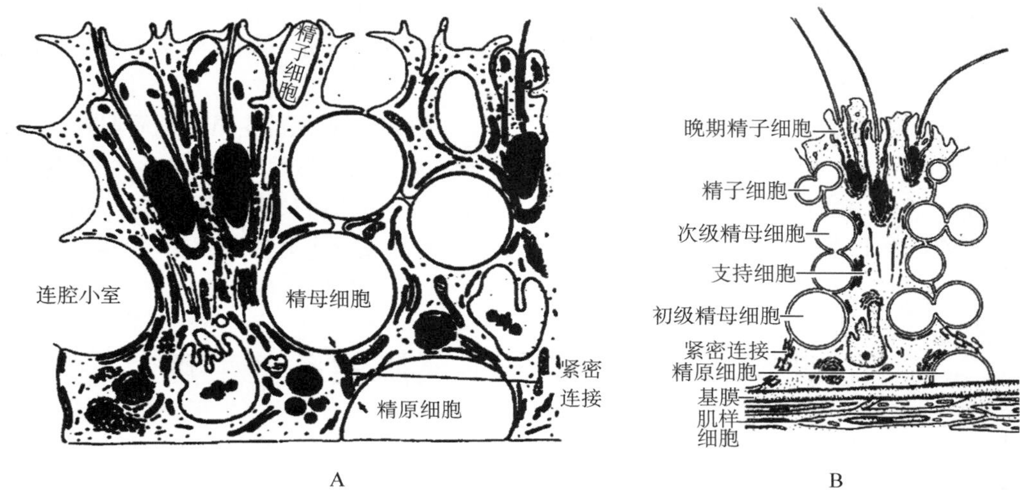

图 1-18　电镜下支持细胞的超微结构

A. 电镜下支持细胞超微结构模式图;B. 支持细胞的形态结构

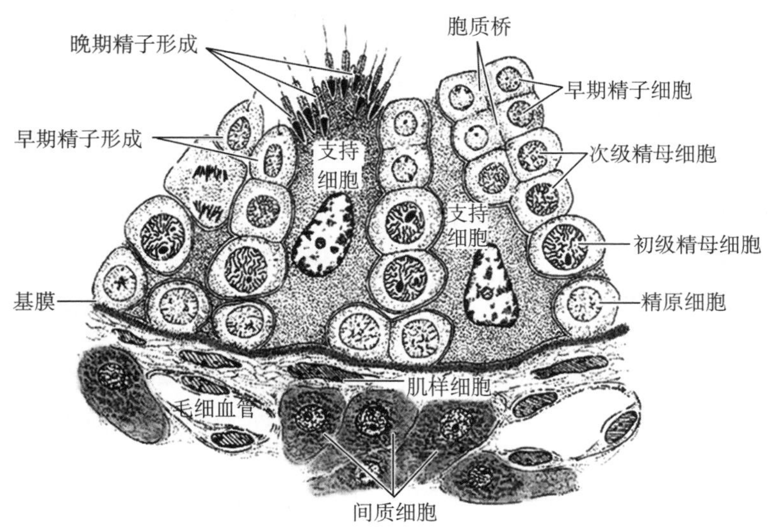

图 1-19　部分生精小管与睾丸间质

4. 直精小管和睾丸网(direct seminiferous tubules and testicular net) 生精小管近睾丸纵隔处变成短而直的管道,管径较细,为直精小管(tubulus rectus),管壁上皮为单层立方或矮柱状,无生精细胞。直精小管进入睾丸纵隔内分支吻合成网状的管道,为睾丸网(rete testis),由单层立方上皮组成,管腔大而不规则。生精小管产生的精子经直精小管和睾丸网出睾丸。睾丸网能分泌睾网液,与睾丸生精小管内支持细胞分泌的睾丸液一起将精子输送到附睾管,并为精子存活提供了一个合适的基质,其中的肽类能直接抑制顶体蛋白酶,睾丸液内含大量的雄激素结合蛋白(ABP),有助于雄激素的运输。直细精管和睾丸网上皮还有很强的吞噬精子的作用。

二、睾丸的生理功能(the physiological function of the testis)

睾丸是男性生殖系统的主要内生殖器官,具有产生精子和分泌男性激素两种功能。精子与卵子结合而受精,是繁殖后代的重要物质基础,后者则是维持男性第二性征的重要物质。

这些附属腺和生殖管道的分泌物以及精子共同组成精液(semen)。每次射精射出3～5ml 精液,每 1ml 精液含 1 亿～2 亿个精子。

研究发现,人的生精上皮周期时长为 14～16d。精子发生全程需经历 4 至 4 个半周期,故人的精子发生时长平均为 70d(64～72d)。人的精原细胞发育成为精子约需两个多月。

[陈在贤　奉友刚　陈　刚(小)]

第四节　男性生殖器附属腺的解剖生理

男性生殖器的附属腺包括前列腺、精囊腺和尿道球腺等。

一、前列腺的解剖生理(anatomic physiology of the prostate)

(一)前列腺的解剖结构(the anatomical structure of the prostate)

1. 前列腺形态(prostatic morphology) 前列腺为男性生殖器中最大的附属腺,位于盆腔内膀胱颈与尿生殖膈之间,呈倒置的“板栗”形,并有尿道在其中穿过,后部有左右射精管贯穿其中,成年者前列腺纵径约 3cm、横径约 4cm,前后径约 2cm,重 20g 左右。前列腺前面隆凸,与耻骨联合相对后面平坦,沿后部正中线有一浅沟,称前列腺沟或中央沟,前列腺背面紧贴直肠前壁,也是直肠指检可触及的表面。背面上方有两个精囊附着。前列腺有导管与尿道相通,环绕于尿道起始段。

2. 前列腺被膜(capsule of prostate) 前列腺的周围被一层由结缔组织与平滑肌所构成的被膜所包绕,前列腺的被膜分为三层:外层为血管层,中层为纤维层,内层为肌层。被膜中的结缔组织与平滑肌与前列腺内部的结缔组织和平滑肌相连接,这两者组成基质,占前列腺重量的 1/3。平滑肌的收缩可促进分泌物的排出。

3. 前列腺组织结构(prostate tissue structure)

(1)前列腺腺组织(prostatic glandular tissue):前列腺腺组织由 30～50 个管泡腺组成,最后汇成 15～30 条导管,直接开口于尿道前列腺部精阜两侧。腺组织在前列腺中的排列有一定的规律性。腺组织以尿道为中心,排成内、中、外三个环形区带。内带位于尿道周围,称为黏膜腺;中间带位于尿道周围的外周部称为黏膜下腺;外带居最外侧,是前列腺的主要组成部分,叫主腺,主腺最大,其分泌量占首位,受雄激素的控制。黏膜腺和黏膜下腺较小,受雌激素的影响。平滑肌的收缩可促进分泌物的排出。

(2)前列腺基质(prostatic stroma):前列腺的基质由三种成分组成:结缔组织、平滑肌细胞与弹性纤维,各种成分的比例随年龄而不同。

4. 前列腺的血管、淋巴及神经(the blood vessels, lymph, and nerves of the prostate)

(1)前列腺的动脉(the artery of the prostate):前列腺的动脉来自膀胱下动脉的前列腺支以及阴部内动脉、直肠下动脉和膀胱上动脉等,其中主要来自膀胱下动脉的前列腺支,其由膀胱下动脉发出后走行于膀胱两侧,在膀胱和前列腺交界处发出包膜支和尿道支,包膜支分支供应前列腺被膜及边缘部的实质,尿道支在 4～5 和 7～8 点钟进入前列腺体,分支供应膀胱颈、深部前列腺和尿道周围的前列腺组织(图 1-20)。

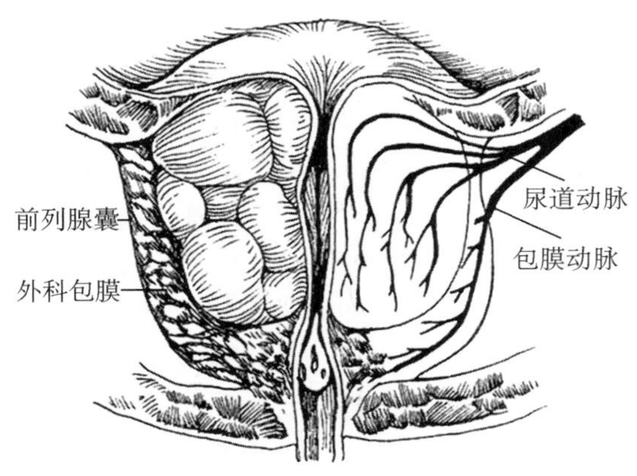

图 1-20　前列腺增生的动脉及外科包膜

(2)前列腺的静脉(the veins of the prostate):前列腺静脉主要以丛的形式存在,丛内静脉无瓣膜,且与邻近的静脉存在广泛的交通在前列腺尖部附近,前列腺的静脉与阴茎背深静脉和阴部静脉汇合,此外前列腺的静脉还与膀胱静脉丛、痔静脉丛、骨盆的静脉、椎内静脉等均有交通,这也是前列腺癌容易发生骨盆、脊椎转移的解剖学基础。

(3)前列腺的淋巴(lymph nodes of the prostate):前列腺内部的淋巴管在前列腺周围形成前列腺淋巴网,其后分三组淋巴管离开前列腺,第一组沿髂内动脉走行,直接加入髂内和髂外淋巴结。第二组沿输精管走行,最终加入髂内和髂外淋巴结。第三组沿膀胱外侧壁走行,最终加入主动脉下淋巴结。

(4)前列腺的神经(the nerve of the prostate):前列腺由副交感神经($S_{2\sim4}$)和交感神经($T_{11\sim12}$)组成的盆腔神经丛所发出的前列腺丛支配,同时还分出分支分布于输精管盆部、射精管、尿道前列腺部、尿道海绵体和阴茎海绵体等。前列腺的神经主要来自于盆神经丛的下部,这些神经在向阴茎,包括海绵体、部分输精管等的分布过程中,在前列腺周围形成前列腺神经丛,伴随前列腺动脉进入前列腺。前列腺癌根治性前列腺切除时,如能保留紧贴于前列腺侧面通向阴茎(包括海绵体)的血管神经束,则可能保留阴茎的勃起功能,否则将导致勃起功能障碍。

(二)前列腺组织结构及形态划分(The prostate tissue structure and morphology classification)

正常前列腺分区为 3 带,增生的前列腺分区为 5 叶。

1. 正常前列腺分带(normal prostate zone)　正常前列腺分为 3 带(the normal prostate is divided into 3 bands):正常前列腺划分为移行带、中央带及外周带(图 1-21A)。正常前列腺膀胱颈部敞开,排尿通畅(图 1-21B)。

(1)移行带(transitional zone of the prostate):移行带是位于精阜近侧段到膀胱颈,围绕尿道周围的尿道黏膜内腺体组织,占前列腺腺体的 5%～10%。此外在前列腺部尿道周围,还散布着一些小的尿道周围腺体,在正常前列腺里占腺体部区体积的 1%左右。腺组织分泌部则由单层立方、单层柱状及假复层柱状上皮构成,故腺腔不规则，腔内可见分泌物浓缩形成的圆形嗜酸性板层状小体，称前列腺凝固体（prostatic concretion），它随年龄的增长而增多，甚至钙化形成前列腺结石。到青春期，前列腺在雄激素的刺激下分泌增强，分泌物为稀薄的乳白色液体，富含酸性磷酸酶和纤维蛋白溶酶，还有枸橼酸和锌等物质。老年时，雄激素分泌减少，腺组织逐渐萎缩。但某些老年人的前列腺增生，腺体压迫尿道造成排尿困难，此时分泌物中的锌含量增多。慢性前列腺炎易出现纤维蛋白溶酶异常继而引起精液不液化，影响精子的运动及受精能力。良性前列腺增生主要发生在移行带，故在良性前列腺增生时移行带尿道周围腺体体积所占比例会大大增加，可达总体积的30%～80%。良性前列腺增生只发生于移行带；而前列腺癌的70%左右发生于外周带，20%～25%发生于移行带。

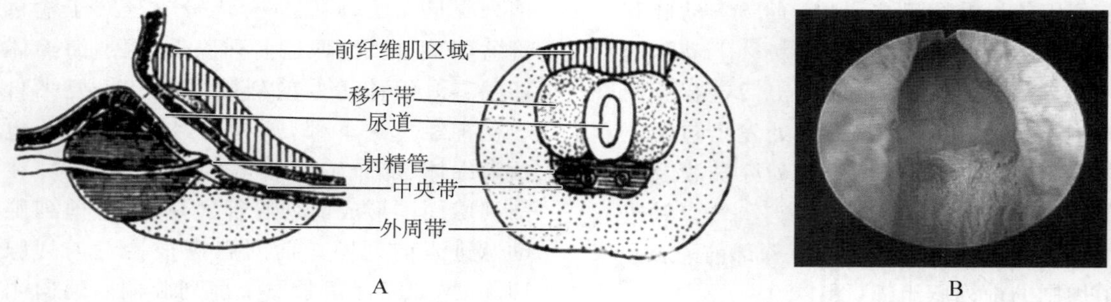

图 1-21 正常前列腺分带及膀胱颈口

A. 三带：移行带、中央带及外周带；B. 膀胱颈敞开通畅

（2）中央带（the central zone of the prostate）：中央带位于前列腺底部的中央，形似一个楔子，楔子的尖部恰好是精阜。中央区包绕射精管。组织学特点是腺体大并规则，腺泡上皮形成许多人乳头状脊突向腺腔内。其排泄管开口于精阜侧面的尿道腔内。中央区间质致密，含多量平滑肌。

（3）外周带（the peripheral zone of the prostate）：外周带形态像一个漏斗，构成前列腺的外周大部分，漏斗的尖端恰好是前列腺的尖部，占腺体部区体积的70%左右；从后面、两侧面与部分包绕中央带和移行带，组织学特点是腺泡小而圆，腺腔内壁比较平坦。间质较稀疏、含少量平滑肌。其排泄管开口于前列腺部尿道的远端。前列腺癌多发生于此带。

2. 前列腺增生分叶（hyperplasia of prostate lobe） 前列腺增生划分为5叶（the hyperplasia of the prostate is divided into 5 leaves），前列腺增生发生于前列腺的移行带尿道周围腺体，腺体增生体积增大压迫移行带周围的中央带及外周带组织，变薄形成外科包膜，腺体体积增大突向尿道腔，导致前列腺部尿道狭窄，引起排尿困难（图 1-20）。前列腺增生分左右侧叶、中叶、前叶及后叶等5叶（图 1-22）。其前叶很小，位于尿道前方，临床上无重要意义；其后叶位于射精管及中叶的后方，也无重要意义；膀胱尿道镜检均见不到。从膀胱尿道镜观察，正常形态的前列腺，膀胱颈的形状呈光滑圆形，前列腺尿道通畅（图 1-21B）。膀胱尿道镜检观察，只能见到其增大的中叶及左右两侧叶。

前列腺位于膀胱颈和尿生殖膈之间。它可分为5叶：前叶、中叶、后叶和左、右侧叶。前叶甚小，位于尿道口前方。中叶呈楔形，又称前列腺峡，位于尿道口后方，后叶前方和左、右叶之间。中叶肥大向上发展时，造成尿道内口后方的黏膜隆起，导致排尿困难。老年人常有前列腺增生肥大。左、右侧叶的肥大也可以从两侧压迫尿道，造成排尿困难。

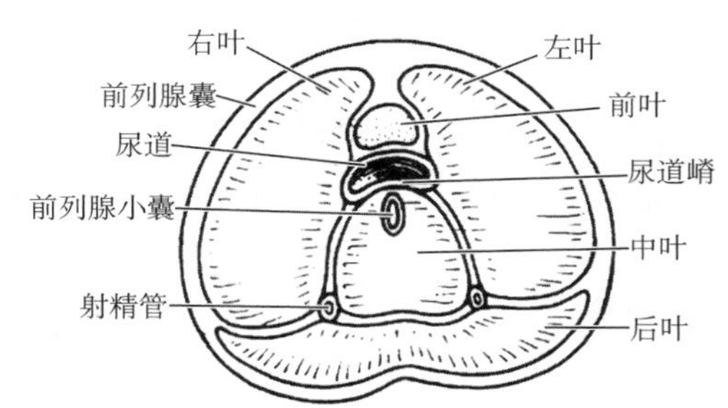

图 1-22　前列腺分叶(横断面)

(1)前列腺两侧叶增大：前列腺左、右侧叶增大，增大的前列腺体突向尿道腔，使前列腺尿道变狭窄，严重者两侧叶靠近呈一小的纵行裂缝，引起排尿困难，以致尿潴留(图 1-23)。

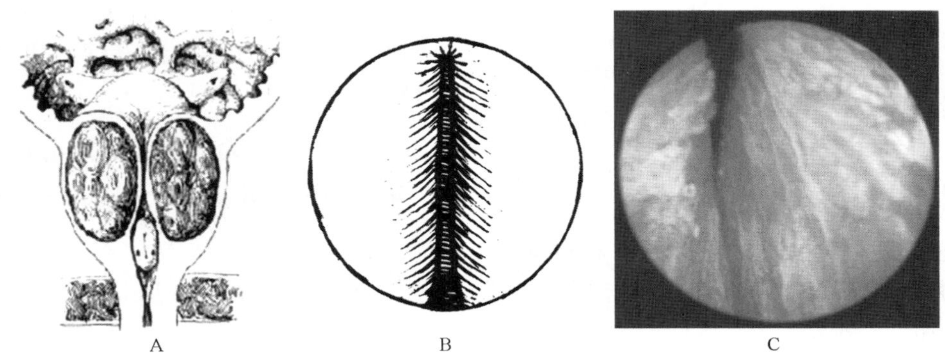

图 1-23　前列腺增生：前列腺两侧增大，膀胱颈呈裂隙状

(2)前列腺中叶增大：增大的前列腺中叶位于膀胱颈后唇到两个射精管及精阜膀胱颈段尿道的区域，单纯中叶增生时，使膀胱颈后唇抬高，像小山丘向上突向尿道腔，并部分突向膀胱内，像活瓣样阻堵膀胱颈尿道内口(图 2-24A)，致排尿困难，以致尿潴留。

(3)前列腺 3 叶增大：前列腺中叶及左、右侧叶均增大，3 叶突向尿道腔，膀胱颈尿道内口轻者膀胱颈呈三角形，重者呈“人”字形缝隙(图 1-24B 及 C)，导致排尿困难，以致尿潴留。

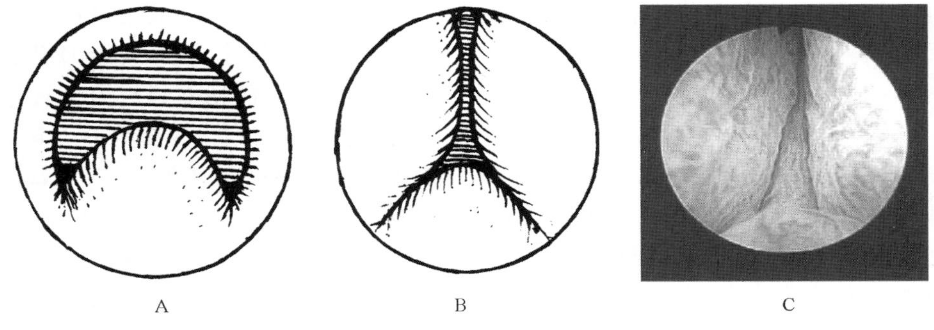

图 1-24　前列腺增生：中叶及 3 叶均增大

A. 前列腺中叶增大像小山丘向上突向尿道腔；B、C. 左、右两侧叶增大呈三角形或呈“人”字形裂隙

(三)前列腺的生理功能(the physiological function of the prostate)

前列腺分泌前列腺液参与精液的组成，占精液总量的30%左右。前列腺可分泌多种酶，例如淀粉酶、葡萄糖醛酸酶、蛋白水解酶、酸性磷酸酶、碱性磷酸酶等，此外还分泌胆碱、胆固醇、氨基酸、镁、锌、钙及多种调节肽等。前列腺液为精子提供适宜的环境，让精子能自由地在精液中游动，为精子进入女性的子宫并与卵子结合创造必要的条件。

二、精囊腺的解剖生理(anatomic physiology of the seminal vesicle)

(一)精囊腺的解剖结构(the anatomical structure of seminal vesicle)

精囊腺是一对呈长椭圆形囊状器官，精囊腺壁由黏膜、肌层和外膜组成，位于输精管壶腹的外侧，前列腺底的上方，紧贴膀胱后壁并于输尿管下段交叉，其后为直肠前壁，其间隔以膀胱直肠筋膜，外侧有前列腺静脉丛，精囊底伸向外上方，排泄管向内下方，与输精管壶腹末端合成射精管，开口于精阜附近，精囊长3～5cm，宽1～2cm，厚约1cm，主要由纡曲的小管组成，因而表面不平。新生儿精囊腺较小，呈短棒状，表面光滑，至性成熟期即迅速增大形成囊状。老年人则随性功能减退逐渐缩小，囊壁变薄。肛门指诊在前列腺上方有时可触及。

精囊腺的血供来自输精管动脉、膀胱下动脉、直肠下动脉等的分支，它们彼此有吻合。静脉构成精囊静脉丛，入膀胱下丛，最后汇入髂内静脉。精囊的淋巴管很丰富，汇成数条淋巴集合管，入髂外淋巴结与髂内淋巴结。精囊腺的神经是由输精管神经丛发生的分支所支配，并构成精囊神经丛。

(二)精囊腺的生理功能(the physiological function of the seminal vesicle)

精囊黏膜表面是假复层柱状上皮，胞质内含有许多分泌颗粒和黄色的脂色素。黏膜外有薄的平滑肌层和结缔组织外膜。精囊本身既不产生精子，也不贮藏精子。在雄激素刺激下，精囊分泌弱碱性的淡黄色液体。含黏液、磷酸胆盐、球蛋白、前列腺素、枸橼酸、山梨醇、胆碱酶、抗坏血酸、无机磷、尿酸等和果糖等碱性的胶状液，其中主要是枸橼酸(125mg/100ml)和果糖(315mg/100ml)，此外，精囊腺还能分泌蛋白酶、去能因子、电解质等，它们是精液的一个重要组成部分，在人射出的精液中，50%～80%来自精囊腺。射精时在前列腺液之后排出，果糖在射精后提供精子活动的主要能源。

三、尿道球腺的解剖生理(anatomic physiology of urethral ball gland)

1. 尿道球腺的解剖结构(anatomic structure of urethral ball gland) 尿道球腺又称库伯腺(Cowper's gland)，左右成对，形似豌豆大小的复管泡状腺，呈黄褐色，于尿道球后上方，尿道膜部后外侧，包埋在会阴深横肌的肌束间。上皮为单层立方或单层柱状，上皮细胞内富含黏原颗粒。每个腺体有一根排泄管，在成人长30～40mm，它向前下方穿过尿道球，斜行至黏膜下，开口于球部尿道的后壁。

2. 尿道球腺的组织结构(the tissue structure of urethral ball gland) 尿道球腺为小型复管泡状腺，腺体被结缔组织分成许多小叶，小叶间的结缔组织内含有相当数量的横纹肌和平滑肌。上皮为单层立方或单层柱状，腺泡很像黏液性腺泡，其导管也有分泌功能。

3. 尿道球腺的分泌功能(secretory function of urethral ball gland) 尿道球腺的分泌物清亮而黏稠，内含半乳糖、半乳糖胺、半乳糖醛酸、唾液酸、甲基戊糖，还含有ATP酶和5'-核苷酸酶。尿道球腺分泌物是精液的组成成分，最初射出的精液主要是尿道球腺的分泌物，其功能是润滑尿道且有刺激精子活动的作用。性交时分泌清亮黏液，由尿道口排出，起局部滑润作用。

（陈在贤　蒲　军　陈继红）

第五节　男性内生殖器输精管道的解剖生理

一、附睾的解剖生理（anatomic physiology of epididymis）

附睾由输出小管及附睾管构成，具有重吸收和分泌作用，为精子成熟、贮存和处理等提供适宜的内环境。

（一）附睾的解剖结构（anatomic structure of epididymis）

附睾是精子从睾丸到输精管的通路。附睾长约 6cm，直径约为 0.5cm，紧贴在睾丸后侧，附睾由一条弯曲纡回的附睾管（epididymal duct）组成，分头、体、尾 3 部，头在上，体居中，尾在下，附睾头膨大而钝圆，盖于睾丸上后方，附睾头、尾之间的部分为附睾体，呈圆柱形，与睾丸后缘借疏松结缔组织相连。附睾头与睾丸 10～20 条的输出小管连接，这些睾丸的输出小管汇合成附睾输出小管而成附睾管，附睾管到附睾尾部与输精管连通（图 1-25）。附睾体的外侧面与睾丸之间的纵行浆膜腔隙，名附睾窦。将进入睾丸液进行重吸收，并分泌甘油磷酸胆碱、糖蛋白、固醇与唾液酸等。

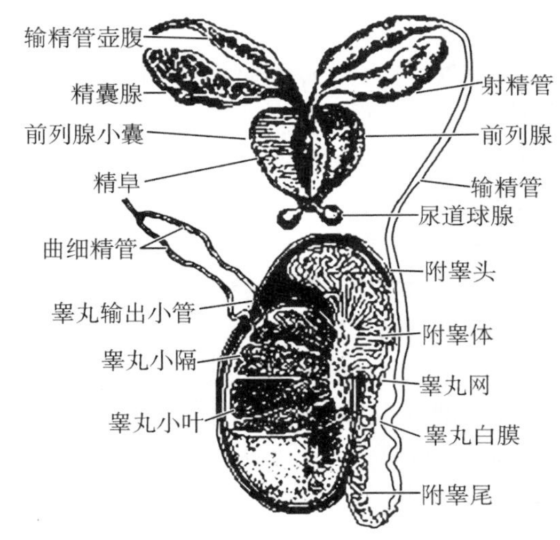

图 1-25　附睾解剖结构

1. 输出小管（efferent ductules）　输出小管是与睾丸网连接的 8～12 根弯曲小管，构成附睾头的大部分，其远端与附睾管相连。位于睾丸后上方，输出小管上皮由高柱状细胞及低柱状细胞相间排列构成，故管腔不规则。高柱状细胞表面有纤毛，纤毛摆动可促使精子向附睾管运行，胞质深染，核长形，位于细胞近腔面；低柱状细胞表面没有纤毛，细胞核靠近基部，核上区胞质中含大量的溶酶体及大小不等的吞饮小泡。

2. 附睾管（epididymal duct）　附睾管为一条长 4～6m 并极度蟠曲的管道，远端与输精管相连，其管腔规则，充满精子和分泌物。附睾管上皮为假复层纤毛柱状，由主细胞和基细胞组成。主细胞数目较多，呈高柱状，上皮顶部有连接复合体，但无缝隙连接，主细胞表面有成簇排列的粗而长的静纤毛，胞质线粒体丰富，其横嵴分散在胞质内，细胞核上方有多个高尔基复合体，还可见较多致密颗粒及泡样结构，泡内含有类脂或脂褐素。主细胞有分泌和吸收功能。基细胞矮小，呈锥形，位于上皮深层，核卵圆形，染色质呈细颗粒状，基细胞内细胞器很少，有粗面内质网、高尔基体、线粒体及少量空泡。

3. 附睾的血管和淋巴（the blood vessels and lymph of epididymis）　附睾的血液由发自睾丸动脉的附睾上下动脉和输精管动脉的末梢共同供应，附睾近端由睾丸动脉的上下分支供应，附睾远端由输精管动脉来的血液供应，附睾头部的静脉汇入蔓状静脉丛，附睾体部和尾部的静脉首先互相连结成附睾边缘静脉，然后通过输精管静脉和提睾肌静脉汇入蔓状静脉丛。睾丸和附睾的淋巴管形成浅深两丛，浅淋巴管丛位于睾丸固有鞘膜脏层内面；深淋巴管丛位于睾丸和附睾实质内，集成4～8条淋巴管，在精索内伴睾丸血管上升，入腰淋巴结。

4. 神经支配(eneurosis) 主要来源于肾丛，附睾的神经支配具有一定的规律性，在附睾头部及体部的近端，交感神经纤维较少，只是形成疏松的管周丛，附睾体部远端主要为肾上腺素能神经支配，接近输精管时，交感神经支配逐渐增加，在输精管末端有胆碱能神经。

(二)附睾的生理功能(the physiological function of epididymis)

睾丸曲细精管内产生的精子未成熟，既无运动能力，亦无授精能力，经直精小管、睾丸网进入附睾，经过一系列变化以后才逐渐成熟，获得运动能力和授精能力。并暂时储存于附睾内，射精时随精浆排入女性阴道内授精，才能达到生育的目的。大量的动物实验证实精子主要在附睾内获得授精能力。

1. 附睾促进精子成熟(epididymis promotes sperm maturation)

(1)电镜下附睾超微结构：电镜观察下，可见附睾头部上皮中的高柱状细胞胞质深染，核长形，位于细胞近腔面，游离面有纤毛伸入管腔。低柱状细胞核靠近基部，核仁明显，胞质中含大量溶酶体及大小不等的吞饮小泡，多位于核的近腔面，细胞游离面常凸向管腔，并有少量微绒毛。高柱状细胞有分泌功能，低柱状细胞有消化和吸收腔内物质的作用。体部及尾部的高柱状细胞表面有成簇排列的粗而长的微绒毛，又称静纤毛(stereocilium)，胞质中富含线粒体和粗面内质网，数个高尔基复合体位于核上方，还可见较多有膜包裹的致密颗粒及泡样结构，细胞有分泌和吸收功能。附睾管的上皮基膜外侧有薄层平滑肌围绕，并从管道的头端至尾端逐渐增厚，肌层的收缩有助于管腔内的精子向输精管方向缓慢移动。

(2)附睾内精子获能因素

①成熟获能：附睾内雄激素的存在及附睾上皮分泌的肉毒碱、GPC及SA等使精子成熟获能。精子运动能力的获得主要与附睾上皮分泌的前向运动蛋白和转运肉毒碱有关，肉毒碱与精子的能量代谢有关，肉毒碱可驱使脂肪酸进入精子线粒体内，再通过一系列的氧化过程将脂肪酸氧化产生ATP，为精子运动提供能量。精子在附睾的成熟过程需14～16d。

②向前运动能力：附睾内前向运动蛋白可与精子表面的前向运动蛋白受体结合，从而使精子鞭毛变硬且变直，通过控制精子鞭毛的摆动来诱导精子向前运动。精子从睾丸的输出小管向附睾方向移动的过程中，除了支持细胞的作用及输出小管上皮细胞纤毛的摆动外，附睾上皮对睾丸液的吸收所造成的压力差以及附睾管壁的节律性收缩也是促使精子运动的主要因素。

通过研究发现，人的生精上皮周期时长为14～16d。精子发生全程需经历4至4个半周期，故人的精子发生时长平均为70d(64～72d)。人的精原细胞发育成为精子约需两个多月。

2. 附睾贮存精子(epididymal storage of sperm) 精子在附睾头部和体部发育成熟并具有活力后，逐渐移向附睾尾部，由于附睾液中制动蛋白的存在，使已经获得运动能力的精子在附睾内处于静止状态，并在附睾尾部进行贮存。

二、输精管的解剖生理(anatomic physiology of the vas deferens)

(一)输精管的解剖结构(the anatomical structure of the vas deferens)

输精管左右各1条，是输送精子的肌性管道。输精管是附睾管的连续部分，起自附睾尾部，终止于射精管，长40～60cm，直径

2.8～3.2mm，管内径为 0.5～0.8mm；分 3 部分：①睾丸段，为睾丸后段；②精索段，从睾丸段至腹股沟管直至内环处；③盆段，从腹股沟内环起，沿小骨盆外侧壁进入盆腔，到射精管。末端在精囊内侧呈梭形膨大，称输精管壶腹，壶腹段长 3～4cm，最宽处为 0.7～1cm，然后向下逐渐变细，两侧输精管末端也互相靠近，在相当于前列腺上缘处与精囊的排泄管汇合而成射精管。输精管的管壁从内向外分为：黏膜、肌层和纤维膜。黏膜上皮为假复层柱状上皮，上皮表面有纤毛，肌层由内纵行、中环行、外纵行三层平滑肌组成，内层较薄，外层较厚。外膜为一层富含血管和神经的结缔组织，输精管能进行自主节律的收缩，认为是去甲肾上腺素能神经的调控。

输精管的血供是非常多源性的，膀胱上下动脉、直肠上下动脉以及髂内动脉、精索内动脉均有分支在不同节段供应输精管，而且彼此间有交通。输精管静脉主要汇入膀胱静脉丛和精索内静脉。

(二)输精管的生理功能(the physiological function of the vas deferens)

输精管的主要功能是运输和排泄精子，此外管内分泌的液体还供给精子营养。当射精时，通过管壁内神经末梢释放的去甲肾上腺素使输精管协调收缩，精子通过输精管进入前列腺部尿道。

三、射精管的解剖生理(anatomic physiology of the ejaculatory duct)

射精管左右成对，是由输精管壶腹在前列腺的后上方与精囊腺的排泄管汇合而成，射精管的管壁很薄，肌层为平滑肌，管腔内衬柱状上皮细胞。射精管长 1.5～2cm，近端管腔直径约 1mm，开口处仅有 0.3mm，末端仅 0.5mm，是排精管道中最短最细的一段。它贯穿前列腺，开口于尿道前列腺部后壁的精阜两侧，是射精时的排精管道。射精管管壁肌肉厚，能够产生强有力的收缩力，利于精液的排出。同时，射精管位于尿道嵴位置上的开口小而狭窄，也是保证射精时具有一定压力的有利因素。在射精时，交感神经末梢释放大量类肾上腺素物质，使输精管发生协调而有力的收缩，将精子迅速输往射精管中。继而射精管肌层做强有力的收缩，将精子快速排出。

四、精索的解剖生理(anatomic physiology of spermatic cord)

1. 精索的解剖结构(the anatomical structure of the spermatic cord) 为一对柔软的圆索状结构，左右精索从腹股沟内环处起，经腹股沟管和腹股沟外环，进入到阴囊内，终于睾丸附睾后缘。精索由输精管、提睾肌、精索内动脉、精索外动脉、输精管动脉、精索蔓状静脉丛、精索神经、精索淋巴及腹膜鞘突的残余、筋膜等组成。

睾丸附睾的血液供应由睾丸动脉，在精索段称精索内动脉、输精管以及提睾肌动脉组成。其中最主要是发自腹主动脉的睾丸动脉。在精索内这些动脉外径一般均在 1mm 以内。睾丸附睾的静脉在精索内呈蔓状包绕睾丸动脉和输精管并向上逐渐汇集成外径比同名动脉粗得多的精索内静脉，经腹股沟管进入腹腔、腹膜腔外，与输精管分离后睾丸静脉与睾丸动脉伴行，绝大多数右侧睾丸静脉以锐角注入下腔静脉，而左侧睾丸静脉则以直角注入左肾静脉，因此常因回流不畅造成静脉曲张。其主要功能是将睾丸和附睾悬吊于阴囊之内，保护睾丸和附睾不受损伤，同时随着温度变化而收缩或松弛，使睾丸适应外在环境，保持精子产生的最佳条件而使睾丸具有不随意活动。

2. 精索的生理功能(physiological function of spermatic cord) 精索是睾丸、附睾和输精管动、静脉血及淋巴回流的必经之路。为睾丸附睾提供血供，静脉血液及淋巴回流。

(陈在贤 鲁栋梁 蒋 立)

第六节　男性生殖系统的生理功能

男性生殖系统的生理功能主要是排尿、维持男子性征、性欲、性生活、排精、生育。主要体现在排尿、性生活及生育等 3 个不可缺少的重要生理功能。

一、排尿功能(urination functions)

人体新陈代谢产生的有毒代谢产物尿液，要通过尿道排出体外，排尿通畅，是维持男子健康的保证。阴茎及尿道结构异常或病变，如尿道损伤、阴茎离断、尿道狭窄、前列腺增生症、前列腺癌、阴茎癌等影响正常生活及身体健康，为解除患者的病痛，需要进行手术治疗。

二、性交功能(intercourse function)

外生殖器阴茎是男子性交的器官。男子成年后，需要有正常的性生活，性生活是通过阴茎性交来满足性的欲望。外生殖器结构正常，阴茎勃起才能进行性生活。阴茎勃起性交是由一系列条件和非条件反射引起的神经、内分泌、血管及肌肉等协调而复杂的性生理活动，即阴茎勃起、性交、性欲高潮及射精的生理过程。

(一)阴茎勃起阴茎海绵体的变化(changes in the cavernous body of penis)

由海绵状勃起组织或外包裹的白膜组成，有丰富的动静脉血管分布，在中枢和局部因素调节下产生复杂的血管反应。阴茎疲软状态时在副交感神经支配下，大多数阻力血管平滑肌收缩，仅少量的动脉血流供应阴茎海绵体的营养。性刺激引起海绵体神经末梢释放神经递质引起以下反应：使大多数阻力血管平滑肌松弛，动脉血管延伸并扩张，增加阴茎海绵体血液灌流入量而海绵体内压(Intracavernosal press，ICP)增高；海绵体平滑肌松弛而流入动脉增加，海绵体膨胀。随着海绵体内压增加，位于白膜与海绵窦之间的静脉丛受压闭塞，流出血液减少；阴茎白膜延伸，使连接白膜内外循环的导静脉受压闭塞，进一步减少静脉回流，阴茎海绵体内压增高。阴茎疲软是阴茎勃起的逆过程，首先短暂的 ICP 增加，表明平滑肌开始收缩以克服静脉关闭压。接着是一缓慢的压力降低过程，此时静脉通道重新开放，动脉流降至最低水平，静脉充分回流，ICP 迅速下降。

(二)尿道海绵体和阴茎头的变化(changes in the urethral cavernous body and the head of the penis)

尿道海绵体和阴茎头的血液变化与阴茎海绵体有些区别。勃起过程中动脉血流以同样方式增加，但是由于尿道海绵体处的白膜薄及阴茎头缺乏白膜，使静脉闭塞减轻，因此球海绵体和阴茎头的压力仅为阴茎 1/3 至 1/2。在完全勃起期尿道海绵体和阴茎头处有较大的动静脉分流，但由于在 Buck 筋膜和膨胀的阴茎海绵体之间的阴茎背深静脉和旋静脉受压使阴茎头肿胀勃起。在强制期，由于耻骨海绵体肌和球海绵体肌对阴茎静脉和尿道海绵体的挤压，使尿道海绵体和阴茎头进一步充血和内压增高。

(三)阴茎勃起的神经调节(neural regulation of penile erection)

1. 周围神经调节(peripheral nerve regulation)

(1)感觉神经通路：阴茎感觉神经通路起始于阴茎皮肤、阴茎头、尿道及阴茎海绵体内的感受器，发出神经纤维汇合形成阴茎背神经束，加入其他神经纤维成为阴部神经，而后经 $S_{2\sim4}$ 神经的背根上升到脊髓。感受器激活后，通过阴茎背神经、阴部神经、脊髓、脊髓丘脑束，将痛、温、触觉信息传送至下丘脑和皮质进行感知。分布在阴茎龟头的感觉神经末梢的 80%～90%为无髓鞘神经末梢，只有少数有髓鞘的神经末梢，这些神经纤维属于 C 神经纤维或 Aδ 神经纤维。阴茎皮肤和龟头的神经冲动通过阴茎背神经传入，对始动和维持反射性阴茎勃起发挥作用，老年化或糖尿病患者可能影响这些神经功能而引起勃起功能障碍。

(2)运动神经通路(motor nerve pathway)：$S_{2\sim4}$ 节段前角的 Onuf 核是阴茎躯体运动神经中枢，神经纤维由骶神经走行至阴部神经，支配球海绵体肌、坐骨海绵体肌和其他盆腔与阴部的骨骼肌。坐骨海绵体肌收缩压迫已经膨胀的阴茎海绵体，使海绵体内压超过收缩压，形成坚硬勃起相。在性高潮时，球海绵体肌节律性收缩，促使精液排入尿道，引起射精。

2. 中枢神经系统调节(central nervous system regulation)　临床观察骶髓损伤者发现，即使反射性勃起消失，仍保留心理性勃起能力。Root 和 Bard 通过动物实验证实，破坏了骶副交感神经的猫，在动情的雌猫面前仍能勃起。这些发现使研究者相信心理性勃起是由腹下神经和胸腰段通路传导的。对一组截瘫病人的研究显示，心理性刺激引起的勃起不坚。经触摸刺激后引起的神经调节过程可能是通过刺激下丘脑视前区(preoptic hypothalalmic area)，再通过内侧前脑束(median forebrain bundle)，腹侧脑桥(ventrolateral pons)，黑质(substantia nigra)，下传到脊髓外侧柱(lateral column)下行。下丘脑后部的刺激下传到胸腰髓($T_{12}\sim L_3$)的交感神经中枢，而下丘脑前部的刺激下传到 $S_{2\sim4}$ 的副交感神经中枢。大脑皮质以及其他皮质下构造均有广泛的神经联系，有可能通过影响调节雄性激素(testosterone)的脑垂体来调节性功能，通过对灵长类和啮齿动物实验研究发现，可产生良好的勃起反应。这种研究进一步证实，阴茎勃起与两种不同的调控机制有关，触摸性刺激诱发的反射性勃起受脊髓的调节，视、听、味、嗅觉心理性刺激诱发的勃起受高级中枢神经系统的调节。

调节性功能的高级中枢神经系统包括大脑皮质和皮质下中枢。大脑皮质中枢主要位于大脑边缘系(limbic system)，其基本功能是感受视、听、味、嗅觉性刺激而诱发性冲动，经过思维分辨来调节性冲动诱发本能性欲和情感。而下丘脑内侧视觉区(MPOA)是性冲动和勃起的重要综合中枢。电刺激动物的 MPOA 可诱发勃起，损害该区域则交媾能力降低。MPOA 传入传出通路均经过内侧前脑束和中脑被盖区，这些区域的病理改变如帕金森病、卒中等常常合并勃起功能障碍。已在 MPOA 发现多种神经递质，包括多巴胺、去甲基肾上腺素、5-羟色胺。最近研究提示多巴胺受体和肾上腺素受体可能促进性冲动，而 5-羟色胺受体则抑制性冲动。

(四)阴茎勃起的生化调节(biochemical regulation of penile erection)

阴茎勃起不仅受神经调控，而且阴茎勃起组织中的内皮、平滑肌成分在局部释放的生化物质在阴茎勃起过程中也起协同作用。在正常血管中，内皮具有维持血管的张力和通透性作用。血管的张力受到许多内皮来源物质的影响，如 NO、内皮素、前列腺素类物质等。

1. 一氧化氮(nitric oxide，NO)　Saenz (1988)等证明剥脱内皮细胞后的离体海绵体组织可完全丧失对乙酰胆碱的松弛效应。这种研究结果说明乙酰胆碱并非是阴茎勃起的唯一的神经传递物质，而且乙酰胆碱对人类阴茎海绵体平滑肌松弛作用依赖于内皮衍生舒张因子(endothelium-derived relaxation factors，EDRF)，目前认为一氧化氮(nitric oxide，NO)是主要内皮衍生舒张因子，在性冲动时，副交感神经和非肾上腺素能非乙酰胆碱能(NANC)神经末梢和血管内皮细胞在 NO 合成酶(NO synthase，NOS)的作用下，将 L-精氨酸合成 NO，NOS

存在于人类、家兔和白鼠的阴茎海绵体中，而且NOS抑制药能阻止电刺激诱发的阴茎勃起。NO进入细胞后，激活鸟苷酸环化酶(guanylate cyclase)，使海绵体平滑肌细胞内GTP转变为环单磷酸鸟苷(cyclic guanylate monophosphate，cGMP)，cGMP生成增加导致细胞胞质内钙离子浓度降低而平滑肌松弛。海绵体内注射血管松弛药硝酸甘油(nitroglycerine)可诱发阴茎勃起。环磷酸鸟苷抑制药亚甲蓝(methylene blue)用于治疗阴茎异常勃起就是通过这种机制。磷酸二酯酶5型选择性抑制药万艾可(sidenafil)通过阻止cGMP灭活，增加其浓度来治疗阴茎勃起功能障碍。

2. 前列腺素(prostaglandins，PGs) Klinge和Sjostrand首先提出PGs在阴茎勃起与疲软过程中起作用。他们发现$PGF_{2\alpha}$诱导离体海绵体收缩。后来动物和人体海绵体产生一系列的PGs，包括$PGF_{2\alpha}$、PGE_2、PGI_2和血栓素A_2(thromboxane A_2，TXA_2)。毒蕈碱刺激动物和人类阴茎组织导致PGI_2的释放，PGI_2是血管扩张介质，因此认为PGI_2与勃起过程中血管扩张现象有关。由于具有血液黏附和聚集的作用，PGI_2的释放在阴茎充血过程中可避免血液栓塞。

对离体人阴茎组织的研究表明，PGs对阴茎海绵体、球海绵体、海绵体动脉产生不同的作用。$PGF_{2\alpha}$、PGI_2和TXA_2类似物收缩阴茎海绵体和球海绵体，但PGE_1和PGE_2松弛因去甲肾上腺素和$PGF_{2\alpha}$而收缩的阴茎海绵体和球海绵体，说明PGI_2在阴茎勃起中不是主要的松弛介质。在猴和大鼠实验中，阴茎内注射PGE_1引起海绵体动脉和平滑肌松弛。PGI_2和PGE_1在其他组织都具有抑制血小板聚集和血管松弛的特点，而在阴茎组织中产生不同的作用是令人吃惊的。最近研究表明内源PGE_1受体在阴茎勃起和阴茎勃起功能障碍中有重要作用，PGE_1也能抑制阴茎神经释放去甲肾上腺素。

3. 内皮素(endothelin) 内皮素-1(ET-1)含21个氨基酸，属血管收缩肽家族，目前ETA、ETB两种主要的ET受体已被克隆。内皮素是NO的生理抑制物，实验表明ET-1结合其受体引起细胞内Ca^{2+}浓度增加，有调节海绵体平滑肌张力的作用。ED病人的阴茎海绵体组织细胞培养研究中，ET-1能引起短暂浓度依赖性细胞质和核内Ca^{2+}浓度增加。正常人的阴茎海绵体组织细胞培养研究中也发现同样现象，但ED病人的细胞核内Ca^{2+}浓度增加比正常人更明显。尽管细胞内Ca^{2+}浓度升高是短暂的，但ET-1能引起血管和海绵体平滑肌持久的、可维持的收缩反应，这可能与钙敏感机制有关。钙敏感机制可在低乃至静止的胞质Ca^{2+}浓度下维持张力的产生，因此有理由认为阴茎海绵体平滑肌存在钙敏感对α_1肾上腺素和ET-1引起的收缩反应的维持提供了有效的机制。

研究发现培养人的阴茎海绵体组织的内皮细胞能表达ETmRNA，且ET-1在人海绵体平滑肌细胞的特别识别位点也被确定。ET-1对细胞内Ca^{2+}浓度的影响，特别是对人海绵体平滑肌产生持久、有力的收缩作用，可能在阴茎张力调节中起关键作用。

4. 神经肽(neuropeptide Y) 电刺激阴茎海绵体神经和离体海绵体肌条可诱发双重收缩反应。第二次的收缩反应可被肾上腺素能神经拮抗药所抑制，但保留第一次的收缩反应。这种结果提示神经末梢释放的平滑肌收缩性神经传递物质并不仅仅是去甲基肾上腺素，神经肽也可能参与神经传递过程，与去甲基肾上腺素起着协同作用而始动血管的收缩反应。这种物质被认为是神经肽Y(NPY)，而且NPY已在人类海绵体组织去甲肾上腺素能神经相邻部位中被发现。NPY对阴茎海绵体平滑肌具有较弱的收缩作用，但作用并不持久。

5. 血管活性肠肽(vasoactive intestinal peptide，VIP) VIP节后神经纤维存在于动

物和人阴茎海绵体组织中，当阴茎勃起时VIP被释放。体外观察发现VIP对血管和海绵体平滑肌具有松弛效应。临床观察人阴茎海绵体内注射VIP可增加阴茎的长度和周径，与酚妥拉明联合应用，可加强勃起效应，并与乙酰胆碱有协同作用。这种作用可能是通过增加平滑肌细胞内cAMP(cyclic adenosinemonophosphate)生成，降低细胞胞质内钙离子浓度而诱发平滑肌松弛。VIP也可能有助于胆碱能神经的传递过程，在副交感神经节后纤维中发现VIP与乙酰胆碱有协同作用，免疫组织学研究发现人类和动物的海绵体组织中VIP纤维和胆碱能神经纤维分布相邻。这种研究说明在阴茎勃起和勃起的维持过程中两者可能起着协同作用。在糖尿病引起的勃起功能障碍的患者阴茎海绵体组织中VIP含量减少，但是阴茎海绵体内注射VIP并不能诱发勃起，这说明在阴茎勃起过程中NO起着主要作用，而VIP并不是主要NANC神经介导物质。无论如何，在阴茎勃起过程中通过两种独立的途径的调节，即cGMP(NO)和cAMP(VIP)途径。

6. 三磷酸腺苷和腺苷（adenosine triphosphate and adenosine）　有实验表明人和兔的海绵体平滑肌中ATP是一种NO非依赖性的松弛剂。同样，腺苷通过A2α受体对海绵体平滑肌产生NO非依赖性的松弛。但也有研究发现ATP通过刺激P2Y嘌呤受体引起NO释放而松弛人海绵体平滑肌肌条，认为这是一种ET依赖性机制。狗海绵体内注射ATP可使ICP增高并造成勃起，狗海绵体内注射腺苷则产生完全勃起。尽管如此，ATP和腺苷在阴茎勃起的生理机制中的作用尚不清楚。

(五)性激素对阴茎勃起的影响(the effect of sex hormones on penile erection)

1. 性激素的中枢作用(the central role of sex hormones)　雄激素，特别是睾酮，对男性性欲产生是必要的。但正常男性，血中睾酮浓度与性趣、性活动和勃起功能无相关性。各种原因的血睾酮浓度降低可引起性欲下降，有时也影响勃起和射精功能，补充睾酮后可恢复性欲和性活动。正常男性阉割后可出现介于性欲丧失至保持性活动之间的各种情况。雄激素在勃起功能的调节中的作用较复杂，去除雄激素不一定引起勃起功能障碍。但是自发的夜间勃起依赖于体内雄激素水平，这种勃起功能在雄激素缺乏时被削弱，补充雄激素后恢复。视觉刺激引起的勃起不依赖雄激素，性腺功能低下的人受视觉刺激仍能勃起，补充雄激素后这种勃起没有变化。大脑也许存在一个支配性唤醒和性欲的雄激素依赖系统和一个对移动性视觉刺激产生反应的雄激素非依赖系统。正常男性补充睾酮后可增加夜间勃起的硬度，但不影响勃起的频率，可能由于睾酮对支配影响阴茎勃起的骨骼肌的运动神经元有作用。阉割的大鼠皮下注射阿扑吗啡不能诱导勃起，但给予外源睾酮则明显增强勃起反应，这是性激素介导的中枢作用。

2. 性激素的外周作用(The peripheral role of sex hormone)　性激素对阴茎平滑肌的外周调节作用尚不清楚。对运用雌激素治疗后行变性手术的患者的阴茎勃起组织进行研究，结果雄激素处理后勃起组织对药物和电域刺激诱导的反应没有显著改变。但阉割后的狗由于雄激素缺乏影响勃起组织的功能引起海绵体小梁平滑肌不能完全松弛。人离体的海绵体组织用睾酮处理30min后未发现睾酮对收缩和舒张有影响。另一实验，去势的兔却增强了海绵体组织对NANC神经介导的松弛，因此去势引起性激素失衡可能刺激NO的合成与释放。阉割或药物去势的狗未发现因睾酮影响外周神经和海绵体而改变阴茎勃起能力；阉割的大鼠可削弱勃起反应，补充睾酮后恢复；这些实验表明，睾酮增强了对海绵体神经刺激而引起的勃起反应，节后的副交感神经元可能是睾酮作用的靶。

三、生殖功能(reproductive Function)

男性生殖系统的另一重要生理功能就是通过性交排精繁殖生育后代。生育除了外生殖器具备正常的解剖结构,能进行性交射精的条件外,最重要的就是内生殖器的解剖结构及生理功能要正常。内生殖器的生殖腺睾丸,能产生正常的精子,精子进入附睾营养获得具有生育能力的精子,通过通畅的输精管道,与具备正常结构发育的精囊、前列腺及尿道球腺等附属腺体分泌物的精浆供给精子营养,经阴茎性交射精入女性阴道内受孕,以达到生育的目的。

正常成年人每次射精的精液量一般为2~5ml,其中前列腺液约占30%,精囊液占60%左右,精子可能占5%,其他还包括尿道腺、尿道球腺分泌的液体。每1ml精液含1亿~2亿个精子。凡是男性生殖系统中,任何解剖结构及生理功能异常及病变,均会影响精液的成分及功能的异常,影响生育。生殖功能的调控及影响因素如下。

(一)睾丸功能的内分泌调节(endocrine regulation of testicular function)

下丘脑的神经内分泌细胞分泌促性腺激素释放激素(GnRH),可促进腺垂体远侧部的促性腺激素细胞分泌卵泡刺激素(FSH)和黄体生成素(LH)。下丘脑通过释放GnRH调控腺垂体LH和FSH的分泌,进而影响睾丸的功能。在男性,FSH促进支持细胞合成ABP,LH又称间质细胞刺激素(ICSH),可刺激间质细胞合成和分泌雄激素。ABP可与雄激素结合,从而保持生精小管含有高浓度的雄激素,促进精子发生。支持细胞分泌的抑制素和间质细胞分泌的雄激素,又可反馈抑制下丘脑GnRH和腺垂体FSH及LH的分泌。在正常情况下,各种激素的分泌量是相对恒定的,其中某一种激素分泌量增加或减少,或某一种激素的相应受体改变,将影响精子发生,并致第二性征改变及性功能障碍。

1. *垂体对间质细胞睾酮分泌的调控(regulation of pituitary Leydig cell testosterone secretion)* 垂体分泌的LH促进间质细胞合成与分泌睾酮,所以LH也称为间质细胞刺激素(interstitial cell stimulating hormone,ICSH)。LH与间质细胞膜上的LH受体结合后,经G蛋白介导激活腺苷酸环化酶,使细胞内cAMP增加,进而激活PKA,并促进睾酮合成酶系的磷酸化,加速睾酮的合成。

2. *垂体对曲细精管精子生成的调控(regulation of spermatogenesis in the seminiferous tubules by pituitary)* 腺垂体分泌的LH与FSH对生精过程都有调节作用,LH是通过促进间质细胞分泌睾酮而间接发挥作用的。大鼠实验表明,如果生精过程已经开始,只要给适量的睾酮,生精过程便可维持,如生精过程尚未开始,或因某种原因中断,仅有睾酮则难以使生精过程启动或恢复,该过程必须有FSH的作用。可见,FSH对生精过程有启动作用,而睾酮则维持生精效应。两者相互配合,共同调节生精过程。

3. *睾丸激素的反馈调节(feedback regulation of testosterone)* 睾丸激素对下丘脑-垂体的反馈调节:LH促进间质细胞分泌睾酮,血中睾酮达到一定浓度后,便可作用于下丘脑和垂体,抑制GnRH和LH的分泌。FSH促进支持细胞分泌抑制素,而抑制素对垂体FSH的分泌有负反馈调节作用。

4. *睾丸内局部调节(local regulation of the testicle)* 近年的实验研究表明,在支持细胞与生精细胞、间质细胞与支持细胞之间,存在着错综复杂的局部调节机制。如支持细胞中具有芳香化酶,能将睾酮转变为雌二醇,它可对下丘脑-垂体进行反馈调节,并能直接抑制间质细胞睾酮的合成。另外，睾丸可产生多种肽类，如 GnRH、胰岛素样生长因子、转化生长因子及白细胞介素等，它们可能以旁分泌或自分泌的方式，在局部调节睾丸的功能。

5. 抑制素(inhibin) 抑制素是睾丸支持细胞分泌的糖蛋白激素，由 α 和 β 两个亚单位组成，分子量为 31 000～32 000。抑制素对腺垂体 FSH 的分泌有很强的抑制作用，而生理剂量的抑制素对 LH 的分泌却无明显影响。另外，在性腺还存在与抑制素结构近似的物质，是由抑制素的两个 β 亚单位组成的二聚体，称为激活素(activin)，它的作用与抑制素相反，可促进腺垂体 FSH 的分泌。

6. 激素控制(hormonal control) 精子发生的激素控制，维持精子的正常发生也依赖于 FSH、LH 及睾酮的三者协同作用。FSH 启动并维持精子的发生。青春期时，FSH 不仅可促进睾丸重量的增加和曲细精管直径的增大，而且能促进 A 型精原细胞的分裂和分化以及粗线期精母细胞数目的增加。尽管 FSH 作用于生精上皮细胞，但它是通过支持细胞发挥作用的。支持细胞在 FSH 和睾酮的影响下分泌 ABP。ABP 与来自间质细胞的睾酮结合后而将雄激素转运至生精上皮细胞，雄激素与特异的受体结合后可促进精母细胞转化为精子细胞。LH 不仅促使间质细胞合成和分泌睾酮，而且可将睾酮直接散布入曲细精管，或经位于间质细胞周围并与曲细精管紧密相邻的淋巴管将睾酮弥散入曲细精管。睾酮可直接作用于生精上皮细胞，也可通过支持细胞间接作用于生精上皮细胞。

(二)影响精子发生的因素(influencing factor of spermatogenesis)

影响精子发生的因素很多，常见的有核基因、激素、温度、环境、放射线、药物及年龄等。

1. 核基因控制(nuclear gene control) 精子发生的核基因控制通过大量的研究发现，Y 染色体不仅与男性分化有关，而且与精子发生密切相关。近年来，对人类 Y 染色体的基因研究表明，尽管 Y 染色体的 1-6 区间皆与男性的生育有关，但控制精子发生的基因主要位于 Y 染色体的 6 区间，即 Y_{q11}。研究发现，该区域基因的缺失常导致患者表现为无精子症，故将其称为无精子因子(azoospermia factor，AZF)。进一步的研究发现，在 Y_{q11} 上存在 3 个精子发生位点，各位点在男性生殖细胞发育的不同时期起作用。由于每一位点缺失所致最严重变形为无精子症，故将其命名为 AZFa、AZFb、AZFc。其中 AZFa 精子发生阻滞在青春期前阶段，表现为单纯塞尔托利细胞综合征(SCOS)和小睾丸，AZFb 精子发生阻滞在青春期减数分裂前或减数分裂期间，表现为具有减数分裂前生精细胞，AZFc 组织学表现较为分散，有 SCOS、单个精母细胞或单个成熟精子。表明 AZF 的缺失不仅可致无精子症，还可以引起严重的少精子症。

2. 激素的影响(effects of hormone) 男性激素由睾丸间质细胞分泌产生，主要为睾酮(testosterone，T)。在间质细胞的线粒体内，胆固醇经羟化、侧链裂解形成孕烯醇酮，再经 17-羟化并脱去侧链，形成 DHEA，并进一步转变为睾酮，睾酮在其靶器官，如附睾和前列腺内，在 5α-还原酶的作用下，变为双氢睾酮(dihydrotestosterone，DHT)，再与靶细胞内的受体结合而发挥作用。

正常男子在 20—50 岁时，睾丸每日分泌 4～9 mg 睾酮，血浆睾酮浓度为 22.7±4.3nmol/L，50 岁以上随年龄增长，血中睾酮含量逐渐降低。血液中 97%～99%的睾酮与血浆蛋白结合，只有 1%～3%睾酮是游离存在的。在血浆中存在一种与睾酮有很高亲和力的蛋白质，是 β 球蛋白，分子量为 44 000～80 000，约有 30%睾酮与这种球蛋白结合，它也可结合男性激素，故将这种球蛋白称为性激素结合球蛋白（sexhormone-binding globulin，SHBG）。约68%睾酮与血浆白蛋白结合。睾酮主要在肝脏被灭活，以17-氧类固醇结合型由尿排出，少量经粪便排出。各种男性激素的活性，以双氢睾酮为最强，其次为睾酮，其余的男性激素活性都很弱。睾酮的生理作用如下。

(1)维持生精作用：睾酮自间质细胞分泌后，可经支持细胞进入曲细精管，睾酮可直接转变或先转变为活性更强的双氢睾酮，再与生精细胞的雄激素受体结合，促进精子的生成。支持细胞在FSH的作用下，可产生一种对睾酮和双氢睾酮亲和性很强的蛋白质，称为雄激素结合蛋白（androgen binding protein，ABP），ABP与睾酮或双氢睾酮结合后，转运至曲细精管，提高雄激素在曲细精管的局部浓度，有利于精子生成过程。

(2)刺激生殖器官的生长发育，促进男性副性征出现并维持其正常状态。

(3)维持正常的性欲。

(4)促进蛋白质合成，特别是肌肉和生殖器官的蛋白质合成，同时还能促进骨骼生长与钙磷沉积和红细胞生成等。

3. *温度对睾丸的影响*（the effect of temperature on the testicles） 精子生成需要适宜的温度，阴囊内温度较腹腔内温度低2～3℃，适于精子的生成。在胚胎发育期间，由于某种原因睾丸未能降入阴囊内而停留在腹腔内或腹股沟内，称隐睾症，睾丸在腹腔内或腹股沟内，体温高于睾丸发育生精温度，曲细精管不能正常发育，生精细胞的退化萎缩，也无精子产生。

4. *环境因素对睾丸的影响*（the influence of environmental factors on the testicle） 精子的生成受环境影响，尤其是污染物对生精影响最大。1992年丹麦学者Carlsend等对20多个国家进行调查发现，1940—1990年间男子精液内精子密度从1.13亿/ml，下降到0.66亿/ml，减少了42%，隐睾发生率增加了1～2倍。我国京、津、沪三市于1881－1996年间男性精子数量下降约18%。现代科学研究证明，环境雌激素可干扰成年男性睾丸精曲小管中精子发生，导致精子数量减少。

环境雌激素是指进入机体后能与雌激素受体作用而产生雌激素效应的化学物质，包括有机氯杀虫药、某些合成洗涤剂、消毒剂和食品添加剂。这些物质进入人体后可在生物体内蓄积，干扰成年男性精子发生过程，影响男性胎儿生殖系统的发育甚至导致畸形。

5. *物理因素及药物对睾丸的影响*（The effects of physical factors and drugs on the testicles） 增殖活跃的生精细胞易受多种物理化学因素的影响，如射线、微波、高温、药物、毒素、性激素及维生素等因素均能抑制生精过程。使精子的发生出现障碍。这些因素对精子发生的影响多为可逆的。

6. *年龄对睾丸的影响*（the influence of age on the testicles） 幼年时生精上皮不发育，曲细精管还未形成管腔。青春期开始，在垂体分泌的促性腺激素的作用下，使睾丸间质细胞增多，曲细精管出现管腔，支持细胞体积增大，精原细胞开始分裂增殖，发育形成各级生精细胞和成熟的精子。一般在50岁以后，生精过程开始减弱。

（三）男性生殖器结构异常及疾病的影响（effect of structural abnormalities and male genital diseases）

1. *男性生殖器结构异常的影响*（the influence of the abnormal structure of male genitals）

(1)外生殖器结构异常：包茎、先天性阴茎扭转、先天性阴茎弯曲、隐匿型阴茎、阴茎发育不良、双阴茎、阴茎短小、巨阴茎、尿道下裂、尿道上裂、阴茎阴囊转位等影响性生活及生育。

(2)睾丸结构异常：睾丸发育不良、隐睾、克氏综合征等生精不正常，导致少精子症或无精子症。正常男子每次射出精液3～6ml，每毫升精液含0.2亿～4亿个精子，少于0.2亿个精子，不易使卵子受精。

(3)副性腺结构异常：精囊腺发育不良、精囊腺缺如、前列腺发育不良、尿道球腺发育不良等导致精浆不正常，影响精子成熟及受精能力，导致不育。

(4)输精管道结构异常：附睾发育不良、附睾缺如、射精管狭窄及射精管闭塞、输精管缺如、输精管梗阻等，其中任何一种解剖结构异常均可导致精液不正常或无精症，影响生育。

(5)精索结构异常：鞘膜积液、精索静脉曲张等导致生精障碍，影响生育。

2. 生殖器疾病对生殖功能的影响(the effect of genital diseases on reproductive function)

(1)外生殖器疾病：阴茎损伤、阴茎离断、阴囊损伤、阴茎硬结症、阴茎癌、阴茎阴囊湿疹样癌等均影响排尿、性生活及生育；阴茎癌、阴茎阴囊湿疹样癌将危及患者生命。

(2)睾丸疾病：睾丸损伤、腮腺炎后睾丸炎、睾丸扭转、睾丸肿瘤等导致生精功能障碍，影响生育；睾丸肿瘤将危及患者生命。

(3)副性腺疾病：精囊炎、前列腺炎、尿道球腺炎、良性前列腺增生、前列腺囊肿、精囊肿瘤、前列腺癌及前列腺肉瘤等。精囊炎、前列腺炎、尿道球腺炎、精囊肿瘤、尿道球腺肿瘤等导致精液不正常，影响生育。良性前列腺增生、前列腺囊肿精囊肿瘤、前列腺癌及前列腺肉瘤、尿道球腺肿瘤等导致后尿道狭窄，排尿困难。前列腺囊肿精囊肿瘤、前列腺癌及前列腺肉瘤、尿道球腺肿瘤等将危及患者生命。

(4)输精管道疾病：输精管绝育术后、输精管结核、急慢性附睾炎、附睾结核、附睾良性肿瘤、附睾腺癌等使输精管堵塞不通，双侧者导致无精子症不育；附睾腺癌危及生命，一般确诊后3个月左右死亡。

(5)精索病变：睾丸精索扭转等致睾丸坏死，影响生育。

(陈在贤　奉友刚　翁宏庆)

参考文献

[1] 徐爱明，王增军. 精囊的生理功能与男性不育的关系. 国际生殖健康/计划生育杂志，2014，33 (6)：465-468.

[2] 尹彪，刘红杰，赵明，等. 精浆中锌、果糖和肉碱含量与精液参数的关系. 中华男科学杂志，2013，19 (11)：1051-1053.

[3] 袁存田. 男性生殖健康研究与进展. 医药，2017，2：10.

[4] 穆晓环，杨琳，宋学茹，等. 睾丸精子在重度少精症患者ICSI中的应用探讨. 医药，2017，1：293-294.

[5] 库旧华. 人精子在附睾中的成熟. 中华男科学杂志，2001，1：1-9.

[6] 刘涛，张学渊，李海星，等. 尿道球腺巨大乳头状囊腺瘤1例. 临床泌尿外科杂志，1999，14 (7)：28.

[7] 熊承良，吴明章，刘继红等. 人类精子学. 武汉：湖北科学技术出版社，2002.

[8] 汪华侨，王启华. 男性生殖系统解剖学//邓春华，辛钟成，李宏军. 男科病诊治学. 广州：羊城晚报出版社，2004.

[9] SomnathRoy G. L. Kumari. 精液中生精细胞形态学及精液生物化学在无精子症患者诊断及处理中的应用. 生殖与避孕，2001，3：190.

[10] 傅广波(综述)钱立新、崔毓桂(审校). 男性自身抗精子抗体的临床研究. 国外医学. 计划生育分册，2005，6：317-321.

[11] 谢琦，白玲，余尚扬，等. 以精子抗原肽为抗原的抗精子抗体ELISA检测方法的建立. 中国生化药物杂志，2010，5：310-312.

[12] 唐锦君.彩色超声血流显像对附睾炎性病变临床诊断价值.中国卫生产业.2013,(8):163.

[13] 陈孝平,汪建平.全国高等学校教材:外科学.北京:人民卫生出版社,2015.

[14] 刘霞,陈海旭,郭常英,等.浅谈《人体解剖生理学》教学.医药卫生(全文版),2016,1:145.

[15] 夏武宪,林秋凤,张雁儒.阴茎血管及会阴浅层肌与阴茎勃起相关的应用解剖学.解剖学杂志,2017,3:358-360.

[16] 郭探宁.男性生殖健康分析及预防治疗策略探讨.医药,2017,1:128.

[17] 袁存田.男性生殖健康研究与进展.医药,2017,2:10.

[18] 梁齐.环境雌激素影响男性生殖缺陷的研究进展.医药卫生(全文版),2016,10:113.

[19] 季佳佳(综述),赵艳芳 陈国元(审校).一氧化氮和一氧化氮合酶对雄性生殖系统的作用.卫生研究,2007,5,636-639.

[20] 陆金春.精子DNA损伤的相关因素研究进展.中华男科学杂志,2015,8:675-680.

[21] 郭军,王瑞.男性性功能障碍的诊断与治疗.第2版.北京:人民军医出版社,2009.

[22] 卢惠,徐岚,黄天华.精子发生过程中的组蛋白替换.癌变·畸形·突变,2013,2:149-151.

[23] 金建远,倪崖,吕建新,等.有机环境污染物对男性生育力的影响.环境与职业医学,2008,5:496-499.

[24] 谭文明,赖小红,甘琴,等.药物致男性生殖系统毒性和性功能障碍不良反应.国际医药卫生导报,2013,23:3613-3615.

[25] 薛石龙.环境因素对男性生育力的影响.兰州大学学报:医学版.2006,3:93-96.

[26] 贺鹏,杨彦玲.一氧化氮和一氧化氮合酶对男性生殖系统的作用.延安大学学报:医学科学版,2008,2:13-15.

[27] 徐爱明,王增军.精囊的生理功能与男性不育的关系.国际生殖健康/计划生育杂志,2014,6:465-468.

[28] 韩成贤(综述),董治龙(审校).慢性前列腺炎致男性不育机制的研究进展.中国男科学杂志,2014,7:69-72.

[29] Kruger TH, Schiffer B, Eikermann M, et al. Serial neurochemical measurement of cerebrospinal fluid during the humansexual response cycle. Eur J Neurosci, 2006, 24(12): 3445-3452.

[30] Ginsberg TB. Male sexuality. Clin Geriatr Med, 2010, 26(2): 185-195.

[31] Silva DSM, Cossolin JFS, Pereira MR, et al. Male reproductive tract and spermatozoa ultrastructure in the grasshopper Orphulella punctata (De Geer, 1773) (Insecta, Orthoptera, Caelifera). Microsc Res Tech, 2018 Feb, 81(2): 250-255.

[32] Medved M, Sammet S, Yousuf A, et al. MR imaging ofthe prostate and adjacent anatomic structures before, during, and after ejaculation: qualitative and quantitative evaluation. Radiology, 2014 May, 271(2): 452-60.

[33] Larsson E, Meerkhan SA, Strand SE, et al. A small-scaleanatomic model for testicular radiation dosimetry for radionuclides localized in the human testes. J Nucl Med, 2012 Jan, 53(1): 72-81.

[34] Dey S, Rov D, Majumder GC, et al. Receptor expression is essential for forward motility in the course ofsperm cell maturation. Biochem Cell Biol, 2014, 92(1): 43-52.

[35] Browne JA, Yang R, Song L, et al. Open chromatin mapping identifies transcriptional networks regulating humanepididymis epithelial function. Mol Hum Reprod, 2014, 20(12): 1198-1207.

[36] Ijiri TW, Merdiushev T, Cao W, et al. Identification and validation of mousesperm proteins correlated with epididymal maturation. Proteomics, 2011, 11(20): 4047-4062.

[37] Femandez-Fuertes, B, Narciandi F, O'Farrelly C, et al. CaudaEpididymis-Specific Beta-Defensin 126 Promotes Sperm Motility but Not Fertilizing Ability in Cattle. Biol Reprod, 2016 Dec, 95(6): 122.

[38] Hu SG, Liang AJ, Yao GX, et al. The dynamic metabolomic changes throughout mouse epididymal lumen fluid potentially contribute tosperm maturation. Andrology, 2018, 6(1): 247-

255.

[39] Saewu A, Kadunganattil S, Raghupathy R, et al. Clusterin in the mouse epididymis: possible roles insperm maturation and capacitation. Reproduction, 2017, 154(6):867-880.

[40] Paul R, Molto J, Crtuno, et al. Relationship between serum dioxin-like polychlorinated biphenyls and post-testicular maturation in human sperm. Reprod Toxicol, 2017 Oct, 73: 312-321.

[41] Shiraishi K, Shindo A, Harada A. Roles of histone H3. 5 in humanspermatogenesis and spermatogenic disorders. Andrology, 2018, 6(1): 158-165.

[42] Fu L, Chen YH, Xu S, et al. Vitamin D deficiency impairs testicular development andspermatogenesis in mice. Reprod Toxicol, 2017, 73:241-249.

[43] Fukunaga H, Buterworth KT, Yokoya A, ET AL. Low-dose radiation-induced risk inspermatogenesis. Int J Radiat Biol, 2017, 93(12): 1291-1298.

[44] Pleuger C, Fietz D, Hartmann K, et al. Expression of ciliated bronchial epithelium 1 during humanspermatogenesis. Fertil Steril, 2017, 108 (1):47-54.

[45] Hellier V, Brock O, Candlish M, et al. Femalesexual behavior in mice is controlled by kisspeptin neurons. Nat Commun, 2018, 9(1): 400.

[46] Krassioukov A, Elliott S, Neural Control and-Physiology of Sexual Function: Effect of Spinal Cord Injury. Top Spinal Inj Rehabil, 2017, 23 (1):1-10.

[47] Morimoto M, Amano Y, Oka M, et al. Amelioration ofsexual behavior and motor activity deficits in a castrated rodent model with a selective androgen receptor modulator SARM-2f. PLoS One, 2017 Dec 7, 12(12):e0189480.

[48] Lopez-Lapeyrere C, Serma-Gomez N, Hernandez-Lopez AB, et al. The development and validation of a new postpartumsexual function and dyspareunia assessment tool: The Carol Scale. Midwifery, 2017, 58:27-36.

[49] Traceviciute J, Zwink N, Jenetzky E, et al. Sexual Function and Quality of Life in Adult Male Individuals with Exstrophy-Epispadias Complex-a Survey of the German CURE-Network. Uology. 2017 Nov 7. pii: S0090-4295 (17) 31160-31163.

[50] Schagdarsurengin U, Western P, Steger K, et al. Developmental origins of male subfertility: role of infection, inflammation, andenvironmental factors. Semin Immunopathol, 2016, 38 (6):765-781.

[51] Halder A, Kumar P, Jain M, et al. Copy number variations intesticular maturation arrest. Andrology, 2017 May, 5(3):460-472.

[52] Della Togna G, Gratwicke B, Evans M, et al. Influence of extracellular environment on the motility and structural properties of spermatozoa collected from hormonally stimulated Panamanian Golden Frog (Atelopus zeteki). Theriogenology, 2017 Nov 29, 108:153-163.

[53] Zhu Y, Hu HL, Li P, et al. Generation ofmale germ cells from induced pluripotent stem cells (iPS cells): an in vitro and in vivo study. Asian J Androl, 2012, 14(4):574-579.

[54] Cheng X, Liang J, Teng Y, et al. Nemo-like kinase promotes etoposide-induced apoptosis ofmale germ cell-derived GC-1 cells in vitro. FEBS Lett, 2012, 586(10):1497-1503.

[55] Lwaleed BA, Greenfield RS, Birch BR, et al. Does humansemen contain a functional haemostatic system? A possible role for Tissue Factor Pathway Inhibitor in fertility through semen liquefaction. Thromb Haemost, 2005, 93 (5):847-852.

[56] Lwaleed BA, Goyal A, Delves G, et al. eminal factor Ⅶ and factor Ⅶa: supporting evidence for the presence of an active tissue factor-dependentcoagulation pathway in human semen. Int J Androl, 2007, 30(6):543-549.

[57] Dalton JC, Deragon L, Vasconcelos JL, et al. Fertility-associatedantigen on Nelore bull sperm and reproductive outcomes following

first-service fixed-time AI of Nelore cows and heifers. Theriogenology,2012,77(2):389-394.

[58] Boonstra R,Dusek A,Lane JE,et al. When the ball is in the female's court: How the scramble-competition mating system of the North American red squirrel has shaped male physiology and testosterone dynamics. Gen Comp Endocrinol,2017,252:162-172.

第 2 章

男科手术基本技能

男科手术基本技能是临床医生的手术基础，是最重要的基本功之一。手术基本技能扎实程度直接影响临床医生的整体手术水平。手术基本技能扎实是确保患者手术顺利进行，患者安全，减少术后并发症，提高手术效果等的关键。

第一节　患者手术前准备

1. *除外手术禁忌证*(exclusion of surgical taboos)　男科疾病确诊需做手术者，除外手术禁忌证，有高危并存疾病者，手术有并存疾病的意外风险。有绝对禁忌证者，不能手术。

2. *手术风险评估*(risk assessment of surgery)　与病人及其家属交流。使患者及其亲属了解病变情况、手术方式、困难程度、术中出血、邻近脏器损伤、手术并发症及手术效果等问题。围术期并存疾病可能出现的问题，如发生心、脑血管意外，严重肺部感染，急性消化道出血等，有危及生命的可能。

3. *患者家属知情配合*(informed coordination of patients' family members)　患者家属了解手术风险及可能发生的并发症，选择手术方案、签用药同意书、使用特殊器械同意书、输血同意书及术中委托书等。

4. *纠正并存疾病*(rectify coexisting diseases)　如心血管系统、呼吸系统、消化系统、神经系统、内分泌系统、血液系统等的并存疾病，如糖尿病、高血压、凝血功能障碍、肺部感染、贫血、电解质紊乱、肝肾功能损害等，给予治疗纠正，减少并存疾病对手术的影响。

5. *停用影响手术的药物*(discontinuation of the drug that affects the operation)　术前服用下列药物者应暂停服用。

(1)阿司匹林：服用阿司匹林者，1h 内即可发挥药物作用(抑制血小板聚集)。由于阿司匹林是非竞争性 COX 抑制药，其效果往往不可逆，停药后药效可维持 10d 左右。因此，有用药史的患者术前需停药至少 10d。

(2)非甾体抗炎药：非甾体抗炎药是竞争性抑制药，一般停药后血小板功能恢复较快。对于布洛芬而言，停药 1 d 即可，大部分药物停药 3 d 后恢复正常。

(3)硫酸氢氯吡格雷：硫酸氢氯吡格雷是口服的长效抗血小板药物，首次用药后 2h 即可发挥作用，停药 5d 后凝血功能恢复正常。既往患有心血管疾病或因血栓性疾病正在服用药物者，需要心内科及血液科共同评估风险，有研究显示患者停药 5 d 以上有增加心绞痛及中风的风险。

6. *术前准备*(preoperative preparation)　患者术前做相应准备，如前列腺癌根治术，可能损伤直肠，术前应做肠道准备，术前一日应清洁灌肠。如果手术野皮肤油脂过多或有污染残迹，用相应的办法逐一去除，近脐部手术的切口应清洁脐部。一般不需剃毛，但如手术野毛发多或行阴囊会阴部手术，则应剃去毛发，剃毛时不能剃破皮肤，也可在麻醉后进行。

第二节 无菌技术

一、概述(summary)

手术无菌技术（operation of aseptic technique）是围术期针对感染来源所采取的一系列的防治感染的措施。手术无菌技术贯穿于术前、术中和术后处理的全过程，主要包括术前病人准备，手术室消毒，手术器械、物品、辅料的灭菌消毒，手术区域的消毒，手术者的消毒及术中无菌操作等，以防止病原微生物侵入人体内发生感染。外科手术成功的重要条件是要避免术后手术部位伤口感染，术后伤口感染会导致手术失败。因此，外科手术应在无菌条件下进行，防止术后伤口感染，保证手术成功。无菌技术作为防治病人在医院内感染的一项重要的基础措施，是外科医师手术最基本技能之一。

1. 有菌概念(the concept of bacteria) 有菌概念是指人体表及人体以外的整个自然界的一切环境中都布满了无法计数的各种各样的细菌或病原微生物或致病菌及病毒。人生活在细菌的汪洋大海之中，如这些细菌中的任何一种病原微生物进入人体组织内，迅速生长繁殖，均会损害身体健康，以至危及人的生命。外科手术医生及护士要有有菌概念，要想到未经消毒灭菌的任何物品上均布满了无法计数的病原微生物(致病菌)。患者手术过程中要严防这些致病菌进入手术部位切口内，导致术后感染，影响手术效果，严重者危及患者生命。

2. 无菌概念(aseptic conception) 手术医生和护士要知道有菌和无菌的概念。无菌概念是在有菌的情况下如何保持无细菌存在的状态概念。手术医生和护士要知道如何保证手术部位无菌、术中进入人体内的手术器械及纱布等无菌，手术巾单无菌，医生和护士穿的手术衣无菌，操作的双手无菌，手术操作过程中无菌等无菌观念。在手术过程中，严防细菌进入手术部位伤口内，造成感染使手术失败，严重者危及患者生命。

3. 无菌术(asepsis) 无菌术包括手术器械及布类灭菌消毒，手术者的洗手、手消毒、穿无菌衣、戴消毒手套，手术区的消毒，手术过程中的无菌操作等全过程。

二、手术室无菌管理(aseptic management in operation room)

1. 消毒灭菌(sterilization) 手术室清洁无尘是建立无菌条件的基础，手术室每天地板清洁消毒后，应用紫外线照射 40min 左右消毒空气，每天手术开始前做手术室内空气培养，以了解室内空气是否达到无菌技术标准，如未达到无菌标准，应及时采取措施纠正。在手术间的管理中必须加强非手术人员的控制，避免人员多、灰尘飞扬，说话、咳嗽时将细菌附着在飞扬的尘埃和飞沫中，再落入手术区或伤口、所准备的无菌器械及布单上导致细菌污染。一般认为 26m^2 的手术室应控制在 10 人以内。

2. 无菌标准(sterile standard) 手术室无菌检测标准是按梅梁斯基计算法；以粗略测知空气被细菌污染程度的近似值，即在 100cm^2 面积上，5min 降落的细菌数，相当于 10L 空气中所含的菌数。为此，以平皿底部的直径求得面积，并按平皿在空气中放置的时间算出每升空气中的菌数。此法换算复杂，且夏季与冬季的标准不同。新方法是在手术室内消毒后，置直径 9cm 平皿于中心区，暴露几分钟后，经 24h 37℃孵箱中生长，如果菌落不超过 10 个，且无致病菌，定为清洁手术室。如菌落在 10 个以上作为污染手术室，必须重新清洁消毒处理。手术室清洁无尘是手术无菌条件的基础。

3. 手术器械及布类灭菌消毒(sterilization of surgical instruments and cloth) 无菌手术包布是用质厚、致密、未脱脂的棉布制成双层包布。其内存放器械、敷料以及各种技术操作用物，经灭菌处理后备用，有效期为 24h。

4. 消毒物品(sterilization) 无菌物品必须与非无菌物品分开放置，无菌物品不可暴露于空气中，应存放于无菌包或无菌容器中，无菌包外须标明物品名称、灭菌日期，并按失效期先后顺序排放。定期检查无菌物品的灭菌日期及保存情况。无菌包在未被污染的情况下保存期一般为 7d，过期或受潮应重新灭菌消毒。

5. 急诊抢救手术(emergency surgery) 根据病人手术带菌污染情况，分为有菌手术与无菌手术，急诊抢救手术为有菌手术，因病情危重，无术前准备的机会，如有伤口，已被污染，视为有菌手术。急诊抢救手术后，伤口感染的可能性极大，手术器械、手术巾单及手术房间应更严格灭菌消毒。

6. 传染病人手术(infectious patients) 烈性传染病病人(如艾滋病患者)行手术时要严密隔离处理，术前从手术间移出一切不必要之用物，术中巡回护士和所有工作人员不得走出手术间，供应工作由室外护士担任，术后彻底灭菌消毒，可浸泡的物品就地浸泡，其他接触过的物品一律在手术间内密封消毒后再清洗，不必拿出手术间。敷料分别焚化和严格灭菌消毒。防止烈性传染病手术病人术中交叉感染。

三、手术者准备(surgeon preparation)

1. 换手术衣戴口罩(wearing surgical clothes wearing masks) 医护人员进手术室，换穿手术室准备的清洁鞋和衣裤，上衣的下部塞进裤腰内，袖口在肘上 10cm 以上。戴好口罩及帽子，帽子要盖住全部头发，防止头发上的灰尘及微生物落下造成污染。口罩要盖住鼻孔，防止飞沫污染无菌物品。修剪指甲。

2. 刷手(rinse the hands) 手术者利用机械及化学作用去除手上污物及微生物，取无菌刷蘸肥皂乳(或消毒液)，先刷指尖，然后刷手、腕、前臂、肘部到上臂 10cm 以上，特别要刷净甲沟、指间、腕部，无遗漏地刷洗 3 遍，每遍 3min 左右。刷洗时，双手稍抬高。每遍刷完后，用流水冲去肥皂沫，水由手、前臂至肘部淋下，手不能放在最低位，以免臂部的水反流到手。刷洗毕，用无菌小毛巾依次拭干手、手臂，不可触碰其他物品，如被污染必须重新刷洗。

3. 消毒手(hand disinfection) 消毒液泡手能有效地去除手上的微生物。方法：刷洗后，双手及前臂伸入盛有 75% 乙醇或 0.1%新洁尔灭溶液的消毒液的桶内，泡至肘上 1/3 处，用无菌小毛巾轻轻擦洗皮肤 5min，手不可触及桶口。浸泡毕，拧干小毛巾，揩去手、臂消毒液，双手保持于胸前半伸位，准备穿手术衣。现多采用新型灭菌剂如碘尔康或灭菌王，从手指尖到肘上 10cm 处，涂擦 2～3 遍。洗手消毒完毕，保持拱手姿势，手臂不应下垂，也不可再接触未经消毒的物品。双手保持于胸前半伸位，准备穿消毒无菌手术衣。

4. 穿无菌手术衣(wear sterile gown) 手提衣领，两手拿住领口，抖开手术衣，两手伸入袖筒内，由巡回护士在身后帮助穿衣扎系带，全遮式手术衣腰带由洗手护士传递给术者自己系扎。注意勿将无菌衣外面对向自已或触碰到其他未灭菌消毒的物品。

5. 戴无菌手套(put on sterile gloves-gloves) 在皮肤皱纹内和皮肤深层如毛囊、皮脂腺等都藏有细菌。手消毒法仅能清除皮肤表面的细菌,并不能完全消灭藏在皮肤深处的细菌。在手术过程中,这些细菌会逐渐移到皮肤表面,故在手消毒后,还要戴上消毒橡胶手套和穿手术衣,以防止这些细菌污染手术伤口。用左手自手套夹内捏住手套套口翻折部,将手套取出。先用右手插入右手手套内,注意勿触及手套外面,再用已戴好手套的右手指插入左手手套的翻折部,帮助左手插入手套内。已戴手套的右手不可触碰左手皮肤。将手套翻折部翻回盖住手术衣袖口。注意戴手套的手不可接触手套的外面,已戴手套的手不可接触未戴手套的手。避免触碰周围的人和物,如有污染,立即更换。

四、消毒铺手术巾单
(disinfectant operation towel)

1. 消毒药物(sterilizing drug)

(1)传统消毒:过去常用2.5%~3%碘酊涂擦皮肤,待碘酊干后,再以75%乙醇涂擦两遍,将碘酊擦净。也可用0.5%碘尔康溶液或1∶1000苯扎溴铵溶液涂擦两遍消毒。外阴用0.1%新洁尔灭溶液。现很少使用。

(2) 现代消毒

①安尔碘(anerdian):安尔碘的全称为安尔碘皮肤消毒剂,其成分包括有效碘、醋酸氯已定和乙醇,属强力、高效、广谱的皮肤消毒剂。用于皮肤消毒不需脱碘,安尔碘对黏膜和伤口有一定的刺激性。一般不用于黏膜消毒。

②碘伏(iodophor):碘伏是单质碘与聚乙烯吡咯烷酮(povidone)的不定型结合物,别名聚维酮碘(iodophor)。聚乙烯吡咯烷酮可溶解分散9%~12%的碘,此时呈现紫黑色液体。但医用碘伏通常浓度较低(1%~2%),呈现浅棕色;具有广谱杀菌作用,可杀灭细菌繁殖体、真菌、原虫和部分病毒。0.5%~1%的碘伏用于外科手术中手、皮肤、黏膜等的消毒,以及手术器械浸泡消毒等,效果确切。碘伏已基本上替代了碘酒、乙醇、红汞、紫药水及0.1%新洁尔灭溶液等皮肤黏膜消毒剂。与碘酒、乙醇相比,碘伏引起的刺激疼痛较轻微,易于被病人接受,现已广泛应用于临床。

2. 消毒原则(principle of disinfection)

消毒一般由第一助手执行,手消毒后,不戴无菌手套,用无菌卵圆钳夹持2块碘伏小纱布擦手术区皮肤消毒。从手术切口或手术入口为中心向周围涂擦。涂擦四周边缘后扔掉消毒纱布,已涂擦到四周不应再返回中心部位涂擦,一般涂擦3遍。

(1)下腹部手术消毒:如前列腺癌根治术,涂擦消毒液时应由手术切口为中心向四周涂擦。

(2)阴茎阴囊手术消毒:如尿道下裂手术,应从阴茎阴囊为中心开始向外周进行涂擦,最后涂擦到肛门处结束。涂擦3遍之后,可用碘伏纱布覆盖在手术切口部位,延长灭菌时间。包皮过长者,包皮应完全上翻,阴茎头完全外露后消毒。

(3)经尿道手术消毒:如经尿道做尿道膀胱镜检、经尿道前列腺切除术、经尿道输尿管镜检或碎石术等,消毒应从阴茎阴囊尿道口为中心向外周涂擦,已涂擦到四周的消毒纱布不应再返擦中心部位,涂擦3遍后,可再用一块碘伏液纱布覆盖在阴茎阴囊部位,以延长碘伏液灭菌消毒时间,使手术区绝对无菌。女性经尿道手术消毒者,还应用碘伏消毒阴道,之后应用碘伏纱布置入阴道内,延长灭菌时间。

(4)经尿道前列腺切除者消毒:往往术前因尿潴留较长时间保留导尿管,拔除导尿管后做手术,尿道内均有不同程度的尿道炎症,因此,消毒后,还应用碘伏液灌入尿道内消毒尿道，耻骨上膀胱造口，长期带造口管者，膀胱内均有不同程度炎症，手术消毒时，可经膀胱造口孔道灌碘伏液入膀胱内灭菌消毒。

(5) 感染伤口手术消毒：如阴茎癌癌肿溃烂部位常合并感染，手术消毒可从外周向感染处涂擦，涂擦 3 遍后，再用一块碘伏液纱布覆盖癌肿溃烂感染部位以延长碘伏液灭菌消毒时间，并用消毒手套包住阴茎，再用消毒橡皮筋在阴茎根部紧紧扎住，再从阴茎开始向周围消毒，这样可避免术后切口感染。

阴茎、阴囊及会阴部手术及经尿道的手术者消毒，过去一般认为外阴部很脏，细菌很多，手术消毒，多从外周开始向阴茎－阴囊－会阴顺序方向消毒，这样消毒，导致阴茎阴囊手术部位的病原菌相对增多，应该纠正。

3. 消毒范围(scope of disinfection)　手术区消毒范围包括手术切口周围 15cm 以上。

(1)上腹部手术皮肤消毒范围：上至乳头、下至耻骨联合，两侧至腋中线。

(2)下腹部手术皮肤消毒范围：上至剑突、下至大腿上 1/3，两侧至腋中线。

(3)肾脏手术皮肤消毒范围：前后过中线，上至腋窝，下至腹股沟。

(4)腹股沟及阴囊部手术皮肤消毒范围：上至肚脐线，下至大腿上 1/3，两侧至腋中线。

(5) 阴茎阴囊手术消毒范围：上至脐，下至肛门及臀部，两侧至大腿上 1/3。

(6)会阴部手术皮肤消毒范围：上至脐耻中点、下至肛门周围及臀部，两侧至大腿上 1/3。

4. 铺手术巾单(surgical towel sheet)　消毒后，消毒者的手勿接触病人的皮肤及其他物品，如有接触，消毒完毕后应再次涂抹消毒液后，再铺小孔巾单。消毒的手不能接触靠近消毒区的灭菌敷料，铺单时，双手只接触手术单的边角部。对准切口部位先铺小方孔巾单，然后由洗手器械护士铺大孔巾单。该助手再次用消毒液涂抹手消毒后，穿灭菌手术衣，戴灭菌手套。

五、无菌手术操作(aseptic operation)

正确的无菌手术技术是确保手术后无感染的重要环节。无菌手术技术是手术医生及护士的最基本、最重要技能之一，执行正确与否，直接影响到患者的安危和预后。所有参加手术人员均须有正确的有菌与无菌概念，才能确保手术区无菌操作。术中污染的可能性远远超过空气感染，在外科工作中必须随时予以重视，只要在任何一个细节上违反了无菌原则，就会造成感染的机会。

1. 术者保持无菌　手术者应面向无菌区，手臂应保持在腰部或操作台台面以上，不可跨越无菌区。避免面对无菌区谈笑、咳嗽、打喷嚏。

2. 严密铺手术巾单　保证手术区无菌，手术区皮肤消毒后，必须用消毒灭菌巾严密覆盖，不使周围有菌区与手术无菌区创面相通。铺无菌单由执行消毒的医师和洗手护士，按顺序于手术区周围先铺无菌巾，再铺盖无菌单。大手术要求将病人全身或大部盖住，一般要铺 4 层无菌巾单。铺孔巾等大的单子时，要手握单角遮盖住手臂，以免手被污染，保持手术区平面 20cm 以上无菌。桌巾应下垂 33cm。

3. 保持无菌操作　术中所有手术区的用物均需经过器械护士传递，他们有熟练的无菌技术，才不会污染手术区，在进行手术操作时，避免细菌污染。无菌物品疑有污染或已被污染，应予更换并重新灭菌。

4. 台下配合　台下巡回护士要正确使用无菌持物钳，如钳被污染，则成为直接传播细菌的媒介。

5. 不能回放　无菌物品一经取出，即使未用，也不可放回无菌容器内；一套无菌物品仅供一位患者使用，避免交叉感染。

6. 交换位置　参加手术人员交换位置

时，应离开手术床背靠背交换。

7. 连台手术　须先洗去手套上的血渍，由他人解开衣带先脱衣服，后脱手套，脱手套时，手不可触及手套外面，以免手被污染，然后刷手 3min，消毒，穿手术衣、戴消毒手套。

六、无菌术注意事项 (precautions for aseptic surgery)

器械和物品都已灭菌、消毒，手术人员也已洗手、消毒，穿戴无菌手术衣和无菌手套，手术区已消毒和铺无菌布单，手术进行中的注意事项包括：

1. 面向消毒区　洗手人员面对面，面向消毒的手术区域，只能接触已消毒的物品。

2. 手术衣的无菌范围　手术衣的无菌范围是腋前线胸部以下至腰部；手部至肘关节以上 5cm。术者平脐以下区域及手术台边缘以下的布单均属有菌区域，不可用手接触。手术人员穿无菌手术衣后应避免污染。

3. 手术器械传递　手术者或助手均不可随意伸臂横过手术区取器械，不可从术者身后传递器械，必要时，可从术者手臂下传递，但不得低于手术台的边缘。术者平脐以下区域，均为有菌区，因此，手和器械都不可放到该平面以下。如器械掉到该平面以下，须重新消毒处理后才能再使用。

4. 调整位置　手术过程中，同侧手术人员需调整位置时，一人应先退后一步，转过身背对背地到达另一位置。

5. 手套污染　如手套接触到有菌的地方，应另换无菌手套。

6. 手套破损　手术过程中，手套破损后，脱去手套及手术衣，用碘伏消毒手部后，再穿灭菌手术衣及戴灭菌手套。

7. 污染处理　任何人员发现或被指出违反无菌技术操作时，必须立即纠正。如怀疑消毒物品受到污染应重新消毒后再使用。凡怀疑物品、器械被污染时，要重新灭菌后再用。

8. 无菌单浸湿　如无菌布单被浸湿，应及时更换或盖上新的布单，否则可将细菌从有菌区域带到消毒物的表面。

9. 术者肢体污染　前臂或肘部碰触有菌地方，应更换无菌手术衣或加套无菌袖套，污染范围极小的也可贴上无菌胶膜。

10. 减少手术室内走动　手术人员及参观人员尽量减少在手术室内走动。

11. 非洗手人员　不可接触已消毒灭菌的物品。

12. 缝合皮肤　皮肤切口及缝合皮肤之前，需用碘伏涂擦消毒皮肤一次。切开空腔脏器之前，应先用纱布垫保护周围组织，以防止或减少污染。

第三节　手术结扎打结

手术打结结扎是外科手术中十分重要的基本技能，术中止血及切口缝合都离不开打结，可以说它贯穿手术操作的全过程，如打结不牢固，结扎线滑脱，可造成术后继发性出血，给病人带来不必要的痛苦，甚至危及生命。因此手术者必须正确、熟练地掌握外科打结技术。

现代外科技术，许多操作已有不少的演变和更新，就外科打结而言，如消化管的钉合、皮肤钉合、创口贴合、血管出血的钛夹止血等，省去了不少打结操作。尽管在特殊情况下，采取这些局限性的固定技术十分有效，但仍无法完全取代传统打结。现腹腔镜手术或机器人辅助下腹腔镜手术中，如前列腺癌根治术、前列腺肿瘤切除后，需做膀胱颈与尿道吻合，需要缝合吻合口后打结，所以现代外科技术也离不开打结。下面介绍一些打结方法与技巧。

一、打结种类(knot type)

1. 单结(half hitch)　是外科结扣的基本组成部分,只打一道结,易松脱、解开,仅用于暂时阻断,而永久结扎时不能单独使用单结(图 2-1)。

2. 方结(square knot)　方结也称平结,为手术中最常用的一种,用于结扎一般血管和各种缝合时的打结。由方向相反的两个单结组成。其特点是结扎线来回交错,着力均匀,打成后愈拉愈紧,不会松开或脱落(图 2-1),因而牢固可靠。用于结扎小血管和各种组织缝合的打结。

3. 外科结(surgical knot)　第一个结的线圈绕两次,使接触面扩大,摩擦面增加,打第二个结时不易滑脱和松散,比较牢固可靠,可用于结扎大血管(图 2-1)。

4. 三重结(triple knot)　三重结是在方结的基础上再加上一个单结,共三个结,第三个结和第一个结的方向相同(图 2-1),以加强结扎线间的摩擦力,防止线松散滑脱,因而牢固可靠,常用于有张力的缝合、大血管、瘤蒂的结扎或微乔线、血管吻合线等的打结。注意第一结必须保持缚紧状态。缺点为遗留在组织中的结扎线较多。

5. 假结(granny knot)　假结为两个方向相同(两道动作相同)的单结,其张力仅为方结的 1/10,结扎后易自行松散、滑脱(图 2-1)。

6. 滑结(sliding knot/slip knot)　二个单结的形式与方结相同,但由于在打结的过程中将其中一个线头拉紧,只用了另一个线头打结所造成。此结打后易滑脱。应尽量注意避免发生。改变拉线力量分布及方向即可避免(图 2-1)。

7. 松结(a loose knot)　松结即第一个结未扎紧或第二个结松弛,导致整个结松弛而不牢固。

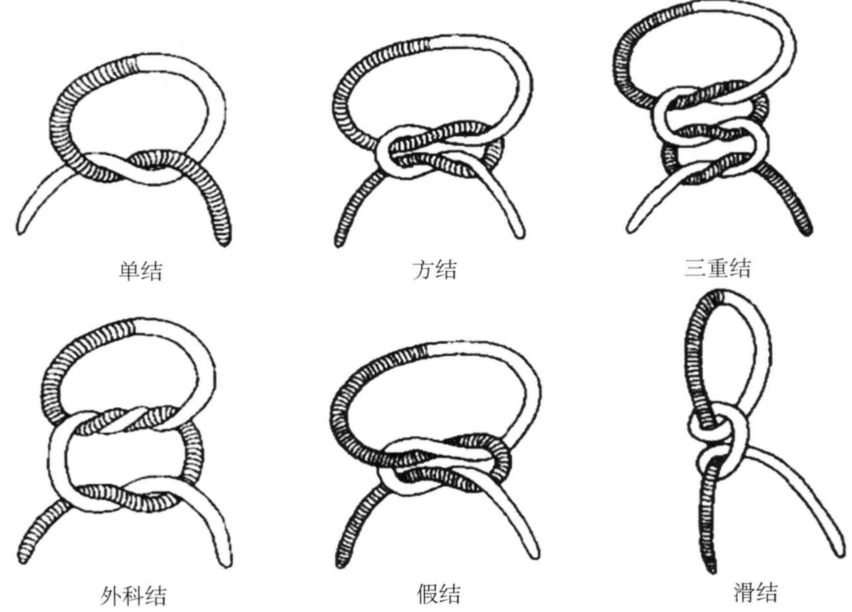

图 2-1　打结种类

二、开放性手术中打结 (knot in open surgery)

(一)单手打结 (one-hand technique)

常用,简便迅速。左右手均可打结。术中应用最广泛,应重点掌握和练习。

1. 左手拿起下方线端,右手三指与手掌握住上方线端,两线靠拢,右手示指在右手线端下方勾线,向左侧移动(图 2-2A)。

2. 右手示指将线勾在左侧,左手线提起,形成一个右手示指在其中的结扎线环(图 2-2B)。

3. 右手示指、拇指并拢,捏住线交叉处,右手旋转,松开手指,让在结扎线环中的示指同拇指交换位置(图 2-2C)。

4. 左手线上提,右手拇指、示指提住左手线远端(图 2-2D)。

5. 右手旋转,示指将左手线端送入结扎线环中,左手松开线端,将左手线由结扎环中掏出,再次握住左手线端(图 2-2E)。

6. 系紧,示指压住线,单结完成。此时系线方向为右手向身体近侧,左手向对侧(图 2-2F)。

7. 第二个单结开始,将右手拇指压在右手线端上方,线贴在拇指背侧。同时拇指外展,左手线向右手拇指的指腹侧移动,这样就形成了一个拇指在其中的结扎线环(图 2-2G)。

8. 右手拇指、示指并拢,手腕旋转,将指环中的拇指换成示指(图 2-2H)。

9. 右手拇指、示指再次并拢,将左手线送入结扎线环中,左手由结扎线环中掏出左手线端,右手拇指仍留在结扎线环中,系紧,结扎完成(图 2-2I)。

右手打结法与左手打结法类似,只不过主要以右手做单结为主,两线的位置关系与左手打结法相同,但打结顺序不同,第一个结用示指压线打结,第二个结用拇指压线打结。

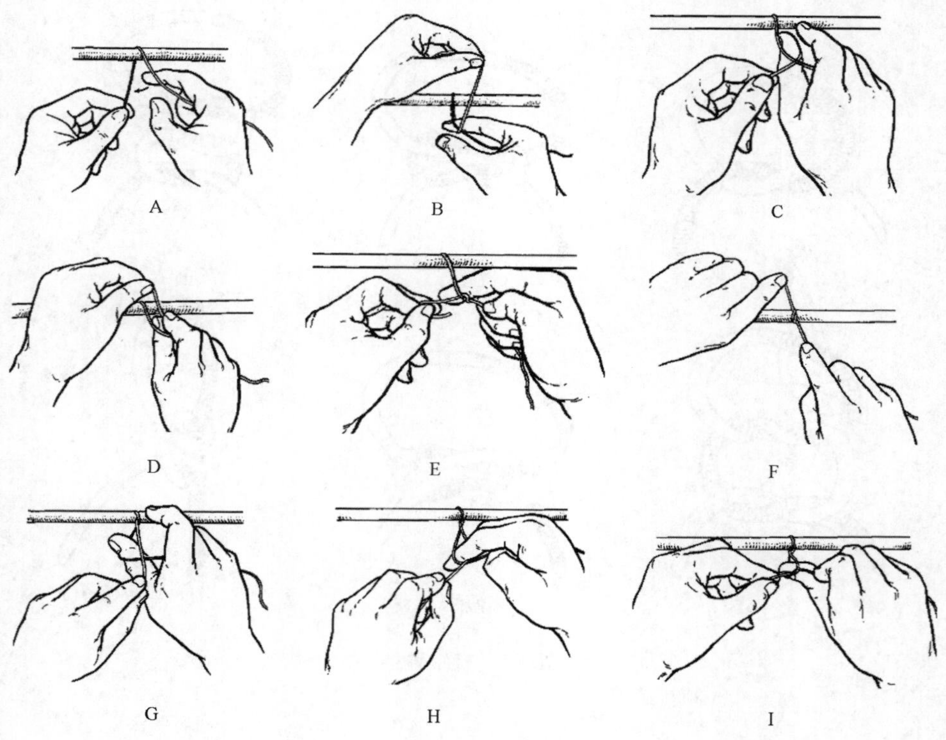

图 2-2 单手打结法

（二）双手打结（two-hand technique）

分别以左右手用相同的方法打成两个交叉结（图 2-3），对深部或组织张力较大的缝合结扎较为方便可靠。适于打外科结。右手打结法与左手打结法类似，只不过主要以右手做单结为主，两线的位置关系与左手打结法相同，但打结顺序不同，第一个结用示指压线打结，第二个结用拇指压线打结。

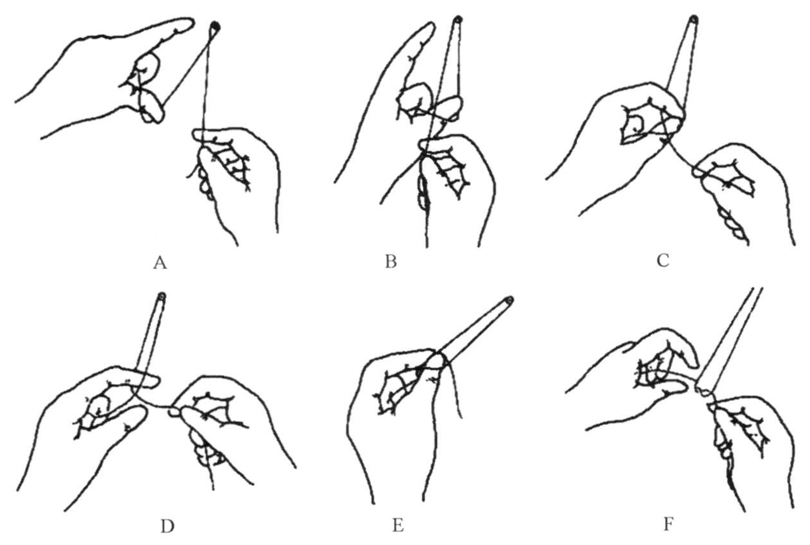

图 2-3　双手打结法

（三）持针钳打结（a method of knot holding with a needle holder）

一般左手捏住缝合针线一段，右手拿持针器或血管钳打结，步骤如图 2-4 所示。用于连续缝合、深部操作、线头较短以及一些精细手术时。此种方法不影响视野、节省时间，缺点是缝合有张力时不易扎紧。

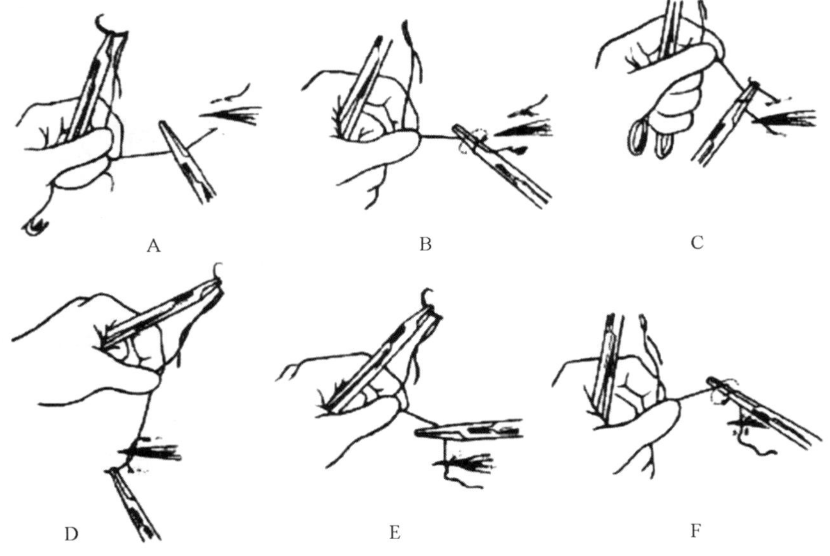

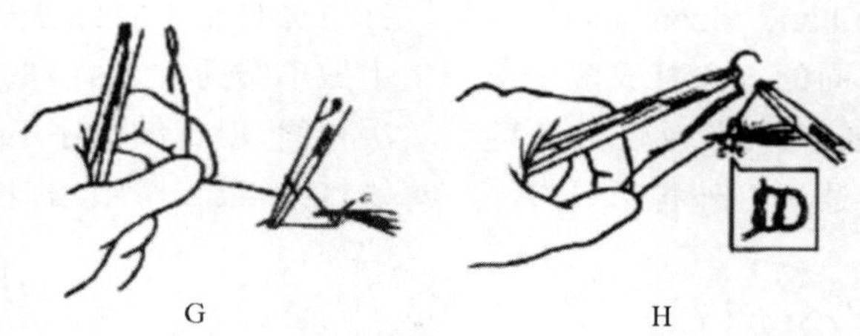

图 2-4 持针钳打结法

（四）手术打结注意事项（cautions for surgical knots）

1. 三点成一直线　打结时，每个方结的第一个单结与第二个单结方向不能相同，否则就成假结，容易滑脱。两手用力应均匀，否则亦可成为滑结，应避免。深部打结时用一个手指按压线结附近，打结收紧时要求两手用力点与结扎点成直线（图 2-5A）。即三点一线，不可成角或向上提起，否则易组织撕脱或线结松脱（图 2-5B）。

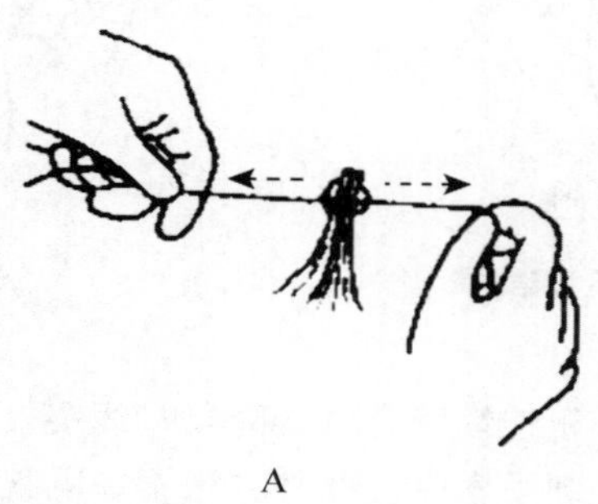

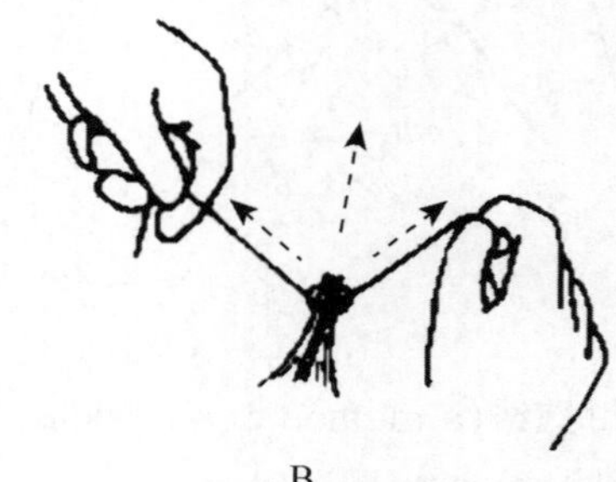

图 2-5 打结用力方向

A. 正确；B. 错误

2. 禁止线缠绕　打结时，每一个单结打完后线结不能有缠绕，否则，应交叉调整位置，如有缠绕，打结后稍用力丝线容易断裂。

3. 两手靠近线结拉紧　打结时，用力应缓慢均匀，两手靠近线结拉紧（图 2-6），不宜离线结太远，否则均易将线扯断或未扎紧而滑脱。

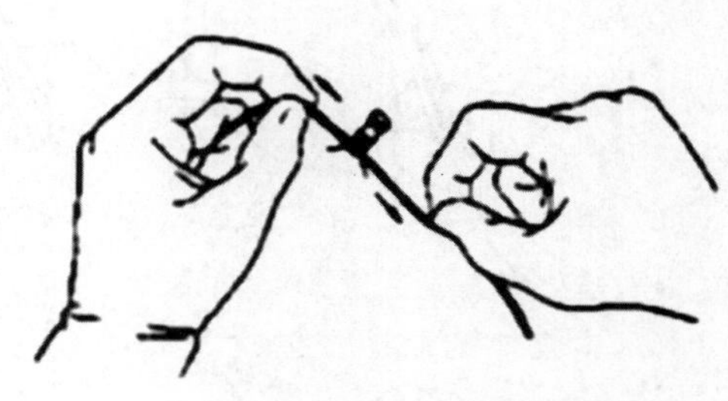

图 2-6 两手靠近线结拉紧

4. 保持第一结打紧　遇张力大的组织结扎时，往往打第二结时第一结已松开，此时可在收紧第一结以后，助手用无齿镊或血管钳夹住靠近结的双股线，不让线结松开，但不可夹得过紧，以免伤线，待打第二结收紧时再松开去除夹线的血管钳。

5. 剪线　术者结扎完毕后，将双线尾并拢提起，助手将线剪微张，顺线尾向下滑至线结上端，剪刀略倾斜，留存线头 2～3mm，将线剪断（图 2-7）。

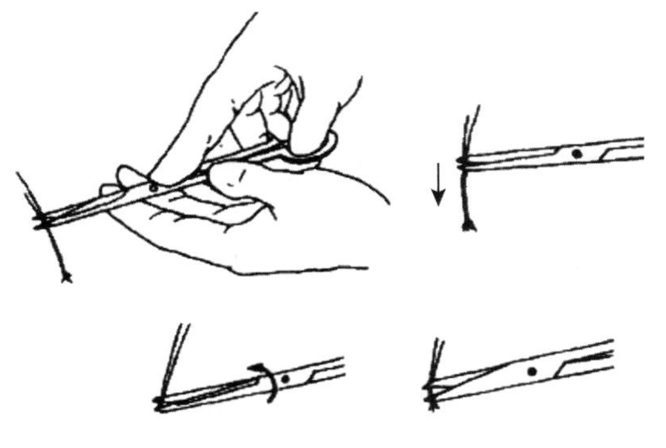

图 2-7　剪线方法

三、腹腔镜手术中打结 (knot in laparoscopic surgery)

腔镜体内打结：绕第一个圈，打第一个结，再用相同的方法打后续的半结，交叉绕线的方向要交替相反(图 2-8)。

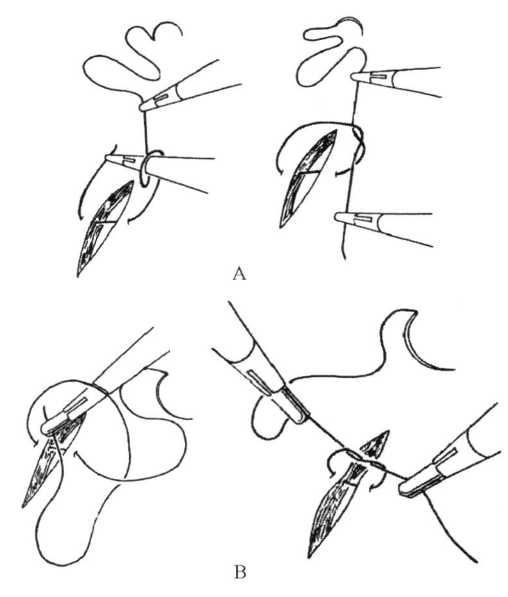

图 2-8　腹腔镜下打结

A. 方法一；B. 方法二

第四节　手术基本操作技能

当今手术仍然是外科疾病治疗的最主要手段，甚至是唯一的方法。手术基本技能的高低关系疾病手术治疗的成败，甚至危及病人生命。外科医师应熟练掌握手术基本技能的操作：切开、显露、游离、止血、结扎、缝合等六大技术。方可在手术时做到稳、准、轻、快的技巧，在复杂多变的外科手术中能随机应变，运用自如，使每一个手术做得精细、完美。特别是外科年轻医生，学历高但在手术台上磨炼时间短，手术基本技能不够熟练，更应加强手术基本技能的训练。

一、手术视野显露(surgical field exposure)

手术中良好的显露，是手术能否顺利进行的先决条件。手术野的显露好坏因素很多，如病人的体位、手术野的照明，良好的麻醉以保证肌肉松弛等。故手术医师应于手术开始前亲自检查病人的体位，照明设备以及麻醉的配合。在明亮的手术灯照射下，视野清晰，用拉钩和大纱布拉开邻近其他组织，扩大显露病变的视野，便于手术操作。

二、手术切口(operative incision)

(一)手术切口分类(classification of surgical incision)

1. *无菌切口*　属Ⅰ类(清洁)切口：手术未进入泌尿生殖道，未进入消化道，未进入炎症区，以及闭合性创伤手术符合上述条件者。如经腹股沟显微精索静脉曲张结扎术切口等。

2. *可能污染的切口*　属Ⅱ类(清洁-污染)切口：手术进入泌尿生殖道、消化道，但无明显污染，如腹腔镜前列腺癌根治术等。

3. *污染切口*　属Ⅲ类(污染)切口：新鲜开放性创伤手术；手术进入急性炎症但未化脓区域；如附睾结核手术。

(二)手术切口选择(selection of surgical incision)

切口是手术野显露的重要步骤,切口必须结合病变部位及局部解剖情况来选择,并应从有利于手术后的愈合及功能的恢复等方面考虑。

1. 最好直接显露手术区,必要时又可便于延长。

2. 损伤最轻,不切断重要的组织、血管、神经。

3. 不影响功能。

4. 愈合牢固。

5. 操作简单,所需时间较短。

6. 不影响美观。

(三)手术切口方法(surgical incision method)

手术刀必须与皮肤、肌肉垂直,防止斜切或多次切在不同的平面上,用纱布压住切口的两边,以减少出血(图 2-9)。仔细按切口部位解剖结构逐层切开,直达病变部位,避免损伤邻近的脏器、血管及神经等重要组织。

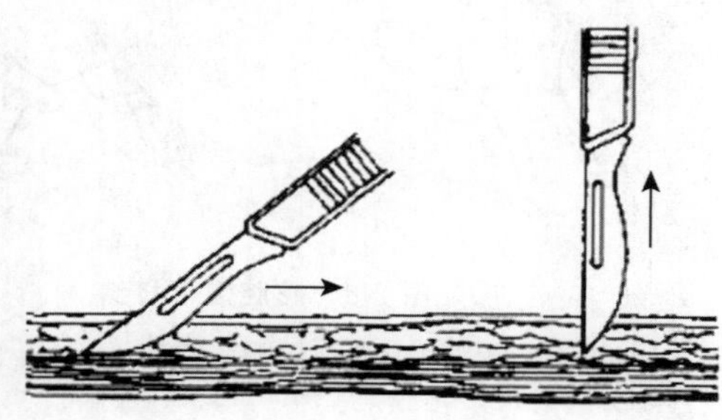

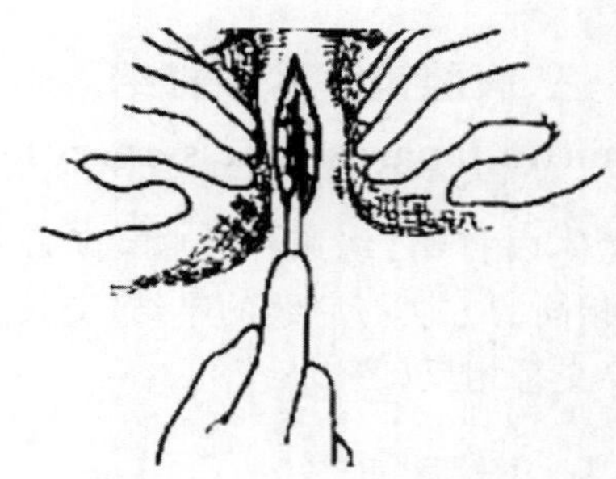

图 2-9 切口切开方法

三、手术解剖分离(surgical dissection)

解剖分离是达到显露病变组织和切除病变的重要步骤,解剖分离分为钝性和锐性分离两种。

(一)手术锐性分离(acute surgical separation)

用于精细的层次解剖或分离粘连坚实的瘢痕组织。使用的器械为锐性的手术刀和手术剪。此法对组织损伤小,动作要求细巧、准确,一般应在直视下进行。锐性分离系用手术刀或手术剪做细致切开或剪开粘连的组织,用于解剖结构层次不清楚的紧密粘连组织,必须在直视下进行,动作要准确而精细,医生要有丰富的临床手术经验,要有清晰的局部解剖结构的概念,不然会导致邻近脏器的损伤,发生严重并发症。

(二)手术钝性分离(surgical obtuse separation)

用于正常肌肉和疏松结缔组织的分离和良性肿瘤的摘除。主要以血管钳进行,也可使用刀柄、手指、纱布等。此法比较安全,但对组织损伤较大。钝性分离系用刀柄、血管钳、剥离子或手指进行,用于分离正常的筋膜、疏松的粘连、良性肿瘤的包膜等。

上述两种分离方法,在术中常交替和结合使用,但无论使用哪种方法,均应防止粗暴和意外损伤,且应注意手术的快慢节奏和保护创面,避免长时间的显露和干燥坏死。

(三)注意要点(points for attention)

1. *熟悉局部解剖* 首先应熟悉局部解剖,具有明确的解剖概念,这是保证手术效果的基础。解剖分离应在正常组织层次中进行。

2. *手术层次清楚* 逐一解剖分离覆盖

病变的组织，应按照正常组织解剖结构层次间隙进行，做到手术层次清楚、逐层剖入。这样不仅操作容易而且损伤轻。否则层次不清、血肉模糊、出血多、损伤大，且易损伤重要组织或脏器。

3. 主刀与助手配合　主刀与助手要相互配合，显露好手术部位的潜在间隙，从而沿间隙解剖分离，使手术能顺利进行。

4. 避免损伤邻近的脏器　在病变周围有粘连和瘢痕组织时，组织解剖结构层次不清，此时手术解剖分离十分困难，且出血较多。必须随时提高警惕，以免损伤邻近的脏器。

四、术中出血(haemorrhage)

手术切口、组织解剖分离、切除病变组织等，均要解剖分离切断病变周围的血管，引起不同程度的出血。手术过程中，逐层进入逐层止血，手术顺利一般出血不多。手术中尽量少出血，出血越少越好。手术困难不顺利，可能出血较多，影响手术顺利进行；失血过多，危及患者生命。成人体内的血液有4000～4500ml，占人体总体重的8%左右。如果失血达到20%或以上时，就会血压下降，出现休克等严重症状；失血量更多达到40%以上就有生命危险。因此术中要仔细，组织解剖层次要清楚，逐层进入病变部位，边解剖分离边止血，进入病变周围的血管要逐一结扎，尽量减少术中出血，以保证手术顺利完成。但因种种原因导致术中出血时，应及时有效处理，避免大出血，危及患者生命。术中出血分3种情况。

1. 创面渗血　较常见，手术创面血液不断渗出，看不见明显的血管创面点状出血。

2. 毛细血管损伤出血(轻度出血)　较常见，一般手术均有少量出血，多为毛细血管出血。边做边止血，病情平稳，这种出血危险性较小，不影响手术进行。

3. 中血管损伤出血(中度出血)　中小血管损伤未控制，出血量较多，血压波动下降，无法继续进行手术，需停手术操作进行止血，并需加快输液及输血来维持病情稳定。

(1)中小静脉损伤出血：损伤中小静脉分支，暗红色的血液很快涌入伤口内，吸引可显示损伤出血处，短期内血压稳定，危险性小。

(2)中小动脉损伤出血：损伤中小动脉血管，见新鲜血液立即喷入伤口内，短期内血压稳定。危险性中等。

4. 大血管损伤出血(重度出血)　较大血管损伤未控制，出血量较多，血压下降至休克，需立即止血、输血等救治。

(1)大静脉损伤出血：大静脉损伤，如髂静脉、肠系膜上静脉、肾静脉、下腔静脉等，由于血管内压力低，暗红色的血液涌入伤口内，出血量的速度，根据静脉损伤裂口的大小而不同，如大静脉出血，往往受呼吸运动的影响而发生断续，吸气时流出较缓，呼气时流出较快。应及时控制，修补损伤静脉裂口，以免危及生命。

(2)大动脉损伤出血：大动脉损伤，如腹主动脉、左右髂动脉及髂内外动脉等，动脉出血之所以危险，是因为心脏用了很大的力量把血液压出了心室到动脉，为维持血液在周身的流动，克服各处的阻力，这个压力是很大的，尤其是当新鲜血液刚刚从心室被挤压出来的时候，奔腾的血液势不可挡，像喷泉般地射出，应立即控制，然后修补损伤动脉裂口，否则会危及生命。

五、术中止血(the bleeding in operation)

止血是控制术中出血，减少失血，保证患者手术安全顺利完成的重要措施。如术中出血未能及时控制住，失血过多，会导致血压下降，休克，危及患者生命。因此，术中出血应及时有效止血，防止术中失血过多导致的不良后果。止血分开放性手术止血及腔镜下止血。

(一)开放性手术中止血(hemostasis in open surgery)

开放性手术过程中均是逐层进入逐层止血,尽量减少术中出血,顺利、安全完成手术。因此术中止血,减少失血,非常重要。止血方法最常用的是凝固止血及结扎或缝扎止血。凝固止血中最常用的是电凝止血,其次是超声止血,再其次是激光、氩气、PK 刀等止血。电凝止血(coagulation)分单极电凝止血和双极电凝镊止血,现最常用。

1. 单极电凝止血(monopolar electrocoagulation) 开放性手术中最常用单极高频电刀对组织进行切割和电凝止血。用一完整的电路来切割和凝固组织,该电路由高频电刀内的高频发生器、病人极板、接连导线和电极组成。在大多数的应用中,电流通过有效导线和电极穿过病人,再由病人极板及其导线返回高频电刀的发生器。能摧毁病变组织的高频电刀的加热效应,并不是由加热电极或刀头造成的,像电烧灼器那样。它是将高电流密度的高频电流聚集起来,直接摧毁处于与有效电极尖端相接触点下的组织。当与有效电极相接触或相邻近的组织或细胞的温度上升到细胞中的蛋白质变性的时候,便产生凝血,这种精确的外科效果是由波形、电压、电流、组织的类型和电极的形状及大小来决定的。也可先用止血钳夹住出血点,再用电灼器接触止血钳(图 2-10),止血钳应准确地夹住出血点血管,夹住的组织越少越好,不可接触其他组织以防烧伤,通电 1～2s 即可止血;也可用小的镊子或 Adison 镊(血管外科用的尖头镊子)直接夹住出血点电凝。电凝止血适用于表浅的小的出血点止血。使用时要注意:

(1)使用前要检查电灼器有无故障,连接是否正确,检查室内有无易燃化学物质。

(2)电灼前用干纱布或吸引器保持手术野干净,电灼后残面不能用纱布擦拭,只能用纱布蘸吸,以防止血的焦痂脱落造成止血失败。

(3)电灼器或导电的血管钳、镊不可接触其他组织,以防损伤。

(4)应随时用刀片刮净导电物前端的血痂,以免影响止血效果。

(5)避免在电流离开病人返回高频电刀时继续对组织加热以致灼伤病人,单极装置中的病人极板必须具有相对大的和病人相接触的面积,以提供低阻抗和低电流密度的通道。

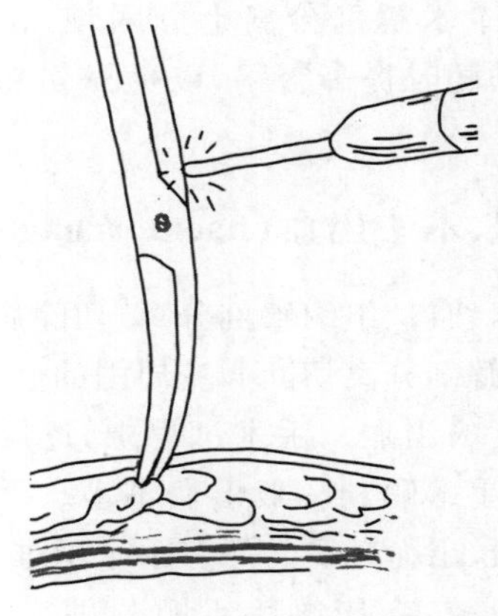

图 2-10 单极电凝止血

2. 双极电凝镊止血(bipolar coagulation forceps hemostatic) 双极电凝镊由双瓣镊体和电极座组成,双瓣镊体的尾端分别与电极座相连,电极座上设有高频输入插头,双瓣镊体外表设有绝缘层,在双瓣镊体的任一瓣的内部沿镊体方向设有水通道,该水通道的前端出水口位于该瓣镊体端头导电工作尖端处,其后端入水口从该瓣镊体的壁上引出密封连接至输水导管(图 2-11)。双极电凝镊由于在镊体内嵌入有输水导管构成的水通道,且输水导管的出水口处贴近双极电凝镊的头部,故双极电凝镊在外科手术中进行电凝止血时,无菌生理盐水会通过输水导管缓缓地、源源不断地流至双极电凝镊的头部。双极电凝镊可以对小血管及其他结构进行更精细的电凝止血和处理,原理是通过加热使蛋白凝固，血管闭合，组织加热到凝固和沸点的同时，可以自动断电。同时由于双极电凝的叶片绝缘，仅镊尖之间传导电流，电凝时电流从一镊尖到另外一镊尖，在两镊尖的组织受到电流的热效应作用，而镊尖外组织少受或者不受影响。双极电凝还具有分离夹持等作用。冲水的作用可降低电凝产热，并能预防被电凝的组织粘连在双极电凝的尖端。双极电凝镊优点：通过双极电凝镊及导线的两个尖端向病灶组织提供高频电能，使双极镊子两端之间的血管脱水而凝固，达到止血的目的。由于它的作用范围只限于镊子两端之间，对机体组织的损伤程度和影响范围远比单极电凝止血要小得多，适用于对小血管（直径＜4mm）的封闭。故双极电凝多用于组织粘连较重及显微外科等较为精细的手术中止血，电凝止血安全，止血效果好。

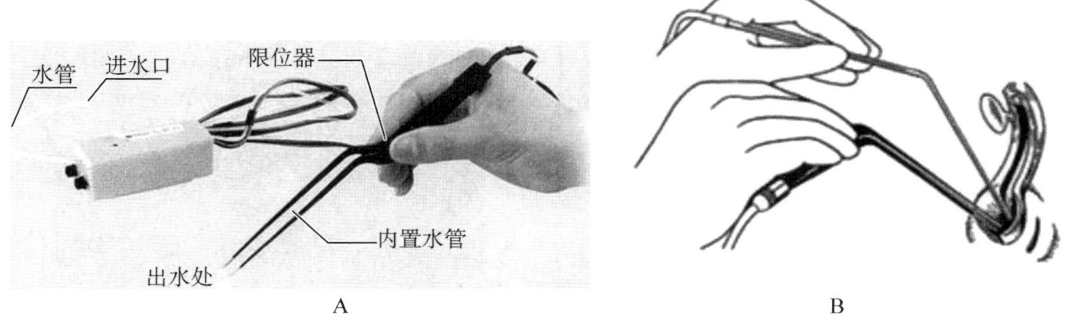

图 2-11　双极电凝镊止血

A. 双极电凝镊止血系统；B. 双极电凝镊分离止血

3. 结扎止血（hemostasis by ligation）

（1）单纯结扎止血（hemostasis with single knot ligature）：出血点较小，组织疏松，表浅部位，便于提起的组织出血，用止血钳夹住出血点，绕钳套线后，止血钳下斜后结扎（图 2-12）。

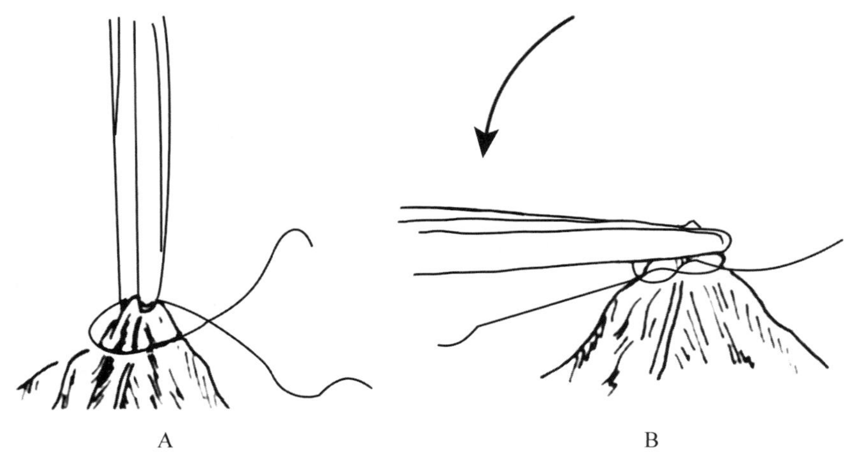

图 2-12　单纯结扎止血

A. 血管垂直夹住出血点后套线；B. 止血钳下斜结扎止血

(2)缝扎止血(suture and hemostasis):出血点较大,组织较致密,不易钳夹提起处的出血,或深部组织出血,无法套线,单纯勉强扎,不易扎紧,扎后容易滑脱出血者,应采取缝扎止血,用血管钳夹住出血点后,在夹住组织的血管钳下方行8字形缝合后结扎(图2-13)。

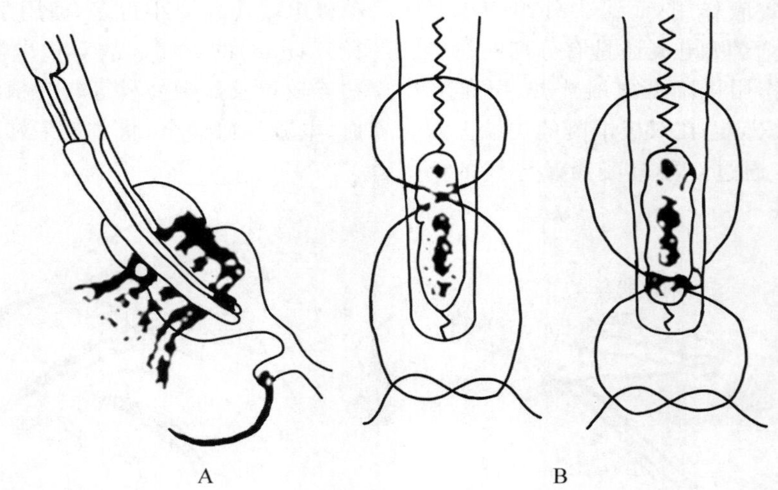

图2-13 缝扎止血

A. 血管钳夹住出血点后行8字形缝合;B. 8字形结扎

(3)钳夹切断缝扎止血(clamp cutting and suture hemostasis):适合于深部与病变在一起的血管组织,先游离血管束,平行夹住钳游离的血管组织,切断后缝扎(图2-14)。进入病变周围较大的血管者,先平行上两把止血管钳后切断,后8字形缝扎两断端止血。

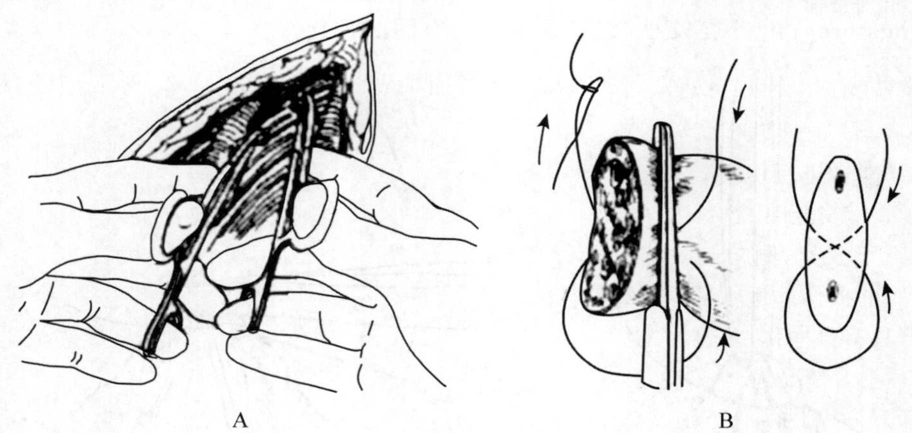

图2-14 钳夹切断缝扎止血

A. 血管束平行上两把止血管钳后切断;B. 两断端8字形缝扎止血

(二)腹腔镜手术中止血(hemostasis in laparoscopic surgery)

腹腔镜或机器人辅助腹腔镜手术中止血主要用器械夹止血及凝固止血。凝固止血：超声、PK 刀(腹腔镜)、氩气、激光(TURP)等。如腔镜下前列腺癌根治术等术中应用其止血。

1. 器械夹止血(instrument clip hemostasis)　器械夹有钛夹、生物夹、自动切割吻合器、闭合器等，腹腔镜手术中较大血管止血，最常用的是钛夹或生物夹，用持夹钳夹持钛夹或生物夹(图 2-15)，对准要切断的血管的两端，闭合血管后，在两生物夹或钛夹之间剪断，即达到止血目的。

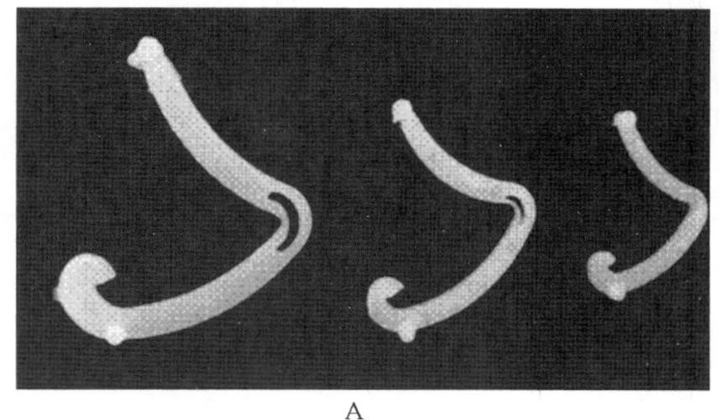
A

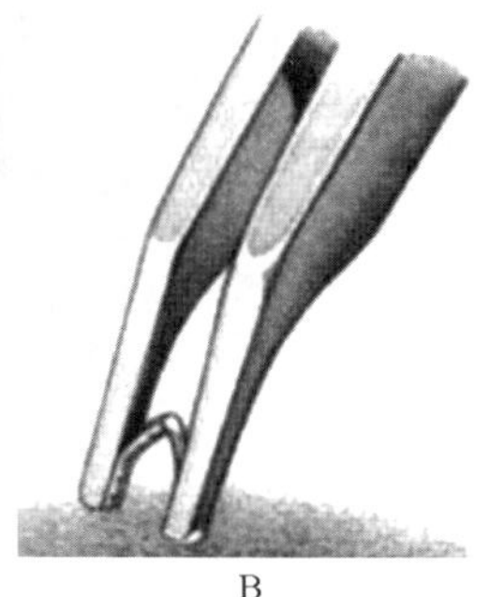
B

图 2-15　器械夹止血

A. 生物夹；B. 持夹钳夹持钛夹

2. 超声刀止血(ultrasonic scalpel)　超声刀(图 2-16)具有游离、剪切、凝闭止血等多种功能，减少术中器械更换，缩短手术时间。特别是在腹腔镜手术中，减少了器械夹止血的使用。切割过程中先凝后切开，可安全闭合 5mm 以下血管，大大减少出血；切割精度高，没有焦痂和烟雾产生，手术视野清晰，适合在重要脏器及大血管附近切割分离组织。超声刀利用超声能量进行切割凝闭，无电流通过人体，提高了手术安全性；工作时切割凝固部位的组织温度低于 80℃，侧向热损伤范围仅 1mm，对周围组织的损伤远远小于激光和电刀，避免组织灼伤，具有自净作用，不与组织粘连，切口状态和术后愈合情况优于电外科器械作用的创口，可拆卸刀头和手柄，便于清洗消毒和重复使用，降低医疗成本，减轻患者负担。也可用于开放性手术止血。

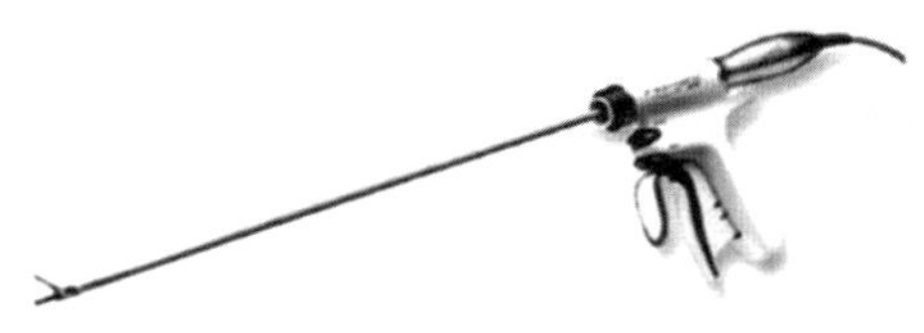

图 2-16　超声刀

3. 腔内套圈结扎止血(endovascular ligation and hemostasis)　腹腔镜下，先将滑结套圈置入腔内，夹持钳从套圈内穿过，夹住出血点后，收紧滑结套圈后即达到腔内套圈结扎止血的目的(图 2-17)，操作较复杂，现应用较少。

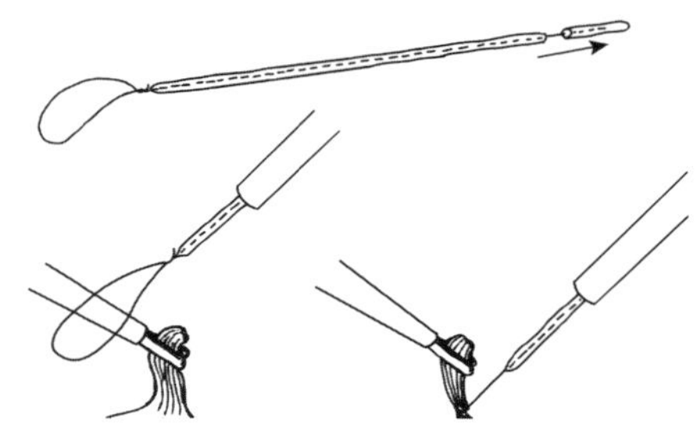

图 2-17　腔内套圈结扎止血

4. 经尿道前列腺切除术止血(transurethral resection of the prostate hemostasis) 经尿道前列腺电切术或经尿道前列腺等离子切除中出血，用电凝或等离子体止血(图2-18)，现在前列腺切除术中广泛应用。

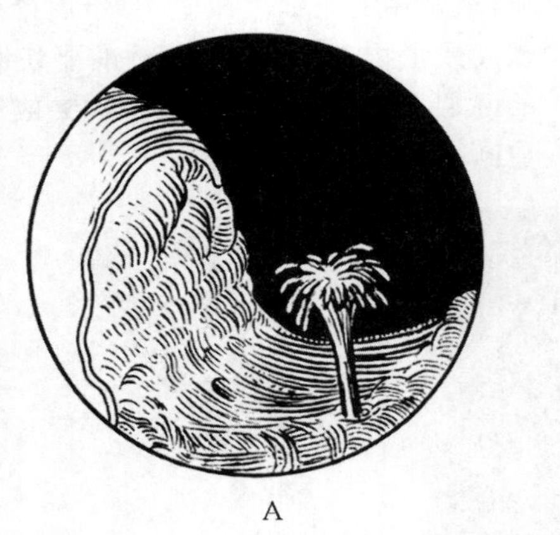
A

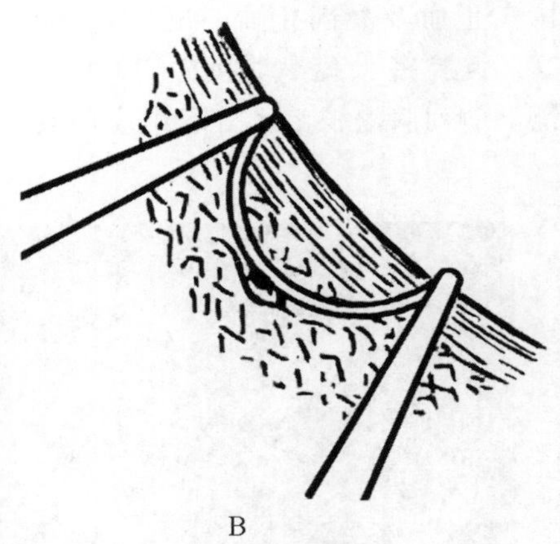
B

图 2-18 经尿道前列腺切除术止血
A. 经尿道前列腺切除术出血；B. 用电凝止血或等离子体止血

(三)急性大出血止血(acute haemorrhage hemostasis)

不管是开放性手术或是腹腔镜手术，靠近病变周围的较大血管损伤出血，出血量较多，不能快速控制出血，血压波动、下降、休克，病情危重者，应避免慌乱、盲目钳夹，加重损伤，导致更多失血，以致危及患者生命，需急救处理。腹腔镜手术中出血较多，难于控制者，应立即改开放性手术探查止血。

1. 出血原因(the cause of hemorrhage)

(1)手术困难：多次手术后粘连严重；晚期癌症，肿瘤与大血管紧密粘连。

(2)手术范围广泛。

(3)解剖结构认识不够，解剖层次不清。

(4)操作不细，不当撕裂损伤血管分支或主干。

(5)术中出血盲目钳夹、误伤较大血管。

2. 出血症状(mountain blood symptom)

(1)较大静脉损伤出血：如下腔静脉、肾静脉、髂总静脉、髂内静脉、髂外静脉损伤出血时，暗红色血液一涌而出，很快充满手术腔，导致血压下降，休克，如未及时快速控制出血会危及患者生命。

(2)较大动脉损伤出血：如腹主动脉、髂总动脉、髂内动脉、髂外动脉等损伤出血，出血呈喷射状，十分凶险，导致血压下降，休克，如未及时快速控制出血，会危及患者生命。

3. 压迫控制出血(compression control bleeding) 手术区大出血时，应立即用纱布填塞出血处，外加手指紧紧压住损伤出血破口处，或用手指直接压住血管裂口控制出血(图2-19)。准备创造条件探查止血，有休克者，加快输液输血，恢复维持正常血压，使病情稳定。同时加强照明度，使视野清晰，显露出血部位，准备好止血器械。

4. 手术探查止血(surgical exploration and hemostasis) 病情稳定后，逐一部分移开压迫的手及纱布，寻找出血部位及察看出血的情况，出血是静脉损伤出血还是动脉损伤出血？是中小血管还是大血管损伤出血？根据如下情况处理。

(1)如能用止血钳夹住出血处控制出血，可采用8字缝扎止血。

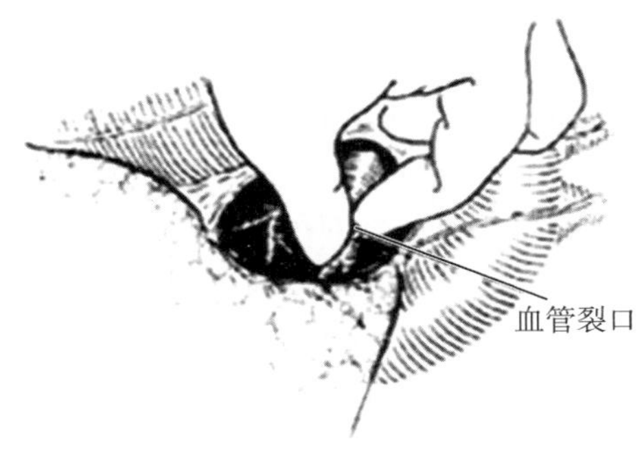

图 2-19　用手压住血管裂口控制出血

(2)不能用止血钳夹住出血处控制出血，说明裂口较大，如能用心耳钳夹控制出血，用5-0血管吻合线，间断或连续纵行缝合血管裂口(图 2-20A)，以达到修复裂口止血的目的。

(3)如不能用心耳钳夹住出血破口控制出血，多为大血管破裂出血，如腹主动脉及腔静脉。此时，在压住破口控制出血的同时，扩大切口，调节增强照明显示手术视野，解剖游离血管破口的两端，上血管阻断钳(动脉用动脉钳，静脉用静脉钳)控制血管两端血供，然后用5-0带针血管吻合线间断或连续缝合修补血管裂口以止血(图 2-20B)，满意后放开血管钳恢复血供。大动脉及大静脉横行裂口，横行缝合修补；纵行裂口，纵行缝合修补；

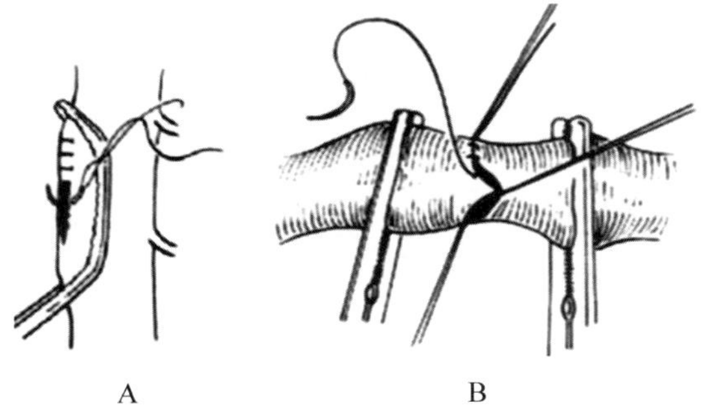

图 2-20　大动静脉修补

A. 心耳钳夹住出血破口后缝合修补；B. 控制血管两端血供后缝合修补

但肾动脉裂口只能横行缝合修补，以避免肾动脉狭窄致高血压。

(四)渗血止血(hemohemostasis and hemostasis)

创面未见明显活动性动、静脉出血，但创面不断渗血。可能是创面广泛或凝血功能障碍，如凝血因子缺乏等所致。

1. 轻度渗血　创面渗血，创面不大，用纱布压迫出血创面5～15min，渗血便可停止。

2. 中度渗血　创面用纱布压迫出血5～15min仍有渗血，可用电凝创面。在手术创面进行充分止血后仍有渗血时，可用局部止血药物或生物制品止血[止血棉、止血纱、止血粉、巴曲酶、凝血酶、明胶海绵、淀粉海绵、解尔分思片(gelfex)及肾上腺素等]。

3. 重度渗血　多发生在手术结束时，手术部位深，创面广，或可能有凝血功能障碍。如较长时间无法控制，仍不断渗血者，可用浸润消毒液状石蜡的子宫纱条紧紧填塞压住出血创面，留置尾纱于切口处，同时留置胸腔引流管，逐层缝合切口结束手术。待术后3d，每天拔出约1/3段子宫纱条剪去，分3次3天拔出全部子宫纱条，一般均能止住广泛渗血。

4. 凝血因子缺乏出血　凝血因子缺乏出血者，输冰冻血浆，新鲜冰冻血浆解冻以后离心去上清得到的沉淀，内含纤维蛋白原，10个单位的冷沉淀可以将70kg病人的血浆纤维蛋白原水平提升70mg/dl。血小板计数低于50 000/ml时予以输注6单位血小板。

5. 全身用药止血　主要用于凝血机制障碍的病人或在大量输血时作为辅助性用药，以增强凝血机制，常用的药物有氨甲苯酸、酚磺乙胺等。

(五)术中自体血回输(intraoperative autotransfusion)

预计手术中出血较多者，可将吸引器吸

出的术野血液与肝素盐水混匀，存储于罐中。一旦需要输血，予以盐水清洗后过滤、离心浓缩至 50%，手术时即回输进患者体内。术中大出血时，每小时可提供 12 单位的血液，虽然红细胞活力较好，但是缺乏白细胞及血小板、凝血因子。使用细胞保护程序可以避免感染及减少输血风险。适合于非肿瘤及非炎症病变手术者。

六、手术后出血(postoperative hemorrhage)

1. 原因与病理(cause and pathology)　手术后出血可发生于术后 24h 内(原发性出血)和术后 7～10d(继发性出血)。术中止血不彻底、不完善，如结扎血管的缝线松脱；小血管断端的痉挛及血凝块的覆盖，使创面出血暂时停止而使部分出血点被遗漏，这些是原发性出血的主要原因。由于后期手术区的感染等因素，使部分血管壁发生坏死、破裂，可导致术后的继发性出血。

2. 临床症状(clinlcal symptom)　原发性出血多开始于手术后的最初几小时。表浅手术后的原发性出血，表现为局部渗血多，并逐渐形成血肿，一般不引起严重后果，如阴囊术后的阴囊小血肿。体腔内的原发性出血，引流管可流出大量鲜血；或术后短期内出现休克，虽然输血补液处理，但休克不见好转，甚至加重时表示内出血量较大。术后 1～2 周，化脓伤口深部突然出现血块或有鲜血涌出，血尿，这些都是继发性出血的主要表现。严重的出血可发展为出血性休克，后果较为严重。

3. 处理(manage)　手术后出血应密切观察，观察引流管引流血性液体变化，血压、脉搏、血红蛋白的变化，患者一般情况变化等。

(1)出血不多者：术后伤口内引流管引流出的血性液体量不多，血色未加重，血压、脉搏平稳，血红蛋白下降不明显，患者一般情况尚好者，适当补液及止血药，继续观察病情变化。

(2)出血较多，引流液血色不断加重，有血凝块堵塞引流管，血压逐渐下降，以致休克，血红蛋白逐渐下降者，提示出血较多，还在继续出血，应立即手术探查止血。

4. 防治措施(prophylactico-therapeutic measures)　手术止血要彻底，术毕应用盐水冲洗创面，清除凝血块之后，再仔细结扎每个出血点，较大的血管出血应该缝扎或双重结扎止血较为可靠。术后积极预防感染，减少继发性出血的发生。一旦发生术后出血，应立即输血，并同时做好再次手术止血的准备，如保守措施无效，应尽早手术探查并止血。再次止血后仍应严密观察，防止再度出血。

第五节　手术缝合

手术缝合是将已经切开或外伤断裂的组织、器官进行对合或重建其通道，恢复其功能。是保证良好愈合的基本条件，也是重要的外科手术基本操作技术之一。

一、手术缝合注意事项
(matters needing attention)

1. 保证缝合创面或伤口的良好对合　缝合应分层进行，按组织的解剖层次进行缝合，使组织层次严密，不要卷入或缝入其他组织，不要留残腔，防止积液、积血及感染。缝合的创缘距及针间距必须均匀一致，这样看起来美观，更重要的是，受力及分担的张力一致并且缝合严密，不至于发生泄漏。

2. 注意缝合处的张力　结扎缝合线的松紧度应以切口边缘紧密相接为准，不宜过紧，换言之，切口愈合的早晚、好坏并不与紧密程度完全成正比，过紧过松均可导致愈合不良。伤口有张力时应进行减张缝合，伤口如缺损过大，可考虑行转移皮瓣修复或皮片移植。

3. 缝合线和缝合针的选择　无菌切口或污染较轻的伤口在清创和消毒清洗处理后可选用丝线，已感染或污染严重的伤口可选用可吸收缝线，血管的吻合应选择相应型号的无损伤针线。

二、手术缝合基本技术 (the basic skills of surgical suture)

(一)缝针(suture needle)

缝针是用于各种组织缝合的器械，它由三个基本部分组成，即针尖、针体和针眼。针尖按形状分为圆头、三角头及铲头三种；针体有近圆形、三角形及铲形三种。针眼是可供引线的孔，它有普通孔和弹机孔两种。圆针(round taper needle curved)根据弧度不同分为 1/2，3/8 弧度等，弧度大者多用于深部组织。三角针(triangular needle curved, straight)前半部为三棱形，较锋利，用于缝合皮肤、韧带等坚韧组织，损伤性较大。无论用圆针或三角针，原则上应选用针径较细者，损伤较少，但有时组织韧性较大，针径过细易于折断，故应合理选用。此外，在使用弯针缝合时，应顺弯针弧度从组织拔出，否则易折断。一般多使用穿线的缝针，而将线从针尾压入弹机孔的缝针，因常使线劈裂、易断，且对组织创伤较大，现已少用。目前多采用针线一体的缝合针(无针眼)，这种针线对组织所造成的损伤小(针和线的粗细一致)，可防止缝线在缝合时脱针与免去引线的麻烦。无损伤缝针属于针线一体类，可用于血管神经的吻合等。最常用的是圆针和三角针(图 2-21)。

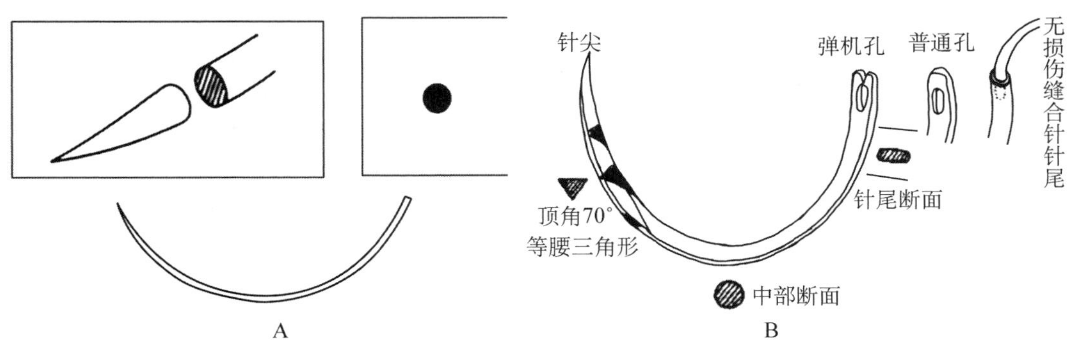

图 2-21　缝针

A. 圆针；B. 三角针

1. 圆针　圆针用来缝合软组织，如筋膜、脂肪、胃肠道。

2. 三角针　三角针用来缝合皮肤及纤维瘢痕组织。使用纤细的针有折断的危险，这往往是由于缝合时用力不当，或将针夹在持针器的后部宽大部分所致，所以应该将针夹在针持的尖端，以防折针，也方便于缝合。

3. 带线针　如微乔线、血管吻合线等均是带线针。

4. 型号大小　各种针均有不同的型号与大小，根据术中各类组织缝合的特点来选择。

(二)可缝线(suture line)

1. 不吸收缝线　如尼龙线 。

2. 可吸收缝线　如微乔线。

3. 缝线的粗细　为了减少胃肠吻合口的张力，缝线不应该超过 4-0 或 3-0，愈合不良往往是缝合时撕裂组织所致，而缝线断裂很少见。两层缝合时内层应该使用 5-0 或 6-0 的 PG 缝线。关闭腹壁切口使用粗壮缝线以经受住拉力。

(三)持针钳(needle holder)

持针钳也叫持针器,持针钳分普通持针钳、长短持针钳(图 2-22)及弯头长持针钳等。持针钳主要用于夹持缝合针来缝合组织,有时也用于器械打结,其基本结构与血管钳类似。持针器的前端齿槽床部短,柄长,钳叶内有交叉齿纹,使夹持缝针稳定,不易滑脱。

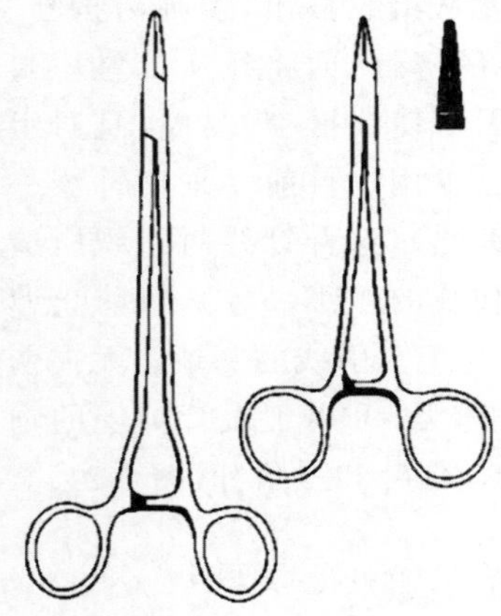

图 2-22 长短持针钳

(四)持针钳握法(needle holder grip)

1. 套法(传统法) 为传统执法,用拇指、环指套入钳环内,示指扶在针持的前端,以增加稳定性。以手指活动力量来控制持针钳关闭,并控制其张开与合拢时的动作范围(图 2-23A)。缝合时选择合适的进针点和角度,缝合时控制好进针和出针争取达到理想的点。夹针及张开取针靠拇、示指控制,环指常要从环中取出及伸入,比较麻烦。

2. 指法(掌指法) 拇指套入钳环内,示指压在钳的前半部作支撑引导,其余三指压钳环固定手掌中,示指扶在针持的前端(图 2-23B)以增加稳定性。拇指可上下开闭活动,控制持针钳的张开与合拢。较灵活方便。

3. 握法(一把抓或掌握法) 即用手掌握拿持针钳,钳环紧贴大鱼际肌上,拇指、中指、环指及小指分别压在钳柄上,示指压在持针钳中部近轴节处。利用拇指及大鱼际肌和掌指关节活动维持、张开持针钳柄环上的齿扣(图 2-23C),构成稳定力学三角,牢靠、稳定及有力。夹针及张开取针靠以拇指关节及大鱼际肌的活动与其余 3 指共同控制,可以正缝、反缝及转针缝合等多方位缝合,非常灵活,特别适合深部组织的缝合。

4. 掌拇法 即示指压在钳的前半部,拇指及其余三指压住一柄环固定手掌中(图 2-23D)。此法关闭、松钳较容易,进针稳妥。

(五)手持缝针缝合(hand sewing needle suture)

1. 夹持缝针缝合方向(the clamping needle stitching direction) 持针钳夹住缝针的后 1/3 部位,顺时针方向夹针缝合(图 2-24A),逆时针方向夹针缝合(图 2-24B)。

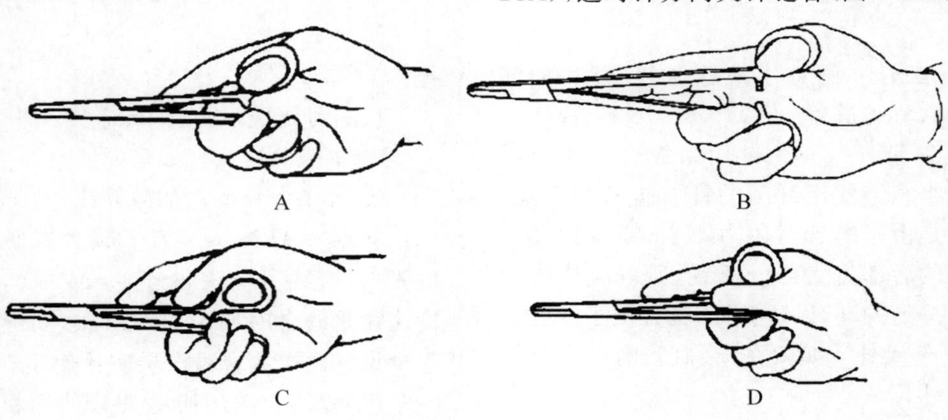

图 2-23 持针钳握法

A. 传统持针钳法;B. 持针钳掌指法;C. 持针钳掌握法;D. 持针钳掌拇法

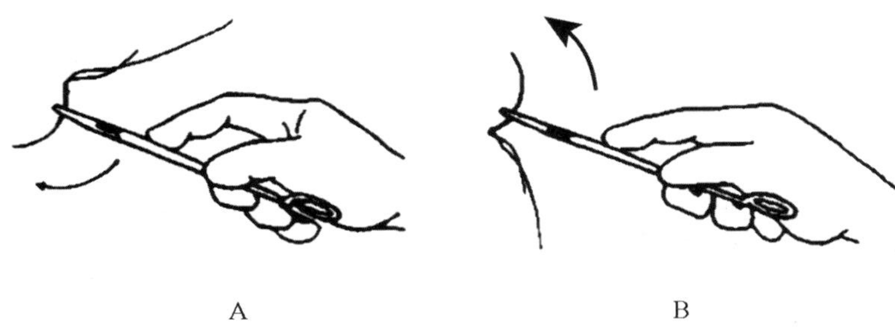

图 2-24　开放性手术持针缝合

A. 顺时针方向夹针缝合，B. 逆时针方向夹针缝合

2. 缝合基本步骤（the basic steps of suture）　缝合的要领是依照针的弧度，旋转手腕，使针穿过组织，针尖从预定部位穿出。注意出针应有足够的长度，以便拔针。有时针尖刚刚露出，即停止推针，给拔针带来困难。拔针时同样需要按照针的弧度拔出，以免撕裂组织。缝合时将持针钳与切口保持平行，由于夹在上面的针与针持呈 90°，缝合与切口自然也就垂直了。缝合时掌面向下抓住针持使针尖以合适的角度对准进针点，手腕沿着针的弧度旋转 180°恰好手掌向上。皮肤缝合步骤如下（图 2-25）。

（1）进针：缝合时左手持有齿镊，提起皮肤边缘，右手持持针钳，用腕臂力由外旋进，顺针的弧度刺入皮肤，经皮下从对侧切口皮缘皮肤穿出（图 2-25A）。

（2）拔针：可用有齿镊夹住缝针穿出皮肤表面部分，顺针的弧度外拔，同时持针器从针后部顺势前推（图 2-25B）。

（3）出针：有齿镊夹牢缝针后，松开持针钳，顺缝针的弧度外拔（图 2-25C）。

（4）夹针：持针器迅速转位再夹住针体后 1/3 弧处，将针完全拔出（图 2-25D），由第一助手打结，第二助手剪线，完成缝合步骤。

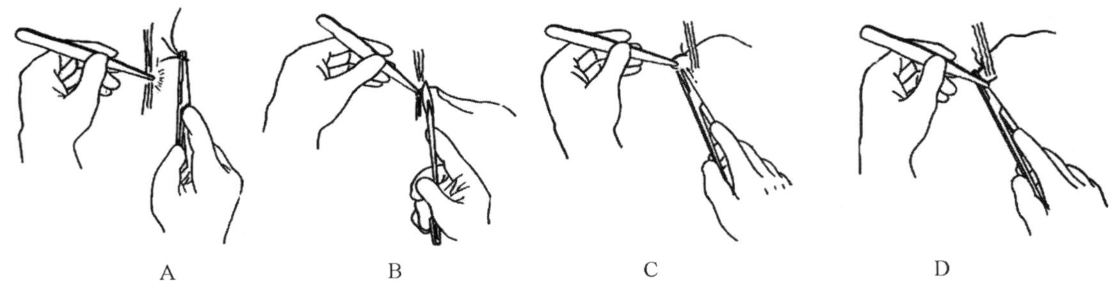

图 2-25　开放性手术中的缝合步骤

A. 进针；B. 拔针；C. 出针；D. 夹针

3. 缝合组织量（the amount of tissue suture）　缝合组织量应根据缝合组织的厚度和结实程度而定，标准的浆肌层缝合的宽度 4～6mm，肥厚的胃壁较正常厚度的结肠缝合的组织要多。缝合组织和缝线的强度必须牢固。

4. 针距　标准的浆肌层间断缝合的间距为 5mm，连续缝合的针距应该和间断缝合一样。

（六）腹腔镜手术中的缝合（suture in laparoscopic surgery）

在腹腔镜器械下腹内缝合（图 2-26），持针器夹住缝针缝合后辅助抓钳拔针，然后等缝针拔出后再用持针器夹住缝针准备再缝合。

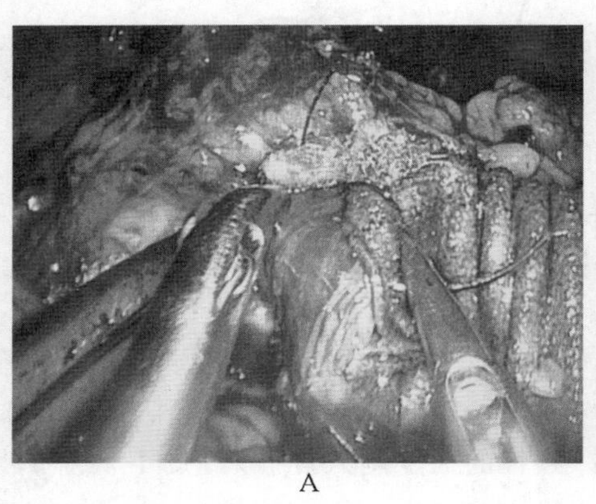
A

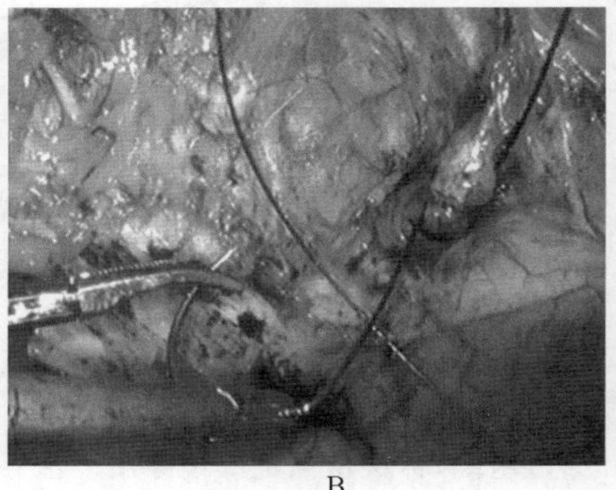
B

图 2-26 腹腔镜下缝合步骤

A. 缝合后辅助抓钳拔针；B. 缝针拔出后再用持针器夹住缝针准备再缝合

三、手术缝合分类（classification of surgical suture）

常用的缝合方法分类如下。

1. 按组织的对合关系分为单纯缝合、外翻缝合、内翻缝合 3 类；每一类中又按缝合时缝线的连续与否分为间断和连续缝合两种。

2. 按缝线与缝合时组织间的位置关系分为水平缝合、垂直缝合。有时则将上述几种情况结合取名。

3. 按缝合时的形态分为荷包缝合、半荷包缝合、U 字缝合、8 字缝合、T 字缝合、Y 形缝合等。

4. 特别目的所做的缝合有减张缝合、皮内缝合、缝合止血等。

四、常用缝合方法（the commonly used method of suture）

不同部位的组织与器官需采用不同的方式进行缝合。缝合一般均用持针钳进行。此外还有皮肤钉合器、消化道吻合器、闭合器等。最常用的缝合方法如下。

（一）单纯缝合（simple suture）

主要用于切口缝合，使切口创缘的两侧直接对合的一类缝合方法（图 2-27）。

1. 单纯间断缝合　单纯间断缝合操作简单，应用最多，每缝一针单独打结（图 2-27A），多用在皮肤、皮下组织、肌肉、腱膜的缝合，尤其适用于有感染的创口缝合。

2. 连续缝合　连续缝合法在第一针缝合打结后，继而用该缝线针缝合整个创口（图 2-27B），最后一针打结固定。连续缝合多用于腹膜和胃肠道的内层吻合。

3. 连续锁边缝合　连续锁边缝合法操作省时，止血效果好，缝合过程中每次将线交错进行（图 2-27C）。多用于胃肠道断端的吻合，并有较明显的止血效果。

4. 切口内 8 字形缝合　切口内 8 字形缝合由两个间断缝合组成，缝扎牢固省时。用于张力大的组织、肌腱及韧带的缝合（图 2-27D）。如腹白线、腰部肌肉、筋膜的缝合、深部出血点止血缝扎等。

5. 切口 8 字形缝合　切口 8 字形缝合也称缝扎法或缝合止血法(图 2-27E)。此法多用于钳夹的组织较多,单纯结扎有困难或线结容易脱落时。

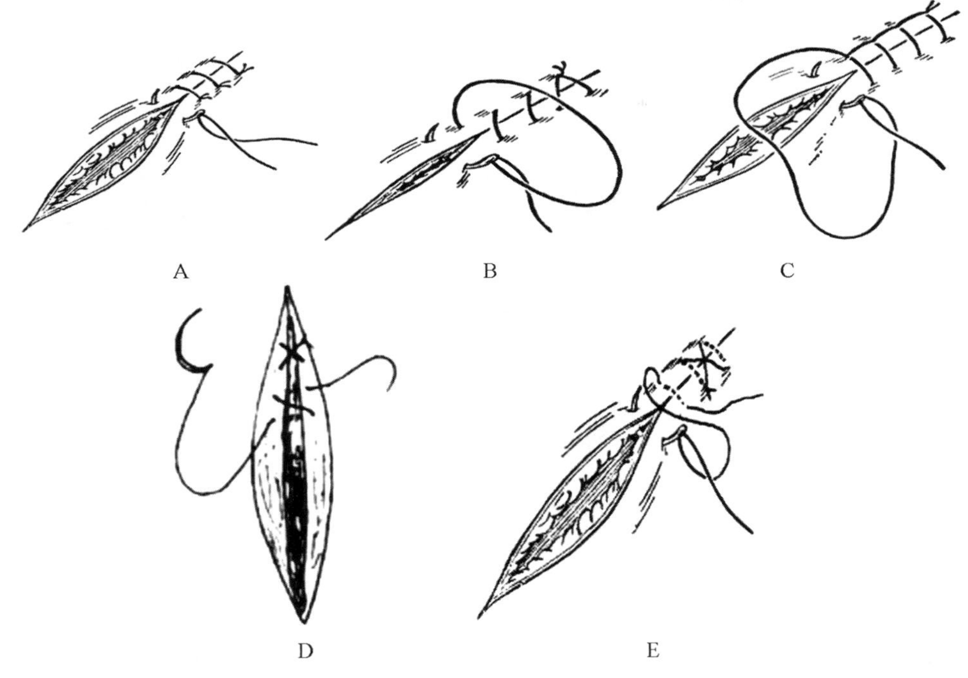

图 2-27　单纯缝合法

A. 单纯间断缝合;B. 连续缝合;C. 连续锁边缝合;D. 切口内 8 字形缝合法;E. 切口 8 字形缝合

(二)内翻缝合(inverting suture)

将缝合缘组织内翻缝合,多用于胃肠道吻合,将胃肠黏膜包埋于腔内,促进愈合(图 2-28)。

1. 间断垂直褥式内翻缝合法　又称伦勃特(Lembert)缝合法(图 2-28A),常用于胃肠道吻合时缝合浆肌层。

2. 间断水平褥式内翻缝合　又称何尔斯德(Halsted)缝合法(图 2-28B),多用于胃肠道浆肌层缝合。

3. 连续水平褥式浆肌层内翻缝合　又称库欣(Cushing)缝合法(图 2-28C),如胃肠道浆肌层缝合。

4. 连续全层水平褥式内翻缝合　又称康奈尔(Connells)缝合法(图 2-28D),如胃肠道全层缝合。

5. 荷包缝合　在组织表面以环形连续缝合一周,结扎时将中心内翻包埋,表面光滑,有利于愈合(图 2-28E)。常用于胃肠道小切口或针眼的关闭、阑尾残端的包埋、造口管在器官的固定等。

6. 半荷包缝合　常用于十二指肠残角部、胃残端角部的包埋内翻等。

(三)外翻缝合(everting sutures)

创缘外翻,使缝合口对合整齐,适合皮肤松弛不易准确对合的切口,如阴囊切口缝合者(图 2-29)。

1. 间断垂直褥式外翻缝合(图 2-29A)　适用于松弛皮肤的缝合,如阴囊切口缝合者。

2. 间断水平褥式外翻缝合(图 2-29B)　适用于松弛皮肤的缝合。

3. 连续水平褥式外翻缝合(图 2-29C)

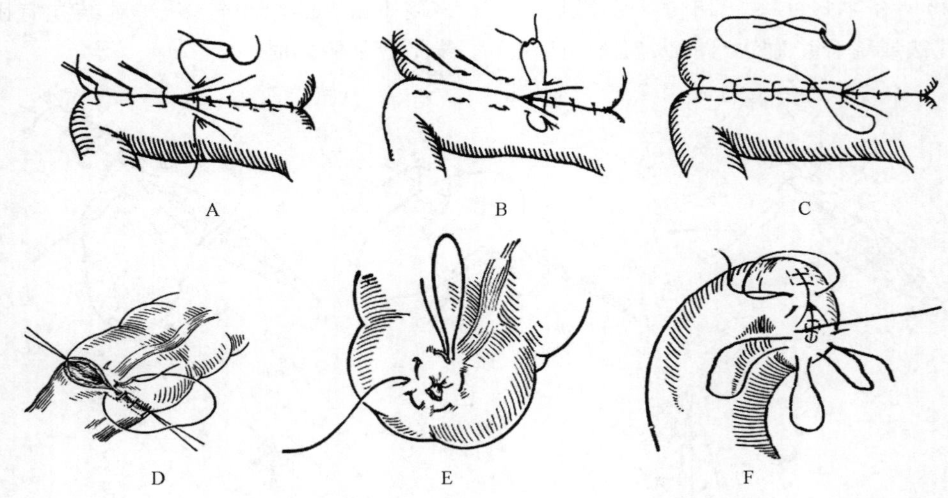

图 2-28 内翻缝合

A. 间断垂直褥式内翻缝合法；B. 间断水平褥式内翻缝合法；C. 连续水平褥式浆肌层内翻缝合法；D. 连续全层水平褥式内翻缝合法；E. 荷包缝合法；F. 半荷包缝合法

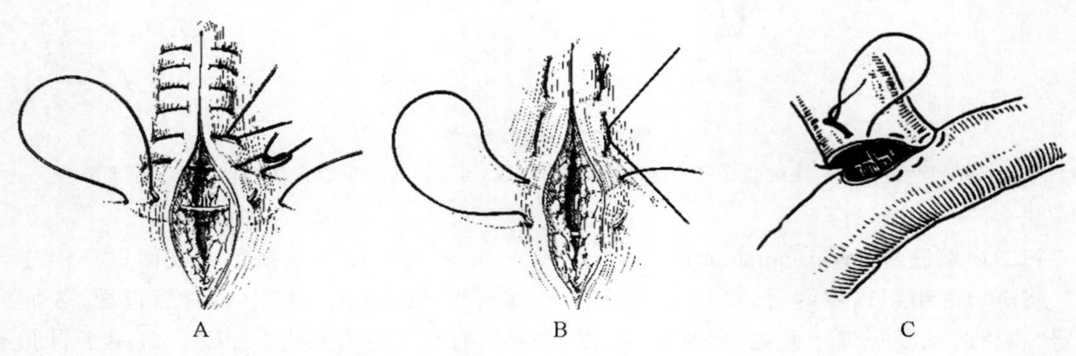

图 2-29 外翻缝合

A. 间断垂直褥式外翻缝合法；B. 间断水平褥式外翻缝合法；C. 连续水平褥式外翻缝合法

适用于血管壁吻合，被吻合的血管空腔之内面保持光滑。

(四)深部缝合(deep suture)

深部组织缝合时可选用长持针钳或弯头长持针钳，以一把抓法手握持针针钳，抓住针持的中部，充分利用持针钳的长度进行缝合，便于在 360°范围的任何角度进行缝合或出血缝扎，特别是一些非常规角度的困难缝合。

(五)减张缝合(relaxation suture)

对于缝合处组织张力大，全身情况较差时，为防止切口裂开可采用此法，主要用于腹壁切口的减张。缝合线选用较粗的减张缝线，如蚕肠线或不锈钢丝，在距离创缘 2～2.5cm 处进针，经腹直肌后鞘与腹膜之间，也可经腹膜内，向皮外出针，缝合间距离 3～4cm，所缝合的腹直肌鞘或筋膜应较皮肤稍宽。使其承受更多的切口张力，结扎前将缝线穿过一段橡皮管或纱布做的枕垫，以防皮肤被割裂，结扎时切勿过紧，以免影响血供(图 2-30)。

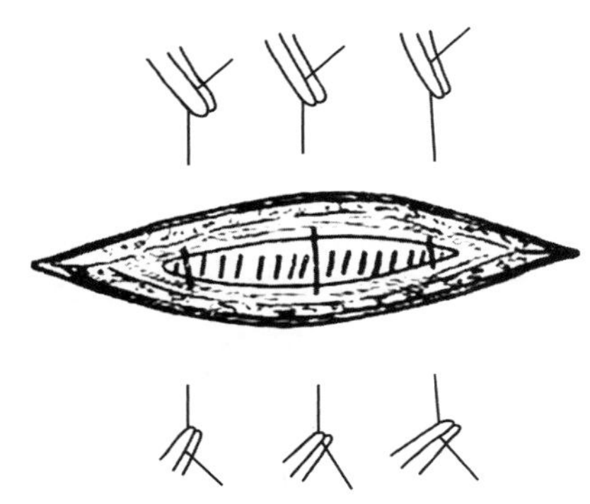
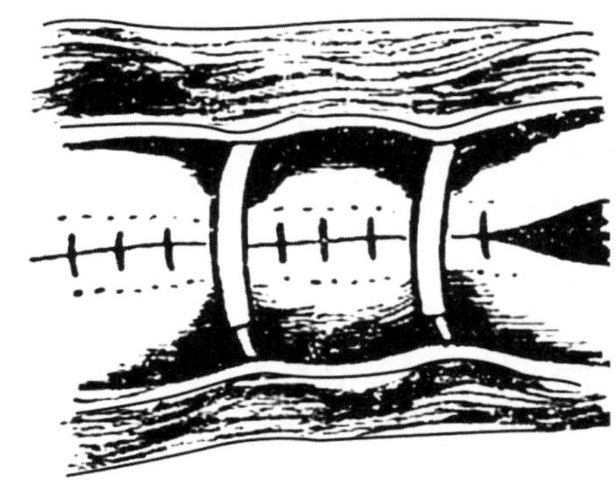

图 2-30　减张缝合

(六)皮内缝合(intradermic suture)

此法缝合的优点是对合好,拆线早,愈合瘢痕小,美观。其缝合的好坏与皮下组织缝合的密度、层次对合有关。皮内缝合法可分为皮内间断(图 2-31A)及皮内连续缝合(图 2-31B)两种。缝合要领:从切口的一端进针,然后交替经过两侧切口边缘的皮内穿过,一直缝到切口的另一端穿出,最后抽紧,两端可做蝴蝶结或纱布小球垫。常用于外露皮肤切口的缝合。

如切口张力大,皮下缝合对合较困难,不应采用此法缝合。

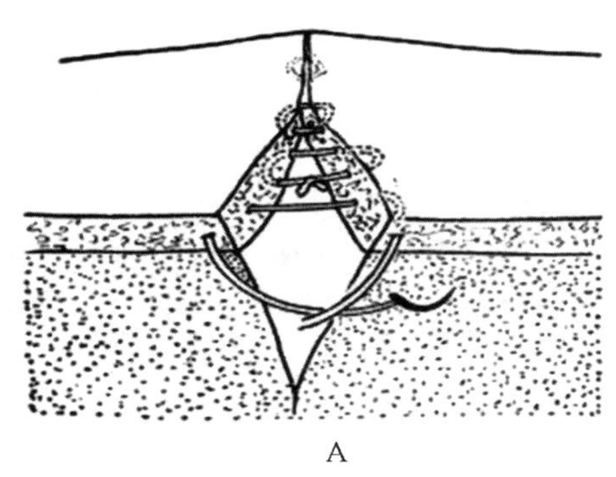
A

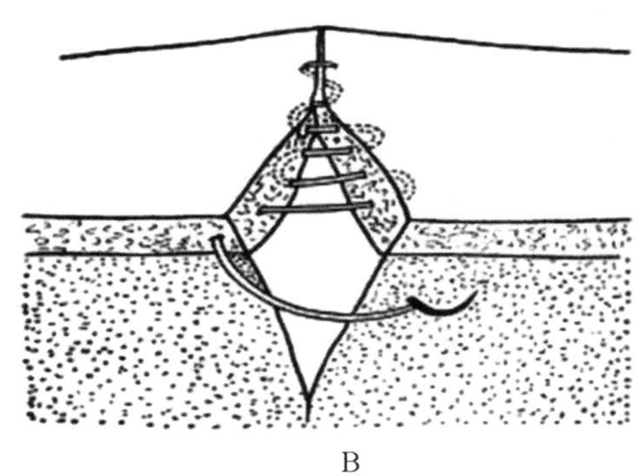
B

图 2-31　皮内缝合

A. 皮内间断缝合;B. 皮内连续缝合

第六节　引　流

引流(drainage)是将术后手术部位的渗血、渗液、尿液、消化液、脓液引出体外,防止术后感染,促进切口愈合的重要措施。

一、引流种类(type of drainage)

1. *引流渗血渗液*　各种手术后,将手术部位创面渗血、渗液引出体外，观察术后有无继发出血，防止术后伤口感染，促进创口愈合。

2. 引流尿液　前列腺、膀胱、尿道等手术后留导尿管引流尿液，肾输尿管手术后留置双J管支撑输尿管引流尿液，肾造口留置肾造口管将尿液引出体外。

3. 引流消化液　凡术中伴有胃肠道手术，如前列腺癌根治术损伤直肠，或全盆腔脏器切除术，术后需要禁食，引流胃肠液，如留置胃管或胃肠减压，促进创口愈合。

4. 引流脓液　脓肿切开引流，如阴囊内脓肿切开引流，引尽脓腔内脓液，促进感染愈合。

二、常用引流物(common drainage)

1. 引流条　伤口小，创面渗血渗液较少者，应用引流条引流。

2. 引流管　橡胶管、硅胶管、导尿管、膀胱造口管、肾造口管及猪尾巴输尿管导管。

(1)橡胶管、硅胶管应用于经腹大手术后，手术创面大，渗血渗液较多者。

(2)导尿管、膀胱造口管、肾造口管、双J管(双猪尾输尿管导管)及单J管(单猪尾输尿管导管)及猪尾巴输尿管导管等，用于泌尿生殖道手术后支撑引流尿液。

3. 卷烟引流　过去用于经腹手术后，手术创面大，渗血渗液较多者。引出液很快浸湿外包扎敷料，易致切口感染，现极少应用。

三、引流方法(drainage method)

1. 橡皮条引流　主要用于创面较小，渗血渗液较少的引流，引流物用消毒橡皮手套剪成条状，袖中带筋状最好，其形状、长短和宽窄视手术性质、创口的深浅和引流液的多少而定。如尿道下裂行尿道成形术后，留置于切口内引流。

2. 引流管引流　用于较大手术，创面大，渗血渗液多者。

(1)切口内引流：如腔镜下前列腺癌根治术后、腔镜下精囊肿瘤切除术后等，现多用硅胶胸腔引流管引流渗血渗液，将硅胶胸腔引流管置于手术部位最低处(图 2-32)，接消毒引流袋，收集引流液，引流效果好。

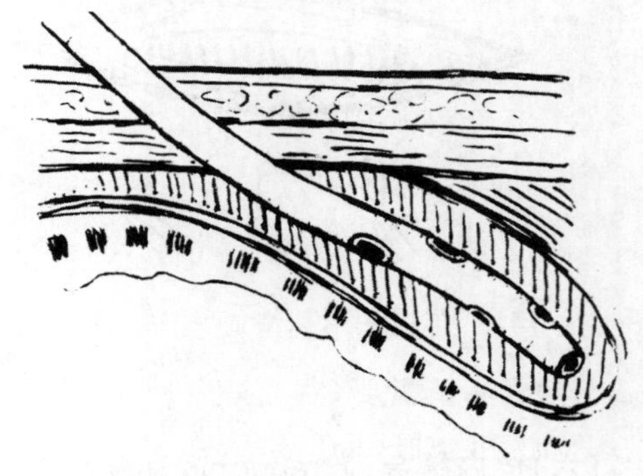

图 2-32　切口内引流

(2)尿道手术后引流：如前列腺电切术后、前列腺癌根治术后，尿道狭窄术后及尿道下裂尿道成形术后等，经尿道留置气囊导管支撑尿道引流尿液，接集尿袋，收集尿液。

3. 负压引流

(1)阴茎癌腹股沟淋巴结清扫术后：创口内留置塑料管或橡皮管，从创口旁另戳口引出，接负压吸引器吸引，使创口内产生负压，吸尽创口内渗血渗液，不需加压包扎伤口，组织间贴合紧密，不易继发感染，利于创口愈合。

(2)胃肠道手术后留置胃管，接负压吸引器引流消化液，促进胃肠道创口愈合。

4. 纱条引流　多用特制的油纱条、碘伏纱条及生理盐水作为引流物，油纱条具有刺激肉芽组织生长的作用。碘伏纱条有防腐、杀菌、除臭作用，生理盐水用作感染脓腔换药用，将脓液引流干净。

四、引流注意事项(cautions for drainage)

1. 引流物必须放在低位并连通死腔，引流口不能缝合过紧，严格无菌操作，保持引流袋位置低于引流部位，引流袋每周更换2～3次，如引流液多或颜色改变应随时更换。

2. 保持引流管通畅，随时挤压，避免引流管折叠、扭曲堵塞管腔。

3. 观察引流液的量、性状、色泽变化，与病情是否相符，每日记录，发现异常，应立即处理。

4. 引流管妥善固定，以防滑脱，病人活动时勿将引流管拉脱。

5. 负压引流管注意不漏气。

五、引流管护理(nursing of drainage tube)

1. 根据病情需要，观察腹腔内可能安置几种引流物和数根引流管，病人转入病房必须清点，最好根据作用或名称做好标记并接引流瓶。

2. 分别观察记录引流物质的性状和量，外层敷料湿透，应及时更换并估计液体量，引流管如无引流物流出，可能管道被堵塞，如引流液为血液且流速快或多，应及时通知医生处理。

3. 病人翻身、下床、排便时应防止引流管脱出或折断滑入腹腔，滑出者应更换新管插入。

4. 需负压引流者应调整好所需负压压力，并注意维持负压状态。

5. 纱布或凡士林纱布填塞止血者应密切观察全身情况，若已稳定，应在48～72h拔除，或换新的纱布再填塞。

6. 预防性应用的引流管应在48～72h拔除，如为防止吻合口破裂后消化液漏入腹腔，则应在4～6d拔除，如引流腹膜炎的脓液应视具体情况而定。

7. 腹腔内引流管如2～3d不能拔除，则每2～3d应转动皮管1次，以免长期固定压迫造成继发性损伤。

8. 如需用引流管注入抗生素等药物或管腔冲洗，应严格执行无菌原则。

9. 观察引流物可能引起的并发症，如压迫组织坏死出血，肠瘘，继发感染、疼痛等应当及时拔除或换管，处理并发症。

10. 若胆囊术后使用T形引流管，需在术后14d拔出，避免胆汁进入腹腔造成腹膜刺激征或感染。

第七节 换药技术

换药是防治切口感染，促进切口愈合的基本措施。通过换药观察伤口情况，有无感染的体征，如有感染的表现，应及时给予必要和有效的处理。如长期不愈的感染伤口，应找出原因，积极治疗，清理伤口，去除伤口创面的异物、坏死组织和分泌物，保持伤口引流通畅；减少细菌的繁殖、毒素分解产物的吸收和分泌物的刺激，使炎症局限化，促进伤口愈合。

(一)换药工具(dressing tools)

灭菌消毒的持物钳、长镊、无齿和有齿镊、换药碗、弯盘、血管钳、手术剪、探针、手术刀、持针器、缝线等。

(二)换药的材料(dressing materials)

灭菌消毒的棉球、纱布、纱条、棉垫。其他尚应备有胶布、绷带、棉签、胸腹带、治疗单、松节油、普通剪刀及污物桶等。

(三)换药步骤与方法(the steps and methods of dressing)

术者戴帽子、口罩，戴清洁手套。

1. 非感染伤口换药

(1)去除敷料：先用手将固定覆盖创面的敷料胶布由内向外撕下，注意避免撕伤粘着的皮肤，取下外层敷料，消毒镊子揭去紧贴缝合切口的内层敷料，揭除敷料的方向与伤口纵向方向平行。如伤口粘住最里层敷料，应先用碘伏液棉球浸湿后再揭去，以免损伤切口缘组织或引起创面出血。

(2)消毒：用两把消毒镊子操作，一把接触伤口，另一把接触敷料(注意两把镊子不能互换或彼此接触)。用碘伏液棉球清洁切口及周围皮肤，清洗时由内向外擦拭，有引流管者，靠近皮肤外露段也应由皮肤段向外消毒。

(3)纱布覆盖：消毒3遍后，用一张浸湿碘伏的小纱块贴在缝合的切口处，外用3层消毒的大纱布覆盖伤口，再用胶布或敷贴固定。

2. *感染伤口换药*

(1)去除敷料：同上法揭去外层敷料后，若最里层敷料与创面结痂或肉芽组织紧密粘连，可先用生理盐水或碘伏液棉球充分浸湿后，再慢慢揭去，以免撕脱结痂或损伤肉芽创面引起出血。

(2)消毒：用碘伏液棉球消毒创面，至少3遍以上，创面内有分泌物尽量引流干净，如其内有脓腔要扩大创口，便于引流，为避免脓腔创口缩小，用小纱条插入脓腔内引流，防止创口缩小，但创口不能紧塞，堵塞引流。

(3)纱布覆盖：创面处理好后，用一块浸有碘伏的小纱布覆盖在创面上，外用消毒大纱布覆盖，再用胶布或敷贴外固定。

3. *换药后注意* 换药毕，整理好病人床单，并将污秽敷料倒入污物桶内，换药用过的盘和器械放入洗涤池中洗净，消毒后备用。

(四)换药注意事项(dressing attention)

1. 严格遵守外科无菌技术操作换药。

2. 换药顺序应先换非感染切口者，后换感染创口者。

3. 换药时机：术后切口应勤换药，以防治切口感染，促进切口一期愈合。不要等到病人局部切口出现疼痛、发热、血象升高、渗液浸湿外层敷料，或创面有异味，切口已感染才换药。

4. 换药频率

(1)无菌切口：属Ⅰ类(清洁)切口：手术未进入泌尿生殖道，未进入消化道，未进入炎症区，以及闭合性创伤手术符合上述条件者，2～3d更换1次。如经腹股沟显微精索静脉曲张结扎术后切口等。

(2)可能污染的切口：属Ⅱ类(清洁-污染)切口：手术进入泌尿生殖道、消化道，但无明显污染，如腹腔镜前列腺癌根治术者等，1～2d换药1次。

(3)污染切口：属Ⅲ类(污染)切口：新鲜开放性创伤手术；手术进入急性炎症但未化脓区域，如附睾阴囊内冷脓肿切开引流后，每天至少应坚持换药1次。

(4)外阴部手术：如尿道下裂尿道成形术后，尿道狭窄或闭塞，行开放性球部尿道或后尿道吻合术后，应每天坚持换药，严防切口感染，导致手术失败。

(王 郁 陈在贤)

参考文献

[1] 陈孝平. 外科学(供8年制及7年制临床医学等专业用). 北京：人民卫生出版社，2009.

[2] 汤文浩，刘志勇. 外科基本操作导论(双语版). 南京：东南大学出版社，2013.

[3] 陈孝平，陈义发. 外科手术基本操作(供5年制、7年制临床医学等专业用). 北京：人民卫生出版社，2013.

[4] 雷霆. 外科手术学实验指导. 北京：科学出版社，2010.

[5] 杨镇. 外科实习医师手册(第5版). 北京：人民卫生出版社，2013.

[6] 朱维继. 实用外科手术学. 北京：人民卫生出版社，2007.

[7] 邱贵兴. 外科手术基本操作. 北京：中国协和医科大学出版社，2009.

[8] 刘合年. 外科手术准备与术后处理实用技术. 北京：人民军医出版社，2003.

[9] 李昭宇，王惠欣. 对外科手术基本技能训练的

思考. 宇夏医学院学报,2000,4:311.

[10] 雷艳,周小林,兰阳军,等. 外科手术基本操作教学的几点体会. 局解手术学杂志,2012,21(2):219.

[11] 刘春英. 医学生外科技能操作教学体会. 青岛医药卫生,2013,45(6):4.

[12] 唐吉祥. 腹腔镜下多种腔内打结方法运用. 重庆医学,2008,37(15):1680-1681.

[13] 董祖海,龙晨蒙,李锋. 腔镜下一种新打结方法. 中国内镜杂志,2016,22(2):111-112.

[14] 刘持旺. 外科实验教学中器械法方结缝合的教学体会. 医学理论与实践,2015(15):2113-2115.

[15] 杨炳金. 临床基本技能课程体系下的问诊以及沟通技能教学改革探讨. 教育,2016,18:140.

[16] 齐弘,张华英. 手术室无菌技术与感染控制. 工企医刊,2011,1:78.

[17] 蔡仁凯. 无菌制剂生产流程中的无菌技术应用. 医药卫生(文摘版),2017,4:167.

[18] 贾俊梅. 加强无菌技术管理对计划生育手术效果改善的研究. 中国卫生产业,2017,2:9-10.

[19] 赵丽,杨润芳,袁郝郝. 医院感染知识培训在提高医务人员无菌技术操作中的作用. 中华医院感染学杂志,2014,12:30.

[20] 石彦斋. 无菌手术术中感染危险因素调查研究. 中国实用医药,2014,3:259-260.

[21] 邓永秦. 手术感染影响因素及手术室全程无菌管理预防效果. 医疗装备,2017,8:63-65.

[22] 彭静珂. 无菌手术术中感染危险因素调查研究. 中国实用医药,2016,6:291-292.

[23] 连芬宁. 无菌观念养成教育. 黑龙江科技信息,2010(22):160.

[24] 唐彬,沈朝辉,刘智华,等. 单孔腹腔镜手术中的打结技术初探. 中国内镜杂志,2015,1:72-75.

[25] 康小芳综述,仲伟国审校. 腹腔镜手术中不同止血方法优缺点的比较. 腹腔镜外科杂志,2008,1:78-81.

[26] 海燕,杜秀云. 超声刀在腹腔镜手术中的应用及保养. 新疆医学,2011,10:65-67.

[27] 王美红,李成山. 手术缝合线的固结技术. 上海纺织科技,2012,22:1-4.

[28] 郭丽. 手术缝合线束不同放置管理方法的临床应用效果观察. 社区医学杂志,2015,22:8-10.

[29] HaragalI, Shono S, Abe S, et al. [Aseptic precautions in epidural catheterization for surgery]. Masui, 2010, 59(5):585-588.

[30] Maddock A, Ball DR, Jefferson. Aseptic precautions for caudal anaesthesia, Anaesthesia. 2015 Feb, 70(2):233-234.

[31] Huang LL, Ramas E, Prasad P, et al. Non-TouchAseptic Technique Maintains Sterility of Antibiotic-Admixed Peritoneal Dialysis Fluid. Perit Dial Int, 2018, 38(1):65-67.

[32] Clare S, Rowley S. Implementing theAseptic Non Touch Technique (ANTT®) clinical practice framework for aseptic technique: a pragmatic evaluation using a mixed methods approach in two London hospitals. J Infect Prev, 2018, 19(1):6-15.

[33] Zanghi A, Cavallaro A, Di Vita M, et al. The safety of the Harmonic® FOCUS in open thyroidectomy: a prospective, randomized study comparing the Harmonic® FOCUS and traditional suture ligation (knot and tie) technique. Int J Surg, 2014, 1:S132-S135.

[34] Oizumi H, Kato H, Endoh MS. Slipknot bronchial ligation method for thoracoscopic lung segmentectomy. Ann Thorac Surg, 2014, 97(4):1456-1458.

[35] Dempsey MS, Kauffman DF. Supporting Third Year Medical Students' Skill Acquisition and Self-Efficacy with Coping Models and Process Feedback duringLaparoscopic Knot Tying Simulation. Front Psychol, 2017, 8:1171.

[36] Zaidi H, Gapta A, Khetan N, et al. Knot free technique for Laparoscopic Ventral Mesh Rectopexy. Ann Med Surg(Lond), 2017, 19:51-54.

[37] Laufer S, Amiel I, Nathwani JN, et al. A Simulator for Measuring Forces DuringSurgical Knots. Stud Health Technol Inform, 2016, 220:199-204.

[38] Consalvo V, Salsano V. Surgical Skills Improvement Using a Low-Cost Laparoscopic Simulator for Ventral Incisional Hernia. Surg

Technol Int,2017,12:31.

[39] Peden RG,Mercer R,Tatham AJ. The use of head-mounted display eyeglasses for teaching-surgical skills:A prospective randomised study. Int j Surg,2016,34:169-173.

[40] Matsuda T,Yoshida K,Habuchi T,et al. Scientific Skill Assessment ofBasic Surgical Dissection and Overall Laparoscopic Performance. J Endourol,2017,31(S1):S25-S29.

[41] Overtoom EM,Jansen FW,van Santhrink EJ, et al. Training inBasic Laparoscopic Surgical Skills:Residents Opinion of the New Nintendo Wii-U Laparoscopic Simulator. J Surg Enduc, 2017,74(2):352-359.

[42] Lahanas V,Loukas C,Georgiou K,et al. Virtual reality-based assessment ofbasic laparoscopic skills using the Leap Motion controller. Surg Endosc,2017,31(12):5012-5023.

[43] Vecchio R,Catalano R,Basile F,et al. Topical-hemostasis in laparoscopic surgery. G Chir, 2016,37(6):266-270.

[44] Chetter I,Stanshby G,Ssrralde JA,et al. A Prospective,Randomized,Multicenter Clinical Trial on the Safety and Efficacy of a Ready-to-Use Fibrin Sealant as an Adjunct toHemostasis during Vascular Surgery. Ann Vasc Surg, 2017,45:127-137.

[45] Baharoglu MI,Brand A,Koopman MM,et al. Acute Management of Hemostasis in Patients With Neurological Injury. Transfus Med Rev, 2017,31(4):236-244.

[46] Ruiz-Tovar J,Alonso N,Ochagavia A,et al. Effect of the Abdominal Fascial Closure with Triclosan-CoatedSutures in Fecal Peritonitis, on Surgical Site Infection,and Evisceration:A Retrospective Multi-Center Study. Surg Infect (Larchmt) 2018,19(1):61-64.

[47] Oshima Y,Iizawa N,Takai S,et al. Midterm Result of Arthroscopic Bicruciate LigamentSutures for Multiligament Knee Injury in an Adolescent Patient. J Nippon Med Sch,2017,84 (6):301-303.

[48] Carvalho MVH,Marchi E,Lourenco EA, Comparison of Arterial Repair through theSuture,Suture with Fibrin or Cyanoacrylate Adhesive in Ex-Vivo Porcine Aortic Segment. Braz J Cardiovasc Surg,2017,32(6):487-491.

[49] Wiessner R,Vorwerk T,Tolla-Jensen C,et al. ContinuousLaparoscopic Closure of the Linea Alba with Barbed Sutures Combined with Laparoscopic Mesh Implantation (IPOM Plus Repair) As a New Technique for Treatment of Abdominal Hernias. Front Surg,2017,4:62.

[50] Berry-Brincat A,Burns J,Sampath R,Inverting sutures for tarsal ectropion (the leicester modified suture technique). Ophthal Plast Reconstr Surg,2013,29(5):400-402.

[51] Berry-Brincat A,Burns J,Sampath R. Reply re:"inverting sutures for tarsal ectropion (The Leicester modified suture technique)". Ophthal Plast Reconstr Surg,2014,30(2):195.

[52] Tsang S,Yau GS,Lee JW,et al. Surgical outcome of involutional lower eyelid entropion correction using transcutaneouseverting sutures in Chinese patients. Int Ophthalmol, 2014,34(4):865-868.

[53] Scheepers MA,Singh R,Ng J,et al. A randomized controlled trial comparingeverting sutures with everting sutures and a lateral tarsal strip for involutional entropion. Ophthhalmology 2010,117(2):352-355.

[54] Ren Y,Zheng J,Liu X,et al. Risk Factors of Rehemorrhage inPostoperative Patients with Spontaneous Intracerebral Hemorrhage: A Case-Control Study. J Korean Neurosurg Soc, 2018,61(1):35-41.

[55] Lahanas V,Loukas C,Georgiou K,et al. Virtual reality-based assessment ofbasic laparoscopic skills using the Leap Motion controller. Surg Endosc,2017,31(12):5012-5023.

[56] AlMatter M,Aguilar Pereza M,Bhogal P,et al. Results of interdisciplinary management of 693 patients with aneurysmal subarachnoid hemorrhage: Clinical outcome and relevant prognostic factors. Clin Neurol Neurosurg, 2018,167:106-111.

[57] Kanchan T, Atreva A. Durethaemorrhage: An unusual finding in compression of neck structures. J Forensic Leg Med,2018,55:74-75.

[58] Gazzeri R, De Bonis C, Galarza M, Use of a Thrombin-gelatinHemostatic Matrix (Surgiflo) in Spinal Surgery. Surg Technol Int,2014, 25:280-285.

[59] Hsu HL,Chen JS. Penetrating cardiac injury: consider directexploration and "finger haemostasis",and remember to screen for intra-cardiac injury after a successful repair. Injury, 2015,46(10):2073-2074.

[60] Wang M, Mu X, Yang F, et al. Self-retaining barbedsuture reduces warm ischemia time during laparoscopic partial nephrectomy. Minim Invasive Ther Allied Technol,2018 Feb 15:1-6.

[61] Maddali MM, Al-Maskari SN, Kandachar PS, et al. PulmonaryHemorrhage After Arterial Switch Operation. Ann Thorac Surg, 2018 Mar,105(3):e113-e115.

[62] Arner JW, Albers M, Zuckerbraun BS, et al. Laparoscopic Treatment of Pubic Symphysis Instability With Anchors and Tape Suture. Arthrosc Tech,2017,7(1):e23-e27.

[63] Tang H, Liu D, Qi HF, et al. Effect of retensionsutures on abdominal pressure after abdominal surgery. Chin J Traumatol,2018 Feb, 21(1):20-26.

[64] Ito E,Yoshida M,Suzuki N,et al. Prophylactic retentionsuture for surgical site infection: a retrospective cohort study. J Surg Res, 2018 Jan,221:58-63.

[65] Konstantelias AA, Andriakopoulou CS, Mourgela S. Triclosan-coatedsutures for the prevention of surgical-site infections:a meta-analysis. Acta Chir Belg, 2017, 117(3): 137-148.

[66] Gupta R,Darby GC,Imagawa DK. Efficacy of Negative PressureWound Treatment in Preventing Surgical Site Infections after Whipple Procedures. Am Surg, 2017, 83(10): 1166-1169.

[67] Park JK,Kim KS,Kim SH,et al. Reconstruction of a Traumatic Cleft Earlobe Using a Combination of the Inverted V-Shaped Excision Technique and Vertical MattressSuture Method. Arch Craniofac Surg, 2017, 18(4): 277-281.

[68] Ocigian CJ,Grace S,Fernandez MP,et al. Retinal pigment epithelium changes in pediatric patients with glaucomadrainage devices. Am J Ophthalmol Case Rep,2017,9:23-27.

[69] Ban MJ, Jung JY, Kim JW, et al. A clinical prediction score to determine surgicaldrainage of deep neck infection: A retrospective case-control study. Int J Surg,2018 Feb 15.

第 3 章

男科手术并存疾病的围术期处理

男科手术对任何患者都存在一定的风险，而男科疾病患者多并存其他系统疾病，如心血管疾病、呼吸系统疾病、消化系统疾病、内分泌疾病、血液系统疾病、慢性肾功能不全、神经系统疾病等，并存其他系统疾病的男科手术风险会更大。对并存有其他系统疾病的男科患者施行手术，应采取积极而慎重的态度，在术前应当权衡下列问题：

1. 患者并存疾病的现状如何？

2. 目前并存疾病将使术中和术后的额外风险增加至何种程度？

3. 这种风险能否通过适当的处理或推迟手术而得以降低？

4. 如何创造条件降低手术风险，顺利完成手术？

因此，在围术期中，如何处理好其并存疾病，降低男科手术的风险，顺利完成手术，避免意外事件发生，减少手术并发症，提高手术成功率，这是一个非常重要的男科手术技巧问题。

第一节　男科手术合并心血管疾病

一、高血压(hypertension)

在未服药情况下，成年人(年龄 18 岁以上)收缩压≥140mmHg 和(或)舒张压≥90mmHg 称为高血压。由于影响血压的因素很多，诊断高血压时特别强调“不同日且反复测量”。既往有高血压，现正服降压药物治疗中，即使是血压正常亦应诊断高血压。高血压可分为原发性高血压(esscutial hypertension)和继发性高血压(secoudary hypertension)。原发性高血压占高血压 95%以上。继发性高血压不到 5%，近半个世纪以来我国人群高血压患者上升很快，患病率为 18.8%，全国有 1.6 亿高血压患者，但高血压知晓率(30.2%)，服药率(24.7%)、控制率(仅为 6.1%)，仍处于较差水平。目前我国高血压具有高发病、高致残、高死亡的特点，长期控制不良的高血压，对心、脑、肾靶器官产生严重损害。因此有效降低血压，是保护靶器官功能，防治并发症的强有力措施。高血压的危害性除与血压水平相关外，还取决于其他心血管危险因素和是否合并其他疾病。因此，临床上很有必要将高血压进行危险分层(即低、中、高和很高危)，依此指导医师确定治疗时机，治疗策略与估计预后。

【手术风险评估】

高血压患者行男科手术，术前需将血压控制在 140/90mmHg 以下，糖尿病、肾病患者血压降至 130/80mmHg，同时对并存疾病和危险因素进行干预，也应结合手术价值、手术风险、并发症和患者及其家属对手术风险的认识程度进行男科手术评估。

高血压 1 级：低危、中危组，围术期心血管危险临床指标属低危指标，可行男科手术，无禁忌；高危（三个危险因素）；极高危（伴靶器官损害及相关临床疾病）也无男科手术禁忌但必须对相关疾病和靶器官损害进行干预，使患者相关疾病如糖尿病病情得到控制。

高血压 2 级：低危、中危组、高危组、极高危组，手术风险较大，男科手术相对禁忌须延迟手术，将血压控制在靶目标内，对并存疾病和危险因素进行干预后病情相对稳定时，仍可施行手术。

高血压 3 级极高危：属手术禁忌。

【术前准备】

1. 明确高血压是生理性还是病理性　是否存在继发性高血压，是否合并冠心病、糖尿病，如果是则实施手术应特别小心。

2. 坚持抗高血压治疗　抗高血压治疗应当坚持到手术前最后一刻。即使手术禁食的病人也可用少量的水服用抗高血压药物。

3. 高血压治疗药物选择　高血压 1 级常单独使用利尿药即可使多数病人血压降至正常，高血压 2 级、3 级则必须联合用药，可选用血管紧张素转换酶抑制药（ACEI）、钙拮抗药（CCB）、β 受体阻滞药及利尿药。

（1）利尿药：麻醉前必须注意低钾问题，择期手术应先纠正低血钾。

（2）β-受体阻滞药：术前一直用 β-受体阻滞药病人，突然停用，可导致“反跳”现象，主张术前继续用药，以保证疗效。术前使用 β-受体阻滞药心律失常和心电图缺血表现较未用药者低，通常麻醉易处理。有心衰、哮喘、传导阻滞者禁用。

（3）钙拮抗药：术前不主张停用，但应警惕心肌抑制与周围血管扩张及与麻醉药物的相互增强作用。

（4）其他药物应用：高血压病人易紧张、激动，所以麻醉前的治疗原则是既达到充分镇静又不抑制心血管和呼吸功能。术前晚上口服或肌内注射安定 10mg 或其他镇静药。冠心病心绞痛病人，术日晨用硝酸甘油软膏片贴于胸前或舌下含服加以缓解。

4. 稳定血流动力学　男科手术患者，术前血压尽量控制在 140/90mmHg 以下，需用降压药物几周，才能达到血压的稳定，血压稳定需血流动力学稳定，β-受体阻滞药对稳定术中血流动力学特别有效，也可使麻醉期间的血压、心率平稳，还可减少插管引起的血压升高和心肌缺血。

5. 特殊人群降压治疗

（1）老年人：多有危险因素，靶器官损害和心血管病，须结合考虑选用药物，常需多药合用，降压目标，收缩压为 150mmHg。对于合并前列腺肥大者可先使用 α-受体阻滞药。

（2）冠心病：稳定性心绞痛首选 β-受体阻滞药或长时作用钙拮抗药或 ACEI；急性冠脉综合征时选用 β-受体阻滞药和 ACEI；心梗后病人用 ACEI、β-受体阻滞药和醛固酮拮抗药。

（3）心力衰竭：轻者用 ACEI、β-阻滞药；重者用 ACEI、β-受体阻滞药、ARB（血管紧张素Ⅱ受体阻滞药）和醛固酮受体拮抗药与襻利尿药合用。

（4）糖尿病：高血压降至：130/80mmHg 以下，首选 ACEI 或 ARB，必要时用 CCB、噻嗪类利尿药、β-受体阻滞药、ACEI 对 1 型糖尿病防止肾损害有益。

（5）慢性肾病：ACEI，ARB 有利防止肾病进展，重度病人可能须合用襻利尿药。

【术中处理】

1. 术中监护心率、血压，减少出血避免血压波动，保持血流动力学稳定。

2. 控制输液速度和输液量，避免短期快速、大量输液或输血加重心脏负荷。

3. 肾上腺疾病如库欣综合征、嗜铬细胞瘤切除术，术中避免血压骤升、骤降，术中采取周密措施保持血压稳定。

4. 高血压急症术中突然血压升高，可用硝普钠静脉滴注。

【术后处理】

1. 首先严密监测血压，特别是术后几天，通常采用动脉内插管直接并持续测量血压。

2. 消除可能诱发血压升高的因素：如紧张、恐惧、血容量过多。术后疼痛是血压升高的重要原因，镇痛是非常必需的，也是维持和降低血压的措施之一，尽管消除了这些诱因，患者血压仍高，可采用抗高血压治疗，使血压恢复正常。

3. 对于术前有高血压的病人，不论其血压是否控制好，都应采用抗高血压药物治疗。

4. 抗高血压药物口服效果不好时，可以同时根据病人具体情况选用静脉降压药物。

【并发症防治】

1. 心肌梗死　常发生于术后数小时和几天，其发生可能与几个因素有关：血氧下降、心动过速、血黏稠度增高，最重要的是高血压。密切监测血压，加强高血压治疗措施，防止心肌梗死的发生，一旦发生，参见心肌梗死治疗。

2. 低血压及心输出量下降　高血压、心室肥厚出现舒张功能受限，不能耐受心动过速，若术后各种原因引起心率增快，此时左室充盈时间不足，造成低血压及心输出量下降。

3. 肺水肿　长期高血压造成术后左室收缩功能不良，引起肺水肿。一旦发生肺水肿按急性心衰处理（见“四、心力衰竭”）。

二、冠状动脉粥样硬化性心脏病(coronary atherosclerotic heart diaease)

（一）心绞痛(angina pectoris)

为一过性心肌供血不足引起，有发作性胸骨后疼痛，心肌无明显组织形态改变或纤维化改变，临床上可分为稳定型和不稳定型心绞痛。

1. 稳定型心绞痛（stable angina pectoris）　由于劳力引起心肌缺血，但没有心肌坏死。出现前胸阵发性、压榨性窒息样胸骨后疼痛，可放射至心前区和左上肢尺侧，也可放射至右臂和两臂的外侧面或颈与下颌部，持续数分钟，休息或舌下含服硝酸甘油后迅速消失。40 岁以上男性多见，常于劳力、情绪激动、饱餐、受寒、阴雨天气、急性循环衰竭等诱发。本病多为冠状动脉粥样硬化引起，还可由主动脉瓣狭窄或关闭不全、梅毒性主动脉炎、肥厚型心肌病、先天性冠状动脉畸形、风湿性冠状动脉炎、心肌桥等引起。体检通常无异常发现，疼痛发作时可见心率增快，血压升高，表情焦虑、皮肤冷或出汗。静息心电图一半是正常的，但心绞痛发作时可出现暂时性心肌缺血引起的 ST 段压低 0.1mV 以上，缓解后恢复，本病发作性质 1～3 个月无改变。

2. 不稳定型心绞痛（unstable angina pectoris，UAP）　是由于动脉粥样斑块破裂，伴有不同程度表面血栓形成及远端微血管栓塞所导致急性或亚急性心肌供氧的减少但无心肌坏死。因此，胸部不适性质与稳定型心绞痛相似，通常程度更重，持续时间更长，可达 30min，胸痛可在休息时发生，常规休息或舌下含服硝酸甘油只能暂时或不能完全缓解症状。胸痛发作时，心电图有一过性 ST 段变化（降低或抬高）少数患者无改变，随症状缓解 ST 段可完全或部分消失，心脏肌钙蛋白(CTn)T 或 I 为阴性，如 CTn 阳性意味着已发生微量心肌损伤。不稳定型心绞痛(UAP)是介于稳定型心绞痛和急性心肌梗死(AMI)之间的一组临床心绞痛综合征，包括以下亚型：

(1)初发劳力型心绞痛。

(2)恶化劳力型心绞痛。

(3)静息心绞痛。

(4)梗死后心绞痛。

(5)变异型心绞痛。

【手术风险评估】

男科手术并存心绞痛患者进行围术期的评价需要患者、心血管医师、麻醉科医师和泌尿科医师共同协助和相互沟通，首先要明确手术的紧迫性、患者存在的危险因素，男科手术风险和患者及其家属对风险认识程度。再结合病史、体格检查和心电图表现对围术期心血管危险分层和手术特定的危险因素分层进行综合评估。

1. 高危预测指标

(1)不稳定的冠脉综合征，近期心梗且临床症状及非侵入性检查发现有重要的心肌缺血证据。

(2)失代偿性充血性心衰。

(3)器质性心律失常，高度房室传导阻滞，有潜在心脏疾病的症状性室性心律失常，室上性心律失常伴难控制的心室率。

(4)严重瓣膜病。

2. 中危预测指标

(1)较轻的心绞痛(加拿大分级Ⅰ或Ⅱ级)。

(2)病史或病理性Q波提示既往心梗。

(3)代偿性或既往的充血性心衰。

(4)糖尿病。

3. 低危预测指标　高龄、不正常心电图、非窦性心律、低功能耐量、中风病史、未控制的原发性高血压。心绞痛患者行男科手术风险评估时还需注意患者年龄，它是一个独立的危险因素。心肌数量随年龄增加而减少，心脏储备功能和其他重要器官功能也随年龄增长而降低。此外还应注意冠状动脉病变部位和范围、诱发心肌缺血的阈值和心功能，围术期心功能评价常应用心肌核素照相、超声心动图和心室造影等方法。围术期射血分数的降低和术后的致残率、死亡率呈正相关。静息状态下左室射血分数(LVEF)低于35%的患者出现并发症的风险最大，左室收缩和舒张功能降低是预测术后心衰和高危患者死亡率的重要指标。稳定型心绞痛加拿大分级Ⅰ和Ⅱ级为中危预测指标，应对患者目前情况进行评估，积极控制心绞痛发作，以及全身状况和合并疾病治疗如糖尿病、肺功能改善，如果心绞痛稳定可行手术。心绞痛Ⅲ、Ⅳ级和不稳定型心绞痛为高危预测指标，此类患者应进行强化治疗，如果不需急诊手术应推迟或取消手术。

【术前准备】

UAP是严重的具有潜在危险性的疾病，治疗目的是即刻缓解缺血症状和避免严重不良后果(死亡、心梗和再发心梗)，UAP急性期应卧床休息，吸氧，持续心电图监测。中危或高危组患者，内科治疗应强化。

1. 具体措施

(1)抗血小板治疗：急性期阿司匹林每天150～300mg，3d后改为每天50～150mg维持治疗，阿司匹林过敏反应可采用氯吡格雷(Clopidogrel)替代治疗。

(2)抗凝血酶治疗：用于中危和高危患者，低分子肝素，根据体重调整剂量，皮下注射，不需要实验室监测。

(3)抗缺血药物应用：硝酸酯类药物：控制心绞痛发作，硝酸甘油1片舌下含服，若无效3～5min后追加1次，连服3～4片仍无效改用静脉滴注，硝酸甘油剂量5μg/min，开始，以后每5～10min增加5μg/min，直至症状缓解或收缩压降低10mmHg，最高不超过80～100μg/min。若出现头痛和血压降低(SBP<90mmHg)应减量。中危和高危患者硝酸甘油持续静滴24～48h即可，以免产生耐药性而降低疗效。

(4)β受体阻滞药：美托洛尔25～50mg，每日2次或每日3次，注意除外禁忌证，主张常规服用。

(5)钙拮抗药：控制心肌缺血发作为主要目的，硝苯地平对缓解冠脉痉挛有独到的效果，变异型心绞痛首选，剂量为10～20mg 6h 1次。若仍不能有效控制变异型心绞痛发作还可与地尔硫䓬合用，它有更强解除冠状动脉痉挛作用，剂量30～60mg，每天3～4次。对于心绞痛反复发作，静脉滴注硝酸甘油不能控制的患者，也可试用地尔硫䓬短期静注。

5～15μg(kg·min)，持续24～48h，注意心率和血压变化，心率<50/min，减量或停用。

(6)降脂治疗：他汀类药物在急性期应用可使内皮细胞释放一氧化氮，有类硝酸酯作用，远期有抗炎症和稳定斑块作用，能降低疾病死亡和心肌梗死发生率。辛伐他汀40mg每晚1次，或阿托伐他汀20mg每晚一次，或瑞舒伐他汀10mg，每晚一次。若血脂控制疗效差者，可加用依折麦布10mg，每日1次，提高疗效。

(7)血管紧张转换酶抑制药(ACEI)：对无心功能不全的UAP和非ST段抬高的心肌梗死患者，短期应用ACEI疗效尚不明确。对合并心功能不全的UAP和非ST段抬高心肌梗死患者长期应用ACEI能降低心肌梗死和再发心肌梗死率。所谓ABCDE文案对于指导治疗有帮助：A——阿司匹林和抗心绞痛；B——β受体阻滞药和控制血压；C——降胆固醇和禁吸烟；D——饮食调节和糖尿病控制；E——教育和运动。

(8)不稳定型心绞痛介入治疗(PCI)：在高危组患者中如果存在下列情况应考虑行PCI或冠脉搭桥术(CABG)。

①虽内科强化治疗，心绞痛仍反复发作。

②心绞痛发作持续1h，药物治疗不能有效缓解缺血症状。

③心绞痛伴血流动力学不稳定如左心功能不全，低血压和严重心律失常。

2. 术前控制指标　稳定型心绞痛经上述治疗，不稳定心绞痛达到加拿大分级Ⅰ级或无胸痛症状再发3个月以后，可行男科手术。

【术中处理】

1. 术中血流动力学监测，包括心率、血压，心电图监测，及时发现心肌缺血证据。

2. 寻找发生心肌缺血的诱因，如心率增快、血压波动、血流动力学不稳定因素，积极采取有力的措施，尽快纠正心肌缺血，保证血流动力学的稳定性。

3. 抗心肌缺血药物治疗：首选硝酸甘油静脉滴注(见术前准备)。

【术后处理】

1. 继续术前治疗措施包括抗血小板、抗凝血酶治疗、抗心肌缺血治疗，直至病情稳定，低危险组1～2个月随访一次，中、高危险组患者，每个月随访一次，病情无变化，半年随访即可。

2. 高危险组患者病情稳定后，与心内科、胸外科医师共同协商选择时机行介入治疗和(或)动脉搭桥术。

【并发症防治】

心绞痛尤其不稳定型心绞痛是严重的具有潜在危险性的疾病，急性期一般在2个月左右，在此期间发生心肌梗死和死亡的危险性最高。1～3个月大多数患者进入慢性稳定型心绞痛。防治措施如下。

1. 监测心电图，以发现缺血和心律失常，多次测定血清心肌酶CK-MB和(或)肌钙蛋白T或I。

2. 卧床休息，消除紧张和顾虑，保持环境安静，可以应用小剂量镇静药和抗焦虑药物。

3. 积极诊治可能引起心肌耗氧量增加的疾病，如感染、发热、甲状腺功能亢进、贫血、低血压、心力衰竭、低氧血症、肺部感染和快速型心律失常等。

4. 冠心病二级预防：阿司匹林和降血脂治疗最重要(阿司匹林每天50～100mg)，此外宣传戒烟，治疗高血压、糖尿病、控制危险因素，改变不良生活方式，合理安排膳食，适当增加活动量，减少体重。

(二)急性心肌梗死(acute myocardial infarction AMI)

急性心肌梗死(AMI)是急性心肌缺血性坏死，大多是在冠状动脉病变的基础上，发生冠状动脉血供急剧减少或中断，使相应的心肌严重而持久地急性缺血所致。近年来提出急性冠脉综合征的概念(ACS)并把AMI分型为非ST段抬高型心肌梗死(NSTEMI)和ST段抬高型心肌梗死(STEMI)。

【临床表现】

1. 缺血性胸痛:原有心绞痛患者无诱因,且疼痛性质、程度较前加重,持续时间延长可达数小时或数天,休息和含服硝酸甘油不能缓解;伴大汗淋漓,烦躁不安,恐惧或濒死感,老人和糖尿病患者表现为一开始即出现休克、急性心力衰竭,应特别提高警惕。

2. 特征性的心电图改变且有动态变化。心肌损伤(ST弓背抬高)、坏死(异常Q波)、缺血(T波倒置)波形。

3. 心肌梗死的血清心肌标志物和浓度的动态改变,如肌酸激酶同工酶CK-MB和肌钙蛋白T或I(cTnT和cTnI)起病后3~6h浓度很快升高,持续14d,检测CK-MB、cTnI或cTnT阳性可协助诊断。

【手术风险评估】

AMI行男科手术,风险很大,AMI属内科危重症需积极抢救拯救生命,其围术期,心血管危险临床指标属高危预测指标,必须内科强化治疗,取消手术,为手术绝对禁忌证。

【术前准备】

AMI不能行男科手术,术前准备无临床意义,当务之急是按AMI治疗指南,采取积极措施,进行急救,包括院前急救和入院后立即给氧、镇痛、硝酸甘油、溶栓治疗、介入治疗、支架置入术、抗血小板治疗(阿司匹林)、抗凝治疗、β受体阻滞药、ACEI制剂和他汀类药物的使用。

【术中术后处理】

若术中或术后出现AMI则按AMI内科强化治疗。

【并发症防治】

首先必须加强对AMI、心肌缺血的治疗,溶栓、血管重建术(PCI)、β受体阻滞药、纠正电解质紊乱,心电图、心肌酶学监测,及时发现以下并发症,及时处理。

1. *左心功能不全* 适当利尿药、呋塞米20mg静脉注射,静脉给予硝酸甘油,尽早口服ACEI、从小剂量开始。肺水肿合并高血压时静脉硝普钠,洋地黄制剂在AMI发病24h内会增加室性心律失常的危险,故不主张使用。

2. *心源性休克* 心源性休克严重低血压时,多巴胺静滴,血压升至90mmHg以上,同时静注多巴酚丁胺,尽量减少多巴胺用量。药物不能改善预后,必要时应使用主动脉内球囊反搏。

3. *心律失常* AMI由于缺血性心电不稳定可出现早搏、室性心动过速、心室颤动;由于泵衰竭或过度交感兴奋可引起窦性心动过速、房早、房颤、房扑或室上性心动过速;由于缺血或自主神经反射可引起缓慢性心律失常、窦性心动过缓、房室、传导阻滞(心律失常的防治见“三、心律失常”)。

三、心律失常(cardiac arrhythmia)

心律失常是指心脏激动的起源、频率、节律、传导速度和传导顺序等异常,在多数情况下,心律失常并不是一种独立的疾病,而是众多心内外疾病或生理情况下引起的心肌细胞电生理异常。因此,心律失常是否需要治疗,取决于由心律失常引起的症状和有无血流动力学障碍。

某些严重或致命性心律失常,如极快型心房颤动、持续性心动过速、尖端扭转型室性心动过速、心室扑动、心室颤动、全心停搏,应立即采取有力措施终止心律失常和纠正血流动力学障碍,立即电击复律、起搏和静脉药物治疗。选择抗心律失常药物治疗应个体化,首先应判断心律失常性质属良性、潜在恶性、还是恶性(严重),然后决定治疗方案。良性心律失常,常见无器质性心内外疾病,如窦性心动过速、窦缓、窦性心律不齐,单纯性期前收缩,一度、二度Ⅰ型房室传导阻滞,右束支阻滞,不需要应用抗心律失常药物;恶性心律失常见于有活动性心肌炎症、心肌缺血、损伤的器质性心脏病、血流动力学障碍、左室射血分数(LVEF)<40%、T波交替等,常为严重或致命性心律失常,应立即选用强有力的抗心律失常治疗措施和病因治疗。心律失常治疗可进行药物和非药物治疗,后者包括心脏电复律、经导管射频消融术、人工心脏起搏术。

【手术风险评估】

1. 窦性心动过速、窦性心动过缓、窦性心律不齐、房性期前收缩、房室交界性期前收缩、室性期前收缩、一度房室传导阻滞和二度Ⅰ型房室传导阻滞、无器质性心脏病患者,不需抗心律失常药物治疗。属低危预测指标(见心绞痛章节)不会增加手术危险性,男科手术无禁忌证。

2. 病态窦房结综合征,房性心动过速、心房扑动、心房颤动、室上性心动过速、二度Ⅱ型房室传导阻滞。常伴有器质性心脏病如冠心病、高血压、甲亢、心肌病,合并心律失常,需治疗基本心脏病,病态窦房结综合征,给予人工心脏起搏器置入术,室上性心动过速给予射频消融治疗,心房颤动需控制心室率和(或)行射频治疗;或电击复律术,因此,男科手术需延期进行。

3. 室性心动过速、心室扑动、心室颤动、三度房室传导阻滞,是严重致命性心律失常,男科手术风险极大,必须取消手术,为男科手术禁忌证。

【术前准备】

1. 心律失常伴有心、肺疾病时,心肺疾病治疗十分重要。

2. 室上性心动过速常发生于无器质性心脏病患者,绝大多数患者在房室交界区存在双径路,形成连续的折返激动,术前需行经导管射频消融术。

3. 心房颤动

(1)控制心室率:适合年龄较大、心房颤动病史长(≥1年),可选用洋地黄(地高辛0.25mg,每日1次),β受体阻滞药(美托洛尔或比索洛尔)、心室率控制在80/min左右。

(2)防治血栓形成:阿司匹林每天350mg,华法林服用过程中需监测凝血酶原时间国际标准化比值(INR)使INR在2.0~3.0为宜。

(3)转复心律:适合年龄较轻,病程短于1年,可用同步电复律或药物复律或射频消融术治疗,有器质性心脏病患者宜选用胺碘酮。

4. 室性早搏:偶发室性早搏无症状,不必进行治疗;频发室性早搏伴有器质性心脏病病人,除治疗原有心脏病外可酌情选用β受体阻滞药或胺碘酮;如果器质性心脏病,伴左室射血分数(LVEF)降低,病因治疗的同时,应加强心电监护、发现心肌缺血或复杂性室性早搏时应早期使用β受体阻滞药或胺碘酮。

5. 房室传导阻滞:一度、二度Ⅰ型房室传导阻滞,行病因治疗,少数患者为迷走神经张力增高所致,可密切观察;二度Ⅱ型房室传导阻滞,高度以上房室传导阻滞伴心室率慢、血流动力学障碍应及时进行临时性或永久性起搏治疗。

6. 室性心动过速、心室颤动、心室扑动

(1)去除病因和诱因是终止和预防复发的关键,常见于急性心肌梗死等严重器质性心脏病、电解质紊乱和药物中毒。

(2)电击复律。

(3)药物治疗:胺碘酮,β受体阻滞药等抗心律失常药物应用。

(4)介入手术置入心脏自动复律除颤器(ICD)也是远期防治的重要手段之一。

7. 病态窦房结综合征:窦性心动过缓≤40/min,二度Ⅱ型窦房传导阻滞,窦性停持>3.0s。窦缓伴短阵房颤、房扑、室上速、发作停止时窦房结恢复时间>2s,行起搏器置入术。

8. 窦性心动过速、过缓(心率≥50/min),窦性心律不齐,偶发房性早搏,交界性早搏，室性早搏，常不伴器质性心脏病，可不给予抗心律失常药物，注意改善诱因、休息、镇静等治疗。

【术中处理】

1. 心律失常患者行男科手术时，术中严密心电监护，及时发现恶性心律失常如室性心动过速、室颤或快速心房颤动。

2. 给氧、减少出血、纠正影响血流动力学稳定的诸多因素。

3. 室上性心动过速：维拉帕米、普罗帕酮、三磷腺苷、毛花苷 C 或 β 受体阻滞药静脉注射，如果效果不满意可用胺碘酮静脉注射。

4. 室性心动过速，室扑、室颤：静脉注射胺碘酮 150mg/10min，随后 1mg/min 6h，0.5mg/min 18h(24h 负荷量 1050mg)，如果药物不能终止室性心动过速应改用直流电转复。

5. 快速心房颤动：减慢心室率可用胺碘酮静脉注射。

【术后处理】

1. 去除影响血流动力学不稳定因素，如控制不良的高血压、心肌缺血、术后疼痛、出血等。

2. 各类心律失常，继续术前准备时使用的抗心律失常药物，若口服受手术后禁食的影响可静脉滴注，能口服时改为口服给药。

【并发症防治】

1. *心力衰竭*　见心力衰竭的防治。

2. *抗心律失常药物的促心律失常*　促心律失常是指用药后诱发既往未曾发生过的心律失常，或者使原有心律失常恶化，确诊促心律失常之前，需除外自身心律失常恶化，以便确定停药或是加药。促心律失常不仅表现为快速心律，也可有缓慢性心律失常，部位除心室外、心房、房室结及窦房结水平均可发生。原有心律失常恶化，非持续性变为持续性，心动过速频率加快，用药后 Q-T 间期延长引起扭转型室速是较特异的促心律失常现象。发生促心律失常应及时停药，测定血浆电解质浓度，包括血清钾、镁并按具体心律失常处理，必要时，心室起搏，严重血流动力学障碍可以电复律，防治促心律失常的发生，应强调严格掌握抗心律失常药物的适应证。

四、心力衰竭(heart failure)

心力衰竭简称心衰，是一种复杂的临床综合征，是由于各种原因的初始心肌损伤，引起心脏结构和功能的变化，最后导致心室泵血功能低下。心脏不能泵出足够的血液以满足组织代谢需要，或仅在提高充盈压后方能泵出组织代谢所需要的相应血量，心衰主要特点是呼吸困难、乏力、运动耐量下降及体液潴留造成肺淤血和外周水肿，心衰呈进行性发展，即使没有新的心肌损害，临床处于稳定，心功能仍逐渐恶化。它是各种心脏病的严重阶段，其发病率高，5 年存活率与恶性肿瘤相仿，其住院率只占同期心血管病的 20%，但死亡率却占 40%，提示预后严重。

【手术风险评估】

美国纽约心脏病协会(NYHA)分级：一般将心功能分为四级：

Ⅰ级：体力活动不受限，日常活动不引起过度乏力，呼吸困难或心悸即心功能代偿期。

Ⅱ级：体力活动轻度受限，休息无症状，日常活动即可引起乏力、心悸、呼吸困难或心绞痛。为一度或轻度心衰。

Ⅲ级：体力活动明显受限，休息时无症状，轻于日常活动即引起上述症状。二度或中度心衰。

Ⅳ级：不能从事任何体力活动，休息时亦有充血性心衰或心绞痛症状，任何体力活动后加重。为三度或重度心衰。

心功能Ⅰ级，男科手术无禁忌。

心功能Ⅱ级，属中危预测指标，是提示围术期心血管并发症增高的预测因素，应对患者引起心衰的基本病因和诱因进行评估，如冠心病、高血压等诱因是否控制，此时手术有一定风险，取得患者、家属认同，以及术前充分准备仍可施行男科手术。

心功能Ⅲ级属高危预测指标，应强化治疗，如果不需要急诊手术，应推迟手术时间，待心功能好转再行手术。

心功能Ⅳ级，应取消男科手术。

急性心力衰竭，为手术禁忌。

【术前准备】

1. 病史　详细询问病史和体检，发现心衰基本疾病和(或)并存疾病，确定危险分层至关重要，第三心音，心衰体征，包括体循环淤血和肺水肿是围术期重要危险因素。

2. 二维超声心动图(2DE)及多普勒超声检查　LVEF≤40%为左室收缩功能不全，LVESV(左室收缩末期容积)是判断收缩功能和预后最有价值的指标。

3. B类利钠肽(BNP)　BNP水平低于正常时发生心衰可能性小，阴性预测值高。

4. 基本病因和诱因治疗　对心衰基本病因，如高血压、冠心病、瓣膜疾病、甲亢给予相应治疗，同时对感染、心律失常、贫血、电解质紊乱及时治疗、纠正。

5. 慢性心衰治疗　心衰治疗不仅包括改善血流动力学(利尿、正性肌力药物和血管扩张药)的治疗，而且要长期应用神经内分泌拮抗药，以改善衰竭心脏的生物学功能。具体措施：利尿药减少体液潴留，治疗中注意电解质紊乱、低钾、低镁。正性肌力药物地高辛改善心肌收缩功能障碍。ACEI是治疗慢性心衰的基石，β受体阻滞药能改善临床情况，左室功能，降低死亡率和住院率，用于心功能Ⅱ～Ⅲ级，由小剂量开始，以后逐渐加量，直到靶剂量。

6. 急性心衰治疗　吗啡3～5mg静脉注射；快速利尿：呋塞米20～40mg静脉给予；硝普钠16μg/min逐渐增至50～100μg/min、毛花苷C 0.2mg静脉注射；糖皮质激素、给氧、诱因处理如AMI快速心律失常、高血压危象或过多过快输液的防治。

【术中处理】

1. 吸氧　氧流量2～3L/min，也可高流量给氧(6～8L/min)，需要时予面罩加压给氧或正压呼吸，吸氧时加乙醇去泡。

2. 寻找术中心衰诱因　是否输液过快、输液输血过多、快速性心律失常、骤然血压过高，给予相应处理。

3. 急性心衰治疗　术中出现急性心衰按急性心衰治疗。

【术后处理】

1. 继续心衰治疗方案，ACEI终身服用。

2. 诱因处理：注意输液量、输液速度、避免短期大量补液，注意电解质紊乱，了解有无低钾，术后止痛也很重要，避免因疼痛引起血压过高诱发心衰。

【并发症防治】

1. 肺部感染　心衰肺淤血增加了肺部感染的机会，肺部感染反过来加重心衰症状，肺部感染是心衰急性加重的诱因。应尽早给予足够的抗生素，心衰肺部感染时强调“重拳出击”，给予强力抗生素，应采用静脉给药方式。

2. 肾功能不全　心血管功能调节与肾功能调节密切相关，肾功能不全和肾功能衰竭会影响心血管功能，常可导致心衰，心衰也可影响肾功能，引起急性、慢性肾衰。心衰合并肾功能不全治疗应致力于可治疗的因素，如高血压的治疗，控制血压在125/75mmHg。糖尿病，严格控制血糖(HbA1c<7.0%)，减轻对肾功能及心功能的损害。应用他汀类药物控制升高的LDL-C，饮食疗法限制蛋白质[<0.6g/(kg·d)]、限盐以及EPO与磷结合剂、叶酸、维生素B_6、维生素B_{12}的应用。

3. 顽固性水肿　心衰合并顽固性水肿时严格限制液体入量(<1200ml/d)；限Na摄入量(<2g/d)，加大襻利尿药用量，以静脉给药为宜。严重低蛋白血症(<2g/dl)在应用利尿药的同时给予白蛋白增加利尿效果。

4. 电解质紊乱

(1) 低钠血症：血清钠浓度<

135mmol/L，低钠血症是心衰进展标志之一，与预后有关，应该用襻利尿药和静脉滴注0.9%NaCl尽快纠正，建议每24小时纠正不超过8mmol/L，症状重可给予高张盐水，在几个小时内每小时纠正1～2mmol/L，ACEI与利尿药联合治疗常可改善低钠血症。

(2)血钾异常：包括低血钾、高血钾。低血钾治疗通常氯化钾口服或静脉补钾。高血钾的治疗：静脉钙剂以对抗高钾对心肌传导影响、增加钾向细胞内的转移，胰岛素10U静滴可在10～20min内降低血钾；沙丁胺醇喷雾剂10～20mg，90～120min可降低血钾。

(3)低镁血症：由于摄入少、吸收少、利尿药使用导致肾排泄增加，患者出现乏力、头晕、震颤、房室-传导阻滞或室性心律失常，治疗给予镁制剂口服2～4mmol/kg，每8～24h 1次。

(赵万蓉)

第二节　男科手术合并呼吸系统疾病

一、慢性阻塞性肺疾病(chronic obstructive pulmonary disease，COPD)

慢性阻塞性肺疾病是一种具有气流受限特征的肺部疾病，气流受限不完全可逆，呈进行性发展。COPD与慢性支气管炎(chronic bronchitis)和肺气肿(pulmonary emphysema)密切相关。慢性支气管炎是指支气管壁的慢性、非特异性炎症。如患者每年咳嗽、咳痰达3个月以上，连续2年或更长，并可除外其他已知原因的慢性咳嗽，可以诊断为慢性支气管炎。肺气肿则指肺部终末细支气管远端气腔出现异常持久的扩张，并伴有肺泡壁和细支气管的破坏而无明显的肺纤维化。当慢性支气管炎和(或)肺气肿患者肺功能检查出现气流受限，并且不能完全可逆时，则诊断COPD。如患者只有慢性支气管炎和(或)肺气肿，而无气流受限，则不能诊断为COPD，而视为COPD的高危期。COPD气流受限严重程度分级如下：

GOLD1：轻度　$FEV_1 \geq 80\%$预计值；

GOLD2：中度　$50\% \leq FEV_1 < 80\%$预计值；

GOLD3：重度　$30\% \leq FEV_1 < 50\%$预计值；

GOLD4：极重度　$FEV_1 < 30\%$预计值。

此外COPD临床症状可分为：

1. 急性加重期[慢性阻塞性肺疾病急性加重期)　指慢阻肺患者呼吸系统症状出现急性加重，典型表现为呼吸困难加重、咳嗽加剧、痰量增多和(或)痰液呈脓性，超出日常的变异，并且需要改变药物治疗。

2. 稳定期　则指患者咳嗽、咳痰、气短等症状稳定或症状轻微。

【手术风险评估】

COPD患者患有男科疾病需进行手术时，应在COPD稳定期，此外尚应根据患者年龄、身体状况、有无其他重要脏器疾病、肺功能、手术价值、手术本身风险、手术并发症以及患者和家属对手术的要求和理解程度等多种因素进行综合判断。

1. COPD 1—2级　男科手术无禁忌。

2. COPD 3级　手术风险较大，应慎重考虑。但如果不进行手术，疾病会危及患者生命，在患者及家属充分理解和要求下，在呼吸科医师指导下进行2～4周术前准备治疗，呼吸困难和肺功能得到一定改善可考虑手术，但在麻醉苏醒后应鼓励患者自主呼吸，尽快脱离呼吸机，以减少呼吸机依赖所带来的并发症。

3. COPD 4级　为手术禁忌证。

【术前准备】

1. 急性加重期　患者短期内出现咳、痰、喘加重，痰量增多，呈脓性或黏液脓性，可进行以下治疗以控制症状，改善肺功能。

(1)控制性吸氧：发生低氧血症者可鼻导管吸氧，或通过文丘里(Venturi)面罩吸氧。鼻导管给氧时，吸入的氧浓度与氧流量有关，估算公式为吸入氧浓度(%)=21+4×氧流量(L/min)。一般吸入氧浓度为28%～30%。

(2)支气管舒张药：沙丁胺醇1000μg加异丙托溴铵250～500μg，通过小型雾化吸入器给患者吸入治疗。茶碱缓释或控释片，每12小时1次。

(3)抗生素：当患者呼吸困难加重，痰量增多，有脓性痰时，应根据患者所在地常见病原菌及药物敏感情况积极选用抗生素治疗。推荐经验性治疗方案：二、三代头孢菌素加大环内酯类抗生素或喹诺酮类，疗程视感染严重程度而定，一般10～14d。

(4)祛痰药：盐酸氨溴索，30mg，每日3次。

2. COPD稳定期(严重程度属于3级)　有必要进行手术时可在呼吸内科医师指导下吸入信必可(布地奈德和福莫特罗)和思力华(噻托溴铵)，治疗2～4周后，患者自觉症状和呼吸功能会有一定程度好转，有可能在一定程度上减少手术风险性。

3. 达到耐受手术的指标

(1)急性发作期症状控制良好，身体状况恢复到急性发作期前水平，肺功能检测达到2级以上。

(2)COPD严重程度GOLD3，经吸入激素和抗胆碱药等药物，自觉症状好转，肺功能有一定好转，尽管未达到2级标准，可根据具体情况综合分析考虑手术的可行性。

【术中处理】

1. 术前有COPD急性发作或肺功能较差患者，治疗后症状控制或改善，其治疗方案可持续到术后5～7d。

2. 注意保暖，室温过低或身体暴露时间过长，会诱发COPD急性发作。

3. 呼吸机参数设置：由于COPD病人气道阻力增加和死腔气量加大，采用稍大潮气量、慢频率的呼吸可以减少呼吸肌功耗和提高肺泡通气量。在设置吸呼时比时，宜使病人有较充分的呼气时间，以利二氧化碳的排出，并可降低气道平均压，减少气压伤的发生和对血流动力学的影响。通常吸呼时比应在1:2以上，并选用减速型吸气流量波型，峰压不超过3.43kPa(35cmH_2O)为宜。

4. 术中出现血氧饱和度下降，肺部哮鸣音，可增加吸氧浓度，必要时静脉推注氨茶碱0.125g。

【术后处理】

1. 全身麻醉苏醒后，应鼓励病人自主呼吸，尽早脱离呼吸机，以减少对呼吸机的依赖，尤其是肺功能较差的患者。

2. 情况允许下应鼓励病人尽早下床活动，以减少坠积性肺炎的发生。

3. 痰液较多的患者，应注意镇痛和化痰药的应用，鼓励患者咳嗽将痰液咳出。咳嗽剧烈者应止咳以避免伤口破裂。

【并发症防治】

1. 气胸　术中密切观察气道压和血氧饱和度，必要时检测动脉血气分析。如气道压突然升高[峰压>3.92～4.90 kPa(40～50cmH_2O)]、血氧饱和度降低、$PaCO_2$升高，需特别注意是否并发有气胸，并进行及时处理。

2. 肺部感染　手术后2～5d容易发生。手术后由于麻醉、镇痛药或伤口疼痛等原因抑制低位肺组织通气，以及咳嗽反射或其他呼吸道的自然防御机制，常诱发肺部感染。肺组织炎症浸润、小气道和肺泡内渗出物阻塞等都可能引起通气和换气功能障碍，加上伴随而来的毒血症增加机体代谢率，加重呼吸生理负担。此外，手术创伤或并发症等所致低血压、失血性休克、贫血等可降低血氧运输量，加重组织缺氧和CO_2潴留。处理同COPD急性发作。

3. 呼吸道分泌物引流不畅　主要发生于术后数天内，在麻醉药等药物作用未消失或疼痛比较明显的情况下发生机会较多。在老年、体弱合并呼吸功能减退的患者容易发生，特别是峰流速小于 3L/min，患者咳痰能力明显下降时更容易发生。分泌物阻塞气管导致窒息，阻塞分支气管导致肺不张。阻塞周边小支气管导致低氧血症和肺部感染。应注意术后伤口镇痛，鼓励病人翻身和适当咳嗽。

二、支气管哮喘(bronchial asthma)

支气管哮喘是由多种细胞(如嗜酸性粒细胞、肥大细胞、T 细胞、中性粒细胞、气道上皮细胞等)参与的气道慢性炎症性疾病。这种慢性炎症导致气道反应性增高，通常出现广泛多变的可逆性气流受限，并引起反复发作性的喘息、气急、胸闷或咳嗽等症状，常在夜间和(或)清晨发作、加剧，发作时在双肺可闻及散在或弥漫性、以呼气相为主的哮鸣音，呼气相延长，上述症状可经治疗缓解或自行缓解。临床诊断需除外其他可引起类似症状的疾病(心源性哮喘、支气管肺癌、COPD 急性发作等)，临床表现不典型者(无明显喘息或体征)需进行支气管舒张试验。

【手术风险评估】

支气管哮喘可分为急性发作期、慢性持续期和缓解期。

1. 急性发作期　是指气促、咳嗽、胸闷等症状突然发生或加剧，常因接触变应原等刺激物或治疗不当所致。其严重程度根据临床症状、体征和实验室检查可分为轻度、中度、重度和危重。

2. 慢性持续期　许多哮喘患者即使没有急性发作，但在相当长的时间内仍有不同程度和不同频度地出现症状，根据其临床表现和肺功能将其病情程度可分为 4 级。

3. 缓解期　指经过治疗或未经过治疗其症状、体征消失，肺功能恢复到发作前水平，并维持 4 周以上。

处于任何程度的急性发作期或慢性持续期的哮喘患者都不适于手术，只有当症状完全控制进入缓解期后方可考虑手术。支气管哮喘合并阻塞性肺气肿者(症状无法完全控制、发作间期有劳累性呼吸困难、肺功能检测出现不可逆减退)，手术风险评估方法同慢性阻塞性肺病。

【术前准备】

1. 凡是有确切支气管哮喘病史，尤其是近期有急性发作者，尽管目前处于缓解期没有任何症状，手术前都建议进行正规的抗哮喘治疗，可吸入信必可(布地奈德和福莫特罗)或舒利迭(沙美特罗＋盐酸氟替卡松)，每日 2 次。这样可有效预防术中哮喘的发作。

2. 术前有不同程度的哮喘发作，应积极控制哮喘直至症状完全缓解，并维持 4 周以上，在继续用药的同时方可考虑手术。

3. 有支气管哮喘病史的患者，应仔细询问药物过敏史，避免使用易导致机体过敏的药物，尤其是中药静脉制剂，如双黄连、鱼腥草等。

【术中术后处理】

1. 全身麻醉气管插管有可能导致哮喘发作，术中应注意气道湿化，密切观察肺部体征和血氧饱和度，一旦出现哮喘发作征象，可静脉缓推氨茶碱 0.125g。

2. 全身麻醉苏醒后，应鼓励病人自主呼吸，尽早脱离呼吸机。

【并发症防治】

1. 单纯支气管哮喘未并发阻塞性肺气肿或肺心病者，术中及术后一般不易出现肺部并发症。

2. 支气管哮喘合并阻塞性肺气肿常见的并发症的防治同 COPD。

三、肺源性心脏病(cor pulmonale)

肺源性心脏病是指由支气管－肺组织、胸廓或肺血管病变致肺血管阻力增加，产生肺动脉高压，继而右心室结构和(或)功能改变的疾病。根据起病缓急和病程长短，可分为急性和慢性肺源性心脏病两类。临床上以后者多见。根据慢性支气管炎、肺气肿、其他胸肺疾病或肺血管病变，出现肺动脉高压、右心室增大或右心功能不全的临床表现，如 $P_2>A_2$、颈静脉怒张、肝大压痛、肝颈静脉反流征阳性、下肢水肿及体静脉压升高等，心电图、X 线胸片、超声心动图有右心增大肥厚的征象可以做出诊断。

【手术风险评估】

1. *原发疾病给手术带来的风险* 肺心病可继发于多种支气管、肺、胸廓和肺血管疾病，以 COPD 最为多见，由 COPD 所致的肺心病，首先应对 COPD 的严重程度进行评估，方法见 COPD 章节。与肺结核相关的肺心病(多为双肺大范围病变并伴纤维化和胸廓改变)，应针对肺部结核目前的状况进行检查，包括 X 胸片、胸部 CT 和痰液结核菌的检查，以确定肺结核是否活动或具有传染性，如结核活动甚至痰菌阳性，男科手术应暂停并进行积极抗结核治疗，直至痰菌阴转，结核病灶稳定。

2. *肺心病给手术带来的风险*

(1)心功能代偿期：有肺动脉高压和右心室肥厚，但右心室尚能代偿，舒张末期压仍正常，如肺部原发疾病情况许可(COPD 分级 0 至 2 级，结核病灶稳定)可进行手术。

(2)心功能失代偿：COPD 急性发作，导致肺动脉压持续升高，超过右心室的代偿能力，右心排出量下降，舒张末压增高，右心室扩大发生右心室功能衰竭，此时为手术禁忌。

【术前准备】

1. *COPD 急性发作所致肺源性心脏病* 心功能衰竭首先应针对 COPD 急性发作给予吸氧、解痉平喘、控制感染。如疗效不佳，可考虑使用利尿药、正性肌力药和血管扩张药。待心衰完全控制、心功能代偿、COPD 稳定后方可根据肺功能状况考虑是否可行手术。

2. *肺心病心功能代偿* COPD 稳定期，但 COPD 严重程度属于Ⅲ～Ⅳ级，应给予适当治疗以改善肺功能，详细请参考 COPD 章节。

【术中术后处理】

同慢性阻塞性肺疾病(COPD)。

【并发症防治】

同慢性阻塞性肺疾病(COPD)。

四、肺功能不全

肺功能不全(lung function defect)是指由多种胸部疾病引起的肺功能降低。常见胸部疾病可分以下几类。

1. *引起阻塞性通气功能障碍的疾病* 包括慢性支气管炎、支气管哮喘、阻塞性肺气肿、支气管扩张、矽肺等。病理生理特征有如下。

(1)支气管黏膜炎症，分泌物增多，平滑肌痉挛，气管壁结构破坏。

(2)气流阻力增加。

(3)肺组织结构破坏，弹性功能减退，容易导致小气道陷闭。上述变化均可导致阻塞性通气功能障碍。因阻塞部位与程度各不相同，肺泡内气体分布不均，肺毛细血管则因受膨胀肺泡之压迫，或因炎症、纤维化，使肺毛细血管数量及血流量均减少，导致通气/血流灌注比例失调。早期可出现缺氧。随着病情发展，残气量(RV)、功能残气量(FRC)明显增加，部分患者可有肺总量(TLC)的轻度增加，潮气量和肺活量的比值增加，呼气从被动变成主动，呼气期胸腔负压变为正压，使小气道闭合，空气陷闭量增加，过度通气已无法代偿产生过多的 CO_2 时，病人的 $PaCO_2$ 升高，产生呼吸性酸中毒。由于肺循环障碍，可发生右心肥大、衰竭。

2. *引起限制性通气功能障碍的疾病* 包括肺泡和间质性疾病、胸膜和胸廓疾病、气道完全阻塞，如肺纤维化、气胸、胸膜炎、脊柱及胸廓畸形、神经肌肉病变、重症肌无力、过度肥胖和支气管内膜结核等。这些疾病主要是使胸廓或肺组织的扩张受到限制，胸廓和(或)肺顺应性降低。肺活量(VC)、TLC 降低，VC 降低大于 MVV、第 1 秒用力时间肺活量($FEV_{1.0}$)的降低。通气受限制时，常以呼吸频率增加作为代偿，通气严重不足时导致缺氧和二氧化碳潴留。

3．*肺动静脉瘘*　可使未经气体交换的肺动脉血直接流入肺静脉、左心房内，增加解剖性分流，使动静脉血分流增加，因此血氧降低，导致红细胞增生，血液黏滞度增加，从而增加心脏负荷和微循环阻力，使血液在毛细血管内淤滞，影响组织摄氧。可出现发绀、气急等症状。

4．*心血管病*　如缩窄性心包炎、先天性心脏病(发绀型、非发绀型)及后天瓣膜病变性心脏病和冠心病等。其病理生理变化各不相同，但对肺功能的影响主要通过：

(1)改变肺内血流灌注量，影响通气/血流比例。

(2)增加生理性分流。

(3)影响血液携氧量。

(4)心脏扩大和肺组织淤血可导致限制性通气功能障碍。

(5)总体上导致低氧血症。

【手术风险评估】

总体肺功能状态是判断手术可行性的最全面的依据，其中最主要的指标是通气功能指标和动脉血气，同时结合患者年龄、身体状况和运动能力。需强调的是进行中下腹手术对肺功能要求不高，手术安全性相对较大。

1．FEV_1 占预计值＞70％，手术无禁忌；69％～50％应严格考虑；49％～30％者，应尽量保守或避免；30％以下者禁忌。

2．最大峰流速与术后的咳痰能力直接相关，大于 3L/min 者，咳嗽能力较好，术后发生痰液堵塞的机会较小，否则需慎重。

3．PaO_2：若术前无低氧血症或轻度低氧则手术安全性大；如明显低氧血症，但低流量吸氧后，PaO_2 明显改善，手术也可以考虑，否则风险较大。

4．一般情况和运动能力

(1)年龄：一般情况下，随着年龄的增加，手术风险和发生并发症的机会增加，特别是 70 岁以上的老人。

(2)体重：肥胖患者的风险度增加，特别是显著肥胖的患者，因为肥胖患者细胞外液量较少，对水、电解质的调节能力下降，术后容易发生内环境的紊乱；胸廓的粘连阻力和惯性阻力显著增加，因此呼吸负荷增加，容易发生呼吸衰竭。存在横膈上移和功能残气量的减少，术后容易发生肺淤血和感染。另外该类患者手术难度较大，手术创伤的程度也相对较大，发生并发症的机会也较多。

(3)营养状况：主要是血红蛋白含量和白蛋白的浓度，如有降低，在择期手术患者应纠正至正常。急诊手术患者，也尽量将血红蛋白浓度纠正至 90g/L 以上，白蛋白纠正至 30g/L 以上，同时手术中和手术后也应继续纠正。

(4)运动能力：运动能力是影响手术风险的重要因素，特别是上腹部手术。运动能力可以与肺功能的变化不一致。单从肺功能指标判断，患者可能不容易耐受手术，但若患者经常锻炼，腹式呼吸运动较好，能够从事一定的体力运动，可较容易地爬上 3 楼，则多能耐受手术。

(刘　忠)

第三节　男科手术合并消化系统疾病

一、肝功能损害(damage in liver function)

肝脏是机体内最大的消化腺，具有分泌胆汁、储存糖原及解毒等多种功能，同时又是机体新陈代谢最旺盛的代谢器官，肝内含有数百种代谢酶，其生化反应多达 500 种以上。

肝脏是合成和分解代谢蛋白质的主要场所。肝脏占体重的 2%，接受 1/5 心脏排血量。拥有双重血供系统，一是来自收集胃肠道血液且富含营养物质的门静脉系统，占肝血供的 75%；另一系统是来自体循环，富含氧的肝动脉。动静脉血在肝血窦内进行物质交换。肝细胞窦面有许多不规则的微绒毛伸入窦隙，这种结构使肝细胞与血液循环的物质进行快速交换。肝细胞产生的物质可以直接释放入血液中，影响和调节机体的代谢与生理功能活动。肝内富含吞噬细胞，能吞噬和清除血中的异物，是机体防御系统的主要组成部分，此外，胚胎时期还有造血功能，正常成人肝虽不参与造血，但仍具有这种潜在能力，在某些病理状态下，肝可以恢复一定的造血功能。肝细胞有丰富的线粒体、内质网和溶酶体，这些结构形态和化学组成特点，与它重要而复杂的功能密切相关。

手术治疗某些疾病时，有很多因素均会对肝脏有不同程度的影响，如麻醉、低血压、缺氧和 CO_2 蓄积等对肝脏影响较大。另外，营养不良、手术创伤、出血、输血反应等均对肝组织亦有不同程度影响。故对有肝功能障碍的患者实施手术治疗某些疾病时，应重视术前准备，如纠正贫血、加强营养、增加糖原储备、补充蛋白质、改善凝血机制等。术中应尽量避免低血压、缺氧和 CO_2 蓄积现象。术后注意维持水与电解质平衡，避免用吗啡类等对肝有损害作用的药物。

肝疾病的病人患有外科疾病需手术治疗时，具体应注意下列问题：

1. 麻醉药物的选择及麻醉方式，很多麻醉药对肝脏均有不同程度的影响，如氯仿、吗啡类药物、氟烷、巴比妥类和乙醇等。麻醉方式不同对肝脏也有不同的影响，全麻较局麻对肝脏的影响要大些。

2. 慢性肝病、肝硬化病人因门静脉高压可并发脾功能亢进，使白细胞、血小板减少，手术时易出血。又由于肝功能损害后，合成蛋白质的功能降低，引起复合性凝血因子缺乏。这些因素导致病人常常有出血倾向，表现为鼻出血、牙龈和皮肤黏膜出血，手术时则可出现创口出血不止等。因此，对此类病人应输入新鲜血浆和血小板。白细胞减少易发生感染，故应合理使用抗生素。

3. 在施行手术时，因麻醉、手术创伤等，可增加脑、肝、肾的负担，抑制大脑功能，易引起肝性脑病。如发生食管静脉曲张破裂出血时，门静脉血供明显下降，加重肝缺氧；如合并休克，可促使肝细胞坏死而发生肝性脑病；手术后的感染，可使组织分解代谢增强，导致氨产生增多；发热又可使氨的毒性增加；大量放腹水、利尿可易导致水电解质失衡等。这些因素均可诱发和加重肝性脑病，应立即给予处理。

4. 肝病病人因急性失血需要输血时，尽量输入新鲜血，避免大量输入库血，因库血中缺乏某些凝血因子，活性的血小板也相对较少，且库血中乳酸、无机磷酸盐、氨及钾的含量均较高，这些都不利于肝病患者。

【分类】

肝脏疾病的分类较为复杂，可以有以下几种分类法。

1. 肝炎

(1)按病程分类：分为急性肝炎及慢性肝炎。

(2)按病因学分类

①病毒感染性肝炎：有甲型、乙型、丙型、丁型、戊型及庚型病毒性肝炎，还有其他非嗜肝病毒所致肝炎，如 EB 病毒感染、巨细胞病毒感染、单纯疱疹病毒感染、带状疱疹、水痘、肠道病毒感染、流行性出血热、风疹病毒感染、马尔堡病毒性肝炎、鹦鹉热及 AIDS 等。

②其他病原体所致感染性肝炎，如细菌性感染：细菌感染性淤胆、非特异性炎症反应、肝脓肿、肉芽肿变、肝胆系结核感染及麻风等。立克次体感染；支原体感染；螺旋体感染，如钩端螺旋体病、回归热及肝梅毒等；真

菌感染；原虫感染，如阿米巴肝炎与肝脓肿、黑热病、疟疾、毒浆体原虫感染、大肠纤毛虫感染及圆线虫感染等；寄生虫感染，如血吸虫病、华支睾吸虫病、胆道蛔虫病和肝蛔虫症、肝包虫子病及胆道梨形鞭毛虫感染等。

③自身免疫性肝炎：分Ⅰ、Ⅱ及Ⅲ型自身免疫性肝炎。

④药物性和中毒性肝炎，如药物性肝病、酒精中毒性肝病及工业和环境中毒性肝病。

⑤其他肝病：淤血性肝病、妊娠性肝病及应激性肝病。

(3)按病理学分类：可分为轻型肝炎及重型肝炎，后者又可分为急性重型肝炎、亚急性重型肝炎及慢性重型肝炎。

(4)按临床表现分类：可分为黄疸型肝炎、无黄疸型肝炎及重型肝炎。

2. 肝硬化

(1)按形态学分类：有小结节型、大结节型及混合结节型。

(2)按病因分类：病毒性肝炎后肝硬化、酒精中毒性肝硬化、胆汁性肝硬化，包括有原发性和继发性胆汁性肝硬化、代谢障碍性疾病所致肝硬化、毒物和药物中毒性肝硬化、血吸虫病、自身免疫、营养不良、霉菌毒素中毒、隐源性肝硬化及肝输出受阻 Budd-Chiari 综合征等。

3. 脂肪肝　可以有很多原因引起，如：酒精、饥饿、蛋白质-热量不足的营养不良、肥胖病、小肠改道手术治疗肥胖症、糖尿病、急性妊娠期脂肪肝、Reye 综合征及四氯化碳中毒等。

4. 肝肿瘤　如肝血管瘤、肝囊肿、原发性肝细胞瘤、转移性肝癌、肝肉瘤、肝细胞腺瘤、胆管腺瘤、胆管乳头状腺瘤及胆管囊腺瘤等。

5. 遗传性肝病

(1)遗传性高胆红素血症：如遗传性高非结合胆红素血症(如 Gilbert 综合征)、遗传性高结合胆红素血症(如 Dubin-Johnson 综合征)、Rotor 综合征及良性家族性肝内胆汁淤积症。

(2)肝豆状核变性(Wilson 病)。

(3)血色病(如特发性血色病)、慢性贫血的铁贮积病、酗酒与铁质沉积、门-腔静脉分流术后的铁质沉积、迟发型皮肤肝性卟啉病与铁质沉积、继发性血色病。

(4)肝糖原贮积病。

(5)半乳糖血症。

(6)遗传性果糖不耐受症。

(7)α_1-抗胰蛋白酶缺乏症。

(8)间歇性急性卟啉病；遗传性出血性毛细血管扩张症。

【手术风险评估】

肝病患者与非肝病患者相比，行手术治疗时死亡和肝功失代偿的风险性增加。但术前的仔细筛选及充分准备，某些手术是可安全进行的。除了麻醉药对肝脏代谢有影响，外科手术的类型、方法、时机及范围对于术后的肝功能也起决定性作用。肝硬化患者行开腹手术的风险性远远高于腹腔镜手术。据报道，各种类型开腹手术的死亡率介于 20%～54%。急诊手术预后较差，死亡率在 50%左右。

1. 急性肝炎患者　患有急性肝炎的患者行手术治疗通常是不明智的，但对于轻度慢性肝炎患者，手术是安全的。

2. 肝硬化患者　对于肝硬化患者是否手术，常应用 Child-Pugh 评分法，以了解肝脏的储备功能。

(1)一般 Child-Pugh 评分法为 8 分是分界线，超过此水平，肝硬化患者行手术的风险性大大增加。由于肝脏疾病和手术类型不同，很难评估其总风险性大小。

(2)如有急性病毒性肝炎、急性脂肪肝肝炎(酒精坏死性肝炎)、暴发性肝衰竭、严重慢性肝炎、肝硬化 Child-Pugh 分级为 C 级及严重凝血功能障碍患者均属手术禁忌证。

(3)因肝硬化程度不同，各资料差异较

大,但很多资料显示合并一个或多个下列情况时,死亡率升高:胆红素水平升高,凝血酶原时间延长、腹水、白蛋白降低、肝性脑病、门脉高压和急诊手术。前五个因素也是Child-Pugh评分的主要内容,Child-Pugh评分可有效评估手术死亡的风险。Child-Pugh改良分级法,是迄今国际上通用的肝硬化肝贮备功能的分级标准,对指导治疗(如是否手术)、判断预后及药物疗效,均有很重要的参考价值。Child-Pugh改良分级法分为ABC三级。即,A级为5～6min,手术危险度小,手术病例的死亡率为29%;B级为7～9min,手术危险度中等,手术病例的死亡率为38%;C级为10～15min,手术危险度大,手术病例的死亡率为88%。

【术前准备】

1. 由于肝脏是机体最大的代谢器官,具有非常重要和复杂的功能,手术前应该有充分的准备,有足够的时间来改善患者的全身状态。要了解肝的功能情况,如肝功能有损害,要知道肝脏病变是急性期还是慢性期,是活动期还是静止期,肝脏的储备功能怎样,有无出凝血情况的异常等。

2. 选择有肝功能损害的患者,手术指征选择如下:

(1)急症手术指征:无明显腹水,血清蛋白质>30g/L,患者年龄≤50岁,收缩压>90mmHg,肝功能尚可,无黄疸者。医院具有一定手术条件和技术水平,可行急诊手术。对于急症手术的患者,应积极进行抗休克综合治疗,输血补充血容量,纠正水、电解质紊乱与酸碱失衡,积极保护肝功能,预防肝性脑病及肝功能衰竭的发生。

(2)择期手术指征:如果肝功能不好,如GPT 200U以上者,白蛋白<30g/L;BSP>30%;凝血酶原时间延长;黄疸指数>50U者;有腹水者。应选择择期手术,并为择期手术创造良好的条件。

①加强营养:补充高能量的物质,高糖对改善机体状态,肝功能修复,减少蛋白质的分解都很重要。总热量按30～35cal/kg计算,每日葡萄糖摄入量应>300g,可与胰岛素合并应用;限制脂肪的摄入,以每天50～60g为宜,脂肪过高有可能导致酮症,不利于肝细胞的再生;肝细胞修复需要多种维生素,应补充维生素,一般可口服复合维生素B每天6～12片,或干酵母每天15g,或维生素B每天4mg,肌注,维生素B_6每天50～100mg,维生素B_{12}每天50～100μg,维生素C每天1～3g或每天10g,静脉输注。

②改善凝血功能:可给予维生素K,维生素K_1 10mg肌内注射或静脉注射,每天1～2次。

③纠正低蛋白血症:当总蛋白<45g,白蛋白<25g,或白球蛋白倒置时,要静脉输注适量的血浆或白蛋白。

④纠正贫血:贫血患者必要时可多次少量输血,使血红蛋白>100g/L,红细胞>4×10^{12}/L。尽量输新鲜血。

⑤治疗腹水:腹水患者应进行治疗,待腹水消退后稳定两周再进行手术治疗,必要时可腹穿放腹水。

【术中处理】

手术中任何原因引起的缺氧或低血压,均可使肝血流量降低,加重肝细胞缺氧性损害。CO_2蓄积使内脏血管阻力增高,降低了肝血流量从而可造成肝细胞的损害,所以手术中要注意保护肝功能,预防肝性脑病或肝功能衰竭的发生。采取的应对措施如下。

1. 对中枢神经系统有抑制的药物尽量不用或减量应用。

2. 手术麻醉的方式尽量选用局麻,较为安全。

3. 需全麻或胃肠道出血者有误吸危险,应清醒插管,而后给少量麻醉药。

4. 加强心电、血压、中心静脉压及尿量监测,保证静脉通路,及时补充血容量,输用新鲜血。

【术后处理】

手术后如患者出现了肝功能障碍，甚至发生了肝性脑病或肝功能衰竭，应采取以下措施。

1. *一般治疗*　一旦手术后出现肝功能失代偿期或并发症者，需绝对卧床休息，以高能量、高蛋白、高维生素的食物为宜，脂肪不宜摄入过多。肝功能显著减退或有肝性脑病先兆时，要严格限制蛋白质食物。有腹水者，应予以少钠或无钠饮食。有食管-胃底静脉曲张者应尽量避免进食坚硬、粗糙的食物。

2. *药物治疗*　肝脏保护的药物主要有以下几类。

(1)抗纤维化药物。

(2)保护肝细胞，促进肝细胞再生的水飞蓟宾及肌苷。稳定肝细胞膜的药，如多烯磷脂酰胆碱。

(3)抗脂类药物，如能去除肝内沉积脂肪的复方胆碱。

(4)维生素的摄入，维生素 B 有防止脂肪肝，保护肝细胞的作用，维生素 C 有促进代谢和解毒作用。

(5)促进代谢类，如三磷腺苷、辅酶 A 及还原型谷胱甘肽。

3. *腹水的处理*　如手术后出现腹水应做以下处理。

(1)控制水和钠盐的摄入。

(2)合理应用利尿药，在应用利尿药时要注意电解质。

(3)纠正有效循环血容量不足：静脉输入血浆或人体白蛋白，或右旋糖酐以及腹水浓缩静脉回输术。

(4)放腹水治疗，这种治疗方法要谨慎，只有当大量腹水影响了患者的心肺功能时方可放腹水治疗。

(5)当内科治疗失效时，可采用外科手术治疗。

4. *食管-胃底静脉曲张破裂出血的处理*　手术后如出现消化道出血，尤其是大出血，应考虑为食管-胃底静脉曲张破裂出血，应立即做相应的处理：

(1)卧床休息、禁食、密切观察血压及脉率。

(2)补充新鲜血或血浆代用品。

(3)降低门静脉高压，可静脉滴注垂体加压素或生长抑素。

(4)三腔二囊管压迫止血。

(5)内镜治疗：注射硬化剂或粘合剂，或食管静脉套扎。

5. *肝性脑病的处理*　肝病患者行外科手术时，尤其当肝的储备功能较差时，术后很容易出现肝性脑病，一旦发生可行以下的处理：

(1)限制蛋白质的摄入：为了维持正氮平衡，每日应保证热量 5016～6688kcal，热量的供给常使用高糖溶液加适量的支链氨基酸合剂。在肝性脑病开始数日内应禁食蛋白，如病情趋于好转，神志清楚后可适量增加蛋白质，但应控制在每日 40g 以下，且以植物蛋白为佳。

(2)维持水、电解质及酸碱平衡：液体入量限于每日 1500～2000ml，腹水病人可根据前日尿量加 1000ml。电解质失衡中以低钾、低氯常见，应预防并纠正。此外，稀释性低钠、少尿导致的高钾及低钙、低镁均应及时处理。酸碱失衡最常见的是碱中毒。主要如低钾低氯致代谢性碱中毒和通气过度致呼吸性碱中毒，可通过补钾和静脉给予精氨酸纠正。在疾病晚期，肾衰竭病人多出现代谢性酸中毒，对此可在改善肾功能同时，适量应用谷氨酸。

(3)导泻、灌肠及酸化肠道：以清除肠道内未消化吸收的蛋白质及含氮物质。可用生理盐水 1～2L 加食醋 100ml 灌肠每日两次。口服乳果糖 30～50ml，每天 3 次，以每日排出 2～4 次软便为宜，还可用 300ml 乳果糖加水 700ml 共 1000ml 灌肠。

(4)抑制肠道内细菌：选用不被肠道黏膜

吸收的抗生素，如新霉素 1～4g，分次口服。也可加用甲硝唑 0.2g 每日 3～4 次。

(5)降低血氨：可以静脉给予精氨酸、谷氨酸。

(6)静脉给予支链氨基酸：以提高血中支链氨基酸的浓度，减少假性神经递质的形成。

(7)促进肝细胞再生：可以用促肝细胞生长素 80～120mg/d 加入 10% 葡萄糖水 500ml 中静脉滴注，1 个月为 1 个疗程。

(8)人工肝支持治疗及肝移植：肝性脑病经上述治疗，其死亡率仍然很高，进行人工肝支持治疗及肝移植具有重要的意义。

二、消化性溃疡(peptic ulcer)

消化性溃疡是指上消化道黏膜在某些情况下，被胃消化液消化(自身消化)而造成的溃疡，可以发生在整个上消化道以及含有胃黏膜的 Meckel 憩室内，如食管、胃、十二指肠及胃-空肠吻合口附近。临床上以胃、十二指肠球部溃疡最常见，故一般所谓的消化性溃疡，主要是指胃十二指肠球部溃疡而言。胃十二指肠黏膜除了经常接触高浓度胃酸外，还受到胃蛋白酶、胆盐、药物、微生物和其他有害物质的侵袭。但是，在正常情况下，胃十二指肠黏膜能够抵御这些侵袭因素的损害作用，维护黏膜的完整性。这是因为胃十二指肠黏膜具有一系列防御机制。消化性溃疡的发生是由于对胃十二指肠黏膜有损害作用的侵袭因素与黏膜自身防御因素之间失去平衡的结果。这种失衡可能是由于侵袭因素增强，亦可能是防御因素减弱，或者两者兼而有之。胃和十二指肠溃疡在发病机制上有不同之处，前者主要是防御因素减弱，后者主要是侵袭因素增强。

1. 胃酸和胃蛋白酶　根据消化性溃疡的定义，其产生是依赖于胃液中的胃酸和胃蛋白酶的活性。胃蛋白酶是由主细胞分泌的胃蛋白酶原，经胃酸作用后才能被激活，而成为有活性的胃蛋白酶，它能降解黏膜内的蛋白质分子，对黏膜有侵袭作用。胃蛋白酶的生物活性取决于胃液中的 pH，当胃液中的 pH = 4 时活性明显降低，pH>6 时活性完全丧失，其对胃黏膜的作用几乎消失。因而在探讨消化性溃疡发病机制和治疗措施时，胃酸应作为考虑的主要因素。十二指肠溃疡的形成需要一定水平的胃酸，最大胃酸分泌量在 12～15mmol/h 以下者很少发生十二指肠溃疡。大多数消化性溃疡用抑制胃酸分泌的药物可以提高其治愈率，但一些胃溃疡和罕见的十二指肠球部溃疡胃酸分泌反而很低，提示这类病人的发病机制可能与胃黏膜的防御机制减弱有关。大多数十二指肠溃疡的病人基础胃酸及最大胃酸均较正常人高，其原因可能与以下因素有关。

(1)壁细胞数量增多：十二指肠溃疡的患者其壁细胞的数量明显较正常人高。

(2)迷走神经张力增高：迷走神经释放乙酰胆碱介质，后者可以与壁细胞上的胆碱能受体结合，刺激壁细胞分泌胃酸。

(3)壁细胞对刺激物质的敏感性增强。

(4)胃酸分泌的正常反馈机制出现异常：胃酸分泌具有自身调节的作用，当胃酸分泌增加时，可以抑制胃窦 G 细胞分泌胃泌素，当各种因素引起胃酸浓度减少时，G 细胞就会分泌胃泌素，刺激壁细胞分泌胃酸。十二指肠溃疡患者存在胃窦部 G 细胞功能亢进和胃酸反馈抑制作用缺陷。Hp 感染可致高胃泌素血症，破坏了胃酸分泌的正常自身调节的作用。

2. 幽门螺杆菌感染　幽门螺杆菌与消化性溃疡的发病有关，主要基于下面两点：①大多数消化性溃疡患者均有幽门螺杆菌感染；②治疗幽门螺杆菌后可以降低消化性溃疡的复发。幽门螺杆菌可以增加胃泌素释放和胃酸分泌，增强了侵袭因素，同时可以破坏胃黏膜的防御机制，促使 H^+ 反弥散入黏膜下，导致溃疡的形成。

3. 药物的损伤作用　有些药物对胃十

二指肠黏膜有损伤作用，其中非甾体消炎药(NSAID)最为明显，长期服用者有50%的病人内镜检查有胃十二指肠黏膜糜烂和(或)出血点，5%～30%的病人有消化性溃疡。溃疡发生的危险性除与服药的剂量及时间有关外，可能还与患者的年龄、吸烟、是否同时服用肾上腺皮质激素及Hp感染有关。

4. *黏膜的防御功能*　胃十二指肠有三道防御线，第一道是黏膜分泌的黏液，其内有黏膜黏附凝胶及碳酸氢盐，这对稳定胃腔内pH梯度具有重要的作用，并能阻止胃液弥散到黏膜表面，从而减少对黏膜的损伤。幽门螺杆菌可以改变黏液层，使黏液层稀薄易于其定植，从而达到破坏黏膜的作用。第二道是黏膜上皮细胞的防御作用，黏膜细胞表面层及其连接物被认为是酸反弥散的屏障，而这一屏障受到内在的生长因子如转化生长因子-α等的调节。幽门螺杆菌可以破坏这一屏障。第三道是黏膜下的血流，正常黏膜下的血流可以为黏膜上皮细胞提供营养物质，并可带走因黏膜上皮受损后，弥散到黏膜中的H^+，维持黏膜的完整性。机体由于各种原因引起黏膜下血管收缩，血流量下降，均会导致这一防御功能的下降，黏膜易被侵袭因子的作用而受损。

5. *应激和精神因素*　人在应激状态时，胃的分泌和运动功能增强，表现在胃酸排出量增加和胃排空加快，同时由于交感神经的兴奋而使胃十二指肠血管收缩，黏膜血流量下降，削弱了黏膜的防御机制，很容易出现应激性出血性胃炎或应激性溃疡。其机制不是很清楚，近年来，国内外学者对其发生机制进行了一系列的研究，取得了较快的进展。目前认为应激性溃疡的发生是胃黏膜屏障的损害、胃酸、一氧化氮、神经内分泌等多因素综合作用的结果。

(1)缺血：临床上多数应激性溃疡发生在出血性休克、感染或心功能不全的病人。胃黏膜缺血是应激性胃溃疡的主要病理生理改变。胃黏膜血流不仅可以向黏膜上皮细胞提供营养物质和氧，同时还带走组织中多余的H^+和不足的HCO_3^-，对细胞内的代谢和维持酸碱平衡起重要作用。应激时由于交感-肾上腺髓质系统的强烈兴奋，儿茶酚胺增多，内脏血流量减少，使胃肠黏膜缺血，致使上皮细胞能量不足，不能产生足量的碳酸氢盐和黏液，使碳酸氢盐黏液层所组成的胃黏膜屏障遭到破坏，胃腔内的H^+顺浓度差进入黏膜，而黏膜血流量的减少又不能将侵入的H^+及时运走，H^+在黏膜下积聚而造成损伤；黏膜缺血使提供的氧和营养物质减少，使表皮细胞再生、修复的速率降低；胃黏膜缺血引起氧离自由基增加，该自由基能增加血管通透性，使黏膜水肿，产生脂质过氧化反应损伤细胞膜，使细胞内容物如酶等释入至细胞外引起组织进一步损伤，能降解透明质酸和胶质导致组织间质破坏，损伤组织最终造成黏膜糜烂、渗血、出血等病理改变。

(2)体循环系统酸碱平衡：胃黏膜不但依赖黏膜血流来保持其自然pH，动脉血的酸碱度也可影响其pH。静脉输注重碳酸盐可以防止出血性休克引起的黏膜损害。

(3)胃黏膜的分泌状态：Silert等在动物实验中发现，当有活跃性酸分泌时，胃黏膜将内在性地分泌重碳酸盐。胃黏膜分泌酸需要消耗高能量，因此，在黏膜缺血时酸分泌减少，内在重碳酸盐的产生也有下降，胃黏膜反易被酸所损伤。

(4)胆汁反流与胃黏膜渗透屏障受损：十二指肠内容物与胆盐反流将中断胃黏膜屏障功能，直接损害胃表面细胞并使胃黏膜易为酸损害。

长期精神高度紧张、焦虑或情绪波动的人易患消化性溃疡。即使溃疡愈合后在遭受到精神应激时，溃疡又易复发并难以治愈或易发生并发症。

6. *其他危险因素*　吸烟者消化性溃疡的发生比不吸烟者高。吸烟影响溃疡愈合、促进溃疡复发和增加溃疡并发症的发生率；饮酒、高浓度的乙醇可以损害胃黏膜屏障及刺激胃酸分泌，引起胃黏膜急性出血，但目前没有明显的证据提示酒精与消化性溃疡有明显的相关性。虽然某些食物、饮料及调味品可以引起消化不良症，但没有证据说明与消化性溃疡有关。

【手术风险评估】

应激状态下可以诱发消化性溃疡出血或者直接诱发应激性溃疡或应激性出血性胃炎。严重损伤、烧伤、多处骨折、败血症、颅脑外伤或手术、剧烈疼痛、体液大量丢失、SIRS及长期低血压休克等均可成为应激状态。应激性溃疡是以胃黏膜糜烂、多发性浅表溃疡形成为特征。除胃黏膜外，肠黏膜也可发生类似的改变。由于黏膜糜烂，可以有渗血。经胃酸作用后，引流的胃液呈黑褐色或咖啡色且形成絮状。出血量大者可为鲜血，有呕血、黑粪，以至发生低血容量性休克。偶有穿孔并有急性腹膜炎者。亦有极少严重应激病人可以发生全胃肠道黏膜广泛性损害、出血。胃镜检查可见胃黏膜呈广泛性糜烂，且有多发的浅表小溃疡，这些改变与消化性溃疡、急性胃炎有所区别。

应激性溃疡或在应激状态下被诱发消化性溃疡的发生率难以确定，因为其临床症状往往不明显，只是在出现出血、穿孔等并发症时才被注意。近年来由于纤维内镜的广泛应用，发现80%以上的严重创伤或大手术后患者有急性胃肠黏膜病变，多数不发展成大出血，随原发病好转而自愈。但在不能有效地控制原发病，特别是合并严重感染、休克、药物过敏的情况下，机体遭受二次打击，急性胃肠黏膜病变可迅速发展而导致大出血。

应激性溃疡大出血的发病率报道不一，黄庭报道其死亡率高达20%～80%，广西医大一院李绍森报道为36.36%，王兆春报道其死亡率为15%。在危重病人中估计不超过50%，其在重症监护室(ICU)的发生率达60%，是ICU中多见的严重并发症之一，并有较高的死亡率。尤其是手术后发生应激性出血性溃疡的死亡率高达60%。

【术前准备】

由于应激性溃疡出血死亡率较高，临床上应积极诊断及治疗。术前出现消化道出血，首先应用内镜明确消化道出血的原因及病变部位，便于选用治疗方法。治疗分非手术治疗和手术治疗。

1. *非手术治疗*

(1)积极采取措施治疗诱发应激性溃疡的原发病。

(2)放置胃管排空胃内容物，一方面可以通过此观察出血情况，另一方面可以通过此管道进行治疗。可经胃管注入冰盐水洗胃，然后注入去甲肾上腺素冰盐水(去甲肾上腺素8mg＋100ml冰盐水)，也可注入凝血酶等止血药物。

(3)维持有效血容量，积极补液或输血。

(4)降低胃内氢离子的浓度，静脉应用抑酸药如，西咪替丁、雷尼替丁、奥美拉唑，奥美拉唑40mg/d，可以将胃内的pH提高到4以上。

(5)其他治疗方法，生长抑素如施他宁或奥曲肽及其他一些止血药物，如巴曲酶等。也可起到一定的作用。

(6)内镜治疗，可以通过胃镜直接对出血部位进行电灼、激光止血、生物钳夹止血、注射或喷洒止血药等方法达到止血目的。

2. *手术治疗*　应激性溃疡应采取谨慎态度，由于应激性溃疡出血部位广泛，且术前有时难以全面正确判断出血发生在某一部位，加之再次手术本身对本已处于危重状态的患者，将又是一次重大打击，除难以承受之外，并可能在原有的应激状态下加重应激反应，结果可能适得其反。但临床上也确有应用非手术治疗不能奏效时，采用手术治疗达到预期止血目的。因此，如果适应证掌握得好，止血措施有效，也能收到满意效果，应激性溃疡大出血的部位主要在胃，因此，手术方式一般主要针对胃出血而制定，手术方式主要有：

（1）胃周围血管离断结扎术：通过结扎部分胃周围血管达到止血或减少出血的目的。

（2）出血部位缝扎止血：切开胃前壁找到出血部位行缝扎止血，适用于胃内少数活动性出血部位的止血，但效果不确切，缝扎线脱落尚有再出血的可能性。

（3）迷走神经干切断加幽门成形术：手术虽简单但止血效果不够理想。

（4）胃大部切除术或同时行迷走神经干切断术：这一术式对以胃体、胃窦出血者有效，但对胃底出血为主者无明显效果。

（5）全胃切除术：适用于全胃广泛出血，只有行全胃切除术才能达到止血目的，理论上说应是行之有效的手术方式，但全胃切除术创伤大，对患者打击大，危险性高，因此应慎重采用。

消化道出血经上述治疗后，胃管内胃液清亮，大便隐血试验阴性，病情稳定，方可以进行其他手术治疗。

【术中处理】

手术中如出现消化道出血，除采用上述内科治疗外，还应立即提高胃内 pH 达 6 以上，即用奥美拉唑 80mg 静推＋8mg/h 维持治疗。同时补充体液，维持水电解质平衡，保持呼吸道通畅等处理。有条件的情况下，可以积极行内镜治疗，以达到明确诊断及迅速止血的目的。

【术后处理】

手术后发生应激性出血性溃疡的死亡率高达 60%，故一旦出现消化道出血，应立即进行系统治疗。

1. 全身性措施

（1）积极去除应激因素：应激性溃疡是机体应激表现的一部分，对机体有影响的应激因素不去除，整个机体因应激而引起的系统连锁反应将不得中止，甚至越来越重、越复杂。即使是有良好的胃局部处理措施，也得不到期望的效果。积极去除这些应激因素与纠正其引起的机体反应至为重要。

（2）纠正供氧不足：改善机体的氧供首先要保证呼吸道通畅与肺氧交换功能。在危重、应激病人应注意氧供给，但也需改善机体微循环灌注。微循环灌注的改善可改善组织的血氧供给。

（3）维持水电解质及酸碱平衡：应激性溃疡虽是胃局部表现，但它是全身反应中的一部分。内稳定对它都有直接或间接的影响。合适、有效的血容量能改善组织微循环灌注，但水过多将引起心、肺的损害，反致组织灌注不良。动脉 pH 也将引起胃黏膜 pH 的改变，酸血症能增加胃黏膜的酸度（pH ↓）。因此，维持水、电解质与酸碱平衡也是应激性溃疡的预防措施之一。

（4）及早给予营养支持：胃肠黏膜细胞需要能量以再生、分泌黏液保护黏膜。肠内营养具有促进胃肠道恢复，刺激内脏与肝循环，改善黏膜血流，预防黏膜内酸中毒与渗透障碍等作用。应激病人，可及早给予肠内营养，24～48h 应用配方饮食，从 25ml/h 逐渐增至 100ml/h。并增加谷胱甘肽、维生素 E 与 β 胡萝卜素等抗氧化剂，饮食纤维可改善结肠黏膜的营养以预防肠源性感染，每日需要量应在 10g 以上。在不能口服时，肠外营养中增加谷氨酰胺也将有利于胃黏膜的生长，并为胃黏膜提供必需的能量。

2. 局部性措施

（1）胃肠减压：在严重应激情况下，胃肠运动功能有障碍，胃内往往有潴留，应给予鼻胃管减压。清除胃内潴留的胃液，可减少 H^+ 的反流，并可用以测定胃液的 pH。胃肠减压可以监测胃内酸碱情况、预防措施的效果以及可直接观察胃内有无出血。

（2）抑制胃酸的分泌：常采用 PPI 抑制药，如奥美拉唑、雷贝拉唑等制剂。

（3）应用保护胃黏膜制剂：如硫糖铝等。

【并发症防治】

应激性溃疡或应激性胃炎的预防重于治疗，它不但是胃肠道功能障碍的一种表现，也代表着全身有微循环灌注不良、氧供不足的现象。因此，预防它的产生应从全身与局部两部分考虑。全身性预防措施包括：

1. 积极治疗原发病，消除应激因素。

2. 纠正供氧不足，保证呼吸道通畅和肺的交换功能。

3. 维持水、电解质和酸碱平衡。

4. 及早给予营养支持。

5. 局部措施。

(1)胃肠减压。

(2)保持胃内 pH>4：制酸药或 H_2受体拮抗药的应用，通过中和胃酸或抑制胃酸分泌，保护胃黏膜细胞，是防止大出血的重要措施之一。

(3)保护胃黏膜和黏液屏障：硫糖铝的应用。近年来硫糖铝被推荐用于预防应激性溃疡，它能与胃蛋白酶络合，抑制其分解蛋白质，并与胃黏膜的蛋白质络合形成保护膜，阻止胃酸、胃蛋白酶和胆汁的渗透、侵蚀，并刺激肉芽组织生长，毛细血管与上皮再生，促进受损黏膜的愈合；用于预防应激性溃疡，剂量为每天 6g，分次从胃管内灌注，它分解后仅 2%～5%的硫酸二糖被吸收，并由尿中排出，较长期服用时，血浆中铝含量并无明显增加。

(4)前列腺素 E_2：具有保护细胞作用并能轻度抑制胃蛋白酶分泌，同时刺激胃黏膜细胞分泌黏液，保护胃黏膜。

(5)预防应激性溃疡大出血：维持有效血容量如输血或补液。选用 PPI 抑制药，以迅速提高胃腔内的 pH，使之≥6.0，可用奥美拉唑 40mg 静推，每 12 小时 1 次；或微量泵 8mg/h 维持，可使胃内 pH>6，达到预防消化道出血的目的。

（王　立）

第四节　男科手术合并内分泌疾病

一、糖尿病(diabetes mellitus)

随着生活方式的改变，糖尿病正在国人中普遍流行。已有大量证据显示，糖尿病是引起围术期病残和死亡的主要原因之一。恰当的围术期糖尿病管理是基于及时诊断与分型、血糖的达标控制以及对慢性并发症的评估与处理。本文就糖尿病患者围术期处理的一些基本原则作一介绍。

糖尿病是以高血糖为显著特征的多元代谢紊乱综合征。胰岛素分泌，胰岛素作用或两者同时存在可引起碳水化合物、脂肪、蛋白质、水和电解质等代谢异常。长期的慢性高血糖以及伴发的代谢综合征可导致多种大/小血管并发症，但是，正如西太平洋区糖尿病政策组所指出的那样，该地区，仍有多达 3/4 的糖尿病患者未被诊断。考虑到糖尿病对术后结局的重要影响，术前及时诊断非常重要。

临床诊断糖尿病，除非患者具有肯定的高血糖伴急性的失代偿或显著症状外，则必须在另一日进行重复测定来肯定。近年来，研究表明在被怀疑糖尿病或糖尿病高危人群中，其空腹血糖在 5.6～6.9mmol/L 或随机血糖在 6.5～11.1mmol/L 范围内的人均应做口服葡萄糖耐量试验。此外，应对患者行糖尿病分型，其特征如下。

1. 1 型糖尿病　一般年龄<30 岁，起病急，中度到重度症状，尿酮阳性或酮症酸中毒，空腹或餐后 C 肽低下，免疫标志物(GAD 抗体，ICA，IA-2)阳性，常需胰岛素治疗。

2. 2 型糖尿病　大多肥胖，无自发或可应激诱发酮症，“三多一少”症状不明显，空腹或餐后 C 肽正常或偏高，常可伴有高血压、血脂异常，常不依赖胰岛素生存，早期饮食运动或口服抗高血糖药有效。可因术前常规检查发现。

3. 特异性糖尿病　可系单基因遗传病，其他内分泌、代谢病的一部分或药物所致，其围术期处理与 1 型或 2 型糖尿病相类似。

4. 妊娠糖尿病

【血糖控制目标及手术时机】

血糖控制目标应视临床情况而进行个别化处理。糖尿病类型、病程、进食状态、既往血糖控制情况、心血管疾病等均可影响血糖控制靶目标。一般而言，推荐空腹血糖宜控制在 6.1～10mmol/L 内，此一则可避免严重低血糖的发生，减少低血糖诱发的心肌梗死、卒中等严重临床事件；二则可避免糖尿病酮症酸中毒、非酮症高渗状态的发生，维持水、电解质平衡；三则有利于伤口愈合。虽然已有初步临床研究显示血糖控制于正常范围内，术后预后更佳，但每例病例应仔细权衡效益与风险。

若有可能，糖尿病患者应尽可能择期手术。应避免在糖尿病急性并发症时手术，若需急诊手术，尽可能延迟 4～6h 以便补液、胰岛素输注和维持内环境稳定，术后应加强观察和强化治疗。

【手术风险评估】

与非糖尿病患者相比，糖尿病患者行男科手术具有更高的手术风险，风险大小除了与手术类型有关外，尚与糖尿病分型、病程、血糖控制水平、慢性并发症的多寡及其程度等多种因素有关。已有大量研究表明未控制的糖尿病是术后伤口愈合不良、泌尿道或呼吸道感染的独立危险因素。而糖尿病慢性并发症更是导致患者术后病残和病死的主要原因。

1. 动脉粥样硬化性血管病变　糖尿病系多重心血管危险因素的聚集体，可增加术后，尤其高风险手术术后心血管事件风险。术前应详细询问病史，全面体格检查和必要的辅助检查，其目的主要在于发现严重的心脏状态，包括冠状动脉疾病（如：陈旧性心肌梗死和心绞痛）、心力衰竭，症状性心律失常，已安置起搏器或置入式心脏复律除颤器患者，或者有姿位性耐受不良史者。贫血亦使患者围术期风险增加。此外，应确定上述状态的严重程度，稳定与否，以及既往治疗史。其他有助于评估心脏风险的因素包括：功能储备、年龄、复合病死状态和手术类型。

2. 足溃疡及截肢　及时评估与处理高危足是降低围术期足溃疡及截肢的关键环节。目前已知糖尿病病程≥10 年、男性、长期血糖控制不良，伴心血管、视网膜、肾脏病变者，糖尿病足风险增加。下列 4 个与足相关的危险因素可引起截肢发生。

（1）周围神经病变。

（2）生物机械应力改变：如压力增加的证据，胼胝、红斑等，或关节活动受限、骨畸形、指甲病变。

（3）周围血管病变。

（4）既往足溃疡与截肢史。

3. 糖尿病自主神经病变　糖尿病自主神经病变可对围术期产生严重不良影响。心脏自主神经病变更易引起术中低血压及心律失常，不易察觉的低血糖是心脏自主神经病变又一常见临床表现。胃轻瘫患者可使血糖更不易控制。神经源性膀胱者可增加围术期尿潴留的可能。

4. 肾脏病变　早期糖尿病肾病仅表现为轻度的肾损害，其 24h 尿白蛋白排泌率在 20～200μg/min，但当暴露于下列围术期危险因素时，肾功能可迅速恶化，增加透析治疗的可能。

（1）低血压或容量耗竭，尤其老年人或缺血性肾病者。

（2）静脉造影剂。

（3）某些抗生素（如氨基糖苷类、两性霉素 B 等）。

（4）非甾体抗炎药或选择性环氧化酶 2

抑制药。

(5)转换酶抑制药与血管紧张素Ⅱ受体拮抗药。

5. 视网膜病变　视网膜病变是糖尿病患者的重要眼病，视力下降可引起围术期定向力障碍，或因手术后监护仪增多，病人配合困难等原因常易导致围术期，尤其术后谵妄状态。

【术前准备】

1. 血糖管理

(1)口服抗高血糖药：对于1型糖尿病患者，肯定需依赖胰岛素生存，而2型糖尿病患者，围术期大多仍需用胰岛素控制，因为即使是术前仍有多种情况影响口服抗高血糖药物的安全性。

(2)皮下胰岛素：初始剂量：1型糖尿病可沿用入院前剂量，而2型糖尿病(BMI<23kg/m^2)可按0.2～0.5U/kg计算，而BMI>23kg/m^{2}的2型糖尿病患者初始剂量可粗略估计为0.4～0.8U/kg。

方案：分次皮下注射法。预混胰岛素早晨2/3，晚1/3；或速短效/短效胰岛素(R)三餐前和加睡前中效胰岛素(N)/甘精胰岛素。

剂量调整：监测三餐前及睡前血糖，每次可递增2～4U，逐渐滴定至靶目标。

2. 糖尿病慢性并发症的处理　糖尿病伴有或高风险冠心病患者应予以β_1受体阻滞药；必要时可行经皮冠状动脉介入治疗。对于高风险糖尿病足患者，首先应加强患者及其家属教育，每天仔细观察足的变化，对术前卧床者尤应注意足跟部变化，避免足的损伤(包括高温、外力等)，宜穿宽大、松软的鞋。伴视网膜病变者室内光线应明亮，应帮助患者保持正确的时间、空间定向。伴有肾脏病变者，尤其肾小球滤过率<60ml/min时，应避免肾毒性药物或诊断治疗措施。

【术中及术后处理】

1. 静脉胰岛素流程

(1)剂量：50U短效胰岛素加入50ml生理盐水中微量泵泵入。

(2)速度：0.02U/(kg·h)围术期控制与维持，0.05～0.1U/(kg·h)糖尿病高渗状态或酮症酸中毒。

(3)靶目标：血糖6.1～10mmol/L。

(4)监测：初始每1小时1次，然后手术室每1小时1次；连续两次监测血糖无变化可改为每2小时1次；后连续两次监测血糖无变化可改为每4小时1次。

(5)调整方案：指血糖4～6mmol/L或指血糖下降>4mmol/(L·h)。

2. 静脉胰岛素过渡至皮下胰岛素　当患者可正常进食时，胰岛素可由静脉注入向皮下注射过渡。对于B细胞功能明显衰竭者，中断胰岛素使用则可能诱发糖尿病酮症酸中毒。转换的时机宜选择在早餐前或晚餐前为宜。R或含R的预混胰岛素应在停用静脉胰岛素前30min皮下注射，而N则应在停用静脉胰岛素前2h皮下注射，转换过程中，应监测餐前、餐后2h血糖及3am血糖，根据血糖调整胰岛素用量。

3. 同进食状态时胰岛素的使用

(1)肠内营养(EN)：根据喂养管尖端位置和胃肠道承受能力，EN液可通过分次给予或连续滴注。EN初期，无论采用何种给予方式，均应使用R控制血糖，直到病人对管饲耐受良好为止，因为R半衰期相对较短，可最大限度地减少低血糖的发生。

分次给予适用于喂养管尖端位于胃内及胃功能良好者。其优点是接近一日三餐的饮食习惯及生理状态。可予每次胃饲前30min皮下注射R。血糖监测以胃饲前及胃饲后4min为宜。根据指血糖调整R用量。必要时可予睡前(如10pm)皮下注射N以控制空腹血糖，而对于B细胞功能明显衰竭的糖尿病患者，一般采用N，R-R-R-N治疗模式。

连续滴注适用于喂养管尖端位于十二指肠或空肠内病人。为避免倾倒综合征及有利于血糖控制，宜采用输液泵控制滴速。可采用中效或含预混胰岛素控制血糖，入院前已使用胰岛素者，初始可皮下注射入院前早晨胰岛素用量一半的 N，而入院前未使用胰岛素者，若肥胖，初始可皮下注射 0.4～0.8U/kg 剂量 1/3 的 N；若消瘦，则初始可皮下注射 0.2～0.5U/kg 剂量 1/3 的 N。每 4 小时测指血糖，若血糖＞10mmol/L，可适当酌情补充 R。当需持续补充 R 时，次日应调整 N 或预混胰岛素剂量。亦可用甘精胰岛素，每日调整剂量为 10%～20%。对上述方案，血糖仍难以达标者，可静脉泵入胰岛素，方法同前。

(2)肠外营养(PN)：2 型糖尿病患肠外营养时，常需较大剂量胰岛素方能控制血糖。据 Park 报道平均每日胰岛素用量达 100±8U，此主要是由于肠外营养使进食相关胃肠激素分泌减少，肠-胰岛轴功能失调所致。

Gavin 方案被广泛用于估计 PN 患者初始胰岛素用量。胰岛素剂量取决于以前的胰岛素用量，应激程度，全肠外营养液(TPN)的输注速度。标准 TPN 含 25%葡萄糖，当以 100ml/h 输注时，每小时可输入 25g 葡萄糖。基础胰岛素用量 1U/h[0.02U/(kg·h)]，而 25g 葡萄糖需胰岛素 2～4U/h，此便可计算出每小时胰岛素需求 3～5U(kg·h)，将估计的胰岛素用量加入 TPN 液中，亦可静脉泵入胰岛素，后者更为方便、灵活，更利于调整血糖至靶目标。

【并发症防治】

伴高风险冠心病者术中及术后均应注意 ST 段监测。胃轻瘫患者应避免或减少麻醉镇痛药，肠内营养宜注意营养液滴注速度，避免胃食管反流而导致吸入性肺炎；有直立性低血压史者应加强围术期监护，避免跌倒外伤；神经源性膀胱者可增加围术期尿潴留的可能，应避免阿托品样制剂的使用(表 3-1)。

表 3-1　糖尿病慢性并发症对术后并发症的影响及对策

糖尿病并发症	术后并发症	治疗策略
动脉粥样硬化性血管病变	心血管风险增加	·β受体阻滞药 ·术中和术后 ST 段监测 ·经皮冠状动脉介入治疗
周围神经病变	下肢溃疡	·足的评估与护理
自主神经病变	神经源性膀胱	·避免加重药物(如阿托品) ·注意排尿和导尿
	胃轻瘫	·避免麻醉镇痛药 ·逐渐增加进食量
	直立性低血压	·注意术后补液 ·体位支持
肾脏病变	急性或慢性肾衰竭	·避免低血压 ·谨慎使用静脉造影剂 ·避免肾毒性药物
视网膜病变	视力下降	·足够室内光线
	定向力障碍	·时间与空间定向力帮助
	谵妄	·印刷品字大且对比强

(周　波　刘隆田)

二、甲状腺功能亢进症(hyperthyroidism)

甲状腺功能亢进症(hyperthyroidism,甲亢)也称甲状腺毒症(thyrotoxicosis),是指由于甲状腺本身或甲状腺外的原因引起甲状腺激素增多,进入血液循环,作用于全身的组织、器官,造成机体的神经、循环、消化等系统兴奋性增高和代谢亢进为主要临床表现的一类疾病的总称。甲亢是常见的内分泌疾病,其发生率为0.5%～1.0%,多见于中青年女性。

【手术风险评估】

甲亢患者手术的主要并发症是甲状腺危象,虽然本病不常见,但其是甲亢严重的合并症,病死率在20%以上(20%～100%)。甲亢患者患有男科疾病需手术时,应根据患者年龄、甲状腺功能状态、重要脏器功能、手术本身的风险等多种因素进行综合判断。已控制的甲亢患者,如情绪稳定,脉搏在85/min以下,基础代谢率(BMR)+20%以下,血清T_3、T_4水平基本正常,手术无禁忌。对未控制的甲亢病人,手术风险较大,需在内分泌专科医师指导下予2～4周术前治疗,再进行手术:若需施行紧急手术,应在术前增加原有的抗甲状腺药物剂量,并给予普萘洛尔。

【术前准备】

1. 测定基础代谢率及血清T_3、T_4、TSH水平,以了解甲亢控制程度,此外需做心电图,了解有无心肌缺血、心律失常。

2. 硫脲类药物:是主要的抗甲状腺药物,常用丙硫氧嘧啶、甲巯咪唑,其药理作用是抑制甲状腺激素的合成。常用剂量为甲巯咪唑每次10～15mg,每日3次,丙硫氧嘧啶每次100～150mg,每日3次,直至达到术前准备要求。

3. 普萘洛尔:其临床优点是能迅速控制甲亢症状,缩短术前准备时间,并可预防和治疗甲状腺危象,常与硫脲类药物合用。初始剂量每次10～20mg,每日3次,依BMR下降程度,逐渐增量。急诊手术因术前准备时间短促,可给予每次40～60mg,每日4次,必要时静脉推注普萘洛尔1mg。但应注意普萘洛尔本身并不能使血中甲状腺激素浓度减少,不宜单独用作术前准备,禁用于哮喘、心衰、传导阻滞的患者。

4. 达到耐受手术标准:甲亢临床症状控制;心率维持正常,一般在85/min以下;血甲状腺激素水平基本正常。

【术中术后处理】

1. 麻醉的选择应以不增加心肌对儿茶酚胺和拟交感神经敏感性为原则,选择气管插管静脉复合麻醉更为合理,麻醉中注意保证供氧,禁用乙醚、阿托品和肾上腺素药物。

2. 术后注意观察体温、脉搏、呼吸、血压及精神状态。

3. 继续术前的抗甲状腺药物至少1周,再根据病情调整剂量。

4. 普萘洛尔术后至少用药3d,再根据病情减量或停用。

【并发症防治】

甲状腺危象多发生在术后6～36h,主要临床表现:高热,体温常在39℃以上,大汗淋漓,脉率160/min以上,呕吐腹泻、谵妄,甚至昏迷。主要治疗措施如下。

1. 抑制甲状腺激素的合成和分泌　丙基硫咪唑,首剂600～1200mg,口服或胃管内注入,其后每次予100～200mg,3/d维持,必要时予复方碘溶液每次10滴,3～4/d。

2. 降低周围组织对甲状腺激素的反应　普萘洛尔1～2mg静脉注射,或40～60mg/次,3～4/d,口服。

3. 肾上腺皮质激素　氢化可的松200～300mg/d,静滴,降低周围组织对甲状腺激素和儿茶酚胺的反应。

4. 对症处理　物理降温,纠正水、电解质紊乱等。

三、甲状腺功能减退症(hypothyroidism)

甲状腺功能减退症(hypothyroidism,甲减)是指由各种原因导致的血中甲状腺激素缺乏或作用发生抵抗而引起的全身性低代谢综合征,其是内分泌系统常见疾病,可发生于各个年龄,以老年人多见,普通人群患病率为0.8%～1.0%。

【手术风险评估】

甲状腺功能减退症患者基础代谢及各系统功能降低,对麻醉、手术耐受性差,术中、术后并发症多,易出现缺氧、出血、心衰、呼吸衰竭、休克、伤口愈合延迟等,特别是病程长、年龄大及未经治疗的患者在创伤、手术、麻醉、感染、使用镇静药等情况下,易发生甲减危象(也称黏液水肿性昏迷),其预后不良,病死率50%以上。甲减患者患有男科疾病需行手术时,应根据患者一般情况、血甲状腺激素水平、心肺功能、手术大小等因素综合判断。

【术前准备】

1. 测定基础代谢率及血清 T_3、T_4 TSH 水平,对甲状腺功能状况进行评估,重症患者需测心、肺功能。

2. 甲状腺激素制剂　甲状腺激素补充应从小剂量开始,缓慢逐渐增加剂量至血甲状腺激素水平正常。首选左甲状腺素(L-T_4),初始剂量25～50μg/d,每2周左右增量1次,每次增量12.5～25μg,直到血TSH、T_4 正常。也可用甲状腺片,初始剂量15～30mg/d,每2周增加15～30mg,该药起效快,但维持时间短。

3. 达到耐受手术标准　血 T_3、T_4、TSH 达到或接近正常,基础代谢率正常;患者一般情况、心肺等重要脏器功能恢复。

【术中、术后处理】

1. 甲减常伴肺功能减退,对高碳酸和低氧血症的呼吸反应减弱,对麻醉、镇静药敏感,易出现呼吸衰竭,故术中应充分给氧,保持呼吸道通畅。

2. 术后继续应用甲状腺激素制剂(口服或经胃管注入),监测血 T_3、T_4、TSH 水平,调整药物剂量,维持甲状腺功能正常。

3. 应用甲状腺激素的同时应给予足够的能量及营养物质。

【并发症防治】

黏液水肿性昏迷是甲减术后最严重的并发症,主要临床表现:嗜睡、低体温、血压下降、心率过缓、反射减弱,甚至昏迷死亡。主要治疗措施如下。

1. 补充甲状腺激素。首选 L-T_4 静脉注射,首剂300～500μg,以后每日75～100μg,直到清醒后改为口服;或 L-T_3 静脉注射,每4小时10μg,直到清醒后改为口服。如无注射剂可予片剂鼻饲,常用 L-T_4 首剂100～200μg,以后每日50～100μg。

2. 氢化可的松200～300mg/d,静滴,清醒后逐渐减量。

3. 保温,吸氧。保持呼吸道通畅,维持水、电解质平衡。

(冯正平　刘隆田)

四、肾上腺皮质功能不全(adrenocortical insufficiency)

手术应激时,下丘脑-垂体-肾上腺轴(HPA)在维持机体内环境稳态中起重要作用。近年来,随着糖皮质激素的广泛应用,围术期肾上腺危象的病例亦随之增多,同时对外源性糖皮质激素在围术期的效益与风险有了新的认识。本文以MEDLINE,Cochrane系统评价等证据为基础,为临床医生提供肾上腺皮质功能不全(AI)患者围术期处理的基本原则。肾上腺皮质功能不全可分为急性与慢性两型,依HPA受累部位可以分为原发、继发与三发三种。原发AI相对少见,自身免疫与肾上腺结核为其常见原因。患者常伴糖皮质激素和盐皮质激素缺乏。垂体破坏或功能不全导致促肾上腺皮质激素(ACTH)

减少而引起继发性 AI。治疗性外源性糖皮质激素是导致 AI 最常见的原因，此系外源性糖皮质激素对促肾上腺皮质激素释放激素(CRH)和 ACTH 反馈抑制所致。

【HPA 轴的生理功能及手术的影响】

正常的应激反应可刺激 HPA 轴的功能改变，使其腺体功能放大增强，此时皮质醇(F)分泌增加，血中 F 水平升高，而 HPA 轴自身的负反馈调节减弱。另外由于血浆中 F 结合的蛋白或白蛋白减少，使游离 F 水平进一步升高。上述反应是机体在特殊状态下为维持器官功能、内环境稳定的重要保证。已有大量报道皮质醇对能量代谢、循环稳定以及组织细胞的保护作用。血 F 可促进脂肪/蛋白质分解而促进糖异生，同时，F 尚可以对多种细胞因子(TNF-α、IL-1、IL-6 等)有调控作用。手术是常见 HPA 轴活化应激源之一，其活化程度取决于手术与麻醉类型。当行大手术时，CRH、ACTH 以及 F 水平明显增加。虽然 ACTH 分泌在手术及手术切除组织时增加，但其分泌最高峰多见于麻醉复苏、气管插管期间及手术后恢复期。F 的生成量可由正常人的 15～0mg/d 上升至 75～50mg/d，使平均 F 值达 30～0mg/d。各种原因引起的 AI 患者由于手术期间不能引起相应的 CRH、ACTH 及 F 增加，从而诱发肾上腺危象，因此这些患者手术期间给予应激剂量的糖皮质激素是必需的。

【外源性糖皮质激素对 HPA 轴的抑制作用】

前已述及，医源性糖皮质激素的长期应用可抑制 HPA 轴，使 CRH/ACTH 水平低下，几周内即可导致肾上腺束状带、网状带功能、解剖萎缩，从而引起三发性 AI。

多数研究证实清晨服用≤5mg 泼尼松或相当量的其他糖皮质激素患者，不管其服用时间多长，当糖皮质激素停用时均不会导致 HPA 轴抑制。任何剂量的医源性糖皮质激素使用若<3 周亦不会导致有明显临床意义的 HPA 轴抑制，但当泼尼松或地塞米松睡前服用时(即使是生理剂量)也可引起 HPA 轴抑制，此是由于夜间糖皮质激素对 ACTH、CRH 反馈作用更强所致。长期隔日疗法服用糖皮质激素对 HPA 轴影响较小。下列情况应认为 HPA 轴功能受抑。

1. 泼尼松≥20mg(相当量的其他糖皮质激素)在前 1 年内服用超过了 3 周者。

2. 服用任何剂量的糖皮质激素患者有临床库欣综合征表现者。上述患者手术无须评估 HPA 轴，应按三发型 AI 患者处理。而近 1 年内泼尼松 5～20mg/d 超过 3 周的患者，其 HPA 轴功能取决于剂量、治疗时间及个体反应性，这类患者应尽可能手术前评估 HPA 轴功能。停用糖皮质激素治疗，HPA 轴的恢复尚需 12 个月或更长，其中下丘脑、垂体功能恢复较肾上腺组织为早。恢复期间，患者常无任何 AI 症状，但当应激(如感染、手术时)可诱发急性 AI 危象，表现为纳差、乏力、恶心、呕吐、腹痛、发热、低血糖、低血压、循环衰竭等。低钠血症、水中毒亦可见于三发型 AI，但钾、碳酸氢根离子浓度却是正常的，因为肾素-血管紧张素-醛固酮系统是完整的。

【手术风险评估】

AI 患者伴有男科疾病需行手术时，可能在感染、呕吐、腹泻、脱水、寒冷、饥饿等情况下，以及术前镇静药、术中麻醉药的应用而诱发肾上腺危象发生，因此，手术宜在 HPA 轴充分评估和糖皮质激素充分替代后。此外尚应根据泌尿外科手术急缓；手术大小；有无合并重要疾病及其严重度；患者的一般情况而个别化处理。其中术前 HPA 轴充分评估尤为重要。

目前 HPA 评估方法由多种，但每种有其局限性。

1. 胰岛素诱发低血糖试验　本试验检验肾上腺抑制较为敏感，但因试验本身具有的风险性限制了其在临床上的广泛应用。

2. ACTH兴奋试验　ACTH兴奋试验被广泛用于评估肾上腺皮质功能。可分为大剂量(250μg Cosyntropin)和小剂量(1μg)两种试验方法。大剂量法需测定基础和兴奋后1h血F水平，若基础值或兴奋后1h血F含量＞20μg/dl被视为肾上腺皮质功能正常。兴奋前后血F改变幅度对判定AI并不可靠，因为可因F水平呈昼夜节律变化，或应激均可导致血F值较高，接近肾上腺皮质最大分泌量，因而不能被外源性ACTH进一步刺激。应注意，当患者存在手术应激时，基础F值可超过兴奋后F值，因此评估肾上腺皮质功能，兴奋前、后水平的测定是必须的。研究发现，小剂量ACTH兴奋试验更与胰岛素诱导低血糖试验相关联。目前大多数专家建议应以小剂量而非大剂量ACTH兴奋试验作为评估HPA轴功能不全的首选筛查方法。小剂量法需测定基础和兴奋后半小时血F水平，正常反应是基础或兴奋后血F值至少超过18μg/dl。应注意，外源性糖皮质激素与F传统测定方法上可有交叉反应，除地塞米松外，其余糖皮质激素均应在试验前至少停用24h，以避免假阳性。

【术前处理】

对于已知或怀疑的AI患者，均应手术前给予应激量糖皮质激素治疗。即使同一手术应激时，每个患者HPA轴活化程度具有很大的变异，此可能与患者年龄、基础健康状况、基因变异等因素有关，因而难以精确估计每个患者的皮质激素需要量。针对每一个患者不管手术大小，一律给予＞200～300mg/d的氢化可的松是不恰当的。多项汇总分析表明，过高剂量的糖皮质激素反而增加脓毒血症等严重状态的病死率。过多的糖皮质激素可促进蛋白分解而妨碍伤口愈合、引起高血压、容量负荷过重、高血糖、感染、糖皮质激素相关性精神障碍等并发症。若患者不能口服或严重应激，可静脉使用糖皮质激素。

【术后处理】

同样，超长的使用激素是不必要的。皮质醇在手术期间可短暂升高。常常在手术24～48h内恢复至基础水平。此外，对于继发和三发型AI患者补充盐皮质激素是同样不必要的。虽然其合适的剂量、给药次数、给药时间尚有不同意见，但新近专家共识认为应更短时间、更小剂量补充糖皮质激素，但脓毒血症、血流动力不稳定时应除外，因为临床试验表明，此时，短时间使用后停用糖皮质激素可导致病情恶化，且进行性加重。

【并发症防治】

肾上腺危象系AI急骤加重的表现，为内科急症，应及早识别和积极抢救。常发生于感染、创伤、手术、呕吐、失水等应激情况下，表现为纳差、乏力、恶心、呕吐、腹痛、发热、低血糖、低血压、循环衰竭等。抢救措施主要为静脉滴入或泵入糖皮质激素，补充盐水和葡萄糖水以及治疗存在的应激状态。

五、腺垂体功能不全(hypopituitarism)

垂体前叶功能减退症(西蒙-席汉综合征)是多种病因所致腺垂体激素分泌不足，继发性腺、甲状腺、肾上腺皮质功能低下所呈现的临床综合征。腺脑垂体除分泌生长激素、泌乳素以外，还分泌促性腺激素、促甲状腺激素和促肾上腺皮质激素，生理状态下垂体激素受下丘脑相应的释放或抑制激素调节，也受其靶器官所分泌的激素来调节(又称负反馈)。由下丘脑、垂体病变引起的腺垂体功能减退症可以表现为单一的(部分性)或是所有的(完全性)靶器官功能减退，因而临床表现可由轻微的疲乏无力到严重的危象出现。本症的临床表现取决于垂体各种促激素减退速度及相应靶腺萎缩的程度。由于生长激素和泌乳素是最易累及的激素，其次为促性腺激素、促甲状腺激素，而后是促肾上腺皮质激素。因此轻症仅表现为疲乏无力、体力衰退、胃纳减退、性功能减退等不易引人注意的症状，若干年后因应激诱发危象而就诊。

【手术风险评估】

垂体前叶功能减退症患者在治疗过程中，病人抵抗力较低，易患呼吸道感染、胃肠功能紊乱，甚而导致肾上腺危象发作，应予注意。垂体前叶功能减退时，肾上腺皮质激素和甲状腺激素缺乏，机体应激能力下降，可能在感染、呕吐、腹泻、脱水、寒冷、饥饿等情况下，以及术前镇静药、术中麻醉药的应用而诱发垂体危象发生，需要正确识别、及时处理。

【术前准备】

1. 具体措施

(1)垂体前叶功能减退时，应进行激素替代治疗，而且需要终身维持，进行男科手术前也不例外，仍需继续维持原有的激素替代治疗。

(2)监测垂体激素如 TSH、ACTH、GH、LH、FSH、AVP 等及靶腺激素如 T_3、T_4、E_2、P、血皮质醇等水平，了解甲状腺、肾上腺、性腺等靶腺的功能，必要时对相应的治疗药物进行调整。

(3)禁用或慎用镇静药与麻醉药。巴比妥类安眠药、吗啡类麻醉药、氯丙嗪等中枢神经抑制药应禁用，以防诱发昏迷。必须使用则要严密观察。

(4)这类患者对胰岛素非常敏感，使用极化液时也需要严密观察病情，避免低血糖发生。

(5)术前静脉注射氢化可的松 50～100mg，以补充垂体前叶功能减退者在应激情况下糖皮质激素的不足。

2. 达到耐受手术的指标

(1)保持甲状腺功能、肾上腺皮质功能在正常水平，主要以测定的靶腺激素如 T_3、T_4、皮质醇作为目标。由于腺垂体功能下降，虽然外源性补充了激素，但垂体分泌的 TSH、ACTH、FSH、LH 等水平可能仍然低于正常水平。

(2)维持血压在正常水平。

(3)维持血糖、电解质等在正常范围。

【术中处理】

1. 麻醉诱导期，用药量应偏低，而且需要严密观察患者的用药反应。

2. 手术过程应该注意保温，避免诱发昏迷，因为该类患者对寒冷刺激非常敏感。

3. 术中应注意补充糖皮质激素，如氢化可的松 50～100mg，提高患者的应激能力。

4. 严密监测血压，注意血容量、电解质的补充。

5. 注意糖水的补充，防止低血糖发生。

【术后处理】

1. 继续补充糖皮质激素如氢化可的松 50～100mg，2～3/d。根据患者的具体情况，逐日减少静脉用量，逐渐过渡到口服维持剂量。

2. 严密监测血压，注意血容量、电解质的补充。

3. 注意糖水的补充，防止低血糖发生。

4. 恢复术前饮食，重新开始口服靶腺激素，恢复患者平时的激素替代治疗。

【并发症防治】

1. 防治肾上腺危象　在感染、创伤、手术、分娩、过劳、大量出汗或突然中断治疗等应激情况下，可出现肾上腺危象。表现为恶心、呕吐、腹泻、严重脱水、血压降低、心律快、脉细弱，常有高热、低血糖症、低钠血症等，可危及生命，应积极抢救。抢救措施主要为静脉滴注糖皮质激素，补充盐水、葡萄糖以及治疗存在的某种应激。具体措施如下。

(1)补充盐水：典型的危象患者补充液体量约为细胞外液的 1/5，故于处置的第一、二日内应迅速补充生理盐水每日 2000～3000ml，对于以糖皮质激素缺乏为主，脱水不甚严重者补盐水量可适当减少，补充葡萄糖液以控制低血糖。

(2)补充糖皮质激素：立即静脉注射氢化可的松 100mg，使血皮质醇浓度达到正常人在发生严重应激时的水平，以后每 6 小时加入补液中静脉滴注 100mg，最初 24h 总量约 400mg，第二、三天可减至 300mg，分次静脉滴注，待病情好转，继续减至每日 50～60mg 以下时，可加用 9α-氢化可的松补充盐皮质激素。

2. 垂体危象　由于垂体前叶功能减退症患者对于各种应激因素的反应能力低下，故该类患者在进行男科手术过程中可能因为脱水、饥饿、手术、麻醉、寒冷及安眠、镇静药等诱使原有症状加重而出现危象。垂体危象的临床表现有以下几种类型，要注意识别。

(1)低血糖昏迷：可在术前、术中禁食状态时发生，心悸、出汗、头晕、意识障碍，有时可精神失常及抽搐或癫痫样发作，最后昏迷。

(2)感染性昏迷：患者抵抗力低，易发生感染，可伴高热，并发生神志不清、昏迷。

(3)低体温性昏迷：多见于严寒的冬季与围术期患者保暖不善时。

(4)水中毒性昏迷：因皮质激素缺乏，对水代谢的调节能力减退，当过多输液与饮水后，易发生水中毒性昏迷。水中毒表现为恶心、呕吐、虚脱、精神错乱、抽搐与昏迷。

(5)镇静与麻醉药所致昏迷：本病患者对镇静药、麻醉药甚为敏感，有时常规剂量即可致昏睡或昏迷，而且持续时间延长。

当出现垂体危象时，应该抢救。一般先静脉注射 50%葡萄糖 40～60ml，继以 10%葡萄糖 500～1000ml，内加氢化可的松 100～300mg 滴注，但低温昏迷者氢化可的松用量不宜过大。低温型者，治疗与黏液性水肿昏迷相似，但必须注意用甲状腺激素之前(至少同时)加用适量氢化可的松。失钠昏迷者，须补含钠液体，具体方法与肾上腺危象相同。水中毒昏迷，立即给予小至中量的糖皮质激素，并限水。有感染者，酌情选用抗生素。休克者，适当用升压药物。

(任　伟　刘隆田)

第五节　男科手术合并慢性肾功能不全

慢性肾功能不全(chronic renal insufficiency)是指各种慢性肾脏疾病所致肾单位毁损、肾功能逐渐减退，致使代谢产物潴留，水、电解质及酸碱平衡失调及肾脏内分泌功能紊乱等临床症候群。慢性肾脏病(chronic kidney diseases，CKD)是对慢性肾功能不全概念的扩展，指各种原因引起的慢性肾脏结构和功能障碍，包括肾小球滤过率(glomerular filtration rate，GFR)正常和不正常的病理损伤、血液或尿液成分异常，以及影像学检查异常，或不明原因的 GFR 下降(GFR＜60ml/min)超过 3 个月者。

轻到中度肾功能损害的病人进行男科手术，最严重的并发症是在慢性肾脏病基础上发生肾功能急剧恶化。重度肾功能损害即尿毒症病人，可发生伤口愈合困难、凝血功能障碍、免疫功能低下。然而，在经过血液净化治疗后，尿毒症行男科手术甚至进行大手术也是相对安全的。

【临床分期】

见表 3-2。

表 3-2　美国肾脏病基金会 KDOQI 专家组对 CKD 分期

分期	特征	GFR(ml/min)	防治目标—措施
1	已有肾损害，GFR 正常	≥90	CKD 诊治；缓解症状；保护肾功能
2	GFR 轻度降低	60～89	评估、减慢 CKD 进展；降低心血管危险
3	GFR 中度降低	30～59	减慢 CKD 进展；评估、治疗并发症
4	GFR 重度降低	15～29	综合治疗；透析前准备
5	肾衰竭	＜15	如出现尿毒症症状，需及时替代治疗

我国1992年黄山会议将慢性肾衰竭分为四个阶段。

1. *肾功能代偿期* 肌酐清除率(Ccr) 50～80ml/min，血肌酐133～177 μmol/L，此时肾贮备能力虽已丧失，但对于排泄代谢产物，调节水、电解质及酸碱平衡能力尚好，故临床上无特殊表现。

2. *肾功能失代偿期* 肌酐清除率(Ccr) 20～50ml/min，血肌酐186～442 μmol/L，肾小管浓缩功能障碍，出现夜尿或多尿，不同程度的贫血。临床可有乏力、食欲减退、恶心及全身轻度不适等。

3. *肾衰竭期(尿毒症前期)* 肌酐清除率(Ccr) 10～20ml/min，血肌酐451～707 μmol/L，肾功能严重受损，不能维持机体内的代谢及水电解质及酸碱平衡。不可能保持机体内环境稳定，尿浓缩稀释功能障碍，有代谢性酸中毒、水钠潴留、低钙、高磷、高钾等平衡失调表现。可有明显贫血及胃肠道症状，如恶心、呕吐、食欲下降。也可有神经精神症状，如乏力、注意力不集中、精神不振等。

4. *尿毒症期* 肌酐清除率(Ccr)＜10ml/min，血肌酐＞707 μmol/L。此期就是慢性肾衰晚期，上述肾衰竭的临床症状更加明显，表现为全身多脏器功能障碍，如胃肠道、神经系统、心血管、造血系统、呼吸系统、皮肤及代谢系统严重失衡。临床可表现为恶心呕吐、烦躁不安、血压增高、心悸、胸闷、不能平卧、呼吸困难、严重贫血，严重者昏迷、抽搐，常有高血钾、低血钠、低钙、高磷血症。此期需要依靠透析维持生命。

【手术风险评估】

慢性肾功能不全患者内环境和正常人不同，透析本身对手术也会产生影响。慢性肾功能不全病人，应着重于判断肾损害的严重程度和明确尿毒症的并发症。评估应包括探究可能加重残余肾功能损害的情况，如血容量不足和肾素性药物的应用，并加以积极地纠正，以防术后在慢性肾功能不全的基础上出现肾功能急剧恶化，降低术后严重并发症是男科手术必须注意的问题。

1. *肾功能不全代偿期* 男科手术宜及早进行，手术无禁忌。

2. *肾功能失代偿期* 有一定的手术风险，应评估病人容量状况，根据体格检查、体重变化、尿量甚至中心静脉压监测。在没有水、电解质、酸碱平衡紊乱的情况下可行男科手术。

3. *尿毒症前期及尿毒症期* 病人常有凝血功能障碍，手术风险较大，应慎重考虑。如不进行手术，男科疾病会危及患者生命，需在充分血液净化基础之上，在没有水、电解质、酸碱平衡紊乱、严重贫血及营养不良的情况下可行男科手术。

【术前准备】

术前尽可能纠正加重肾功能不全的可逆危险因素，此点对肾功能的保护特别重要。其具体措施如下。

1. *高血压* 慢性肾功能不全患者存在程度不等的血压升高，其血压上升显著者，容易在手术过程中或手术后出现各种并发症，甚至危及生命。其中包括：手术创面出血多；麻醉时血压易波动、难以控制，表现为血压过高或过低；易发生脑血管意外，如脑出血或脑血栓形成；心脏损害，如心力衰竭、心肌梗死等。术前有效的降压治疗使血压下降并控制在一定的水平，不仅使心脏功能和冠状动脉血供得到改善，同时也是术中及术后患者安全的保证，术前降压治疗应尽早开始。其降压的速度和方法应该依据病人的基本情况，心、脑、肾等主要器官功能情况，手术的急缓选择合理的降压措施，但切忌造成血压剧烈下降。一般不主张静脉应用降压药物，除非合并高血压危象、高血压脑病、急进性高血压、急性左心衰竭等高血压急症或术中出现血压急剧升高。治疗措施包括：休息、控制水钠摄入，纠正水钠潴留，尽量维持干体重也是控制高血压必不可少的条件及抗高血压药物的应用。目前药物的选择要求既要适当降低血压，且不致影响术中血压水平，又要注意保护心脏功能。对 1 级高血压，选择应用镇静药物与利尿药（当 GFR＜25ml/min 禁用噻嗪类利尿药）、β 受体阻滞药，一般血压可得以控制。对 2 级高血压可考虑在上述基础上加用钙离子拮抗药。一般认为，血压最高不能超过 140/90mmHg，超过此值手术风险较大。有报道，术前收缩压高于 140mmHg 者的脑出血发生率较常人高 3.4 倍，舒张压过高则手术安全性更差。术中应尽可能避免血压有较大波动，术中血压的大幅波动很危险，尤甚于术前血压异常者。准确观察术中的血压变化，在血压高于术前水平 50％或低于 30％时，应于 10min 内予以处理；不会增加手术的危险性，但不宜将血压降得过低以免影响肾血流量的自身调节。术后血压与术前高血压的程度、手术创伤的大小、失血的多少、麻醉方式、术中用药尤其是血管活性药物（包括降压药物或升压药物）等多种因素有关。对于较大的手术，病人受失血、麻醉药物、镇静药物、止痛药物等因素的影响，术后短时间内血压一般不会太高，有时甚至偏低。但随着血容量的补足，麻醉药物、镇静药物、止痛药物作用的逐渐消退，血压逐渐升高，对血压超过基础血压 25％～30％和血压≥160/100mmHg 的患者可采用静脉滴注降压药物将血压控制在理想范围，待病情稳定禁食解除后改为口服药物维持。对于较小的手术，局部麻醉，病人处于清醒状态的患者，术后血压若升高，对血压不超过基础血压 25％～30％和血压＜160/100mmHg 的患者可根据病人的不同情况给予镇静药物或止痛药物结合口服降压药物治疗。常用的静脉降压药物如下：

（1）硝普钠：动静脉均衡扩张药，避光静脉滴注，即刻起效。开始 10μg/min，依据血压每隔 5～10min 可增加 5μg/min，停止滴注 3～5min 作用即消失。

（2）硝酸甘油：扩张静脉为主，量大也扩张动脉，静脉滴注 5min 内起效。从 5～10μg/min 开始，然后依据血压 5～10min 增加 5～10μg/min，至 20～50μg/min，若＞40μg/min 即扩张动脉，停药数分钟作用即消失。

（3）乌拉地尔：对于需紧急控制血压者 10～50mg（通常 25mg）静脉注射，如血压无明显降低，可重复。然后 50～100mg 加 100ml 液体以 0.4～2mg/min 静脉滴注，并依据血压调整滴速。起效时间 15min，作用持续时间 2～9h。

（4）尼卡地平：静脉滴注 80～250μg/min，起效时间 5～10min，作用持续时间 1～4 h。

（5）艾司洛尔：静脉滴注 50～100μg/(kg·min)，起效时间 1～2min，作用持续时间 10～20min。

2. *高尿酸*　高尿酸可沉积于肾锥体间质中，尿酸结晶刺激局部发生化学性炎症反应直接损伤肾小管，引起间质性肾炎；或尿酸盐沉积于肾远曲小管和集合管，形成结晶，引起肾内尿流梗阻，加重肾脏功能损害。减少体内尿酸的合成，如别嘌醇 100～200mg/d；若别嘌醇过敏可改用非布司他 40mg/d，同时口服碳酸氢钠碱化尿液，防止尿酸增高，在肾小管内沉积，导致肾小管阻塞而加重肾脏损害。

3. *贫血*　由于肾功能不全，多数患者并发贫血。术中应减少出血和输血，由于库存血会增加氮的代谢产物，加重肾脏负担，故即使输血亦应输新鲜血。重组人红细胞生成素（erythropoietin，EPO）已成功地用于慢性肾功能不全所致贫血的临床治疗，有效率达 90％以上。EPO 是择期男科手术前红细胞动员的一个安全辅助药物，尤其对预计手术中有输血倾向的病人，应用 EPO 是避免异体输血或减少异体输血的一种有效方法。目前 EPO 在外科围术期中应用的剂量从每次

100U/kg 到 500U/kg 不等，用药方案为每日给药，或每周 3 次给药或每周 1 次给药；给药方式可静脉给药或皮下给药。因 EPO 在围术期的红细胞动员作用中，会造成体内铁贮存降低，故用药期间常规补充铁剂及维生素，可增强 EPO 的作用。如右旋糖酐铁、叶酸和维生素 B_{12}。血红蛋白在 60g/L 以下术前应输血支持治疗。

4. 营养不良　慢性肾功能不全患者术前营养状况并不良好，血浆白蛋白平均值低于 35g/L，术前、术后应输人体白蛋白或应用肾必需氨基酸和 α-酮酸加强支持治疗，改善慢性肾功能不全患者的营养状况，有利于患者的术后伤口愈合及身体康复。并用碳水化合物及脂肪提供足够热量（2000～3000cal/d）。

5. 电解质平衡障碍　慢性肾功能不全患者常伴电解质紊乱，纠正电解质紊乱是顺利实施手术的关键。高钾血症的处理：严格限制含钾药物和食物的摄入。当血钾＞6.5mmol/L，需紧急处理。

(1)10％葡萄糖酸钙 10～20ml，稀释后缓慢静脉注射，以对抗高钾的心脏毒性。

(2)5％碳酸氢钠 100～200ml 静脉滴注，纠正代谢性酸中毒，促使钾进入细胞内。

(3)50％葡萄糖 50～100ml 加普通胰岛素 6～12U 静脉注射，使钾向细胞内转移。

(4)透析疗法是治疗高钾血症最有效的方法。钠平衡失调的处理：稀释性低钠血症，应限制水的摄入，必要时予高渗盐水静脉滴注或透析治疗。如有高钠血症，应适当放宽水的摄入。低钙血症、高磷血症的处理：对无症状性低钙血症，口服碳酸钙、活性维生素 D。有症状性低钙血症，可临时静脉补钙。中重度高磷血症可予碳酸镧或司维拉姆口服。高钙血症：凡是血钙＞2.75mmol/L 即可加重肾脏损害，导致髓襻升支、远端肾小管及集合管上皮细胞变性、坏死和脱落，即可加重肾脏损害。术前控制钙的摄入量，每日不超过 400mg，并摄入富含草酸、磷酸盐饮食，可能减少肠道对钙的吸收。多饮水，并同时使用呋塞米，还可用磷酸盐合剂每日 20～60ml，促进血钙下降。

6. 代谢性酸中毒　任何手术的患者，术前必须使动脉血气 pH 维持在 7.35～7.45。轻度酸中毒者，口服碳酸氢钠；当 CO_2-CP＜13.5mmol/L 时，应静脉补充 5％碳酸氢钠；同时静注 10％葡萄糖酸钙防止发生低钙抽搐，有条件应立即透析治疗。酸中毒者避免使用乳酸钠纠正。

7. 氮质血症的纠正　术前适当限制蛋白质的摄入，在保证最低蛋白质需要量中，尽量采用含必需氨基酸丰富的具高生理价值的蛋白质（如鸡蛋、牛奶等），同时给予充分热量，以减少蛋白质分解，亦可加用 α-酮酸制剂等，使血中氮的代谢产物下降，同时提供营养。肌酐清除率＞50ml/min 时无须特殊治疗。

8. 预防和控制感染　术后预防感染及治疗已存在的感染是降低慢性肾不全死亡率的重要措施。合理选用抗生素，慎用或不用肾毒性抗生素，包括氨基糖苷类、克林霉素、阿昔洛韦和两性霉素等。术前术后抗炎宜选用第三代或第四代头孢类抗生素（注意头孢脑病的发生），以减轻抗生素的肾毒性作用。肾功能减退时抗菌药物给药剂量应按 GFR 进行调整。必须选用某些不良反应明显的药物时，有条件者应做血药浓度监测。

9. 其他药物的应用　前列腺素合成抑制药（如阿司匹林）和其他非甾体抗炎药，会导致肾血管痉挛、收缩，肾血管阻力增加并且可能出现间质性肾炎，而血管紧张素转换酶抑制药（如卡托普利）对肾小球出球小动脉扩张可引起肾血流动力学改变；磺胺结晶可沉积在肾小管管腔内，造成广泛的肾小管阻塞，使原尿不易通过，导致少尿；同时，由于管腔内压升高，使有效滤过压降低，导致肾小球滤过率降低，以上药物均可能加重肾脏功能的损害，术前应慎重应用，放射对比物质也应当避免，放射对比物质可以造成血管收缩和直接损伤肾小管上皮细胞而诱导急性肾功能衰竭的发生。如果一定需要应用放射对比物质，可以预防性地口服抗氧化药乙酰半胱氨酸，同时应用水化治疗可以减少发生急性肾功能衰竭的危险。术后也应避免应用哌替啶镇痛治疗，因为其代谢产物去甲哌替啶可以在肾功能衰竭患者，特别是透析患者中引发癫痫发作。识别和减少有潜在肾毒性药物的应用可以避免肾功能进一步恶化。

10. 液体平衡　对于慢性肾功能不全的病人，最大的危险是发生肾功能急剧恶化，预防的关键在于手术前获得最佳肾灌注。临床上引起手术后肾功能恶化的因素主要是肾前性的因素，最重要原因是术前入量控制、术中和术后失血、失液、引流以及补液不足，导致低血容量，引起有效循环血量减少，造成肾脏灌注压下降，使肾小球不能保持足够的滤过率，而并发慢性肾脏病基础上的急性肾损伤。因此，术前禁食时间不宜太长。目前认为足量的血管内容积可减少全身麻醉和大手术导致的肾小球滤过率的下降，主张在心功能好、血压稳定的情况下，手术前 2 天停用利尿药和增加盐的摄入。液体疗法要达到补充先前丢失的容量、正在丧失的容量和提供每天代谢需要量。

【术中处理】

1. 术前肾功能严重损害的患者，需急诊手术时，可在术中进行血液透析。

2. 手术时过高的气腹压可加重肾功能损害，因而需保持较低的气腹压（＜9.77mmHg），术中仔细操作，减少出血，避免输血。

3. 术中尽量避免使用强力缩血管药及对肾脏有毒性的抗生素，术中尽量少搬动，预防和纠正低血压，保证肾脏充分的血液灌注。

4. 手术过程中，不论手术大小，均会造成不同程度的失血、失液，并随手术时间的延长，体液量丢失增多，加重肾功能不全，术中应适当增加补液量。

5. 手术期间监测心电图和血生化，及早发现电解质紊乱及酸中毒。

6. 麻醉方式及药物选择结合手术性质、大小及病人的具体情况，尽可能选肾功能影响较小的麻醉方法和麻醉药物。全身麻醉可以使肾血流减少 50%，导致肾毒性药物的排出减少。高位硬膜外麻醉易导致血压波动，对肾功能不全者易加重其肾功能障碍。肾衰竭的患者精神状态可能发生改变，可增强镇静药和催眠药的反应，因此术前用药必须谨慎。术中术后镇痛药物包括阿片类药物和吸入麻醉药量都要做出合理调整。应用肌松药也必须考虑到对肾功能的影响。同时，要注意肾衰竭患者酸碱失衡可改变药物的分布、作用时间和排出时间。无论采取何种麻醉方法，均应避免使用肾上腺素等交感神经兴奋药，局部麻醉药中以麻黄碱替代肾上腺素为佳；抗胆碱能药物应选用东莨菪碱，慎用阿托品；镇静药应选地西泮或咪达唑仑，慎用巴比妥类；镇痛药可选阿片类，但应避免对呼吸、循环的抑制。

【术后处理】

1. 术后注意事项

(1)充分镇痛：麻醉作用消失以后，切口剧痛可使血压急剧上升，所以高血压病患者的止痛处理较重要。

(2)对术后舒张压＞90mmHg 者：应及时处理，可用硝苯地平 10mg 舌下含化，也可硝普钠 0.03～0.05mg/min 静滴，每 5min 测血压 1 次，根据血压调整用量，以免血压下降过快过低。

2. 密切监测动脉血气、血清电解质　术后应根据患者手术持续的时间、手术创面的大小、患者进食及引流等情况密切监测血 pH 和血清电解质，以避免电解质紊乱和酸碱失衡。

3. 术后保持通畅的液体通路　保证充

足的输液量，充足的输液量能够保证肾脏足够的血液灌注，快速产生的尿流冲洗减轻肾组织与肾毒性物质的接触，减少毒素对肾脏的损害，降低发生急性肾小管坏死的可能性。术后准确记录每小时出入量。术后早期，肾脏的调节能力差，每小时补液量应视排出量来调节，量出为入，定期测量中心静脉压(CVP)，以了解病情，指导输液速度和输液量。CVP 应维持在 6～12cmH_2O，如 CVP＜6 cmH_2O，提示血容量不足，应加快输液，否则持续低收缩压，将使肾脏对输液失去反应能力，加重肾脏功能的损害。同时应观察病人是否有口干、咽干、皮肤弹性减弱、眼眶凹陷、尿量减少等。如 CVP＞12cmH_2O，提示血容量过多或心功能下降，病人自觉颜面、双下肢水肿，体重增加，血压升高，心率增快，呼吸变促，这时 CVP 值增高，即予减慢输液速度，控制入量，使用利尿药或加大利尿药用量，吸氧、降压。病情允许的情况下应每晨 1 次体重测量，能更好地监测患者的水负荷，当尿量达 40ml/h 以上，中心静脉压在 6～12cmH_2O 才表明血容量是足够的。当中心静脉压正常而尿量仍少于 30ml/h，伴随血尿素氮、肌酐及血钾升高等肾功能不全加重的迹象，其尿少由肾脏本身引起的，需要早期积极血液净化治疗。

4. 早期或“预防性”透析能减少死亡率和并发症　早期血液净化治疗指征如下。

(1)急性肺水肿。

(2)高钾血症，血钾＞6.5mmol/L。

(3) BUN ＞ 21.4mmol/L，或血 Cr＞442μmol/L。

(4)高分解代谢状态，BUN 每日升高超过 8.9mmol/L，或 Cr 每日升高超过 176.8μmol/L，血钾每日上升 1mmol/L。

(5)酸中毒，动脉血气分析 pH＜7.25，或二氧化碳结合力＜13mmol/L。

(6)少尿 2d 以上，伴有下列情况任何之一者：体液潴留(如球结膜水肿、中心静脉压高、心音呈奔马律)；尿毒症症状(如持续呕吐、嗜睡或烦躁)。

(7)无尿 2d 以上或少尿 4d 以上。

(8)各种原因稀释性低钠血症等。

【手术期处理要点】

目前国内外学者多主张对未出现严重尿毒症症状或过去未查出有较严重肾功能不全而需手术的病人进行有效的术前透析治疗。术前充分的血液透析，使体液、电解质成分处于最佳状态，尤其术前 24h 施行血液透析，对高钾血症、氮质血症的纠正尤为重要。尿毒症患者术前血液净化治疗可使症状大为改善，故慢性肾衰竭并非手术禁忌证。尿毒症透析患者几乎能接受各种手术，但透析患者常伴有水、电解质和酸碱失衡、贫血、出血倾向、营养不良等并发症，其行各种手术的危险性与非尿毒症患者相比相对较高。因此，做好尿毒症透析患者围术期处理，有利于患者更好耐受手术。术前尿毒症对手术的影响因素：水和电解质代谢失常，如高血钾、高血压和肺水肿等及尿毒症产生的毒素易引起出血、创口愈合延迟和免疫功能减低。血容量良好、对利尿治疗有反应和(或)没有明显电解质异常或出血倾向的患者处理较简单，不需要在术前接受透析治疗。有水肿、慢性充血性心力衰竭或肺水肿的患者需要对其心血管功能进行评价。如果对心血管功能的评估尚好，术前较好的肾小球滤过率可以减少术后由于肾衰竭引起的死亡。已经接受透析的患者要透析充分，术后也需要定时透析，所有应用药物的剂量均需要进行调整。随着透析技术的发展和质量的不断提高，尿毒症透析患者的生存期明显延长，需手术治疗的各种并发症发生率逐渐升高。维持性血透患者接受手术治疗的风险远较普通患者大，患者高血压、贫血、尿毒症毒素等风险都可能增加术中出血，血透患者术前透析中使用肝素抗凝也可能加重术中出血，为防止伤口出血，术后血透时使用低分子肝素抗凝并推迟血透时间。一般认为血透患者在手术前 24～48h 应进行透析，不仅能维持酸碱和电解质平衡，而且能充分清除体内多余的水分，改善心功能。术中和下次透析前限制补液量可以使患者避免过多的水负荷。术前透析患者有较重的贫血，增加促红细胞生成素和铁剂的治疗剂量可能是改善患者贫血状况更好的方法之一。术中及术后对少尿和无尿的患者应限制输液量，正在进行腹膜透析的患者如果需要进行腹部手术则需要改为血液透析，以免伤口愈合不良。

（钟　清　甘　华）

第六节　男科手术合并血液系统疾病

一、贫血(anemia)

贫血是指人外周血红细胞容积减少，不能运输足够的氧至组织而产生的综合征。一般认为在海平面地区，成年男性血红蛋白浓度(hemoglobin，Hb)＜120g/L、红细胞计数(red blood cell，RBC)＜4.5×10^{12}/L、血细胞比容(hematocrit，HCT)＜0.42；成年女性 Hb＜110g/L、RBC＜4.0×10^{12}/L、HCT＜0.37，就可诊断贫血。其中以 Hb 最为常用和可靠。按血红蛋白浓度，贫血分为：轻度(Hb＞90g/L)、中度(Hb 60～90 g/L)、重度(Hb 30～60g/L)和极重度(Hb＜30 g/L)。

据 WHO 调查，30％世界人口患有贫血，在发展中国家尤为多见，以儿童、妇女及老年人多见。多种因素可影响检查结果，还应注意年龄、性别和地区差异。久居高原地区的居民 Hb 较正常人高，而导致血浆容量减少(血液浓缩)的疾病，可引起 Hb 相对偏高；反之，导致血浆容量增加(血液稀释)的疾病，可造成 Hb 相对偏低。根据临床表现和实验室检查结果，贫血容易诊断。贫血是临床综合征，而不是一个独立的疾病，可由各种原因引起，临床更重要的是查明贫血的原因。在明确病因之前，除对症支持外，不应滥用药物，以免延误诊断。

【手术风险评估】

一般情况下，Hb＞80g/L 可耐受手术。若遇急症手术，可输注 RBC 悬液或洗涤 RBC，术后再予相应治疗。

【诊治】

导致贫血的病因不同，治疗措施也各异。Hb 低于 60g/L 是输血的指征，应采用成分输血。老年患者应尽力保持 Hb＞80g/L，尤其有心脑疾病患者。

(一)缺铁性贫血(iron deficiency anemia，IDA)

铁是合成 Hb 必需的元素。当体内铁储备耗竭时，即影响 Hb 的合成，导致贫血。IDA 是临床最常见的贫血类型，以儿童和育龄妇女发病率最高。

【病因和发病机制】

1. *需求增加*　多见于对铁需求增加的育龄妇女、婴幼儿及青少年。

2. *摄入不足*　如萎缩性胃炎、胃大部切除术后、长期服用抗酸药或喝浓茶等均可影响铁的吸收。

3. *丢失过多*　消化道慢性失血(包括肿瘤性和非肿瘤性)、妇女月经过多是 IDA 最常见原因；慢性或反复血管内溶血(如阵发性睡眠性血红蛋白尿)也可导致机体缺铁。

【诊断和鉴别诊断】

IDA 多数为慢性发展过程，常在 Hb 低于 70～80g/L 才出现症状。头晕、疲倦、眼花、耳鸣、皮肤黏膜苍白为常见临床症状体征。儿童、青少年还可出现发育迟缓、易兴奋、异食癖等。患者指甲可变得薄脆、扁平或呈匙状。

IDA 属小细胞低色素性贫血，外周血网织红细胞(Ret)计数正常或轻度增加。骨髓红系增生活跃，以中、晚 RBC 增生为主，有核 RBC 体积较小，外形不规则，胞质量少且发育滞后；骨髓铁染色细胞内、外铁均阴性或明显减少。铁代谢检查：血清铁降低，总铁结合力升高，运铁蛋白饱和度降低，铁蛋白降低。

IDA 主要应与其他原因引起的小细胞低色素贫血（如铁粒幼细胞性贫血、珠蛋白生成障碍性贫血和慢性病性贫血）相鉴别。

【治疗】

1. 去除引起缺铁的原因，治疗原发病。

2. 铁剂治疗

(1)口服铁剂：如硫酸亚铁、富马酸亚铁和葡萄糖酸亚铁等。每日剂量应含元素铁 150～200mg。饮茶影响铁摄入，维生素 C 有助于吸收。服用铁剂后多数病人网织红细胞在 7～10d 达高峰，Hb 在 2 周后开始升高，1 个月后恢复正常。Hb 恢复正常后，仍应坚持服用铁剂至血清铁蛋白恢复正常，以补充机体存储铁。

(2)肌注铁剂：适用于不能耐受口服铁剂、消化道疾病以及吸收障碍的患者。注射铁剂总量(mg)＝(正常 Hb－患者 Hb)g/L×体重(kg)×0.24＋500 mg。右旋糖酐铁深部肌内注射，首剂 50mg，如无明显不良反应，100mg/d 逐日或隔日 1 次，直至完成总剂量。注射铁剂副作用主要是局部和引流区域淋巴结疼痛，极少数病人发生过敏反应，严重时危及生命。

(3)静脉铁剂：需快速补铁，适应证同肌注补铁。现临床常用多糖铁复合物（力蜚能）。

(二)巨幼细胞贫血(megaloblastic anemia)

巨幼细胞贫血主要是由叶酸和(或)维生素 B_{12} 缺乏引起。

【病因和发病机制】

引起叶酸和维生素 B_{12} 缺乏的病因包括摄入量不足、需要量增加、吸收不良、内因子缺乏以及药物等因素。叶酸和维生素 B_{12} 均为 DNA 合成过程中的重要辅酶，缺乏时将造成细胞 DNA 合成障碍。受累血细胞的特点是细胞核/浆发育失衡，细胞核发育落后于细胞质，细胞体积大，呈现巨幼变形态；细胞不能分化成熟，大部分在骨髓中原位破坏，属于无效造血。

【临床表现】

1. *血液系统表现*　发病缓慢，特别是维生素 B_{12} 缺乏患者就诊时多呈中至重度贫血，部分患者出现轻度黄疸，少数患者可有脾大。

2. *非血液系统表现*　①消化系统：常见症状有食欲缺乏、腹胀、腹泻或便秘；部分患者可发生舌炎，表现为舌痛和舌质绛红（牛肉舌），可伴有舌乳头萎缩，多见于恶性贫血。②神经系统：多见于维生素 B_{12} 缺乏，特别是恶性贫血，主要累及脊髓后侧束的白质和脑皮质；周围神经元也可受累，出现周围神经病变和亚急性脊髓联合病变，如手足对称性麻木、深感觉障碍、共济失调和锥体束征阳性，部分患者还可出现精神症状。

【诊断和鉴别诊断】

临床上外周血象表现为大细胞贫血者应高度怀疑巨幼细胞性贫血，严重病例全血细胞减少。根据病史，临床表现，外周血象（大细胞性贫血或全血细胞减少），骨髓象（增生活跃，各系均呈巨幼变），血清叶酸、维生素 B_{12} 测定显示 1 项或 2 项缺乏者，可以确定诊断。主要与引起全血细胞减少的疾病，如再生障碍性贫血，以及骨髓中出现巨幼样变的疾病，如红白血病、骨髓增生异常综合征等相鉴别。

【治疗】

1. 去除病因，治疗原发病。

2. 补充叶酸和(或)维生素 B_{12}：叶酸 5～10mg，每日 3 次，口服障碍者肌内注射四氢叶酸钙 3～6mg，每日 1 次；维生素 B_{12} 口服或肌注，肌注 100μg，每日 1 次，或 500μg，每周两次，直至血象完全恢复。叶酸和维生素

B_{12} 同时缺乏时，单用叶酸会加重神经系统病变，应联合应用维生素 B_{12}。叶酸和维生素 B_{12} 治疗后，网织红细胞在 10d 左右达高峰，大多数患者血象在 1～2 个月恢复正常。如病情恢复不满意，应注意查找其他原因并加以纠正。全胃切除或恶性贫血患者维生素 B_{12} 吸收障碍为不可逆性，需终身维生素 B_{12} 维持治疗。

（三）再生障碍性贫血（aplastic anemia，AA）

再生障碍性贫血（再障）是骨髓造血功能衰竭性疾病，是临床最常见引起全血细胞减少的一种疾病。

【病因和发病机制】

约半数以上的患者不能明确病因，称为原发性再障。继发性再障的病因包括免疫因素、化学因素（如药物和化学物质）、物理因素（如离子辐射）和生物因素（如病毒）等。再障的发病机制呈明显异质性和重叠性特征，包括造血干细胞缺陷、造血微环境破坏、造血生长因子异常、免疫功能紊乱和遗传因素等。

【临床表现】

1. *重型再生障碍性贫血（SAA）*　起病急、发展快，出血、贫血、感染均较严重。

2. *非重型再生障碍性贫血（NSAA）*　亦称慢性再生障碍性贫血（CAA），病情进展相对缓慢，贫血、出血、感染程度较轻。

【诊断和鉴别诊断】

1. *诊断标准*　全血细胞减少，网织红细胞百分数<0.01，淋巴细胞比例增高；一般无肝、脾大；骨髓多部位增生减低（增生活跃部位巨核细胞数量减少），造血细胞比例降低，非造血细胞比例增高；除外引起全血细胞减少的其他疾病。

2. *SAA 分型诊断标准*　SAA-Ⅰ型发病急，贫血进行性加重，常伴严重感染和（或）出血。血象具备下述三项中两项：网织红细胞绝对值<15×10^9/L，中性粒细胞<0.5×10^9/L，血小板<20×10^9/L；骨髓增生广泛重度减低。SAA-Ⅱ型，NSAA 病情进展，临床、血象及骨髓象达到 SAA-Ⅰ型诊断标准。

再障应与全血细胞减少的其他疾病，如阵发性睡眠性血红蛋白尿（PNH）、Fanconi 贫血、免疫相关性全血细胞减少、骨髓增生异常综合征（MDS）、急性造血功能停滞、骨髓纤维化、某些急性白血病等相鉴别。

【手术风险评估】

SAA 原则上不适合手术。NSAA 需紧急手术时，可通过输注成分血，将 Hb 提高至 80g/L 以上，血小板 50×10^9/L 以上后进行（具体根据手术情况确定）。

【治疗】

1. *支持治疗*　为所有再障患者治疗的重要组成部分。注意个人卫生，减少感染机会，有感染者应及早使用抗生素；Hb<60g/L 给予红细胞输注；血小板<20×10^9/L 或有明显出血倾向者宜输注血小板。

2. *NSAA 治疗*　环孢素为 NSAA 一线治疗药物，一般需用药 3 个月才能判断疗效。造血生长因子对某些 NSAA 有一定疗效。可联合中医中药治疗。

3. *联合治疗*　SAA 治疗抗胸腺细胞球蛋白（ATG）或抗淋巴细胞球蛋白（ALG）联合环孢素是目前治疗 SAA 的主要方案，有效率 50%～70%。其他一些免疫抑制药如吗替麦考酚酯和他克莫司也在临床上试用。异基因造血干细胞移植一般要求年龄<40 岁，有 HLA 相合供者，移植后 70%～80% 患者长期生存。

（四）红细胞葡萄糖-6-磷酸脱氢酶缺乏症（erythrocyte glucose-6-phophate dehydroglmase deficiency，G-6-PD）

红细胞葡萄糖-6-磷酸脱氢酶缺乏症是一种伴性不完全显性遗传疾病。

【病因和发病机制】

G-6-PD 参与的磷酸己糖旁路代谢途径是红细胞产生还原型烟酰胺腺嘌呤二核苷酸磷酸（NADPH）的唯一来源。G-6-PD 缺乏导致红细胞 NADPH 和还原型谷胱甘肽(GSH)减少，易于被氧化剂损伤，并生成高铁血红素和变性珠蛋白。G-6-PD 缺乏症主要表现为血管外溶血，但也可发生血管内溶血。

【临床表现】

1. 先天性非球形细胞性溶血性贫血　多为Ⅰ类变异型，新生儿期即可发生；溶血常无明显诱因，但氧化物(包括药物、化学物质及蚕豆等)和病毒感染可加重溶血，临床出现黄疸、贫血和脾大。

2. 新生儿高胆红素血症　G-6-PD 缺乏是新生儿高胆红素血症最常见的原因。

3. 蚕豆病　均在食新鲜蚕豆后数小时至数天内突然发作，属急性血管内溶血；表现为头痛、恶心、背痛、寒战和发热，继之出现血红蛋白尿、贫血和黄疸；其发生除 G-6-PD 缺乏外，还有其他因素参与。

4. 药物诱发溶血性贫血　可诱导溶血的药物包括抗疟药、磺胺类、解热镇痛药等；溶血与药物或其代谢产物的氧化作用有关；急性溶血可表现为血管内溶血，多呈自限性，溶血一般持续 7～10d，然后自行终止。

5. 感染诱发　患者在平时可无溶血，常在感染后诱发。

【诊断】

G-6-PD 缺乏症患者病情轻重不一，可表现为血管外溶血，也可表现为血管内溶血，但均缺乏特异性。本病的诊断主要依靠 G-6-PD 活性筛选实验。

1. 高铁血红蛋白还原试验，正常还原率＞75%，中度缺乏＞31%，严重缺乏＜30%。

2. 荧光斑点试验。

3. 硝基四氮唑蓝纸片法。

4. G-6-PD 活性测定，低于正常平均值的 40%。

5. 基因检测。

【治疗】

本病属遗传性疾病，目前尚无根治方法，以对症支持治疗为主，去除诱发因素，贫血严重时输血，可使用糖皮质激素。溶血发作时应避免手术。

(五)自身免疫性溶血性贫血(autoimmune hemolytic anemia，AIHA)

AIHA 是机体产生病理性抗红细胞抗体并导致其免疫性破坏的一种获得性溶血性贫血。

【病因和发病机制】

根据抗体作用于红细胞的最佳温度分为温抗体型和冷抗体型自身免疫性溶血性贫血两类。其发病机制仍未完全阐明，可能包括：

1. 自身免疫耐受状态破坏。

2. 病毒或化学物(包括药物)与红细胞膜结合，改变其抗原性，导致免疫系统的识别并产生相应抗体。

3. 免疫监视功能异常等。温抗体型是 AIHA 中最常见的类型，温抗体绝大部分为 IgG。成人多见，女性多于男性。根据特异单价抗血清鉴定结果，本病可分为三型：

(1)抗 Ig 和抗 C3 均阳性，占 67%。

(2)单纯抗 IgG 阳性，占 20%。

(3)单纯抗 C3 阳性，占 13%。第一型溶血最重，治疗较困难；第三型溶血最轻，第二型介于两者之间。

【临床表现】

差异较大，贫血、黄疸、肝脾大轻重不一。本病如伴免疫性血小板减少称为 Evans 综合征，本综合征的血小板减少可先于溶血或同时或继后出现，但多数先出现血小板减少，随后发生免疫性溶血，两者同时发病较少见。多呈正细胞正色素性贫血，外周血网织红细胞增多(通常＞5%)；血清胆红素轻或中度升高，并以间接胆红素升高为主；尿胆原阳性；血清乳酸脱氢酶升高；抗人球蛋白试验(Coombs 试验)，直接试验阳性见于 90%以上患者，间接试验可为阳性或阴性。

【诊断和鉴别诊断】

有溶血性贫血的临床和实验室证据，直

接抗人球蛋白试验阳性，可诊断本病。少数抗人球蛋白阴性 AIHA 需与其他溶血性贫血鉴别，包括先天性溶血性疾病、非免疫因素所致溶血性贫血和阵发性睡眠性血红蛋白尿等。

【手术风险评估】

急性溶血不宜手术，待病情控制后再决定手术时机。

【治疗】

1. 病因治疗　如为继发性者应积极寻找病因并针对性治疗。

2. 糖皮质激素　糖皮质激素是治疗本病的首选和主要用药。常选用泼尼松，开始剂量 1～1.5mg/(kg・d)，也可选用相当剂量的地塞米松口服或静脉给予。治疗过程中监测网织红细胞和血清乳酸脱氢酶，有效者 1 周左右 Hb 上升，Hb 恢复正常后维持原剂量 2 周，然后逐渐减量，每周 5mg，待减至每日 10mg 以下时，维持治疗 3～6 个月。80% 以上的患者糖皮质激素治疗有效。足量糖皮质激素治疗 3 周病情无改善者应视为无效。

3. 脾切除　脾切除有效率 60%～75%。适应证包括糖皮质激素治疗无效；糖皮质激素依赖，泼尼松维持量＞0.5mg/(kg・d)；不能耐受激素治疗或有激素应用禁忌证等。

4. 免疫抑制药　用于激素无效、激素依赖和脾切除后复发患者。常用环孢素、硫唑嘌呤等，有效率 40%～60%。

5. 其他　如 CD20 单抗、血浆置换等。

6. 输血　应严格掌握指征，输洗涤红细胞。

二、白细胞减少症(leukopenia)

白细胞减少症是指外周血白细胞计数持续低于 $4.0\times10^9/L$。中性粒细胞是白细胞的主要成分，前者减少常导致白细胞减少。外周血中性粒细胞绝对计数在成人低于 $2.0\times10^9/L$、≥10 岁儿童低于 $1.8\times10^9/L$、＜10 岁低于 $1.5\times10^9/L$，称为中性粒细胞减少(neutropenia)；低于 $0.5\times10^9/L$，称为粒细胞缺乏症(agranulocytosis)。

【病因和发病机制】

根据病因和发病机制，粒细胞减少症可分为三大类：粒细胞生成减少、破坏或消耗过多及分布异常。中性粒细胞减少的机制可以是单一因素，但更多的是多因素综合作用的结果。

1. 中性粒细胞生成减少

(1)骨髓损伤包括电离辐射、细胞毒类药物和化学毒物，是引起中性粒细胞减少最常见的原因。引起中性粒细胞生成减少的化学药物，包括精神类药如苯妥英钠、卡马西平等；细胞毒类药如烷化剂、抗代谢药、蒽环类、长春碱类、生物碱等；解热镇痛药如阿司匹林、氨基比林、吲哚美辛等；抗生素如氯霉素、磺胺类、青霉素及头孢菌素等；抗甲状腺药如甲硫氧嘧啶、丙硫氧嘧啶、甲巯咪唑等；降糖药如甲苯磺丁脲、氯磺丙脲等；心血管类药如卡托普利、普鲁卡因胺等。由细胞毒类药引起的中性粒细胞减少症，多由于药物直接损伤骨髓造血干/祖细胞，粒细胞减少程度常与药物剂量直接相关；而由非细胞毒类化学药物引起的中性粒细胞减少除了剂量依赖性骨髓抑制外，部分还与免疫因素等有关。

(2)造血原料缺乏或骨髓无效造血见于维生素 B_{12}、叶酸缺乏所致巨幼细胞贫血、骨髓增生异常综合征等。

(3)粒细胞生成受抑制或骨髓造血衰竭见于血液系统恶性肿瘤或恶性实体瘤骨髓转移、再生障碍性贫血等。

(4)感染可见于各种感染，如病毒(如流感病毒、肝炎病毒及 HIV)，细菌(如伤寒、粟粒性结核及脓毒血症)等。

(5)其他

①先天性粒细胞缺乏症(Kostmann 综合征)：系一种围生期即表现严重中性粒细胞减少伴感染的疾病，其发生与中性粒细胞弹性蛋白酶基因突变有关。

②周期性中性粒细胞减少症：一般 21d 为一个发作周期，同时伴感染，也与弹性蛋白酶基因突变有关，但与 Kostmann 综合征的突变位点不同。

2. 中性粒细胞破坏或消耗过多

(1)免疫相关性：①药物诱发的免疫相关性粒细胞减少：某些药物进入机体后形成的半抗原可与粒细胞蛋白质结合成全抗原，诱发机体产生针对该抗原的抗体而致粒细胞破坏。②自身免疫相关性粒细胞减少：如系统性红斑狼疮、淋巴增殖性疾病等。

(2)非免疫因素：严重病毒或细菌感染，中性粒细胞消耗过多；脾大、脾功能亢进时中性粒细胞在脾内滞留、破坏增多。

(3)中性粒细胞分布异常：中性粒细胞转移至边缘池(小血管壁)，导致循环池粒细胞相对减少。见于异体蛋白反应、内毒素血症等。

【临床表现】

主要取决于粒细胞减少的原因、程度、时间。根据粒细胞减少的程度可分为：轻度，$\geqslant 1.0\times10^9$/L，中度，$(0.5\sim1.0)\times10^9$/L 和重度，$<0.5\times10^9$/L。重度减少者即为粒细胞缺乏症。

粒细胞轻度减少者症状不明显，多表现为原发病症状。粒细胞缺乏者往往起病急骤，突发寒战、高热，全身症状严重。病情常在数小时至数日内发展至极期。常见感染部位为呼吸道、消化道、泌尿生殖道和软组织。粒细胞缺乏者感染灶难以发现，获取病原菌困难，死亡率高。

【诊断和鉴别诊断】

1. 病史　应注意询问粒细胞减少发生时间、持续时间，有无周期性，有无毒物、药物及放射线接触史，有无急慢性感染及结缔组织病史等。

2. 体格检查　注意有无淋巴结、肝、脾大，胸骨有无压痛，有无感染灶。

3. 实验室检查　仔细查看外周血涂片和骨髓涂片，准确细胞分类，观察细胞形态特征。

【手术风险评估】

中性粒细胞减少程度与感染风险密切相关。重度粒细胞减少(粒细胞缺乏)患者除急诊外，原则上不宜手术，围术期白细胞数量维持在$(5.0\sim10.0)\times10^9$/L，可减少术后感染的发生。

【治疗】

1. 协助血液专科医生，去除一切可能诱因，治疗原发病。

2. 重度粒细胞减少(粒细胞缺乏)治疗：患者原则上应置于层流病房。无层流病房医院，应积极创造相对无菌的住院环境，严格消毒、隔离措施，加强护理。合并感染时应尽早使用高效广谱抗生素，采用“降阶梯”治疗原则。在未取得细菌培养和药敏结果的基础上，抗生素的选用应兼顾 G^- 和 G^+；若 72h 无效应注意有无真菌感染；粒细胞缺乏超过 1 周患者应予以预防真菌感染治疗。有条件者给予静注丙种球蛋白 10g，每周两次。皮下注射重组人粒细胞集落刺激因子(G-CSF) $5\sim10\mu g$/kg，待外周血白细胞升至 10.0×10^9/L 左右减量，稳定在正常范围 3d 后停用。在重组人粒细胞集落刺激因子减量或停用过程中，部分病人外周血白细胞短期内会下降，多数病人能自动恢复，应注意观察。

3. 轻、中度粒细胞减少症的治疗若为择期手术，骨髓粒细胞增生尚可，无感染存在，可口服升白细胞药物(如升白胺、利可君等)或短期使用 G-CSF($2.5\sim5\mu g$/kg)。

三、出血性疾病(bleeding disorders)

出血性疾病是由于止血机制(包括血管、血小板和凝血因子)异常引起的自发性出血或创伤后出血不止的一类疾病，可分为遗传性和获得性两类。

【正常止血机制】

正常情况下，机体具有完整的止血机制，

不会产生自发性出血。生理性止血机制主要包括血管收缩、血小板聚集及纤维蛋白凝块形成三个时相。机体对局部损伤反应首先是血管收缩，在此基础上，血小板黏附和聚集在血管损伤部位，形成血小板血栓（白色血栓）称为初级止血；与此同时，机体凝血系统（包括内源性、外源性）启动，在血小板血栓基础上形成纤维蛋白网，并网络部分红细胞和血浆成分，形成红色血栓，称为次级止血。止血过程是血管、血小板和凝血因子共同参与的结果，任何一个因素数量/或功能异常都可导致出血发生。手术前应对每一例患者的凝血功能进行评估。如发现异常，积极寻找原因，充分评估手术的必要性和出血风险，并在采取相应的预防、治疗措施后再行手术。

【出血性疾病分类】

根据止血机制发生环节，出血性疾病可分为 3 类，即血管异常、血小板异常和凝血因子异常。

1. 血管异常

(1)先天性或遗传性如遗传性出血性毛细血管扩张症、家族性单纯性紫癜，先天性结缔组织病等。

(2)获得性如过敏性紫癜、机械性紫癜、肾上腺皮质功能亢进、老年性紫癜、感染相关性紫癜、药物性及维生素 C 缺乏症等。

2. 血小板异常

(1)血小板减少

①血小板生成减少：如再生障碍性贫血、白血病、骨髓增生异常综合征、恶性肿瘤骨髓浸润、巨幼细胞性贫血等。

②血小板破坏过多：多与免疫因素有关，如免疫性血小板减少性紫癜(ITP)。

③血小板消耗过多：如弥散性血管内凝血(DIC)、血栓性血小板减少性紫癜(TTP)。

④血小板分布异常：如脾大等。

(2)血小板增多

①原发性：如原发性血小板增多症。

②继发性：如脾切除术后、恶性肿瘤、慢性炎性疾病、药物（如肾上腺素、长春新碱）等。

(3)血小板功能异常

①先天性：如黏附功能障碍性疾病[巨大血小板综合征(bernard soulier syndrome)]，聚集功能障碍性疾病[血小板无力症(thrombocytasthenia)]，血小板分泌功能障碍性疾病(贮存池病)。

②获得性：多由先天性，如抗血小板毒物、感染、尿毒症、异常丙种球蛋白及 DIC 等引起。

3. 凝血因子异常

①先天性：血友病 A、B，血管性血友病，凝血因子Ⅰ、Ⅱ、Ⅴ、Ⅶ、Ⅺ、Ⅻ、ⅩⅢ缺乏等。

②获得性：维生素 K 缺乏、肝病、淀粉样变性、尿毒症及 DIC 等。

【诊断】

出血性疾病的诊断包括完整的病史、详细的体格检查和必要的实验室依据。

1. 病史 一般情况下，皮肤黏膜出现瘀点、瘀斑以微血管、血小板异常的可能性大；而深部软组织血肿、关节出血等则提示可能存在凝血因子异常；有无肝病、肾病、免疫系统疾病、传染性疾病等；有无服药史；是自发性出血抑或创伤所致；追溯近亲 1～2 代所有成员是否有出血史。

2. 体格检查 应仔细检查皮肤、黏膜出血的类型(瘀点、瘀斑或紫癜)，有无关节或深部组织血肿、毛细血管扩张，出血是否对称，有无贫血、黄疸、蜘蛛痣，有无肝、脾、淋巴结肿大及浆膜腔积液等。

3. 实验室检查

(1)血小板计数如低于正常应重复检查或结合手工计数。

(2)凝血功能检查：①凝血酶原时间(PT)，反映外源性凝血途径因子(Ⅲ、Ⅶ)以及共同途径因子(Ⅰ、Ⅱ、Ⅴ、Ⅹ)，PT 延长还可见于华法林治疗和维生素 K 依赖性凝血因子(Ⅱ、Ⅶ、Ⅸ、Ⅹ)缺乏。②部分凝血活酶时间(APTT),反映内源性凝血途径因子(Ⅻ、Ⅺ、Ⅸ、Ⅷ)和共同途径因子,APTT还可用于临床肝素治疗的监控。

同时监测PT和APTT可区分凝血功能缺陷的途径,PT正常、APTT延长提示内源性凝血途径异常;PT延长、APTT正常提示外源性凝血因子缺陷。凝血酶时间(TT)反映纤维蛋白原转化为纤维蛋白的时间;纤维蛋白降解产物(FDP)及D-二聚体均阳性,提示纤维蛋白原及纤维蛋白同时有裂解,见于继发性纤维蛋白溶解(如DIC)和溶栓治疗以及血栓性疾病;FDP阳性、D-二聚体阴性见于原发性纤维蛋白溶解症。

【手术风险评估】

无论择期手术还是急诊手术,手术前均需对患者的凝血功能进行评估,对于有出血征象的患者尤为重要。在未明确出血病因以及出血还未得到有效纠正前,不能急于手术,以免加重出血,甚至难以控制,威胁患者生命。

【治疗】

出血性疾病的病因诊断尤为重要。只有明确病因,才能采取针对性治疗措施,从而达到控制出血的目的。

(一)过敏性紫癜(allergic purpura)

过敏性紫癜是血管变态反应性疾病,病因难以确定。感染、食物、药物、花粉、虫咬及预防接种等均可作为致敏因素,使机体产生变态反应,引起血管壁炎症反应,导致毛细血管脆性及通透性增加,血液外渗,导致皮肤、黏膜及某些脏器出血。

【临床表现】

多数患者发病前1~3周有上呼吸道感染史,随之出现皮肤紫癜。临床分为5型。

1. 皮肤型(紫癜型) 皮疹高出皮面,可为小荨麻疹样或红色斑丘疹样,大小不等,呈深红色,压之不褪色,可融合成片;紫癜以四肢远端和臀部多见,对称性分布,一般1~2周消退,可分批出现。

2. 腹型(Henoch型) 见于约1/3病人,可为首发症状,但多数发生在紫癜出现后1周内,以脐周阵发性绞痛多见,可伴呕吐、腹泻,部分病人可出现呕血、便血;腹痛发作时可有肌紧张、明显压痛,若无典型皮疹,易误诊为外科急腹症。

3. 关节型(Schönlein型) 见于40%患者,表现为关节及周围肿胀、疼痛和触痛,多发生于膝、踝、腕和肘关节,呈游走性反复发作,数日而愈,不遗留关节畸形。

4. 肾型 见于12%~40%患者,多发生于紫癜出现后1周,出现血尿、蛋白尿及管型尿,严重者可出现肾衰竭。

5. 混合型 上述各型以不同形式混合存在。

【诊断和鉴别诊断】

1. 诊断 发病前1~3周有上呼吸道感染史;典型四肢皮肤紫癜,可伴腹痛、关节肿痛和肾脏病变;血小板及凝血功能相关检查正常;除外其他疾病所致血管炎及紫癜。

2. 鉴别诊断 主要与血小板减少性紫癜、风湿性关节炎、肾小球肾炎、系统性红斑狼疮及外科急腹症等鉴别。

【手术风险评估】

过敏性紫癜患者在疾病未控制时通常不宜手术(急诊另论),经内科治疗病情一般在2周左右可以得到控制。

【治疗】

1. 消除致病因素。

2. 抗组胺及改善血管通透性药。

3. 糖皮质激素及免疫抑制药泼尼松0.5~1mg/kg,重症可静脉使用地塞米松。疗程一般不宜超过30d,肾型紫癜可酌情延长。如激素效果不佳或反复发作,可加用硫唑嘌呤、环磷酰胺或环孢菌素等免疫抑制药。

(二)免疫性血小板减少性紫癜(immune thrombocytopenicpurpura,ITP)

免疫性血小板减少性紫癜是因血小板免

疫性破坏而导致的出血性疾病，是临床最常见血小板减少性疾病之一。

【临床表现】

1. 急性型　半数以上发生于儿童，大多数在发病前1～2周有上呼吸道感染史，全身皮肤、黏膜瘀斑、瘀点严重，可有血疱和血肿形成，严重者可有内脏出血，包括消化道、泌尿生殖道和颅内出血。

2. 慢性型　多见于青年女性，主要表现为反复发作的皮肤、黏膜出血，或月经量过多，严重内脏出血少见。

【诊断和鉴别诊断】

1. 诊断要点　广泛皮肤、黏膜出血或内脏出血；多次检查血小板数量减少；脾不大或轻度肿大；骨髓巨核细胞增多或正常，有成熟障碍；血小板相关抗体(PAIg/PAC3)阳性。

2. 鉴别诊断　应注意与其他导致血小板减少的疾病鉴别，如再生障碍性贫血、脾功能亢进、骨髓增生异常综合征(MDS)、白血病、系统性红斑狼疮(SLE)、药物免疫相关性血小板减少等。

【手术风险评估】

中小型手术血小板升至50×10^9/L以上，大型手术升至80×10^9/L以上较安全。

【治疗】

1. 一般治疗血小板低于20×10^9/L应卧床休息。

2. 血小板输注出血严重，应积极输注血小板，使外周血小板维持在20×10^9/L以上；出血轻或无出血，血小板计数低于10×10^9/L时，也应考虑输注血小板。

3. 糖皮质激素为ITP治疗的首选药物。常用泼尼松1mg/kg口服；病情严重者，可先静脉给予地塞米松或甲泼尼松龙，缓解后改为口服。待血小板升到正常或接近正常2周后，逐渐减量(每周5mg)，最后以5～10mg/d维持，持续3～6个月。

4. 脾切除有效率70%左右，无效者对糖皮质激素的需要量也可减少。适应证如下。

①糖皮质激素不敏感。

②糖皮质激素依赖，维持治疗剂量>0.5mg/(kg·d)。

③有糖皮质激素使用禁忌证。

④有脾功能亢进证据。

5. 免疫抑制药不作为首选。适应证如下。

①糖皮质激素或脾切除术后效果不佳。

②有使用糖皮质激素或脾切除禁忌证。

③糖皮质激素依赖患者。常用药物有环孢素、长春新碱、环磷酰胺、硫唑嘌呤等。

6. 大剂量丙种球蛋白适应证如下。

(1)急性ITP，出血严重而广泛。

(2)难治性ITP。

(3)不宜用糖皮质激素治疗的患者，如孕妇、糖尿病、结核病等。

(4)需迅速提高血小板的患者。用量2g/kg，分2～5d使用，起效时间5～10d，总有效率60%～80%。

7. CD20单抗、血浆置换等。

(三)血友病(hemophilia)

血友病是一组X连锁隐性遗传性疾病，男性发病。由凝血因子Ⅷ(血友病A)、Ⅸ(血友病B)或Ⅺ等缺乏或活性下降引起凝血活酶生成障碍性疾病。在我国血友病患者中，血友病A约占80%，血友病B约占15%，Ⅺ缺乏症罕见。主要影响内源性凝血系统。

【临床表现】

有阳性家族史，幼年开始发病，自发或轻度外伤后出血不止，血肿形成及关节出血为特征。血友病A较血友病B出血严重。关节出血最常见，常常为自发性，出血最常累及的关节依次为膝、肘、踝、肩、髋、腕，最终可导致关节肿胀、僵硬、畸形及相应肌萎缩。皮下、肌肉、腹膜后可形成血肿，胃肠道、泌尿生殖道等内脏器官也可发生出血。按血浆FⅧ活性，可将血友病A分为轻、中、重三型。

1. 重型FⅧ活性低于健康人的1%；

2. 中型FⅧ活性相当于健康人1%～

5%;

3. 轻型 FⅧ活性相当于健康人的 5%~25%。

【诊断和鉴别诊断】

根据自幼发病,反复严重出血,尤其是关节、肌肉及深部组织出血,结合 APTT 延长、PT 正常以及相应凝血因子缺乏的实验室资料,可以明确诊断。对轻型血友病 A 需要与重型血管性血友病(vWD)鉴别。vWD 患者出血时间(CT)延长,不仅 FⅧ活性降低,vWFAg、vWF 瑞斯托霉素辅助因子活性也降低。血友病出血累及关节时、有时易误诊为风湿性关节炎,关节结核或其他关节病。

【手术风险评估】

血友病 A 患者大手术前 FⅧ应达到 50%~80%,中小型手术应达到 20%~50%。血友病 B 患者大手术前 FⅨ应提高到 70%以上,中小型手术应达到 40%以上。

【治疗】

补充缺乏的凝血因子,可用新鲜血浆,Ⅷ浓缩剂,冷沉淀(含Ⅷ、ⅩⅢ、vWF 及纤维蛋白原),凝血酶原复合物(含Ⅸ、Ⅹ、Ⅱ、Ⅶ)等。1U 凝血因子相当于正常人新鲜血浆 1ml 的因子活性。一次给予 1U/kg 体重 FⅧ或 FⅨ,可分别提高活性 2%和 1%。首剂需要补充的 FⅧ=(要求达到凝血因子活性百分比-患者测得凝血因子活性百分比)×体重(kg)/2,此剂量的 2 倍为首剂需要补充的 FⅨ单位数。由于 FⅧ、FⅨ半衰期分别为 8~12h 及 18~30h,故每日补充 FⅧ或 FⅨ的总剂量应间隔 12h 和 24h 分次给予,持续 7~10d。

(四)弥散性血管内凝血(disseminated intravascular coagulation,DIC)

弥散性血管内凝血(DIC)是一种临床综合征。由致病因素激活凝血及纤溶系统,导致全身微血栓形成、凝血因子大量消耗并继发纤溶亢进,引起全身出血及微循环衰竭性疾病。

1. DIC 最常见的病因 ①感染占 31%~43%;②恶性肿瘤占 24%~34%;③病理产科占 4%~12%;④手术及创伤占 1%~5%;⑤医源性占 4%~8%。

2. 典型 DIC 的病理生理过程 ①初发高凝期:机体凝血系统激活,凝血酶活性升高,血液呈高凝状态,为 DIC 的早期改变。②消耗性低凝期:出血倾向显著,PT、APTT 显著延长,血小板及多种凝血因子水平降低,此期持续时间较长,常构成 DIC 的主要临床特征及实验室检查异常。③继发性纤溶亢进期:多出现在 DIC 后期,但也可在凝血系统激活时同时发生。

【临床表现】

临床表现包括原发病和 DIC 两个部分。

1. 出血 发生率 80%~95%,特点为自发性、多发性出血,部位可遍及全身,多见于皮肤、黏膜、伤口及穿刺部位;其次也可发生内脏出血,如咯血、呕血、血尿、便血及阴道出血,严重者可发生颅内出血。

2. 微循环障碍 发生率 30%~80%,出现与失血不成比例的组织、器官低灌注,持续性或一过性血压下降,顽固性休克是 DIC 病情严重,预后不良的指征。

3. 微血栓栓塞 可表现为全身性或局限性,浅层组织和深部器官均可发生,发生率 40%~70%;浅层组织栓塞可呈灶状、斑块状坏死或溃疡形成,深部栓塞可表现为相应脏器功能衰竭。

4. 微血管病性溶血 发生率 10%~20%,可表现为进行性贫血,皮肤、巩膜黄染少见而且轻。

【诊断和鉴别诊断】

1. 诊断 根据存在引起 DIC 的基础疾病,临床出现多发性出血倾向、微血栓栓塞以及微循环障碍,结合血小板计数、纤维蛋白原浓度降低、纤维蛋白(原)降解产物(FDP)浓度增高,D-二聚体阳性,PT、APTT 延长等实验检查改变,DIC 的诊断一般不难。

2. 鉴别诊断　①严重肝病：可存在血小板减少，多种凝血因子浓度降低，FDP 浓度升高（肝脏清除能力降低）等，但严重肝病多有肝脏病史，黄疸、肝功能损害突出，血小板减少较轻等可资鉴别。②血栓性血小板减少性紫癜（TTP）：以血小板减少和微血管病性溶血为突出表现，常伴精神症状，可有发热和肾脏受损，但 TTP 凝血功能正常，无纤溶亢进的证据。③原发性纤溶亢进：血小板计数正常，D-二聚体正常或阴性，3P 试验阴性，一般无微循环衰竭、栓塞及微血管病性溶血征象。

【手术风险评估】

除 DIC 的病因必须要经手术去除外，原则上在 DIC 未纠正前不宜手术。

【治疗】

1. 去除病因、积极治疗原发病

2. 抗凝治疗　其目的在于尽量阻止血液过度凝固导致的血栓形成。肝素使用指征：DIC 早期（高凝期）；血小板及凝血因子进行性下降，微血栓栓塞表现明显；消耗性低凝期但病因短时间内不能去除，在补充凝血因子情况下可考虑使用。下列情况慎用肝素：手术后或创伤未经良好止血者；近期有活动性出血；蛇毒所致 DIC；DIC 晚期，多种凝血因子缺乏和纤溶亢进。普通肝素钠 10 000～20 000U 或低分子肝素 75～150UA Ⅹa（U 抗Ⅹa）/（kg · d），分两次皮下注射，可连用 3～5d。可同时使用丹参和右旋糖酐。

3. 替代治疗　包括输注新鲜血浆、冷沉淀、纤维蛋白原、凝血因子浓缩剂及凝血酶原复合物等。应密切监测凝血因子活性、凝血功能和血小板，根据临床表现和检测结果调整治疗方案。

4. 抗纤溶治疗　DIC 早期一般不主张抗纤溶治疗，后期继发性纤溶作为主要矛盾时可考虑抗纤溶治疗，如氨基己酸和氨甲环酸等。

5. 其他治疗　包括脏器组织功能的维护等。

（陈建斌）

第七节　男科手术合并神经系统疾病

一、老年卒中后遗症 (neurological rehabilitation of the elderly stroke patients)

脑卒中主要分缺血性和出血性脑卒中。缺血性脑卒中包括动脉血栓性脑梗死、脑栓塞、腔隙性脑梗死等。出血性脑卒中包括脑出血和蛛网膜下腔出血等。脑卒中后遗症是指脑梗死、脑出血或其他脑血管病变 6 个月病情稳定后，仍遗留的部分神经功能障碍，常见的后遗症有偏瘫、言语障碍、吞咽困难与智能改变等表现。同时，可能患有高血压、糖尿病、高血脂等基础疾病，或伴有心、肺、肝、肾等主要脏器的功能减退，或因长期卧床、球麻痹所致吞咽障碍而引起的营养不良等。

1. 动脉血栓性脑梗死　动脉血栓性脑梗死是老年人脑梗死中最常见的类型。通常指脑动脉的主干或其皮质支在动脉粥样硬化的基础上发生血栓形成，导致血管管腔狭窄或闭塞，出现相应的神经系统症状和体征。动脉粥样硬化是老年人最常见的病因，大多同时伴有高血压、糖尿病或心脏病史。常在安静或睡眠中起病。发病时多无头痛、呕吐、昏迷。起病即有昏迷的多为脑干梗死；大脑半球梗死多在局灶症状出现后，意识障碍逐渐加深，直至昏迷。定位症状和体征决定于梗死灶的大小和部位，可在数小时至 3d 内逐渐加重。

2. 脑栓塞　是指各种栓子随血流进入颅内动脉系统造成血管腔急性闭塞而引起相

应供血区脑组织缺血坏死和功能障碍。根据栓子来源不同,可分为心源性、非心源性与来源不明三种,以心源性脑栓塞最为常见。老年人最常见的直接原因是慢性心房纤颤,其他见于心脏人工瓣膜血栓、心内膜炎瓣膜赘生物、心肌梗死附壁血栓等。该病多有心脏病病史,发病急骤,通常数秒或数分钟内达高峰,是各类卒中发病最急骤者。临床上多有意识模糊、嗜睡甚至浅昏迷,但一般持续时间较短暂。少数主要脑血管分支栓塞或多发性栓塞者,脑水肿明显,颅内压逐渐增高,有头痛、呕吐、癫痫发作、昏迷等症状。

3. 腔隙性脑梗死　腔隙性脑梗死指脑深部穿通动脉闭塞引起的缺血性微梗死,约占脑梗死的20%,是老年卒中病人较常见的类型。男性多于女性,多有高血压病史。急性或逐渐起病。临床表现多样,其特点是症状相对较轻、体征单一、无头痛与意识障碍。

4. 脑出血　是指自发性脑实质内出血,占脑卒中20%~30%。高血压与脑动脉粥样硬化是老年人脑出血的主要原因,其他少见原因包括应用溶栓抗凝药后、脑淀粉样血管病变、原发或转移性脑肿瘤等。脑出血多发生在血压控制不良或血压波动较大的高血压病人,常在活动或情绪激动中发病。发病时多有血压明显升高,临床表现主要决定于出血部位和出血量。意识障碍程度是判断病情轻重的主要指标。

5. 蛛网膜下腔出血　蛛网膜下腔出血是指脑表面血管破裂,血液直接进入蛛网膜下腔,又称原发性蛛网膜下腔出血。老年人常见病因为颅内动脉瘤。突然起病,多无前驱症状。以剧烈难以忍受的头痛开始,多呈撕裂样、劈开样头痛,持续难以缓解,可放射至枕后或颈侧,常伴恶心、呕吐。可有不同程度的意识障碍及烦躁、谵妄等精神症状;少数有癫痫发作。少数动脉瘤破裂导致大出血的病例,剧烈头痛、呕吐后随即昏迷,出现去脑强直,甚至很快呼吸停止死亡。

【手术风险评估】

由于有脑卒中后遗症的人生理内环境调节功能衰退,脏器功能减退,即使日常生活尚可维持,但如遇到手术、麻醉等应激状态时即可呈现内环境功能紊乱;手术有可能诱发脑卒中再次发生,术后卒中发生率较无卒中的老年人可增加一半以上。手术的卒中发生率为0.2%。偏瘫患者尤其是长期卧床的老年病人,由于疾病因素平时活动量少,加之心、肺、肝、肾等重要脏器功能的退行性改变,对手术和麻醉的耐受性也逐渐下降。在脑自动调节功能缺损期间,脑灌注直接依赖体动脉血压,如果出现轻微的低血压,即有导致周边缺血区转变为不可逆性损伤的危险。急性卒中后应推迟4~6周手术,以等待病灶周边缺血区已消失的自动调节功能有所恢复。

【术前准备】

充分的术前准备保证老年卒中后遗症患者能安全度过手术期,得以康复。通过体格检查、实验室和影像学检查,全面了解病人的全身状况与重要脏器的功能。积极控制该疾病的病因及诱因,采取预防措施,力争在术前将病人调整到最佳状态,以避免加重原有症状或再次发生卒中。

1. 术前有心功能不全者应给予纠正。有高血压者应控制,以达到最佳状态。

2. 如长期服用阿司匹林和血小板抑制药者,术前5~10d应停用,至术后48~72h再恢复使用。其他血小板聚集抑制药如噻氯吡啶、氯吡格雷的停用时间可按照阿司匹林的使用原则进行。

3. 伴有慢性支气管炎者,要积极控制肺部感染。

4. 卒中后遗症病人,如有低蛋白血症,术前应给予人血白蛋白纠正。老年人对贫血和失血的耐受性差,贫血患者术前可适当输血补充。术前应尽量加强心肺功能锻炼,改善全身营养情况,纠正水电解质紊乱。

5. 在卒中恢复期内应避免应用琥珀胆

碱，以防止钾释放增加，引起高血钾。

6. 老年卒中后遗症病人的药代、药效动力学改变及对药物的反应性增高，麻醉性镇痛药应避免使用，镇静催眠药应减量，为成年人 1/3～1/2。如病人过分焦虑或兴奋，术前晚可酌情给予镇静催眠药物口服。对心动过缓者可给予阿托品，对有高血压和心率较快者避免使用阿托品，以免增加心肌氧耗。高血压病人术前一定要给予充分的镇静，保证睡眠。

【麻醉选择】

患有卒中后遗症的老年病人，对中枢性抑制药如全麻药、镇静催眠药与阿片类镇痛药均十分敏感，其反应较迟钝、应激能力差，对手术创伤所带来的强烈刺激往往难以承受；自主神经系统的自控能力较差，不能有效地稳定血压。临床中主要根据病人的生理情况和手术类型，选择合适的麻醉方法和药物。

1. *局部浸润麻醉*　局部浸润麻醉与神经阻滞麻醉对生理影响小，病人能保持清醒，但作用局限。同时，由于老年患者的药物清除能力减低，需注意蓄积中毒。

2. *椎管内麻醉*　偏瘫患者，特别是脊髓或脊神经病变者应绝对禁忌。心血管功能差者也应列为禁忌。对下腹、会阴及肛门手术且轻微偏瘫者可慎用。

3. *全身麻醉*　现全身麻醉技术不断提高，麻醉条件不断改善，只要管理得当，保持循环的稳定，防止栓子脱落，全身麻醉对老年偏瘫患者的安全性影响不大，可作首选。

选择麻醉诱导药物的种类、剂量和注入速度应注意。可选择对循环抑制较轻的药物，如地西泮（安定）、乙咪酯和咪唑酯安定等，诱导力求平稳，充分供氧，防止血压大幅度的波动。麻醉维持可选择对循环抑制较轻的药物，如氧化亚氮、异氟醚、七氟醚等。静脉麻醉维持应小剂量，必要时辅以低浓度吸入麻醉药，以防药物蓄积，减少单纯应用时的弊病。老年人只要血浆胆碱酯酶正常，对去极化肌松药反应性改变不大；对非去极化肌松药的反应性不变或略增加；首次剂量不变或略减，但追加时间应适当延长。

【术中处理】

术中管理常规监测尿量、心电图、血压、脉搏、氧饱和度、呼吸末 CO_2 浓度。对心血管功能不稳定者宜采用有创血压、中心静脉压监测。必要时应给予血气分析、脑氧饱和度仪、经颅彩色多普勒（TCD）、麻醉深度监测（听觉诱发电位）等各种监测措施。术中注意液体出入量，特别是术中出血量的记录要准确，严防输入液体过多或不足。注意保护偏瘫肢体，以免加重伤害。

【术后处理】

1. *加强苏醒期管理*　由于老年病人苏醒期间问题较多，如苏醒延迟、呼吸恢复较慢等，易发生通气不足、呼吸道不畅、缺氧等而产生其他并发症。特别是有高血压者应注意血压的波动及变化。

2. *控制各种导致偏瘫的因素*　常规吸氧，减少吸痰等刺激，情况允许可开展术后镇痛，以保证患者足够的氧供，减少氧耗，积极治疗导致偏瘫的原发病。防止血压剧烈波动。

3. *密切观察病情*　包括意识、神经症状及体征，以期及早发现手术后卒中的并发症。

【并发症防治】

1. *苏醒延迟*　多见于全麻药或辅助药过量，且药物代谢和清除时间延长；脑血管意外或缺氧；严重的酸碱失衡和电解质紊乱；严重的高血糖或低血糖等情况。应在明确诊断的基础上严密观察并积极治疗。

2. *呼吸抑制*　见于对麻醉性镇痛药敏感或肌松药物作用延长。应注意术中的呼吸支持，酌情选用特异性拮抗药物。

3. *呼吸道梗阻*　如舌后坠、呼吸道分泌物多或反流误吸。此为紧急情况，应立即解除梗阻。舌肌松弛患者可用暂时性的口咽通气道。

4. 低血压　术中液体摄入不足、低血容量、心功能不全、肾上腺皮质功能减退等可以造成术后低血压。在判明病因的基础上给予针对性的处理。

5. 手术后卒中　术后密切观察意识、神经症状及体征，以期及早发现可能发生的手术后卒中的并发症。

二、老年痴呆(senile dementia)

老年痴呆(SD)是发生在老年期的、由大脑器质性或代谢性病变，导致脑部神经细胞逐渐丧失，出现进行性智能衰退的疾病，突出表现为记忆力障碍和智能障碍，是影响老年人手术及麻醉的一个重要疾病。美国SD患者为200万～400万，全球达1700万～2500万。老年期痴呆的发病率在发达国家为5%～8%，在我国为3.2%。在美国该病已成为仅次于心血管病、癌症和脑卒中的第四位。现我国SD的患病率，南京地区老年痴呆的患病率4.19%，其中阿尔茨海默病(AD)患病率为3.39%，血管性痴呆为0.66%，其他原因所致痴呆0.33%；北京市65岁以上老年人痴呆患病率为7.2%。AD患病率每5年约增长一倍，如70—75岁患病率约为5.3%，75—80岁为11%，80岁以上高达22%。该病隐袭发病，痴呆早期的表现主要是思维敏捷性与创造性的轻度减退，对复杂多变的环境适应能力降低，不能完成复杂的运动性工作。在言语方面表现为措辞困难，言语逐渐减少，最后丧失语言能力。病人的动作逐渐趋向迟缓，步伐变小，运动蹒跚，如不能恰当使用餐具，不会用笔或日常生活工具。当疾病更进一步发展时，病人精神淡漠，行动呆滞，衣着不洁，不能履行日常简单的家务与自理生活。最严重者，长期卧床，丧失言语和行动的能力，甚至陷入昏睡和昏迷，病程进展比较缓慢，智能进行性衰退，病程至少6个月以上，认知障碍早于其他神经系统症状。临床上老年人的痴呆多为阿尔茨海默病、脑血管性痴呆与脑叶萎缩症(Pick病)三种类型，并以前两者为主。

1. 阿尔茨海默病(Alzheimer's disease, AD)　是最常见的脑变性疾病。妇女患病率3倍于男性。一般认为Alzheirmer病占老年痴呆的50%～60%，痴呆患病率与年龄高度相关，65岁以下约少于1%，而85岁以上大于15%。病因迄今仍不十分清楚，一般认为可能与遗传和环境等因素有关，是大脑皮质的一种变性疾病。除智能衰退外，还可以有偏瘫及癫痫发作，锥体外系统征象在痴呆征象明显后出现，病程5～10年。

2. 脑血管性痴呆(vascular dementia, VD)　是脑血管疾病所引起的智能与认知功能障碍的临床综合征，在我国是仅次于阿尔茨海默病的痴呆，占第二位。脑血管性痴呆又称多发梗死性痴呆。病因主要为长期高血压性动脉硬化，反复发生的腔隙性梗死或脑栓塞，弥漫性脑缺血导致广泛的皮质下白质变性，脑室扩大，皮质萎缩，使除有相应的传导束受损的神经定位征外，还逐渐出现皮质下痴呆。影像学表现有脑室周围及半卵圆中心白质低密度或信号改变者称皮质下动脉硬化性白质脑病(Binswanger病)。几乎都有高血压病史，有多次卒中发作，常伴动脉硬化、心脏病及糖尿病。可有稳定期或缓解期，时有发作性加重或呈波动式进展。神经系统定位征逐渐累加。CT或MRI表现双侧多发性腔隙性脑梗死或脑室周围及半卵圆中心白质信号改变和不同程度的脑室扩大、脑萎缩。

3. 脑叶萎缩症(Pick病)　Pick病是一种临床上缓慢进展的认知与行为障碍疾病。1892年由Pick首先描述。病因与发病机制尚不清楚，约半数有遗传家族史，为常染色体显性遗传。脑萎缩是本病的主要病理特征，脑回萎缩具有特征性“刀切”萎缩外观。本病比较少见，中年发病，女性患者较多。起病隐袭，进展缓慢。早期表现人格和情感改变，随着病情进展出现认知障碍。除进行性痴呆外，尚有局灶性脑病变。所有病人都有智能减退。由于颞叶萎缩特别严重，形成记忆力障碍。额、顶叶病变可引起失语、失用及失认，很少发生癫痫。通常脑电图正常。CT可见特征性的脑萎缩。

【手术风险评估】

术前应评估老年痴呆患者对手术和麻醉的耐受力，该患者的反应性下降，有些人虽然已有较严重的生理功能紊乱，但其表现可不明显，需进行必要的治疗，尽可能纠正到接近正常。另一些人各项检查的正常值范围已经不能以健康成年人的标准来衡量，这些病人手术时麻醉的危险性增加，在围术期有意外死亡的可能。因此应将其调整到最佳状态以较安全地度过手术危险期，得到康复。

【术前准备】

由于老年痴呆患者的手术麻醉特殊性，术前准备不仅要考虑到手术麻醉中的危险性，还要考虑术后对病人可能带来的影响，以使顺利度过围术期。

老年痴呆患者常伴慢性疾病所致重要脏器功能改变，术前需做心电图、肺功能、胸片、血液生化、肝功能、肾功能、血常规、尿常规等检查。对接受大手术的病人可在术前 1～2d 进行有创血流动力学监测。心、肺、肾等重要脏器功能有异常者，在术前尽量予以纠正。

1. *麻醉前用药*　老年痴呆患者的代谢率低，对药物的吸收、降解和排泄均较缓慢。而其疼痛阈值较年轻人高，对刺激的反应淡漠，耐药量低，因此麻醉前用药剂量应减少，为一般成人量的 1/3～2/3。尽量选择对循环、呼吸、肝、肾等生理功能影响较小、安全范围大、药物作用时间短、便于调节麻醉效果的药物。高龄病人可省略术前镇静药。如必须术前给药，可经静脉注射少量苯二氮䓬类药物。

2. *麻醉选择*　局部麻醉对中枢神经系统和麻醉后呼吸功能的影响最小。较小的体表及阴囊内的手术可选用局部麻醉，比较安全。中低位的硬膜外麻醉对老年人较为适宜，麻醉效果可靠。注意用药量宜小，平面不宜过广，阻滞范围多在 T_4 以下。小量分次给药对呼吸的影响较小，术后肺部并发症较全麻为轻。对循环的影响较小，即使发生低血压也容易纠正。静脉麻醉药的需要量随年龄增长而减少。麻醉性镇痛药在静脉麻醉前给药，可避免单独静脉麻醉在置入喉镜和气管内插管时引起血流动力学变化。静脉麻醉前给予麻醉性镇痛药也可减少静脉麻醉药的用药量。无齿病人用面罩通气时可能遇有困难。此外，颈部因关节炎可能使颈项屈曲伸展受限。有脑血管障碍的病人过度的颈部运动可能影响椎-基底动脉的血液循环。根据临床情况选用吸入麻醉药和麻醉性镇痛药。一般高龄病人强调用药剂量的个体化。

【术中处理】

术中特别强调对循环、呼吸、肾脏功能的严密监测。心电图、心率、脉搏氧饱和度、无创血压（NIBP）、尿量等应列为常规监测项目。全身麻醉和气管插管病人的气道压、通气量及呼气末二氧化碳（$PetCO_2$）等呼吸力学监测也应列为常规，使用 Swan-Ganz 漂浮导管监测肺毛细血管楔压（PCWP）及心排出量（CO），以便全面了解心血管系统功能，指导复杂危重病人的治疗。老年患者肺泡-动脉血 CO_2 分压差增加，应及时查血气分析判断 $PetCO_2$ 监测的意义或给予连续动脉血气分析监测。脑氧饱和度仪、经颅彩色多普勒（TCD）、麻醉深度监测（听觉诱发电位）等各种监测仪器和手段，使麻醉医生能够更快地观察到比临床体征表现更早的生理改变。长时间麻醉后还应监测血液电解质、血糖等变化。

【术后处理】

术中应尽可能用小剂量麻醉药，以使病人快速清醒。用硫酸阿托品和抗胆碱酯酶药物拮抗非去极化类肌肉松弛药时较年轻人更容易发生心律失常。与年轻人相比,拔管延迟的情况较多。在恢复室内取头高位可减少反流误吸的危险,并改善通气。高龄病人需在恢复室内观察至平稳。

【并发症防治】

1. 苏醒延迟多见于全麻药或辅助药过量,且药物代谢和清除时间延长;脑血管意外或缺氧;严重的酸碱失衡和电解质紊乱;严重的高血糖或低血糖等情况。应在明确诊断的基础上严密观察并积极治疗。

2. 呼吸抑制见于对麻醉性镇痛药敏感或肌松药物作用延长。应注意术中的呼吸支持,酌情选用特异性拮抗药物。

3. 呼吸道梗阻如舌后坠、呼吸道分泌物多或反流误吸,临床工作中应密切观察,一经发现,应立即解除梗阻。舌肌松弛患者可用暂时性的口咽通气道。

4. 低血压术中液体摄入不足、低血容量、心功能不全、肾上腺皮质功能减退等可造成术后低血压。在判明病因的基础上给予针对性的处理。

(杨　军　鲁秀容)

参考文献

[1] 中国高血压防治指南修订委员会.中国高血压防治指南2010.中华心血管病杂志,2011,7:579-616.

[2] 李瑞杰.中国高血压防治指南(2010年修订版)重点内容介绍.中国临床医生,2012,2:69-72.

[3] 周巧明.慢性稳定性心绞痛诊断与治疗指南.医药卫生(文摘版),2017,5:83.

[4] 中华医学会心血管病分会.中华心血管杂志编辑委员会.不稳定性心绞痛诊断和治疗建议.中华心血管病杂志,2000,28(6):409-412.

[5] 郭旭.急性心肌梗死运用尿激酶和低分子肝素钙联用治疗的分析.医药卫生(文摘版),2016,37:53.

[6] 李伦,黄悦.溶栓新药尿激酶原治疗急性心肌梗死的研究进展和探讨.医药卫生(文摘版),2016,3:282.

[7] 陈雪梅.关于抗心律失常药物治疗建议.医药卫生(文摘版),2016,3:320.

[8] 刘世宏,杨跃进.芪苈强心胶囊治疗慢性收缩性心力衰竭90例临床观察.医药卫生(全文版),2017,1:264-265.

[9] 商丽华.非心脏外科手术患者围手术期心血管状况评价心脏病学实践规范化治疗.北京:北京人民卫生出版社,2002:609-620.

[10] 王吉耀.内科学(上册).北京:人民卫生出版社,2005:187-298.

[11] 朱蕾等.临床肺功能.人民卫生出版社,2004.

[12] 中华医学会呼吸病学分会慢性阻塞性肺疾病学组.慢性阻塞性肺疾病诊治指南.中华结核和呼吸杂志,2002,25:453-460.

[13] 中华医学会呼吸病学分会哮喘学组.支气管哮喘防治指南(支气管哮喘的定义、诊断、治疗和管理方案).中华结核和呼吸杂志,2008,3:177-185.

[14] 卢绍才.肝功能不全患者手术麻醉综述.医药,2015,31:298.

[15] 潘健英.肝性脑病的治疗现状及护理进展.引文版:医药卫生,2015,8:225.

[16] 肖著英,梁香萍.浅谈应激性溃疡的防治.医药卫生(全文版),2016,4:169.

[17] 赵良梅,刘晓波,王思念,等.42例脑出血合并应激性溃疡出血的急诊内镜下诊治体会.西南国防医药,2016,3:287-289.

[18] 蓝秋华.溃疡性结肠炎发病机制与治疗进展.医药卫生(全文版),2017,5:284.

[19] 吴晓云.甲状腺机能亢进的手术治疗与并发症的防治.医药卫生(全文版),2016,3:116.

[20] 郭秀婷,张芬.慢性肾脏病合并甲状腺功能减退患者应用左甲状腺激素替代治疗疗效分析.医药卫生(文摘版),2016,7:51.

[21] 王晓辉,孟萌,王洪昌.Ⅱ型糖尿病合并甲状腺功能减退症的临床诊治分析.医药,2015,9:222.

[22] 苗晓云，回志，李哲，等. 慢性肾衰竭并发慢性心力衰竭患者治疗前后 BNP、CRP 检测的临床应用. 医药卫生(引文版)，2016，1:43.

[23] 王吉耀. 内科学：7、8 年制临床医学用书. 北京：人民卫生出版社，2002.

[24] 张之南，杨天楹，郝玉书. 血液病学. 北京：人民卫生出版社，2004.

[25] 邓家栋，杨崇礼，杨天楹等. 邓家栋临床血液学. 上海：上海科学技术出版社，2001.

[26] 黄忠荣，汤成华，高尚志. 老年外科围手术期治疗学. 北京：人民卫生出版社，2006.

[27] Beutler E，等：宋善俊，等主译. Williams Hematology，6th Edition. 北京：人民卫生出版社，2004.

[28] 刘明伟. 89 例高血压综合干预对高血压的临床效果观察. 医药，2015，7:238.

[29] 阮敏，莫北溪，鲁桓，等. 高血压脑出血与高血压病的相关性研究. 医药卫生(全文版)，2016，1:201.

[30] 张亮. 高血压脑出血术后上消化道出血的临床分析. 引文版：医药卫生，2015，5:64.

[31] 王会弟，游向东。农村原发性高血压患者抗高血压药物使用及综合干预调查分析. 医药卫生(文摘版)，2016，5:93.

[32] 郭英周. 倍他乐克、通心络联合治疗冠心病心绞痛的临床疗效评价. 医药，2016，4:288.

[33] 许继艳，常秀武，丁瑞峰，张丽娟中西医结合治疗 60 例冠心病心绞痛的疗效观察. 中国生化药物杂志，2014，3:111-113.

[34] 徐伟. 老年心房颤动合并急性心肌梗死患者不同冠脉优势型与窦房结功能的关系. 家庭心理医生，2015，3:173.

[35] 孔令超. 急性心肌梗死并发急性脑梗死危险因素及临床特点. 医药，2017，4:178.

[36] 郭世忠. 心律失常采用心律平与胺碘酮治疗的临床价值探析. 医药，2016，4:20.

[37] 原峰. 老年心衰合并常见心律失常的临床治疗. 医药，2015，14:291.

[38] 张辉. 86 例冠心病并发心律失常患者治疗与效果观察. 医药卫生(文摘版)，2015，8:24.

[39] 张铁琴，靳玉梅. 窦红. EICU 中呼吸机治疗急性心力衰竭合并呼吸衰竭的疗效观察. 医药，2016，26:234.

[40] 陈照东. 无创呼吸机治疗心力衰竭合并呼吸衰竭的临床价值分析. 医药卫生(引文版)，2016，1:31.

[41] 张亚娟，金兰花，谢美云. 支气管扩张合并支气管哮喘的诊治探讨. 医药. 2016;29:104.

[42] 朱久强. 小儿支气管哮喘与肺炎支原体感染的临床相关性分析. 医药，2015，8:55-56.

[43] 张全成. 胸部 CT 检查在慢性肺源性心脏病肺动脉高压中的应用. 医药卫生(全文版)，2017，2:253.

[44] 李强. 老年肺结核合并肺源性心脏病临床分析. 医药卫生(文摘版)，2016，31:37.

[45] 郭嘉林. 治疗慢性肺源性心脏病用药安全性研究. 文摘版：医药卫生，2015，1:143-144.

[46] 陈忠. 并发性肝功能损害的急性结石性胆囊炎手术治疗的临床效果体会. 医药卫生(文摘版)，2016，2:98.

[47] 蒲晓明. 抗结核药对乙型肝炎合并肺结核患者肝功能损害探析. 医药卫生(文摘版)，2016，3:10.

[48] 焦可飞. 泮托拉唑治疗消化性溃疡合并上消化道出血的临床疗效. 引文版：医药卫生，2015，9:189.

[49] 胡伏莲. 消化性溃疡发病机制的现代理念. 中华消化杂志，2005，3:189-190.

[50] 孟红梅. 糖尿病合并急性心肌梗死的临床分析. 中国医药指南，2015，17:153.

[51] 刘明. 糖尿病周围神经病变应用糖尿病治疗仪与甲钴胺治疗疗效分析. 医药卫生(文摘版)，2016，6:206.

[52] 郑红志，柳玉平，张艳梅，等. 抗甲状腺药物治疗甲状腺功能亢进症效果探讨. 医药，2016，4:132.

[53] 孙蕾. 复方甲亢汤治疗甲状腺功能亢进症临床研究. 医药卫生(全文版)，2016，2:208.

[54] 王雪，邵隽一(整理). 甲状腺功能亢进症. 中华全科医师杂志，2011，8:607-608.

[55] 赵珊，孙悦，盛洁. 甲状腺功能减退症患者血清泌乳素水平变化. 引文版：医药卫生，2015，7:15.

[56] 陈弢. 甲状腺素钠治疗甲状腺功能减退症的临床疗效分析. 医药，2015，12:113.

[57] 季丽梅，杨英杰. 甲状腺功能减退症研究的综

述. 医药,2015,29:295.

[58] 王振艳. 急性肾上腺皮质功能减退症伴低钠血症临床观察. 医药,2016,4:261.

[59] 王翊臣,成蕾. 腺垂体功能减退症并发垂体危象的临床诊治分析. 医药卫生(文摘版),2016,18:57.

[60] 燕素云. 功能性垂体微腺瘤伽玛刀治疗核心探究和实践. 医药卫生(文摘版),2016,33:270.

[61] 周岩,程震. 刘志红. 流行性出血热、腺垂体功能减退、肾功能不全. 肾脏病与透析肾移植杂志,2015,3:294-298.

[62] 赵青. 慢性肾功能不全合并急性冠脉综合征的抗栓治疗. 医药卫生(文摘版),2016,6:58.

[63] 谢天珍. 慢性肾功能不全患者的贫血原因分析及护理. 医药卫生(文摘版),2017,1:144.

[64] 张舒,周杰. 甲型血友病的基因诊断方法研究. 医药卫生(全文版),2016,1:231.

[65] 陈晓,戴巧俊. 血友病的诊疗分析. 医药卫生(全文版),2016,9:250.

[66] 张吉胜,尤晓青,刘婷,等. 静脉与口服铁剂比较对维持性血透患者肾性贫血的临床疗效. 中国临床药理学杂志,2010,2:93-95.

[67] 李斌儒,张勇,骆雨,等. 中老年人群血尿酸与代谢综合征及其组分相关性. 西北国防医学杂志,2015,5:340-341.

[68] 张颖. 甲巯咪唑治疗甲状腺功能亢进症致白细胞减少症 60 例临床研究和分析. 医药卫生(文摘版),2016,12:43.

[69] 李群,王冬梅,李晓春,等. 重组人粒细胞集落刺激因子治疗白细胞减少 163 例. 医药卫生(文摘版),2016,14:10.

[70] 王书杰,杨仁池,邹萍,等. 重组人血小板生成素治疗特发性血小板减少性紫癜的多中心随机对照临床试验. 血栓与止血学,2010,4:149-153.

[71] 武伟伟. 脑卒中后遗症患者康复治疗分析. 医药,2016,13:182.

[72] 张琼,邱飞,赵国勇,等. 脑卒中患者后遗症偏瘫的早期康复治疗效果观察. 医药卫生(文摘版),2015,18:281.

[73] 王恺,王素娟. 治疗老年痴呆病中药应用频次及临床分析. 医药卫生(文摘版),2015,18:38.

[74] Glister BC, Vigersky RA. Perioperative management of type 1 diabetes mellitus. Endocrinol Metab Clin N Am,2003,32:411-436.

[75] American Diabetes Association. Standards of medical care in diabetes. Diabetes Care,2005,28(1)S4-S36.

[76] Wilson M, Weinreb j, SooHoo GW. Intensive nsulin therapy in critical care. diabetes Care,2007,30:1005-1011.

[77] Dai H, Zhang X, Yang Z, et al. Effects of Baicalin on Blood Pressure and Left Ventricular Remodeling in Rats with RenovascularHypertension. Med Sci Monit,2017,23:2939-2948.

[78] Zhang X, Xu Y, Chen X, et al. Treatment of severe hypertension in a 14-year-old child: Successful blood pressure control with additive administration of captopril, an angiotensin-converting enzyme inhibitor, in a patient with bilateral renovascular hypertension. Clin Exp Hypertens,2017,16:1-5.

[79] Larroza A, Materka A, López-Lereu MP, et al. Differentiation between acute and chronic myocardial infarction by means of texture analysis of late gadolinium enhancement and cine cardiac magnetic resonance imaging. Eur J Radiol,2017,92:78-83.

[80] Kontos MC, Lanfear DE, Gosch K, et al. Prognostic Value of Serial N-Terminal Pro-Brain Natriuretic Peptide Testing in Patients With-Acute Myocardial Infarction. Am J Cardiol,2017,120(2):181-185.

[81] Ng AC, Neo WL, Rangabashyam M, et al. Relation of Cardiac Arrhythmias to Hypoxic Time and Lowest Oxygen Saturation in Patients with Obstructive Sleep Apnoea in an Asian Context: A Singapore Sleep Centre Study. Ann Acad Med Singapore,2017,46(5):210-212.

[82] Landstrom AP, Dobrev D, Wehrens XHT. Calcium Signaling and Cardiac Arrhythmias. Circ Res,2017,120(12):1969-1993.

[83] Kueh SH, Naoum C. Update on the clinical utility of coronary computed tomographic angiography in stable angina pectoris. Minerva

Cardioangiol, 2017 Jun, 65(3): 201-213.

[84] Wang R, Liu X, Wang C, et al. Higher coronary artery calcification score is associated with adverse prognosis in patients with stable angina pectoris. J Thorac Dis, 2017, 9(3): 582-589.

[85] Li X, Zhang ZL, Wang HF. Fusaric acid (FA) protects heart failure induced by isoproterenol (ISP) in mice through fibrosis prevention via TGF-β1/SMADs and PI3K/AKT signaling pathways. Biomed Pharmacother, 2017, 93: 130-145.

[86] Hale GM, Hassan SL, Hummel SL, et al. Impact of a Pharmacist-Managed Heart Failure Postdischarge (Bridge) Clinic for Veterans. Ann Pharmacother, 2017, 51(7): 555-562.

[87] Yamada Y, Ueyama M, Abe T, et al. Difference in the craniocaudal gradient of the maximum pixel value change rate betweenchronic obstructive pulmonary disease patients and normal subjects using sub-mGy dynamic chest radiography with a flat panel detector system. Eur J Radiol, 2017, 92: 37-44.

[88] Rahimirad S, Ghaffary MR, Rahimirad MH, et al. Association between admission neutrophil to lymphocyte ratio and outcomes in patients with acute exacerbation of chronic obstructive pulmonary disease. Tuberk Toraks, 2017, 65(1): 25-31.

[89] Zhang JJ, Yin Y, Hou G. The bronchoscopic interventions for chronic obstructive pulmonary disease according to different phenotypes. J Thorac Dis, 2017, 9(5): 1361-1365.

[90] Anisimova EN[1], Gromovik MV. Safe local anesthesia in patients with bronchial asthma. Stomatologiia (Mosk), 2017, 96(3): 52-54.

[91] El-Shitany NA, Eid B. Proanthocyanidin protects against cisplatin-induced oxidative iver amage hrough inhibition of inflammation and NF-κβ/TLR-4 pathway. Environ Toxicol, 2017, 32(7): 1952-1963.

[92] Yerznkyan G, Kultanov B, Shakeev K, et al. ement of histones and circulating extracellular nucleic acids in patients' with complicated forms of eptic ulcer. Georgian Med News, 2017, (265): 24-30.

[93] Tomizawa M, Shinozaki F, Hasegawa R, et al. Immunosuppressive agents are associated with peptic ulcer bleeding. Exp Ther Med, 2017, 13(5): 1927-1931.

[94] Viborg S, Søgaard KK, Jepsen P. Positive predictive value of peptic ulcer diagnosis codes in the Danish National Patient Registry. Clin Epidemiol, 2017, 9: 261-266.

[95] Zinková A, Marová D, Koperdáková J, et al. Relative amount of telomeric sequences in terminal villi does not differ between normal term placentas and placentas from patients with well-controlled type 1 diabetes mellitus. Placenta, 2017, 55: 1-4.

[96] Cao YL, Jia YJ, Xing BH, et al. Plasma microRNA-16-5p, -17-5p and-20a-5p: Novel diagnostic biomarkers for gestationaldiabetes mellitus. J Obstet Gynaecol Res, 2017, 43(6): 974-981.

[97] Jin H, Wang L, Ye J. Drug Reaction with Eosinophilia and Systemic Symptom in a Patient with Pneumonia andHyperthyroidism. J Res Pharm Pract, 2017, 6(2): 130-133.

[98] Couturier C, Cneude F, Spiteri A, et al. Neonatal hyperthyroidism: A sometimes challenging diagnosis. Arch Pediatr, 2017, 24(7): 622-624.

[99] Van Wilder N, Bravenboer B, Herremans S, et al. Pseudomalabsorption of Levothyroxine: A Challenge for the Endocrinologist in the Treatment ofHypothyroidism. Eur Thyroid J, 2017, 6(1): 52-56.

[100] Hameed MA, Mehmood A, Farooq MA, et al. Hypothyroidism In Hepatitis C Patients On Pegylated Interferon Therapy. J Ayub Med Coll Abbottabad, 2016, 28(4): 706-708.

[101] Ahmed H, Karim MR, Paul RK, et al. Impact of Adrenocortical Insufficiency on Biochemical Parameters in Haemodynamically Stable Cirrhotic Patients with Ascites. Mymensingh

Med J,2017,26(2):414-419.

[102] Jespersen S,Nygaard B,Kristensen L. Methylprednisolone Pulse Treatment of Graves' Ophthalmopathy Is Not Associated with Secondary Adrenocortical Insufficiency. Eur Thyroid J,2015,4(4):222-225.

[103] Hanson JM,Tengvall K,Bonnett BN. et al. Naturally Occurring Adrenocortical Insufficiency--An Epidemiological Study Based on a Swedish-Insured Dog Population of 525,028 Dogs. J Vet Intern Med,2016,30(1):76-84.

[104] Zibar Tomšić K,Dušek T,Kraljević I,et al. Hypopituitarism after gamma knife radiosurgery for pituitary adenoma. Endocr Res,2017,24:1-7.

[105] Martin-Grace J,Ahmed M,Mulvihill N,et al. Getting to the heart of hypopituitarism. Clin Med (Lond),2017,17(2):140-142.

[106] Colussi G,Ganon L,Penco S,et al. Chronic hypercalcaemia from inactivating mutations of vitamin D 24-hydroxylase (CYP24A1): implications for mineral metabolism changes in chronic renal failure. Nephrol Dial Transplant,2014,29(3):636-643.

[107] Chonchol M,Goldenberg I,Moss AJ,et al. Risk factors for sudden cardiac death in patients with chronic renal insufficiency and left ventricular dysfunction. Am J Nephrol,2007,27(1):7-14.

[108] Hassan N,Boville B,Reischmann D,et al. Intravenous Ferumoxytol in Pediatric Patients With Iron Deficiency Anemia. Ann Pharmacother,2017,51(7):548-554.

[109] Tsiakalos A,Voumvas T,Psarris A,et al. Circulating autoantibodies to endogenous erythropoietin are associated with chronic hepatitis C virus infection-related anemia. Hepatobiliary Pancreat Dis Int,2017,16(3):289-295.

[110] Pornprasert S,Thongsat C,Panyachadporn U. Evaluation of Applying a Combination of Red Cell Indexes and Formulas to Differentiate β-Thalassemia Trait from Iron Deficiency Anemia in the Thai Population. Hemoglobin,2017,9:1-4.

[111] Astuti D,Sabir A,Fulton P,et al. Monogenic diabetes syndromes:Locus-specific databases for Alström,Wolfram,and Thiamine-responsive megaloblastic anemia. Hum Mutat,2017,38(7):764-777.

[112] Green R,Datta Mitra A. Megaloblastic Anemias: Nutritional and Other Causes. Med Clin North Am,2017,101(2):297-317.

[113] Shroff G,Gupta R,Zadeng L. Human embryonic stem cell therapy for aplastic anemia. Clin Case Rep,2017 26,5(6):919-922.

[114] Ou YQ,Liu HY,Lu W,et al. The mechanism of bone marrow-derived mesenchymal stem cells excessive senescence in severe aplastic anemia mouse model. Zhonghua Xue Ye Xue Za Zhi,2017,38(4):325-329.

[115] Walsh M. Antifibrinolytic agents in acquired bleeding disorders. Clin Adv Hematol Oncol,2017,15(5):357-361.

[116] Takeyama H,Sakiyama T,Wakasa T,et al. Disseminated carcinomatosis of the bone marrow with disseminated intravascular coagulationas the first symptom of recurrent rectal cancer successfully Oncol Lett,2017,13(6):4290-4295.

[117] Hu Y,Wang YD. How I treat disseminated intravascular coagulation. Zhonghua Xue Ye Xue Za Zhi,2017,38(5):371-374.

[118] Sartim MA,Cezarette GN,Jacob-Ferreira AL,et al. Disseminated intravascular coagulation caused by moojenactivase,a procoagulant snake venom metalloprotease. Int J Biol Macromol,2017,103:1077-1086.

[119] McKeever PM,Kim T,Hesketh AR,et al. Cholinergic neuron gene expression differences captured by translational profiling in a mouse model of Alzheimer's disease. Neurobiol Aging,2017,57:104-119.

[120] Wattmo C,Wallin ÅK. Early-versus Late-Onset Alzheimer Disease:Long-Term Functional Outcomes,Nursing Home Placement,

and Risk Factors for Rate of Progression. Dement Geriatr Cogn Dis Extra,2017,7(1):172-187.

[121] Vachon M,Veilleux MC,Macoir J. Promoting the maintenance of satisfactory communication:strategies used by caregivers and medical staff with people suffering from Alzheimer's disease. Geriatr Psychol Neuropsychiatr Vieil,2017,15(2):185-195.

第 4 章 男科围术期危急值

危急值(critical value)也被称之为“Panic value”或危象(crisis)。是指患者某项或某类检查结果异常，当这种异常结果出现时，表明患者生命正处在危险状态中，可能出现严重后果，以致危及患者生命。危急值是由Lundberg(1972)提出，已被世界各国采用。男科围术期可能发生各种危急值，如能及时发现，及时有效救治，可转危为安，挽救患者的生命，使病人得以顺利康复，否则就可能出现严重后果，以致死亡。如术前发生危急值，禁忌做手术，手术应在危急值纠正病情恢复稳定后进行；如术中或术后发生，应及时救治，使患者转危为安。

第一节 生化危急值

在围术期如发生生化危急值，应及时救治，使病人得以顺利康复，否则可能出现严重后果。

一、血白细胞计数危急值(critical value of blood white blood cell count)

血白细胞计数≤0.5×10^9/L者，称为粒细胞缺乏症危急值。血白细胞计数≥30.0×10^9/L时，为血白细胞增多症危急值。

(一)粒细胞缺乏症危急值(agranulocytosis critical value)

健康成人血液中白细胞计数一般在(4～10)×10^9/L(4000～10 000mm^3)范围内。粒细胞缺乏症(agranulocytosis)中性粒细胞绝对值≤1.5×10^9/L(1500/mm^3)为粒细胞减少症；白细胞数≤2×10^9/L(2000/mm^3)而中性粒细胞极度缺乏或完全消失才称为粒细胞缺乏症。中性粒细胞绝对值≤0.5×10^9/L(500/mm^3)时称为粒细胞缺乏症危急值(agranulocytosis critical value)。

【风险评估】

围术期检测发现血白细胞计数≤0.5×10^9/L时，为粒细胞缺乏症危急值(危象)，此时患者正处于高危状态，严重影响手术的开展及术后的康复。粒细胞缺乏症危急值如未被发现或被误诊，未能按粒细胞缺乏症救治，将危及患者生命，甚至导致死亡。粒细胞缺乏症危象一经确诊，应立即按粒细胞缺乏症危急值救治方案进行救治。使患者转危为安。并应严防再次发生粒细胞缺乏症危象。

【病因】

造成粒细胞缺乏症的病因较多，可继发于药物反应、化学药物中毒、电离辐射、感染或免疫性疾病，亦可原因不明，但最常见的病因是药物反应。

1. 药物引起的损伤　是最常见的病因，抗肿瘤药物和免疫抑制药都可直接杀伤增殖细胞群。药物抑制或干扰粒细胞核酸合成，影响细胞代谢，阻碍细胞分裂。药物直接的毒性作用造成粒细胞减少与药物剂量相关。肿瘤化疗的不良反应是骨髓造血功能受到抑制，从而导致白细胞水平降低。其他多类药物亦可有直接的细胞毒性或通过免疫机制使粒细胞生成减少。

2. *化学物质* 如苯、DDT、二硝基苯酚、砷酸、一氧化氮等对造血干细胞有毒性作用。

3. *放射线X线、γ线和中子* 能直接损伤造血干细胞和骨髓微环境，造成急性或慢性放射损害，出现粒细胞减少。

4. *免疫因素* 是自身抗体、T淋巴细胞或自然杀伤细胞作用于粒系分化的不同阶段，致骨髓损伤阻碍粒细胞生成。常见于风湿病和自身免疫性疾病；某些药物为半抗原进入敏感者体内与粒细胞膜蛋白结合或与血浆蛋白结合成全抗原吸附于粒细胞表面；这些全抗原刺激机体产生相应的抗粒细胞抗体IgG或IgM；当重复用药时可引起粒细胞凝集和破坏；这称之为免疫性药物性粒细胞缺乏症。有部分患者对某些药物(磺胺、解热镇痛药、抗生素等)产生过敏反应，除导致粒细胞减少外，还常伴有皮疹、荨麻疹、哮喘、水肿等过敏表现。引起免疫性粒细胞减少者与用药剂量无关。

5. *全身感染* 如严重的细菌感染、疟疾、伤寒、副伤寒、布氏杆菌病、粟粒性结核；病毒感染，如肝炎、艾滋病等。

6. *异常细胞浸润骨髓* 再生障碍性贫血、白血病、淋巴瘤、骨髓纤维化、癌肿骨髓转移瘤等造成骨髓造血功能衰竭，而致粒细胞减少。

7. *细胞成熟障碍* 如叶酸和维生素B_{12}缺乏，某些先天性粒细胞缺乏症和急性非淋巴细胞白血病、骨髓异常增生综合征、阵发性睡眠性血红蛋白尿也存在细胞成熟障碍，而致粒细胞减少。

8. *破坏过多* 如脾功能亢进。

9. *某些先天性和遗传性中性粒细胞缺乏症* 如Kostmann综合征伴先天性白细胞缺乏的网状发育不全，或伴粒细胞生成异常的中性粒细胞减少等。

【诊断依据】

围术期粒细胞缺乏症确诊相关依据。

1. *病史* 粒细胞≤0.5×10^9/L时与一般的白细胞减少表现完全不同，因短期内大量粒细胞破坏。

(1)起病急骤：患者可突然畏寒、高热、出汗、头痛、乏力、四肢无力、极度衰弱、周身不适。

(2)坏死性溃疡：牙龈、口腔黏膜、软腭、咽峡部位发生坏死性溃疡，常覆盖灰黄或淡绿色假膜。皮肤、鼻腔、直肠、肛门均可出现炎症。局部感染常引起相应部位淋巴结肿大。

(3)继发严重感染：几乎都在2～3d于肺部、泌尿系统、口咽部和皮肤发生严重感染。由于介导炎症反应的粒细胞缺乏，所以感染时的体征和症状通常不明显；如严重的肺炎在胸片上仅见轻微浸润，亦无脓痰；严重的皮肤感染不致形成疖肿；肾盂肾炎不见脓尿等。发生败血症时可伴肝损害，出现肝大、黄疸。严重者可伴中毒性脑病或中枢神经系统感染，出现头痛、恶心、呕吐、意识障碍，甚至昏迷。感染容易迅速播散，进展为脓毒血症。药物过敏者可发生剥脱性皮炎。若短期内不恢复，死亡率极高。

2. *实验检查*

(1)血常规：血白细胞≤3×10^9/L为白细胞减少症。如血白细胞≤0.5×10^9/L，即为白细胞减少症危急值。此时进一步确诊，可选做如下检查。

(2)细菌培养：取黏膜溃疡灶、渗出物、咽拭子、痰、血液、尿液、大便做细菌培养。

(3)溶菌酶测定：血清及尿溶菌酶测定有助于了解周围血中粒细胞的破坏程度。

3. *骨髓穿刺检查* 了解粒细胞增殖及成熟情况，还可了解有无血液系统基础疾病及肿瘤细胞转移等。

【急救措施】

在围术期检测发现，血白细胞计数≤0.5×10^9/L时，为粒细胞缺乏症危急值，应立即按如下救治措施，迅速纠正粒细胞缺乏症，将中性粒细胞数量恢复到$(4\sim10)\times10^9$/L(4000～10 000)/mm^3 范围内，其中中性粒细胞占60.75%左右，是挽救患者生命的关键。救治措施如下。

1. 严格消毒隔离　对急性粒细胞缺乏症，中性粒细胞<0.5×10^9/L者，必须给予严格的消毒隔离保护，最宜于置入空气净化的无菌室内，做好消毒隔离，包括口腔、肛门、外阴等易感部位的局部清洗护理，以防交叉感染。应用免疫抑制药治疗时需服肠道不吸收抗生素，进无菌饮食。

2. 对因治疗　立即停用可能引起白细胞减少的一切药物或毒物接触。粒细胞减少者应积极治疗基础疾病，根据不同的病理机制选用治疗方法。

3. 抗感染治疗　粒细胞缺乏症者抗感染治疗常为抢救成功与否的关键，如未能证实病原体则先选用广谱抗生素的经验性治疗，可先用氨苄西林及氨基糖苷类抗生素静脉滴注。如感染症状较重，也可首选头孢三代抗生素，以后根据细菌培养及药敏试验结果调整用药。并加用抗厌氧菌治疗，必须给足疗程；并应注意防治二重感染，疑有深部霉菌病时，需用有效的抗霉菌药物，如酮康唑、达克宁等。

4. 促白细胞生成

(1)碳酸锂：碳酸锂可增加粒细胞的生成，但对慢性骨髓功能衰竭者无效。成人剂量300mg，每日3次口服，见效后减量为200mg，每日两次，维持2～4周。副作用可有震颤、胃部不适、腹泻、瘙痒、水肿等，停药即可消失。肾病者慎用。

(2)基因重组：人粒系生长因子GM-CSF和G-CSF可诱导造血干细胞进入增殖周期，促进粒细胞增生、分化成熟、由骨髓释放至外周血液，并能增强粒细胞的趋化、吞噬和杀菌活性。G-CSF对周期性粒细胞减少和严重的先天性粒细胞缺乏儿童效果较好，它能加速化疗引起白细胞减少的恢复，亦可用于预防强烈化疗引起的白细胞减少和发热。根据病情选用50μg/m^2，皮下注射，每日1次或100～300μg皮下或静脉内滴注，疗程一般为7～14d。待白细胞回升后酌情减量或停药。CSF的副作用有发热、寒战、骨关节痛等。

5. 促白细胞生成药　如维生素B_6、维生素B_4、利血生、肌苷、雄激素、碳酸锂等，但均缺乏肯定及持久的疗效。

6. 免疫抑制药治疗　如糖皮质激素、硫唑嘌呤、环磷酰胺、大剂量丙种球蛋白输注对免疫性粒细胞减少者有效。

7. 粒细胞悬液输注　输注浓集的粒细胞悬液，曾试用于伴发严重感染者，但因受者体内迅速产生粒细胞抗体而难以奏效，现已少用。

8. 造血干细胞移植　导致中性粒细胞减少的某些血液病如再生障碍性贫血、骨髓增生异常综合征、阵发性睡眠性血红蛋白尿及先天性中性粒细胞减少症等均可通过异基因造血干细胞移植进行治疗，但由于异基因造血干细胞移植治疗相关死亡率高，应权衡利弊，把握好移植适应证。

9. 全身支持治疗

【手术时机】

在围术期如术前检测发现中性粒细胞绝对值≤0.5×10^9/L(500/mm^3)时为粒细胞缺乏症危急值，禁忌做手术，手术应在按粒细胞缺乏症危急值急救方案进行救治，将中性粒细胞数量恢复到$(4\sim10)\times10^9$/L(4000～10 000)/mm^3 范围内，其中中性粒细胞占60.75%左右，病情恢复稳定后进行。

【预防】

杜绝以纠正导致粒细胞缺乏症的病因来预防粒细胞缺乏症。

(二)中性粒细胞增多症危急值(neutrocytosis critical value)

中性粒细胞增多症(neutrocytosis)是指年龄大于 1 个月的儿童和各年龄组成人外周血中性杆状核和分叶核粒细胞计数≥7.5×10^9/L 和小于 1 个月的婴儿≥26×10^9/L 者。血白细胞计数≥30.0×10^9/L 者，为血白细胞增多症危急值。

【风险评估】

在围术期检测发现中性血白细胞计数≥30.0×10^9/L 时，为中性粒细胞增多症危急值(危象)，此时患者正处于高危状态。血白细胞增多症可导致心、脑、肾、脾及肺栓塞等，危及生命，严重影响手术的开展及术后疾病的康复。血白细胞增多症危急值如术前未能及时发现或被误诊，未能按血白细胞增多症及时有效救治，围术期将危及患者生命，以至死亡。因此，术前如血白细胞增多症危急值一经确诊，应立即按血白细胞增多症危急值救治方案进行救治，使患者转危为安，并应严防再次发生粒细胞缺乏症危象。

【病因】

发生粒细胞增多症的病因较多，最常见的病因如下。

1. *感染*　是最常见的中性粒细胞增多症的病因，由局部或全身的急、慢性感染所致。病原菌多见于金黄色葡萄球菌、肺炎链球菌、链球菌、脑膜炎球菌以及结核分枝杆菌等。病毒感染如狂犬病、脊髓灰质炎、水痘、立克次体感染等。感染时白细胞总数可高达 50×10^9/L 以上，其中中性粒细胞占 0.80%～0.90%。真菌感染时白细胞及中性粒细胞也可增多。钩端螺旋体病、鼠疫、脊髓灰质炎、水痘、伤寒、斑疹伤寒、结核病、肝吸虫病等疾病也可使粒细胞增多。

2. *急性失血及溶血*　急性失血后 2h 即可见白细胞增多，胸腔、腹腔、关节腔、蛛网膜下隙及颅内出血时，白细胞增多更显著。肝、脾破裂，白细胞增多也明显。大量急性溶血时，白细胞数及中性粒细胞增多甚可达到类白血病反应程度。

3. *血液病*　骨髓增生性疾病(myeloproliferative disease)如慢性粒细胞白血病、真性红细胞增多症、骨髓纤维化、原发性血小板增多症可有白细胞和中性粒细胞明显增多，并出现幼粒细胞；慢性中性粒细胞白血病患者白细胞总数常＞15×10^9/L，一般在(30～200)×10^9/L，异型淋巴细胞分类中80%～90%为成熟小淋巴细胞，有少量异型淋巴细胞和幼淋巴细胞，血片上易见破碎细胞，随着病情发展可出现血红蛋白和血小板计数降低。贫血为正细胞、正色素性贫血，溶血时，网织红细胞升高。

4. *代谢和内分泌紊乱*　甲状腺危象、糖尿病酸中毒、尿毒症、肝性脑病、急性痛风、子痫、肾上腺皮质功能亢进等可引起中性粒细胞增多。

5. *炎症及组织坏死*　风湿性疾病如风湿热、类风湿关节炎，特别是幼年型、结节性多动脉炎，皮肌炎，血管炎等，中性粒细胞可增多，如合并感染则更易发生。其他炎症如肾炎、胰腺炎、结肠炎、甲状腺炎，组织坏死如心肌梗死、肺梗死、血栓栓塞性疾病等，亦可致中性粒细胞增多。

6. *肿瘤*　胃、肺、肝、胰腺、乳腺、子宫、肾癌等常有中性粒细胞增多，甚可呈类白血病反应，并可作为副肿瘤综合征(paraneoplastic syndrome)表现之一。淋巴瘤特别是霍奇金病可有中性粒细胞增多。

7. *中毒和变态过敏反应*　一些化学品和药物如铅、汞、砷、锂、肾上腺素、肾上腺皮质激素、洋地黄类、5-羟色胺、组胺、肝素、氯酸钾、乙酰胆碱等，以及一氧化碳中毒、抗原抗体复合物、补体激活等均可引起中性粒细胞增多。

8. *手术后*　术后 12～36h 即有中性粒细胞增多，其程度与手术范围、失血多少及组织损伤程度成比例。脾切除后中性粒细胞增多并可呈类白血病反应，此等变化于脾切除后短期内出现，亦可迟至数月后始出现，多在数周内恢复，亦有持续数月或数年才消失。输血反应也可致白细胞增多。

【诊断依据】

在围术期中性粒细胞增多症确诊相关依据如下。

1. 病史　中性粒细胞增多症无特异性临床表现。中性粒细胞增多可暂时性阻塞毛细血管，减少局部血流量而引起局部缺血，如引起心肌的再灌注损伤和梗死等。

2. 实验室检查　术前、术中及术后常规做血液检测，如发现如下结果，有助于本病诊断。

(1)外周血：血白细胞计数中性粒细胞增高≥30.0×10^9/L者为血白细胞计数危急值。其中中性粒细胞占0.80%～0.90%。当同时伴有发热或其他炎症而原因不明时应考虑少见的感染，如结核或骨髓炎。

(2)中性粒细胞碱性磷酸酶：在炎症或接受糖皮质激素治疗患者，其外周血中性粒细胞碱性磷酸酶(ALP)升高，而慢性粒细胞白血病时其值减低。当外周血中同时出现嗜酸性粒细胞和嗜碱性粒细胞增多时，基本可排除急性创伤和感染所致的可能，此时应考虑内分泌疾病和肿瘤，若还同时伴有外周血早幼粒细胞、晚幼粒细胞增多和不能解释的脾大时，应考虑骨髓增殖性疾病。因此ALP水平的检测亦有助于诊断。血白细胞≥30×10^9/L提示可能为白血病，应进行白细胞分类，观察外周血涂片和进行骨髓检查。

(3)骨髓象：晚幼粒、杆状核增多。可见中毒颗粒，Döhle小体，胞质空泡，常提示存在明显或亚临床炎症、中毒、创伤或肿瘤。

(4)辅助检查：心电图、B超、X线、CT、MRI等，根据临床表现、症状、体征可选择。

【急救措施】

在围术期如上检测发现，中性血白细胞计数≥30.0×10^9/L时，为中性粒细胞增多症危急值，应立即按如下救治措施，迅速纠正红细胞增多症，将中性血白细胞计数恢复到(4～10)×10^9/L[(4000～10 000)/mm^3]范围内，其中中性粒细胞占60.75%左右，是挽救患者生命的关键。

1. 救治　主要是对引起中性粒细胞增多症的原发性疾病的治疗。

2. 预后　与病因有关。如感染、物理因素所致者去除病因即可恢复；如肿瘤等因素所致预后则差。

【手术时机】

在围术期检测发现中性粒细胞绝对值≥30.0×10^9/L时，为血白细胞增多症危急值(危象)时，禁忌做手术，手术应在按血白细胞增多症危急值救治方案进行救治，将中性粒细胞数量恢复到(4～10)×10^9/L[(4000～10 000)/mm^3]范围内，其中中性粒细胞占60.75%左右，病情稳定后进行。

【预防】

杜绝以纠正导致中性粒细胞增多症的病因来预防中性粒细胞增多症。

二、血小板危急值
(critical value of platelet)

血小板(PLT)计数≤30×10^9/L者，为急性血小板减少症危急值。血小板(PLT)计数≥600×10^9/L者，为血小板增多症危急值。

(一)急性血小板减少症危急值(aute thrombocytopenia critical value)

血小板≤(100～300)×10^9/L者为血小板减少症(aute thrombocytopenia)；严重血小板减少，血小板(PLT)计数≤30×10^9/L时，为急性血小板减少症危急值。

【风险评估】

在围术期检测发现血小板(PLT)计数≤30×10^9/L时，为急性血小板减少症危急值(危象)，此时患者正处于高危状态。急性血小板减少症可引起全身各系统出血，手术后大出血，危及患者生命，严重影响手术的开展及术后疾病的康复。急性血小板减少症如术前未能及时发现或被误诊，未能按急性血小板减少症及时有效救治，手术将危及患者生命，甚至导致死亡。因此，急性血小板减少症危急值一经确诊，应立即按急性血小板减少症危急值急救方案救治，使患者转危为安，并应严防再次发生急性血小板减少症危象。

【病因】

发生急性血小板减少症的病因较多，最常见的病因如下。

血小板减少的原因，包括遗传性和获得性两种，获得性血小板生成减少是由于某些因素，如药物、恶性肿瘤、感染、电离辐射等损伤造血干细胞或影响其在骨髓中增殖所致。这些因素可影响多个造血细胞系统，常伴有不同程度贫血，白细胞减少，骨髓巨核细胞明显减少。

1. 感染性血小板减少症　本病是因病毒、细菌或其他感染所致的血小板减少性出血疾病。

（1）病毒感染：可致血小板减少的病毒感染，包括麻疹、风疹、单纯疱疹、水痘、巨细胞病毒感染、病毒性肝炎、流感、腮腺炎、传染性单核细胞增多症、流行性出血热、猫抓热、登革热及人类免疫缺陷病毒（HIV）等。病毒可侵犯巨核细胞，使血小板生成减少。病毒也可吸附于血小板，致血小板破坏增加；某些严重麻疹患者以及流行性出血热患者因弥散性血管内凝血消耗血小板。

（2）细菌感染：许多细菌感染可致血小板减少，包括革兰阳性及阴性细菌败血症，如脑膜炎双球菌、菌血症、伤寒、结核病、细菌性心内膜炎、猩红热、布氏杆菌病等。细菌毒素抑制血小板生成，或使血小板破坏增加，也可由于毒素影响血管壁功能而增加血小板消耗。

2. 再生障碍性贫血　各种原因引起的再生障碍性贫血，骨髓增生异常，都有骨髓巨核细胞减少，血小板生成减少等特点，血小板减少可以是再生障碍性贫血最早出现的表现，也可能是经过治疗之后血红蛋白及粒细胞恢复正常，血小板尚未得到恢复。

3. 骨髓病性疾病　一些恶性肿瘤侵犯骨髓使巨核细胞生成减少和抑制其成熟，表现血小板减少，如白血病、恶性淋巴瘤、癌转移等。

4. 理化因素抑制骨髓　理化因素，如电离辐射、烷化剂、抗代谢剂、细胞毒性制剂等在治疗恶性肿瘤时，血小板减少是常见的并发症，或者直接毒害骨髓细胞，或者发生免疫反应。此类因素大多使骨髓弥漫性损伤，患者表现为全血减少。但少数患者巨核细胞对射线的作用较敏感，因某些病人可只表现为血小板减少，巨核细胞减少。

5. 选择性抑制巨核细胞的因素　氯噻嗪类药及其协同剂可以引起血小板减少，除通过产生血小板抗体的机制外，还通过抑制血小板的生成，而且后者更为重要。患者表现为骨髓受抑，巨核细胞减少。个别孕妇服用此药后，可引起新生儿先天性血小板减少，母体可无症状。

6. 先天性巨核细胞生成不良　该病罕见，巨核细胞及血小板明显减少，常伴先天畸形，如肾脏、心脏、骨骼等。预后差，约 2/3 患儿 8 个月内死于颅内出血。母体孕期患风疹、口服 D860 可为发病因素。

7. 无效性血小板生成　该病常见于部分维生素 B_{12} 或叶酸缺乏的巨幼细胞性贫血患者，表现为血小板减少，骨髓巨核细胞正常甚至增加，因此为无效性血小板生成。

8. 血小板生成素缺乏　本病是由于先天性促血小板生成素缺乏所致的血小板减少症。本病多为遗传性，血小板计数减少，巨核细胞数量正常，形态及结构无特殊变化。

9. 周期性血小板减少症　本病是一种原因不明的周期性血小板减少所致的出血性疾病。该病比较常见，血小板减少与血小板增多或正常以规律的间隔交替出现，其间隔通常为 20～30d。本病多见于女性，其发作常与月经一致，月经期血小板减少，出血量增多。巨核细胞一般不减少，以皮肤黏膜出血为主，无特效治疗。

10. 疾病引起的血小板减少　正常情况下，体内 1/3 的血小板停滞在脾，当脾大时如门脉高压症、戈谢病、淋巴瘤、结节病、Folty 综合征等，血小板计数可减少，但体内血小板的总量并不减少。注射肾上腺素后，在一定的时间内，血小板计数可明显升高。

11. 药物

(1)乙醇可以抑制血小板生成，这是长期大量饮酒病人血小板减少的较常见的原因。

(2)5%接受肝素治疗的患者可发生血小板减少，为保持动静脉输注导管通畅，即使应用极少量肝素冲洗，也可发病。

(3)雌性激素偶尔可以引起无巨核细胞性血小板减少。其他药物较少诱发血小板减少症，例如奎尼丁、奎宁、磺胺制剂、口服抗糖尿病药、金盐以及利福平。

【诊断依据】

在围术期急性型血小板减少症确诊相关依据如下。

1. 病史　引起血小板减少症的各种疾病的临床表现。

(1)表现为全身疲乏无力，面色苍白。

(2)全身皮肤紫癜，黏膜出血：鼻出血、牙龈出血、血尿、胃肠道出血。

(3)手术后大量出血。

(4)胃肠道大量出血和中枢神经系统内出血可危及生命。

(5)脾大：当血小板减少症的病情发展到一定的阶段时，患者还会出现轻度的脾大症状。

2. 血象　血小板(PLT)≤30×10^9/L，为急性型血小板减少症危急值。出血严重时可伴贫血，白细胞可增高。偶有嗜酸性粒细胞增多。慢性者，血小板多在(30～80)×10^9/L，常见巨大畸形的血小板。

3. 骨髓象　急性型，巨核细胞数正常或增多，多为幼稚型，细胞边缘光滑，无突起、胞质少、颗粒大。慢性型，巨核细胞一般明显增多，颗粒型巨核细胞增多，但胞质中颗粒较少，嗜碱性较强。

4. 免疫学检查

5. 其他　出血时间延长，束臂试验阳性，血块收缩不佳，血小板黏附、聚集功能减弱，^{51}Cr 或^{111}In 标记血小板测定，其寿命缩短。

【急救措施】

在围术期如上检测发现，血小板＜30×10^9/L 时，为血小板减少症危急值，应立即按如下救治措施，迅速纠正血小板减少症，将血小板恢复到(100～300)×10^9/L 范围内，是挽救患者生命的关键。血小板减少症随其病因和严重程度而多变，治疗需迅速鉴别病因，若有可能应予以纠正，如与肝素有关的血小板减少症停用肝素。救治措施如下。

1. 紧急治疗　输注血小板，由于血小板反复输注会产生同种血小板抗体，造成疗效的降低，因而要间歇性使用以预防上述抗体产生。若血小板减少是由于血小板消耗，则血小板输注应保留于治疗致命性或中枢神经系统出血。

(1)血小板≤10×10^9/L 时，可致自发性出血。若出血时间长于 15min，和(或)已有出血，则应立即给予增加血小板的治疗。

(2)血小板＜(20～30)×10^9/L 时，出血较重，易发生危及生命的颅内出血，需输注血小板及大剂量丙种球蛋白，使血小板保持在 30×10^9/L 以上。

(3)血小板≤50×10^9/L 时，在病人有小的出血损伤或将行小手术时，则应给予血小板浓缩物。

(4)血小板≤100×10^9/L 时，在病人有大的出血性损伤或将行较大手术时，则应给予血小板浓缩物。由于血小板反复输注会产生同种血小板抗体，造成疗效的降低，因而要间歇性使用以预防上述抗体产生。若血小板减少是由于血小板消耗，则血小板输注应保留于治疗致命性或中枢神经系统出血。

2. 促血小板生成药　白介素-11(巨和粒)1.5mg，皮下注射，每日 1 次，疗程一般 7～14d。

3. 肾上腺皮质激素　急、慢性型出血较重者，应首选肾上腺皮质激素。急性型出血较重者大剂量甲泼尼龙 1g/(kg·d)，静脉输注，3d，可使血小板数迅速上升。对那些有致命性出血的患者亦应输注血小板。慢性型出血较重者，通常开始口服皮质类固醇(如泼尼松，每日 1mg/kg)。如有效，血小板计数将在 2～6 周恢复正常，然后逐步递减皮质类固醇，但大多数病人的疗效不够满意，或是减少肾上腺类固醇剂量后即复发。长期使用激素还会引起骨质疏松、股骨头坏死，甚至严重损坏肝肾功能，其结果是，血液病还未治愈，又添新的疾病。

4. 免疫球蛋白静脉注射(intravenous immunoglobulin，IVIg)　对特发性血小板减少性紫癜(ITP)伴致死性出血的患者，可使用免疫球蛋白静脉注射(IVIg)，可抑制单核巨噬细胞的清除，包被抗体血小板的作用，IVIg 剂量 1g/kg，1d 或连续 2d，患者血小板数常可在 2～4d 上升，但仅维持 2～4 周。

5. 雄激素(达那唑)　应用合成的雄激素(达那唑)。

6. 免疫抑制药　使用硫唑嘌呤、长春新碱、环磷酰胺或环孢菌素的免疫抑制疗法，效果并不显著，弊大于利，主要是副作用太大，临床复发率也很高，一般患者难以承受。

7. 脾切除　脾切除是有效疗法之一。脾脏切除可使 50%～60%的病人得到缓解。

【手术时机】

在围术期检测发现血小板(PLT)计数≤ 30×10^9/L 时，为急性血小板减少症危急值，禁忌做手术，手术应在按急性血小板减少症危急值急救方案救治，将血小板纠正到 $(100\sim300)\times10^9$/L 范围内，病情恢复稳定后进行。

【预防】

避免或根除上述发生血小板减少症危急值的病因，防止该危急值的发生。

(二)血小板增多症危急值(trombocythemia critical value)

血小板≥ $(100\sim300)\times10^9$/L 者为血小板增多症(throbocythemia)，是骨髓增生性疾病，骨髓巨核细胞过度增殖，外周血血小板持续明显增多，血小板(PLT)计数≥ 600×10^9/L 者，为血小板增多症危急值。

【风险评估】

在围术期如检测发现血小板(PLT)计数≥ 600×10^9/L 时，为血小板增多症危急值。此时患者正处于高危状态。因血小板过多，活化的血小板产生血栓素，易引起血小板的聚集和释放反应，此时常在动脉和静脉大小血管内形成血栓，而动脉血栓形成更多见。脑血管、脾血管、肠系膜血管和指、趾血管为好发部位。重要脏器出血及血栓形成常可致患者死亡，严重影响手术的开展及术后疾病的康复。血小板增多症者如术前未能及时发现或被误诊，未能按血小板增多症及时有效救治，围术期将危及患者生命，甚至导致死亡。因此，如血小板增多症危急值一经确诊，应立即按血小板增多症危急值急救方案进行救治，使患者转危为安，并应严防再次发生血小板增多症危象。

【病因】

血小板增多症是一种原因不明的异常增生伴血小板持续增多为主的骨髓增生性疾病。血小板增多症可分为原发性及继发性两类。原发性或特发性血小板增多症是骨髓增殖性疾病的一种，患者多为成人。

1. 原发性血小板增多症　是一种原因不明的骨髓增生性疾病，其与红白血病、慢性粒细胞性白血病、真性红细胞增多症、骨髓纤维化关系密切，合称为“骨髓增生综合征”或

“骨髓增生性疾病”(MPD)。

2. 继发性或反应性血小板增多症　临床较为常见,多见于各种疾病。

(1) 炎症性疾病:如多种细菌性、病毒性感染,风湿病、类风湿病,川崎病,溃疡性结肠炎、限局性肠炎、结核病、类肉瘤、肝炎、骨髓炎、血栓性静脉炎、手术、贫血等,在 ST 的患者中,又以感染患者最多。

(2) 血液病及肿瘤:如出血、慢性溶血性贫血、血红蛋白病、巨幼细胞性贫血、淋巴瘤、神经母细胞瘤及朗格汉斯细胞组织细胞增生症等。

(3) 其他:如手术后、切脾后、肾上腺皮质功能亢进、21 三体综合征等。

【诊断依据】

在围术期血小板增多症确诊相关依据如下。

1. 病史　多见于 40 岁以上的成年人,男多于女。

(1)原发性血小板增多症患者,轻者仅有头晕、乏力症状;重症患者可有出血及血栓形成。80%的患者有胃肠道及鼻出血,皮肤、黏膜瘀点瘀斑则少见。有时因手术后出血不止而被发现。30%有动脉或静脉血栓形成。肢体血管栓塞后,脾及肠系膜血管栓塞可致腹痛、呕吐。肺、脑、肾栓塞引起相应临床症状。80%脾大,一般为轻到中度。少数病人有肝大。

(2)继发性血小板增多症患者,血栓形成可发生于小部分患者,老年患者、动脉粥样硬化,有血栓疾病者,不活动的患者。出血异常罕见。继发性血小板增多症患者的血小板计数一般小于 $1000\times10^9/L$。

2. 血液检查

(1)血小板:血小板计数(PLT)$\geqslant600\times10^9/L$ 为血小板增多症危急值:血小板聚集成堆、大小不一,有巨大畸形变,偶也见到巨核细胞碎片及裸核。

(2)骨髓象:有核细胞尤其是巨核细胞显著增生,原及幼巨核细胞增多,血小板聚集成堆。中性粒细胞的碱性磷酸酶活性增加。少数病人有反复出血而导致低色素性贫血。

(3)出凝血试验:出血时间延长,凝血酶原则消耗时间缩短,血块退缩不良,凝血酶原时间延长,凝血活酶生成障碍。血小板黏附功能及肾上腺素和 ADP 诱导的聚集功能均降低,但对胶原聚集反应一般正常。

(4)其他:染色体检查有 21 号长臂缺失($21q^-$),也有报道 21 号染色体长臂大小不一的变异。血清酸性磷酸酶、钾、钙、磷、乳酸脱氢酶及尿酸含量测定均增多。

【急救措施】

在围术期如上检测发现,血小板计数$\geqslant600\times10^9/L$,为血小板增多症危急值,应立即按如下救治措施,迅速纠正血小板增多症,将血小板计数恢复到$(100\sim300)\times10^9/L$范围内,PLT 降为治疗前 50%及以下安全范围内,是挽救患者生命的关键。血小板增多症急救目的是要将血小板减少至正常或接近正常,以预防血栓及出血的发生。救治措施如下。

1. 降血小板药物

(1)骨髓抑制性药物:白消安为常用有效的药物,宜用小剂量,每日开始 4～6mg。如要求血小板每日快速下降可选用羟基脲 2～4g,3～4d 后减至每日 1g。环磷酰胺、苯丁酸氮芥、美法仑等都有效。当血小板数下降或症状缓解后即可停药。如有复发可再用药。

(2)血小板分离术:迅速减少血小板数量,改善症状。常用于胃肠道出血、妊娠及分娩、选择性手术前。

(3)干扰素:最近有人提出用 α 干扰素治疗原发性血小板增多症。可对巨核细胞生成抑制及使血小板生存期缩短,剂量为每日 3～5mU。

(4)放射核素磷(^{32}P):口服或静脉注射,首次剂量 0.08～0.11MBq,如有必要 3 个月后再给药 1 次。一般不主张应用,因为有诱发白血病的可能。

(5)其他：应用双嘧达莫、阿司匹林、吲哚美辛可防止血小板聚集。有血栓形成者用肝素或双香豆素类抗凝血药。切脾是禁忌的。

2. 化疗　可用羟基脲、CTX、白消安等，用法参考慢粒。INF-α 300万～600万U皮下注射，每周3次。

3. 脾脏切除　血小板≥600×10^9/L时属病理状态，若无失血史及脾切除史，脾脏切除可使50%～60%的病人得到缓解；但应仔细检查是否有恶性疾病的存在。

【手术时机】

在围术期如检测发现血小板(PLT)计数≥600×10^9/L时，为血小板增多症危急值，禁忌做手术，手术应按血小板增多症急救方案进行救治，使血小板计数恢复到(100～300)×10^9/L范围内，病情恢复稳定后进行。

【预防】

避免或根除上述发生血小板增多症危急值的病因，防止该危急值的发生。

三、血红蛋白危急值
(hemoglobin critical value)

血红蛋白≤30g/L时，为严重贫血危急值；血红蛋白≥220g/L时，为红细胞增多症危急值。

(一)严重贫血危急值(severe anemia critical value)

贫血不是一种独立的疾病，而是指单位容积循环血液中的血细胞比容、红细胞数和(或)血红蛋白量低于正常值，以及全血容量减少，并由此而引发的综合症状的总称。血细胞比容(hematocrit，HTC)，也称红细胞压积，系指每升血液中红细胞所占的容积。正常范围：男性0.40～0.50(40%～50%)，平均0.45；女性0.37～0.48(37%～48%)。由于红细胞容量测定较复杂，临床上常以血红蛋白(Hb)浓度来代替。血红蛋白正常值：成年男性120～160g/L，成年女性110～150g/L。新生儿<95g/L>223g/L。红细胞数男性为400万～550万/mm^3，女性为350万～500万/mm^3。凡低于以上指标的即是贫血。按血红蛋白浓度分轻度、中度、重度和极重度贫血(严重贫血)。血红蛋白(HGB)≤30g/L者，为严重贫血危急值。

【风险评估】

围术期如检测发现血红蛋白(HGB)≤30g/L时，为严重贫血危急值。此时患者正处于极高危状态。重度贫血可导致肾脏衰竭、脑水肿、死亡，影响手术的开展及术后疾病的康复。严重贫血者如术前未能及时发现或被误诊，未能按严重贫血救治方案救治，围术期将危及患者生命，甚至导致死亡。因此，围术期严重贫血危急值一经确诊，应立即按严重贫血急救方案救治，使患者转危为安，并应严防再次发生严重贫血危象。

【病因】

发生严重贫血的病因较多，最常见的病因如下。

1. 失血性贫血　根据失血速度分急性和慢性，慢性失血性贫血往往合并缺铁性贫血。可分为出凝血性疾病(如特发性血小板减少性紫癜、血友病和严重肝病等)所致和非出凝血性疾病(如外伤、手术、肿瘤、结核、支气管扩张、消化性溃疡、痔和妇科疾病等)所致失血两类。

2. 溶血性贫血(HA)　即红细胞破坏过多性贫血。

3. 红细胞生成减少性贫血　造血细胞、骨髓造血微环境和造血原料的异常影响红细胞生成，可形成红细胞生成减少性贫血。

(1)骨髓造血微环境异常所致贫血：造血微环境包括骨髓基质、基质细胞和细胞因子。

①骨髓基质和基质细胞受损所致贫血：骨髓坏死、骨髓纤维化、骨髓硬化症、大理石病、各种髓外肿瘤性疾病的骨髓转移以及各种感染或非感染性骨髓炎，均可因损伤骨髓基质和基质细胞，造血微环境发生异常而影

响血细胞生成。

②造血调节因子水平异常所致贫血：干细胞因子(stem cell factor，SCF)、白细胞介素(IL)、粒-单系集落刺激因子(GM-CSF)、粒系集落刺激因子(G-CSF)、红细胞生成素(EPO)、血小板生成素(TPO)、血小板生长因子(TGF)、肿瘤坏死因子(TNF)和干扰素(IFN)等均具有正负调控造血作用。肾功能不全、肝病和垂体或甲状腺功能低下等时产生EPO不足；肿瘤性疾病或某些病毒感染会诱导机体产生较多的造血负调控因子如TNF、IFN、炎症因子等，均可导致慢性病性贫血(anemia of chronic disease，ACD)。

(2)造血原料不足或利用障碍所致贫血：造血原料是指造血细胞增殖、分化、代谢所必需的物质，如蛋白质、脂类、维生素(叶酸、维生素 B_{12} 等)、微量元素(铁、铜、锌等)。任一种造血原料不足或利用障碍都可能导致红细胞生成减少。

①叶酸或维生素 B_{12} 缺乏或利用障碍所致贫血：主要病因在于维生素 B_{12}、叶酸的摄入不足，由于各种生理或病理因素导致机体叶酸或维生素 B_{12} 绝对或相对缺乏或利用障碍引起的巨幼细胞贫血。

②缺铁和铁利用障碍性贫血：这是临床上最常见的贫血。缺铁和铁利用障碍影响血红素合成，有称该类贫血为血红素合成异常性贫血。该类贫血的红细胞形态变小，中央淡染区扩大，属于小细胞低色素性贫血。

4. 造血干祖细胞异常所致贫血

(1)再生障碍性贫血(aplastic anemia，AA)：AA是一种骨髓造血功能衰竭症，与原发和继发的造血干祖细胞损害有关。部分全血细胞减少症的发病机制与B细胞产生抗骨髓细胞自身抗体，进而破坏或抑制骨髓造血细胞有关。

(2)纯红细胞再生障碍性贫血(pure red cell anemia，PRCA)：PRCA是指骨髓红系造血干祖细胞受到损害，进而引起贫血。依据病因，该病可分为先天性和后天性两类。先天性PRCA，即Diamond-Blackfan综合征，系遗传所致；后天性PRCA包括原发、继发两类。有学者发现部分原发性PRCA患者血清中有自身EPO或幼红细胞抗体。继发性PRCA主要有药物相关型、感染相关型(细菌和病毒，如微小病毒B19、肝炎病毒等)、自身免疫病相关型、淋巴细胞增殖性疾病相关型(如胸腺瘤、淋巴瘤、浆细胞病和淋巴细胞白血病等)以及急性再生障碍危象等。

(3)先天性红细胞生成异常性贫血(congenital dyserythropoietic anemia，CDA)：CDA是一类遗传性红系干祖细胞良性克隆异常所致的、以红系无效造血和形态异常为特征的难治性贫血。根据遗传方式，该病可分为常染色体隐性遗传型和显性遗传型。

(4)造血系统恶性克隆性疾病(malignant clonal disease of hematopoietic system)：这些疾病造血干祖细胞发生了质的异常，包括骨髓增生异常综合征及各类造血系统肿瘤性疾病，如白血病等。前者因为病态造血，高增生，高凋亡，出现原位溶血；后者肿瘤性增生、低凋亡和低分化，造血调节也受到影响，从而使正常成熟红细胞减少而发生贫血。

5. 恶性肿瘤所致贫血(anemia due to malignant tumor) 恶性实体肿瘤患者有较高的贫血发生率，且其发生与年龄、临床分期、肿瘤类型、出血、抗肿瘤治疗和化疗方案有密切关系。高龄、出血、中晚期患者和以含铂方案化疗的患者更易发生贫血。

【诊断依据】

1. 临床表现

(1)皮肤黏膜下毛细血管较表浅，皮肤黏膜苍白。

(2)脑细胞缺氧，轻者感头晕，注意力不集中，记忆力差；重者可出现嗜睡或昏迷。

(3)为代偿贫血时机体组织器官供氧量的不足，心脏增加跳动次数及搏出量，可引起心慌、胸闷、气短。有冠状动脉粥样硬化性心脏病者，心肌缺氧可引起心绞痛发作。长期严重贫血，心肌肥厚扩大，心脏代偿不足，可致淤血及心力衰竭。

(4)胃肠道细胞缺氧可引起食欲减低、腹胀及腹泻。贫血时由于基础代谢增加，还可出现低热。除了这些共有表现外，在各类贫血还有其特有的临床表现。

2. 血常规检查　血红蛋白及细胞计数是确定贫血的可靠指标。

(1) 检测血红蛋白≤30g/L 者，为严重贫血危急值。

(2)血细胞比容(HCT)≤33%，见于各种贫血。由于贫血类型不同，红细胞体积大小也有不同，其红细胞计数与血细胞比容数值的减低不一定平行。因此必须将红细胞数、血红蛋白量及血细胞比容三者结合起来，计算红细胞各项平均值才有参考意义。

3. 骨髓检查　任何不明原因的贫血都应做骨髓穿刺，必要时做骨髓活检。

4. 病因检查　根据患者的不同情况选择病因检查项目。

【急救措施】

在围术期如上检测发现血红蛋白结果≤30g/L，为严重贫血危急值，应立即按如下救治措施，迅速纠正严重贫血，将血红蛋白纠正到成年男性 120～160g/L，成年女性 110～150g/L。新生儿<95g/L≥223g/L。红细胞数男性为 400 万～550 万/mm^3，女性为 350 万～500 万/mm^3，是挽救患者生命的关键。救治措施如下。

1. 输血　血红蛋白(HGB)≤30g/L，或 HCT≤14%时，应立即输血。重度贫血患者、老年或合并心肺功能不全的贫血患者应输红细胞，纠正贫血，改善体内缺氧状态；急性大量失血患者应迅速恢复血容量并输红细胞纠正贫血。但应考虑病人的临床状况，如充血性心功能不全的患者则不应输血。对贫血合并的出血、感染、脏器功能不全应施予不同的支持治疗；多次输血并发血色病者应予去铁治疗。

2. 针对贫血发病机制的治疗　如缺铁性贫血补铁及治疗导致缺铁的原发病；巨幼细胞贫血补充叶酸或维生素 B_{12}，叶酸缺乏者可口服叶酸 10mg，每日 3 次，或 30mg，每日 1 次，直至贫血及症状完全消失；自身免疫性溶血性贫血采用糖皮质激素或脾切除术；范可尼贫血采用造血干细胞移植等。

3. 因急性大失血引起的严重贫血休克　在紧急输血的同时，立即手术探查止血，止血后才能纠正严重贫血，使患者转危为安。如术后继发大出血引起的严重贫血，也应在紧急输血的同时，立即手术探查止血，才能挽救患者生命，转危为安。

【手术时机】

在围术期如检测发现，血红蛋白(HGB)≤30g/L 时，为严重贫血危急值。手术应按严重贫血急救方案救治：平诊手术时血红蛋白应纠正到 90g/L 以上进行；急性大失血引起的严重贫血休克者，在紧急输血的同时，立即手术探查止血，止血后才能纠正严重贫血。如术后继发大出血引起的严重贫血者，也应在紧急输血的同时，立即手术探查止血，才能挽救患者生命。

【预防】

避免或根除上述发生严重贫血危急值的病因，根除病因，防止该危急值的发生。

(二)红细胞增多症危急值(polycythemia citical value)

红细胞增多症(polycythemia)，是以红细胞数目、血红蛋白、血细胞比容和血液总容量显著地超过正常水平为特点。儿童时期血红蛋白≥180g/L(16g/dl)，血细胞比容≥55%和每千克体重红细胞容量绝对值≥35ml。血红蛋白≥220g/L 者，为红细胞增多症危急值。红细胞增多症可致血栓形成、骨髓纤维化和急性白血病。血红蛋白≥220g/L 者，为红细胞增多症危急值(polycythemia citical value)。

【风险评估】

在围术期如检测发现血红蛋白≥220g/L时,为红细胞增多症危急值。此时患者正处于高危状态。红细胞增多症预后差,多死于静脉栓塞、大出血、或发展成为骨髓纤维化及急性白血病,严重影响手术的开展及术后疾病的康复。红细胞增多症者如术前未能及时发现或被误诊,未能按红细胞增多症救治方案及时有效救治,围术期将危及患者生命,甚至导致死亡。因此,术前如红细胞增多症危急值一经被确诊,应立即按红细胞增多症急救方案救治,使患者转危为安,并应严防再次发生红细胞增多症危象。

【病因】

红细胞增多症可分为原发性与继发性两大类。原发性即真性红细胞增多症;继发性主要是由组织缺氧所引起的。

1. 继发性红细胞增多症(secondarypolycythemia) 由许多不同的原因引起。

(1)组织缺氧:继发性红细胞增多症主要由于组织缺氧,致红细胞生成素的分泌代偿性增多。

(2)由于发生可以产生红细胞生成素的良性或恶性肿瘤以及服用促使红细胞生成素产生增多的激素制剂。

(3)新生儿可由经胎盘输血或脐带结扎过晚引起。症状轻重不等,视原发病而异。除红细胞增多外,白细胞和血小板多正常。

(4) 相对性增多:是指血浆容量减少,使红细胞容量相对增多。见于严重呕吐、腹泻、大量出汗、大面积烧伤、慢性肾上腺皮质功能减退、尿崩症、甲状腺功能亢进、糖尿病酮症酸中毒。

2. 真性红细胞增多症(polycythemia vera) 是一种由于异常的多能干细胞克隆增殖所造成的骨髓增生性疾病。发病率约为1/10万,多发生在60岁左右的老年人,儿童时期极罕见,发生在25岁以下的只占所有病例的1%。起病大多缓慢。由于红细胞增多,导致血液黏稠度增加,血流缓慢,微循环障碍,全身血管扩张充血。

3. 家族性良性红细胞增多症(benignfamilial polycythemia) 为常染色体遗传性疾病,有不同的外显性,比较罕见。

【诊断依据】

在围术期红细胞增多症确诊相关依据如下。

1. 常见的症状 有头痛、眩晕、视物障碍、面色发红、眼结膜充血、血压增高、肝脾大和血管栓塞等症状。亦常见鼻衄和皮肤瘀斑。夜间多汗和体重下降亦为常见现象。由于红细胞增多,导致血液黏稠度增加,血流缓慢,微循环障碍,全身血管扩张充血。约1/3病人有舒张血压增高现象。

2. 血象检测 血红蛋白≥220g/L时,同时红细胞计数可能大多在$(6\sim10)\times10^{12}$/L(600万~1000万/mm^3)以上,血细胞比容54%~80%,白细胞中度增高。血小板增多可达$(400\sim1100)\times10^9$/L[(40万~110万/mm^3)]者,为红细胞增多症危急值。

3. 骨髓细胞染色体检查 可见多种非特异性畸变,如第8三体、第9三体或5和7或22部分缺失等。

4. 骨髓增生活跃 粒细胞/红细胞下降,血红蛋白F轻度增高,白细胞碱性磷酸酶和血浆B12增高。红系祖细胞在体外培养不需要红细胞生成素即可增殖。动脉血氧饱和度≥92%。

5. 各种原因所致红细胞绝对值增高 血细胞比容常可高达0.60以上,甚至达0.80,如真性红细胞增多症等。

6. 眼底检查 可见视网膜静脉扩张、充血、粗细不等,颜色深紫等。约1/3病人有舒张期血压增高现象。

【急救措施】

在围术期如上检测发现,血红蛋白≥220g/L者,为红细胞增多症危急值,应立即按如下紧急救治。迅速纠正红细胞增多症，将血红蛋白降到成年男性120～160g/L，成年女性110～150g/L，新生儿＜95g/L≥223g/L范围内，是挽救患者生命的关键。红细胞增多症救治应针对继发性获得性红细胞增多症，治疗主要从病因入手。针对真性红细胞增多症，治疗主要目标是避免和减少血栓事件，其次是避免和延缓疾病进展至骨髓纤维化和急性白血病，因此，通常采用的治疗措施如下。

1\. *静脉放血疗法* 当HGB≥230g/L或HGT≥70%时，白细胞与血小板正常。家族中有同样病人，此症多呈良性经过，无论是真性还是继发性红细胞增多，均应立即施行放血治疗。红细胞增多是一种代偿现象，根除原发病后，红细胞增多现象可以自然痊愈。若血细胞比容超过65%，则血液黏稠度极度增加，应间断地从静脉放血用等量血浆或生理盐水换血。静脉放血可在较短时间内使血容量降至正常，症状减轻，减少出血及血栓形成机会。每隔2～3d放血200～400ml，直至红细胞数在6.0×10^{12}/L以下，血细胞比容在50%以下。放血一次可维持疗效1个月以上。本法简便，可先采用。较年轻患者，如无血栓并发症，可单独放血治疗。但放血后有引起红细胞及血小板反跳性增高的可能，反复放血又有加重缺铁倾向，宜加以注意。对老年及有心血管疾患者，放血要谨慎，一次不宜超过200～300ml，间隔期可稍延长。血细胞分离可单采大量红细胞，但应补充与单采等容积的同型血浆，放血时应同时静脉补液，以稀释血液。血细胞比容增高：各种原因所致的血液浓缩，使红细胞相对性增多时血细胞比容可增高，有时可高达0.50以上，故临床上常测定脱水病人的血细胞比容，了解血液浓缩程度，作为计算补液量的参考。静脉放血不是从根本上解决真性红细胞增多症的治疗方法，因此需要长期坚持或者联合其他治疗方法。

2\. *化疗*

(1)羟基脲：系一种核糖核酸还原酶，对真性红细胞增多症有良好抑制作用，且无致白血病不良反应，每日剂量为15～20mg/kg。如白细胞维持在$(3.5\sim5)\times10^9$/L，可长期间歇应用羟基脲。

(2)烷化剂：有效率80%～85%。环磷酰胺及左旋苯胺酸氮芥（马法仑）作用较快，缓解期则以白消安及苯丁酸氮芥为长，疗效可持续半年左右。苯丁酸氮芥副作用较少，不易引起血小板减少，为其优点。烷化剂也有引起白血病但较放射性核素为少。烷化剂的用量和方法：开始剂量环磷酰胺为每日100～150mg，白消安、马法仑及苯丁酸氮芥为每日4～6mg，缓解后停用4周后可给维持剂量，环磷酰胺为每日50mg，白消安等为每日或隔日2mg。

(3)三尖杉碱：中国国内报道应用本品2～4mg，加于10%葡萄糖液中静脉滴注每日1次，连续或间歇应用到血细胞比容及血红蛋白降到正常为止。达到缓解时间平均为60d，中数缓解期超过18个月。

3\. *α干扰素治疗* 干扰素有抑制细胞增殖作用，近年也已开始用于本病治疗，剂量为300万U/m^2，每周3次，皮下注射。治疗3个月后脾缩小，放血次数减少。缓解率可达80%。

4\. *放射性核素治疗* ^{32}P的β射线能抑制细胞核分裂，使细胞数降低。初次口服剂量为$(11.1\sim14.8)\times10^7$Bq，约6周后红细胞数开始下降，3～4个月接近正常，症状有所缓解，75%～80%有效。如果3个月后病情未缓解，可再给药一次。缓解时间达2～3年。32%有可能使患者转化为白血病的危险，故近年已很少应用。

【手术时机】

在围术期如检测发现血红蛋白≥220g/L者，为红细胞增多症危急值，禁忌手术，手术前应按红细胞增多症急救方案救治，使血红蛋白纠正到成年男性 120～160g/L，成年女性 110～150g/L，病情恢复稳定后进行。

【预防】

避免或根除上述发生红细胞增多症危急值的病因，防止该危急值的发生。长期小剂量阿司匹林口服可以显著减少血栓事件发生。

四、血糖危急值 (critical value of blood glucose)

血糖浓度≤2.8mmol/L 为低血糖症危急值；血糖浓度≥28mmol/L 为高血糖症危急值。

(一)低血糖症危急值(hypoglycemosis citical value)

低血糖症(hypoglycemia)是指血糖浓度成年人≤3.61mmol/L，空腹≤3.2mmol/L(70～110mg/dl)；儿童≤3.3mmol/L(60～100mg/dl)者为低血糖症。如血浆血糖浓度≤2.8mmol/L，或全血葡萄糖≤2.5mmol/L 者为低血糖症危急值。

【风险评估】

围术期检测发生血糖(Glu)≤2.8mmol/L 时，为低血糖症危急值(危象)，此时患者正处于极高危状态。糖是脑的主要能源，但脑细胞糖储量有限，每克脑组织含糖2.5～3.0μmol，仅能维持脑细胞活动几分钟。一旦出现低血糖，即可出现脑功能障碍。受累部位从大脑皮质开始，顺延皮质下中枢、中脑、延髓等。若低血糖反复发作，较重且历时超过 6h，脑细胞将发生不可逆的形态学改变：充血、多发点状出血、脑水肿、点状坏死、脑软化等，呈现去大脑皮质的某些特征，后来即使血糖恢复正常，也常遗留痴呆，或成为植物人的可能，严重影响手术的开展及术后疾病的康复。低血糖症危急值如术前未能及时发现或被误诊，未能按低血糖症救治方案及时有效救治，可能发生低血糖休克和昏迷，围术期将危及患者生命，甚至死亡。因此，术前如低血糖危急值一经确诊，禁忌做手术，应立即按低血糖症危急值急救方案救治，使患者转危为安，并应严防再次发生低血糖症危象。

【病因】

发生低血糖症的病因较多，最常见的病因如下。

1. *空腹时低血糖* 低血糖出现于早餐之前。

(1)内分泌性

①胰岛素或胰岛素样物质过多。胰岛素瘤(包括良性、恶性和增生性)、胰外肿瘤如巨大纤维瘤或纤维肉瘤。

②氢化可的松(皮质醇)缺乏，肾上腺皮质功能减退，脑垂体前叶功能减退，生长激素缺乏，甲状腺功能减退症。

(2)肝源性

①严重弥漫性肝病。

②重度心功能衰竭伴肝脏淤血。

③肝酶异常，如肝糖原贮积症、半乳糖血症、糖原合成酶缺乏症等。

(3)过度消耗：摄入不足①妊娠空腹低血糖；②慢性腹泻，长期饥饿，过度饮酒、肾性糖尿、肾衰竭晚期；③严重营养不良。

2. *餐后低血糖* 症状于进食后 2～5h 出现，又称反应性低血糖。

(1)原因不明的功能性低血糖症。

(2)2 型糖尿病早期。

(3)胃肠手术后低血糖，如胃有大部分切除，胃空肠吻合等。

(4)亮氨酸引起的低血糖，由于对亮氨酸过度敏感引起胰岛素分泌过多。

3. *药源性低血糖* 血糖为脑细胞的主要能量来源。低血糖时脑组织主要依靠脑本身及肝储备的糖原分解来维持代谢，而脑组织本身所储备的糖原有限，仅 800mg/dl，尤其大脑皮质只含 73mg/dl。因此血糖过低对机体的影响以神经系统为主，尤其是脑和(或)交感神经。严重而长期的低血糖发作可引起广泛的神经系统病变。缺糖早期为脑充血、多发性出血点；后期由于 Na^+、K^+ 进入细胞引起脑细胞水肿及出血性点状坏死，以大脑皮质、基底核、海马等处最明显；晚期神经细胞坏死、消失，脑组织软化。早期为大脑皮质受抑制，继而皮质下中枢包括基底核、下丘脑及自主神经中枢相继累及，影响中脑及延脑活动。脑部细胞愈进化对缺氧缺糖愈敏感。

【诊断依据】

围术期低血糖症确诊相关依据如下。

1. 临床表现

(1)急性低血糖及病程短者呈交感神经兴奋症群：如激动不安、饥饿、软弱、出汗、心动过速、收缩压升高、舒张压降低、震颤，一过性黑矇，意识障碍，甚至昏迷。

(2)亚急性及缓慢血糖下降者呈脑病症状：形式多种多样，但同一患者每次发作往往呈同一类型的症状。多数患者表现为大脑皮质和(或)小脑的症状，如头痛、头晕、焦虑、激怒、嗜睡、注意力涣散、定向障碍、震颤、癫痫大发作或小发作、人格改变(哭、吵、闹、骂)、奇异行为、共济失调等，最后木僵昏迷。长期严重低血糖可致永久性脑损害。

2. 实验室检查　测空腹及发作时血糖，血胰岛素、C 肽水平，计算胰岛素释放指数(空腹血胰岛素/空腹血糖)，必要时做饥饿试验(禁食 12～72h 是否诱发低血糖)和胰岛素释放抑制试验，比较注射前后血清 C 肽水平。血糖(Glu)成年人＜2.8mmol/L，儿童≤1.11mmol/L 时，为低血糖症危急值。

3. 影像学检查　怀疑胰岛素瘤的患者，可做腹部 CT，特别是胰腺 CT，门静脉及脾静脉导管取血测定胰岛素，选择性胰动脉造影。对肾上腺及垂体疾病所致的低血糖，进行尿 17-酮类固醇、17-羟类固醇、生长激素、ACTH 测定，L-亮氨酸试验、高血糖素试验等，以及颅骨平片或 CT、MRI 检查等协助诊断。必要时做腹腔 B 超检查。

【急救措施】

在围术期如上检测发现，Glu≤2.8mmol/L 时，为低血糖症危急值，应立即按如下紧急救治，迅速纠正低血糖症，将血糖纠正到成年人 3.61～6.11mmol/L；空腹 3.2～6.16mmol/L(70～110mg/dl)；儿童 3.3～5.5mmol/L(60～100mg/dl)范围内，是挽救患者生命的关键。救治措施如下。

1. 急症处理　轻者速给糖类食物或饮料，不能口服或症状严重者立即静脉注射 50%葡萄糖 50～100ml，继以 5%～10%葡萄糖滴注。对补充葡萄糖无明显反应者可能为：①长期低血糖；②低血糖伴有发热者；③内分泌功能减退的低血糖，须补充更大量的葡萄糖，并加用氢化可的松 100～200mg 与葡萄糖混合滴注，总量每天 200～400mg。还可用胰高糖素 1mg 肌内注射或静脉推注 10～20min 生效。神志不清者，切忌喂食以避免呼吸道窒息。

2. 对短时间可能难以恢复者　危重病人应进行如下处治：

(1)双腔深静脉穿刺置管：以监测容量，给予静脉营养，补充必需电解质(钾等)，给予其他治疗药物，如病情恶化，很可能出现循环波动，需要血管活性药物支持。

(2)留置胃管：给予肠内营养及口服的治疗性药物等。

(3)留置尿管：每日计出入量。

(4)监测血糖：定期抽血查肝功、常规生化、血气，有感染征象时留生物学培养。

(5)警惕肺部感染：需加强翻身拍背，定期摄 X 线片，必要时直接气管造口。

(6)抗感染：昏迷不醒的病人常最终死于起源于肺部的感染性脓毒症。

(7)其他脏器功能维护：警惕应激性溃疡，深静脉血栓，肾衰竭。

(8)脑功能恢复：推荐甘油果糖、甲强龙、醒脑静、胞磷胆碱、必存、B 族维生素、安宫牛黄丸、参附、丹参、乌司他丁等。

3. 病因治疗　功能性及反应性低血糖宜给低糖、高脂、高蛋白饮食，少食多餐，并给少量镇静药及抑制迷走神经的药物。肿瘤等其他原因引起的低血糖须做相应的病因治疗。

【手术时机】

围术期检测发现血糖（Glu）≤2.8mmol/L时，为低血糖症危急值（危象），手术应按低血糖症急救方案救治，使血糖浓度纠正到3.61～6.11mmol/L：空腹3.2～6.16mmol/L（70～110mg/dl）；儿童3.3～5.5mmol/L（60～100mg/dl），病情恢复稳定后进行，以确保手术安全。

【预防】

不少低血糖症可以通过适当处理预防发生。腺垂体功能减退及肾上腺皮质功能减退患者可用可的松治疗；甲状腺功能减退者可补充干甲状腺片以促进机体代谢，促进葡萄糖吸收，提高血糖水平；肝源性血糖过低症可采用高糖、高蛋白饮食，并于睡前加餐。防止该危急值的发生。

（二）高血糖症危急值（hyperglycaemia critical value）

高血糖症（hyperglycaemia）是指空腹血糖高于正常上限7.3mmol/L（130mg/dl），血糖高于肾糖阈值9.0mmol/L（160mg/dl）者，则出现尿糖。临床上最常见的高血糖症是糖尿病所致。糖尿病是一种以糖代谢为主要表现的慢性、复杂的代谢性疾病，系胰岛素相对或绝对不足，或利用缺陷而引起。糖尿病的临床特征是血糖浓度持续升高，甚至出现糖尿。重症病人常伴有脂类、蛋白质代谢紊乱和水、电解质、酸碱平衡紊乱，甚至出现血压下降等脱水表现甚至休克。神经精神症状，神志恍惚、嗜睡，最后陷入昏迷，可致死亡。高血糖高渗状态（HHS）均是糖尿病的急性并发症，发病率为15%～20%，病死率高达40%～70%。而血糖＞28mmol/L者，为高血糖症危急值（hyperglycaemia critical value）。

【风险评估】

围术期如检测发现血糖≥28mmol/L时，为高血糖症危急值（危象），此时患者正处于极高危状态。高血糖常导致糖尿病昏迷，若不及时抢救，可导致死亡，严重影响手术的开展及术后的康复。高血糖症如术前未能及时发现或被误诊，未能按高血糖症救治方案及时有效救治，发生高血糖休克和昏迷，围术期将危及患者生命，甚至死亡。因此，围术期如高血糖症危急值一经被确诊，应立即按高血糖症急救方案及时有效救治，使患者转危为安，并应严防再次发生高血糖症危象。

【病因】

发生高血糖症的病因较多，最常见的病因如下。

1. 糖尿病　糖尿病是导致高血糖症最常见的原因，糖尿病是一种以糖代谢为主要表现的慢性、复杂的代谢性疾病，系胰岛素相对或绝对不足，或利用缺陷而引起。糖尿病的临床特征是血糖浓度持续升高，甚至出现糖尿。重症病人常伴有脂类、蛋白质代谢紊乱和水、电解质、酸碱平衡紊乱，甚至出现一系列并发症，重者可致死亡。

2. 肾上腺皮质醇增多症　系肾上腺皮质腺瘤，此腺瘤分泌皮质醇不受外源性糖皮质激素的抑制，伴血糖增高，葡萄糖耐量减低。

3. 冠状动脉粥样硬化性心脏病　即冠心病，与高血糖有着紧密的联系，同时患有糖尿病，血糖增高。

4. 其他　遗传等原因也可以导致高血糖。

【诊断依据】

在围术期高血糖症确诊相关依据如下。

1. 临床表现

（1）严重脱水症状：如烦渴、多饮、皮肤黏膜干燥、弹性降低、唇舌干裂、眼球凹陷等。心率加快、血压下降等脱水表现甚至休克。

(2)胃肠道症状:恶心、呕吐。

(3)神经精神症状:如神志恍惚、嗜睡、幻听幻视、肢体抽搐、偏瘫、失语等。癫痫样抽搐,偏瘫失语,偏盲或眼球震颤,最后陷入昏迷。

2. 实验室检查　血糖≥33mmol/L(600mg/dl)时,血浆有效渗透压≥320mmol/L;尿糖强阳性者即可确诊为高血糖症危急值。

【急救措施】

在围术期检测发现血糖>28mmol/L时,为高血糖症危急值,应立即按如下紧急救治措施,迅速纠正高血糖,将血糖纠正到成年人3.61～6.11mmol/L:空腹3.2～6.16mmol/L(70～110mg/dl);儿童3.3～5.5mmol/L(60～100mg/dl),是挽救患者生命的关键。救治措施如下。

1. 胰岛素治疗　胰岛素是治疗高血糖症的关键药物,为防止治疗过程中因血糖下降过快、酸中毒纠正过速,导致脑水肿甚而致死的恶果,可应用"小剂量胰岛素"治疗方案,此疗法是按每千克体重(按标准体重计算)每小时0.1U/kg的剂量,经静脉、肌内或皮下给予胰岛素。成人通常采用小剂量胰岛素持续静脉滴注。血糖>13.9mmol/L用生理盐水500ml加普通胰岛素20U静滴,平均每小时6U,一般不正超过10U/h,使血糖以75～100mg/h的速度下降,而又不致引起低血糖及低血钾。如果用胰岛素及液体治疗2～3h后血糖仍不下降,则可能有胰岛素抵抗,应将每小时胰岛素剂量加倍。不可将胰岛素置入碱性溶液内,以免药效被破坏。当血糖降至≤13.9mmol/L时改用5%糖或糖盐水静脉滴注,每克糖用1/3U胰岛素。当病情稳定、血糖≤11.1mmol/L时可改皮下注射。

2. 吸氧　如 PaO_2≤10.7kPa(80mmHg),给予吸氧。

3. 严密监护　对高血糖症昏迷患者应每半小时测量血压、脉率及呼吸频率1次,每2小时测体温、尿糖及尿酮体1次;治疗开始2h及以后每4～5h测量血糖、钾、钠和BUN 1次。

4. 合并症　经常合并高血压、高血脂、高血黏度等问题,需要进行相应的治疗。

【手术时机】

围术期如检测发现血糖≥28mmol/L时,为高血糖症危急值者,禁忌做手术,手术前应按高血糖症危急值急救方案及时有效救治,使血糖浓度纠正到成年人3.61～6.11mmol/L,空腹3.2～6.16mmol/L(70～110mg/dl);儿童3.3～5.5mmol/L(60～100mg/dl),病情恢复稳定后进行,以确保患者安全。

【预防】

糖尿病患者应按下列要求以防止高血糖症发生。

1. 不可任意停药。
2. 按医护人员及营养师的指示进食。
3. 要监测血糖值。
4. 根除发生高血糖的病因。

五、血钾危急值
(critical value of serum potassium)

血钾(K)≤2.5mmol/L,为低钾血症危急值,血钾≥7.5mmol/L,为高钾血症危急值。

(一)低钾血症危急值(hypokalemia critical value)

低钾血症(hypokalemia)是指血钾浓度≤3.55mmol/L者为低钾血症。低钾血症可产生室性早搏、室性心动过速、室颤、软瘫及严重呼吸困难,如不及时纠正会危及生命导致死亡。人体内钾的分布:细胞内钾占98%,浓度高达160mmol/L,细胞外钾占2%,浓度达3.5～5.5mmol/L,细胞内外液钾离子浓度差异巨大,是形成神经细胞膜静息电位的主要因素,因此很小的细胞内外液钾离子浓度异常,即可危及生命。血钾≤

2.5mmol/L 时，为低钾血症危急值（hypokalemia critical value）。

【风险评估】

围术期如检测发现血钾≤2.5mmol/L时，为低钾血症危急值。此时患者正处于极高危状态。低钾血症如术前未能及时发现或被误诊，未能按低钾血症及时有效救治，发生低钾血症休克和昏迷，手术将危及患者生命。因此，术前如低钾血症危急值一经确诊，应立即按低钾血症危急值急救方案救治。使患者转危为安，并应严防再次发生低钾血症危象。

【病因】

发生低钾血症的病因较多，最常见的病因如下。

1. 钾摄入减少　消化道梗阻、昏迷、手术后较长时间禁食的患者。如果给这些患者静脉内输入营养时没有同时补钾或补钾不够，就可导致缺钾和低钾血症。然而，如果摄入不足是唯一原因，则在一定时间内缺钾程度可以因为肾的保钾功能而不十分严重。当钾摄入不足时，4～7d 可将尿钾排泄量减少到 20mmol/L 以下，7～10d 则可降至 5～10mmol/L（正常时尿钾排泄量为 38～150mmol/L）。

2. 钾排出过多

(1)经胃肠道失钾：这是小儿失钾最重要的原因，常见于严重腹泻、呕吐等伴有大量消化液丧失的患者。腹泻时粪便中 K^+ 的浓度可达 30～50mmol/L。此时随粪丢失的钾可比正常时多 10～20 倍。粪钾含量之所以增多，一方面是因为腹泻而使钾在小肠的吸收减少，另一方面是由于腹泻所致的血容量减少可使醛固酮分泌增多，而醛固酮不仅可使尿钾排出增多，也可使结肠分泌钾的作用加强。由于胃液含钾量只有 5～10mmol/L，故剧烈呕吐时，胃液的丧失并非失钾的主要原因，而大量的钾是经肾随尿丧失的，因为呕吐所引起的代谢性碱中毒可使肾排钾增多（详见后文），呕吐引起的血容量减少也可通过继发性醛固酮增多而促进肾排钾。

(2)经肾失钾：这是成人失钾最重要的原因。引起肾排钾增多的常见因素如下。

①利尿药的长期连续使用或用量过多：例如，抑制近曲小管钠、水重吸收的利尿药（碳酸酐酶抑制药乙酰唑胺），抑制髓襻升支粗段 Cl^- 和 Na^+ 重吸收的利尿药（呋塞米、依他尼酸、噻嗪类等）都能使到达远侧肾小管的原尿流量增加，而此处的流量增加是促进肾小管钾分泌增多的重要原因。上述利尿药还能使到达远曲小管的 Na^+ 量增多，从而通过 Na^+-K^+ 交换加强而导致失钾。许多利尿药还有一个引起肾排钾增多的共同机制：通过血容量的减少而导致醛固酮分泌增多。呋塞米、依他尼酸、噻嗪类的作用在于抑制髓襻升支粗段对 Cl^- 的重吸收从而也抑制了 Na^+ 的重吸收。所以，这些药物的长期使用既可导致低钠血症，又可导致低氯血症。已经证明，任何原因引起的低氯血症均可使肾排钾增多。其可能机制之一是低氯血症似能直接刺激远侧肾小管的泌钾功能。

②某些肾脏疾病：如远侧肾小管性酸中毒时，由于远曲小管泌氢功能障碍，因而 H^+-Na^+ 交换减少而 K^+-Na^+ 交换增多而导致失钾。近侧肾小管性酸中毒时，近曲小管 HCO_3^- 的重吸收减少，到达远曲小管的 HCO_3^- 增多是促进远曲小管排钾增多的重要原因。急性肾小管坏死的多尿期，由于肾小管液中尿素增多所致的渗透性利尿，以及新生肾小管上皮对水、电解质重吸收的功能不足，故可发生排钾增多。

③肾上腺皮质激素过多：原发性和继发性醛固酮增多时，肾远曲小管和集合管 Na^+-K^+ 交换增加，因而起排钾保钠的作用。Cushing 综合征时，糖皮质激素皮质醇的分泌大量增多。皮质醇也有一定的盐皮质激素样的作用。大量、长期的皮质醇增多也能促进远曲小管和集合管的 Na^+-K^+ 交换而导致肾排钾增多。

④远曲小管中不易重吸收的阴离子增多：HCO_3^-、SO_4^{2-}、HPO_4^{2-}、NO_3^-、β-羟丁酸、乙酰乙酸、青霉素等均属此。它们在远曲小管液中增多时，由于不能被重吸收而增大原尿的负电荷，因而 K^+ 易从肾小管上皮细胞进入管腔液而随尿丧失。

⑤镁缺失：镁缺失常常引起低钾血症。髓襻升支的钾重吸收有赖于肾小管上皮细胞中的 Na^+-K^+-ATR 酶，而这种酶又需 Mg^{2+} 的激活。缺镁时，可能因为细胞内 Mg^{2+} 缺失而使此酶失活，因而该处钾重吸收发生障碍而致失钾。镁缺失还可引起醛固酮增多，这也可能是导致失钾的原因。

（3）经皮肤失钾：汗液含钾只有 9mmol/L。在一般情况下，出汗不致引起低钾血症。但在高温环境中进行重体力劳动时，大量出汗亦可导致钾的丧失。

3. 细胞外钾向细胞内转移　细胞外钾向细胞内转移时，可发生低钾血症，但在机体的含钾总量并不因而减少。

(1)钾性周期性麻痹：发作时细胞外钾向细胞内转移，是一种家族性疾病。

(2)碱中毒：细胞内 H^+ 移至细胞外以起代偿作用，同时细胞外 K^+ 进入细胞内。

(3)过量胰岛素：用大剂量胰岛素治疗糖尿病酮症酸中毒时，发生低钾血症。

①胰岛素促进细胞糖原合成，糖原合成需要钾，血浆钾乃随葡萄糖进入细胞以合成糖原。

②胰岛素有可能直接刺激骨骼肌细胞膜上的 Na^+-K^+-ATP 酶，从而使肌细胞内 Na^+ 排出增多而细胞外 K^+ 进入肌细胞增多。

(4)钡中毒：现已确证，钡中毒引起瘫痪的机制在于钡中毒引起了低钾血症。钡中毒时，细胞膜上的 Na^+-K^+-ATP 酶继续活动。故细胞外液中的钾不断移向细胞内。但钾从细胞内流出的孔道却被特异性地阻断，因而发生低钾血症。引起钡中毒的是一些溶于酸的钡盐如醋酸钡、碳酸钡、氯化钡、氢氧化钡、硝酸钡和硫化钡等。

4. 粗制生棉籽油中毒　食用粗制生棉籽油中毒出现一种低血钾麻痹症，又被称为“软病”。其临床主要特征是四肢肌肉极度软弱或发生弛缓性麻痹，严重者常因呼吸肌麻痹而死亡，血清钾浓度明显降低。可能是由于棉籽油中的棉酚(gossypol)中毒所致。

【诊断依据】

围术期低钾血症确诊相关依据如下。

1. 临床表现　临床表现的严重程度取决于细胞内外缺钾的程度及缺钾发生的速度，急性低钾血症症状比相同水平缺钾的慢性低钾血症严重。

(1)神经肌肉系统：表现为神经、肌肉应激性减退。当血清钾≤3.0mmol/L 时，可出现四肢肌肉软弱无力，≤2.5mmol/L 时，可出现软瘫，以四肢肌肉最为突出，腱反射迟钝或消失。当呼吸肌受累时呼吸肌麻痹则可引起呼吸困难。中枢神经系统表现症状为精神抑郁、倦怠、神志淡漠、嗜睡、神志不清，甚至猝死。

(2)消化系统：缺钾可引起肠蠕动减弱，轻者有食欲缺乏、恶心、便秘，严重低血钾可引起腹胀、麻痹性肠梗阻。

(3)心血管系统：低钾可使心肌应激性减低和出现各种心律失常和传导阻滞，轻症者有窦性心动过速，房性或室性期前收缩，房室传导阻滞；重症者发生阵发性房性或室性心动过速，甚至心室纤颤，导致死亡。因心肌收缩力减弱，血管紧张度降低，出现心音低钝、心脏扩大、心功能不全、低血压，重者发生心衰等。心电图改变为 T 波低平然后倒置，U 波出现或与 T 波融合，S-T 段下降，Q-T(Q-U)延长及房室传导阻滞。

(4)泌尿系统：长期低钾可使肾小管受损而引起缺钾性肾病和肾功能障碍，肾小管浓缩，氨合成，氢和 Cl^- 的重吸收功能均可减退或增强，钠排泄功能或重吸收钠的功能也可减退，结果导致代谢性低钾、低氯性碱中毒。

(5)代谢性碱中毒：因血钾降低，细胞内的钾离子转移至细胞外，而细胞外液的氢离子进入细胞内，使细胞外氢离子浓度下降而致碱中毒。因细胞内钾降低，肾小管分泌钾离子减少，Na^+-K^+交换减少而Na^+-H^+交换增多，尿排氢离子增加而加重碱中毒。因尿中氢离子增加，尿呈酸性。

2. 血化验检查　低钙、低镁和酸中毒可加重低钾血症。血钾(K)≤2.5mmol/L时，为低钾血症危急值，但在缺水或酸中毒时，血清K^+可不显示降低。根据心电图检查，多能较敏感地反映出低血钾情况，心电图的主要表现为Q-T间期延长，S-T段下降，T波低平、增宽、双相、倒置或出现U波等。

3. 尿化验指标　尿钾浓度降低，尿pH偏酸，尿钠排出量较多。

4. 心电图检查　最早表现为ST段压低，T波压低，增宽，倒置，出现δ波，Q-T时间延长。

【急救措施】

在围术期检测发现血钾≤2.5mmol/L时，为低钾血症危急值。应立即按如下紧急救治，迅速纠正低钾血症，将血钾浓度纠正到3.5～5.5mmol/L，是挽救患者生命的关键。救治措施如下。

1. 静脉输注氯化钾　常规的静脉补钾方法是见尿补钾，速度不能过快，浓度以不超过0.3%为宜，剂量不宜超过1.0g/h，氯化钾3.0～6.0g/d。常用浓度为5%葡萄糖液1.0L中加入10%氯化钾10～20ml，每克氯化钾必须均匀滴注30～40min以上，不可静脉推注。应用常规的补钾方法，不能及时纠正严重低钾血症，也不能迅速减轻症状和挽救生命。在严密监测心电图、血压及血钾浓度下，采用适当的氯化钾浓度和静脉滴注速度，这种方法是安全有效的。低浓度、慢速度不能作为抢救严重低钾血症的常规治疗。

2. 中心静脉内输注氯化钾　危重症患者多有基础疾病，如合并心功能不全、胃肠道功能不全的较多，补液总量及速度的限制使静脉补钾量不能保证。因此，目前可经中心静脉置管使用微量泵注射10%的氯化钾治疗严重低钾血症，可取得满意疗效。而应用微量泵输注，可保证持续恒定微量注入，中心静脉血容量大，高浓度氯化钾进入后迅速被稀释，避免瞬间高浓度钾引发心律失常，并可减少钾离子对血管的刺激。方法如下。

(1)在积极治疗原发病的基础上消除或避免产生低钾的原因。避免使用大量胰岛素及排钾利尿药以防钾的快速内移及大量丢失。除非有严重的酸中毒，否则不用碱性药，防止pH改变引发的钾内移。

(2)全部快速进行中心静脉置管术，避免高钾对血管的刺激。

(3)预估总体缺钾量，按血钾每降低0.3mmol/L，体内丢失钾量100mmol/L(合氯化钾7.5g)计算，预计在24～48h补至3.5mmol/L以上。

(4)视低钾程度和并发症情况分3种速度档次补钾。

①对于血钾低于1.5mmol/L或出现严重室性心律失常、严重呼吸肌麻痹者，给予氯化钾1.5g/h匀速泵入，后以1.0g/h匀速泵入，24h总量不超过30g。

②对于血钾介于1.5～2.0mmol/L，且无严重室性心律失常、严重呼吸肌麻痹者，给予氯化钾1.0g/h匀速泵入，24h总量不超过24g。

③对于血钾介于2.0～2.5mmol/L，且无严重室性心律失常、严重呼吸肌麻痹者，给予氯化钾0.5g/h匀速泵入，24h总量不超过12g。当血钾浓度升至3.0mmol/L以上时可以3～6g/24h泵入或常规静脉补钾至正常范围。

(5)将10%氯化钾原液50ml抽入注射器，安入微量泵，以上述速度档次泵入，其间挂警示牌避免误推；泵入速度介于1.0～

1.5g/h 时，监测血钾浓度周期为 2～4h；泵入速度介于 0.5～1.0g/h 时，监测血钾浓度周期为 4～6h；记录 24h 尿量，若 24h 尿量小于 500ml 或每小时尿量小于 30ml 补钾速度降为原速度 1/2，并缩短监测血钾浓度周期。随监测血钾浓度调节泵入速度直至 3.5mmol/L 以上时，并于停止钾摄入 15h 以上时复查血钾浓度而无明显下降，临床症状改善，心电图趋于正常时为补钾成功。

(6)优点

①可精确控制和掌握输入速度与剂量。

②避免常规补钾带来的大量容量负荷。

③ 用中心静脉置管代替外周静脉，避免血钾对外周静脉的刺激，防止疼痛、静脉炎的出现。

④可在短期迅速纠正严重低钾血症。

3. 注意事项

(1)每 2～4h 监测血钾浓度 1 次，同时进行心电血流动力学、尿量监测，以便及时调整。

(2)补钾的浓度与剂量的选择应视患者的临床症状、基础疾病、血钾水平具体而定，做到补钾的个体化，既不要不顾病情恶化一味墨守成规地常规补钾；也不能不考虑机体承受力而追求高浓度与大剂量，因为低钾与高钾对机体一样有害。

(3)因细胞外钾向细胞内转移缓慢，细胞内外钾平衡约需 15h，所以补钾的成功应为停止钾摄入 15h 以上而无血清钾的明显降低为准。

(4)补钾既要考虑到低钾患者的个体化，又应用中心静脉置管和微量泵去除了瞬间高钾的危害，避免过多液体输入，同时防止外周静脉刺激疼痛及静脉炎的出现。

(5)血液的酸碱平衡及电解质监测。有时低钾血症与低镁、低钠、低氯血症同时出现，甚至出现容量及酸碱平衡失调，对此需采用综合的治疗措施予以处理。伴有酸中毒、血氯过高或肝功能损害者，可考虑应用谷氨酸钾，每支 6.3g 含钾 34mmol，可加入 0.5L 葡萄糖液静滴。

4. 纠正水和其他电解质代谢紊乱　引起低钾血症的原因中，有不少可以同时引起水和其他电解质如钠、镁等的丢失，因此应当及时检查，一经发现必须积极处理。如前所述，如果低钾血症是由缺镁引起，则如不补镁，单纯补钾无效。

【手术时机】

围术期如检测发现血钾≤2.5mmol/L 时，为低钾血症危急值者，禁忌做手术，手术应按低钾血症危急值急救方案救治，使血钾浓度纠正到 3.5～5.5mmol/L 范围内，病情稳定后进行，以确保患者安全。

【预防】

避免或根除上述发生低血钾危急值的病因，防止发生该危急值。

(二)高血钾症危急值(hyperkalemia critical value)

高钾血症(hyperkalemia)血清钾离子≥7mmol/L 为高钾血症，高血钾最常见的原因是肾衰竭，主要表现为乏力、心律失常等。血钾≥7.5mmol/L 为高血钾症危急值。

【风险评估】

在围术期如检测发现血钾≥7.5mmol/L 为高血钾症危急值。此时患者正处于极高危状态。高血钾症者如术前未能及时发现或被误诊，未能按高血钾症及时有效救治，将引发心律不齐，骤然致心脏停搏，导致病患死亡。因此，围术期高血钾症危急值一经确诊，应按高血钾症危急值急救方案救治，使患者转危，并应严防再次发生高钾血症危象。

【病因】

正常从饮食中摄入钾量远低于肾脏排钾量，故引起高血钾的原因大多与肾功能减退，不能有效地排出钾而致体内钾增多有关。可分为 3 类：

1. 肾排钾减少

（1）肾衰竭的少尿期和无尿期；肾上腺皮质功能不全有醛固酮缺乏者，如艾迪生病、17α-羟化酶缺乏、选择性低肾素低醛固酮血症和醛固酮不敏感综合征。

（2）保钾利尿药：如氨苯蝶啶、螺内酯和阿米洛利。其他能引起高钾血症的药物还有血管紧张素转换酶抑制药、非甾体抗炎药，长期用肝素（抑制醛固酮分泌）、复方新诺明（Bactrim），喷他脒（Pentamidine）及洋地黄过量、β受体阻滞药和环孢素。

2. 摄入过多　单纯摄入或误服含钾多的食物、药物（如青霉素钾盐、氯化钾）或输入过多的库存血（由于红细胞破坏，钾释放于血浆中）。用静脉补充钾盐以纠正低钾血症时，可引起血钾过高。若缓慢滴注一般不会引起高钾血症，因为钾可从肾脏排出，除非：

（1）肾功能排钾功能受损。

（2）摄入钾量超过肾脏排钾能力。

3. 钾从细胞内移至细胞外

（1）大面积组织损伤和坏死：如严重电灼伤、挤压伤、肌肉溶解症、高热中暑（由于红细胞及肌细胞裂解）、血管内大量溶血。

（2）药物：用盐酸精氨酸或赖氨酸治疗肝性脑病和代谢性碱中毒时常发生明显高钾血症，可能是精氨酸与细胞内钾交换，使钾移至细胞外；在麻醉过程中用肌肉松弛药琥珀酸胆碱也有使细胞内钾移至细胞外作用。

（3）癌症病人用大剂量化学药物治疗时可引发急性肿瘤溶解综合征而引起高钾血症。

（4）家族性高钾性周期性麻痹：此病属常染色体遗传病；继发性高钾性麻痹（肾衰竭病人服用螺内酯是其常见病因）。

（5）酸中毒：包括代谢性酸中毒、糖尿病酮症酸中毒和乳酸性酸中毒等。

（6）高渗状态：重度失水、休克等均可使细胞内钾移至细胞外。

【诊断依据】

在围术期高血钾症确诊相关依据如下。

1. 临床表现　高钾血症的临床表现主要为心血管系统和神经肌肉系统。症状的严重性取决于血钾升高的程度和速度，有无其他血浆电解质和水代谢紊乱合并存在。

（1）心血管症状：高钾使心肌受抑，心肌张力减低，故有心动徐缓和心脏扩大，心音减弱，易发生心律失常，但不发生心力衰竭。心电图有特征性改变，且与血钾升高的程度相关。当血钾大于 5.5mmol/L 时，心电图表现为 Q-T 间期缩短，T 波高尖对称，基底狭窄而呈帐篷状；血钾为 7～8mmol/L 时，P 波振幅降低，P-R 间期延长，以至 P 波消失，这可能是窦房结传导阻滞或窦性停搏，也可出现“窦-室”传导（窦房结不经心房内正常传导系统而通心房内特殊纤维束传入心室）；血钾升至 9～10mmol/L 时，室内传导更为缓慢，QRS 波增宽，R 波振幅降低，S 波加深，与 T 波直线相连、融合；血钾 11mmol/L 时，QRS 波、ST 段和 T 波融合成双相曲折波形。至 12mmol/L 时，一部分心肌先被激动而恢复，另一部分尚未去极，此时极易引起折返运动而引起室性异位节律，表现为室性心动过速、心室扑动和心室纤颤，最后心脏停搏于舒张期。

（2）神经肌肉症状：高钾使神经肌肉复极化减慢，从而导致应激性减弱，特别是急性起病患者。早期肢体感觉麻木，极度疲乏，肌肉酸痛，四肢苍白湿冷。严重者可出现四肢松弛性瘫痪，浅反射消失，吞咽、发声和呼吸困难发生窒息以及中枢神经系统可表现为烦躁不安或神志不清。

（3）胃肠道症状：由于高钾血症引起乙酰胆碱释放增加，故可引起恶心、呕吐和腹痛。

（4）高血钾时：可致代谢性酸中毒，代谢性酸中毒又可加重高钾血症。

2. 高钾血症的并发症　高钾血症合并低钠血症：低钠血症导致钠泵活性减弱，钾离子向细胞外转移，导致高钾血症，因此两者同时存在时，高钾血症多为低钠血症的结果。

3. 检测 血钾≥7.5mmol/L 为高血钾危急值。

4. 心电图检查 血钾≥6mmol/L 时，出现基底窄而高尖的 T 波；7～9mmol/L 时，PR 间期延长，P 波消失，QRS 波群变宽，R 波渐低，S 波渐深，ST 段与 T 波融合；≥9～10mmol/L 时，出现正弦波，QRS 波群延长，T 波高尖；进而室颤。

5. 常用尿化验指标 尿钾浓度和尿钾排出量增加，尿偏碱，尿钠排出量减少。

6. 肾功能检查 及早发现是否有肾衰竭。

【急救措施】

围术期检测发现血钾≥7.5mmol/L 时，为高钾血症危急值，应立即紧急救治。迅速纠正高血钾症，将血钾纠正到 3.5～5.5mmol/L，是挽救生命的关键。

纠正高钾血症首先采取保护心脏的急救措施，对抗钾的毒性作用；促使钾向细胞内转移；排出体内过多的钾，以降低血清钾浓度。救治措施如下。

1. 将血浆与细胞外钾暂时移入细胞内而降低血钾 人体 95%的钾元素位于细胞内，仅 5%位于血液中，而钠钾泵正是保持此浓度差的主要机制。

(1)纠正酸中毒：用 11.2%乳酸钠溶液或 5%碳酸氢钠溶液 100ml，5min 内静脉推注，观察 10～15min，必要时再静脉注射碳酸氢钠 100～200ml 或乳酸钠溶液 60～100ml，除纠正酸中毒外还有降低血钾的作用。重危病人也可向心腔内注射 10～20ml。对于心传导阻滞严重濒于停搏或已发生阿-斯综合征者或同时伴代谢性酸中毒者更有帮助。应当注意的是碳酸氢钠不能与葡萄糖酸钙合用，合用会产生碳酸钙沉淀。

(2)降低血钾：用 25%～50%葡萄糖 100～200ml 加胰岛素 10～20U(4g 糖加 1U 正规胰岛素)静脉滴注，当葡萄糖合成糖原时，将钾转入细胞内。接着静脉滴注 10%葡萄糖液 500ml，内加胰岛素(胰岛素)15U。如遇心力衰竭或肾脏病人，输注速度宜慢；如果要限制入水量，可将葡萄糖液浓度调高至 25%～50%。在滴注过程中密切监测血钾变化及低血糖反应。

(3)等渗或高渗盐水注射：不仅使 K^+ 进入细胞内，还有利于钾排出。

2. 对抗高钾对心肌的毒性作用 紧急措施为立即静脉推注 10%葡萄糖酸钙 10～20ml，于 5～10min 注完，如果需要，可在 1～2min 后再静注 1 次，可迅速消除室性心律不齐。因钙的作用维持时间短，故在静脉推注后，接着应持续静脉滴注。可在生理盐水 500ml 或 5%葡萄糖液中加入 10%葡萄糖酸钙 20～40ml 静脉滴注。

3. 排钾措施

(1)利尿排钾：采用各种利尿药，如呋塞米、氢氯噻嗪、依他尼酸或乙酰唑胺等。常用呋塞米 40～80mg 静脉注射，少尿且有水肿者可利尿排 K^+，但对肾功能不全者效果欠佳。

(2)经消化道排钾：用阳离子交换树脂 15～25g，口服，4/d，若不能口服者，可用 50g 灌肠，每 6～8h 1 次。或山梨醇口服或灌肠，或用 10%葡萄糖 200ml 保留灌肠。可抑制消化道 K^+ 吸收，并携带走较多的钾离子。本药有恶心、便秘等副作用，常与泻药同用。每次 25g，每日 2～3 次。

(3)透析排钾：透析为最快和最有效方法。应用低钾或无钾透析液进行血液透析，可以使血钾几乎在透析开始后即下降，1～2h 后血钾几乎均可恢复到正常。腹透应用普通标准透析液在每小时交换 2L 情况下，大约可交换出 5mmol 钾，连续透析 36～48h 可以去除 180～240mmol 钾。

4. 肾上腺皮质功能减退而血钾偏高者可给可的松、皮质醇或去氧皮质酮以排 K^+。

5. 注射阿托品 注射阿托品对心脏传导阻滞有一定作用。

6. 阿-斯综合征(Adams-Stökes 综合征) 即心源性脑缺血综合征，是指突然发作的严重的、致命性的缓慢性和快速性心律失常，引起心排出量在短时间内锐减，产生严重脑缺血、神志丧失和晕厥等症状。是一组由心率突然变化而引起急性脑缺血发作的临床综合征。该综合征与体位变化无关，常由于心率突然严重过速或过缓引起晕厥。

【手术时机】

在围术期如检测发现血钾≥7.5mmol/L为高血钾症危急值，禁忌做手术，手术应在按高血钾症危急值急救方案救治，使血钾浓度纠正3.5～5.5mmol/L范围内，病情稳定后进行，以确保患者安全。

【预防】

避免或根除上述产生高血钾的病因，防止该危急值的发生。

六、血钠血氯危急值(critical value of blood sodium chloride)

血钠≤120mmol/L，血氯≤75mmol/L，为低钠低氯血症危急值；血钠≥160mmol/L，血氯≥120mmol/L，为高钠高氯血症危急值。

(一)低钠低氯血症危急值(hyponatremia and hypochloraemia critical value)

血钠≤142mmol/L，血氯≤96.00mmol/L者为低钠低氯血症(hyponatremia and hypochloraemia)。血钠≤120mmol/L，血氯≤75mmol/L者，为低钠低氯血症危急值(hyponatremia and hypochloraemia critical value)。

【风险评估】

在围术期检测发现若血钠≤120mmol/L，血氯≤75mmol/L时，为低钠低氯血症危急值。此时患者正处于极高危状态。若血钠≤115mmol/L时，因脑水肿可发生精神错乱、疲劳、头痛恶心、呕吐和厌食，在110mmol/L时，病人极易发生身体麻痹、抽搐、半昏迷和昏迷。低钠低氯血症者如术前未能及时被诊断或被误诊，未能按低钠低氯血症及时有效救治，对于大脑会造成水肿甚至引起昏迷，导致死亡。因此，在围术期低钠低氯血症危急值一经确诊，应按低钠低氯血症危急值急救方案救治，使患者转危为安，并应严防再次发生低钠低氯血症危象。

【病因】

发生低钠低氯血症的病因较多，最常见的病因如下。

1. 高容量性低钠低氯(稀释性低钠) 前列腺电切术中发生TURP综合征，在充血性心力衰竭、肝硬化、急性或慢性肾衰竭、肾病综合征等常见。主要矛盾是水超负荷(有时合并钠超负荷)。

2. 低容量性低钠低氯 严重呕吐、腹泻、插管引流、大剂量利尿药及醛固酮症等，水钠同时丢失，且失钠>失水。

3. 正常容量性低钠低氯 内分泌疾患所致的水潴留，可见于抗利尿激素分泌不当综合征；盐皮质激素缺乏使肾小管重吸收钠减少；失盐性肾炎伴有肾小管性酸中毒和代谢性碱中毒；糖尿病酮症酸中毒等。

【诊断依据】

在围术期低钠低氯血症确诊相关依据如下。

1. 临床表现

(1)血清钠在125～130mmol/L时，也只有胃肠道症状，此时主要症状为软弱乏力、恶心呕吐、头痛思睡、肌肉痛性痉挛、神经精神症状和可逆性共济失调等。

(2)血清钠≤115～120mmol/L时，血钠<120mmol/L时，会出现头痛、嗜睡，最终出现昏迷。

(3)血清钠≤110mmol/L时，低钠血症将急剧恶化。

(4)重度低钠可出现低血压、脉细速和循环衰竭、昏迷、颅内压升高等症状。

(5)低氯血症会导致代谢性碱中毒，所以表现出碱中毒的症状，造成低钙，如全身抽搐等，低氯还会使脑脊液晶体渗透压下降，严重时可以抑制呼吸。

2. 实验室检查　血钠≤120mmol/L，血氯≥75mmol/者，为低钠低氯血症危急值。

【急救措施】

在围术期检测发现血钠≤120mmol/L，血氯<75mmol/L 时，为低钠低氯血症危急值，应立即按如下救治措施，迅速纠正低钠低氯血症，将血钠血氯纠正到血钠 135～145mmol/L 水平，血氯 96～110mmol/L 范围内，是转危为安挽救患者生命的关键救治措施。应按急性、慢性和稀释性低钠低氯血症进行救治。

1. 急性低钠低氯血症　急性是指在 48h 内发生的低钠氯血症。对这些病人应迅速急救，否则会引发脑水肿，甚至死亡。

(1)应立即吸氧纠正缺氧。

(2)治疗目标为每小时使血钠升高 2mmol/L。可静脉滴注 3%氯化钠溶液，滴速为 1～2ml/(kg・h)，24h 内补足补完。同时注射襻利尿药以加速游离水的排泄，使血钠更快得到恢复。如果出现严重的中枢神经症状，如抽搐或昏迷等，可加快滴速到 4～6ml/(kg・h)，甚至采用 10%氯化钠 30～50ml，并监测血气和电解质水平，必要时还需用地塞米松、碳酸氢钠甚至强心药等，并严密监测血清电解质变化。注意极少病例快速纠正低钠低氯血症可引起脑桥髓鞘溶解(pontine myelinolysis)，应该警惕，其特征为四肢痉挛性瘫痪、假性大脑半球瘫痪、吞咽功能不全和变哑等表现。

2. 慢性低钠低氯血症　慢性有症状的低钠血症的治疗措施为补充钠和襻利尿药增加自由水的排泄。应当注意的是：血钠纠正速率不要超过 1mmol/(L・h)；肾水丢失速率为 250ml/h。慢性失钠者可 48h 补足。同时补充钾、镁为佳。对循环稳定者，禁忌过快纠正低钠血症，否则，可能导致渗透性脱髓鞘综合征，出现截瘫、四肢瘫、失语、充血性心力衰竭和脑水肿。

3. 稀释性低钠低氯血症　稀释性低钠低氯血症主要原因是肾脏排泄功能障碍和心、肝、肾功能受损而导致水钠在体内潴留，故治疗措施主要是限制水的摄入和利尿以排出自由水。

【手术时机】

围术期检测发现若血钠≤120mmol/L，血氯≤75mmol/L 时，为低钠低氯血症危急值。禁忌手术，手术应在按低钠低氯血症危急值急救方案救治，使血钠纠正到 135～145mmol/L，血氯纠正到 96～110mmol/L，病情稳定后进行，以确保患者安全及顺利康复。

【预防】

避免或根除上述发生低钠低氯血症危急值的病因，根除病因，防止该危急值的发生。

(二)高钠高氯血症危急值(hypernatremia and hyperloremia critical value)

高钠高氯血症(hypernatremia and hyperloremia)是指血钠≥145mmol/L，血氯≥106mmol/L 者，为高钠高氯血症。高钠高氯血症又与多器官功能障碍综合征(multiple organ dysfunction syndrome，MODS)互为因果，成为 ICU 常见的重症及死亡原因之一。高钠血症的主要病理生理是血容量缩减，使血浆渗透压升高，细胞内水流至细胞外，引起细胞脱水，从而引起细胞功能障碍，因血容量缩减而有失水，血压下降，尿量减少和末梢循环障碍或衰竭；特别是脑细胞脱水而引起中枢神经系统功能障碍，晚期则出现脑细胞失水的临床表现，如烦躁、易激惹或精神淡漠、嗜睡、抽搐或癫痫样发作和昏迷；体征有肌张力增高和反射亢进等，严重者甚至导致死亡。如血钠≥160mmol/L，血氯≥120mmol/L 者，为高钠高氯血症危急值。

【风险评估】

围术期如检测发现血钠≥160mmol/L，血氯≥120mmol/L 时，即为高钠高氯血症危急值。此时患者正处于极高危状态。高钠高氯血症是极高危，当血钠≥150mmol/L时高钠血症的死亡率是42%～60%，当血钠浓度≥160mmol/L，死亡率更高。高钠高氯血症者如术前未能及时诊断或被误诊，未能按高钠高氯血症及时有效救治，在围术期可能引起昏迷，更有可能造成不可逆神经伤害导致死亡。因此，术前如高钠高氯血症危急值一经确诊，应按高钠高氯血症急救方案救治，挽救患者生命，使患者转危为安，并应严防再次发生高钠高氯血症危象。

【病因】

引起高钠高氯血症的因素很多，最常见的病因如下。

1. *水摄入不足* 见于水源断绝昏迷的患者，不知饮水，也无人帮助进水或疾病所致吞饮障碍，1d停止进水（包括食物中的水）体液的丢失占体重的2%，完全断水7～10 d即体液的丧失达到体重的15%可致死亡。

2. *水丢失过多*

(1)经肾外丢失：高热、高温环境剧烈运动导致的大量出汗可引起水从皮肤大量丧失；喘息状态、过度换气、气管切开等可使水从呼吸道丢失过多；胃肠道渗透性水样腹泻也可造成本症，如果同时合并饮食障碍，情况可以严重恶化。

(2)经肾丢失：主要由尿崩症或应用大量渗透性利尿药引起。未被控制的糖尿病使大量过多溶质微粒通过肾小管而致渗透性利尿；长期鼻饲高蛋白流质饮食等所致的溶质性利尿（称鼻饲综合征）；使用高渗葡萄糖溶液、甘露醇、山梨醇、尿素等脱水疗法致溶质性利尿。

3. *水转入细胞内* 可见于剧烈运动、抽搐等，由于上述原因造成细胞内小分子增多，渗透压增加，促使水进入细胞内，一般持续时间不长。乳酸性酸中毒时，糖原大量分解为小分子的乳酸，使细胞内渗透压过高，水转移到细胞内，也造成高钠血症。

4. *钠输入过多* 常见于注射$NaHCO_3$、过多输入高渗性NaCl等，患者多伴有严重血容量过多。

5. *肾排钠减少* 见于右心衰竭、肾病综合征、肝硬化腹水等肾前性少尿；急、慢性肾衰竭等肾性少尿；代谢性酸中毒、心肺复苏等补碱过多；老人或婴幼儿肾功能不良；库欣综合征、原发性醛固酮增多症等排钾保钠性疾病；使用去氧皮质酮、甘草类排钾保钠类药物等。

6. *特发性高钠血症* 由口渴中枢障碍或AVP调节异常引起，确切病因不明。少部分病例可有脑肿瘤、肉芽肿等病变，或创伤、脑血管意外等病史。

7. *糖尿病患者并发重症感染可致高钠血症* 显著的高血糖导致血浆渗透压显著升高，产生渗透性利尿作用，电解质的丢失量少于水分的丢失量，产生浓缩性高钠血症，伴一定程度钠的丢失；重症感染患者多合并高热和高分解代谢，呼吸道和皮肤大量失水，进一步加重浓缩性高钠血症；糖尿病患者多为老年人，糖尿病和老年两种因素皆容易合并肾小管浓缩功能的减退，导致排水量比例进一步超过排钠量，加重浓缩性高钠血症；抗感染或降血糖等输液治疗常在有意或无意间输入生理盐水或5%葡萄糖生理盐水，导致血钠的真性增高。由于血液浓缩和肾血流量减少，患者多合并高氯、高血钾症和尿素氮的升高，查体多发现明显的脱水征象。

【诊断依据】

围术期高钠高氯血症确诊相关依据如下。

1. *临床表现* 高钠血症主要临床表现为神经精神症状。早期主要症状为口渴、尿量减少、软弱无力、恶心呕吐和体温升高；体征有失水。晚期则出现脑细胞失水的临床表现，如烦躁、易激惹或精神淡漠、嗜睡、抽搐或癫痫样发作和昏迷；体征有肌张力增高和反射亢进等，严重者因此而死亡。高酸中毒可以引起有害的生理效应。

2. 体征 包括失水体征、血压和脉率、神志改变,肌张力增高和腱反射亢进。

3. 实验室检查 包括血及尿钠、血渗透压、尿渗透压。

(1)血钠(Na)≥160mmol/L时,血氯≥120mmol/L时为高钠高氯血症危急值。高钠多伴有高氯血,且两者上升的程度一般一致。

(2)尿钠浓度多明显升高,尿氯浓度也升高,与尿钠浓度的变化一致。

(3)血浆晶体渗透压升高,尿渗透压降低如血浆渗透压≥295mOsm/kg,而尿渗透压≤300mOsm/kg,则提示ADH释放或其作用靶器官缺陷;如果尿渗透压≥800mOsm/kg,说明肾小管浓缩功能正常,提示高钠血症是由于钠排泄障碍(潴留性高钠血症)所致。如果血渗比尿渗高,则多是中枢性或肾性尿崩症。

(4)尿渗透压和尿相对密度:与尿钠浓度的变化一致,多数患者由于氯化钠排出增多,水分吸收增多,渗透压和相对密度皆明显升高;在内分泌紊乱者,尿渗透压和相对密度较低。

(5)红细胞形态:红细胞体积缩小,平均红细胞血红蛋白浓度升高。

4. 其他辅助检查

(1)脑脊液检查:部分患者中可发现红细胞及蛋白质增多。

(2)必要时做脑CT检查。

【急救措施】

围术期如上检测发现血钠>160mmol/L,血氯≥120mmol/L,即为高钠高氯血症危急值。应立即按如下急救措施。迅速纠正高钠高氯血症,将血钠血氯纠正到血钠135～145mmol/L水平,血氯96～110mmol/L,是转危为安挽救患者生命的关键。救治措施如下。

1. 补充足够的液体 限制钠盐摄入。根据临床患者出入量情况、生命体征、中心静脉压、体温、电解质等情况补充足够液体并限制钠盐摄入量。特别是针对合并发热症状患者,补充足够的液体不仅可纠正高渗血症,而且还可降低血黏度,改善脑灌注,提高生存率。补液可通过口服或胃管内注入温开水,静脉补液应根据丢失液体量、生理需要量等调整输液量。

(1)失水过多性高钠血症:除病因治疗外,主要是纠正失水,失水量可按下列公式计算:

男性:缺水量=0.6×体重×[1－(正常血钠浓度mmol/L)/(病人所测得的血钠浓度)]。

女性:缺水量=0.5×体重×[1－(正常血钠浓度mmol/L)/(病人所测得的血钠浓度)]。

此公式内的体重是指发病前原来的体重。计算所得的缺水量是粗略估计,不包括等渗液的欠缺、每天生理需要补充的液体(每天1500ml左右)和继续丢失的液体在内。

如果不知道病人原来的体重,则可按下列公式计算所需补充的水量:

男性:所需补充水量=4×现有体重×欲降低的钠量(mmol/L)。

女性:所需补充水量=3×现有体重×欲降低的钠量(mmol/L)。

(2)补充液体的溶液:首选等渗盐水与5%葡萄糖液,也可选用0.45%盐水或5%葡萄糖溶液。

(3)补液途径:不能自饮者可经鼻胃管注入,症状较重特别是有中枢神经系统临床表现者,则需采取静脉途径。在采取静脉补液时应当注意补液速度不宜过快,并密切监测血钠浓度,以每小时血钠浓度下降不超过0.5mmol/L为宜,否则会导致脑细胞渗透压不平衡而引起脑水肿。

2. 对钠排泄障碍所致高钠血症的治疗 主要是排出体内过多的钠,可输5%葡萄糖液,同时用排钠利尿药以增加排钠,可用呋塞米或依他尼酸钠。这些利尿药排水作用强于排钠，故使用时必须同时补液。在严重情况下，可静脉注射呋塞米 80mg，并在 12～24h 静脉滴注 5%葡萄糖 4L。

3. 积极控制血糖　脑梗死急性期机体处于高代谢状态，常伴随应激性血糖升高。高血糖可产生溶质性利尿，导致水丢失增加而产生高钠血症。而对于合并糖尿病患者，大剂量使用甘露醇等脱水药可使血糖极度升高、严重失水、血液浓缩、继发醛固酮增多而引起高钠高氯血症。所以对于脑梗死患者，应严密监测血糖，及时使用胰岛素使血糖控制在适当范围。

4. 合理使用脱水药　使用大剂量脱水药高钠高氯血症的发生率明显高于使用缓和脱水药者。脑梗死患者出现意识障碍时，水摄入不足，失水大于失钠，可出现高钠血症。甘露醇可产生渗透性利尿，当钠的丢失较水少时，也可产生高钠血症。所以应控制渗透性利尿药用量，20%甘露醇≤100g/d，甘油果糖≤500ml/d，脑水肿严重者加用呋塞米 20～60mg/d。

5. 血液透析　严重的高钠血症，可考虑使用透析疗法使体内过多的钠通过透析排出体外。

如果病人有肾功能衰竭，则可采用血液或腹膜透析治疗。连续性血液净化对危重症合并高钠血症患者的临床治疗效果明显，且安全可靠。透析液以含高渗葡萄糖为宜。同样应监测血钠下降速度，以免下降过快而引起脑水肿。

【手术时机】

在围术期检测发现血钠＞160mmol/L，血氯≥120mmol/L 时，即为高钠高氯血症危急值者，禁忌手术，手术应在按高钠高氯血症急救方案救治，将高钠高氯血症纠正到血钠 135 ～ 145mmol/L 水平，血氯 96 ～ 110mmol/L，病情平稳后进行，以确保患者安全及术后顺利康复。

【预防】

高钠高氯血症以预防为主，积极治疗、控制原发病。适当控制氯化钠的摄入，使血钠血氯水平维持在正常范围。避免或根除上述发生高血钠血氯危急值的病因，根除病因，防止该危急值的发生。

七、血钙危急值
(critical value of serum calcium)

血钙(calcium Ca)参考正常值：2.25～2.75mmol/L。血钙≤1.7mmol/L 时，为低钙血症危急值。血钙≥3.3mmol/L 时，为高钙血症危急值。

(一)低钙血症危急值(critical value of hypocalcemia)

成人体内总钙量 1000～1300g，99%以骨盐形式存在于骨骼和牙齿中，其余存在于各种软组织中，细胞外液钙仅占总钙量的 0.1%，约 1g。成人血钙水平为 2.25～2.75mmol/L，主要以三种形式存在：游离钙(50%)，也称离子钙；蛋白结合钙(40%)；可扩散结合钙(10%)。血钙≤2.25mmol/L 时，称为低钙血症(hypocalcemia)；血钙(calcium ca)≤1.7mmol/L 时，为低钙血症危急值(critical value of hypocalcemia)。

【风险评估】

围术期如发现血钙≤1.7mmol/L 时，为低钙血症危急值。此时患者正处于极高危状态。血钙≤1.75mmol/L 时，可引起手足抽搐、肌强直等严重情况，严重的低血钙可出现低钙血症危象，从而危及生命。低钙血症者如术前未能及时诊断或被误诊，未能按低钙血症及时有效救治，严重的低钙血症，可导致患者死亡。因此，围术期如低钙血症危急值一经确诊，应立即按低钙血症危急值急救方案救治，使患者转危为安，并应严防再次发生低钙血症危象。

【病因】

发生低钙血症的病因较多，最常见的病

因如下。

1. 甲状旁腺功能减退　包括原发性、继发性及假性甲状旁腺功能减退。

(1)原发性甲状旁腺功能减退：是一组多原因疾病，如先天性甲状旁腺发育不全或不发育、DiGeorge 综合征、自身免疫性多腺体综合征Ⅰ型等，新生儿低钙血症可由先天性甲状旁腺功能减退引起，或由于母亲患有甲状旁腺功能亢进或家族性良性高钙尿症而存在高钙血症，从而使新生儿导致暂时的甲状旁腺功能减退所致。

(2)继发性甲状旁腺功能减退：较为常见，多见于甲状腺或甲状旁腺手术及颈部恶性肿瘤术后、放疗后、浸润性疾病，如血色病、肝豆状核变性、转移性肿瘤等；此外，骨饥饿综合征是手术后导致低钙血症的又一原因，见于严重甲状旁腺功能亢进患者在甲状旁腺切除术后，造成相对的甲状旁腺功能减退使大量 Ca^{2+} 进入骨细胞所致。严重的镁缺乏是功能性甲状旁腺功能减退的常见原因，能导致甲状旁腺激素(PTH)分泌障碍及效应组织(如骨和肾)对 PTH 作用的抵抗。

(3)假性甲状旁腺功能减退症：与甲状旁腺功能减退的表现相似，但甲状旁腺本身无病变，低钙刺激甲状旁腺增生，PTH 分泌增加，因而血清 PTH 常升高。

2. 维生素 D 代谢障碍

(1)维生素 D 缺乏：多见于营养不良，特别是接触阳光过少时；此外还见于慢性腹泻、脂肪泻、慢性胰腺炎、囊性纤维化及胃切除术后等。

(2)维生素 D 羟化障碍：见于肾衰竭、肝病、遗传性 1α 羟化酶缺陷、维生素 D 依赖性骨质软化症Ⅰ型等疾病。由于维生素 D 的羟化障碍，体内不能有效地生成活性维生素 D_3。另外还有维生素 D 依赖性骨质软化症Ⅱ型，是由于维生素 D 受体突变引起。

(3)维生素 D 分解代谢加速：长期应用抗癫痫药苯巴比妥能有效地增强肝微粒体酶的活性，使维生素 D 及 $25(OH)D_3$ 在肝脏的分解代谢加速。苯妥英钠虽对维生素 D 分解代谢无直接作用，但能减少钙从骨中释放及减少肠对钙的重吸收，亦能导致低钙血症。同时抗癫痫药的使用均能增强维生素 D 的需要量。

3. 肾衰竭　各种原因导致的肾衰竭，$1,25(OH)_2D_3$ 的生成减少，使肠道钙吸收减少；肾衰竭时磷的排泄减少导致磷潴留使肠道吸收钙减少；而高磷血症及骨对 PTH 的抵抗性造成阻碍骨内钙的动员；出现酸中毒时加速了钙从肾脏排泄而造成血钙进一步降低。

4. 药物

(1)用于治疗高钙血症及骨吸收过多的药物：如二膦酸盐、普卡霉素(光辉霉素)、降钙素、磷酸盐等。

(2)抗惊厥药：如苯巴比妥能通过改变维生素 D 代谢导致低钙血症。

(3)钙螯合剂：常用的有 EDTA、枸橼酸等。

(4)膦甲酸：能够螯合细胞外液中的钙并导致低镁血症。

5. 恶性肿瘤伴发的低钙血症　前列腺癌或乳腺癌成骨细胞转移，能加速骨的形成导致低钙血症。另外淋巴瘤、白血病化疗时大量组织破坏，使磷酸盐释放入血，血钙可明显下降，称为肿瘤溶解综合征。其他：急性出血坏死性胰腺炎时，脂肪坏死可使大量钙沉淀形成钙皂；横纹肌溶解也可产生类似的症状。

【诊断依据】

在围术期低钙血症确诊相关依据如下。

1. 临床表现

(1)神经系统：神经-肌肉兴奋性增高常是最突出的临床表现。精神异常如烦躁、易怒、焦虑、失眠、抑郁以至精神错乱，也可发生锥体外系的表现，如震颤麻痹、舞蹈病。儿童长期低钙血症可出现精神萎靡、智力发育迟缓。严重时全身骨骼及平滑肌痉挛，从而发生惊厥，癫痫样发作。

(2)呼吸系统：表现为喉及支气管痉挛，严重喘息，甚至引起呼吸心搏骤停而致死。

(3)消化系统：表现为腹痛、腹泻、胆绞痛；膀胱表现为尿意感。

(4)心血管系统：血管痉挛可表现为头痛、心绞痛、雷诺现象。主要为传导阻滞等心律失常，严重时可出现心室纤颤等，心力衰竭时对洋地黄反应不良。心电图典型表现为Q-T间期和ST段明显延长。低钙血症引起Q-T间期及ST段延长T波低平或倒置。

(5)骨骼系统：长期低钙血症的幼儿出现佝偻病样改变，儿童患者可出现牙釉质发育不全和恒牙不出、牙齿钙化不全、乳齿脱落，成人易早脱牙。指甲及趾甲变脆、色素沉着、毛发脱落等。

2. 实验室检查　血钙(calcium Ca)≤1.7mmol/L为低血钙症危急值。

3. 心电图　低钙血症患者的心电图常出现Q-T间期延长，有时可出现心动过速。

4. 影像学检查　可发现20%特发性甲状旁腺功能减退患者有颅内钙化(以基底核为主)，外科手术后的甲状旁腺功能减退或假性甲状旁腺功能减退患者一般不出现颅内钙化。骨骼摄片可以了解骨病的性质及程度，同时还可确定有无转移性肿瘤等。

【急救措施】

围术期如检测发现血钙≤1.7mmol/L时，为低钙血症危急值，应立即按如下救治措施，迅速纠正低钙血症，将血清钙浓度纠正到2.25～2.65mmol/L(8.8～10.4mg/dl)，是转危为安挽救生命的关键。救治措施如下。

1. 10%氯化钙或10%葡萄糖酸钙10～20ml(10ml葡萄糖酸钙含90mg元素钙)，静脉缓慢推注。必要时可在1～2h重复一次。

2. 若抽搐不止，可10%氯化钙或10%葡萄糖酸钙20～30ml，加入5%～10%的葡萄糖溶液1000ml中，持续静脉滴注。速度小于4mg元素钙/(h·kg)，2～3h后查血钙，到2.22mmol/L(9mg/dl)左右，不宜过高。

3. 补钙效果不佳，应注意有无低血镁，必要时可补充镁。

4. 症状见好，可改为高钙饮食，口服钙剂加维生素D(营养性维生素D或活性维生素D)。

【手术时机】

围术期如发现血钙≤1.7mmol/L时，为低钙血症危急值，禁忌手术，手术应在按低钙血症急救方案救治，将血钙浓度纠正到2.25～2.65mmol/L(8.8～10.4mg/dl)，病情稳定后进行，以确保患者安全及术后顺利康复。

【预防】

一般低钙血症都伴有原发病，积极治疗原发病，补充钙剂，适当锻炼，每天一定时间的日照，合理营养可以避免其发生，但不可过度补充钙剂以免发生高钙血症。避免或根除上述发生低血钠危急值的病因，根除病因，防止该危急值的发生。

(二)高钙血症危急值(hypercalcemia critical value)

高钙血症(hypercalcemia)是指血清离子钙浓度的异常升高，血清钙浓度高于2.75mmol/L即为高钙血症。血钙≥3.3mmol/L时，为高钙血症危急值。血钙大于4.5mmol/L，可发生高钙血症危象，如严重脱水、高热、心律失常、意识不清等，患者易死于心搏骤停、坏死性胰腺炎和肾衰竭等。临床上并不罕见，如果不迅速处理，有报道死亡率可高达50%。这类危象因为没有特异临床表现，症状往往被原发疾病所掩盖，所以比较隐蔽，容易被疏忽。

【风险评估】

围术期如检测发现血钙≥3.3mmol/L时，为高钙血症危急值。高钙血症如未能及时诊断或被误诊，未能按高钙血症危急值及时有效救治，可导致患者死亡。因此，高钙血症一经确诊，应立即按高钙血症危急值急救方案救治，使患者转危为安，并应严防再次发生高钙血症危象。

【病因】

引起高钙血症的病因有两大类：PTH 依赖性和非 PTH 依赖性高钙血症。

1. 甲状旁腺激素（parathyroid hormone，PTH）依赖性高钙血症

（1）甲状旁腺功能亢进：以外科为主要治疗手段的高钙血症多是甲状旁腺功能亢进。其中原发性甲状旁腺功能亢进引起的高钙血症以单发甲状旁腺腺瘤为主，原发性甲状旁腺功能亢进，常见于甲状旁腺腺瘤、增生或腺癌等，分泌过多的甲状旁腺激素（PTH），过多的 PTH 可以使破骨细胞数目及活力增加，骨质吸收加快，钙被释放到血中，造成血钙升高。PTH 还促使钙从远端肾单位重吸收。此外，PTH 亢进时还能促使肾脏合成更多的骨化三醇[$1,25(OH)_2D_3$]等，从而使血钙升高更为明显。继发性甲状旁腺功能亢进，见于维生素 D 缺乏或慢性肾衰竭等所致的长期低血钙，刺激甲状旁腺代偿性增生，甲状旁腺激素（PTH）过多，促进溶骨、肾重吸收钙和维生素 D 活化，引起高钙血症。

（2）家族性低尿钙性高钙血症：本病为常染色体显性遗传，病因为钙受体（CaSR）基因发生突变而使钙受体失活，使 PTH 分泌阈值下降。表现有轻度高血钙、低血镁、高氯性酸中毒。

（3）锂盐中毒：锂可使 PTH 分泌的钙调定点升高，在血钙升高后 PTH 仍继续分泌，并可伴有甲状旁腺增生和腺瘤形成。

2. 非甲状旁腺激素（no parathyroid hormone，PTH）依赖性高钙血症　高钙血症主要见于甲状旁腺功能亢进。

（1）维生素 D 中毒：其次为肿瘤及服用过量维生素 D。

①即在治疗甲状旁腺功能低下、佝偻病、成人骨软化或肾性骨营养不良症时使用维生素 D 剂量过大，使肠钙吸收增加而引起高钙血症。一般为轻度，无症状，停药后可恢复。

②长期服用骨化三醇[$1,25(OH)_2D_3$]过多，治疗老年性骨质疏松症，肾性骨营养不良症（慢性肾衰竭，特别是血液透析或腹膜透析的患者），手术后甲状旁腺功能低下，特发性甲状旁腺功能低下，假性甲状旁腺功能低下，维生素 D 依赖性佝偻病，低血磷性抗维生素 D 型佝偻病。用量超过个体生理需求量，类似于维生素 D_3 过量的症状，即高血钙症综合征或钙中毒。

（2）恶性肿瘤：多见于易发生骨转移的恶性肿瘤（如前列腺癌、肺癌、肾癌、多发性骨髓瘤、甲状腺癌和白血病），但无骨转移的恶性肿瘤也可发生高钙血症。前者引起高钙血症的机制是癌细胞直接溶解骨质，使骨钙释放入血循环中；后者为癌细胞产生和释放体液因子，如白细胞介素-1 和白细胞介素-6、转变生长因子-α（TGF-α）、肿瘤坏死因子（TNF）和前列腺素 E（PGE）等；有些癌细胞还可产生 PTH 和 PTH 相关肽（PTHrP），后者也可与 PTH 受体结合使骨重吸收增加；癌细胞还可产生维生素 D 样固醇及破骨细胞活化因子，使骨的重吸收增加。

许多恶性肿瘤可并发高钙血症。以乳腺癌、骨肿瘤、肺癌、胃癌、卵巢癌、多发性骨髓瘤、急性淋巴细胞白血病等较为多见，其中乳腺癌约 1/3 可发生高钙血症。

（3）内分泌激素改变：如甲状腺功能亢进、肢端肥大症、嗜铬细胞瘤以及某些肾上腺皮质功能不全者，有轻度血钙过高，其机制尚未完全明了，可能是各种内分泌激素的改变影响破骨细胞活力等而引起。

①甲状腺功能亢进：甲状腺素和三碘甲状腺氨酸（T_3）可促进骨质吸收，使血钙升高，尿钙也增多。有 15%～20%的中度甲状腺功能亢进患者伴有高血钙。

②嗜铬细胞瘤：少数嗜铬细胞瘤患者可

有高钙血症。可能为儿茶酚胺刺激 PTH 分泌，使骨重吸收增加所致。

③肢端肥大症：为垂体功能亢进的一种，有肠道钙吸收增加，也可发生高钙血症。

(4)药物

①乳碱综合征：过去消化性溃疡长期饮用牛乳及碱性药物可引起高钙血症，现代已少用，故少见。

②使用噻嗪类利尿药：长期大剂量使用此类药物，可使体液排出过多，引起低血容量，使肾小管内钙再吸收增加，尿钙排出减少，导致高钙血症。一般为暂时性，停药后即可恢复。

③维生素 A 中毒：维生素 A 进服过多也可以通过增加骨吸收而产生高钙血症。

(5)长期卧床制动：如石膏固定、截瘫，骨骼由于应力减少导致骨重吸收超过骨形成，如果肾脏无法廓清钙，就会产生高钙血症。此病人易发生骨质疏松。

(6)肾衰竭：在急性肾衰竭的情况下，如少尿期，发生钙无法随尿排出而沉积在软组织中，低血钙引起的 PTH 增加可产生骨吸收，从而导致高钙血症；多尿期，沉积在软组织中的钙一下子动员出来，可发生高钙血症。

(7)甲状旁腺增生病人做肾移植术后：由于 PTH 增多，加上移植肾排钙减少可引起高钙血症。

(8)横纹肌溶解症：其引起的肾功能不全的恢复期可发生高钙血症，因沉积在肌肉和软组织的钙被动员出来。

(9)肉芽肿疾病和结节病(sarcoidosis)：结节病引起高钙血症者为 2%～12%，肉芽肿病变(结核病、Wegener 肉芽肿)、真菌感染、滑石粉尘肺、尘肺等。

【诊断依据】

围术期高钙血症确诊相关依据如下。

1. 临床表现　高钙血症的临床表现与血钙升高幅度和速度有关。根据血钙水平，高钙血症可分为：轻度，血钙 2.7～3.0mmol/L；中度，3.0～3.4mmol/L；重度，3.4mmol/L 以上。

(1)神经精神症状：轻者只有乏力、倦怠、淡漠；重者有头痛、肌无力、腱反射减弱、抑郁、易激动、步态不稳、语言障碍、听力障碍、视力和定向力障碍或丧失、木僵、行为异常等精神神经症状。高钙危象时可出现谵妄、惊厥、昏迷。神经精神症状的发生主要是高钙对脑细胞的毒性，可干扰脑细胞电生理活动。

(2)心血管和呼吸系统症状：可引起血压升高和各种心律失常。心电图可见 Q-T 间期缩短、ST-T 改变、房室传导阻滞和低血钾性 U 波，如未及时治疗，可引起致命性心律不齐。因高钙血症可引起肾排水增多和电解质紊乱，使支气管分泌物黏稠，黏膜细胞纤毛活动减弱，支气管分泌物引流不畅，易招致肺部感染、呼吸困难，甚至呼吸衰竭。

(3)消化系统症状：表现为食欲减退、恶心、呕吐、腹痛、便秘，重者发生麻痹性肠梗阻。钙可刺激胃泌素和胃酸分泌，故高钙血症者易发生消化性溃疡。钙异位沉积于胰腺管，且钙刺激胰酶大量分泌，故可引发急性胰腺炎。

(4)泌尿系统症状：高血钙可致肾小管损害，使肾小管浓缩功能下降，加之大量钙从尿中排出，从而引起多尿、烦渴、多饮，甚至失水、电解质紊乱和酸碱失衡。钙在肾实质中沉积可引起间质性肾炎、失盐性肾病。肾钙质沉积症，最终发展为肾衰竭，也易发生泌尿系感染和结石。

(5)钙的异位沉着表现：高钙血症易发生异位钙沉着，可沉着于血管壁、角膜、结合膜、鼓膜、关节周围和软骨，可分别引起肌肉萎缩、角膜病、红眼综合征、听力减退和关节功能障碍等。

(6)血液系统：因钙离子可激活凝血因子，故可发生广泛性血栓形成。

(7)高血钙危象：血钙增高至 4mmol/L 以上时，表现为多饮、多尿、严重脱水、循环衰竭、氮质血症。如不及时抢救，患者可死于肾衰竭和循环衰竭。

2. 体格检查　除原发疾病的体征外，高钙血症的主要体征为情绪改变、忧郁、腱反射增强、痛觉减弱、肢体近端肌群无力、步态不稳等。此外应注意肾功能受损及心功能的改变征。

3. 实验室检查

(1)血清钙测定：血钙(calcium Ca)危急值≥3.3mmol/L时为高钙血症危急值。

(2)血清磷测定：原发性甲状旁腺功能亢进症患者血清磷降低，但伴有肾功能不全时血磷可升高。

(3)血清PTH测定：绝大部分原发性甲状旁腺功能亢进患者血清PTH和血钙均增高。部分恶性肿瘤合并高钙血症患者血清PTH也升高。

4. X线检查　甲状旁腺功能亢进患者常显示骨脱钙、肾钙盐沉着及多发性尿路结石。恶性肿瘤可见骨转移灶，多发性骨髓瘤可见多个圆形边缘清楚的骨质缺损。

5. 心电图检查　高钙血症患者QT间期缩短，T波低平P-Q间期延长。

【急救措施】

围术期检测发现血钙≥3.3mmol/L时，为高钙血症危急值。应立即按如下救治措施，迅速纠正高钙血症，将血钙纠正到2.25～2.65mmol/L(8.8～10.4mg/dl)，是转危为安挽救生命的关键。高钙血症多需要针对病因治疗，对维生素D摄入过多引起者应立即停用该药，肿瘤、内分泌障碍者针对病因处理后血钙多可下降。急性高钙血症可采用下列治疗方法。

1. 容量扩张　注射生理盐水1000～2000ml，以增加细胞外容积，可使尿钙排出增加，暂时使血钙下降；但有心血管疾病者应注意容量负荷过多。但有肾功能不足、充血性心力衰竭的病人禁忌。

2. 襻利尿药　应用呋塞米20～40mg，每2～3h注射一次，可快速阻断钠重吸收而导致排钙增加；但应及时补充水分，否则可继发血容量不足，反而诱使钙在近端肾小管重吸收增加。如利尿酸钠、呋塞米，可增加尿钠排出，则尿钙排出亦相应增加，从而纠正高钙血症。

3. 降钙素　有鲑鱼降钙素或鳗鱼降钙素，可抑制骨的重吸收促进尿钙排泄，从而使血钙降低。鲑鱼降钙素剂量为2～8U/kg，鳗鱼降钙素剂量为0.4～1.6U/kg每6小时肌注或皮下注射1次，6h内可使血钙降低0.25～0.5mmol/L。但作用时间短，且在几小时或几天内出现“逸脱”现象而失效与糖皮质激素或普卡霉素合用有协同作用，且糖皮质激素可消除前述降钙素的“逸脱”现象。

4. 糖皮质激素　除甲状旁腺功能亢进症外，可用以治疗对肉芽肿性疾病、骨髓瘤等引起的高钙血症特别有效，可以抑制肠钙吸收，并可以增强降钙素的作用。可用泼尼松40～80mg/d口服或200～300mg氢化可的松静脉滴注，持续3～5d，其起效作用慢，维持时间短故常与其他降钙药物联合应用。

5. 细胞毒药物　如普卡霉素：该药能抑制骨细胞mRNA合成，从而阻断骨骼重吸收。将25mg/kg置于5%葡萄糖水500ml中，静脉注射3h，注射后12h内血钙可以下降，以后每3～7d重复。因此对高钙血症有效。注射中应注意肝脏与造血系统的毒性反应，可导致血小板减少、出血及肾衰竭，应慎用。

6. 普卡霉素(光辉霉素)　具有抑制DNA合成，减少骨重吸收和拮抗PTH，应用静脉注射25～50mg/kg血钙可于36～48h降至正常。因其毒性大，故一般只注射1次，必要时可在第1次用药后5～7d重复1次。此药对肝、肾和造血系统有毒。

7. 钙螯合剂　依地酸二钠可与钙离子结合成可溶的复合物从尿中排出，以减少血钙浓度，静注：每次1～3g，以50%葡萄糖注射液 20～40ml 稀释后注入。静滴：每次 4～6g，用 5%～10% 葡萄糖注射液 500ml 稀释后，在 1～3h 滴完。此药对肾有毒，故有肾功能不全者应慎用，或肾功能严重不全者不用。

8. 西那卡塞　被称为拟钙剂（Calcimimetics）的新一类化合物中第一个药物，适用于各种高钙血症，能激活甲状旁腺中的钙受体，从而降低甲状旁腺素（PTH）的分泌。它调节甲状旁腺钙受体的行为，通过增强受体对血流中钙水平的敏感性，降低甲状旁腺激素、钙、磷和钙-磷复合物的水平，增加尿钙排泄，降低血钙水平。

9. 顺铂（cisplatin）　有直接抑制骨的重吸收作用，具有安全、有效和疗效持久的特点，其疗效最短可维持 4d，最长可达 115d，平均 38d，1 次静脉滴注剂量为 100mg/m^2。癌症引起的高钙血症在其他降钙药无效时可采用此药治疗。

10. 氨磷汀（amifostine，WR-2721）　此药为有机三磷酸盐，为放射治疗或化学药物治疗肿瘤中的正常组织保护药它可抑制 PTH 分泌以使血钙降低，并能直接抑制骨的重吸收减少肾小管钙的重吸收。

11. 磷酸盐治疗　使钙同磷酸盐结合，形成磷酸钙，并沉积在软组织中，这样，可以很快使血浆钙下降；但可以引起肾衰竭。因此甚少应用。

12. 甲状旁腺切除术　适用于难控的原发性、继发性甲状旁腺功能亢进症。

13. 血液透析　使用低钙透析液进行透析，血钙水平在透后 2～3h 可以降低，但随后可能会逐渐恢复到透析前水平，本法对于肾功能不全者尤为适用。

【手术时机】

在围术期如检测发现血钙 ≥ 3.3mmol/L 时，为高钙血症危急值者，禁忌手术，手术应在按高钙血症危急值急救方案救治，使血钙纠正到 2.25～2.65mmol/L，病情稳定后进行，以确保患者安全及顺利康复。

【预防】

避免或根除上述发生低血钙、高血钙危急值的病因，防止该危急值的发生。

八、血气危急值
(critical value of blood gases)

血气分析（arterial blood gases）：动脉血 pH≤7.0；PCO_2≥60mmHg 为酸中毒危急值。动脉血 pH≥7.6；PCO_2≤20mmHg 为碱中毒危急值。动脉血 PO_2≤40mmHg 为低氧血症危急值。

（一）酸中毒危急值(acidosis critical value)

酸中毒（acidosis）是指体内血液和组织中酸性物质的堆积，其本质是血液中氢离子浓度上升、pH 下降，动脉血清 pH≤7.35，动脉血 PCO_2≥45mmHg 者称酸中毒，酸中毒导致人体生理活动紊乱。血清 pH≤7.0，动脉血 PCO_2≥60mmHg 者，为酸中毒危急值（acidosis critical value）。

【风险评估】

围术期检测发现 pH≤7.0，PCO_2≥60mmHg 时，为酸中毒危象。此时患者正处于极高危状态。当人的体液 pH 低于 7 时就会产生重大疾病；下降到 6.9 时就会变成植物人。如果只有 6.8 到 6.7 时人就会死亡。通常 pH 低于 7.1，若不及时纠正会导致死亡，严重影响手术的开展及术后的康复。酸中毒如术前未能及时发现或被误诊，未能按酸中毒及时有效救治，急性严重的酸中毒，可导致患者死亡。因此，术前检测发现血 pH ≤7.0，PCO_2>60mmHg 者，应立即按酸中毒危急值的救治方案救治，使患者转危为安，并应严防再次发生酸中毒危象。

【病因】

酸中毒一般分为代谢性酸中毒和呼吸性酸中毒两种。

1. 代谢性酸中毒（metabolic acidosis）　代谢性酸中毒的特征是血浆[HCO_3^-]原发性减少、pH 呈降低趋势。可能诱发酸中毒的各种疾病如休克、糖尿病、尿毒症、某些肾小管疾病、严重腹泻、曾否服用促致酸中毒的药物如氯化铵、水杨酸等。

2. 呼吸性酸中毒(rspiratory acidosis)　呼吸性酸中毒的特征是血浆[HCO_3^-]浓度升高、pH呈降低趋势。

(1)呼吸中枢抑制：一些中枢神经系统的病变如延脑肿瘤、延脑型脊髓灰质炎、脑炎、脑膜炎、椎动脉栓塞或血栓形成、颅内压升高、颅脑外伤等时，呼吸中枢活动可受抑制，使通气减少而CO_2蓄积。此外，一些药物如麻醉药、镇静药(吗啡、巴比妥钠等)均有抑制呼吸的作用，剂量过大亦可引起通气不足。碳酸酐酶抑制药如乙酰唑胺能引起代谢性酸中毒前已述及，它也能抑制红细胞中的碳酸酐酶而使CO_2在肺内从红细胞中释放减少，从而引起动脉血PCO_2升高。有酸中毒倾向的病人应慎用此药。

(2)呼吸神经肌肉功能障碍：见于脊髓灰质炎、急性感染性多发性神经炎(Guillain-Barre综合征)、肉毒中毒、重症肌无力、低钾血症或家族性周期性麻痹、高位脊髓损伤等。严重者呼吸肌可麻痹。

(3)胸廓异常：胸廓异常影响呼吸运动常见的有脊柱后、侧凸，连枷胸(flail chest)，强直性脊柱炎(Ankylosing Spondylitis)，心肺性肥胖综合征(Pickwick综合征)等。

(4)气道阻塞：气道阻塞常见的有异物阻塞、喉头水肿和呕吐物的吸入等。

(5)广泛性肺疾病：广泛性肺疾病是呼吸性酸中毒最常见的原因。它包括慢性阻塞性肺疾病、支气管哮喘、严重间质性肺疾病等。这些病变均能严重妨碍肺泡通气。

(6)CO_2吸入过多：指吸入气中CO_2浓度过高，如坑道、坦克等空间狭小通风不良之环境中。此时肺泡通气量并不减少。

【诊断依据】

1. 临床表现

(1)心血管系统酸中毒：对心率的影响呈双向性。严重酸中毒可以伴随心律失常、心动过速或过缓，有人认为是酸中毒本身所造成，但大多数人认为是酸中毒时合并的电解质紊乱导致。酸中毒对小动脉及静脉均有影响，但以静脉更为明显，主要表现为持续性静脉收缩。对小动脉，一方面因为儿茶酚胺分泌增加使其收缩，另一方面则造成小动脉舒张，严重酸中毒时，后一种作用超过前一种。

(2)呼吸系统：表现为呼吸加快加深，典型者为Kussmaul呼吸。因为酸血症通过对中枢及周围化学感受器的刺激，兴奋呼吸中枢，从而使CO_2呼出增多，PCO_2下降，酸中毒获得一定程度的代偿。

(3)胃肠系统：可以出现轻微腹痛、腹泻、恶心、呕吐、胃纳下降等。其原因部分与引起酸中毒的基本病因以及合并的其他水电解质酸碱失衡等有关；另外，酸中毒本身造成的自主神经功能紊乱(如对乙酰胆碱刺激反应的改变等)常也是直接原因。

(4)其他：血pH下降时，K容易从细胞内逸出到细胞外，可使血K轻度上升；但实际上许多产生代谢性酸中毒的情况常合并缺K，因此血K水平不一定都升高。

2. 实验室检查　当PCO_2增高时，pH降低，为呼吸性酸中毒；pH≤7.1，PCO_2：＞60mmHg时即为酸中毒危急值。

【急救措施】

围术期检测发现血清pH≤7.0，PCO_2＞60mmHg者，为酸中毒危急值。应立即采取如下救治措施，迅速纠正酸中毒，将血清pH纠正到7.35～7.45水平，动脉血PCO_2：35～45mmHg，静脉血PCO_2：45～55mmHg，是转危为安挽救患者生命的关键。救治措施如下。

1. 脱水现象　即予静脉输入5%葡萄糖液及生理盐水，视病情决定补液量。

2. 重度代谢性酸中毒　需用碱性溶液纠正，常用碱性药可选用5%碳酸氢钠2～4ml/kg，静滴，或用11.2%乳酸钠1～

1.5ml/kg(乳酸性酸中毒除外)。忌用钠盐者,可选用7.28%氨基丁三醇(THAM)2～3ml/kg稀释1倍后静滴。以上药物视临床表现及血气分析结果,一天可重复1～2次。

3. 纠正酸中毒 纠正酸中毒后出现抽搐可能为低血钙。

4. 护理 卧床休息,注意保暖。

5. 病因治疗

【手术时机】

围术期血气分析发现pH≤7.0,PCO_2≥60mmHg时,为酸中毒危象,禁忌手术,手术应在按酸中毒危象救治方案救治,将血清pH纠正到7.35～7.45水平,动脉血PCO_2:35～45mmHg,静脉血PCO_2:45～55mmHg,病情稳定后进行,以确保手术安全。

【预防】

避免或根除上述发生酸中毒危急值的病因,防止该危急值的发生。

(二)碱中毒危急值(alkalosis critical value)

碱中毒(alkalosis)是指体内酸丢失过多或者从体外摄入碱过多,主要表现为血HCO_3^-过高(≥27mmol/L),$PaCO_2$增高,血气分析血清pH>7.45,动脉血PCO_2≤35mmHg者称为碱血症。碱中毒在临床上虽不及酸中毒多见,但同样可引起全身各组织器官的功能紊乱。有时某些疾病本身并不构成对患者生命的威胁,但疾病引起的碱中毒却可成为病人死亡的直接原因。而血清pH≥7.6,脉血PCO_2≤20mmHg者,为碱中毒危急值(alkalosis critical value)。

【风险评估】

围术期检测发现血pH≥7.6、PCO_2≤20mmHg时,为碱中毒危急值,此时患者正处于极高危状态,碱中毒危急值如未能及时发现或被误诊,未能按碱中毒及时有效救治,可导致患者死亡。因此,碱中毒危急值一经确诊,应按碱中毒危急值救治方案救治,使患者转危为安,并应严防再次发生碱中毒危象。

【病因】

碱中毒分为呼吸性和代谢性两种。

1. 呼吸性碱中毒 是肺通气过度,呼出CO_2过多,使血中PCO_2下降。肺通气过度的常见原因:

(1)中枢性:呼吸中枢受刺激兴奋,如颅内病变(感染、肿瘤、出血、外伤)、缺氧、发热、疼痛,中毒性脑病、肝性脑病、妊娠及药物中毒(如水杨酸盐中毒)等。

(2)肺性:如肺炎,哮喘早期,肺梗塞,充血性心力衰竭等。

(3)呼吸机:人工呼吸机通气过度。

2. 代谢性碱中毒 是由于失H^+过多或积聚HCO_3^-过多或失Cl^-多于失HCO_3^-所致者为代谢性碱中毒,又称非呼吸性碱中毒。

(1)外源性供给碱性液过多:如为矫正代谢性酸中毒或治疗消化性溃疡而使用过多的碱性药物。由于肾能排出过多的HCO_3^-,因此只要肾功能良好,外源性给碱过多一般只引起轻度、暂时代谢性碱中毒。

(2)体内产生HCO^-过多:频繁呕吐时可丢失大量HCl(胃酸),此时胃黏膜细胞产生等量的HCO^-进入血循环,引起低氯性代谢性碱中毒。若肾小管上皮排及产HCO^-过多,亦可致代谢性碱中毒,这常与利尿药应用、盐皮质激素过多及低钾有关。盐皮质激素过多见于原发性醛固酮增多症、恶性高血压、肾动脉狭窄、肾素瘤及巴特综合征(肾素分泌过多症)等。

(3)失氯性碱中毒:见于先天性失氯性腹泻、肠绒毛腺瘤。由于粪便中丢失Cl^-和水,使血中HCO^-浓度相对增高。

【诊断依据】

围术期碱中毒危急值确诊相关依据如下。

1. 临床表现

(1)呼吸浅慢:保留CO_2,使血H_2CO_3增高。

(2)精神症状:躁动、兴奋、谵语、嗜睡、严重时昏迷。

(3)神经肌肉兴奋性增加:手足搐搦,腱反射亢进等。

(4)血液 pH 和 SB 均增高:CO_2CP、BB、BE 亦升高,血 K^+、Cl^- 可减少。

2. 血气分析　pH ≥ 7.6、PCO_2 ≤ 20mmHg 时,为碱中毒危急值。

3. 心电图检查　有无低血钾表现。

【急救措施】

围术期检测发现血清 pH≥7.6 PCO_2≤20mmHg 时,为碱中毒危急值。应立即采取如下救治措施,迅速纠正碱中毒,将血清 pH 纠正到 7.35～7.45 水平,动脉血 PCO_2 35～45mmHg,静脉血 PCO_2 45～55mmHg,是转危为安挽救患者生命的关键。碱中毒与代谢性酸中毒治疗不同,因病情危重单纯治疗原发病多不能迅速纠正碱中毒,故应迅速纠治碱中毒。可根据具体病情选择如下抢救治疗方案。

1. 代谢性碱中毒的治疗

(1)生理盐水有效类:适用于由呕吐、胃液引流、利尿药等所致的代谢性碱中毒及失氯性腹泻所致的代谢性碱中毒患者。患者多伴有脱水,尿[Cl^-]≤10mmol/L(近 12h 刚用过利尿药者例外)。只需静脉滴注生理盐水,代谢性碱中毒即可被纠正。由于病人常伴有缺钾,故宜同时补充钾盐。生理盐水治疗可扩充细胞外液容量,既可稀释血中[HCO^-],使之有所降低,又可改善肾循环,促使过高的 HCO^- 由尿排出。补充较大量的钾后,生理盐水才能发挥治疗作用。

(2)生理盐水无效类

①严重代谢性碱中毒:需快速纠正、有充血性心力衰竭不能耐受生理盐水治疗,或有进行性肾衰竭的病人。常不能耐受输入较大量生理盐水,可考虑乙酰唑胺、盐酸氯化铵、盐酸精氨酸等治疗,因其可促使肾排 HCO^- 及 K^+。所失 K^+ 可通过口服或静滴钾盐补充。但用药需十分谨慎。

a. 氯化铵或盐酸精氨酸:可予静脉滴注 2%氯化铵溶液,1ml/kg 能使二氧化碳结合力减低;但可引起氨中毒,盐酸精氨酸可引起高血钾,有一定危险,肝、肾功能不良者忌用。故目前多不主张采用。氯化铵可口服或用 0.9%～2%溶液静点,但可引起氨中毒,肝、肾功能不良者忌用。

b. 盐酸:盐酸浓度为 100～150mmol/L,为防止对血管、红细胞及其他组织的损害,输液速度宜缓慢,只能选较大血管输入。

②盐皮质激素过多:盐皮质激素过多所致代谢性碱中毒属此类。患者细胞外液容量一般无减少或反增多,常伴高血压,尿[Cl^-]≥20mmol/L。用生理盐水无效。在原发病不能根治或根治前,为减轻病情,可采用安替舒通或阿米洛利治疗,以抵消盐皮质激素对肾小管的作用,因这些药与醛固酮作用相反,能促使肾小管回吸 K^+,排出 $NaHCO^-$ 为防止发生高血钾症,需每天查血钾以指导用药。

2. 对呼吸性碱中毒的治疗

(1)对过度通气的病人可给吸入含 5% CO_2 的氧气。

(2)有休克者应抗休克治疗。

(3)有手足搐搦症,静注 10%葡萄糖酸钙 10～20ml,并可重复注射。

(4)有低血镁性碱中毒者可用 10%～25%硫酸镁 10～20ml 加入液体中静滴。

3. 血透析　上述方法疗效不佳者,或代谢性碱中毒合并肾衰竭病人,可采用血透析治疗。

【手术时机】

围术期检测发现血 pH≥7.6、PCO_2≤20mmHg 时,为碱中毒危象,禁忌手术。手术应在按碱中毒危急值救治方案救治,将血清 pH 纠正到 7.35～7.45 水平,动脉血 PCO_2 35～45mmHg,静脉血 PCO_2 45～55mmHg,病情稳定后进行,以确保患者安全。

【预防】

避免或根除上述发生碱中毒危急值的病因,防止该危急值的发生。

(三)低氧血症危急值(hyoxemia critical value)

低氧血症(hyoxemia)是指动脉血氧分压(PaO_2)≤80mmHg;静脉血氧分压(PvO_2)≤40mmHg,氧饱和度 SaO_2≤93%者,称低氧血症。低氧血症因缺氧对中枢神经系统(central nervous system,CNS)、心、肝、肾功能均有着巨大的影响。在严重的低氧状况时,由于心内膜下乳酸堆积,ATP 合成降低,产生心肌抑制,导致心动过缓,期前收缩,血压下降与心排血量降低,以及出现室颤等心律失常乃至停搏,重者可危及生命,其死亡率高。如 PaO_2≤40mmHg,SaO_2≤60%者,为低氧血症危急值(hyoxemia critical value)。

【风险评估】

低氧血症是麻醉手术后病人最常见的并发症。低氧血症导致组织缺氧,是呼吸衰竭的重要临床表现之一。如在手术中检测发现动脉血氧分压(PO_2)≤40mmHg,氧饱和度(SaO_2)≤60%时,为低氧血症危象,此时患者正处于极高危状态,是麻醉死亡的常见原因,约占心脏骤停或严重脑细胞损害死亡的1/3～2/3;如术中未能及时发现或被误诊,未能按低氧血症危急值及时有效救治,可导致患者死亡。因此,术中发生低氧血症危象,应立即停止手术,立即按低氧血症救治方案抢救病人生命,使病人转危为安。并严防再次发生低氧血症危象。

【病因】

低氧血症危急值的病因如中枢神经系统疾患、支气管、肺病变等引起通气和(或)换气功能障碍等,都可导致缺氧发生低氧血症危象。

1. 肺部原因

(1)通气功能障碍:呼吸道堵塞(比如痰堵塞、异物导致呼吸肌麻痹等)或者是肺气肿或是胸廓畸形,因吸入过低氧分压气体所引起的缺氧,又称为大气性缺氧(atmospherichypoxia)。

(2)换气功能障碍:常见于各种呼吸系统疾病并呼吸中枢抑制或呼吸肌麻痹等,如气胸、肺不张、慢支、肺水肿、肺纤维化、肺血管动静脉短路或分流等,由肺通气或换气功能障碍所致。

2. 心脏功能障碍　主要是心脏功能不正常,如心衰。急性左心衰时,肺毛细血管静水压突然升高,大量浆液外渗至肺间质和肺泡内,引起肺泡通气和换气功能障碍,从而导致低氧血症和(或)二氧化碳潴留,严重的低氧血症将加重心功能的损害,并导致肺淤血的加重,肺毛细血管压增加及肺顺应性下降,通气/血流比值及肺通气功能的进一步恶化,从而形成恶性循环。

3. 缺氧血症　缺氧性(肺气肿、肺心病、肺瘀血、肺炎)、贫血性(贫血、碳氧血红蛋白血症、高铁血红蛋白血症)、停滞性(心功能不全失代偿期)、组织中毒性(酒中毒、氰化物中毒)。血氧饱和度低与贫血、血红蛋白低有关,血红蛋白是携带氧气称为呼吸性缺氧的工具,车少了,运的东西也就少了。

4. 先天性心脏病　静脉血分流入动脉。

【诊断依据】

围术期低氧血症危急值确诊相关依据如下。

1. 临床表现　急性缺氧可引起头痛、情绪激动,思维力、记忆力、判断力下降或丧失以及运动不协调等。严重缺氧可使脑组织发生细胞肿胀、变性、坏死及脑间质水肿等形态学变化,这与缺氧及酸中毒使脑微血管通透性增高引起脑间质水肿有关。这些损伤常常在缺氧几分钟内发生,且不可逆。脑血管扩张、脑细胞及脑间质水肿可使颅内压增高,由此引起头痛、呕吐、烦躁不安、惊厥、昏迷,甚至死亡。慢性缺氧则易疲劳、嗜睡、注意力不集中等症状。

2. 血气分析　如氧分压(PaO_2)≤60mmHg 即为低氧血症，PaO_2≤30mmHg，SaO_2≤60%即为低氧血症危急值。低氧血症临床上常根据 PaO_2(mmHg)和 SaO_2 来划分低氧血症的严重程度。

轻度：PaO_2≥50mmHg，SaO_2≥80%，常无发绀。

中度：PaO_2 30～50mmHg，SaO_2 60%～80%，常有发绀。

重度：PaO_2≤30mmHg，SaO_2≤60%，发绀明显。

3. 乳酸升高　缺氧时线粒体不能进行有氧氧化，而进行无氧酵解。由于无氧酵解产生大量乳酸，因此血液中乳酸的含量是判断有无缺氧的重要指标，血乳酸浓度超过 1.5mmol/L 即为缺氧。测定血液中乳酸含量只是辅助诊断措施。因不是所有的缺氧都存在血液中乳酸浓度升高，如在低血容量休克早期组织存在缺氧，但由于血管收缩，组织中产生的乳酸聚集在局部组织中而未进入循环系统，血液中的乳酸可不升高；同样，血液中乳酸含量升高并不都存在缺氧，如肝硬化的患者输注大量含乳酸的液体可导致血液中乳酸含量升高。

4. 低氧血症的鉴别　低氧血症、缺氧和氧供不足，这三个概念很多人混为一谈。在科研工作中，概念不清是最致命的。在临床工作中，分清这些概念是我们保障患者术中安全的基础。

(1)低氧血症：常出现在吸入气中氧含量过低、肺泡气体不足、弥散功能障碍和循环功能障碍。

(2)缺氧：分为低张性缺氧(hypotonic anoxia)、血液性缺氧(anemic anoxia)、循环性缺氧(circulatory anoxia)和组织性缺氧(histogenous anoxia)。

(3)氧供不足：如果发生在心排出量和动脉氧含量正常的情况下，常见的原因是病理性氧供依赖和生理性氧供依赖增加，麻醉中处理的措施无外乎降低氧耗。

【急救措施】

在围手术期检测发现血 PO_2 ≤40mmHg，氧饱和度 SaO_2≤60%者，为低氧血症(hyoxemia)危急值。应立即采取如下救治措施，迅速纠正低氧血症，将动脉血氧分压(PaO_2)纠正到 100mmHg；静脉血氧分压(PvO_2)到 40mmHg。SaO_2 到 93%～98%，是转危为安挽救患者生命的关键。救治措施如下。

1. 积极治疗原发病　合并细菌等感染时应使用敏感抗生素，去除诱发因素。急性期患者在使用抗菌药物的同时，应用镇咳、祛痰药物。对年老体弱无力咳痰的病人或痰量较多的病人，应以祛痰为主，不宜选用强烈镇咳药，以免抑制中枢神经加重呼吸道炎症，导致病情恶化。帮助危重病人定时变换体位，轻轻按摩病人胸背，可以促使痰液排出。

2. 保持呼吸道通畅和有效通气量　可给予解除支气管痉挛和祛痰药物。

(1)解除支气管痉挛：主要用磷酸二酯酶抑制药，如氨茶碱、二羟丙茶碱，有松弛气道平滑肌、抑制组胺释放作用。如氨茶碱静脉注射负荷量 5.6mg/kg，20min 滴完，以后按每 0.2～0.8mg/(kg・h)的维持量静滴，血药浓度保持在 10～20μg/ml。吸烟者剂量酌增，而老年、慢性肾功能障碍者酌减。血药浓度大于 20μg/ml 可致中毒，表现为心动过速、快速性心律失常、呕吐甚至惊厥(≥30μg/ml)，用药时最好监测心率、心律和血药浓度。其他尚选用抗胆碱药如异丙托溴胺、选择性 β_2 受体激动药如沙丁醇和肾上腺皮质激素。

(2)清除呼吸道分泌物：基本方法是翻身、拍背、咳嗽、雾化吸入。用乙酰半胱氨酸、盐酸氨溴索(沐舒坦)等药物祛痰。必要时可用肾上腺皮质激素静脉滴注。

3. 氧治疗　氧疗的目的在于提高动脉

血氧分压、氧饱和度及氧含量以纠正低氧血症，确保对组织的氧供应，达到缓解组织缺氧的目的。无论其基础疾病是哪一种，均为氧疗的指征。

(1)常规吸氧：可明显减少通气不足或通气/血流比例失调所致的低氧血症的发生频率和严重程度。特别是原有心肺疾病病人，高龄、肥胖、嗜烟的病人，应常规鼻导管持续吸入湿化氧 3～6L/min，吸氧浓度不宜超过 40%。此外，氧治疗可预防低氧血症及其并发症，如精神症状、心律失常、乳酸性酸中毒等。

(2)持续气道正压通气(coutinuous positive airway pressure，CPAP)或间歇正压通气(intermittent positive pressure ventilation，IPPV)：可用鼻导管或面罩吸氧。

CPAP 适用于不能行深呼吸训练、激励性潮气量无进步、咳嗽无效或肺不张高危的病人。可通过置于口鼻上的紧闭透明面罩或气管导管，在病人自主呼吸的基础上，经呼吸器施行 CPAP，治疗预防肺不张非常有效。CPAP 后功能残气量(FRC)立即增加，在胸肺顺应性正常的病人，大约每增加 1cmH_2O 气道正压，FRC 可增加 100ml。

IPPV 主要适用于某些不能产生足够通气量的神经肌肉疾病者，以预防术后并发症。此外，还有利于降低氧的消耗和机体代谢。但 IPPV 时，由于邻近膈面的下肺膨胀较差，故预防肺部并发症不及深呼吸运动、激励性肺量计练习和 CPAP 有效。

(3)呼吸机辅助呼吸：严重缺氧，有发生呼吸衰竭倾向者，伴有二氧化碳潴留，有严重意识障碍，出现肺性脑病时应使用机械通气以改善低氧血症。

(4)高压氧舱治疗。

4. 纠正酸碱失衡、心律失常、心力衰竭等并发症

5. 贫血者适当输血，提高血色素到正常水平

6. 创口止痛　可口服、肌内、硬膜外或静脉途径给予吗啡类镇痛药，创口疼痛减轻后可避免肌肉强直，有利于病人深呼吸和咳嗽排痰，改善通气功能，但要避免吗啡类药逾量而致呼吸抑制。

7. 注意

(1)单纯低氧血症：一般为弥散功能障碍和通气/血流比例失调所致。弥散功能障碍，通过提高吸入氧浓度，可较满意地纠正低氧血症，但通气/血流比例失调而产生的肺内分流，氧疗并不理想，因为氧疗对无通气的肺泡所产生的动静脉分流无帮助。

(2)低氧血症伴高碳酸血症：通气不足所致的缺氧，伴有二氧化碳潴留，氧疗可纠正低氧血症，但无助于二氧化碳排出，如应用不当，反可加重二氧化碳潴留。对阻塞性呼吸暂停(obstructive apnea，OA)、慢性阻塞性肺疾病手术病人，吸氧应慎重。

(3)如肺不张和成人型呼吸窘迫综合征：吸纯氧不能纠正。中度增加的低氧血症，一般吸入纯氧可望获得纠正，如慢性阻塞性肺部疾病。由于通气不足造成的低氧血症，若肺泡-动脉氧分压差正常，则提示基础病因多半不在肺，很可能为中枢神经系统或神经-肌肉病变引起的肺泡通气不足。

(4)高氧液给氧技术：作为氧疗的有效辅助手段，适用于硬膜外麻醉术中低氧血症老年患者的救治，可有效改善症状，降低术后并发症。

【手术时机】

围术期检测发现血 $PO_2 \leqslant 40$mmHg，氧饱和度 $SaO_2 \leqslant 60\%$，为低氧血症(hyoxemia)危象，经按低氧血症救治方案救治，将动脉血氧分压(PaO_2)纠正到 100mmHg；静脉血氧分压(PvO_2)纠正到 40mmHg，SaO_2 93%～98%，病情平稳后进行手术，以确保患者安全。

【预防】

避免或根除上述发生低氧血症危急值的病因，防止该危急值的发生。

(王　郁　陈在贤)

第二节　全身感染性疾病危象

男科围术期可能发生如下感染性危急值疾病：如败血症、毒血症、脓血症等，应及时抢救治疗，以防危及生命。

一、菌血症（bacteremia）

菌血症为全身感染性疾病危急值。菌血症指血液中出现微生物。多是细菌由局部病灶入血。主要发生在炎症的早期阶段，肝脾和骨髓的巨噬细胞可组成防线，以清除细菌。外界的细菌经由体表的入口或是感染的入口进入血液系统后，在人体血液内繁殖并随血流全身播散，后果很严重。

一般来说，细菌经泌尿道、手术切口、呼吸道进入体内导致发生菌血症。细菌经各种途径进入人体血液内，并生长繁殖，血细菌培养阳性，无明显毒血症症状者则称为菌血症。出现菌血症的患者往往发生急性的多个器官的转移性感染，并出现各种急性感染症状。一旦怀疑，应立即采血检验，确诊后应立即针对感染菌治疗。

【风险评估】

围术期如检测发现菌血症（bacteremia）为全身感染性疾病危象。此时患者正处于极高危状态。出现菌血症的患者往往发生急性的多个器官的转移性感染，危及患者生命。菌血症如未能及时发现或被误诊，未能按菌血症及时有效救治，严重的菌血症可导致患者死亡。因此，菌血症一经确诊，应立即按菌血症救治方案救治，将菌血症控制，使患者转危为安。

【病因】

发生菌血症的病因较多，最常见的病因如下。

1. *伤口*　细菌经外伤伤口、手术伤口及静脉吸毒等途径感染。

2. *介入治疗*　感染的下尿路插管，脓肿切开引流和内置器的细菌生长，特别是静脉注射和心内导管，导尿管和造口术内置器及导管均可引起短暂的菌血症。

3. *化疗*　化疗后的病人以及严重营养不良者，则可产生严重后果。

4. *体内感染灶*　感染的初发部位通常在肺部，泌尿生殖道，胃肠道或软组织，包括患有压力性损伤溃疡的皮肤、手术后。

【诊断依据】

围术期菌血症确诊相关依据如下。

1. *临床表现*

（1）起病急，病情重，发展迅速；体温＞38℃或＜36℃。

（2）头痛、头晕、恶心、呕吐，可有意识障碍。

（3）脉搏细速，心率加快，≥90/min，呼吸急促，呼吸率≥20/min，或困难。

（4）重者可有黄疸，皮下出血斑，肝脾大等。

（5）低血压出现较晚。有 25%～40%的持续性菌血症患者可发生血流动力学不稳定而出现脓毒性休克。

2. *血液细菌培养阳性*　血液培养应包括需氧菌和厌氧菌培养，应间隔 1 小时做 2 次血培养，每次应从不同部位静脉取血做细菌培养阳性。此外，还可对痰液，导管插入部位和伤口的标本进行培养。横膈以上的感染多数由革兰阳性菌所致，而腹部感染包括尿路感染多数由革兰阴性菌所致。

3. *血气分析*　二氧化碳分压（$PaCO_2$）≤32mmHg。

4. *血常规*　血白细胞计数＞12 000/μl 或＜4000/μl，或未成熟白细胞＞10%，典型的白细胞计数是初降至＜4000/μl，然后 2～6h 升至＞15 000/μl，并且未成熟型明显增加。

5. 鉴别诊断

(1)败血症:细菌侵入血液并迅速生长繁殖,引起全身性感染症状。发病特点开始剧烈寒战,以后持续 40～41℃的高热,伴有出汗、头痛、恶心。

(2)毒血症:细菌毒素从局部感染病灶进入血液循环,产生全身性持续高热,伴有大量出汗、脉搏细弱或休克。由于血液中的菌毒素可直接破坏血液中的血细胞,所以往往出现贫血现象。血液培养找不到细菌。值得特别注意的是,严重损伤、血管栓塞、肠梗阻等病变,虽无细菌感染,但大面积组织破坏产生的毒素,也可引起毒血症。

(3)脓血症:身体里化脓性病灶的细菌,通过血液循环,播散到其他部位产生新的化脓病灶时,所引起的全身性感染症状。发病特点与败血症相仿,但在身体上可找到多处化脓病灶,甚至有许多脓疮。

【急救措施】

围术期检测发现菌血症者,为全身感染危急值。应立即采取如下救治措施,迅速控制菌血症,防止继发败血症或脓毒血症,是转危为安挽救患者生命的关键。救治措施如下。

较为严重的菌血症的预后取决于两个决定因素:首先取决于迅速而彻底查明感染源;第二是取决于原有的疾病及其伴随的功能障碍等情况。创伤性内置物,特别是静脉内和尿路内插管应迅速清除。在获取革兰染色和细菌培养等化验标本后,应立即按经验给予抗生素治疗。大的脓肿必须切开引流,坏死组织应清除。因肺或尿路感染而使菌血症持续不退者,若无梗阻及脓肿形成,一般用抗生素治疗通常可获成功。若为多器官衰竭,常发现有多种细菌则预后不佳。延误抗生素治疗或外科治疗者,死亡率明显增加。

【促进康复】

围术期多在术后并发菌血症,为全身感染性疾病危急值,应按菌血症救治方案救治,将菌血症控制,使患者顺利康复。

【预防】

一切明显的或隐匿的化脓性病灶如能及早予以清除,菌血症的发生可以减少。对不论多么细小的皮肤创伤必须予以重视,早做适当处理。环境卫生、个人卫生、营养状况及小儿保健工作的不断改善,菌血症的发病率必然会随着下降。避免或根除上述发生菌血症危急值的病因,根除病因,防止菌血症危急值的发生。

二、败血症(hematosepsis)

败血症(septicaemia)是全身感染危急值。败血症是指致病菌或条件致病菌侵入血循环,并在血中生长繁殖,产生毒素而发生的急性全身性感染。若侵入血流的细菌被人体防御功能所清除,无明显毒血症症状时则称为菌血症。败血症伴有多发性脓肿而病程较长者称为脓毒血症(pyemia)。败血症如未迅速控制,可由原发感染部位向身体其他部位发展,引起转移性脓肿。脓肿可发生在大脑的表面,导致脑膜炎;在心脏周围的包膜上,引起心包炎;发生在心脏的内膜上,引起心内膜炎;如果在骨髓中,则导致骨髓炎;在大的关节中,引起关节疼痛或关节炎。最终因脓液的积聚在体内任何地方可形成脓肿,严重者发生感染性休克和迁徙性病灶。

【风险评估】

围术期多在术后发生败血症,是全身感染疾病危象。此时患者正处于极高危状态。致病菌在体内大量生长繁殖,产生毒素而发生的急性全身性感染,使人体器官功能受损,衰竭,合并感染性休克、DIC、多器官功能衰竭等导致死亡。因此,败血症一经确诊,应立即按败血症救治方案救治,控制败血症,使患者转危为安,顺利康复。

【病因】

发生败血症的病因较多,最常见的病因如下。

1. 细菌侵入　细菌经皮肤、黏膜破损处、疖、痈、呼吸道、胆道、胃肠道、男泌尿生殖系统、压疮、溃疡等感染灶，各种检查或治疗措施加内镜检查、各种插管检查、留置导尿管、静脉高营养疗法、各种透析术等均可导致细菌进入血循环而形成败血症。

2. 继发感染　原有严重影响机体防御功能的疾病，如糖尿病、肝硬化、重型肝炎、肾病综合征、恶性肿瘤、长期血液透析者等贫血、营养不良、抵抗力减退，或应用肾上腺皮质激素、抗代谢药、抗肿瘤药物、放疗、化疗等使白细胞减少或抑制炎症反应免疫抵抗力降低而有利于细菌蔓延、扩散，发生继发感染扩散，导致败血症。

【诊断依据】

围术期败血症确诊相关依据如下。

1. 临床表现　常见致病菌败血症表现特点如下。

(1)金葡菌败血症：金黄色葡萄球菌败血症常见多处迁徙性病灶；原发病灶常系皮肤疖痈或伤口感染，其血中病菌多来自呼吸道。临床起病急，其皮疹呈瘀点、荨麻疹、脓疱疮及猩红热样皮疹等多种形态，眼结膜上出现瘀点，关节有时红肿，最常见的是多发性肺部浸润、脓肿及胸膜炎，其次有化脓性脑膜炎、肾脓肿、肝脓肿、心内膜炎、骨髓炎及皮下脓肿等。可并发感染性休克、肾脓肿、肝脓肿、心力衰竭、急性肾衰竭、肝功能衰竭、黄疸、呼吸窘迫症与 DIC 等。

(2)表葡菌败血症：当患者接受广谱抗生素治疗后，表葡菌易形成耐药株，如耐甲氧西林的菌株，呼吸道及肠道中此菌数目明显增多，常在介入性治疗、各种导管留置后，可导致全身感染致败血症。

(3)肠球菌败血症：肠球菌属机会性感染菌，平时主要寄生在肠道和泌尿道。临床上表现为尿路感染和心内膜炎者最多见，此外还可见到脑膜炎、骨髓炎、肺炎、肠炎及皮肤和软组织感染。

(4)革兰阴性杆菌败血症：寒战、高热、大汗、脉缓，少数病人可有体温不升。皮疹、关节痛和迁徙性病灶较革兰阳性球菌败血症出现少，但继发于恶性肿瘤的铜绿假单胞菌败血症临床表现则较凶险，皮疹可呈中心坏死性。40%左右的革兰阴性杆菌败血症患者可发生感染性休克，有低蛋白血症者更易发生。严重者可出现多脏器功能损害，表现为心律失常、心力衰竭、肝功能衰竭、黄疸、急性肾衰竭、呼吸窘迫症与 DIC 等。

(5)厌氧菌败血症：厌氧菌败血症其致病菌 80%～90%是脆弱类杆菌，此外尚有厌氧链球菌、消化球菌和产气荚膜杆菌等。入侵途径以胃肠道为主，压疮、溃疡次之。临床表现如下。

①黄疸发生率高达 10%～40%。

②局部病灶分泌物具特殊腐臭味。

③易引起脓毒性血栓性静脉炎及胸腔、肺、心内膜、腹腔、肝、脑及骨关节等处的迁徙性病灶，此在脆弱类杆菌和厌氧链球菌败血症较多见。

④在产气荚膜杆菌败血症可出现较严重的溶血性贫血及肾衰竭，局部迁徙性病灶中有气体形成。厌氧菌常与需氧菌一起共同致成复数菌败血症，预后凶险。

(6)多脏器功能障碍综合征(multiple organs dysfunction syndrome，MODS)：感染扩散的严重结果往往为 MODS。

2. 血常规检查

(1)白细胞总数大多显著增高：白细胞总数达$(10\sim30)\times10^9/L$，中性粒细胞百分比增高，多在 80%以上，少数革兰阴性败血症及机体免疫功能减退者白细胞总数可正常或稍减低。

(2)中性粒细胞四唑氮蓝(NBT)试验：此试验仅在细菌感染时呈阳性，可高达 20%以上(正常在 8%以下)，有助于病毒性感染和非感染性疾病与细菌感染的鉴别。

3. 血及骨髓培养阳性　如与局部病灶

分泌物(脓液、尿液、胸腔积液、脑脊液等)培养所得细菌一致,则更可确诊。

4. 鉴别诊断 该疾病应与粟粒性结核、恶性组织细胞病、系统性红斑狼疮、深部淋巴瘤、变应性亚败血症、布鲁菌病、伤寒、流行性出血热、恶性疟疾、风湿病等鉴别。

【急救措施】

围术期检测发现败血症者,为全身感染危急值,应立即采取如下救治措施,迅速控制败血症,防止继发脓毒血症,是转危为安挽救患者生命的关键。救治措施如下。

1. 抗感染治疗 应尽早使用抗生素。当病原菌不明时,可根据细菌入侵途径、年龄、临床表现等选择药物,通常应用广谱抗生素或针对革兰阳性球菌和革兰阴性杆菌联合用药,而后可根据培养和药敏试验结果进行调整。抗菌药物的使用应足量,开始时剂量应偏大,分次静脉点滴,疗效宜长,一般 3 周以上,或在体温正常,症状消失后,再继续用药数天。

(1)葡萄球菌败血症:因金葡球菌能产生β-内酰胺酶的菌株已达 90%左右,故青霉素 G 对其疗效很差,而第一、三代头孢菌素不同程度地抑制了β-内酰胺酶的作用,对其敏感的菌株可达 90%,故现常选用头孢噻吩、头孢唑林、头孢噻肟、头孢哌酮/舒巴坦等,还可联合应用阿米卡星、庆大霉素,对耐甲氧西林的金葡菌首选万古霉素。金黄色葡萄球菌感染宜用苯唑西林、头孢菌素、万古霉素等药物,常联合 2 种以上静脉给药,体温正常后继续应用 10d。

(2)革兰阴性杆菌败血症:氯霉素、氨苄西林。现已普遍耐药。第三代头孢菌素对此类菌有强抗菌活性,敏感率一般大于 90%,第二代头孢菌素对大肠埃希菌及肺炎杆菌也有抗菌活性。故对此类败血症可从第二、三代头孢菌素中选用一种,可与庆大霉素或阿米卡星联合,也可与哌拉西林联合。铜绿假单胞菌败血症时应用头孢克肟无效,以用头孢哌酮、头孢哌酮/舒巴坦较好,或将上药与氨基糖苷类抗生素联用,疗效也好。氧氟沙星、环丙沙星等喹诺酮类药物对包括铜绿假单胞菌在内的 G^- 杆菌均有较强的抗菌活性,且受外界影响小,与其他类抗菌药物未见交叉耐药性,副作用轻,临床上也常被选用。

(3)厌氧菌败血症:常呈复数菌混合感染,选药时应兼顾厌氧菌或需氧菌。

(4)真菌败血症:当真菌与细菌感染同时存在时,选药极为困难,杀死细菌,真菌泛滥,抑制了真菌,细菌又会成灾,大蒜注射液可同时控制真菌和细菌的生长,宜选用之,唯作用较弱,对严重感染往往不能奏效。

2. 激素应用 感染中毒症状严重者可在足量应用有效抗生素的同时给予肾上腺皮质激素短程(3~5d)治疗。

3. 支持治疗 败血症患者的体质差,给予高蛋白、高热量、高维生素饮食以保障营养。如贫血者应输血,低蛋白血症者应输白蛋白。

4. 及时纠正水与电解质紊乱 保持酸碱平衡,维持内环境稳定。有休克、中毒性心肌炎等严重毒血症表现时,可予升压药、强心药和(或)短程肾上腺皮质激素。高热、剧烈头痛、烦躁不安者可予退热药与镇静药。需加强护理,注意防止继发性口腔炎、肺炎、泌尿系感染及压疮等。

5. 其他治疗

(1)酌情选用拮抗炎症介质和清除氧自由基的药物:如抗内毒素单抗,IL-1 受体拮抗药、脱苷脱氨酶抑制药等。

(2)局部治疗:对原发性或迁徙性的化脓性病灶,待成熟后均应及时切开引流。化脓性心包炎、脓胸及肝脓肿在引流后局部还可注入抗菌药。对有梗阻的胆道、泌尿道感染,应考虑手术解除阻塞。

【促进康复】

在术后如发生败血症是全身感染危急值,应按败血症救治方案救治,将败血症控制，血培养无细菌生长，使患者顺利康复。

【预防】

一切明显的或隐匿的化脓性病灶如能及早予以清除，败血症的发生就可以减少。对不论多么细小的皮肤创伤必须予以重视，早做适当处理。环境卫生、个人卫生、营养状况及小儿保健工作的不断改善，败血症的发病率必然会随着下降。

避免或根除上述发生败血症危急值的病因，根除病因，防止该危急值的发生。

三、脓毒血症(pyemia)

脓毒血症即脓毒症(sepsis)为全身感染危象。脓毒症是指由感染引起的全身炎症反应综合征(systemic inflammatory response syndrome，SIRS)，临床上证实有细菌存在或有高度可疑感染灶。虽然脓毒症是由感染引起，但是一旦发生后，其发生发展遵循其自身的病理过程和规律，故从本质上讲脓毒症是机体对感染性因素的反应。脓毒症可发展为严重脓毒症(severe sepsis)，导致各器官功能障碍和(或)组织灌注不足及脓毒性休克(septic shock)，严重脓毒症和脓毒性休克，虽经液体治疗仍无法逆转，是重症医学面临的重要临床问题。随着人口的老龄化、肿瘤发病率上升及侵入性医疗手段的增加，脓毒症的发病率不断上升，每年全球新增数百万脓毒症患者，其中超过 1/4 的患者死亡。

按脓毒症严重程度可分脓毒症、严重脓毒症和脓毒性休克。严重脓毒症是指脓毒症伴有器官功能障碍、组织灌注不良或低血压。脓毒性休克是指严重脓毒症给予足量的液体复苏后仍然伴有无法纠正的持续性低血压，也被认为是严重脓毒症的一种特殊类型。

伴有急性-器官功能障碍的脓毒症(严重脓毒症)是 ICU 病房病人死亡的第一大原因。在美国，每年大约有 750 000 人发展为脓毒症，平均每天有 2000 个新发病例。随着免疫抑制病人增多、侵入性治疗检查的增加、微生物耐药、老年人口的增长，目前脓毒症的病例呈上升趋势。研究表明，出现脏器器官衰竭、休克、多重感染、严重的潜在疾病的患者预后较差。

脓毒症发生率高，全球每年有超过 1800 万严重脓毒症病例，美国每年有 75 万例脓毒症患者，并且这一数字还以每年 1.5%～8.0%的速度上升。脓毒症的病情凶险，病死率高，全球每天约 14 000 人死于其并发症，美国每年约 21.5 万人死亡。据国外流行病学调查显示，脓毒症的病死率已经超过心肌梗死，成为重症监护病房内非心脏病病人死亡的主要原因。近年来，尽管抗感染治疗和器官功能支持技术取得了长足的进步，脓毒症的病死率仍高达 30%～70%。脓毒症治疗花费高，医疗资源消耗大，严重影响人类的生活质量，已经对人类健康造成巨大威胁。因此，2001 年欧洲重症学会、美国重症学会和国际脓毒症论坛发起“拯救脓毒症战役”(surviving sepsis campain，SSC)，2002 年欧美国家多个组织共同发起并签署“巴塞罗那宣言”，并且进一步制定基于对脓毒症研究的循证医学证据并不断更新脓毒症治疗指南即 SSC 指南，以改进脓毒症的治疗措施，降低脓毒症的死亡率。SSC 指南于 2003 年第一次制定，后于 2008 年再次修订。中华医学会重症医学分会于 2007 年制定了“成人严重脓毒症与脓毒性休克血流动力学监测与支持指南”，为脓毒症的诊治提供了规范与指导，但随着近年来国内外该领域研究的不断深入，为更好地指导我国重症医学工作者对严重脓毒症和脓毒性休克的治疗，中华医学会重症医学分会组织专家应用循证医学的方法更进一步完善了指南。

【风险评估】

围术期多在术后发生脓毒血症即脓毒症为全身感染危象。此时患者正处于极高危状态。脓毒症是指由感染引起的全身炎症反应综合征，脓毒症的病情凶险，病死率高，据国外流行病学调查显示，脓毒症的病死率已经超过心肌梗死，成为重症监护病房内非心脏病病人死亡的主要原因。近年来，尽管抗感染治疗和器官功能支持技术取得了长足的进步，脓毒症的病死率仍高达30％～70％。尽管对其治疗给予巨大的投资，严重脓毒症的死亡率还是呈上升的趋势，已经从过去的28％上升到如今的50％。脓毒症最后导致器官功能障碍和死亡。因此，术前脓毒血症一经被确诊，应立即按脓毒血症救治方案救治，使患者转危为安。

【发病机制】

脓毒症不只是一种炎症反应，还是典型的系统性炎症反应、促凝血素质特异质（prothrombotic diathesis）和纤维蛋白溶解失调三位一体的表现。一旦脓毒症发生，引起严重脓毒症的恶性循环的走向与潜在的感染性疾病过程无关。脓毒症发病机制尚未明了，可能与下列因素密切相关。

1. *细菌内毒素*　研究表明细菌的内毒素可以诱发脓毒症，脓毒症病理生理过程中出现的失控的炎性反应、免疫功能紊乱、高代谢状态及多器官功能损害均可由内毒素直接或间接触发。

2. *炎症介质*　脓毒症中感染因素激活机体单核-巨噬细胞系统及其他炎症反应细胞，产生并释放大量炎性介质所致。脓毒症时，内源性炎性介质，包括血管活性物质、细胞因子、趋化因子、氧自由基、急性期反应物质、生物活性脂质、血浆酶系统产物及血纤维蛋白溶解途径等相互作用形成网络效应并引起全身各系统、器官的广泛损伤。同时某些细胞因子，如肿瘤坏死因子（TNF）-α等可能在脓毒症的发生、发展中起到重要作用。

3. *免疫功能紊乱*　脓毒症免疫障碍特征主要为丧失迟发性过敏反应、不能清除病原体、易感医源性感染。脓毒症免疫功能紊乱的机制，一方面是作为免疫系统的重要调节细胞T细胞功能失调，炎症介质向抗炎反应漂移，致炎因子减少，抗炎因子增多；另一方面则表现为免疫麻痹，即细胞凋亡与免疫无反应性，T细胞对特异性抗原刺激不发生反应性增殖或分泌细胞因子。

4. *肠道细菌/内毒素易位*　20世纪80年代以来，人们注意到应激发生时导致的机体最大的细菌及内毒素储存库——肠道发生功能失调，进而引起的肠道细菌/内毒素易位所致感染与随后发生的脓毒症及多器官功能不全密切相关。研究表明，严重损伤后的应激反应可造成肠黏膜屏障破坏，肠道菌群生态失调及机体免疫功能下降，从而发生肠道细菌/内毒素易位，触发机体过度炎症反应与器官功能损害。

5. *凝血功能紊乱*　凝血系统在脓毒症的发病过程中起着重要作用，它是炎症反应相互促进、共同构成脓毒症发生、发展中的关键因素。内毒素和TNF通过诱发巨噬细胞和内皮细胞释放组织因子，可激活外源性凝血途径，被内毒素激活的凝血因子Ⅻ也可进一步激活内源性凝血途径，最终导致弥散性血管内凝血（DIC）。

6. *基因多态性*　临床上常见受到同一致病菌感染的不同个体的临床表现和预后截然不同，提示基因多态性等遗传因素也是影响人体对应激打击易感性与耐受性、临床表现多样性及药物治疗反应差异性的重要因素。

【病因】

脓毒症可以由任何部位的感染引起，临床上常见于肺炎、腹膜炎、胆管炎、泌尿系统感染、蜂窝织炎、脑膜炎、脓肿等。其病原微生物包括细菌、真菌、病毒及寄生虫等，但并非所有的脓毒症患者都有引起感染的病原微生物的阳性血培养结果，仅约45％的脓毒性休克患者可获得阳性血培养结果。

脓毒症常常发生在有严重疾病的患者中，如多发伤、外科手术后等患者。脓毒症也常见于有慢性疾病的患者，如糖尿病、慢性阻塞性支气管炎、白血病、再生障碍型贫血和尿路结石。

【诊断依据】

围术期脓毒症确诊相关依据如下。

1. 临床表现　脓毒症患者一般都会有全身炎症反应综合征(SIRS)的一种或多种表现。最常见的有发热、心动过速、呼吸急促和外周血白细胞增加。但2001年“国际脓毒症专题讨论会”认为SIRS诊断标准过于敏感,特异性不高,将脓毒症的表现总结为3类:

(1)原发感染灶的症状和体征。

(2)SIRS的表现。

(3)脓毒症进展后出现的休克及进行性多器官功能不全表现。

目前临床上诊断成人脓毒症要求有明确感染或可疑感染加上以下指标。

①全身情况:体温≥38℃或<36℃;心率≥90/min;呼吸≥30/min;意识改变;明显水肿或液体正平衡≥20ml/kg,持续时间超过24h;血糖≥7.7mmol/L,而无糖尿病病史。

②炎症指标:白细胞≥$12×10^9$/L或白细胞≤$4×10^9$/L,或白细胞正常但不成熟细胞≥10%;血浆C反应蛋白≥正常值2个标准差;血浆降钙素原>正常值2个标准差。

③血流动力学指标:收缩压≤90mmHg,平均动脉压≤70mmHg;收缩压下降≥40mmHg;混合静脉血氧饱和度(SvO_2)≥70%;心脏指数(CI)≥3.5 L/(min·m^2)。

④器官功能障碍参数:氧合指数(PaO_2/FiO_2)≤300;急性少尿[尿量≤0.5 ml/(kg·h)];肌酐增加≥44.2μmol/L;凝血功能异常(国际标准化比值>1.5或活化部分凝血活酶时间>60s);肠麻痹:肠鸣音消失;血小板减少(≤$100×10^9$/L);高胆红素血症(总胆红素≥70mmol/L)。

⑤组织灌注参数:高乳酸血症(≥3mmol/L);毛细血管再充盈时间延长或皮肤出现花斑。

⑥低钙血症:在脓毒症患者中常见,血清钙离子浓度降低与脓毒症不良预后相关,可作为判断脓毒症患者预后的有效指标之一。

2. 严重脓毒症　合并出现器官功能障碍表现的脓毒症。

3. 脓毒性休克　其他原因不可解释的,以低血压为特征的急性循环衰竭状态,是严重脓毒症的一种特殊类型,包括:

(1)收缩压≤90mmHg或收缩压较原基础值减少≥40mmHg至少1h,或依赖输液及药物维持血压,平均动脉压≤60mmHg。

(2)毛细血管再充盈时间>2s。

(3)四肢厥冷或皮肤花斑。

(4)高乳酸血症。

(5)尿量减少。

4. 血细菌培养阳性　对于一些身患严重感染性疾病,甚至是循环衰竭的感染性休克患者,实施麻醉和术中管理是麻醉医生经常面临的问题。治疗手段通常包括液体复苏、血管收缩药物的应用、机械通气及抗生素的使用。临床上,针对严重的脓毒血症或感染性休克,其治疗策略在过去10年中有了相当的发展,了解这些进展对于麻醉医生十分重要。

5. 诊断标准　严重脓毒症是脓毒症伴由其导致的器官功能障碍和(或)组织灌注不足,下述任意一项:

(1)脓毒症所致低血压。

(2)乳酸大于正常值。

(3)即使给予足够的液体复苏,尿量仍<0.5ml/(kg·h)至少2h。

(4)非肺炎所致的急性肺损伤且PaO_2/FiO_2≤250mmHg。

(5)肺炎所致急性肺损伤且PaO_2/FiO_2≤200mmHg。

(6)血肌酐≥176.8μmol/L(2.0mg/dl)。

(7)胆红素≥34.2μmol/L(2mg/dl)。

(8)PLT≤100 000U。

(9)凝血障碍国际标准化比值≥1.5。

【急救措施】

围术期如上检测发生脓毒血症者，为全身感染危急值，严重脓毒症是ICU病房病人死亡的第一大原因，应立即采取如下救治措施，迅速控制脓毒血症，是转危为安挽救患者生命的关键。救治措施如下。

1. 监测

(1)中心静脉压(CVP)和肺动脉楔压(PAWP)：CVP和PAWP分别反映右心室舒张末压和左心室舒张末压，是反映前负荷的压力指标，中心静脉导管应该在严重脓毒症患者中尽早放置，肺动脉漂浮导管则根据病情考虑放置。

(2)中心静脉血氧饱和度($ScvO_2$)和混合静脉氧饱和度(SvO_2)：在严重脓毒症和脓毒症休克的早期，即使此时机体的血压、心率、尿量和CVP处于正常范围内，此时全身组织就已经发生灌注不足，而$ScvO_2$和SvO_2能较早地反映组织这种灌注状态。研究表明在严重脓毒症和脓毒症休克中，SvO_2≤70%提示病死率显著增加。

(3)血乳酸：血乳酸是反映组织是否处于低灌注状态和是否缺氧的灵敏指标，如乳酸水平高于4mmol/L时死亡率明显升高。而动态监测血乳酸变化或计算乳酸清除率对疾病状态的评估更有价值。

(4)组织氧代谢：脓毒症导致的胃肠道血流低灌注可导致其黏膜细胞缺血缺氧，H^+释放增加与CO_2积聚。消化道黏膜pH(pHi)是目前反映胃肠组织细胞氧合状态的指标。

2. 早期液体复苏　在脓毒症中由于血管收缩舒张功能异常和通透性增加，机体在早期就出现了血容量降低，组织器官出现低灌注状态，因此及时进行有效液体复苏成为脓毒症治疗的关键措施。一旦临床诊断严重脓毒症合并组织灌注不足，应尽快进行积极的液体复苏，并在出现血流动力学不稳定状态的最初6h内达到以下目标：

(1)中心静脉压(CVP)8～12mmHg。

(2)平均动脉压(MAP)≥65mmHg。

(3)尿量≥0.5ml/(kg·h)。

(4)中心静脉氧饱和度($ScvO_2$)≥70%或SvO_2≥65%。

3. 控制感染

(1)获取生物学证据：尽可能在使用抗生素之前留取生物学标本，进行细菌/真菌培养，标本包括血液、痰液、尿液、伤口分泌物等标本，培养结果有助于进行针对性的使用抗生素治疗，但并非脓毒症所有的生物学标本培养都会有阳性结果。

(2)使用抗生素：由于早期不可能很快获得细菌培养的结果，因此脓毒症早期应尽快给予经验性抗生素治疗，针对性地选择一种或多种抗生素，所选抗生素应对所有可能的病原微生物(细菌/真菌)均有效，并能到达足够的治疗浓度，同时根据病情进行疗效评估，既保证疗效又要防止发生细菌耐药。一旦获得细菌培养结果，应根据药敏结果结合临床情况尽快改为靶向治疗，使用有效地窄谱抗生素。

(3)祛除感染源：在脓毒症治疗的同时，即应该积极寻找引起感染的原因，如涉及外科感染(如化脓性胆管炎、脓肿形成、肠梗阻、化脓性阑尾炎等)，应及时手术干预，清除病灶或进行引流；如为医源性材料感染(如静脉导管、导尿管或植入人工器材等)应及时取出材料并做微生物培养。

4. 血管活性药物　血管活性药物的应用最好在便于进行血流动力学监测的ICU内进行。

(1)如果液体复苏后仍不能使患者的血压和脏器低灌注状态得到改善，则应给予血管活性药物升压治疗，而如果患者面临威胁生命的休克时，即使其低容量未被纠正，此时亦应该给予升压治疗。

(2)对于出现脓毒性休克的病人，去甲肾

上腺素和多巴胺是首选药物，此外亦可选择多巴酚丁胺、血管升压素等。

(3)对于出现心脏低心输出量时，多巴酚丁胺是首选的心肌收缩药物。需要注意的是，如果患者处于严重代谢性酸中毒情况下(pH≤7.15)，使用血管活性药物效果往往欠佳，需积极纠正酸中毒。

5. 糖皮质激素　严重脓毒症和脓毒症患者往往存在肾上腺皮质功能不全，因此对于经液体复苏后仍需给予升压药物维持血压的患者，可以考虑给予小剂量的糖皮质激素治疗，通常选择氢化可的松，每日剂量在200～300mg。

6. 机械辅助通气　对严重脓毒症患者在出现急性肺损伤/急性呼吸窘迫综合征(ALI/ARDS)时，应及时进行机械通气治疗以缓解组织缺氧状态，并且建议选择低平台压、小潮气量通气、允许性高碳酸血症的保护性肺通气策略。

7. 血糖控制　脓毒症患者存在胰岛素抵抗情况，而循证医学证实脓毒症患者的血糖过高是其不良预后的危险因素，因此应把脓毒症患者的血糖控制在合理的水平(≤8.3mmol/L)，但同时应注意防止患者发生低血糖，因此应加强血糖监测。

8. 重组人体活化蛋白C(rhAPC)　对于出现脏器功能衰竭的脓毒性休克患者，除外出血风险等禁忌后，可以给予rhAPC，但同时应密切监测其凝血功能状态。但由于后期的大型临床对照研究未能再次证实rhAPC的疗效，目前rhAPC的应用尚存争议。

9. 其他　可给予适当镇静，加强肾脏、肝脏等脏器支持，防止出现应激性溃疡、深静脉血栓、DIC等并发症。

【促进康复】

在术后发生脓毒血症即脓毒症为全身感染危象，应立即送重症监护室，按脓毒血症抢救方案救治，控制脓毒血症，使患者顺利康复。

【预防】

针对发生脓毒症的原因应做好临床各方面的预防工作，努力降低诱发感染的危险因素对预防有着重要作用。防止该危急值的发生。脓毒症的并发症实质是脓毒症病理生理各阶段过程中的临床表现，常见的并发症包括休克、急性肺损伤/急性呼吸窘迫综合征、深静脉血栓形成、应激性溃疡、代谢性酸中毒、弥散性血管内凝血(DIC)直至多器官功能不全，掌握其发病机制有助于更好地防治其并发症。

四、医院获得性肺炎 (hospital acquired pneumonia)

医院获得性肺炎(HAP)是呼吸系统疾病危象。全球范围内医院获得性肺炎亦称医院内肺炎(nosocomical pneumonia，NP)、呼吸机相关肺炎(ventilator-associated pneumoniae，VAP)和医疗机构相关性肺炎(health care associated pneumonia，HCAP)，是指患者入院48h后发生的由细菌、真菌、支原体、病毒或原虫等病原体引起的各种类型的肺实质炎症。VAP指经气管插管或切开进行机械通气48～72h后发生的肺炎，是机械通气患者常见且较特殊的HAP。占所有ICU内医院获得性感染的25%，占使用抗生素治疗患者总数的50%以上。在气管插管的患者中HAP发病率增加6～20倍，也即9%～90%的气管插管病人发生VAP，在气管插管早期发生VAP的危险性最高，前5天内VAP的发生率以每天增加3%的速度递增，5～10d，VAP的发生率每天2%，10d后危险性减低到每天1%，说明气管插管本身就是HAP感染的高危因素。HAP死亡率高达30%～70%，呼吸机相关肺炎(VAP)的归因病死率33%～50%，病死率升高与菌血症、耐药菌(如铜绿假单胞菌、不动杆菌属)感染、内科疾病而不是外科疾病、不恰当的抗生素治疗等因素相关。而且由于多重耐药(MDR)菌感染的比例很高,使抗生素治疗变得更为困难。住院死亡病例约15%与肺部感染有关。感染致死病例中NP占60%。

部分获得性肺炎患者可并发肺化脓症、胸膜炎、败血症及感染中毒性休克,甚至并发呼吸循环衰竭。长期卧床、大手术后、气管插管等患者,由于细菌感染后痰量较多,咳嗽反射减弱,容易发生痰液引流不畅,并发一侧肺不张。病毒感染时可引起心肌炎、脑炎、神经根炎及吉兰-巴雷综合征等并发症。嗜肺军团菌肺炎常伴有严重低钠血症,部分患者并发急性肾衰竭、休克和DIC。

【风险评估】

围术期医院获得性肺炎,多在大手术全麻后发生,是呼吸系统疾病危象。此时患者已处在极高危状态。医院获得性肺炎患者可并发肺化脓症、胸膜炎、败血症及感染中毒性休克,甚至并发呼吸循环衰竭。而且由于多重耐药(MDR)菌感染的比例很高,使抗生素治疗变得更为困难。住院死亡病例约占15%。感染致死病例中NP约占60%。严重威胁患者生命及术后康复。医院获得性肺炎如被误诊,未能按医院获得性肺炎救治,将危及患者生命,甚至导致死亡。因此,医院获得性肺炎一经确诊,应立即送重症监护室进行抢救,按医院获得性肺炎抢救方案,使患者脱离生命危险,转危为安。

【病因】

发生医院获得性肺炎的常见病因如下。

1. 致病微生物的来源

(1)口咽部病原菌的定植和繁殖:口咽部定植细菌的吸入及气管插管气囊上方积聚细菌的吸入是细菌进入下呼吸道造成HAP或VAP的主要途径。

(2)污染的气溶胶吸入:医院内特别是ICU病房,病原微生物分布极为广泛,形成被病原菌污染的气溶胶。

(3)体内感染灶播散:各种感染如疖肿、心内膜炎、静脉导管感染、肠道感染等造成脓毒败血症可形成继发性肺炎。

(4)直接接种:医疗用品,如吸氧装置、雾化器、呼吸机管道和湿化器等被病原菌污染,以及医务人员的手被病原菌污染,均可造成病原菌在医务人员与患者之间传播。

2. 病人内在因素的影响　患者大手术、全麻气管插管、昏迷及接受过抗生素和其他药物治疗、年老体弱、免疫功能缺陷、服用大量激素或免疫抑制药等均可形成继发性肺炎。

3. 粒细胞缺乏　发生粒细胞缺乏时,院内感染发生的危险性更高。

4. 病原体　HAP的病原体约90%是细菌,1/3为混合感染。3%～26%NP由金葡菌引起。

(1)革兰阴性杆菌(GNB)占NP病原的50%～80%,主要为肠杆菌科细菌和非发酵菌。

(2)铜绿假单胞菌引起的NP占10%～35%,多见于慢阻肺、人工气道机械通气或免疫功能损害患者,已成为NP首位常见病原菌。

(3)厌氧菌所致的NP少见,但个别报道高达35%。

(4)0～5%的NP由真菌引起,以念珠菌最为常见,约占80%以上,其次为曲霉菌和毛霉菌感染。

(5)肠球菌肺炎少见,但病情多较严重,耐药率高、治疗困难。

(6)卡氏肺孢子虫感染少见,几乎均发生于AIDS和器官移植等免疫抑制患者。

(7)医院获得金黄色葡萄球菌(金葡菌)肺炎,以耐甲氧西林金葡菌感染(MRSA)为主,占70%,而且MRSA有多重耐药现象,万古霉素对其敏感度仍达100%,仍是目前最有效的药物。医院获得性金葡菌肺炎重要的高危因素是基础病的患者、免疫功能低下、高龄、意识障碍、营养不良、介入性操作及广谱抗生素的应用。

ICU 医院获得性肺炎的病原菌以革兰阴性菌为主，占 89.06%，而革兰阴性菌中又以非发酵糖菌属及肠杆菌属多见，排在构成比前 5 位的细菌是肺炎克雷伯菌、铜绿假单胞菌、洋葱伯克霍尔德菌、鲍曼不动杆菌及阴沟肠杆菌，分别占 21.09%、17.97%、14.06%、9.38%、9.38%；细菌对抗菌药物有不同程度的耐药率，头孢曲松及头孢噻肟的耐药率高，头孢吡肟次之，而亚胺培南以及哌拉西林/他唑巴坦的敏感性高，哌拉西林/他唑巴坦对肺炎克雷伯菌、铜绿假单胞菌、洋葱伯克霍尔德菌的敏感性优于亚胺培南。

【诊断依据】

医院获得性肺炎确诊相关依据如下。

1. 临床表现　患者多在入院 48h 后，大手术，全麻气管插管后或术后 ICU 重症监护中，出现发热、咳嗽、气急、呼吸困难、呼吸道脓性分泌物增多等临床表现。但临床症状多不典型，常被其他基础疾病掩盖；当出现精神萎靡、发热、不能解释的呼吸困难加重、呼吸道脓性分泌物增加时，应考虑 HAP 可能。一般发病后病情进展快，迅速转化为重症肺炎。

2. 肺部体征　肺部听诊可以闻及散在的中小水泡音，多见于肺底，也可闻及干啰音和痰鸣音。合并肺不张时表现为持续性呼吸困难、呼吸频率加快、吸气性三凹征及低氧血症，查体时发现气管向患侧移位，患侧呼吸音消失。

3. 一般化验检查　细菌性肺炎外周血白细胞计数常升高，中性粒细胞多在 80%以上，并伴有核左移，细胞内可见中毒颗粒。老年体弱、免疫功能低下者白细胞计数可不增高，但中性粒细胞的百分比仍高。肺炎支原体或肺炎衣原体肺炎白细胞正常或稍高，血沉加快，可有冷凝集试验阳性。军团菌肺炎可有肝酶升高、血钠降低。另外动脉血氧饱和度、动脉血气分析、肝肾功能、电解质均有助于诊断。

4. 胸部影像学检查　胸部 X 线或胸部 CT 显示两肺散在斑点状、小片状及结节状炎性浸润阴影或间质性改变，以两下肺多见，也可表现为弥散性小片状模糊影。随病情的发展病灶密度可以增高或融合，或形成小空洞。粒细胞缺乏、严重脱水患者并发 HAP 时 X 线检查可以阴性，肺孢子菌肺炎有 10%～20%患者 X 线检查完全正常。

5. 病原学检查　做呼吸道分泌物培养、血培养、胸腔积液培养（合并胸腔积液时）及药物敏感试验。检查病原体并指导治疗。

【急救措施】

围术期发生医院获得性肺炎，应立即采取如下救治措施，迅速而有效地治疗医院获得性肺炎，是使患者转危为安的关键。

医院获得性肺炎救治包括抗感染治疗、呼吸治疗（如吸氧和机械通气）、免疫治疗、支持治疗以及痰液引流等，以抗感染治疗最重要。临床经验是最初确定用药方案的主要依据。救治措施如下。

1. 初始抗菌药物选择的注意事项

（1）大量的循证医学证据表明：不适当的初始经验性治疗可以增加抗生素耐药性、HAP 死亡率。而且，即使以后根据细菌培养结果调整抗生素治疗也不能降低初始不适当抗生素治疗相关的高死亡率。免疫功能抑制、慢阻肺或 ICU 患者，铜绿假单胞菌肺炎较为多见，治疗应包括对其有杀灭作用的抗菌药物如青霉素类的哌拉西林和替卡西林、第三代头孢菌素的头孢他啶和头孢哌酮、其他 β-内酰胺类的亚胺培南和氨曲南、氨基糖苷类（如阿米卡星）和氟喹诺酮类（如氧氟沙星和环丙沙星）等。严重创伤并发 NP，金葡菌感染常见，选药时应加用苯唑西林或第一代头孢菌素；如为耐甲氧西林金葡菌（MRSA），应选万古霉素。病情笃重或发展迅速者，所选药物以对革兰阳性和阴性细菌均有杀灭作用的广谱抗生素为宜。

(2)对 MDR 病原菌:初始必须接受联合治疗,以保证广谱覆盖和减少不适当初始经验性抗生素治疗可能性。但应当注意,如果患者新近曾使用过一种抗生素治疗,经验性治疗时应避免使用同一种抗生素,否则易产生对同类抗生素的耐药性。对 HAP 进行初始抗生素治疗后,应密切观察患者对治疗的反应,一旦获得血或呼吸道分泌物培养结果,或患者对治疗无反应,应及时对经验性抗生素治疗进行调整。

(3)选择药物:所有治疗都必须根据当地抗生素的耐药情况来选择药物,建立自己的"最佳经验治疗方案",才能真正做到适当治疗。

2. *初始抗生素的使用时机、剂量和疗程*

美国 ATS 和 IDSA 的指南要求患者入院 4h 或感染发生 4min 内即开始正确的经验性抗生素治疗。为了达到充分治疗 HAP 的目的,不仅需要使用正确的抗生素,而且需要使用合理的剂量、疗程和正确的给药途径。严重 HAP 或 VAP 患者必须使用充足剂量的抗生素以保证最大的疗效。

(1)肾功能正常成年患者:对于肾功能正常的成年患者常用抗生素的剂量如下:头孢吡肟和头孢他啶的充分治疗剂量为 2g,每 8 小时 1 次;美罗培南的治疗剂量(1g,每 8 小时 1 次)通常要略大于亚胺培南(0.5g,每 6 小时 1 次,或 1g,每 8 小时 1 次);哌拉西林-他唑巴坦的剂量不仅每次用药至少要 4.5g,而且每日用药次数为 4 次;在氨基糖苷类药物中,阿米卡星的每日剂量为 20mg/kg;而喹诺酮类中环丙沙星为 400mg,每 8 小时 1 次,左氧氟沙星为 750mg,每日 1 次。

(2)初始抗生素应用:如果患者接受了适当的初始抗生素方案,临床反应好,应努力将抗生素的疗程从传统的 14~21d 缩短为 7~8d,以避免导致新的细菌寄植,但铜绿假单胞菌、不动杆菌等非发酵菌感染例外,后者疗程过短容易复发。

(3)联合应用氨基糖苷类:如果患者采用的联合治疗方案中包括氨基糖苷类,只要患者有反应,可以在 5~7d 后停用氨基糖苷类。

3. *特殊病原体感染的抗生素治疗方案*

(1)铜绿假单胞菌:推荐联合治疗,主要是使用β-内酰胺类联合氨基糖苷类,可替代后者的是氟喹诺酮类,主要为环丙沙星或左氧氟沙星。

(2)不动杆菌属:最有效的药物是碳青霉烯类、舒巴坦、多黏菌素 E 和多黏菌素 B 以及替加环素。

(3)产 ESBLs 肠杆菌科细菌:避免使用第三代头孢菌素单药治疗,尤其肠杆菌属细菌应避免使用第三代头孢菌素,最有效的药物是碳青霉烯类。

(4) MRSA:可选用万古霉素或去甲万古霉素。利奈唑烷与万古霉素的疗效相当,有肾功能不全的患者或正在接受其他肾毒性药物,可以优先考虑利奈唑胺。

4. *其他治疗* HAP 患者较 CAP 患者一般年龄较大,体质较差,病情复杂,常合并器官功能障碍,因此对症、支持治疗尤其重要,如祛痰、平喘、维持水电解质平衡、纠正酸碱紊乱、保护脏器功能等。

【促进康复】

围术期医院获得性肺炎,多在大手术全麻后发生,是呼吸系统疾病危象,按医院获得性肺炎抢救方案救治,使患者脱离生命危险,能转危为安,顺利康复。

【预防】

避免或根除上述发生医院获得性肺炎危急值的病因,防止该危急值的发生。

1. 避免使用气管插管:尽可能避免使用气管插管及反复插管,必须机械通气,应尽可能选用无创方式,经口插管优于经鼻插管。

2. 防病原菌漏入下呼吸道:气管内插管的气囊压力应保持在 25~30cmH_2O,以防气囊周围的病原菌漏入下呼吸道。采用持续声门下吸引分泌物。

3. 清除冷凝水：及时清除呼吸管路及集水杯中的冷凝水。

4. 避免使用麻痹性药物：应尽量避免使用麻痹性药物，并尽量减少使用镇静药，争取尽快脱机。

5. 减少误吸：如无禁忌证患者采用半卧位，床头抬高 30°～45°，避免仰卧位，可减少误吸，对于肠内营养患者尤其如此。

6. 尽量避免或减少使用 H_2，受体阻滞药和抗酸药，或以硫糖铝取代之。硫糖铝能减少 HAP 发生，但消化道大出血的发生率稍高。

7. 输注红细胞及其他人血制品应严格掌握指征。

8. 强化胰岛素治疗使血糖维持在 4.5～6mmol/L，能减少 ICU 患者发生院内感染的概率、肺炎发病率和病死率，缩短其通气治疗时间和入住 ICU 时间。

9. 对于已经存在 MDR 菌感染的病人做好床边隔离，避免耐药菌的播散。

10. 诊疗器械特别是呼吸治疗器械严格消毒、灭菌，切实执行无菌操作制度。洗手是减少和防止交叉感染的最简便和有效措施之一。

11. 对于免疫力低下，如需要接受免疫抑制治疗、粒细胞减少、糖尿病、严重营养不良等患者，应该重点隔离，避免交叉感染，有条件时入住层流病房单间隔离。

12. 加强气道护理，适当活动，做好翻身叩背，促进排痰。对于气管插管和气管切开病人做好气道湿化，按需吸痰。

13. 尽可能减少各种有创管道的留置，如深静脉置管、鼻胃管、导尿管、动脉测压管等，同时每日评估，尽量缩短留置时间。

14. 肠内营养优于肠外营养，因为肠内营养能减少中心静脉导管相关的并发症，预防小肠黏膜绒毛萎缩，减少细菌定植转移。

（米　洁　陈在贤）

第三节　传染性疾病危象

一、血 HIV 阳性(HIV positive blood)

人类免疫缺陷病毒(human immunodeficiency virus，HIV)阳性者为全身感染性传染病危象。HIV 顾名思义会造成人类免疫系统的缺陷。1981 年，人类免疫缺陷病毒在美国首次发现。它是一种感染人类免疫系统细胞的慢病毒(lentivirus)，属反转录病毒的一种。该病毒破坏人体的免疫能力，使免疫系统失去抵抗力，发展到最后导致艾滋病(获得性免疫缺陷综合征)，从而发生各种机会性感染和肿瘤，至今尚无根治 HIV 感染的有效疗法。1986 年 7 月 25 日，世界卫生组织(WHO)发布公报，国际病毒分类委员会会议决定，将艾滋病病毒改称为人类免疫缺陷病毒，简称 HIV。截止 2011 年底，全球估计有 3400 万 HIV 感染者，2011 年新发感染病例 250 万，另外，有 170 万人死于艾滋病。在世界范围内导致了 1200 多万人的死亡。这些数字仍在不断增长，其中东亚、东欧、中亚等地区涨幅最快。感染最严重的地区仍然是撒哈拉以南非洲，其次是南亚与东南亚。HIV 病毒特点主要攻击人体的辅助性 T 淋巴细胞系统，一旦侵入机体细胞，病毒将和细胞整合在一起终身难以消除；感染者潜伏期长、死亡率高，是一种致命性传染病。

【风险评估】

在围术期检测发现血 HIV 阳性，为全身感染性传染病危象。此时患者正处于高危传染状态。HIV 阳性表明患者为艾滋病，是至今还无有效疗法的致命性传染病。该病毒破坏人体的免疫能力，导致免疫系统失去抵抗力，从而导致各种严重的机会性感染和肿瘤，最终导致患者死亡。血 HIV 阳性者如术前未能及时发现或被误诊，可能导致严重后果，因此，术前 HIV 阳性者一经被确诊，手术应按艾滋病防治措施进行，以严防 HIV 传播。

【传播源】

艾滋病病人和 HIV 携带者是本病的传染源，特别是后者。HIV 广泛存在于感染者的血液、精液、子宫和阴道分泌物、唾液、尿液、乳汁、脑脊液、有神经症状的脑组织液中，其中以血液、精液、子宫和阴道分泌物中浓度最高。

【传播途径】

1. 性接触传播　HIV 存在于感染者精液、子宫和阴道分泌物中，性行为很容易造成细微的皮肤黏膜破损，病毒即可通过破损处进入血液而感染。无论是同性、异性，还是两性之间的性接触都会导致 HIV 的传播。HIV 感染者的精液或阴道分泌物中有大量的病毒，在性活动(包括阴道性交、肛交和口交)时，由于性交部位的摩擦，很容易造成生殖器黏膜的细微破损，这时，病毒就会乘虚而入，进入未感染者的血液中。值得一提的是，由于直肠的肠壁较阴道壁更容易破损，所以肛门性交的危险性比阴道性交的危险性更大。

2. 血液传播　人体被输入含有 HIV 的血液或血液制品、静脉吸毒、移植感染者或病人的组织器官都有感染 HIV 的危险性。

3. 母婴传播　感染了 HIV 的妇女在妊娠及分娩过程中，也可将病毒传给胎儿，感染的产妇还可通过母乳喂养将病毒传给的孩子。

【发病机制】

HIV 选择性地侵犯带有 CD4 分子的 T 淋巴细胞、单核巨噬细胞、树突状细胞等。细胞表面 CD4 分子是 HIV 受体，通过 HIV 囊膜蛋白 gp120 与细胞膜上 CD4 结合后，gp120 构象改变使 gp41 暴露，同时 gp120-CD4 与靶细胞表面的趋化因子 CXCR45 或 CXCR5 结合形成 CD4-gp120-CXCR4/CX-CR5 三分子复合物。gp41 在其中起着桥的作用，利用自身的疏水作用介导病毒囊膜与细胞膜融合，最终造成细胞破坏。

【诊断依据】

在围术期血 HIV 阳性确诊相关依据如下。

1. 无症状潜伏　HIV 侵入人体后一部分人一直无症状，直接进入无症状期。艾滋病潜伏期的长短个体差异极大，这可能与入侵艾滋病病毒的类型、强度、数量、感染途径以及感染者自身的免疫功能、健康状态、营养情况、年龄、生活和医疗条件、心理因素等有关。一般为 6～10 年，但是有 5%～15% 的人在 2～3 年就进展为艾滋病，称为快速进展者，另外还有 5% 的患者其免疫功能可以维持正常达 12 年以上，称为长期不进展者。

2. 临床表现

(1)数周以来不明原因发热和盗汗。

(2)数周以来出现难以解释的严重疲乏。

(3)食欲下降，2 个月内体重减轻超过原体重的 10%。

(4)数周以来出现不明原因的慢性腹泻，呈水样，每日 10 次以上。

(5)气促、干咳数周。

(6)皮肤、口腔出现平坦和隆起的粉红、紫红色大斑点，不痛不痒。

(7)咽、喉部出现白斑。男性阴部出现鳞屑性斑。女性肛门瘙痒，阴道瘙痒，白带多。

(8)头痛、视线模糊。

3. 淋巴结肿大　持续广泛淋巴结肿大，特别是颈、腋和腹股沟淋巴结。淋巴结肿大直径 1cm 左右，坚硬、不痛、可移动，时间超过 3 个月。

4. 血 HIV 检测　血 HIV 阳性者即可确诊。

【急救措施】

在围术期如检测发现血 HIV 阳性者即为艾滋病病人，艾滋病为全世界广泛流行传播的致命性的慢性传染病，目前尚无法治愈。

HIV 可通过多种途径传染，因此应严防 HIV 交叉感染，做好传染源管理等工作。

【手术时机】

在围术期检测发现 HIV 阳性，为全身感染性传染病危象，手术应按艾滋病防治措施进行，术后康复可能不满意，预后不良，并应严防 HIV 传播。

二、腹泻大便培养危急值(diarrhea stool culture critical values)

男科围术期腹泻，大便培养发现致病性病原微生物时，有高度传染性，严重者可致死。应紧急处治。

(一)致病性大肠埃希菌感染(enteropathogenic E. coli)

腹泻病人大便培养发现致病性大肠埃希菌感染，为胃肠道感染疾病危象。大肠埃希菌有致病性和非致病性之分。非致病性大肠埃希菌，如埃希菌属杆菌为肠道正常菌群丛，致病性大肠埃希菌则能引起食物中毒。土壤、水源受粪便污染后，可带有致病性大肠埃希菌，婴儿易被感染。带菌食品由于加热不彻底，或因生熟交叉污染和熟后污染，可引起食物中毒。

埃希菌属杆菌为肠道正常菌群之重要成分，大肠埃希菌为主要代表菌种。大多数大肠埃希菌为条件致病菌，能产生和携带肠毒素(LT、ST、SLT)、定居因子(CFA-Ⅰ、CFA-Ⅱ)、K 抗原或类似物质以及带有性菌毛和分泌内毒素者，为致病性大肠埃希菌，主要有侵入型和毒素型两类。前者引起的腹泻与痢疾杆菌引起的痢疾相似，一般称为急性痢疾型；后者所引起的腹泻为胃肠炎型，一般称为急性胃肠炎型。毒素型大肠埃希菌产生的肠毒素，可分为耐热毒素和不耐热毒素。前者加热至 100℃ 经 30min 尚不破坏，后者加热 60℃ 仅 1min 即被破坏。致病性大肠杆菌分为 5 类。

1. 肠致病性大肠埃希菌(enteropathogenic E. coli，EPEC)　作用部位在小肠，黏附在十二指肠、空肠和回肠上段黏膜、使微绒毛刷状缘破坏。是婴幼儿腹泻的主要病原菌。

2. 肠侵袭性大肠埃希菌(enteroinvasive E coli，EIEC)　主要侵犯较大儿童和成人。不产生肠毒素，侵袭和破坏结肠黏膜上皮细胞。所致疾病类似菌痢，有发热、腹痛、腹泻、脓血便及里急后重等症状。

3. 肠黏附性大肠埃希菌(enteroadherent E coli，EAEC)　是近年认识的，具体致病的血清型尚未完全清楚。有些认为是 EPEC 类的，现归于 EAEC。两类大肠埃希菌均是进入肠道后黏附于小肠内皮细胞，通过菌落定居因子的作用在局部致病，引起腹泻。

4. 肠毒素性大肠埃希菌(enterotoxigenic E. coli，ETEC)　5 岁以上婴幼儿和旅行者腹泻的重要病原菌。致病物质主要为肠毒素(LT 和 ST)和定植因子，作用部位在小肠。

5. 肠出血性大肠埃希菌(enterohemorrhagic E coli，EHEC)　为出血性结肠炎和溶血性尿毒综合征的病原体。引起人类疾病的主要是 O157:H7 血清型。

致病性大肠埃希菌侵入肠道后，主要在十二指肠、空肠和回肠上段大量繁殖，一般潜伏期 3～4d，长达 9d 出现腹泻。肠致病性大肠埃希菌是婴儿腹泻的主要病原菌，有高度传染性，严重者可致死。

【风险评估】

围术期腹泻病人大便培养发现致病性大肠埃希菌感染，为胃肠道感染疾病危象，此时患者正处于高危状态。致病性大肠埃希菌感染者有高度传染性，严重者可致死。如术前未能及时发现或被误诊，未能按致病性大肠埃希菌感染及时有效救治，可能发生生命危险或死亡。因此，致病性大肠埃希菌感染一经确诊，应按病性大肠埃希菌感染救治方案救治，使患者转危为安，并应严防再次发生致病性大肠埃希菌感染。

【病因】

该种疾病可通过饮用受污染的水或进食未熟透的食物，特别是免洗牛肉、汉堡扒及烤牛肉而感染。或进食未经消毒的奶类、芝士、蔬菜、果汁及乳酪而染病。

【诊断依据】

围术期致病性大肠埃希菌感染确诊相关依据如下。

围术期腹泻病人如大便培养发现致病性大肠埃希菌感染，即为致病性大肠埃希菌性腹泻危急值。患者可能出现各种症状，包括严重的水泻、带血腹泻、发热、腹绞痛及呕吐。情况严重时，更可能并发急性肾病。5 岁以下的儿童出现并发症的风险较高。

【急救措施】

围术期腹泻病人大便培养发现致病性大肠埃希菌感染，为胃肠道感染疾病危急值，应立即采取如下救治措施，迅速控制致病性大肠埃希菌感染，是转危为安挽救患者生命的关键。救治措施如下。

1. 支持治疗　腹泻禁食期间均需静脉补液，补充腹泻失去的水分及电解质，纠正代谢性酸中毒，可用胃蛋白酶、胰酶、鞣酸蛋白等，促进大便性状好转并增加消化功能。对于重症及营养不良患儿，可少量多次输血、人血白蛋白(白蛋白)，以改善全身状况。

2. 抗菌药物　对重症患者及有败血症者，仍需抗菌治疗，以多黏菌素 B 及多黏菌素 E 效果较好；临床上常选氟喹诺酮类[如左氧氟沙星、司氟沙星(司帕沙星)]，头孢菌素(如三代头孢菌素)，亦可选用氨基糖苷类(如阿米卡星、庆大霉霉素或妥布霉素)。疗程为 5～7d，败血症患者 10～14d。

【手术时机】

围术期腹泻病人大便培养发现致病性大肠埃希菌感染，为胃肠道感染疾病危象，禁忌手术，手术应在按致病性大肠埃希菌感染治疗方案救治，将致病性大肠埃希菌感染控制，病情平稳后进行。

【预防】

做好致病性大肠埃希菌感染的预防，做好传染源管理及消化道隔离。

【预后】

成人预后较好，婴儿死亡率较高，主要死于脱水、酸中毒、营养不良、肺炎等。

(二)霍乱(cholera)

腹泻病人如大便检查发现霍乱弧菌(vibrio cholera)感染，即为霍乱危象。霍乱弧菌是革兰阴性菌，是人类霍乱的病原体，菌体短小呈逗点状，有单鞭毛、菌毛，部分有荚膜。共分为 155 个血清群，其中 O1 群和 O139 群可引起霍乱。霍乱弧菌主要是通过污染的水源或未煮熟的食物如海产品、蔬菜经口摄入传染。霍乱弧菌毒素导致空肠到回肠部腺细胞分泌功能亢进，引起大量液体及血浆中的钠、钾、氯等离子进入肠腔，由于分泌功能超过肠道再吸收能力，从而造成严重的腹泻及呕吐；由于胆汁分泌减少，且肠腔中有大量水、黏液及电解质，故排泄物呈白色“米泔水”样；由于剧烈呕吐及腹泻，导致脱水和电解质丢失，引起缺钾、缺钠及肌肉痉挛；由于碳酸氢根离子丢失，酸性代谢物在体内蓄积，引起代谢性酸中毒；由于有效血容量急剧减少，血液浓缩，导致尿量减少、血压下降，甚至休克；由于肾缺血、缺氧，细胞内缺钾，导致肾小管上皮细胞变性、坏死，造成急性肾衰竭，血循环衰竭，甚至休克或死亡。

霍乱弧菌到达小肠后，黏附于肠黏膜表面并迅速繁殖，不侵入肠上皮细胞和肠腺，也不侵入血流，仅在局部繁殖和产生霍乱肠毒素而致病。霍乱肠毒素本质是蛋白质，不耐热，56℃经 30min，即可破坏其活性，对蛋白酶敏感而对胰蛋白酶抵抗，该毒素属外毒素，具有很强的抗原性。

【风险评估】

围术期腹泻病人如大便检查发现霍乱弧

菌感染，即为霍乱危象。此时患者正处于高危状态。霍乱是我国的甲类法定传染病，死亡率相当高。如未经治疗处理，病人可在 12～24h 死亡，死亡率高达 25%～60%。霍乱弧菌感染如未能及时发现或被误诊，未能按霍乱弧菌感染及时有效救治，可能发生生命危险，以致死亡。因此，霍乱弧菌感染一经被确诊，应立即按霍乱弧菌感染治疗方案救治，使患者转危为安，顺利康复。

【诊断依据】

围术期霍乱弧菌感染确诊相关依据如下。

1. 临床表现　典型病例一般在感染后 2～3d 突然出现剧烈腹泻和呕吐，多无腹痛，每天大便数次或数十次。在疾病最严重时，每小时失水量可高达 1L，排出由黏膜、上皮细胞和大量弧菌构成的如米泔水样的腹泻物。由于大量水分和电解质丧失而导致失水、代谢性酸中毒、低碱血症和低容量性休克及心律失常和肾衰竭，如抢救不及时，可在 12～24h 死亡。

2. 实验室检查

(1)直接镜检：采取病人"米泔水样"大便或呕吐物，镜检(涂片染色及悬滴法检查)观察细菌形态，动力特征。

(2)细菌分离培养：可将材料接种至碱性蛋白胨水 37℃ 培养 6～8 天后，取生长物做形态观察，并转种于碱性平板做分离培养，取可疑菌落做玻片凝集，阳性者再做生化反应及生物型别鉴定试验。

(3)特异性制动试验：取检材或新鲜碱性蛋白胨水培养物一滴，置于载玻片上，再加霍乱弧菌多价诊断血清，加盖玻片，用暗视野镜观察，3min 内运动被抑制的即为阳性，此法优点是快速而特异操作简便，但必须有数量较多的弧菌才检出。

(4)免疫荧光试验：除一般免疫荧光法外，还可用荧光菌球法检查。

【急救措施】

围术期腹泻病人如大便检查发现霍乱弧菌感染，即为霍乱危急值者，手术应立即采取如下救治措施，迅速控制霍乱弧菌感染及传播，是转危为安挽救患者生命及霍乱传播的关键。救治措施主要为及时补充液体和电解质及应用抗菌药物如多西环素、四环素、环丙沙星、链霉素等，疗程为 3d。

【手术时机】

围术期腹泻病人如大便检查发现霍乱弧菌感染，即为霍乱危急值者，禁忌手术，手术应在按霍乱弧菌感染治疗方案救治，将霍乱弧菌感染控制，脱离生命危险，病情平稳后进行。

【预防】

霍乱弧菌在河水、井水、海水中可存活 1～3 周，在鲜鱼、贝壳类食物存活 1～2 周。在正常胃酸中仅生存 4min。霍乱弧菌对热、干燥、日光及一般消毒剂均很敏感，经干燥 2h 或加热 55℃ 10min 即可死亡，煮沸立即死亡；对酸敏感，在正常胃酸中仅能存活 4min，接触 1∶5000～1∶10 000 盐酸或硫酸、1∶2000～1∶3000 汞或 1∶500 000 高锰酸钾，数分钟即被杀灭，在 0.1%漂白粉中 10min 内即可死亡。氯化钠的浓度高于 4%或蔗糖浓度在 5%以上的食物、香料、醋及酒等，均不利于霍乱弧菌的生存。本病以预防为主，做好对外交往及入口的检疫工作，严防本菌传入。此外应加强水、粪管理，注意饮食卫生。对病人要严格隔离，必要时实行疫区封锁，以免疾病扩散蔓延。人群菌苗预防接种可获良好效果，现用加热或化学药品灭活的古典型霍乱菌苗皮下接种能降低发病率。

（袁　喆　陈在贤）

第四节 血管外科疾病危象

男科疾病患者，常并存有血管外科疾病，围术期常有可能发生如下血管外科疾病危象，威胁病人生命，影响手术治疗及康复，因此应及时发现，及时抢救治疗。

一、下肢深静脉血栓形成 (deep venous thrombosis，DVT)

深静脉血栓形成是心血管系统疾病危象。下肢深静脉血栓形成是指髂静脉以下的深静脉管腔内由于各种原因形成血凝块，导致静脉回流障碍。DVT在近20年来增加了10倍，已经成为排在心脑血管疾病、恶性肿瘤之后造成人类死亡的第三大疾病，现已是围术期较常见的并发症。下肢近端血栓是肺血栓栓塞栓子的主要来源，51%～71%DVT患者可能发生不同程度的肺栓塞(PE)，危及患者生命，且会导致高达70%以上的患者出现血栓后综合征(PTS)，是临床上常见的致残与致死原因。多见于男科手术术后，较长期卧床未活动的病人，下肢深静脉或下腔静脉血栓形成后脱落，导致肺动脉栓塞，突然呼吸困难、胸痛、咯血、心跳呼吸骤停死亡，这是术后静脉血栓形成后脱落产生的严重并发症。一旦发生，无特效治疗。

【风险评估】

围术期检测发生下肢深静脉血栓形成，为心血管系统疾病危象。此时患者正处于高危状态。围术期发生下肢深静脉血栓形成，血栓脱落可导致肺动脉栓塞，危及患者生命。下肢深静脉血栓形成如术前未能及时发现或被误诊，未能按下肢深静脉血栓形成及时有效救治，围术期可能发生生命危险或死亡。因此，下肢深静脉血栓形成一经确诊，应立即按下肢深静脉血栓救治方案救治，确保患者安全，并应严防再次发生深静脉血栓形成。

【病因】

1856年Rudolf Virchow提出血栓形成的三个因素，即血流缓慢、静脉壁损伤和血液高凝状态。现代认为，在静脉内皮损伤起着重要的初始和持续作用。长期缺氧及免疫复合物沉着等引起，使胶原组织暴露，刺激血小板附着和集聚，激活血凝反应链。血液停滞能激活凝血机制，触发血栓形成。血液的高凝状态也是血栓形成的重要机制之一。DVT多见于术后、外伤、晚期癌症、昏迷和长期卧床的病人。

【诊断依据】

围术期深静脉血栓形成确诊相关依据如下。

围术期检测发生深静脉血栓形成，即为心血管疾病危象危急值。静脉血栓在形成数十小时之后就开始部分机化，机化的静脉血栓就很难用溶栓的方法去解决。因此，早期诊断非常重要。

1. 临床表现　DVT引起远端静脉高压、肢体肿胀、疼痛及浅静脉扩张等临床症状。

在临床上，只有10%～17%的DVT患者有明显的症状。包括下肢肿胀，局部深处触痛和足背屈性疼痛。下肢深静脉血栓形成的典型临床表现往往是单侧下肢(左下肢多见)出现肿胀、疼痛。但是血栓形成早期可以没有明显症状，这是静脉血栓容易被忽略的原因之一。

(1)疼痛：常是最早出现的症状，主要是血栓激发静脉壁炎症反应和血栓远段静脉急剧扩张，刺激血管壁内神经感受器所致。下肢深静脉或下腔静脉血栓多出现在小腿腓肠肌、大腿、腹股沟等区域。多为胀痛、疼痛性痉挛、紧张感，卧床或抬高患肢可缓解。

(2)肿胀：是最主要或唯一的症状。常为

单侧肢体肿胀。若为下腔静脉血栓则可表现为双侧肢体肿胀。

(3)浅静脉曲张及皮温皮色变化：由于血液回流受阻，患肢皮肤多呈紫红色，皮温升高。

(4)全身反应：如体温升高、脉率增快、白细胞计数升高等。体温一般低于 38.5℃。

(5)肺栓塞：下肢深静脉或下腔静脉血栓形成后可脱落，导致肺动脉栓塞，常表现为呼吸困难、胸痛、咯血、心跳呼吸骤停，绝大多数几分钟至几小时内死亡。死亡率高达 9%～50%。是下肢深静脉血栓形成最严重的并发症。

(6)血栓后综合征：主要表现为肢体沉重不适，肿胀，久站或活动后加重。可伴有静脉性间歇性跛行、浅静脉曲张、皮肤色素沉着、增厚粗糙、瘙痒、湿疹样皮炎、经久不愈或反复发作的溃疡等。

2. 体征　术后观察患者下肢情况，挤压小腿时深部出现疼痛往往提示小腿静脉血栓形成(Homan 征)。这是因为深静脉血栓形成时周围组织无菌性炎症的缘故，同样道理，大腿根部压痛往往提示股静脉血栓形成。

3. B 超　术后准备下床的病人先做双下肢深静脉 B 超，了解有无深静脉血栓形成。目前国内外已常规将超声检查作为诊断深静脉血栓(DVT)的首选方法之一，可选用的技术包括加压超声显像和彩色多普勒超声显像，彩色多普勒超声显像对那些有高危性而无症状的 DVT 病人的敏感性为 48%～83%。对有临床症状的股静脉和腘静脉栓塞诊断敏感性>95%，特异性≥98%。对腓肠静脉栓塞诊断敏感性高达 98%。

4. 血 D-二聚体　一旦有怀疑深静脉血栓形成，就尽早检测血液 D-二聚体。急性深静脉血栓 D-二聚体会明显增高。但 D-二聚体特异性低，肿瘤、外伤、感染等情况也会增高，D-二聚体正常可排除急性深静脉血栓，因此，D-二聚体检测无确诊价值但有排除价值。

【急救措施】

围术期检测发生深静脉血栓形成，为心血管系统疾病危急值。应立即采取如下救治措施，迅速而有效地控制深静脉血栓的发展及血检脱落发生肺栓塞的严重并发症，是深静脉血栓形成转危为安挽救患者生命的关键。救治措施如下。

1. 急性期治疗

(1)急性期嘱患者卧床休息 2 周左右，抬高患肢 20～30cm。适用于病程不超过 72h 的病人。以利于下肢静脉回流，减轻水肿。可进行轻微活动，起床时应穿戴医用弹力袜。

(2)给予高维生素、高蛋白、低脂饮食，忌食辛甘肥厚之品，以免增加血液黏度，加重病情。

(3)每日测量大腿周径，密切观察患肢周径及皮肤颜色、温度变化。

(4)严禁按摩、推拿患肢，保持大便通畅，避免用力大便，以免造成腹压突然增高致血栓脱落。

(5)避免碰撞患肢，翻身时动作不宜过大。

(6)预防并发症：加强口腔皮肤护理，多漱口、多饮水，大便干结者可用开塞露通便，定时翻身，更换体位，防止压疮发生。

(7)下肢深静脉血栓最严重并发症为肺栓塞，致死率达 70%，应密切观察患者有无胸闷、胸痛及呼吸困难、窒息感、咳嗽、咯血。一旦出现上述情况，应立即按肺栓塞救治。

2. 溶栓治疗　关于溶栓问题，一直在医学界存有争议。“溶栓”两字更多的是指药物的机制而非必然的治疗结果。静脉血栓就像水泥，及早可以冲洗掉，但是一旦结成凝块就无法溶解。静脉血栓在形成数十小时之后就开始部分机化，机化的静脉血栓就很难用溶栓的方法去解决。手术取栓也很不适合，由于机化的血栓紧粘在静脉管壁上，强行取栓会导致静脉壁损伤造成更大范围的血栓形成。最新的国际 ACCP 血栓治疗指南里并没有推荐溶栓作为下肢深静脉血栓的首选治疗,其原因有三:①静脉血栓的临床表现滞后,溶栓药物对机化的血栓无效;②溶栓药物的出血风险很大,尤其是高龄病人可能发生致命性脑出血;③大量对比研究表明溶栓的治疗效果并不优于抗凝治疗。

(1)适应证:溶栓治疗适用于病程不超过72h的病人。急性近段性 DVT,发病时间 2 周内,一般情况良好者。

(2)禁忌证:如病人近期有手术史、有凝血功能者。

(3)目的:抗凝治疗的作用在于防止血栓继续蔓延或形成新的血栓,一般不建议全身性静脉溶栓,推荐导管溶栓。

(4)抗凝药物:包括普通肝素、低分子肝素、华法林等。

(5)方法:采用患肢远端浅静脉给药,使药物直接达到血栓部位,增加局部的药物浓度(一般患肢只作为溶栓药物给药途径,不作其他药物输入)。

①低分子肝素:皮下注射先于华法林口服。华法林起效比较慢,用药早期可以诱导血栓形成。因此,一定要使用低分子肝素作为启动抗凝方案。

②等华法林起效并相对稳定时再停用低分子肝素皮下注射。

③调整华法林的剂量要以参考 INR 指标,以 TNR 维持在 2.0~3.0 为最佳。

④抗凝治疗的时间在 3~6 个月。

⑤每次调整华法林剂量后第 3 天再复查 INR。剂量调整以每次 1/4 片为妥,避免大减大增。

⑥影响华法林的因素较多,个体差异大,尽量至少每两周检查 INR。

⑦华法林的品牌不要轻易改变,因为每家产品的药效不同。

⑧使用肝素后要检查血小板,预防肝素诱导的血小板减少症(HIT)。

3. *手术治疗* 下肢深静脉血栓形成一般不必手术取栓。手术治疗包括下腔静脉滤器(IVCF)植入等。股青肿、股白肿或症状严重的髂股静脉血栓、下腔静脉血栓,症状出现在 1 周内,一般状况良好,可行手术。

(1)适应证:主要适用于以下情况。

①有抗凝禁忌:如大手术及严重外伤后迅速发生的较大深静脉血栓形成,肝素过敏或有出血素质等。

②抗凝治疗中再发肺栓塞。

③因先天性凝血机制异常而反复发生深静脉血栓形成和肺栓塞。

④严重心肺疾病患者反复出现肺栓塞。

⑤需行外科大手术,但患者存在急性髂、股静脉血栓形成。

(2)禁忌证

①合并严重心、肺、肝、肾、脑血管疾病,一般情况很差,十分衰竭,不能耐受手术者。

②未纠正的凝血功能紊乱者。

③肠梗阻、腹壁感染、弥漫性腹膜炎未控制者。

④糖尿病未控制者。

(3)术式简介:下腔静脉滤器(IVCF)植入:急性 DVT 不建议常规放置滤器。这类病人髂静脉、下腔静脉血栓近端有大块漂浮血栓,如果有肺栓塞风险者,则建议放置滤器。

①优点:安置静脉滤器的优点为既能防止较大栓子脱落引起致死性肺栓塞,又不明显影响静脉回流,并发症也较少。下腔静脉置网术须在麻醉下进行,下腔静脉安置伞式滤器通过导管安置,相对容易得多。如安置得当,98%以上患者可长期保持下腔静脉血液的流通,肺栓塞的发生率也较低。

②缺点:有较大的危险性,仍可出现下肢静脉淤滞表现以及有滤器脱落、移行和静脉穿孔的危险。

4. *慢性期治疗* 为保守治疗,如穿弹力袜压迫治疗,口服促进静脉回流药物等。

5. 深静脉血栓后遗症治疗　下肢深静脉血栓后遗症(post-thrombotic syndrome，PTS)是指下肢深静脉血栓形成若干年后，由于瓣膜的破坏和回流障碍而导致的系列临床综合征。表现为患肢酸胀、慢性水肿、浅表静脉扩张或曲张、小腿皮肤色素沉着、淤积性皮炎、溃疡等。目前医学上还没有彻底治愈下肢深静脉血栓后遗症的手段。药物溶栓和介入治疗对下肢深静脉血栓后遗症没有意义。介入支架治疗的效果差，通畅率低。手术架桥或转流的效果同样很差，且存在手术风险。中医中药治疗仍缺乏循证医学的支持。

(1)目的：治疗的目的是消除或降低静脉压力，缓解症状，避免溃疡等并发症。

(2)方法：主要方法包括：药物治疗、压力治疗、手术治疗及介入治疗等。

①药物治疗：医学上还没有治疗深静脉血栓后遗症的有效药物。但是，在采用压力治疗的同时，辅助用药可以增加治疗的效果。一般临床采用的药物有爱脉朗、消脱止、迈之灵、中医中药等。其中以爱脉朗效果较好，服用方便，价格便宜，为国际临床指南推荐用药。但是，单纯用药物的治疗效果并不好，一定要配合压力治疗。

②压力治疗：以弹力袜、间歇性充气压力治疗(IPC)为主，可以有效缓解静脉压力，预防或治疗下肢深静脉血栓后遗症。压力治疗的疗效普遍被认为优于药物治疗。

下肢深静脉压力梯度变化是从上至下逐步增加的，而压力治疗就是通过消除这种压力而达到治疗目的。常用的压力治疗方法分为：间歇性充气泵压迫治疗。带压力梯度的弹力袜。间歇性充气泵压迫治疗的效果优于弹力袜。

③Palma手术：即耻骨上大隐静脉交叉转流术，曾经一度作为治疗髂静脉血栓闭塞的方法。但是由于畅通率低，手术创伤较大而渐渐少用于临床。

【手术时机】

围术期检测发生深静脉血栓形成，为心血管系统疾病危象，禁忌手术，手术应在按深静脉血栓救治方案救治，待病情稳定，血栓不脱落后进行，以确保患者安全。

【预防】

对该危急值的发生，重在预防。避免或根除上述发生低血钠危急值的病因，常见的预防措施如下。

1. 术后患者及时翻身，按摩下肢，及早下床活动。

2. 避免术后在小腿下垫枕，影响小腿深静脉回流。

3. 在大手术前常规给予小剂量抗凝药物；小剂量肝素注射用于各种选择性外科大手术者可减低深静脉(腓肠)血栓形成和肺栓塞的发病率。适当剂量的华法林可防止深静脉血栓(DVT)。华法林可采用2mg/d固定剂量，或剂量调整以轻度延长凝血酶时间(INR 1.5～2.0)为准。

4. 如遇到突发的单侧肢体肿胀应当及时检查。

在VTE众多的治疗方法中，抗凝治疗是基础治疗。低分子肝素(LMWH)、磺达肝癸钠或肝素(UFH)和维生素K拮抗药(VKA)序贯疗法被国内外指南推荐。该疗法虽疗效显著，但存在作用多靶点、治疗有明显的个体差异、无明显的量效关系，需凝血功能监测。

溶栓疗法是药物直接或间接将血浆蛋白纤溶酶原转变为纤溶酶，迅速裂解纤维蛋白，溶解血块；同时通过清除和灭活凝血因子Ⅱ、Ⅴ和Ⅷ，干扰血液凝血作用，增强纤维蛋白和纤维蛋白原的降解，抑制纤维蛋白原向纤维蛋白转变及干扰纤维蛋白的聚合，发挥抗凝效应。急性肺栓塞的治疗其最终目标是去除血栓，近年来采用的溶栓治疗方法安全且有效。溶栓治疗能改善深静脉瓣的功能，改善肺毛细血管的弥散能力，增加肺毛细血管的容积，应早期给予溶栓治疗。

1. 适应证

(1)广泛型急性肺栓塞。

(2)非广泛型急性肺栓塞合并重症心肺疾病，抗凝疗法无效。

(3)深静脉血栓形成。

2. 禁忌证　溶栓疗法最重要的并发症是出血，近期做过外科手术、严重创伤、或有溃疡出血和过敏性疾病者禁用。

3. 常用的溶栓药　常用制剂为链激酶和尿激酶。应在术前做血小板计数、部分凝血活酶时间和凝血酶时间测定，以便治疗中掌握速度和剂量。美国药品和食品管理局(FDA)批准的溶栓药物和方案：

(1)链激酶(streptokinase，SK)：是从丙组β-溶血性链球菌分离纯化的细菌蛋白，与纤溶酶结合形成激活型复合物，使其他纤溶酶原转变成纤溶酶。链激酶具有抗原性，至少6个月内不能再应用，作为循环抗体可灭活药物和引起严重的过敏反应。负荷量25万U，30min静脉注射，然后10万U/h，连续24h静脉给药，1977年批准。

(2)尿激酶(urokinase，UK)：是从人尿或培养的人胚肾细胞分离所得，无抗原性，直接将纤溶酶原转变成纤溶酶发挥溶栓作用。负荷量4400U/kg，10min静脉注射，然后4400U/(kg·h)，连续12～24h静脉给药，1978年批准。

(3)阿替普酶(重组组织型纤溶酶原激活剂，rt-PA)：是新型溶栓剂，用各种细胞系重组DNA技术生产，阿替普酶(rt-PA)亦无抗原性，直接将纤溶酶原转变成纤溶酶，对纤维蛋白比SK或UK更具有特异性(较少激活全身纤溶酶原)。100mg，2h内连续静脉注射，1990年批准。

二、急性主动脉夹层动脉瘤(aortic dissecting aneurysm)

急性主动脉夹层动脉瘤(ADA)是心血管疾病危象。主动脉夹层动脉瘤，也有称为主动脉内膜剥离症或壁间动脉瘤。急性主动脉夹层动脉瘤是指由于主动脉壁的营养血管破裂发生小出血，血流入管壁中层而将主动脉壁分为二层，或主动脉中层呈囊性坏死出血，在压力大的主动脉撕开中层形成血肿，在内膜和中外层间有血液通过时的压力导致大血管纵向剥离，形成双腔主动脉(double-barrel)或主动脉瘤样扩张。动脉内膜撕裂、动脉管壁剥离及血肿在动脉壁中间蔓延扩大至全层是夹层动脉瘤发病的病理过程。

最近文献报道，急性夹层动脉瘤的发病率每年可高达(10～29)/1 000 000人。随着我国高血压病人数的增加，该病发病率呈明显上升趋势，极易误诊，真实的发病率常被低估。这部分患者如被及时发现，并给以及时正确的治疗，将会大大降低死亡率。

动脉内膜的撕裂多见于升主动脉近心端和降主动脉起始部，即左锁骨下动脉开口远侧。撕裂的长轴常与主动脉长轴相垂直。内膜一旦撕裂，由于血流的顺向和逆向冲击，剥离范围会逐渐增大，对高血压患者则更为危险，管壁剥离血肿蔓延多在内膜与中层的内1/3和外1/3之间发展，使内膜撕裂深达中层，并常止于中层的1/3，夹层血肿顺行或逆行蔓延，可破入胸腔、心包导致猝死或心包填塞致死，或破入主动脉内出现第二个开口，形成主动脉内的假腔流道。

夹层动脉瘤根据内膜撕裂部位的不同有两种常用分类方法，1955年DeBakey将其分为3型。

Ⅰ型内膜撕裂口位于升主动脉或弓部，剥离范围延伸至弓部和降主动脉可达髂动脉，其中包括破口位于左弓而内膜逆行剥离至升主动脉者。

Ⅱ型内膜撕裂口同Ⅰ型，而剥离血肿只限于升主动脉和弓部。

Ⅲ型位于主动脉峡部、左锁骨下动脉远侧，又根据夹层是否累及膈下腹主动脉将Ⅲ

型分为Ⅲa和Ⅲb。Miller等在临床实践中根据手术需要将夹层动脉瘤分为Stanford A、B两型，A型包括DeBekay Ⅰ、Ⅱ型及破口位于左弓而逆行剥离至升主动脉者；B型指内膜撕裂位于主动脉弓峡部而向胸主动脉以下蔓延者。

【风险评估】

围术期发现急性主动脉夹层动脉瘤，是心血管疾病危象。此时患者正处在极高危状态，其后果十分严重，威胁患者生命。急性主动脉夹层动脉瘤虽然拥有“瘤”的头衔，其实并非真正的肿瘤，但它破裂致死的凶险程度却超过了任何肿瘤，是一颗“不定时的炸弹”，随时均有发生夹层动脉瘤破裂死亡的可能，严重影响手术的开展及术后的康复。急性主动脉夹层动脉瘤如术前未被发现，未能按急性主动脉夹层动脉瘤救治，围术期可能发生夹层动脉瘤破裂死亡的可能。因此，急性主动脉夹层动脉瘤一经确诊，手术应按急性主动脉夹层动脉瘤救治方案救治，以保证患者安全。

【病因】

主动脉夹层形成的原因很多，动脉硬化、高血压、动脉中层囊性坏死、马方综合征、主动脉缩窄、大动脉炎、外伤及梅毒等。除外伤之外，其病理基础都是主动脉中层和平滑肌的改变。在临床病例中，西方国家以高血压为主，既往认为国内病例青壮年多为先天性中层发育不良，如马方综合征：一种先天遗传性疾病，患者身材修长，从事体育运动有一定优势，常在青年时期死于动脉瘤的破裂，又被称为“运动员杀手”，但近年来发病者动脉硬化、高血压的比例逐渐增高，高血压及动脉粥样硬化是其主要致病因素。

【诊断依据】

1. 急性期表现

(1)疼痛：约90%的患者突发心前区剧烈疼痛，疼痛呈撕裂或刀割样，难以忍受，并沿着扩散方向放射到胸背部、腰部或腹部，病人烦躁不安，焦虑、恐惧和濒死感觉，且为持续性，镇痛药物难以缓解。患者如能在急性期幸存，剧烈疼痛可几天后消失或转为隐痛。常在提重物、打球及异常激动时，甚至打哈欠、咳嗽、用力排便等也可诱发。

(2)呼吸及心血管症状：约1/3的病人还常伴有呼吸困难、面色苍白、大汗淋漓、四肢厥冷、脉搏快弱和呼吸急促等休克现象。

(3)DeBekay Ⅰ、Ⅱ型夹层剥离累及主动脉瓣：出现主动脉瓣区的舒张期或收缩期杂音，主动脉瓣关闭不全时极易发生急性左心衰竭，出现心率快、呼吸困难等。

(4)夹层剥离累及冠状动脉：可引起急性心肌缺血或心肌梗死，夹层剥离破入心包时可迅速发生心包填塞，导致猝死。

(5)周围动脉阻塞现象：当发病数小时后可出现周围动脉阻塞现象，可出现颈动脉或肢体动脉搏动强弱不等，严重者可发生肢体缺血坏死。夹层累及主动脉弓部头臂动脉，可引起脑供血不足，甚至于昏迷、偏瘫等。下肢麻木及猝死。

(6)降主动脉的夹层累及肋间动脉：可影响脊髓供血引起截瘫。累及腹腔脏器分支则可引起肝供血不足，肝功能受损，类急腹症表现或消化道出血、肾功能损害和肾性高血压等。

2. 如患者能在急性期幸存　目前已有多种无创性检查应用于临床，可以准确地诊断夹层动脉瘤。急性临床表现复杂，出现心脏或周围血管杂音，四肢血压不对称或一侧肢体脉搏消失，胸部X线阳性变化和剧烈的疼痛是明确ADA较有意义的指标，掌握其临床特征是提高早期诊断的关键。

(1)体检：可有两上肢血压相差大，颈静脉怒张，主动脉瓣膜区可闻及收缩期杂音，体温常升高。

(2)实验室检查：大多数患者血、尿常规正常。部分患者发病急性期可出现白细胞升高，中性粒细胞增加，尿常规检查尿蛋白阳性，出现管型及大量红细胞。

(3)超声心动图检查：是目前临床上开展较多的无创性检查，能够显示出瘤体的部位、大小、范围、搏动以及并发症。如合并夹层动脉瘤，超声心动图能显示分离的内膜、真腔、假腔以及附壁血栓。

(4)胸部X线：胸部X线片后前位和侧位显示胸部动脉瘤阴影。部分患者在胸主动脉瘤走行区域可见钙化斑点或片状钙化阴影，并在透视下显示扩张性搏动。

(5) CT检查：能显示瘤体的部位、大小及范围。近年超高速CT和螺旋CT用于诊断胸主动脉瘤，进行二维、三维重建可以显示瘤体与周围组织的毗邻，清晰识别头臂干血管情况，特别是对于降主动脉瘤夹层逆行撕裂累及左侧锁骨下动脉的患者。

(6)核磁共振：该检查是目前快速诊断夹层动脉瘤的重要检查手段。传统核磁共振(MRI)采用心电门控自旋回波 T_1 加权像，多平面多相位成像。但由于患者呼吸活动的影响，图像质量较差。近年来快速屏气条件下MRI技术，克服了以上缺点，有利于主动脉疾病的动态显示，特别是主动脉内膜撕裂口及其假腔的观察。依靠三维快速自旋回声技术检查主动脉夹层，结果显示主动脉疾病类型可以得到清晰显现。因而现阶段该检查是诊断主动脉夹层的金标准。

(7)必要时可采用有创检查：如动脉造影。通过动脉造影可以发现增大的动脉瘤。如果是夹层动脉瘤，真假腔内血流存在差别，因而可以通过显影剂浓度的差别进行区别。如果心电图提示病变可能累及冠脉造成心肌供血不足，可以考虑同时实施冠脉造影。由于过量的显影剂存在肾毒性，因此近年该检查在临床上的使用率有所下降，但对于存在主动脉分支闭塞的患者，该检查能够提供有价值的信息。

3. 鉴别诊断

(1)急性肺梗死：病人以突然呼吸困难、胸痛、咯血等呼吸系统症状较突出为特征，心电图及X线检查有助于诊断。

(2)急性心肌梗死：疼痛范围广泛，常向臂部放射，GOT及CPK增高，心电图可有特征性改变，可助鉴别。

(3)急腹症：如溃疡穿孔、急性胰腺炎等，有较剧烈的腹痛、压痛、反跳痛以及肌紧张等症状，但夹层动脉瘤则无腹肌紧张及压痛、反跳痛等。

【急救措施】

围术期检测发现急性主动脉夹层动脉瘤危急值，应立即采取如下救治措施，治疗急性主动脉夹层动脉瘤，是使患者能度过手术期，转危为安挽救生命的关键。救治措施如下。

1. *监护*　对于急性主动脉夹层动脉瘤，一经诊断，应立即进行监护治疗，在严密监测下采取有效干预措施，使生命指征稳定，包括血压、心率及心律、中心静脉压以及尿排量，并根据需要测量肺毛细血管楔压和心排出量。

2. *镇痛和降压*　主要治疗措施包括镇痛和降压，控制内膜剥离，血压一般控制在收缩压100～120mmHg水平，舒张压在60～70mmHg。待病情平稳后，应进行最后诊断，复查超声、CT、MRI等，以决定是否需要手术治疗。

3. *手术治疗*　如果出现威胁生命的并发症，如主动脉破裂的先兆或剥离(心包、心腔积液)、侵及冠状动脉的先兆(缺血症状及心电图改变)，急性主动脉瓣关闭不全、心包压塞或损害了生命器官的血循环等，应立即考虑手术治疗。

4. *迅速抢救*　如主动脉破裂出血性休克、心包填塞致猝死等严重并发症时，应迅速手术抢救。

【评析】

由于对夹层动脉瘤这一疾病认识的提高，相应的无创性检查技术不断进步，外科技术改进，介入性治疗逐步开展，相关的麻醉及体外循环，特别是重要脏器保护研究方面的深入，使得主动脉夹层动脉瘤的治疗已经迈上了一个新的台阶。Hagan 等总结美国 12 家医疗中心 1996—1998 年收治 464 例急性升主动脉夹层动脉瘤的结果，手术死亡率为 26%，内科治疗的死亡率为 58%。急性降主动脉夹层动脉瘤内科治疗死亡率为 10.7%，手术死亡率为 31.4%。总结安贞医院 1982—2002 年 564 例胸主动脉瘤手术治疗结果，其中 300 例为夹层动脉瘤，结果显示升主动脉瘤总死亡率 6.8%(25/365)，降主动脉瘤总死亡率 13.8%。国内阜外医院孙立忠教授总结 1994—1999 年 231 例主动脉根部替换术的手术效果，结果手术死亡率为 3.03%，急诊手术死亡率则上升至 6.81%，这些结果与以往文献报道的胸主动脉瘤超过 20%的死亡率已有了显著的降低。

对急性主动脉夹层动脉瘤行全弓置换术后并发症进行有效治疗，可以明显提高治疗质量，值得推广应用。我国在国际上首创动脉瘤新疗法——全弓置换加支架“象鼻”术。

【手术时机】

围术期发现急性主动脉夹层动脉瘤，是心血管疾病危象，禁忌手术，手术应按急性主动脉夹层动脉瘤救治方案救治，病情恢复稳定后进行，以确保患者安全。

【预防】

早年对于夹层动脉瘤的认识不足，相应的检查手段不多，因而诊出率不高，常易与急性心梗相混淆。随着对心血管病认识的加深，医务工作者对急性夹层动脉瘤的认识水平不断提高，无创性检查技术不断发展，其诊出率提高，使大部分病人得到早期诊断，及时发现急性主动脉夹层动脉瘤，及时正确的治疗，将会大大降低死亡率。

（张　矛　陈在贤）

第五节　心血管系统疾病危象

男科疾病患者常并存心血管系统疾病，围术期常有可能发生如下心血管系统疾病危象，威胁病人生命，影响手术治疗及康复，因此应及时发现，及时抢救治疗。

一、高血压危象（hypertensivecrisis）

高血压危象是发生在高血压患者病程中的一种特殊临床现象，它在高血压基础上，某些诱因使周围小动脉发生暂时性强烈痉挛，引起血压急剧上升到 200/120mmH 以上，而出现的一系列高血压危象的表现。可在短时间内发生不可逆性生命器官损害，故为致命性的一种临床综合征。高血压危象主要表现为病人突然感到剧烈头痛、头晕、恶心、呕吐、心慌、气短、呼吸困难、心动过速、面色苍白、两手抖动、烦躁不安，视物不清或失明、失语，更重的则抽搐、昏迷等心、脑、肾的急性损害危急症候。其病情凶险，如抢救措施不力，可导致死亡。

【风险评估】

围术期检测血压高达 200/120mmHg 以上者，即高血压危象，此时患者正处于高危状态。高血压危象在高血压早期和晚期均可发生，单纯性收缩期高血压更易并发脑卒中、心肌梗死、心力衰竭、肾功能不全等，发病率均高于其他类型高血压，病死率高达 70%～90%。严重影响手术的开展及术后的康复。高血压危象如术前未能及时发现或被误诊，未能及时有效救治，围术期可能发生生命危险或死亡。因此，术前高血压危象一经确诊，应立即按高血压危象治疗方案救治，使患者转危为安，并严防再次发生高血压危象。

【病因】

高血压危象是高血压的严重并发症，是原发性和继发性高血压在疾病发展过程中，在某些诱因作用下使周围小动脉发生暂时性强烈痉挛，引起的血压急剧升高，患者病情急剧恶化同时并发心、脑、肾等主要靶器官功能严重受损。

【诊断依据】

围术期高血压危象确诊相关依据如下。

在不良诱因影响下，血压骤然升到200/120mmHg以上，即确诊高血压危象。多突然起病，病情凶险。

病人在起床、上厕所、情绪激动、紧张、疲劳、寒冷、突然停服降压药等诱因下血压急剧上升，出现头痛、烦躁、眩晕、恶心、呕吐、心悸、气急以及视物模糊等心、脑、肾的急性损害危急症状。

【急救措施】

确诊高血压危象者，应立即采取抢救措施，迅速控制血压，是转危为安挽救患者生命的关键。高血压危象急救应迅速恰当地将患者血压控制在目标范围内。第一目标是在30～60min将血压降到一个安全水平。建议第1～2h使平均动脉血压迅速下降但不超过25%，并在后续的2～6h内将血压降至160/100～110mmHg，24～48h逐步降低血压达到目标范围140/90mmHg以下；65岁及以上的老年人的收缩压应控制在150mmHg以下；伴有肾脏疾病、糖尿病或病情稳定的冠心病或脑血管病的高血压患者，一般可以将血压降至130/80mmHg以下，可以显著降低高血压并发脑卒中、心肌梗死、心力衰竭、肾功能不全等的风险，最大程度地降低其死亡率。

1. 高血压危象急救

(1)根据不同类型的高血压采取不同体位，高血压并发急性左心衰竭患者采取半坐卧位；高血压脑出血患者采取左侧卧位，头偏向一侧；其余高血压患者多抬高床头，与地面成30°～40°角为宜，发挥体位性降压的效应；持续低流量吸氧。

(2)昏迷病人保持呼吸道通畅；抽搐病人加强护理，防止咬伤舌头，防止骨折或摔伤。

(3)行心电监护，密切观察血压、心率、血气的变化，观察尿量、尿比重。

2. 选择应用降压药物　对于高血压危象，在暂时没有建立静脉通道或条件有限时可给予舌下含药降压作为一种临时处理方法，简便而有效，可快速降低血压、缓解病情。如硝苯地平(心痛定)10～20mg或尼群地平10mg，亦可用卡托普利25～50mg咬碎后舌下含服。一般在5min后血压开始下降，如果降压效果不理想，可选择快速降压的静脉药物。

(1)直接扩张血管药物

①硝普钠(nitroprusside)：硝普钠常作为治疗高血压急症的首选药物之一，如高血压危象、高血压脑病、恶性高血压、嗜铬细胞瘤手术前后阵发性高血压等的紧急降血压，也用于外科麻醉期间进行控制性降压；本药对动、静脉都有直接扩血管作用，其特点是起效快，作用强，持续时间短，静脉滴注立即显效，停药后其作用即刻消失，对阻力血管和容量血管均有扩张作用，故能降低心脏前后负荷和改善左心室功能，它并不引起心率和心排血量增加。

使用方法：输液泵控制滴速，在避光输液瓶中静脉滴注，药物有局部刺激性，谨防外渗。

成人常用剂量：开始以10μg/min逐渐增加剂量以达到降压作用，一般临床常用最大剂量为200μg/min。

a. 新鲜配制：溶液应新鲜配制，用剩部分应弃去，新配溶液为淡棕色，如变为暗棕色、橙色或蓝色，应弃去。溶液的保存与应用不应超过24h。溶液内不宜加入其他药品，如颜色变蓝、绿或暗红色，指示已与其他物质起反应，即应弃去重换。

b. 本品对光敏感：本品对光敏感，溶液稳定性较差，滴注溶液应新鲜配制并注意避光。

c. 监测血压：静脉滴注时需要监测血压，防止血压下降幅度过大，血压一般控制在

150～160/90～100mmHg 为宜。血压下降过快过剧，出现眩晕、大汗、头痛、肌肉颤搐、神经紧张或焦虑、烦躁、胃痛、反射性心动过速或心律不齐，症状的发生与静滴给药速度有关，与总量关系不大。

d. 测定硫氰酸盐：因硝普钠中间代谢产物氰化物需转化为硫氰酸盐，因大剂量和较长时间(48h 以上)应用，可产生过量的硫氰酸盐物质，否则会出现硫氰酸盐逾量中毒，可出现恶心、呕吐、耳鸣、呼吸浅短、运动失调、视物模糊、谵妄、眩晕、头痛、意识丧失、昏迷、反射消失、心音遥远、低血压、脉搏消失、皮肤粉红色、瞳孔散大、皮疹、出汗、血压下降，可引起重要器官供血不足。氰化物蓄积可导致组织缺氧、代谢性酸中毒及死亡，如硫氰酸盐超过 10～12mg/dl，应立即停药。

e. 慎用者：因硝普钠中间代谢产物氰化物需转化为硫氰酸盐从肾脏排泄，故有严重肝、肾疾病及心力衰竭患者应慎用该药。肾功能不全而本品应用超过 48～72h 者，每天须测定血浆中氰化物或硫氰酸盐，保持硫氰酸盐不超过 100μg/ml，氰化物不超过 3μmol/ml；急性心肌梗死患者用本品时须测定肺动脉舒张压或楔压。脑血管或冠状动脉供血不足，麻醉中控制性降压时，应先纠正贫血或低血容量；脑病或其他颅内压增高；肝、肾功能不全；甲状腺功能过低；肺功能不全；维生素 B_{12} 缺乏。

f. 经治疗病情已稳定：撤药时要给口服药巩固疗效；患者同时使用其他降压药时，本品用量要减少。

②乌拉地尔(nitroglycerin)：乌拉地尔为新型选择性 α 受体阻断药，有外周和中枢双重降压作用。外周扩张血管作用主要通过阻断突触后 α_1 受体，使外周阻力显著下降而扩张血管。中枢作用则通过激活 5-羟色胺-1A 受体，降低延脑心血管调节中枢的交感反馈而起降压作用。用于治疗各种类型的高血压及充血性心力衰竭。注射给药主要用于高血压危象、围产期高血压、难治性高血压。在降压同时不会引起反射性心动过速，而心排血量略增加或不变，肾、脾血流增加。乌拉地尔还能使充血性心力衰竭患者的外周血管阻力、肺动脉压和左室舒张末压降低，每搏指数和心脏指数增加，改善充血性心力衰竭患者的血流动力学。同时乌拉地尔对伴有前列腺肥大症的排尿障碍也有一定的改善作用。

a. 用法：每次 10～50mg 缓慢静脉注射，降压效果应在 5min 内显示。若效果不够满意，可重复用药。为了维持其降压效果，可将 250mg 稀释后持续静脉滴注。如使用输液泵维持，可将 100mg 乌拉地尔稀释到 50ml 后使用。静脉输液的最大药物浓度为 4mg/ml。推荐初始速度为每分钟 2mg，维持速度为每小时 9mg。血压下降的程度由前 15min 内输入的药物剂量决定，然后用低剂量维持。疗程一般不超过 7d。

b. 药品过量症状：循环系统症状：头晕、直立性低血压、虚脱；中枢神经系统症状：疲劳、反应迟钝。治疗：发生严重低血压可抬高下肢，补充血容量，如果无效，可缓慢静脉注射缩血管药物，不断监测血压变化，个别病例需使用常规剂量及稀释度的肾上腺素。

c. 禁忌：禁用于对本品成分过敏的患者。过敏患者出现皮肤瘙痒、潮红、皮疹者应及时停药。主动脉狭窄或动静脉分流的患者禁用(肾透析时的分流除外)。哺乳期妇女禁用。

d. 注意事项：如果本品不是最先使用的降压药，那么在使用本品之前应间隔相应的时间，使前者显示效应，必要时调整本药的剂量。血压骤然下降可能引起心动过缓甚至心脏停搏。使用本品的疗程一般不超过 7d。乌拉地尔注射剂不能与碱性液体混合。操作机械和驾驶车辆的患者应定期检查工作能力。同时应用西咪替丁，可使乌拉地尔血药浓度上升。

③硝酸甘油(nitroglycerin)：扩张静脉和选择性扩张冠状动脉与大动脉，降低动脉压

作用不及硝普钠。硝酸甘油主要用于高血压急症伴急性冠脉综合征。

a. 静脉滴注：硝酸甘油注射液：1mg(1ml)；2mg(2ml)；5mg(1ml)；10mg(1ml)。本品连续静脉滴注，发挥作用快，但作用消失亦快，小剂量时以降低心脏前负荷为主；随着静脉滴注速度的增加，出现降低后负荷作用，开始以 5～10μg/min 速率静滴，降压起效迅速，可用至 100～200μg/min，停药后数分钟作用消失。

b. 注意：此药用量过大或滴注速度过快时，易引起头晕、头痛、心动过速和呕吐等反应。

④尼卡地平(nicardipine)：二氢吡啶类钙通道阻滞药，作用迅速，持续时间较短，降压同时改善脑血流量。开始时从 0.5μg/(kg·min)静脉滴注，可逐步增加剂量到 10μg/(kg·min)。主要用于高血压急症合并急性脑血管病或其他高血压急症。不良反应有心动过速、面部潮红等。

⑤肼屈嗪(hydralazine)：又称肼苯达嗪、肼苯太素、肼太嗪、肼屈嗪，该药为非选择性受体阻滞药，可通过激活鸟苷酸环化酶(cGMP)增加血管平滑肌细胞内的 cGMP 的含量，使平滑肌舒张，小动脉扩张，减低外周血管阻力，扩张静脉作用小。该药扩张冠状动脉、肾、脑和内脏动脉的作用突出。直接扩张周围小动脉，降血压作用快而强，但维持时间短，并具有降低舒张压大于降低收缩压的特点，亦能改善肾血流量。最适用于循环中儿茶酚胺增高的高血压危象患者，特别是嗜铬细胞瘤、单胺氧化酶抑制药所致者以及骤然停用可乐定或胍那苄(氯压胍)后的血压反跳等。

a. 静脉滴注：注射液每支 20mg(1ml)。一般采用 10～20mg 加入 5%葡萄糖 20ml 内缓慢静脉注射，约 15min 内出现血压下降，待血压已控制，仍需要 3～6h 重复 1 次。该药片剂：每片 10mg、25mg、50mg。

b. 注意：应用本药后，有明显的增加心率和心排血量的作用，故有心功能损害和冠心病的高血压患者，应不宜使用本药。

⑥阻滞肾上腺素能受体系统药物

a. 酚妥拉明(phentolamine)：又称苄胺唑啉、立其丁、酚胺唑啉、Regitin。本品为α-受体阻断药。能显著降低外周血管阻力，增加血容量，增加组织血流量，改善微循环，改善内脏血流灌注，其作用比妥拉苏林强。片剂：25mg/片；注射剂：5mg：1ml/支、10mg：1ml/支。用药方法是 5～10mg 加入 10%葡萄糖液 20ml 内静脉缓慢注射，待血压下降后，改用 10～20mg 酚妥拉明加入 5%葡萄糖液 250ml 内，以每分钟 30 滴速度滴注，维持降压效果，由于本药可引起心动过速，故对伴有冠心病者应慎用。

b. 拉贝洛尔(labetalol)：又称柳胺苄心定，兼有α受体阻滞作用的β受体阻滞药。起效迅速(5～10min)，持续时间较长(3～6h)，开始时缓慢静脉注射 20～100mg，也可以 0.5～2mg/min 速率静脉滴注，总剂量不超过 300mg。拉贝洛尔主要用于高血压急症合并妊娠或肾功能不全患者。但高血压患者伴有心力衰竭，心动过缓，心脏传导阻滞，哮喘时应禁用本药。主要副作用是尿潴留和麻痹性肠梗阻，并能导致直立性低血压。片剂：每片 100mg；200mg。注射液：每支 50mg(5ml)。

c. 甲基多巴(methyldopa)：又称α-甲基多巴、爱道美、甲多巴，本药降低肾血管阻力，但不影响肾血流量，故适用于肾脏高血压所致的高血压急症，常见的副作用有嗜睡、药热症和肝功能损害，临床降压作用较肯定，但药效出现时间较缓慢。用于中度、重度或恶性高血压，尤其适用于肾性高血压。片剂：0.25g，每次 1 片，每日 2～3 次，每 2 天调整剂量一次，至疗效达到。维持量每天 0.5～2g，分 2～4 次服，但不宜超过每天 3g。

(2)利尿降压药物(diuretic hypotensive

drugs）　快速作用的利尿降压药物是通过利钠排水、降低高血容量负荷发挥降压作用。主要包括噻嗪类利尿药、襻利尿药、保钾利尿药与醛固酮受体拮抗药等几类。此类药物尤其适用于老年和高龄老年高血压、单独收缩期高血压或伴心力衰竭患者，也是难治性高血压的基础药物之一。

①呋塞米（furosemide）：又名速尿，为高血压危象首选利尿注射剂降压药。本品为速效强力利尿药，其作用也是抑制肾小管对钠离子和水的重吸收，甚至在肾小球滤过明显障碍时，使用该药也能增加钠和水的排泄，是通过减少血浆容量及心排血量的途径来实现降压的作用，其利尿作用迅速、强大。适用于一、二级高血压，尤其是老年高血压或并发心衰和肾功能不全患者。注射剂：每支20mg（2ml）。片剂：每片20mg，40mg。选注射剂10～20mg加入25％葡萄糖液20～40ml内稀释后缓慢静脉注射，视需要可增至120mg。并能与其他降压药物合用，由于本品能增强降压药物的作用，因此当同时应用本品时，降压药物剂量应予减少，常见副作用是低血钾，有时可产生体位性低血压和高尿酸血症。

②氢氯噻嗪（hydeochlorothiazide）：别名双氢氯噻嗪、双氢克尿塞等，为高血压危象次选口服利尿药。氢氯噻嗪为利尿药、抗高血压药。可单独或与其他降压药联合应用，主要用于治疗原发性高血压。长期应用时宜适当补充钾盐。片剂：25mg、50mg、100mg；口服，每次25～100mg。

③吲达帕胺（indapamide）：为磺胺类利尿药，为高血压危象次选口服利尿药。具有利尿和钙拮抗作用，是一种强效、长效的降压药。临床上还用于充血性心力衰竭时水钠潴留的治疗。用于治疗高血压。对轻、中度原发性高血压效果良好，可单独服用，也可与其他降压药合用。主要治疗水肿性疾病，包括充血性心力衰竭、肝硬化腹水、肾病综合征等以及肾上腺糖皮质激素治疗过程中发生的水钠潴留，主要目的在于纠正上述情况时的继发性醛固酮分泌增多，并拮抗其他利尿药的排钾作用。也可用于治疗特发性水肿。口服，每日10～20mg，分2～3次用，成人常用量口服。

（3）钙拮抗药：钙通道阻滞药主要通过阻断血管平滑肌细胞上的钙离子通道发挥扩张血管降低血压的作用。包括二氢吡啶类钙拮抗药和非二氢吡啶类钙拮抗药。前者如硝苯地平、尼群地平、拉西地平、氨氯地平和非洛地平等。以二氢吡啶类钙拮抗药为基础的降压治疗方案可显著降低高血压患者脑卒中风险。此类药物可与其他4类药联合应用，尤其适用于老年高血压、单纯收缩期高血压、伴稳定性心绞痛、冠状动脉或颈动脉粥样硬化及周围血管病患者。常见副作用包括反射性交感神经激活导致心跳加快、面部潮红、脚踝部水肿、牙龈增生等。

①硝苯地平（nifedipine）：别名硝苯吡啶、硝苯定、心痛定、利心平。为钙拮抗药中强效的血管扩张药，其对外周血管扩张的强度依次为腹腔动脉、冠状动脉、肺动脉、肾动脉等，还能扩张脑小动脉，对平滑肌的作用较对心肌收缩力的抑制作用强3～4倍，故在降压的同时选择性扩张冠状脉，脑小动脉，从而改善心脑的血流灌注，使可能产生的心、脑、肾等凶险症状得以缓解。每片10mg，一般用10～20mg舌下含化，5min开始血压平稳下降，于15～30min出现最大降压效应。

②维拉帕米（verapamil）：别名异搏定、戊脉安、凡拉帕米、异搏停。维拉帕米降压效果与硝苯地平相似，但无反射性心动过速和对交感神经的兴奋作用，亦很少引起头痛和踝部水肿，且降压作用持久，对儿茶酚胺、血浆容量、血浆肾素活性、电解质等均无明显影响。口服，常用剂量每次40～80mg，每日3次。盐酸维拉帕米注射液（verapamil hydrochloride injection）静脉注射，开始用5mg（或

体重0.07～0.15mg/kg)，静注 2～3min，如无效则 10～30min 后再注射 1 次；老年患者，为了减轻不良反应，上述剂量应经 3～4min 缓慢注入；静脉注射，每小时 5～10mg，加入氯化钠注射液或 5%葡萄糖注射液中静滴，一日总量不超过 50～100mg。

③尼群地平(nitrendipine)：本品为抗高血压新药，属新一代钙拮抗药，具有强大的降压作用，动物实验和临床应用已证实，它对血管作用具有选择性，血管扩张作用明显，可直接松弛血管平滑肌，扩张周围小动脉，降低外周血管阻力，从而使血压下降，临床上采用该药 10mg，置于舌下含服，5min 后即产生降压效果。

④拉西地平(lacidipine tablets)：别名硝苯甲乙砒啶，本品为特异、强效持久的二氢吡啶类钙通道阻滞药，主要选择性地阻滞血管平滑肌的钙通道，扩张周围动脉，减低周围血管阻力，减低心脏后负荷，降低血压。每片 10mg，建议开始用量为每次 4mg，每日 1 次，应在每天的同一时间服用，在早晨服用较好。饭前、饭后均可。应维持 4mg 剂量不少于 3～4 周，再根据疗效可增加至 6mg。对肝病患者拉西地平的生物利用度可能增加，而加强降血压的作用。此时初始剂量应减至 2mg，每日 1 次。由于拉西地平不经肾脏排泄，故肾病患者无须修改剂量。老年人开始剂量为 2mg，每日 1 次，必要时可根据上述的方法增至 4mg 或 6mg，每日 1 次。

⑤氨氯地平(amlodipine)：别名阿洛地平、苯甲酸氨氯地平、二氢吡啶磺酸盐、苯磺酸氨氯地平。氨氯地平为钙离子拮抗药，可用于治疗各种类型高血压和心绞痛，尤其自发性心绞痛。本品对肾脏有一定的保护作用。片剂：2.5mg/片，5mg/片，10mg/片。口服，起始剂量每次 5mg，每日 1 次，以后根据需要可逐渐增至每日 10mg。老年人及肾功能减退者或合并应用其他降压药或抗心绞痛药时不必调整剂量。

⑥非洛地平(felodipine)：本品为选择性钙离子拮抗药，主要抑制小动脉平滑肌细胞外钙的内流，选择性扩张小动脉，对静脉无此作用，不引起直立性低血压；对心肌亦无明显抑制作用。本品在降低肾血管阻力的同时，不影响肾小球滤过率和肌酐廓清率，肾血流量无变化甚至稍有增加，有促尿钠排泄和利尿作用。口服：起始剂量 2.5mg，每日 2 次，或遵医嘱。常用维持剂量每日为 5mg 或 10mg，必要时剂量可进一步增加，或加用其他降压药。

⑦盐酸地尔硫䓬(diltiazem hydrochloride)：别名恬尔心、硫氮䓬酮、合心爽、蒂尔丁。本品为钙离子通道阻滞药，可以使血管平滑肌松弛，周围血管阻力下降，血压降低。主要用于心绞痛、轻中度高血压、肥厚性心肌病、心动过速等症。片剂/缓释片：30mg、60mg、90mg。缓释胶囊：200mg/粒。常见：水肿、头痛、恶心、眩晕、皮疹、无力。口服，起始剂量每次 30mg，每日 4 次，餐前及睡前服药。增加剂量。需在医师指导下用药，每 1～2 天增加一次剂量，直至获得最佳疗效。平均剂量范围为每日 90～360mg，一日剂量不超过 360mg。

(4)血管紧张素转换酶抑制药

①卡托普利(巯甲丙脯酸)：为第一代血管紧张素转换酶抑制药，本品抗高血压的作用机制除了抑制血管紧张素Ⅰ转换酶外，还通过抑制交感神经活动，阻碍缓激肽分解，促使前列腺素产生和释放等，最终导致血管扩张，血压下降，此外，降压的同时并扩张容量血管，使右心房压和左心室充盈压显著下降，故对伴有心力衰竭的高血压急症的治疗更为合适，可用本品 25～50mg 舌下含服 5min 后血压平均下降 62/24mmHg，一般在 30～60min 血压可降至预期水平，维持疗效 3h 左右，有效率可达 90%以上，本药临床特点是增加剂量而不提高疗效；基础血压越高降压幅度亦越大；血压以收缩压下降更为明显；含

服比口服起效快但维持时间短，所以，高血压急症缓解后，改为口服给药，可保持血中有效浓度，以巩固疗效。

②依那普利：为二代不含巯基的血管紧张素转换酶抑制药。本品可使肾血管阻力降低，肾小球滤过率改善，体内水、电解质代谢无不良改变，每天口服 5～10mg，平均起效时间为 2～3.5h，持续时间为 7～13h，本药分子结构中不含巯基，故副作用较卡托普利(巯甲丙脯酸)少，而更为安全，临床对重度高血压和肾血管性病变所致的恶性高血压有显著降压的作用。

③培哚普利：是一种强效和长效的血管紧张素转换酶抑制药，可使外周血管阻力降低，而心输出量和心率不变。用于治疗各种高血压与充血性心力衰竭。降低总外周动脉阻力，且优先作用于肌肉和肾脏血流，不伴有钠和液体潴留或反射性心动过速。有效剂量为每天 4mg，早晨一次服用。根据疗效，剂量可于 3～4 周逐渐增至最大剂量每天 8mg。服用单一剂量后，4～6h 出现最大降压作用，而且持续 24h 以上。培哚普利片必须饭前服用，因为食物改变其活性代谢产物培哚普利的生物利用度。

④贝那普利：是一种前体药物，服用后需在肝内水解成有活性的代谢产物贝那普利拉。后者是一种不含巯基的血管紧张素转换酶抑制药，能抑制血管紧张素Ⅰ转换，进而使血管阻力降低，醛固酮分泌减少，血浆肾素活性增高。同时也可抑制缓激肽的降解，降低血管阻力，使血压下降。心力衰竭时贝那普利能扩张动脉与静脉，降低周围血管阻力(后负荷)及肺毛细血管楔压(前负荷)，从而改善心排血量，提高患者的运动耐量，因而也可用于充血性心力衰竭的治疗。未用利尿药者开始治疗时每日推荐剂量为 10mg，每天 1 次，若疗效不佳，可加至每日 20mg，每日最大推荐量为 40mg。

⑤福辛普利：是一种新型血管紧张素转换酶抑制药，能够使血管紧张素Ⅱ含量减少，血管扩张，从而起到降血压的作用。福辛普利适用于高血压及心力衰竭。福辛普利为前体药，对血管紧张素转换酶直接抑制作用较弱，但口服后缓慢且不完全吸收，并迅速转变为活性更强的二酸代谢产物福辛普利拉(fosinoprilat)。福辛普利拉通过其次磷酸基团和血管紧张素转换酶活性部位中锌离子的结合，抑制血管紧张素转换酶活性。抑制血管紧张素Ⅰ向血管紧张素Ⅱ转换，同时使醛固酮分泌减少，减少水钠潴留。也减少儿茶酚胺类物质释放，降低交感神经张力。此外，福辛普利通过对激肽酶Ⅱ的抑制作用，使缓激肽失活减慢，缓激肽的舒血管作用得到加强。一次口服福辛普利 10％～40mg 可使患者静息平均动脉压下降 10％～14％，收缩压下降 10％～14％，舒张压下降 6％～17％，总外周血管阻力下降 14％～27％。服用后 5～7h 达到峰值，作用可维持 24 h。剂量范围为每日 10～40mg，剂量超过每日 40mg，不增强降压作用。如单独使用不能完全控制血压，可加服利尿药。

⑥雷米普利：为一种前体药物，经胃肠道吸收后在肝脏水解生成雷米普利拉，是具有活性的、强效和长效的血管紧张素转化酶抑制药。服用雷米普利会导致血浆肾素活性的升高，以及血管紧张素Ⅱ及醛固酮血浆浓度的下降。因为血管紧张素Ⅱ的减少，使外周血管扩张和血管阻力下降，从而产生有益的血流动力学效应。一般服药后 1～2h 就产生明显的降压效应；峰值效应出现在服药后的 3～6h，维持 24h。在一大样本终点研究(HOPE)中，和安慰剂比较，雷米普利显著地减少脑卒中、心肌梗死和(或)心血管病死亡的发生率。因此特别适用于心血管危险增加的患者，如明显冠心病病史、糖尿病同时有至少一个额外危险因素、外周动脉闭塞性疾病或者脑卒中，可降低心肌梗死、脑卒中或者心血管死亡的可能性。同时对于急性心肌梗死

(2～9d)后出现的轻到中度心力衰竭(NYHA Ⅱ和Ⅲ)也适用。此外对于非糖尿病肾病患者,尤其是伴有动脉高血压的患者也有较好的疗效。起始剂量一般为2.5mg,雷米普利晨服,如果该剂量血压不能恢复正常,可增加至每日5 mg。维持剂量一般为每日2.5～5mg,最大剂量每日10mg。如果每日5mg雷米普利的降压效果不理想,应考虑合用利尿药等。这样可以增强雷米普利的降压效果。

3. 血压危象治疗注意事项

(1)危急情况:对不能口服或不能立即建立静脉通道的高血压急症患者,首先立即舌下含服降压药物如硝苯地平(心痛定)或尼群地平,然后迅速建立静脉通道,静脉给降压药,将患者血压降至160/100mmHg的范围,为制止抽搐和防止其他严重并发症,血压降至安全范围后,放慢降压速度,以免引起脏器供血不足,一般对于高血压危象、高血压脑病、高血压合并急性左心衰竭和主动脉夹层动脉瘤,多采用静脉给药,常用的扩血管药物,如硝普钠、硝酸甘油和硝苯地平(心痛定)等;最常用的手段往往是硝普钠,当有急性冠脉供血不足时,宜采用硝酸甘油。

(2)降压药应用

①单药应用:初始治疗时通常应采用低剂量单药有效剂量治疗,并根据需要,逐步增加剂量。

②联合用药:在单药治疗疗效不满意时,可以采用两种或多种降压药物联合治疗。

(3)降压速度:及时将血压降低到目标血压水平,但并非越快越好。年轻、病程较短的高血压患者,降压速度可快一点;但老年人、病程较长或已有靶器官损害或并发症的患者,降压速度则应慢一点。如脑出血时,应极快速降压,蛛网膜下腔出血时,快速将收缩压降至150mmHg以下,有利于防止再出血,但不要使血压波动太大或血压过低。老年高血压病人多伴有动脉硬化,应避免降压过快多导致肾功能损害。

【手术时机】

围术期检测发现血压高达200/120mmHg以上者,是高血压危象,禁忌手术,手术应按高血压危象治疗方案救治,将血压降至140/90mmHg范围内;65岁及以上的老年人的收缩压应控制在150mmHg范围内,伴有肾脏疾病、糖尿病或病情稳定的冠心病或脑血管病的高血压患者,一般可以将血压降至130/80mmHg以下,待病情恢复稳定后才能手术,以确保患者安全。

【预防】

高血压急症病情稳定后寻找血压异常升高的可纠正原因或诱因是预防再次复发的关键。其中,对于有高血压病史的患者,不适当减药、停药和其他诱发因素未得到很好控制都会诱发高血压急症;提高高血压患者的知晓率、治疗率和控制率可有效预防高血压急症的发生。此外,对于高血压急症患者,应定期评估靶器官,及早发现靶器官损害,并采取相关有效干预措施,避免靶器官进行性损害。

二、急性心力衰竭(acute heart failure)

急性心力衰竭(AHF)是指急性发作或加重的左心功能异常所致的心肌收缩力降低、心脏负荷加重,造成急性心排血量骤降、肺循环压力升高、周围循环阻力增加,引起肺循环充血而出现急性肺淤血、肺水肿,并可伴组织、器官灌注不足和心源性休克的临床综合征,以左心衰竭最为常见。

【风险评估】

围术期发生急性心力衰竭是心血管疾病危象。此时患者正处于高危状态。急性心力衰竭常致的心肌收缩力降低、心脏负荷加重,造成急性心排血量骤降、肺循环压力升高、周围循环阻力增加,引起肺循环充血而出现急性肺淤血、肺水肿并可伴组织、器官灌注不足和心源性休克,危及生命。严重影响手术的开展及术后的康复。急性心力衰竭如术前未能及时发现或被误诊，未能及时有效救治，围术期可能发生生命危险或死亡。因此，术前急性心力衰竭一经确诊，应立即按急性心力衰竭治疗方案救治。使患者转危为安，并应严防再次发生急性心力衰竭。

【病因】

急性心力衰竭常见的诱因有慢性心衰治疗缺乏依从性、心脏容量超负荷、严重感染、败血症、剧烈的精神心理紧张与波动、大手术后、贫血、甲亢危象、肾功能减退、急性心律失常、支气管哮喘发作、肺栓塞、高心排血量综合征、应用负性肌力药物、应用非甾体抗炎药、心肌缺血、老年急性舒张功能减退、吸毒、酗酒、嗜铬细胞瘤等。

【诊断依据】

围术期急性心力衰竭确诊相关依据如下。

1. 临床表现

(1)早期表现：左心功能降低的早期征兆为心功能正常者出现疲乏、运动耐力明显减低、心率增加 15～20/min，继而出现劳力性呼吸困难、夜间阵发性呼吸困难、高枕睡眠等；检查可见左心室增大、舒张早期或中期奔马律、两肺底部有湿啰音、干啰音和哮鸣音，提示已有左心功能障碍。

(2)急性肺水肿：起病急，病情可迅速发展至危重状态。突发的严重呼吸困难、端坐呼吸、喘息不止、烦躁不安并有恐惧感，呼吸频率可达 30～50/min；频繁咳嗽并咯出大量粉红色泡沫样痰；心率快，心尖部常可闻及奔马律；两肺满布湿啰音和哮鸣音。

(3)心源性休克

①低血压：持续 30min 以上，收缩压降至 90mmHg 以下，或原有高血压的患者收缩压降低≥60mmHg。

②组织低灌注状态

A. 皮肤湿冷、苍白和发绀伴紫色条纹。

B. 心动过速≥110/min。

C. 尿量明显减少(≤20ml/h)，甚至无尿。

D. 意识障碍，常有烦躁不安、激动焦虑、恐惧和濒死感；收缩压低于 70mmHg，可出现抑制症状，逐渐发展至意识模糊甚至昏迷。

③血流动力学障碍：PCWP≥18mmHg，心脏排血指数(CI)≤36.7ml/(s・m^2)[≤2.2 L/(min・m^2)]。

④代谢性酸中毒和低氧血症：左心衰竭的早期表现为体力劳动时呼吸困难，端坐呼吸。病情发展严重时，病人常常在夜间憋醒，被迫坐起，咳喘有哮鸣音，口唇发紫，大汗淋漓，烦躁不安，咳粉红色痰，脉搏细而快。右心衰竭初起可有咳嗽、咳痰、哮喘、面颊和口唇发紫、颈部静脉怒张、下肢水肿，严重者还伴有腹水和胸腔积液。同时出现左心和右心衰竭的为全心衰竭。

2. 相关检查

(1)心电图：常可提示原发疾病。

(2)X 线检查：可显示肺淤血和肺水肿。

(3)超声心动图：可了解心脏的结构和功能、心瓣膜状况、是否存在心包病变、急性心肌梗死的机械并发症、室壁运动失调、左室射血分数(LVEF)。

(4)动脉血气分析：监测动脉氧分压(PaO_2)、二氧化碳分压($PaCO_2$)。

(5)实验室检查：血常规和血生化检查，如电解质、肾功能、血糖、白蛋白及高敏 C 反应蛋白。

(6)心衰标志物：诊断心衰公认的客观指标为 B 型利钠肽(BNP)和 N 末端 B 型利钠肽原(NT-proBNP)的浓度增高。

(7)心肌坏死标志物：检测心肌受损的特异性和敏感性均较高的标志物是心肌肌钙蛋白 T 或 I(cTnT 或 cTnI)。

【急救措施】

围术期检测发现急性心力衰竭应立即采取如下救治措施，迅速而有效地控制急性心力衰竭，是转危为安挽救患者生命的关键。救治措施如下。

1. *初始治疗* 经面罩或鼻导管吸氧；吗啡、利尿药、强心药等静脉给予。

(1)氧疗：对于AHF伴有低氧血症患者，提高给氧浓度。无气管插管的通气支持(无创性通气)有两种方法：持续气道正压通气(CPAP)或无创性正压机械通气(NIPPV)。有创性机械通气仅仅用于AHF对扩管药、给氧和(或)CPAP或NIPPV无反应时。另一需要马上使用有创机械通气的情况是继发于ST段抬高型急性冠脉综合征所致的肺水肿。

(2)吗啡及其类似物的使用：吗啡一般用于严重AHF的早期阶段，特别是病人不安和呼吸困难时。吗啡能够使病人镇静，同时使静脉扩张，也能使动脉轻度扩张，并降低心率。多数研究中，一旦建立静脉通道，立即注射吗啡3mg，必要时还可以重复应用一次。

(3)利尿药

①适应证：AHF和失代偿心衰的急性发作，伴有液体潴留者。应根据利尿效果和淤血症状的缓解情况来选择剂量。

②作用效应：静脉使用襻利尿药也有扩张血管效应，使用早期(5～30min)它在降低肺阻抗的同时也降低右房压和肺动脉压。如果快速静脉注射大剂量(≥1mg/kg)时，就有反射性血管收缩的可能。

③实际应用：静脉使用襻利尿药(呋塞米、托拉塞米)，它有强效快速的利尿效果，在AHF患者优先考虑使用。开始使用负荷剂量，然后继续静脉滴注呋塞米或托拉塞米，静脉滴注比一次性静脉注射更有效。噻嗪类和螺内酯可以联合襻利尿药使用，低剂量联合使用比高剂量使用一种药更有效，而且继发反应也更少。将襻利尿药和多巴酚丁胺、多巴胺或硝酸盐联合使用也是一种治疗方法，它比仅仅增加利尿药更有效，副反应也更少。

④利尿药抵抗：在尚未达到治疗目标(缓解水肿)时，利尿药效应已经减弱或消失。出现利尿药抵抗往往预后很差。

⑤副作用：包括神经内分泌系统的激活，特别是肾素-血管紧张素-醛固酮系统和交感神经系统的激活；低血钾、低血镁和低氯性碱中毒可能导致严重的心律失常；可以产生肾毒性以及加剧肾衰竭，甚至可威胁生命。

(4)正性肌力药临床适应证：外周低灌注(低血压、肾功能下降)伴或不伴有淤血或肺水肿，使用最佳剂量的利尿药和扩血管药无效时，应使用正性肌力药物。

①多巴胺

a. 小剂量[0.5～2μg/(kg·min)]静脉滴注的多巴胺仅作用于外周多巴胺受体，直接或间接降低外周阻力。在此剂量下，增加心肌的收缩力和心输出量，对于肾脏低灌注和肾衰竭的患者，它能增加肾血流量、肾小球滤过率、利尿和增加钠的排泄，并增强对利尿药的反应。

b. 小到中等剂量[2～10μg/(kg·min)]静脉滴注能直接激动β_1受体及间接促使去甲肾上腺素自储藏部位释放，对心肌产生正性应力作用，使心肌收缩力及心搏量增加，最终使心排血量增加、收缩压升高、脉压可能增大，舒张压无变化或有轻度升高，外周总阻力常无改变，冠脉血流及耗氧改善。

c. 大剂量[≥10μg/(kg·min)]静脉滴注时，激动α受体，增加外周血管阻力，肾血管收缩，肾血流量及尿量反而减少。此时，虽然它对低血压患者很有效，但它对AHF患者可能有害，因为它增加左室后负荷，增加肺动脉压和肺血管阻力。

多巴胺可以作为正性肌力药[≤2μg/(kg·min)]用于急性心衰伴有低血压的患者。当静脉滴注低剂量[≤2～3μg/(kg·min)]时，它可以使失代偿性心衰伴有低血压和尿量减少的患者增加肾血流量，增加尿量。但如果无反应，则应停止使用。

②多巴酚丁胺：多巴酚丁胺用于外周低灌注(低血压、肾功能下降)伴或不伴有淤血或肺水肿，使用最佳剂量的利尿药和扩管药

无效时。

多巴酚丁胺常用来增加心输出量。它的起始静脉滴注速度为2～3μg/(kg·min)，无需负荷量。静脉滴注速度根据症状、尿量反应或血流动力学监测结果来调整。它的血流动力学作用和剂量呈正比，速度可以增加到20μg/(kg·min)。在静脉滴注停止后，它的清除也很快，因此它是一个很方便的正性肌力药。

小剂量时，多巴酚丁胺能产生轻度的血管扩张反应，通过降低后负荷而增加射血量。大剂量时，它可以引起血管收缩。同时还会增快心率，心率通常呈剂量依赖性增加，但增加的程度弱于其他儿茶酚胺类药物。但在房颤的病人，心率可能增加到难以预料的水平，因为它可以加速房室传导。全身收缩压通常轻度增加，但也可能不变或降低。心衰患者静脉滴注多巴酚丁胺后，观察到尿量增多，这可能是它提高心输出量而增加肾血流量的结果。

在接受β受体阻滞药美托洛尔治疗的患者，多巴酚丁胺的剂量必须增加到15～20μg/(kg·min)，才能恢复它的正性肌力作用。

长时间的持续静脉滴注多巴酚丁胺(24～48h以上)会出现耐药，部分血流动力学效应消失。而突然终止其使用很困难，因为这可能会出现低血压、淤血或肾脏灌注不足。心动过速时使用多巴酚丁胺要慎重，多巴酚丁胺静脉滴注可以促发冠心病患者的胸痛。同时在左心室明显扩大，特别是合并短阵性室性心动过速的心衰患者，慎用多巴胺及多巴酚丁胺，剂量过大容易诱发持续性室速，且往往难以终止，使用时需密切监测心电。

③磷酸二酯酶抑制药：Ⅲ型磷酸二酯酶抑制药用于低灌注伴或不伴有淤血，使用最佳剂量的利尿药和扩管药无效时，用来维持血压。

米力农和依诺西蒙是两种临床上使用的Ⅲ型磷酸二酯酶抑制药。在AHF时，它们能产生明显的正性肌力、松弛性以及外周扩管效应，由此增加心输出量和搏出量，同时伴随肺动脉压、肺楔压的下降，全身和肺血管阻力下降。它在血流动力学方面，介于纯粹的扩管药(如硝普钠)和主要的正性肌力药(如多巴酚丁胺)之间。因为它们的作用部位远离β受体，所以在使用β受体阻滞药的同时仍能够保留其效应。

当病人在使用β受体阻滞药时，和(或)对多巴酚丁胺没有足够的反应时，可能优于多巴酚丁胺。

由其过度的外周扩管效应引起的低血压常在低充盈压的患者中观察到，由此产生不利影响。这可以通过开始时采用静脉滴注而不是静脉推注来解决。血小板功能不全在使用米力农(0.4%)和依诺西蒙时并不常见。

④左西孟旦(levosimendan)：适用于传统治疗(利尿药、血管紧张素转换酶抑制药和洋地黄类)疗效不佳，并且需要增加心肌收缩力的急性失代偿心力衰竭的短期治疗。

使用左西孟旦通常先给一负荷量12～24μg/kg，缓慢静脉注射，时间不少于10min，然后再继续以0.05～0.1μg/(kg·min)的速度滴注。它的血流动力学效应呈剂量依赖性，静脉滴注速度最大可以提高到0.2μg/(kg·min)。

它有两种主要的作用机制：促使收缩蛋白对Ca^{2+}的敏感，产生正性肌力作用；促使平滑肌K^+通道开放，产生外周扩血管作用。一些数据表明左西孟旦也有磷酸二酯酶抑制药的作用。左西孟旦有一强效的乙酰化代谢产物，也是Ca^{2+}浓度依赖性Ca^{2+}增敏药。它的半衰期约80h，这就可以解释为什么静脉滴注24h的左西孟旦可以产生长久的血流动力学效应。

由左心室收缩功能下降所致的急性失代偿性心衰患者，使用左西孟旦静脉滴注，能够剂量依赖性地增加心输出量、每搏量，降低肺楔压和全身及肺血管阻力，轻度升高心率，降低血压。在比较左西孟旦和多巴酚丁胺的随机对照试验中，已显示左西孟旦能改善呼吸困难和疲劳等症状，并产生很好的结果。不同于多巴酚丁胺的是，当联合使用β受体阻滞药时，左西孟旦的血流动力学效应不会减弱，甚至会更强。

在大剂量使用左西孟旦静脉滴注时，可能会出现心动过速、低血压，对收缩压低于85mmHg的患者不推荐使用。

⑤肾上腺素：肾上腺素属于儿茶酚胺类，通常用于多巴酚丁胺无效而且血压又很低时，以0.05～0.5μg/(kg·min)的速度滴注。建议通过PAC直接监测动脉血压和血流动力学效应。

⑥洋地黄：在急性心力衰竭，对心动过速如心房颤动诱发的心力衰竭，若其他药如β受体阻滞药不能有效地控制心率，是使用洋地黄的一个指征。

在急性心力衰竭，洋地黄轻度增加心输出量并降低充盈压。对于那些急性失代偿多次发作的严重心力衰竭患者，洋地黄能有效减少其复发。

急性心肌梗死后接受洋地黄治疗的患者其肌酸激酶的增加更加显著。此外，使用洋地黄类药常预示威胁生命心律失常事件的发生。因此在伴随急性心肌梗死的急性心力衰竭，不推荐给予具有正性肌力作用的洋地黄。

2. 血管扩张药的使用　病情仍不缓解者应根据收缩压和肺淤血状况选择应用血管活性药物，如正性肌力药、血管扩张药和血管收缩药等对大多数急性心衰患者，如果表现有低灌注时仍可维持正常的血压，又有少尿及淤血体征，血管扩张药常作为一线药，它可以用来开放外周循环，降低前负荷。

(1)硝酸盐：低剂量时，它仅仅扩张静脉，但随着剂量的增加，它也能引起动脉包括冠脉的扩张。在使用合适剂量时，硝酸盐能平衡循环中静脉和动脉的扩张，由此可以降低左室前负荷和后负荷，而不影响周围组织灌注。

硝酸甘油可以口服或吸入。静脉给予硝酸盐（硝酸甘油从20μg/min或硝酸异山梨酯1～10mg/h）的量应极为小心，密切监测血压，静脉滴注的剂量应防止血压下降。对于主动脉狭窄的病人，虽然在复杂情况下使用硝酸盐会有所帮助，但应特别谨慎。如果收缩压降至90～100mmHg以下，硝酸盐应减量，如果血压降得更多，则长时间停止使用。

硝酸盐的缺点主要是很快发生耐受性，特别是静脉使用过高剂量时，使它的有效期限制在16～24h。

(2)硝普钠：对于严重心衰病人和原有后负荷增加的病人（如高血压心衰或二尖瓣反流），推荐使用硝普钠(SNP)，从0.3μg/(kg·min)滴注仔细加量至1μg/(kg·min)再到5μg/(kg·min)。

硝普钠应该小心滴注，通常需要有创性动脉血压监测，密切监护。长期使用时其代谢产物硫代氰化物和氰化物会产生毒性反应，特别是在严重肝肾功能衰竭的病人应避免使用。硝普钠应该缓慢减量以避免反跳反应。在急性冠脉综合征所致的心衰病人，硝酸盐的使用要优于硝普钠，因为硝普钠可能引起“冠脉盗血综合征”。

(3)奈西立肽(nesiritide)：这是一类血管扩张药肽类，用以治疗AHF。它是人脑型利钠肽(BNP)的重组体，是一种内源性激素物质。它能够扩张静脉、动脉、冠状动脉，由此降低前负荷和后负荷，在无直接正性肌力的情况下增加心输出量。它可能引起低血压，部分病人可能对它无反应。

(4)钙拮抗药：在AHF治疗中不推荐使用钙拮抗药。地尔硫䓬、维拉帕米和二氢吡啶类应视为禁忌。

3. 病情严重　血压持续降低（≤

90mmHg)甚至心源性休克者，应监测血流动力学，并采用IABP、机械通气支持、血液净化、心室机械辅助装置以及外科手术等各种非药物治疗方法。

4．动态测定　BNP/NT-proBNP有助于指导急性心衰的治疗，治疗后其水平仍高居不下者，提示预后差，应加强治疗；治疗后其水平降低且降幅＞30％，提示治疗有效，预后好。

5．控制和消除各种诱因　及时矫正基础心血管疾病。

【手术时机】

在围术期发生急性心力衰竭是心血管疾病危象，经按急性心力衰竭治疗方案救治，脱离生命危险，病情恢复稳定后才能做必需要做的手术，以确保患者安全。

【预防】

针对该急性心衰发生的上述诱发因素，及时有效治疗其诱发因素，防止急性心衰的发生。

三、心室扑动与颤动(ventricular flutter and fibrillation)

心室扑动与心室颤动是心血管疾病危象。心室扑动频率为150～250/min，心室呈整体收缩，但收缩极快，并且是微弱无效的收缩，心室颤动频率为250～500/min的不规则颤动波，心室肌呈蠕动状态，各部分心肌发生更快而不协调的颤动，完全丧失心脏整体收缩功能。心室扑动与心室颤动是严重的异位心律，心室丧失有效的整体收缩能力，被各部心肌快而不协调的颤动所代替，心室扑动持续的时间很短，很快转为心室颤动，完全丧失心脏整体收缩功能。心室扑动常为心室颤动的前奏，也常是临终前的一种致命性心律失常。心室扑动及心室颤动时的血流动力学特点为心脏排血功能丧失，等于心脏停搏。患者表现为心音、脉搏消失，阿-斯综合征或猝死。在心脏性猝死中，75％～90％为心室扑动和颤动。极少的心室扑动和颤动可自行终止。心室扑动和心室颤动持续时间≥4min后，造成神经系统和重要脏器的改变是不可逆的损害。即使复律成功，但死亡率仍很高。

【风险评估】

在围术期发生心室扑动与心室颤动是心血管疾病危象，此时患者正处于心室停搏高危状态。心室扑动和心室颤动是最严重的心律失常，心脏已失去排血功能，患者出现抽搐、晕厥、阿-斯综合征、心脏性猝死。因此，心室扑动与颤动一经被发现，应立即按心室扑动与颤动的抢救方案，抢救病人的生命，使患者转危为安。并应严防再次发生心室扑动与颤动。

【病因】

各种器质性心脏病及其他疾病引起的心肌缺氧、缺血、电解质紊乱、药物中毒及理化因素等均可导致心室扑动和心室颤动。常是这些患者临终前的一种心律失常。但也可见于心脏病并不很严重、或原来并无明显心脏病，甚至心脏无器质性病变依据者，突然发生心室扑动或心室颤动导致心脏停搏者。常见病因如下。

1．冠心病：冠心病患者有心肌梗死史是心室扑动和心室颤动最常见的病因。尤其是急性心肌梗死或急性冠状动脉缺血。

2．其他心脏病

(1)心肌病：心肌病伴完全房室传导阻滞者。包括扩张型心肌病、肥厚型心肌病等，它们的室性心动过速发生率很高。

(2)瓣膜病：如主动脉瓣狭窄和关闭不全合并心绞痛或心功能不全者。

(3)心肌炎、急性肺栓塞、某些二尖瓣脱垂综合征、主动脉瘤破裂、心脏压塞、心脏破裂。

(4)各种严重心脏病或其他疾病患者临终前的表现。

3．药物毒性作用：如奎尼丁、洋地黄、氯

喹、锑剂等药物中毒。

4. 严重电解质紊乱：如严重低钾或高钾。严重酸中毒。

5. 在深低温体外循环：诱导心脏停搏时常可出现心室颤动。气管插管、行右心导管或左心导管、二尖瓣球囊扩张导管失灵等也可出现。

6. 触电、雷击或溺水者较常引起心室颤动。

7. 心肌缺血、缺氧、心肌肥大、交感神经兴奋、代谢性酸中毒、心动过缓、脑血管意外等可促使心室颤动的发生。

8. 其他：心律失常转化为心室颤动，如各种室性心动过速进一步恶化。

(1)完全性或高度房室传导阻滞。

(2)长 Q-T 间期综合征伴尖端扭转性室性心动过速：Brugada 综合征。

(3)Q-T 间期正常型多形性室性心动过速和极短联律间期型多形性室性心动过速。

(4)也见于病理性阵发性持续性室性心动过速。

(5)预激综合征合并房颤时：若旁路不应期＜270ms，则快速的心房激动可经旁路 1∶1 下传，导致心室颤动发生。

(6)致心律失常性右心室发育不良性室性心动过速等。

【诊断依据】

在围术期心室扑动与颤动确诊相关依据如下。

在围术期如发生心室扑动与颤动是心血管疾病危急值。根据患者的临床表现和心电图，可明确诊断。心室扑动和颤动是快速导致患者死亡的心律失常，而且极少能自行中止，因此应尽快做出诊断，使患者能得到及时的救治。主要依靠心电图诊断。确诊相关依据如下。

1. 临床表现　心室扑动及心室颤动可为持久性或阵发性的。在短时间内反复发作，持续几秒钟至 1～2min 或更长。患者突然抽搐，常为全身抽搐，持续时间长短不一，可达数分钟，多发生在心室颤动后 10s 内。意识丧失、昏迷常发生在心室颤动 30s 后。随几次缓慢的叹息状呼吸后，呼吸逐渐变浅而停止，此常发生在心室颤动后 20～30s。面色由苍白变暗紫，心音、脉搏、血压均消失。瞳孔散大多在心室颤动 30～60s 出现，即阿-斯综合征，如不及时抢救，随之呼吸、心跳停止。

2. 心电图检查

(1)心室扑动的心电图特征：快速而规则的室性异位心律，但不能辨认 QRS 波及 ST 段和 T 波。频率为 150～250/min。P 波消失。

(2)心室颤动心电图特征：QRS 波群与 T 波完全消失，代之以形态大小不等、频率不规则的颤动波，频率 250～500/min。

(3)濒死性心律失常又称临终前心电图，通常有以下几种表现：心室扑动(室扑)、心室颤动(室颤)、电-机械分离、心脏停搏。其中最常见(90%以上)是室颤。以上 4 种形式可以互相转换。但总的结果是心脏无有效的泵血功能，导致无血压、无心音、无脉搏、无意识的“四无现象”。此现象如突然发生，即通常所说的“猝死”(suddendeath，SD)。

3. 血液电解质紊乱　如血钾、钠、氯等异常。

【急救措施】

在围术期如上检测发现心室扑动与颤动，是心血管疾病危急值。应立即采取如下救治措施，迅速控制心室扑动与颤动，是转危为安挽救患者生命的关键。心室扑动和心室颤动一旦发生即有效循环停止，应立即进行心肺脑复苏术。其抢救基本步骤如下。

1. 心肺复苏术

(1)胸外按压(circulation，C)：一旦出现心室扑动与颤动需立即进行心肺复苏(cardiopulmonary resuscitation，CPR)。首先确保患者仰卧于平地上或用胸外按压板垫于其肩背下，急救者可采用跪式或踏脚凳等不同体位，将一只手的掌根放在患者胸部的中央，胸骨下半部上，将另一只手的掌根置于第一只手上。手指不接触胸壁。按压时双肘须伸直，垂直向下用力按压，成人按压频率为至少100/min，下压深度至少为 5cm，每次按压之后应让胸廓完全回复。按压时间与放松时间各占 50%左右，放松时掌根部不能离开胸壁，以免按压点移位。对于儿童患者，用单手或双手于乳头连线水平按压胸骨，对于婴儿，用两手指于紧贴乳头连线下水平按压胸骨。为了尽量减少因通气而中断胸外按压，对于未建立人工气道的成人，2010 年国际心肺复苏指南推荐的按压-通气比率为 30∶2。对于婴儿和儿童，双人 CPR 时可采用 15∶2的比率。如双人或多人施救，应每 2 分钟或 5 个周期 CPR(每个周期包括 30 次按压和 2 次人工呼吸)更换按压者，并在 5s 内完成转换，因为研究表明，在按压开始 1～2min 后，操作者按压的质量开始下降。

(2)开放气道(airway，A)：在 2010 年美国心脏协会 CPR 及 ECC 指南中有一个重要改变是在通气前就要开始胸外按压。胸外按压能产生血流，在整个复苏过程中，都应该尽量减少延迟和中断胸外按压。而调整头部位置，实现密封以进行口对口呼吸，拿取球囊面罩进行人工呼吸等都要花费时间。采用 30∶2的按压通气比开始 CPR 能使首次按压延迟的时间缩短。有两种方法可以开放气道提供人工呼吸：仰头抬颏法和推举下颌法。后者仅在怀疑头部或颈部损伤时使用，因为此法可以减少颈部和脊椎的移动。遵循以下步骤实施仰头抬颏：将一只手置于患者的前额，然后用手掌推动，使其头部后仰；将另一只手的手指置于颏骨附近的下颌下方；提起下颌，使颏骨上抬。注意在开放气道的同时应该用手指挖出病人口中异物或呕吐物，有假牙者应取出假牙。

(3)人工呼吸(breathing，B)：给予人工呼吸前，正常吸气即可，无须深吸气；所有人工呼吸(无论是口对口、口对面罩、球囊-面罩或球囊对高级气道)均应该持续吹气 1s 以上，保证有足够量的气体进入并使胸廓起伏；如第一次人工呼吸未能使胸廓起伏，可再次用仰头抬颏法开放气道，给予第二次通气；过度通气(多次吹气或吹入气量过大)可能有害，应避免。

(4)电除颤：室颤是成人心脏骤停的最初发生的较为常见而且是较容易治疗的心律。对于 VF 患者，如果能在意识丧失的 3～5min 立即实施 CPR 及除颤，存活率是最高的。对于院外心脏骤停患者或在监护心律的住院患者，迅速除颤是治疗短时间 VF 的好方法。电击除颤是终止心室颤动的最有效方法，应早期除颤。有研究表明，除颤每延迟 1min，抢救成功的可能性就下降 7%～10%。除颤波形包括单相波和双相波两类，不同的波形对能量的需求有所不同。成人发生室颤和无脉性室速，应给予单相波除颤器能量 360J 一次除颤，双相波除颤器 120～200J。如对除颤器不熟悉，推荐用 200J 作为除颤能量。儿童第 1 次 2J/kg，以后按 4J/kg 计算。电除颤后，一般需要 20～30s 才能恢复正常窦性节律，因此电击后仍应立刻继续进行 CPR，直至能触及颈动脉搏动为止。持续 CPR、纠正缺氧和酸中毒、静脉注射肾上腺素(可连续使用)可提高除颤成功率。电击除颤的操作步骤：

①电极板涂以导电糊或垫上盐水纱布。

②接通电源，确定非同步相放电，室颤不需麻醉。

③选择能量水平及充电。

④按要求正确放置电极板，一块放在胸骨右缘第 2～3 肋间(心底部)，另一块放在左腋前线第 5～6 肋间(心尖部)。

⑤经再次核对监测心律，明确所有人员均未接触病人(或病床)后，按压放电电钮。

⑥电击后即进行心电监测与记录。

(5)复苏用药：复苏用药的目的在于增加脑、心等重要器官的血液灌注，纠正酸中毒和提高室颤阈值或心肌张力，以有利于除颤。复苏用药途径以静脉给药为首选，其次是气管滴入法。气管滴入的常用药物有肾上腺素、利多卡因、阿托品、纳洛酮及安定等。一般以常规剂量溶于 5～10ml 注射用水滴入，但药物可被气管内分泌物稀释或因吸收不良而需加大剂量，通常为静脉给药量的 2～4 倍。心内注射给药目前不主张应用，因操作不当可造成心肌或冠状动脉撕裂、心包积血、血胸或气胸等，如将肾上腺素等药物注入心肌内，可导致顽固性室颤，且用药时要中断心脏按压和人工呼吸，故不宜作为常规途径。复苏常用药物如下：

①肾上腺素：肾上腺素通过 α 受体兴奋作用使外周血管收缩(冠状动脉和脑血管除外)，有利于提高主动脉舒张压，增加冠脉灌注和心、脑血流量；其 β-肾上腺素能效应尚存争议，因为它可能增加心肌做功和减少心内膜下心肌的灌注。对心搏骤停无论何种类型，肾上腺素常用剂量为每次 1mg 静脉注射，必要时每隔 3～5min 重复 1 次。近年来有人主张应用大剂量，认为大剂量对自主循环恢复有利，但新近研究表明大剂量肾上腺素对心搏骤停出院存活率并无改善，且可出现如心肌抑制损害等复苏后并发症。故复苏时肾上腺素理想用药量尚需进一步研究证实。如果 IV/IO 通道延误或无法建立，肾上腺素可气管内给药，每次 2～2.5mg。2010 国际心肺复苏指南推荐也可用一个剂量的血管加压素 40U，IV/IO 替代第一或第二次剂量的肾上腺素。

②抗心律失常药物：严重心律失常是导致心脏骤停甚至猝死的主要原因之一，药物治疗是控制心律失常的重要手段。

③阿托品：对高度阻滞应迅速准备经皮起搏，在等待起搏时给予阿托品 0.5mg，静脉给予。阿托品的剂量可重复直至总量达 3mg。在等待起搏器或起搏无效时，也可以考虑输注肾上腺素(2～10μg/min)或多巴胺[2～10μg/(kg · min)]。应注意的是，如心搏已恢复，心率又较快，就不宜用阿托品，特别是急性心肌梗死的病人。因加速心率，可以加重心肌缺血，扩大梗死面积。

④溴苄铵：由于它有明显的提高室颤阈值作用，因此在非同步除颤前，先静脉注射溴苄铵，临床证明具有较高的转复率，并可以防止室颤复发。因此最近美国心脏病学会已把它列为治疗室颤的首选药。但也有临床专家主张首选利多卡因。剂量：溴苄铵，5～10mg/kg，静脉注射，不必稀释。注入后，即进行电击除颤。如未成功，可重复。每 15～30 分钟给 10mg/kg，总量不超过 30mg/kg。注意事项：溴苄铵最初从肾上腺能神经末梢释放去甲肾上腺素，但 20～30min 后，可发生阻断肾上腺能的作用。此外，它不能用于治疗室性早搏，它本身偶可致室性早搏。

⑤利多卡因：这是用于处理急性心肌梗死并发多发性室性早搏时的首选药，也是用于处理室性颤动的第一线药物。据美国急诊医师协会所编《急诊医学》(1985 版)中，提到应把溴苄铵作为电击除颤前的首选药，但也谈到仍有不少专家仍主张以利多卡因为首选药。我们认为在心脏骤停后，发生室颤，利用溴苄铵在体内产生的最初作用，显著地提高心肌室颤阈值，可获较高的电击除颤成功率。如无溴苄铵，利多卡因也可用来提高除颤成功率。但是没有做过临床实例统计比较。

剂量：利多卡因 1～2mg/kg，静脉注射，速度不宜超过 50mg/min。也可由气管给药。紧接着可以静脉滴注维持，防止室颤复发，滴速为 2～4mg/min。如室性早搏持续，可以每 10min 加注 0.5mg/kg 的利多卡因。

⑥胺碘酮：可在室颤和无脉性室速对 CPR、除颤、血管升压药无反应时应用。首次剂量 300mg 静脉/骨内注射，可追加一剂

150mg。

⑦其他：镁剂静推可有效终止尖端扭转型室速，1～2g 硫酸镁，用 5%GS 10ml 稀释 5～20min 静脉推入。对于急性心肌梗死、心力衰竭、休克、心室肥大而发生的心室扑动或心室颤动的患者宜首选胺碘酮和早期补钾、补镁，使血钾维持在 4.5mmol/L，血镁维持在 1.2mmol/L 左右，以提高复律成功率。复苏药常与直流电复律交替使用，如电击(360J)→药物→电击→药物。

2. 尽早气管插管　应用呼吸机维持呼吸，提供充分氧气，进行心电监护。

3. 静脉通路　尽早开通静脉通路，维持体液循环。

4. 自主心律恢复　经上述治疗恢复自主心律者，可持续静脉滴注利多卡因或普鲁卡因胺维持。此外，托西溴苄铵、索他洛尔、胺碘酮静脉滴注，也有预防室颤良好疗效。洋地黄中毒者可给苯妥英钠。

5. 纠正酸碱平衡失调和电解质紊乱　在抢救治疗的同时，还应注意纠正酸碱平衡失调和电解质紊乱。因为室扑、室颤持续时间稍长，体内即出现酸中毒，不利于除颤。此时可给 11.2%乳酸钠或 4%～5%碳酸氢钠静脉滴注。

6. 临时起搏器　若条件允许亦可插入临时起搏导管进行右室起搏。

【预后】

心室扑动和颤动是严重的心律失常，在心性猝死中，75%～90%为心室扑动和颤动。极少的心室扑动和颤动可自行终止。心室扑动和心室颤动持续时间＞4min 后，造成神经系统和重要脏器的改变是不可逆的损害。即使复律成功，但死亡率仍很高。

【手术时机】

在围术期如发生心室扑动与颤动，应立即按心室扑动与颤动救治方案进行抢救。如抢救成功，需待患者恢复正常心率，病情恢复稳定后才能进行手术。

【预防】

1. 一期预防　即在有危险因素的患者中预防心室扑动和颤动的发生，术前要对心脏病危险性进行评定。如冠心病患者有心肌梗死史是心室扑动和心室颤动最常见的病因。心室肌的易损性取决于：①残留的心肌缺血。②左室功能受损。③心电不稳定等 3 个因素。每个因素间的关系是相互依存相互影响的。对高危患者必须接受进一步的治疗，如 β 受体阻滞药、阿司匹林和介入性治疗。必须强调，给家属说明，进一步治疗的不能完全预防心室扑动和颤动，但能降低总体心脏性死亡率。

2. 二期预防　有 20%～25%的心室扑动和颤动的患者能存活，对存活者的临床处理是一项复杂的过程，包括多方面的临床评定和处理。即在心室扑动和颤动的幸存者中预防再发生心室扑动和颤动。

(1)首先确定心脏病变的性质和程度。

(2)评定左室功能。

(3)在不同药物治疗的情况下，用动脉心电图和运动试验来确定自发性室性心律失常的类型，发生频度和可重复性。

(4)在药物治疗下，用电生理检查测定室性心律失常的诱发性。

四、室性心动过速
(ventricular tachycardia)

室性心动过速(VT)是指发生在希氏束分叉以下的束支、心肌传导纤维、心室肌的快速性心律失常，Wellens 将其定义为：频率超过 100/min，连续 3 个或 3 个以上的自发性室性电除极活动。室性心动过速可以起源于左心室及右心室，持续性发作时的频率常超过 100/min，并可发生血流动力学状态的恶化，可能蜕变为室扑、室颤，导致心源性猝死，是心血管疾病危急值，需要积极治疗。鉴别诊断有以下几点。

1. 与室上性心动过速伴 QRS 波群增宽

(原来存在的束支传导阻滞)相鉴别

(1)室上速伴左束支或右束支阻滞时,宽大的 QRS 波形应呈现典型的束支阻滞图形。如室上束伴左束阻滞时,电轴应左偏,V_1、V_2 导联为 rS 型,r 波间期应<30ms,V_5、V_6 导联不应出现 q 波等。以往的心电图或恢复窦性心律的心电图对室上速伴原有束支阻滞的诊断有重要意义。

(2)室上速伴持续差异性传导与室性心动过速鉴别较困难,差异性传导的发生可以是室内束支的功能性改变,也可能为病理性变化。右束支阻滞型以功能性居多,右束支分支阻滞或左束支阻滞型则常见于心脏器质性病变者。

2. 与逆向型房室折返性心动过速鉴别

逆向型房室折返性心动过速,即经房室旁道前传的房室折返性心动过速。心房激动经房室旁道下传心室,心室激动再从房室结逆传心房,心室系由旁路下传的激动兴奋,故 QRS 波宽大、畸形。其频率在 220/min 以上,而室性心动过速的频率多在 100～220/min,超过 220/min 者比较少见。

3. 与预激综合征(预激)合并房颤的鉴别

(1)预激综合征发生房颤时,出现宽大畸形的 QRS 波心动过速,但也有窄 QRS 波群出现或心室融合波,使心电图前、后部 QRS 波形态发生变化。

(2)房颤合并预激时,由于基础心律为房颤 P 波消失,R-R 间距绝对不等,恢复窦性心律后,心电图可见预激波。

(3)房颤合并 W-P-W 综合征,房颤常由室房折返引起,消融旁路治疗后,多数病人不再发生房颤。

【风险评估】

在围术期发生室性心动过速是心血管疾病危象,此时患者正处于高危状态。室性心动过速大多发生在心脏病病人中,有严重充血性心力衰竭或休克征象者,可能蜕变为室扑动、室颤,导致心脏性猝死。因此,室性心动过速一经确诊者,应立即按室性心动过速救治方案救治,使患者转危为安,并应严防再次发生室性心动过速。

【病因】

发现室性心动过速的病因,分器质性心脏病室性心动过速及无器质性心脏病室性心动过速。

1. 器质性心脏病室性心动过速

(1)冠心病:各种类型的冠心病如急性心肌梗死、陈旧性心肌梗死、心绞痛或无痛性心肌缺血等均可发生室性心动过速。急性心肌缺血可造成缺血区心肌激动延迟所诱发的折返活动。陈旧性心肌梗死则常为梗死边缘瘢痕区心肌构成的折返。心肌梗死患者发生室性心动过速的病理基础,主要为显著的室壁运动异常、左心室室壁瘤形成和显著的左心室功能减退。

(2)原发性心肌病:扩张型心肌病、肥厚型心肌病和限制性心肌病均可发生室性心动过速。原发性心肌病患者的心肌内心肌细胞坏死、纤维化、病变。心肌失去正常结构及形态,使传导发生障碍形成折返,引起室性心动过速发作。多形性室速多由自律性增高或触发活动所致,被认为是引起心脏性猝死的机制。

(3)二尖瓣脱垂:室速起源于乳肌及瓣环,常由折返引起,多为单形性室速。多形性室速多由自律性增高或触发活动所致,被认为是引起心脏性猝死的机制。

(4)心肌炎:心肌炎常常是室性心动过速的常见原因。

(5)其他:高血压性心脏病、心脏瓣膜病、先天性心脏病、缺氧血症、预激综合征、心力衰竭、慢性阻塞性肺疾病等也可以引起不同程度的室性心动过速。

2. 无器质性心脏病室性心动过速

(1)电解质紊乱和酸碱平衡失调:如低钾血症、高钾血症、低镁血症及酸中毒等常引起室性心动过速,若合并有器质性心脏病则更易发生室速。

(2)药物和毒物作用:洋地黄类药物、抗心律药物奎尼丁、拟交感胺药物、青霉素过敏等。

(3)特发性室速:是指无明显器质性心脏病患者的室性心动过速。以青壮年居多,病人可能存在心脏病。

【诊断依据】

在围术期如发生室性心动过速确诊相关依据如下。

1. 临床表现　室性心动过速的症状表现为以下几点。

(1)轻者可无自觉症状或仅有心悸、胸闷、乏力、头晕、出汗。

(2)重者发绀、气急、晕厥、低血压、休克、急性心衰、心绞痛,甚至衍变为心室颤动而猝死。

(3)快而略不规则的心律,心率多在100～220/min,心尖区第一心音强度不等,可有第一心音分裂,颈静脉搏动与心搏可不一致,偶可见"大炮波"。

(4)基础心脏病的体征。

2. 检查

(1)无器质性心脏病患者应查血钾、血镁、pH等。

(2)心电图显示典型室性心动过速的特征。

①心室率常在100～250/min,QRS波宽大畸形,时限增宽。

②T波方向与QRS波主波相反,P波与QRS波之间无固定关系。

③Q-T间期多正常,可伴有Q-T间期延长,多见于多形室速。

④心房率较心室率缓慢,有时可见到室性融合波或心室夺获。

【急救措施】

在围术期如上检测发现室性心动过速,是心血管疾病危急值,应立即采取如下救治措施,迅速而有效地控制室性心动过速,纠正心率,是使室性心动过速转危为安挽救患者生命的关键。

室性心动过速应立即终止室性心动过速,积极治疗原发病,消除诱因,防治心脏病猝死,救治措施如下。

1. 药物治疗　对于无结构性心脏病患者,可考虑非二氢吡啶类钙通道阻滞药或β受体阻滞药。对于给予足量β受体阻滞药或非二氢吡啶类钙通道阻滞药仍有症状的患者,可考虑给予一种抗心律失常药物以改善心律失常发作症状(胺碘酮、氟卡尼、美西律、普罗帕酮、索他洛尔)。注意:伴左室功能下降、心肌缺血和有心肌瘢痕的患者,不推荐氟卡尼和普罗帕酮;慢性肾脏疾病患者慎用索他洛尔,基线时QT间期延长,或治疗开始时QT间期过度延长(＞0.50s)的患者禁用索他洛尔;在心衰患者,胺碘酮的致心律失常风险较其他抗心律失常药物低,胺碘酮优于其他膜活性抗心律失常药物,但在植入ICD的患者除外。

(1)利多卡因:适用于早搏型或双向波型室性心动过速。用法:以50mg加于25%葡萄糖注射液20ml中缓慢静注,必要时,隔15min后再静注50mg,同时可以400～800ml加于5%葡萄糖注射液500ml中,按1～3mg/min速度静脉滴注。剂量过大时,可引起眩晕、面红,腓肠肌、面肌等小肌群抽搐,严重者甚至可致谵妄、语言不清、昏迷。房室传导阻滞者禁用。

(2)苯妥英钠:适用于洋地黄中毒引起的双相波型室性心动过速。以250mg加于注射用水20ml内缓慢静脉注射。应注意呼吸及血压的变化。因其可致呼吸抑制和低血压等不良反应。

(3)普罗帕酮(心律平):适用于早搏型室性心动过速。以70mg加于25%葡萄糖注射液20ml内静脉推注,以后再以140mg加于5%葡萄糖注射液500ml中静脉滴注。用量过大时可致低血压、心动过缓或房室传导阻滞等不良反应。有心肌缺血、心功能不全和室内传导障碍者相对禁忌或慎用。

(4)胺碘酮(可达龙):适用于早搏型或扭转型室性心动过速。以150mg加于25%葡萄糖注射液20ml内缓慢静脉注射,再以450mg加于5%葡萄糖注射液500ml中静脉滴注。注意心率及心电图Q-T间期的变化,静脉推注速度过快,可致低血压或房室传导阻滞等不良反应。

(5)硫酸镁:适用于缺血性心脏病引起的扭转型室性心动过速。一般以25%硫酸镁注射液8ml加于25%葡萄糖注射液20ml内静脉推注。或以2g加于5%葡萄糖注射液500ml内静脉滴注。注意血压变化。

(6)如心电图示室速由R-on-ST段性室早引起可先用异搏定5～10mg静脉注射。

(7)由洋地黄中毒引起的室速可选用苯妥英钠和钾盐治疗。

2. 室性心动过速的非药物治疗

(1)直流电复律:原理是使折返环内所有的细胞均被去极化后,产生了心电的同一性,折返环也就不复存在。在室性心动过速发作时,给予直流电复律,多数情况下可使室性心动过速立即终止。在室性心动过速伴有急性血流动力学障碍如低血压、休克、急性心力衰竭或严重心绞痛发作时应该作为首选措施。

(2)射频消融术:经导管射频消融可成功治疗室性心动过速,是目前比较理想的治疗手段,成功率85%～90%。消融治疗对无器质性心脏病的室性心动过速,如特发性左心室或右心室室性心动过速有非常好的效果,成功率在90%～95%以上。射频消融术对于并发心脏结构性病变,如扩张型心肌病,心动过速的起源点常是较弥漫性的病变,射频消融比较困难,对于心肌梗死后的室性心动过速,射频消融治疗有一定效果。

(3)置入埋藏式心脏复律除颤器(implantable cardioverter defibrillator,ICD):排除近期急性心肌梗死、电解质紊乱或药物等可逆性或一过性因素所致的持续性室速是ICD的明确适应证。CASH和AVID试验结果表明,ICD可显著降低这类患者总死亡率和心律失常猝死率,效果明显优于包括胺碘酮在内的抗心律失常药。ICD是埋藏在体内可以自动识别室性心动过速和室颤,而用电除颤等方法终止室性心动过速及室颤的装置,对持续性室性心动过速,特别是有猝死高危险的室性心律失常者能立即有效地终止室性心动过速的发作,而且是迄今为止降低心脏性猝死的最有效手段。可改善病人的预后,尤其对于器质性心脏病合并明显心功能不全的病人,ICD治疗的病人获益更大。

(4)外科手术:对于一些顽固性室性心动过速可行外科手术治疗,如室壁瘤切除术,部分切除扩大的左心室等。

【手术时机】

在围术期如发现室性心动过速,禁忌做手术,手术应按室性心动过速救治方案救治,纠正心率,病情稳定后才能进行,以确保患者安全。

【预防】

室性心动过速是十分严重的心律失常,必须进行预防。应努力寻找及治疗诱发与维持室性心动过速的各种可逆性病变,例如缺血、低血压与低血钾等。治疗心肌缺血,纠正水、电解质平衡紊乱,治疗低血压、低血钾,治疗充血性心力衰竭等有助于减少室速发作的次数。

五、心搏骤停(heartstopper)

心搏骤停是指心脏射血功能的突然终止,大动脉搏动与心音消失,重要器官(如脑)严重缺血、缺氧,导致生命终止。这种出乎意料的突然死亡,医学上又称猝死。若呼唤病人无回应,压迫眶上、眶下无反应,即可确定病人已处于昏迷状态。再注意观察病人胸腹部有无起伏呼吸运动。如触颈动脉和股动脉无搏动，心前区听不到心跳，可判定病人已有心搏骤停。

【风险评估】

在围术期发生心搏骤停是心脏射血功能的突然终止，重要器官（如脑）严重缺血、缺氧，导致生命终止突然死亡，生存率很低，仅在 5%～60%。因此，在围术期发生心脏骤停，应立即按心脏骤停的抢救方案进行抢救，力争挽救患者生命，使患者恢复正常心跳，转危为安，并应严防再次发生心搏骤停。

【病因】

绝大多数心搏骤停发生在有器质性心脏病的患者，多发生在术中或术后。

1. 冠心病　由冠心病及其并发症引起心脏性猝死中约占 80%，而这些冠心病患者中约 75%有心肌梗死病史，心肌梗死后左室射血分数降低是心脏性猝死的主要预测因素。

2. 心肌病　各种心肌病引起的心脏性猝死占 5%～15%，是冠心病易患年龄前（<35 岁）心脏性猝死的主要原因，如肥厚型梗阻性心肌病、致心律失常型右室心肌病等。

3. 冠状动脉粥样硬化　病理研究显示急性冠脉内血栓形成发生心脏性猝死者为 15%～64%，但有急性心肌梗死表现者仅为 20%左右。陈旧性心肌梗死亦是常见的病理表现，心脏性猝死患者也可见左心室肥厚，左心室肥厚可与急性或慢性心肌缺血同时存在。

4. 心律失常　心脏性猝死主要为致命性快速心律失常所致，它们的发生是冠状动脉血管事件、心肌损伤、心肌代谢异常和（或）自主神经张力改变等因素相互作用引起的一系列病理生理异常的结果。心律失常和心频发性与复杂性室性期前收缩的存在，亦可预示心肌梗死存活者发生猝死的危险。严重缓慢性心律失常和心室停顿是心脏性猝死的另一重要原因。其电生理机制是当窦房结和（或）房室结功能异常时，次级自律细胞不能承担起心脏的起搏功能，常见于病变弥漫累及心内膜下浦肯野纤维的严重心脏疾病。但这些因素相互作用产生致死性心律失常的最终机制尚无定论。

5. 非心律失常者　非心律失常性心脏性猝死所占比例较少，常由心脏破裂、心脏流入和流出道的急性阻塞、急性心脏压塞等导致。

6. 无脉性电活动　过去称电-机械分离（electromechanical dissociation，EMD）是引起心脏性猝死的相对少见的原因，其定义为心脏有持续的电活动，但没有有效的机械收缩功能，常规方法不能测出血压和脉搏。可见于急性心肌梗死时心室破裂、大面积肺梗死时。

7. 离子通道病　此外还有离子通道病，如长 QT 综合征、Brugada 综合征等。

8. 迷走神经过度兴奋　例如机械性刺激气管、肺门、心脏、肠系膜等内脏器官时反射性引起迷走神经兴奋，从而抑制了窦房结及其他室上的起搏点，以致引起心搏骤停。如胸部或腹部手术时可见。

9. 严重缺氧　例如大出血、麻醉意外等。此时除缺氧引起迷走神经过度兴奋外，心肌处于无氧状态，局部发生酸中毒及钾离子释放，结果导致心自律性传导性受抑制，最后发生停搏。

10. CO_2 潴留和酸中毒　例如窒息时 CO_2 和酸性产物的潴留可兴奋迷走神经，此外它们也可抑制心肌特殊组织的传导性，导致异位节律。并抑制心肌的氧化磷酸化过程，从而直接减弱心肌收缩力，最终导致心跳停止。

11. 电解质紊乱　心肌细胞功能与细胞膜内外离子浓度变化密切相关，例如不论高血钾还是低血钾，严重时均可导致心跳停止或心室纤颤。

12. 其他　例如电击时，电流通过心脏引起心室颤动或心肌变性坏死、断裂，从而心搏骤停。又如心跳中枢衰竭时也可致心搏骤停。

【诊断依据】

心搏骤停的临床经过可分为 4 个时期，即前驱期、终末事件期、心搏骤停与生物学死亡。不同患者各期表现有明显差异。

1. *前驱期* 在猝死前数天至数月，有些患者可出现胸痛、气促、疲乏、心悸等非特异性症状。但亦可无前驱表现，瞬即发生心搏骤停。

2. *终末事件期* 由于猝死原因不同，终末事件期的临床表现也各异。典型的表现包括：严重胸痛，急性呼吸困难，突发心悸或眩晕等。若心搏骤停瞬间发生，事先无预兆，则绝大部分是心源性。在猝死前数小时或数分钟内常有心电活动的改变，其中以心率加快及室性异位搏动增加最为常见。因室颤猝死的患者，常先有室性心动过速。另有少部分患者以循环衰竭发病。

3. *心搏骤停* 心搏骤停的临床表现：

(1)心音消失、脉搏摸不到、血压测不出。

(2)心搏骤停后脑血流量急剧减少，可导致意识突然丧失，伴有局部或全身性抽搐。心搏骤停刚发生时脑中尚存少量含氧的血液，可短暂刺激呼吸中枢，出现呼吸断续，呈叹息样或短促痉挛性呼吸，随后呼吸停止。皮肤苍白或发绀，心脏停搏患者瞳孔散大多在心脏停搏后 30～60s 出现，1～2min 后瞳孔固定，随之各种深浅反射消失。由于尿道括约肌和肛门括约肌松弛，可出现二便失禁。

4. *生物学死亡* 从心搏骤停至发生生物学死亡时间的长短取决于原发病的性质，以及心搏骤停至复苏开始的时间。心搏骤停发生后，大部分患者将在 4～6min 发生不可逆脑损害，随后经数分钟过渡到生物学死亡。心脏骤停发生后立即实施心肺复苏和尽早除颤，是避免发生生物学死亡的关键。心脏复苏成功后死亡的最常见的原因是中枢神经系统的损伤，其他常见原因有继发感染、低心排血量及心律失常复发等。

【鉴别诊断】

心室静止与心脏停搏(全心停搏)需鉴别，有下列不同。

1. 心室静止发生在高度或三度房室传导阻滞的基础上，而心搏骤停是发生在各种致命性心律失常、各种器质性心脏病及各种疾病的临终期、原发性或继发性心搏骤停、心室静止等。

2. 心室静止在心电图上有房性 P 波(P 波、P′波、F 波或 f 波)而无房室交界区和室性 QRS 波，心脏停搏心电图上为持续 2.7s 以上的等电线(一条直线)。

3. 心室静止有心房收缩而无心室收缩，心脏停搏则心房、心室均无收缩。但心室静止与心脏停搏两者的共同点是心室均无电活动(无任何 QRS 波)，也无心室机械性的收缩，均导致血液循环的终止，因此将两者相提并论。它们是停搏中最严重的两种，两者统称为心脏停搏。

【急救措施】

围术期突发心搏骤停，生存率低，应立即采取救治措施，迅速进行心肺复苏，希望能使心搏骤停恢复，转危为安，挽救患者生命。心搏骤停抢救成功的关键是尽早进行心肺复苏和尽早进行复律治疗。心肺复苏又分初级心肺复苏和高级心肺复苏。救治措施如下。

1. *初级心肺复苏* 即基础生命活动的支持(basic life support，BLS)，一旦确立心搏骤停的诊断，立即置患者在地面或硬板床上，取仰卧位。其主要措施包括人工胸外按压、开通气道和人工呼吸，简称为 CAB(circulation，airway，breathing)三步曲，在患者的一侧进行心肺复苏。

(1)胸外按压(circulation，C)：一旦出现心搏骤停需立即进行心肺复苏。首先确保患者仰卧于平地上或用胸外按压板垫于其肩背下，急救者可采用跪式或踏脚凳等不同体位，将一只手的掌根放在患者胸部的中央，胸骨下半部上，将另一只手的掌根置于第一只手上。手指不接触胸壁。按压时双肘须伸直，垂直向下用力按压，成人按压频率为至少100/min，下压深度至少为5cm，每次按压之后应让胸廓完全回复。按压时间与放松时间各占50%左右，放松时掌根部不能离开胸壁，以免按压点移位。对于儿童患者，用单手或双手于乳头连线水平按压胸骨，对于婴儿，用两手指于紧贴乳头连线下水平按压胸骨。为了尽量减少因通气而中断胸外按压，对于未建立人工气道的成人，2010年国际心肺复苏指南推荐的按压-通气比率为30∶2。对于婴儿和儿童，双人CPR时可采用15∶2的比率。如双人或多人施救，应每2分钟或5个周期CPR（每个周期包括30次按压和2次人工呼吸）更换按压者，并在5s内完成转换，因为研究表明，在按压开始1～2min后，操作者按压的质量开始下降。

(2)开放气道（airway，A）：在2010年美国心脏协会CPR及ECC指南中有一个重要改变是在通气前就要开始胸外按压。胸外按压能产生血流，在整个复苏过程中，都应该尽量减少延迟和中断胸外按压。而调整头部位置，实现密封以进行口对口呼吸，拿取球囊面罩进行人工呼吸等都要花费时间。采用30∶2的按压通气比开始CPR能使首次按压延迟的时间缩短。有两种方法可以开放气道提供人工呼吸：仰头抬颏法和推举下颌法。后者仅在怀疑头部或颈部损伤时使用，因为此法可以减少颈部和脊椎的移动。遵循以下步骤实施仰头抬颏：将一只手置于患者的前额，然后用手掌推动，使其头部后仰；将另一只手的手指置于颏骨附近的下颌下方；提起下颌，使颏骨上抬。注意在开放气道同时应该用手指挖出病人口中异物或呕吐物，有假牙者应取出假牙。

(3)人工呼吸（breathing，B）：给予人工呼吸前，正常吸气即可，无须深吸气；所有人工呼吸（无论是口对口、口对面罩、球囊-面罩或球囊对高级气道）均应该持续吹气1s以上，保证有足够量的气体进入并使胸廓起伏；如第一次人工呼吸未能使胸廓起伏，可再次用仰头抬颏法开放气道，给予第二次通气；过度通气（多次吹气或吹入气量过大）可能有害，应避免。

2. 高级心肺复苏　即高级生命支持（advanced life slapport，ALS），在上述初级心肺复苏生命支持的基础上，应用辅助设备、特殊技术等建立更为有效的通气和血供循环，主要措施包括气管插管建立通气，除颤转复心律成为血流动力学稳定的心律，建立静脉通路并应用必要的药物维持已恢复的循环。心电图、血压、脉搏血氧饱和度、呼气末二氧化碳分压测定等必须持续监测，必要时还需要进行有创血流动力学监测，如动脉血气分析、动脉压、中心动脉压、肺动脉压等。

(1)通气与氧供：如果患者自主呼吸没有恢复应尽早行气管插管，充分通气的目的是纠正低氧血症，予吸入氧浓度100%。患者常用呼吸机，潮气量为6～7ml/kg或500～600ml，然后根据血气分析结果进行调整。

(2)电除颤、复律与起搏：心搏骤停时最常见的心律失常是心室颤动。及时的胸外按压和人工呼吸虽可部分维持心脑功能，但极少能将室颤转为正常心律，而迅速恢复有效的心律是复苏成功至关重要的一步。终止室颤最有效的方法是电除颤，时间是治疗室颤的关键，每延迟除颤1min，复苏成功率下降7%～10%。心脏骤停后电除颤的时间是心肺复苏成功最重要的决定因素。电除颤虽然列为高级复苏的手段，但如有条件应越早进行越好。但心脏停搏与无脉电活动电除颤均无益。

①除颤电极位置：放在患者裸胸的胸骨外缘前外侧部。右侧电极板放在患者右锁骨下方，左电极板放在与左乳头齐平的左胸下外侧部。其他位置还有左右外侧旁线处的下胸壁，或者左电极放在标准位置，其他电极放

在左右背部上方。

②如采用双相波电除颤可以选择150～200J，如使用单相波电除颤应选择360J。一次电击无效应继续胸外按压和人工通气，5个周期的CRP后(约2min)再次分析心律，必要时再次除颤。

③起搏治疗：对心搏停止患者不推荐使用起搏治疗，而对有症状心动过缓患者则考虑起搏治疗。如果患者出现严重症状，尤其是当高度房室传导阻滞发生在希氏束以下时，则应该立即施行起搏治疗。如果患者对经皮起搏没有反应，则需要进行经静脉起搏治疗。

3. *药物治疗* 心搏骤停患者在进行心肺复苏时应尽早开通静脉通道。周围静脉通常选用肘前静脉或颈外静脉，手部或下肢静脉效果较差尽量不用。中心静脉可选用颈内静脉、锁骨下静脉和股静脉。如果静脉穿刺无法完成，某些复苏药物可经气管给予。

(1)肾上腺素：是心肺复苏的首选药物。可用于电击无效的室颤及无脉室速、心脏停搏或无脉性电生理活动。常规给药方法是静脉推注1mg，每3～5分钟重复1次，可逐渐增加剂量至5mg。严重低血压可以给予去甲肾上腺素、多巴胺、多巴酚丁胺。

(2)抗心律失常药物：给予2～3次除颤加心肺复苏及肾上腺素之后仍然是室颤/无脉室速，考虑给予抗心律失常药。常用药物胺碘酮，也可考虑用利多卡因。利多卡因，给予1～1.5mg/kg静脉注射，如无效可每3～5分钟重复一次，如果总剂量达到3mg/kg仍不能成功除颤，下一步可给予胺碘酮或溴苄铵治疗。胺碘酮首次150mg缓慢静脉注射(大于10min)，如无效，可重复给药总量达500mg，随后10mg/(kg·d)维持静脉滴注；或者先按1mg/min持续静滴6h，然后可0.5mg/min持续静滴，每日总量可达2g，根据需要可维持数天。对于一些难治性多形性室速、尖端扭转型室速、快速单形性室速或室扑(频率＞260/min)及难治性心室颤动，可试用静脉β受体阻滞药。美托洛尔每隔5min，每次5mg静脉注射，直至总剂量15mg；艾司洛尔0.5mg/kg静脉注射(1min)，继以50～300μg/min静脉维持。由急性高钾血症触发的难治性室颤的患者可给予10%的葡萄糖酸钙5～20ml，注射速率为2～4ml/min。异丙肾上腺素或心室起搏可能有效终止心动过缓和药物诱导的TDP。当VF/无脉VT心搏骤停与长QT间期的尖端扭转型室速(TDP)相关时，可以1～2g硫酸镁，稀释推注5～20min或1～2g硫酸镁加入50～100ml液体中滴注。

缓慢性心律失常、心室停顿的处理不同于室颤。给予基础生命支持后，应尽力设法稳定自主心律，或设法起搏心脏。常用药物为肾上腺素每隔3～5min静注1mg及阿托品1～2mg静脉注射。在未建立静脉通道时，可选择气管内给药，2mg溶于10ml生理盐水中。心脏停搏或慢性无脉性电活动患者，考虑阿托品，用量为1mg，可每3～5分钟重复使用(最大总量为3次或3mg)。若有条件，缓慢性心律失常施行临时性人工心脏起搏，例如体外心脏起搏或床旁经静脉心内膜起搏等。上述治疗的同时应积极寻找可能存在的可逆性病因，如低血容量、低氧血症、心脏压塞、张力性气胸、药物过量、低体温及高钾血症等，并给予相应治疗。

代谢性酸中毒复苏过程中产生的代谢性酸中毒通过改善通气常可得到改善，不应过分积极补充碳酸氢盐纠正。心脏骤停或复苏时间过长者，或早已存在代谢性酸中毒、高钾血症患者可适当补充碳酸氢钠，初始剂量1mmol/kg，在持续心肺复苏过程中每15分钟重复1/2量，最好根据动脉血气分析结果调整补给量，防止产生碱中毒。

维持稳定：经过心肺复苏使心脏节律恢复后，应着重维持稳定的心电与血流动力学状态。儿茶酚胺不仅能较好地稳定心脏电活动，而且具有良好的正性肌力和外周血管作用。其中肾上腺素为首选药，升压时最初剂量 1μg/min，根据血流动力学调整，剂量范围 1～10μg/min。去甲肾上腺素明显减少肾和肠系膜血流，现已较少应用。当不需要肾上腺素的变时效应时，可考虑使用多巴胺或多巴酚丁胺，多巴胺建议剂量范围 5～20μg/(kg・min)，剂量大于 10μg/(kg・min)时可出现体循环及腹腔脏器血管收缩；多巴酚丁胺是一较强的增强心肌收缩力的药物，无明显血管收缩作用，剂量范围 5～20μg/(kg・min)。心脏骤停时纤溶治疗的作用不确定，但怀疑肺栓塞的患者可考虑使用。

4. 复苏后处理　心肺复苏后的处理原则和措施包括维持有效的循环和呼吸功能，特别是脑灌注，预防再次心搏骤停，维持水、电解质和酸碱平衡，防治脑水肿、急性肾衰竭和继发感染等，其中重点是脑复苏，开始有关提高长期生存和神经功能恢复治疗。

(1)维持有效循环：应进行全面的心血管系统及相关因素的评价，仔细寻找引起心搏骤停的原因，尤其是否有急性心肌梗死发生及电解质紊乱存在，并做及时处理。如果患者血流动力学状态不稳定，则需要评估全身循环血容量状况和心室功能。对危重患者常需放置肺动脉漂浮导管进行有创血流动力学监测。为保证血压、心脏指数和全身灌注，输液，并使用血管活性药(如去甲肾上腺素)、正性肌力药(多巴酚丁胺)和增强心肌收缩力(米力农)等。

(2)维持呼吸：自主循环恢复后，患者可有小程度的呼吸系统功能障碍，一些患者可能仍然需要机械通气和吸氧治疗。呼气末正压通气(PEEP)对肺功能不全合并左心衰竭的患者可能很有帮助，但需注意此时血流动力学是否稳定。临床上可以依据动脉血气结果和(或)无创监测来调节吸氧浓度、PEEP值和每分通气量。持续性低碳酸血症(低 PCO_2)可加重脑缺血，因此应避免常规使用高通气治疗。

(3)防治脑缺氧和脑水肿：亦称脑复苏。脑复苏是心肺复苏最后成功的关键。在缺氧状态下，脑血流的自主调节功能丧失，脑血流的维持主要依赖脑灌注压，任何导致颅内压升高或体循环平均动脉压降低的因素均可减低脑灌注压，从而进一步减少脑血流。对昏迷患者应维持正常的或轻微增高的平均动脉压，降低增高的颅内压，以保证良好的脑灌注。主要措施包括：

①降温：复苏后的高代谢状态或其他原因引起的体温增高可导致脑组织氧供需关系的明显失衡，从而加重脑损伤。所以心搏骤停复苏后，应密切观察体温变化，积极采取降温退热措施。体温以 33～34℃为宜。

②脱水：应用渗透性利尿药配合降温处理，以减轻脑组织水肿和降低颅压，有助于大脑功能恢复。通常选用 20%甘露醇(1～2g)、25%山梨醇(1～2g)或 30%尿素(0.5～1g)快速静脉滴注(每天 2～4 次)。联合使用呋塞米(首次 20～40mg，必要时增加至 100～200mg，静脉注射)、25%白蛋白(20～40ml，静脉滴注)或地塞米松(5～10mg，每 6～12 小时，静脉注射)有助于避免或减轻渗透性利尿导致的“反跳现象”。在脱水治疗时，应注意防止过度脱水，以免造成血容量不足，难以维持血压的稳定。

③防治抽搐：通过应用冬眠药物控制缺氧性脑损害引起的四肢抽搐以及降温过程的寒战反应。但无须预防性应用抗惊厥药物。可选用二氢麦角碱 0.6mg、异丙嗪 50mg 稀释于 5%葡萄糖 100ml 内静脉滴注；亦可应用地西泮 10mg 静脉注射。

④高压氧治疗：通过增加血氧含量及弥散，提高脑组织氧分压，改善脑缺氧，降低颅内压。有条件者应早期应用。

⑤促进早期脑血流灌注：抗凝以疏通微循环，用钙拮抗药解除脑血管痉挛。

(4)防治急性肾衰竭：如果心搏骤停时间

较长或复苏后持续低血压，则易发生急性肾衰竭。原有肾脏病变的老年患者尤为多见。心肺复苏早期出现的肾衰竭多为急性肾缺血所致，其恢复时间较肾毒性肾衰竭者长。由于通常已使用大剂量脱水药和利尿药，临床可表现为尿量正常甚至增多，但血肌酐升高(非少球型急性肾衰竭)。防治急性肾衰竭时应注意维持有效的心脏和循环功能，避免使用对肾脏有损害的药物。若注射呋塞米后仍然无尿或少尿，则提示急性肾衰竭。此时应按急性肾衰竭处理。

【预后】

1. 心搏骤停复苏成功的患者，及时评估左心室的功能非常重要。和左心室功能正常的患者相比，左心室功能减退的患者心搏骤停复发的可能性较大，对抗心律失常药物的反应较差，死亡率较高。

2. 急性心肌梗死早期的原发性心室颤动为非血流动力学异常引起者，经及时除颤易获复律成功。急性下壁心肌梗死并发的缓慢性心律失常或心室停顿所致的心搏骤停，预后良好。相反急性广泛前壁心肌梗死合并房室或室内阻滞引起的心搏骤停，预后往往不良。

3. 继发于急性大面积心肌梗死及血流动力学异常的心搏骤停，即时死亡率高达59％～89％，心脏复苏往往不易成功。即使复苏成功，亦难以维持稳定的血流动力学状态。

【手术时机】

在围术期发生心搏骤停，应立即按心脏骤停抢救方案进行抢救，如抢救成功，恢复心脏停搏，病情稳定后才能做手术。

【预防】

1. *高危人群的治疗*　心脏性猝死的预防，很关键的一步是识别出高危人群。鉴于大多数心脏性猝死发生于冠心病患者，减轻心肌缺血、预防心肌梗死或缩小梗死范围等措施应能减少心脏性猝死的发生率。β受体阻滞药能明显减少急性心肌梗死、心梗后及充血性心力衰竭患者心脏性猝死的发生。对扩张型心肌病、长QT综合征、儿茶酚胺依赖性多形性室速及心肌桥患者，β受体阻滞药亦有预防心脏性猝死的作用。血管紧张素转换酶抑制药对减少充血性心力衰竭猝死的发生可能有作用。

2. *抗心律失常药物治疗*　主要基于两个假没：频繁的室性期前收缩作为触发机制，可引发致命性心律失常；药物通过改善心电不稳定性而预防心律失常的发生。胺碘酮没有明显的负性肌力作用，对心肌梗死后合并左心室功能不全或心律失常的患者能显著减少心律失常导致的死亡，但对总死亡率无明显影响。胺碘酮在心脏性猝死的二级预防中优于传统的Ⅰ类抗心律失常药物。

3. *抗心律失常手术*　抗心律失常的手术治疗通常包括电生理标测下的室壁瘤切除术、心室心内膜切除术及冷冻消融技术，在预防心脏性猝死方面的作用有限。长QT综合征患者，经β受体阻滞药足量治疗后仍有晕厥发作或不能依从药物治疗的患者，可行左侧颈胸交感神经切断术，对预防心脏性猝死的发生有一定作用。对于有器质性心脏病的心脏性猝死高危患者或心脏骤停存活者，若是由室速等心律失常引起，导管射频消融术有一定成功率，可预防心脏性猝死。

4. *复律除颤器*　近年的研究已证明，埋藏式心脏复律除颤器(implantable cardioverter defibrillator，ICD)能改善一些有高度猝死危险患者的预后。伴无症状性非持续性室速的陈旧性心肌梗死患者，及非一过性或可逆性原因引起的室颤或室速所致心搏骤停的存活者、持续性室速及明确为快速性心律失常引起的晕厥患者，ICD较其他方法能更好地预防心脏性猝死的发生。

5. *安装心脏起搏器*　心脏停搏时间过长可能因高度房室传导阻滞，病态窦房结综合征等，这些疾病可能都需要安装心脏起搏器。病窦综合征又称窦房结功能不全，由窦房结及其邻近组织病变引起窦房结起搏功能和(或)窦房传导障碍，从而产生多种心律失常和临床症状。病因有冠心病、风湿性心脏病、高血压心脏病等，可能以窦房结及其邻近组织的特发性纤维化变性最常见。以心率缓慢所致的脑、心、肾等脏器供血不足尤其是脑供血不足症状为主。如心悸、乏力、头晕、近乎晕厥甚至晕厥等症状。合并快速心律失常时称为慢-快综合征，治疗应针对病因，无症状者可定期随诊，有时出现脑供血不足症状，如近乎晕厥或晕厥者宜安置人工心脏起搏器。

6. 药物控制快速心律失常　必要时再加用药物控制快速心律失常。临床表现轻重不一，可呈间歇发作性，多以心率缓慢所致脑、心、肾等脏器供血不足尤其是脑血供不足症状为主。轻者乏力、头晕、眼花、失眠、记忆力差、反应迟钝或易激动等，易被误诊为神经官能症。老年人还易被误诊为脑血管意外或衰老综合征。严重者可引起短暂一过性黑矇，近乎晕厥，晕厥或阿-斯综合征发作。部分患者合并短阵室上性快速心律失常发作，又称慢-快综合征。快速心律失常发作时，心率可突然加速达 100/min 以上，持续时间长短不一，心动过速突然中止后可有心脏暂停伴或不伴晕厥发作。严重心动过缓或心动过速除引起心悸外，还可加重原有心脏病症状，引起心力衰竭或心绞痛。心排出量过低严重影响肾脏等脏器灌注还可致尿少、消化不良。慢-快综合征还可能导致血管栓塞症状。

六、急性心肌梗死
(acute myocardial infarction)

急性心肌梗死是冠状动脉急性、持续性缺血缺氧所引起的心肌坏死。临床上多有剧烈而持久的胸骨后疼痛，休息及硝酸酯类药物不能完全缓解，伴有血清心肌酶活性增高及进行性心电图变化，可并发心律失常、休克或心力衰竭，常可危及生命。急性心肌梗死的预后与梗死面积的大小、并发症及治疗有很大的关系。死亡大多发生在第 1 周内，尤其 1～2min，相当一部分患者在住院前死于室颤。住院后死亡原因除严重心律失常外，还包括心源性休克、心力衰竭、心脏破裂等。急性期住院病死率 20 世纪 60 年代在 30%以上，广泛采用监护治疗后降至 15%左右，近年来应用直接 PCI 后降至 4%～6%。

【风险评估】

在围术期发生急性心肌梗死可并发心律失常、休克或心力衰竭，常可危及生命。因此一经发生急性心肌梗死，应及时按心肌梗死救治方案进行救治，使患者转危为安，并应严防再次发生急性心肌梗死。

【病因】

1. 冠状动脉栓塞：为导致急性心肌梗死的最常见病因。

(1)冠状动脉粥样硬化斑块破裂脱落导致冠状动脉栓塞继发的血栓形成是导致急性心肌梗死的最常见病因。患者多发生在冠状动脉粥样硬化狭窄基础上，由于某些诱因致使冠状动脉粥样斑块破裂，血中的血小板在破裂的斑块表面聚集，形成血块(血栓)，突然阻塞冠状动脉管腔，导致心肌缺血坏死。

(2)多种心血管疾病(如房颤、感染性心内膜炎、心脏结构异常、人工瓣膜等)均可以导致冠状动脉栓塞。

2. 心肌耗氧量剧烈增加或冠状动脉痉挛也可诱发急性心肌梗死。

3. 诱因

(1)过劳：过重的体力劳动，尤其是负重登楼，过度体育活动，连续紧张劳累等，都可使心脏负担加重，心肌需氧量突然增加，而冠心病患者的冠状动脉已发生硬化、狭窄，不能充分扩张而造成心肌缺血。剧烈体力负荷也可诱发斑块破裂，导致急性心肌梗死。

(2)激动：由于激动、紧张、愤怒等激烈的情绪变化诱发。

(3)暴饮暴食：不少心肌梗死病例发生于暴饮暴食之后。进食大量含高脂肪高热量的食物后，血脂浓度突然升高，导致血黏稠度增加，血小板聚集性增高。在冠状动脉狭窄的基础上形成血栓，引起急性心肌梗死。

(4)寒冷刺激：突然的寒冷刺激可能诱发急性心肌梗死。因此，冠心病患者要注意防寒保暖，冬春寒冷季节是急性心肌梗死发病较高的原因之一。

(5)便秘：便秘在老年人当中十分常见。临床上，因便秘时用力屏气而导致心肌梗死的老年人并不少见。必须引起老年人足够的重视，要保持大便通畅。

(6)吸烟饮酒：吸烟和大量饮酒可通过诱发冠状动脉痉挛及心肌耗氧量增加而诱发急性心肌梗死。

【诊断依据】

1. 临床表现　约半数以上的急性心肌梗死患者，在起病前 1～2d 或 1～2 周有前驱症状，最常见的是原有的心绞痛加重，发作时间延长，或对硝酸甘油效果变差；或既往无心绞痛者，突然出现长时间心绞痛。典型的心肌梗死症状如下。

(1)心前区剧痛：突然发作剧烈而持久的胸骨后或心前区压榨性疼痛，休息和含服硝酸甘油不能缓解，常伴有烦躁不安、出汗、恐惧或濒死感。

(2)休克或急性心力衰竭：少数患者无疼痛，一开始即表现为休克或急性心力衰竭。

(3)上腹部痛：部分患者疼痛位于上腹部可能误诊为胃穿孔、急性胰腺炎等急腹症；少数患者表现颈部、下颌、咽部及牙齿疼痛，易误诊。

(4)神志障碍：可见于高龄患者。

(5)全身症状：难以形容的不适、发热。

(6)胃肠道症状：表现恶心、呕吐、腹胀等，下壁心肌梗死患者更常见。

(7)心律失常：见于大部分患者，发生在起病的 1～2 周内，以 24h 内多见，前壁心肌梗死易发生快速性室性心律失常，下壁心肌梗死易发生心率减慢、房室传导阻滞。

(8)心力衰竭：主要是急性左心衰竭，在起病的最初几小时内易发生，也可在发病数日后发生，表现为呼吸困难、咳嗽、发绀、烦躁等症状。

(9)低血压休克：急性心肌梗死时由于剧烈疼痛、恶心、呕吐、出汗、血容量不足、心律失常等可引起低血压，大面积心肌梗死(梗死面积大于 40%)时心排血量急剧减少，可引起心源性休克，收缩压＜80mmHg，面色苍白，皮肤湿冷，烦躁不安或神志淡漠，心率增快，尿量减少(＜20ml/h)。

2. 检测　如出现上述急性心肌梗死的临床表现，应立即完善心电图、血肌酸激酶同工酶、血肌钙蛋白、血常规等检查。检测心肌坏死血清生物标志物采用心肌钙蛋白 I/肌红蛋白/肌酸激酶同工酶(CK-MB)的快速诊断试剂，可作为心肌梗死突发时的快速的辅助诊断，被越来越多地应用。下述结果可确诊急性心肌梗死。

(1)心电图：特征性改变为新出现 Q 波及 ST 段抬高和 ST-T 动态演变。

(2)肌酸激酶同工酶(CK-MB)及肌钙蛋白(T 或 I)升高：心肌坏死血清生物标志物升高，肌酸激酶同工酶(CK-MB)及肌钙蛋白(T 或 I)升高是诊断急性心肌梗死的重要指标。其可于发病 3～6h 开始增高，CK-MB 于 3～4d 恢复正常，肌钙蛋白于 11～14d 恢复正常。

(3)白细胞数增多：中性粒细胞数增多，嗜酸性粒细胞数减少或消失，血沉加快。

3. 鉴别诊断　根据典型的临床表现，特征性心电图衍变以及血清生物标志物的动态变化，可做出正确诊断。心电图表现为 ST 段抬高者诊断为 ST 段抬高型心肌梗死；心电图无 ST 段抬高者诊断为非 ST 段抬高型心肌梗死(过去称非 Q 波梗死)。老年人突然心力衰竭、休克或严重心律失常，也要想到本病的可能。表现不典型的常需与急腹症、肺梗死、夹层动脉瘤等鉴别。

4. 并发症

(1)心脏破裂:常发生在心肌梗死后 1～2 周内,好发于左心室前壁下 1/3 处。原因是梗死灶失去弹性,心肌坏死、中性粒细胞和单核细胞释放水解酶所致的酶性溶解作用,导致心壁破裂,心室内血液进入心包,造成心包压塞而引起猝死。另外室间隔破裂,左心室血液流入右心室,可引起心源性休克和急性左心衰竭。左心室乳头肌断裂,可引起急性二尖瓣关闭不全,导致急性左心衰竭。

(2)室壁瘤:可发生在心肌梗死早期或梗死灶已纤维化的愈合期由梗死心肌或瘢痕组织在心室内压力作用下,局限性的向外膨隆而形成室壁瘤。室壁瘤可继发附壁血栓、心律不齐及心功能不全。

(3)附壁血栓形成:多见于左心室。由于梗死区内膜粗糙,室壁瘤处出现涡流等原因而诱发血栓形成。血栓可发生机化,少数血栓因心脏舒缩而脱落引起动脉系统栓塞。

(4)心律失常:多发生在发病早期,也可在发病 1～2 周内发生,以室性早搏多见,可发生室性心动过速、心室颤动,导致心脏骤停、猝死。缓慢性心律失常如心动过缓、房室传导阻滞多见于下壁梗死患者发病早期,多可恢复,少数需永久起搏器治疗。

(5)心力衰竭和心源性休克:可见于发病早期,也可于发病数天后出现,详见临床表现部分。

(6)心肌梗死后综合征:一般在急性心肌梗死后 2～3 周或数月内发生,表现为心包炎、胸膜炎或肺炎,有发热、胸痛等症状,可反复发生,可能为机体对心肌坏死形成的自身抗原的过敏反应。

【急救措施】

在围术期发生急性心肌梗死应立即采取如下救治措施,迅速而有效地治疗,为挽救濒死的心肌,缩小梗死面积,保护心脏功能,及时处理各种并发症,是使患者转危为安挽救生命的关键。救治措施如下。

1. 急性心肌梗死合并心源性休克和泵衰竭的治疗　肺水肿时应吸氧,静脉注射吗啡、呋塞米,静脉滴注硝普钠。心源性休克可用多巴胺、多巴酚丁胺或间羟胺静脉滴注,如能维持血压,可在严密观察下加用小剂量硝普钠。药物反应不佳时应在主动脉内气囊反搏术支持下行直接 PCI,若冠状动脉造影病变不适于 PCI,应考虑急诊冠状动脉搭桥手术。

2. 药物治疗　持续胸痛患者若无低血压可静脉滴注硝酸甘油。所有无禁忌证的患者均应口服阿司匹林,置入药物支架患者应服用氯吡格雷或替格瑞洛 1 年,未置入支架患者可服用 1 个月。应用 rt-PA 溶栓或未溶栓治疗的患者可用低分子肝素皮下注射或肝素静脉注射 3～5d。对无禁忌证的患者应给予 β 受体阻滞药。对无低血压的患者应给予肾素-血管紧张素转化酶抑制药(ACEI),对 ACEI 不能耐受者可应用血管紧张素受体阻滞药(ARB)。对 β 受体阻滞药有禁忌证(如支气管痉挛)而患者持续有缺血或心房颤动、心房扑动伴快速心室率,而无心力衰竭、左室功能失调及房室传导阻滞的情况下,可给予维拉帕米或地尔硫䓬以及盐酸伊伐布雷定。所有患者均应给予他汀类药物。

3. 镇静止痛　小量吗啡静脉注射为最有效的镇痛药,也可用哌替啶。烦躁不安、精神紧张者可给予地西泮(安定)口服。

4. 调整血容量　尽快建立静脉通道,缓慢补液,注意出入量平衡。

5. 再灌注治疗　缩小梗死面积再灌注治疗是急性 ST 段抬高心肌梗死最主要的治疗措施。在发病 12h 内开通闭塞冠状动脉,恢复血流,可缩小心肌梗死面积,减少死亡。越早使冠状动脉再通,患者获益越大。对所有急性 ST 段抬高型心肌梗死患者,并尽快做出再灌注治疗的策略。

(1)直接冠状动脉介入治疗(PCI):90min内能完成第一次球囊扩张的情况下,对所有发病12h以内的急性ST段抬高型心肌梗死患者均应进行直接PCI治疗,球囊扩张使冠状动脉再通,必要时置入支架。急性期只对梗死相关动脉进行处理。对心源性休克患者不论发病时间都应行直接PCI治疗。因此,急性ST段抬高型心肌梗死患者应尽可能到有PCI条件的医院就诊。

(2)溶栓治疗:如无急诊PCT治疗条件,或不能在90min内完成第一次球囊扩张时,若患者无溶栓治疗禁忌证,对发病12h内的急性ST段抬高型心肌梗死患者应进行溶栓治疗。常用溶栓药包括尿激酶、链激酶和重组组织型纤溶酶原激活药(rt-PA)等,静脉注射给药。溶栓治疗的主要并发症是出血,最严重的是脑出血。溶栓治疗后仍宜转至有PCI条件的医院进一步治疗。溶栓治疗是AMI的根本治疗措施之一,对具有适应证的患者应当积极实施,静脉溶栓治疗有效、安全。另外可采用重组人尿激酶原溶栓治疗急性心肌梗死,安全、有疗效。

6. 抗心律失常　频发室性早搏或室性心动过速(室速)时,立即用利多卡因静脉注射继之持续静脉滴注或泵入;效果不好时可用胺碘酮静脉注射。室速引起血压降低或发生室颤时,尽快采用直流电除颤。对缓慢心律失常,可用阿托品肌内注射或静脉注射;严重病窦综合征及二至三度房室传导阻滞时,可安置临时起搏器。室上性心律失常:房性早搏不需特殊处理,阵发性室上性心动过速和快心室率心房颤动可给予维拉帕米、地尔硫䓬、普罗帕酮、美托洛尔、洋地黄制剂或胺碘酮静脉注射。对心室率快、药物治疗无效而影响血流动力学者,应直流电同步电转复。也可择期行导管射频消融治疗阵发性室上性心动过速及房颤。

7. 监护和一般治疗　无并发症者急性期绝对卧床1～3d;吸氧;持续心电监护,观察心率、心律变化及血压和呼吸,低血压、休克患者必要时监测肺毛细血管楔压和静脉压。

【手术时机】

在围术期发生急性心肌梗死,经及时有效抢救,患者脱离生命危险,病情恢复稳定后,才能做手术。

【预防】

避免或根除上述发生急性心肌梗死的病因,根除病因,防止急性心肌梗死危急值的发生。

心肌梗死后必须做好二级预防,预防心肌梗死再发。患者应采用合理膳食(低脂肪、低胆固醇饮食),戒烟、限酒,适度运动,心态平衡。坚持服用抗血小板药物(如阿司匹林及氯吡格雷、替格瑞洛)、β受体阻滞药,他汀类调脂药及ACEI制剂,控制高血压及糖尿病等危险因素,定期复查。要注意以下几点。

1. 避免过度劳累　尤其避免搬抬过重的物品。老年冠心病患者可能诱发心肌梗死。

2. 放松精神　愉快生活,对任何事情泰然处之。

3. 洗澡注意事项　不要在饱餐或饥饿的情况下洗澡。水温最好与体温相当,洗澡时间不宜过长,冠心病程度较严重的患者洗澡时,应在他人帮助下进行。

4. 气候变化时要当心　在严寒或强冷空气影响下,冠状动脉可发生痉挛而诱发急性心肌梗死。所以每遇气候恶劣时,冠心病患者要注意保暖或适当防护。

5. 识别先兆症状　要懂得和识别心肌梗死的先兆症状并给予及时处理,心肌梗死患者约70%有先兆症状,主要表现如下。

(1)既往无心绞痛的患者突然发生心绞痛,或原有心绞痛的患者发作突然明显加重,或无诱因自发发作。

(2)心绞痛性质较以往发生改变、时间延长,使用硝酸甘油不易缓解。

(3)疼痛伴有恶心、呕吐、大汗或明显心动过缓或过速。

(4)心绞痛发作时伴气短、呼吸困难。

(5)冠心病患者或老年人突然出现不明原因的心律失常、心力衰竭、休克或晕厥等情况对公众及冠心病患者应普及有关心肌梗死知识,预防心肌梗死发生,万一发生能早期诊断,及时治疗。

上述症状一旦发生,必须认真对待,患者首先应卧床,保持安静,避免精神过度紧张;舌下含服硝酸甘油或喷雾吸入硝酸甘油,若不缓解,5min 后可再含服一片。心绞痛缓解后去医院就诊。若胸痛 20min 不缓解或严重胸痛伴恶心、呕吐、呼吸困难、晕厥,应呼叫救护车送往医院。

七、心动过缓(bradycardia)

心动过缓是心律失常的一个重要类型。有些患者平时的基础心率偏慢,每分钟 50～60 次,甚至低于 50 次,平时有头晕、乏力、倦怠、精神差的症状。当心率下降到每分钟 40 次以下,是心血管危急值。心动过缓可突然出现,患者可出现头晕、一过性眼黑、乏力、心悸、胸闷、气短、有时心前区有冲击感,严重者可发生晕厥,心脏停搏而死亡。

【风险评估】

围术期突然出现心率下降到每分钟 40 次以下,为心血管危象,此时患者正处在极高危临死状态。心动过缓严重者可发生晕厥,心脏停搏,停搏时间超过 3s 是非常危险的,可引起恶性室性心律失常,导致猝死,威胁患者生命,因此围术期心动过缓一经被确诊,应立即救治。如术中或术后发生心脏停搏,应及时采取措施,积极救治,使患者转危为安,并应严防再次发生心动过缓。

【病因】

引起心动过缓最常见的原因是病理性窦性心动过缓、窦性停搏、窦房阻滞、房室传导阻滞。病理性窦性心动过缓的表现为有不适症状的心跳慢。病因多为病态窦房结综合征、急性心肌梗死、甲状腺功能低下、颅内压增高或使用了有减慢心率作用的药物(如倍他乐克、维拉帕米、洋地黄类药物、利血平等)。窦性停搏、窦房阻滞、房室传导阻滞的表现为心跳有较长时间的停搏。引起这种情况的病因有病态窦房结综合征、传导系统退行性改变、先天性房室传导阻滞、心肌炎、心肌梗死等。

对于有症状的心动过缓患者,尤其是影响患者的生活质量,或心跳停搏在 3s 以上,或伴一过性眼黑、晕厥者应进行积极的治疗。

【诊断依据】

心动过缓突然出现心率下降到每分钟 40 次以下,可出现头晕、一过性眼黑、乏力、心悸、胸闷、气短、有时心前区有冲击感,严重者可发生晕厥,心脏停搏而死亡。

阿托品试验对窦性心动过缓的诊断不全面,有必要细化。增加检测手段,有利于明确窦性心动过缓的性质、程度,从而选择最佳的处理方案,避免麻醉过程中发生心血管系统的不良事件。仅凭阿托品试验作为窦性心动过缓的诊断是不够的、单一的,必须增加其他检验方法以明确诊断。

【急救措施】

在围术期突然出现心率下降到每分钟 40 次以下,应立即采取如下救治措施,迅速纠正心动过缓,是使患者转危为安挽救生命的关键。救治措施如下。

心动过缓者,如心率低于每分钟 50 次,且出现症状者。在心动过缓急性发作时,除针对原发病因进行治疗、停用可减慢心率的药物外,可以使用阿托品、异丙肾上腺素提高心率。阿托品试验指心率不能提升至 90/min 以上者。为了手术安全,手术前心率在 40/min 以下或者更慢者,药物提高心率效果不明显,尤其是伴有反复晕厥或晕厥前兆的患者,应置入临时心脏起搏器。临时心脏起搏置入术对有慢性心律失常的患者是一种十分安全、有效的预防和治疗措施。

在积极纠正可逆转的原发病因并排除了药物的影响后，如果患者的心动过缓症状不能逆转，则需要置入永久心脏起搏器。心脏起搏器有火柴盒大小，重量在25～50g，分脉冲发生器和起搏导线两部分。脉冲发生器埋在上胸部的皮下，起搏导线经静脉血管送入心脏。起搏器按一定形式的人工脉冲电流刺激心脏，使心脏产生有效收缩，从而提高心率，缓解或消除病人的症状，挽救生命。

【手术时机】

围术期突然出现心率下降到每分钟40次以下，手术应按心动过缓救治方案救治，术前可安装临时或永久心脏起搏器，以防手术中室性心律失常，心脏停搏，确保患者安全。

【预防】

心动过缓者在麻醉及手术中易发生不良事件。应避免或根除上述发生心动过缓危急值的病因，根除病因，防止该危急值的发生。

八、完全性房室传导阻滞 (complete atrioventricular block)

完全性房室传导阻滞亦称三度房室传导阻滞，是指由于房室传导系统某部分的传导能力异常降低，所有来自心房的激动都不能下传至心室而引起完全性房室分离。这是最高度的房室传导阻滞。阻滞区可位于房室结、希氏束或双侧束支系统内完全性房室传导阻滞。完全性房室传导阻滞患者在50岁以上较多，年轻患者中完全性房室传导阻滞以暂时性者较多。男性患者较女性多。完全性房室传导阻滞的症状及血流动力学变化取决于心室率减慢的程度及心肌的病变与功能状态。体力活动时可有心悸、头晕、乏力、胸闷、气短。如心室率过于缓慢，尤其是心脏同时有明显的缺血或其他病变，或并发于急性广泛前壁心肌梗死或急性重症心肌炎者，则症状严重，可出现心力衰竭或休克，或因大脑供血不足而发生反应迟钝或神志模糊，进而发展为晕厥(发生率可达60%)、阿-斯综合征等。

1. 完全性房室传导阻滞患者如伴有过缓的房室交接性逸搏心律(＜40/min)或过缓的室性逸搏心律(＜25/min)，提示逸搏心律的自律性低，有发展为心室停搏的可能。

2. 如在二度房室传导阻滞向完全性房室传导阻滞发展过程中，或室性逸搏节律点不稳定时，均易发生心室颤动或心室停搏。

3. 一些急性或可逆性的房室传导阻滞(如洋地黄中毒、风湿热、急性感染、电解质紊乱等所致)，往往是暂时的，当病因消退或去除后，传导阻滞可自行恢复。

4. 发生于慢性缺血性心脏病、原发性传导系统退行性变、扩张型心肌病、结缔组织病等的房室传导阻滞，房室传导系统大多已发生不可逆的器质性改变(坏死、退行性变、纤维化等)，阻滞常呈持久性或永久性的，阻滞部位大多在希-浦系统内。此外，还由于基础心脏病，心功能本已很差，当发生为完全性房室传导阻滞时，可进一步使心输出量减低，也可发生心力衰竭，常有猝死的危险。

5. 先天性完全性房室传导阻滞约有50%伴发其他先天性心脏病。发生的原因是房室结发育不全，未能与结间束连结；发育不全的希氏束未能连结房室结；希氏束或束支部分缺如。其逸搏心律QRS波宽，Q-T间期延长。但经长期随访，大多患者无症状，少数会发生晕厥，也可猝死。

6. 急性心肌梗死时伴发完全性房室传导阻滞者：急性心肌梗死时血流动力学障碍的程度取决于梗死的部位、传导阻滞发生的速度、心室起搏点的部位与心室率。下壁梗死并发三度房室阻滞，如是由一度或二度文氏型房室传导阻滞逐渐发展来的，心室率不是过于缓慢，可不引起临床病情恶化。多数前壁梗死并发三度房室阻滞时，可出现低血压、休克及严重左心衰竭。不论前壁或下壁梗死，若突然出现QRS波增宽，心室率过于缓慢,低于 40/min 以下的三度房室阻滞者,皆易诱发心室停搏或室性心动过速或心室颤动。前壁比下壁心肌梗死并发完全性房室传导阻滞的病死率要更高。但当下壁合并右心室心肌梗死并发完全性房室传导阻滞时,因右心室对左心室的充盈作用减低,而使心排血量进一步下降,血流动力学障碍加重,病死率明显增加。急性心肌梗死并发的完全性房室传导阻滞大多为暂时性的,仅少数患者于梗死后永不恢复。心电图中心室率慢、QRS 波增宽明显者特别容易发生晕厥或心力衰竭。完全性房室传导阻滞患者的第一心音轻重不等,有时特别响,如开炮音,这是由于心房和心室收缩时间的相互关系经常变动所致。

【风险评估】

完全性房室传导阻滞是一种严重而又危险的心律失常,严重者可发生心力衰竭或休克,或因大脑供血不足而发生反应迟钝或神志模糊,进而发展为晕厥、阿-斯综合征。严重威胁患者生命及术后康复。因此围术期发生完全性房室传导阻滞若未能及时救治,在术中或术后随时有发生心脏停搏而死亡的可能。因此,完全性房室传导阻滞一经发生,应立即按完全性房室传导阻滞救治方案抢救生命,使患者转危为安,并应严防再次发生完全性房室传导阻滞。

【病因】

完全性房室传导阻滞分先天性和后天性完全性房室传导阻滞。

1. *先天性完全性房室传导阻滞*　多数与先天性心脏病并存,与房室结、希氏束及其束支发育不全或存在缺陷有关。当合并复杂的心脏畸形、逸搏心律的 QRS 波宽大畸形及 Q-T 间期延长者,提示预后不良。先天性完全性房室传导阻滞患者大部分无症状,但也有一部分患者日后可出现晕厥而需安置起搏器,少数可发生猝死。逸搏点对阿托品的反应和房室交界性逸搏恢复时间有助于估计患者可能出现的症状及预后。

2. *后天性完全性房室传导阻滞*　后天性完全性房室传导阻滞常见于冠心病患者,特别是 50 岁以上的患者。急性心肌梗死时完全性房室传导阻滞的发生率为 1.8%~8%,阜外医院报道为 2.6%。急性下壁心肌梗死的发生率比前壁心肌梗死高 2~4 倍。多发生于发病后 1~4d,持续时间可数秒钟至数天不等。完全性房室传导阻滞发生于下壁梗死者,在发生前或当完全性房室传导阻滞消除时,多出现一度或二度Ⅰ型房室传导阻滞;发生于前壁梗死者,在发生之前或之后,多出现二度Ⅱ型房室传导阻滞或右束支阻滞,少数自梗死开始时就表现为完全性房室传导阻滞。

(1)急性获得性完全性房室传导阻滞:由急性心肌梗死、药物、心脏外科手术、心导管检查和导管消融等损伤所致的完全性房室传导阻滞,急性心肌梗死所致常见。急性心肌梗死并发的完全性房室传导阻滞大多为暂时性的,约有 10% 的病例阻滞可在希氏束,逸搏点常位于束支-浦氏纤维内,频率＜40/min,且不恒定,QRS 波常宽大畸形。这种损伤常是不可逆的,永不恢复,需要安置起搏器。原有希-浦系统病变者,在应用某些抗心律失常药,特别是抑制快钠通道的药物,如利多卡因、普鲁卡因胺、丙吡胺后,可以出现二度或三度希-浦系统阻滞。外科手术治疗主动脉瓣病变和室间隔缺损时,容易损伤希氏束,其术后完全性房室传导阻滞的发生率较高。原有左束支阻滞的患者,在进行右心导管检查时,可由于产生右束支阻滞而导致完全性房室传导阻滞。在大多数病例心导管所致的束支损伤是暂时性的,数小时后即可恢复。射频或直流电消融治疗快速性心律失常时,当导管消融靠近房室结时,同样可产生完全性房室传导阻滞。

①急性下壁心肌梗死并发三度房室阻滞:如是由一度或二度文氏型房室传导阻滞

逐渐发展所致，心室率不是过于缓慢，可不引起临床病情恶化。

②急性前壁心肌梗死并发三度房室阻滞时：多数可出现低血压、休克及严重左心衰竭。

不论前壁或下壁梗死，若突然出现 QRS 波增宽，心室率过于缓慢，低于 40/min 的三度房室阻滞，皆易诱发心室停搏或室性心动过速或心室颤动。前壁比下壁心肌梗死并发完全性房室传导阻滞的病死率要高 2 倍。下壁合并右心室心肌梗死并发完全性房室传导阻滞时，因右心室对左心室的充盈作用减低，而使心排血量进一步下降，血流动力学障碍加重，病死率明显增加。心电图中心室率慢、QRS 波增宽明显者特别容易发生晕厥或心力衰竭。

(2)慢性获得性完全性房室传导阻滞：通常见于不同病因所致的广泛心肌瘢痕形成，尤其是动脉硬化、扩张型心肌病和高血压病，特发性心脏纤维支架硬化症(Lev 病)和传导系统的纤维性变(Lenegre 病)可以导致慢性进行性加重的束支及分支阻滞。二尖瓣及主动脉瓣环钙化、退行性变、狭窄、钙化的二叶主动脉瓣亦可引起严重房室传导阻滞，且主要累及希氏束近端。其他一些疾病，如结节病、风湿性关节炎、血色病、遗传性神经肌肉疾病、梅毒、甲状腺疾病(甲状腺功能亢进或低下)以及房室结转移性肿瘤等均可引起慢性完全性房室传导阻滞。这些阻滞趋向于永久性，做手术前常需置入人工心脏起搏器。

【诊断依据】

完全性房室传导阻滞确诊相关依据如下。

1. 临床表现　完全性房室传导阻滞多生在 50 岁以上的患者，男性多于女性。完全性房室传导阻滞患者的第一心音强弱不等，有时特别响，如开炮音，这是由于心房和心室同步收缩所致。

(1)先天性完全性房室传导阻滞：先天性完全性房室传导阻滞患者大部分无症状。但也有一部分患者日后可出现晕厥而做手术前需安置起搏器，少数可发生猝死。

(2)后天性完全性房室传导阻滞：多数休息时无症状，或仅有心悸感。在体力活动时可有心悸、头晕、乏力、胸闷、气短。如心室率过于缓慢，尤其是心脏同时有明显的缺血或其他病变，或并发于广泛急性心肌梗死或严重急性心肌炎者，可出现心力衰竭或休克，或因大脑供血不足而发生反应迟钝或神志模糊，进而发展为晕厥、阿-斯综合征。由于舒张期心室充盈量与每搏量的增大，可出现脉压差增宽及轻至中度的心脏扩大。

2. 心电图诊断标准

(1)典型完全性房室传导阻滞的心电图特点如下。

①心房(P)与心室(QRS)各自激动，互不相干，呈完全性房室分离。P-R 间期不固定，心房率快于心室率。

②心房节律可以为窦性心律、房性心动过速、心房扑动或心房颤动。

③心室节律可以为房室交接性逸搏心律(QRS 波正常)，心室率 40～60/min 或室性逸搏心律(QRS 宽大畸形)，心室率 20～40/min。心室律一般规则，亦可不规则。

(2)根据 P(P、F、f)波的频率、出现时相与 QRS 形态、时间、频率进行比较，P 与 QRS 无关系，心室率＜60/min，初步鉴别完全性房室脱节是阻滞性的，还有干扰性的，或阻滞与干扰并存，是以干扰为主，还是以阻滞为主。大多数 P 波位于 T 波之后至下一个 P 波之后的一定时间仍不能下传者，可确诊完全性房室传导阻滞。

【急救措施】

在围术期发生完全性房室传导阻滞，应立即采取如下救治措施，迅速而有效地控制完全性房室传导阻滞，是使患者转危为安挽救生命的关键。救治措施如下。

对无症状的先天性完全性房室传导阻滞

患者的处理通常不需心脏起搏治疗。应进行密切的心电监测，以防伴随其他严重心律失常。

完全性房室传导阻滞是一种严重而又危险的心律失常，必须及时积极处理。一方面积极寻找病因，并针对病因治疗，如及时控制各种感染性疾病、纠正电解质紊乱、治疗洋地黄药物中毒、心肌炎、心肌病等原发病；另一方面针对房室传导阻滞进行治疗。

1. *药物治疗*　应用提高心室率和促进传导的药物以改善血流动力学异常，防止阿-斯综合征的发生。对于症状明显或阻滞部位在房室结以下者，或阻滞部位虽在希氏束以上而心室率＜45/min 者，可选用下列药物。

（1）阿托品：每 4 小时口服 0.3mg，适用于房室束分支以上的阻滞，尤其是迷走神经张力增高者，必要时皮下注射 0.3～1.0mg，每 6～8 小时 1 次或静脉滴注。

（2）异丙肾上腺素：心率较慢者异丙肾上腺素 5～10mg，每 4～6h 舌下含服。预防或治疗房室传导阻滞引起的阿-斯综合征发作，宜用 0.5%异丙肾上腺素溶液静脉滴注或泵入，从小剂量 0.005μg/(kg·min)开始，一般维持心率在 60/min。过量不仅不能明显增加心率反而使传导阻滞加重，而且还能导致快速性室性心律失常。如能加快心室率而又不引起室性期前收缩等副作用，可继续短期应用数天。对心绞痛、急性心肌梗死患者慎用或禁用。阿托品与异丙肾上腺素对心率加快、心肌耗氧量增加与所用剂量呈正相关。阿托品可引起排尿困难、尿潴留或躁动，加重青光眼；异丙肾上腺素可增加异位心律，甚至扩大梗死面积，因此使用时应以达到适当的疗效为止。

（3）麻黄碱：每次 12.5～25mg，口服，3～4/d。有高血压、心绞痛等患者慎用。

（4）氨茶碱：有拮抗腺苷受体的作用，可逆转腺苷对心脏的异常电生理效应，能提高高位起搏点的心率及改善心脏传导。口服 100mg，3～4/d。必要时可静脉滴注（250mg 加入 500ml 5%葡萄糖液中缓慢静滴，4h 滴完，1/d）。睡前可加服氨茶碱缓释片 200mg。

（5）肾上腺皮质激素：能消除房室传导系统的水肿，有利于改善某些病因所致的房室传导障碍。地塞米松（氟美松）5～10mg 静脉滴注，1～2/d。可连续应用 2～3d。

（6）碱性药物（乳酸钠或碳酸氢钠）：有改善心肌细胞应激性，促进传导系统心肌细胞对拟交感神经药物反应的作用。一般首选 1mmol/L 乳酸钠，20～60ml 静脉滴注或静脉注射。尤其适用于高血钾或伴酸中毒时。

2. *安装心脏起搏器*　在大多数急性下壁心肌梗死患者，完全性房室传导阻滞是暂时性的，往往仅持续几天，预后较好，不需永久性起搏器。急性前壁心肌梗死并发的三度或二度Ⅱ型房室传导阻滞，常伴以双侧束支的损伤，意味着室间隔坏死。心室位于束支-浦肯野系统内的逸搏控制点，其频率≤40/min，这种室性逸搏心律很不稳定，预后不良，需安置起搏器。男科疾病合并完全性房室传导阻滞（AVB）需麻醉做手术者，为了保证手术中病人安全，术前应安装临时心脏起搏器。10%的病例阻滞可在希氏束，逸搏点常位于束支-浦氏纤维内，频率＜40/min，且不恒定，QRS 波常宽大畸形。这种损伤常是不可逆的，做手术前需要安置起搏器。

（1）安装临时心脏起搏器：安装临时起搏器的适应证范围较宽：①凡室率慢而影响血流动力学的二度至完全性房室传导阻滞，尤其是房室束分支以下阻滞，发生在急性心肌炎、急性前壁心肌梗死或心脏手术损伤时者。②平时无症状的房室阻滞而需做手术或施行麻醉、冠状动脉造影等以保证安全者。③无症状的完全性房室传导阻滞患者，如阻滞区在希氏束下（双侧束支水平）者等，是安装心脏起搏器对象。总结有下列情况，应安装临时心脏起搏器。

a. 有症状的二度以上 AVB，不论类型者。

b.无症状的二度以上AVB,但心室率≤40/min,或证实心脏停搏>3s者。

c.由高度AVB诱发的快速异位心律失常而需药物治疗者。

d.三分支传导阻滞者。

(2)安装永久性心脏起搏器:持续高度或完全性房室传导阻滞患者如果有症状,例如心、脑供血不足(晕厥)症状、活动量受限或有过阿-斯综合征发作者,不论其阻滞的位置在何部位,均是起搏器治疗的对象,可安装永久性起搏器。安装永久性心脏起搏器的适应证有以下几点。

①有症状的先天性三度AVB。

②有症状的获得性三度AVB。

③有症状的手术后永久性Ⅲ度AVB。

④心房颤动伴三度AVB。

⑤有症状的二度Ⅰ型、二度Ⅱ型AVB。

房室传导阻滞(AVB)安装永久性起搏器的相对适应证有以下几点。

①获得性无症状的三度AVB。

②无症状的手术后三度AVB。

③无症状的二度Ⅱ型AVB。

3. 急性心肌梗死并发完全性房室传导阻滞的治疗 并发于下壁急性心肌梗死的完全性房室传导阻滞,若逸搏心率在50～60/min,且心室率恒定,QRS波不宽者,不需特殊处理,但要严密监护。如病情似有进行性发展,心室率逐渐变慢或漏搏增多或出现低血压时,可用阿托品加入5%葡萄糖液20～40ml中缓慢静注,必要时可持续静脉滴注。应警惕有时应用阿托品会使心房率增快,传导阻滞反而加重。对急性心肌梗死合并完全性房室传导阻滞患者异丙肾上腺素通常应避免使用。急性心肌梗死有下列情况时,是安装临时起搏器的指征。

(1)二度Ⅱ型或完全性房室传导阻滞QRS波增宽者。

(2)二度或完全性房室传导阻滞出现过心室停搏者。

(3)完全性房室传导阻滞心室率<50/min,伴有明显低血压或心力衰竭,经药物治疗效果不佳者。

(4)二度或完全性房室传导阻滞合并频发室性期前收缩或阵发性室性心动过速,为便于使用抗心律失常药物,可安装预防性临时起搏器。一些学者认为急性心肌梗死的完全性房室传导阻滞,不论前壁或下壁梗死,也不论逸搏心律的QRS是窄的或是宽的,都应进行临时心脏起搏。这样心脏起搏保证了适当的心率,有可能防止并发心脏停搏或室性心动过速或心室颤动,并对血流动力学有利,使心输出量增加,帮助缺血心肌的恢复。在急性心肌梗死病程的第4周末,如果房室传导障碍持续存在,则最好行电生理检查以确定阻滞部位,以助于最后决定是否需安置永久性起搏器。安装临时心脏起搏导管最好在透视条件下进行,并做好急救除颤准备,以免因盲目插管刺激而诱发室性心动过速或心室颤动。

4. 完全性房室传导阻滞(有时为高度房室传导阻滞) 可发生心搏骤停并引起晕厥,此时因心输出量突然减少而发生急性脑缺氧综合征。意识丧失,可伴有抽搐。如果有效的心室收缩不能及时恢复,可迅速死亡。此外,还可出现心室颤动,在房室传导阻滞患者发生晕厥或猝死的原因中,心室颤动占50%以上,应立即行直流电击除颤,能量300J,并可用肾上腺素静脉注射(弹丸式静脉注射)。也可出现快速的室性心动过速,直接导致晕厥发生,或室性心动过速蜕变为心室颤动。对室性心动过速应立即行直流电击复律或首选利多卡因50mg快速静脉推注。心脏骤停还包括心室停搏和心电-机械分离(慢而无效的室性自身心律)立即按心肺复苏步骤紧急救治。

【手术时机】

围术期发生完全性房室传导阻滞,经按

完全性房室传导阻滞救治方案救治，脱离生命危险，病情恢复稳定后，才能做手术。

【预防】

避免或根除上述发生完全性房室传导阻滞危急值的病因，根除病因，防止该危急值的发生。

1. 积极治疗原发病，及时控制、消除原因和诱因是预防发生本病的关键。

2. 熟悉传导系统的解剖和心脏手术时严密的心电图监测可以减少本病的发生。

3. 对完全性房室传导阻滞的患者根据阻滞部位及心室率快慢而采取不同的措施。如心室率较缓慢，心率＜40/min，且 QRS 波宽大畸形者，房室阻滞部位在希氏束以下，对药物反应差，需安置人工心脏起搏器，以防心脑综合征的发生。

九、频发室性早搏（fequent ventricular premature beat，FVPB）

频发室性早搏是指 1min 内有 6 次以上的室性早搏。频发室性早搏多在器质性心脏病基础上出现，最常见的心脏疾病是高血压、冠心病、心肌病、风湿性心脏病与二尖瓣脱垂病人。除了服用抗心律失常药物外，还应针对原发病及诱发原因进行治疗。正常人与各种心脏病患者均可发生室性早搏。心肌病、缺血、缺氧、麻醉和手术均可使心肌受到机械、电、化学性刺激而发生室性早搏。洋地黄、奎尼丁、三环类抗抑郁药中毒发生严重心律失常之前常先有室性早搏出现。电解质紊乱（低钾、低镁）、精神不安、过量烟、酒、咖啡亦能诱发室性早搏。

【风险评估】

围术期发生频发室性早搏是心血管疾病危象。频发室性早搏多在器质性心脏病基础上出现，可能是心室颤动的前奏。频发室性早搏严重干扰循环功能，给麻醉带来严重的、潜在性的危险。心肌梗死后或心肌病病人并发室早，心脏性猝死发生率较高，特别是当同时存在左室射血分数明显降低，心脏性猝死的危险性将大大增加。严重威胁患者生命及术后康复。频发室性早搏如未被发现或被误诊，未能按频发室性早搏救治，围术期将危及患者生命，甚至导致死亡。因此，频发室性早搏一经确诊，禁忌做男科手术，应立即按频发室性早搏救治方案救治。如术中或术后发生频发室性早搏，应按频发室性早搏救治方案救治，使患者转危为安，并应严防再次发生频发室性早搏。

【病因】

频发性室性早搏的病因与下列因素有关。

1. 心血管疾病　频发室性早搏多在器质性心脏病基础上出现，最常见的心脏疾病是高血压、冠心病、风湿性心脏病、高血压病、急性心肌炎、二尖瓣脱垂、急性心肌梗死病人。

2. 甲状腺功能亢进　甲状腺功能亢进等均可引起频发性室性早搏。

3. 抗抑郁药中毒　洋地黄、奎尼丁、三环类抗抑郁药中毒发生严重心律失常之前常先有室性早搏出现。

4. 诱发室性早搏

（1）肺炎、胃肠炎、腹泻、呕吐引起的水电解质异常（低血钾、低血镁、酸中毒等）、尿毒症、食物或药物中毒等，亦能诱发室性早搏。

（2）缺血、缺氧、麻醉和手术均可使心肌受到机械、电、化学性刺激而发生室性早搏。

5. 良性室性早搏　指患者经各种检查找不到心脏病证据的室性早搏，临床上亦十分常见。良性室性早搏随年龄增长会逐渐增多，但对健康不会产生太大影响，所以思想上不要负担过重。大量饮酒、吸烟、喝浓茶、咖啡、激动、紧张、睡眠不好等可诱发良性室性早搏的发生，应该尽量避免。常纠正诱因后室早可恢复。

【诊断依据】

频发室性早搏确诊相关依据如下。

1. 临床表现　频发性室性早搏最常见的症状是心悸与胸闷等，也可能演变为其他心律失常。

2. 心电图特征

(1)提前出现的宽大的QRS波群，QRS波间期大于0.11s，其前无过早的P波出现。

(2)P波可出现在ST段上或埋在QRS、T波内，R-P时间常在0.12～0.20s，P波与提前的QRS波无关。

(3)ST段及T波方向常与QRS波方向相反。

(4)通常有完全性代偿间歇(即早搏前后两窦性心搏相隔的时间为正常心动周期的2倍)。

(5)有时室早夹在两个连续窦性搏动之间，称为间位性或插入性室性早搏。

(6)有时形成二联律、三联律，或室性早搏形成短阵室速。

(7)在同一导联上，可见多源性室性早搏，室性早搏的形态不同。

(8)室性早搏1min内6次以上。

如心电图上出现以下情况，多提示室性早搏为病理性的：

①多源性室性早搏。

②成对或连续出现的室性早搏。

③室早出现于前一心搏的T波上(即RonT现象)，联律间期小于0.40s。以上三种情况常易诱发室性心动过速或室颤，必须及时处理。

④特宽型室性早搏，QRS间期≥0.6s。

⑤特矮型室性早搏，即各导联中室性早搏畸形的QRS波群振幅≤1.0mV。

⑥室性早搏QRS波群有显著切迹，上升支或下降支不规则。

⑦室性早搏的T波尖锐，二支对称，T波方向与QRS波的主波方向一致，ST段呈水平型改变。

⑧并行心律型室性早搏。

⑨早搏指数小于1。

【急救措施】

在围术期如上检测发现1min有6次以上的室性早搏，应尽早采取措施，纠正频发室性早搏。频发室性早搏治疗的主要目的是预防室性心动过速，心室颤动和心脏性猝死。救治措施如下。

1. 无器质性心脏病　无器质性心脏病的患者室早并不增加其死亡率，对无症状的孤立的室早，无论其形态和频率如何，无须药物治疗。这类室早常有大量饮酒、吸烟、喝浓茶、咖啡、激动、紧张、睡眠不好等诱因，常纠正诱因后可缓解。

2. 伴发器质性心脏病　伴发于器质性心脏病的室早应对其原发病进行治疗，并预防室速的发生。对症处理心率快时可选用倍他乐克或服用中药稳心颗粒，减少室早发生。对频发室早发展成室速的患者，需紧急处理(见室速章节)。

3. 洋地黄中毒　对洋地黄中毒引起的室性早搏除停药外，静脉注射苯妥英钠或静脉补镁补钾常有效。

4. 低钾　低钾引起的早搏，应积极去除原因，纠正低血钾。

5. 奎尼丁晕厥或锑剂治疗　奎尼丁晕厥或锑剂治疗中出现的室性早搏应立即停用奎尼丁或锑剂。口服药物可选用普鲁卡因胺、维拉帕米、β受体阻滞药(如普萘洛尔)、洋地黄类(适用于由心力衰竭而非洋地黄中毒引起的室早)等药物进行治疗。

6. 注意事项

(1)防心源性猝死：对于器质性心脏病患者伴频发室性早搏或短阵室性心动过速，其治疗的目的是预防心源性猝死的发生。此时，医生治疗的重点是预防猝死的发生而不是治疗室性早搏或短阵性室性心动过速本身，因为这种心律失常并不是致命性的。

(2)不提倡用的药物：不提倡静脉用抗心律失常药物，亦不提倡用胺碘酮。因为胺碘酮除了对心脏本身毒副作用相对较小外，其肺毒性和甲状腺毒性常常是不可逆的。抗心律失常药物无须长期服用,用药的目的是暂时减少早搏,缓解症状,以使患者逐渐适应和耐受,且尽量不要用早搏次数或动态心电图的方法来评价所谓的"治疗效果"。

(3)抗心律失常药物:应用某些抗心律失常药物治疗心肌梗死后室早,猝死与心血管总死亡率反而显著增加。原因是这些抗心律失常药物本身具有致心律失常作用,因此,应避免用Ⅰ类药物治疗心肌梗死后室早。β受体阻滞药虽然对室早的疗效不显著,但能降低心肌梗死后猝死发生率。胺碘酮对抑制室早很有效,但应注意可能发生扭转性室性心动过速,使用过程中需监测Q-T间期。

(4)支气管哮喘者:有支气管哮喘者不宜用β受体阻滞药。心动过缓伴早搏者,可给予阿托品治疗。

【促进康复】

围术期发生频发室性早搏,按频发室性早搏救治方案救治,使患者脱离生命危险,转危为安。如需做手术,需待病情恢复稳定后,在安全的前提下进行。

【预防】

避免或根除上述发生频发室性早搏的病因,根除病因,防止该病的发生。

(李骊华 陈在贤)

第六节 急性肺栓塞

男科疾病围术期如发生急性肺栓塞(acute pulmonary embolism,APE)是呼吸系统疾病危象(the crisis of respiratory system diseases),此时患者正处于生命危险状态中,应及时救治,以防危及生命,产生严重后果。

APE是由于内源性或外源性栓子堵塞肺动脉主干或分支引起肺循环障碍的临床和病理生理综合征,其发病率仅次于冠心病及高血压危象,死亡率居第3位,仅次于肿瘤及心肌梗死。肺栓塞约65%可分布于两肺,20%分布于右肺,10%分布于左肺,双肺下叶受累的机会为上叶的4倍。大部分血栓栓塞位于较大或中等肺动脉内,达到较小动脉者不到35%。APE肺栓塞的临床分型如下。

1. *高危* 大面积APE分猝死型、急性肺源性心脏病型、不能解释的呼吸困难型、肺梗死型及慢性栓塞性肺动脉高压型。大面积APE后的生理改变包括伴气促和过度通气的呼吸困难,动脉低氧血症和肺梗死,伴右心室衰竭和休克的肺动脉高压。肺梗死以下叶多见,外形呈锥形,尖端指向肺门。病灶中心为坏死区,周围有水肿和出血。肺动脉主干或大分支被大的栓子堵塞可引起急性右心衰竭以致死亡。肺血管床的阻塞超过50%,首次发生的致命性栓塞常在1～2h死亡。未经治疗病人反复栓塞的机会约达50%,其中多达半数可能死亡。

2. *中危* 次大面积APE,血流动力学稳定,但存在右心功能不全和(或)心肌损伤。右心功能不全的诊断标准:临床上出现右心功能不全的表现,超声心动图提示存在右心功能障碍,或脑钠肽(BNP)升高(≥90pg/ml)或N末端脑钠肽前体(NT-proBNP)升高(≥500pg/ml),应密切监测病情变化,死亡率>15%。

3. *低危* 非大面积APE,血流动力学稳定,无右心功能不全和心肌损伤。临床病死率为1%左右。

【风险评估】

围术期APE多在术后下床活动时发生,多由于下肢深静脉血栓脱落所致,此时患者正处于生命危险状态中,高危大面积APE患者,发病后1～3d最危险,80%死于发病后2h以内。经抢救治疗者比未救治者,病死率低5～6倍。因此,APE一经确诊,应立即按APE危急重症抢救方案进行救治,抢救病人生命，度过危急期。转危为安。不幸的是APE能得到及时正确救治的患者仅30%左右。

【病因】

1. 血栓脱落　发生APE的栓子主要是血栓，占51%～90%，血栓主要来源于大手术后、创伤、久病卧床和心功能不全形成的下肢深静脉血栓，如术后或久病卧床者突然活动或用力排便，使下肢深静脉血栓脱落而致APE。其次肺栓塞的栓子来源于体循环静脉系统或心脏产生的血栓脱落所致。

2. 脂肪、肿瘤栓子和气体　少数栓子是进入肺循环的脂肪、肿瘤栓子和气体等致APE。

【诊断依据】

1. 临床表现　凡是长期卧床，突然发生呼吸困难，应考虑到合并APE的可能。20%～30%患者未及时或未能获诊断和治疗而死亡，对未死亡而抢救中的患者，应仔细搜集病史。表现为血清LDH升高，动脉血PO_2下降、$PA\text{-}AO_2$增宽。肺栓塞发生后根据肺动脉阻塞的程度的常见临床表现如下。

(1)大面积肺栓塞：表现为突发胸闷、气短、呼吸困难，不能平卧，端坐呼吸，濒死感，心肌梗死样胸骨后剧痛(酷似心绞痛)，晕厥(由大块肺栓塞所引起的脑供血不足)，发绀，右心衰竭，休克，大汗淋漓，四肢厥冷及抽搐。甚至发生心脏停搏或室颤而迅速死亡。见于突然栓塞两个肺叶以上的患者。APE约10%的病人于发病1h内死亡。若未及时诊断及治疗，大约30%的病人因肺栓塞复发而死亡。

(2)较小的肺栓塞：常有胸骨后疼痛及咯血，多在梗死后24h内发生，咯血量不多，鲜红色，数天后可变成暗红色。当病人原有的心、肺疾病代偿功能很差时，可以产生晕厥及高血压。发生率约占30%。

(3)微栓塞：微栓塞可以产生成人呼吸窘迫综合征。

(4)反复肺血栓栓塞：慢性反复性肺血栓栓塞起病缓慢，发现较晚，常有低热(38～38.5℃)、轻度黄疸。主要表现为重症肺动脉高压和右心功能不全，是临床进行性的一个类型。

2. 血气分析　肺栓塞时因V/Q比例失调及过度通气，常伴有低氧血症和低二氧化碳血症，当存在低氧血症时，动脉氧分压与栓塞的范围及肺动脉高压成正比。

3. 血浆D-二聚体测定升高　D-二聚体为交联的纤维蛋白降解产物，正常值为0.00～0.55mg/L，仅在纤维蛋白原形成与分解处于稳定状态才出现。若以血浆D-二聚体浓度＞500μg/L作为诊断血管栓塞的阳性界限值，仅高度提示有血管栓塞的可能，还不足以确诊肺栓塞。

4. 血浆FDP升高　纤维蛋白原降解产物(FDP)正常值为0～5.0μg/ml，许多疾病可与纤维蛋白的形成和降解有关，如心肌梗死、肿瘤、感染或炎症性疾病等。

5. 心电图　大多数APE呈现非特异性改变，最常见为窦性心动过速。当有肺动脉及右心压力升高时，可出现SIQⅢTⅢ征(即Ⅰ导联S波加深，Ⅲ导联出现Q/q波及T波倒置)、完全性或不完全性右束支传导阻滞、肺型P波、电阻右偏及顺钟向转位。典型的心电图表现具有提示价值，但缺乏特异性和危急值的临床意义，需动态观察，并与急性冠状动脉综合征相鉴别。

6. X线胸片

(1)肺动脉阻塞征：区域性肺纹理变细、稀疏或消失，肺野透亮度增加。

(2)肺动脉高压征及右心扩大征：右下肺动脉干增宽或伴截断征，肺动脉段膨隆以及右心室扩大。

(3)肺组织继发改变：肺野局部片状阴影，尖端指向肺门的楔形阴影，肺不张或肺膨胀不全。PTE的X线改变有一定临床意义，但特异性差，需结合其他临床表现和检查结果。

7. *超声心动图*　对提示 APE 和除外其他心血管疾病以及进行 APE 危险度分层有重要价值。对于严重的 APE 病例，超声心动图检查发现右心室功能障碍的一些表现，可提示或高度怀疑 APE。若在右心房或右心室发现血栓，同时患者临床表现符合 APE，即可做出诊断。超声检查偶尔可因发现肺动脉近端的血栓而确诊。超声检查符合下述两项指标时即可诊断右心室功能障碍。

（1）右心室扩张。

（2）右心室壁运动幅度减低。

（3）吸气时下腔静脉不萎陷。

（4）三尖瓣反流压差＞30mmHg。而右心室壁增厚（≥5mm）对于提示是否存在慢性血栓栓塞性肺动脉高压有重要意义。

8. *下肢深静脉检查*　下肢为 DVT 最多发部位，超声检查为诊断 DVT 最简便的方法。也是发现 APE 血栓来源的重要措施。

9. *CT 肺动脉造影（CTPA）*　是 APE 的一线确诊手段和高度危急值。能准确发现段以上肺动脉内的血栓。

（1）直接征象：肺动脉内的低密度充盈缺损，部分或完全包围在不透光的血流之间（轨道征），或者呈完全充盈缺损，远端血管不显影。

（2）间接征象：肺野楔形密度增高影，条带状高密度区或盘状肺不张，中心肺动脉扩张及远端血管分支减少或消失。

10. *放射性核素扫描/血流灌注（V/Q）显像*　是 APE 的重要诊断方法。典型征象是呈肺段分布的肺血流灌注缺损，并与通气现象不匹配。一般可将 V/Q 显像结果分为三类。

（1）高度可能：其征象为至少 2 个或更多肺段的局部灌注缺损，而该部位通气良好或 X 线胸片无异常。

（2）正常或接近正常。

（3）非诊断性异常：其征象介于高度可能与正常之间。若结果呈高度可能，具有诊断意义，可视为 APE 的危急值。

11. *磁共振成像和磁共振肺动脉造影（magnetic resonance imaging/pulmonary angiography，MRI/MRPA）*　MRPA 可直接显示肺动脉内的栓子及 APE 所致的低灌注区，可确诊 APE，但对肺段以下水平的 APE 诊断价值有限。可用于肾功能严重受损、对碘造影剂过敏或妊娠患者。

12. *肺动脉造影（pulmonary angiograpy）*　为 APE 诊断的经典与参比方法。其敏感性为 98%，特异性为 95%～98%。直接征象有肺动脉内造影剂充盈缺损，伴或不伴轨道征的血流阻断；间接征象有肺动脉造影剂流动缓慢，局部低灌注，静脉回流延迟或消失等。

【鉴别诊断】

临床最易误诊的重要疾病是心肌梗死、冠状动脉供血不足、肺炎、充血性心力衰竭（左心）、心肌病、原发性肺动脉高压、胸膜炎、肺水肿、肺不张、支气管哮喘、心包炎、夹层动脉瘤及肋骨骨折等。

【急救措施】

在围术期发生急性肺栓塞，应立即送呼吸内科重症监护室，按急性肺栓塞进行救治，抢救病人生命，度过危急期。纠正心功能不全和低血压，纠正低氧血症，尽可能地恢复和维持足够的循环血量和组织供氧。对大块肺栓塞或急性肺心病患者的治疗包括及时吸氧、缓解肺血管痉挛、抗休克、抗心律失常、溶栓、抗凝及外科手术等。救治措施如下。

1. *急救措施*

（1）休克者：抗休克，合并休克者给予多巴胺 5～10μg/（kg · min）、多巴酚丁胺 3.5～10μg/（kg · min）或去甲肾上腺素 0.2～2.0μg/（kg · min）及低分子右旋糖酐等，迅速纠正引起低血压的心律失常，如心房扑动、心房颤动等。维持平均动脉血压＞80mmHg，心脏指数＞2L/（min · m^2），尿量＞50ml/h。争取病情迅速缓解。现一般多用多巴酚丁胺或多巴胺 20～40mg，溶于5%葡萄糖 250ml 缓慢静脉滴注，以增加心搏出量。

(2)心力衰竭的治疗：心衰或当右心房压升高，有明显右心衰竭时可应用地高辛、利尿药、血管紧张素转化酶抑制药及多巴胺等治疗。早期患者疗效比较满意。

(3)呼吸心跳停止者：立即做复苏抢救。

(4)呼吸困难者：保持呼吸道通畅，如合并支气管痉挛可应用氨茶碱、二羟丙茶碱(喘定)等支气管扩张药和黏液溶解药。也可用酚妥拉明 10～20mg 溶于 5%～10%葡萄糖 100～200ml 内静脉滴注，既可解除支气管痉挛，又可扩张肺血管。呼吸衰竭严重低氧血症患者可短时应用机械通气治疗，改善呼吸。

(5)低氧血症：PaO_2≤60～65mmHg，尤其有心排出量降低者，应做氧疗。可做持续吸氧，通常采用面罩或导管，吸入氧浓度应能使 PaO_2 和 SaO_2 升至正常(85～95mmHg 和 95～98%)或尽可能接近正常水平(PaO_2≥60mmHg)。

(6)疼痛剧烈者：使患者保持安静，为止痛必要时可给予吗啡、哌替啶、可待因等。虽然焦虑往往很明显，但宜慎用镇静药，尤其是巴比妥酸盐类制剂。

(7)抗感染：为预防肺内感染和治疗静脉炎应用抗生素。

(8)血管扩张药：栓塞性肺动脉高压除机械堵塞因素外，体液因素也可能参与部分作用，具有部分可逆性。临床可以试用硝苯地平、地尔硫䓬等血管扩张药。

(9)阿托品、罂粟碱：缓解迷走神经张力过高引起的肺血管痉挛和冠状动脉痉挛，静脉注射阿托品 0.5～1.0mg，如不缓解可每 1～4 小时重复 1 次，也可给罂粟碱 30mg 皮下、肌内或静脉注射，每 1 小时 1 次，该药也有镇静和减少血小板聚集的作用。

2. *溶栓疗法*　参照本章第四节下肢深静脉血栓形成的溶栓疗法。

3. *抗凝治疗*　参照本章第五节下肢深静脉血栓形成的抗凝治疗。

4. *手术治疗*　参照本章第五节下肢深静脉血栓形成的手术治疗。

【促进康复】

如术中或术后发生 APE，应全力抢救，使患者脱离生命危险，属中危或低危患者，待病情恢复稳定，使 PaO_2 和 SaO_2 分别升至 85～95mmHg 和 95%～98%范围内，或 PaO_2≥60mmHg，深静脉血栓处治，无脱落的风险后，才能做手术。

【预防】

避免或根除上述发生肺栓塞危急值的病因，防止深静脉血栓形成是最重要的预防方法。

（刘　忠）

第七节　神经系统疾病危象

中老年男性患者多存在脑血管病变，发生脑血管意外的可能性大，若在围术期发生急性脑出血或急性脑梗死，将严重威胁患者生命，影响手术开展及术后康复，因此应及时预防，及时发现，及时抢救治疗。

一、脑出血(cerebral hemorrhage)

脑出血是神经系统疾病危象。脑出血是指原发性非外伤性脑实质内血管破裂引起的出血，占急性脑卒中的 20%～30%，急性期病死率为 30%～40%。常见的病因有高血压合并动脉粥样硬化、动脉瘤、烟雾病、血液病、抗凝或溶栓治疗、瘤卒中等。脑出血的患者常在情绪激动或活动时突然发病，早期死亡率很高，幸存者中多数留有不同程度的运动障碍、认知障碍、言语吞咽障碍等后遗症。

脑出血根据发病时间分为超急性、急性和亚急性，按病情轻重分为轻、中、重型。临床上多根据出血部位分类：基底节区出血、脑叶出血、脑干出血、小脑出血、脑室出血。根据出血后的临床表现，将脑出血分为五级：

Ⅰ级：清醒或者嗜睡，伴有不同程度的偏瘫或者失语。

Ⅱ级：嗜睡或朦胧，伴有不同程度的偏瘫或失语。

Ⅲ级：浅昏迷，伴偏瘫，瞳孔等大。

Ⅳ级：中度昏迷，伴偏瘫，瞳孔等大或不等大。

Ⅴ级：深昏迷，去脑强直或者四肢软瘫，瞳孔单侧或双侧散大。

【风险评估】

围术期脑出血是神经系统疾病危象，此时患者处在极高危临死状态。脑出血是指原发性非外伤性脑实质内引起的出血，起病急、病情凶险、死亡率非常高，是目前中老年人致死性疾病之一，严重者威胁患者生命，甚至导致死亡。因此，脑出血一经确诊，应立即送神经内外科重症监护室，按脑出血抢救方案进行救治，尽可能脱离生命危险，转危为安。并要防再次发生脑出血的可能。

【病因】

1. *常见病因*　常见病因是高血压合并细、小动脉硬化，微动脉瘤或者微血管瘤，其他包括脑血管畸形、脑膜动静脉畸形、淀粉样脑血管病、囊性血管瘤、颅内静脉血栓形成、特异性动脉炎、真菌性动脉炎，烟雾病和动脉解剖变异、血管炎、瘤卒中等。

2. *血液因素*　血液因素有抗凝，抗血小板或溶栓治疗，嗜血杆菌感染，白血病，血小板减少性紫癜，颅内肿瘤，酒精中毒及交感神经兴奋药物等。

3. *诱发因素*　用力过猛、气候变化、不良嗜好（吸烟、酗酒、食盐过多，体重过重）、血压波动、情绪激动、过度劳累等。

【诊断依据】

1. *临床表现*　临床上脑出血发病十分迅速，症状在数分钟至数小时内达到高峰，最常见的表现如下：

（1）呕吐：约一半的患者发生呕吐，可能与脑出血时颅内压增高、眩晕发作、脑膜受到血液刺激有关。

（2）头痛、头晕：头痛常是脑出血的首发症状，多位于出血一侧的头部；有颅内压力增高时，疼痛可以发展到整个头部。头晕常与头痛伴发，特别是在小脑和脑干出血时。

（3）运动和语言障碍：运动障碍以偏瘫为多见；言语障碍主要表现为失语和言语含糊不清。

（4）意识障碍：表现为嗜睡或昏迷，程度与脑出血的部位、出血量、速度和是否再次出血有关。在脑较深部位的短时间内大量出血者，大多会出现意识障碍。

（5）眼部症状：瞳孔不等大常发生于颅内压增高出现脑疝的患者；还可以有偏盲和眼球活动障碍。脑出血患者在急性期常常两眼凝视大脑的出血侧（凝视麻痹）。

2. *脑出血的症状*　与出血的部位、出血量、出血速度、血肿大小等有关。

（1）非功能区的小量出血：可以仅仅表现为头痛及轻度的神经功能障碍，而大量出血以及大脑深部出血、丘脑出血或者脑干出血等可以出现迅速昏迷，甚至在数小时及数日内出现死亡。

（2）典型的基底节出血：可出现突发肢体的无力及麻木，语言不清或失语，意识障碍，双眼向出血一侧凝视，可有剧烈疼痛，同时伴有恶心呕吐、小便失禁症状。

（3）丘脑出血：常破入脑室，病人有偏侧颜面和肢体感觉障碍，意识淡漠，反应迟钝。

（4）脑桥出血：小量时可有出血一侧的面瘫和对侧肢体瘫，而大量时可迅速出现意识障碍、四肢瘫痪、眼球固定，危及生命。

（5）小脑出血：多表现为眼球震颤、眩晕、呕吐、构音障碍等小脑体征，一般不出现典型的肢体瘫痪症状，血肿体积大时可侵犯脑干，迅速昏迷、死亡。

3. 实验室检查　血常规、尿常规和血糖重症患者在急性期血常规检查可见白细胞增高，可有尿糖与尿蛋白阳性，脑出血急性期血糖增高由应激反应引起，血糖升高不仅直接反映机体代谢状态，而且反映病情的严重程度，血糖越高，应激性溃疡、脑疝、代谢性酸中毒、氮质血症等并发症发生率越高，预后越差。

4. 特殊检查　脑出血属于神经科急症，需要在短时间内立刻明确诊断，目前辅助检查主要分为实验室检查和影像学检查两种，随着目前医疗水平的逐渐提高，影像学检查因为其具有时间短、无创、结果准确等优点，已逐渐成为首选的检查方法。

(1)CT 检查：临床疑诊脑出血时首选头颅 CT 检查，可显示圆形或卵圆形均匀高密度或混杂密度血肿，发病后即可显示，并可确定血肿部位、大小、形态以及是否破入脑室，血肿周围水肿带和占位效应，估算出血量等；如脑室大量积血可见高密度铸型，脑室扩张，1 周后血肿周围可见环形增强，血肿吸收后变为低密度或囊性变，CT 动态观察可发现脑出血的病理演变过程，并在疾病治疗过程中的病情变化时第一时间指导临床治疗。

(2)MRI 检查：可发现 CT 不能确定的脑干或小脑小量出血，能分辨病程 4～5 周后 CT 不能辨认的脑出血，区别陈旧性脑出血与脑梗死，显示血管畸形流空现象，还可以大致判断出血时间，是否多次反复出血等，但 MRI 检查需要患者较长时间(10min 以上)静止不动躺在扫描机内，对已有意识障碍的患者来说较难做到，且风险也比较高。

(3)DSA 全脑血管造影检查：脑血管造影曾经是脑出血的主要诊断手段，因其不能显示血肿本身，仅能根据血肿周围相关血管的移位来推测血肿的部位及大小，且 DSA 检查为一项有创检查，目前一线应用已明显减少。但 DSA 在脑出血原因的鉴别上仍意义重大，因其可直观地看到脑血管的走行及形态，当怀疑有脑血管畸形或动脉瘤破裂的病人应该需要做 DSA 检查明确诊断，但目前逐渐被无创的 CTA 检查代替。

(4)脑脊液检查：脑出血诊断明确者一般不做脑脊液检查，以防脑疝发生，但在无条件做脑 CT 扫描或脑 MRI 检查时，腰穿仍有一定诊断价值。脑出血后由于脑组织水肿，颅内压力一般较高，80％患者在发病 6h 后，由于血液可自脑实质破入到脑室或蛛网膜下隙而呈血性脑脊液，所以脑脊液多数呈血性或黄色，少数脑脊液清亮。因此，腰穿脑脊液清亮时，不能完全排除脑出血的可能，术前应给脱水药降低颅内压，有颅内压增高或有脑疝的可能时，应禁做腰穿。

5. 心电图检查　脑血管病患者因为脑-心综合征或心脏本身就有疾病，可有心脏功能和血管功能的改变。

(1)传导阻滞：如 P-R 间期延长，结性心律或房室分离。

(2)心律失常：房性或室性期前收缩。

(3)缺血性改变：S-T 段延长、下降，T 波改变。

(4)其他：假性心肌梗死的心电图改变等。

6. 经颅多普勒超声(TCD)检查　有助判断颅内高压和脑死亡，当血肿＞25ml，TCD 显示颅内血流动力学不对称改变，表示颅内压力不对称，搏动指数较平均血流速度更能反映颅内压力的不对称性。

【急救措施】

在围术期发现脑出血，应立即送神经内科或神经外科重症监护室，按脑出血抢救方案救治，迅速控制和治疗脑出血，是挽救患者生命转危为安的关键。

1. 保守治疗　患者出血量不多，神经功能损害较轻，或者患者一般情况较差不能耐受手术治疗的患者可选择内科保守治疗。治疗原则：脱水降颅压、减轻脑水肿；调整血压；防止继续出血；保护血肿周围脑组织；促进神经功能恢复;防止并发症。目前认为,患者无意识障碍时多无须手术。

(1)一般治疗:一般卧床休息 2～4 周,避免情绪激动及血压升高。保持呼吸道通畅,防止舌根后坠,必要时行气管切开,有意识障碍、血氧饱和度下降的患者应予以吸氧,不能自主进食的患者予以鼻饲。危重患者应予以密切观察意识、瞳孔大小、血压、呼吸等变化,必要时予以心电监测,进行体温、心率、呼吸等生命体征的监测。

(2)调控血压:脑出血患者血压会反射性升高,过高的血压可能导致血肿扩大,而过低的血压又会影响到血肿周围脑组织的血供,血压的控制尚存争议。对于脑出血急性期收缩压＞180mmHg 或舒张压＞100mmHg 的患者,应该选用较为有效的降压药物予以平稳降压治疗,并严密监控血压变化。

(3)控制脑水肿,降低颅内压:颅内压的升高可引起患者较为明显的症状,如恶心、呕吐等,严重的还会引起脑疝导致生命危险。所以降低颅内压、控制脑水肿是脑出血治疗的主要措施,发病早期可用甘露醇脱水,并辅助以呋塞米等利尿药进行脱水,同时注意监测患者肾功能,注意复查血电解质情况防止水电解质紊乱。

(4)预防并发症:脑出血患者急性期容易发生肺部感染、尿路感染,导致病情加重,早期识别和处理吞咽问题及误吸,可有效预防吸入性肺炎,疑有类似感染患者应予以抗生素治疗,不推荐预防性使用抗生素。降低胃酸分泌的药物可防止上消化道应激性溃疡和出血的发生。早期可行胃肠减压,可观察是否存在应激性溃疡,亦可减轻患者胃肠道麻痹引起的腹胀,避免因呕吐胃内容物而发生吸入性肺炎。下丘脑体温调节中枢受损可导致中枢性高热,常以冰毯、冰帽等物理性降温方式为主。

2. 外科治疗　高血压脑出血的治疗最终目的是清除血肿,减轻脑组织受压,尽最大努力保证神经功能,减少或防止脑出血后一系列继发性病理变化。

手术方式的选择:目前手术适应证主要考虑:大脑出血量大于 30ml,小脑出血量大于 10ml;患者出血后意识障碍情况。

(1)手术治疗指征

①Ⅱ～Ⅳ级者需要手术治疗。

②位置较为表浅的出血一般多可手术。

③对于出血量较少,但患者病情明显加重的需要警惕是否存在持续出血,应做术前准备。

(2)非手术治疗指征

①Ⅰ级一般不需手术,Ⅴ级病情处于晚期也无法手术。

②Ⅱ级患者若一般情况可,也可首选内科保守治疗,根据病情变化再决定。

③Ⅳ级患者若出血时间短,出血量大,进展快,脑疝形成时间长,则无法手术。

④部位较深的出血,如脑干局部出血,若无意识障碍,可保守治疗。

⑤患者的一般情况需要考虑,是否存在心肺功能下降,高龄患者手术后一般恢复较差,效果一般,选择手术需要慎重,多选保守治疗。

a. 开颅清除血肿:出血量较大的患者,如基底节出血常需进行开颅清除血肿。

b. 穿刺抽吸血肿:这种治疗方式适用于各部位脑出血,深部脑出血尤为适用,主要方法是应用 CT 引导或者立体定向引导,选择距离血肿最近的穿刺点,并离开功能区,进行颅骨钻孔,在定位和定向的基础上向血肿内穿刺,再辅助以负压吸引,可一次去除较大部分的血肿。创伤小,但手术者技术要求较高,一次手术仅能解除一部分血肿的压迫,剩余的血肿依然存在,其分解产物依旧会对脑细胞产生毒害作用,若一次性抽吸过多血肿,可能造成远隔部位的再出血,所以临床上目前还没有广泛推广。结论:给予脑出血患者微创颅内血肿抽吸引流术治疗可有效提高治疗效果,改善患者神经缺损症状。

c. 脑室穿刺引流血肿:主要是进行脑室内穿刺,适应证主要是针对脑室内积血,手术常规行脑室角穿刺,放置引流管,术后应用尿激酶等溶化血块药物,使得血肿能由引流管逐渐引出,当颅内压明显升高的时候,脑室外引流手术还可以有效减低颅内压,防止脑疝的形成。

【手术时机】

围术期发生脑出血,经按脑出血抢救方案进行救治,脱离生命危险,病情恢复稳定后,才能做必需要做的手术。

【预防】

避免或根除上述发生脑出血急症的病因,防止该危象的发生。

1. 控制高血压　脑出血最常见的原因就是高血压,控制血压可有效地降低脑出血的可能性。

2. 保持心情舒畅　精神紧张、自主神经功能失调均可影响血压。保持心情舒畅,避免血压升高十分重要。

3. 注意先兆症状　脑出血患者大多无先兆症状,少数病人在发病前数小时或数日内还是会有一些轻重不等和易被人们所忽视的症状。高血压病中老年人一旦突发头痛加重或由间断性变成持续性;或突发头晕或原有头晕明显加重;或突发一侧肢体或头面、舌部短暂性发麻、乏力或活动欠灵活;或突发嘴角流水漏气、舌头发硬、咬字不准、吐字不清;或突发血压持续升高不降等症状时,应尽快采取防治措施,以确保安全。

二、脑梗死(cerebral infarction)

脑梗死(CI)又称缺血性脑卒中(cerebral ischemic stroke,CIS),是指脑部血液循环障碍,缺血、缺氧所致的局限性脑组织的缺血性坏死或软化。脑梗死约占全部急性脑血管病的70%,是一种有高致死率及高致残率的神经系统疾病。

脑组织对缺血缺氧非常敏感,供应血流中断的4～6min即可发生不可逆性损伤。脑血栓形成的病理生理过程分为以脑动脉粥样硬化斑块形成过程为主的脑动脉病变期和脑动脉内血栓形成伴有脑组织缺血坏死的脑组织损伤期。急性脑梗死是一个动态演变的过程,在发生不可逆的缺血中心区周围往往存在处于缺血状态但尚未完全梗死的脑区域(即缺血半暗带),因此,尽早恢复缺血半暗带的血液供应是非常重要的,但必须在限定的时间窗内进行,即治疗时间窗(therapeutic time window,TIW),这是急诊溶栓治疗的病理生理学基础。

脑梗死依据发病机制的不同分为脑血栓形成、脑栓塞和载体动脉堵塞穿支动脉、低灌注和混合机制作用等类型。其中脑血栓形成是脑梗死最常见的类型,约占全部脑梗死的60%。

【风险评估】

围术期脑梗死是神经系统疾病危象,此时患者正处在极高危临死状态。脑梗死是指局部脑组织因血液循环障碍导致的缺血、缺氧性坏死,是一个高致残率及高致死率的疾病,病死率10%～15%。因此,脑梗死一经确诊,应立即由神经内外科按脑梗死治疗原则救治,脱离生命危险,方能转危为安。并预防再次发生脑梗死或梗死后出血的可能。

【病因】

脑梗死好发于50—60岁以上的中、老年人,男性稍多于女性。常见病因如下。

1. 血管壁病变

(1)动脉粥样硬化:动脉粥样硬化常合并有高血压、糖尿病和高脂血症等危险因素。主要是由于供应脑部血液的动脉出现粥样硬化和血栓形成,动脉粥样硬化导致各处脑动脉狭窄或闭塞性病变,以大中型管径(≥500μm)的动脉受累为主,当这些部位的血管壁内膜上的斑块破裂后,血小板和纤维素等血液中有形成分随后黏附、聚集、沉积形成血栓，而血栓脱落形成栓子可阻塞远端动脉导致脑梗死。也有人认为少数病例可由动脉粥样硬化斑块脱落崩解导致的微栓塞引起。使管腔狭窄甚至闭塞，导致局灶性急性脑供血不足而发病。

(2)脑动脉斑块：脑动脉斑块也可造成管腔本身的明显狭窄或闭塞，引起灌注区域内的血液压力下降、血流速度减慢和血液黏度增加，进而产生局部脑区域供血减少或促进局部血栓形成出现脑梗死症状。

(3)高血压小动脉硬化：高血压小动脉硬化引起的脑部动脉深穿支闭塞形成的微梗死。

(4)脑动脉壁炎症：如结核、梅毒、结缔组织病等引起的动脉炎。

(5)先天性血管异常：先天性血管畸形、血管壁发育不良等也可引起脑梗死。

2. *异常物体*　异常物体(固体、液体、气体)沿血液循环进入脑动脉或供应脑血液循环的颈部动脉，造成血流阻断或血流量骤减而产生相应支配区域脑组织软化坏死者。前者称为动脉硬化性血栓形成性脑梗死(atherothrombotic brain infarction，ABI)，占本病的 40%～60%，后者称为脑栓塞(cerebral embolism，CE)，占本病的 15%～20%。

3. *血液成分改变*　真性红细胞增多症、高黏血症、高纤维蛋白原血症、血小板增多症、口服避孕药等均可致血栓形成。少数病例可有高水平的抗磷脂抗体、蛋白 C、蛋白 S 或抗血栓Ⅲ缺乏伴发的高凝状态等，这些因素也可以造成脑动脉内的栓塞事件发生或原位脑动脉血栓形成。

4. *其他*　药源性、外伤所致脑动脉夹层及极少数不明原因者。

5. *危险因素*　脑梗死风险中的 90%的危险因素是高血压病、吸烟、腰臀比过大、饮食不当、缺乏体育锻炼、糖尿病、过量饮酒、过度的精神压力及抑郁、有基础心脏疾病和高脂血症等。

【诊断依据】

1. *症状*　起病急，多在休息或睡眠中发病，部分患者可能有头晕、一时性肢体麻木、肌无力等表现，数小时或 1～2d 达到高峰。脑梗死的临床症状复杂，它与闭塞血管供血区域的脑组织损害的部位、脑缺血性血管大小、缺血的严重程度、发病前有无其他疾病以及有无合并其他重要脏器疾病等有关，轻者可无明显症状；也可以表现为反复发作的肢体瘫痪或眩晕，大面积梗死患者起病急骤，临床表现危重，可以有偏瘫、偏身感觉减退甚至四肢瘫、脑疝、昏迷、死亡等。根据脑梗死发生的速度、病情是否稳定以及严重程度，将脑梗死分为以下 5 种类型。

(1)完全型脑梗死：指脑缺血 6h 内病情即达到高峰，常为完全性偏瘫，一般病情较重。

(2)进展型脑梗死：指缺血发作 6h 后病情仍在进行性加重，此类患者占 40%以上。造成进展原因很多，如血栓的扩展、其他血管或侧支血管阻塞、脑水肿、高血糖、高温、感染、心肺功能不全、电解质紊乱等。

(3)缓慢进展型脑梗死：起病 2 周内症状仍在进展中。

(4)稳定型脑梗死：脑卒中发病后病情无明显变化，倾向于稳定者，一般认为颈内动脉系统缺血发作 24h 以上，椎-基底动脉系统缺血发作 72h 以上者，病情稳定，脑组织已经有不可逆的病损。

(5)可逆性缺血性神经功能缺损(RIND)：是指缺血性局灶性神经功能障碍在 24～72h 才恢复，最迟在 4 周之内完全恢复。

2. *一般检查*　血常规、凝血功能、血糖、血脂水平、肝肾功能，心电图，胸片等，这些检查有助于明确患者的基本情况，部分检查结果还有助于病因的判断。

3. *头颅 CT*　头颅 CT 是最方便和常用的影像检查。在超早期阶段(发病 6h 内)，

CT 可以发现一些细微的早期缺血改变：如大脑中动脉高密度征、皮质边缘（尤其是岛叶）以及豆状核区灰白质分界不清楚和脑沟消失等。但是 CT 对超早期缺血性病变和皮质或皮质下小的梗死灶不敏感，尤其颅后窝的脑干和小脑梗死更难检出。大多数病例在发病 24h 后头颅 CT 可显示均匀片状的低密度梗死灶，但在发病 2～3 周内由于病灶水肿消失导致病灶与周围正常组织密度相当的“模糊效应”，CT 难以分辨梗死病灶。

4. 头颅 MRI　标准的 MRI 序列（T_1、T_2 和 Flair 相）可清晰显示缺血性梗死、脑干和小脑梗死、静脉窦血栓形成等，但对发病几小时内的脑梗死不敏感。弥散加权成像（DWI）可以早期（发病 2h 内）显示缺血组织的大小、部位，甚至可显示皮质下、脑干和小脑的小梗死灶。结合表观弥散系数（ADC），DWI 对早期梗死的诊断敏感性达到 88%～100%，特异性达到 95%～100%。

5. 磁共振血管成像（MRA）和计算机成像血管造影（CTA）　MRA 和 CTA 是对人体创伤较小的血管成像技术，其对人体有创的主要原因系均需要使用对比剂，CTA 尚有一定剂量的放射线。二者对脑血管病变的敏感度及特异度均较脑血管超声更高，因而可作为脑血管评估的可靠检查手段。

6. 数字减影血管造影（DSA）　脑动脉的 DSA 是评价颅内外动脉血管病变最准确的诊断手段，也是脑血管病变程度的金标准，因而其往往也是血管内干预前反映脑血管病变最可靠的依据。DSA 属于有创性检查，通常其致残及致死率不超过 1%。

7. 脑灌注检查和脑功能评定

（1）目的：脑灌注检查的目的在于评估脑动脉血流在不同脑区域的分布情况，发病早期快速完成的灌注影像检查可区分核心梗死区和缺血半暗带区域，从而有助于选择再灌注治疗的合适病例，此外其还有评估神经保护药疗效、手术干预前评估等作用。目前临床上较常用的脑灌注检查方法有多模式 MRI/PWI、多模式 CT/CTP、SPECT 和 PET 等。

（2）脑功能评定：主要包括功能磁共振、脑电图等对认知功能及情感状态等特殊脑功能的检查方法。

8. 颈部血管超声和经颅多普勒（TCD）　是目前脑血管超声检查最常用的检测颅内外血管狭窄或闭塞、动脉粥样硬化斑块的无创手段，亦可用于手术中微栓子的检测。目前颈动脉超声对颅外颈动脉狭窄的敏感度可达 80%以上，特异度可超过 90%，而 TCD 对颅内动脉狭窄的敏感度也可达 70%以上，特异度可超过 90%。但由于血管超声技术操作者主观性影响较大，且其准确性在总体上仍不及 MRA/CTA 及 DSA 等有创检查方法，因而目前的推荐意见认为脑血管超声检查（颈部血管超声和 TCD）可作为首选的脑血管病变筛查手段，但不宜将其结果作为血管干预治疗前的脑血管病变程度的唯一判定方法。

【鉴别诊断】

1. 脑出血　起病更急，数分钟或数小时内出现神经系统局灶定位症状和体征，常有头痛、呕吐等颅内压增高症状及不同程度的意识障碍，血压增高明显。但大面积脑梗死和脑出血，轻型脑出血与一般脑血栓形成症状相似，可行头颅 CT 以鉴别。

2. 脑栓塞　起病急骤，数秒钟或数分钟内症状达到高峰，常有心脏病病史，特别是心房纤颤、细菌性心内膜炎、心肌梗死或其他栓子来源时应考虑脑栓塞。

3. 颅内占位　某些硬膜下血肿、颅内肿瘤、脑脓肿等发病也较快，出现偏瘫等症状及体征，需与本病鉴别。可行头颅 CT 或 MRI 鉴别。

【急救措施】

在围术期如上检测发现，应立即采取如下救治措施，迅速治疗急性脑梗死，使其逐渐康复，挽救患者生命转危为安。急性脑梗死尽早治疗，改善脑循环，防止血栓进展，挽救缺血半暗带，减少梗死范围，减少脑水肿，维持生命体征和预防治疗并发症。主要包括控制血压、血糖和血脂水平的药物治疗、溶栓治疗、抗血小板聚集及抗凝药物治疗、神经保护、血管内介入治疗和手术治疗等。救治措施如下。

1. 调整血压　脑梗死时要慎重使用降压药，应先处理紧张、焦虑、疼痛、恶心呕吐及颅内压增高等情况。如血压为 150～160/90～100mmHg 时不需要使用降压药，低灌注会导致脑缺血加重，不利于预后。在参考高龄、基础血压、平时用药、可耐受性的情况下，降压目标一般应该达到 ≤140/90mmHg，理想标准应达到 ≤130/80mmHg。糖尿病合并高血压患者严格控制血压在 130/80mmHg 以下，降血压药物以血管紧张素转换酶抑制药、血管紧张素Ⅱ受体拮抗药类在降低心脑血管事件方面获益明显。在急性期血压控制方面应当注意以下几点。

(1)准备溶栓者：准备溶栓者应使收缩压＜180mmHg、舒张压＜100mmHg。

(2)缺血性脑卒中后 24h 内血压升高的患者应谨慎处理。应先处理紧张焦虑、疼痛、恶心呕吐及颅内压增高等情况。血压持续升高，收缩压 ≥ 200mmHg 或舒张压 ≥ 110mmHg，或伴有严重心功能不全、主动脉夹层、高血压脑病，可予谨慎降压治疗，并严密观察血压变化，必要时可静脉使用短效药物(如拉贝洛尔、尼卡地平等)，最好应用微量输液泵，避免血压降得过低。

(3)有高血压病史且正在服用降压药者，如病情平稳，可于脑卒中 24h 后开始恢复使用降压药物。

(4)脑卒中后低血压的患者应积极寻找和处理原因，必要时可采用扩容升压的措施。

2. 控制血糖　空腹血糖应＜7mmol/L (126mg/dl)，糖尿病血糖控制的靶目标为 HbA1c＜6.5％，必要时可通过控制饮食、口服降糖药物或使用胰岛素控制高血糖。在急性期血糖控制方面应当注意以下两点。

(1)血糖超过 11.1mmol/L 时可给予胰岛素治疗。

(2)血糖低于 2.8mmol/L 时可给予 10％～20％葡萄糖口服或注射治疗。

3. 调脂治疗　对脑梗死患者的血脂调节药物治疗的几个推荐意见如下。

(1)胆固醇水平升高的缺血性脑卒中和 TIA 患者，应该进行生活方式的干预及药物治疗。建议使用他汀类药物，目标是使 LDL-C 水平降至 2.59mmol/L 以下或使 LDL-C 下降幅度达到 30％～40％。

(2)伴有多种危险因素(冠心病、糖尿病、未戒断的吸烟、代谢综合征、脑动脉粥样硬化病变但无确切的易损斑块或动脉源性栓塞证据或外周动脉疾病之一者)的缺血性脑卒中和 TIA 患者，如果 LDL-C＞2.07mmol/L，应将 LDL-C 降至 2.07mmol/L 以下或使 LDL-C 下降幅度＞40％。

(3)对于有颅内外大动脉粥样硬化性易损斑块或动脉源性栓塞证据的缺血性脑卒中和 TIA 患者，推荐尽早启动强化他汀类药物治疗，建议目标 LDL-C＜2.07mmol/L 或使 LDL-C 下降幅度＞40％。

(4)长期使用他汀类药物总体上是安全的。他汀类药物治疗前及治疗中，应定期监测肌痛等临床症状及肝酶(谷氨酸和天冬氨酸氨基转移酶)、肌酶(肌酸激酶)变化，如出现监测指标持续异常并排除其他影响因素，应减量或停药观察(供参考：肝酶＞3 倍正常上限，肌酶＞5 倍正常上限时停药观察)；老年患者如合并重要脏器功能不全或多种药物联合使用时，应注意合理配伍并监测不良反应。

(5)对于有脑出血病史或脑出血高风险人群应权衡风险和获益，建议谨慎使用他汀类药物。

4. *溶栓治疗* 在发病后 3～6h 进行。可静脉给药溶栓，也可动脉给药溶栓，动脉溶栓未广泛应用于临床。常用药物有尿激酶、纤溶酶原激活药(t-PA)。

(1)适应证

①年龄 18—80 岁者。

②发病 4.5h 以内(rtPA)或 6h 内(尿激酶)者。

③脑功能损害的体征持续存在超过 1h，且比较严重者。

④脑 CT 已排除颅内出血，且无早期大面积脑梗死影像学改变者。

(2)溶栓禁忌证

①既往有颅内出血，可疑蛛网膜下腔出血；近 3 个月有头颅外伤史；近 3 周内有胃肠或泌尿系统出血；近 2 周内进行过大的外科手术；近 1 周内有在不易压迫止血部位的动脉穿刺者。

②近 3 个月内有脑梗死或心肌梗死史，不包括陈旧小腔隙梗死而未遗留神经功能体征者。

③严重心、肝、肾功能不全或严重糖尿病患者。

④体检发现有活动性出血或外伤(如骨折)的证据者。

⑤已口服抗凝药，且 INR＞1.5；48h 内接受过肝素治疗(APTT 超出正常范围)者。

⑥血小板计数低于 100×10^9/L，血糖＜2.7mmol/L 者。

⑦血压：收缩压＞180mmHg 或舒张压＞100mmHg 者。

(3)静脉给药溶栓法

①纤溶酶原激活药(rt-PA) 0.9 mg/kg (最大剂量为 90 mg)静脉滴注，其中 10%在最初 1 min 内静脉推注，其余持续滴注 1h，用药期间及用药 24h 内应如前述严密监护患者。

②尿激酶 100 万～150 万 U，溶于生理盐水 100～200 ml，持续静脉滴注 30 min，用药期间应如前述严密监护患者。

③发病 6h 内由大脑中动脉闭塞导致的严重脑卒中或发病 24h 内由后循环动脉闭塞导致的严重脑卒中，不适合静脉溶栓的患者，经过严格选择后可行动脉溶栓。

④溶栓患者的抗血小板或特殊情况下溶栓后还需抗血小板聚集或抗凝药物治疗者，应推迟到溶栓 24h 后开始。

⑤防止肺栓塞和下肢深静脉血栓形成，可皮下注射低分子肝素或肝素制剂。

并发症：梗死灶继发出血或全身其他部位出血；致命性再灌注损伤和脑水肿；溶栓后再闭塞。心源性栓塞脑出血的机会更高。

5. *抗血小板聚集治疗* 急性期(脑梗死发病 6h 后至 2 周内，进展性卒中稍长)的抗血小板聚集推荐意见如下。

(1)阿司匹林：阿司匹林是常规的抗血小板预防用药，最低有效剂量为 50mg 或 75mg/d。急性期可增加剂量至 300mg/d。急性期后可改为预防剂量 50～150mg/d；用药过程不需要血液学方面的检测。

(2)抵克立得：抵克立得可作为治疗用药和预防用药，剂量及用法是 125～250mg/d，进餐时口服。用药过程中应检测血象、肝功能及出凝血等。少数病人可能出现粒细胞减少、黄疸和转氨酶升高等副作用，出血时间延长，溃疡病、血小板减少症及出血性疾病者慎用。该药价格较阿司匹林贵。

(3)氯吡格雷：氯吡格雷已在欧美开始使用，该药 75mg 与抵克立得 250mg 的疗效相同。

抗血小板药物的选择以单药治疗为主，氯吡格雷(75 mg/d)、阿司匹林(50～325 mg/d)都可以作为首选药物；有证据表明氯吡格雷优于阿司匹林，尤其对于高危患者获益更显著；不推荐常规应用双重抗血小板药物。但对于有急性冠状动脉疾病(例如不稳定型心绞痛，无 Q 波心肌梗死)或近期有支架成形术的患者，推荐联合应用氯吡格雷和阿司匹林。

此外，在抗血小板聚集二级预防的应用中需要注意以下两点。

(1)溶栓治疗者：阿司匹林等抗血小板药物应在溶栓 24h 后开始使用。

(2)不能耐受阿司匹林者：对不能耐受阿司匹林者可考虑选用氯吡格雷等抗血小板治疗。

6. *抗凝治疗*　抗凝治疗主要包括肝素、低分子肝素和华法林。其应用指征及注意事项如下。

(1)对大多数急性缺血性脑卒中患者，不推荐无选择地早期进行抗凝治疗。

(2)关于少数特殊患者(如主动脉弓粥样硬化斑块、基底动脉梭形动脉瘤、卵圆孔未闭伴深静脉血栓形成或房间隔瘤等)的抗凝治疗，可在谨慎评估风险效益比后慎重选择。

(3)特殊情况下溶栓后还需抗凝治疗的患者，应在 24h 后使用抗凝药。

(4)无抗凝禁忌证的动脉夹层患者发生缺血性脑卒中或者 TIA 后，首先选择静脉肝素，维持活化部分凝血活酶时间 50～70s 或低分子肝素治疗；随后改为口服华法林抗凝治疗(INR 2.0～3.0)，通常使用 3～6 个月；随访 6 个月如果仍然存在动脉夹层，需要更换为抗血小板药物长期治疗。

7. *血液稀释疗法*　血液稀释疗法目的是降低血液黏稠度、改善微循环和补充血容量不足，常用药物有低分子右旋糖酐和 706 代血浆等。

8. *脑保护*

(1)钙离子拮抗药：钙离子拮抗药阻止细胞内钙超载、防止血管痉挛、增加血流量。常用药物有尼莫地平、尼卡地平、盐酸氟桂利嗪和桂利嗪等。

(2)胞磷胆碱：胞磷胆碱具有稳定细胞膜的作用。

(3)谷氨酸拮抗药和 GABA 增强药。

(4)吸氧和通气支持：低氧血症可给予吸氧、必要时气道支持和辅助呼吸。

(5)降低颅内压和脑水肿：多见于大面积脑梗死，是发病后 1 周内死亡的常见原因。目标降低颅内压，维持足够脑灌注和预防脑疝。常用甘露醇降低颅内压，肾功能异常者可用甘油果糖和呋塞米，也可用七叶皂苷钠和白蛋白辅助治疗。

(6)其他：维生素 E、维生素 C 和甘露醇也具有抗氧化和自由基清除的作用。

9. *积极防治感染*

10. *早期活动防止压疮形成*　每 2 小时翻身拍背和被动活动瘫痪肢体。避免受压和压疮形成。

11. *加强营养*　对于昏迷或吞咽功能障碍的患者，可给予鼻饲饮食或者肠外营养支持。

12. *其他特殊治疗*　如血管内干预治疗和外科手术治疗，有条件的医院可对合适的脑梗死患者进行急性期血管内干预和外科手术治疗，如对发病 6h 内的脑梗死病例可采用动脉溶栓及急性期支架或机械取栓治疗；对大面积脑梗死病例必要时可采用去骨瓣减压术治疗。

13. *康复治疗*　是国外治疗脑血管病最主要的方法，一般在发病后 3～7d 开始进行系统、规范及个体化的康复治疗。

14. *并发症的防治*　脑梗死急性期和恢复期容易出现各种并发症，其中吸入性肺炎、压疮、尿路感染、下肢深静脉血栓形成及肺栓塞、吞咽困难所致营养不良等可明显增加不良预后的风险。因而对这些并发症的有效防治和密切护理也是脑梗死规范化治疗过程中一个关键的环节。

【预后】

本病的病死率约为 10%，致残率可达 50%以上。存活者的复发率高达 40%，脑梗死复发可严重削弱患者的日常生活和社会功能，且可明显增加致残率和死亡率。

【手术时机】

围术期急性脑梗死，经按脑梗死的救治方案救治，待脱离生命危险，病情恢复稳定后，才能做手术。

【预防】

避免或根除上述发生急性脑梗死危急值的病因，防止该危象的发生。

（杨 军 鲁秀容）

第八节 内分泌代谢性疾病危象

老年男科疾病患者，在围术期常有可能并发内分泌代谢性疾病危象，如糖尿病昏迷、甲状腺危象、肾上腺危象等，威胁患者生命，影响手术治疗及康复，因此必须及时发现，及时抢救治疗。

一、糖尿病昏迷(diabetic coma)

糖尿病昏迷系内分泌代谢性疾病危象。伴有糖尿病的男科疾病患者，在围术期可能发生各种危象，其中最严重的是糖尿病昏迷。糖尿病昏迷临床上可分糖尿病酮症酸中毒、高渗高血糖状态、乳酸性酸中毒、糖尿病低血糖，是糖尿病严重急性并发症，死亡率高。糖尿病昏迷一旦发生，必须及时抢救，避免导致严重后果，甚至死亡。

【风险评估】

约50%的糖尿病患者在其病程中需接受一次或多次外科手术治疗。围术期患者处于应激状态，代谢异常加剧，稍有不慎即可引起严重并发症。围术期糖尿病昏迷系代谢性疾病危象之一，此时患者正处于有生命危险的边缘状态。糖尿病昏迷可分为糖尿病酮症酸中毒昏迷、高渗高血糖状态、乳酸性酸中毒昏迷、糖尿病低血糖昏迷4种危急重症，是糖尿病严重急性并发症，病死率高，若二者合并存在，则病死率更高。尤其是老年糖尿病患者并发酮症酸中毒则死亡率高达22%，为老年人的10倍以上。因此，糖尿病昏迷一经确诊，应立即按糖尿病昏迷的4种危急重症抢救方案救治，并要严防再次发生糖尿病昏迷。

【类型】

1. 糖尿病酮症酸中毒(diabetic ketoacidosis，DKA) DKA是糖尿病最常见的急性并发症。T1DM有自发DKA倾向，T2DM患者在一定诱因，包括感染、胰岛素治疗中断或不适当减量、应激、酗酒及使用某些药物等情况下也可发生DKA。临床上以高血糖、酮症和酸中毒为主要表现，是糖尿病性死亡的主要原因。

2. 高渗性高血糖状态(hyperosmolar hyperglycemic state，HHS) HHS常见于老年T2DM患者，而超过2/3的患者既往无糖尿病病史。常在一些诱因，如急性感染、外伤、手术、脑血管意外等应激状态，使用糖皮质激素、利尿药、甘露醇等药物，水摄入不足或失水，透析治疗，静脉高营养治疗等条件下诱发，摄入大量含糖饮料或输入大量葡萄糖液亦可诱发。本病起病缓慢，以严重高血糖、高血浆渗透压、脱水为主要表现，但无明显酮症，与DKA相比，本病失水更为严重、神经精神症状更为突出，并且可与DKA同时存在。病情危重，易漏诊或误诊，病死率高于DKA。

3. 糖尿病乳酸性酸中毒(diabetic lactoacidosis，DL) DL是由于葡萄糖氧化过程受阻，丙酮酸未氧化而产生乳酸，导致乳酸生成过多，或因肝脏等疾病使得乳酸未充分利用、清除障碍，大量乳酸在血中堆积所致。其发病较少见但严重，病死率常高达50%以上，尤其当血乳酸＞25mmol/L，病死率高达80%。

4. 糖尿病低血糖昏迷(diabetic hypoglycemic coma) 由低血糖症(hypoglycemia)引起，是糖尿病治疗过程中最常见、也是最严重的并发症，按照 Whipple 三联征，以静脉血浆葡萄糖浓度低于 2.8mmol/L (50mg/dl) 为标准，但对接受治疗的糖尿病患者而言血糖≤3.9mmol/L 同时伴有相关症状即可诊断为低血糖症。分为空腹低血糖症和餐后低血糖症，空腹低血糖症主要由不适当的高胰岛素血症引起，而餐后低血糖症则为胰岛素反应性释放过多。低血糖症主要表现为自主（交感）神经过度兴奋及脑功能障碍。低血糖初期表现为精神不集中，头晕、嗜睡、视物不清、步态不稳，可有幻觉、躁动、易怒、行为怪异等精神症状，皮质下受抑制时可出现躁动不安，甚至强直性惊厥、锥体束征阳性，波及延脑时进入昏迷状态，若长时间未纠正可导致死亡。

【发病机制】

1. 糖尿病酮症酸中毒昏迷　T1DM 有自发倾向，部分 T2DM 患者在诱因作用下可发生。胰岛素不足而拮抗胰岛素激素（包括胰高血糖素、肾上腺素、糖皮质激素、生长激素等）过多，导致葡萄糖生成过多而外周组织利用葡萄糖的能力下降，加剧血糖升高；脂肪分解增加，脂肪酸在肝脏经 β 氧化产生大量乙酰辅酶 A，而由于乙酰乙酸不足，乙酰辅酶 A 不能进入三羧酸循环氧化供能而缩合成酮体；同时蛋白质分解增加，导致血中戊糖、戊酮氨基酸增加，进一步加剧血糖、血酮的增加。

DKA 的发病常有多种诱发因素，常见诱发因素如下。

(1) 感染：感染是 DKA 最常见的诱因。常见泌尿系感染、急性上呼吸道感染、肺炎、急性胃肠炎、急性胰腺炎、胆囊炎、胆管炎、腹膜炎、脑膜炎、化脓性皮肤感染等。

(2) 糖尿病治疗不当：使用胰岛素治疗的糖尿病患者突然减量或中止治疗时可发生，尤其是 1 型糖尿病病人停用或减少胰岛素治疗剂量，常可引起 DKA。

(3) 应激：如手术失血、严重外伤、休克、缺氧、全身麻醉、脑出血、急性心肌梗死、心力衰竭、过度疲劳、中暑、精神紧张或严重刺激引起应激状态，妊娠及分娩等。

(4) 高糖摄入和输入：摄食过多含糖饮料或食物、静脉输入大量葡萄糖液、完全性静脉高营养、酗酒等。

(5) 胃肠道疾病：尤其是伴严重腹泻、呕吐等。

(6) 药物：许多药物，如大量糖皮质激素（如泼尼松、地塞米松等）、噻嗪类利尿药、多巴酚丁胺等、神经镇定药、可卡因等。

2. 高渗性高血糖状态　HHS 的病因尚未完全阐明，其基本病因为胰岛素的相对不足。多种诱因，包括急性感染、脑血管意外、严重肾脏疾病、透析、水摄入不足、摄入大量含糖饮料、某些药物（糖皮质激素、利尿药、免疫抑制药等）可加重糖代谢紊乱，胰岛素分泌进一步受抑，胰岛素抵抗加重；该病多见于老年人，后者渴感中枢不敏感，同时多伴有不同程度的肾功能损害，导致水和电解质的大量丢失，进一步抑制胰岛素分泌而刺激皮质醇、儿茶酚胺及胰高血糖素的分泌，形成恶性循环，导致 HHS 的发生。HHS 可与 DKA 合并存在。

(1) 急性感染：同糖尿病酮症酸中毒昏迷。

(2) 应激反应：同糖尿病酮症酸中毒昏迷。

(3) 高糖摄入和输入：病程早期可由于误诊输入大量葡萄糖溶液或摄入大量含糖饮料，长期静脉内营养支持亦可诱发或促进。

(4) 药物：糖皮质激素、利尿药、氯丙嗪及免疫抑制药等。

(5) 疾病：胰腺炎，严重肾脏疾病，血液或腹膜透析等。

(6) 摄水不足：老年人口渴中枢敏感性下降，卧床病人、精神失常或昏迷患者等摄水不足者。

3. 糖尿病乳酸性酸中毒　糖尿病乳酸

性酸中毒是由于组织缺氧情况下，线粒体功能障碍，丙酮酸转化为乳酸，在血中大量堆积；肝肾功能障碍导致乳酸的利用和排出减少，也可引起乳酸堆积。乳酸性酸中毒可分为先天性和获得性，先天性乳酸酸中毒是由于葡萄糖-6-磷酸酶、丙酮酸脱氢酶及丙酮酸羧化酶等缺乏，导致乳酸和丙酮酸代谢障碍引起。获得性乳酸酸中毒常见原因如下。

(1)药物或毒物：双胍类、乙醇、水杨酸、甲醇、氰化物、烟酸、儿茶酚胺、山梨醇、乳糖、茶碱、可卡因。

(2)疾病：脓毒血症、肝衰竭、肾衰竭、心肺功能障碍、恶性肿瘤、伤寒、疟疾。

(3)胰岛素不足：糖尿病患者胰岛素不足可导致丙酮酸氧化障碍及乳酸代谢缺陷。

(4)其他：剧烈肌肉活动；D-乳酸性酸中毒；癫痫大发作；缺乏维生素；胃肠外营养。

4. *糖尿病低血糖昏迷* 根据与进餐的关系分为空腹低血糖症及餐后低血糖症。

(1)空腹低血糖症

①外源性高胰岛素血症：胰岛素、磺脲类药物及其他胰岛素促泌剂等的不适当使用，酗酒等。

②内源性高胰岛素血症：胰岛素瘤、胰岛素细胞癌、胰岛B细胞增生、持续性幼儿型胰岛素过度分泌低血糖症(persistent hyperinsulinemic hypoglycemia of infancy, PHHI)、胰源性非胰岛素瘤低血糖综合征(noninsulinomia pancreatogenous hypoglycemia syndrome, NIPHS)、胰岛素抗体、胰岛素受体抗体等。

③胰岛素相对过多：甲状腺功能减退症、肾上腺皮质功能低下、腺垂体功能低下及胰岛A细胞损伤等导致胰岛素相对过多引起。

④重症疾病：肝衰竭、肾衰竭、心力衰竭、脓毒血症及消耗性疾病等。

(2)餐后低血糖症

①先天性酶缺陷：半乳糖血症及乳糖不耐受等。

②特发性餐后低血糖症(idiopathic postprandial hypoglycemia, IPH)，即功能性餐后低血糖症。

③滋养型低血糖症(包括倾倒综合征)。

④肠外营养支持。

⑤T2DM早期。

【诊断依据及鉴别诊断】

糖尿病昏迷应当迅速诊断，判定其严重程度，寻找诱因。应重点询问病史和查体，特别注意病人意识状态；呼吸频率及强度、呼出的气味；脱水程度；心、肾功能状态；有无感染存在及应激状态等。

1. 临床表现

(1)糖尿病酮症酸中毒昏迷：多饮、多尿、多食及体重减少等“三多一少”症状加重，轻度者可仅有酮症而无酸中毒；中度除酮症外，有轻至中度酸中毒；重度者为酸中毒且伴意识障碍。其典型症状包括：

①深大呼吸伴酮臭味：呼吸深快，伴有类似烂苹果味的酮臭味。

②脱水症状：尿量减少、皮肤干燥、眼球下陷甚至休克等。

③神志改变：可有精神不振，头晕，头痛，烦躁不安或嗜睡，最终进入昏迷状态。

④胃肠道症状：食欲减退、恶心、呕吐等，部分患者可出现腹痛，易误诊。

(2)高渗性高血糖昏迷：HHS起病较慢，口渴、多尿及乏力等症状出现或加重，可伴有胃肠道症状。

①严重脱水症状：HHS患者脱水症状严重，烦渴、多饮、皮肤黏膜干燥、弹性降低、唇舌干裂，眼球凹陷等，心率加快，血压下降等，部分患者在就诊时已出现休克。

②神经精神症状：中枢神经系统症状明显，且与血浆渗透压升高的程度相关，初期可淡漠、嗜睡，随后有定向力障碍、幻听幻视、肢体抽搐、偏瘫、失语等，可有癫痫样抽搐，偏瘫失语，偏盲或眼球震颤，最终出现不同程度意识障碍，神志昏迷。严重者可出现脑血管意

外或遗留永久性脑功能障碍。

③呼吸系统：呼吸浅快，无酮臭味。

(3)糖尿病乳酸性酸中毒昏迷：起病较急，轻者表现不明显，易误诊或漏诊。

①呼吸系统：呼吸深快，但无酮臭味。

②脱水症状：皮肤潮红、干燥，脉搏细速、血压下降、休克。

③神经精神症状：神志模糊、嗜睡、肌张力下降、四肢反射减弱、木僵及瞳孔扩大、深度昏迷等症状。

④胃肠道症状：恶心、呕吐、腹痛，偶有腹泻。

⑤其他：缺氧引起者有发绀、休克等表现；药物引起者有服药史及相关表现。

(4)糖尿病低血糖昏迷：低血糖症状的严重程度取决于低血糖的程度、低血糖发生的速度及持续时间、机体对低血糖的反应及患者的年龄等。

①交感神经兴奋：低血糖早期以交感神经兴奋为主，表现为饥饿、软弱无力、流涎、心悸、恶心呕吐、四肢发冷、面色苍白、心动过速、收缩压升高等。

②脑功能障碍：较严重的低血糖常有中枢神经系统的脑损害表现，可有视物不清、步态不稳、认知障碍、抽搐、意识模糊、肢体瘫痪，大小便失禁、嗜睡甚至昏迷。

③不典型症状：儿童、老年人或其他系统疾病患者发生低血糖者可无典型症状。

2. 实验室检查

(1)糖尿病酮症酸中毒昏迷：本病多发生于 1 型糖尿病发病急骤者；2 型糖尿病并急性感染或处于严重应激状态者；有酮症酸中毒的症状及临床表现者；根据如下检查结果可确诊本病。

①血液：多数为 16.7～33.3mmol/L (300～600 mg/dl)，超过 33.3mmol/L 时可伴有 HHS 或肾功能障碍。血酮增高，多大于 4.8mmol/L(50mg/dl)。血钠、血氯常降低，也可正常或升高；治疗前血钾可高低不定，但治疗后可出现严重低血钾。血尿素氮及肌酐呈轻至中度升高。血浆渗透压轻度上升。白细胞计数增加。

②尿液：尿糖强阳性，尿酮强阳性，但肾功能不全时可与血糖不相称。可有蛋白尿或管型尿。

③酸中毒严重程度判断

a. 轻度：pH ≤ 7.3 或碳酸氢根 ≤ 15mmol/L。

b. 中度：pH ≤ 7.2 或碳酸氢根 ≤ 10mmol/L。

c. 重度：pH ≤ 7.1 或碳酸氢根 ≤ 5mmol/L。

(2)高渗性高血糖昏迷：根据如下检查结果可确诊本病。

①血液：血糖多为 33.3～66.6mmol/L (600～1200 mg/dl)。血钠多升高，可达 155mmol/L。血尿素氮、肌酐常增高。血酮体正常或略增高。血浆有效渗透压显著增高，一般大于 320mOsm/L。血 HCO_3^- ≥ 15mmol/L，或 pH≥7.30。

②尿液：尿糖强阳性。多数患者尿比重较高。尿酮体阴性或弱阳性。常伴有蛋白尿和管型尿。

(3)糖尿病乳酸性酸中毒昏迷：动脉血液 pH≤7.35，血乳酸≥5mmol/L，血碳酸氢根 HCO_3^- ≤ 10mmol/L，阴离子间隙 ≥ 18mmol/L，丙酮酸增高达到 0.2～1.5mmol/L，乳酸/丙酮酸≥30∶1；血白细胞大多增高；血酮体正常或轻度升高。

(4)糖尿病低血糖昏迷：低血糖症的诊断依据是 Wipple 三联症(Wipple's triad)。

①低血糖症状。

②症状发作时的血糖低于正常(如≤3.0mmol/L)。

③供糖后与低血糖相关的症状迅速缓解。

3. 诊断　根据临床症状及体征，结合实验室检测，大多可明确诊断。但需注意，部分患者可能合并有多种病理生理状态，例如DKA合并HHS，或合并尿毒症、脑血管意外等其他系统疾病所致昏迷，应予以鉴别。

4. 鉴别诊断

(1)糖尿病酮症酸中毒昏迷：糖尿病及DKA诱因史；起病较慢，有厌食、恶心、口渴、多尿、嗜睡等；皮肤干燥；呼吸深快；血压下降或正常；尿糖(卌)；尿酮(＋～卌)；血糖多为16.7～33.3mmol/L；血pH降低；CO_2CP降低；血乳酸稍升高；血浆渗透压正常或稍高。

(2)高渗性高血糖昏迷：老年人，多无糖尿病病史，多有感染、呕吐、腹泻诱因；起病慢，有嗜睡、幻觉、抽搐等；皮肤明显干燥；呼吸较快；血压下降；尿糖(卌)；尿酮阴性或(＋)；血糖多≥33.3mmol/L；血pH正常或稍低；CO_2CP正常或降低；血乳酸正常；血浆渗透压显著升高。

(3)糖尿病乳酸性酸中毒昏迷：肝肾功能不全、低血容量休克、心衰、饮酒、服用苯乙双胍史；起病较快，有厌食、恶性、昏睡等；皮肤潮红，干燥；呼吸深快；血压下降；尿糖阴性或(＋)；尿酮阴性或(＋)；血糖正常或增高；血pH降低；CO_2CP降低；血乳酸显著增加；血浆渗透压正常。

(4)糖尿病低血糖昏迷：糖尿病及治疗、进餐少、活动过度史；起病快，有饥饿感、多汗、心悸、手抖等；皮肤潮湿多汗；呼吸正常；血压正常或稍高；尿糖阴性或(＋)；尿酮阴性；血糖2.8mmol/L；血pH正常；CO_2CP正常；血乳酸正常；血浆渗透压正常。

【急救措施】

在围术期发生糖尿病昏迷，应立即采取救治措施，使糖尿病昏迷患者逐渐恢复，是患者转危为安挽救生命的关键。

1. 糖尿病酮症酸中毒昏迷　急救治疗主要包括胰岛素治疗、补液扩容、纠正电解质紊乱及纠正酸中毒、抗生素使用及辅助治疗等。

(1)补液治疗：补液对DKA患者治疗十分重要，是治疗的基石。补液遵循“先快后慢”“先盐后糖”的原则，应积极开辟双通道或三通道快速补充血容量。24h输液量应包含已失水量和继续失水量，首个24h内按体重的10%估计补液量，治疗开始1～2h内输入0.9%氯化钠1000～2000ml，前4h所计算失水量1/3的液体，随后根据患者血压、心率、每小时尿量、末梢循环情况以及有无发热、吐泻等决定输液量及输液速度。若输液后血压仍不能有效升高，需输入胶体溶液同时采取其他抗休克措施。对于老年患者及心、肾功能不全者，应严密监测，必要时依据中心静脉压指导补液。患者清醒后鼓励其尽可能通过口服补水(或盐水)。

当血糖下降至13.9mmol/L后，依据血钠情况决定输入5%葡萄糖液或葡萄糖生理盐水，同时每2～4g葡萄糖加入1U短效胰岛素。

(2)胰岛素治疗：胰岛素不足是DKA的基本病因，因此合理及时地补充胰岛素是治疗的关键。一般采取小剂量短效胰岛素治疗方案，予以每小时0.1U/kg胰岛素，使血清胰岛素浓度维持于100～200μU/ml。若治疗2h内血糖无明显下降，而脱水已得到纠正，可加倍胰岛素剂量，随后每1～2小时复查血糖，并依据血糖情况调整胰岛素用量。当血糖下降至13.9mmol/L后可改为5%葡萄糖或糖盐水，按比例加入胰岛素，每4～6小时复查血糖，依据血糖情况调节胰岛素用量。当血糖降至11.1mmol/L、HCO_3^-大于18mmol/L、pH大于7.3且酮体阴性后，可开始皮下注射胰岛素方案。

T1DM有“脆性糖尿病”之称，具有自发DKA的倾向，故针对T1DM患者进行胰岛素治疗时，应密切关注患者血糖情况及时调整胰岛素，避免胰岛素量过少DKA未得到及时纠正，或因剂量较大而引起低血糖。

(3)纠正电解质及酸碱平衡失衡：经过输液和胰岛素治疗后，一般酸中毒和低钠、低氯可自行得到纠正，不需额外补充。

当重度酸中毒，即 pH≤7.1，HCO_3^-≤5mmol/L 时，应予以补碱，但不宜过多过快，采用等渗碳酸氢钠（1.25%～1.4%）溶液，或将 5% 碳酸氢钠 84ml 加注射用水至 300ml 配成 1.4% 的等渗溶液。当 pH 上升至 7.2 时，即可停止补碱。

DKA 患者常伴低钾，应依据血钾和尿量补钾：治疗前血钾低于正常时，在治疗初始即应开始补钾；患者血钾及尿量正常，予以补钾；患者血钾正常，但尿量≤30ml/h 时暂缓补钾；血钾高于正常，暂缓补钾。在治疗过程中应密切监测血钾及尿量。患者恢复后仍需服用钾盐巩固。DKA 时常发生磷缺乏，当血磷严重下降低于 0.48mmol/L 且血钙正常时才考虑补磷。

（4）其他治疗：需积极治疗诱发病，同时防治合并症。感染是诱发 DKA 的常见病因，但也可继发于 DKA。DKA 可引起低体温和白细胞减少，故不能仅依此判断有无感染。呼吸道及泌尿道感染最常见，应积极治疗。其他还须注意纠正休克、心力衰竭和心律失常，预防脑水肿等。

2. 高渗性高血糖昏迷　治疗总则基本同 DKA，但本病失水更为严重，故补液至关重要。

（1）补液治疗：输液量按体重的 10%～12%计算，首先补充等渗溶液，以恢复血容量，纠正休克。在无休克的情况下，输入生理盐水 1000～2000ml 后，血浆有效渗透压仍大于 350mOsm/L、血钠大于 155mmol/L，可予以低渗溶液（0.45%～0.6%盐水），渗透压将至 330mOsm/L 后改为等渗溶液。当血糖下降至 16.7mmol/L 后，输入 5% 葡萄糖液并酌情加入胰岛素。

（2）胰岛素治疗：原则同 DKA，但剂量较小，以每小时 0.05～0.1 U/kg 静脉滴注胰岛素。当血糖下降至 16.7mmol/L 时，输入 5% 葡萄糖液并按葡萄糖与胰岛素比例（2～4）∶1加入胰岛素。血糖下降不宜过快，否则不利于血容量的纠正，同时有低血糖的风险。

（3）补钾及纠正酸碱失衡：患者常伴有钾的丢失，但由于失水及高渗状态血钾可正常甚至升高，因此在治疗过程中应及时补钾。应复查血钾，结合心电监护，防治低钾或高钾引起的严重心律失常。

一般不进行补碱，若合并 DKA，按 DKA 治疗；有时可合并乳酸酸中毒，但随着病情好转，乳酸酸中毒多可自行恢复。

（4）其他：并发症的防治同 DKA。

3. 糖尿病乳酸性酸中毒昏迷　血乳酸水平越高死亡率越高，以前患者的死亡率高达 80%，近年来由于临床上透析技术的开展，其死亡率逐渐下降。目前仍以预防为主，在使用双胍类药物前应检测肝、肾及心功能，若存在肝肾心功能不全者应忌用。

（1）基本处理：寻找并去除诱因，停用相关药物或化学物质；立即予以吸氧；密切观察生命体征变化。

（2）纠正休克：补液扩容，改善组织灌注，减少乳酸生成及促进其排泄。

（3）纠正酸中毒：小剂量碳酸氢钠，持续静脉滴注；补碱不宜过快，否则容易导致 CO_2 聚集而加重缺氧。

（4）透析治疗：普通透析或连续性床旁血液滤过可有效清除体内乳酸，并可清除引起乳酸性酸中毒的药物，目前已成为救治乳酸性酸中毒的有效治疗方法。

（5）胰岛素与葡萄糖：针对糖尿病乳酸酸中毒患者，联合胰岛素与葡萄糖治疗，可减少葡萄糖的无氧酵解，减少乳酸的产生。

4. 糖尿病低血糖昏迷　对于糖尿病低血糖昏迷，一经确诊，不管在术前、术中及术后发生，都应及时发现及时救治，挽救病人生命。

（1）纠正低糖症状：对于昏迷患者，立即静脉注射 50%葡萄糖溶液 20～40ml，或胰高血糖素 0.5～1.0mg 肌内注射。血糖上升不明显或仍不清醒者可重复注射，随后使用5%～10%葡萄糖溶液静脉滴注。若患者意识仍未恢复，可加用氢化可的松和(或)胰高血糖素，同时予以头部降温、护脑、甘露醇脱水等治疗措施。意识恢复后至少监测血糖24～48h。

(2)纠正导致低血糖的原因：对于药物性所致低血糖者，应及时停用相关药物。糖尿病患者使用胰岛素及胰岛素促泌药时，喷他脒、水杨酸类、对乙酰氨基酚、三环类抗抑郁药、血管紧张素转换酶抑制药、磺胺甲噁唑等可增强降糖作用，因此糖尿病病人使用相关药物时，应及时调整药物、密切检测血糖等情况。

对营养不良、肝肾疾病、心衰或脓毒血症所致低血糖者，应积极治疗原发病，防止低血糖的发生。

【手术时机】

糖尿病并非外科手术的禁忌证，但糖尿病患者本身的代谢紊乱导致手术的复杂性及危险性明显增大，其并发症发生率和死亡率较无糖尿病者增加50%。同时，外科手术可加重糖代谢紊乱，因此严格掌握手术适应证，做好充分的围术期准备，使患者安全地度过围术期。

1. 急症手术　急症手术必须在进行必要的准备后实施。若出现DKA及HHS，原则上应先降血糖，纠正水、电解质及酸碱失衡状态，但需紧急手术者，应权衡利弊谨慎处理，可使用等渗盐水加短效胰岛素静脉滴注，在控制血糖的同时积极手术。

术中密切监测血糖，及时调节胰岛素用量。

感染是DKA及HHS的常见诱因，因此针对有污染的手术，均应术前开始使用抗生素预防感染。

2. 非急症手术　对于非急症手术，术前有较充分的准备时间。手术应当于当日尽早进行，避免长时间禁食而导致低血糖或酮症酸中毒。对于有污染的手术，需术前使用抗生素预防感染。

3. 血糖控制

(1)术前：首先应对病人进行细致的病史及体格检查。明确患者既往是否有糖尿病或血糖升高史；对于未诊断者，应检测、必要时行口服糖耐量试验以确定患者是否具有糖代谢异常。对已确诊的糖尿病患者而言，需掌握其糖尿病类型、病程、既往是否有DKA病史(尤其是T1DM患者)、已存在的并发症、相关合并症、治疗方案、既往是否发生过低血糖症等，并完善其血糖、HbA1c、尿常规、肝功、肾功能、心肺功能及其他术前检查。

在术前准备阶段应告知患者保持良好而健康的生活方式，包括合理的饮食、适当的运动及正确服用药物等，同时戒烟戒酒。

①避免临床上显著的高血糖或低血糖的发生。

②维持水、电解质平衡。

③预防酮症酸中毒，尤其针对T1DM患者。

④维持血糖在轻度升高水平(5.6～11.2mmol/L)。

对于使用口服药物降糖治疗的患者，术前2～3d停用长效磺脲类药物，二甲双胍、非磺脲类胰岛素促泌药及短效磺脲类药物使用者在手术前夜或手术当日停用。使用胰岛素降糖治疗的患者，术前1～2d停用长效胰岛素，改为预混或短效胰岛素。

(2)术中：手术、麻醉的应激以及糖皮质激素、儿茶酚胺、生长激素等的大量释放，导致血糖进一步升高。但过于严格的血糖控制可能导致低血糖及一系列不良事件的发生。

建议术中血糖应控制在8.0～10.0mmol/L。对于手术时间预计大于2h且血糖波动较大的患者，双通道分别进行葡萄糖及胰岛素持续静脉输注，胰岛素用量为每小时2～4 U/L，5%或10%葡萄糖溶液为60～100ml/h；也可使用极化液持续静脉输注，极化液为 10%葡萄糖溶液 500ml+10%氯化钾 10ml+15 U 短效胰岛素的混合液。

同时根据血糖情况调整胰岛素输入量，对于心衰患者密切监测心功能，必要时依据中心静脉压调整输液速度。

术中至少每 1 小时监测一次血糖，避免低血糖的发生，同时应定时做血气分析及渗透压分析。

(3)术后：术后早期患者因禁食、麻醉、疼痛等极易出现血糖波动，应每 2 小时监测一次，对于血糖较平稳者，可每 4～6 小时监测一次，将血糖控制在 6～10mmol/L 为宜。

术后禁食阶段，应密切观察血糖、尿糖、血压、心率、心律、电解质及 pH。经口进食前，每日提供葡萄糖 150～200g，葡萄糖与胰岛素的比例为 3～5g∶1U，使血糖不超过 11.1mmol/L。对禁食期大于 48h 者，需补充钠盐、蛋白质及维生素等。

恢复经口进食后，对术前口服降糖控制良好的患者可恢复原先的治疗方案，逐渐停止胰岛素；术前使用胰岛素治疗者，可按照术前方式进行；术前未确诊或未接受正规治疗者，应制定血糖控制方案进行个体化治疗。

感染是糖尿病手术患者常见的并发症之一，与糖尿病患者免疫功能低下、高糖利于细菌生长繁殖等有关，且其发生率与血糖升高程度相关，易造成败血症、感染性休克等。血糖的良好控制是预防感染的第一步，其次术前就开始合理地使用抗生素预防感染以及术后保持手术伤口的清洁至关重要。

【预防】

约有 25%的糖尿病患者在其病程中需要接受各种各样的外科手术处理，糖尿病患者围术期并发症及死亡率明显增加，因此防治围术期糖尿病性昏迷，确保患者安全地度过围手术期至关重要。

对于已确诊的 T1DM 患者而言，由于其疾病本身的特殊性导致其胰岛素剂量的微量调整即可对血糖产生显著影响，引起低血糖症或 DKA 的发生，因此在病程中需根据血糖情况调整胰岛素用量，不可随意增加或减少剂量。由于 T1DM 有自发酮症倾向，因此在围术期准备时应密切检测患者血糖、电解质、pH 等，预防和治疗感染及其他诱因，同时需增强患者及其家属对 DKA 的认识，利于早期诊断和治疗。

对于既往未进行糖代谢检测的患者，尤其是老年患者，在术前应检测血糖、必要时进行口服糖耐量试验以明确是否存在糖代谢异常。高渗高血糖昏迷患者对胰岛素非常敏感，因此在治疗过程中需密切监测血糖、调整胰岛素用量，防治血糖过低带来的危害。

乳酸性酸中毒一旦发生，病死率非常高，因此以预防为主。肝、肾、心功能不全导致双胍类药物在体内代谢降低而大量蓄积，因此需监测肝、肾及心功能，肝、肾及心功能不全且一般情况差的患者忌用双胍类药物。使用二甲双胍的糖尿病患者当遇到危急重症时应改用胰岛素治疗。

围术期时，应避免过于严格的血糖控制，密切监测血糖，根据血糖进行调整治疗。

二、甲状腺危象(thyroid crisis)

甲状腺危象即甲亢危象，指在原有甲状腺功能亢进基础上突然发生的可危及生命的严重表现，主要因感染、应激(急性创伤、分娩、酮症酸中毒、过度劳累、精神刺激、心力衰竭、脑血管意外等)、^{131}I 治疗及甲状腺手术术前准备不充分等因素诱发。常因休克、昏迷、呼吸及循环衰竭以及电解质失衡而死亡。

【风险评估】

围术期甲状腺危象，多于术中或术后发生，此时患者已处在极高危临死状态。甲状腺危象时，甲状腺功能亢进的原有症状加剧，死亡原因为高热虚脱、心力衰竭、肺水肿及严重的水、电解质代谢紊乱等，死亡率高达 20%以上。因此，甲状腺危象一旦确诊，应立即积极抢救，并要严防再次发生甲状腺危象。

【发病机制】

甲状腺危象多在甲状腺功能亢进的基础上发生，与循环中甲状腺激素水平过高相关。其发生常有多种诱因，如下所述。

1. 感染　感染是诱发甲亢危象的主要原因。多见于上呼吸道感染、咽炎、支气管肺炎、急性扁桃体炎、肾盂肾炎、支气管肺炎、阑尾炎、脓毒病、败血症、术后伤口感染等急性及严重感染病例。

2. 应激　严重精神创伤、恐惧、精神极度紧张、过度劳累、情绪激动、高温、饥饿、药物反应(如过敏、洋地黄中毒等)、心绞痛、心力衰竭、糖尿病酮症酸中毒、低血糖、高钙血症、肺栓塞、脑血管意外、毒血症等，均可导致甲状腺突然释放大量甲状腺素进入血中，引起甲状腺危象。

3. ^{131}I治疗或手术准备不充分　甲亢病情未控制则行手术或^{131}I治疗，如甲亢病人未用抗甲状腺药物准备或准备不充分，或虽用抗甲状腺药物，但已停用过久，手术时甲状腺功能仍处于亢进状态。使用碘剂做术前准备时，用药时间较长，作用逸脱，甲状腺合成及释放过量甲状腺素，使体内甲状腺激素水平骤然升高诱发甲状腺危象。全身麻醉亦可刺激组织中的甲状腺激素进入血液循环。术中或术后并发喉头水肿、行气管切开等，造成再次手术刺激，使血液中甲状腺激素短时间迅速升高而诱发甲状腺危象。

【诊断依据】

甲亢危象主要依靠临床表现综合判断，应重点询问病史及查体，对于确诊或疑似者即应立即按照甲亢危象处理。

1. 临床表现　典型甲状腺危象临床表现为高热、大汗淋漓、心动过速、烦躁、频繁的恶心、呕吐及腹泻、谵妄，重者可有心衰、休克及昏迷等。

(1)体温升高：本病有骤发高热或过高热，伴大汗淋漓，面部潮红。继而可汗闭，皮肤苍白和脱水。

(2)循环系统：心动过速，心律失常(早搏、心房纤颤)，脉压差增大，部分患者可发生心衰、肺水肿，最终血压下降，陷入休克。

(3)消化系统：早期即出现频繁恶心、呕吐、腹痛、腹泻，甚至黄疸，随病情的进展，肝细胞功能衰竭，常出现黄疸和肝功能损伤。

(4)电解质紊乱：由于进食差，呕吐、腹泻及大量出汗，出现电解质紊乱，约半数病人有低钾血症，1/5 的患者血钠降低。

2. 实验室检查

(1)甲状腺功能：甲状腺激素水平升高。少数患者由于 TBG 浓度下降使 T_3、T_4 下降，此时测 FT_3、FT_4 更有价值。

(2)血电解质：甲亢危象患者常伴随电解质紊乱，低钠血症较常见，也可伴有低钾血症或代谢性酸中毒。

(3)心电图：可有心动过速及各种心律失常的表现，对甲亢危象的诊断起辅助作用。

【急救措施】

围术期术前应做好充分准备，当出现甲亢危象时应立即予以救治。去除诱因：甲亢危象多在诱因作用下发生，因此去除诱因是治疗甲亢危象的基础。

1. 抑制甲状腺激素的合成　在确诊后首先进行，首选丙硫氧嘧啶(PTU)，首次剂量 500～1000mg 口服或胃管灌入。无 PTU 时，可选用等剂量甲硫氧嘧啶(MTU)或 60mg 甲巯咪唑(MMI)。随后每次 200mg PTU 或 20mg MMI，3/d，口服。待症状减轻后，逐渐减量。

2. 抑制甲状腺激素释放　服用 PTU 1～2h 后加用复方碘液，首次 30～60 滴，以后每 6～8 小时 5～10 滴；或使用碘化钠 0.5～1.0 g 加入 5% 葡萄糖盐水中，静滴 12～24h，使用 3～7d，并根据病情减量。

3. 抑制 T_4 转换为 T_3 及 T_3 与细胞受体的结合　抑制 T_4 转换为 T_3：PTU、β 受体阻滞药及糖皮质激素均可，在无禁忌证的情况下主张联合使用。β 受体阻滞药：无哮喘或心功能不全者，予以普萘洛尔 30～50mg，每6～8 小时 1 次；或 1 mg 经稀释后缓慢静滴。甲亢患者糖皮质激素代谢加速，肾上腺存在储备功能不良的可能，因而使用糖皮质激素除抑制 T_4 转换为 T_3 外，还有防止肾上腺皮质功能减退的作用，氢化可的松：100 mg 氢化可的松加入 5%～10% 葡萄糖盐水中静滴；或每日 8 mg 地塞米松。

4. *其他*　当使用上述治疗效果不满意时，可选择血液透析、腹膜透析或血浆置换等措施降低循环中甲状腺激素水平。

5. *对症治疗*　予以吸氧、防止感染、补充能量等措施，积极纠正水、电解质紊乱。高热者可予以物理降温，必要时使用对乙酰氨基酚或利舍平等中枢性解热药物，但应避免使用乙酰水杨酸类解热药（增加循环甲状腺激素水平）。严重者可予以异丙嗪及哌替啶进行人工冬眠。

6. *其他*　甲亢患者代谢显著增加，肾上腺存在潜在储备功能不足的可能，因而需适当补充糖皮质激素，避免肾上腺皮质功能减退的出现。

【手术时机】

甲亢手术前充分且完善的准备是预防甲亢危象的关键。一旦发生甲亢危象，应立即予以救治，待患者脱离生命危险、病情平稳后，再进行手术。

术前应明确患者是否存在甲状腺功能异常，对于已明确诊断者应嘱患者正规服药，不得随意减少或停用药物，戒烟酒，避免感染、过度劳累及精神刺激等。对病情较重的患者应先予以药物治疗，待患者甲状腺素水平及基础代谢率水平达到正常、脉率降低至 90～100/min，症状得到明显控制时进行手术。术中应密切监测患者呼吸、心率及血压等情况，及时调整治疗。

【预防】

去除诱因和防治基础疾病是预防危象发生的基础，贯穿于整个围术期。甲亢患者诊治过程中应叮嘱患者不得随意增加或减少药物剂量，同时应避免感染、过度劳累、精神刺激等，一旦出现高热或过高热、心动过速、胃肠道症状及精神症状时应立即救治。

三、肾上腺危象(adrenal crisis)

肾上腺危象即急性肾上腺皮质功能减退症(acute adrenocortical hypofunction)，由于糖皮质激素（主要是皮质醇）及盐皮质激素分泌或功能不足引起。主要表现为高热、恶心、呕吐、腹痛或腹泻、血压下降、四肢厥冷、极度虚弱无力、反应淡漠、嗜睡甚至昏迷，也可表现为烦躁、谵妄及惊厥不安等。

【风险评估】

围术期肾上腺危象，患者处于极高危临死状态，直接威胁患者生命。肾上腺危象如被误诊，未能正确进行救治，将危及患者生命，导致死亡；因此，应及时发现及时救治。

【发病机制】

肾上腺危象常在慢性肾上腺皮质功能减退的基础上，由多种诱因，包括感染、劳累、创伤、手术、分娩及骤停或快速减少替代治疗药物而引起；此外，出血热患者、肾上腺区域外伤、高凝状态及严重烧伤等可出现肾上腺危象。

1. *特发性肾上腺皮质萎缩*　主要由自身免疫性损伤所致，且 50% 患者可伴有其他自身免疫性内分泌疾病。

2. *感染性疾病*

(1)肾上腺结核：由血行播散引起，与其他部位结核并存。多累及双侧肾上腺，皮质及髓质均遭严重破坏。

(2)HIV 感染：获得性免疫缺陷综合征(AIDS)患者常因巨细胞病毒、非典型分支杆菌或隐球菌感染及卡波西肉瘤侵犯肾上腺而引起。

(3)深部真菌感染：如球孢子菌病、隐球菌病、酵母菌病及组织胞浆菌病等可引起肾上腺皮质功能减退症。

3. *遗传性疾病*

(1)先天性肾上腺发育不全症。

(2)肾上腺脑白质营养不良症。

(3)ACTH 不敏感综合征。

(4)胆固醇皮质代谢症。

(5)皮质醇抵抗。

4. 继发性肾上腺皮质功能减退　长期外源性糖皮质激素的使用导致下丘脑-垂体的促肾上腺皮质激素释放激素及促肾上腺皮质激素的合成及分泌受抑;也可因肿瘤、感染及外伤等损伤下丘脑和(或)垂体所致。

5. 其他　肾上腺转移癌、原发性肾上腺淋巴瘤、肾上腺出血、肾上腺放疗及某些药物(利福平、酮康唑、氨鲁米特等);新生儿可因产伤引起双侧肾上腺出血。

【诊断依据】

对所患疾病不太重而有严重循环虚脱、脱水、休克、衰竭,不明原因的低血糖及难以解释的呕吐等症状,同时体格检查出现色素沉着、体毛稀少、生殖器发育差等,应考虑肾上腺危象。

1. 临床表现

(1)消化系统:常有恶心、呕吐、腹痛、腹泻等症状。肾上腺出血引起者可有腹肋部及胸部疼痛。

(2)循环系统:严重低血压,甚至休克,伴有心动过速、四肢厥冷、发绀等。

(3)精神症状:患者极度虚弱无力,萎靡、淡漠和嗜睡,也可表现烦躁不安和谵妄惊厥,甚至昏迷。

(4)代谢障碍:由于糖异生作用减弱,肝糖原损耗,易发生低血糖症状。

(5)其他:慢性肾上腺皮质功能减退者伴有全身皮肤色素加深及黏膜色素沉着等典型表现,女性阴毛、腋毛减少或脱落,月经失调或闭经,男性常有性功能减退等。

2. 实验室检查

(1)肾上腺皮质激素基础值测定:以早上8时检测效果最佳。若血皮质醇(F)≤850nmol/L 可确诊本病,但在正常范围内亦不可排除本病。原发性肾上腺皮质功能减退者 ACTH 水平明显增高,常大于 55pmol/L,而继发性者 ACTH 水平降低,常小于4.5pmol/L。

(2)血常规及生化检查:血钠降低,血钾轻度升高,血浆二氧化碳为 15～20mmol/L;感染者可有白细胞及中性粒细胞增加,嗜酸性粒细胞计数常大于 50×10^{6}/L。空腹血糖多较低。

(3)心电图检查:可有心动过速、心律失常的表现。

(4)影像学检查:肾上腺结核者可出现肾上腺钙化、肺部及其他部位结核病灶表现;肾上腺出血、转移病变者可出现肾上腺增大或占位等表现。

【急救措施】

围术期出现肾上腺危象,一旦提示本病即开始治疗,不应为等待检查结果而延误抢救时机。

1. 糖皮质激素　应予以大剂量糖皮质激素(磷酸或琥珀酸氢化可的松)100 mg,随后每 6 小时静滴 50～100mg,初期 24h 内的总量达到 200～400mg,至危象得以控制,可将氢化可的松减为 50mg/6h,并在第 4～5 天减至维持量(一般为 100～200mg/d);当氢化可的松的用量在 50～60mg/d 以下后,需加用 9α-氟氢化可的松 0.05～0.2mg/d,最终过渡到日常的口服替代剂量。

2. 补液　肾上腺危象者体液损失可达细胞外液总量的 1/5,故首日需补充生理盐水 2000～3000ml,随后依据血压、尿量等调整补液量。一般在采取综合治疗措施后,多数患者电解质紊乱可自行得到纠正。

3. 对症支持治疗　包括吸氧,对症治疗药物,必要时可予以适量镇静药,但不宜予以吗啡及巴比妥类药物。

4. 病因治疗

(1)肾上腺结核:在进行较大剂量糖皮质激素治疗时,应联合抗结核药物治疗。

(2)继发性肾上腺皮质功能减退:多由下

丘脑和(或)垂体病变引起,多合并有甲状腺功能减退及其他腺体功能减退,在综合治疗时,甲状腺激素的补充应在补充糖皮质激素2周后再进行,以免诱发肾上腺危象。

(3)由感染诱发者,需联合抗感染治疗。

(4)因自身免疫性疾病引起者,应予以相应治疗。

【手术时机】

肾上腺危象死亡率较高,一旦发生立即抢救,应待患者脱离生命危险、病情稳定后再予以手术。

对于未诊断过肾上腺皮质功能减退症但临床表现为色素沉着、体重减轻、乏力软弱及血压降低等的患者应进行血皮质醇、ACTH及其他检查,以明确患者是否存在肾上腺皮质功能减退。既往有结核病史、产后大出血、肾上腺手术、多腺体自身免疫综合征等的患者有存在潜在的肾上腺皮质功能减退的可能,应注意完善相关检查。

手术可引起患者的应激反应,因此在术前准备阶段,对已明确诊断肾上腺皮质功能减退症的患者,为防止术前出现肾上腺危象应继续替代治疗并适当增加糖皮质激素替代量,纠正水、电解质紊乱。术前予以氢化可的松100mg肌内注射;术中予以氢化可的松50mg/6h静滴,并密切关注患者呼吸、心率及血压等情况;术后予氢化可的松25～50mg/6h,当患者出现高热、血压降低或其他并发症时应酌情增加氢化可的松剂量,当患者病情平稳,应在数日内逐渐减量至维持剂量。

【预防】

对已经有慢性肾上腺功能减退症的患者,应加强宣教,嘱其按医嘱服药,不得随意减少甚至停服药物,在出现感染、精神刺激、劳累等情况时及时就医,适当增加替代治疗剂量。

对需进行手术的患者,应完善术前检查,纠正水、电解质代谢紊乱,避免肾上腺危象的发生。术后患者有再发生肾上腺危象的可能,因此需密切注意患者生命体征、意识等情况。

(邓华聪　周　晴)

第九节　消化系统疾病危象

男科围术期常有可能发生消化系统危象,如应激性溃疡出血(stress ulcer bleeding)及急性肠梗阻(acute ileus),将威胁病人的生命,影响手术治疗及康复,因此应及时发现,及时救治。

一、应激性溃疡出血 (stress ulcer bleeding)

应激性溃疡出血(stress ulceration and bleeding)是消化系统疾病危象。应激性溃疡是指机体在遭受各类严重创伤或身患危重疾病应激状态下,特别是并发休克、严重感染或肾、肺、肝等脏器功能衰竭,尤其是多器官功能衰竭时,发生急性浅表性胃十二指肠黏膜糜烂和溃疡。应激性溃疡出血是指急性糜烂性胃十二指肠炎和出血。应激性溃疡出血一旦发生,死亡率高达50%以上,死因为急性失血性休克。

以往认为其发病率不高,自纤维胃十二指肠镜广泛应用以来,其发现率并不少见,有人认为它占各种原因上消化道出血的20%～25%。临床表现特点为伤者在事先毫无自觉症状,也没有消化性溃疡史的情况下,突然发生上消化道大出血或穿孔,但大出血远较穿孔多见。出血时不伴腹痛,多呈间歇性。首次出血多在外伤后几天才出现。

【风险评估】

围术期应激性溃疡出血,此时患者已处在极高危状态。应激性溃疡出血者死因为急性失血性休克,而无严重出血者死亡率为

9.1%，发生严重出血的患者死亡率高达48.5%，在围术期严重威胁患者生命安全。应激性溃疡出血如被误诊，未能按应激性溃疡出血救治，将危及患者生命，甚至导致死亡。因此，应激性溃疡出血一经确诊，应立即按应激性溃疡出血抢救方案救治，脱离生命危险，转危为安。并应严防再次发生应激性溃疡出血。

【病因】

应激性溃疡出血可能与多种因素有关，现在认为主要与重度损伤后副交感神经的兴奋有关。在应激状态下，胃酸分泌增多，交感神经兴奋、肾上腺髓质分泌儿茶酚胺增多，使胃黏膜微血管发生痉挛性收缩，组织灌流量骤减，致使胃黏膜缺血、缺氧引起局部缺血性损伤，发生上消化道出血。其溃疡病变常呈多发性，形状不规则、范围较大而表浅，糜烂溃疡的部位可从食管、胃到十二指肠，多仅累及黏膜，罕有超过黏膜肌层者。

应激性溃疡出血见于严重创伤、重大手术、严重感染、长期低血压、休克，多系统功能不全综合征或衰竭、心脑血管意外、急性呼吸窘迫综合征、严重心理应激、服用水杨酸制剂(阿司匹林和水杨酸钠)、急性酒精中毒、大量或长期应用肾上腺皮质激素的人。损伤胃黏膜药物等因素引起的急性胃黏膜糜烂胃炎(acute erosive gastritis)导致上消化道出血，很少发生穿孔。病理上损伤多局限于胃黏膜表层，偶尔侵及黏膜下层。

【诊断依据】

1. 临床表现　其主要临床表现为上消化道出血。

(1)呕血和(或)黑粪：出血部位在幽门以上者常有呕血和黑粪，在幽门以下者可仅表现为黑粪。但是出血量少而速度慢的幽门以上病变可仅见黑粪，而出血量大、速度快的幽门以下的病变可因血液反流入胃，引起呕血。

(2)失血性周围循环衰竭：出血量400ml以内可无症状，出血量中等可引起贫血或进行性贫血、头晕、软弱无力，突然起立可产生晕厥、口渴、肢体冷感及血压偏低等。大量出血达全身血量30%～50%即可产生休克，表现为烦躁不安或神志不清、面色苍白、四肢湿冷、口唇发绀、呼吸困难、血压下降至测不到、脉压差缩小及脉搏快而弱、尿少等末梢循环衰竭等表现，若处理不当，可导致死亡。

(3)贫血和血象变化：急性大出血后均有失血性贫血，出血早期，血红蛋白浓度、红细胞计数及红细胞压积可无明显变化，一般需要经过3～4h以上才出现贫血。上消化道大出血2～5h，白细胞计数可明显升高，止血后2～3d才恢复正常。但肝硬化和脾亢者，则白细胞计数可不增高。连续出血可导致血红蛋白下降，血浆尿素氮增多，甚至有各种重要脏器功能衰竭。

(4)发热：中度或大量出血病例，于24h内发热，多在38.5℃以下，持续数日至一周不等。

2. 化验检查　急性消化道出血时，重点化验应包括血常规、血型、出凝血时间、大便或呕吐物的隐血试验、肝功能及血肌酐、尿素氮等。

3. 胃镜检查　胃镜直接观察，即能确定，并可根据病灶情况做相应的止血治疗。做纤维胃镜检查注意事项有以下几点。

(1)胃镜检查的最好时机在出血后24～48h进行。

(2)处于失血性休克的病人，应首先补充血容量，待血压有所平稳后做胃镜较为安全。

(3)事先一般不必洗胃准备，但若出血过多，估计血块会影响观察时，可用冰水洗胃后进行检查。

4. X线钡剂造影　因为一些肠道的解剖部位不能被一般的内镜窥见，有时会遗漏病变，这些都可通过X线钡剂检查得以补救。但在活动性出血后不宜过早进行钡剂造影，否则会因按压腹部而引起再出血或加重出血。一般主张在出血停止、病情稳定3d后谨慎操作。

5. 放射性核素扫描　经内镜及X线检查阴性的病例，可做放射性核素扫描。其方法是采用核素（例如[99]锝）标记病人的红细胞后，再从静脉注入病人体内，当有活动性出血，而出血速度能达到0.1ml/min，核素便可以显示出血部位。

6. 选择性动脉造影　在某些特殊情况下，如患者处于上消化道持续严重大量出血紧急状态，以至于胃镜检查无法安全进行或因积血影响视野而无法判断出血灶，在病人情况能耐受时，可选择肠系膜动脉造影，发现出血部位，进行栓塞治疗。

【急救措施】

在围术期如上检测发现应激性溃疡出血，应立即采取如下救治措施，迅速治疗使应激性溃疡出血停止并逐渐恢复，挽救患者生命转危为安。救治措施如下。

1. 一般处理　大出血宜取平卧位，并将下肢抬高，头侧位，以免大量呕血时血液反流引起窒息，必要时吸氧、禁食。

2. 输液　保持静脉通路，监测血压、脉搏、呼吸、出血量及每小时尿量，充分供氧；必要时进行中心静脉压测定和心电图监护。

3. 补充血容量　当血红蛋白低于70g/L、收缩压低于90mmHg时，应立即输入足够量全血。肝硬化患者应输入新鲜血。开始输液应快，但老年人及心功能不全者输血、输液不宜过多、过快，否则可导致肺水肿，最好进行中心静脉压监测。如果血源困难可给右旋糖酐或其他血浆代用品。

4. 止血措施

(1)药物治疗

①去甲肾上腺素：对消化性溃疡和糜烂性胃炎出血，可用去甲肾上腺素8mg加入冰盐水100ml口服或做鼻胃管滴注，每天3～4次。也可给予胃黏膜保护药、凝血酶，使胃黏膜血管收缩、血流减少并使胃酸分泌受到抑制，凝血酶新鲜配制口服，或经胃管内注入，达到止血的目的。

②抑制胃酸：降低胃内氢离子浓度，近年来对消化性溃疡疗效最好的药物是静脉滴入H_2受体拮抗药如法莫替丁20mg，每天2次或雷尼替丁，或选用质子泵抑制药奥美拉唑40mg，每天2～3次，静脉滴入等。上述三种药物用药3～5d，血止后皆改为口服。可显著减少再出血的发生率和手术率。

③生长抑素施他宁：半衰期短仅8min，需24h持续静脉泵入，可减少内脏及肝动脉的血流量，选择性降低门脉压，且可抑制胃酸、胃蛋白酶和胃泌素的分泌等作用而控制出血，对心脑血管无收缩作用，可有效地控制应激性溃疡大出血，短期使用几乎没有严重不良反应，但价格较贵。

(2)内镜直视下止血：应激性溃疡致上消化道出血的早期胃镜检查既可以明确诊断，同时又能进行胃镜下治疗，达到止血目的，可采取如下措施。

①局部注射1/10 000肾上腺素盐水。

②采用APC电凝止血。

③血管夹（钛夹）止血。

④微波止血法等。

5. 纠正水、电解质和酸碱平衡紊乱　少量出血可适当进流食，对肝病患者忌用吗啡、巴比妥类药物。

6. 放置胃管　观察出血情况，可经胃管注入止血药物（如去甲肾上腺素生理盐水等）以止血，有一定效果。

7. 手术治疗　应激性溃疡出血，大多数出血经上述救治可停止，经上述处理后，应激性溃疡仍反复大量出血，24h内输血800～1000ml，仍不能维持血压稳定者，或并发溃疡穿孔者，应及时手术。

【手术时机】

围术期应激性溃疡出血是消化系统疾病危象，经按应激性溃疡出血救治成功，出血停止，使患者转危为安，病情恢复稳定后才能做手术。

【预防】

避免或根除上述发生应激性溃疡的病因，根除病因，防止该危急值的发生。

二、急性肠梗阻(acute ileus)

急性肠梗阻(intestinalobstruction，ileus)是消化系统疾病危急值。急性肠梗阻多发生在术后，本病病因复杂，病情多变，发展迅速，处理不当可造成严重后果，往往危及患者生命。肠管发生梗阻后可引起一系列局部与全身的病理变化，水、电解质与酸碱平衡失调，以及患者年龄大合并心肺功能不全等常为死亡原因。目前的死亡率一般为5%～10%，有绞窄性肠梗阻者为10%～20%。

【风险评估】

围术期急性肠梗阻，多在经腹腔手术后发生，此时患者正处在极高危状态。急性肠梗阻，病情多变，发展迅速，处理不当可造成严重后果，往往危及患者生命。在围术期严重威胁患者生命安全及术后康复。急性肠梗阻如被误诊，未能按急性肠梗阻救治，将危及患者生命，甚至导致死亡；因此，急性肠梗阻一经确诊，应立即按急性肠梗阻抢救方案救治，脱离生命危险，使患者转危为安。

【分类】

1. 按病因分类

(1)机械性肠梗阻：临床上最常见，是由于肠内、肠壁和肠外各种不同机械性因素引起的肠内容通过障碍。

(2)动力性肠梗阻：即麻痹性肠梗阻，由支配肠道正常蠕动的神经功能发生障碍引起，属动力性肠梗阻。是由于肠壁肌肉运动功能失调所致，并无肠腔狭窄，又可分为麻痹性和痉挛性两种。前者是因交感神经反射性兴奋或毒素刺激肠管而失去蠕动能力，以致肠内容物不能运行；后者系肠管副交感神经过度兴奋，肠壁肌肉过度收缩所致。有时麻痹性和痉挛性可在同一患者不同肠段中并存，称为混合型动力性肠梗阻。

(3)血供性肠梗阻：是由于肠系膜血管内血栓形成或血管栓塞，引起肠管血液循环障碍，导致肠蠕动功能丧失，使肠内容物停止运行。

2. 按肠壁血循环分类

(1)单纯性肠梗阻：有肠梗阻存在而无肠管血循环障碍。

(2)绞窄性肠梗阻：有肠梗阻存在同时发生肠壁血循环障碍，甚至肠管缺血坏死。

3. 按肠梗阻程度分类　可分为完全性和不完全性肠梗阻。

4. 按梗阻部位分类　可分为高位小肠梗阻、低位小肠梗阻和结肠梗阻。

5. 按发病轻重缓急分类　可分为急性肠梗阻和慢性肠梗阻。

6. 闭襻型肠梗阻　是指一段肠襻两端均受压且不通畅者，此种类型的肠梗阻最容易发生肠壁坏死和穿孔。

肠梗阻的分类是从不同角度来考虑的，但并不是绝对孤立的。如肠扭转可既是机械性、完全性，也是绞窄性、闭襻性。不同类型的肠梗阻在一定条件下可以转化，如单纯性肠梗阻治疗不及时，可发展为绞窄性肠梗阻。机械性肠梗阻近端肠管扩张，最后也可发展为麻痹性肠梗阻。不完全性肠梗阻时，由于炎症、水肿或治疗不及时，也可发展成完全性肠梗阻。

【发病机制】

1. 机械性肠梗阻　常见于盆腹腔术后，如腹腔镜下前列腺癌根治术后、腹膜后淋巴结清除术后等，发生肠粘连带压迫或牵拉、肠扭转、粪便嵌塞、肿瘤等。

2. 动力性肠梗阻　麻痹性肠梗阻的发生常与以下情况有关。

(1)腹腔内的炎症刺激：各种原因所致的腹膜炎尤其是弥漫性腹膜炎，常发生肠麻痹乃至腹膨胀。

(2)神经反射性刺激：各种绞窄痛，如肾绞痛、胆绞痛、网膜扭转发生的绞痛后，均可发生反射性肠麻痹。

(3)腹部手术中的机械性刺激:病人在手术时,因肠管及其系膜受牵拉刺激后蠕动功能暂时丧失,或肠壁有不协调的蠕动存在。

(4)神经的损伤:胸腹部或脊柱中枢神经的损伤均可导致肠腔积气、积液和腹胀。

(5)腹膜后的病变:如感染出血肿瘤等也可引起不同程度的肠麻痹。

(6)肠系膜病变:如肠系膜血管阻塞、肿瘤、扭转等均可因神经冲动传导到肠壁受阻而出现肠麻痹。

(7)其他:如长期的乙醚麻醉以及腹外其他部位的感染,如肺炎、脑膜炎或各种败血症等偶尔也可引起反射性肠麻痹。

【诊断依据】

1. 临床表现　多数病人有盆腹腔手术、创伤、出血、异物或炎性疾病史。

(1)腹痛:单纯性肠梗阻为阵发性绞痛;绞窄性肠梗阻多为持续性腹痛有阵发性加剧,麻痹性肠梗阻则为持续性胀痛。

(2)呕吐:起病初期为反射性呕吐,以后为肠内容物逆流入胃呕吐。高位小肠梗阻,呕吐出现较早而频繁;低位小肠梗阻,呕吐迟而次数少,常一次吐出大量粪样物;由于回盲瓣有阻止结肠内容物逆流入小肠的功能,因此结肠梗阻时呕吐较轻或无呕吐。

(3)腹胀:其程度与梗阻部位及性质有密切关系。高位小肠梗阻由于频繁呕吐无明显腹胀,低位小肠梗阻则呈全腹胀,结肠梗阻多为周边性腹胀,绞窄性肠梗阻表现为不对称的局限性腹胀,麻痹性肠梗阻腹胀显著,并为均匀性腹胀。

(4)肛门排便、排气停止:急性完全性肠梗阻者有此症状,但因梗阻部位以下肠段常积蓄气体和粪梗,因此梗阻早期仍可有少量排便、排气;绞窄性肠梗阻如肠套叠、肠系膜血栓形成等,尚可排出血性黏液便。

2. 实验室检查

(1)白细胞计数增多,中性粒细胞核左移,血液浓缩。

(2)代谢性酸中毒及水电解质平衡紊乱。

(3)血清肌酸激酶升高。

3. 影像学检查　腹部 X 线片上可见胀气的肠襻及多数气液平面,可明确肠梗阻的存在及梗阻的部位。

4. 肠梗阻类型　急性肠梗阻早期多无明显改变,晚期可出现体液丢失的体征,发生绞窄时可出现全身中毒症状及休克。

(1)单纯性肠梗阻:临床特点为阵发性腹部绞痛与肠鸣音的亢进同时而来,同时而去,肠鸣音亢进时可闻及气过水声或金属音。腹部检查应注意如下情况。

①有腹部手术史者可见腹壁切口瘢痕。

②多数可见肠型及蠕动波。

③腹部压痛在早期多不明显,随病情发展可出现明显压痛。

④梗阻肠襻较固定时可扪及压痛性包块;单纯性肠梗阻患者无腹膜刺激征(腹部检查时有压痛、反跳痛、肌卫)。

(2)绞窄性肠梗阻

①腹痛为持续性剧烈腹痛,频繁阵发性加剧,无完全休止间歇,呕吐不能使腹痛、腹胀缓解。

②呕吐出现早而且较频繁。

③早期即出现全身性变化,如脉率增快,体温升高,白细胞计数增高,或早期即有休克倾向。

④腹胀:低位小肠梗阻腹胀明显,闭襻性小肠梗阻呈不对称腹胀,可触及孤立胀大肠襻,不排气排便。

⑤连续观察:可发现体温升高,脉搏加快,血压下降,意识障碍等感染性休克表现,肠鸣音从亢进转为减弱。

⑥明显的腹膜刺激征。

⑦呕吐物为血性或肛门排出血性液体。

⑧腹腔液增多,或移动性浊音,腹腔穿刺为血性液体。

⑨肠梗阻发展至肠绞窄、肠麻痹前均表

现肠鸣音亢进,并可闻及气过水声或金属音。

(3)麻痹性肠梗阻:临床以腹部持续性胀痛为主,没有阵发性绞痛,肠鸣音不是亢进而是消失。

【急救措施】

在围术期术后发生急性肠梗阻,应立即采取如下救治措施,应迅速治疗使急性肠梗阻逐步缓解恢复,以挽救患者生命转危为安。救治措施如下。

急性肠梗阻的病因复杂,合并症较多,治疗应根据患者具体特点做到个体化治疗。严密观察病情变化,注意体温、脉搏、呼吸、血压和腹痛的变化,治疗分非手术治疗及手术治疗。

1. 非手术治疗

(1)指征

①单纯机械性肠梗阻,不完全性肠梗阻,特别是广泛粘连者。

②麻痹性或痉挛性肠梗阻,宜用非手术疗法。主要措施为先用非手术治疗 6~12h。

(2)方法

①禁食:包括禁水及禁服药。

②胃肠减压。

③纠正水、电解质与酸碱平衡失调。

④注射抗生素以防治腹腔感染,这对绞窄性肠梗阻尤为重要。

⑤忌用咖啡,对痉挛性或某些单纯性肠梗阻患者,可用阿托品等解除疼痛。

⑥用生理盐水或肥皂水 500ml 灌肠,对于老年人由粪块引起的结肠梗阻有效。

2. 手术疗法

(1)指征

①粘连性肠梗阻经非手术治疗病情不见好转或病情加重者。

②绞窄性肠梗阻。

③乙状结肠扭转等,均应考虑手术治疗。

(2)方法

①粘连带或小片粘连行简单切断分离。

②小范围局限紧密粘连成团的肠襻无法分离,或肠管已坏死者,可行肠切除肠吻合术,如肠管水肿明显,一期吻合困难,或病人术中情况欠佳,可先行造口术,以解除梗阻。

③如病人情况极差,或术中血压难以维持,可先行肠外置术。

④肠襻紧密粘连又不能切除和分离者,可行梗阻部位远、近端肠管侧-侧吻合术。

⑤广泛粘连而反复引起肠梗阻者可行肠排列术。

【促进康复】

围术期术后发生急性肠梗阻,应在按急性肠梗阻抢救方案救治,肠梗阻解除,脱离生命危险,转危为安,促进患者病情逐渐恢复。

【预防】

依据肠梗阻发生的原因,有针对性采取某些预防措施,可有效地防止、减少肠梗阻的发生。

1. 对患有腹壁疝的病人,应予以及时治疗,避免因嵌顿、绞窄造成肠梗阻。

2. 腹部大手术后及腹膜炎患者应很好地胃肠减压,手术操作要轻柔,尽力减轻或避免腹腔感染。

3. 腹部手术后早期活动。

(朱明才　陈在贤)

第十节　急性肾衰竭

男科疾病患者在围术期如并发急性肾衰竭,为泌尿系统疾病危象(the crisis of urinary system disease),多发生在术后,威胁患者生命,影响术后患者康复,应及时发现及时救治。

急性肾衰竭(acute renal failure,ARF)是指肾小球滤过率突然或持续下降,引起氮质废物体内潴留,水、电解质和酸碱平衡紊乱，所导致各系统并发症的临床综合征。在围术期急性肾衰竭可发生在原来无肾脏病的患者，也可发生在原以稳定的慢性肾脏病患者，突然肾功能急剧恶化。对危重症 ARF 应尽早诊断与早期救治，使患者转危为安。

【风险评估】

在男科疾病多在术后发生急性肾衰竭，此时患者正处于高危状态，是由多种因素导致的肾实质急性损害，肾小球滤过率突然或持续下降，引起氮质废物体内潴留，水、电解质和酸碱平衡紊乱，导致各系统并发症的临床综合征，严重威胁患者生命及术后康复，应立即按急性肾衰竭抢救方案救治，使患者脱离生命危险，转危为安。

【发病机制】

ARF 的病因分类分为肾前性、肾实质性和肾后性三大类。

1. *肾前性*　其发生率占急性肾衰竭的 50%～55%。是由于血容量不足或心功能不全致使肾血灌注量不足，肾小球滤过率降低所致。如呕吐、腹泻和胃肠减压等胃肠内液体的大量丢失严重脱水、创伤或手术大出血等引起的休克；感染性休克、严重低蛋蛋白血症、心源性休克、严重心律失常、心包填塞和充血性心力衰竭等引起的相对血容量不足而又未能得到及时有效的抢救治疗者；此时，严重和持续性的血压下降和肾小动脉的强烈收缩，可使肾脏血液灌流量显著而持续地减少，肾小管发生缺血性损害，甚至发生坏死。在已经出现肾小管器质性病变后，即使纠正血容量并使血压恢复正常，也不能使肾脏泌尿功能迅速恢复。患者尿中含有蛋白质，红、白细胞及各种管型。尿钠浓度一般可升高到 40～70mmol(40～70mEq)/L 或更高，说明肾小管已因受损而致保钠功能减退。

2. *肾实质性*　ARF 是由肾实质病变及肾毒物所致，包括肾小球、肾小管间质及肾血管性病变，肾毒物重金属（汞、砷、锑、铅），抗生素（甲氧西林、新霉素、多黏菌素、庆大霉素、头孢菌素等），磺胺类，某些有机化合物（四氯化碳、氯仿、甲醇、酚、甲苯等），杀虫药，毒蕈。某些血管和肾脏造影剂、蛇毒、肌红蛋白等经肾脏排泄时，均可直接损害肾小管，甚至引起肾小管上皮细胞坏死（acute tubular necrosis，ATN）、急性肾小球肾炎、急性间质性肾炎、肾血管病变（血管炎、血管栓塞和弥散性血管内栓塞）以及慢性肾脏疾病在某些诱因刺激下肾功能急剧衰退。此时若并发肾脏血液灌流量不足，则更会加剧肾小管的损害。此外误型输血及药物可引起急性血管内溶血，挤压伤、烧伤及严重肌病，可因血红蛋白及肌红蛋白堵塞肾小管，而发生急性肾小管坏死和急性肾衰竭。根据病因和病理变化不同，引起肾性急性肾衰竭的原因可分为肾中毒型和肾缺血型两类。发生率占急性肾衰竭的 35%～40%。

3. *肾后性*　凡双侧上尿路梗阻导致无尿者，最常见的如双肾或输尿管结石梗阻，前列腺增生或前列腺癌尿潴留，最终必然导致肾小球滤过率的降低，其发生率在 ARF 中约占 5%。在肾后性急性肾衰竭的早期并无肾实质的器质性损害，及时解除梗阻，可使肾脏泌尿功能迅速恢复。因此对这类病人，应及早明确诊断，并给予适当的处理。

【诊断依据】

1. *病史及症状*　确定 ARF 是少尿型或是非少尿型，弄清其原因是肾前性、肾实质性还是肾后性，结合相应临床表现和实验室检查，一般不难做出诊断。

(1)少尿或无尿：ARF 在临床上根据有无少尿可分为少尿型和非少尿型两大类。少尿型较为常见，患者突然出现少尿（成人 24h 的尿量少于 400ml）甚至无尿（24h 的尿量少于 100ml）。非少尿型患者尿量并不减少，甚至可以增多，但氮质血症逐日加重，此型约占 20%。

(2)消化系统：表现为食欲缺乏、恶心、呕吐和腹泻等，严重者出现消化道出血或氮质血症，而消化道出血可加重氮质血症。

(3)心血管系统：主要因水钠潴留所致，表现为高血压和心力衰竭，还可发生心律失常、心包炎等。

(4)神经系统症状：可有嗜睡、神志混乱、焦虑不安、幻听、抽搐、癫痫、失语。昏迷和自主神经功能紊乱如多汗或皮肤干燥，可表现为意识、行为、记忆、感觉、情感等多种功能障碍。

(5)血液系统：ARF 常伴有正细胞正色素性贫血，贫血随肾功能恶化而加重，系由于红细胞生成减少、血管外溶血、血液稀释和消化道出血等原因所致。出血倾向(牙龈出血、鼻出血、皮肤瘀点及消化道出血)多因血小板减少、血小板功能异常和 DIC 引起。急性肾衰竭早期白细胞总数常增高，中性粒细胞比例也增高。

(6)继发感染：感染是 ARF 最为常见的并发症，以呼吸道和尿路感染多见，致病菌以金黄色葡萄球菌和革兰阴性杆菌最多见。

2. 体检发现　急性病容，除原发病体征外，可有轻度贫血貌，少尿期常有血压高、水肿、皮疹、瘀点、瘀斑。重症病人有意识障碍、呼吸深快、心界扩大或心律失常等。

3. 尿液检查

(1)尿常规检查可有红、白细胞及肾小管上皮细胞、细胞管型和颗粒管型、粗大的上皮细胞管型；尿蛋白多为(+)～(++)，有时达(+++)～(++++)。

(2)尿比重降低，1.014 以下基本可以诊断，1.010～1.012 可以肯定诊断。

(3)尿渗透浓度降低。

(4)尿钠含量增高。

(5)尿尿素与血尿素之比降低。

(6)尿肌酐与血肌酐之比降低。

(7)肾衰指数常(RFI)＞2。

(8)滤过钠排泄分数(Fe-Na)＞1。

4. 血液检查　①血常规检查；②肾小球滤过功能检查；③血气分析；④血电解质检查；⑤肝功能检查；⑥出血倾向检查；⑦肌酐测定。

(1)无大量失血或溶血者多无严重贫血，血红蛋白多不低于 80g/L。

(2)肾功能检查：CCr 较正常值下降 50%以上，可降至 1～2ml/min，血肌酐和尿素氮迅速升高。尿中 N-己酰-β-D 氨基葡萄酶、溶菌酶和 β_2-微球蛋白等常增高。

(3)生化检查常有高血钾等电解质紊乱及二氧化碳结合力下降，血气分析示代谢性酸中毒。

(4)尿钠的测定：急性肾衰竭时尿钠的排出大于 30～40 min/L，功能性少尿尿钠排出小于 10 min/L，表明肾小管回吸收钠障碍。

(5)尿渗透压测定：正常人尿渗透压＞550min/(kg·H_2O)，此时可表现显著下降。

(6)肾衰竭指数测定(renal failure index，RFI)：RFI＝血肌酐×尿肌酐：比值＞1。

5. 影像学检查

(1)放射性核素肾脏扫描：在急性肾衰竭的鉴别诊断中，还需要影像学检查，对于肾移植的患者，通过对肾脏的扫描以了解肾脏的灌注情况来区分排异还是急性肾小管坏死或环孢素的毒性作用有一定的帮助。

(2)肾脏超声检查：ARF 时双肾多弥漫性肿大，肾皮质回声增强，集合系统分离，盆腔或腹后壁肿块和尿路结石，肾后性 ARF 在 B 超下可发现梗阻，表现为肾盂积水，借助多普勒技术，超声还能检测肾脏内不同血管的血流情况。

(3)CT 和 MRI 检查：CT 扫描能发现盆腔或腹后壁肿块，肾结石，肾脏体积大小及肾积水，而磁共振显像(MRI)能够提供和超声检查相同的信息，并且对解剖结构的分辨程度更高。

(4)肾活体组织检查：对病因诊断价值极大，可发现各种肾小管疾病，小管间质病变及小血管病变所致 ARF，能改变 50%患者的诊断及治疗。

确诊根据急性肾衰竭(ARF)临床表现，出现氮质血症、水及电解质紊乱和代谢性酸中毒。低钠、低氯、高钾、尿素氮及血肌酐升高，即可确诊。

【急救措施】

在围术期发生急性肾衰竭，应立即采取如下救治措施，迅速治疗使急性肾衰竭逐渐恢复，挽救患者生命转危为安。急性肾衰竭总的治疗原则是去除病因，维持水、电解质及酸碱平衡，减轻症状，改善肾功能，防止并发症发生。

1. 病因治疗

(1)肾前性 ARF：对已发生休克伴有功能性急性肾衰竭时，应及时纠正全身循环血流动力障碍，包括补液、输注血浆和白蛋白、控制感染等，迅速恢复有效循环血量，使肾血流量和 GFR 恢复正常，防止演变为急性肾小管坏死，以利肾功能的恢复。

(2)肾后性 ARF：多由于尿路梗阻所致，尽快解除尿路梗阻后，急性肾衰竭可很快恢复。

(3)肾实质性 ARF：由于许多药物及毒性物质能损害肾小管，因此应合理用药，以避免毒性物质对肾脏的损害作用。重症急进性或其他肾小球肾炎用激素冲击可获效，过敏性间质性肾炎应立即停药，给予抗过敏药等。

(4)抗感染治疗：此时应选用合适的药物和剂量，以免加重肾中毒。

2. 急救措施

(1)少尿的治疗：少尿期常因急性肺水肿、高钾血症、上消化道出血和并发感染等导致死亡。在少尿期排除肾前性氮质血症，应严格控制液体输入量，以防水中毒的发生。应以出量为入量，宁少勿多的原则控制液体入量，若出现急性左心衰竭、高钾血症及严重酸中毒时应立即透析。少尿后 24～48h 内用利尿药，可用 10%葡萄糖、低分子右旋糖酐和呋塞米，或同时用血管扩张药，如钙拮抗药、小剂量多巴胺、前列腺素 E_1 等。

(2)纠正电解质紊乱：电解质紊乱包括高钾血症、低钠血症、低钙血症和高磷血症。高钾血症威胁少尿期病人的生命，应进行紧急处理，治疗原则：①促进细胞外钾进入细胞内，如静脉内滴注葡萄糖和胰岛素，使细胞内糖原合成增多，从而促使细胞外液中的钾进入细胞内；②静脉内注入葡萄糖酸钙，对抗高钾血症对心脏的毒性作用；③应用钠型阳离子交换树脂如聚磺苯乙烯口服或灌肠，使钠和钾在肠内进行交换，钾即可随树脂排出体外；④严重高钾血症时，应用透析疗法。

(3)纠正酸中毒：轻、中度酸中毒一般无须处理。当血浆 HCO_3^- ＜12mmol/L 或动脉血 pH＜7.2，可补充 5%碳酸氢钠 5ml/kg，提高 CO_2CP5mmol/L，纠酸时宜注意防治低钙性抽搐。

(4)透析治疗：无论肾前性与肾后性均应在补液或消除梗阻的同时，维持水电解质与酸碱平衡。

①指征

a. 严重水潴留，有肺水肿、脑水肿的倾向。

b. 血钾≥6.5mmol/L。

c. 血浆尿素氮＞28.6mmol/L，或血浆肌酐＞707.2μmol/L。

d. 严重酸中毒，血浆 HCO_3^- ＜12mmol/L 或动脉血 pH＜7.2。

e. 药物或毒物中毒，该物质又能被透析去除，可暂时透析治疗取代失去的肾功能。

②目的：脱水、清除毒素、纠正电解质紊乱及酸碱平衡失调之功能，使患者度过少尿期难关。凡上述保守治疗无效者，均应尽早进行透析。

③透析方法：包括腹膜透析、血液透析和连续动静脉血液滤过三种技术，成年人多做血液透析，儿童尤其是婴幼儿以腹膜透析为常用。

【促进康复】

在围术期术后发生急性肾衰竭，按急性肾衰竭的抢救方案救治，脱离生命危险，转危为安，促使病情逐渐康复。

【预防】

围术期应根据急性肾衰竭发生的病因，进行预防，防止发生急性肾衰竭。

（刘　航　陈在贤）

参考文献

［1］王晓通，李喜成，胡彦宇．浅谈白细胞减少症和粒细胞缺乏症的诊断和治疗．世界最新医学信息文摘（电子版），2014，5：55．

［2］张强．细胞集落刺激因子和抗菌药物预防化疗所致粒细胞缺乏症患者院内感染的疗效观察．中华实验和临床感染病杂志（电子版），2013，4：108-109．

［3］常苇．血小板参数指标对儿童血小板减少症的诊断价值．医学卫生（全文版），2017，3：164．

［4］刘海芹．儿童继发性血小板增多症文献复习暨68例临床分析．吉林医学，2013，29：6118．

［5］甘东辉．自身免疫性溶血性贫血的临床诊断．泰山医学院学报，2014，2：1454-1458．

［6］王欣，乔丽津．自身免疫性溶血性贫血发病机制研究进展．中国小儿血液与肿瘤杂志，2014，2：107-109．

［7］陈晓乐，孔凡霞．重组人血小板生成素治疗免疫性血小板减少症的临床疗效分析．医药卫生（文摘版），2015，12：168．

［8］王海颖，李永伟．真性红细胞增多症患者继发并发症的危险因素研究．医药卫生（文摘版），2016，12：181．

［9］任丽珏，张柱．52例甲亢并低钾性周期性麻痹临床分析．中外医学，2014，7：87-88．

［10］曾柳燕．微量注射泵补钾在ICU低钾病人中的应用及护理．中国卫生产业，2014，12：47-48．

［11］昌建祥，谭珍妮．急诊科重度低钾血症患者采取高浓度快速补钾治疗的临床观察．中国临床研究，2014，3：303-304．

［12］周利．慢性心衰合并高钾血症26例临床分析．中国医药指南，2013，17：250-251．

［13］温国栋．不同补钾方式治疗严重低钾血症的临床疗效比较．医药，2015，20：288．

［14］张镇．早期补钾治疗低钾血症的可行性研究．医药卫生（文摘版），2015，12：95．

［15］王振艳．急性肾上腺皮质功能减退症伴低钠血症临床观察．医药，2016，4：26125-26127．

［16］徐月华．鲑降钙素注射液致严重的低钠低氯血症．临床合理用药杂志，2016，16：103．

［17］蔡之幸，王重卿，张振贤，等．顽固性低钠低氯血症一例．上海医学，2016，11：689-690．

［18］姜虹，施康平．2型糖尿病合并低钠血症及低钙血症的可能机制及对策研究．现代中西医结合杂志，2013，29：3253-3254．

［19］朱磊．低钾血症相关内分泌代谢疾病的治疗分析．医药卫生，2016，9：202．

［20］孙同文，吴琼，阚全程，等．高钠血症对重症监护病房患者预后影响的荟萃分析．中华危重病急救医学，2014，4：228-232．

［21］许雪辉，邓琼，刘韵．连续血液净化治疗危重症合并高钠血症患者的疗效分析．中国医药指南，2013，36：150-151．

［22］周成熙．高钠血症对重症脑卒中患者的影响研究．中国现代药物应用，2013，20：42-43．

［23］丁进京．慢性肺源性心脏病急性加重期并低钠低氯血症72例临床分析．中国实用医刊，2012，3：121-122．

［24］段发秀．新生儿低钙血症的治疗体会．医药卫生（文摘版），2016，2：30．

［25］向华，张必旗．低钠、低钙血症与患儿热性惊厥的探讨．哈尔滨医药，2014，1：36-37．

［26］李鹏飞，黄静静，袁靖，等．血清钙离子浓度对脓毒症患者预后的预测价值．现代实用医学，2013，12：1337-1338．

［27］田丹丹，王丽娜，蒋升．原发性甲状旁腺功能亢进症致高血钙危象诊断及治疗分析．中国全科医学，2015，18（36）：4479-4482．

［28］陆勇．难治性贫血与巨幼细胞性贫血的骨髓形态学不同表现．医药，2016，25：17．

[29] 陆洁. 缺铁性贫血和地中海贫血患者血常规检验的比较探讨. 医药卫生(文摘版),2017,1:128.

[30] 王海颖,李永伟. 真性红细胞增多症患者继发并发症的危险因素研究. 医药卫生(文摘版),2016,12:181.

[31] 谷伟军. 内分泌相关高钙血症的临床对策. 药品评价,2014,1:12-16.

[32] 桂娟,李维勤. 急性呼吸窘迫综合征的诊断新进展. 中华危重病急救医学,2014,2:70-73.

[33] 陈庆,梁宗安,刘跃建. 无创正压通气治疗以高二氧化碳血症为主要表现的慢性阻塞性肺部疾病并重度呼吸衰竭的临床探讨. 四川医学,2008,1:22-24.

[34] 王娟,孙亚萍,马敏,等. 老年菌血症患者血小板及凝血功能的变化与意义. 中国感染控制杂志,2014,3:161-164.

[35] 林茵,伍俊妍,赵文霞,等. 手术后大面积肺栓塞合并铜绿假单胞菌血症的治疗分析与药学监护. 实用药物与临床,2013,12:1197-1200.

[36] 黄勤英,韦艳萍. 连续性血液净化治疗脓毒血症合并急性肾损伤的疗效观察. 中外医学研究,2014,3:45-46.

[37] 刘永霞,范立军,赵晖. 降钙素原和 D-二聚体对脓毒血症病情评估的价值. 浙江临床医学,2014,2:297-298.

[38] 訾春雷. 医院获得性金黄色葡萄球菌肺炎 60 例临床分析. 齐齐哈尔医学院学报,2014,4:516-517.

[39] 李镛,张柏膺,严峻海. 60 例医院获得性肺炎患者铜绿假单胞菌生物被膜形成能力的分析. 临床肺科杂志,2014,4600-4604.

[40] 何牡丹. 医院获得性肺炎患者基础疾病及病原学分析. 临床肺科杂志,2014,4:668-670.

[41] 施云弟,顾凌,舒海林,等. ICU 医院获得性肺炎的病原菌分布及耐药性分析. 齐齐哈尔医学院学报,2013,2:3277-3279.

[42] 商鸣宇,李京明,高元明,等. 真菌菌血症相关危险因素及药敏试验分析. 中华医院感染学杂志,2012,2:304-306.

[43] 吴吉芹,朱利平,区雪婷,等. 医院获得性念珠菌血症 109 例临床特点及预后因素分析. 中华传染病杂志,2011,4:206-210.

[44] 廖春艳,段刚. 沙门菌、金黄色葡萄球菌、霍乱弧菌 3 种致病菌多重 PCR 检测方法的建立. 医药卫生(文摘版),2017,2:78-80.

[45] 吴斌,董晨,汤奋扬,等. PMA-qPCR 技术在环境标本中区分霍乱弧菌死菌和活菌中的应用. 医药卫生(文摘版),2016,6:254.

[46] 张甜,胡云云,张婷. 临床输血前 Rh 血型检测的应用价值分析. 医药,2016,2:126.

[47] 孙春玲. 周口市无偿献血者抗-HIV 感染情况分析. 中国实用医药,2013,27:274-275.

[48] 林红艳,赵锁良,李国宏. 32 例 HIV 患者实施手术麻醉对机体免疫功能影响分析. 浙江临床医学,2013,5:720-721.

[49] 王宝光,赵鸿. Rh 阴性患者的临床输血探讨. 齐齐哈尔医学院学报,2007,13:1586-1587.

[50] 兰炯采,魏亚明,张印则,等. Rh 阴性患者的科学安全输血. 中国输血杂志,2008,21(2):84.

[51] 王志平. Rh 阴性人群输血及风险规避. 中国中医药现代远程教育,2010,9:F3.

[52] 陆慰萱. 新型抗凝药物临床研发对静脉血栓栓塞抗凝防治策略带来挑战. 中华医学信息导报,2014,3:16-17.

[53] 邓为民,侯雨生,杨景明,等. 下腔静脉滤器植入联合导管溶栓治疗下肢深静脉血栓形成 55 例分析. 中西医结合急救杂志,2014,2:134-135.

[54] 钟武,赖雪,陈睦虎,等. 急性下肢深静脉血栓植管溶栓治疗与下腔静脉滤器植入的临床意义. 四川医学,2014,3:315-316.

[55] 黄勇谋. 老年高血压危象的急诊抢救及其改进措施研究. 中国医学导报,2014,7:41-44.

[56] 刘兴,高新明. 高血压危象的急诊治疗体会. 内蒙古中医药,2014,6:35-35.

[57] 王红宇. 心脏猝死高危患者窦性心律的心电散点图特征. 心电与循环,2014,2:102-105.

[58] 杨生明,唐嵩,高群昭. 胺碘酮在治疗室性心动过速疗效分析. 当代医学,2014,8:149-150.

[59] 崔飞. 不同心肺复苏程序组合对心搏呼吸骤停患者心肺复苏成功率的影响. 实用心脑肺血管病杂志,2014,3:99-100.

[60] 滕启皓. ICU 心脏停搏患者心肺复苏的临床分析. 中国医药指南,2013,25:89-90.

[61] 黄海生. ICU 心脏停搏患者心肺复苏的相关临

床因素分析. 当代医学,2013,20:100-101.
[62] 杨杰孚. 电解质紊乱导致心律失常的表现及处理措施. 中国社区医师,2013,11:24-25.
[63] 尹广臣. 心动过速急诊处理对策(附362例分析). 中国实用医刊,2014,8:F4.
[64] 杨玉春,周晓欢,木胡牙提,等. 脑卒中患者心律失常的发病类型和危险因素分析. 重庆医学,2014,9:1151.
[65] 陈国新. 尿激酶静脉溶栓治疗急性心肌梗死20例临床观察. 航空航天医学杂志,2014,4:535.
[66] 李心畅. 急性心肌梗死的溶栓治疗. 家庭心理医生,2013,12:59.
[67] 张志敏,袁媛,许怀文. 非典型急性心肌梗死36例临床分析. 医学理论与实践,2014,8:1023-1024.
[68] 宋志平,杜丹阳,黄平,等. 急性心肌梗死患者采用重组人尿激酶原溶栓治疗的疗效及安全性分析. 临床医学工程,2014,4:469-470.
[69] 张卫玲,秦中胜,潘三葱,等. 临时起搏器植入术治疗缓慢性心律失常81例. 中国实用医刊,2013,21:112-113.
[70] 吴洪江,李俊,王辉山,等. 急性主动脉夹层动脉瘤行全弓置换术后并发症的处理. 中国医学导报,2012,33:59-60.
[71] 王兴国. 急性主动脉夹层动脉瘤误诊猝死病例分析. 中国现代药物应用,2011,17:83-84.
[72] 吕丽,魏岩,邵会师. 急性主动脉夹层动脉瘤早期诊断(附21例临床分析)吉林医学,2010,16:2357-2358.
[73] 邢传海. 胺碘酮联合倍他乐克治疗顽固性室性早搏临床疗效观察. 健康大视野:医学版,2012,12:1431.
[74] 黄梅英,陈丽青,温清娴,等. 利多卡因治疗急诊频发室性早搏患者的疗效探讨. 按摩与健康医学,2012,30:41.
[75] 马建春,张国飞. 心律平与阿替洛尔联合治疗频发室性早搏100例分析. 河南医科大学学报:医学版,2011,2:115-116.
[76] 尤青海,牛成成,董佳慧. 急性肺栓塞患者严重程度指数与血清钠水平分析. 临床肺科杂志,2014,5:777-780.
[77] 张玉芳. 老年肺部感染并发急性肺栓塞15例临床分析. 中国医药指南,2014,6:132-133.
[78] 罗时俊. 急性肺栓塞的临床特征及误诊分析. 中国医药指南,2014,6:139-140.
[79] 宋元清,童国强,王熠. 三联疗法治疗急性肺栓塞的临床效果观察. 中国当代医学,2014,3:43-44.
[80] 杨青. 重组组织型纤溶酶原激酶衍生物治疗急性肺栓塞的疗效观察. 中国医药指南,2014,2:148.
[81] 刘曼华,尹琼,万书平,等. 急性肺栓塞47例临床分析. 中国实用医刊,2014,1:60-63.
[82] 安建忠. 尼莫地平注射液治疗脑出血中的疗效观察. 临床合理用药杂志,2014,11:52-53.
[83] 周震山. 老年人脑出血急性期应用醒脑静注射液的疗效与安全性. 中国现代药物应用,2014,8:125-126.
[84] 朱凤军. 高血压脑出血术后并发消化道出血120例临床观察. 河南医学研究,2014,3:25-27.
[85] 白晓东. 微创颅内血肿抽吸引流术治疗脑出血的效果分析. 河南医学研究,2014,3:67-69.
[86] 甘连兴. 奥扎格雷联合低分子肝素钠治疗进展性脑梗死30例疗效观察. 航空航天医学杂志,2014,4:534-535.
[87] 王军. 尼莫地平治疗急性脑梗死的疗效观察. 临床合理用药杂志,2014,12:36-37.
[88] 陈良跃. 不同剂量阿司匹林在脑梗死急性期的临床效果分析. 临床合理用药杂志,2014,12:39-40.
[89] 谷耀辉. 40例高血压危象患者的急救治疗体会. 医药,2016,2:6.
[90] 陈亚想,郭东辉,陈山,等. 老年高血压危象患者的急诊治疗分析. 河北医学,2011,2:183-185.
[91] 任慧琴,乔着意,王梅,等. 56例老年高血压危象患者的急救治疗体会. 第三军医大学学报,2012,24:2452-2455.
[92] 张铁琴,斯王梅,窦红. EICU中呼吸机治疗急性心力衰竭合并呼吸衰竭的疗效观察. 医药,2016,26:234.
[93] 赵舜萍. 何青霞. 心房扑动合并A型预激综合征1例. 医药卫生(文摘版),2017,6:8.
[94] 王山梅. 胺碘酮联合倍他乐克治疗新发心房扑

动临床体会. 医药,2015,19:235.

[95] 刘丛欣. 胺碘酮治疗室性心动过速与心率震荡的效果探析. 医药,2016,26:8:209.

[96] 曲志培. 阵发性室上性心动过速急诊科不同治疗方法比较. 医药卫生(引文版),2016,2:261.

[97] 周星宛. 阵发性室上性心动过速急诊治疗临床分析. 医药卫生(全文版),2016,31:66.

[98] 代应辉. 阵发性室上性心动过速急诊治疗效果研究. 医药卫生(全文版),2017,2:47.

[99] 王富,张芳芳,何光平. 心脏骤停病因分析及应对措施. 医药卫生(引文版),2016,2:539.

[100] 司胜勇. 心脏骤停 45 分钟抢救成功 1 例. 医药卫生(全文版),2016,28:1.

[101] 彭光明,唐元旭,刘建平,等. 心脏骤停与动脉血气分析的相关性研究. 医药,2016,30:297-298.

[102] 黄官武. 急诊科心脏骤停患者心肺复苏术后 85 例分析. 医药卫生(引文版),2015,2:56.

[103] 孔令超. 急性心肌梗死并发急性脑梗死危险因素及临床特点. 医药,2017,4:178.

[104] 吴洪江,李俊,王辉山,等. 急性主动脉夹层动脉瘤行全弓置换术后并发症的处理。中国医药导报,2012,33:59-60.

[105] 杨树瑞. 不同起搏模式对病窦综合征、二度至三度房室传导阻滞-合并阵发性房颤(房扑)影响作用的探讨. 医药,2016,16:187-188.

[106] 唐月兰,毛成刚,聂娜娜,等. 儿童完全性房室传导阻滞 22 例临床特点及预后. 青岛大学医学院学报,2016,1:89-92.

[107] 玉洪新,林海,班志红. 美托洛尔与小剂量胺碘酮联合治疗频发室性早搏的临床疗效. 中国社区医师:医学专业,2012,29:119-120.

[108] 李银平,华琦,秦俭,等. 急性肺栓塞患者 76 例诊治分析. 中国全科医学,2011,1:96-98.

[109] 熊国均,齐向前. 临床评分、D-二聚体检测对急性肺栓塞的诊断价值. 山东医药,2011,21:47-48.

[110] 曹浩. 急性脑梗死合并医院获得性肺炎患者应用降钙素原指导抗生素治疗疗效分析. 医药卫生(文摘版),2016,10:243.

[111] 殷婕,安昌勇. 改良 BECK 口腔评分体系与院内获得性肺炎相关性研究. 医药,2017,2:299.

[112] 李茉莉,潘频华,胡成平. 呼吸 ICU 医院获得性肺炎的病原学分布与致病菌耐药性的变迁. 中南大学学报:医学版,2013,3:251-257.

[113] 王晓雪,郝志东,孙宏霞,等. 糖尿病性脑出血与非糖尿病性脑出血手术治疗的疗效分析. 医药卫生(全文版),2016,3:22.

[114] 王彩云. MRI 应用于腔隙性脑梗死患者的诊断价值分析. 医药卫生(全文版),2017,3:61.

[115] 王卫民,张金强,黄强,等. 腔隙性脑梗死中 CT 与核磁共振的诊断价值探讨. 医药卫生(文摘版),2016,1:235.

[116] 张涛,周华东,王延江,等. 老年腔隙性脑梗死的发生及与颈动脉粥样硬化斑块的关系研究. 解放军医药杂志,2014,3:55-59.

[117] 葛均波,徐永健. 内科学. 8 版. 人民卫生出版社,2013.

[118] 王吉耀. 内科学(上下)(供 8 年制及 7 年制临床医学等专业用)[M]. 人民卫生出版社,2008.

[119] 陈孝平,汪建平. 外科学. 8 版[M]. 人民卫生出版社,2013.

[120] 迟家敏. 实用糖尿病学. 3 版. 人民卫生出版社,2009.

[121] 万学红,卢雪峰. 诊断学. 8 版. 人民卫生出版社,2013.

[122] 中华医学会糖尿病学分会. 中国 2 型糖尿病防治指南(2013 版). 中华内分泌代谢杂志,2014,30(10):26-89.

[123] 陈灏珠,林果为,王吉耀. 实用内科学. 14 版. 人民卫生出版社,2013.

[124] 郭轶男. 不同血液净化模式治疗糖尿病性乳酸性酸中毒的临床观察. 中国现代药物应用,2015,2:144-146.

[125] 田琳,郭立新. 围术期血糖控制. 医学与哲学,2011,32(24):13-14.

[126] 赵春临,袁甲翔,张谢夫. 围术期病人的血糖调控. 肠外与肠内营养,2011,18(2):114-116.

[127] 俞海,詹仁雅. 垂体卒中研究进展. 国际神经病学神经外科学杂志,2013,40(4):367-370.

[128] 康文忠,王冬. 胰岛素静脉滴注治疗糖尿病患者酮酸中毒合并高渗性昏迷的效果研究. 医药卫生(全文版),2017,1:244.

[129] 马良,绍兴.早期肠内营养与肠外营养在防治昏迷患者应激性溃疡出血和感染的疗效对比.实用医学杂志,2013,16:2713-2715.

[130] 雷建中.泮托拉唑和奥美拉唑治疗急性脑血管病并发应激性溃疡出血疗效对比分析.中国社区医师:医学专业,2013,9:76-77.

[131] 朱海龙,王军,王英,等.奥美拉唑与泮托拉唑对应激性溃疡出血的预防应用.中国医药指南,2012,25:264-265.

[132] 陈吉伟.埃索美拉唑治疗应激性溃疡出血疗效观察.现代实用医学,2013,9:1025-1027.

[133] 李耿.ICU危重患者应激性溃疡出血的预防研究.中国社区医师:医学专业,2011,15:94-95.

[134] 申华,吴兰霞,曾庆战,等.73例急性肠梗阻患者的临床分析和手术治疗体会.中外医学研究,2014,7:20-21.

[135] 吴俊,肖恩.急性肠梗阻的手术时机选择及治疗效果影响.中国现代药物应用,2013,21:63-64.

[136] 邓友松,赵福英.62例老年人急性肠梗阻诊治.重庆医学,2013,29:3556-3557.

[137] 朱国东.老年急性肠梗阻80例临床诊疗观察.医药卫生(文摘版),2016,28:2-2.

[138] 何清平.急性肠梗阻应用不同手术时机治疗的效果分析.医药,2016,28:170.

[139] 崔龙,傅卫,孙涛,等.生长抑素治疗术后急性粘连性肠梗阻.中华普外科杂志,2011,1:24.

[140] 孜拜旦.甫拉提.重症医学科病房急性肾功能衰竭临床治疗分析.医药卫生(文摘版),2015,22:56.

[141] 王继红.血液透析联合血液灌流治疗急性肾功能衰竭的方法及效果.医药,2016,1:183.

[142] 张善成.泌尿系结石合并急性肾功能衰竭的手术处理.医药卫生(文摘版),2016,6:218.

[143] 中华医学会内分泌学分会《中国甲状腺疾病诊治指南》编写组。中国甲状腺疾病诊治指南。中华内科杂志,2007,46(10):876-882.

[144] Miller J D,Richman D C. Preoperative Evaluation of Patients with Diabetes Mellitus[J]. Anesthesiology Clinics, 2016, 34 (1): 155-169.

[145] Bahn RS,Burch HB,Cooper DS,et al. Hyperthyroidism and Other Causes of Thyrotoxicosis:Management Guidelines of the American Thyroid Association and American Association of Clinical Endocrinologists. Thyroid, 2011,21(6):593-646.

[146] Melmed S,Polonsky KS. Larsen PR,et al. Wlliams Texbook of Endocrinology. 12th ed. Philadelphia:W. B Saunders Copany,2011.

[147] Melmed S,Polonsky KS. Larsen PR,et al. Wlliams Texbook of Endocrinology. 12th ed. Philadelphia:W. B Saunders Copany,2011.

[148] Fauci AS,Kasper DL,Longo DL,et al. Harrison's Principles of Internal Medicine. 17th ed, New York:McGraw-Hill Company. 2008.

[149] Husebye E,Lovas K. Pathogenesis of Primary adrenal insufficiency. Best Pract Res Clin Endocrinol Metab,2009,23(2):147-157.

[150] Feng X, Ruan Y, He Y, et al. Prophylactic First-Line Antibiotics Reduce Infectious Fever and Shorten Hospital Stay during Chemotherapy-Induced Agranulocytosis in Childhood Acute Myeloid Leukemia. Acta Haematol,2014,132(1):112-117.

[151] Pasikhova Y,Ludlow SP. Fluconazole associated agranulocytosis and thrombocytopenia. Int J Clin Pharm,2014,36(2):268-270.

[152] Ramsey H, Zhang Q, Wu MX. Mitoquinone restores platelet production in irradiation-induced thrombocytopenia. Platelets,2014,15:1-8.

[153] Rumi E, Harutyunyan AS, Pietra D, et al. CALR exon 9 mutations are somatically acquired events in familial cases of essential thrombocythemia or primary myelofibrosis. Blood,2014,123(15):2416-2419.

[154] Shen H, Chao H, Ding Z, et al. CALR and ASXL1 mutation analysis in 190 patients with essential thrombocythemia. Leuk Lymphoma,2014,9:1-9.

[155] Naseen A,Liaqat J,H Zaidi SB,et al,Sputum neutrophilia in severe persistent asthmatics. Coll Physicians Surg Pak,2014,24(6):420-423.

[156] Ozdogu H, Yeral M, Boga C, et al. Use of mesenchymal cells to modulate immune suppression and immune reconstruction in a patient with aplastic anemia complicated by invasive sino-orbital aspergillosis. Turk J Haematol, 2014, 31(2): 181-183.

[157] Milankov O, Bjelica M, Savic R. What kind of milk can prevent infant's sideropenic anemia-comparative study. Med Pregl, 2014, 67(5-6): 167-171.

[158] Chang HJ, Sinn DH, Cho SG. Pure red-cell aplasia and autoimmune hemolytic anemia in a patient with acute hepatitis A. Clin Mol Hepatol, 2014, 20(2): 204-207.

[159] Alsafadi TR, Hashmi SM, Youssef HA, et al. Polycythemia in neonatal intensive care unit, risk factors, symptoms, pattern, and management controversy. J Clin Neonatol, 2014, 3(2): 93-98.

[160] Takizawa M, Yokohama A, Sekigami T, et al. Successful treatment with dasatinib for polycythemia vera patient emerging BCR-ABL positive clone during 13 years of treatment. Rinsho Ketsueki, 2014, 55(6): 687-691.

[161] Nemer W, De Grandis M, Brusson M. Abnormal adhesion of red blood cells in polycythemia vera: a prothrombotic effect? Thromb Res, 2014, 133(2): S107-S111.

[162] Crielaard BJ, Rivella S. β-Thalassemia and Polycythemia vera: targeting chronic stress erythropoiesis. Int J Biochem Cell Biol, 2014, 51: 89-92.

[163] Mata-Cases M, Benito-Madorrey B, Roura-Olmeda P, et al. Clinical inertia in the treatment of hyperglycemia in type 2 diabetes patients in primary care. Curr Med Res Opin, 2013, 29(11): 1495-1502.

[164] Popli S, Sun Y, Tang HL, et al. Acidosis and coma in adult diabetic maintenance dialysis patients with extreme hyperglycemia. Int Urol Nephrol, 2013, 45(6): 1687-1692.

[165] Zheng D, Li Y, Liu Y, et al. Hypokalemia in patients with cough mixture abuse: a retrospective chart review. J Addict Med, 2014, 8(3): 211-215.

[166] Usami E, Kjmura M, Kanematsu T, et al. Evaluation of hypokalemia and potassium supplementation during administration of liposomal-amphotericin B. Exp Ther Med, 2014, 7(4): 941-946.

[167] Mandic D, Nezic L, Skrbic R. Severe hyperkalemia induced by propranolol. Med Pregl, 2014, 67(5-6): 181-184.

[168] Lazich I, Bakris GL. Prediction and Management of Hyperkalemia Across the Spectrum of Chronic Kidney Disease. Semin Nephrol, 2014, 34(3): 333-339.

[169] Muschart X, Boulouffe C, Jamarl J. A determination of the current causes of hyperkalaemia and whether they have changed over the past 25 years. Acta Clin Belg, 2014, 69(4): 280-284.

[170] Beseoglu K, Etminan N, Steiger HJ, et al. The relation of early hypernatremia with clinical outcome in patients suffering from aneurysmal subarachnoid hemorrhage. Clin Neurol Neurosurg, 2014, 123: 164-168.

[171] Sanchez-Bayle M, Martin-Martin R, Cano-Fernandez J, et al. Fluid therapy and iatrogenic hyponatraemia risk in children hospitalised with acute gastroenteritis: prospective study. Nefrologia, 2014, 34(4): 477-482.

[172] Maggs FG. The management of patients presenting with hypernatraemia: is aggressive management appropriate? Clin Med, 2014, 14(3): 260-263.

[173] Pearson DC, McGain F. A survey of self-reported management of hypernatraemia acquired in Australasian intensive care units. Crit Care Resuse, 2014, 16(2): 140-142.

[174] Huang CC, Chu CY, Yeh CM, et al. Acute hypernatremia dampens stress-induced enhancement of long-term potentiation in the dentate gyrus of rat hippocampus. Psychoneuroendocrinology, 2014, 46: 129-140.

[175] Sirvent AE, Enriquez R, Sanchez M. Extreme

hypocalcaemia and hyperparathyroidism following denosumab. Is this drug safe in chronic kidney disease? Nefrologia, 2014, 34(4): 542-544.

[176] Kreutle V, Blum C, Meier C, et al. Bisphosphonate induced hypocalcaemia-report of six cases and review of the literature. Swiss Med Wkly, 2014, 25: 144.

[177] Shiryazdi SM, Kargar S, Afkhami-Ardekani M, et al. Risk of postoperative hypocalcemia in patients underwent total thyroidectomy, subtotal thyroidectomy and lobectomy surgeries. Acta Med Iran, 2014, 52(3): 206-209.

[178] Sakao Y, Sugiura T, Tsuji T, et al. Clinical Manifestation of Hypercalcemia Caused by Adrenal Insufficiency in Hemodialysis Patients: A Case-series Study. Intern Med, 2014, 53(14): 1485-1490.

[179] Negri AL, Rosa Diez G, Del Valle E, et al. Hypercalcemia secondary to granulomatous disease caused by the injection of methacrylate: a case series. Clin Cases Miner Bone Metab, 2014, 11(1): 44-48.

[180] Concha C, Carretta MD, Alarecon P, et al. Oxidative response of neutrophils to platelet-activating factor is altered during acute ruminal acidosis induced by oligofructose in heifers. J Vet Sci, 2014, 15(2): 217-224.

[181] Wu D, Kraut JA. Role of NHE1 in the Cellular Dysfunction of Acute Metabolic Acidosis. Am J Nephrol, 2014, 40(1): 36-42.

[182] Grasso D, Borreggine C, Perfetto F, et al, Lentiform fork sign: a magnetic resonance finding in a case of acute metabolic acidosis. Neuroradiol J, 2014, 27(3): 288-292.

[183] Soifer JT, Kim HT. Approach to metabolic alkalosis. Emerg Med Clin North Am, 2014, 32(2): 453-463.

[184] Mohammadi P, Kalantar E, Bahmani N, et al. Neonatal bacteriemia isolates and their antibiotic resistance pattern in neonatal insensitive care unit (NICU) at Beasat Hospital, Sanandaj, Iran. Acta Med Iran, 2014, 52(5): 337-340.

[185] Fernandez-Esparrach G, Sendino O, Araujo I, et al. Incidence of bacteremia in cirrhotic patients undergoing upper endoscopic ultrasonography. Gastroenterol Hepatol, 2014, 37(6): 327-33.

[186] Almirante B, Pericas JM, Miro JM. [Role of ceftaroline fosamil in the treatment of bacteremia and infectious endocarditis]. Enferm Infece Microbiol Clin, 2014, 32 Suppl 2: 44-53.

[187] Saumya D, Wijetunge S, Dunn P, et al. Acute septicemia caused by Streptococcus gallolyticus subsp. pasteurianus in turkey poults. Avian Dis, 2014, 58(2): 318-322.

[188] Shukla P, Dwivedi P, Gupta PK, et al. Optimization of novel tocopheryl acetate nanoemulsions for parenteral delivery of curcumin for therapeutic intervention of sepsis. Expert Opin Drug Deliv, 2014, 21: 1-16.

[189] Cantudo-Cuenca MR, Jimenez-Galon R, Almeida-Gonzalez CV, et al. Concurrent Use of Comedications Reduces Adherence to Antiretroviral Therapy Among HIV-Infected Patients. J Manag Care Pharm, 2014, 20(8): 844-850.

[190] Silva LE, Souza TB, Silva NP, et al. Detection and genetic analysis of the enteroaggregative Escherichia coli heat-stable enterotoxin (EAST1) gene in clinical isolates of enteropathogenic Escherichia coli (EPEC) strains. BMC Microbiol, 2014, 14: 135.

[191] Yerushalmi G, Litvak Y, Gur-Arie L, et al. Dynamics of Expression and Maturation of the Type Ⅲ Secretion System of Enteropathogenic Escherichia coli. J Bacteriol, 2014, 196(15): 2798-2806.

[192] Vulcano AB, Tino-De-Franco M, Amaral JA, et al. Oral infection with enteropathogenic Escherichia coli triggers immune response and intestinal histological alterations in mice selected for their minimal acute inflammatory responses. Microbiol Immunol, 2014, 58(6):

352-359.

[193] Posny D, Wang J. Modelling cholera in periodic environments. J Niol Dyn, 2014, 10: 1-19.

[194] Seper A, Pressler K, Kariisa A, et al. Identification of genes induced in Vibrio cholerae in a dynamic biofilm system. Int J Med Microbiol, 2014, 304(5-6): 749-763.

[195] Brunner N, De Jesus Perz VA, Richter A, et al. Perioperative pharmacological management of pulmonary hypertensive crisis during congenital heart surgery. Pulm Circ, 2014, 4(1): 10-24.

[196] Yilmaz B, Kemal Y, Teker F, et al. Single dose regorafenib-induced hypertensive crisis. Exp Oncol, 2014, 36(2): 134-135.

[197] Yi X, Zhu J, Wei M, et al. Risk factors of venous thrombosis in patients with ankle fractures. Int Angiol, 2014, 33(4): 324-328.

[198] Jun KW, Park KM, Kim MH, et al. Mechanical thromboprophylaxis is sufficient to prevent the lower extremity deep vein thrombosis after kidney transplantation. Ann Surg Treat Res, 2014, 87(1): 28-34.

[199] Huang K, Xu WX, Zhang C. Delayed lower extremity deep venous thrombosis after operation for osteofibrous dysplasia of the left femur: report of one case. Zhejiang Da Xue Xue Bao Yi Xue Ban, 2014, 43(3): 379-381.

[200] Iwaki H, Neshige s, Hara N, et al. Cerebral venous thrombosis as a complication of nephrotic syndrome-A case report and literature review-. Rinsho Shinkeigaku, 2014, 54(6): 495-501.

[201] Teuteberg JJ, Chou JC. Mechanical Circulatory Devices in Acute Heart Failure. Crit Care Clin, 2014, 30(3): 585-606.

[202] King C, May CW, Williams J. Management of Right Heart Failure in the Critically Ill. Crit Care Clin, 2014, 30(3): 475-498.

[203] Jariwala P, Koduganti S. Diuretic therapy in acute decompensated heart failure-Bolus or continuous? Indian Heart J, 2014, 66(3): 317-319.

[204] Pang PS, Schuur JD. Emergency departments, acute heart failure, and admissions: one size does not fit all. JACC Heart Fail, 2014, 2(3): 278-280.

[205] Ogah OS, Stewart S, Falase AO, et al. Contemporary Profile of Acute Heart Failure in Southern Nigeria: Data From the Abeokuta Heart Failure Clinical Registry. JACC Heart Fail, 2014, 2(3): 250-259.

[206] Page SP, Watts T, Yeo WT, et al. Ischemic ventricular tachycardia presenting as a narrow complex tachycardia. Indian Pacing Electrophysiol J, 2014, 14(4): 203-210.

[207] Luo W, Luo G, Gong Y, et al. Synchronous primary cancers of trachea and esophagus and ventricular tachycardia. Chin J Cancer Res, 2014, 26(3): 345-350.

[208] Wu C, Li C, Zhang Y, et al. Distinct properties and metabolic mechanisms of postresuscitation myocardial injuries in ventricular fibrillation cardiac arrest versus asphyxiation cardiac arrest in a porcine model. Chin Med J (Engl), 2014, 127(14): 2672-2678.

[209] Kurhekar PM, Yachendra V, Babu SP. Myocardial stunning after resuscitation from cardiac arrest following spinal anaesthesia. Indian J Anaesth, 2014, 58(2): 196-198.

[210] Gupta A, Wang Y, Spertus JA. Trends in acute myocardial infarction in young patients and differences by sex and race, 2001 to 2010. J Am Coll Cardiol, 2014, 64(4): 337-345.

[211] Rains MG, Laney CA, Bailey AL. Biomarkers of acute myocardial infarction in the elderly: troponin and beyond. Clin Interv Aging, 2014, 9: 1081-1090.

[212] Villafane J, Fischbach P, Gebauer R. Short QT Syndrome Manifesting with Neonatal Atrial Fibrillation and Bradycardia. Cardiology, 2014, 128(3): 236-240.

[213] Escobar-Diaz MC, Tworetzky W, Friedman K, et al. Perinatal outcome in fetuses with

heterotaxy syndrome and atrioventricular block or bradycardia. Pediatr Cardiol, 2014, 35(6):906-913.

[214] Erkut B, Dag O, Kaygin MA, et al. Chronic dissecting aneurysm of the ascending aorta developed in a patient who had rejected surgical treatment for type Ⅱ acute ascending aortic dissection three years earlier. Cardiovasc J Afr, 2014, 25(1):e1-4.

[215] Kim HN, Aho YK, Cho JH. Transient complete atrioventricular block in a preterm neonate with congenital myotonic dystrophy: case report. J Korean Med Sci, 2014, 29(6):879-883.

[216] Khademvtani K, Rezaei Y, Kerachian A, et al. Acute pulmonary embolism caused by enlarged uterine leiomyoma: A rare presentation. Am J Case Rep, 2014, 15:300-303.

[217] Lee JH, Park JH, Park KI, et al. A comparison of different techniques of two-dimensional speckle-tracking strain measurements of right ventricular systolic function in patients with acute pulmonary embolism. J Cardiovasc Ultrasound, 2014, 22(2):65-71.

[218] Faria R, Oliveira M, Ponte M, et al. Percutaneous rheolytic thrombectomy in the treatment of high-risk acute pulmonary embolism: Initial experience of a single center. Rev Port Cardiol, 2014, 33(6):371-377.

[219] Mohan B, Aslam N, Kumar Mehra A. Impact of catheter fragmentation followed by local intrapulmonary thrombolysis in acute high risk pulmonary embolism as primary therapy. Indian Heart J, 2014, 66(3):294-301.

[220] Li Y, Qu HP, Liu JL, et al. Correlation between group behavior and quorum sensing in Pseudomonas aeruginosa isolated from patients with hospital acquired pneumonia. J Thorac Dis, 2014, 6(6):810-817.

[221] Cantais A, Mory O, Pillet S, et al. Epidemiology and microbiological investigations of community acquired pneumonia in children admitted at the emergency department of a university hospital. J Clin Virol, 2014, 60(4):402-407.

[222] Robinstein E, Stryjewski ME, Barriere SL. Clinical utility of telavancin for treatment of hospital acquired pneumonia: focus on non-ventilator-associated pneumonia. Infect Drug Resist, 2014, 7:129-135.

[223] Liu CM, Shi BZ, Zhou JS. Effects of thrombin on the secondary cerebral injury of perihematomal tissues of rats after intracerebral hemorrhage. Genet Mol Res, 2014, 13(2):4617-4626.

[224] Tao WQ, Fang HY, Zou ZQ, et al. [Impacts of acupuncture on blood pressure and hematoma in patients of cerebral hemorrhage at the early stage. Zhougguo Zhen Jiu, 2014, 34(5):426-430.

[225] Lund RW. Lacunar infarction, mortality over time and mortality relative to other ischemic strokes. J Insur Med, 2014, 44(1):32-37.

[226] Avendano-Reyes JM, Jaramillo-Ramfrez H. [Prophylaxis for stress ulcer bleeding in the intensive care unit. Rev Gastroenterol Mex, 2014, 79(1):50-55.

[227] McFarlane A, Aslan B, Raby A, et al. Critical values in hematology. Int J Lab Hematol, 2015, 37(1):36-43.

[228] Schernberg A, Moureau-Zabottol, Rivin Del Campo E, et al. Leukocytosis and neutrophilia predict outcome in locally advanced esophageal cancer treated with definitive chemoradiation. Oncotarget, 2017, 8(7):11579-11589.

[229] Wang X, Yin X, Sun W, et al. Intravenous infusion umbilical cord-derived mesenchymal stem cell in primary immunethrombocytopenia: A two-year follow-up. Exp Ther Med, 2017, 13(5):2255-2258.

[230] Zhang YJ, Qu W, Liu H, et al. [Research on the negative immune regulation of NK cells in patients with primary immunethrombocytopenia]. Zhonghua Xue Ye Xue Za Zhi, 2017, 38(5):399-403.

[231] Zhou KX, Yan R, Chen MX, et al. [A Study

on the establishment of immune thrombocytopenia model induced by anti-platelet GPⅠb α antibodies]. Zhonghua Xue Ye Xue Za Zhi, 2017,38(5):390-393.

[232] Li Y,Lyu ME,Hao YT,et al. [Predictors of fatigue among individuals with primary immune thrombocytopenia in China]. Zhonghua Xue Ye Xue Za Zhi,2017,38(5):384-389.

[233] Cai HC,Wang SJ,Fu L,et al. [A prospective study of the efficacy and safety of maintenance therapy with recombinant human thrombopoietin in patients with primary immune thrombocytopenia: a multicenter study]. Zhonghua Xue Ye Xue Za Zhi, 2017, 38 (5):379-383.

[234] Hou M. [How I treat corticosteroid-resistant or relapsed adult patients with primary immunethrombocytopenia]. Zhonghua Xue Ye Xue Za Zhi,2017,38(5):375-378.

[235] Zaidi U, Shahid S, Fatima N, et al. Genomic profile of a patient with triple negative essential thrombocythemia, unresponsive to therapy: A case report and literature review. J Adv Res,2017,8(4):375-378.

[236] Lee RH, Bergmeier W. Sugar makes neutrophils RAGE: linking diabetes-associated hyperglycemia to thrombocytosisand platelet reactivity. J Clin Invest, 2017, 127 (6): 2040-2043.

[237] Krakman MJ, Lee MK, Al-Sharea A, et al. Neutrophil-derived S100 calcium-binding proteins A8/A9 promote reticulated thrombocytosis and atherogenesis in diabetes. J Clin Invest,2017,127(6):2133-2147.

[238] Chuzi S, Stein BL. Essential thrombocythemia: a review of the clinical features, diagnostic challenges, and treatment modalities in the era of molecular discovery. Leuk Lymphoma. 2017,15:1-13.

[239] Ito K, Ookawara S, Ueda Y, et al. Changes in Cerebral Oxygenation Associated with Intradialytic Blood Transfusion in Patients with Severe Anemia Undergoing Hemodialysis. Nephron Extra,2017,7(1):42-51.

[240] Sadoh WE, Uduebor JO. Electrocardiographic changes and troponin T levels in children with severe malaria anemia and heart failure. Niger J Clin Pract,2017,20(5):552-556.

[241] Barreiro P, Tiziano G, Fano H, et al. Malaria and severe anemia over eight years at Gambo Rural Hospital, southern Ethiopia. Pathog Glob Health. 2017,13:1-5.

[242] Alimam S, Harrison C. Experience with ruxolitinib in the treatment of polycythaemia vera. Ther Adv Hematol, 2017, 8 (4): 139-151.

[243] Enblom-Larsson A, Girodon F, Bak M, et al. A retrospective analysis of the impact of treatments and blood counts on survival and the risk of vascular events during the course of polycythaemia vera. Br J Haematol, 2017, 177(5):800-805.

[244] Asada N, Tsukahara T, Furuhata M, et al. Polycythemia, capillary rarefaction, and focal glomerulosclerosis in two adolescents born extremely low birth weight and premature. Pediatr Nephrol,2017,32(7):1275-1278.

[245] Xia MF, Bian H, Liu H, et al. Hypokalemia, hypomagnesemia, hypocalciuria, and recurrent tetany: Gitelman syndrome in a Chinese pedigree and literature review. Clin Case Rep, 2017,5(5):578-586.

[246] Xu N, Hirohama D, Ishizawa K, et al. Hypokalemia and Pendrin Induction by Aldosterone. Hypertension,2017,69(5):855-862.

[247] Jung YL, Kang JY. Rhabdomyolysis following severe hypokalemia caused by familial hypokalemic periodic paralysis. World J Clin Casas,2017,5(2):56-60.

[248] Kuang ZM, Wang Y, Wang JJ, et al. The importance of genetic counseling and genetic screening: a case report of a 16-year-old boy with resistant hypertension and severe hypokalemia. J Am Soc Hypertens, 2017, 11 (3):136-139.

[249] De Clerck M, Valle Walle J, Dhont E, et al.

An infant presenting with failure to thrive and hyperkalaemia owing to transient pseudohypoaldosteronism:case report. Paediatr Int Chid Health,2017,30:1-4.

[250] Kumar K,Biyyam M,Singh A,et al. Transient Left Bundle Branch Block due to Severe-Hyperkalemia. Cardiol Res,2017,8(2):77-80.

[251] Pauling M,Lee JC,Serpell JW,et al. Severe-hyperkalaemia complicating parathyroidectomy in patients with end-stage renal disease. Anaesth Intensive Care,2017,45(3):365-368.

[252] Bartocci P,Barbanera M,D'Amico M,et al. Thermal degradation of driftwood:Determination of the concentration of sodium,calcium,magnesium,chlorine and sulfur containing compounds. Waste Manag,2017,60:151-157.

[253] Ghaffary S,Moghaddas A,Dianatkhah M,A Novel Practical Equation for Treatment of Emergent Hypernatremia and Dehydration Phase in Infants. J Rea Pharm Pract,2017,6(1):56-59.

[254] Jung WJ,Park SM,Park JM,et al. Severe Hypernatremia Caused by Acute Exogenous Salt Intake Combined with Primary Hypothyroidism. Electrolyte Blood Press,2016,14(2):27-30.

[255] Morris C. Pillans P,Proton pump inhibitor-associated hypomagnesaemia and hypocalcaemia. Aust Prescr,2017,40(2):79-80.

[256] Turner JJO. Hypercalcaemia-presentation and management. Clin Med(Lond),2017,17(3):270-273.

[257] Uehara A,Yazawa M,Kawata A,et al. Denosumab for treatment of immobilization-related hypercalcemia in a patient with end-stage renal disease. CEN Case Rep,2017,6(1):111-114.

[258] Granda ML,Huang LE. Silicone Injection-Related Granulomatous Hypercalcemia. Am J Med Sci,2017,353(5):492-494.

[259] Sethi BK,Nagesh VS,Kelwade J,et al. Utility of Cinacalcet in Familial Hypocalciuric Hypercalcemia. Indian J Endocrinol Metab,2017,21(2):362-363.

[260] Hu J,Wang Y,Geng X,et al. Metabolic acidosis as a risk factor for the development of acute kidney injury and hospital mortality. Exp Ther Med,2017,13(5):2362-2374.

[261] Lewis JM,Fontrier TH,Coley JL. espiratory alkalosis may impair the production of vitamin D and lead to significant morbidity,including the fibromyalgia syndrome. Med Hypotheses,2017,102:99-101.

[262] Koltai T. Triple-edged therapy targeting intracellular alkalosis and extracellular acidosis in cancer. Semin Cancer Biol,2017,43:139-146.

[263] Johnson RA. A Quick Reference on Respiratory Alkalosis. Vet Clin North Am Small Anim Pract,2017,47(2):181-184.

[264] Motamedifar M,Heidari H,Yasemi M,et al. Molecular epidemiology and characteristics of 16 cases with Stenotrophomonas maltophiliabacteraemia in pediatric Intensive Care Units. Ann Ig,2017,29(4):264-272.

[265] Aktas E,Gursoy NC,Sakaci T,et al. [Femoral hemodialysis catheter-related bacteremia due to Globicatella sanguinis:challenges in species identification]. Mikrobiyol Bul,2017,51(2):177-182.

[266] Tankovic J,Timinskas A,Janulaitiene M,et al. Gardnerella vaginalis bacteremia associated with severe acute encephalopathy in a young female patient. Anaerobe,2017,47:132-134.

[267] Hansen MU,Gotland N,Mejer N,et al. Diabetes increases the risk of disease and death due to Staphylococcus aureus bacteremia. A matched case-control and cohort study. Infect Dis(Lond),2017,23:1-8.

[268] Gokalp O,Yesilkaya NK,Bozok S,et al. Effects of age on systemic inflamatory response syndrome and results of coronary bypass surgery. Cardiovasc J Afr,2017,28:1-4.

[269] Du B, Weng L. Systemic inflammatory response syndrome, sequential organ failure assessment, and quick sequential organ failure assessment: more pieces needed in the sepsis puzzle. J Thorac Dis, 2017, 9(3): 452-454.

[270] Jardine D. Equipoise on the Use of Steroids in Systemic Inflammatory Response Syndrome? Pediatr Crit Care Med, 2017, 18(4): 378-379.

[271] Raghunathan K, Wong TH, Chinnapen DJ, et al. Glycolipid Crosslinking Is Required for-Cholera Toxin to Partition Into and Stabilize Ordered Domains. Biophys J, 2016, 111(12): 2547-2550.

[272] Afsin Oktay A and Sanjiv J Shah. Diagnosis and Management of Heart Failure with Preserved Ejection Frac-tion: 10 Key Lessons. Curr Cardiol Rev, 2015, 11(1): 42-52.

[273] Sam L, Teichman MD, FaFACC, et al. Challenges in Acute Heart Failure Clinical Management: Optimizing Care Despite Incomplete Evidence and Imperfect Drugs. Crit Pathw Cardiol, 2015, 14(1): 12-24.

[274] Xu Q, Zhang M, Abeysekera IR, et al. High serum uric acid levels may increase mortality and major adverse cardiovascular events in patients with acute myocardial infarction. Saudi Med J, 2017, 38(6): 577-585.

[275] Selker HP, Udelson JE, Ruthazer R, et al. Relationship between therapeutic effects on infarct size in acute myocardial infarction and therapeutic effects on 1-year outcomes: A patient-level analysis of randomized clinical trials. Am Heart J, 2017, 188: 18-25.

[276] Dondo TB, Hall M, West RM, et al. β-Blockers and Mortality After Acute Myocardial Infarction in Patients Without Heart Failure or Ventricular Dysfunction. J Am Coll Cardiol, 2017, 69(22): 2710-2720.

[277] Shin HC, Jang JS, Jin HY, et al. Combined Use of Neutrophil to Lymphocyte Ratio and C-Reactive Protein Level to Predict Clinical Outcomes in Acute Myocardial Infarction Patients Undergoing Percutaneous Coronary Intervention. Korean Circ J, 2017, 47(3): 383-391.

[278] Piepoli MF, Corra U, Dendale P, et al. Challenges in secondary prevention after acute myocardial infarction: A call for action. Eur J Cardiovasc Nurs. 2017, 16(5): 369-380.

[279] Cruz CJGD, Molina GE, Porto LGG, et al. Bradycardia, Enhanced Postexercise Heart Rate Recovery and Cardiorespiratory Fitness in Recreational Ballroom Dancers. Res Q Exerc Sport, 2017, 16: 1-6.

[280] Li XM, Jiang H, Zhang DY. Pacing in a neonate with congenital complete atrioventricular block. Zhonghua Er Ke Za Zhi, 2017, 55(2): 148-150.

[281] Bond SE, Boutlis CS, Yeo WW. Impact of an antimicrobial stewardship intervention on appropriateness of prescribing for community-acquired pneumonia in an Australian regional hospital. Intern Med J, 2017, 47(5): 582-585.

[282] Jang SA, Park JH, Lee KA. Primary adrenal and chest wall tuberculosis presenting as an adrenal crisis. QJM, 2017, 110(6): 389-390.

[283] Yanase T. [Endocrine and Metabolic Emergencies; Points of Initial Management. Topics: I. Acute adrenal insufficiency (Adrenal crisis)]. Nihon Naika Ghakkai Zasshi, 2016, 105(4): 640-646.

[284] Buendgens L, Koch A, Tacke F. Prevention of stress-related ulcer bleeding at the intensive care unit: Risks and benefits ofstress ulcer prophylaxis. World J Crit Care Med, 2016, 5(1): 57.

[285] Cui LH, Li C, Wang XH, et al. The therapeutic effect of high-dose esomeprazole on stress ulcer bleeding in trauma patients. Chin J Traumatol, 2015, 18(1): 41-43.

[286] Dossouvi T, N'Timon B, Adabra K, et al. [Gallstone ileus: a rare cause of acute bowel obstruction]. Rev Med Brux, 2017, 38(2): 99-102.

[287] Makhovsky VZ, Yurin SV, Makhovshy VV. [Acute obstructive ileus in diffuse infiltrative

endometriosis]. Khirurgiia (Mosk), 2016, (3):72-75.

[288] Elella RA, Habib E, Mokrusova P, et al. Incidence and outcome of acute kidney injury by the pRIFLE criteria for children receiving extracorporeal membrane oxygenation after heart surgery. Ann Saudi Med, 2017, 37(3): 201-206.

第 5 章

男子性功能障碍手术

男子性功能障碍是指男性性功能和性满足无能，常表现为性欲障碍、勃起功能障碍、阴茎异常勃起、早泄、遗精、不射精和逆行射精等。不同的性功能障碍，其治疗方案不同。随着男科学的发展，人们对男子性功能障碍的研究不断深入，各种治疗手段不断创新、改进和完善。一线非侵袭性治疗有心理行为治疗及口服药物治疗等；二线治疗是具有一定的侵袭性的方法；三线为外科手术治疗，适用于少数对一、二线治疗效果不佳或无效的患者。

第一节　勃起功能障碍手术

随着男科学的发展，勃起功能障碍（erectile dysfunction，ED）的治疗得到了迅速的发展，各种治疗手段不断创新、改进和完善。其中一线的非侵袭性治疗措施有心理行为治疗、口服药物、真空负压缩窄装置（vacuum contract device，VCD）等，二线的治疗如尿道内给药、海绵体内药物注射（intracavernosal injection，ICI）等则具有一定的侵袭性，而外科手术作为三线的治疗选择，对少部分患者，尤其是有明确器质性原因或经一、二线治疗效果无效的患者，仍有重要的临床价值。ED的外科手术主要包括阴茎动脉重建术、阴茎静脉阻断术和阴茎假体植入术等。阴茎假体植入术能使阴茎坚硬地进入阴道，满足患者性交的要求，是治疗ED的重要手段。现代假体技术的发展已使阴茎的勃起和疲软更接近自然生理，从而使多数患者获得较为满意的性交。勃起功能障碍分阴茎动脉性勃起功能障碍及静脉性勃起功能障碍，手术分阴茎动脉性勃起功能障碍手术及静脉性勃起功能障碍手术。

一、阴茎动脉性勃起功能障碍手术 (penile arterial erectile dysfunction surgery)

阴茎动脉重建术主要针对动脉性ED患者，虽然其疗效随时间推移而降低，远期效果目前仍有较多争议，但在其他措施无效的情况下，血管手术能使部分患者的勃起功能在一段时间内得到改善，从而推迟其假体植入的时间，故在合适的病例仍值得考虑。对因明确阴茎动脉疾病造成海绵体血流不足的动脉性ED，适于阴茎动脉重建术，通过建立动脉旁路来改善阴茎海绵体的灌注。

由于阴茎动脉或支配动脉的神经的病变，造成动脉狭窄、梗阻或扩张障碍，这些疾病包括阴茎供血动脉及其源支（髂内动脉、阴部内动脉）与属支（背动脉、海绵体动脉）的先天性发育异常、创伤（包括神经系统损伤）动脉硬化以及近心端大血管的局部病变，如腹主动脉、髂内动脉炎、粥样斑块形成，甚至血栓形成或栓塞等所致的局限性狭窄或闭锁，致使进入阴茎海绵体的血流量明显减少，可导致 ED。对此类病变可采取动脉内膜剥离术或旁路手术，或直接取出血栓来改善阴茎的血液供应。对于阴部内动脉及其分支的疾病，仅少数可用血管成形术修复病变血管，如骨盆骨折后的外伤性短段狭窄，可行狭窄段切除加对端吻合术。多数情况下需行阴茎动脉重建术，建立为阴茎海绵体供血的阴茎血管旁路。对于阴茎动脉和其远端属支的病变，由于几乎不可能完全修复病变的血管，或受损的神经，故多采用阴茎动脉重建手术。

【应用解剖】

阴部内动脉穿过尿生殖膈后，沿耻骨下支内沿下行，延伸为阴茎动脉在尿道球部分为①尿道球支：进入尿道球部。②阴茎背侧支：走行于背深静脉外侧和背神经内侧，并分成数条旋支与相应的静脉伴行，供应海绵体。③阴茎海绵体支(阴茎深动脉)：供血最多，与勃起关系最主要的动脉，自阴茎根部进入阴茎海绵体直至阴茎前端，在阴茎海绵体腔内分出很多螺旋动脉。④脚动脉：阴茎动脉主干的一个小分支，供应两侧阴茎脚。

【手术原理】

阴茎动脉性 ED 是因阴茎动脉及其源、属支的疾病导致血管狭窄甚至闭锁，使阴茎动脉血供异常造成海绵体灌注不良而致。阴茎动脉重建术不直接处理病变血管，而利用其他正常通畅的血管，如近心端供应血管大多选用腹壁下动脉，也有选用股动脉及其分支与海绵体、阴茎背动脉、海绵体动脉、阴茎背深静脉等直接吻合，为阴茎海绵体建立血管旁路供血，提供勃起所需的血流灌注，恢复阴茎勃起功能，达到治疗目的。

【适应证】

主要适用于有明确动脉疾病导致阴茎海绵体灌注不良的阴茎勃起功能障碍年轻患者，特别是外伤，血栓引起的髂内动脉狭窄或阴部内动脉栓塞狭窄而至阴茎动脉血供减少，所致的勃起功能障碍者；上述病变经药物及辅助治疗无效者；阴茎海绵体无血管病变者。

【禁忌证】

1. 相关血管危险因素过高，如高龄，糖尿病，多发性硬化，外周血管疾病者。

2. 所选用于血管重建的供应血管，或其支配神经节段受损者。

3. 阴茎海绵体本身存在病变者。

4. 局部感染或皮肤病变不宜手术者。

【术前准备】

1. 评价阴茎海绵体功能　人工诱导阴茎勃起，阴茎海绵体造影，必要时穿刺活检。

2. 评价阴茎血管功能　血管活性药物诱导下，动脉灌注率，灌注量，动脉压力等血流动力学指标测定。选择性阴部内动脉造影，阴茎海绵体静脉造影，同位素阴茎血池显像，Doppler、彩超、阴茎血流图检查等。

3. 神经功能评价　各类诱发电位测定，阴部特殊反射体征，病理征。

4. 血管-神经综合评价　NPT 测定，视听性刺激反应，阴茎体积描记，温度测定等。

5. 血液检查　凝血功能测定。

【麻醉与体位】

可选择全麻或硬膜外麻醉，一般取平卧位。

【术式简式】

至今，该类术式多达 100 多种，常见报道的术式归纳为如下 4 类。

1. 腹壁下动脉与阴茎海绵体动脉吻合术(the inferior epigastric artery and cavernous artery anastomosis)

(1)腹壁下动脉的暴露游离：可采用腹部旁正中切口，中线旁两指做一下腹部切口，脐下两指至耻骨上方。纵行切开腹直肌前鞘，将腹直肌拉向中央，于其外侧缘下方的结缔组织中可见腹壁下动脉。也可采用下腹部斜切口，上点为脐与髂前上棘连线中点，下点为耻骨联合外侧缘与髂前上棘连线中点，略向内延长，于这两点之间做一斜切口，切开腹外斜肌、腹内斜肌、腹横肌；于腹膜外脂肪中可见腹壁下动脉。游离出腹壁下动脉及与之伴行的两支静脉，向腹壁上方继续游离 15～16cm，解剖出两条主支，在距分支 2～3cm 处，血管夹夹闭后切断，选择口径适合的分支备吻合，切断并结扎其他分支，局部可用罂粟碱减轻血管痉挛。于阴茎阴囊转折处侧面做另一直切口，深达神经血管束。钝性分离出一皮下隧道连通两切口，然后将腹壁下动脉通过隧道下拉至阴茎部切口处。

(2)腹壁下动脉与阴茎海绵体动脉吻合术：纵行切开同侧阴茎海绵体并缝上牵引线，在显微镜下切开海绵体组织，显露中央的阴茎海绵体动脉，予以保护。以直角钳自阴茎海绵体动脉处挑起海绵体，对着钳尖处，在阴茎白膜上开一小窗，于阴茎海绵体动脉与窗之间形成一通道。用显微血管夹在神经血管束附近夹住阴茎海绵体动脉近侧，控制血流。选择腹壁下动脉一适当分支，修剪后做一牵引线，经白膜窗口穿过海绵体组织靠近阴茎海绵体动脉，调整长度。修剪血管，在显微镜下用 10-0 显微缝线间断吻合两血管(图 5-1)。

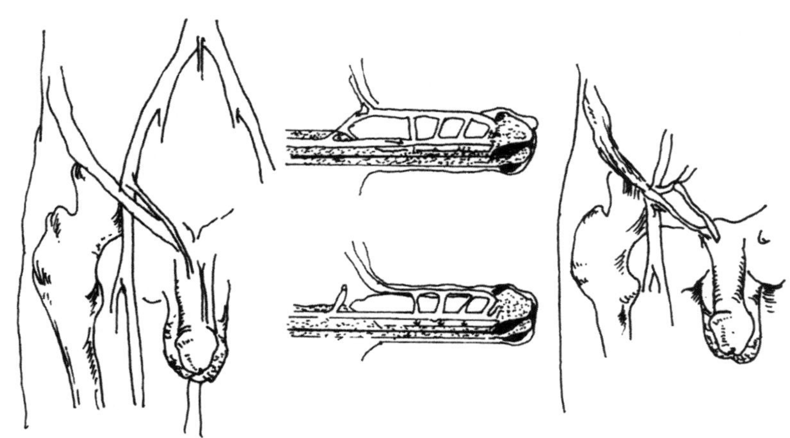

图 5-1 腹壁下动脉与阴茎海绵体动脉吻合术

腹壁下动脉也可通过海绵体切口近端进入海绵体与阴茎海绵体动脉吻合。以 3-0 缝线连续缝合海绵体白膜切口。

2. 腹壁下动脉与阴茎背动脉吻合术(anastomosis between inferior epigastric artery and dorsal penile artery)

(1)腹壁下动脉的暴露、游离：同前述。

(2)腹壁下动脉与阴茎背动脉吻合术：不做海绵体切口，而是找出一支阴茎背动脉。于其近端游离 3cm，避开邻近神经纤维。修剪血管，将其与腹壁下动脉行显微端-端吻合(end-to-end anastomosis)。其他术式如下。

①CrespoⅡ术式：用搭桥的方式，连接股动脉和阴茎海绵体动脉，常选用大隐静脉作为搭桥血管(股动脉-大隐静脉端-侧吻合，大隐静脉-海绵体动脉端-端吻合)。

②MichalⅡ术式：将腹壁下动脉与阴茎背动脉行端-侧吻合(end-to-side anastomosis)，也可行侧-侧吻合(side-to-side anastomosis)。

3. 腹腹壁下动脉与阴茎背深静脉吻合术(anastomosis between inferior epigastric artery and deep dorsal vein of penis)

(1)腹壁下动脉的暴露、游离：同前述。

(2)腹壁下动脉与阴茎背深静脉吻合术：Virag 术式：于阴茎背侧正中，近根部结缔组织中可显露阴茎背深静脉，结扎近心端静脉，同游离拉下的腹壁下动脉与阴茎背深静脉之间行开窗吻合。也可将远心端阴茎背深静脉行端-端吻合(图 5-2)。

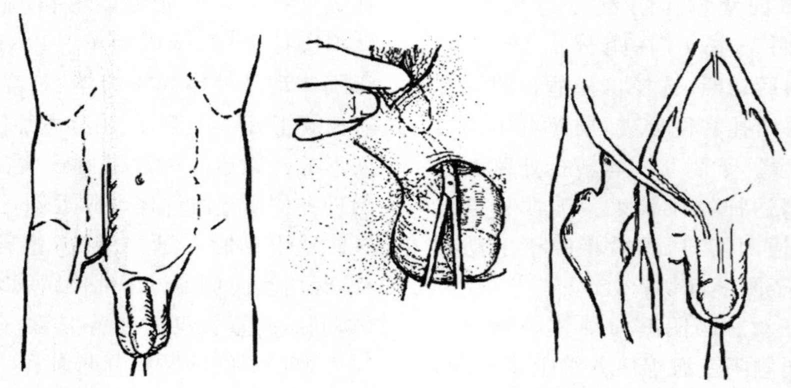

图 5-2 腹壁下动脉与阴茎背深静脉吻合术

4. 腹壁下动脉-背深静脉-海绵体吻合术(anastomosis among the inferior epigastric artery and deep dorsal vein and cavernous body)

(1)腹壁下动脉的暴露游离:同前述。

(2)腹壁下动脉-背深静脉-海绵体吻合术:显露并游离出 6～7cm 的背深静脉,结扎其穿支。于其近端使用无损伤血管夹,纵行切开静脉远段 1.5cm 长切口,向阴茎头方向置入瓣膜切除器,但不切掉近龟头处的瓣膜,以免龟头过度充血。在背深静脉下显露出阴茎海绵体,切开 1.5cm 白膜开窗,用 8-0 无损伤缝线,将背深静脉与白膜开窗缘连续缝合。再于该吻合口近侧 2cm 处,用 8-0 无损伤缝线将腹壁下动脉与背深静脉行端-侧吻合(图 5-3)。吻合完毕后松开腹壁下动脉血管夹,观察看是否有阴茎头过度充血,若正常,可松开背深静脉近端的血管夹,并于该处结扎背深静脉。若阴茎头过度充血,须于近阴茎头处尽可能结扎背深静脉远侧端。血管吻合完毕,彻底止血,逐层关闭腹部和切口,必要时切口放置引流片或引流管。

【术后处理】

1. 阴茎应固定于轻度背伸位,观察阴茎头色泽及张力。可用 Doppler 监测吻合血管情况。

2. 术后用药:术后预防性应用抗生素 7d。预防吻合口血栓形成,用低分子右旋糖酐 500ml,静脉滴注,每天一次,5%葡萄糖 500ml 加复方丹参 8ml,静脉滴注,每天一次,连续 1 周;阿司匹林 0.3g,每日 3 次。或罂粟碱 30mg,肌内注射,每日 2 次。

3. 患者术后重复勃起,每日可多次发生,可能危及吻合口,吸入亚硝酸异戊酯有一定作用。

4. 过早的性活动可致吻合口破裂,一般 7d 后拆线,4～6 周后可有性生活。

【并发症防治】

1. 阴茎头充血水肿

(1)表现:阴茎头肿大,暗红色,可出现水疱。

(2)原因:血管吻合后动脉供血量过大,特别是将腹壁下动脉与背深静脉行吻合后,改变了血供生理途径,增加阴茎头血量。操作过程中损伤淋巴管等。

(3)处理:多数可自然缓解,对于顽固者可予以硫酸镁湿敷。对于血供量增加所致者,可靠近阴茎头结扎部分背静脉分支。

(4)预后:预后良好,一般不会出现局部溃疡、感染。少数没有自行缓解的,通过结扎部分静脉分支可使充血缓解。

(5)预防:减轻阴茎根部操作过程中损伤。

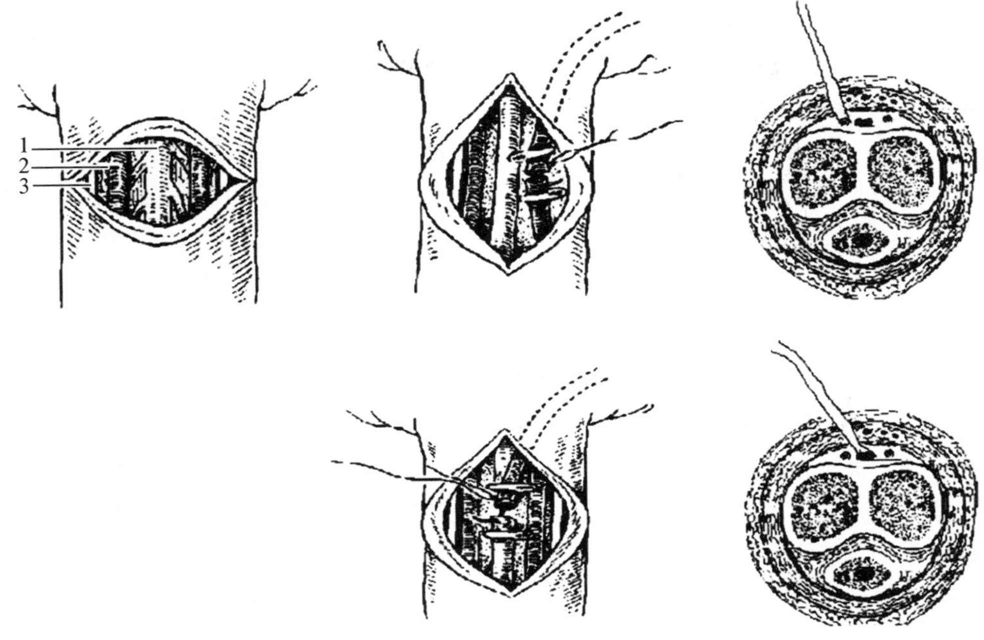

图 5-3　腹壁下动脉与阴茎背深静脉端-侧吻合术

1. 背深静脉；2. 背动脉；3. 背神经

2. 阴茎异常勃起

(1)表现：阴茎长时间持续勃起，局部疼痛、水肿。

(2)原因：重建后阴茎血供量过大，或是血气异常导致血流动力学变化。

(3)处理：可在适当时候给予间羟胺等血管收缩药对症处理，严重者结扎吻合动脉。

(4)预后：因其为高流量、动脉性异常勃起，预后较好。经上述处理后，常可获满意缓解，不至于造成阴茎缺血或严重海绵体纤维化。

(5)预防：术前恰当的阴茎血供评估。

3. 勃起功能障碍

(1)表现：血管重建术后阴茎勃起不能。

(2)原因：部分患者是由于术前评估错误，手术选择不当；大多数可能是由于血栓形成，动脉痉挛，吻合失败所致。部分患者可由于神经精神因素。

(3)处理：应重新评估、选择术式。术后合理用药可改善。另有患者在予以血管扩张诱导，如 VCD、ICI 或给予 5-磷酸二酯酶抑制药后可出现勃起。

(4)预后：血管重建术后效果不满意，对于 VCD、ICI 等都无法改善者，需要考虑阴茎假体植入术。

(5)预防：合理术前评估，规范血管外科操作，合理应用抗凝药，血管扩张药。

4. 其他并发症

(1)表现：吻合口破裂，切口感染，术区血肿。

(2)原因：吻合技术缺陷，术中损伤，止血不当。

(3)处理：止血，重吻合；抗感染，正确引流。

(4)预后：发现及时，处理得当，可避免吻合口狭窄，保证术后勃起功能的改善。否则，将影响血管重建手术的效果。

(5)预防：良好的显微吻合技术，适当的

勃起抑制,术后 4～6 周视情况恢复性生活。切口感染,预防性应用抗生素。术区血肿,术中止血。术后正确引流。

【评析与选择】

阴茎勃起是一种复杂的血管神经活动,保证正常而充分的阴茎海绵体的动脉血供是阴茎显微重建术的根本目的。早在 20 世纪 70 年代,捷克血管外科医师 Vaclav Michal 报道了将腹壁下动脉与阴茎海绵体直接吻合,可使阴茎重新勃起。但后来因发现了并发症:吻合口阻塞及阴茎异常勃起,致手术早期即失败,这对海绵体血管再通造成了相当大的负面影响。后来由于显微外科血管吻合技术的应用,手术成功率有了很大的提高。该术式适用于年轻的 ED 患者,特别是外伤、血栓引起的髂内动脉狭窄或阴部内动脉栓塞狭窄而至阴茎动脉血供减少所致的勃起功能障碍;手术取血栓,或狭窄切除吻合或旁路血管搭桥,治疗效果较佳。

适合做阴茎血管重建术的患者应当是中青年,健康,有明显确切的局灶性动脉闭塞性病变的阴茎勃起功能障碍患者。

对于现行的四类手术的发展及改良历史而言,手术方式从早期的单纯改善阴茎动脉血供,发展到现今更加注重血流动力学的改正是否合理。

采用供体动脉-受体阴茎白膜的手术方式,其不足在于白膜系结缔组织、胶原纤维和弹性纤维构成,无血管内皮组织,无自身调控血供能力,易于产生医源性持续勃起,远期效果差,渐被淘汰。

供体动脉-受体阴茎海绵体动脉的手术以手术方式分离海绵体动脉,不可避免地造成海绵体动脉周围损伤、斑痕及挛缩,从而再度发生动脉狭窄、阻塞,部分手术将腹壁下动脉或隐静脉穿越阴茎白膜,更易于出现动脉狭窄、闭锁而达不到提高动脉灌注的目的。故该类手术也趋于淘汰。

供体腹壁下动脉-受体阴茎背深静脉的手术方式,就个人经验而言,笔者认为腹壁下动脉与阴茎背深静脉吻合术对于因阴茎海绵体供血不足所致的勃起功能障碍患者的治疗不失为一种创伤相对较小,操作相对简单,效果满意,易于掌握的手术方式。我们曾就一组接受该术式的患者(7 例)进行了为期 4 年的术后观察随访,其中 6 例仍可维持正常的阴茎勃起功能。其要点是:

1. 正确作出对阴茎血管功能状况术前评估。

2. 对可能涉及的血管状况尽可能详细检查。

3. 应用显微血管吻合技术,术中尽量做到无创、规范化的修剪待吻合血管、合理应用抗凝药物,以避免血管吻合口血栓形成;应用血管扩张药避免出现血管痉挛而影响手术操作及效果。

4. 术后抗凝药物应用,血管扩张药的及时合理应用;吻合血管功能监测及时处理出现的问题。

5. 对术后勃起现象的调控,据临床需要于适当时期应用抑制,或帮助勃起功能的药物。以便在适当的时期恢复勃起功能。

当然,该术式的主要并发症是阴茎头过度充血(hyperemia),表现为伴有疼痛的阴茎头肿胀,系过多的血流造成阴茎头内压力增高,局部缺氧,严重者可引起尿道阻塞或阴茎头坏死,可靠近阴茎头结扎部分背静脉分支以减轻并发症。尽管该术式目的在于通过重建的血管引导血流经过旋静脉流入阴茎海绵体内,但有部分患者可出现流入海绵体的血液较少,大部分却流入系统循环,导致临床效果差。特别是有阴茎静脉系统关闭不全的患者(静脉漏 ED)。此外,凡合并有阴茎静脉系统关闭功能障碍等的患者,单纯动脉手术治疗都会失败。

除非诊断或预计手术效果明确,大多数医师对血管手术的远期疗效持谨慎态度,总体趋势是血管手术在减少。这或许与专科医师对诊断评价手段的进展掌握程度如何，治疗观念的建立是否客观、理性的发展有重要关系。

目前总体手术效果不佳，主要是与吻合口狭窄，血栓形成及术前病因评价不当有关。

（高　坪　张思孝）

二、静脉性勃起功能障碍手术 (surgery for venous erectile dysfunction)

从 1902 年 Wooten 发现静脉漏是勃起功能障碍（erectile dysfunction，ED）的重要原因之一并报道阴茎背深静脉结扎术治疗 ED 以来，许多学者便试图设计各种静脉术式来治疗静脉漏导致的 ED。20 世纪 80 年代开始，临床医生通过阴茎海绵体造影及灌流技术（dynamic infusion cavernosometry and cavernosography，DICC）直接观察到阴茎静脉漏部位及程度，因此结扎任何能辨认的并认为可能是导致漏溢的静脉外科手术风靡一时。总的来说既往各种阴茎静脉手术均是根据阴茎血流动力学原理及阴茎静脉解剖而设计的。

阴茎静脉阻断术主要针对静脉性 ED，虽然其疗效随时间推移而降低，远期效果目前仍有较多争议；但在其他措施无效的情况下，血管手术能使部分患者的勃起功能在一段时间内得到改善，从而推迟其假体植入的时间，故在合适的病例仍值得考虑。对有确切的阴茎静脉漏（尤其是单支静脉）或异常静脉瘘道的静脉性 ED，可考虑行阴茎静脉阻断术，来增加静脉回流阻力，达到治疗静脉漏性 ED 的目的。

【应用解剖】

阴茎勃起时，动脉血流增加，阴茎海绵体窦状隙充盈扩张，窦状隙间的小静脉受压，海绵体白膜张力形成剪力，使穿出白膜的导静脉（emissary vein）受压，回流受阻，同时导出静脉、螺旋静脉及阴茎背深静脉的静脉瓣关闭，维持阴茎勃起状态。静脉性 ED 的病因主要是由于海绵体静脉回流系统，不能有效关闭即有静脉漏所致。阴茎海绵体静脉系统血液经 3 个途径进入髂内静脉：

1. *浅表系统*　包括阴茎皮下静脉，在阴茎根部汇成背浅静脉，回流入左或右阴部外静脉和大隐静脉。

2. *中层系统*　包括背深静脉及其旋支，背深静脉（图 5-4）支沿阴茎背 Buck 筋膜深面，两个海绵体间沟内走行，经弓状韧带流至阴部内静脉。

3. *深层系统*　包括海绵体静脉及阴茎脚静脉，前者在海绵体背内侧汇合成 1～2 支进入阴部内静脉（图 5-4）。

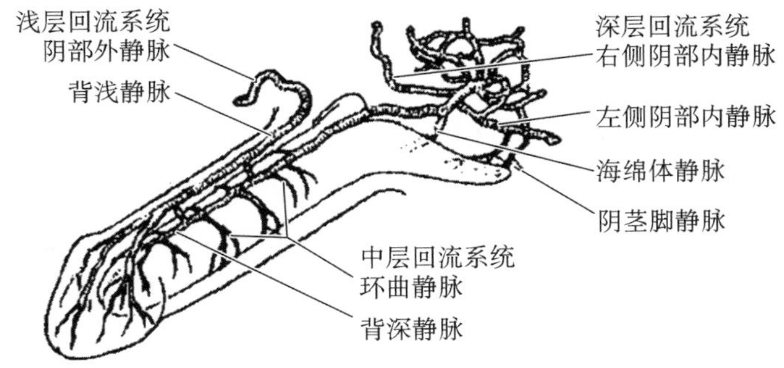

图 5-4　阴茎浅层、中层、深层静脉回流系统（摘自刘继红主编男科手术学）

【手术原理】

各种阴茎静脉血流阻断手术都是通过单独结扎上述各静脉系统或联合结扎上述各静脉系统从而提高阴茎静脉回流阻力，促进阴茎勃起，改善阴茎勃起状态。

【适应证】

彩色多普勒超声检查发现有静脉漏存在；或通过海绵体药物灌注测压发现海绵体静脉闭合功能障碍；或海绵体造影发现能够以外科手术治疗的静脉漏及其具体位置；阴茎动脉血流入量正常的ED，经一线药物及二线的尿道内给药、海绵体内药物注射等均无效的患者；年龄<55岁。

【禁忌证】

1. 心血管疾病、糖尿病、出血性疾病者。
2. 精神疾病或性欲减退者。
3. 严重心、肺、肝、肾疾病不能耐受手术者。
4. 阴茎动脉供血不足者。
5. 术前检查无明确静脉漏的证据者。
6. 患者不同意手术治疗者。

【术前准备】

术前必须对患者进行心、肺、肝、肾功能检查，内分泌检查，如血T、LH、FSH、PRL，测定阴茎背动脉/肱动脉血压指数(BPI)。笔者采用阴茎根部压迫试验排除海绵体性ED有一定作用。手术前1周避免对阴茎行有创检查，如阴茎海绵体注射。如怀疑有感染的患者，术前应常规使用抗生素。术前备皮范围从脐部到会阴部。手术中使用多普勒探头也有利于确定和保护手术区的小动脉。

【麻醉与体位】

多采用硬膜外麻醉或全身麻醉。取仰卧位或截石位。

【术式简介】

阴茎静脉漏的手术分为两类：①静脉血流阻断手术，如静脉结扎、尿道海绵体剥离、静脉内注射硬化剂栓塞、静脉包埋术等。②背深静脉动脉化手术(见有关章节)。

1. 阴茎背深静脉结扎术(deep dorsal penile vein ligation) 阴茎静脉漏中以阴茎背深静脉漏最为多见。有统计阴茎各部位的静脉漏中，阴茎背深静脉漏占92%，阴茎海绵体漏占64%，阴茎头漏占38%，尿道海绵体漏占28%，由此可以看出阴茎背深静脉漏的概率最高。

(1)优点：阴茎背深静脉较表浅，手术中容易暴露和辨认，误扎动脉、神经的可能性小，手术简单，手术见效快，手术并发症相对较少。

(2)缺点：对于混合性ED或者合并有其他部位的阴茎静脉漏，结扎背深静脉疗效较差。

(3)手术要点：经尿道留置膀胱导尿管。在耻骨下、阴茎根部做3cm长弧形切口，切口向上延伸到耻骨下缘，沿Buck筋膜表面分离阴茎皮肤，从海绵体上剥离开阴茎浅表组织，将游离的海绵体自切口处向外翻出，充分显露浅层和深层静脉回流系统(图5-5A)分离出背深静脉和环状静脉。连接阴茎深层静脉回流系统和浅层回流系统的交通静脉均应分离并以3-0微乔线结扎、切断。在近阴茎根部向一侧海绵体穿刺放置一根19号蝶形针，通过蝶形针先向海绵体内注射30mg罂粟碱，10min后再注入亚甲蓝染成蓝色的生理盐水(250ml生理盐水中加入12ml亚甲蓝溶液)，这有助于在术中清晰辨认染成蓝色的回流静脉(图5-5B)。沿背深静脉走行向远端分离，逐一结扎进入背深静脉的环状静脉。将阴茎根部的轮状韧带结扎切断以显露阴茎悬韧带，于耻骨联合下缘锐性分离切断阴茎悬韧带(图5-5C)。将阴茎悬韧带完全切断后即可显露耻骨下区深部手术视野，重复注射罂粟碱和亚甲蓝生理盐水，仔细分离并切断从耻骨下缘发出的与浅层回流系统相交通的小静脉，以及从此区域穿过Buck筋膜与深层和浅层回流系统相交通的静脉。在背深静脉的正上方中线位置切开Buck筋膜，在此区域，背深静脉通常只有一根较大的主干，易于辨认。从白膜上缘仔细游离背深静脉，以0号丝线结扎切断。如果位于背深静脉下面的海绵体静脉存在较大的异常回流静脉，则须在阴茎根部继续分离海绵体静脉，并将其结扎切断。此时应仔细保护沿海绵体静脉伴行的海绵体动脉和神经主干不受损伤；继续向阴茎头分离背深静脉，位于背深静脉两侧的环状静脉应切断结扎（图 5-5D）。

当完成所有的静脉结扎后，通过蝶形针将 30mg 的罂粟碱注射到海绵体内，10min 后进行海绵体测压。如果所有的异常回流静脉都被结扎，那么以不超过 5ml/min 的流速灌注生理盐水应能够使手术后的阴茎产生坚硬的勃起以证实阴茎静脉结扎手术成功。在耻骨下将阴茎悬韧带缝合到耻骨下缘，此时应尽量靠近阴茎根部缝合，以延长阴茎，防止术后阴茎缩短。缝合 Buck 筋膜以避免海绵体与皮肤粘连影响勃起。为避免切口血肿形成，将一个引流条放置于切口内并于切口旁另戳孔引流。皮下组织以 3-0 微乔线缝合。缝合过程保持皮缘平坦，以最大程度减少瘢痕形成，避免阴茎根部皮肤收缩。皮肤切口以 3-0 单尼龙线皮内缝合。术后阴茎用弹力绷带适当加压包扎。

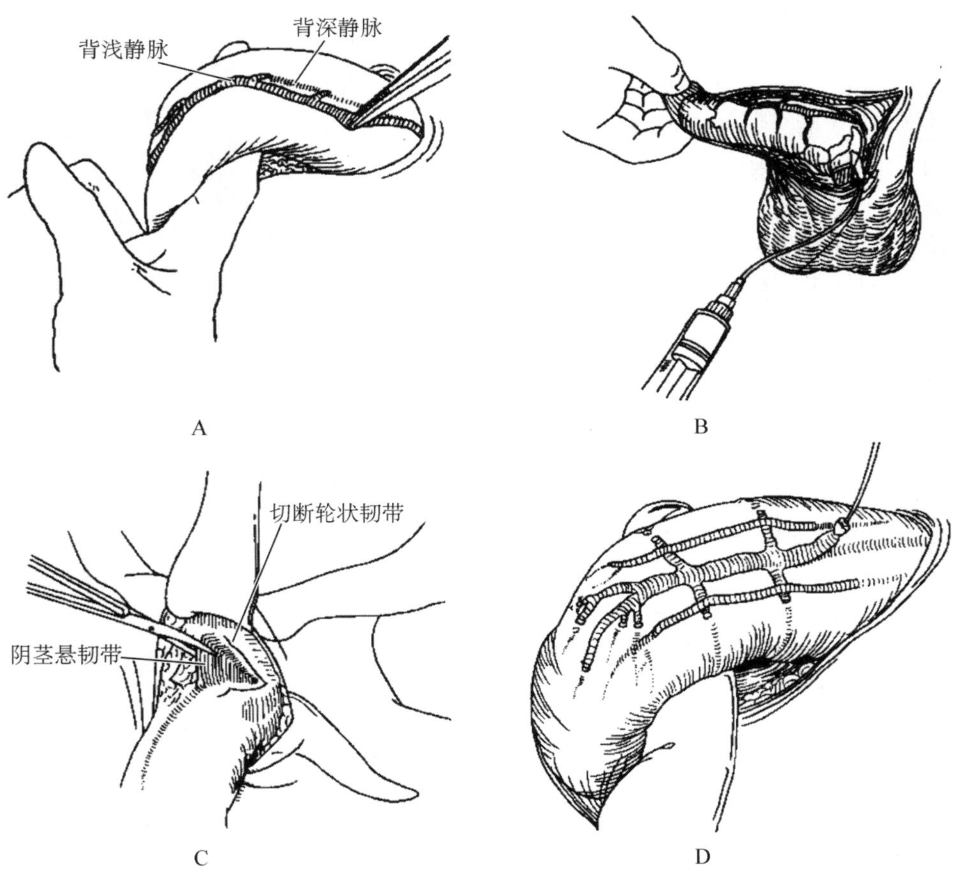

图 5-5　阴茎背深静脉结扎术（摘自刘继红主编男科手术学）

A. 将游离的海绵体提出切口处；显露浅层和深层静脉回流系统；B. 海绵体注射亚甲蓝辨认静脉；C. 分离切断阴茎悬韧带；D. 结扎背深静脉

2. 阴茎背深静脉切除术(deep dorsal penile vein resection)

(1)优点:对于单纯阴茎背深静脉漏疗效较好。

(2)缺点:对于复杂性静脉漏疗效较差,操作不慎可能损伤背浅静脉和背神经。

(3)手术要点:在阴茎背侧根部做一个3cm弧形切口,皮下组织纵行切开以保护浅静脉及皮神经,于Buck筋膜下游离并将阴茎海绵体提出切口外,充分解剖出所有可见的表浅静脉、螺旋静脉及背深静脉。将亚甲蓝生理盐水注入阴茎海绵体,显示蓝染的阴茎背深静脉及其属支。游离背深静脉,近端至阴茎悬韧带处,远端至阴茎头的静脉分支处,结扎、切断其属支,然后将背深静脉切除,切除阴茎背深静脉长度应>5.5 cm。行罂粟碱注射试验,若阴茎勃起欠佳,再次寻找并结扎遗漏的静脉交通支。术中应同时结扎穿过海绵体白膜的各交通支。手术时应对背浅静脉和背神经加以妥善保护。文献报道当阴茎背深静脉切除长度>5 cm时,疗效明显提高。

3. 海绵体脚结扎术(ligation of the crura of the penis)

(1)优点:对于单纯阴茎脚静脉漏疗效好。

(2)缺点:不能有效阻断闭锁不全的阴茎深静脉属支,结扎位置过高过深可能损伤深面的阴茎深动脉和神经。

(3)手术要点:放置F16号导尿管以便术中认清尿道海绵体,避免术中误伤。会阴阴囊底倒"U"型切口约5 cm长,依此切开皮肤、皮下组织、会阴浅筋膜,钝性分离显露尿道球部,注意勿损伤后面的动静脉,随后在尿道球部用拉钩将尿道海绵体拉向一侧,向下分离暴露出阴茎海绵体脚(图5-6)。在距阴茎海绵体脚末端约1.5 cm处,带10号丝线贯穿阴茎海绵体脚待结扎。拔除尿管,阴茎海绵体部内注射30~60 mg盐酸罂粟碱(papaverine)诱发阴茎药物性勃起,同时用超声多普勒监听阴茎背动脉、阴茎头两侧的阴茎深动脉及阴茎脚处,收紧结扎线,反复确定动脉搏动声没有改变后,再做阴茎海绵体脚结扎,结扎后再行动脉超声多普勒探测一次。阴茎海绵体脚结扎部位一定要在距离阴茎海绵体脚的近心端1.5~2cm处,这样可完全结扎海绵体脚的静脉并缩短海绵体的长度。离近心端太近结扎易致手术失败。

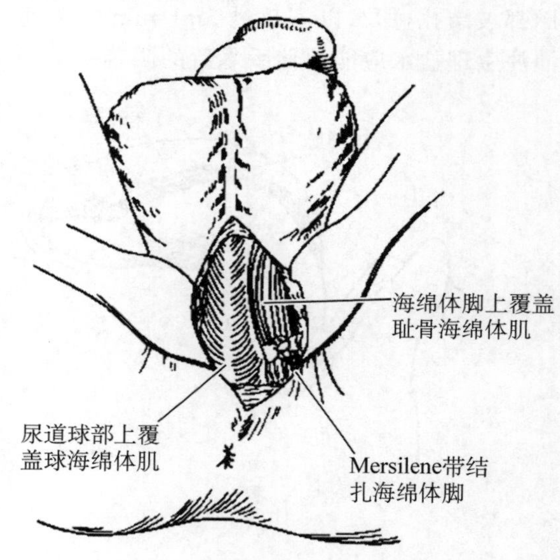

图5-6　分离显露阴茎海绵体脚

4. 双髂内静脉结扎术(ligation of both internal iliac vein)

(1)优点:对于阴茎中层和深层静脉的复杂性漏疗效较好,并无严重并发症。

(2)缺点:由于静脉阻断的位置太高,其远心端易形成侧支循环,导致手术失败。

(3)手术要点:在侧腹膜暴露髂总静脉,在髂总静脉起始部解剖出髂内静脉并结扎之,或继续向下分离于髂内静脉壁支以下做低位结扎(图5-7)。依照上述方法完成对侧髂脉结扎内静脉。

5. 阴茎深静脉结扎术(deep penile vein ligation)

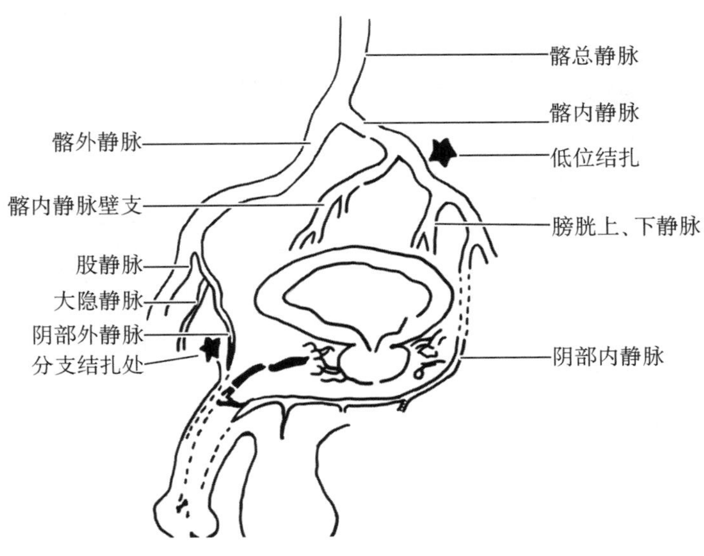

图 5-7　髂内静脉低位结扎

(1)优点:同阴茎海绵体脚结扎术。

(2)缺点:同阴茎海绵体脚结扎术。

(3)手术要点:于会阴部做倒"U"形切口,在坐骨海绵体肌内缘切开筋膜。将亚甲蓝溶液注入阴茎脚的海绵体内,显示蓝染的阴茎深静脉,于球静脉汇入之前将其结扎、切断。阴茎脚静脉离开阴茎脚后汇入 1～2 条阴茎深静脉,阴茎深静脉与球静脉汇合成阴部内静脉,阴茎深静脉与动脉和神经在尿生殖膈下筋膜深面沿耻骨支内方走行,从会阴部入路,于阴茎脚内侧切开会阴浅横肌及尿生殖膈下筋膜,可显露并结扎阴茎深静脉(图 5-8)。

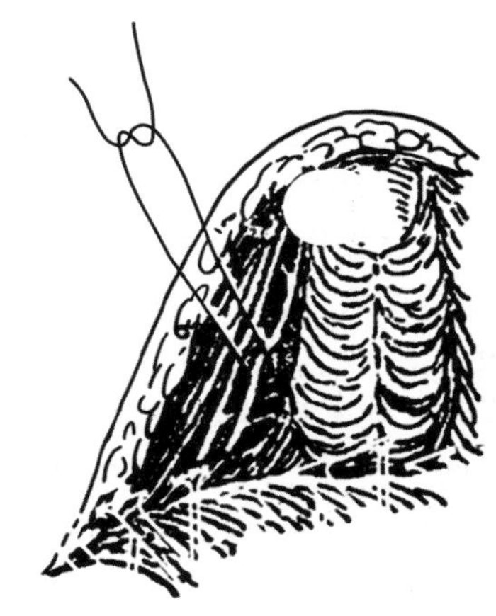

图 5-8　阴茎深静脉结扎术

6. 阴茎海绵体松解术(lysis of corpus cavernosum)

(1)优点:对于远端阴茎海绵体尿道海绵体静脉漏疗效较好。

(2)缺点:只适用于阴茎头深度显影并通过阴茎浅静脉及尿道静脉回流的患者,术中分离可能导致切口远侧的皮肤坏死,因此术中须可能保存背侧的浅血管。

(3)手术要点:经尿道插入 F14 导尿管,于冠状沟下 2mm 做环状切口,将阴茎皮肤及皮下组织退缩至阴茎根部,将远端 1/2 的尿道海绵体从阴茎海绵体腹侧完全分离开来。在阴茎头下的阴茎白膜缝数针标志线,然后将阴茎海绵体远端从阴茎头游离出来,注意勿损伤背侧神经血管束。切断结扎所有从海绵体进入阴茎头及尿道海绵体远段的静脉,然后将阴茎头及尿道海绵体复位,依标志线位置将其用缝线固定于白膜,缝合皮肤。

7. 尿道海绵体-阴茎头剥离术(dissection of the penile head-urethral cavernous

body)

(1)优点:同阴茎海绵体松解术。

(2)缺点:同阴茎海绵体松解术。

(3)手术要点:通过阴茎阴囊切口将尿道海绵体自阴茎海绵体腹侧完全剥离,完全游离远端 1/2 尿道海绵体,切断所有阴茎海绵体和尿道海绵体之间的静脉交通支。

8. 联合结扎三条静脉通路术(ligation of three venous channel)

(1)优点:对于较复杂静脉漏优于单纯背深静脉结扎术及背深静脉切除术。

(2)缺点:术中应注意操作,避免损伤神经及血管。

(3)手术要点:于阴茎根部外侧 2.5cm 处阴囊上方做沿精索走向做一斜切口,挤出整个阴茎体,暴露阴茎背深静脉及环状静脉。于阴茎海绵体刺入蝶形针(19 号-21 号),注入亚甲蓝生理盐水,这有助于在术中清晰辨认染成蓝色的回流静脉。沿背深静脉走行向远端分离,逐一结扎进入背深静脉的环状静脉,注意沿中线操作,避免损伤背侧神经及背动脉,远端不能太靠近阴茎头,此处有阴茎头神经的短分支,损伤此处易导致阴茎头感觉功能的下降。切开阴茎悬韧带,于阴茎海绵体内注入亚甲蓝,显露 3～4 支阴茎海绵体静脉,不做分离,以 2 号丝线予以结扎切断。再次于阴茎海绵体内注入亚甲蓝及罂粟碱,确认细小的分支并再次予以结扎、切断,然后逐层关闭切口。

以上各种静脉结扎术式的结合:如阴茎背深静脉结扎加切除术、阴茎背深静脉结扎加海绵体松解及阴茎脚静脉结扎术等。适用于各种复杂性静脉漏。

9. 阴茎背深静脉包埋术(embedding of penile dorsal deep vein)

该术式是张滨(2002)等设计研究的治疗静脉性 ED 的新技术。

(1)优点:该术式创伤小,并发症少,其主要优点在于该手术保留阴茎背深静脉的循环通路,维持了阴茎的正常血液循环通路,仅当阴茎开始膨胀后海绵体内压增高时,海绵体白膜下被包埋的一小段背深静脉才受到压迫,从而截断背深静脉血流并提高和维持阴茎的勃起硬度,当海绵体动脉血流减少时,海绵体内压逐渐降低,则背深静脉受压逐渐解除,血流再通,避免静脉侧支循环形成,从而延长手术有效期。

(2)缺点:阴茎背深静脉包埋术适合以背深静脉漏为主的静脉性 ED。阴茎背深静脉包埋术对于精神心理问题、海绵体病变、动脉性的 ED 效果欠佳,因此对待继发性 ED 患者应该收集更多临床资料。

(3)手术要点:从阴茎根部背侧紧靠耻骨处至阴囊,做一长 4cm 的弧形切口,依层切开皮肤、皮下组织、剪开 Buck 筋膜并上下将其分离,显露 Buck 筋膜下方的阴茎背深静脉以及两侧的背动脉和背神经(图 5-9A)。为了准确辨认静脉和动脉,可在血管表面滴上一滴罂粟碱针剂,观察血管有否搏动(图 5-9B)。在确认阴茎背深静脉后将其游离一小段约 1.5cm 长,用胶片带将背深静脉牵向一侧(海绵体切开侧的对侧)。然后在背深静脉下全层纵行切开一侧阴茎海绵体白膜约 1cm 长度,然后用眼科剪在白膜切口两端各剪去“▽”形状小块白膜,“▽”大小约可通过背深静脉,使切口呈哑铃状(图 5-9C)。将阴茎背深静脉游离段嵌入白膜切口,用 1-0 丝线间断缝合白膜切口全层,使阴茎背深静脉的游离段包埋于白膜之下,并通过哑铃状切口两端出入海绵体(图 5-9D)。缝合切口后要求海绵体切口既不出血,背深静脉也不受白膜压迫,保证阴茎疲软状态下的背深静脉血流通畅。最后缝合阴茎 Buck 筋膜、皮下组织和皮肤。

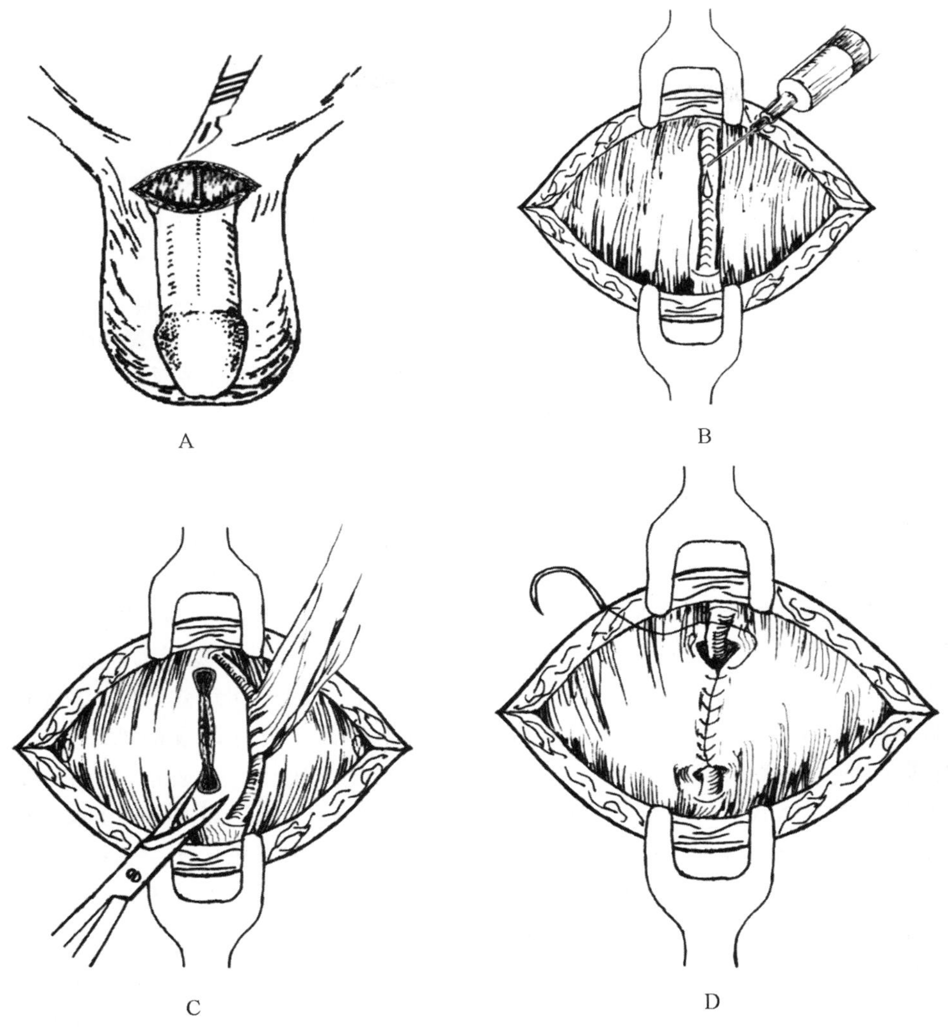

图 5-9　阴茎背深静脉包埋术

A. 弧形切口显露阴茎背深静脉；B. 观察动脉血管有否搏动；C. 纵行切开白膜使切口呈哑铃状；D. 缝合白膜包埋游离静脉段

【注意事项】

1. 不要结扎包埋远端背深静脉的分支。

2. 手术分离时如静脉破裂依然可行包埋不必结扎。

3. 如发现存在两条背深静脉时可考虑结扎较细的静脉，包埋较粗的静脉，或者将两条静脉埋入同一切口内。

4. 为了保护血管神经应少用电刀。必要时切口内可留置引流条。

【术后处理】

1. 术后伤口盖无菌纱布，阴茎则以带网眼的弹力纱布适当加压包扎，并将阴茎置于腹壁上，以减少术后水肿。但若缠绕过紧，压迫静脉回流也可产生水肿。

2. 注意观察阴茎血液循环情况，轻微包皮水肿不必特别处理。

3. 应用抗生素预防感染。

4. 服用雌激素防止阴茎勃起，避免勃起

后出血、血肿。

5. 术后无渗液时拔除引流物。

6. Foley 导尿管和切口引流条在术后次日即可拔除，为了减少术后晨间勃起，可考虑留置更长时间导尿管。

7. 术后 6 周禁止任何形式性行为。

8. 阴茎勃起疼痛在术后 1～2 个月消失。

【并发症防治】

1. 阴茎和阴囊皮肤青紫、阴茎水肿　是术后早期并发症，多系静脉被结扎后影响血液回流所致，一般于术后 2～3 周自行消失，使用弹力纱布和切口闭式引流后，阴茎水肿的发生率明显下降。若术后出现大的血肿则需重新打开切口止血。

2. 阴茎夜间痛性勃起　也是术后较常见的并发症，多在术后 24～48h 出现，1 周内可自行消失。

3. 伤口感染　较少见，应注意术前术后无菌操作原则，防止尿路感染。

4. 阴茎缩短　是较为常见的远期并发症，大约会在 20％的术后患者中发生。尽管仔细缝合阴茎悬韧带和耻骨联合下缘，这种并发症仍可能发生。但阴茎缩短所丧失的长度多数情况并不影响性交。

5. 阴茎头和阴茎皮肤感觉减退或感觉迟钝　也是术后一个常见的并发症，有时可能导致性欲下降，大多数患者在术后 7～9 个月可完全恢复阴茎感觉功能，手术中应注意避免太靠近阴茎头操作而损伤阴茎头神经。

6. 切口瘢痕收缩导致阴茎收缩变形或阴茎弯曲　是一种比较少见的并发症，此时须做阴茎皮肤“Z”字成形术或做整形外科手术切除瘢痕组织。

7. 阴茎异常勃起　主要因术后海绵体血液回流过度减少而致阴茎异常勃起，此时须行海绵体分流术。

8. 阴茎皮肤坏死　较少见，术中应尽可能保存背侧的浅血管。

【评析与选择】

1. 在 20 世纪 80 年代中期到 90 年代早期较为流行的阴茎静脉阻断术，各种静脉结扎术治疗勃起障碍者，但实践表明尽管手术技巧不断改进，手术成功率为 28％～76％。大量临床研究证实阴茎静脉手术可以提高勃起功能，但是手术后 1 年有效率只达 40％～50％，2 年有效率更低，远期效果不令人满意。静脉手术远期疗效欠佳的原因，考虑为阴茎静脉血受阻后，逐渐建立的侧支循环降低了静脉血的流出阻力。因随后的观察发现其远期成功率差，现临床上已不再被广泛应用，有待进一步研究。

2. 笔者 2002 年根据阴茎血流动力学原理设计了阴茎背深静脉包埋的新术式，该术式创伤小，并发症少，已有多家医院开展该手术，术后患者自我感觉较为满意，并在临床应用获得较好的中期疗效，其主要优点在于该手术保留阴茎背深静脉的循环通路，维持了阴茎的正常血液循环通路，仅当阴茎开始膨胀后海绵体内压增高时，海绵体白膜下被包埋的一小段背深静脉才受到压迫，从而截断背深静脉血流并提高和维持阴茎的勃起硬度，当海绵体动脉血流减少时，海绵体内压逐渐降低，则背深静脉受压逐渐解除，血流再通，避免静脉侧支循环形成，从而延长手术有效期，还有待进一步研究。

（杨春亭　张　滨）

三、勃起功能障碍阴茎假体手术
(erectile dysfunction penile prosthesis surgery)

阴茎假体手术又称阴茎假体植入术或阴茎支撑体植入术，是指将人工制作的高分子材料作支撑体，通过外科手术植入阴茎海绵体内，帮助阴茎达到足够的硬度，以完成性交活动。

用阴茎假体植入术治疗勃起功能障碍(ED)已有七十多年的历史，是治疗 ED 甚至整个男科学范围内，使用最多、最广泛、最有效的手术。自 1936 年 Bogcras 受哺乳动物"阴茎骨"的启发，而用肋软骨行人阴茎支撑再造术起，到 1952 年 Goodwin、Scott 等用树脂作阴茎假体材料，1958 年 Beheri 等用高分子材料（聚乙烯棒）作假体材料，以后陆续又有更多的材料，设计、改进用于阴茎支撑体植入。直到 1975 年 Small 及 Carrion 用半硬的硅橡胶棒中心盛硅油作成可屈半硬假体，1928 年 Jones 改进用缠绕的银丝作芯，作成经典的可屈半硬假体，开始大量用于临床，才使假体植入治疗 ED 进入了实质发展的时代。与此同时，Scott 在研制人工尿道括约肌的同时，研制成功了可膨胀性假体（inflatable penile prosthesis）并不断改进，显著提高了手术的疗效，更符合生理，病人更易于接受。

目前全世界有数十万人做了假体植入术，美国已逾 30 万例，并平均每年以 3 万例增加，我国由于起步较晚，更受经济及传统观念的影响，病人的接受性较差，20 世纪 80 年代初，才开始用半硬硅银假体植入，90 年代后期始用可膨胀性假体植入，故迄今仅有千例左右报道。但随着我国经济、科技的进步，材料、工艺的改进，国产假体的研制成功，手术效果不断提高，阴茎假体植入定会成为治疗 ED 的重要手段，而造福于更多 ED 患者及其家庭。

另有资料显示：接受阴茎假体治疗的患者，其原发病因分布为：糖尿病性 27%，心血管及内分泌性为 35%，盆腔大手术后 17%，脊髓、骨盆、生殖器损伤 15%，精神性 6%，其年龄分布为：＜19 岁＜1%、20－29 岁 6%、30－39 岁 11%、40－49 岁 22%、50－59 岁 24%、70－79 岁 5%、年龄＞80 岁＜1%。通过行阴茎假体手术而重新获得性交能力的满意率达 70%～90%，性伴侣满意率也高达 60%～80%。与海绵体内药物注射（ICI）比较，治疗 5 年后的随访证明，阴茎假体手术患者 70%能维持性生活，而接受 ICI 的患者，只有约 40%有效，提示阴茎假体植入术有一劳永逸的效果。

【适应证】

不论器质性、心理性或混合性 ED，凡经一线疗法（或二线疗法）正规、系统的治疗无效的患者，经本人及配偶同意，无外科手术禁忌证者，均可选择阴茎假体植入手术。具体应结合下述情况分析考虑。

1. 血管性 ED：包括海绵体静脉漏或动脉供血不足两大类，不愿行血管手术或手术失败者。

2. 神经性 ED：盆腔疾病根治术后、脊髓疾病或损伤、多发性硬化症、严重骨盆骨折、酒精中毒者等。

3. 糖尿病性 ED：一、二线非手术治疗均无效，在控制血糖、注意预防感染的情况下，也可以行阴茎假体植入术治疗。

4. 内分泌性 ED：对单纯激素补偿、替代治疗无效，又不能长期用药者。

5. 精神性 ED：经过正规的心理、精神治疗及一、二线方法治疗均无效者，亦可慎用。

6. 发生阴茎异常勃起后 ED 或严重阴茎硬结症患者。

【禁忌证】

对以下患者不主张采用阴茎假体植入术。

1. 精神病患者、精神心理状态尚不稳定者，严重的智障及本人及配偶有较多思想顾虑者。

2. 先天性阴茎发育不全、阴茎短小，或伴有某些畸形者。

3. 具有完整的海绵体作为假体植入的先决条件，故海绵体残缺者、手术或外伤导致阴茎外形异常不宜采用。

4. 患有不可矫治的泌尿生殖系统疾病者，如海绵体病变，缺如、严重纤维化，严重的尿道下裂、尿道上裂、膀胱外翻者。

5. 伴有严重的全身性疾病，如心、肝、肺、脾、肾等功能不全、晚期肿瘤患者，因性活动会加重原有疾病，甚至危及生命者。

6. 凝血功能障碍及其他血液易出血性

疾病。

7. 未控制的泌尿、男生殖系统感染性疾病：所有阴茎假体植入，均有带来感染的危险，故一切容易遭致感染的疾病，如糖尿病、正在使用免疫抑制药者等均应慎用，患全身性严重感染性疾病者亦为禁忌。

8. 个人心理素质较差，不能承受手术失败，或有时需再手术或移植体维修者，或对手术结果期望过高者，或对预后及术后情况不能正确理解者，均不宜选择阴茎假体手术。

9. 膀胱出口严重梗阻性疾病或神经源性膀胱及今后有可能需要进行经尿道腔内操作、手术者。

【术前特殊准备】

1. *假体的准备* 目前临床所应用的阴茎假体主要有二大类，一类是非膨胀性假体(Non-Inflatable penile prosthesis. or semi-rigid Rod prosthesis，NIPP)，或可弯曲性假体或半硬性假体，取材多为硅胶-银假体。另一类是自控可膨胀性阴茎假体(implantation of three-piece inflatable penile prosthesis，IPP)，由圆柱体、充吸泵、贮液囊三部分功能部件组成。选择合理、合适的假体是手术成功、术后效果满意的关键之一。目前没有一种假体适合于所有 ED 患者，术前应根据患者的意愿、病史、阴茎情况、经济状况等综合考虑选择假体。建议患者在选择假体时应该考虑到如下三种因素。

(1)自身情况。

(2)经济情况。

(3)医生的意见：假体种类、型号选择，医生可以向患者过目，简介假体的构造和使用原理等，以便今后患者正确使用。

2. *术前预防性抗生素的应用* 一般主张术前常规口服广谱抗生素 3d，或术前 1～2d 胃肠外应用广谱抗生素。

3. *术前皮肤的准备* 术前 3d 肥皂水每日清洗外阴一次，术前晚和术晨起用碘伏擦洗 3 遍后无菌包扎；手术室内碘伏外生殖器擦拭消毒三遍；尿道内注入抗生素眼药水 10ml，上阴茎夹保留 10min。

4. *阴茎假体的无菌处理* 先将假体件清洁、煮沸、晾干，或高压蒸汽消毒，于术前 1 天浸泡于抗生素溶液中消毒备用；如选用戊二醛熏蒸法消毒，假体和手术相关器械需提前 20min 离柜或无菌盐水浸泡，以防止假体内药物析出发生术后相邻组织的损害。

5. *患者的心理准备* 术前要花时间和患者详细交谈，主要介绍假体的功能原理、假体手术的相关知识；说明手术的必要性、可行性和术后可能出现的问题；手术以后达到的效果，性交时需要注意的问题等。

【麻醉与体位】

非膨胀性假体可选用局麻或腰麻、可膨胀性阴茎假体可选取持续硬膜外麻醉或全麻。患者取平卧位，臀部稍垫高，两腿略分开(截石分腿位)，可使阴茎阴囊部位暴露较好，方便术中阴茎海绵体远端的扩张。

【术式简介】

目前，国内外常用的假体植入术式有两种：可屈性假体(硅橡胶-银阴茎假体)植入术和可膨胀性假体手术，包括单件式、双件式、三件式膨胀性假体植入术。

1. *植入硅橡胶-银阴茎假体手术*(implantation of malleable rod prosthesis)

(1)原理：硅橡胶-银假体为半硬的可屈性假体，由硅橡胶制成棒状，中心含螺旋银丝，亦称硅-银假体。其原理是将硅橡胶-银阴茎假体插入海绵体腔，支撑阴茎机械性勃起，完成性交。

(2)优点：硅-银假体植入的主要优点是价廉；手术简便；对人体创伤相对较小；机械性故障较少见，患者操作容易等优点。

(3)缺点：硅橡胶-银阴茎假体最突出的缺点是阴茎隐蔽性差。尽管可以屈曲悬垂，但不能完全萎软，阴茎始终处于膨胀半硬状态，既有碍视觉，也给日常生活和人际关系带来不便，更不宜给未婚者植入。

(4)术前特殊准备：术前准备大于假体直径的扩张器一套及相应的手术器械、缝线等，余准备同术前述特殊准备。

(5)手术要点：硅橡胶-银阴茎假体植入术方式较多，主要差别是切口和入路的不同，基本手术步骤则大同小异。

①切口和入路

a. 阴茎阴囊切口：于阴茎阴囊交界、阴茎干中缝处做长约 5cm 纵形切口。

b. 耻骨下切口：在耻骨联合下缘略上方做长约 5cm 的横切口。

c. 冠状沟后切口：于冠状沟近侧 1cm 处做背侧横形皮肤切口，或包皮环切切口。

d. 会阴切口：会阴中线切口或倒 U 形切口。

②显露切开海绵体：沿切线切开皮肤、皮下、Buck 筋膜，显露阴茎海绵体。在拟切开处缝两根牵引线，在线间纵行切开海绵体白膜约 2cm。注意辨别及避免损伤中线的神经血管束。

③扩张阴茎海绵体：以牵引线或 Aills 钳牵开海绵体切口，用 Hegar 宫颈扩张器、Scott Dilamezinsert 扩张器等经海绵体切口，分别向海绵体远、近端扩张。扩张时应将海绵体拉直，以避免海绵体阴茎脚或尿道损伤穿破。但亦应充分扩张到位，以便假体植入。

④植入阴茎假体：用 Jonas 假体测量模型，精确测量所需阴茎假体的长度。从海绵体切口沿扩张出的海绵体通道，插入假体。如为阴茎阴囊切口或耻骨下切口，先插入假体的近端，将其远端弯呈弧形或环状塞入海绵体，必要时可稍延长白膜切口(图 5-10)。缝合海绵体白膜、皮下组织和皮肤。

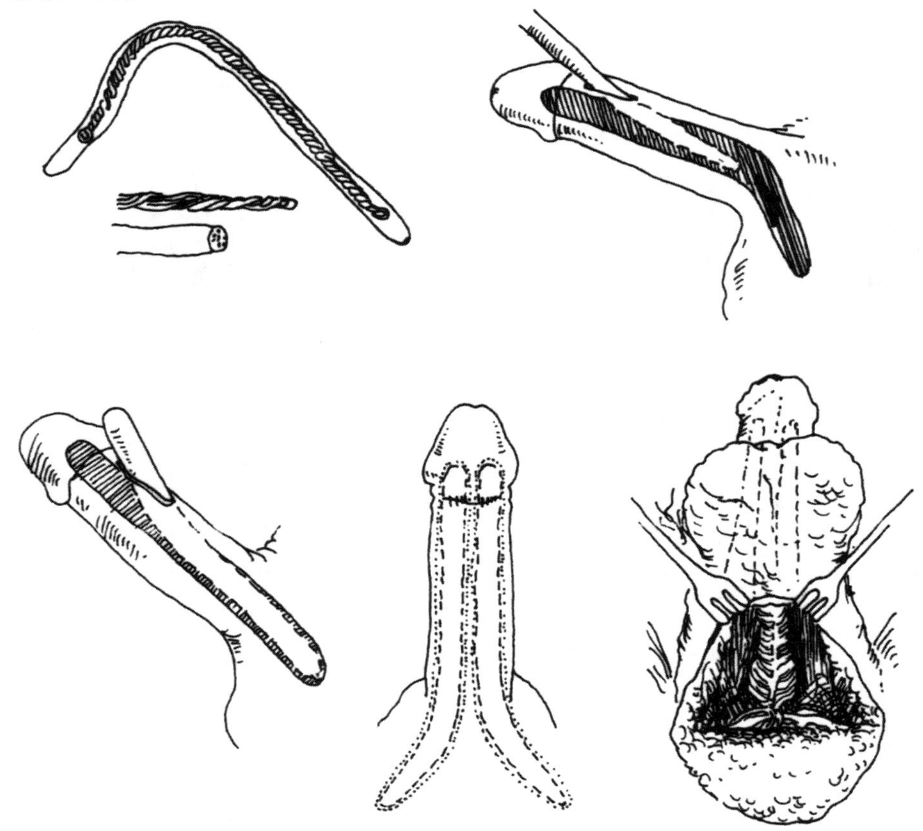

图 5-10　植入硅橡胶-银阴茎假体手术

Jonnas 阴茎假体植入

2. 可膨胀性假体植入手术(implantation of three-piece inflatable penile prosthesis)

(1)原理:膨胀性假体属于三件式假体(three-piece inflatable prosthesis),由一对空心圆柱体、泵、贮液囊三部分组成(图5-11)。圆柱体有伸缩性,贮液囊可容纳液体,泵由泵球和阀门两部分组成。使用时挤压泵球,泵球内的液体被压入圆柱体,阴茎膨胀勃起;放开泵球时贮液囊内的液体吸入泵球,阴茎萎软松弛。

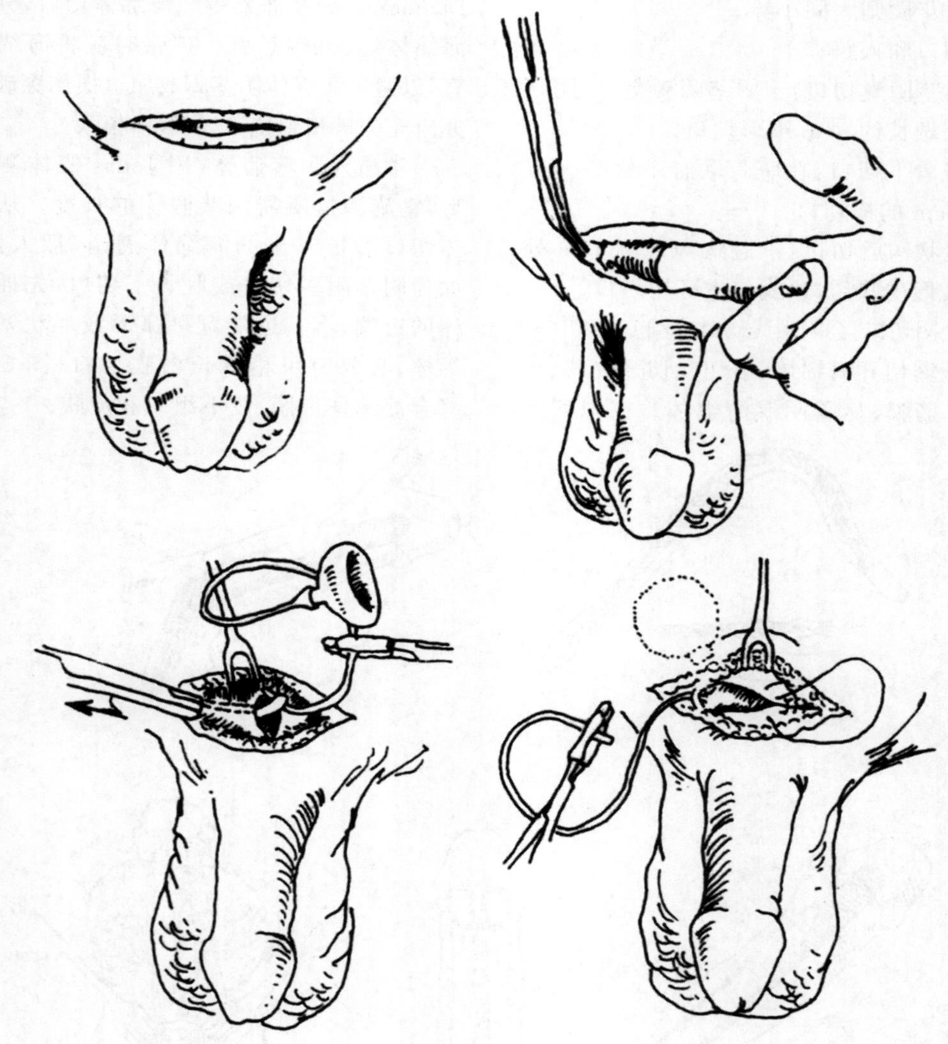

图5-11 可膨胀性假体耻骨下径路贮液囊的置入

(2)优点:与可曲性假体相比,膨胀性假体的最主要优点是术后阴茎外形与正常人几乎一样,隐秘性极好。可以即刻勃起与性交欲望同步,还可以调整阴茎的硬度和时间,更符合生理。

(3)缺点:可膨胀性假体的结构、原理、手术方法等较可屈性假体复杂,随之而来的问题亦较后者明显增多,主要问题是价格昂贵和容易发生机械性故障。

(4)术前特殊准备:基本同NIPP,但更应注意测量、选择、检查三部件及连接管道的质量。

①充液囊囊液的准备：充液囊囊液一般使用等渗液体，如果患者对造影剂不过敏，建议使用等渗造影剂，便于对术后并发症的诊断，如过敏则采用消毒的等渗盐水。术前应准备好切口内消毒液，选用抗生素溶液，以便术中冲洗伤口及浸泡假体或测量器。

②三件套阴茎假体的准备：术前测量阴茎长度预选三种型号的假体，以备术中选用；在植入假体前反复测试假体的连接和通畅实验，确保植入后试勃正常。术前要了解患者是否为左利手，泵应安置在与其优势手同侧的阴囊中，以方便病人术后使用。其余手术准备基本同植入硅橡胶-银阴茎假体手术。

(5)手术要点：三件式膨胀性假体植入术的入路有耻骨下进路和阴茎阴囊进路。

①耻骨下进路的手术要点

a. 取耻骨联合上方 1cm 至阴茎根部做纵切口，或做耻骨联合中部横切口。纵行切开腹直肌鞘后，游离膀胱前间隙，在腹直肌下方右或左侧扩大成一陷窝，以放置贮液囊（图 5-11），需保证放置贮液囊的间隙足够大，以防自发性阴茎勃起。

b. 显露、切开阴茎海绵体：牵开切口下缘，显露阴茎根部。分离覆盖两侧阴茎海绵体的筋膜，显露白膜。在一侧阴茎海绵体的耻骨附着处远侧 2cm 缝 2 针牵引线，在线间做 2cm 长切口。用 Hager 扩张器分别向远侧端和近侧端扩张，近端应抵达坐骨结节部的阴茎脚，远端应紧靠阴茎头。用圆柱体置入器精确测量所需假体的长度。在圆柱体内注入造影剂，并将空气排出，直至圆柱体变圆，勿过度膨胀。再放出少许液体使圆柱体适当萎陷。在圆柱体顶端缝上长的牵引丝线，丝线另一端穿过 Keith 钢针或用福勒牵引器，牵引圆柱体进入已扩张的海绵体内，由阴茎头牵出（图 5-12）。

c. 排空泵内空气，分离阴囊陷窝：在阴囊外侧肉膜层下用手指分离出足够大的阴囊陷窝，陷窝的容积应使泵位于阴囊底部。将泵放入陷窝内，修剪贮液囊输出管至合适的长度。正确连接三部件导管，测试假体：检查假体是否能匀称性地膨胀和萎软，位置是否恰当，确认假体工作正常后，剪断并抽出龟头牵引线（图 5-13）。

d. 间断缝合白膜后，注入 10～20ml 液体，同时膨胀两侧圆柱体，确定位置是否正确，勃起是否对称，然后减少液体量，使阴茎呈疲软状态，但勿完全排空圆柱体。用套硅胶管的钳子夹住其输出管。在此过程中不能过度膨胀圆柱体，否则可使其发生动脉瘤样膨出甚至破裂。分层缝合切口，皮下和阴囊底部放置橡皮或 Penose 引流管，保留 24～48h。

②阴茎阴囊进路的手术要点：此进路在阴茎阴囊交界处腹侧做纵形切口，在植入贮液囊时与耻骨下入路略有不同外，其他圆柱体、泵的植入和导管的连接、假体的测试等操作基本相同。

【术后处理】

1. 使用抗生素防治感染。

2. 术后适度加压包扎阴茎切口，腹部切口压沙袋 24h；伤口内渗液引流干净后去除引流物。

3. 术后留置导尿 1 周左右。

4. NIPP 术后将阴茎置于 90°勃起位，IPP 术后假体置于半膨胀状态。

5. NIPP 术后 2 周开始阴茎折曲训练，IPP 术后每日牵拉充吸泵，2 周后开始阴茎充液和放液试验。

6. 术后病人应避免穿紧身裤，坚持每日将泵向阴囊内牵拉数次，以免泵向上回缩。术后 1 个月开始使用假体，注意在切口愈合之前充胀假体可影响愈合，甚至引起切口裂开。指导患者熟练掌握假体折曲和充液泵阀的操作，IPP 嘱其 2 周后自我练习操作，6 周后可性交。

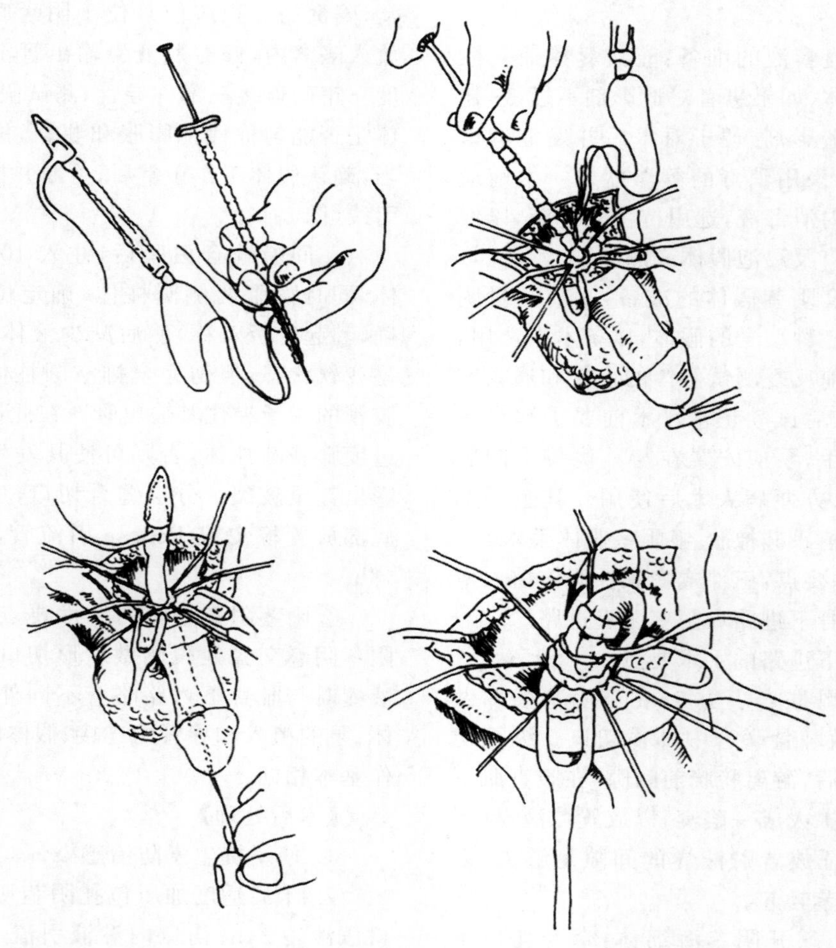

图 5-12 可膨胀性假体耻骨下径路圆柱体的置入

【并发症防治】

根据阴茎假体植入术后的时间，并发症可分为早期并发症和晚期并发症，早期并发症常见发热、阴茎水肿、阴茎皮肤水肿、坏死、白膜穿孔、会阴部血肿、疼痛、尿道炎、尿潴留、高钙血症等。晚期并发症常见冷阴茎头综合征、机械故障，植入体动脉瘤样膨出，破损、漏液，假体脱出，性交痛，假体折断，植入假体过长或过短，根部固定不好等。

1. 包皮阴茎水肿　包皮或阴茎水肿发生率较高，笔者随访一组 174 例假体手术，术后 90% 以上出现包皮或阴茎皮肤不同程度的水肿。

(1)表现：术后出现包皮或阴茎水肿，多于术后 24h 开始，3d 内水肿达高峰，甚至出现水疱。

(2)原因：术后包皮或阴茎水肿的原因可能是以下原因造成：前包皮过长或包茎，术后容易发生包皮水肿或嵌顿包茎；手术造成静脉和淋巴回流受阻，海绵体血管、淋巴的手术损伤，假体压迫，缝合张力过大，加压包扎过紧等。

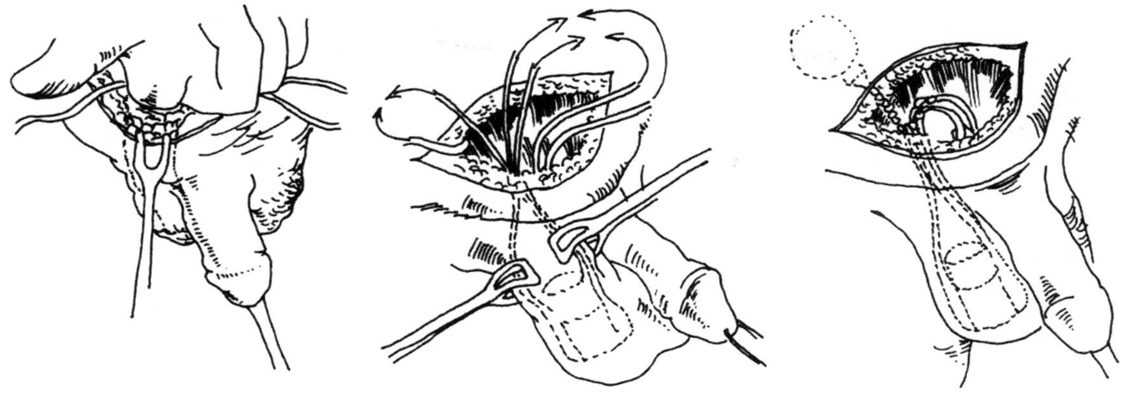

图 5-13　可膨胀性假体耻骨下径路泵的置入

(3)处理：伴有皮肤水疱者采用针吸无菌包扎；阴茎皮肤水肿明显可以针刺包扎放液；手术 24h 后局部特定电磁波（TDP）照射；松解切口敷料包扎；做适度床上和下床活动。

(4)预后：术后包皮水肿、阴茎水肿的预后较好，一般于术后 3d 逐渐消肿，一周内大多数水肿消退，个别迁延至 2～3 周。

(5)预防：伴有包皮过长或包茎者，最好同时行包皮环切术，术中皮肤无张力缝合，必要时做皮肤切开减压缝合；做海绵体扩张通道力求合适，操作切记粗暴；术后阴茎加压包扎也应适度。

2. 血肿

(1)表现：术后血肿可以分为阴茎皮下血肿、会阴部血肿及包皮血肿，表现为以上部位的肿胀淤血或出血。

(2)原因：可因术中白膜缝合不好；皮下血管止血不彻底；术中白膜损伤未被发现；术后阴茎血管破裂或伤口渗血引流不畅。

(3)处理：切开引流，清除血肿，留置伤口引流条；较大血肿需拆除缝线，探查止血。

(4)预后：小的血肿一般逐步吸收，较大血肿经过清除血肿，重新缝合止血后可以愈合，残余血肿可引起感染或以后出现局部硬结。严重血肿伴有感染者有发生阴茎皮肤坏死的可能。

(5)预防：术中认真操作，防止大血管损伤，仔细止血，严密缝合白膜；术后包扎适宜，防止过松或过紧导致引流障碍。

3. 阴茎持续疼痛

(1)表现：术后早期阴茎疼痛十分常见，一般发生在术后 4～6 周。术后一般都有轻微胀痛或不适感，多不需服用止痛药。一般术后 2 个月内可自行消失。

(2)原因：原因有多方面因素，如在切开或缝合白膜时感觉支被离断或结扎；扩张海绵体时引起的神经损伤；假体对海绵体的刺激；阴茎海绵体内压持续增高等，均可造成阴茎持续疼痛。

(3)处理：往往是植入假体过长的原因，如果伴有阴茎红肿则是感染因素。可适当加用止痛、镇静药，理疗和一般对症处理，等待阴茎海绵体适应 1～2 个月，有可能疼痛减轻；如果效果不好，持续疼痛可能由于假体过大；少数需要取出假体或更换假体。由于感染的缘故，则需加用抗生素治疗。

(4)预后：一般术后 2 个月内人体逐步适应假体，症状即可恢复，如果会阴或阴茎部疼痛严重，往往需要取出或更换小号假体才能消除症状。

(5)预防：术中准确测量阴茎海绵体长度；选择合适的假体植入；术中尽量微创操作，避免神经损伤；术后加强抗感染措施。

4. 尿道海绵体损伤　尿道海绵体损伤在假体植入中偶有发生，多发生于前尿道，有时被迫暂缓植入术。假体植入术后尿道海绵体损伤的发生率和术者操作经验有关，Carson 回顾一组 300 例 IPP 的早期并发症，仅有 2 例(2/300)发生尿道海绵体损伤，均为小损伤做缝合处理，没有影响完成手术。笔者假体手术中有 2 例发生尿道海绵体损伤，临时放弃了假体植入 1 例，另一例曾尿道扩张破裂，经行尿道修补后仍成功完成植入手术。

(1)表现：可有尿道口出血，扩张器继续向下扩张受阻，可窥到术前置入的尿管和直接发现尿道破损处，甚至扩张器从尿道穿出。

(2)原因：术中没有插入尿管做尿道标记，当手术游离至阴茎白膜时，误切开尿道；或做海绵体扩张时，动作粗暴、方法欠妥，扩张海绵体不充分，强力植入 NIPP 时导致白膜及尿道损伤；IPP 植入时海绵体扩张器或导引针使用不当均可导致尿道损伤。

(3)处理：用可吸收线间断缝合尿道伤口，注意创口针距，防止术后尿道狭窄，尿道损伤较长、较大者，最好行耻骨上膀胱造口术，严重者最好以后再行假体植入术。

(4)预后：小的轻微损伤术中经过满意修补、引流尿液，可以完成假体植入术，尿道损伤较大需放弃植入术，等待下次手术。

(5)预防：术中插入尿管做尿道标记，游离海绵体白膜时，需认准和选准切口，并用细线缝合作为切开标记；扩张海绵体时，方法正确。

5. 阴茎海绵体损伤　阴茎海绵体损伤的发生率和术者操作经验有关，文献报道不多，日本丸茂健总结该院的假体植入术，阴茎海绵体损伤的发生率为 4%。国内尚缺乏大宗的病例报道，笔者回顾 174 例手术，阴茎海绵体损伤 10 例(6%)，7 例发生于手术早期阶段。

(1)表现：扩张器进入皮下、扩张器进入另侧海绵体，难以放入假体；甚至阴茎或会阴部血肿形成。与切口相通时出血明显。

(2)原因：阴茎海绵体损伤多发于海绵体纵隔、阴茎脚、远端海绵体穿孔。见于海绵体的游离、切开和扩张不当引起。亦可由于过度扩张、假体过大导致，术后则可因伤口感染，过早使用假体都可导致伤口裂开，从而损伤海绵体。

(3)处理：海绵体中隔穿孔一般不需修补，阴茎白膜穿孔需要认真修补。单纯或轻微海绵体损伤，修补完善确切，继续手术，均可恢复顺利；如果损伤严重，甚至伴有尿道损伤者，先修补海绵体，择期再行假体植入术。阴茎脚的穿孔不易修补，需用特制硅胶囊袋导入，假体尾部才不会穿出。

(4)预后：术中及时发现可视的海绵体损伤，经过完善修补，假体可以保存，损伤较大或伴有尿道损伤，以及发生在阴茎足的损伤难以修补，往往须终止植入术。术后因感染或过早使用假体，导致假体暴露，须取出假体。

(5)预防：在扩张阴茎海绵体时，要注意阴茎海绵体的生理弯曲，或个别的海绵体畸形，细心加耐心地插入扩张器扩张。选用扩张器时，建议从中号开始，有纤维隔阻挡时可用薄剪剪开，而不强行钝扩。

(6)笔者经验教训：一例混合性 ED 患者，施行了 NIPP，术中感到阴茎海绵体发育欠佳，选用小号可屈性硅-银假体，在植入时插入困难，修剪假体长度以后，勉强纳入阴茎海绵体内。术后七天拆除部分切口缝线，用力解大便时，突感会阴部作响，随即会阴部、阴茎剧烈疼痛，很快面色苍白。会阴部出现拳头大小肿块，血压下降，处于休克状态。考虑阴茎海绵体破裂，疼痛性或出血性休克。急诊会阴部包块切开探查手术有大量鲜血和血凝块，阴茎假体穿出阴茎海绵体外。分析术中可能有小的损伤未发现，这种迟发性海绵体破裂，和海绵体条件不佳，勉强植入假体有关，值得吸取教训。

6. 感染　近年来，随着假体植入技术材料的改进和敏感抗生素的应用，感染的机会大为下降。但感染仍是假体植入术后易见和较重的并发症之一，应当予以足够重视。近年来，多次 AUA 年会上，有多个抗生素预处理假体材料预防感染的报道，对感染的防治有重要的进展。文献报道各种阴茎假体植入术的平均感染率有差别，假体植入术总体感染率为 1%～10%，单件套可屈性假体 1.5%，单件套可充胀性假体 2.4%，多件套膨胀性假体 3.3%，相对多件套假体感染率较单件套高。而糖尿病、脊髓损伤患者做假体手术感染率更高。IPP 的手术创伤大，感染率要高于 NIPP。

(1)表现：假体感染常见于术后 1 周左右。主要表现是局部红肿、疼痛、发热、甚至波动感、创口溢脓，白细胞计数增高等。

(2)原因：假体术后感染的诱发因素较多，可以归纳为手术因素、材料因素、操作因素，患者全身因素、围术期处理因素等。最常见的病原体依次为金黄色葡萄球菌、表皮葡萄球菌、大肠埃希菌，有时假单胞杆菌和真菌也可检出。

(3)处理：对感染情况一般的 NIPP，在应用抗生素效果不明显时，为了防止感染蔓延加重，可先取出假体，通过导管用抗生素液冲洗组织间隙，并插入引流管冲洗伤口。冲洗 3 日后可植入一根无菌新的假体。以往对感染的 IPP 处理是取出假体的所有部件，待感染治愈后 6 个月至 1 年再行假体植入。但感染后的海绵体纤维化常使阴茎缩短，海绵体的扩张将非常困难，多需切除纤维化组织，重建海绵体，否则只能植入较小型号的假体或半硬假体。为了避免这些问题，有人提出在发现假体感染后，可采取补救性手术(salvage procedure)，经原手术切口取出假体，敞开引流并用生理盐水、抗生素液、双氧水和活性碘液等反复冲洗，然后重新消毒，更换所有手术器械再次植入新的假体，约 80%病人不会再发生感染。如为单纯泵处的感染，可将泵移至阴囊另一侧，引流原切口，用抗生素液反复冲洗伤口 5～7 日。对取出假体以后由于感染导致的海绵体纤维化，使假体再植入困难，这时需切除纤维化的海绵体，重建海绵体，再植入假体。一经确定感染或强烈怀疑感染发生应切开引流，如脓性分泌物与假体尚未接触，引流分泌物，口服抗生素，冲洗伤口，加强换药治疗。如果感染严重，阴茎红肿明显，应取出假体，冲洗引流、切口愈合后 4～6 个月重新行假体植入。

(4)预后：一旦发生感染，多需取出假体才能有效控制感染。但比较轻度的感染，通过妥善处理局部，感染可以得到控制，无碍假体手术的成功。严重感染，往往需取出假体或假体自行娩出告终。

(5)预防：预防感染十分重要，糖尿病患者需先控制血糖。围术期抗生素的应用也是至关重要的。除了术前日、手术日应用外，术后还宜应用 5～7d。体内其他感染灶可能引起假体的延迟性血源性感染，术前必须预防性使用抗生素。术中应将所有高压灭菌后的假体和扩张器、量尺等进入阴茎海绵体内的器械在手术台上浸泡于抗生素溶液中，严格无菌操作，使用抗生素溶液和肝素冲洗液(500U 肝素溶于 500ml 生理盐水中)不时冲洗切口，在缝合前用该溶液冲洗切口。抗生素术后一般应维持 7～10d。

笔者经验：笔者曾处理切口感染假体外露的 7 例经验：全身应用抗生素和加强切口的换药工作，使切口局部分泌物减少，皮肤和皮下组织都比较新鲜，然后根据裂开的程度，采用胶布减张拉合或全层减张缝合。结果炎症控制，切口愈合，未提前慌张取出假体。由于一旦取出假体，往往使白膜的损伤加重，短期放入虽然有成功的机会，但失败的风险明显增大。失败以后再次植入假体扩张海绵体更容易损伤，扩张和植入难度均加大。

7. 阴茎头塌陷畸形（supersonic transport，SST） SST 畸形又叫阴茎头腹侧下垂畸形，或协和式飞机头畸形，常由于阴茎头部扩张不够和植入的假体过短引起。

(1)表现：性交时阴茎头向腹侧弯曲，出现 SST 畸形，导致性交插入困难。

(2)原因：假体长度选择错误、阴茎海绵体相对长，植入假体过短，阴茎头缺乏支撑引起。

(3)处理：患者一般勉强可以性交，指导患者性交技巧和双方配合技巧，轻者可以暂时不予处理。严重者如夫妻双方同意应取出假体，重新扩张阴茎头部、更换新的合适的假体。

(4)预后：不影响阴茎插入的轻度 SST 畸形，经医生训导后，假体可以长期保留；影响阴茎插入者最终需取出假体或更换假体。

(5)预防：假体的选择要适宜，一般准备 3 套规格假体备用，术中白膜切口不宜过小，海绵体扩张要充分、对称，准确测量长度，阴茎足插入要够深，阴茎固定好。

8. 假体糜烂（erosion） 假体糜烂是指圆柱体从海绵体近端或远端穿出白膜。假体糜烂的发生率多为散在报道，3%～7%，发生的时间多在植入术后 1～2 个月内。

(1)表现：发生在皮下的假体远端糜烂可出现疼痛或局部不适感，有时在皮下可触到突出的假体。

(2)原因：主要是假体过长或过大，局部长期压迫白膜坏死或感染所致。假体糜烂多见于半硬性可屈性假体，IPP 虽发生频度较少，但是也有报道阴囊皮肤糜烂而使泵或导管露出引起感染的病例。神经源性膀胱排尿障碍患者、使用安全套或导尿管患者、糖尿病患者和脊髓损伤致局部感觉迟钝或消失患者，也易发生假体糜烂。

(3)处理：如果假体已经露出表皮应拔除假体，如果仍被皮肤所覆盖又无感染，可保存假体进行海绵体修补术。NIPP 保留单侧仍然可以进行性交。

(4)预后：假体糜烂的预后不理想，往往需要更换新的假体。

(5)预防：注意避免植入的假体过长；防止术后伤口感染；不要过早使用假体性交，否则可导致伤口裂开。

笔者临床体会：笔者遇到一例施行了 NIPP 的患者，在假体植入术后 1 年，因患尿道外口尖锐湿疣，在当地医院行激光汽化手术治疗，治疗后 3d，假体头部从阴茎头部一侧激光烧灼处露出，由于湿疣未愈，伤口混合感染，无奈取出病侧假体，清创缝合后愈合。取出假体以后患者用单侧假体仍可性交。

9. 假体机械故障 由于假体种类和手术操作熟练度的不同，各家报道假体的机械故障发生率有很大差异，过去有报道可达 30%，由于材料及技术的进步，近十年来有明显的减少，多数报道 IPP 的机械故障发生率为 5%～10%。如 Yonsei University 泌尿外科植入的 543 例各种假体总的机械性故障 5.1%，其中非机械性占 1.3%，机械性为 3.8%。IPP 较 NIPP 的机械故障率明显要高。无论施行哪种 IPP 假体植入手术，迟早都要发生机械性故障，都有可能需要调整、更换。据国内外文献统计，阴茎假体植入 5 年以内需要调整或更换的比例为 5%～10%，15～20 年内几乎所有的假体都需要更换，尤其是 IPP。

(1)表现：NIPP 除可发生银丝等折断外，假体机械故障多发生于 IPP，常见的机械性故障有贮液囊自动充水致自动勃起；假体移位；圆柱体漏水、破裂；柱体瘤；吸收泵纤维包裹；连接管堵塞、漏液等。

(2)原因:假体机械性故障的原因是多方面的:比如假体本身的质量问题;假体手术植入的方法和手术操作技术不妥;患者未能正确使用假体等。IPP有时可出现自发性勃起,其原因多为放置贮液囊的空间大小或太接近肌肉。肌肉发达的病人在深吸气或收缩腹肌时,腹压明显增高也可能诱发勃起。如假体长期不能萎缩,贮液囊可能会被瘢痕包裹,发生永久性膨缩失灵。NIPP经过一段时间会发生硅橡胶老化和银芯软化,失去可屈性,往往会使阴茎处于60°的半屈下垂状态。笔者一百余例的NIPP患者,由于硅胶老化和银丝变软,假体弹性减退,2年内全部丧失可屈性,阴茎仅仅处于下垂状况。每遇性交,需手动操作。

(3)处理:出现机械性故障后,假体不能发挥作用,应手术矫正或更换。例如:假体过度膨胀或海绵体切口关闭不当,可形成动脉瘤样膨出,应植入新的假体,必要时用合成网片重建海绵体。IPP还可以根据情况更换相应部件。

(4)预后:IPP植入术后一旦发生某种机械性故障,几乎所有患者均需要取出假体,考虑重新进行手术。NIPP机械故障发生率较低,多为银丝折断,但仍然可以插入性交,预后较IPP好。

(5)预防:手术中IPP三件套的放置位置、连接、实验性起勃等关键步骤要确实到位。在植入假体以前,必须做最后一次假体检测,圆柱体或贮液囊的液体可能发生溢漏,特别在过度充盈时尤易发生。导管扭曲或被钳夹损伤后可能致导管阻塞,所以术中钳夹导管应使用套有硅胶管的钳子。此外,装置内的空气和血块液可导致故障,应注意避免。强调术中预留缝合线的重要性,以免缝针时有刺破圆柱体造成泄漏的可能。用止血钳夹扣连接管应戴保护套,以免造成管子受损或断裂。

10. 冷阴茎头综合征　假体植入后只是让阴茎被动变硬,辅助完成性交,不能解决阴茎头的"勃起",反而由于不同程度的压迫尿道海绵体,对阴茎头的血液循环不利,术后可能出现阴茎头发凉感即冷阴茎头综合征。甚至有时还会受到配偶的抱怨。

(1)表现:阴茎假体植入术后,可能出现阴茎头发冷感,即自觉或配偶感到"阴茎冰凉",甚至使配偶感到不快。

(2)原因:假体植入后可造成阴茎头血液循环不良,局部温度下降。

(3)处理:可选用自我阴茎按摩治疗,每日双手揉搓阴茎按摩20 min,每日2次;局部理疗,如特定电磁波照射(注意时间小于15min,温度不要过高,注意保护阴囊);药物治疗可选用烟酸、罂粟碱等血管扩张药口服。

(4)预后:冷阴茎头综合征经治疗多可恢复或减轻,预后一般未见取出假体等严重问题。

(5)预防:经耻骨下切口植入假体,有时由于损伤阴茎背神经及血管而引起阴茎温度异常,故使用阴茎阴囊切口可以减少阴茎神经及血管损伤。另外,选用长度合适的假体,防止植入后假体造成的高张力压迫阴茎头。

笔者临床体会:笔者对6例冷阴茎头综合征采用西地那非50mg或100mg于性交前半小时口服,结果患者和配偶均感到更加愉悦,可能是西地那非增加了阴茎头的充血和敏感性之故。

11. 假体植入术的其他并发症　阴茎假体植入术后还有许多问题尚待解决,如在"机械性"性交时,感情投入不够会导致无性高潮和射精延迟。由于假体的植入出现阴茎感觉异常(autoinflation)等问题,均需要进一步解决。

【评析与选择】

1. 阴茎假体植入术治疗ED的地位　假体植入术在国外开展较好,但因费用昂贵、需开放手术,加之患者受许多顾虑心理的影响,国外目前假体植入术也只占接受治疗

ED患者的7%～0。在我国，不仅受上述类似因素的影响，传统思想观念和经济问题更显突出。尤其在当今国内医疗形势和医患关系发生特殊变化的今天，阴茎假体手术的适应证掌握更应严格，并且还应遵循循证医学以及医学法律学的原则选择，并注意医疗法律性文书的填写应完整规范。

尽管如此，开展假体植入术近年在国内有增多趋势，针对进口假体价格昂贵、国人难以接受，而又面临中国巨大市场需求的现实，许多从事男科器材设备的厂商，不畏艰辛，进行了多年的研究和临床实验，目前，国产假体生产终于取得国家药品器械监督管理部门的批准。可以预计，随着男科医师和ED患者对国产假体手术的认识不断深化，阴茎假体植入术今后在治疗ED方面必将占有重要的地位。

2. *几种阴茎假体性能比较与评价*

(1)半硬性假体的性能比较与评价：半硬假体历经70余年，目前基本趋于成熟，具有价廉、方法简便、创伤较小、机械性故障较少等特色。以硅-银阴茎假体为代表的半硬性假体制作工艺和植入手术较简便、经济，可向任何方向弯曲、固定，假体故障的发生率也极低，体外试验将其弯曲数万至十余万余次，仍未见折损。与其配套的还有假体测量模型，以适用不同手术切口，分别测量阴茎海绵体长度。硅-银阴茎假体是目前国外最常用的假体之一，国内目前常用的可屈性假体也是这种类型，文献报道迄今只有数百例，成功率在95%以上。AMS，Malleable 600型可屈可裁半硬假体(MPP)光滑、柔韧，包有不锈钢丝蕊，远端质软的弹力硅胶，适合阴茎头形态，根据长短需要裁切，附有尾帽，可紧密嵌入裁切后的尾段，一起植入阴茎海绵体足内，近段更适宜较硬的耻骨结节，并给予阴茎海绵体适当的支持。这种假体的构思、制作、实用性更为合理。但这类假体最突出的缺点仍是阴茎隐蔽性差，今后如何保留其简便、经济的优点，克服隐蔽性差的问题，需要进一步深入研究。但对具有一定心理素质和相关知识的患者来说，上述诸项不足似乎也无关紧要。

(2)膨胀性假体的性能比较与评价：膨胀性假体有四种类型，临床应用最广的是三件式膨胀性假体，尤以美国医学系统公司的AMS700系列国外应用较为普遍。国内目前已有两种规格的可膨性假体，三件式膨胀性假体贮液囊体积大，可以获得满意的勃起，在不需要时退去囊内液体，阴茎萎软，接近生理状态。但价格昂贵，机械故障发生率以及手术创伤、并发症明显高于半硬性假体。每套国产可膨胀性假体的价格已经达到2万元左右，一般进口假体价格成倍，即便手术比较成功，但假体的功能寿命亦受到质量和使用方法的影响。由于以上原因加之受我国传统观念的影响，所以可膨胀性假体植入术在我国目前仍处于摸索试探阶段。

①单件式假体(single piece inflatable penile prosthesis)：有Flexi-flate、Hydroflex和Dynaflex(AMS公司出品)几种，其泵、圆柱体、贮液囊三个部分设计为一，类似于半硬棒状假体。直接植入阴茎海绵体内。患者需要性活动时，挤压阴茎头内的泵，囊内液体由蓄水腔移至无伸缩性的中间腔里，使阴茎变硬，但此时阴茎大小与未勃起时几乎一样。欲使假体变软时，可将阴茎弯曲，液体会自动流回蓄水腔内。因为这种方法只能使海绵体组织膨胀，故使用一段时间后，勃起硬度逐渐下降，几乎一半的单件式假体患者需改用三件式阴茎假体。这种假体价格便宜，手术时间短，但机械要求太精巧、容量小，性交时不能增加阴茎周径和长度，经常硬度不够，疲软也不够。目前临床上的使用有减少的趋势。

②双件式假体(two-piece inflatable penile prosthesis)：贮液囊和泵连接在一起植入阴囊，较三件式手术操作简单。由于减少

了管道连接，泵囊合一，故障小，也减少了腹部手术程序，尤其适用于曾接受盆腔手术而难于将贮液囊植入盆腔者。这种假体不适合阴囊较小的患者。目前改进的二件式 Ambicor(AMS 公司)假体，贮水槽位于圆柱体后端，液体流到圆柱体内时，阴茎便会呈勃起状态，但安装起来相对较难。其他缺点是贮液囊体积有限，水囊容量小，通常只有 40ml 囊液，充盈时阴茎硬度和力度不够或阴茎不能完全疲软。目前临床使用亦较少。

(3)机械性假体(self-confained mechanical penile prosthesis)：近似一条 NIPP，内装一连串小弹簧和锁钩，在一不锈铜缆内，外包硅胶，当弯曲阴茎时，弹簧拉紧铜缆，推压机械扣锁产生勃起，当不锈铜缆松弛时，扣锁分离，阴茎回复萎软。此假体不需管道连接，无漏液等问题。但有 IPP 一样近似生理的勃起和松弛功能，特别是无漏液之虑。但机械性假体临床应用时间尚短，材料质量要求高，工艺精微，因而价格昂贵、故障相对增加。

3. 选择合适的阴茎假体

(1)假体类型的选择：术前选择某种类型的阴茎假体是术前优先考虑的问题，医师应向患者详细介绍以上不同类型假体的性能原理以及各自的优缺点，做好患者的参谋，让患者做出适合自己的正确选择。通常，首次施用假体手术患者，阴茎组织结构相对正常，可以选择以上任何类型阴茎假体；对经济条件一般，手术者经验不多，选择 NIPP 较宜；经济较好、伴有尿路梗阻性疾病、要求隐蔽性好，更符合生理者可选择 IPP。

(2)假体型号的选择：在选定假体类型以后，挑选适宜与阴茎海绵体粗细和长度相宜的阴茎假体型号是手术成功的基本要素。以往常采用 Barry 人工勃起方法测量阴茎海绵体长度来确定假体型号大小，即术中在阴茎根部扎止血带，向海绵体内注射生理盐水人工勃起，再用卡尺测量其直径，取其 1/3 数即为假体的直径参数。

术中经白膜切口向阴茎脚方向和向阴茎头基底方向两端扩张伸展后，测其长度之和即为假体长度的参考数。还可先做 1～1.5cm 的阴茎海绵体小切口先不扩张进行测量，一般选择比测量结果小 0.5cm 的假体，以防假体过长引起阴茎弯曲和扭曲。若经测量后，现有假体长度规格不适合时，可在台上将假体进行修裁。

4. 假体植入术的切口选择　在 NIPP 手术切口问题上文献报道较多，我们主要采用阴茎阴囊交界处切口，认为此比经会阴进路省时，也能避免肛门会阴来源的感染。经阴茎背侧切口因有静脉和淋巴的损伤，容易发生阴茎背侧淋巴管梗阻，术后阴茎水肿明显。经阴茎背侧切口还容易损伤中线的阴茎背神经，导致阴茎头部分感觉丧失。

IPP 切口报道也较多样，AMS700 型可采用经耻骨进路。经耻骨联合中部横切口，可避免手术瘢痕延伸至阴茎体部。当贮液囊放置在膀胱旁间隙后，其管道就可以经腹直肌间和腹直肌鞘切口引出，不必担心因成角引起的扭结。放置圆柱体时尽量减少末端延长体的长度，要求阴茎海绵体切口尽可能靠近近侧端。

IPP 的阴茎切口应尽量靠近阴囊而不是阴茎，这样可以保证阴茎海绵体切口位于近侧端，便于输出管从阴囊引出，同时也可避免病人在体表摸到圆柱体的可膨胀与非可膨胀部分的连接处。在阴茎海绵体白膜上切开 Buck 筋膜时，应在距尿道海绵体 2～3cm 的内侧牵引缝线，使阴茎海绵体上的切口不至于太靠外侧，也有助于阴茎海绵体切口的缝合。当用示指扩张腹股沟外管时，如发现此处狭小，可以切开 1～2cm 以方便贮液囊的放置，松弛腹壁有助于示指放置。

5. 精确开辟阴茎海绵体通道　扩张创建一条与假体长度、宽度相宜的海绵体通道，对准确测量所需假体长度和成功植入圆柱体至关重要。由于海绵体纵隔非常薄弱，经验不足者往往缺乏立体的海绵体解剖概念，没有足够扩张推进的手感体会，容易造成海绵体损伤，发生海绵体纵隔交叉穿孔或尿道穿孔。即使很有经验的医师，在海绵体纤维化或海绵体畸形时，亦不可麻痹大意。

阴茎假体植入术的难点之一也是海绵体的正确扩张，扩张海绵体时扩张器的尖端应略偏向外侧，否则可能穿破海绵体纵隔。远端需扩张至阴茎头，或先在白膜下剪出一直达阴茎头的平面，以利扩张器至海绵体最远端。近端应达阴茎脚，此处后端逐渐变细，不需用大号扩张器，扩张器抵着坐骨结节后即停止扩张，切勿戳穿阴茎脚。扩张阴茎头部要到位，如扩张部不充分，选择圆柱体偏短、容易造成STT。

因阴茎外伤、阴茎异常勃起或阴茎硬结症等原因海绵体纤维化难以扩张时，试插失败，可在冠状沟下方做环形切口，下退阴茎皮肤，然后从近侧开始纵行切开海绵体，解剖出海绵体，在制作的沟内放置假体，然后用涤纶网片覆盖修补白膜，并与切开的海绵体白膜连续缝合，关闭海绵体。这样可以安全、可靠地做好通道，还有效避免了阴茎海绵体和尿道海绵体的损伤。

6. 三件套阴茎假体植入术应注意的问题

(1)术前或术中对假体质量和性能做常规检测验证：对储液囊做充气、耐压实验，放入水中挤捏检测有无液体泄漏，对圆柱体做充水实验，连接管长短可按需要修剪，但剪口一定要平直，确保可坚固套住接头不会发生泄漏，测试勃起与萎软效果两次以上，确认效果良好，连接管和泵、圆柱体的连接要牢固，关闭切口前试勃时注意观察有无漏液。

(2)注意操作引起的假体副损伤：切开和缝合白膜要预留缝合线作为牵引，这样可以避免扩张失误和因缝合不慎刺破圆柱体造成泄漏。精确测量所需连接管的长度，一般将输出管的出口放置于切口近端，防止连接管留置过长扭结和磨损。止血钳夹扣连接管可致受损，故夹持连接管时必须使用带保护套的止血钳，以防止多次夹闭连接管导致管子破裂。

(3)三件套的准确放置：利用置入器、Keith针、牵拉缝线将圆柱体带入海绵体内，确保其尖端位于海绵体最末端的阴茎头下方，使圆柱体在海绵体内无扭曲。在适当的位置切断输出管，使之既不绷紧又无多余长度，然后用直角塑料接头将两侧假体的导管与泵的导管连接。当管道连接妥当后，再次检查长度是否合适，并轻牵导管是否会滑脱。放置圆柱体时，末端延长体长度要合适，延长体太长，假体的实体部分就可能向前凸向阴茎体，产生阴茎“水龙头”样畸形勃起。

(4)预防和处理尿道或阴茎海绵体损伤：游离阴茎白膜时，插一根小号尿管作为标记，避免误伤尿道海绵体，切开白膜时拉直阴茎，有利于定位操作。导引圆柱体时，导引针应从尿道口外侧1～2cm处穿出，防止尿道损伤。阴茎海绵体通道扩张结束，在植入假体前，常规冲洗，可以验证有否尿道误伤。如尿道损伤严重，立即中止植入手术，待尿道完全愈合后考虑再次假体植入。万一扩张时发生了海绵体穿孔，应停止继续扩张，较大的近端穿孔需将涤纶片缝在海绵体白膜上修复，同时可植入圆柱体。如扩张器穿破阴茎纵隔，在对侧可摸到，则应插入Hegar扩张器标记，保证另一侧进行扩张，待扩张和插入假体后，再返回此侧手术。若刺穿阴茎脚，可继续扩张，修补裂口。

(5)正确选择阴茎白膜切口：白膜切口一般选择在阴茎根部，向下不超过3～5cm，切口过高易造成连接管凸向阴茎皮下，性交时常受到摩擦、撞击，易造成连接管排水故障。

7. 阴茎假体植入术与膀胱流出口梗阻

ED多发生于中老年患者，常常同时伴有前列腺增生症(BPH)，以往认为假体手术不宜用于伴有BPH等膀胱流出口梗阻的患者。笔者的经验：除严重的尿道狭窄外，一般的 BPH，经阴茎海绵体注射(ICI)试验前后排尿无明显变化者，是否应列为该手术的绝对禁忌证，值得商榷。笔者曾进行过 3 例假体术后的膀胱镜检查，放、退镜均顺利。亦曾施行伴有二度以下 BPH 患者的假体植入手术 7 例，术后未加重排尿困难，或继发尿潴留。因为尿道海绵体与二根阴茎海绵体排列呈三角之势，且阴茎海绵体伴行尿道在阴囊前已经呈八字形离开了尿道。

总之，假体手术成功取决于多种因素，如合适的假体、正确的扩张、严格的无菌技术、合理的护理、患者正确的使用假体等。因水肿、出血引起的非感染性切口、小裂口，可以通过换药愈合，不需急予取出假体。假体植入术对早泄有帮助，特别是勃起不佳合并的早泄。对心理性为主的 ED，假体植入术有病因治疗的效果，内分泌性 ED 间断性使用小剂量雄性素治疗，可增加性欲和快感。假体术后服用 PDE-5 抑制药，仍可取得锦上添花的效果，特别是对于假体植入后冷阴茎头症有较好的疗效。

（肖新民　张思孝）

第二节　阴茎异常勃起手术

阴茎异常勃起(priapism)是指在非刺激条件下引起的阴茎持续勃起，或性高潮后也不疲软，这种状态持续时间超过 6h，常伴有疼痛，是一种较少见的外科急症之一。阴茎异常勃起可发生于任何年龄段，包括新生儿。多发生在睡眠阴茎勃起时，病后阳萎的发生率高，早期及时的正确处理有助于日后性功能的恢复。

【分类】

1. *原发性和继发性*　阴茎异常勃起分为原发性(特异性)和继发性，多为继发性。

2. *低血流量型和高血流量型*　阴茎异常勃起大多数为低血流量型，少数为高血流量型。

3. *急性间断性和慢性*　阴茎异常勃起还分为急性、间断性(复发或间歇，如镰状细胞贫血)和慢性(通常为高血流量型)。阴茎异常勃起初期，均为生理性阴茎勃起，以后发展为高血流量型。

【病理变化】

阴茎异常勃起的发生是一个恶性循环过程，最初是各种因素引起海绵体的回流减少或灌注增加，破坏了勃起的正常消退过程而使勃起时间延长，海绵体内出现血液淤滞、血黏度增加、氧饱和度下降，导致组织缺氧和间质水肿。阴茎异常勃起病理变化分低血流量型和高血流量型。

1. *低血流量型(缺血性)*　低血流量型阴茎异常勃起是多种原因损害了阴茎勃起消退(detumescence)机制，初次发作之后，控制阴茎勃起消退的肾上腺素能或内皮介导机制发生功能性改变，其中包括神经介质过度分泌，小静脉回流受阻，海绵体内平滑肌长时间松弛，其结果是海绵体内压力持续保持在 80～120mmHg，并逐渐恶化，缺血状态，6～8h 后出现疼痛。缺血程度和受累的静脉数目与静脉闭塞时间长短有关。在缺血缺氧状态下，海绵体平滑肌自主收缩力和张力均降低，对 α-肾上腺素能激动药不能产生正常的收缩反应；如不及时治疗会很快导致海绵体小梁结构坏死和纤维化，发生永久性勃起功能障碍。

2. *高血流量型(非缺血性)*　阴茎海绵体动脉撕裂伤引起高流量型阴茎异常勃起，其机制是撕裂的动脉使动脉血流输入失控，窦状隙部分扩张，因小梁平滑肌未处于松弛状态，窦状隙的血液直接经未受累及的白膜下静脉丛流出，因此静脉输出受阻不明显，持续保持高输入、高输出的延长勃起，海绵体静脉回流通畅，不存在窦状隙内血液淤滞、缺血，血氧合作用充分，因此一般不伴疼痛。勃起的阴茎可压缩，勃起硬度由轻至中度，性刺激可增加阴茎硬度。有时勃起持续几天治愈后仍可保持性功能。所有阴茎异常勃起初始发病均是非缺血性高血流量型，但多数病例6小时后出现静脉栓塞，酸中毒，缺氧，最后发展为典型的低血流量型。

【病因】

原发性阴茎异常勃起占阴茎异常勃起的30%～40%，大部分病因不明。继发性阴茎异常勃起较常见，病因与下列因素有关。

1. *血液疾病* 见于镰刀状红细胞贫血、白血病、红细胞增多症、脂肪栓塞等，其机制是引起血黏度增加，甚至血栓形成，导致阴茎静脉回流障碍，引起阴茎异常勃起，为低血流量型。

2. *药物因素* 常见的引起阴茎异常勃起的药物有抗抑郁药、安定药和抗高血压药物。其中抗抑郁药，如曲唑酮是引起阴茎异常勃起最常见药物，此外，氯丙嗪、氯氮平、肼屈嗪等也可引起阴茎异常勃起，万艾可(Viagra)可引起阴茎异常勃起，为低血流型。

3. *阴茎海绵体内药物注射* 阴茎海绵体内药物注射治疗勃起功能障碍时，如果药物剂量过高或者平滑肌对药物高度敏感，则可引起阴茎异常勃起。神经性和心理性勃起功能障碍患者是诱发阴茎异常勃起常见危险因素。

4. *机械性病变* 如盆腔的晚期肿瘤压迫阴茎根部，影响血液回流；阴茎转移癌，如前列腺癌、直肠癌、黑色素瘤等肿瘤压迫血管，阻断阴茎静脉回流引起阴茎异常勃起。

5. *神经性因素* 脑干病变、腰神经硬化症、脊髓损伤及椎间盘突出患者，对勃起中枢的刺激，均可发生阴茎异常勃起。

6. *创伤* 会阴及生殖器的外伤可引起血栓，导致阴茎静脉回流受阻，发生低血流量型阴茎异常勃起，若创伤引起海绵体动脉破裂和阴茎海绵体组织瘘管形成，则发生高血流量型阴茎异常勃起。

【诊断】

1. *表现* 阴茎持续勃起多发生于5—10岁和20—50岁男性。在非刺激条件下引起的阴茎持续勃起，或性高潮后也不疲软，这种状态持续时间超过6h以上者。

(1)低血流量型异常勃起：多在夜间阴茎充血时发病，一般仅涉及阴茎海绵体，阴茎异常勃起若持续数小时，阴茎勃起坚硬而阴茎疼痛。

(2)高血流量型异常勃起：常由会阴损伤或阴茎直接损伤引起，阴茎完全勃起不如低血流量型异常勃起坚硬，阴茎很少疼痛。

2. *体格检查*

(1)阴茎海绵体在低血流量型阴茎异常勃起的患者阴茎海绵体坚硬如木，阴茎皮肤色暗红，同时有剧烈疼痛和行走不便。

(2)高血流量型阴茎异常勃起表现为阴茎部分勃起至完全勃起，阴茎皮肤色泽和弹性尚好。体格检查还应包括肛检、腹部和神经检查。

3. *血常规* 血红蛋白、白细胞、血小板、网织细胞计数；对发现白血病、镰刀状红细胞血症的诊断有帮助。

4. *海绵体血气分析* 阴茎血气分析值。

(1)与静脉血相似表明是低血流量型阴茎异常勃起。

(2)与动脉血相似表明是高血流量型阴茎异常勃起。

值得注意的是，早期阴茎异常勃起均为高血流量型，此时血气值测定无法鉴别。阴茎海绵体血气分析结果若为 PO_2 ＜30mmHg，PCO_2＞60mmHg，pH＜7.5，可考虑为缺血性或低血流量型阴茎异常勃起。

5. *彩色Doppler超声检查* 阴茎彩色Doppler超声检查。

(1)在低血流量型异常勃起可见到动脉

血流极少及扩张膨胀的海绵体。

(2)高血流量型在血管损伤区可显示动脉破裂和异常血池血液无调节性淤积。了解阴部内动脉、静脉血流情况、动脉破裂位置、漏的位置;有助于诊断高血流量型阴茎异常勃起。

6. ^{99m}Tc扫描　可作为鉴别两种类型的手段,动脉型异常勃起摄入高,静脉闭塞型异常勃起摄入低。

7. 海绵体造影　静脉血淤积表明静脉闭塞型,海绵体快速回流为动脉型。

8. 阴茎动脉造影　对高血流量型阴茎异常勃起的患者可施行阴茎动脉造影术以助于诊断。

9. 心电图胸片　胸片有无肿瘤转移灶。

【治疗原则】

阴茎异常勃起是男科的急症之一,治疗阴茎异常勃起的目的是使勃起的阴茎血循环通畅、阴茎变软,力争恢复正常性功能。应尽早治疗,如延迟了治疗时间,会增加海绵体纤维化和发生勃起障碍的机会。

【麻醉与体位】

麻醉可根据具体情况,选择局部麻醉、硬膜外麻醉或全麻。病人取平卧位即可。

【术式简介】

1. 低血流量型阴茎异常勃起手术(surgery for low flow priapism)　低血流量型阴茎异常勃起(low flow priapism)(缺血性)又称静脉型阴茎异常勃起,是阴茎海绵体静脉阻塞,静脉回流减少和静脉血液滞留,妨碍动脉输入,导致动脉血供减少,组织缺氧和酸中毒,引起海绵体和小动脉平滑肌麻痹及腔内血栓形成,发展成为缺血状态。静脉型阴茎异常勃起,往往病情较重、发展较快,持续勃起24～48h以上就可出现海绵体内血凝块形成、内皮损害和平滑肌细胞的变性、坏死,其阳萎发生率高达50%。临床上较常见。

低血流量型的勃起障碍发生率高达50%,如在12～24h药物治愈,几乎均可恢复阴茎勃起功能。如在36h内应用抽吸和α-肾上腺素能治疗,海绵体可不发生纤维化,如超过36h,则α-肾上腺素能药物无效,海绵体内会形成不同程度的纤维化。治疗原则早期采用保守治疗,若失败,可行手术治疗。

白血病导致的阴茎异常勃起血流动力学分类主要为低血流量型,为了避免阴茎缺血坏死及继发阴茎勃起障碍,应该尽可能地在24h内采取包括外科处理、化疗及血细胞分离等有效手段解除病理性勃起状态。

低血流量型阴茎异常勃起以分流手术来达到治疗目的,主要术式有阴茎海绵体-尿道海绵体分流术、阴茎头-阴茎海绵体分流术、阴茎海绵体-大隐静脉分流术及阴茎海绵体-阴茎背静脉吻合术4大类。尿道有炎症者、全身凝血功能障碍等为相对禁忌证。

(1)阴茎海绵体-尿道海绵体分流术(cavernosa-to-spongiosum shunt):阴茎海绵体-尿道海绵体分流术(Quackels术)是由Quackels于20世纪60年代首先提出的,其根据是阴茎异常勃起只累及阴茎海绵体而尿道海绵体不受影响。

①原理:因阴茎异常勃起只累及阴茎海绵体,而不累及尿道海绵体和阴茎头。因此,将阴茎海绵体与尿道海绵体作为分流通道,将淤积在阴茎海绵体内的血液经尿道海绵体分流回到体循环。持续、有效地降低海绵体内压,阻断海绵体内的"淤血-缺血"恶性循环,使异常勃起消退。

②优点:该手术操作较显微血管吻合简便,又可形成足够的分流口径,分流量大,疗效确切。

③缺点:相对较阴茎头分流复杂,需要麻醉下手术。分流为永久性的,以后患者多发生ED。

④手术要点:在阴茎根部的腹侧、中线偏外1cm处,做纵行长约3cm切口,切开皮肤和Buck筋膜,显露阴茎海绵体与尿道海绵体间沟。在阴茎海绵体白膜上做长约1cm

的椭圆形切口，需要切除一小片白膜。挤出海绵体内淤血，待阴茎松软后，用无菌盐水或稀释肾上腺素反复冲洗，直到新鲜血液流出。在尿道海绵体相对应的部位做一大小相同的切口，切除小片白膜。尿道海绵体的海绵体组织较薄，容易穿透尿道，可在尿道内插入导尿管加以避免。用5-0尼龙线连续缝合两切口相对应的前后边缘（图5-14）。拔除导尿管。彻底止血后，逐层缝合切口。用敷料包扎，不应加压，以免影响分流口的畅通。加压包扎还有可能引起阴茎头缺血。

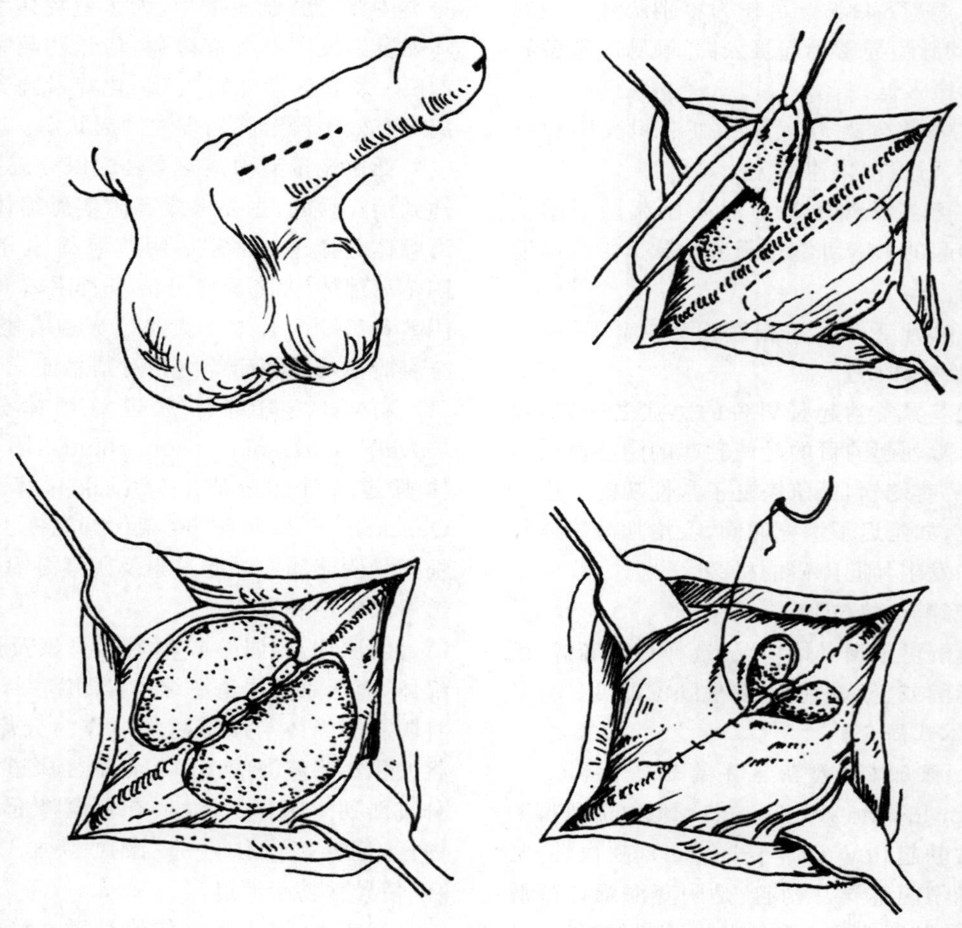

图5-14 阴茎海绵体-尿道海绵体分流术

（2）阴茎头-阴茎海绵体分流术（glans-cavernosa shunt）：自20世纪70年代以来，已发展了多种阴茎头-阴茎海绵体分流手术的方法，包括Winter、Ebbehoj、AL-Ghorab、Datta法等。这些方法分别将阴茎头-阴茎海绵体交界部的白膜和间隔组织穿破、切开或切除一小块。Winter法以穿刺针自阴茎头背侧刺破海绵体远端白膜，Ebbehoj法以尖刀片自龟头背侧刺入后切开白膜。这两种方法操作简便，但缺点是分流口径较小。而AL-Ghorab、Datta法则在阴茎头上做抵达阴茎海绵体远端的切口，直视下切除或用打孔器剜除小片白膜，从而形成较大的分流孔。

①原理：阴茎异常勃起只累及阴茎海绵

体，而不累及尿道海绵体和阴茎头。因此，将阴茎头海绵体与尿道海绵体之间建立分流通道，将淤积在阴茎海绵体内的血液经阴茎头经尿道海绵体分流回到体循环。持续、有效地降低海绵体内压，阻断海绵体内的“淤血-缺血”恶性循环，使异常勃起消退。

②优点：总的来讲，这些方法操作简单，不需海绵体、血管吻合，手术时间短，易于掌握，常可在门诊局麻下完成，因此临床上最为常用。

③缺点：流量较小，部分患者疗效不显著。如异常勃起无明显改善或复发，仍有不完全持续勃起者（约有 50%）应重复操作。严重病例需改用其他分流术如尿道海绵体或大隐静脉分流等，以获得更好的分流效果，及时缓解阴茎海绵体的缺血状态。

④手术要点

a. Winter 法：左手握阴茎并将其拉直，右手持大号穿刺针（18 号），自背侧沿中线刺入阴茎头，然后调整角度，将针尖略向外偏，刺入一侧阴茎海绵体，深 3～5cm。穿刺时勿损伤尿道。也可用 TraCut 活检针穿刺，将针尖刺过阴茎头-海绵体间隔，再将针内芯推到位，旋转 360°后把针完全退出，取出一小块间隔组织，可重复操作数次，以保证更好的引流。抽吸并挤压阴茎海绵体，放出淤血。用无菌生理盐水或稀释肾上腺素冲洗，至新鲜血液流出为止，然后拔出针头，压迫针眼 5min。

b. Ebbehoj 法：于阴茎头背侧距冠状沟以远约 1cm 处用尖刀片向阴茎海绵体方向戳入，继续向深面刺破阴茎海绵体远端白膜，然后将刀片调整 90°，再次切割白膜切口，使其呈十字或丁字形以保证分流量。也可用 Kerrison 咬骨钳自尖刀戳口处插入一侧阴茎海绵体，从阴茎头-海绵体间隔上咬出一楔形组织，于阴茎海绵体松软前在另一侧阴茎海绵体做同样的操作。挤压阴茎放出淤血。用无菌生理盐水反复冲洗，至新鲜血液流出为止，缝合阴茎头部皮肤切口。

c. AL-Ghorad 法：于阴茎头背侧距冠状沟以远约 1cm 处，或直接在冠状沟处做一横的半环形切口，长约 2cm，将阴茎头组织剥开，显露其深面的阴茎海绵体远端，剔除一直径约 0.5cm 的白膜。为增加分流，可在两侧海绵体远端分别再切除小片白膜。挤压阴茎，放出淤血。用无菌生理盐水反复冲洗，至新鲜血液流出为止（图 5-15）。缝合阴茎头部皮肤切口，将阴茎头重新缝合于阴茎上。

d. Datta 法和 AL-Ghorad 法的区别是采用打孔器在阴茎海绵体远端剜除小片白膜，以形成较大的分流孔。

（3）阴茎海绵体-大隐静脉分流术（cavernosa-to-great saphenous vein shunt）：阴茎海绵体-大隐静脉分流术（Grayhack 术）是在 20 世纪 60 年代 Grayhack 等首先报道的阴茎异常勃起分流手术。

①原理：因阴茎异常勃起只累及阴茎海绵体，而不累及尿道海绵体和阴茎头。因此，将阴茎海绵体与大隐静脉作为分流通道，将淤积在阴茎海绵体内的血液经大隐静脉分流回到体循环。持续、有效地降低海绵体内压，阻断海绵体内的“淤血-缺血”恶性循环，使异常勃起消退。

②优点：能使阴茎海绵体内的淤血迅速引流回体循环。在高血流量型异常勃起的病例，更能达到充分、迅速分流的目的。

③缺点：手术相对较复杂，需要在大腿根部和阴茎根部做两个切口，并要游离一段大隐静脉，吻合也比海绵体-海绵体困难。

④手术要点：于阴茎根部外侧做长约 3cm 纵形切口，切开皮肤和 Buck 筋膜，显露该侧阴茎海绵体白膜。在同侧大腿根部触到股动脉，在其浅面、腹股沟韧带下方 3～4cm 处做斜切口，切开浅筋膜，显露其下的大隐静脉，向远端充分游离 10～12cm，使其近端有足够长度达到阴茎，在远侧离断后用 3-0 丝线结扎其远端。在阴茎切口与股部切口之间

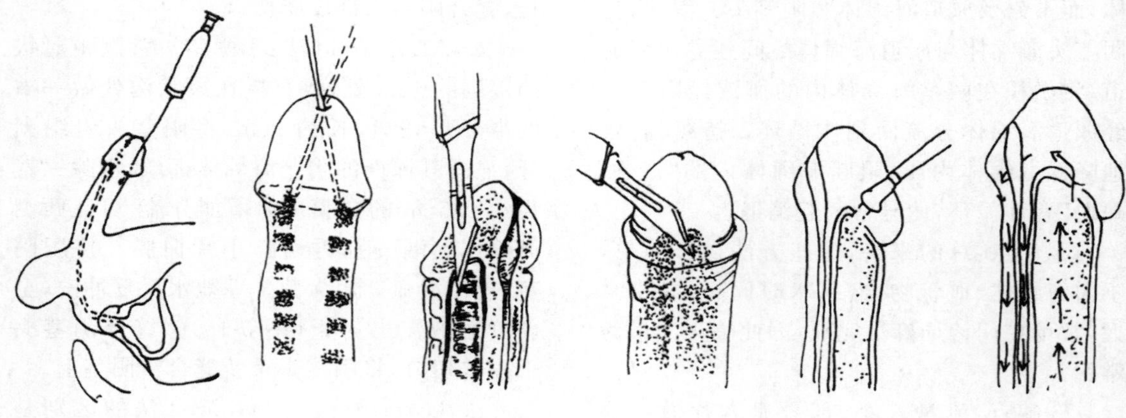

图 5-15 阴茎头-阴茎海绵体分流术

做一皮下隧道，用钳经皮下隧道将大隐静脉送到阴茎切口处。在阴茎海绵体上切除一小片白膜，做长约 1cm 的椭圆形切口。挤出海绵体内淤血并用无菌盐水反复冲洗。修剪大隐静脉成斜面，用 5-0 血管线与海绵体椭圆形切口做连续缝合，先缝合切口两端，然后连续缝合后壁，再缝合前壁。逐层缝合皮下、皮肤，用敷料包扎。

(4) 阴茎海绵体-阴茎背静脉分流术(cavernosa-to-dorsal penile vein shunt)：阴茎海绵体-阴茎背(浅或深)静脉分流术(Barry 术)是 20 世纪 70 年代 Barry 等提出的利用阴茎背浅静脉或背深静脉做阴茎海绵体的分流术。比较适合于低血流量型异常勃起。

①原理：因阴茎异常勃起只累及阴茎海绵体，而不累及尿道海绵体和阴茎头。因此，将阴茎海绵体与尿道海绵体或阴茎头之间建立分流通道；或利用大隐静脉、阴茎背静脉等作为分流通道，将淤积在阴茎海绵体内的血液经阴茎头、尿道海绵体或上述浅表静脉，分流回到体循环。持续、有效地降低海绵体内压，阻断海绵体内的“淤血-缺血”恶性循环，使异常勃起消退。

②优点：与大隐静脉分流相比，是利用阴茎自身的回流静脉做分流通道，只需一个阴茎根部切口，不需做皮下隧道转移近端分流血管。

③缺点：阴茎背静脉口径较大隐静脉细，分流量相对受限，同时对显微血管吻合的要求更高，以减少吻合口狭窄、阻塞等的发生。如选用背深静脉，还需注意避免损伤与之伴行的阴茎背动脉和背神经。

④手术要点：于阴茎根部背侧正中做长约 3cm 纵形切口，显露阴茎海绵体白膜，向远端游离一段阴茎背浅静脉或背深静脉，避免损伤阴茎背动脉和背神经。在远侧离断后用 3-0 丝线结扎其远端。

在紧邻阴茎背静脉近端的下方，切除阴茎海绵体上的一小片白膜，做长约 1cm 的椭圆形切口。挤出海绵体内淤血并用无菌盐水反复冲洗。

修剪背静脉断端成斜面，或于背静脉腹侧纵行剖开约 1cm，用 6-0 血管线与海绵体椭圆形切口做连续缝合(图 5-16)。逐层缝合皮下、皮肤，用敷料包扎。

2. 高血流量型阴茎异常勃起手术(surgical for high flow priapism) 高血流量型阴茎异常勃起主要是短期阻断阴茎动脉的血供来达到治疗目的。如及时有效治疗，预后较好，如延误治疗可转变低血流量型阴茎异

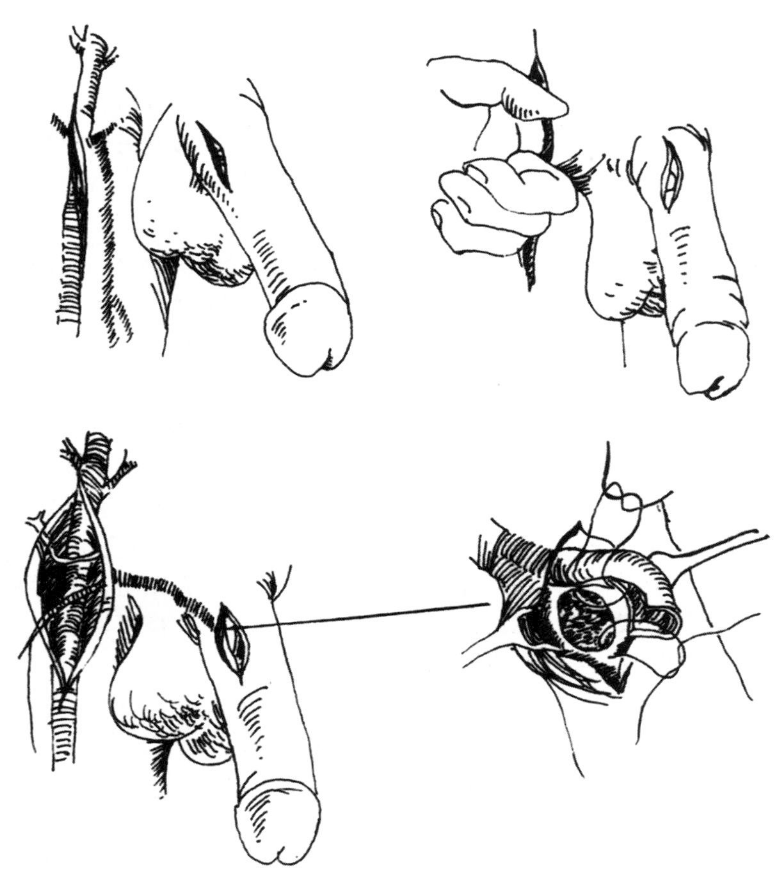

图 5-16　阴茎海绵体-阴茎背静脉分流术

常勃起，阴茎勃起障碍发生率高达 20%左右。高血流量型阴茎异常勃起，阴茎静脉回流不受阻，降低动脉流量，来达到治疗目的。采用阴部内动脉结扎或栓塞术阻断阴茎动脉血供。现有如下 3 种治疗方法。

(1)阴茎背动脉指压法(compression dorsal penile artery by finger)：阴茎背动脉指压法是陈在贤(2010)等设计用于治疗对高血流量型阴茎异常勃起的非手术方法。

①原理：压迫阻断阴茎背动脉，临时阻断阴茎血供，阴茎回流后阴茎逐渐变软，达到治疗高血流量型阴茎异常勃起的目的。

②优点：此法为无创性，不需麻醉，无禁忌证，方法简便易行，无并发症，效果良好，是治疗高血流量型阴茎异常勃起有效的新方法。避免了阴茎动脉栓塞及结扎术的痛苦及并发症。

③缺点：禁止用于低血流量型阴茎异常勃起患者。

④方法：对高血流量型阴茎异常勃起者，用手指深压于耻骨联合下方，阴茎根部阴茎背动脉，阻止阴茎背动脉血流，压到阴茎慢慢变软为止，一般压迫 30min 左右有效。以后如又勃起，可再次压迫，反复多次，可达到满意的效果。

(2)阴部内动脉栓塞术和超选择性海绵

体动脉栓塞术(the internal pudendal artery embolization and superselective cavernous artery embolization):多采用放射介入技术行选择性阴部内动脉栓塞或超选择性海绵体动脉栓塞,或行阴部内动脉结扎术。但术后患者常发生阳萎。主要术式有动脉栓塞或手术结扎血管术等,术后阴茎仍能恢复完全勃起,但一般需要数周至数月。尿道有炎症者、全身凝血功能障碍等为相对禁忌证。

①原理:经阴部内动脉栓塞术阻断阴茎血供,阴茎回流后阴茎逐渐变软,达到治高血流量型阴茎异常勃起的目的。

②优点:选择性阴部内动脉栓塞或超选择性海绵体动脉栓塞,对阴茎血供干扰更小。栓塞物多采用可吸收的物质,如自体血凝块或明胶海绵等。异常勃起改善后,随栓塞物的吸收,血管可以再通,有助于病人勃起功能的恢复。与传统开放手术结扎阴部内动脉相比较,其创伤小、恢复快,也可获得相似的治疗效果。且术后阳萎的发生率降低。

③缺点:不适于缺血性、低血流量型阴茎异常勃起。需要昂贵的放射影像、血管介入设备,以及熟练掌握介入技术的医师。在基层单位不容易开展。术后有导致 ED 的可能。

④手术要点:先行选择性一侧阴部内动脉造影,如发现该侧有海绵体动脉晕存在,说明存在海绵体动脉瘘。将动脉导管插至阴茎动脉近端,用自体血凝块或明胶海绵栓塞,成功栓塞后再造影可见动脉晕消失。用同根导管行对侧阴部内动脉造影,检查是否还存在另一侧海绵体的动脉瘘,以免遗漏。

(3)阴部内动脉结扎术(ligation of internal ligation of internal ligation of internal):属开放性手术,通过结扎阴部内动脉来达到治疗高血流量型阴茎异常勃起的目的,效果好,但术后阴部内动脉闭塞,术后并发症多而严重,阴茎勃起功能发生率极高,不推荐此种手术方法。

【术后处理】

应用抗生素预防感染。应用己烯雌酚预防勃起。将阴茎翻向腹部固定。行尿道海绵体分流时如发生尿道损伤,宜行膀胱造口暂时转流尿液。如为阴茎头分流,穿刺后 12h 内,嘱患者每隔数分钟挤压阴茎保持排空状态。并需密切观察异常勃起改善的情况,如术后 12～24h 仍有不完全的持续勃起,或消退后又再次勃起,应做及时处理。

【并发症防治】

阳萎是阴茎异常勃起的主要并发症,分流术前应向病人讲明手术失败及术后阳萎的可能性,且应说明阳萎是由疾病本身而非手术引起。其主要原因是海绵体纤维化,仅少数是由分流的口径过大引起,两者均可用海绵体造影证实。一年后未恢复性功能者,可考虑假体植入和 VCD,如分流口径过大可通过手术矫正。

【评析与选择】

阴茎异常勃起的保守治疗方法尽管很多,包括应用镇静药、止痛药、雌激素和降压药,局部或全身用抗凝、纤溶、麻醉药物,以及对继发性异常勃起的病因治疗等,多数疗效并不确切,且疗程长、阳萎的发生率高。

随着对异常勃起机制认识的不断深入,这些传统保守治疗措施多被废弃。目前治疗异常勃起,低血流量型阴茎异常勃起,先采用海绵体抽吸加 α-肾上腺素能药物灌洗,降低海绵体内压,增加静脉回流,多数病例的异常勃起可以消退。如能在 12～24h 治愈,病人以后勃起功能多可恢复。在 36h 内治疗海绵体可不发生纤维化,如超过 36h 海绵体内不同程度的纤维化,即使应用 α-肾上腺素能药物也无效。

对于低血流量型(缺血型)阴茎异常勃起,海绵体抽吸加 α-肾上腺能受体兴奋药灌洗治疗后,如异常勃起消退不满意或复发,应采用外科分流手术。外科分流术中以阴茎头-阴茎海绵体分流术最为简单、常用。并可配合抽吸加 α-肾上腺素能药物的应用。单纯的阴茎海绵体远端穿刺(Winter 法)或白膜十字切开(Ebbehoj 法),其分流孔径较小,容易自行闭合。切除小块白膜(AL-Ghorad 法、Datta 法)能提供更确切的分流,但日后阳萎的发生增加。

对于发病时间长(36h 以上甚至数天)、已发展为严重的缺血型异常勃起、经阴茎头分流效果不满意的病例,则多选择尿道海绵体分流术,该术直接在紧邻的尿道海绵体、阴茎海绵体上开窗。手术简单,不需要显微血管吻合,分流确切、效果满意。但因病人的异常勃起较严重,甚至已有海绵窦血栓和海绵体纤维化等病理改变,而该术式为永久性分流,日后可能不利于病人勃起功能的恢复。

对于高血流量型动脉性异常勃起,则采用选择性阴茎背动脉指压法、阴部内动脉栓塞或阴部内动脉结扎术。阴茎背动脉指压法为无创性,不需麻醉,方法简便易行,无并发症,效果良好,是治疗高血流量型阴茎异常勃起有效的新方法。避免了阴茎动脉栓塞及结扎术的痛苦及并发症。

(李 响 张思孝 陈在贤)

第三节 早泄手术

早泄(premature ejaculation,PE)是成年男性中最常见的射精功能障碍之一,以性交之始甚至性交前即泄精为主要表现,其发病率大约占成人男性的 1/3 以上。现代医学对 PE 的定义是一个逐步演变的过程。1970 年,Master&Johnson 提出 PE 的定义为性交时间维持不能使配偶满足的频度高于 50% 者。1974 年,Kaplan 提出由于男性缺乏随意调节射精的能力,导致不以所愿地到达性高潮者为 PE;1984 年,DSM-Ⅲ-R 提出不以所愿地阴茎插入阴道即射精,或在轻微的性刺激下即射精者为 PE。1997 年,Davide 提出男女双方中,某一方对射精潜伏期不满意而企图延长射精潜伏期者为 PE。2015 年国际性医学会提出早泄的定义为:

1. 从初次性交开始,射精往往或总是在插入阴道 1min 左右发生,或者射精潜伏时间有显著缩短,通常少于 3min。

2. 总是或几乎总是不能延迟射精。

3. 消极的身心影响,如苦恼、忧虑、沮丧和(或)躲避性生活等。

总之,目前还没有一个关于 PE 的十分准确而权威的定义。传统观点认为 PE 的原因主要是心理因素,可能包括焦虑、紧张、不安等心理障碍,婚姻危机以及性生活环境影响等因素。近来提出 PE 的原因与射精中枢或感觉区域兴奋性增高导致的神经病理生理学变化的器质性因素有关。学者们从器质性和功能性的病理学角度,将 PE 分为生理型(biogenic)和心理型(psychogenic),生理型是指 PE 的发生主要与个体的素质或疾病有关,而心理型主要是与精神因素有关。从发病的性质或时间角度,将 PE 分为原发型(终身型)和继发型(获得型),原发型是指从有性生活开始就发生 PE,继发型则有过一段不是 PE 的阶段后才出现 PE。从 PE 的对象或情景角度,将 PE 分为广泛型和境遇型,广泛型指在任何情况下,与任何性伴侣都发生 PE,而境遇型 PE 是指针对特定的性交对象或在特殊的场合才发生 PE。

其治疗方法包括心理治疗、行为疗法、药物治疗和手术治疗。心理治疗即心理干预治疗,需夫妻双方互相配合,进行相关性知识、性心理教育,以解除在性生活中的各种不良情绪,建立一个良好的信心。心理干预治疗虽然可以实施,且有很多证据支持性心理治疗有效，但单一的心理治疗对早泄患者的有效性尚不确切。行为疗法有终止-开始训练、阴茎挤压训练、渐进性感觉集中训练、手淫训练和配偶骑跨阴道内静止训练等。这些训练的目的是使患者掌握在达到中等程度的兴奋后开始降低其兴奋度。这些训练方法应充分取得配偶的理解与配合，夫妻双方应建立合作、亲密和信任的良好关系。由于行为疗法历时较长，医生制定行为治疗方案时，应认识PE发生的心理学原因，以使患者能长期坚持，保持其治疗的初衷。药物治疗包括阴茎头局部外用药物、作用于中枢的药物等。局部外用药物主要是使用局部麻醉作用的软膏、喷雾等，它可降低阴茎头敏感性，有利于延长PE患者的射精潜伏期，使用时应防止麻醉药物进入配偶阴道而降低阴道敏感度，副作用包括勃起功能障碍和性高潮障碍等。作用于中枢的药物中目前抗抑郁药如5-羟色胺重吸收抑制药(SSRTs)类以及中枢神经系统镇痛药如曲马多受到人们的重视。SSRTs类药物通过抑制5-羟色胺(5-HT)重吸收而增加神经突触中核递质浓度，从而达到使患者射精延迟、性高潮延迟等作用，其副作用包括引起患者疲乏、头晕、嗜睡、失眠、恶心、呕吐、口干、腹泻等神经系统和消化系统的症状，还可能引起阴茎勃起功能障碍。曲马多是中枢性镇痛药，能够激动阿片受体和抑制去甲肾上腺素和5-羟色胺的再摄取，国外对其为期12周的研究评估了其有效性和安全性，认为耐受性在为期12周的研究期间是可以接受的，但曲马多用药过量会产生依赖，在我国列入第二类精神药品管理，国内应用曲马多治疗早泄较少。手术方法治疗PE可作为药物、心理和行为治疗无效或效果不佳的辅助治疗方法，主要包括阴茎头填充增粗术、阴茎背神经切断术、阴茎系带内羊肠线植入术、包皮成形术和包皮环切术等，但手术治疗PE有可能损伤阴茎头的敏感性，且具有不可逆性的可能。

【术前简介】

1. 阴茎头填充增粗术(glans penis augmentation)　2004年，韩国Kim等报道了注射用透明质酸(hyaluronic acid，HA)凝胶治疗原发性PE患者，取得了较好的疗效，患者满意率达75%，配偶满意率达62%。

(1)原理：阴茎头的感觉主要由阴茎背侧神经的分布、受体的数量、受体的阈值以及传导通路的畅通等因素决定。HA凝胶作为一种组织填充药，已广泛应用于矫形外科、眼科，其安全性得到广泛验证。本手术将其注射入阴茎头内，形成一道屏障，阻断了性生活的摩擦对阴茎头神经受体的刺激，从而达到治疗原发性PE的目的。

(2)优点：透明质酸是一种天然的多糖，广泛存在于哺乳动物的结缔组织中。与其他组织填充药(硅胶、液状蜡油、胶原蛋白)相比，其组织相容性好，没有异物反应。在组织中稳定性好，降解缓慢。如果有降解，可以再次补充注射。它作为组织填充药在临床使用已超过20年，未见明显不良反应。

(3)缺点：术中用局部麻醉，有的患者感阴茎头疼痛。术后阴茎头略水肿，一般2周后消失。术后随访时间较短(作者报道随访6个月)，其远期疗效尚待进一步观察。

(4)适应证：经心理、行为、药物等治疗无效或效果不佳的原发性PE患者。

(5)麻醉与体位：局部麻醉，取平卧位。

(6)手术要点：用27G注射针在阴茎头前端至冠状沟前1/3处进针至皮下，注入2ml Perlane(瑞典生产)注射性HA凝胶。围绕阴茎头多点注射，每一点均使针头在皮下变换多个方向，使凝胶在皮下呈扇形分布(图5-17)。改用30G注射针注入Restylane®(瑞典生产)注射性HA凝胶。

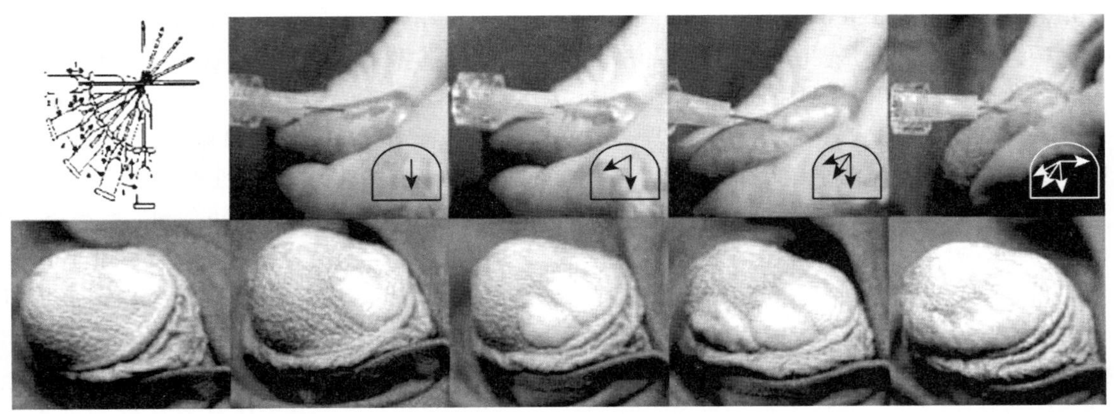

图 5-17　阴茎头填充增粗术

2. 选择性阴茎背神经切断术(selective dorsal neurectomy of penis)

(1)原理:近来的研究表明,PE 除了心理因素外,患者阴茎头的感觉比正常人灵敏,感觉神经兴奋性比正常人增高,射精潜伏期与射精反射弧较短,射精刺激阈低,在性交时容易诱发过早射精。阴茎感觉通路起始于阴茎皮肤、阴茎头、尿道及阴茎海绵体内的感觉器,发出神经纤维融合形成阴茎背神经束,加入其他神经纤维成为阴部内神经,而后经骶神经的背根上升到脊髓。感受器激活后,通过阴茎背神经、阴部神经、脊髓、脊髓丘脑束,将痛、温、触觉信息传送至下丘脑和皮质层进行感知。接触性刺激,阴茎皮肤和阴茎头的神经冲动通过阴茎背神经传入,始动和维持反射性阴茎勃起。因此,行阴茎背神经切断术后,可以降低阴茎头的敏感性,提高射精刺激阈,延长射精潜伏期,以达到治疗早泄的目的。

(2)优点:通过手术选择性切断阴茎背神经,既降低阴茎头的敏感性,延长射精潜伏期,又不影响勃起功能。理论上其疗效维持时间较药物长。

(3)缺点:由于 PE 的病理生理学机制目前仍未明确、阴茎背神经切断的损伤不可逆转、术后并发症(阴茎感觉异常或麻木感、局部形成神经瘤导致疼痛、勃起功能障碍等)等原因,它还不是大家公认的治疗 PE 的手术。疗效差。

(4)适应证

①年龄一般≤40 岁。

②阴茎勃起角度超过 90°。

③排除心理素质不佳因素。

④戴安全套有效者。

⑤局部表皮涂药有效者。

⑥适度饮酒有效者。

⑦口服抗抑郁药有效者。

(5)手术要点:距冠状沟近端 2cm 做弧形切口。包茎或包皮过长者可先行包皮环切术,在此切口行阴茎背神经切断术。在 Buck 筋膜与白膜间分离显露一侧阴茎背神经,分离至阴茎头处,分离出其主干及多支细小分支,保留主干,其余予以切断(有条件者可在显微镜下操作)。同样方法处理另一侧阴茎背神经,缝合切口。

(6)术中注意要点:术中注意对神经主干的保护,避免钳夹、过度牵拉,否则导致术后阴茎头麻木。在分离阴茎背神经时,解剖层次要清楚准确,手术视野清晰,神经分离显露要确切,否则可能遗漏神经分支,术后效果不佳。

3. 阴茎系带内羊肠线植入术(the penis

frenulum catgut implantation)

(1)原理:埋线疗法是在中国医学经络理论和针灸疗法的基础上发展而成的,在我国乃至东亚诸国已广为临床应用。其原理是利用埋置于穴位或神经敏感区的羊肠线代替针灸针,对穴位局部发挥持续微弱而温和的良性的兴奋性刺激作用,使机体内环境经过调整而趋向正常。该疗法的作用机制可能是:①阴茎系带作为男性生殖器官中最敏感的部位,与大脑射精中枢的联系十分密切,在此处置入的羊肠线可能通过持续地刺激系带加强了对大脑射精中枢的抑制;②置入阴茎系带内的羊肠线直接介入到性交活动中,可以利用阴茎的性交动作加强羊肠线对系带的刺激,通过闸门控制机制同步地干扰或阻断性刺激信息的传导,从而达到提高射精阈值、治疗 PE 的目的。

(2)适应证:符合美国精神病协会颁布的《精神病诊断和统计手册-第四版(DSM-Ⅳ)》中的早泄诊断标准:持续地反复地在很小的性刺激下,在插入前、插入时或插入后不久就射精,比本人的愿望提前,这种情况明显引起本人的痛苦和伴侣之间的关系紧张。包茎及阴茎头包皮炎者除外。

(3)优点:该疗法治疗 PE 具有以下优点。

①起效较快:术后当日即可见效,且性交时间越早疗效越好。

②维持时间较长:植入阴茎系带内的羊肠线被组织吸收的速度非常缓慢,多在半年左右消失,作用时间可维持 3~6 个月,可重复治疗且具有可逆性。

③一般只须 1 次治疗。临床治愈后又复发者多数是由于较长时间未性交所致,嘱其每日 1 次捏挤系带内的羊肠线,多数约半个月即可恢复。因出差等原因 1 周以上不能性交者,隔日捏挤系带内羊肠线 5min 可防止反复。

④操作简单方便。

(4)缺点:羊肠线在系带皮下刺激局部组织反应性增生,一般于术后 15d 左右局部形成包绕羊肠线的条状硬结,约半年左右消失。少数患者发生局部皮下出血,一般 7d 左右瘀血消退。有的患者术后性交时局部有异物感,一般不影响性感受及性高潮。疗效差。

(5)手术要点:常规消毒,取一段 1cm 长的 2-0 羊肠线,从 8 号穿刺针的尖端放入针腔的前端,左手将包皮上捋,固定阴茎头及阴茎体并绷紧系带,从系带的阴茎头端直上 2cm 处做进针点,右手持备好的穿刺针自进针点刺入皮下,水平沿系带进针至阴茎头端,此时一手固定针芯不动,另一手握针柄向后退针,羊肠线将随针体的后退被固定不动的针芯顶出针外,呈直线状留置在针体退出的位置(图 5-18)。出针后,局部以干棉球压迫 1min 以防出血。术后 3d 内性交者须戴安全套以防感染,1 次为 1 个疗程。

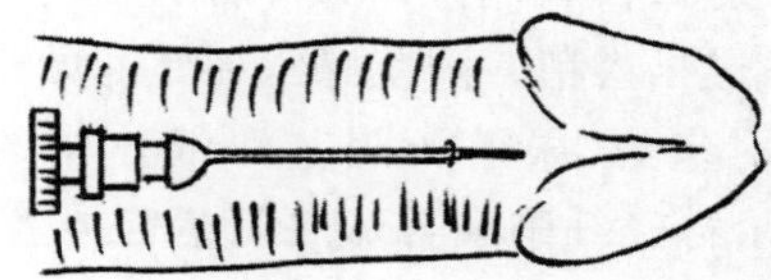

图 5-18 阴茎系带内羊肠线植入术

4. 包皮成形术(prepuceplasty)

(1)原理:男性性反射过程是感受器受刺激后,通过阴茎背神经、阴部神经等将痛、温、触觉信息传送至相应的神经中枢。神经中枢再发出信息通过骶神经、阴部神经等输出神经作用于球海绵体肌、坐骨海绵体肌等效应器上,控制勃起及射精。包皮成形术就是以破坏部分阴茎上的性感受器,减少性刺激信号的输入量,降低中枢的兴奋性,延缓射精潜伏期。阴茎的性感受器主要是包皮、包皮系带、包皮口及阴茎头。阴茎头冠和包皮系带和(或)包皮口的末梢受体非常丰富,而且包皮系带是包皮内板丰富的神经网络的中心点。目前有人认为包皮系带和(或)包皮口是最重要的高潮启动点。当包皮系带和包皮口被切除后，相当一部分阴茎的性感受器受到破坏，使阴茎的敏感性下降，提高射精阈值，延长射精潜伏期。而且包皮内板是由具有丰富牵拉感受器的神经支配，它终止于冠状沟。包皮成形术后，形成环形和腹侧纵行皮肤和皮下瘢痕，包皮内板相对固定而得不到牵拉，也达到降低部分敏感性、提高射精阈值、延长射精潜伏期的目的。由此可见，本术式从不同方面降低了阴茎的敏感性，延长了射精潜伏期，对 PE 可达到一定的疗效。

(2)优点：该术式同时降低包皮、包皮系带及包皮口的敏感性、提高射精阈值、延长射精潜伏期，理论上其疗效较为确切。

(3)缺点：目前报道文献不多，临床病例较少(113 例)，术后随访时间较短(3 个月)，尚需更多病例、更长时间的观察。疗效不肯定。

(4)适应证

①符合美国泌尿外科学会(AUA)PE 的诊断标准。

②已婚或同居、有稳定和规律性生活的男性。

③无勃起功能障碍和严重的肝肾疾病。

④自愿进行包皮成形手术治疗。

(5)麻醉与体位：局部麻醉，平卧位。

(6)手术要点：使包皮内、外板充分展平，沿包皮口环(内外板交界处)将包皮口皮肤做袖状切除，其宽度 0.5～1cm。同时从尿道口向阴茎根部方向，沿系带楔形切去系带皮肤长 2～3cm，宽 0.5～1cm(图 5-19A)。根据阴茎腹侧皮肤缺失程度决定其背侧内、外板纵行切开的长度(图 5-19B)，并注意勿伤及血管。间断缝合伤口(图 5-19C)，适当加压包扎。7d 后拆线。嘱病人术后 4 周内避免性生活。

5. 包皮环切术(circumcision)　有人报道 PE 患者包皮过长占 62.5%～95%，过长的包皮长期掩盖阴茎头及冠状沟缘和包皮系带，所受的刺激较少，其敏感程度很高，射精刺激阈值很低，性交时易致 PE。治疗 PE 的目的是提高射精所需的阈值。

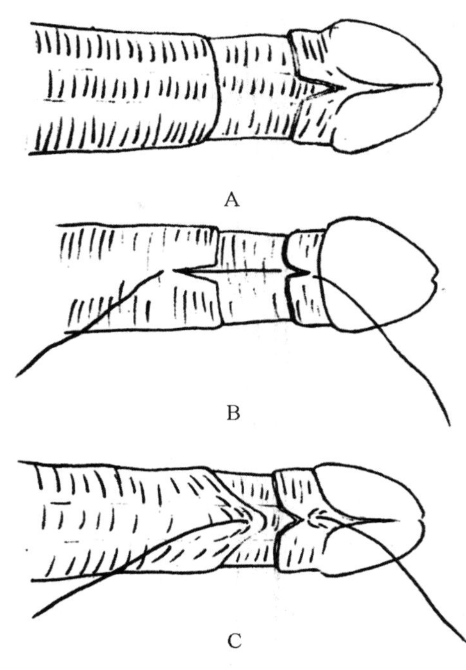

图 5-19　包皮成形术

A. 包皮环切后系带楔形切去系带皮肤；B. 阴茎背侧内、外板纵行切开缝合；C. 间断缝合伤口

(1)原理：通过包皮环切术，可去除阴茎部分性感受器，如包皮、包皮口等，破坏了一部分阴茎血管、神经末梢和感觉组织。另外，包皮切除后，阴茎头、冠状沟缘和包皮系带长期暴露受到摩擦刺激，从而使其敏感性降低，使射精阈值有较大提高，达到治疗 PE 的效果。

(2)优点：该术式临床应用时间长，技术成熟，疗效确切，易为患者接受。

(3)缺点：在包皮环切术初期，患者术后刚刚外露的阴茎头特别敏感，常常因衣裤的摩擦而使阴茎勃起，一定要停止活动后，方能逐渐消退。甚至有的包茎患者术后 PE 更加严重。此种现象术后开始最明显，随着时间延长，而逐渐减少。疗效不满意。

(4)适应证：婚后或有性生活史1年以上、阴茎勃起功能正常、合并包皮过长的PE患者。

(5)麻醉与体位：局部麻醉，平卧位。

(6)手术要点：详见第8章第一节中内外板分层包皮环切术手术要点。

(7)注意要点

①术后常规应用雌激素防止阴茎勃起。

②选择性阴茎背神经切断术在分离阴茎背神经时，解剖层次要清楚，手术视野清晰，神经分离显露要准切，否则可能遗漏神经分支，术后效果不佳，或损伤阴茎背神经主干，导致术后阴茎头麻木或感觉异常。

③阴茎系带内羊肠线置入术要确保羊肠线置入皮下一定深度，过浅则羊肠线逐渐因摩擦而逐渐外露，导致感染。此时只有取出羊肠线，加强抗感染治疗。

【并发症防治】

1. 出血　包皮血供丰富，术中需仔细止血，术后用弹力绷带或凡士林纱条加压包扎伤口。由于夜间阴茎勃起，阴茎充血，增粗变长，局部张力增加，可能导致结扎血管的线头脱落，从而导致出血、阴茎血肿。因此，术中对血管结扎要牢固，术后常规应用雌激素防止阴茎勃起。一旦发生较多出血，需立即拆开伤口缝线，清除血肿，仔细寻找出血点，彻底止血，并加强术后抗感染治疗。

2. 感染　术前炎症未控制，术中消毒不严，术后伤口敷料被尿液浸湿污染所感染。术后勤换敷料、内裤，口服抗生素，可防止感染。

3. 象皮肿　由于切口内瘢痕纤维粘连，引起切口远侧包皮内板淋巴循环障碍，导致慢性炎症及象皮肿形成。需再行整形手术，彻底切除局部皮肤及象皮肿组织，创面的出血点用电灼止血，尽量减少线头异物。用5-0肠线间断缝合皮下组织，然后连续缝合皮肤。

4. 包皮口瘢痕狭窄　包皮环切术中保留包皮内板过多、切口感染或患者瘢痕体质，可能发生包皮口瘢痕狭窄，需再次手术切除狭窄环，但注意保留足够的皮肤。

【评析与选择】

PE的治疗首先考虑药物、心理和行为治疗，只有在上述方法无效、患者不愿坚持而又强烈要求手术治疗时，方可考虑手术治疗。在上述各种手术方法中，除了包皮环切术较成熟外，其余方法国内外少有报道，不能作为治疗PE的首选手术。其中，除了阴茎头填充增粗术和阴茎系带内羊肠线置入术的填充物(埋植物)可逐渐吸收外，其他手术对患者的损伤不可逆转，一旦出现并发症，将可能给患者带来长期的痛苦。

(刘　川　姜　辉　郭　军)

第四节　逆行射精手术

逆行射精(retrograde ejaculation，RE)是指阴茎能正常勃起，性交时有性高潮和射精的动作，但无精液从尿道口排出，而是逆向射入膀胱内的一种疾病。又称逆射精和后向性射精。

RE是由于精液射入后尿道“压力房”后，因多种原因引起膀胱内括约肌关闭不全、外括约肌收缩，坐骨海绵体肌、球海绵体肌及盆腔横纹肌节律性收缩，精液流向压力低的膀胱内而造成的，其病因有①解剖结构异常：先天性因素如射精管开口异常、后尿道瓣膜病等。后天性因素常见于前列腺增生手术(开放手术或经尿道手术)、后尿道外伤或手术等，导致膀胱颈部肌肉受损，闭合压力低，甚至膀胱颈完全开放。另外，精阜肥大也可导致RE。②神经因素：与射精有关的神经受伤或发生病变可致 RE。常见于腹膜后、盆腔手术损伤支配膀胱颈部的神经。糖尿病可因交感神经病变使尿道内外括约肌功能发生共济失调而导致 RE。③药物因素：常见的有抗精神病药物、抗高血压药物，如胍乙啶、利血平、硝苯地平等。④特发性因素：原因不明。

临床上患者表现为阴茎能正常勃起，性交中有性高潮和射精动作出现，但无精液从尿道口排出，性交后第 1 次尿液检查可见尿液浑浊，显微镜下有大量精子和果糖，据此可诊断 RE。此外，根据病史如有无手术外伤史、糖尿病病史、服药史等可确定病因。

RE 的治疗包括：药物治疗、手术治疗等。药物治疗包括中医中药和西药。西药多选用麻黄碱、丙咪嗪、左旋多巴、米多君等。有人报道丙咪嗪、伪麻黄碱可作为治疗糖尿病引起的 RE 的首选治疗方法。有生育要求的患者，可采用碱化膀胱尿液，收集精子体外处理后行人工授精。有前尿道狭窄的患者，可试行尿道扩张。采用上述方法均无效而又有生育要求的患者，可考虑手术治疗。特别强调的是，RE 患者多是以不育就诊，若夫妻双方没有生育要求时，RE 患者可不需要治疗。手术治疗 RE 的基本原理是恢复或重建膀胱颈的结构或功能，使射精时膀胱颈关闭，精液从尿道口射出。

【术式简介】

1. Abrahams 手术（Abrahams operation）　此术式为 Abrahams 在 1975 年首先报道。他用该术式治疗了 2 例因膀胱颈梗阻而采用 Y-V 膀胱颈成形术后发生 RE 的患者。2 例患者均恢复正常射精，一例生育了小孩。

（1）原理：该手术经膀胱切除围绕膀胱颈的黏膜，重建内括约肌并折叠膀胱颈肌群以缩小其口径（能通过 F16 尿管），达到治疗的目的。

（2）优点：相对于其他术式，其操作较简单。据作者的报道，其成功率高。

（3）缺点：报道的文献较少，病例不多，除了早期的一篇文献外，少有后续报道。缺乏大规模的临床研究。

（4）适应证

①因膀胱颈手术而发生 RE 的患者。②采用药物治疗和回收精液人工授精未能成功妊娠，而有生育要求的。③要求采用手术治疗的。

（5）禁忌证：因后尿道、前列腺手术发生 RE 的患者。有尿路感染者先控制感染。

（6）术前准备：膀胱尿道造影、膀胱尿道镜检查以明确膀胱颈关闭不全。

（7）手术要点：患者仰卧位，置入 F16 气囊导尿管。原切口处切开并切除瘢痕组织，进入膀胱前间隙。切开膀胱前壁，充分显露膀胱颈，沿膀胱颈从 8 点到 4 点，环形将黏膜切成倒“U”形。提起黏膜约 1cm，进入前列腺部尿道并将这部分黏膜切除。锐性切除原来的瘢痕组织，充分暴露其下方的膀胱颈部肌肉组织。用 2-0 微乔线在 4-8 点、3-9 点、2-10 点以及 1-11 点处，深至肌层缝合 4 针，修复膀胱颈呈倒“U”形切口。将暴露的肌肉组织相互向前靠拢折叠，包绕 16F 导尿管重建内括约肌。逐层缝合切口，膀胱前间隙留置引流管。术后 21d 拔除气囊导尿管。

2. Ramadan 手术（Ramadan operation）　用手术解除血吸虫性膀胱颈梗阻后，有的患者发生 RE。1985 年，Ramadan 等首先报道治疗这种 RE 的手术方式。结果 5 例患者有 4 例成功，另 1 例因术后感染而失败。

（1）原理：主要是利用膀胱三角区的黏膜、肌肉延长尿道，增加后尿道的阻力，从而治疗 RE。

（2）优点：该术式能有效增强膀胱颈关闭压，加强射精时膀胱颈部阻力。理论上其效果较好。

（3）缺点：同 Abrahams 手术。且有可能发生排尿困难。

(4)适应证：同 Abrahams 手术的适应证。

(5)禁忌证：同 Abrahams 手术的禁忌证。

(6)手术要点：纵行切开膀胱，充分显露膀胱颈，在膀胱三角区选定一块黏膜并游离，如图 5-20 所示。术毕拔除导尿管，耻骨上膀胱造口，保留 4 周。耻骨后间隙引流 10d。

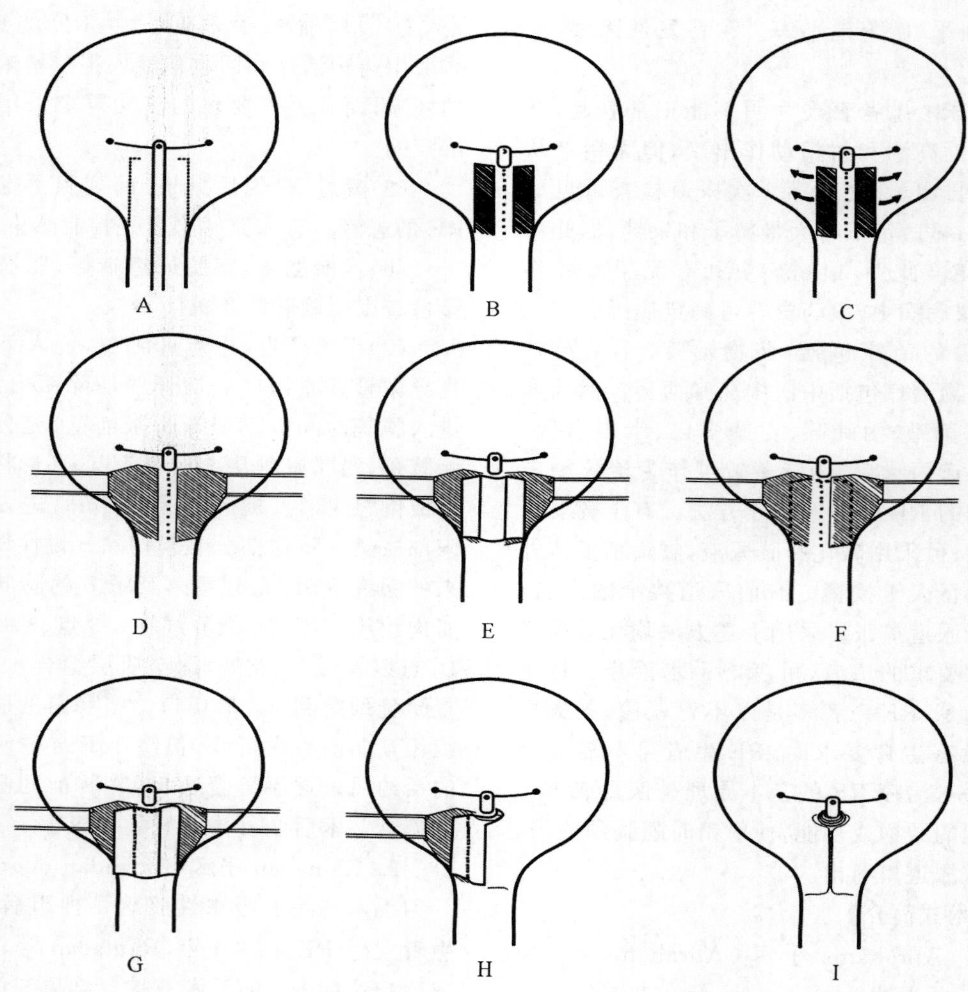

图 5-20 Ramadan 手术

A. 在膀胱颈三角区切取两侧黏膜瓣；B. 将膀胱黏膜包绕导尿管缝成管状；C. 向外剥离两侧膀胱黏膜；D. 显露其下层的逼尿肌；E. 在中线两侧剥离该层逼尿肌形成肌瓣；F. 将肌瓣包绕黏膜管前双重缝合；G. 缝合两侧肌瓣的远侧边缘；H. 松开牵拉的黏膜，I. 双侧黏膜边缘在中线处缝合

3. Young-Dees 手术(Young-Dees operation) 此术式首先由 Middleton RG 等在 1986 年报道用于治疗 RE。共治疗了 5 例患者，其中 4 例获得成功。与 Ramadan 手术相似。

(1)原理：其基本原理是利用膀胱三角区

肌肉、黏膜延长后尿道,加强膀胱颈部关闭压力,以减轻射精时膀胱颈部的关闭不全。

(2)优点:同 Ramadan 手术的优点。

(3)缺点:同 Ramadan 手术的缺点。

(4)适应证:同 Abrahams 手术的适应证。

(5)禁忌证:同 Abrahams 手术的禁忌证。

(6)手术要点:纵行切开膀胱,充分显露膀胱颈。在膀胱三角区设计一条宽约 1.5cm 的黏膜条带,从前列腺部尿道远端开始,延伸到接近输尿管间嵴水平。分离出此黏膜条,包裹由尿道插入的导尿管,4-0 微乔线缝合此黏膜,形成新的后尿道延伸部。分离前列腺部尿道、膀胱颈和三角区黏膜条深面的肌肉组织,将其包绕在新构建的后尿道延伸部分近心端表面,并用 2-0 微乔线固定。将游离创面两侧的黏膜在新构建的后尿道延伸部分表面缝合(图 5-21)。这样,在膀胱三角区形成了一个管状的由黏膜、肌肉、黏膜构成的后尿道延伸部分。保留导尿及膀胱造口 3 周。

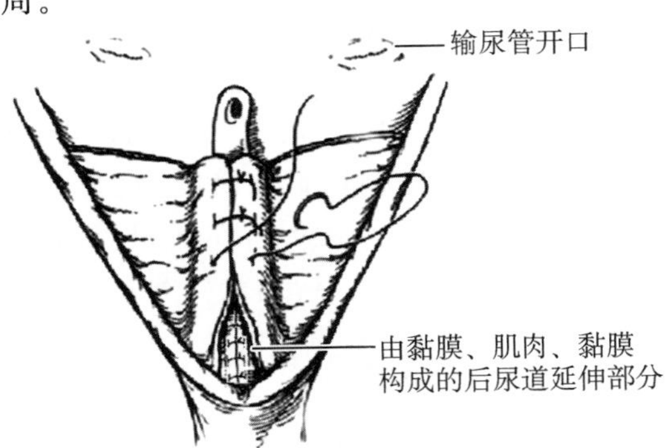

图 5-21　Young-Dees 手术

4. 逆行射精的注射疗法(injecting treatment of retrograde ejaculation)　注射法治疗 RE,是将填充材料经尿道或皮肤注入后尿道或膀胱颈黏膜下,使后尿道或膀胱颈缩小、变窄,增加射精时后尿道或膀胱颈的阻力,达到纠正 RE 的目的。该技术目前尚不成熟,主要是借鉴注射疗法治疗尿失禁的材料与方法,尚处于试验阶段,少有文献报道。大多数注射治疗尿失禁的填充材料均适于治疗 RE,理想的注射用材料应在结构上完整、对局部组织炎症反应轻微、无毒、不易被降解,且不易被巨噬细胞吞噬而迁移至远处重要器官。目前使用的材料难以完全达到上述要求,参考注射治疗尿失禁的材料与技术,现分述如下。

(1)原理:将注射性组织填充材料经尿道或皮肤注入后尿道或膀胱颈黏膜下,使后尿道或膀胱颈缩小、变窄,增加射精时后尿道或膀胱颈的阻力,达到纠正 RE 的目的。

(2)优点:操作简单、对患者损伤小。

(3)缺点:有的需要专门的注射器械,还处于试验阶段,其有效性和安全性还需进一步观察。

(4)适应证

①采用药物治疗和回收精液人工授精未能成功妊娠,而有生育要求的。

②不愿采用上述手术方式治疗的。

(5)禁忌证:后尿道、前列腺、膀胱颈已做过手术的患者。有尿路感染者先控制感染。

(6)注射方法

①自体脂肪(autologous fat):自体脂肪组织最早用于尿道旁注射是治疗女性压力性尿失禁。其优点是移植物为自体组织,其组织的相容性远远优于任何人工组织代用品,脂肪颗粒取材容易,组织来源丰富,操作简便,安全可靠。最大缺点是稳定性差,易被再吸收,远期疗效差,常需重复注射。且坏死的脂肪颗粒往往引起纤维囊性化和假性囊肿。此外,在治疗中还存在液化、坏死、感染等并发症。

② Macroplastique®:1991 年,Macroplastique®最初在欧洲用于治疗因尿道括约肌缺损导致的女性压力性尿失禁。2006 年,Uroplasty 公司的该产品获得美国 FDA 认可。它是由悬浮在水凝胶载体中的柔软、不

规则结构、橡皮硫化的、医疗级的硅胶移植物组成。载体是一种制药级的水溶性、低分子量的聚烯吡酮。将其注射在尿道周围后，聚烯吡酮由网状内皮系统清除，通过肾脏以原形排出体外。柔软的、不规则结构的移植物能接受宿主胶原蛋白以不规则的方式沉淀并环绕在尿道周围，这种宿主组织或移植物表面独特的多层次的不规则结构，以及宿主胶原组织挛缩，可以防止移植物浓缩成坚硬的块状物，从而保证颗粒停留在原位，并保持固定的体积(图 5-22)。

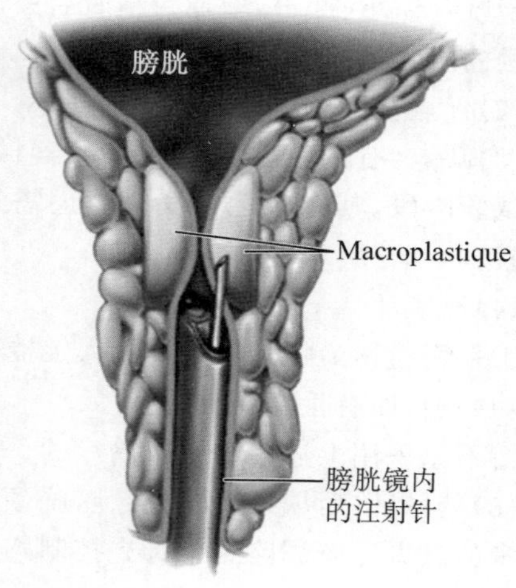

图 5-22 Macroplastique 膀胱颈内注射

③牛胶原(bovine collagen，GAX)：注射用牛胶原是用牛皮肤胶原经纯化后与戊二醛交链而成。其最明显的不足是存在潜在的高敏反应。因此，注射之前应该做过敏试验，3%的患者经过皮试后仍可见高敏反应，如发热、头痛、恶心、瘙痒、皮疹、一过性视觉障碍、全身关节痛，严重者出现免疫性疾病。其临床应用日趋减少。

④德富露(Deflux)：德富露是一种聚糖酐/透明质酸共聚物，为纯天然非动物来源的提取物。1998 年已在欧洲被批准应用于临床。它是以透明质酸为载体，由右旋糖酐包裹中心微球体来填充注射部位(图 5-23)。透明质酸降解后中心微球停留在原位 3～4 年。随后也逐渐降解。右旋糖酐中心体促进纤维增生和胶原蛋白的形成，帮助维持填充的治疗效果。中心微球不破碎，直径 80～200μm，可以有效阻止它们移动到人体远处器官。

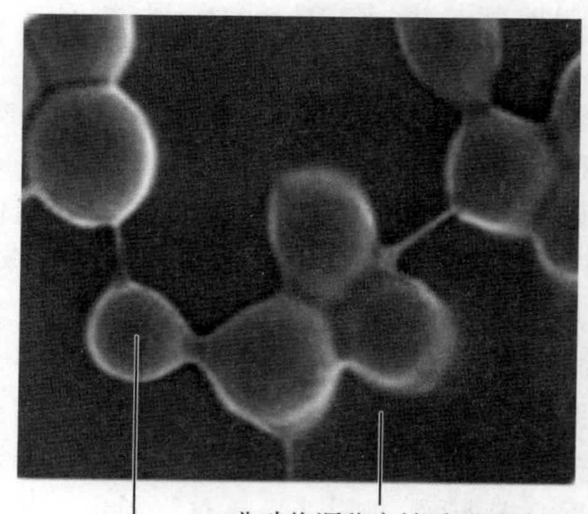

图 5-23 右旋糖酐包裹中心微球体

⑤ UroVive 微囊(UroVive microballoon)：是由美国 AMS(American Medical Systems)公司生产。其原理是将一个和注射器相连的微型硅胶气囊($0.20 \sim 0.90cm^3$)(图 5-24A)通过穿刺针置入膀胱颈黏膜下，用水凝胶填充气囊，填充到一定体积后，保持球囊停留在注射部位，达到治疗目的(图 5-24B)。其操作简便、可重复性强。

【并发症防治】

手术治疗 RE 最重要的并发症是排尿费力，甚至尿潴留。这是由于在开放手术中未掌握好利用膀胱三角区黏膜肌肉延长后尿道的长度及宽度，或者在逆行注射时未掌握好注入的材料的剂量。一旦出现这种情况，轻者可定期尿道扩张，重者则需手术治疗。

【评析与选择】

综上所述，目前手术治疗 RE 尚处于探索阶段，少有文献报道，上述各种方法中还没

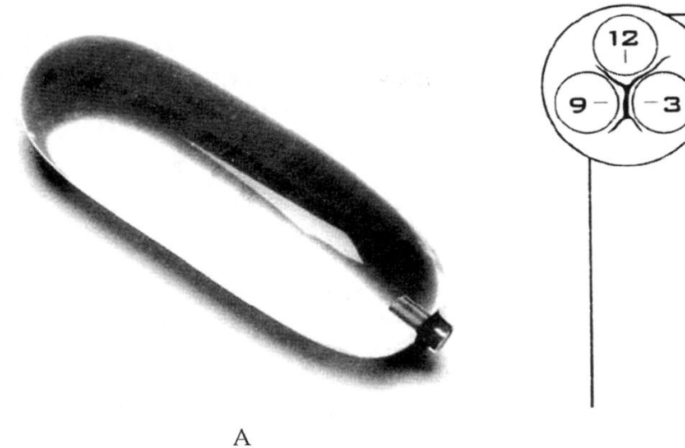

A

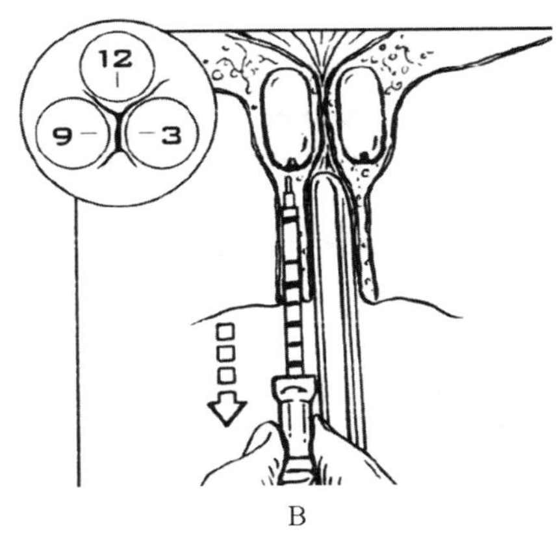

B

图 5-24　UroVive 微囊注射

A. 微型硅胶气囊；B. 通过穿刺针置入膀胱颈黏膜下

有一种得到广大医生及患者的认可，有些方法的有效性及安全性、近期及远期效果也值得进一步研究。因此，临床医生在选择手术治疗 RE 时，一定要慎重，严格掌握手术指征。

（刘　川　贺占举）

参考文献

[1] 刘志平. 阳痿的手术治疗//俞天麟，金锡御. 手术学全集泌尿外科卷. 北京：人民军医出版社，1994：508-524.

[2] 卫涛. 血管性阳痿的外科治疗//梅骅等. 泌尿外科手术学. 2 版. 北京：人民卫生出版社，1996：632-640.

[3] 程跃，班继光，王钢，等. 阴茎背深静脉高位断流术治疗静脉漏性阳萎. 临床泌尿外科杂志，1993，8 (2)：93-94.

[4] 徐贻良. 阴茎海绵体脚缝扎加阴茎背深静脉结扎术治疗静脉漏性阳痿. 临床泌尿外科杂志，1999，14(4)：141.

[5] 张思孝. 阴茎假体植入治疗阳萎. 中华泌尿外科杂志，1994，15(2)：149-150.

[6] 曾进. 阴茎异常勃起的手术//梅桦等. 泌尿外科手术学. 2 版. 北京：人民卫生出版社，1996：641-645.

[7] 高坪. 勃起功能障碍的血管手术治疗及远期疗效随访. 四川医学，2002，23(10)：996-997.

[8] 吴继银，胡礼泉. 美蓝染色法提高静脉性勃起功能障碍手术疗效观察. 中华男科学，2001，7 (6)：387-388.

[9] 张滨，高新，赵鼎，等. 阴茎背深静脉包埋术治疗勃起功能障碍 5 例. 中华男科学，2003，9 (3)：184-185.

[10] 杨春亭，张滨. 阴茎背深静脉包埋术中期疗效评价. 中华外科杂志，2007，45 (6)：424-425.

[11] 肖新民，张思孝. 国产可膨性阴茎假体植入术治疗勃起功能障碍的体会. 中国男科学杂志，2001，15(4)：260-261.

[12] 肖新民，张思孝. 阴茎假体植入术治疗阳萎 47 例临床泌尿外科杂志，2000，15(3)：135-136.

[13] 肖新民. 可曲性硅橡胶银假体阴茎植入术治疗阳萎. 西南国防医药，1999，1：23.

[14] 辛钟成，郭应禄，Choi Hyung Ki，等. 阴茎假体植入术治疗勃起功能障碍 548 例分析. 中华泌尿外科杂志，2002，21：755-757.

[15] 郭应禄，辛钟成. 勃起功能障碍的外科治疗学. 北京：北京医科大学出版社，2000：133-144.

[16] 张春影，张海峰，郭军，等. 改良式阴茎背神经

切断术治疗原发性早泄 128 例. 中华男科学杂志,2005,11(10):789-791.

[17] 张培永,王宵鹏. 阴茎系带内羊肠线植入术治疗早泄的临床观察. 中国中西医结合外科杂志,2003,9(3):203-204.

[18] 毛向明,郑少斌,韦安阳. 包皮成形术对早泄治疗的探讨. 中华男科学,2003,9(3):227-228.

[19] 陈兴良,陈自学,王久源,等. 逆行射精的诊治现状. 四川医学,2004,25(11):1251-1252.

[20] 张唯力,陈在贤. 逆行射精//陈在贤. 实用男科学. 2 版. 北京:人民军医出版社,2015,6:158-159.

[21] 鲁栋梁,陈在贤,姜辉. 勃起功能障碍//陈在贤. 实用男科学. 2 版. 北京:人民军医出版社,2015,6:159-169.

[22] 陈在贤,鲁栋梁,贺占举. 阴茎异常勃起//陈在贤. 实用男科学. 2 版. 北京:人民军医出版社,2015,6:169-174.

[23] 李响,张思孝,张滨. 男性性功能障碍手术//陈在贤. 实用男科学. 2 版. 北京:人民军医出版社,2015,6:530-550.

[24] 赵磊,江山. 血管介入栓塞治愈外伤性高流量阴茎异常勃起 1 例. 安徽医学,2014(10):1470-1471.

[25] 王艳丽,韩新巍,陈琛,等. 介入治疗无海绵体瘘的高流量性阴茎异常勃起. 山东医药,2011,51(36):94-95.

[26] 郝传玺,金龙,高健,等. 明胶海绵超选择血管栓塞治疗高流量性阴茎异常勃起五例. 介入放射学杂志,2014,23(4):337-340.

[27] 邹铁军,唐开发,丁上书,等. 超选择阴部内动脉栓塞术治疗高血流性阴茎异常勃起. 中国男科杂志,2010,24(6):47-50.

[28] 彭大振,王立新,黄亮,等. 创伤致高血流量性阴茎异常勃起诊治分析. 局部解剖手术学杂志,2013,22(1):15-17.

[29] 李宏军. 勃起功能障碍的诊治进展与共识. 中国性科学,2011,20(1):4-6.

[30] 王少清,庄伟. 阴茎背深静脉包埋术治疗静脉性勃起功能障碍的疗效分析. 潍坊医学院学报,2009,31(6):459-461.

[31] 李鹏超,秦超,王增军,等. 国产三件套可膨胀型阴茎假体植入治疗勃起功能障碍. 南京医科大学(自然科学版),2012,1:150-152.

[32] 覃云凌,江专新,王晓东,等. AMS3 件套阴茎假体植入术治疗重度勃起功能障碍的疗效观察. 昆明医科大学学报,2013(10):69-72.

[33] 刘平,张余,牟玮,等. 2 例外伤性高流量阴茎异常勃起介入治疗报告. 当代医学,2011,17(14):122-124.

[34] 王瑞,赵亚兵,张卫星,等. 阴茎异常勃起的 29 例诊治体会. 第三军医大学学报,2012,34(4):366-368.

[35] 郭宏波. 勃起功能障碍的治疗现状和研究进展. 临床和实验医学杂志,2013,3:222-224.

[36] 刘继红,王涛,唐皓,等. 腹壁下动脉-阴茎背深静脉吻合术治疗血管性勃起功能障碍的 5 例报告. 临床泌尿外科杂志,2017,6:454-457.

[37] 王毅,王亚民,陈晨,等. 脂肪源性干细胞治疗阴茎勃起功能障碍的研究进展. 中华男科学杂志,2017,6:561-565.

[38] 马燕妮,朱江. 动脉血管重建术治疗血管性勃起功能障碍近远期疗效研究。中国性科学,2016,9:11-13.

[39] 张滨,蔡柳洪,钟贵玲. 阴茎根部压迫试验在诊治血管性勃起功能障碍中的作用. 临床医学工程,2008,9:18-20.

[40] 王国耀,徐诚成,吴科荣,等. 320 排动态容积 CT 阴茎海绵体造影诊断静脉性 ED 的应用价值. 中华男科学杂志,2016,7:635-640.

[41] 陈斌,闫立新,马名夺,等. 国产可膨胀性阴茎三件套假体植入术治疗 29 例勃起功能障碍患者的临床应用. 临床泌尿外科杂志,2016,10:918-920.

[42] 郭庆华,张立元,陈小勇. 可膨胀阴茎支撑体植入术的临床治疗与随访研究. 中国男科学杂志,2014,11:30-32.

[43] 邢高升,蒋小雷,吴文涛. α-肾上腺素对比咪达唑仑在全身麻醉后阴茎异常勃起治疗效果观察研究. 中国性科学,2016,9:8-10.

[44] 冯峰,陈爱萍,赵守国,等. 静脉阻塞性阴茎异常勃起 17 例诊治分析. 中华男科学杂志,2007,6:535-537.

[45] 王锦峰,张海峰,初茂林,等. 缺血性阴茎异常勃起的诊断及阶梯治疗. 现代生物医学进展,2015,3:584-585.

[46] 袁鹏飞,杨英刚,廓建军,等.低流量型阴茎异常勃起的急诊处理(附13例报告).中国男科学杂志,2014,1:48-50.

[47] 苏倚剑,陆红祥,吕雪,等.早泄的外科手术治疗.重庆医学,2014,23:3098-3100.

[48] 刘成,穆家贵,姚东伟,等.商环微创术在早泄合并包皮过长手术中的应用研究.徐州医学院学报,2016,7:459-461.

[49] 周留正,陈兵海,孙洁,等.包皮环切术联合达泊西汀对包皮过长合并早泄的疗效评估.江苏大学学报:医学版,2017,3:265-267.

[50] 毛卫林,吴建华,梁骏,等.阴茎背神经切断术治疗阴茎高敏感性早泄的临床研究.中国性科学,2016,12:22-25.

[51] 刘雪军,刘成,姚东伟,等.早泄合并包皮过长的商环微创术临床应用研究.中国临床医师杂志,2016,9:28-32.

[52] 贾玉春.用选择性阴茎背神经切除术联合阴茎系带肠线埋入法治疗原发性早泄的效果分析.当代医药论丛,2016,14:67-68.

[53] 黄德清.三种手术方式对尿道狭窄术后勃起功能障碍发生率的影响比较.健康之路,2016,5:43-44.

[54] 王毅,王亚民,陈晨,等.脂肪源性干细胞治疗阴茎勃起功能障碍的研究进展.中华男科学杂志,2017,6:561-565.

[55] 廉文清,崔万寿,金哲,等.阴茎海绵体-尿道海绵体分流术+隧道术治疗拖延性缺血性阴茎异常勃起.北京大学学报:医学版,2010,4:421-424.

[56] 王瑞,赵亚兵,张卫星,等.阴茎异常勃起的29例诊治体会.第三军医大学学报,2012,4:366-368.

[57] 张国喜,白文俊,李清,等.远端分流术治疗缺血性阴茎异常勃起随访分析.中华男科学杂志,2013,11:988-990.

[58] 刘雪军,刘成,穆家贵,等.商环微创术在早泄合并包皮过长手术中的应用研究.徐州医学院学报,2016,7:459-461.

[59] 朱勇,郑兴忠,刘正建,等.早泄的中西医结合治疗进展.中国性科学,2017,4:30-32.

[60] 虎志鹏,王瑞,张卫星.原发性早泄临床治疗方案的选择及疗效分析.河南医学研究,2016,3:441-443.

[61] 贺利军,张凯.选择性背神经阻断术治疗早泄的初步研究.中外医疗,2016,31:102-104.

[62] 张明.15例逆行射精原因分析与治疗.中国男科学杂志,2011,10:62-63.

[63] Hauri D. Development of surgical procedure in the treatment of erectile dysfunction. A historical overview. J Urol,2003,70(2):124-131.

[64] Hsu GLHsieh CH,Wen HS,et al. Penile venous anatomy:application to surgery for erectile disturbance [J]. Asian J Androl,2002,4(1):61-65.

[65] Zhang B,Gao X,Zhao D,et al. Treatment of venous erectile dysfunctionby embedding deep dorsal vein of penis. Asian J Androl,2002,4(3):68.

[66] Lue TF. Erectile dysfunction. NEJM,2000,342(24):1802-1813.

[67] Jain S,Bhojwani A,Terry TR. The role of penile prothesis surgery in the modern management of erectile dysfunction,Postgrad Med J,2000,76:22-25.

[68] Mulchay JJ,Ellsworth PI. The retained penile prosthesis reservoir:a risk,Urology,2000,55:949-952.

[69] iampalini S,Savoca G,Buttazzi L,et al. High-flow priapism:treatment and long-term follow-up. Urology,2002,59(1):110-113.

[70] Volkmer BG,Nesslauer T,Kraemer SC,et al. Prepubertal high flow priapism:incidence,diagnosis and treatment. J Urol,2001,166(3):1018-1023.

[71] Pautler SE,Brock GB. Priapism. From Priapus to the present time. Urol Clin North Am,2001,28(2):391-403.

[72] l-Bahnasawy MS,Dawood A,Farouk A. Low-flow priapism:risk factors for erectile dysfunction. BJU Int,2002,89(3):285-290.

[73] Owland DL,Coper SE,Schneider M. Defining premature ejaculation for experi-mental and clinical investigations. Arch Sex Behav,2001,30(3):235-253.

[74] Waldinger MD. The neurobiological approach

to premature ejaculation. J Urol, 2002, 168 (6):2359-2367.

[75] JJ Kim, T I Kwak, BG Jeon, et al. Effects of glans penis augmentation using hyaluronic acid gel for premature ejaculation. Int J Impot Res, 2004, 16(6):547-551.

[76] Kim JJ, Kwak TI, Jeon BG, et al. Human glans penis augmentation using injectable hyaluronic acid gel. Int J Impot Res, 2003, 15(6): 439-443.

[77] Terrone C, Castelli E, Aveta P, et al. Iatrogenic ejaculation disorders and their prevention. Minerva Urol Nefrol, 2001, 53(1):19-28.

[78] Ballard JL, Abou-Zamzam AM Jr, Teruya TH, et al. Retroperitoneal aortic aneurysm repair: long-term follow-up regarding wound complications and erectile dysfunction. Ann Vasc Surg, 2006, 20(2):195-199.

[79] Inamasu J, Guiot BH. Laparoscopic anterior lumbar interbody fusion: a review of outcome studies. Minim, 2005, 48(6):340-347.

[80] Blanchard-Dauphin A, Rigot JM, Thevenon A. Treatment of ejaculation disorders by midodrine (Gutron) per os. Retrospective study of about 16 subjects. Ann Readapt Med Phys, 2005, 48 (1):34-40.

[81] Zhao Y, Garcia J, Jarow JP, et al. Successful management of infertility due to retrograde ejaculation using assisted reproductive technologies: a report of two cases. Arch Androl, 2004, 50(6):391-394.

[82] Mazouni C, Bladou F, Karsenty G, et al. Minimally Invasive Surgery for Female Urinary Incontinence: Experience with Periurethral Microballoon Implantation. J Endourol, 2004, 18 (9):901-905.

[83] Y Nishizawa, M Ito, N Saito, et al. M Sugito, Male sexual dysfunction aftrectal cancer surgery. International Journal of Colorectal Disease, 2011, 26(12):1541-1548.

[84] P Veroux, G D'Arrigo, M Veroux, A Giaquinta, A Lomeo. Sexual dysfunction after elective endovascular or hand-assisted laparoscopic abdominal aneurysm repair. European Journal of Vascular & Endovascular Su, 2010, 40(1):71-75.

[85] W Attaallah, C Ertekin, I Tinay, et al. High Rate of Sexual Dysfunction Following Surqery for Rectal Cacer. nnals of Coloproctology, 2014, 30(5):210-215.

[86] E Duran, M Tanriseven, N Ersoz. Urinary and sexual dysfunction rates and risk factors following rectal cancer surgery. International Journal of Colorectal Disease, 2015, 30 (11): 1547-1555.

[87] P Léandri, G Rossignol, Y Frégévu, et al. [Surgical treatment of priapism. Apropos of 6 cases]. Journal Durologie Et De Néphrologie, 2014, 85(7-8):555-560.

[88] DK Osmonov, A Aksenov, AN Guerra Sandoval, et al. Barry shunt for treatment of a 76-hour stuttering priapism without subsequent erectile dysfunction. Research & Reports in Urology, 2014, 6:91-95.

[89] N Readal, AL Burnett. Priapism: an Update on Principles and Practices. Current Sexual Health Reports, 2014, 6(1):38-44.

[90] DY Yang, K Ko, WK Lee, et al. Urologist Practice Patterns Including Surgical Treatment in the Management of Premature Ejaculation: A Korean Nationwide Servey. World Journal of Mens Health, 2013, 31(3):226-231.

[91] GM Du. Is there a place for surgical treatment of premature ejaculation? Translational Andrology & Urology, 2016, 5(4):502-507.

[92] A James, FA Yafi, WJG Hellstrom. Surgery is not indicated for the treatment of premature ejaculation. Translational Andrology & Urology, 2016, 5(4):607-612.

[93] HC De, LL Ren, H Yu, et al. The role of dapoxetine hydrochloride on-demand for the treatment of men with premature ejaculation. Scientific Reports, 2014, 4:7269-7269.

[94] A Jefferys, D Siassakos, P Wardle. The management of retrograde ejaculation: a systemantic review and update. Fertility & Sterility,

2011,97(2):306-312.

[95] JK Burkus, RF Dryer, JH Peloza. Retrograde ejaculation following single-level anterior lumbar surgery with or withoutrecombinant human bone morphogenetic protein-2 in 5 randomized contro. Journal of neurosurgery. Spine, 2012, 18(2):112-121.

[96] A Mehta, M Sigman. Management of the dry ejaculate: a systematic review of aspermia and retrograde ejaculation. Fertility & Sterility, 2015, 104(5):1074-1081.

[97] GL Stearns, JS Sandhu. The Impact of Medical and Surgical Treatment Benign Prostatic Hypertrophy on Erectile Function. Current Urology Reports, 2015, 16(11):1-5.

[98] DG Kurbatov, GR Galstyan, RV Rozhivanov, et al. Diagnostic and treatment of retrograde ejaculation as a manifestation of urogenital form of autonomic diabetic polyneuropathy. Diabetes Mellitus, 2015, 18(3):93.

[99] Resorlu M, Arslan M, Karatag O, et al. Thorax Computed Tomography Findings in Patients with Erectile Dysfunction. J Clin Imaging Sci, 2017, 7:25.

[100] Ismail A, Tabari AM, Alhasan SU, et al. Dynamic and morphologic evaluation of erectile dysfunction on penile doppler sonography and contrast cavernosography. Niger J. Clin Pract, 2017, 20(6):729-733.

[101] Patel DP, Patel DP, Craig JR, et al. Serum Biomarkers of Erectile Dysfunction in Diabetes Mellitus: A Systematic Review of Current Literature. Sex Med Rev, 2017, 5(3): 339-348.

[102] Pavone C, Abbadessa D, Gambino G, et al. Premature ejaculation: Pharmacotherapy vs group psychotherapy alone or in combination. Arch Ital Urol Androl, 2017, 89(2):114-119.

[103] Seo DH, Jeh SU, Choi SM, et al. Diagnosis and Treatment of Premature Ejaculation by Urologists in South Korea. World J Mens Health, 2016, 34(3):217-223.

[104] Anaissie J, Yafi FA, Hellstrom WJ. Surgery is not indicated for the treatment of premature ejaculation. Transl Androl Urol, 2016, 5(4):607-612.

[105] Moon du G. Is there a place for surgical treatment of premature ejaculation? Transl Androl Urol, 2016, 5(4):502-507.

[106] Ridgley J, Raison N, Sheikh MI, et al. Ischaemic priapism: A clinical review. Turk J Urol, 2017, 43(1):1-8.

[107] Ahmed M, Augustine B, Matthew M, et al. Prognostic Factors and Outcome of Management of Ischemic Priapism in Zaria, Nigeria. Niger J Surg, 2017, 23(1):15-19.

[108] Ridyard DG, Phillips EA, Vincent W, et al. Use of High-Dose Phenylephrine in the Treatment of Ischemic Priapism: Five-Year Experience at a Single Institution. J Sex Med, 2016, 13(11):1704-1707.

[109] Mehta A, Sigman M. Management of the dry e jaculate: a systematic review of aspermia andretrograde e jaculation. Fertil Steril, 2015, 104(5):1074-1081.

第 6 章 性别畸形手术

性别的形成是由性染色体决定遗传性别，遗传性别决定性腺向睾丸或卵巢分化，性腺性别再决定内外生殖器向男性或女性发育，并在出生后由父母的抚养教育、社会的认同等逐渐形成心理性别和社会性别。

性染色体遗传异常、胚胎期性腺和生殖器发育异常、后天病变使外生殖器异常改变，均可导致性别畸形。患者的外生殖器非男非女，表现为两性畸形，其中包括女性假两性畸形、男性假两性畸形和真两性畸形。

对性别畸形者，无论何种治疗方式，实质上都是矫正患者的两性畸形；而且除女性假两性体外，病人几乎都无法获得生育能力。因此，治疗上应着眼于外生殖器的成形，争取使患者具备性生活的能力。所以，是否行男性或女性矫形手术，主要是根据病人的外生殖器的形态和功能来决定，而不是依据其染色体组型、性腺或内生殖器结构。

在重新确定性别之后，根据具体情况进行手术治疗和激素治疗。手术治疗包括各种再造手术如阴茎成形术、阴蒂成形术和阴道成形术等，以及切除发育不全的性腺或与确定的性别相抵触的性腺。术后根据具体情况选用相应激素进行替代治疗，以形成和维持符合确定性别的部分第二性征。

需要强调的是，性别畸形者生理上的两性畸形在出生时多未被认识，之后家庭的抚养和社会的认同，使患者形成了固定的男性或女性角色及心理性别。在矫正其两性畸形时，必然涉及对性别的重新选择和确定，如确定的性别和其原来的性别角色不符，就需要变更其性别。这种情况下，患者心理上的接受和适应非常重要，否则将产生严重的心理影响，甚至干扰其正常的社会生活。医生、父母、家庭成员对患者的心理都有重要影响，在长时期的治疗中应始终有正确认识，才可能给病人提供良好的心理支持。

第一节　男性假两性畸形手术

男性假两性畸形患者的性腺为睾丸，但因睾丸分化、发育、下降不全，睾酮合成、代谢障碍，睾酮靶组织缺陷等，导致病人的生殖道和外生殖器缺少正常完整的男性发育，在一定程度上出现女性的表型。

其表现包括阴茎发育不良，阴茎海绵体和阴茎头发育较正常者小，严重者与女性阴蒂相似；阴茎下曲伴不同程度的尿道下裂；睾丸发育不全、下降不全；阴囊在严重的病例对裂，酷似大阴唇；一些患者有米勒管遗留，形成短小的假阴道等。这些畸形主要是通过手术来尽量矫正，矫形的具体方式和疗效与畸形的程度密切相关。

【性别选择】

男性假两性畸形治疗性别选择需在医生的指导下，根据患者及家庭意愿慎重抉择，选择男性治疗难度大，术后并发症和社会适应困难比选择女性更明显。

在男性假两性畸形患者中，有的只是轻度的尿道下裂或隐睾，其阴茎有相当程度的发育，甚至接近正常男性，对于这类患者，只需要行尿道下裂的成形术及隐睾的手术，并视具体情况在手术前后用雄激素治疗来促进阴茎发育。将患者的假两性畸形矫正成为男性。

而有些患者的阴茎发育短小，睾丸发育或下降不良，即使用大剂量睾酮治疗也难使其接近正常，或者整个外生殖器完全近似于女性。并且这类病人就医的时间不少是在青春发育期前后，社会性别多为女性。如患者及家属坚决要求保持女性者，行公证后，可考虑手术切除发育不良的阴茎、睾丸，施行女性外生殖器成形术，术后终身服用女性激素。如患者需要，以后还可以考虑行乳房成形术。将患者的假两性畸形矫正成为女性。

【术式简介】

1. 成为男性的手术(the female to male gender Chioce Surgery)　男性假两性畸形矫正成男性的外科手术，主要包括尿道下裂成形术和隐睾的手术。

(1)尿道下裂成形术(repair of hypospadias)：目前较为常用且疗效比较满意的尿道下裂成形术的适应证、优缺点和手术要点简介如下(请参考本书尿道下裂手术)。

①尿道口前移、阴茎头成形术(MAGPI，Duckett 术)(meatoplasty and glanuoplasty)：适用于程度最轻的阴茎头型或冠状沟型的尿道下裂，这在男性假两性畸形中比例较低。手术要点是通过阴茎头正中切口，以两外侧阴茎头瓣覆盖尿道下裂，使尿道外口前移到阴茎头正位。该术式设计合理，操作简单，手术效果好，并发症少。

②尿道口皮瓣成形术(Mathieu 术，perimeatal-based flap repair)：适用于程度较轻的远端尿道下裂(尿道口位于阴茎体前 1/3 或冠状沟)。其手术原理和要点：利用阴茎头上的尿道沟、尿道板作为远端尿道的顶壁，尿道口皮瓣作为底壁，将尿道口皮瓣掀起向阴茎头翻转，与尿道板或阴茎头部尿道沟缝合再造尿道，并用阴茎头组织覆盖新尿道。其关键在于翻转的尿道口皮瓣要有足够的血供。

③横形(Duckett)或纵行(Hodgson)包皮岛状皮瓣尿道成形术(onlay preputial or tubed-preputial island flap)：适用于中度尿道下裂(尿道位于阴茎干的中部或近端)，这在男性假两性畸形者中较为多见。选用此两种术式，需要病人有充足的背侧包皮，以用作成形材料。其手术原理是利用充裕的背侧包皮，横形或纵行切取包皮内板形成岛状皮瓣，然后翻转到阴茎腹侧，与尿道板缝合成管状，或者直接将皮瓣缝成管状，形成远端新尿道。

④阴囊纵隔皮瓣尿道成形术(scrotal skin island flap)：主要适用重度尿道下裂、尿道缺损长的病例。这些病例往往不足以用包皮瓣修复，可单独应用阴囊正中带蒂皮瓣或联合应用包皮瓣进行一期修复。也适用于包皮瓣成型或其他成形手术失败者。

术式原理：利用阴囊中部的皮肤和浅筋膜，形成带血管蒂的中缝皮瓣，缝成管状修复尿道。其优点为：由于保留皮管良好的血供，成功率高，阴囊皮肤及肉膜伸缩性大，制成皮管反贴于阴茎白膜上，无张力，不影响血供，保证新尿道的通畅和阴茎正常勃起。皮管的缝合面贴于海绵体，术后尿瘘发生率低，手术较简单。不足之处为阴囊皮肤长毛发，远期可能并发毛结石，术中可用电针逐一仔细破坏皮瓣的毛囊，减少此并发症的发生。

⑤膀胱黏膜尿道成形术(bladder mucosa grafting urethroplasty)：适合各种类型尿道下裂的修复。术式特点：手术较复杂，取材创伤大，不如带蒂包皮内板和带蒂阴囊纵隔

皮瓣方便易行，且一旦发生感染，易出现膀胱黏膜成形尿道的全部坏死，难以再修复。其手术包括矫正阴茎下曲，切取膀胱黏膜片，并围绕支撑尿管缝合成管状新尿道，将黏膜管的缝合面固定在阴茎腹侧的中线白膜上，近端与尿道断端吻合，远端缝合于尿道外口的正常位置，然后利用阴茎皮瓣覆盖尿道。

⑥口腔黏膜尿道成形术(buccal mucosa grafting urethroplasty)：同样适合各种类型尿道下裂的修复。其手术要点除取材不同外，其余与膀胱黏膜尿道成形术类似。口腔黏膜取材方法：撑开口腔，避开唾液腺管口，在颊黏膜上标记出所需黏膜瓣的长度和宽度，切取黏膜瓣，缝合切口。与膀胱黏膜相比较，口腔黏膜取材更为方便，创伤小，更容易为患者所接受。取材的黏膜瓣比膀胱黏膜厚实、坚韧，黏膜瓣的宽度能够得到保证，取材后局部修复良好。但由于为游离移植物，黏膜管成活是手术成功的关键。特别是在需要长段成形的重度尿道下裂病例。

(2)隐睾的手术(surgery of cryptorchidism)：在男性假两性畸形成为男性的手术中，对隐睾的处理主要采取睾丸下降、固定术。具体术式主要取决于隐睾位于腹股沟管内或腹内更高位，前者可采取开放式隐睾下降固定术；后者现多采用腹腔镜下隐睾下降固定术。如无法下降入阴囊，应做隐睾切除术。

①腹股沟睾丸下降固定术(inguinal orchiopexy)：为标准术式，手术要点：充分游离睾丸及精索，牵拉睾丸越过耻骨联合，测试睾丸是否能在无张力的情况下降至阴囊内。如合并腹股沟疝应修补疝。如精索太短，可仔细剥离剩余的鞘膜和提睾肌纤维、必要时切断腹壁下血管、切开腹横筋膜，在腹股沟内环上方再游离腹膜后精索。在阴囊底部皮肤上做一 2cm 切口，不切开肉膜，在皮下分离出足以容纳睾丸的腔隙。然后再切开肉膜，将睾丸经肉膜切口牵拉出来，并放置于皮下腔隙中，注意不要使精索扭转，使其固定在皮下腔隙中，关闭阴囊和腹股沟皮肤切口。

②长襻输精管睾丸固定术(Fowler-Stephen 手术)：部分腹内高位隐睾病人输精管较长且弯曲在腹股沟管切口中，可做长襻输精管睾丸下降固定术，该术式利用伴随先天性长输精管的附属血管为睾丸提供血供，手术需切断相对较短的精索血管，使睾丸更容易下降。另外，可做分期手术，即第一期切断精索血管，第二期下降睾丸。少数病人因腹内隐睾位置太高，需做显微血管吻合睾丸下降固定术(睾丸自体移植手术)，即切断精索血管，将精索内动脉和静脉与腹壁下深动脉和静脉吻合，再将睾丸下降放置到阴囊中。

(3)腹腔镜下隐睾下降固定术：适用于腹内高位隐睾。参考本书腹腔镜下隐睾下降固定术。

2. *成为女性的手术*(the male to female gender chioce surgery)　男性假两性畸形矫正成为女性，外科手术的主要内容包括切除阴茎和睾丸，然后行阴道成形术、阴蒂成形和阴唇成形术以及隆胸和喉结成形术等。

(1)睾丸阴茎切除术(orchiectomy, penectomy)：男性假两性畸形考虑矫正为女性的病人，其阴茎和睾丸发育不良。严重者阴茎与女性阴蒂相似，阴囊对裂酷似大阴唇，睾丸发育不全、下降不全。发育不良的睾丸、阴茎切除，可在阴道成形术的同时进行，并保留阴茎头作阴蒂成形(详后)。如为高位隐睾，则可分期切除。

(2)阴道成形术(vaginoplasty)：阴道成形术在男性假两性畸形矫正为女性的病例，是利用肠道或皮肤作材料成形阴道以适应性交的需要。现普遍采用的材料是乙状结肠，取材较方便，方法较简单，效果较好。如考虑皮肤作整形材料，其阴茎、阴囊皮肤常不足以做成新阴道。也可采用其他部位如下腹部、股部的皮瓣，做新阴道的成形材料。

(3)乙状结肠阴道成形术(colovaginoplasty)：在行乙状结肠成形阴道时，可利用小部分保留血管神经的阴茎头做新阴蒂，保留与阴茎头腹侧相连的一段尿道做新尿道口与阴蒂间的前庭板，利用纵行剖开的包皮做阴蒂包皮和小阴唇，剖开的两侧阴囊皮瓣做大阴唇等。

①原理：男性假两性畸形用乙状结肠成形阴道，以适应性交的需要。

②优点：乙状结肠因分泌物较少、肠壁较厚、肠腔较宽，且能保证新阴道有足够的长度，术后不需要长期扩张阴道，性交时可不使用润滑剂等，是较理想的成形材料。

③缺点：手术经腹腔、干扰消化道，相对复杂、创伤较大，可能发生肠道手术并发症。

④术前准备

a. 术前若有寄生虫卵应先驱虫治疗，复查正常后再行手术。

b. 术前3d开始肠道准备，口服新霉素、甲硝唑(灭滴灵)；半流饮食1d，流质饮食1d，术前1d禁食，术前晚及术晨清洁灌肠。

c. 术前及术中静脉用广谱抗生素。

d. 麻醉和体位：多采用全麻或硬膜外麻醉，膀胱截石位。

⑤手术要点

a. 环绕阴茎头冠状沟后约0.5cm切开包皮至腹侧，再沿尿道沟两旁向后做2条纵形切口，切开阴茎腹侧皮肤，并绕过位于尿道沟后份与尿道口汇合。将切口于尿道口后方的中点分别向两侧阴囊的后部弧形延长，切开两侧阴囊皮肤达阴囊根部，使切口之间形成一舌状皮瓣，同时注意留有足够的外侧皮瓣。如果睾丸在阴囊内，经两侧的阴囊切口切除(图6-1A)。

b. 自冠状沟切口处进入阴茎浅、深筋膜之间的平面，以免损伤背侧的阴茎血管神经束。将阴茎皮肤连同浅筋膜呈脱套状退至阴茎根部。于阴茎腹侧将前尿道充分游离出来，保留与阴茎头相连的尿道板，用于重建前庭。于阴茎背侧血管神经束两旁，自阴茎头至阴茎根部做2条纵形切口，切开Buck筋膜与阴茎白膜，游离并切除阴茎头与阴茎脚之间的阴茎海绵体，缝扎阴茎脚断端。这样，就保留了1条与阴茎头相连的背侧筋膜和白膜，内为供应阴茎头的血管神经束(图6-1B、图6-1C)。

c. 将保留血管和神经的阴茎头移植到尿道开口前的合适位置做成女性阴蒂，可留阴茎头前部的小块皮肤，以便做阴蒂包皮成形。利用部分阴囊皮瓣和包皮皮瓣做成大小阴唇，手术多一期完成。

d. 分离出容纳新阴道的盆底腔隙，于会阴浅筋膜下游离并掀起舌状皮瓣达会阴。在会阴浅横肌后方以手指做钝性分离，进入坐骨直肠窝，在球海绵体后方分离出会阴中央腱并将其切断，继续用手指分离坐骨直肠窝的疏松脂肪组织，将肛管及直肠向后方推开，紧靠前列腺显露并切断尿道直肠肌、部分肛提肌。可用手指在肛门内做引导，切勿损伤直肠。于直肠前方、前列腺后方找到前列腺精囊筋膜，切开此筋膜，进入筋膜前后层的间隙内。向上分离直肠和膀胱之间的组织，深达腹膜反折(图6-1D)。

e. 做下腹部正中或弧形切口，进入腹腔。于膀胱直肠窝处切开盆腹膜，于膀胱后方分离，在两精囊间、前列腺上方切开前列腺精囊筋膜，进入两层筋膜间。用手指作标志，在会阴切口侧找到前列腺筋膜切开的正确部位。在手指的指引下，切开两侧的尿道直肠肌及肛提肌，将通道向两侧扩展，形成足以通过4个手指的通道。如果仅用手指扩张通道，不充分切开肛提肌，术后因肌肉收缩易发生狭窄。

f. 显露乙状结肠，切取约15cm的远侧肠段，保留肠段血供，并充分松解肠段的系膜，游离肠段用碘伏液或乙醇纱团清洗肠腔后，常规肠线内翻缝合及丝线浆肌层缝合关闭其近端。将肠段顺蠕动方向拉向盆底，远侧断端沿扩张出来的通道带至会阴部。腹部手术组将乙状结肠的两断端重新吻合。修补肠系膜与后腹膜的孔道以防止形成内疝。将乙状结肠新阴道用数针缝线固定于膀胱后方，以防止脱垂。尽量以盆底腹膜将新阴道与腹腔隔开，关闭盆底腹膜。逐层缝合腹部切口(图 6-1E)。

g. 将包皮和阴茎皮肤自背侧正中对剖至靠近耻骨联合处，形成两条包皮皮瓣。将两皮瓣绕新阴蒂背侧向后转移至会阴部。将新阴蒂上保留的小块皮肤创缘与包绕的皮瓣创缘用丝线做间断缝合，形成阴蒂包皮。将前尿道劈开成前后两瓣，切除部分背侧尿道瓣，将断端与新阴蒂下方相连的尿道板用肠线或可吸收线缝合，形成前庭。将尿道板及尿道断端的外侧缘与相邻的包皮瓣创缘缝合。将结肠新阴道在会阴部的开口与腹侧尿道瓣的断端、舌状皮瓣及周围皮肤缝合，形成宽阔的阴道口。将包皮瓣对折成小阴唇状，于两层间做皮下、皮内缝合。将已成形小阴唇的外侧缘与阴囊创缘缝合，形成大阴唇与小阴唇(图 6-1F)。

h. 术毕留置导尿管，用纱布填塞新阴道或填入特制的阴道塞子，以促进新阴道与周围组织粘连固定。

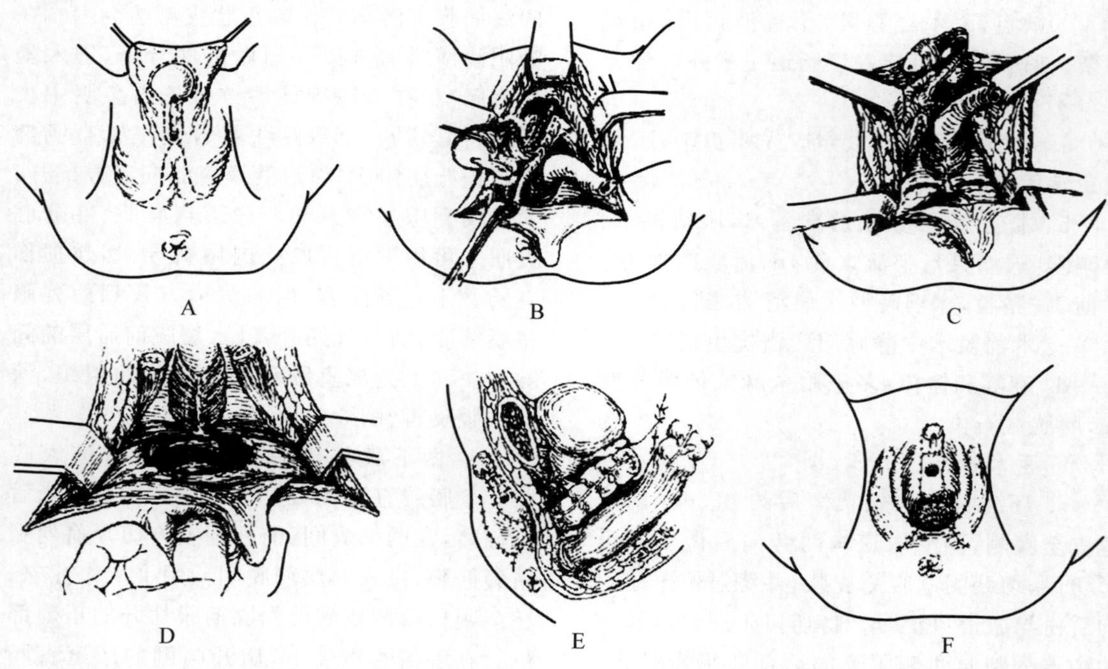

图 6-1 阴蒂成形、乙状结肠阴道成形术

(4)阴茎-阴囊皮肤内翻阴道成形术(peno-scrotal inversion vaginoplasty)：阴茎皮肤内翻阴道成形术(penile inversion vaginoplasty)即切除阴茎的海绵体，将阴茎皮管内翻做成新阴道，而阴茎头位于内翻皮管的顶端形成“子宫颈”。因阴茎皮管本身的管径和长度有一定的限制，术后必须长期坚持严格的阴道扩张，部分病例的新阴道发生短缩和狭窄而影响其功能，因此加用阴囊皮瓣来增加新阴道的长度和管腔，即目前最常用的阴茎-阴囊皮肤内翻阴道成形术(peno-scrotal inversion vaginoplasty)。

不同的术者其具体的成形方法略有区别，大多先将阴茎皮管内翻，然后根据具体的情况，或将皮管后壁部分剖开，嵌入阴囊皮瓣增加阴道的宽度；或将皮管完全剖成阴茎皮瓣作新阴道的前壁，以阴囊皮瓣作新阴道的顶端及后壁，这种情况下阴茎头不再作为新阴道顶端的“子宫颈”，而可用来作阴蒂成形。

这些成形术式一般都能保证新阴道有足够的长度和宽度，且能获得更好的阴道口成形。但如果使用的阴囊皮瓣过长过宽，由于其与周围组织的粘连愈合不如阴茎皮瓣，可能发生新阴道的部分脱垂。

①优点：阴茎皮管内翻做成新阴道为一个完整的管腔；如果手术能成功保留支配阴茎头的阴茎背侧血管神经束，那么在性交中阴茎头既可起到子宫颈的作用，又可使患者获得更多的性刺激。手术只经会阴部，不进腹腔，不干扰消化道，无肠道手术的并发症，相对简单，损伤较轻。

②缺点：阴茎皮管本身的管径和长度有一定的限制，术后必须长期坚持严格的阴道扩张，皮肤阴道无分泌液，性交时需要使用润滑剂，影响性交快感，即便如此，也有部分病例的新阴道发生短缩和狭窄而影响其功能。

③手术要点

a. 阴囊会阴部切口　自阴囊中缝中点分别向两侧后方坐骨棘，做阴囊-会阴部的倒“V”形切口，形成一舌状皮瓣(图 6-2A)。

b. 切除双侧睾丸　利用阴囊部切口，切开阴囊肉膜和壁层鞘膜，切除双侧睾丸(图 6-2B)。

c. 游离阴茎各部　于阴茎浅筋膜下分离，将阴茎体牵拉到切口内。在阴茎腹侧将前尿道与阴茎海绵体分离，达球部尿道。近阴茎头处横断尿道，缝闭阴茎头侧断端。将球海绵体肌两侧的肌腹剥离，以免在形成女性尿道时局部过于隆起(图 6-2C)。

将阴茎海绵体充分游离达阴茎脚，切除两侧的海绵体，缝闭阴茎脚断端，这样仅剩阴茎头与阴茎卷筒状皮肤相连，阴茎皮筒里层为阴茎浅筋膜，内有供应外层皮肤的血管和神经。另外，游离阴茎海绵体背侧时，应在白膜下分离海绵体，保留附着有血管神经束白膜。如出血明显，可于阴茎根部上止血带(图 6-2D)。

d. 分离出容纳新阴道的盆底腔隙　于会阴浅筋膜下游离舌状皮瓣达会阴体。在会阴浅横肌后方钝性分离，进入坐骨直肠窝。在球海绵体后方分离出会阴中央腱，将其充分切断。继续分离坐骨直肠窝的疏松组织，将肛管及直肠向后方推开，紧靠前列腺显露并切断尿道直肠肌、部分提肛肌，形成可通过 4 个手指宽的通道，深达腹膜反折。切勿损伤直肠(图 6-2E)。

e. 阴茎皮筒内翻　将阴茎皮筒袖套状内翻，使阴茎头位于皮筒的顶端内，形成阴道及子宫颈。将其置入已经分离出的盆底腔隙内的合适位置。此时尿道位于新阴道的背侧，为阴道前壁完全遮盖(图 6-2F)。

f. 尿道成形和阴蒂成形　于女性尿道自然开口的位置，切开新阴道前壁；再向前纵向延长切口，至耻骨联合部女性自然的阴蒂部位稍下方，然后将切口向两侧延长，于阴蒂部形成 U 形皮瓣。注意勿损伤供应皮筒的血管及神经。

将尿道自阴道前壁切口穿出，劈开成前后两瓣。尿道后瓣修剪到近阴道前壁 2cm 处，将其向腹侧外翻，折叠呈乳头状，创缘用 3-0 微乔线或可吸收线与切口后缘缝合，并与周围组织固定(图 6-2G)。

尿道前瓣修剪至近耻骨联合部，剥去远端的黏膜至尿道外口 2cm 处，将无黏膜的尿道海绵体折叠、缝合固定于阴蒂的位置，并用 U 形皮瓣覆盖，做阴蒂成形。有黏膜的尿道前瓣创缘与两侧剖开的阴道前壁皮缘缝合，形成前庭(图 6-2H)。

g. 阴道成形　将新阴道后壁从中线劈开，嵌入会阴部的舌状皮瓣，用肠线或可吸收线缝合，以形成足够宽阔的阴道管腔。将新阴道壁与周围组织缝合固定后，于阴道皮筒内填入包裹油纱的绷带卷做支架，或放置特制的阴道塞子、模具等做支架，起持续扩张作用，使新阴道创面与盆底腔隙的壁紧贴，促其愈合并预防狭窄（图 6-2I）。术毕留置导尿管。

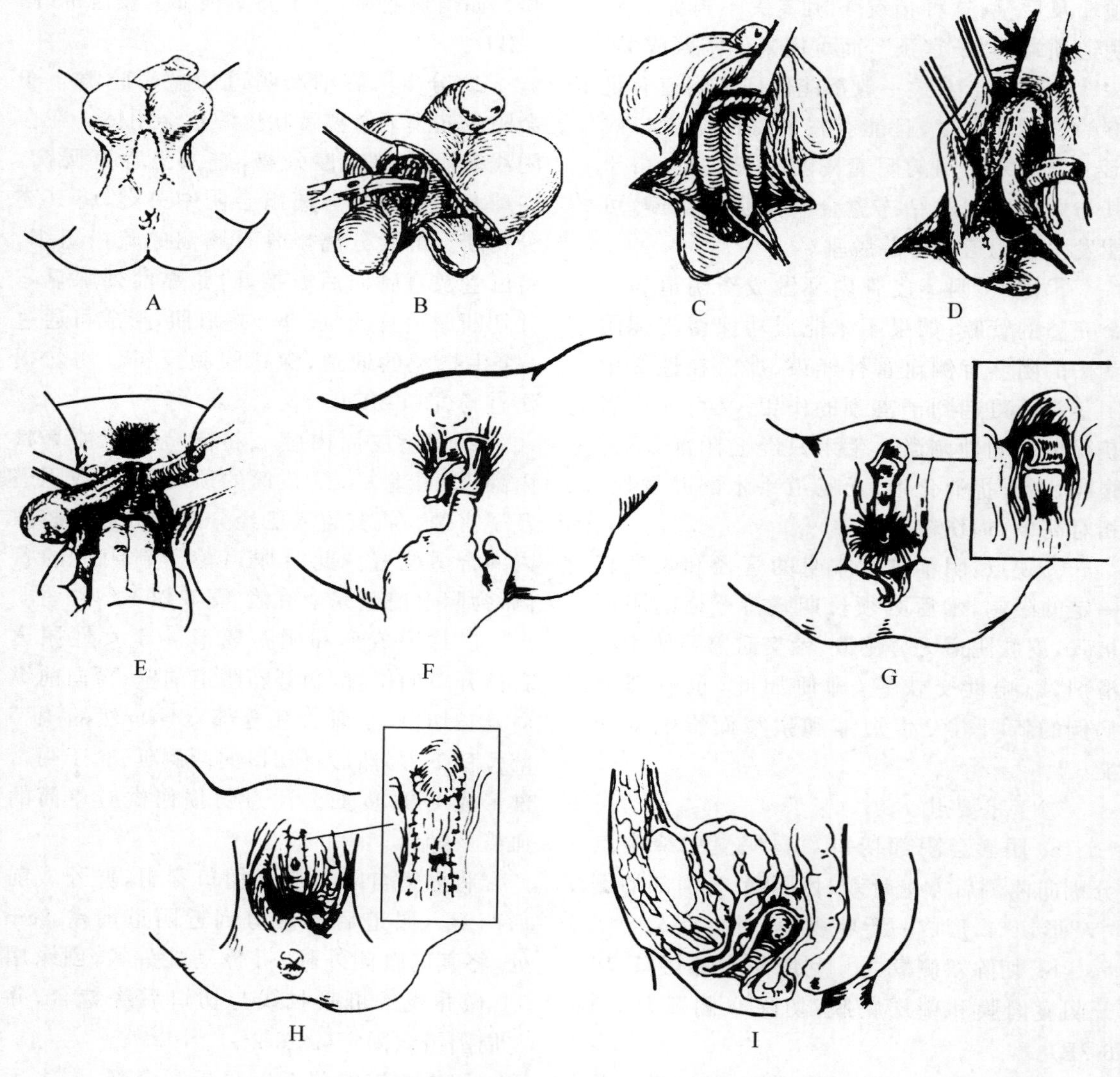

图 6-2　阴茎皮肤内翻阴道成形术

（5）隆胸喉结成形术（augementation of mamma plasty, thyroid cartilage reduction）：男性假两性畸形病人的乳腺组织少，胸廓宽大。故隆胸术多选用较大容量的乳房假体。切口设计于腋前皱襞，以使手术后瘢痕隐蔽。假体植入胸大肌下。手术要点与女性隆乳术没有区别。

喉结成形术又称甲状软骨缩小成形术：在颌底颈部皮肤上沿皮纹做长约 3cm 切口，充分暴露甲状软骨，自甲状软骨切迹缘切开软骨膜，在软骨膜下剥离、显露喉结，即两侧甲状软骨翼板在颈前正中最突出的部分，然后将喉结切除，分层缝合切口。甲状软骨缩小成形术则应防止损伤喉部的神经血管。

【意外事件】

阴茎-阴囊皮肤内翻阴道成形术，在分离出容纳新阴道的盆底腔隙过程中，应注意不要损伤直肠。如直肠损伤后在术中未能及时发现，术后可发生严重感染、尿道阴道瘘、阴道直肠瘘等，导致成形术失败。甲状软骨缩小成形术则主要是防止损伤喉部的神经血管。

【术后处理】

1. 保留导尿管，术后7～10d待伤口愈合后拔除，以免尿液污染伤口。

2. 按肠道手术的要求禁食，禁食期间应保证充足的静脉营养，以利术后康复。禁食2d，流质饮食2d，然后予低渣半流饮食及通便药物。

3. 术后5～7d小心取出阴道内的纱条塞或支架，注意不要牵拉、撕扯阴道壁。

4. 术后7～10d伤口拆线。休息6～8周以后，可以开始性交活动。

5. 术后阴道扩张和护理：阴道支架取出后，就应开始阴道扩张，并长期坚持。这是维持新阴道足够的大小和深度的关键。

6. 可使用特制的阴道塞子或扩张器，持续扩张阴道，每次1～2h，开始扩张的第1周常伴局部疼痛，以后会逐渐适应。扩张时应注意正确的角度和力量，以免损伤。每次扩张时应使用润滑药膏，扩张后可用稀释的碘伏溶液冲洗阴道。即使有规律性交，术后3～6个月内应坚持每日扩张1～2次，以后每周扩张1～2次。如有规律性交，不需长期用阴道塞子扩张新阴道。

7. 术后需终身用雌激素替代治疗。

【并发症防治】

1. 乙状结肠阴道成形术

(1)直肠损伤

①表现：常在术中发现直肠前壁被切开，术者手指可探入直肠腔中。因术前已行肠道准备，一般不会在破口和手术野中出现大便粪。但如手术中小的穿孔没有被及时发现和修补，患者术后可出现腹痛、直肠内出血、腹膜炎或直肠周围感染等表现。

②原因：多因不熟悉盆底的局部解剖，在切开前列腺精囊筋膜、切断尿道直肠肌和部分提肛肌时，过于靠后而损伤直肠前壁。

③处理：如损伤仅为小的前壁穿孔，术前肠道准备充分，可修补穿孔处，用肠线做全层缝合后，再加浆肌层缝合，并用周围组织覆盖。抗生素溶液彻底冲洗伤口后，放置引流物。术后延长禁食时间，留置胃肠减压。但如果损伤范围较大，又没有充分的肠道准备，应做乙状结肠或横结肠造口。

④预后：如术中及术后及时发现，及时有效治疗，可痊愈；否则可能产生术后继发严重的盆腔、腹腔感染，形成阴道直肠瘘。

⑤预防：为避免损伤，在分离过程中应将直肠壁完全向后推开，切断肌纤维时需靠前列腺操作。

(2)伤口感染

①表现：术后会阴部伤口红肿、出现脓性分泌物，或伴发热，血象升高。

②原因：术前感染未控制，手术消毒不严，术中操作污染，术后血肿形成，伤口渗血渗液引流不尽导致感染。

③处理：术后会阴部伤口一旦感染，应行局部敞开、充分引流，必要时可采用局部坐浴，并保持会阴部清洁、干燥，良好的引流是促进局部感染伤口愈合的基本条件。

④预后：如术中及时发现及时有效处理，可痊愈；否则伤口不愈合、裂开，将严重影响外阴整形手术的效果。

⑤预防：除围术期经静脉预防性使用抗生素外，术前应严格准备肠道和会阴部皮肤。术中需熟悉局部解剖，在正确的解剖层面分离，避免损伤直肠，这是减少伤口感染重要的环节。另外，可准备一两种抗生素溶液，术中不时冲洗清洁手术野，以减少发生感染的

机会。

(3)术后出血

①表现:术后伤口内渗血不止,严重者脉速,血压下降,出现休克表现。

②原因:与术中止血不彻底,术后继发感染有关。

③处理:这种情况下压迫止血效果不佳者,需手术探查,找到出血部位彻底止血,才能满意止血。

④预后:如术中及术后及时发现出血及时有效处理,可痊愈;否则可能发生休克危及生命。

⑤预防:术中缝合尿道断端时不能只缝合尿道黏膜,而应行尿道全层缝合,能有效防止尿道断端术后出血。术中应仔细彻底止血,术中防止损伤其他组织,如有应及时发现,及时妥善处理。

(4)术后阴道狭窄

①表现:乙状结肠阴道成形术与皮肤阴道成形相比,一般不存在新阴道过短的问题,但同样可能发生阴道狭窄。

②原因:主要是分离出的盆底通道宽度不够,术后周围肌肉收缩造成阴道狭窄。另外皮肤皱缩、瘢痕挛缩等可造成阴道狭窄。

③处理:程度轻者可坚持行新阴道扩张,程度重、导致患者无法性交者,需要再次手术,但效果往往不佳。

④预后:如术中及术后及时发现及时有效处理,可减轻阴道狭窄,否则将严重影响女性外阴整形手术效果。

⑤预防:手术中重要的步骤是造成一足够宽阔的通道。在缝合阴道口的皮肤创缘时,应注意连带周围的软组织,以防皮肤皱缩。术毕用纱布填塞新阴道或填入特制的阴道塞子,以促进新阴道与周围组织粘连固定。

2. 阴茎-阴囊皮肤内翻阴道成形术

(1)直肠损伤:阴茎-阴囊皮肤内翻阴道成形术中易损伤直肠。

①表现:阴茎-阴囊皮肤内翻阴道成形术,如术中损伤直肠后未能及时发现,术后可发生严重感染、阴道直肠瘘等。

②原因:术中在分离出容纳新阴道的盆底腔隙过程中损伤直肠。

③处理:如仅为前壁小穿孔,术前肠道准备充分,可修补穿孔处,用可吸收线做全层缝合后,再加浆肌层缝合,并用周围组织覆盖。抗生素溶液彻底冲洗伤口,放置引流物。如果损伤范围较大,又没有充分的肠道准备,应做乙状结肠或横结肠造口。

④预后:术中及术后及时发现,得到及时有效处理,可以避免术后继发严重的盆腔、腹腔感染,形成直肠阴道瘘或其他类型的粪瘘。

⑤预防:术中应注意不要损伤直肠。如损伤直肠在术中发现应立即采取有效措施进行处理。

(2)新阴道过短

①表现:新成形的皮肤阴道长度不能达到正常女性阴道 10～12cm 的长度。

②原因:正常女性阴道长度 10～12cm,阴茎-阴囊皮肤内翻做成的新阴道一般可达 12～15cm。但如果成形材料不够,或术中盆底腔隙分离不足、术后瘢痕挛缩等,可能造成新阴道过短。

③处理:这种情况下,如果病人要求,可在手术 6 个月以后,考虑行乙状结肠阴道成形术。

④预后:影响性交快感。

⑤预防:病例选择时应根据临床经验,充分评估患者是否有足够的阴茎、阴囊皮肤用作成形材料。术中完全切断中心,才能充分分离盆底腔隙。

(3)新阴道壁脱垂

①表现:阴茎、阴囊皮肤内翻阴道成形术后,内翻的皮肤未能与周围组织紧密粘连,进而发生部分甚至完全脱垂,患者坠胀不适。

②原因:与病人的一般情况、营养状况等有关,多发生在年龄较大、肥胖者,另外使用阴囊者也更有可能出现。发生在术后 1～3

个月的为早期脱垂，多为可吸收缝线溶解、局部愈合不佳所致。

③处理：明显的新阴道脱垂需要手术修复。

④预后：导致不适感。

⑤预防：术前选择合适病例，术中满意缝合，术后坚持良好的阴道扩张，注意不要牵拉、撕扯阴道壁。加强营养支持。

(4)其他：虽然没有经腹肠道手术的并发症，但直肠损伤、伤口感染、出血、阴道狭窄等并发症同乙状结肠阴道成形术。偶有发生尿道阴道瘘、阴道直肠瘘等严重情况，多为损伤、感染、缺血坏死后形成，应予警惕，及时处理这些问题。

【评析与选择】

男性假两性畸形的手术目的，是矫正病人的性别畸形。性别的选择，主要是根据病人的外生殖器形态和功能来决定，而不是依据其染色体组型、性腺或内生殖器结构。同时，还应兼顾病人的心理性别和社会性别。但术后并发症和社会适应很困难。

1. *成为男性的手术* 隐睾下降固定术相对简单，也为泌尿男科医师所熟知。尿道下裂成形术则对手术医师有很高的要求。目前治疗尿道下裂的术式已超过150余种。一方面说明手术的难度和复杂性，不论何种方法都有一定的失败率。另一方面也说明并没有适合于各类型尿道下裂的特定手术。这些术式的设计、特点和选择，更多是取决于尿道下裂的程度、局部可用成形材料的情况。因此，术者的经验至关重要。在选用材料方面，阴茎皮肤多适用于阴茎体型和阴茎阴囊型尿道下裂；阴囊纵隔皮瓣适用于阴茎阴囊型尿道下裂；膀胱黏膜、口腔颊黏膜适用于尿道下裂修复失败再次成形取材困难者。

2. *成为女性的手术* 重点在阴道和女性外生殖器成形术。阴道成形的目的，是争取患者日后能够有性交生活。而阴蒂成形和阴唇成形主要是从整形角度考虑，希望病人的外生殖器更接近正常女性外观，另外这也有可能使病人获得更多的性敏感。

总的原则，应根据手术中的具体情况、可利用的成形组织以及病人的要求、手术医生的经验等，决定具体的手术内容和方式。例如单纯做整形性质的女性外阴（阴唇、阴蒂）成形，单独做阴道成形术或完成阴道成形及阴蒂、阴唇成形等。

(1)阴蒂成形：最常用的方法是将保留血管和神经的小部分阴茎头，移植到尿道开口前的合适位置做成女性阴蒂。

(2)阴唇成形：则多是利用部分阴囊皮瓣和包皮皮瓣做成大小阴唇，为追求自然外观还可在阴唇前方交界部成形阴蒂包皮，手术可一期完成，也可分期进行。

手术效果各家报道不一，尽管生殖器外观更接近自然的女性外阴，也有少数报道病人可以获得阴蒂高潮，但真正满意的比例不高。

(3)阴道成形术(vaginoplasty)：是利用肠道或皮肤做新阴道的成形材料。肠道可选用一段乙状结肠或回肠，回肠新阴道因肠腔的分泌物较多，生活上极感不便，且其肠腔狭窄、肠壁薄弱，性生活时易致损伤，缺点相当明显，现已基本弃用；而乙状结肠因分泌物较少、肠壁较厚、肠腔较宽，且能保证新阴道有足够的长度，术后不需要长期扩张阴道，性交时可不使用润滑剂等，是较理想的成形材料。

皮肤则可利用阴茎、阴囊或其他部位，如下腹部、股部等的皮瓣，做新阴道的成形材料。这类阴道成形术可以不经腹腔，也不干扰消化道，手术相对简单，创伤较小，无肠道手术的并发症，恢复更快，住院时间缩短，但新阴道的大小和长度一般会受皮瓣材料的限制，术后需要坚持长时间的阴道扩张，以防止新阴道挛缩。

有学者将男性假两性畸形和性心理倒错男性的女外生殖器成形术统称为“变性手术”。但严格意义上讲，前者是切除发育不良的阴茎和睾丸,而后者是切除正常发育的阴茎和睾丸。因此,男性假两性畸形的女性外生殖器成形术,是在病人原有的两性畸形基础上,根据其发育不良的男性外生殖器而做出的矫形选择,并不是人为地改变了一个人的正常男性性别。在这点上,男科医生首先要有充分的认识,并应明确地向病人及其家庭成员解释清楚。

男性假两性畸形治疗性别选择需在医生的指导下,根据患者及家庭意愿慎重抉择,选择男性治疗难度大,术后并发症和社会适应困难比选择女性更明显。

第二节 真两性畸形的外生殖器手术

真两性畸形是指一个人体内同时具有卵巢和睾丸性腺组织,其外生殖器和性特征不同程度地介于男性和女性之间。

病人的染色体核型 3/4 为正常核型,其中 46,XX 几乎占一半,余为 46,XY 及少数嵌合型。性腺可以是单独的卵巢和睾丸,也可以是在同一腺体内的卵睾,且卵睾更为多见。故不易与假两性畸形鉴别,确诊往往需剖腹探查或切取“睾丸”病理检查证明。

绝大多数患者有阴蒂增大或小阴茎,约 2/3 作为男性生活,但男性外生殖器的发育不良,伴尿道下裂、单侧阴囊及性腺等。1/3 出生时阴茎、阴囊未发育,作为女性生活,以后因年龄增长后阴茎发育而就诊。一般均有子宫,发育程度不一。2/3 的病人进入青春期后有乳房发育。

真两性畸形由于存在两套性腺,矫正手术首先需要探查性腺,确定其为睾丸、卵巢、抑或卵睾。如为独立的两套性腺,则切除与确定的性别相抵触的性腺。如术中性腺病检为卵睾,则根据其位于腹腔或腹股沟、确定成为男性或女性以及是否为混合性卵睾,决定手术方式。

【性别选择】

应综合考虑病人的社会性别、外生殖器和性腺优势情况、染色体核型、病人和家属的意愿。患者就诊时间越晚,越需重视其社会性别和自身意愿,特别是青春发育期后。

一般情况下,由于塑造有功能的阴茎很困难,除非病人的外生殖器明显男性化,否则宜选择成为女性。另外,多数患者染色体核型为 46,XX,有乳房发育,也有不同程度发育的子宫,因此也适宜选择成为女性。

但是,如病人的社会性别为男性,则多数情况下有一定程度的阴茎发育,伴不同程度的阴囊发育不良、阴茎下曲、尿道下裂等,常为进入青春期后因每月尿血(月经)、乳房发育等就诊得以发现。这就需要详细评估其内、外生殖器优势,在与病人和家属充分沟通后,再决定矫正成为男性或者女性。

【术式简介】

1. *成为男性的手术*(the female to male gender choice surgery) 真两性畸形确定为男性者,应切除所有卵巢组织,以免青春期乳房发育。卵睾如位于腹股沟,应将一小片睾丸组织与卵巢一起切除,留下的睾丸应下降、固定到阴囊内;卵睾如在腹腔内宜切除。切除输卵管和子宫,并切除阴道近端。可同时或分期做尿道下裂成形术,纠正阴茎下曲、成形尿道。术后应随访,尤其含 Y 染色体且保存性腺者,以防止性腺肿瘤发生。

2. *成为女性的手术*(the male to female gender choice surgery) 确定为女性者,应切除所有睾丸组织,包括卵睾的睾丸端,保留卵巢组织,混合性卵睾应切除整个性腺,同时做肥大阴蒂的切除成形术。青春期对狭窄的阴道或尿生殖道行扩大成形术,如阴道在尿道外括约肌远端与尿道汇合,可做倒 U 形皮瓣阴道成形术,如在其近端汇合,则行腹会阴阴道成形术(见男性假两性畸形成为女性的手术)。

(李 响 张思孝)

参考文献

[1] 李响,张思孝. 性别畸形的手术//陈在贤. 实用男科学. 北京:人民军医出版社,2 版,第 2 次印制,2015:543-550.

[2] 梅骅,性别畸形的手术治疗//梅骅等. 泌尿外科手术学. 2 版. 北京:人民卫生出版社,2000:729-740.

[3] 朱利勇,钟狂飚,蒋先镇,等. 假两性畸形诊断与治疗特点分析(附 15 例报告). 中国男科学杂志,2010,1:51-53.

[4] 徐平,李路,方烈奎,等. 男性假两性畸形的临床特点:附病例报道. 中国全科医学,2011,29:3372-3373.

[5] 张恒,卢根生,季惠翔,等. 169 例男性假两性畸形患者的治疗体会. 现代生物医学进展,2013,18:3486-3487.

[6] 黄瑜,赵姝,田秦杰. 真两性畸形 14 例临床分析. 生殖医学杂志,2013,3:181-184.

[7] 陆良生,阮双岁,毕允力,等. 45 例两性畸形患儿的诊断及治疗分析. 临床小儿外科杂志,2011,1:56-58.

[8] 李东,林涛. 儿童女性假两性畸形的外科治疗进展. 检验医学与临床,2015(18):2792-2795.

[9] 温勇,徐啊白,郑少波,等. 世界首例单孔腹腔镜下男假两性畸形整形术. 南方医科大学学报,2011,31(6):933-936.

[10] 万克松,胡卫列,邱晓拂,等. 男性假两性畸形的诊断与治疗(附 10 例报告). 临床泌尿外科杂志,2011,26(4):272-274.

[11] 黄瑜,赵姝,田秦杰. 真两性畸形 14 例临床分析. 生殖医学杂志,2013,22(3):181-184.

[12] 王先令,窦京涛,巴建明,等. 真两性畸形的临诊应对. 中华内分泌代谢杂志,2014,30(8):720-722.

[13] 郭美利,张正文. 两性畸形 15 例临床诊疗分析. 中国美容医学杂志,2014,23(22):1865-1867.

[14] 张恒,卢根生,季惠翔,等. 52 例女性假两性畸形患者临床诊治分析. 局部解剖手术学杂志,2013,22(5):495-496.

[15] Woodhouse CR. Intersex surgery in the adult. BJU Int,2004,93 Suppl 3:57-65.

[16] Feundt I,Toolenaar TA,Jeekel H,et al. Prolapse of the sigmoid neovagina:report of three cases. Obstet Gynecol,1994,83:876-879.

[17] Kwun Kim S,Hoon Park J,Cheol Lee K,et al. Long-term results in patients after rectosigmoid vaginoplasty. Plast Reconstr Surg,2003 Jul,112(1):143-151.

[18] Creighton S. Surgery for intersex. J R Soc Med,2001,94(5):218-220.

[19] Dénes FT,Mendonça BB,Arap S. Laparoscopic management of intersexual states. Urol Clin North Am,2001,28(1):31-42.

[20] Packer MG. Surgical approach to male pseudohermaphroditism. Eur J Pediatr, 1993, 152 (2):S91-92.

[21] Duckett JW,Baskin LS. Genitoplasty for intersex anomalies. Eur J Pediatr,1993,152 (2):S80-84.

[22] Hughes IA, Williams DM, Batch JA, et al. Male pseudohermaphroditism:clinical management, diagnosis and treatment. Horm Res, 1992,38 Suppl 2:77-81.

[23] Akman Y,Liu W,Li YW,Baskin LS. Penile anatomy under the pubic arch: reconstructive implications. J Urol,2001,166(1):225-230.

[24] Greenfield SP, Sadler BT, Wan J. Two-stage repair for severe hypospadias. J Urol, 1994, 152:498-501.

[25] Lobe TE,Woodall DL,Richards GE,et al. The complications of surgery for intersex:changing patterns over two decades. J Pediatr Surg,1987 Jul,22(7):651-652.

[26] Benchekroun A,el Alj HA,Essayegh H,et al. Vaginoplasty with sigmoid graft: report of, 3 cases Ann Urol (Paris),2003,37(5):296-298.

[27] Joseph VT. Pudendal-thigh flap vaginoplasty in the reconstruction of genital anomalies. J

Pediatr Surg,1997,32(1):62-65.

[28] Moudouni S,Koutani A,Attya AI,et al. The use of isolated sigmoid colon segment for vaginal replacement in young adults. Int Urol Nephrol,2004,36(4):567-571.

[29] Kapoor R,Sharma DK,Singh KJ,et al. Sigmoid vaginoplasty: long-term results. Urology,2006,67(6):1212-1215.

[30] Franz RC. Sigmoid colon vaginoplasty:a modified method. Br J Obstet Gynaecol,1996 Nov,103(11):1148-1155.

[31] Zeng ZH,Zhu QY,Mi YP. Vaginoplasty with sigmoid colon,a report of 91 cases Zhonghua Zheng Xing Shao Shang Wai Ke Za Zhi,1994,10(4):275-277.

[32] Freundt I,Toolenaar TA,Jeekel H,et al. Prolapse of the sigmoid neovagina:report of three cases. Obstet Gynecol,1994,83(5 Pt 2):876-879.

[33] Parsons JK,Gearhart SL,Gearhart JP. Vaginal reconstruction utilizing sigmoid colon:Complications and long-term results. J Pediatr Surg,2002,37(4):629-633.

[34] Braren V,Slonim A,Warner JJ,et al. True hermaphroditism:a rational appraoch to diagnosis and treatment. Urology,1980,15(6):569-574.

[35] Ouhilal S,Turco J,Nangia A,et al. True hermaphroditism presenting as bilateral gynecomastia in an adolescent phenotypic male. Fertil Sertil,2005,83(4):1041.

[36] Kun Suk Kim and Jongwon Kim. Disorders of Sex DevelopmentKorean J Urol,2012,53(1):1-8.

[37] Nihoul-Fekete C,Thibaud E,Lortat-Jacob S,et al. Long-term surgical results and patient satisfaction with male pseudohermaphroditism or true hermaphroditism:a cohort of 63 patients. J Urol,2006,175(5):1878-1884.

[38] K Gnassingbe,SAS Da,GK Akakponumado,et al. Transfer of surgical competences in the treatment of intersex disorders in Togo. African Journal of Paediatric Surgery,2009,6(2):82-84.

[39] ML Diakité,JG Berthé H,A Timbely,M Diallo,M Maiga. [Issues inherent to the management of disorders of sex development in Point G Hospital]. Progrès En Urologie Journal De Lassociation Fr,2013,23(1):66-72.

[40] SO Ekenze,EI Nwangwu,CC Amah,et al. Disorders of sex development in a developing country:perspe ctives and outcome of surgical management of 39 cases. Pediatric Surgery International,2015,31(1):93-99.

[41] RC Rink,KM Szymanski. Disorders of Sexual Development: Surgical Management. Springer Milan,2015:247-258.

[42] P Mouriquand,A Caldamone,P Malone,et al. The ESPU/SPU standpoint on the surgical management of Disorders of Sex Development (DSD). Journal of Pediatric Urology,2014,10(1):8-10.

[43] SO Ekenze,EI Nwangwu,CC Amah,et al. Disorders of sex development in a developing country:perspectives and outcome of surgical management of 39 cases. Pediatric Surgery International,2015,31(1):93-99.

[44] Disandro M,Merke DP,Rink RC. Review of current surgical techniques and medical management considerations in the treatment of pediatric patients with disorders of sex development. Horm Metab Res,2015,47(5):321-328.

[45] Arushi Gangaher,Vasundhera Chauhan,Viveka P Jyotsna,et al. Gender identity and gender of rearing in 46 XY disorders of sexual development. Indian J Endocrinol Metab,2016,20(4):536-541.

[46] Wolffenbuttel KP,Hersmus R,Stoop H,et al. Gonadal dysgenesis in disorders of sex development:Diagnosis and surgicalmanagement. J Pediatr Urol,2016,12(6):411-416.

[47] Sandberg DE,Gardner M,Callens N,et al. Interdisciplinary care in disorders/differences of sex development (DSD): The psychosocial component of the DSD-Translational research network. Am J Med Genet C Semin Med Gen-

et,2017,175(2):279-292.

[48] Wolffenbuttel K, Looijenga L. Response to commentary to Gonadal dysgenesis in disorders of sex development(DSD):Diagnosis and surgical management. J Pediatr Urol,2017,13(1):116.

第 7 章

男女易性症与性别重塑手术

第一节　男女易性症

男女易性症(transsexualism)是指一个生物学上正常的男性或女性,尽管他(她)确知其生理性别,但在心理上认为自己是异性,或渴望将自己的生理性别改变为异性。这一现象在各国古代文献中早有零星记载。医学上最早的报道出现在 1838 年 Esgurol 的精神病学文献中。1916 年 Marcuse 对这种现象从精神和性心理等方面进行了初步探讨。1931 年第一例变性手术。到 20 世纪 60 年代,大家已普遍认识到这不是单纯的心理怪癖,而是一种需要治疗的疾病。1963 年 Edgerton 等在 Johns Hopkins 大学医学院建立了第一个性别自认障碍门诊,1969 年 Green 和 Money 出版了《易性癖病与性别重塑外科》一书。之后,各国学者对该病进行了更多的研究,特别是近 20 年来积累了较多的资料。

目前认为:易性症是病人在幼年(2 — 3 岁,甚至更早)性心理和人格发育出现偏差,导致性心理倒错。患者从小表现为异性的生活行为和心理习惯,自觉不自觉地扮演异性角色。随着青春期到来这种心理状况得到加强,深信自己是异性,厌恶并渴望改变自己的生理性别。当变性要求无法满足时,可发生自残或自杀行为。因此,易性症病人需要积极、规范的多学科治疗,包括精神心理病学、整形外科、泌尿男科、妇产科以及内分泌科等。

总体而言,易性症的治疗有两方面:一是心理向生理认同,由心理医师进行心理治疗。二是身体向心理认同,就是在心理医师做出正确的诊断分析后,由外科医师施行性别重塑手术(gender reassignment surgery,GRS),既往多称为“变性”手术(transexual surgery)。

据目前不全统计,世界上已报道的性别重塑外科手术上万例,我国有 200 多例。不少发达国家针对性别重塑外科手术制定了一系列的规范和法规。目前,中国医学科学院整形外科医院已成立了国内专门研究性别畸形和性别障碍的治疗中心——性别重塑外科治疗中心。

【流行病学】

易性症是一种少见的性心理障碍性疾病。相关的流行病学研究的资料有限,各国、各地区报道的发病率极不一致。分析其原因,当地社会文化背景对该病的认识、接受程度可能是其中重要的影响因素,文献报道的多为就诊患者,而缺乏人口统计学资料。欧洲一组资料显示易性症男性约为万分之一,在女性约为三万分之一,因此男变女(male-to-female,M→F)易性症患者约为女变男

(female-to-male，F→M)患者的 3 倍，且临床上寻求性别重塑手术的患者中，男变女易性症患者所占的比例更高。发病者可见于不同民族、职业，病人的生活经历、文化背景、社会条件、宗教信仰等也不相同。

【发病机制】

易性症的致病原因尚不清楚。但可以确定的是，这种性心理倒错并不是单纯心理性的性别认知障碍，而具有一定的生物学基础。其发病除心理发育因素外，可能还有精神、神经生理异常、甚至遗传等因素起作用。

较早关于易性症发病机制的研究，主要是从精神心理学角度出发。有学者基于弗洛伊德精神分析学，认为其与男性生殖器崇拜、阉割焦虑等有关。心理学学说则认为病人在幼年形成心理性别的重要时期，由于父母排斥其生理性别、将其按异性抚养等，使其发生性别自认障碍。但临床上多数病人没有类似经历。

而在有类似经历、要求变性的病人中，部分可通过心理、行为治疗获得良好的效果，放弃变性的要求。因此，有学者认为心理异常起主要作用的病人，其变性要求为“继发的”，这些病人并非真正的易性症患者，多见于同性恋。而对于那些心理治疗无效、强烈要求变性的“原发性易性症”，精神心理的异常不足以完全解释其发病机制，应该有一定的生物学基础，特别是精神神经生理的异常。

随着相关基础研究的不断深入，有学者提出：在性中枢分化的关键时期，如果雄性激素不足，一个遗传学上的雄性将出现脑的雌性分化。相反，如果雄性激素过剩，一个遗传学上的雌性则出现脑的雄性分化，这可能与易性症有关。另有学者通过对易性症病人脑电图的观测，发现半数的脑电图有异常，并常定位于颞区。推测其大脑中可能存在着异常放电中枢，易性症的发生也可能与此有关。

【诊断】

易性症的诊断主要根据病人的临床表现。而病人的临床表现主要反映在以下三个方面：性别认同障碍、性角色反常和性取向倒错。

性别认同(gender identify)障碍是病人心理性别和生理性别的剧烈冲突。性角色(gender role)反常则是病人在社会生活中常扮演异性角色。

性取向(sexual orientation)倒错是指其性欲望、性活动指向同性，不被异性吸引，但又自认为是异性恋并厌恶同性恋。

关于易性症的诊断，现大多参考美国精神病协会颁布的《精神疾患诊断和统计手册》(Diagnostic and Statistical Manual of Mental Disorder，Edition 3，简称 DSM-Ⅲ)的诊断标准。该标准包括以下五条内容。

1. 对自己的解剖学性别有不舒服和不适当的感觉。

2. 希望去除自己的生殖器，并按异性的方式生活。

3. 这种心理异常至少已持续 2 年。

4. 无生理上的两性畸形或基因异常。

5. 不是由其他疾病如精神分裂症所致。

【鉴别诊断】

易性症需与其他一些类似的性心理障碍如异装癖、同性恋等相鉴别。由于这些病人并不同时具备性别认同障碍、性角色反常和性取向倒错三个方面的临床表现。通过详细收集病史、分析病人的临床表现，可以鉴别。

异装癖(Transvestism)表现为喜好穿着异性服装，并以此获得性兴奋，几乎均为男性。其心理性别和生理性别一致，性取向为异性，不要求变性。多数同性恋无变性要求，但对于有变性要求的同性恋，有时需按易性症诊断标准进行详细评估，否则可能误诊。另外，某些精神分裂症和抑郁症也可表现出性别幻想，但都伴有行为、知觉、思维、情感等方面的障碍。

【治疗原则】

目前针对易性症的治疗包括心理治疗、

性激素治疗和性别重塑外科手术。临床上对要求变性的病人，应诊断其是否为易性症，并分析是属于“原发性”还是“继发性”变性欲，以便选择治疗方式。

继发性变性欲的变性要求多是暂时的和不确定的，当引发变性要求的外因去除或经心理治疗后，患者将放弃变性的想法。目前，越来越多的学者认为，此类病人并非真正的易性症。显而易见，对其实施变性手术反会带来严重的问题。

对于真正的易性症病人，由于其同时存在性别认同障碍、性角色反常和性取向倒错，单纯通过心理治疗使病人心理向生理认同，多不能成功。性别重塑手术虽有其本身固有的局限性，例如不可能有接近自然的完美成形、难于满足性高潮、无法生育等，但手术基本上解决了其内心强烈的性别冲突，可以帮助患者寻求更适合自身的生存状态。因此，对于心理治疗无效的易性症，性别重塑手术是恰当的治疗手段。

即便如此，临床上施行性别重塑外科手术应慎之又慎。必须确诊为易性症，并选择最合适的患者。最好能有两个与术者无关的心理医师进行独立的心理分析，就患者的性别认同、性角色和性取向等做出正确评估。对于有疑问者，宜先采取心理治疗。

术前应详细告知患者和家属手术可能的风险、并发症和不良后果，例如：手术将不可逆地造成解剖、生理异常，也可能因各种因素而失败，手术失败后不能回到原来的性别等情况，由患者本人及家属提出书面的手术申请，并签署知情同意和手术志愿书，取得医院及当地卫生部门批准，向所属公安部门备案后，才予施行。

在此过程中，应遵守保护性医疗原则，为病人的隐私严格保密。这些措施一方面可防止因手术引起的医疗和法律纠纷，另一方面也使患者手术后能尽快开始正常的社会生活。

【GRS手术的适应证和条件】

中国医学科学院性别重塑外科治疗中心已提出我国《关于性别重塑外科手术的管理办法和规范(草案)》，其中详细制定了关于性别重塑外科手术的适应证。

1. 易性癖病的诊断正确无误(心理医师、精神病专家和临床医师联合会诊)。

2. 对GRS的要求至少持续5年以上，而且无反复过程。

3. 患者必须以他(她)们选择的性别公开地生活和工作至少2年。

4. 手术前接受心理、精神治疗不少于1年，并证明无效。

5. 手术前必须有1年以上的激素治疗史。

6. 没有以其解剖学性别结婚或已经解除婚姻并放弃对子女监护权等。

7. 精神病专家证明其精神状态正常。

8. 必须同意手术后进行随访。

9. 年龄大于18岁。

10. 无犯罪、滥用药物或酒精的历史。

11. 无过于明显的男(女)性化行为体征。

12. 患者和手术医师对性别重塑外科手术具有统一的意见，并理解和认可现有的医疗技术水平所能达到的治疗结果。

13. 至亲家属无反对意见，同意履行所有的法律手续。

14. 患者对手术后可能出现的一切情况十分清楚，并有心理准备。

15. 临床医师应对患者进行全面评估、仔细观察和讨论。

16. 无任何外科手术禁忌证。

第二节　男性易性症女性重塑手术

男性变女性的GRS手术主要包括阴茎和睾丸切除，阴道和阴蒂再造，大、小阴唇和阴阜成形及乳房增大成形和甲状软骨缩小成形等。其他的附加整形术还有面部轮廓女性化、声调调整、体毛去除、阴毛再分布等手术。其中，阴道成形术是最基本和重要的，应力求成形的阴道具有性交功能，并符合美学要求。除阴道和女性外阴再造外，最常施行的附加手术有隆乳术、甲状软骨缩小成形术和去除胡须手术。这些手术可分期进行，也可几组手术人员同时进行。由于病人有发育良好的阴茎、阴囊，和男性假两性畸形的阴道成形术不同，男性变女性的阴道成形术首选阴茎、阴囊皮瓣作成形材料，而游离皮片、肠道等的缺点显而易见，除非是外阴自残后的病人，多不选用。现有用自体口腔黏膜微粒及脱细胞异体真皮基质复合游离移植再造阴道。因此本节重点讨论利用阴茎、阴囊皮瓣的阴道成形术。

【术前准备】

1. 肠道准备：虽不进行肠道手术，但在最初开展手术时，建议进行较为严格的肠道准备，低渣饮食3d，术前1d流质饮食并口服新霉素和甲硝唑。在术前晚及当日晨清洁灌肠。以防术中直肠损伤，发生较为严重的感染。

2. 术前3d剃除手术区毛发，每天反复用肥皂清洗下腹、外阴、会阴及两股内侧区域。

3. 术前预防性给予广谱抗生素。准备一、两种抗生素溶液，用于术中冲洗手术野。

4. 如在服用雌激素，应停药6～8周。并在术后2个月后再重新开始雌激素替代治疗。

【麻醉与体位】

多采用全麻或硬膜外麻醉，过度膀胱截石位，以便经会阴的操作。

【术式简介】

1. 睾丸阴茎切除术(orchiectomy，penectomy)　参见男性假两性畸形成为女性手术的睾丸、阴茎切除术。

2. 阴道成形术(vaginoplasty)

(1)乙状结肠阴道成形术(colovaginoplasty)　见男性假两性畸形成为女性手术的乙状结肠阴道成形术。

(2)阴茎-阴囊皮肤内翻阴道成形术(peno-scrotal inversion vaginoplasty)　参见男性假两性畸形成为女性的阴茎-阴囊皮肤内翻阴道成形术。

3. 隆胸喉结成形术(augementation of mamma plasty，thyroid cartilage reduction)　见男性假两性畸形成为女性的隆胸、喉结成形术。

【意外事件】

参见男性假两性畸形成为女性手术意外事件。

【并发症防治】

参见男性假两性畸形成为女性手术后并发症防治。

【评析与选择】

对男性易性症的GRS而言，阴道成形术是最基本的要求。形成的新阴道应具有足够的深度和宽度以满足性交的需要。

单用阴茎皮瓣形成的阴道深度和宽度均受限，手术后容易发生狭窄。因此，不少学者进行了改良。有的用下腹部或股部内侧游离皮瓣做成皮管，与阴茎皮管相吻合来延长新阴道的长度，但游离皮管血供不好、不易与周围组织粘连愈合，术后新阴道易发生明显的挛缩，严重者可导致手术失败。

如利用阴囊皮瓣作阴道成形材料，由于其皮下的肉膜组织，使新阴道壁较厚、具有弹性，对性交摩擦的耐受性好。因此，联合应用阴茎、阴囊皮瓣是GRS中再造阴道的理想材料。但阴囊成形阴道术后存在新阴道毛发生长问题，可采用破坏毛囊的方法予以避免。

至于乙状结肠阴道成形术，在GRS则多作为备用方案。当阴茎-阴囊皮肤内翻阴道成形术效果不好，新阴道过短或狭窄不能满足需要；或者病人的具体情况不适合以皮肤作成形材料，以及病人一开始就要求有更长的新阴道等情况下，可以考虑行乙状结肠阴道成形术。

应用自体口腔黏膜微粒及脱细胞异体真皮基质复合游离移植再造阴道，结合了2种材料的优势，操作简单、创伤小、阴道上皮化时间短，体表无瘢痕，再造阴道有分泌功能，但脱细胞异体真皮基质的价格昂贵，且有潜在的传染性疾病的风险。

作者单位张思孝教授与邹景贵教授合作，曾采用肠道做阴道成形术，术后阴道或长或短均不理想，局部潮湿流黏液。以后均用阴囊及阴茎皮肤，结果存在问题及经验包括：

1. 阴茎、阴囊发育差者皮肤太少。

2. 会阴中央腱分离切断保守，因而形成阴道偏小偏短，只7～8cm。

3. 用油纱裹的扩张器，扩张效果欠佳。因此术后阴道狭窄短小、干燥、插入困难，性交均不满意。其中1例成人阴囊皮肤多，导致植入松弛又妨碍插入。后曾改用股部带蒂皮瓣，但创面太宽、愈合有时亦不理想。对成人变异性者仍以用阴茎、阴囊皮肤作成形材料为主。

第三节　女性易性症男性重塑手术

女性变男性的GRS手术主要包括子宫、卵巢、阴道切除，乳房矫形，阴茎、睾丸和喉结再造术。附加的整形术还有面部轮廓男性化的手术、声调调整等。临床上常根据病人的实际情况，分期、分次的选择实施部分手术。

其中以阴茎再造术最为重要，但也最为困难。实际上，现在的整形外科技术还无法给病人做出形态功能满意的再造阴茎。因此，本节只对常用的女性变男性GRS手术方法作简略介绍。

【术前准备】

1. 皮瓣供区（下腹部或前臂）皮肤应健康、毛发多者可去除、没有炎症。局部血管条件满意、血供良好。

2. 作移植物受区（耻骨区）皮肤准备。如取自体肋骨做支撑物，还需做季肋部皮肤准备。手术前1周禁烟。

3. 虽不进行肠道手术，但在最初开展手术时，在术前晚及当日晨灌肠。以防术中直肠损伤，发生较为严重的感染。

4. 术前3d剃除手术区毛发，每天反复用肥皂清洗下腹、外阴、会阴及两股内侧区域。

5. 术前预防性给予广谱抗生素。

【麻醉与体位】

根据术式部位选用相应的麻醉，可选用全麻、硬膜外麻醉、臂丛神经阻滞麻醉。体位如平卧位、截石位等。

【术式简介】

1. 子宫及卵巢切除术（total hysterectomy and bilateral salpingo-oophorectomy, THBSO）　多由妇产科医师完成，具体参考相关的妇产科手术学专著。

2. 乳房矫形术（mastectomy）　多选择在双侧乳晕边缘做2～3cm皮肤切口，分别摘除双侧乳腺，同时将乳头乳晕缩小成形。

3. 阴囊再造术、睾丸植入术（reconstruction of scrotum and insertion of testicular prosthesis）　先于两侧大阴唇皮下植入皮肤扩张器，待扩张获得足够的皮肤材料后，再行阴囊再造和睾丸假体的植入手术。这多在阴茎再造术后，根据病人的需要再予施行。

4. 阴茎再造术(phalloplasty) 阴茎再造除通过整形外科技术利用皮瓣或皮管做阴茎体成形外,还需要做尿道成形,并在成形的阴茎体中植入支撑物。成形阴茎体的皮瓣可以是带蒂皮瓣或游离皮瓣,如前臂皮瓣、下腹部岛状皮瓣、腹股沟皮瓣、大腿内侧皮瓣等,可一期成形阴茎体。皮管可采用腹部皮管、大腿内侧皮管、腹股沟皮管等,需要多次手术,缺点较为明显。故现以前臂游离皮瓣和下腹部带蒂皮瓣较为常用。植入的支撑物可选用自体肋骨、肋软骨或人工支撑材料。

(1)前臂游离皮瓣手术

①皮瓣设计:用标记笔在前臂皮肤上绘出桡动脉和头静脉的走行,以肱骨外上髁至桡动脉与腕横纹交点的连线作为前臂皮瓣的纵轴。阴茎再造所需的皮瓣则以纵轴为中线,将桡动脉和头静脉包括在内。将前臂皮瓣分为三部分。

a. 桡侧部分宽 10~12cm、长 12~14cm,皮瓣蒂部有桡动脉、桡静脉及头静脉,作为阴茎体再造的皮瓣。

b. 尺侧部分宽 2.5~3.5cm,长 13~14cm,蒂部留一条贵要静脉,将其作为尿道再造的皮瓣。

c. 桡、尺侧皮瓣间留 1cm 宽的去皮区,作为尿道(图 7-1A)。

②预制阴茎体:按皮瓣设计线切开皮肤,解剖动静脉,在桡、尺侧皮瓣之间去除 1cm 宽的表皮区域。解剖皮瓣的动静脉蒂,将尺侧皮瓣皮肤向内翻转,制成尿道;将桡侧皮瓣皮肤外翻,使尿道包埋在桡侧皮瓣内,并将支撑物包埋在皮瓣内,制成阴茎体部,前臂创面以游离皮片修复(图 7-1B)。

③受区准备:解剖尿道口及前臂皮瓣的移植床,可选用股深动脉或腹壁浅动脉,或旋髂浅动脉与桡动脉吻合(端-端或端-侧)。选用大隐静脉的属支与头静脉、贵要静脉及桡动脉的伴行静脉吻合。从腹股沟韧带下方制造隧道与会阴部相通,作为移植皮瓣血管的隧道(图 7-1C)。

④预制阴茎体移植到受区:将预制阴茎体的皮瓣蒂部血管通过隧道到达腹股沟韧带下方股动脉搏动区。先进行预制阴茎体与会阴部定位缝合,留置导尿管,再以显微外科技术吻合动、静脉,证明血管吻合良好后,吻合尿道,将阴茎支撑物与会阴部组织缝合固定,然后缝合皮肤(图 7-1D)。

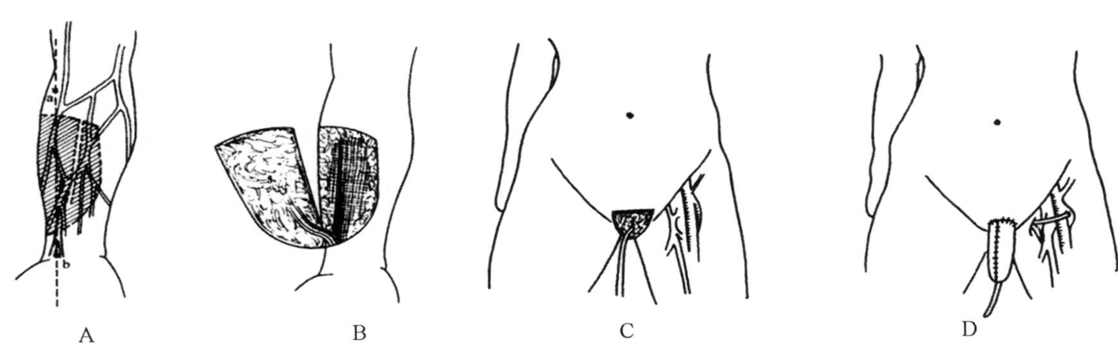

图 7-1 前臂游离皮瓣移植的阴茎再造术

A. 皮瓣的设计;B. 皮瓣的切取;C. 受区准备;D. 预制阴茎体转移到会阴部

(引自陈焕然——整形外科特色诊疗技术. 戚可名等主编. 北京:科学技术文献出版社,2004:653-678.)

(2)下腹部带蒂皮瓣手术

①皮瓣设计：在下腹部皮肤绘出腹壁浅动脉和旋髂浅动脉的走向(可借助彩色多普勒超声)。于血管分布的范围内设计皮瓣：包括蒂部、尿道部、阴茎体部和去上皮部。皮瓣蒂部：于左下腹设计一球拍样皮瓣，球拍柄为蒂部，位于腹股沟韧带下方的股动脉搏动区，作为皮瓣转位移植的带血管蒂。皮瓣蒂宽3～4cm，长度应比从股动脉搏动区到会阴部的距离长2～3cm(约10cm)。尿道部皮瓣：宽3～4cm、长12～14cm。阴茎体部皮瓣：长12～14cm、宽10～12cm。在尿道部皮瓣与阴茎体部皮瓣间有1cm宽的去上皮区(图7-2A)。

②预制阴茎体：按皮瓣设计线切取皮瓣，防止损伤蒂部血管。充分游离皮瓣，检查证实其蒂部血管、血供良好后，将尿道部分皮瓣内翻缝合，卷成尿道，将阴茎体部分皮瓣外卷在再造尿道皮瓣外面，植入阴茎支撑物(图7-2B、C、D)。

③阴茎再造(植)：于皮瓣蒂部的内侧方切开皮肤和皮下组织，以便包埋皮瓣蒂部，将预制的阴茎体带蒂转移到会阴部。先做软组织固定，再行尿道吻合和支撑物固定，最后缝合皮肤。腹部供区用游离植皮修复(图7-2E、F)。

【术后处理】

1. 病人平卧1周，阴茎体向前上抬高约30°，予以包扎固定，以防阴茎下垂。因仰卧时间长，注意避免发生压疮。

2. 静脉应用抗生素5～7d。流质饮食5d后改半流食。

3. 多饮水、多排尿，保持导尿管通畅。勿过度牵拉导尿管，以免压迫尿道口、影响血供。手术后10d左右拔除导尿管自行排尿。

4. 阴茎体及供区缝线10～14d拆除。

【并发症防治】

1. 尿瘘　现有文献正式报道的病例数均不多，但尿瘘的发生率较高，多在70%～80%，甚至有更高的报道。

(1)表现：主要发生在尿道口与尿道皮瓣部吻合部位，也有发生在尿道皮瓣其他部位的。

(2)原因：预制的阴茎体没有类似于正常阴茎的尿道海绵体结构，且原来的尿道口位置较深，无法做到黏膜对黏膜的吻合，这是尿瘘高发的主要原因。

(3)处理：尿瘘发生后，需要二期手术修复。

(4)预后：如得到及时有效处治，可获得女性易性症男性重塑手术的效果，否则影响手术效果。

(5)预防：皮瓣的设计和阴茎体预制应由有经验的整形外科医师实施，术中必须保证皮瓣的各部分，特别是尿道部皮瓣有良好血供。预制阴茎体移植到受区时应采用显微血管吻合技术。尿道吻合时应防止创缘翻卷。

2. 阴茎支撑体感染、外露甚至脱出

(1)表现：新成形的阴茎体红肿、疼痛，局部伤口开裂，内置的阴茎支撑体外露甚至完全脱出。

(2)原因：预制阴茎体皮瓣血供是否良好，是影响局部愈合的重要因素。而愈合不良常常合并局部感染、支撑体侵蚀。且人工材料的支撑物更容易发生。

(3)处理：一旦发生感染和支撑体侵蚀，需将其取出，局部充分引流、换药，反复用抗生素盐水冲洗，以控制感染，促进愈合。

(4)预后：阴茎支撑体感染、外露甚至脱出严重影响女性易性症男性重塑手术的效果。

(5)预防：术前应严格准备供区和受区的皮肤。保证皮瓣的各部分均有满意的血供。术中可用抗生素盐水不断地冲洗、清洁手术野。以减低感染的风险。

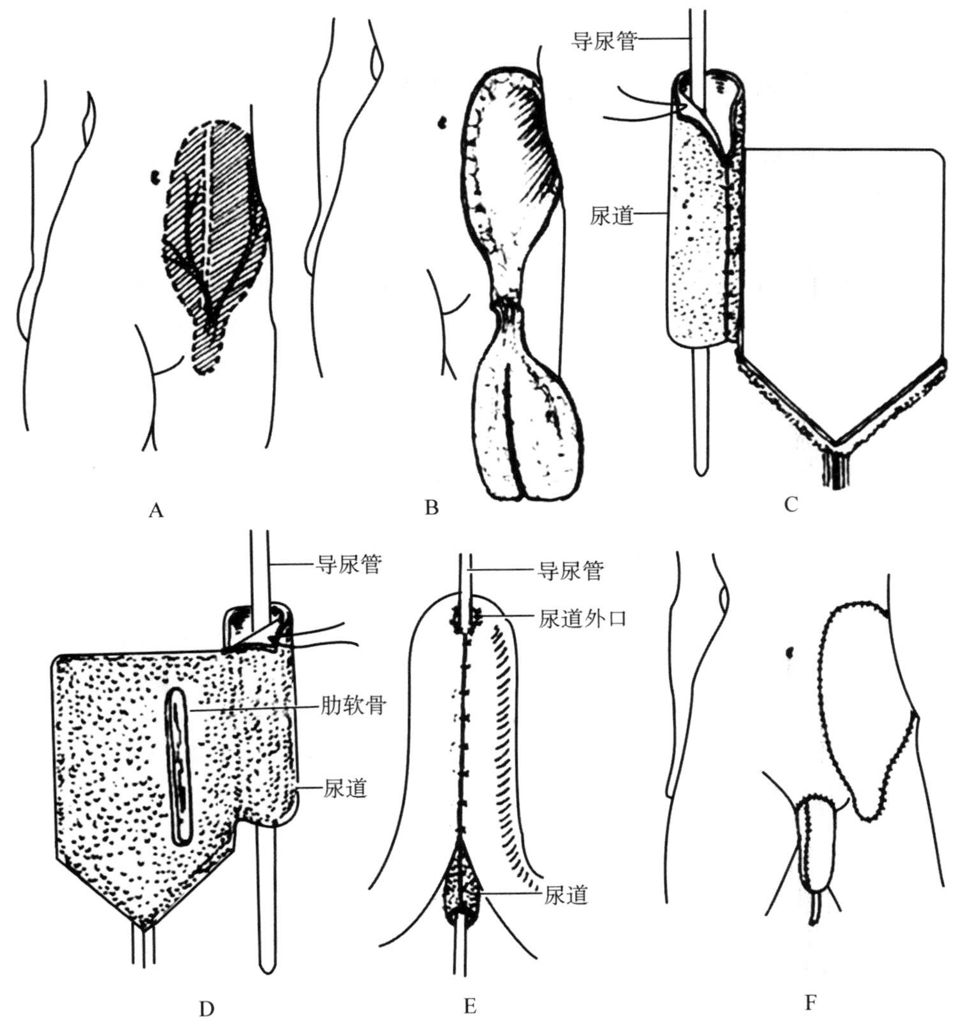

图 7-2　下腹部带蒂皮瓣的阴茎再造术

A. 皮瓣的设计；B. 皮瓣的切取；C. 尿道的预制；D. 植入阴茎支撑物；E. 阴茎体的预制；F. 预制阴茎体转移到受区（引自陈焕然——整形外科特色诊疗技术. 戚可名等主编．北京：科学技术文献出版社，2004：653-678.）

【评析与选择】

女性变男性的 GRS 手术中，最主要的整形手术应该是阴茎再造术。但目前不管采取何种皮瓣、皮管及支撑物，再造出的阴茎无论在美学和功能上，都还很难令人满意。

理论上，再造阴茎应该具备接近于正常阴茎的形态和功能，包括站立位排尿，平时保持疲软、性兴奋时勃起等。阴茎再造术后尽管病人能站立排尿，但很多情况下，成形尿道有相当的困难，尿流、尿线不满意。部分术者则放弃尿道成形，让病人从原来的尿道排尿。

再造阴茎由于没有真正的阴茎海绵体脚，实际只是悬吊在耻骨区。而阴茎的正常勃起和消退功能，应用现有的整形技术和材料,还无法实现。因此即便在皮管状阴茎内植入支撑物,病人在性生活时多只能借助支撑物,完成简单的插入阴道动作,很难有真正满意的阴茎阴道性交。

应用自体口腔黏膜微粒及脱细胞异体真皮基质复合游离移植再造阴道,结合了2种材料的优势,操作简单、创伤小、阴道上皮化时间短,体表无瘢痕,再造阴道有分泌功能,但脱细胞异体真皮基质的价格昂贵,且有潜在的传染性疾病的风险。

作者单位整形科邹景贵教授共实施女性变男性的GRS术11例。其中只有4例阴茎再造术采用肋软骨作支撑物,另有1例用"膨体聚复乙烯"块状材料作为阴茎的支撑。总体而言,肋软骨材料不充分,不易修饰,有可能被吸收。膨体聚复乙烯材料较丰富,可充分塑形以达到合适的长度,特别是其组织相容性好,皮肤组织可能长入材料的微孔中。而目前市售的阴茎假体,无论半硬假体和可膨胀性假体,由于没有阴茎脚,无法满意地植入和固定假体,都没有用于阴茎再造。

(李 响 张思孝)

参考文献

[1] 李响,张思孝.性别畸形的手术.陈在贤.实用男科学.北京:人民军医出版社,2版,第2次印刷,2015:543-550.

[2] 梅骅.性别畸形的手术治疗//梅骅等.泌尿外科手术学.2版.北京:人民卫生出版社,1996:729-746.

[3] 张思孝,邹景贵.性转换术4例报告.中华男科学会1-2次全国学术会论文集248页,1997.

[4] 陈焕然.易性癖病的治疗——性别重塑外科手术.整形外科特色诊疗技术.戚可名等主编,北京:科学技术文献出版社,2004:653-678.

[5] 殷勇,刘策励,黄应霞,等.应用阴茎阴囊皮瓣再造阴道的男变女变性手术.中国美容医学杂志,2009,18(3):297-298.

[6] 赵玉斌,赵少华,牟少春,等.阴茎阴囊皮瓣在男变女变性术中的应用.中国现代手术学杂志,2012,16(5):376-379.

[7] 李峰永,李森恺,周传德,等.自体口腔黏膜微粒联合脱细胞异体真皮基质再造阴道.中华整形外科杂志,2015,31(1):29-33.

[8] 朱文庆,朱辉,龙云,等.Metoidioplasty术在女性易性症变性手术中的应用.中华整形外科杂志,2015,31(3):226-227.

[9] 麦凯欣,朱辉,龙云,等.应用Metoidioplasty术式治疗女性假两性畸形一例.中华整形外科杂志,2010,26(1):71-72.

[10] 朱文庆,朱辉.易性症研究进展.中华整形外科杂志,2016,32(3):236-240.

[11] 李旭东,赵烨德,周强,等.双M形瓣在易性病患者乳头男性化手术中的应用.医学美学美容旬刊,2015(3):8-8.

[12] 李旭东,赵烨德,周强,等.阴道黏膜瓣在女复男易性病尿道延长术中的应用.中国美容医学杂志,2015(9):6-8.

[13] 李旭东,赵烨德,周强,等.女复男易性病的乳房切除术.中国美容整形外科杂志,2015,26(6):345-347.

[14] Cohen-Kettenis PT, Gooren LJ, et al. Transsexualism: a review of etiology, diagnosis and treatment. Psychosom Res, 1999, 46(4): 315-33.

[15] Selvaggi G, Ceulemans P, De Cuypere G, et al. Gender identity disorder: general overview and surgical treatment for vaginoplasty in male-to-female transsexuals. Plast Reconstr Surg, 2005, 116(6): 135-145.

[16] Green R. Sexual functioning in post-operative transsexuals: male-to-female and female-to-male. Int J Impot Res, 1998: S22-4.

[17] Krege S, Bex A, Lummen G, et al. Male-to-female transsexualism: a technique, results and long-term follow-up in 66 patients. BJU Int, 2001, 88(4): 396-402.

[18] Jarolim L. Surgical conversion of genitalia in

transsexual patients. BJU Int, 2000, 85 (7): 851-6.

[19] Hage JJ. Medical requirements and consequences of sex reassignment surgery. Med Sci Law, 1995, 35(1): 17-24.

[20] Lief HI, Hubschman L. Orgasm in the postoperative transsexual. Arch Sex Behav, 1993, 22 (2): 145-55.

[21] Rehman J, Melman A. Formation of neoclitoris from glans penis by reduction glansplasty with preservation of neurovascular bundle in male-to-female gender surgery: functional and cosmetic outcome. J Urol, 1999, 161(1): 200-6.

[22] Eldh J. Construction of a neovagina with preservation of the glans penis as a clitoris in male transsexuals. Plast Reconstr Surg, 1993, 91 (5): 895-900.

[23] Rubin SO. Sex-reassignment surgery male-to-female. Review, own results and report of a new technique using the glans penis as a pseudoclitoris. Scand J Urol Nephrol Suppl, 1993, 154: 1-28.

[24] Meyer R, Kesselring UK. One-stage reconstruction of the vagina with penile skin as an island flap in male transsexuals. Plast Reconstr Surg, 1980, 66(3): 401-6.

[25] Kwun Kim S, Hoon Park J, Cheol Lee K, et al. Long-term results in patients after rectosigmoid vaginoplasty. Plast Reconstr Surg, 2003, 112(1): 143-51.

[26] Jarrar K, Wolff E, Weidner W. Long-term outcome of sex reassignment of male transsexual patients Urologe A, 1996, 35(4): 331-7.

[27] Perovic SV, Stanojevic DS, Djordjevic ML. Vaginoplasty in male transsexuals using penile skin and a urethral flap. BJU Int, 2000, 86(7): 843-50.

[28] Rehman J, Lazer S, Benet AE, et al. The reported sex and surgery satisfactions of 28 postoperative male-to-female transsexual patients. Arch Sex Behav, 1999, 28(1): 71-89.

[29] Hage JJ, Karim RB. Sensate pedicled neoclitoroplasty for male transsexuals: Amsterdam experience in the first 60 patients. Ann Plast Surg, 1996, 36(6): 621-4.

[30] van Noort DE, Nicolai JP. Comparison of two methods of vagina construction in transsexuals. Plast Reconstr Surg, 1993, 91(7): 1308-15.

[31] Hage JJ, Karim RB. Abdominoplastic secondary full-thickness skin graft vaginoplasty for male-to-female transsexuals. Plast Reconstr Surg, 1998, 101(6): 1512-5.

[32] Karim RB, Hage JJ, Bouman FG, et al. Refinements of pre-, intra-, and postoperative care to prevent complications of vaginoplasty in male transsexuals. Ann Plast Surg, 1995, 35 (3): 279-84.

[33] Karim RB, Hage JJ, Mulder JW. Neovaginoplasty in male transsexuals: review of surgical techniques and recommendations regarding eligibility. Ann Plast Surg, 1996, 37(6): 669-75.

[34] Stein M, Tiefer L, Melman A. Followup observations of operated male-to-female transsexuals. J Urol, 1990, 143(6): 1188-92.

[35] Perovic S. Male to female surgery: a new contribution to operative technique. Plast Reconstr Surg, 1993, 91(4): 703-11.

[36] Gilbert DA, Winslow BH, Gilbert DM, et al. Transsexual surgery in the genetic female. Clin Plast Surg, 1988, 15(3): 471-87.

[37] Hage JJ, Bloem JJ, Suliman HM. Review of the literature on techniques for phalloplasty with emphasis on the applicability in female-to-male transsexuals. J Urol, 1993, 150(4): 1093-8.

[38] N Drydakis. Trans employees, transitioning, and job satisfaction. Journal of Vocational Behavior, 2016, 98: 1-16.

[39] L Pranic, S Pivac, Čolak, A. Pre-smoke-ban café staff job satisfaction and attitudes in transition countries. European Journal of Tourism Research, 2013, 6(1): 5-19.

[40] SC Kerry. Comparing and contrasting the aspirations of transgender Australians in 2001 with the current status of transgenderism. International Journal of Transgenderism, 2016,

17(1):14-22.

[41] S Cohanzad. Extensive Metoidioplasty as a Technigue Capable of Creating a Compatible Analogue to a Natural Penis in Female Transsexuals. Aesthetic Plastic Surgery, 2016, 40(1):130-138.

[42] S Cohanzad. Penile Improvement Protocol in Postoperative Management of Patients Undergoing Metoidioplasty. Aesthetic Plastic Surgery,2016:1-7.

[43] J Frey,G Poudrier,M Chiodo,et al. A Systematic Review of Metoidioplasty and Radial Forearm Flap Phalloplasty in Female-to-male Transgender Genital Reconstruction:Is the "Ideal" Neophallus an Achievable Goal? Plastic & Reconstructive Surgery Global Open,2016, 4(12):98-99.

[44] Schneider MA,Andreazza T,Fontanari AM,et al. Serum concentrations of brain-derived neurotrophic factor in patients diagnosed with genderdysphoria undergoing sex reassignment surgery. Trends Psychiatry Psychother,2017, 39(1):43-47.

[45] Labanca T, Manero I. Vulvar condylomatosis after sex reassignment surgery in a male-to-female transsexual: Complete response to imiquimod cream. Gynecol Oncol Rep,2017,20: 75-77.

[46] Sigur jonsson H,Mollermark C,Rinder,et al. Long-Term Sensitivity and Patient-Reported Functionality of the Neoclitoris After Gender Reassignment Surgery. J Sex Med, 2017, 14(2):269-273.

[47] Djordjevic ML,Bizic MR,Duisin D,et al. Reversal Surgery in Regretful Male-to-Female Transsexuals After Sex Reassignment Surgery. J Sex Med,2016,13(6):1000-7.

第 8 章

包皮畸形手术

第一节　包皮过长及包茎手术

包皮环切术(circumcision)距今已有5000多年历史。包皮切除，在不同的时代，不同的国家，不同的地区有着不同的含义。最早的包皮切除仅仅切去阴茎头之前的包皮部分，公元140年，包皮切除术被修正为将包皮从阴茎头上剥离并予完全切除。包皮切除的临床意义在于降低阴茎头感染发生率，减少尿路感染及性传染性疾病，预防侵袭性阴茎癌，减少青春期因包茎所至的阴茎勃起困难。可因包皮过长是否伴有包茎而有不同的手术方式，过去传统的方法主要有包皮环切术、钳夹全层包皮切除术、袖套状包皮切除术等，各有优缺点及并发症；近期出现了一些创新包皮切除手术方法，主要有包皮环扎切除术、包皮环夹切除术及一次性包皮环切缝合术等，但也各有优缺点及并发症。

【手术原则】

切除包茎或包皮过长过多的包皮皮肤，使阴茎头完全露出，保持阴茎勃起时阴茎皮肤长度为准。

【适应证】

1. 5岁以上的儿童包茎，经反复包皮口扩张，包皮仍不能上翻者。

2. 成人包皮过长及包茎者。包皮口狭小或纤维化，引起排尿困难者。

3. 反复发生的阴茎头或包皮炎，炎症控制后者。

4. 包皮良性肿瘤者。

【禁忌证】

1. 凝血功能障碍者，如血友病者。

2. 低蛋白血症、严重心血管疾病者。

3. 先天性尿道下裂及阴道上裂者，因手术矫正畸形及修复尿道时，常需包皮作为替代材料。如将尿道下裂患者的包皮切除，给以后的尿道修补术带来麻烦。

4. 系带过短的包皮过长者。

5. 隐匿阴茎者，也表现为包茎，实际上存在阴茎皮肤缺乏。如果进行包皮切除术，往往会过多地将包皮甚至整个阴茎皮肤予以切除，从而导致其后阴茎体皮肤缺失。

6. 蹼状阴茎者，其特点是阴茎腹侧的皮肤从包皮口起与阴囊皮肤连接在一起，包皮、阴茎皮肤与阴囊皮肤之间没有明确的界限。如行包皮切除术必将加重阴茎阴囊融合，严重影响蹼状阴茎成形。

7. 婴儿有包茎或儿童有包皮过长者，如无并发症，可不必急于施行包皮环切术。因为3岁以下小儿的包茎多随年龄的增长而自行消失；另一部分儿童只要反复将包皮向上退缩，扩大包皮口，如能露出阴茎头，可不必手术切除。

8. 包皮及阴茎头感染、水肿未控制者。

【术前准备】

1. 并发包皮感染者，首先抗炎治疗，待炎症消退后手术。

2. 已有阴毛的年长儿，应常规剃尽阴毛，清洁外阴。

3. 血常规及出凝血时间检查。

4. 做输血前准备，除外传染性疾病。

【麻醉与体位】

行阴茎背侧神经根阻滞麻醉或骶丛阻滞麻醉；对于不能合作的幼儿，可先给予镇静药或基础麻醉，然后再行阻滞麻醉。采用仰卧位。

【术式简介】

1. *内外板分层包皮环切术*(demixing circumcision) 为传统包皮环切除术。

(1)优点：准确定位保留包皮的长度，不易误伤尿道及包皮系带。术后恢复快，效果好。

(2)缺点：剪切时易出现切口边缘不整齐；丝线结扎止血形成皮下残留线结；切口缝合易出现针道皮桥；切口对合不好时，易出现皮样囊肿。

(3)手术要点：在阻滞麻醉之前，先划好切口标志线，即在比较自然状态下，相当于冠状沟远端约 0.5cm 处，沿冠状沟方向做环形切开(图 8-1A)。按切口标志线切除包皮外板(图 8-1B)，经包皮口背侧正中剪开远端包皮(图 8-1C)，仔细分离包皮内板与阴茎头之间的粘连，清除包皮垢，再用碘伏液擦洗。将包皮向上翻转，显露阴茎头及冠状沟。距冠状沟约 0.5 cm 处做内板斜环形切口(图 8-1D)。注意保护阴茎系带，但不要保留太多。清除多余的包皮外板，妥善止血。对于小渗血，压迫数分钟即可。用 4-0 微乔线缝合腹侧及背侧(及 12 点及 6 点)两处的内外板，作为牵引。其余两侧的内外板分别做 3～4 针间断缝合(图 8-1E、图 8-1F)。

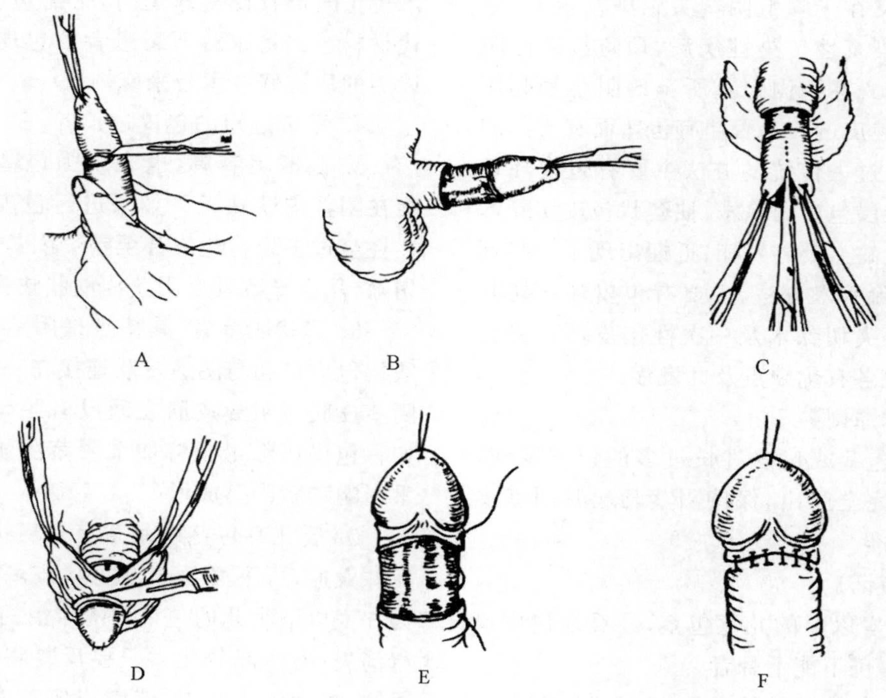

图 8-1 内外板分层包皮环切术

2. 内外板钳夹包皮全层切除术（circumcision by plate forcep）　为传统包皮环切除术的改良术式。

（1）优点：准确定位保留包皮的长度，不易误伤尿道及包皮系带。术中控制出血少。

（2）缺点：包皮成角或皮下组织剪除过多，切口不整齐；其腹侧皮肤往往有一尖状皮瓣，使之与两侧皮肤切口直线相连。如果不做修剪，该处与系带缝合后，局部因血液淋巴回流障碍，水肿往往经久不消，外观极差。由于术中未结扎切断的血管，术后易出血，甚至出现皮下血肿。不残留皮下线结，可易形成皮样囊肿。此法现较少应用。

（3）手术要点：先仔细分离包皮内板与阴茎头之间的粘连，翻出阴茎头。清除包皮垢，还纳阴茎头。认清包皮内板和外板的转折处，以镊子提起。先用一把直血管钳的一叶从阴茎背侧插向冠状沟，受阻后，退回约 0.5 cm，略向一侧移动并夹住包皮全层。同法用另一把直血管钳毗邻夹住另一侧包皮全层。在系带稍远处用两把直血管钳，分别夹住腹侧包皮全层。同法分别在两侧之 3 点和 9 点处，各上两把直血管钳夹住全层包皮。沿每组的两把直血管钳之间切开包皮，将包皮分为四瓣。沿冠状沟外 0.5 cm 处，在两把直血管钳之间，用弯血管钳横形夹住四瓣包皮，切除多余的包皮（图 8-2A）。在每把弯血管钳下穿过 3 针缝线，暂不打结，只将缝线交叉（图 8-2B）。在交叉线上垫上油纱布，然后打结（图 8-2C、D），如此处理一圈创口缝线。伤口愈合后拆线（图 8-2E）。

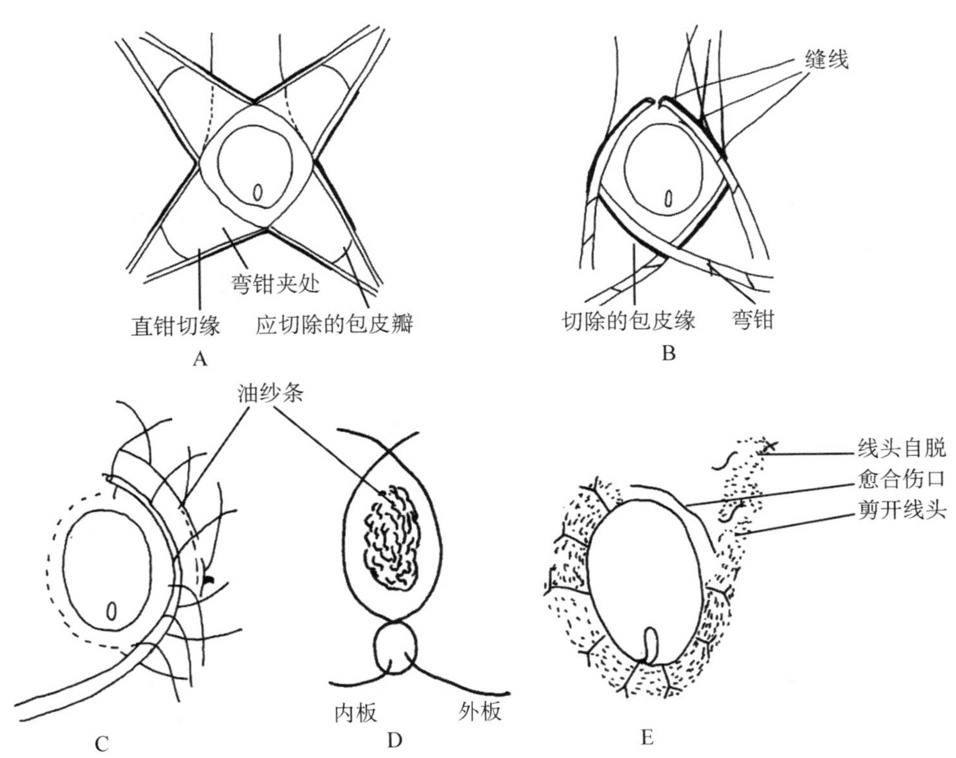

图 8-2　内外板钳夹包皮全层切除术

3. 袖套状包皮切除术(oversleeve circumcision) 传统包皮环切除术的改良术式。

(1)优点:能够准确确定保留的覆盖阴茎的皮肤或包皮的长度,避免切除太多导致的勃起性疼痛;包皮系带可得到完整地保留;可完全避免其深面的血管损伤。

(2)缺点:只适合包皮过长的患者,包茎患者为禁忌。容易导致阴茎皮肤切除过多,包皮内板保留过多,术后包皮内板摩擦水肿。余同剪切法包皮环切术。此法较少应用。

(3)手术要点:麻醉前使用男性负压助勃器使阴茎勃起,术者右手在远端沿阴茎背侧向近端推包皮,左手拇指、示指捏起根部背侧皮肤牵拉致阴茎头使冠状沟外露,先在阴茎近端距冠状沟 0.5～1.0cm 处画线,再标出与远端标志线相对应的近端标志线,两环切线背宽腹窄。麻醉成功后,沿两条环切线用小圆刀片切开皮肤(图 8-3A),深度以切至皮下浅筋膜、不损伤皮下静脉为宜,在两条环切线之间选血管走行最少处,纵行剪开皮肤至浅筋膜(图 8-3B)。用齿镊提起纵切开之皮肤,沿纵切口用小圆刀锐性分离皮肤和皮下组织,分离过程中尽量不伤及血管,若有血管损伤,分离切除多余皮肤。两条环切线背侧用 4-0 微乔线间断缝合切口(图 8-3C),如遇系带过短的阴茎行冠状沟水平横行切断过紧的包皮系带,以 5-0 吸收缝线横行缝合切口使阴茎头伸直。

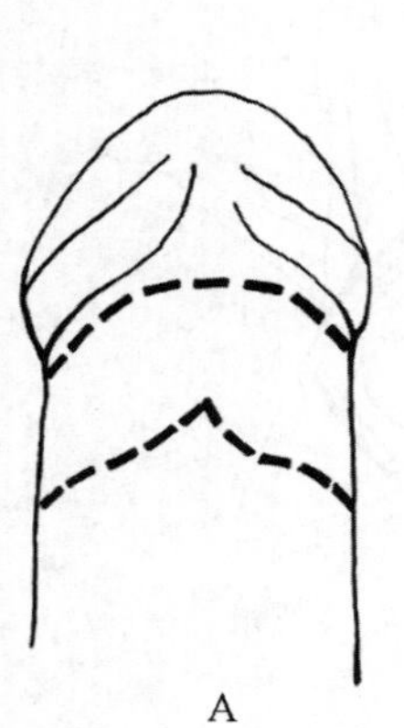
A

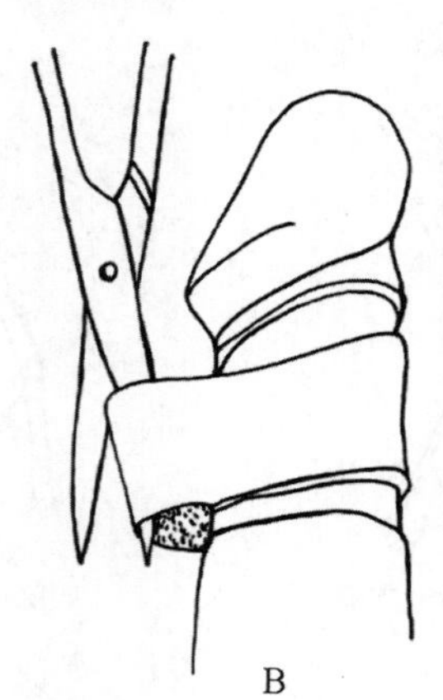
B

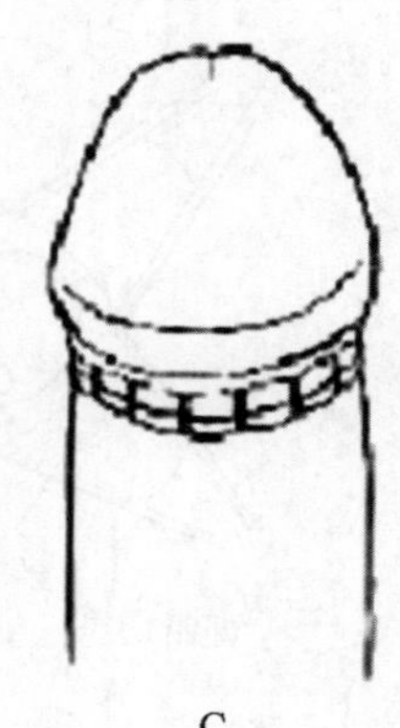
C

图 8-3 袖套状包皮切除术

4. 包皮环扎切除术(cerclage circumcision) 包皮环扎切除术是包皮环切术新方法之一。包皮环扎术是在包皮腔内放置塑料或金属环扎器,利用弹力线阻断包皮内外板远端的血供,使其缺血、坏死、自行脱落,达到去除过多包皮的目的。适用于各年龄段。

(1)优点:较传统背侧切开包皮环切术、袖套式包皮环切术、分层包皮环切术切缘更整齐,手术时间短(10min 左左);出血少或不出血;局部水肿较轻,无需缝线、拆线及残留线结造成不良影响,术后护理方便,不需包扎纱布及换药;手术瘢痕小,外形美观。

(2)缺点

①捆扎的力度不够,临床上可能出现不能完全阻断血液供应或脱环的失败。

②如果放置环扎器的位置不当,压迫尿道口,影响排尿,术后疼痛。

③环扎器可压迫系带致缺血,甚至断裂而出血,如果合并尿道海绵体发育不良,可导致尿瘘。

④环扎器放置位置不当易在放置环扎器时，牵拉包皮的力度不恰当，可导致包皮切除过多。

⑤如果环扎器过大，容易损伤系带，环过小，易出现术后包皮口缩窄，甚至医源性包茎。

(3)手术要点：扩张包皮口：用止血钳扩张包皮口，上翻包皮，上翻困难者，可先在包皮口背侧剪开缩窄环(图 8-4A)。用四把蚊式血管钳分别于 1、5、7、11 点中处钳夹包皮内外板交界处，牵引包皮(图 8-4B)，并于背侧 12 点钟处纵行剪开包皮，分离包皮内板与阴茎头的粘连至冠状沟，清洗、去除包皮垢，恢复包皮正常位置。根据阴茎头大小选择相应型号环扎器，将内环放入阴茎头和内板之间(图 8-4C)，内环套在距冠状沟 0.5cm 处，内环应向阴茎背侧倾斜约 15°，以保留足够系带长度。用固定钳在外板处卡住内环，并调整包皮使其分布均匀，阴茎头无偏斜，检查系带无内环压迫，在包皮外沿内环凹槽以弹力线结扎，去除固定钳。在结扎线的远端切除多余包皮，内环留在包皮腔内(图 8-4D)。10d 左右伤口愈合，内环自动脱落。

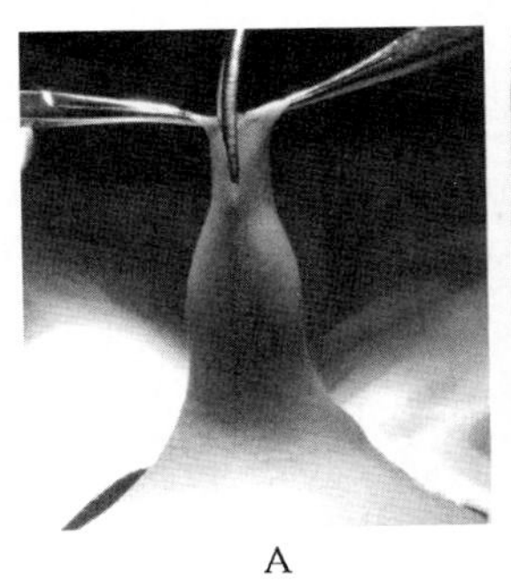
A

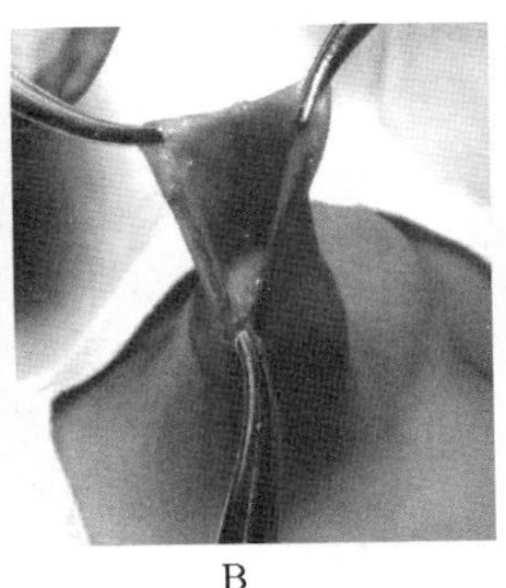
B

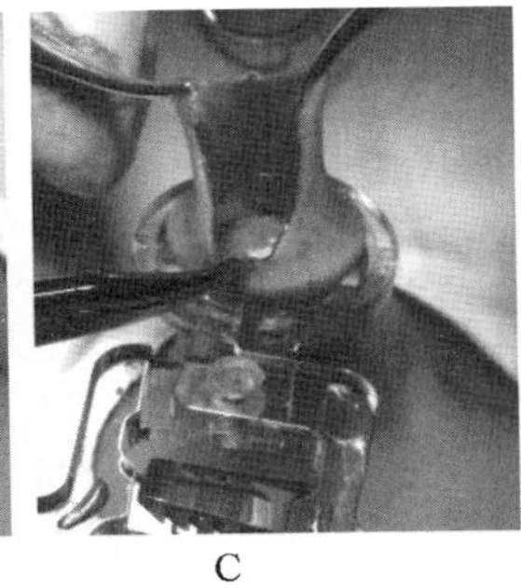
C

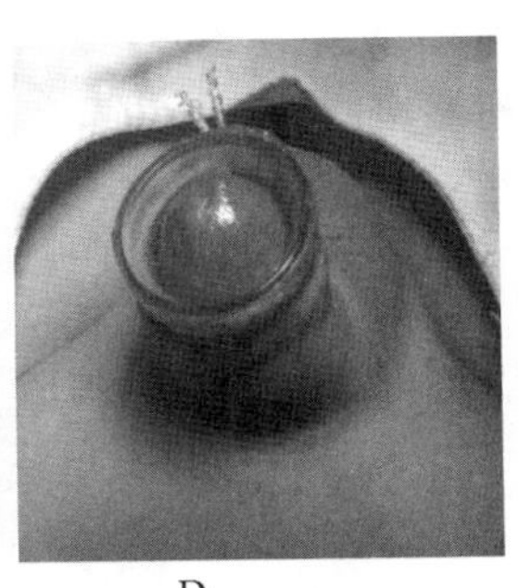
D

图 8-4　包皮环扎切除术

5. 包皮环切套扎术(circumcision with ring clamp method)　包皮环切套扎术是包皮环切术的新方法之一。利用夹紧环和套环作用，阻断多余包皮的血液循环，使其缺血、坏死、脱落，达到切除过多包皮的目的。适用于各年龄段。

(1)特殊器械：一次性使用包皮环切套扎器，夹紧环和套环都采用新型纳米高分子聚合物制成(图 8-5A)。规格：1、2、3、4、5、6、7、8、9、10、11、12 号。

(2)优点：包皮环切套扎术与包皮环扎切除术相似，方法更简便易行，包皮切缘整齐，切缘更整齐，手术时间短(10min 左右)；出血少或不出血；无缝线、拆线及残留线结造成不良影响，术后护理方便，不需包扎纱布及换药；手术瘢痕小，外形美观，并发症少，现已逐步推广应用。

(3)缺点：需用一次性套扎器。如果套扎器过小放置位置不当，阴茎勃起时套扎器压迫阴茎头血液循环，导致阴茎头水肿，如未及时发现有导致缺血坏死的可能。

(4)手术要点

①套扎器型号的选择：用周径尺测量未勃起阴茎根部前 2cm 的周径，测出的数字就是套扎器型号；例如尺子上数字是 10，那么该患者适用的套扎器型号为 10 型。宜小不宜大，型号过大会使包皮不能翻转至套环上或过度拉扯包皮。型号选择不当，易造成患者疼痛、水肿或术后愈合困难；当尺子位于两个整数之间(8.5)时，则选择偏小型号(选择 8 型)。

②碘伏进行手术部位消毒。

③用1%利多卡因进行阴茎根部阻滞。效果试验，确认患者无痛后，将套环套入阴茎体上；如果遇到包茎患者，手术时先在包皮背侧(12点处)剪开少许，翻转露出阴茎头，分离粘连，清除包皮垢。用四把止血钳，分别在3点、6点、9点、12点包皮内外板交界处钳住包皮，使之形成正方形，血管钳钳夹包皮时需内外板同时钳夹，防止只钳夹内板、遗漏外板造成切缘不整齐；调节好套环的位置，将包皮翻转至套环上，使内外板均衡受力，勿过度牵拉，注意保持冠状沟与套环边缘等距，系带留有8～10mm，然后将夹紧环置于套环中央包皮环切处，并拧上螺丝，拧紧螺丝前再次检查。

a. 包皮内外板是否均衡受力、无皱，冠状沟与套环边缘是否等距离。

b. 与冠状沟是否留有8～10mm距离。

c. 夹紧环端部是否正确对位无误后，再拧紧螺丝。

d. 沿套环边缘剪去多余包皮，剪切包皮时应残留2～3mm(图8-5B)。

e. 创面涂碘伏，不用包盖敷料，结束手术。

f. 术后10d拆掉螺丝，轻轻卸下夹紧环，用止血钳夹住套环，用镊柄将切口四处推动，待均松动后，再轻轻将切口推出套环，随后将套环剪断，取下套环。

g. 将创可贴包扎微创处。

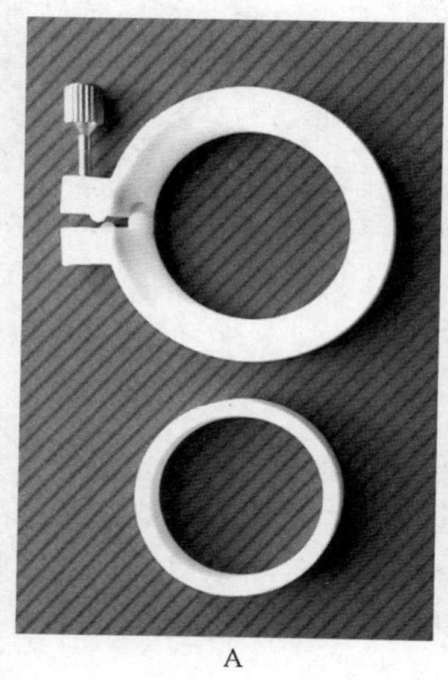

A

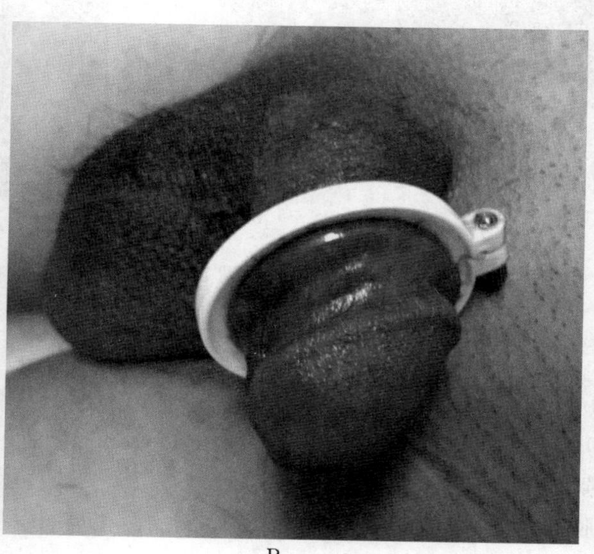

B

图8-5 包皮环切套扎术

A. 一次性使用包皮环切套扎器；B. 包皮环切套扎术后

6. 一次性包皮环切缝合术(disposable circumcision suture) 一次性包皮环切缝合术是包皮环切术的一种新手术方法。是用一次性包皮环切缝合器对包皮过长的包皮组织进行切割及击发植入单排缝钉对包皮进行钉缝，达到包皮环切除的目的，具有良好的临床效果。

(1)特殊器械：一次性包皮环切缝合器(图8-6A)，大小分多型号(8-6B)。

(2)优点：一次性包皮环切缝合术，包皮切缘整齐，方法较简便，手术时间短；出血少；局部水肿较轻，外形美观，并发症较少。

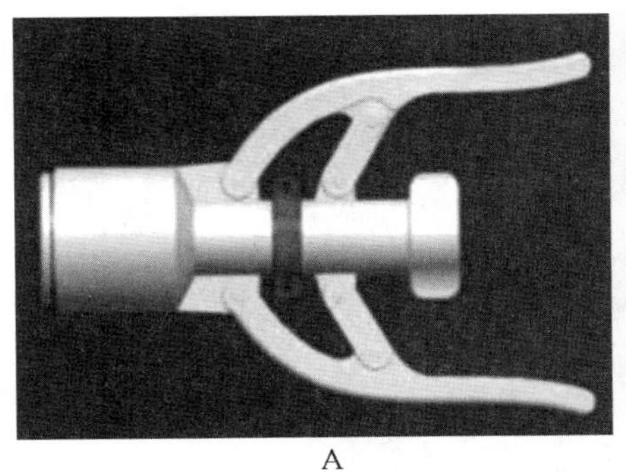
A

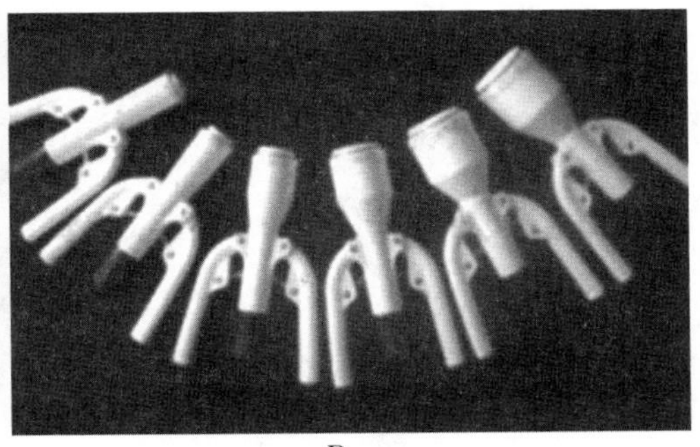
B

图 8-6　一次性包皮环切缝合器

A. 一次性包皮环切缝合器；B. 不同型号

(3)缺点：用一次性包皮环切缝合器做包皮环切时，有一定难度，包皮内板无法看到，易发生内外板错位，编者发现 1 例此手术包皮系带严重错位 90°，导致阴茎旋转 90°，并伴阴茎侧弯畸形。缝钉异物自行脱落，伤口愈合时间较长，术后需护理防止伤口感染。费用偏高。

(4)手术要点

①根据阴茎头大小，选择型号与阴茎大小相近的包皮环切吻合器。常规术野消毒后局麻(小儿因不合作者可用全麻)。

②包皮粘连者则须剥离粘连；包茎者可切开包皮口，以便放入钟形阴茎头座。

③逆时针旋转包皮环切吻合器调节旋钮，将阴茎头座从器械中抽出。用止血钳等提起包皮，将钟座放入包皮内并罩于阴茎头上(图 8-7A)，座沿位于冠状沟所在平面相一致，包皮系带处适当多留，以免损伤系带。用气囊或丝带将包皮固定在拉杆上，注意避免包皮内外板扭转错位(图 8-7B)，遇包皮过多或小儿，应先剪除固定线以外的包皮以利于装上器械进行切割(包皮过多时，器械内容不下)。左手握住阴茎和钟型阴茎头座，将拉杆插入壳体内中心孔达尾部，并同时握住切割器，右手装上调节旋钮并顺时针收紧，当拉杆尾端面与调节旋钮尾端面相平或突出后，表明旋钮已到位(图 8-7C)。

④去除保险扣，击发切割器，握紧手把到底并保持 5～10s 后松开手把(图 8-7D)，逆时针旋动调节旋钮退出 4～5mm 后松开手把，逆时针旋动调节旋钮退出 4～5mm 时，向前顶按调节旋钮，将阴茎头座与器械主体分开。直视下缓慢将环切吻合器连同切下的包皮轻旋退出(图 8-7E)，切勿动作过大过快及过度旋转钟型阴茎头座，以免造成修剪；移除器械后，立即用干纱布裹住术部，按压 5～8min 可防止被挤压的术口渗血和术后血肿形成。不慎致术口未完全缝合时，可酌情缝合。切缘再用碘伏消毒并适当加压包扎。

【术后处理】

1. 术后应避免步行过久，骑自行车或骑马，以防止伤口出血。

2. 传统手术者，排尿时避免尿液浸湿敷料，若敷料被污染，要立即更换。

3. 在成人或阴茎已经发育的儿童，如术后有阴茎勃起者，可用雌激素和镇静药 3d，以防阴茎勃起导致出血和疼痛。

4. 传统手术者术后口服抗生素防治感染。

5. 采用包皮环扎手术者，在包皮断面及弹力线周用碘伏液涂擦，每日早晚 2 次，直到

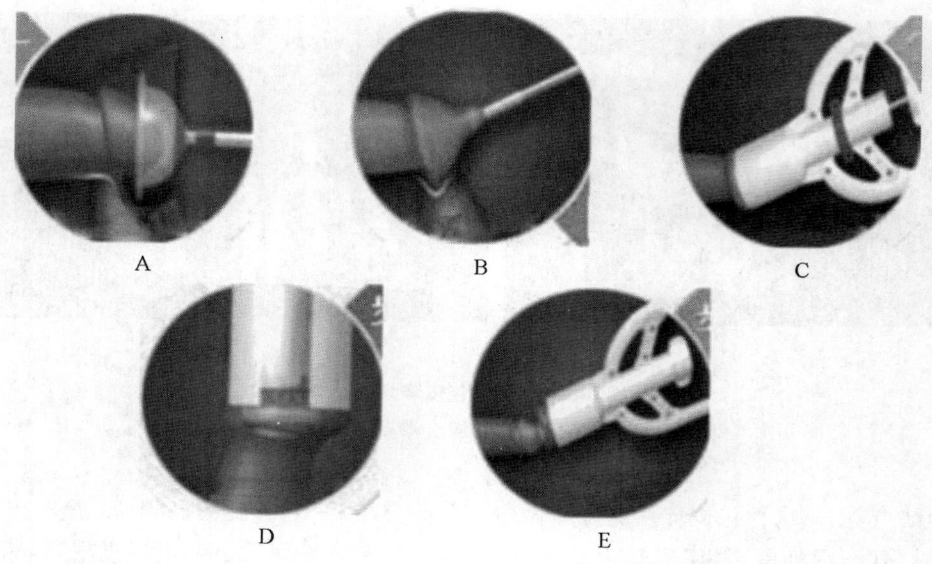

图 8-7 一次性包皮环切缝合术

A. 旋出调节旋钮，取出钟形阴茎头座；B. 将钟形龟头座放入包皮内，钟罩罩在阴茎头上，钟沿位于冠状沟部位并与之相平，包皮适当固定在拉杆上；C. 拉杆插入环切器中心孔，旋紧调节旋钮到拉杆尾平面与调节旋钮后面相平，感觉松时还可旋紧点；D. 取出保险扣；E. 按下手柄，击发环切器；旋出调节旋钮，轻柔取出器械和切下的包皮。偶少许完全切断者，可用剪适当修剪

内环脱落。

6. 拆线前如敷料尚未脱落，勉强撕下可引起剧烈疼痛和出血。可用碘伏液浸润，待软化后轻柔地揭去。

【并发症防治】

包皮环切术较常见的并发症如下。

1. 出血　出血是包皮环切术最常见的并发症。其发生率 0.1%～35%。

(1)表现：术后包皮环切伤口红肿伴脓性分泌物。

(2)原因：术中止血不彻底；或术后伤口感染继发出血；或术后步行过久，骑自行车或骑马；或术后阴茎勃起等所致出血。

(3)处理：绝大多数为少量出血，局部稍加压迫，即可止血；必要时可拆除缝线，对出血点重新结扎；有的需静脉输血以补充血容量。

(4)预后：如及时发现及时有效处理，不会产生不良后果。

(5)预防：针对上述发生出血的原因进行预防。

2. 伤口感染　发生率在 10%左右。术后感染多为非特异性感染。

(1)表现：表现为局部伤口红肿疼痛伴脓性分泌物，偶有形成化脓和溃疡。

(2)原因：包皮环切术本身并非无菌手术，手术后发生创口(面)感染的可能性是存在的；加上包皮与阴茎头常有粘连，术中必将其强力剥离，阴茎头和包皮内板都留有广泛的创面，如果术中无菌技术不严格，则可能招致术后感染。术前外阴感染未控制或充分的皮肤准备不好，手术中消毒无菌操作不严污染，或术后伤口血肿继发感染。

(3)处理：伤口用碘伏消毒后用浸碘伏的纱布包扎，勤换敷料，使用有效抗生素控制感染。

(4)预后：术后及时有效处理一般不会产生不良后果，少数形成瘢痕。

(5)预防：常规充分的皮肤准备，术中严格消毒及无菌操作，术后感染。轻微感染者，经局部处理或加用适当的抗生素，都可得到控制。因此，术中严格无菌操作，术后正确的护理，并给予适当的抗生素是必要的。

3. 阴茎头水肿　术后循环再造是所有包皮环切手术必然经历的生理过程，因此患者多少会有一点水肿。患者水肿程度与自身的淋巴循环和微循环的再造能力极其相关。微循环再造难度大一些的患者其水肿会相对严重一点，一般在术后一周内会自行消肿。

(1)表现：术后包皮或阴茎头水肿伴疼痛。

(2)原因：术中组织损伤过重，或术后包扎过紧，成环过小嵌顿等致回流受阻所致水肿。

(3)处理：如单纯包皮水肿，压迫远端水肿组织使水肿液回流水肿很快好转，如是嵌顿所致阴茎头肿胀，应尽快解除梗阻使肿胀消退。

(4)预后：术后及时有效处理好一般不会产生不良后果，如嵌顿未解除，会影响阴茎头血循环障碍，严重阴茎头坏死。

(5)预防：防止上述产生水肿的原因以预防阴茎头水肿。

4. 阴茎坏死　阴茎坏死是包皮环切术后最严重并发症，属医疗事故。

(1)表现：术后阴茎肿痛，阴茎暗红或变黑。

(2)原因

①手术结束时为了防止术后出血，阴茎包扎过紧，引起术后嵌顿未及时发现。

②主要发生在应用包皮环扎器包皮切除术中，其原因是在内环直径过小，阴茎勃起时阴茎头突出内环外，致使阴茎头嵌顿充血水肿，重者阴茎头缺血坏死。笔者亲自见到一例因此就诊病人。

③为了减少术中出血，常在阴茎根部扎橡皮筋，极少数情况手术结束时忘了取橡皮筋，几天后阴茎缺血坏死才发现。

(3)处理：如术后早期及时发现，立即解除嵌顿梗阻，恢复阴茎血供，加以理疗，挽救阴茎缺血坏死，晚期无法挽救只有做坏死阴茎切除。

(4)预后：如早期能及时发现及时有效救治可挽救部分阴茎坏死，否则导致阴茎坏死的严重事故。

(5)预防：针对上述发生阴茎坏死的原因进行预防。

5. 包皮阴茎头粘连　儿童包皮环切术后较常见。

(1)表现：包皮环切愈合术后，发现包皮部包裹阴茎头，不能完全上翻，部分包皮内板与阴茎头粘连，多发生在儿童包皮环切术后。

(2)原因：往往是由于手术时，包皮内板与阴茎头尚未自然分离，术中强力剥离后，包皮内板与阴茎头都留有粗糙创面；当包皮切除过少，包皮未完全上翻，部分包裹阴茎头，术后畏惧疼痛，未敢完全上翻包皮，伤口愈合后包皮内板已与阴茎头部粘连，不能完全上翻。

(3)处理：早期及时发现，粘连不牢时，可将包皮与阴茎的粘连逐步完全分离。晚期粘连已牢固时，可在局麻下将其分离，之后保持包皮完全上翻状态，以免再粘连。

(4)预后：如及时发现及时有效处理可痊愈。

(5)预防：术后保持包皮完全上翻，露出冠状沟，可避免术后包皮粘连。

6. 尿道瘘

(1)表现：包皮环切术后尿道伤口处漏尿，经久不愈形成尿瘘。

(2)原因

①因部分包茎伴有包皮系带过短，施术者在切除内板时，不但切除全部系带，而且切入尿道，形成医源型尿道瘘。

②因本身尿道发育缺陷，尤其是尿道海绵体发育不良者，尿道与皮肤之间紧密粘连，类似阴茎下弯患者。这类患者在术中更容易发生尿道损伤，尤其是采用阴茎体皮肤环切手术，术中更易损伤尿道，形成尿瘘。

③在环扎器环扎包皮切除术者，主要是内环位置不当，其边缘压迫冠状沟处薄弱尿道而出现局部缺血坏死以致尿瘘发生。

(3)处理：包皮环切术后伤口处漏尿一经出现难以愈合，将形成尿瘘。待局部组织反应瘢痕软化(半年后)做瘘修补术。

(4)预后：尿道损伤漏尿形成尿瘘，增加了病人的痛苦。

(5)预防：避免包皮环切术产生尿瘘的原因进行预防。

7. 阴茎勃起性疼痛或弯曲

(1)表现：包皮环切术后阴茎勃起性疼痛或弯曲，影响性交。

(2)原因：包皮切除太多，可能是手术中将包皮过分向远端牵拉，在包皮环切之后，近端残留包皮向阴茎根部退缩，而使阴茎裸露；或者由于腹侧包皮与阴茎头粘连未完全分离的状态下进行包皮环切。有的几乎整个阴茎皮肤都被切除，从而导致冠状沟附近的黏膜与阴茎根部皮肤愈合，致使阴茎缩进耻骨上脂肪垫中而表现为隐匿阴茎。有的阴茎根部或阴囊皮肤与包皮内板缝合，以致阴茎上出现阴毛，甚至两侧睾丸被拉至阴茎腹侧。

(3)处理：待瘢痕软化后做阴茎成形术。对于切除皮肤范围不超过阴茎皮肤1/2者，可保守治疗。如果阴茎包皮完全缺失，则需通过皮肤移植予以补救，如带蒂阴囊皮瓣重建阴茎皮肤等。

(4)预后：此并发症严重影响了受术者的身心健康。

(5)预防：针对上述发生阴茎勃起疼痛或弯曲的原因进行预防。

【评析与选择】

包皮环切术有传统的术式及新的术式，每种术式均有其优缺点及并发症，根据受术者的具体情况以及医生的经验选择简便易行，并发症少，效果好的术式，达到好的手术效果。新的包皮环扎切除术、包皮环切套扎术及一次性包皮环切缝合术等三种包皮环切术式优于传统术式，经临床应用结果，包皮环扎切除术及包皮环切套扎术，方法更简便易行，出血少或不出血，手术时间更短，无缝线异物，组织反应轻，外形美观，效果更好，并发症更少，优于一次性包皮环切缝合术。而包皮环切套扎术更简便易行，效果好，并发症更少。

(何大维　李旭良　陈在贤)

第二节　包皮嵌顿手术

包茎嵌顿(paraphimosis)是包茎的一种严重并发症，发生在未充分扩张的包皮口，如被勉强翻转至阴茎头上方而未能及时将其复位者。由于缩窄的包皮口呈环状压迫，阴茎头的血液、淋巴回流受到障碍，阴茎头逐渐水肿，水肿的阴茎头又加重对反折部位的包皮环口压迫，互为影响进行性加重。如嵌顿时间较久，可导致阴茎头坏疽。包皮嵌顿手术的治疗分为单纯手法复位和背侧切开复位两种方式，但临床所见的嵌顿包茎，绝大多数可经手法复位成功。

【适应证】

包皮嵌顿时间短、水肿轻。

【麻醉与体位】

嵌顿不重者，可不予麻醉直接手法复位。嵌顿严重时，可能需要切开复位，此时可在局部麻醉或阻滞麻醉下进行。取仰卧位。

【术式简介】

1. 包皮嵌顿手法复位术(manipulative reduction for paraphimosis)　手法复位是最

为可靠而有效的办法。局部清洗消毒之后，在冠状沟涂上液状石蜡。术者用两侧拇指顶住阴茎头，两手之示指和中指分别夹住水肿的包皮，轻柔而持续地将嵌顿包皮向阴茎头方向牵拉，而两拇指则将阴茎头稳定并向其根部推挤（图 8-8）。如此持续几分钟后，一般都能将嵌顿包皮复位，阴茎头重新回到包皮囊内。个别手法复位困难者，用针头在水肿的包皮上戳多个针眼，轻柔而稳定地加压，迫使水肿液从包皮内溢出；包皮水肿消退之后，嵌顿包皮就很容易复位。

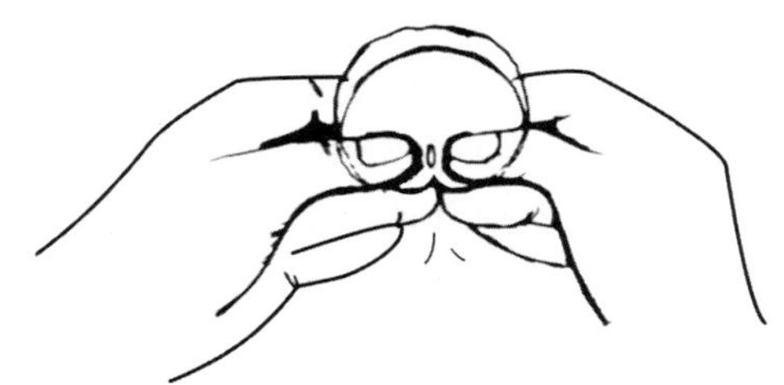

图 8-8　包皮嵌顿手法复位术

2. 包皮背侧切开复位术（dorsal preputcotomy reduction for paraphimosis）　如果以上方法不能使嵌顿包皮复位，那就应考虑行嵌顿包皮背侧切开。局部清洗消毒后，将一有槽探针插入阴茎背侧皮肤与嵌顿包皮之间，用手术刀切开嵌顿包皮缩窄环，再行复位，缩窄环被切断后，嵌顿包皮即松弛并容易予以复位。通常切开的创口不必缝合，以利渗液外溢，加速水肿消退。如果切口，有活动性出血，可横行缝合切口。

【术后处理】

应用抗生素防治感染。保持敷料清洁，注意更换敷料。

【评析与选择】

包皮嵌顿手法复位简单易行，对于刚发生的包皮嵌顿可进行手法复位。但是，对于嵌顿时间长，局部有包皮感染或破溃，在试行手法复位时，切忌暴力性牵拉包皮，否则将导致包皮撕裂伤，一旦发生，应行背侧切开复位，必要时缝合裂口。如果手法复位困难，不必强行，宜改为背侧切开复位。手法复位后皆宜待炎症水肿消退，尽早做包皮环切手术，以避免再次发生包皮嵌顿。

（何大维　李旭良）

第三节　阴茎系带过短矫正术

包皮系带过短，在多数情况下是因包皮环切过度而引起的后遗症。少数也可见于外伤后或先天性畸形。因此，凡包皮系带过短导致阴茎弯曲变形以及出现勃起或性交疼痛者，均应进行手术矫治。如果系带过短因外伤或伴有包茎或包皮过长，可在包皮环切手术的同时一并手术治疗，其手术方式多采用系带横切纵缝或倒“V”-“Y”成形术以松解、延长。

【适应证】

包皮系带过短引起勃起性疼痛或弯曲者。

【禁忌证】

阴茎系带过短伴先天性阴茎下弯者。

【术前准备】

并发包皮感染者，首先抗炎治疗，待炎症消退后手术。已有阴毛的年长儿，应常规剃尽阴毛，清洁外阴。血常规及出凝血时间检查。

【麻醉与体位】

阴茎根部阻滞麻醉或者局部浸润麻醉。取仰卧位。

【手术要点】

根据系带短缩程度，可采用横切纵缝松解延长术，“∧”或倒“Y”形切开缝合矫正阴茎系带过短。手术要点：阴茎系带近端，在冠状沟包皮内板或外板腹侧中线走行方向，行

“∧”形切口(图 8-9A),切开包皮或阴茎皮肤,切口长短根据系带缩短程度而定。使系带松解满意,阴茎头完全伸直为止。模拟阴茎勃起时的状态,检查系带是否延长至阴茎勃起所需的长度,以保证阴茎勃起时,系带有足够的长度而无张力。用丝线或可吸收缝线行倒“Y”形缝合(图 8-9B)。

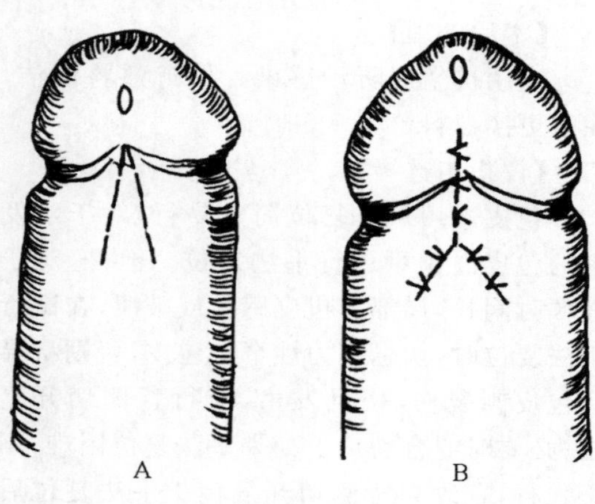

图 8-9 阴茎系带过短矫正术

【意外事件】

冠状沟部尿道损伤,多发生在横切系带时,尤其是合并有短尿道畸形者,易导致医源性尿瘘。一旦发生,应松解瘘口周围尿道并予修补,不能简单地缝合,否则术后瘘口愈合困难,需Ⅱ期修补。

【术后处理】

应用抗生素防治感染。保持敷料清洁,尿液污染后及时更换。术后 5~7d 拆除伤口缝线。

【并发症防治】

1. 出血　是包皮环切术最常见的并发症。

(1)表现:术后伤口出血或形成皮下血肿。

(2)原因:术中止血不彻底;或术后伤口感染继发出血;或术后步行过久,骑自行车或骑马;或术后阴茎勃起等所致出血。

(3)处理:绝大多数为少量出血,局部稍加压迫,即可止血;必要时可拆除缝线彻底止血后重新缝合。

(4)预后:如及时发现及时有效处理,不会产生不良后果。

(5)预防:针对上述发生术后出血的原因进行预防。

2. 伤口感染

(1)表现:表现为局部伤口红肿疼痛伴脓性分泌物,偶有化脓和溃疡。

(2)原因:术前外阴感染未控制,或皮肤准备不好,术中无菌操作消毒不严格,或术后伤口血肿继发感染。

(3)处理:伤口用碘伏消毒后用浸碘伏的纱布包扎,勤换敷料,使用有效抗生素控制感染。

(4)预后:术后及时有效处理好,一般不会产生不良后果,少数形成瘢痕。

(5)预防:常规充分的皮肤准备,术中严格消毒及无菌操作,术后正确的护理,并给予适当的抗生素是必要的。

【评析与选择】

该术式操作容易,损伤小,切口与血管走行方向基本一致,不损伤血管,不影响阴茎血液淋巴回流。而且系带呈正常解剖学形态,不需游离皮瓣,不会出现皮肤坏死等并发症。术后即恢复正常阴茎外观,局部皮肤感觉恢复快。

(何大维　李旭良)

参考文献

[1] 陈在贤,赵栩,黄捷.包茎及包皮过长手术//陈在贤.实用男科学.2 版.北京:人民军医出版社,2015:438-439.

[2] 景德善,张绍增.嵌顿包茎复位术//金锡御,俞

天麟. 手术学全集尿外科手术学. 2 版. 北京：人民军医出版社，2007:457-458.

[3] 邓立文，涂向东，邓春华. 包皮环扎术与包皮环扎术的疗效比较. 临床泌尿外科杂志，2008，23(1):68-69.

[4] 刘振勇，戴家瑗，肖德龙. 包皮环扎术与传统包皮环切术的疗效比较. 中国民康医学，2012，24(12):1443-1444.

[5] 何慈聪，吴新潮，杨爱宏. 包皮环扎手术用于儿童包皮过长的治疗体会. 中国医药指南，2012，10(9):186-187.

[6] 唐慧东，李燕，柳林，等. 包皮过长包茎环扎手术效果及注意事项. 西南国防医药，2012，22(11):1217-1218.

[7] 缪惠东，陆家伟，陆福年，等. 一次性包皮环切缝合器手术与包皮环扎术、传统包皮环切术的临床疗效比较. 中华男科学杂志，2015，21(4):334-337.

[8] 陶美满，郭涛，陈兵海，等. 一次性包皮环切缝合器与传统包皮环切术的临床疗效对比分析. 临床外科杂志，2015(2):152-15.

[9] 马然，孙文学，张晨辰，等. 应用一次性包皮环切缝合器与传统包皮环切术、包皮环切吻合术的临床对比研究. 中国性科学，2015(6):24-27.

[10] 杜秋林，聂仕政. 包皮套扎环在包皮环切术中的运用体会. 内蒙古中医药，2013，32(21):68-69.

[11] 覃智标，赵书晓，毕革文，等. 新型一次性包皮环切吻合器的临床应用体会. 广西中医药大学学报，2013，16(1):27-28.

[12] 蒋美荣，王艺. 新型一次性包皮环切吻合器治疗包皮过长和包茎的护理体会. 世界最新医学信息文摘：连续型电子期刊，2015(33):193-194.

[13] 李云龙，黄旭元，李巧星，等. 新型一次性包皮环切吻合器治疗包皮过长和包茎 25 例分析. 中国男科学杂志，2014，4:46-49.

[14] 张家华，季惠翔，杨超. 等. 张氏包皮环切术与包皮套扎术的前瞻性随机对照研究. 国际泌尿系统杂志，2015，35(5):706-710.

[15] 顾鹏，陶维雄，李辉明. 套扎式包皮环切术与传统包皮环切术治疗小儿包茎的效果比较. 中外医学研究，2015(11):132-133.

[16] 孙海亮，董武，袁捷. 改良式包皮环切术与包皮套扎术治疗小儿包皮过长和包茎的疗效比较. 常州实用医学，2015(1):17-19.

[17] 吕敏，彭友林. 改良术式及传统术式治疗包茎和包皮过长疗效及并发症比较. 中国社区医师，2015，6:44-45.

[18] 宋俊宏，刘志平，李迎春. 包皮套扎术与环切术治疗儿童包茎、包皮过长对比观察. 健康之路，2014，11:117-118.

[19] 吴忠良，钱伟华，苏志刚，等. 包皮手术 196 例疗效分析. 中国伤残医学，2014(12):15-16.

[20] 王久林，张翔翔，吴烨. 一次性包皮套扎环治疗包皮过长疗效观察. 世界最新医学信息文摘：连续型电子期刊，2015，99:167.

[21] 何问理，杨俊，贝华茂. 202 例环行包皮套扎术治疗包茎及包皮过长临床体会. 吉林医学，2012，33(15):3264.

[22] 李晟，张磊，王大文，等. 一次性包皮环切缝合器在男性包皮环切术中的临床应用. 中华男科学杂志，2014，20(9):816-819.

[23] 方丹波，沈月洪，朱选文，等. 包皮环切术后微波治疗致阴茎坏死 9 例报告. 中华男科学杂志，2015，5:428-431.

[24] 谢圣陶，陈广瑜，魏乔红，等. 商环两种不同术式治疗成人包茎、包皮过长 527 例分析. 中华男科学杂志，2014，4:325-328.

[25] 刘爱兵，杜文权，金天华，等. 新型一次性包皮环切缝合器治疗包茎和包皮过长 32 例的分析. 医药卫生(文摘版)，2016，16:94.

[26] 李健，李殿启，赵晓光. 传统包皮环切术、商环与包皮环切缝合器治疗成人包皮过长和包茎的疗效比较. 浙江医学，2017，12:1023-1024.

[27] 章宗武. 209 例不同术式环切术治疗包茎和包皮过长. 中国男科学杂志，2007，9:40-43.

[28] 王国江，李婷，陈向明. 针刺挤液复位法治疗包皮嵌顿 19 例疗效观察. 中国实用外科杂志，2014，1:44.

[29] 林文，叶祝芹，罗鹏，等. 包茎、包皮过长术式选择 3000 例临床研究. 中国医学创新，2015，3:37-39.

[30] Esen AA，Aslan G，Kazimoglu，H，et al. I:Concealed penis: rare complication of circumcision. Urol-Int，2001，6(2):117-118.

[31] Lmore JM，Baker LA，Snodgrass WT. Topical

steroid therapy as an alternative to circumcision for phimosis in boys younger than 3 years. J Urol,2002,68:1746-1747.

[32] Gostin LO,Hankins CA. Male circumcision as an HIV prevention strategy in sub-Saharan Africa: sociolegal barriers. JAMA, 2008, 300 (21):2539-2541.

[33] Mcmillan D. Re:Circumcision:A minor procedure? Paediatr Child Health. Paediatr Child Health,2007,12(7):612.

[34] Dieth AG,Moh-Ello N,Fiogbe M,et al. [Accidents of circumcision in children in Abidjan, Côte d'Ivoire]. Bull Soc Pathol Exot,2008,101 (4):314-315.

[35] Nieuwenhuijs JL,Dik P,Klijn AJ,et al. Y-V plasty of the foreskin as an alternative to circumcision for surgical treatment of phimosis during childhood. J Pediatr Urol,2007,3(1):45-47.

[36] Ceylan K, Burhan K, Yilmaz Y, et al. Severe complications of circumcision: An analysis of 48 cases. J Pediatr Urol,2007,3(1):32-35.

[37] Anne-Marie Houle,MD,FRCSC,FAAP. Circumcision for all:the pro side Can Urol Assoc J,2007,1(4):398-400.

[38] Chen XY,Wen X,Li,et al. [Circumcision versus the foreskin-deglove plus shaft-fix procedure for phimosis or redundant prepuce in obese adult patients]. Zhonhua Nan Ke Xue, 2016,22(3):233-236.

[39] Huo ZC,Liu G,Wan W,et al. [Clinical effect of circumcision stapler in the treatment of phimosis and redundant prepuce]. Zhonhua Nan Ke Xue,2015,21(4):330-333.

[40] Liu C,Liu XJ,Mu JG,et al. [Shang Ring circumcision by transverse incision in the distalpenis foreskin and pull-up of the interior board for short frenulum praeputii]. Zhonhua Nan Ke Xue,2014,20(4):329-333.

[41] Xie ST,Chen GY,Wei QH,et al. [Outward versus inward placement in Shang Ring circumcision for phimosis and redundant prepuce in adult men:analysis of 527 cases]. Zhonhua Nan Ke Xue,2014,20(4):325-328.

[42] Xiao EL,Ding H,Li YQ,et al. [Shang Ring circumcision versus conventional circumcision for redundant prepuce or phimosis: a meta analysis]. Zhonhua Nan Ke Xue,2013,19(10): 935-939.

[43] Wang R, Chen WJ, Shi WH, et al. [Shang Ring,sleeve and conventional circumcisions for redundant prepuce and phimosis: A comparative study of 918 cases]. Zhonhua Nan Ke Xue,2013,19(4):332-336.

[44] Miao HD,Lu JW,Lu N,et al. [Clinical effects of the circumcision stapler, foreskin cerclage, and traditional circumcision: A comparative study]. Zhonhua Nan Ke Xue, 2015, 21 (4): 334-337.

[45] A Khan,A Riaz,and KM Rogawski. Reduction of paraphimosis in children:the EMLA® glove technique. Ann R Coll Surg Engl,2014,96(2): 168.

[46] Karakoyunlu N, Polat R, Aydin GB, et al. Effect of two surgical circumcision procedures on postoperative pain: A prospective, randomized,double-blind study. J Pediatr Urol,2015, 11(3):124. e1-5.

[47] Liu C,Liu XJ,Mu JG,et al. [Shang Ring circumcision by transverse incision in the distal penis foreskin and pull-up of the interior board for short frenulum praeputii]. Zhonhua Nan Ke Xue,2014,20(4):329-33.

第 9 章

阴茎畸形手术

第一节　隐匿阴茎整形术

隐匿阴茎(concealed penis)是一种常见的先天发育异常和畸形性疾病,也称埋藏式阴茎。阴茎隐匿者,其阴茎体缩藏于体内,凸出外面的只有尖尖的小包皮。如果用手将阴茎皮肤向内挤压,阴茎体就会显露出来,手稍放开,阴茎体便回缩。隐匿阴茎临床分两类,一是先天发育异常的先天性隐匿阴茎,二是因肥胖所致之后天性者,后者病因是肥胖。因此多无需手术治疗,而前者是内膜肌异常附着,使阴茎卷曲于皮下,如不予松解固定,在儿童期很难外伸显露,因此手术整形很有必要。但因此症多不影响排尿,且大多青春期后阴茎仍可部分伸出外露,故临床上多未给予足够的关照。国内外虽有不少术式问世,但各有利弊,故尚未得到公认。

对外观阴茎短小者,首先应分清是先天性和后天性。前者生后即表现阴茎短小,且阴茎皮肤缺乏,而后者生后多无明显阴茎短小,随着其后肥胖逐渐明显而阴茎也逐渐短小,但阴茎皮肤常无明显缺乏,应注意鉴别。只有阴茎发育良好,自幼阴茎短小同时还无明显肥胖者才适于用此阴茎整形术治疗。婴幼儿期体型变化较大,因此手术最好 5 岁以后再进行。

对因肥胖所致之后天性者绝不可轻易采用阴茎整形术,特别在婴幼儿中更不宜施行。同时,先天性者也可伴有肥胖,此时手术效果也不佳,应锻炼减肥后再择期手术。先天性隐匿阴茎几乎均伴有包茎及阴茎皮肤缺乏,包皮环切虽可解除包茎,但更可加重阴茎皮肤的缺乏,将为其后治疗带来极大的困难,因此绝不可轻易施行。包皮背侧切开也不可取。如因包茎导致排尿受阻,最好先反复多次包皮外翻,甚至强行包皮扩张以保证排尿通畅,或者提前进行阴茎整形术,以使阴茎头外露。

【适应证】

先天性隐匿阴茎整形术。

【禁忌证】

隐匿阴茎合并如下疾病者应列为禁忌证。

1. 外阴感染未控制者。

2. 凝血功能障碍者。

3. 糖尿病未控制者。

【术前准备】

1. 测定黄体激素(LH)、卵泡刺激素(FSH)、睾酮(T)和双氢睾酮(DHT)的水平及染色体等检查无异常者。

2. 外阴清洗消毒准备。

【麻醉及体位】

一般采用硬膜外麻醉,取平卧位。

【术式简介】

目前阴茎整形手术方法已有不少问世,

大概可分为三种类型，一是注重解决包茎、阴茎皮肤缺乏问题，如 Shiraki 术式及其改良术式、阴茎皮肤成形术、S 形皮瓣转移术、包皮展开矫治术、Z 形阴茎皮肤切开和带蒂皮瓣转移术等；二是注重阴茎皮肤与白膜固定以使阴茎尽量外露类，如 Johnston 术式及其改良术式、阴茎固定术等；三是将两者结合进行。同时还有重点针对皮下脂肪过多的术式，如局部脂肪吸取术及脂肪切除术等。一个有效的术式应是针对隐匿阴茎病因的术式，即包括下面四个方面的畸形矫正。

1. 包茎的整形。

2. 肉膜肌异常附着的松解。

3. 趾骨联合前筋膜与阴茎根部背侧白膜的固定。

4. 阴茎皮肤缺乏的整形。

首先应充分去除阴茎外露的阻碍，即松解切断阴茎体周围的纤维索带，直至阴茎根部，以去除阴茎伸直的束缚，然后将阴茎根部背侧白膜与耻骨前筋膜缝合，使阴茎得到更充分的伸直外露，同时因阴茎皮肤大多缺乏，故在解除包茎时不可轻易切除包皮。

1. Shiraki 阴茎整形术及其改良术（Shiraki penisplasty） Shiraki 术是典型的解除包茎及延长阴茎皮肤的术式，其后有不少在此基础上进行改进的术式问世。此方法简单，在部分类型中效果较好，至今仍有应用。

（1）原理：此术式经包皮内外板的错位纵切，再交叉缝合，以解除包茎，并达到阴茎外露的目的（图 9-1）。

（2）优点：此方法简单，创伤小，对部分型阴茎埋藏者疗效好。

（3）缺点：因本术式未对阴茎周围的粘连，特别是阴茎根部的异常附着予充分松解，也未将阴茎根部与耻骨联合前筋膜缝合，故阴茎伸直外露不十分满意，特别对完全型者疗效不佳。

（4）手术要点：先剪开包皮内外板，将内板完全分开，然后于外板 2、6 和 10 点钟处纵行剪开，剪开的长度以能使阴茎头轻松外露为止，然后再于内板 4、8 和 12 点钟处纵行剪开（图 9-2A、B），并将阴茎周围的粘连予以松解游离，使阴茎伸直外露，最后将内外板交叉间断缝合（图 9-2C）。

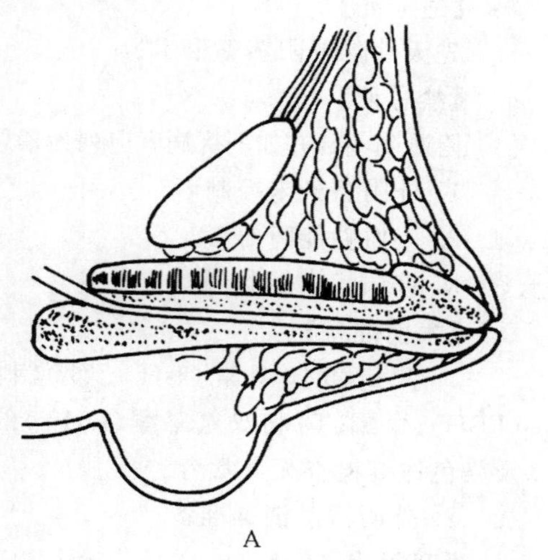

A

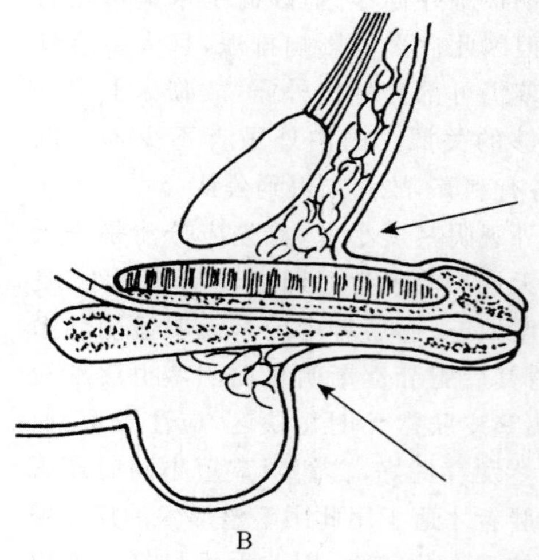

B

图 9-1 解除包茎达到阴茎外露

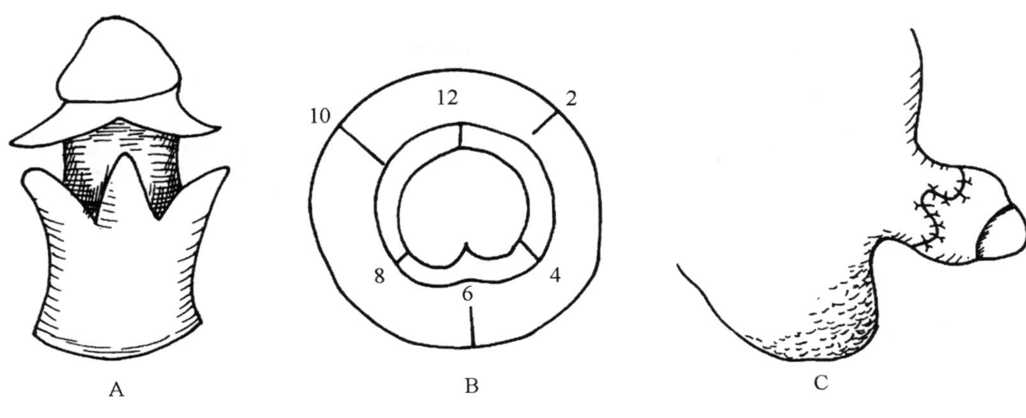

图 9-2　Shiraki 阴茎整形术

A、B. 于外板 2、6 和 10 点钟处纵行剪开，后于内板 4、8 和 12 点钟处纵行剪开；C. 最后将内外板交叉间断缝合

2. Johnston 阴茎整形术及其改良术(Johnston phalloplasty)　Johnston 阴茎整形术是典型的经阴茎根部松解阴茎周围的纤维束缚，并缝合固定，以使阴茎充分伸直外露的术式，对于完全型者疗效显著。

(1)原理：导致先天性隐匿阴茎不能外伸的主要原因是阴茎根部周围肉膜肌的异常附着，同时还常伴有阴茎阴囊皮肤融合，此术式即此设计。

(2)优点：经阴茎根部切口，有利于阴茎周围粘连的松解和阴茎背侧的固定，使阴茎外伸满意。阴茎腹侧楔形皮肤切除整形可使阴茎外观更好。在阴茎皮肤缺乏不多，包茎不重的条件下，此手术可达到满意效果。

(3)缺点：本症大多伴有包茎，但该术式未予充分矫正，同时尽量外翻包皮以内板替代阴茎皮肤，加之阴茎根部环形切开皮肤势必影响阴茎皮肤的血供，因此术后水肿难以消退，环形切口也可能形成瘢痕环。

(4)手术要点：隐匿型阴茎(图 9-3A)，将包皮尽量外翻显露阴茎头，并缝一牵引线，将阴茎尽量牵拉，再于阴茎根部环形切开阴茎皮肤(图 9-3B)，松解阴茎根部周围的粘连后，将阴茎背侧与耻骨联合前筋膜缝合固定。再于阴茎腹侧楔形切除阴茎皮肤(图 9-3C)，再间断缝合，最后缝合阴茎根部切口(图 9-3D)。

3. 经阴茎背侧阴茎整形术(transback of the penis correction)　包茎和阴茎周围的异常附着是先天性隐匿阴茎的主要病理改变，因此单纯注重包茎或阴茎的松解常不适用于各种类型的治疗。1996 年重庆医科大学附属儿童医院李旭良等设计了经阴茎背侧阴茎整形术，同时进行包茎整形及阴茎松解固定，经临床应用证实阴茎伸直外露好，形态改善明显适用于不同类型的先天性隐匿阴茎。

(1)原理：采用包皮外板纵切横缝解除包茎，经阴茎根部背侧弧形切口，切除耻骨联合前脂肪层，松解阴茎周围粘连，并于耻骨联合前筋膜缝合固定，使包茎和阴茎粘连同时得到解决。

(2)优点：此术式不但同时解除了包茎及阴茎周围的粘连，而且同时对影响阴茎外露的脂肪层予以切除，使阴茎伸直外露问题得到满意解决，疗效好。

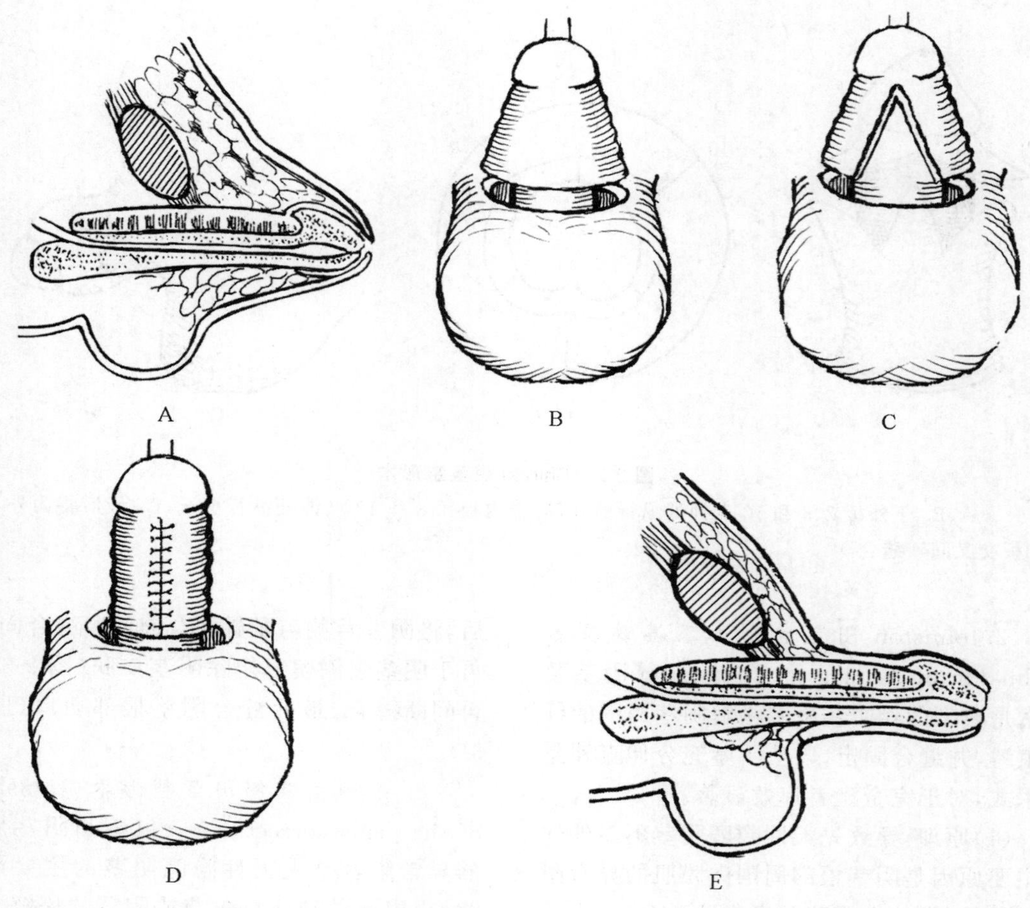

图 9-3 Johnston 阴茎整形术

A. 隐匿型阴茎；B. 于阴茎根部环形切开阴茎皮肤；C. 于阴茎腹侧楔形切除阴茎皮肤；D. 缝合阴茎根部切口；E. 阴茎成形后

(3)缺点：术后远期随访结果发现阴茎根部背侧切口易形成瘢痕，同时在先天性隐匿阴茎存在之阴茎阴囊皮肤融合未予切除整形，加之阴茎腹侧松解受限，故术后可能出现阴茎腹侧皮肤堆积、水肿影响阴茎外观。

(4)手术要点

①解除包茎：在包皮口最狭窄处于 4、8 和 12 点钟处纵行切开包皮外板(图 9-4A)，切口长度视包茎程度而定，内外板间稍加分离，待包茎解除后，再横形缝合切口。

②切除耻骨联合前上方皮下脂肪组织：取阴茎根部上方弧形切口(图 9-4B)，切除皮下脂肪组织(图 9-4C)，其范围视耻骨前上方明显突出界限而定，上缘切除部分应逐渐减少，以避免不美观，两侧注意保护精索。

③阴茎筋膜异常附着的分离：阴茎松解分离，以解除皮下深、浅筋膜的异常附着，必要时部分切断阴茎韧带和阴茎悬韧带，使其向后牵拉阴茎皮肤至根部时阴茎能满意伸出和阴茎头外露(图 9-4D)。

④皮肤固定：将阴茎根部皮肤下筋膜与阴茎根部白膜和耻骨联合前骨膜间断缝合，以保持阴茎外伸的正常形态，然后缝合阴茎根部上缘切口(图 9-4E)。最后留置尿管，术

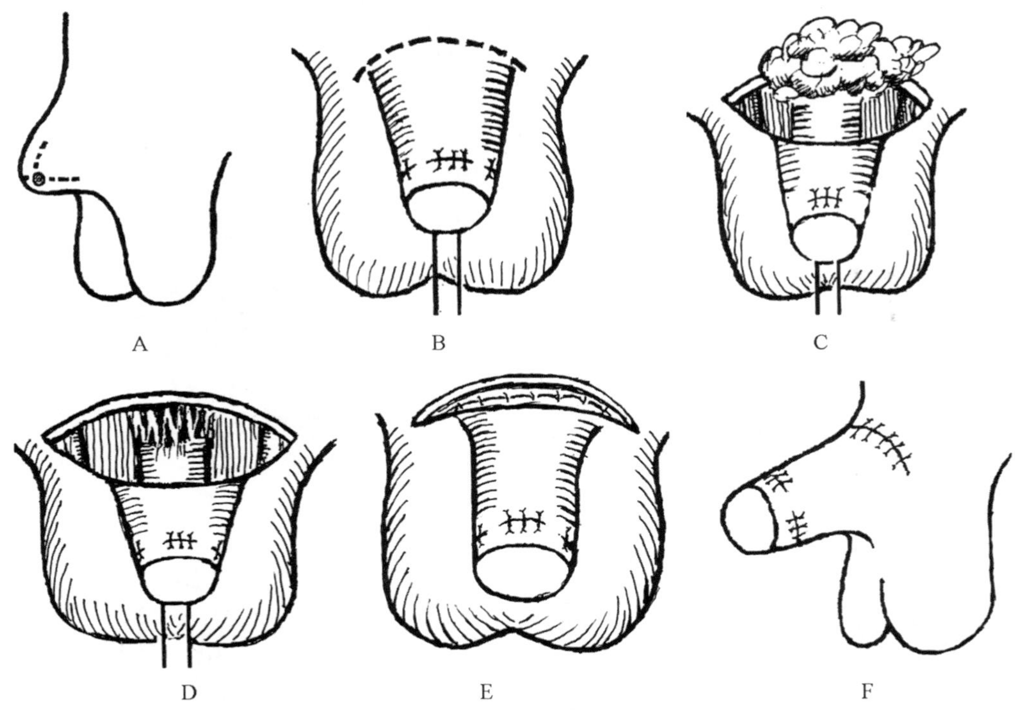

图 9-4　经阴茎背侧阴茎整形术

A. 在包皮口最狭窄处纵行切开包皮外板；B. 取阴茎根部上方弧形切口；C. 切除耻骨联合前上方皮下脂肪组织；D. 阴茎筋膜异常附着的分离

区加压包扎。

4. 经阴茎腹侧阴茎整形术（correction of transventral penis）　鉴于上述术式的不足，重庆医科大学儿童医院李旭良等在原设计的经阴茎根部背侧弧形切口切除耻骨联合前脂肪层，并将阴茎皮肤固定于阴茎根部，以使阴茎伸出的方法的基础上重新设计了经阴囊入路的方法。

（1）原理：针对阴茎腹侧阴茎阴囊融合问题，在阴茎腹侧采用楔形皮肤切除方法，不但可延长阴茎腹侧皮肤，还有利于阴茎根部充分松解及背侧固定，使阴茎充分伸直外露，包茎采用腹侧纵切外板，背侧楔形切除内板，使包皮外口形态更美观。

（2）优点：此术式针对隐匿阴茎的主要病理改变采取了相应的治疗措施，包茎解除效果好，阴茎松解彻底。操作简单，整形效果好。

（3）缺点：多处皮肤切除整形应根据病情确定，否则可能出现阴囊或阴茎皮肤不足。

（4）手术要点：先天性隐匿阴茎多因阴茎皮肤缺乏而大多存在阴茎阴囊皮肤融合（图 9-5A），因此皮肤切口于阴茎阴囊交界处取楔形皮肤切除（图 9-5B），经此切口充分松解阴茎周围纤维粘连，使被埋藏的阴茎完全游离（图 9-5C）。再于阴茎背侧分别于 2 点、10 点钟处与耻骨联合前筋膜缝合固定，以使阴茎充分伸直，再将阴囊两侧切缘皮下组织与阴茎根部腹侧白膜缝合后再缝合皮下皮肤，成形阴茎腹侧（图 9-5D）。最后再解除包茎，视阴茎皮肤多少，将包皮口内外板剪开或解除部分包皮（图 9-5E），先于腹侧纵行剪开外板(图 9-5F),再于背侧楔形剪除内板(图 9-5G),并予内外分板适当分离松解(图 9-5H),使阴茎完全伸直,外观满意后,再用吸收线间断缝合包皮切口(图 9-5I)。

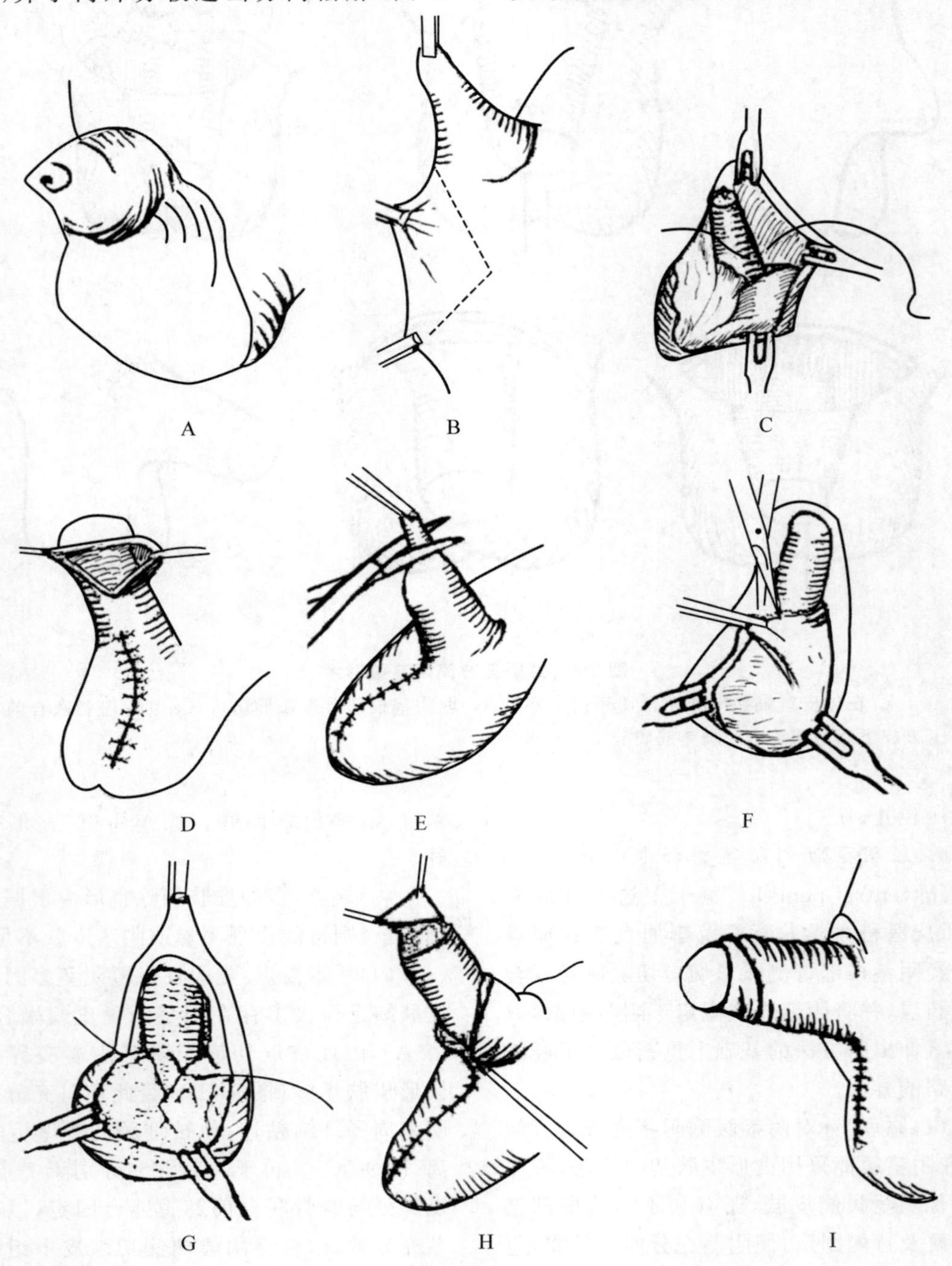

图 9-5　经阴茎腹侧阴茎整形术

A. 阴茎阴囊皮肤融合;B. 于阴茎阴囊交界处取楔形皮肤切除;C. 使被埋藏的阴茎完全游离;D. 缝合成形阴茎腹侧;E. 剪除包皮口内外板部分包皮;F. 先于腹侧纵行剪开外板;G. 再于背侧楔形剪除内板;H. 内外分板适当分离松解;I. 使阴茎完全伸直后缝合包皮切口

【术中注意要点】

1. 阴茎阴囊交界处皮肤楔形切除应根据阴囊皮肤的多少来确定，阴囊较小，楔形切除皮瓣相应也应较小。

2. 保护精索在阴茎根部两侧有精索血管经过，因此在切除趾骨联合前脂肪层及松解阴茎时应注意避免损伤精索。

3. 阴囊背侧缝合固定时，应注意避开血管，一般只需缝合白膜即可。

4. 阴茎背侧创面的处理，潜行切除耻骨联合前脂肪层后留有皮下间隙，应注意止血和加压包扎，以防术后渗血潴留。

5. 所有皮肤缝合一定注意皮缘对合，以避免术后瘢痕形成。

【术后处理】

1. 使用广谱抗生素防治伤口感染。

2. 保留导尿管 5～7d，注意保持通畅。

3. 包扎时应在阴茎尽量伸直的状态下包扎阴茎创面。为减少或预防包皮阴茎皮肤水肿，阴茎包扎一定要牢固可靠，排尿时避免尿液浸湿敷料，若敷料被污染，要立即更换。

4. 术后 7d 拆线。以防阴茎皮肤水肿，伤口拆线后，继续保留网纱包扎 3～4 周。

【并发症防治】

1. 伤口出血

(1)表现：阴茎肿大并有渗血。

(2)原因：多为术中止血不彻底或术后勃起引起出血。

(3)处理：少量出血可以稍加压包扎以及用止血药物；出血多不止者，应立即手术探查止血。

(4)预后：术后及时有效处理好，一般不会产生不良后果。

(5)预防：术中止血彻底。术后给予地西泮和己烯雌酚预防夜间阴茎勃起。

2. 伤口感染

(1)表现：局部红肿疼痛，部分患者有发热。

(2)原因：术前外阴感染未控制或皮肤准备不好，手术中消毒无菌操作不严污染，或术后伤口血肿继发感染。

(3)处理：伤口内渗液引流干净，伤口消毒，勤换敷料，使用有效抗生素控制感染。

(4)预后：术后及时有效处理，一般不会产生不良后果。

(5)预防：常规充分的皮肤准备，严格无菌操作。

3. 阴茎水肿

(1)表现：阴茎头肿胀疼痛。

(2)原因：术中组织损伤过重，术后敷料包扎过松有关。

(3)处理：更换敷料，严重者可用针抽吸或放液减压。

(4)预后：术后及时有效处理好，一般不会产生不良后果。

(5)预防：注意多观察局部情况，手术中避免切断结扎阴茎浅静脉，严密止血。

4. 阴茎弯曲

(1)表现：术后伤口愈合后阴茎呈现不同程度的弯曲，阴茎外观在勃起时向一侧弯曲。

(2)原因：可能与手术成形术中未将阴茎完全伸直，或术后出血或伤口感染形成严重瘢痕收缩有关。

(3)处理：阴茎弯曲待到术后半年左右，局部瘢痕软化后，如仍弯曲影响性生活者，可做手术矫正弯曲。

(4)预后：阴茎弯曲影响性生活，可再次手术矫正。

(5)预防：隐匿阴茎整形术中将阴茎完全伸直，防止术后出血或伤口感染形成严重瘢痕收缩导致阴茎弯曲。

(李旭良)

第二节 蹼状阴茎矫正术

蹼状阴茎(webbed penis)又称阴茎阴囊融合,是指阴茎腹皮肤侧与阴囊未完全分离,阴囊皮肤向阴茎腹侧延伸,使整个阴茎皮肤与阴囊相连,形成蹼状。使阴茎与阴囊的连接失去正常的阴茎阴囊角形态。蹼状阴茎属于先天性异常。蹼状阴茎病变程度可能不一。典型者是从阴茎包皮系带开始至阴囊底部之间皮肤相连形成一个三角形皮蹼。手术方式是切除融合的皮蹼,再"Z"或"W"形缝合皮肤。

【适应证】

蹼状阴茎。

【禁忌证】

1. 外阴感染未控制者。

2. 凝血功能障碍者。

3. 糖尿病未控制者。

【术前准备】

同隐匿阴茎整形术的术前特殊准备。

【麻醉与体位】

骶管麻醉或连续硬膜麻醉。平卧位。

【术式简介】

常用如下两种矫正术。

1. 蹼状阴茎横切纵缝成形术(penisplasty with transverse cutting-column suturing for webbed penis) 在阴茎阴囊交界处横行切开(图 9-6A),至阴茎白膜,其切口长度,以使阴茎完全伸直为准(图 9-6B),然后将横切口纵行缝合(图 9-6C)。

2. 蹼状阴茎 V-Y 成形术(Y-V plasty of webbed penis) 在阴茎阴囊交界处做 V 形切开(图 9-7A),其切口长度以使阴茎完全伸直为准,然后将 V 形切口 Y 形缝合(图 9-7B)。

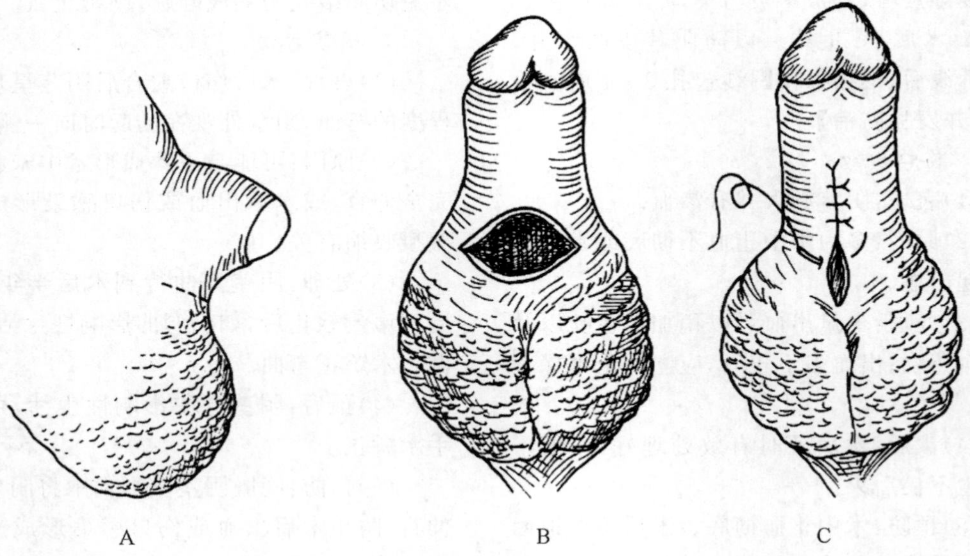

图 9-6 蹼状阴茎横切纵缝成形术

A. 在阴茎阴囊交界处横行切开;B. 其切口长度以使阴茎完全伸直为准;C. 将 V 形切口 Y 形缝合

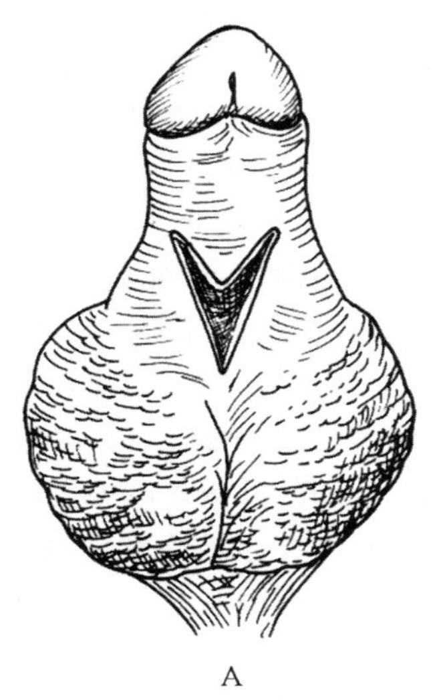

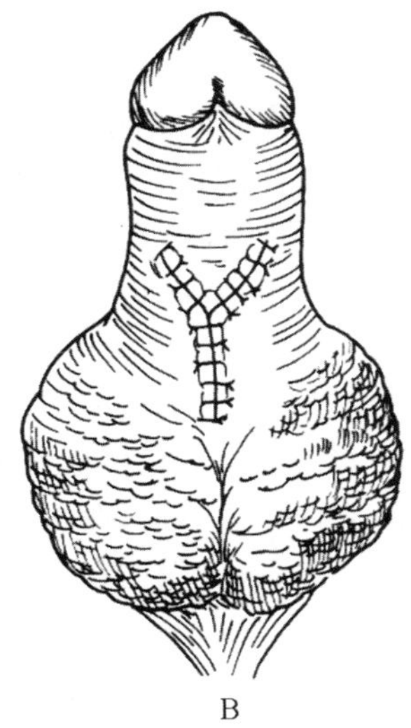

图 9-7 蹼状阴茎 V-Y 成形术

A. 在阴茎阴囊交界处做 V 形切开，其长度以使阴茎完全伸直为准；B. 将 V 形切口 Y 形缝合

【术后处理】

同隐匿阴茎整形术后处理。

【并发症防治】

1. **伤口出血** 同隐匿阴茎整形术术后伤口出血并发症防治。

2. **伤口感染** 同隐匿阴茎整形术术后伤口感染并发症防治。

3. **阴茎水肿** 同隐匿阴茎整形术术后阴茎水肿并发症防治。

4. **阴茎弯曲** 同隐匿阴茎整形术术后阴茎弯曲并发症防治。

（何大维 李旭良）

第三节 小阴茎矫正术

小阴茎(micropenis)是指阴茎伸展长度小于相同年龄或相同性发育正常状态人群的阴茎长度平均值 2.5 个标准差以上者，但解剖结构和外观形态正常。国人成年男性阴茎静态长度平均为 5～6cm，牵拉长度平均为 11～13cm。一般认为，成人阴茎松软时＜4cm，牵拉长度＜9.5cm，即为阴茎短小。对于小儿，拉长的阴茎长度＜平均值加上 2.5 个标准差可诊断为小阴茎。小阴茎的病因复杂，虽可用药物、手术等方法治疗，但整体疗效不佳。

小阴茎(micropenis 或 petty penis)是指阴茎较正常者小，平均值小于正常阴茎 2.5 个标准差以上的阴茎。一般新生儿阴茎长 3.75cm，而小阴茎仅长 1cm。新生儿期发现阴茎细短，应立即进行全面的内分泌检查。进行阴茎长度测量时应用手将阴茎头尽量拉直，使其长度相当于阴茎充分勃起的长度，测量从耻骨联合至阴茎顶端的距离即为阴茎长度。典型的小阴茎表现为阴茎小而外观正常，阴茎的长度与直径的比值正常，尿道开口于阴茎头部。有的患者可伴有阴茎海绵体发育不良，阴囊小、睾丸小并伴下降不全。阴茎的发育也是青春期发育的重要标志之一。经过青春期的发育，阴茎由孩童的幼稚型进入成熟状态，它的长度和周径也达到了一定的标准。阴茎的大小有三个概念，即阴茎静态时长度，也即非勃起长度，这是指阴茎根部到阴茎尿道外口处的实际距离；阴茎的牵伸长度和阴茎勃起时长度；另外，还有阴茎的周径。阴茎的长度和粗细，正像一个人的高矮、胖瘦一样，差异很大，很难有一个绝对标准，但有些统计数字可作参考。正常男性外生殖器于胚胎期的前 12 周完成，阴茎发育分为 3 个阶段。第一阶段为生殖结节期，阴茎于会阴部类似小丘，长 8～15mm。第二阶段为阴茎体期，阴茎拉长呈圆筒状，长 16～38mm，尿道沟延至阴茎头。第三阶段于胚胎的第 3 个月，尿道发育完成，阴茎长度为 38～45mm。胚胎第 4 个月后，阴茎逐渐增长。

阴茎的发育受到激素的调控。胎盘产生的绒毛膜促性腺激素（hCG）以及腺垂体合成并分泌的黄体生成素（LH）和卵泡刺激素（FSH）能刺激睾丸间质细胞（Leydig 细胞）产生睾酮（T），睾酮在 5α-还原酶的作用下转化为双氢睾酮（DHT），双氢睾酮能刺激阴茎的发育。小阴茎的病因包括低促性腺激素的性腺功能减退（hypogonadotropic hypogonadism）、高促性腺激素的性腺功能减退（hypogonadotropic hypogonadism）和原发性小阴茎，其中最常见的原因是低促性腺激素的性腺功能减退，患者同时可伴有某些综合征。如 Kallmann、Prader-Willi、Lawrence-Moon-Biedl 综合征等。若小阴茎患者尿道开口于阴茎头部，说明在妊娠 3 个月睾丸接受绒毛膜促性腺激素（hCG）刺激的功能是正常的，但 3 个月后由于胎儿促性腺激素缺乏，睾丸功能处于静止状态。如果同时伴有尿道下裂，可能是由于睾丸分泌睾酮不足（原发性性腺功能不全、酶异常）或靶器官利用睾酮不充分（雄激素受体缺乏、5α-还原酶缺乏）。相反，原始生殖结节的异常并非小阴茎的常见原因。

小阴茎的治疗包括内分泌治疗及手术矫正。治疗方案的制定和选择应根据患者的病因和具体病情决定，其中最重要的是征求患儿家长的意见，以确定患儿该按何种性别抚养。由于性别选择是一个涉及多方面因素的问题，因此必须十分慎重，而且使用雄激素治疗一开始，就应把患儿当男性抚养。对于小阴茎而尿道正常者，经注射雄激素（睾酮）治疗可能有效，且开始治疗的年龄越小，效果越好。青春期后给药则疗效差。特发性小阴茎比其他类型疗效显著。对雄激素不敏感者无效。选用何种激素应根据病因而定。小阴茎的治疗以补充雄激素为主，其疗效与开始用药年龄及病因有关。若病因在于下丘脑促性腺激素释放激素不足，则可用黄体生成素释放激素（LHRH），100μg，每天肌内注射 1 次，历时 30～50d；若垂体促性腺激素低下，则可用绒毛膜促性腺激素（hCG）；对于睾丸功能全部缺失或对注射绒毛膜促性腺激素无反应者，可用雄激素替代疗法，并且长期应用。若在 1 岁前进行治疗能使阴茎组织增生，而 1 岁后治疗可能会引起阴茎肥大。阴茎组织增生的结果是可以形成在青少年期能接受雄激素刺激并生长的组织，雄激素治疗后一般阴茎增大的效果是肯定的，婴儿期即可达正常大小，不过仍然应该对这些患儿的整个儿童期密切随诊。如果一旦发现患儿阴茎发育停滞，应再给予雄激素冲击治疗。

若是因靶器官即阴茎本身问题而引起的伴有尿道畸形的小阴茎，对雄激素治疗一般不敏感。雄激素治疗无效，阴茎极度细短者，则应考虑改变抚养性别，因为若保留男性性别，即使通过手术延长阴茎，也不可能使阴茎达到正常大小及功能，患者可能永远也不能满意因生殖器畸形而进行阴蒂成形术。小阴茎矫正术适用于各种畸形的小阴茎。

至于真空负压器（VCD）治疗，根据治疗实践，经过 VCD 治疗，阴茎的长度和周径可有较大改善。这里涉及具体的技术问题。掌握得好会有更好的治疗效果。VCD 治疗小阴茎的理论依据在于阴茎的组织成分。阴茎的主要组织成分是大量的平滑肌、弹性纤维和丰富的血窦，这些成分有较大的可塑性和伸展性。在 VCD 治疗的同时，辅以药物治疗，效果更好。对于 VCD 治疗的年龄选择，吴明章教授认为青春期前采用 VCD 治疗应特别谨慎。因为在青春期前，阴茎海绵体还处于幼稚未发育状态。对于青春期后经内分泌治疗未能达到成人阴茎长度者，可考虑阴茎延长整形术。如婴儿阴茎特别小，内分泌治疗失败者，需可考虑是否重新定性别问题。

【适应证】

适用于如下各种畸形的小阴茎。患者的睾酮和卵泡刺激素水平正常，染色体 46XY 者。

1. 先天性阴茎发育不良，勃起功能正常，阴茎勃起长度小于 9cm 者。

2. 后天损伤后引起的阴茎短小畸形者。

3. 有正常阴茎，对勃起，阴茎粗细不满意不能满足性伴侣要求，而自卑要求手术者。

【禁忌证】

小阴茎合并如下疾病者应列为禁忌证。

1. 测定黄体激素(LH)、卵泡刺激素(FSH)、睾酮(T)和双氢睾酮(DHT)的水平及染色体等检查异常者。

2. 患者期望过高、认为阴茎增大能解决包括婚姻生活、改善男性形象等所有问题的患者不宜接受手术。

3. 凝血功能障碍者。

4. 糖尿病未控制者。

5. 外阴感染未控制者。

【术前准备】

外阴清洗消毒准备。

【麻醉与体位】

多采用硬膜外麻醉，取平卧位。

【术式简介】

1. 小阴茎延长术(elongation for petty penis)

(1)一期手术：阴茎头缝一牵引线，用一条导尿管插入尿道(图 9-8A)。在阴茎根部做一环形切口，于皮下组织与 Buck 筋膜间分离，直至阴茎海绵体分叉处(图 9-8B)。在阴茎根部与阴茎干等长处的阴囊皮肤上做一横形小切口，于两切口间做一皮下隧道连通，连同牵引线和导尿管一起将阴茎拖过隧道(图 9-8C)。将冠状沟皮肤创缘与阴囊皮肤缝合，用 5-0 微乔线缝合原阴茎根部切口。

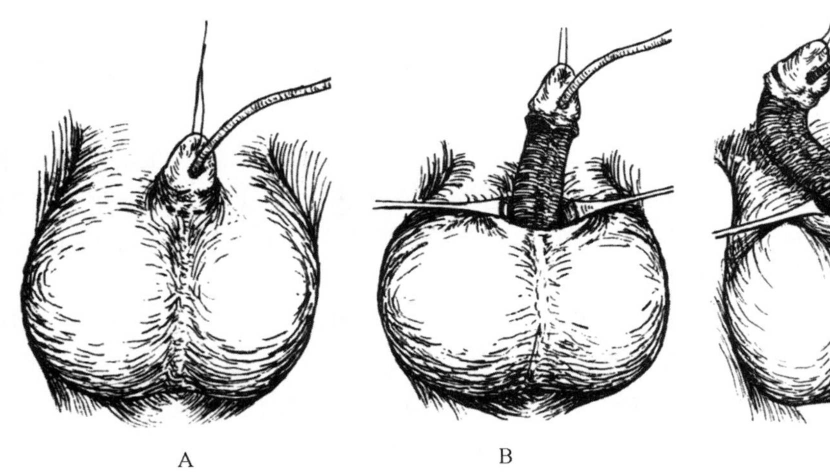

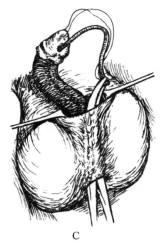

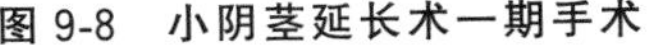
图 9-8　小阴茎延长术一期手术

A. 插入导尿管，在阴茎根部做环形切口；B. 分离阴茎海绵体至其分叉处；C. 做与阴茎干等长的阴囊皮下隧道，将阴茎经该隧道引出缝合

(2)二期手术：半年后做阴茎分离手术。插入小号导尿管，缝在阴茎头上。绕阴茎头在阴囊壁上做宽于阴茎干直径的U形切口(图9-9A)，将皮瓣、皮下组织连同其附着的阴茎干一起游离(图9-9B)。用5-0微乔线纵行缝合阴茎阴囊皮瓣边缘，有张力时，加用减张缝合(图9-9C)。用弹性网纱稍加压包扎阴茎，敷料要覆盖全部阴茎皮肤，只露出阴茎头。外加数层纱布包扎，以防皮下水肿。

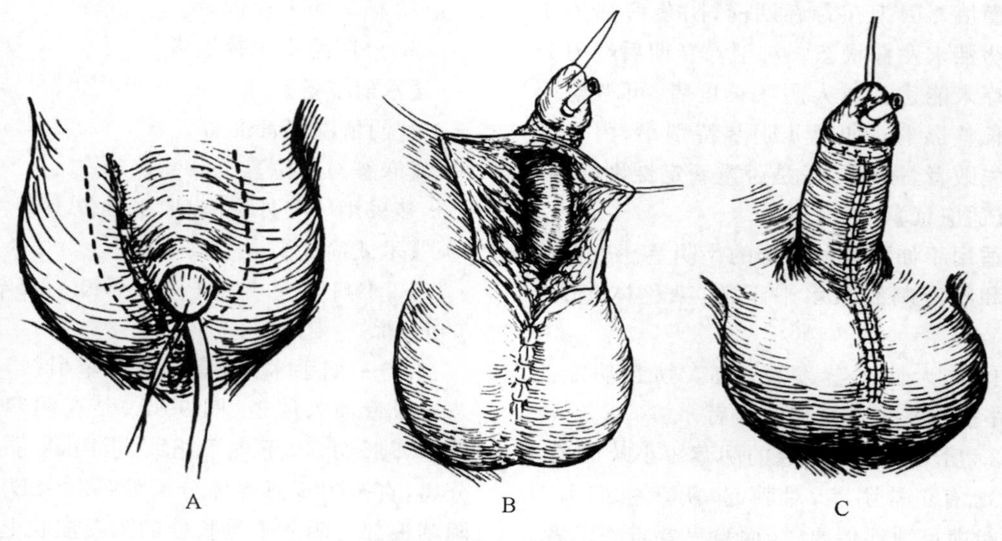

图9-9 小阴茎延长术二期手术

A. 绕阴茎头在阴囊壁上做宽于阴茎干直径的U形切口；B. 游离阴茎；C. 阴茎阴囊切口纵行缝合

(3)意外事件：阴茎背侧血管神经及海绵体损伤，多因游离阴茎海绵体脚时发生。术中注意辨认阴茎背侧血管神经，勿伤及白膜，可避免其发生。

2. 海绵体周围增粗阴茎成形术(corpus cavernosum thickening phalloplasty) 自体脂肪移植阴茎成形术(autologus fat transfer phalloplasty)是将自体脂肪悬液注射到阴茎浅筋膜层，并松解阴茎根部悬韧带，达到阴茎体延长增粗的目的。由于同时行包皮环切术会增加术后伤口裂开、迟发性出血、水肿及术后不适，故患者未行包皮环切者则应在阴茎成形术前6周进行环切手术。

(1)原理：海绵体周围增粗阴茎成形术是将自体脂肪悬液注射到阴茎浅筋膜层，达到阴茎体增粗的目的。

(2)优点：方法简便易行。

(3)缺点：脂肪组织移植须承担组织坏死的高风险，手术效果往往不能令人满意，甚至出现严重并发症。

(4)术前准备：术前备皮范围包括腹部、生殖器和大腿上部。术前使用广谱抗生素。抽吸脂肪前，在耻骨下切迹区域及拟取脂肪悬液区用含有1:1000肾上腺素2ml和1%利多卡因30ml的无菌盐水行皮下浸润。

(5)麻醉与体位：根据皮区部位选用全麻、腰麻和硬膜外麻醉。取仰卧位。

(6)手术要点

①同前所述方法行阴茎延长术。

②收集腹部脂肪。一般从皮瓣切口处选择吸脂切口，根据患者阴茎的大小和意愿吸

取30～60ml脂肪。最初吸出的脂肪损伤最轻、碎片最少，因而是最理想的供体。用带刻度漏斗状脂肪收集器收集脂肪，用解剖刀将吸取的脂肪从收集器上刮至四层消毒滤纸上，轻柔地在滤纸表面上下翻动以便盐水、血及组织液充分地吸走，使组织块分离，一般不冲洗脂肪。脂肪组织贮存在30ml的注射器中，放于装满冰的容器中以备注射。

③尿道内留置F16号导尿管以防止尿道损伤。术者站在患者左侧，助手牵拉阴茎头，并用镊子在冠状沟处提起包皮皱褶。用一种带双口的13cm长的注射针头于阴茎体背部中线刺入皱褶直至皮下。皮下组织被浅筋膜、淋巴组织和血管分成一个个小室。注射要均匀缓慢以免局部堆积成团块。要让小室之间沟通。针头在冠状沟于根部之间移动注射，动作缓慢小心，避免损伤尿道。注射脂肪的量需根据患者的意愿、吸取的质量、皮肤的松弛程度、阴茎的大小特别是阴茎头的大小而定，如果皮下空间游离足够大，一个注射点足够，偶尔需2～3个注射点。注射的脂肪一般聚集在阴茎根部及皮肤最松弛的系带部位，通过包扎使阴茎成为对称的圆柱状。在皮肤出现水肿前把阴茎体适度包扎，太松包扎敷料会掉下来，太紧会造成夜间勃起疼痛和缺血，甚至发生坏死。

④同前法缝合阴茎根部皮肤切口，拔出导尿管，腹部用腹带加压包扎。

(7)术后处理

①术中因韧带松解阴茎滑向前方，术后瘢痕会将阴茎拉向原来的位置，有可能抵消部分手术效果。适当采用阴茎牵引装置牵引3～4周能有效解决这个问题。

②术后第1天去掉敷料检查阴茎，出现任何不对称或脂肪突起可用手轻轻矫正，然后重新包扎。

③使用广谱抗生素防治感染，并服用地西泮和己烯雌酚控制夜间阴茎勃起。

④术后1周去腹带，10d后去敷料。

⑤术后6周内禁止患者腹部用力及性生活。

3. 生物材料和组织工程技术在阴茎增粗成形术中的应用　利用组织工程技术重建缺失的或功能不良的组织正在成为一种全新的重建和整形方式，其中生物材料扮演着重要角色。它们提供一个临时支架，引导新的组织生长和构建，并且可以提供组织特性基因表达所必需的生物活性信号，例如细胞黏附肽和生长因子等。它们可以分为3类。

(1)自体产生的物质，例如胶原和藻酸盐。

(2)无细胞组织基质，例如膀胱黏膜下层和小肠黏膜上层经特殊处理，使所有细胞溶解并释放出所有细胞成分。

(3)合成高分子材料，例如聚乙醇酸(PGA)、聚乳酸(PLA)和聚乳酸-乙醇酸共聚物(PLGA)。动物模型已证明许多生物材料在泌尿生殖系统一些组织的重建中作用明显，其中一些目前正在泌尿生殖系统临床中应用。

传统上一般使用自体非泌尿生殖组织来重建缺失或功能不良的泌尿生殖组织，例如胃肠片段、皮肤、腹膜、筋膜、网膜和硬脑膜或者使用合成的假体如硅铜、聚乙烯和聚四氟乙烯树脂。尽管使用这些材料进行的重建治疗已经挽救和改善了无数的生命，但仍然有许多缺陷。使用自体非泌尿生殖组织的重建很少能替代原始组织的功能，并有许多并发症，包括代谢异常、感染、穿孔、恶性肿瘤等，而且还受有限的自身供体组织的限制；合成假体的应用也往往因生物相容性或机械原因导致装置失灵、感染、结石等频繁发生的并发症而日益减少。组织工程技术作为一种有独特优势和巨大潜力的功能重建方式出现了。使用生物相容性好的生物材料作为支架进行细胞移植或者诱导生物材料表面组织的内向生长，这样，新的有功能的泌尿生殖组织就可以被重建。据文献报道，这种技术已经使具有生物组织相容性的人工阴茎以及人耳在裸鼠身上的培植获得成功。

在组织工程技术中，生物材料起着人工细胞外基质(ECM)的作用，为细胞增长繁殖提供三维空间和营养代谢环境。理想的生物材料为应该具备自体正常 ECM 的生物功能，如应该能对细胞行为如黏附、增殖、迁移、分化等起到合适的调节作用，从而促进新的功能组织生长。此外，理想的生物材料应该是生物可降解材料，随着材料的降解和细胞的繁殖，形成新的与自身功能和形态相应的有活力的组织或器官，以达到永久替代，不留异物；还应该具有好的生物相容性以及合适的机械、物理特性。

4. *细胞-生物材料复合体植入术*(cell-biomaterial compomers implantation) 聚乳酸-乙醇酸共聚物(PLGA)是一种生物可降解材料，植入体内后随细胞的生长逐渐降解成水和二氧化碳而排出体外，其强度、柔韧性好，对机械外力耐受程度高。通过调节乳酸、乙醇酸两种单体的混入比例，可调节支架的降解周期和机械强度。

(1)原理：提供一个临时支架，引导新的组织生长和构建。

(2)优点：强度和柔韧性较好，对机械外力耐受程度高。

(3)缺点：手术效果往往不能令人满意，甚至出现严重并发症。

(4)术前准备：以活组织检查方式取阴茎体软组织细胞，进行体外培养扩增约 30d，将扩增的细胞移植入生物可降解高分子材料 PLGA，从而形成细胞-生物材料复合体，确认细胞成活。

术前备皮，肥皂水清洗外阴部。

(5)手术步骤：在冠状沟下约 0.5cm 处环形切开阴茎皮肤(图 9-10A)，阴茎外侧切口向深部切开达 Buck 筋膜，沿 Buck 筋膜表面向下游离直至阴茎根部(图 9-10B)。根据阴茎长短大小，将 PLGA 裁剪成合适的大小(图 9-10C)被覆于 Buck 筋膜表面(图 9-10D)，依次缝合阴茎皮肤。

(6)术后处理

①稍加压包扎。

②视情况予抗生素防治感染。

③服用地西泮和己烯雌酚控制夜间阴茎勃起。

5. *无细胞真皮基质移植术*(none-cell dermis matrix implantation) 无细胞组织基质亦是生物可降解支架材料，与 PLGA 不同，它是取自活体组织，移植后逐渐被再生细胞浸润，可以引导肌肉、黏膜、血管及神经纤维等组织再生，因除去了所有细胞成分，无细

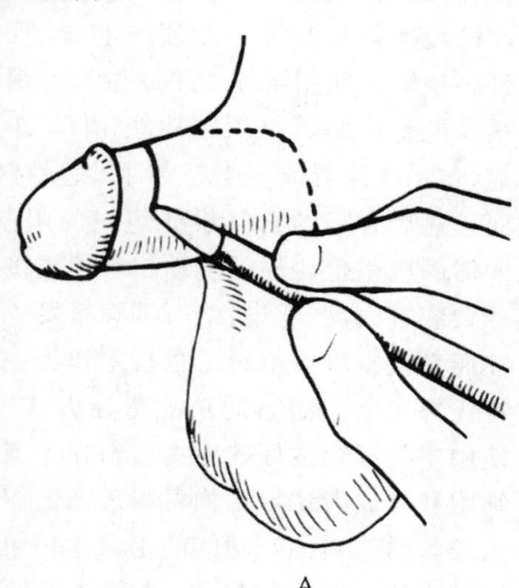

A

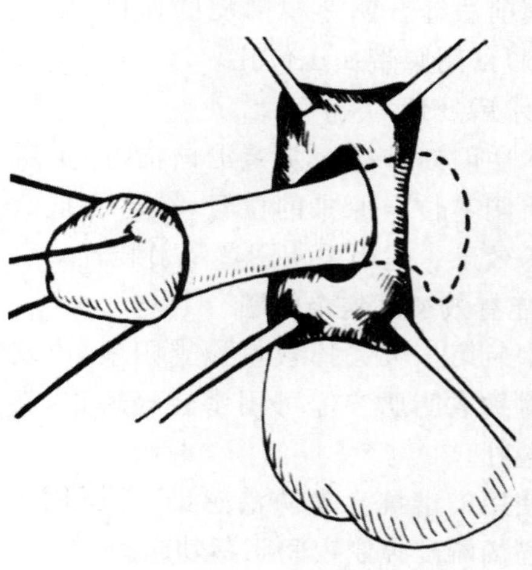

B

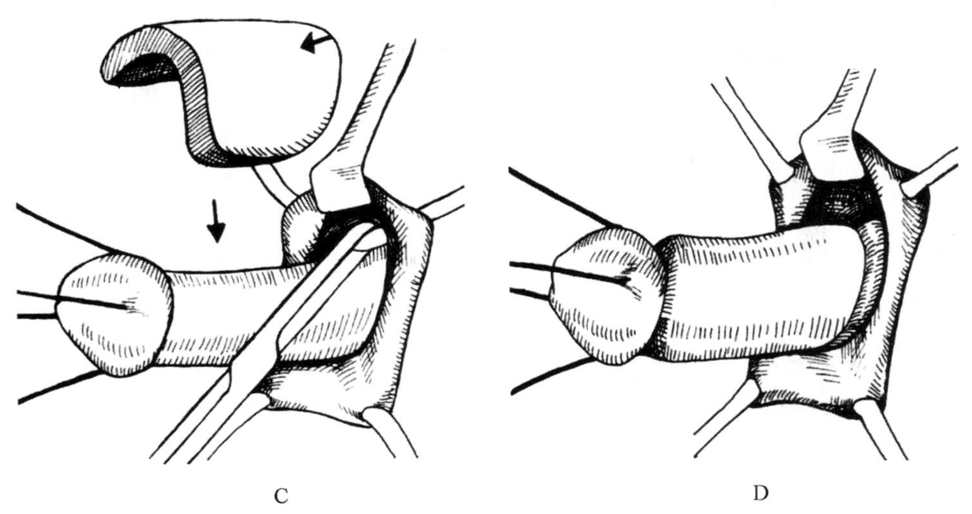

图 9-10　细胞-生物材料复合体植入术

A. 环形切开阴茎皮肤；B. 游离至阴茎根部；C. 将 PLGA 裁剪成合适阴茎的大小；D. 将 PLGA 覆盖 Buck 筋膜表面

胞基质没有因细胞免疫反应等原因引起的抗原性，无抗原反应。无细胞基质用于动物的膀胱扩大成形术已取得很好的效果，异种移植在没有应用免疫抑制药的情况下也已在动物实验中取得成功。目前，从人类捐献者身上取材而制成的无细胞真皮基质产品已经上市，它是脱细胞化、脱上皮化的人类真皮，主要成分为胶原、弹性蛋白、蛋白质，保留着基膜结构，易于移植和生长附着。这种无细胞真皮基质产品被制成薄型，主要应用于烧伤和皮肤损伤患处移植，软组织修复和阴茎增粗等，可折叠或卷成所需要的厚度使用。

手术步骤与细胞-生物材料复合体植入法相同。

6. 白膜增粗阴茎成形术（tunica-thickening phal loplasty）　传统的阴茎增粗手术包括使用游离或带蒂组织膜瓣白膜周边移植、自体脂肪组织注射等方法，这些手术改变了静态阴茎的形状，仅在疲软状态下获得了阴茎体积的增加，而在勃起状态下覆盖海绵体的移植物被表面的筋膜压缩，原来增加的体积被抵消。此外，由于移植物不易存活或是发生组织转化而导致的阴茎外观的变形是值得考虑的问题。例如，脂肪组织移植须承担组织坏死的高风险，这是因脂肪通透性低的组织特性妨碍了营养物的输送和血管的迁移，导致巨噬细胞等浸润，从而引起组织溶解坏死或者重吸收、纤维化增厚，使阴茎美观受到影响。游离移植物包括皮瓣、黏膜和筋膜等，其中皮瓣是一种相对较好的材料，因为它容易存活，厚度合适。然而皮瓣也会出现弹性纤维的逐渐退化而挛缩，使移植物表面积减少约 1/3。阴茎增粗手术目前仍有很大的争议，所有这些手术因缺乏长期的前瞻性研究而没有一种被广泛接受。再加上这类手术的实验性质和患者选择标准的复杂性，手术效果往往不能令人满意，甚至出现严重并发症。

意大利 Austoni 提出了一种阴茎增粗的新方法，即通过白膜两侧大隐静脉移植来扩大白膜容积，从而达到使阴茎增粗的目的，并认为此技术既适于阴茎发育不全患者的“重建”目的，又适于功能性阴茎畸形恐怖症（指有正常的阴茎，但感觉上对阴茎勃起状态下的尺寸仍然不满意）患者的“美容”目的。

（1）原理：通过阴茎海绵体白膜切开，用大隐静脉移植来扩大白膜，从而达到使阴茎增粗的目的。

（2）优点：方法较简便易行，效果较好。

（3）缺点：有一定的并发症，远期效果有待观察。

（4）术前准备：术前的诊断筛选检查包括动态超声检查、ICI试验、海绵体灌注测压、海绵体药物注射后多普勒血流测速、NPT试验等，并进行性心理评估，以除外动脉功能不全、静脉闭塞功能障碍、精神病态如抑郁症、焦虑症、强迫症等。测量静态及勃起状态下的阴茎直径。

（5）手术要点：冠状沟下环形切口及阴茎腹侧纵切口脱套阴茎皮肤，显露Buck筋膜，分别在阴茎两侧各做一条纵向切口，切开Buck筋膜，从海绵体顶端到阴茎根部，在白膜表面向两侧各分离1cm左右，这样不会损伤背部的神经血管束，切口距尿道0.5～1cm，此过程有些静脉被电凝或结扎，牺牲这些静脉不会引起不良反应，甚至还可以减少勃起时血液的静脉回流，人工勃起阴茎以观察所需移植物的长短。分别从两侧阴茎海绵体顶端到海绵体脚纵向切开白膜，在白膜切缘下两侧各仔细游离1mm左右，注意不要损伤其下面的海绵体，测量白膜切口长度，准备切取大隐静脉移植物。从大隐静脉汇入股静脉处开始向下游离，长度为一侧白膜切口的两倍，所有分支血管须切断结扎，将这段静脉横向剪为两半，然后纵向剖开，将血管壁修剪成切口形状，用5-0微乔线，分别连续缝合于两侧白膜切口上。再次人工诱导阴茎勃起，检查阴茎形态及缝合口有无渗漏，必要时加强缝合修补。然后分别缝合两侧的Buck筋膜，Buck筋可以起到加压止血的作用。还原阴茎皮肤，留置负压引流管48h。为避免淋巴通道被切除及冠状沟下的阴茎直径增粗而导致的包茎，须行预防性包皮环切术。

（6）术后处理：切口无压力包扎4d，留置双腔气囊导尿管24h。为了促进增大的海绵体空间的血供，改善氧合作用，增加勃起组织的顺应性以适应海绵体的新容积，所有患者术后使用不带缩窄的真空勃起装置或视觉性刺激进行“海绵体锻炼”40d。使用低剂量皮质类固醇激素20d以减轻瘢痕形成，术后使用抗生素3d。

术后3个月及9个月复诊，第二次复诊时再次行NPT检查。

需要强调的是，本手术应视为实验性质，而且目前尚缺乏术后阴茎血流动力学变化研究资料及手术远期效果的临床报道，因此，在有明确意见之前，开展此手术应持谨慎态度。

7. *阴茎头增粗阴茎成形术*（glans-thickening phalloplasty） 男性阴茎的性感带主要集中在阴茎头和系带，一些不愿意行损伤较大的阴茎体增粗手术没有使阴茎头同步增粗，从而使整个阴茎的外面不协调，给患者造成心理上的压力。

透明质酸凝胶是一种可注射的软组织替代物。可注射软组织替代物的出现使外形缺损的矫正和软组织增强有了非手术的选择方式。此类物质有石蜡、硅硐、胶原和透明质酸凝胶等。石蜡和硅硐可能产生严重的异物反应并可以从注射部位移行，而且有极少但非常严重的超敏反应。理想的软组织替代物应该具有生物相容性好、非抗原性、无热源、非炎性、无毒、注射后稳定、长效、易于使用、非移行、外观自然及价格不昂贵等优点。透明质酸是一种哺乳动物结缔组织普遍存在的多糖，在所有物种有相同的化学和分子构成，都存在于真皮细胞间基质，因此，从动物取材应用于人，透明质酸有高度生物相容性而无异物反应。透明质酸以它的天然形式作为移植物已有超过20年的历史，数百万个体应用没有产生严重不良反应。近十年来透明质酸被发现具有许多新特性,透明质酸是不稳定的,经化学方法改良后形成凝胶,可以增加其在组织中的稳定性及寿命,但其分子结构不变。根据注射部位及注射深浅的不同,凝胶颗粒可以被制成不同的大小。据文献报道透明质酸凝胶注射可以平均增粗阴茎头周径约 16%。

(1)原理:注射软组织替代物使阴茎头增粗。

(2)优点:注射后稳定、长效、易于使用、非移行、外观自然及价格不昂贵等。

(3)缺点:可能出现非常严重的超敏反应。

(4)术前准备:术前备皮;材料准备:透明质酸大颗粒凝胶(颗粒大致数目为 1000/ml)及小颗粒凝胶(颗粒大致数目为 100 000/ml)。

(5)手术要点:以 2ml 透明质酸大颗粒凝胶用 27G 针头注射,部位为阴茎头近冠状沟 1/3 处,从进针点呈扇形注射,注射至真皮深层。阴茎头表面的起伏由 30G 针头注入透明质酸小颗粒凝胶填平,注入深度为中、上层真皮。

(6)术后处理:术后视情况给予抗生素。术后注射部位因隆起而有轻微变色,一般 2 周内恢复正常。术后透明质酸凝胶有轻度吸收。

【并发症防治】

1. 出血

(1)表现:阴茎肿大并有渗血。

(2)原因:主要是阴茎海绵体吻合时针孔或是间距过大;术后勃起引起出血。

(3)处理:少量出血可以稍加压包扎以及用止血药物;多的出血需要重新手术吻合。

(4)预后:血肿吸收不全影响外形和增加瘢痕。

(5)预防:仔细对齐阴茎海绵体断端并吻合好。术后给予地西泮和已烯雌酚预防夜间阴茎勃起。

2. 感染

(1)表现:局部红肿疼痛,部分患者有发热。伤口内流脓性分泌物。

(2)原因:没有充分的皮肤准备,手术中无菌操作观念不强。阴茎内置入填充物引起异物排斥组织反应。

(3)处理:阴茎内置入物取出,充分引流伤口内分泌物,用有效抗生素预防感染。

(4)预后:严重者影响阴茎形状,引起性功能障碍。

(5)预防:常规充分的皮肤准备,严格无菌操作,慎重选择做阴茎增粗手术。

3. 阴茎肿胀

(1)表现:术后阴茎肿胀疼痛,阴茎增粗术后更甚。

(2)原因:术后渗液、感染、异物组织反应等均可引起阴茎水肿。

(3)处理:更换敷料,严重者可以用针抽吸或放液减压。

(4)预后:影响手术效果。

(5)预防:注意多观察局部情况,手术中避免切断结扎阴茎浅静脉,严密止血。

4. 勃起功能障碍

(1)表现:夫妻性生活不满意。

(2)原因:术后还可因血管性、神经性、精神性等因素导致 ED 发生。

(3)处理:消除心理影响因素和顾虑,一般可以改善。必要时给予枸橼酸西地那非等药物治疗。

(4)预后:一般能恢复,预后良好。

(5)预防:手术前后要与患者沟通。

5. 阴茎弯曲

(1)表现:阴茎外观在勃起时向下轻度弯曲。

(2)原因:可能与瘢痕收缩有关。

(3)处理:2 个月内有部分患者可临时出现与阴茎回缩有关的轻度弯曲,一般 3 个月内均可完全复原。

(4)预后:预后良好。

(5)预防:尽量减少线结和注意海绵体锻

炼。

【评分与选择】

1. 小阴茎的定义尚缺乏统一标准　中国成年男性阴茎平均长度为 8.08cm，周径 8.11cm，平均有效长度为 12.4cm，其中，9.5～15.5cm 占 95%，短于 9.5cm 只能认为是偏短，功能上还可以正常。勃起时阴茎硬度比长度重要。阴茎较短小的正常人若不影响排尿和性交者，不宜因美容需要施行阴茎延长术。

2. 严格掌握小阴茎矫正术的适应证及禁忌证　阴茎延长术只是外观上延长，实际长度并无改变，仅达到心理上的满足。医生应向求医者作好解释，告知术后可能发生的问题，劝其放弃手术。只有因此而发生严重心理障碍，在详细解释后仍坚持要求手术，为满足其要求才予以施行。不然产生严重并发症将难以处理。

3. 阴茎增粗阴茎成形术　均是用一些自身体内组织或人工合成异物等材料来填充，促使阴茎体积增粗，从心理上满足达到满意性生活，但术后阴茎感觉异常，缺乏性交快感，这些增粗阴茎成形术，均有各种并发症导致手术失败，后遗症难以处理。因此，阴茎增粗阴茎成形术应慎重选择。

（郑伏甫　陈在贤）

第四节　巨大阴茎矫形术

巨大阴茎（macro penis 或 megalo penis）是因种种原因致使阴茎海绵体过分生长或阴茎海绵体有血管瘤样增长所致，在疲软状态下，阴茎头直径达 5.5cm，阴茎根部直径>3.5cm，阴茎全长达 18cm 左右者。是一种继发的病变，极为罕见，影响患者心理和生活。此病有关文献详细报道极少。阴茎为男性外生殖器，是性交器官及尿液和精液排出的通道。成人正常阴茎的大小有一定差异，往往受到地区、种族等多种因素的影响，并有明显的个体差异。正常成人阴茎常态下长 7～10cm，勃起时长度可增至 14～20 cm。黄宇烽等调查的国内 1000 例成年男性阴茎长度和周径，阴茎常态时最长长度 12.0 cm，最短长度 3.5cm，平均 7.1cm，最大周径 11.0cm，最小周径 5.5cm，平均 8.1cm；勃起时最长长度 18.0cm，最短长度 7.0cm，平均 12.4cm，最大周径 14.5cm，最小周径 8.0cm，平均 11.1cm。与同龄人相比，阴茎过于粗大者称为巨阴茎。其常见的因素：青春发育期过早熟、先天性痴呆、侏儒症、垂体功能亢进、肾上腺性征异常症及阴茎象皮肿等。其染色体核型检查，性激素检查，阴囊、睾丸、附睾彩超检查，垂体及双侧肾上腺 CT 检查均未见异常，影响生活及心理健康者，可考虑手术矫治。国内 1980 年王云肖首次报道了 1 例巨大阴茎矫形术，并获得成功。他们采用切除部分阴茎海绵体，直接将两断端对合缝合起来，缩短阴茎体的长度，并保护阴茎背血管、阴茎背神经及尿道海绵体的完整，术后阴茎头无缺血坏死，无尿道漏尿，神经感觉及性功能正常。

【原理】

在阴茎头下方到阴茎中部，切除一部分阴茎海绵体，再将两断端对齐并缝合，来缩短阴茎的长度，达到整形巨阴茎的目的。

【适应证】

巨大阴茎或阴茎海绵体血管瘤样增生，严重影响正常生活和性功能者。并应严格掌握其适应证。

【禁忌证】

巨大阴茎合并如下疾病者应列为禁忌证。

1. 阴茎勃起功能障碍者。

2. 精神病或严重精神抑郁症病人，有可疑精神性阴茎勃起功能障碍者或未明确诊断者。

3. 严重性格障碍者，心理障碍者。

4. 严重婚姻问题者，阴茎感觉迟钝者。

5. 手术动机不明确或术后期望值过高，事事不满意，总爱挑剔别人引起事端的人。

6. 凝血功能障碍未纠正者。

7. 外阴感染未控制者。

8. 糖尿病未控制者。

【术前准备】

用肥皂水清洗外阴并备皮。

【麻醉与体位】

多采用硬膜外麻醉，取平卧位。

【手术要点】

经尿道插入导尿管，阴茎根部上止血带。距冠状沟 0.5cm 处环形切开包皮内板，达阴茎深筋膜处，向下游离至阴茎中段。游离阴茎皮肤及筋膜时，注意保护阴茎背血管和阴茎背神经。将尿道海绵体与阴茎海绵体游离（图 9-11A）。在阴茎头下方切断阴茎海绵体，并切除长度约 5cm 的近端阴茎海绵体（图 9-11B）。仔细缝扎阴茎海绵体断面的阴茎深动脉及其他血管进行止血。将阴茎海绵体两断端仔细对齐并缝合（图 9-11C）。放松止血带，检查海绵体切缘是否缝合可靠，有无渗血，必要时加缝直至满意为止。尿道海绵体有一定弹性，能部分回缩。在导管的支撑下呈现皱缩状，将其贴附固定于阴茎海绵体（图 9-11D）。把阴茎皮肤复位，切除多余皮肤并缝合。用弹性绷带稍加压包扎阴茎，外加数层纱布包扎，仅露出阴茎头，以防止水肿。

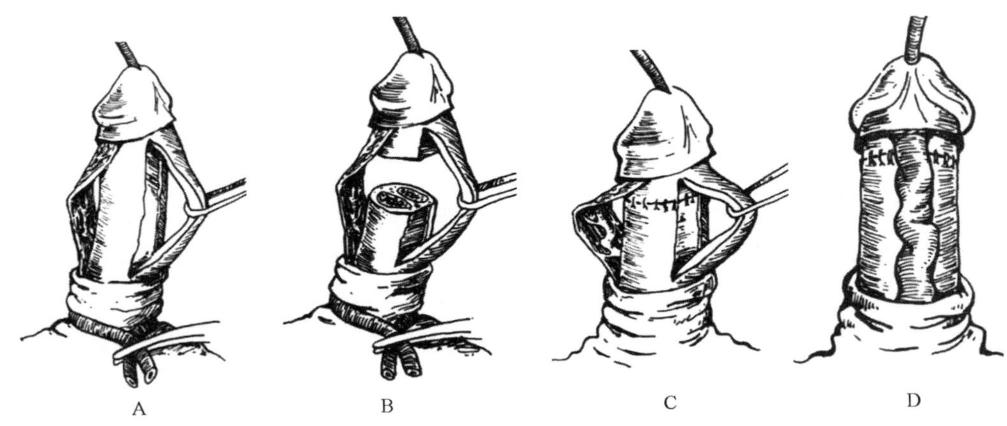

图 9-11　巨大阴茎矫形术

A. 将尿道海绵体与阴茎海绵体游离；B. 切除多余的阴茎海绵体；C. 阴茎海绵体两断端对齐并缝合；D. 尿道海绵体贴附阴茎海绵体固定

【术中注意要点】

1. 保护阴茎背神经　保护阴茎背神经，能使阴茎具有丰富的神经感觉，以维护正常的性功能。本术可因血管性、神经性、精神性等因素导致 ED，故手术时应尽量仔细，手术前应向患者讲清楚其并发症。

2. 保护阴茎血管　保留阴茎背血管，特别是阴茎背深静脉，使阴茎头有充分的血液回流通路，避免发生阴茎头水肿。

3. 不能损伤或裁剪尿道海绵体　阴茎头的血液供应来自尿道海绵体，不能损伤或切断裁剪尿道海绵体，否则吻合尿道可发生漏尿。并可发生阴茎头血液供应障碍，导致坏死。

4. 阴茎海绵体切除的长度　应根据患者阴茎的长度而定，一般切除后的长度应保留在 7～9cm，勃起长度约 13cm 为宜。

【术后处理】

1. 使用广谱抗生素防治伤口感染，并服用地西泮和己烯雌酚预防夜间阴茎勃起，减轻伤口疼痛，避免伤口裂开出血。

2. 留置导尿管，避免排尿时浸湿敷料，引起感染；术后2周左右待伤口愈合后拔管自行排尿。

3. 7d左右，继续保留弹性绷带包扎3～4周防止水肿。若水肿较重，可用针刺皮肤放出组织液减压，亦可物理治疗帮助吸收。

4. 卧床休息，减轻水肿。若水肿较重，可用针刺皮肤放出组织液减压，也可理疗促进吸收。

5. 术后2周左右可拔除导尿管。

【并发症防治】

1. 出血

(1)表现：阴茎肿大并有渗血。

(2)原因：主要是阴茎海绵体吻合时针孔或是间距过大；术后勃起引起出血。

(3)处理：少量出血可以稍加压包扎以及用止血药物；大量出血需要重新手术吻合。

(4)预后：血肿吸收不全影响外形和增加瘢痕。

(5)预防：仔细对齐阴茎海绵体断端并吻合。术后给予地西泮和己烯雌酚预防夜间阴茎勃起。

2. 阴茎头水肿

(1)表现：阴茎头肿胀疼痛。

(2)原因：包扎不宜过紧。

(3)处理：更换敷料，严重者可以用针抽吸或放液减压。

(4)预后：一般影响不大。

(5)预防：注意多观察局部情况，手术中避免切断结扎阴茎浅静脉，严密止血。

3. 感染

(1)表现：局部红肿疼痛，部分患者有发热。

(2)原因：备皮不小心损伤，没有充分的皮肤准备，手术中无菌操作观念不强。

(3)处理：妥善处理伤口，用抗生素预防感染。

(4)预后：严重者影响阴茎形状。

(5)预防：常规充分的皮肤准备，严格无菌操作。

4. 阴茎坏死

(1)表现：远段阴茎颜色逐渐变暗变黑，最后远段阴茎坏死。

(2)原因：切除部分阴茎时，损伤尿道海绵体及阴茎背侧血供所致。

(3)处理：如术中发现损伤尿道海绵体及阴茎背侧血供，可立即显微镜下做血管修补或再吻合，可得到补救。如术后发现，处理较困难，可采取保守疗法，及时减轻包扎压力，用扩血管药物等，有坏死时及时清除坏死组织，待肉芽新鲜后游离植皮。

(4)预后：影响阴茎外观。严重者阴茎坏死导致阴茎残缺。

(5)预防：游离时注意保护好阴茎及尿道血供，术中发现时，及时显微血管再吻合可挽救，避免发生阴茎坏死。

5. 尿瘘

(1)表现：尿液从吻合口或附近流出。

(2)原因：术中尿道海绵体游离段较长，且尿道海绵体壁非薄，易被损伤。

(3)处理：一旦发现后应及时予以修补，以免漏尿或渗血。

(4)预后：及时修补预后良好。

(5)预防：手术操作精细和注意保护尿道海绵体。

6. 勃起功能障碍

(1)表现：夫妻性生活不满意。

(2)原因：术后还可因血管性、神经性、精神性等因素导致ED发生。

(3)处理：消除心理影响因素和顾虑，一般可以改善。必要时给予枸橼酸西地那非等药物治疗。

(4)预后：一般能恢复，预后良好。

(5)预防：手术前后要与患者沟通。

【评析】

该手术应严格掌握其适应证及禁忌证，不要轻易做此手术，不然产生严重并发症将难以处理。

（郑伏甫　陈在贤）

第五节 短阴茎阴茎延长术

根据阴道解剖和女性生理特征及中国成年男性阴茎正常长度测量，常态下为7.1±1.5cm，勃起时为13.0±1.3cm范围内均属正常情况。若阴茎发育不良，勃起时长度不足10cm，且不满足女方性要求者，可做阴茎延长手术。

【原理】

阴茎浅、深悬韧带为阴茎的固定组织。在不影响阴茎勃起稳定和上举的前提下，切断阴茎与耻骨联合的浅悬韧带及1/3深悬韧带的方法来显露、延长阴茎游离部分的长度。当阴茎浅悬韧带被完全切断并分离至耻骨弓处时，原固定于耻骨联合和耻骨下支前方的阴茎段得以游离，从而增加了阴茎体的长度。一般可使阴茎延长3.2～5cm，平均4.1cm。

【适应证】

若阴茎发育不良，勃起时长度不足10cm，且不满足女方性要求者，可做阴茎延长手术。

1. 成年男子阴茎短小、勃起时小于10cm，同时伴有婚后性生活欠和谐者。

2. 因外伤、烧伤等因素造成后天性阴茎短小畸形者。

3. 阴茎部分切除术后造成阴茎短小者。

【禁忌证】

1. 阴茎发育在正常范围内，因心理因素，认为自己的阴茎短小，担心性生活不能达到女方要求者，术后如发生严重并发症将难以处理。

2. 阴茎阴囊炎症未控制者。

3. 有凝血功能障碍者。

4. 糖尿病未控制者。

【术前准备】

手术前1d手术野备皮，并用活力碘溶液洗会阴及外生殖器，注意活力碘的浓度，以免因浓度过高损伤皮肤，影响手术。

【麻醉与体位】

多采用硬膜外麻醉，取平卧位。

【术式简介】

1. *耻骨上M形皮瓣皮肤延伸术*(super-pubis M-flap penile elongation) 向远端轻轻牵拉阴茎，可见到耻骨联合下缘皮肤与阴茎根部皮肤分界处，依此分界为标志，于阴茎根部设计M形皮肤切口线(图9-12A)，切开皮肤和浅筋膜后分离2～3条皮下浅静脉，尽量给以保护，进而显露阴茎浅悬韧带以及分离韧带两侧的疏松结缔组织。紧靠耻骨联合将浅悬韧带完全切断(图9-12B)，若遇到阴茎背浅动脉，一并予以切断。再分离至深悬韧带，结扎切断阴茎背静脉分支，在靠近耻骨联合处将阴茎深悬韧带1/3切断至阴茎深静脉为限，切勿损伤此静脉，若阴茎深浅两组静脉都被切断，可造成静脉回流严重受限，甚至阴茎坏死的严重后果。此时一般可将阴茎延长3～4cm。注意不要损伤自阴茎根部两侧进入阴茎的阴茎背深动脉及位于阴茎悬韧带深面的阴茎背深静脉，创面彻底止血。切断深悬韧带1/3和浅悬韧带后，将耻骨弓两侧的结缔组织和脂肪组织拉拢缝合，补垫于耻骨弓的最低处，然后将阴茎根部两侧皮肤缝合，固定于耻骨弓处的脂肪垫上，以防止韧带切断后创面再度粘连。缝合皮肤时，将中间三角形皮瓣向上推进，而将两侧三角形皮瓣加辅助切口，互相交错缝合(图9-12C)，皮肤得到最大程度的延伸。术区放置引流物，适当加压包扎。

2. *阴囊基部反向三角形皮瓣术*(scrotum reverse-triangles flap) 向远端轻轻牵拉阴茎，可见到耻骨联合下缘皮肤与阴茎根部皮肤分界处，以此分界处为标志，于阴茎根

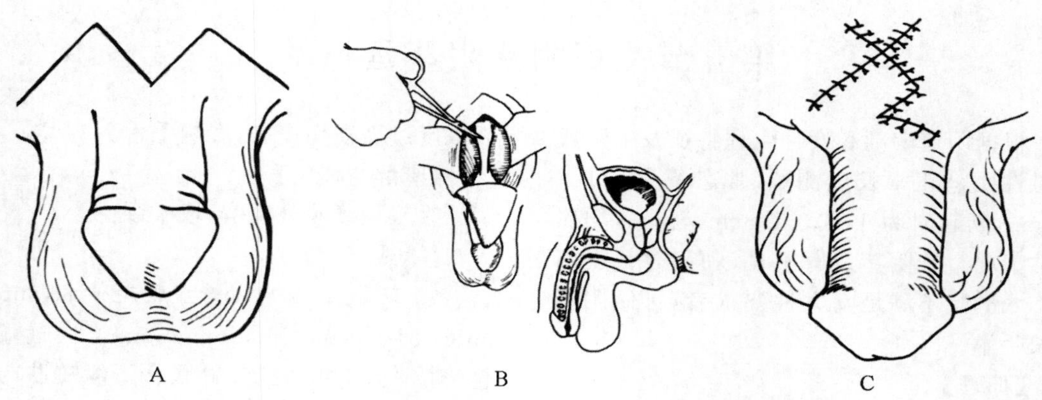

图 9-12 耻骨上 M 形皮瓣皮肤延伸术

A. 设计 M 形皮瓣切口；B. 紧靠耻骨联合将浅悬韧带游离切断；C. 缝合 M 形皮瓣

部做环形切口及阴囊基部反向三角形皮瓣(图 9-13A)，切开皮肤和浅筋膜后分离 2～3 条皮下浅静脉，尽量给以保护，切断阴茎浅悬韧带和 1/3 深悬韧带，将阴茎海绵体拉出，在阴囊基部左右两侧各设计一三角形皮瓣(图 9-13B)，两者方向相反、大小相同，皮瓣的长×宽为 5cm×4cm，将三角形皮瓣剥离松解，分别包绕阴茎海绵体创面。缝合皮瓣，使阴茎的皮肤能得以延伸(图 9-13C)。

【术后处理】

1. 一般术后 9d 左右拆线。

2. 术后 5d 开始将阴茎头向前下方牵拉，开始轻拉，7d 后逐渐加重，以避免被切断的浅悬韧带两断端间的粘连。

3. 手术切口在阴茎根部，术中切断了部分阴茎背浅静脉和部分淋巴管，有的甚至切断了背深静脉，造成部分淋巴回流和静脉回流受阻，常出现阴茎包皮水肿。因此，术后应尽可能平卧，促进水肿消退。

【并发症防治】

1. 伤口感染

(1)表现：伤口表现出红肿，有渗液。

(2)原因：感染的发生大多是由于无菌操作不严格，术后换药及护理不当所致。由于术后患者常常因为疼痛和包皮水肿致排尿相对困难，小便浸染切口的情况也会发生。

(3)处理：一旦出现感染，则应加强术后护理和换药治疗，并根据药敏试验来选择相应的抗生素。

(4)预后：严重者留有瘢痕。

(5)预防：术后换药和护理应及时严格进行，密切观察切口情况。因为阴茎延长术的手术部位比较特殊，术后应常规应用抗生素以预防感染的发生。

2. 血肿

(1)表现：手术后皮瓣下积血、肿胀。

(2)原因：血肿的发生往往因为手术中止血不彻底或术后引流不畅所造成。由于阴茎延长术手术野的暴露相对困难，给止血带来不利；另外会阴部的血供相对丰富，创面的渗血较多，术后引流不畅也会造成血肿的发生。

(3)处理：对并发症的治疗应在上述治疗的基础上采用局部加压包扎等方法。如穿刺发现存在活动性出血则应积极行手术切开，彻底止血并清除血肿。

(4)预后：及时处理预后良好。

(5)预防

①严格、彻底的止血，这是最关键的一点。

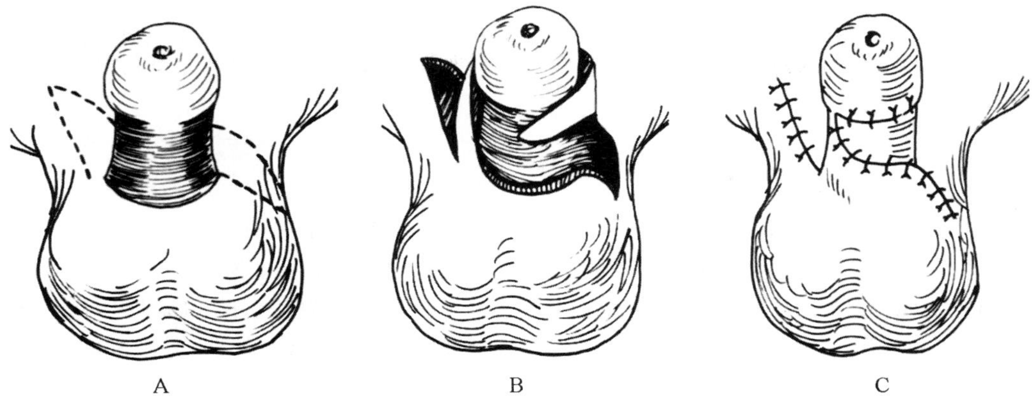

图 9-13　阴囊基部反向三角形皮瓣术

A. 设计反向三角形皮瓣；B. 切开两三角形皮瓣；C. 缝合三角形皮瓣

②手术区放置引流条或引流管进行引流，每天观察引流情况。

③术后常规应用止血药物。

3. *阴茎包皮水肿*　术后阴茎包皮水肿为阴茎延长术后最为常见的并发症，一般出现于术后 3～5d，持续 5～10d，有明显的个体差异。

(1)表现：术后表现为阴茎包皮肿胀，包皮表面皮肤发亮，常见阴茎远端包皮水肿较重，尤其是腹侧系带处最为明显。

(2)原因：由于手术切口在阴茎根部，部分阴茎背浅静脉和部分淋巴管被切断，有的甚至切断了阴茎背深静脉，造成部分淋巴回流和静脉回流受阻，因而形成了术后阴茎包皮水肿。另外，阴茎术后异常勃起也可加重阴茎的回流障碍，患者早期下床过多活动亦可由于重力的原因而引起水肿。

(3)处理：应用活血化瘀药物行消肿治疗；严重者可用弹性绷带压迫法进行物理治疗。

(4)预后：如能得到及时有效的处理预后较好，反之会导致不良后果。

(5)预防：术后嘱患者尽可能平卧；手术中仔细操作，避免损伤背深静脉。

4. *皮瓣尖端坏死*　一旦发生此并发症，即应积极处理，以免发生不良后果。

(1)表现：皮瓣尖端坏死表现为术后 48～72h 皮瓣尖端出现发白、暗红现象，后逐渐变黑坏死。

(2)原因：设计皮瓣时太薄。

(3)处理：首先应去除影响血供的不利因素，并辅以药物改善微循环，换药时应先将切口的血痂用过氧化氢溶液、抗生素盐水去除后再进行。如张力较大可设计辅助皮瓣修复。

(4)预后：一般比较好，严重者需要植皮。

(5)预防

①术后常规阴茎中立位外固定，以减轻阴茎垂悬对皮瓣的牵拉作用。

②术后抑制阴茎勃起。

③应用保温、微波治疗、药物等方法促进皮瓣的血液循环。

5. *伤口延迟愈合*　如术后 3 周仍不能愈合，则视为伤口延迟愈合。

(1)表现：伤口拆线后裂开。

(2)原因：此并发症的发生，一般认为与患者的机体状况和营养水平有关，术后护理不当也是原因之一，一些患者术后由于各方面的原因，营养较差也是导致伤口延迟愈合的原因之一。

(3)处理：对于这种类型的患者除了常规的治疗之外，全身的支持治疗也是非常重要的。

(4)预后：预后良好。

(5)预防：对于要求阴茎延长的患者，应严格把握手术的适应证，一些有严重器质性病变者应视为手术禁忌。全面加强患者营养显得非常重要。伤口愈合时间一般为 12～16d，故拆线时间应严格限制在 2 周之后，过早则不利于伤口愈合。

6. *阴茎蹼状畸形* 严格意义来讲，术后阴茎蹼状畸形并不是真正的并发症。

(1)表现：过多地保留皮瓣而使阴茎过于臃肿而出现蹼状畸形。

(2)原因

①手术皮瓣的设计及进行主要是在阴茎的背侧。

②手术后阴茎腹侧的皮肤没有相应的补充，而是由皮肤的弹性拉伸来满足。

③当阴茎延长的长度超出腹侧皮肤的弹性极限时，阴茎腹侧形成皮肤皱襞从而造成阴茎蹼状畸形。

(3)处理：对于此类患者，可以行二次手术进行蹼状阴茎矫正术，一期手术与二期塑形之间一般要间隔 3～6 个月。

(4)预后：需要二次手术。

(5)预防：合理设计皮瓣很重要。

7. *阴茎回缩*

(1)表现：术后伤口愈合后阴茎的长度又逐渐恢复至术前的长度。

(2)原因：避免切断的韧带再次粘连，在切断阴茎深、浅悬韧带后，其断端间填塞一块脂肪组织。

(3)处理：可在术后半年局部瘢痕软化后再次做阴茎延长术。

(4)预后：术后伤口愈合后阴茎的长度又恢复至术前的长度，影响性生活。

(5)预防：避免切断的韧带再次粘连，在切断阴茎深、浅悬韧带后，其断端间填塞一块脂肪组织，耻骨上创面的覆盖必须同时适应阴茎延长的需要，要有足够的皮肤伸展，以减少切断阴茎浅悬韧带后韧带断端间的距离，防止日后韧带断端间的脂肪机化，纤维组织增生，断端重新粘连。

【评析】

1. 应严格掌握阴茎延长术的适应证及禁忌证。

2. 耻骨上 M 形皮瓣皮肤延伸法切口在下腹部耻骨联合附近，皮下有较多的脂肪组织，术中机械损伤可能会破坏脂肪组织血供，术后发生脂肪液化较为常见，还可能造成局部臃肿多毛。如果患者下腹部肥胖、有瘢痕增生倾向或术前在耻骨上区遗有瘢痕，应常规考虑选择阴囊基部反向三角形皮瓣法行阴茎延长术。但是，阴囊基部反向三角形皮瓣法是环形切开阴茎根部的皮肤，术后阴茎的根部可能遗留环形瘢痕，远期效果尚待进一步观察。

(郑伏甫　陈在贤)

参考文献

[1] 张士更，朱选文，吕伯东，等. 转移皮瓣在小儿隐匿阴茎手术中的应用. 中华小儿外科杂志，2004，25(4)：372-373.

[2] 张国强，杨波，茅凯黎，等. 隐匿阴茎的分型及处理原则. 临床泌尿外科杂志，2003，18(1)：34-35.

[3] 陈在贤，赵栩，黄捷. 隐匿阴茎矫正术//陈在贤. 实用男科学. 北京：人民军医出版社，2015：439.

[4] 陈在贤，赵栩，黄捷. 巨阴茎矫形术//陈在贤.

实用男科学.北京:人民军医出版社,2015:440.

[5] 余琥,陈忠.阴茎成形术//刘继红.男科手术学,2006:72-79.

[6] 陈忠,余琥.阴茎延长术.刘继红.男科手术学,2006:81-84.

[7] 谢军,刘继红.阴茎增粗成形术.刘继红.男科手术学,2006:84-87.

[8] 张心男,徐智慧.隐匿阴茎//张心男,杨国胜.男性外生殖器疾病.北京:人民卫生出版社,2008:61-63.

[9] 张心男,徐智慧.阴茎阴囊融合.张心男,杨国胜.男性外生殖器疾病.北京:人民卫生出版社,2008(2):63-65.

[10] 管凤刚,夏欣一,黄宇烽.汉族男性巨大阴茎1例报告.中华男科学杂志,2005,11(9):700-701.

[11] 李福林,林阳,马超,等.阴茎背侧皮瓣翻转转移术在儿童隐匿阴茎整形术中的应用.四川医学,2015,36(10):1397-1399.

[12] 张维维,丁丽萍.Devine术式加阴囊转移皮瓣治疗小儿隐匿性阴茎的效果.中国医药导报,2014,11(7):35-37.

[13] 周卫东.改良Devine术式治疗小儿隐匿性阴茎的体会(附71例报告).中国男科学杂志,2012,26(6):49-50.

[14] 刘强.改良Devine术式治疗隐匿型阴茎103例报告.中国冶金工业医学杂志,2015,32(4):402-403.

[15] 龙云,朱辉,崔永言,等.改良阴茎延长术的解剖学研究和临床应用.中华整形外科杂志,2010,26(2):116-119.

[16] 马全福,吴学杰,袁延年,等.阴茎延长术的解剖与临床应用.中国微创外科杂志,2011,11(12):1111-1113.

[17] 丁健,李强,李森恺,等.正常男性的阴茎延长术.中国美容医学,2010,19(6):805-807.

[18] 文辉才,张效恩,刘文剑,等.V-Y微创法阴茎延长术56例报告.南昌大学学报:医学版,2011,51(5):32-34.

[19] Nikos,Mertziotis,Diomidis,et al.阴茎延长中使用V-Y成形术是否必要?介绍一种新的手术方式:单纯冠状沟下环形切口阴茎延长增粗术.亚洲男性学杂志:英文版,2013,6:819-823.

[20] 孙延华,黄永斌.改良法阴茎延长术治疗阴茎短小症21例报告.中国男科学杂志,2012,9:57-58.

[21] 王学军,陈绍基,毛宇,等.背侧横行带蒂岛状包皮内板转移术矫治中重型隐匿阴茎.实用医院临床杂志,2012,9(4):45-47.

[22] 徐惠琴,全基春,陆叶.包皮内板带蒂皮瓣矫治小儿隐匿阴茎效果观察.现代实用医学,2014,26(5):618-619.

[23] 包景峰,董武,陆叶.经包皮入路矫治小儿隐匿阴茎效果观察.常州实用医学,2014,4:226-227.

[24] 蒋加斌,蔡盈,范登信,等.经包皮入路治疗儿童隐匿阴茎的临床观察.安徽医药,2014,11:2146-2147.

[25] 邱圣城,范祎,林连祥,等.改良Brisson术治疗小儿隐匿阴茎的临床观察.中国医药指南,2014,21:34-35.

[26] Tanagho EA. Smith's General Urology,13 Ed,A Lange medical book,1992:913.

[27] Hinman F Jr. Atlas of urologic surgery. Philadephia,WB Saunders,1989:71-72.

[28] Alter GJ. Reconstruction of deformities resulting from penile enlargement surgery. J Urol,1997,158:2153-2157.

[29] Wessells H,Lue TF,McAninch JW. Complications of penile lengthening and augmentation seen at 1 referral center. J Urol,1996,155:1617-20.

[30] Chin,T,Liu,C,Wei C. A. simple modified method to correct buried penis in boys. Zhonghua Yi Xue Za Zhi(Taipei),2002,65(9):422-425.

[31] Esen AA,Aslan G,Kazimoglu,H,et al. I:Concealed penis: rare complication of circumcision. Urol-Int,2001,66(2):117-118.

[32] Lmore JM,Baker LA,Snodgrass WT. Topical steroid therapy as an alternative to circumcision for phimosis in boys younger than 3 years. J Urol,2002,168:1746-1747.

[33] Chuang JH,Chen LY,Shieh CS,et al. Surgical

correction of buried penis: a review of 60 cases. J Pediatr Surg, 2001, 36(3): 426-429.

[34] Figler BD, Chery L, Friedrich JB, et al. Limited Panniculectomy for Adult Buried Penis Repair. Plast Reconstr Surg, 2015, 136(5): 1090-2.

[35] Frenki TL, Agarwai S, Caldamone AA. Results of a simplified technique for buried penis repair. J Urol, 2004, 171(2 Pt 1): 826-8.

[36] Yue-bing Chen, Xian-fan Ding, Chong Luo, et al. A new plastic surgical technique for adult congenital webbed penis. J Zhejiang Univ Sci B, 2012, 13(9): 757-760.

[37] El-Koutby M, El Gohary MA. Webbed penis: a new classification. J Indian Assoc Pediatr Surg, 2010, 15(2): 50-52.

[38] Agrawal R, Chaurasia D, Jain M. Webbed penis: a rare case. Kathmandu Univ Med J, 2010, 8(29): 95-96.

[39] Amano T, Kobori Y, Matsushita T, Takemae K. Recurrent epididymitis in a boy with a webbed penis without chordee: a case report. Hinyokika Kiyo, 2004, 50(10): 737-739.

[40] Kim JJ, Lee DG, Park KH, et al. A novel technique of concealed penis repair. Eur J Pediatr Surg, 2014, 24(2): 158-62.

[41] Dong-Seok Han, Hoon Jang, Chang-Shik Youn, et al. A new surgical technique for concealed penis using an advanced musculocutaneous scrotal flap. BMC Urol, 2015, 15: 54.

[42] Gong Cheng, MD, Bianjiang Liu, MD, Zhaolong Guan, MD, et al. A modified surgical procedure for concealed penis. Can Urol Assoc J, 2015, 9(9-10): E723-E726.

[43] Cheng G, Liu B, Guan Z, et al. A modified surgical procedure for concealed penis. Can Urol Assoc J, 2015, 9(9-10): E723-6.

[44] Lin JU, Li D, Zhang J, et al. [Effectiveness of advanced skin flap and v-shaped ventral incision along The root of penile shaft for concealed penis]. Zhongguo Xiu Fu Chong Jian Wai Ke Za Zhi, 2015, 29(9): 1121-3.

[45] Yue-bing Chen, Xian-fan Ding, Chong Luo, et al. A new plastic surgical technique for adult congenital webbed penis. J Zhejiang Univ Sci B, 2012, 13(9): 757-760.

[46] Chen YB, Ding XF, Luo C, et al. A new plastic-surgical technique for adult congenital webbed penis. J Zejiang Univ Sci B, 2012, 13(9): 757-60.

[47] Callens N, De Cuypere G, Van Hoecke E, et al. Sexual quality of life after hormonal and-surgical treatment, including phalloplasty, in men with micropenis: a review. J Sex Med, 2013, 10(12): 2890-903.

[48] Dong-Seok Han, Hoon Jang, Chang-Shik Youn, et al. A new surgical technique for concealed penis using an advanced musculocutaneous scrotal flap. BMC Urol, 2015, 15: 54.

[49] Yang Z, Li YQ, Tang Y, et al. [Penile augmentation and elongation using autologous dermal-fat strip grafting]. Zhonghua Zheng Xing Wai Ke Za Zhi, 2012, 28(3): 172-6.

[50] Xiao K, Cheng K, Song, N. A new surgical procedure for phallic reconstruction in partial penis necrosis: penile elongation in combination with glanuloplasty. Ann Plast Surg, 2014, 72(6): 638-42.

[51] Yongsheng S, Qingping Y, Yiyang J, et al. [Clinical experience of penile elongation: a comparison of four different operative approaches]. Zhonghua Zheng Xing Wai Ke Za Zhi, 2015, 31(6): 411-3.

第 10 章

阴茎硬结症手术

第一节 阴茎硬结症

阴茎硬结症（peyronie disease，PD）是1743年Peyronie首先报道，故称为Peyronie病，是一种以阴茎海绵体白膜纤维性结节斑块形成为特征的良性慢性病变，是阴茎海绵体纤维化增生，或纤维性海绵体炎，故又称阴茎纤维性海绵体炎（fibrous cavernositis），使阴茎背侧或外侧出现单个或数个斑块或硬结。Chesney（1975）统计250例，其中约4/5为单一斑块，其余则有两个或两个以上斑块。Pryor等报道2/3的患者硬结位于海绵体的背侧，由于斑块失去弹性，并导致阴茎向背侧弯曲；腹侧及两侧旁硬结可产生向患侧弯曲，所以阴茎于勃起时弯曲，导致性交困难。硬结一般不侵犯阴茎尿道海绵体，不会损伤尿道，因而很少发生排尿困难。但本病发展缓慢，无恶性变倾向。

【发病率】

Schwarzer等（2001）报道阴茎硬结症的发病率均为3.2%。最小发病年龄为18岁，最大为80岁，2/3的病人发病年龄为27－60岁。阴茎硬结症的发病率较高，成年男性均可发病，20－40岁发病率为4.3/10万。50－60岁发病率为66/10万。老年人口发生率相对较高。近30年来，该病的发病率有上升趋势，发病率达0.3%～4.0%。

【病因与机制】

阴茎硬结症病因及发病机制不清，有人认为是局限性病变。1849年Kirby发现阴茎硬结症与遗传性疾病掌筋膜挛缩（Dupuytren contracture）的病理变化相似；认为本病的发生可能与某些遗传因素有关。另有作者发现20%的阴茎硬结症为Dupuytren挛缩者的后代。另有作者认为阴茎硬结症可能是全身纤维化疾病的局部表现。Chilton等（1982）统计408例阴茎硬结症病例，其中1.9%有家族史，15.4%伴掌筋膜挛缩，21.5%有明确的阴茎外伤史，29.9%同时有动脉粥样硬化。约1/3患者病因不明。有认为其病理生理表现为纤维蛋白和胶原蛋白的局部沉积。近年来又有认为本病与自身免疫反应有关。

阴茎硬结症与损伤和炎症可能有关：有认为可能与阴茎的慢性损伤和炎症有关。其病理变化与严重的血管炎相一致。阴茎硬结症组织病理与其他纤维组织无明显区别，早期病变是血管炎症表现，血管周围有大量炎性细胞浸润，随病程进展渐被纤维组织代替。纤维组织内很少有细胞成分，可有骨组织，偶见骨内髓腔，结节外围可有充血和炎性细胞浸润等炎症表现。镜下见结缔组织增生，可见胶原纤维及纤维母细胞。病变初期增长较快，以后逐渐减慢，无恶变倾向，病程长者可有局部钙化或骨化。此病可反复发生，但亦有自限性。一旦疾病开始，12～18个月后病情稳定。结节大小可由数毫米至数厘米，结节可以是单发的，也可多发，硬结切面呈灰白色，有光泽的瘢痕组织。Smith对26个阴茎硬结症的纤维硬结切除标本与30例尸体的正常阴茎做了组织病理检查，发现纤维结节的早期病变为阴茎白膜和海绵体之间的小血管炎症表现，随后被纤维组织替代，最终导致纤维结节形成，而提出了反复阴茎微损伤，小血管断裂引起血管炎症的假说。性活动过程中，急、慢性阴茎损伤，使白膜内、外层断裂、出血、血液内渗入白膜间隙，造成白膜下层出现液体或纤维蛋白原渗出沉淀；损伤出血后炎症细胞浸润，包括T淋巴细胞、巨噬细胞以及其他血浆细胞，这些炎性浸润与活跃的细胞因子系统，特别是TGF-β_1和成纤维细胞生长因子，在此过程中发挥着重要作用。局部组织变性坏死，早期病变似为血管炎，累及阴茎海绵体膈，介于阴茎海绵体与深筋膜(Buck筋膜)之间，故多数位于阴茎背侧；继而在邻近的海绵体中隔及白膜上发生纤维化病变，使正常弹力结缔组织发生玻璃变性或被纤维瘢痕代替，白膜局部形成以胶原纤维为主的斑痕挛缩硬结，导致阴茎弯曲。

总之，该病病因尚不太明确，目前认为阴茎的轻微损伤，如手术、骑跨伤，频繁性交、过度手淫所致的小损伤，全身胶原性疾病、动脉粥样硬化、糖尿病、维生素E缺乏、酗酒等都可能与本病的发生有关。还有观点认为本病的发生可能与某些遗传因素有关。先天易感性轻微外伤、炎症及动脉病变而诱发此病。

【诊断】

患者多因阴茎硬结、疼痛、痛性勃起及勃起时阴茎向患侧弯曲影响性生活而就诊。阴茎硬结症在炎症期勃起时出现阴茎疼痛。在阴茎背侧或根部可摸及局限于阴茎海绵体白膜的，椭圆形或条索状绿豆或花生米大小的，一个或几个界限清楚的硬结；无明显压痛。阴茎硬结症主要表现为阴茎硬结、勃起痛、勃起弯曲、性交困难和勃起障碍(ED)。

1. 临床表现

(1)阴茎硬结：早期可无任何症状，多数病人因摸到阴茎硬结就诊，硬结多位于阴茎背侧，硬结小者似米粒大小，大者可蔓及整个阴茎背面，形状呈圆形、索条状或斑块状，质地坚硬，硬结固定，不活动，阴茎皮肤及皮下组织多不受累。

(2)阴茎勃起痛：23%～96%(平均47%)的病人出现勃起痛，在性交时出现疼痛，甚至因疼痛迫使性交失败，许多病人因性交痛而长期避免性生活。疼痛的原因主要是阴茎勃起纤维组织牵拉使阴茎弯曲所致。

(3)阴茎勃起弯曲：75%～100%(平均90%)的病人出现勃起弯曲而就诊。弯曲方向多数为背曲，部分病人可出现背侧曲，如果硬结位于阴茎一侧可出现侧曲，很少出现腹曲。

(4)性交困难：阴茎勃起功能正常，但因勃起痛和勃起弯曲导致性交困难以致性交失败，勃起痛或性交痛、阴茎弯曲越严重，性交困难越明显。多数病人有正常的性功能，因长期不能过正常的性生活而苦恼，部分病人因巨大的纤维斑块影响海绵体血液供应，使阴茎勃起不坚也是性交困难的原因之一。

(5)勃起障碍(ED)： 4%～75%(平均48.3%)的人出现ED。因长期阴茎勃起痛或性交痛、勃起弯曲和性交困难引起的精神压抑或焦虑而引起精神性阳萎、阴茎严重畸形而影响性交。扩展形成环形硬块形成所谓连枷阴茎，以及较大的阴茎背侧纤维斑块导致阴茎勃起时引起不可逆的血液灌流障碍，部分病人有静脉关闭障碍。Roddy(1991)对92例阴茎硬结症病人进行了阴茎海绵体测压和海绵体造影，结果78%的病人有海绵体动脉压异常，63%的病人静脉关闭功能异常。Kadioglu等报道15%～20%的阴茎硬结症患者伴有ED。30%的阴茎硬结症患者可能同时存在阴茎血管疾病而引起ED。此外可因焦虑、不安等心理性因素导致 ED。

2. 辅助检查

(1)X 线及超声检查：可估计阴茎硬结症斑块的位置、大小以及有无钙化，并可测定背动脉、阴茎海绵体动脉、海绵窦动脉间的侧动脉连接。海绵体低浓度造影可了解纤维硬结的大小和向海绵体组织延伸生长的情况，同时了解阴茎静脉关闭功能，海绵体测压和多普勒超声检查可协助了解阴茎血管情况和判断阴茎勃起功能。海绵体注射药物诱发勃起可了解阴茎的弯曲度。海绵体动力灌注仪可辅助多普勒超声确诊静脉关闭不全。严重的病人在 X 线摄片可见钙化和骨化。阴茎彩色双功能多普勒超声检查(CDDU)可以观察勃起功能的改变。海绵体造影能够看到一些纤维硬结或白膜结构的变化。

(2)MRI：可分别在疲软和诱发勃起状态下检查，能发现 B 超未发现的硬块，但不能显示硬结钙化情况。

(3)^{99m}TC-IgG 核素扫描：对需进行阴茎矫形前不稳定期和稳定期的鉴别有一定作用，特别对发现阴茎硬结症后所谓“灰区”的 1 年到 1 年半间，以确定是否进行阴茎矫形手术。

3. 诊断依据

(1)阴茎海绵体背侧或外侧可触及硬结。

(2)诱发阴茎勃起可呈弯曲畸形。

(3)病人无排尿和射精障碍。

(4)海绵体造影可显示病变。

【鉴别诊断】

个别阴茎硬结症病人出现阴茎腹侧弯曲需与先天性阴茎弯曲相鉴别，阴茎硬结多为中老年病人，可扪及硬结，可有压痛和(或)勃起痛，先天性阴茎弯曲多为儿童或青年，无阴茎硬结，多无疼痛。

【治疗原则】

Peyronie 病的治疗可分为非手术治疗及手术治疗。非手术治疗则需时较长，病人有时难于坚持。手术也只能纠正部分病人的弯曲畸形。适应证各异，各有其优缺点。但现有 Peyronie 病治疗方法的总体疗效不佳。

1. 非手术治疗　阴茎硬结症是进展性疾病，目前通常被认为是一种可逐渐自行消退的疾病，20%～50%的轻度阴茎硬结症患者有自然缓解倾向。有研究 1～5 年的阴茎硬结症患者进行调查：仅 13%可自行消退、40%有所加重、47%没有变化。勃起时疼痛随着时间均可消失，但畸形没有改变。Ralph 等认为其活动观察期为一年，此期间可采用保守治疗。本病目前无特效药，药物一般是抗纤维化的，疗程较长，病人必须有耐心，局部药物注射，对早期病变和单发病变效果好。可用抗纤维素和激素局部注射治疗，X 线照射、电疗、超短波透热疗法、药物离子透入等，使硬结变软缩小。

2. 手术治疗　对一些顽固性阴茎硬结症患者，保守治疗失败；阴茎勃起时严重弯曲，影响性交者，可行外科手术治疗。手术有可能损伤阴茎海绵体组织，术后可能复发，出现勃起功能障碍，其疗效不甚满意。现阴茎硬结症的手术治疗包括以下几种。

(1)阴茎海绵体纤维硬节切除移植物修补术，将阴茎缩短侧的斑块切除，缺损处移植皮肤腱膜，睾丸鞘膜，静脉壁或涤纶片等进行修补，使阴茎变直。

(2)缩短弯曲凸面的阴茎白膜术(常用 Nesbit 法和单纯缝扎白膜折叠法)，使阴茎变直。

(3)阴茎假体植入术等。

第二节　阴茎硬结症非手术治疗

阴茎硬结症极少数病人在数年间有症状自行缓解，硬结缩小的倾向，但多数病人如不采取积极的治疗措施，其病情进一步发展并可导致 ED，其中主要是由于心理因素的影响。当病程时间大于2年、硬结有钙化和弯曲度大于45°症状很难缓解者。阴茎硬结症的治疗方法甚多，分为非手术和手术治疗。对于那些有早期炎性疾病的病人，防止阴茎白膜结构的破坏，尤其是内外层膜结构的联系；一旦纤维化，钙化或骨化发生，其将成为不可逆转并且药物或物理治疗也都无效。因此对多数出现阴茎硬结症的患者，早期观察或行非手术治疗，待病情稳定后，根据病情采取相应的治疗措施。治疗原则均是采取局部消炎、消肿、止痛、促使硬结软化或消失。只有阴茎严重弯曲，难以进行性生活的患者才需采取手术治疗。非手术治疗有些药物如秋水仙碱、胶原酶、干扰素、维生素E、氨基甲酸盐、己烯雌酚等。目前用于治疗阴茎硬结症有效率在30%～50%，但与安慰剂比较的效果没有显著性。

【适应证】

病变早期，硬结小，症状轻，阴茎弯曲度小于30°，且无勃起功能障碍患者。

【治疗方法】

1. *药物治疗*

(1)维生素E：对不能接受类固醇治疗者，如胃溃疡及结核病，可单纯口服维生素E100～200mg，每日2～3次，疗程3～6个月。维生素E是一种自由基清除基，具有抗氧化的特性，第一次由Scardino等发表在1948年的一个23人参加的无对照研究上，研究结果：78%的病人出现阴茎弯曲度的改善，91%有硬结的减小和疼痛的完全消失。在一个安慰剂对照的40例病人参加的研究中，其结果35%的病人有疼痛的改善，对硬结的大小和阴茎弯曲度有微小的作用。因此维生素E治疗效果是有限的。

(2)对氨基苯甲酸(POTABA)：为抗纤维化的药物，剂量为9～12g/d，分次口服，疗程3～9个月。POTABA能通过增加单胺氧化酶的活性而降低5-羟色胺的水平，抑制异常的纤维增生，提高组织对氧的应用。这一用途最早报道在1959年的21个病人的研究中：所有的病人都有疼痛的减少，82%有阴茎弯曲度的改善，76%有硬结的缩小。然而唯一的一个安慰剂对照的双盲的41个病人参加的研究并没有显示有统计学的意义。POTABA使用费用高，并有严重的胃肠道副反应，因此不被推荐。

(3)他莫昔芬(tamoxifen)：他莫昔芬据认为能促进成纤维细胞释放TGF-，TGF-通过灭活巨噬细胞及T淋巴细胞，在调节免疫应答、炎症及组织修复中起重要作用。早期研究发现，在急性炎性渗出期，即发病4个月以内者，他莫昔芬20mg，每天2次，使用3个月，55%有改善，认为他莫昔芬对于早期炎性阴茎硬结症有益处。但在以后的安慰剂对照的试验中并未得到支持，在这些病人中任何药物治疗效果都被认为均是微小的。

(4)秋水仙碱(colchicine)：秋水仙碱有抗炎作用，能影响胶原酶活性，减少胶原的合成，抑制成纤维细胞的增生。推荐剂量0.6～1.2mg，每天2次，3个月。Kadioglu启动了在60个阴茎硬结症病人急性期口服秋水仙碱的研究。在接下来的10.7个月中病人有30%阴茎畸形改善，95%疼痛减轻。最佳的效果出现在那些没有心血管危险因素、发病的前6个月和阴茎弯曲度小于30°的病人中。

(5)维拉帕米(verapamil)：维拉帕米作为钙通道拮抗药减少细胞间钙离子浓度提高胶原蛋白酶活性。它同时抑制成纤维细胞增生。Levine等(1994)报道用维拉帕米治疗阴茎硬结症，以后研究中显示有明显的效果。应用多点穿刺技术，10mg的维拉帕米用生理盐水稀释成10ml，通过硬结注射，每两周一次，共12次，60%的病人阴茎弯曲度有改善，71%的病人性功能有提高。主要的副作用是瘀斑，目前这是最常用于阴茎硬结症的损伤局部治疗的方法。

(6)干扰素(interferon)：干扰素可以减

少细胞外胶原的合成，增加胶原蛋白酶的合成，软化斑块，改善症状。对弯曲改善轻度，平均改善20°。因其费用高和感冒样副反应使用是受限的。

(7)抑制结缔组织增生的药物：痛性勃起，病程短和年龄较小者，目前常用有类固醇药物口服或局部注射，对早期病变有一定效果。注射4～6周后疼痛消失，纤维斑块软化缩小，这可能是类固醇使基质水肿消退，而使病变减轻。但要根治却较困难。并会使日后手术更困难。

泼尼松龙口服，5mg，每天2～3次，共2～3个月。疗效不确切，并有一定副作用。

类固醇药物加2%利多卡因0.5ml硬结内注射：可用醋酸泼尼龙(或醋酸氢化可的松)悬液0.5ml加利多卡因0.5ml，在疼痛部位注射，一般每周1～3次，15～20次为1个疗程。有一定效果，但硬结内注射很困难，有一定副作用，疗程长，病人难以坚持。

2. *物理治疗* 包括组织胺离子透入疗法、超声波治疗、音频理疗等。

(1)组织胺离子透入疗法：1%组织胺混悬胶冻涂于阴茎硬结表面，通入低伏直流电，每日1次，每次10～15min，20次为一个疗程。

(2)超声治疗：115W/cm^{2}的功率每次5min，隔日一次，12次1个疗程。

(3)音频理疗：有报道用音频理疗，多数患者斑块软化，缩小。但效果尚不够满意。每次20～80min，每周1～2次，10次为1个疗程。

3. *体外冲击波治疗(ESWT)* 碎石技术能够将纤维硬结打碎，Bellorofonte等从1989年开始使用ESWT治疗阴茎硬结症，有报道显示其在减少阴茎弯曲度和疼痛方面是有效的，Lebret等报道使用siemens碎石机治疗54例阴茎硬结症病人(3000Hz)，91%病人阴茎疼痛减轻，54%阴茎弯曲度改善，平均31°。尽管早期结果很好而且能很好地被病人耐受，但其长期疗效仍是需要被观察的。

4. *局部放射治疗* Incrocci等报道低剂量放射治疗可用于治疗持续性疼痛的阴茎硬结症病人。放射治疗每次剂量150R，每周2次，两周一个疗程，可使硬结软化吸收。小剂量的放疗也有一定的改善作用。但放疗引起的一些副作用和副损伤，治疗后发生ED的概率高(约50%)，故不建议用于年龄小于60岁的病人。

5. *牵引疗法* 在治疗Peyronie病时，牵引疗法可以单独或者与其他治疗方法联合使用，并且可以在手术治疗前后应用。现有的研究结果显示：牵引疗法在阻止Peyronie病的瘢痕进展，恢复阴茎长度及周径，减少阴茎弯曲，改善性功能等方面显示出优势。但是，由于现有的报道多缺乏统计学设计，因此，需要大样本、多中心、随机对照研究进一步证实牵引疗法的有效性。另外，应该加大对Peyronie病发病机制的研究力度，争取从根本上防治Peyronie病。

【评析】

阴茎硬结症非手术疗法方法繁多，很多方法由于缺乏随机、双盲、对照研究，且有一定副作用，治疗效果不确定。现还没有一种特别有效的非手术疗法对阴茎硬结症确实有效。

第三节 阴茎硬结症手术

阴茎硬结因阴茎明显弯曲、性交困难或无能、勃起功能正常的患者，经过半年至1年非手术治疗无效者，可采取手术治疗。目前国际上主张行斑块切开移植物补片方法治疗阴茎硬结症。在阴茎勃起状态最大弯曲处切开斑块，用生物材料修补缺损区。Glebard

和 Hayden 1991 年建议此项手术。Leu 等报道他们给 112 例阴茎硬结症患者移植大隐静脉，95％的患者成功伸直，其中 13％的有性交能力的患者抱怨勃起功能降低。补片手术结果统计：98％ 阴茎变直，95％ 成功完成性交，70％ 达到完全独立勃起，30％ 有一定程度 ED，需要药物辅助勃起。

现常用的有阴茎白膜折叠术、阴茎白膜补片矫正术及阴茎假体植入术等。手术有可能损伤阴茎海绵体组织，术后可能出现勃起功能障碍，阴茎弯曲加重，硬结复发等可能，因此应严格掌握手术适应证及禁忌证。手术技巧非常重要，术者一定要操作熟练。

【适应证】

阴茎硬结症病情稳定，阴茎严重弯曲超过 1 年以上，且弯曲角度大于 30°，导致性交困难者。

【禁忌证】

1. *内科疾病*　如患者有充血性心力衰竭、肾功能不全、肝硬化、肝功能异常等患者。

2. *精神病*　严重精神抑郁症病人，有可疑精神性阳萎或未明确诊断者。

3. *传染病*　患有传染病、流行病期间，如结核活动期、各型肝炎活动期，各种流行病发病期。

4. *内分泌疾病*　甲状腺功能亢进症，肾上腺功能亢进症。

5. *糖尿病未控制者*

6. *急性或慢性器质性脑病*　如脑卒中、脑出血、蛛网膜下腔出血、脑肿瘤、原发性或继发性癫痫等。

7. *严重性格障碍者*　心理障碍者。

8. *严重婚姻问题者*　阴茎感觉迟钝者。

9. *手术动机不明确或术后期望值过高*　事事不满意，总爱挑剔别人引起事端的人。严防医疗纠纷。

【术前准备】

1. 术前 1d 开始预防性运用广谱抗生素，预防伤口感染。

2. 术前严格术区备皮。由于会阴部组织汗腺多，皮肤潮湿，有利于细菌繁殖生长，加之阴囊褶皱密集且邻近肛门，容易被肠道细菌污染。术前 3 d 每晚用肥皂水反复清洁外阴，术前 1 d 备皮，备皮时避免刮伤皮肤，剃毛后可用碘伏消毒外生殖器及会阴部，预防术后伤口感染。

【麻醉与体位】

一般多采用硬膜外麻醉，取仰卧位。

【术式简介】

阴茎硬结症手术主要有缩短阴茎弯曲对侧白膜矫正术、阴茎海绵体硬结切除白膜补片矫正术及阴茎假体植入术等。

常用 Nesbit 法（通过弯曲对侧，白膜椭圆形或梭形切除并缝合矫形弯曲）及阴茎白膜折叠术。手术前应告知病人手术目的是矫正阴茎弯曲，但会使阴茎轻微缩短，并有影响阴茎勃起功能及性交活动的可能。

1. *缩短阴茎弯曲对侧白膜矫正术*（shortening the contralateral correction of penile curvature）

(1)Nesbit 术（Nesbit operation）：Nesbit 于 1965 年首先报道，采用横行切除阴茎弯曲对侧椭圆形白膜，横行缝合来矫正阴茎弯曲。Pryor(1979)将 Nesbit 手术用于阴茎海绵体硬结症的治疗，报道从 1977－1992 年，359 例病人行此手术，295 例（82％）病人获得了良好的疗效，能顺利性交。此手术的主要缺点是阴茎部分缩短，但实际大部分不影响性交。Lemberger、Yachia 报道了 Nesbit 术式的改进方法，包括不做白膜切除的直接折叠缝合和纵切横缝法，许多文献称用纵切横缝方法疗效较好，满意率在 7％～95％。

①阴茎背侧白膜横行切除横缝阴茎弯曲矫正术（penile dorsal albuginea transverse resection and transverse suture for penis bending correction）　经典切口常选包皮环切口，将皮肤和皮下组织及 Colles 筋膜分离至阴茎根部，暴露阴茎白膜。在阴茎根部置

止血带防止静脉回流，于一侧海绵体注入生理盐水(40～80ml) 使阴茎勃起。显露在弯曲最明显处（成角处）的凸面白膜切除长 0.5cm，宽 1.0cm 卵圆形白膜一块，用 4-0 聚丙烯(polypropiebe)线或 4 号丝线，横行间断缝合白膜切口(图 10-1)。行人工勃起，观察矫正效果，若不满意，可如此多处做白膜切除缝合，到阴茎完全矫直为止。矫正满意后细针细线缝合 Buck 筋膜及复原并缝合皮肤，阴茎稍加压包扎，必要时选用尼龙网眼纱包扎。留置导尿管。

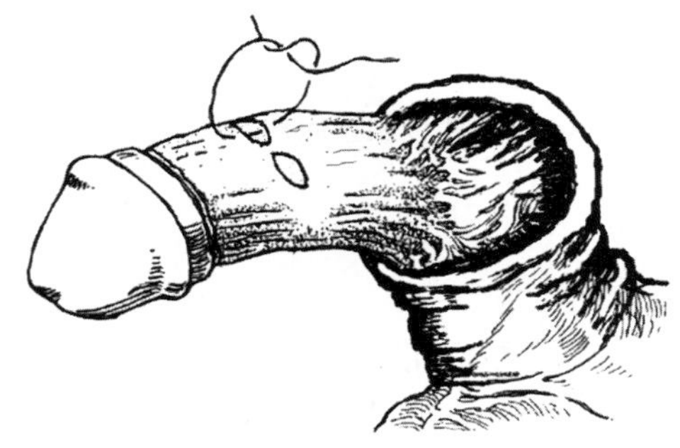

图 10-1　腹曲者切除双背侧椭圆形白膜横缝

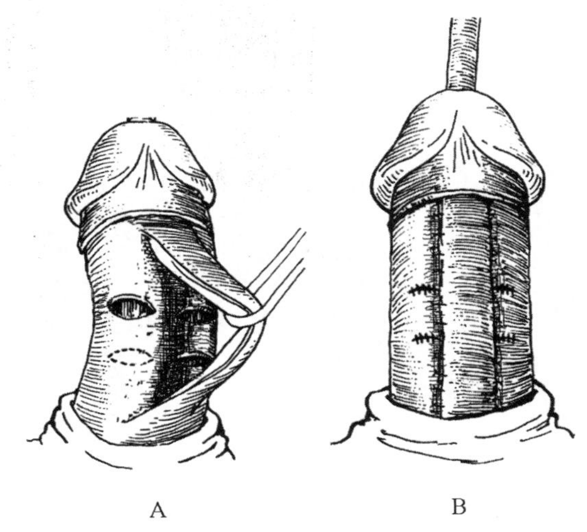

图 10-2　阴茎腹侧白膜横行切除横缝阴茎弯曲矫正术

A. 背曲者切除双腹侧梭形白膜；B. 双腹侧梭形白膜切口横缝后

②阴茎腹侧白膜横行切除横缝阴茎弯曲矫正术(penile ventral albuginea transverse resection and transverse suture for penis bending correction)　常选包皮环切口，将皮肤和皮下组织及 Colles 筋膜分离至阴茎根部，暴露阴茎白膜。打开 Buck 筋膜，分离并牵开尿道海绵体，显露在双侧阴茎海绵体腹侧弯曲最明显处的凸面，切除长 0.5cm，宽 1.0cm 梭形白膜各一块(图 10-2A)，然后分别横行缝合，到阴茎完全矫直为止(图 10-2B)。矫正满意后细针细线缝合 Buck 筋膜及复原并缝合皮肤，阴茎稍加压包扎，必要时选取用尼龙网眼纱包扎。留置导尿管。

(2) Nesbit 改良术(modified technique of nesbit)：Nesbit 于 1965 年首先报道，采用横行切除阴茎弯曲对侧椭圆形白膜，横行缝合来矫正阴茎弯曲。Lemberger、Yachia 改进改良了 Nesbit 术式方法，不做白膜切除，直接折叠缝合阴茎白膜或纵切白膜横缝，来矫正阴茎硬结症的阴茎弯曲。许多文献称用纵切横缝方法疗效好，满意率在 38%～95%。

①折叠缝合阴茎白膜阴茎弯曲矫正术(folding suture of penile albuginea for penis bending correction)：常选包皮环切口，将皮肤和皮下组织及 Colles 筋膜分离至阴茎根部，暴露阴茎白膜。阴茎腹侧弯曲者，在阴茎背侧两侧海绵体白膜，用 1-0 Dexion 线连续纵行缝合 2～3 针后收紧结扎，折叠白膜，使阴茎变直(图 10-3A)。阴茎背侧弯曲者，在阴茎腹侧两侧海绵体白膜，用 1-0 Dexion 线连续纵行缝合 2～3 针后收紧打结，折叠白膜，使阴茎变直(图 10-3B)。应以纠正下曲满意为度。留置导尿管。用 4-0 微乔线缝合阴茎皮肤切口，结束手术。

②纵切横缝白膜阴茎弯曲矫正术(albuginea longitudinally section and transverse suture for penis bending correction)　常选包皮环切口，将皮肤和皮下组织及 Colles 筋膜分离至阴茎根部，暴露阴茎白膜。在

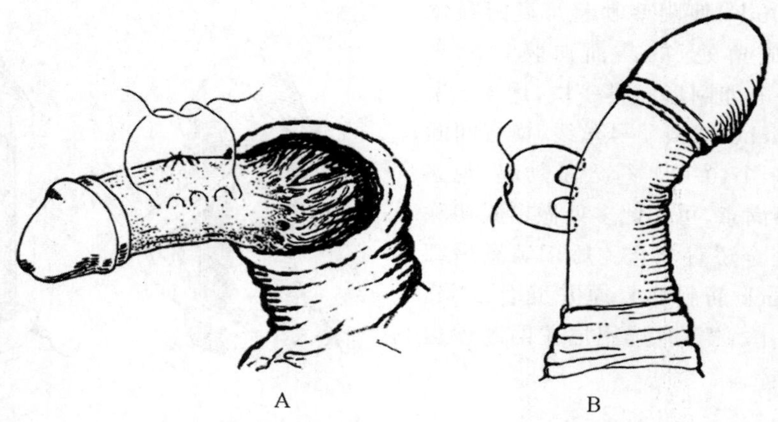

图 10-3 折叠缝合阴茎白膜阴茎弯曲矫正术

A. 腹曲者阴茎背侧白膜缝扎折叠缝合矫正术;B. 背曲者阴茎腹侧白膜折叠缝合矫正术

阴茎弯曲对侧,纵行切开阴茎海绵体白膜 1cm 左右,用 1-0 Dexion 线间断缝合,根据阴茎弯曲的程度,做一个或多个纵切横缝,到完全矫正阴茎弯曲为止,留置导尿管。用 4-0 微乔线缝合阴茎皮肤切口,结束手术。

2. 阴茎海绵体硬结切除白膜补片矫正术(penile induration patch excision and albuginea patch for penis bending correction)

阴茎硬结症局部病变增厚显著者,可采用切除局部硬结组织,用移植物修补切除后的缺损白膜。硬结斑块切除曾经是治疗阴茎硬结症的标准方法,但阴茎硬结斑块的病理范围常常超越斑块,由于斑块切除易导致硬结斑块复发及勃起功能障碍,目前国际上主张行斑块切开移植物补片方法治疗阴茎硬结症。在阴茎勃起状态最大弯曲处切开斑块,用生物材料修补缺损区。多用皮肤、静脉、筋膜修补或睾丸鞘膜修补缺损,以延长弯曲侧。Glebard 和 Hayden 1991 年建立此项手术。Leu 等报道他们给 112 例阴茎硬结症患者移植大隐静脉,95% 的患者成功伸直,其中 13% 勃起功能降低。优点是操作简单,损伤轻,效果较好,并发症较少。缺点是有并发症及复发的可能。

补片种类:①自体补片:包皮内板、真皮、静脉、硬脑膜、睾丸鞘膜、颊黏膜(弹性好,不挛缩)及颞肌筋膜等。②合成材料补片:Gortex、硅胶、涤纶(聚酯和多聚四氟乙烯)等。③尸体来源补片:Tutoplast(人心包)、真皮、筋膜、牛心包或猪小肠黏膜下层等。④动物来源补片:SIS(猪小肠)、ntexen(猪真皮)等。

(1)阴茎海绵体背侧硬结切除睾丸鞘膜修补术(penile dorsal induration patch excision and repair with perididymis for penis bending correction):自体睾丸鞘膜移植术治疗阴茎硬结症造成的勃起畸形是一种安全、简便、经济、有效的手术方式,然而需要进一步大样本的研究来证实。

手术要点:取冠状沟下环切切口,于阴茎白膜表面将阴茎皮肤及筋膜随之脱套至阴茎根部,切开 Bucking 筋膜,游离阴茎背侧的血管神经束,牵开,暴露斑块及周围的白膜,把神经血管束剥离充分,尽量避免损伤神经血管。在阴茎根部置止血带防止静脉回流,于一侧海绵体注入生理盐水(40～80ml)产生人工勃起,明确阴茎弯曲程度和范围。阴茎背侧硬结(图 10-4A)仔细解剖分离将其整块切除(图 10-4B)。选择睾丸鞘膜作修补,做一侧阴囊切口,将睾丸暴露于阴囊切口外,切取足够大小的睾丸鞘膜(图 10-4C)。将切取的睾丸鞘膜修整后,定点缝合在阴茎白膜缺损的边缘(图 10-4D),并将其缝合固定(图 10-4E)。留置导尿管。用 4-0 微乔线缝合 Bucking 筋膜及皮肤后,稍加压包扎。

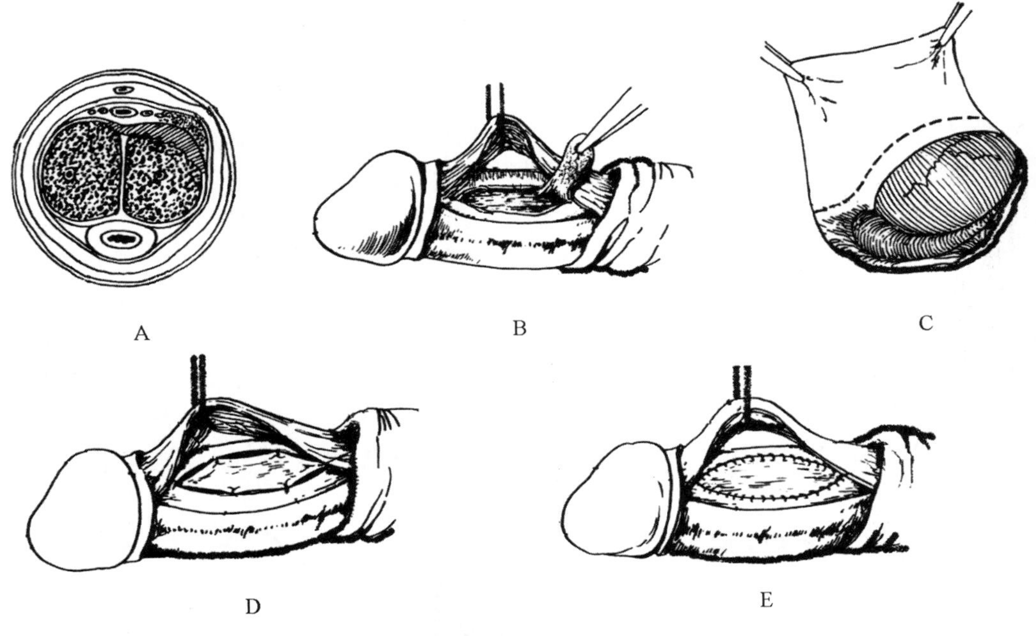

图 10-4　硬结斑块切除鞘膜修补法

A. 阴茎背左侧海绵体硬结;B. 阴茎背左侧海绵体硬结切除;C. 切取睾丸鞘膜;D. 将切取的睾丸鞘膜覆盖阴茎白膜缺损;E. 将睾丸鞘膜缝合固定

(2)阴茎硬结斑块切开大隐静脉修补术(penile dorsal induration patch excision and repair with great saphenous vein for penis bending correction):由于大隐静脉内侧有内皮细胞,比一般的补片效果更好。

手术要点:暴露斑块及周围的白膜方法同睾丸鞘膜修补法的切口暴露。切开 Bucking 筋膜游离阴茎背侧的血管神经束,牵开,在硬结斑块中间横断切开,两侧各做一纵形切口,形成"H"形切口(图 10-5A),深达白膜全层至海绵体表面,分离切开的白膜斑块组织,白膜两边做横切(图 10-5B),使阴茎完全伸直。做腿部切口,切取一段大隐静脉,纵行剖开管腔,呈瓦片状。血管内壁覆盖白膜缺损创面,边缘用 4-0 prolene 线间断缝合固定。如白膜缺损面积较大,可切取多段静脉,剖开后用 4-0prolene 连续缝合成较大的补片,然后将补片缝于阴茎白膜切缘固定,以修补白膜缺损(图 10-5C)。阴茎弯曲完全纠正后,彻底止血,满意后,复位阴茎皮肤,用 4-0 微乔线缝合阴茎皮肤切口,留置导尿管,稍加压包扎结束手术。

(3)阴茎腹侧硬结切除白膜补片术(penile ventral induration resection and repair with albuginea patch):阴茎腹侧硬结切除白膜补片术,适用于阴茎海绵体腹侧硬结症,呈严重阴茎下曲畸形,影响性交者。

手术要点:在阴茎根部置止血带防止静

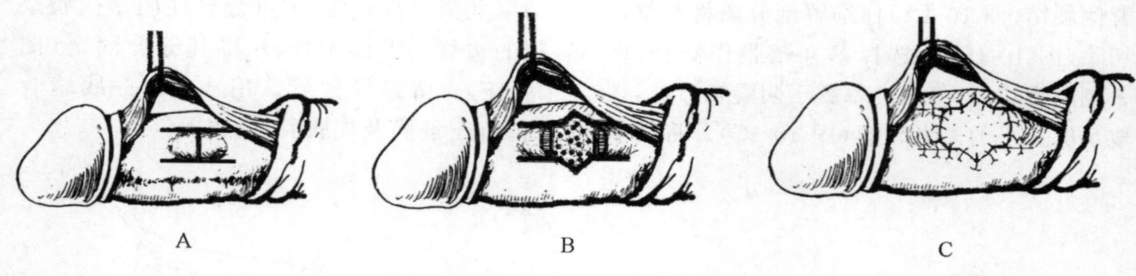

图 10-5 阴茎硬结斑块切开大隐静脉修补术

A. 做硬结斑块中间横断切开，两侧各做一纵行切口，形成“H”形切口；B. 白膜两边做横切，使阴茎完全伸直；C. 用补片缝于阴茎白膜切缘固定，以修补白膜缺损

脉回流，暴露斑块及周围的白膜方法同睾丸鞘膜修补法的切口暴露。游离血管神经束，分离并牵开尿道海绵体，显露在双侧阴茎海绵体腹侧硬结，于一侧海绵体注入生理盐水(40～80ml)产生人工勃起，明确阴茎弯曲程度和范围(图 10-6A)。仔细解剖分离将其整块切除，使阴茎完全矫直。选择适当大小补片，缝合在阴茎白膜缺损的边缘(图 10-6B)，缝合固定后人工阴茎勃起，阴茎完全伸直(图 10-6C)，去除止血带，彻底止血，满意后，复位阴茎皮肤，用 4-0 微乔线缝合阴茎皮肤切口，留置导尿管，稍加压包扎结束手术。

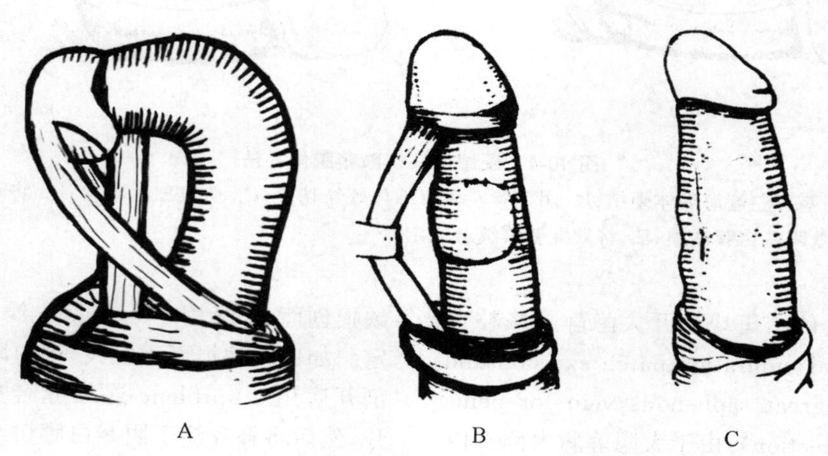

图 10-6 阴茎腹侧硬结切除白膜补片术

A. 人工阴茎勃起后，阴茎弯曲的程度被显示，血管神经束及尿道海绵体被游离；B. 彻底切除阴茎腹侧的硬结，使阴茎伸直，白膜缺损创面，选择适当大小补片，缝合在阴茎白膜缺损的边缘；C. 人工阴茎勃起见阴茎完全呈伸直状态

3. 阴茎假体植入术(penile prosthesis implantation for peyronie disease) 阴茎硬结症伴勃起功能障碍者，在矫正阴茎弯曲畸形的同时，可做阴茎假体植入术。阴茎假体植入，使阴茎硬结切除后增粗变直变硬，以达到能性交的目的，解决 ED 患者不能性交的痛苦。

Bruskewitz 和 Raz(1980)报道硬结切除

后在阴茎海绵体内植入阴茎假体，但有10%的病人效果较差，需要手术切除硬结和矫正阴茎弯曲。大多数轻、中度弯曲患者，嵌入阴茎假体可以伸直阴茎而不需要行另外的手术，但严重弯曲畸形的患者，植入假体前阴茎斑块处白膜必须做网状切开，使阴茎达到完全伸直的程度。阴茎假体分单件套阴茎假体植入及三件套阴茎假体植入术。

(1)优点：使阴茎硬结切除后增粗变直变硬，以达到能性交的目的，解决ED患者不能性交的痛苦。

(2)缺点

①矫正不全和复发。

②感觉丧失或持续疼痛。

③勃起功能障碍。

④移植物膨出。

⑤凹陷或老化变形。

⑥可能出现补片部位的纤维化，再度形成一些硬结。

⑦还有可能出现补片部位感染脓肿等。白膜切开后海绵体易出血，有并发阴茎感觉异常及ED的可能。但本病手术效果不佳，手术可引起新生瘢痕，术后病变易复发。

(3)手术要点：请参见第1章性功能障碍手术中第三节ED阴茎假体手术。

(4)术中注意要点：术中操作细致，术中应避开阴茎背侧血管及神经束，避免尿道损伤。止血要彻底，否则术后可能发生继发出血。阴茎术后适当加压包扎，松紧适度，过紧影响阴茎血供可能发生缺血坏死，过松可能发生继发出血。

【术后处理】

1. 术后随时观察阴茎的颜色变化及局部血液循环情况。阴茎抬起，可减轻阴茎水肿，避免阴茎下垂对阴茎根部切口的压迫。防止尿液污染切口，导尿时或拔尿管前应用5 g/L碘伏消毒尿道口及会阴，可预防泌尿系感染。

2. 用抗生素预防感染，可选用青霉素、庆大霉素、阿米卡星、妥布霉素等。

3. 留置导尿管7～8d。

4. 应用女性激素防止阴茎勃起。必要时可服用镇静药和女性激素防止阴茎勃起。

5. 4d拆网眼纱，7d拆线。

6. 术后6～8周禁止性生活。

【并发症防治】

阴茎硬结症术后最常见并发症有出血、感染、皮肤及阴茎坏死，感觉减退、阴茎缩短、勃起功能障碍、再瘢痕化等。

1. 出血　是尿道内切开术后的常见并发症之一。

(1)表现：一般多表现为伤口渗血或阴茎肿胀形成血肿，严重者可出现休克。

(2)原因：手术未按正常操作规程进行，解剖结构不清，手术损伤阴茎血管或海绵体，未能彻底止血，损伤阴茎海绵体导致严重大出血等并发症。

(3)处理：如出血量不多，加压包扎压迫止血；可用止血药上血；还可用纤维蛋白胶或胶原板来阻止出血；给予止血药止血。一般1～2d可停止；如出血不止，出现休克者，应输血并立即手术探查止血。

(4)预后：及时有效处理预后较好。

(5)预防：术中应按正常操作规程进行，解剖结构要清楚，防止损伤阴茎血管或海绵体，术中应彻底止血。术后阴茎包扎不宜过紧或过松。

2. 皮肤及阴茎坏死

(1)表现：术后拆开敷料后见阴茎皮肤或阴茎头青紫，以后发生坏死脱落。

(2)原因：术中损伤阴茎血供，或术毕阴茎包扎过紧，压迫血供引起阴茎皮肤或阴茎部分缺血导致阴茎皮肤或阴茎头坏死。

(3)处理：立即松开阴茎包扎敷料，暴露阴茎，用碘伏消毒，适当理疗，应用抗生素防治感染，尽力让其血供恢复促进愈合，如无法逆转者，待其结痂脱落后，根据其具体情况处理。

(4)预后：如能尽早发现及时有效处理，可望恢复，否则会导致严重后果。

(5)预防：术中规范化操作，避免损伤阴茎血供，术毕阴茎包扎不宜过紧，避免压迫血供，导致阴茎皮肤或阴茎头坏死。

3. 伤口感染　包括手术局部及尿路感染。

(1)表现：尿中白细胞增多，尿及分泌物培养有细菌生长，伤口红肿伴脓性分泌物。炎症可向伤口深处扩散。

(2)原因：术前感染未控制，手术消毒不严，术中操作污染，术后血肿形成，伤口渗血渗液引流不畅导致感染。

(3)处理：术后勤换敷料，伤口渗血渗液引流干净，引流导尿管通畅。应用广谱抗生素。

(4)预后：可能发生阴茎瘢痕畸形愈合，导致不良后果。

(5)预防：术前应注意局部清洗消毒，手术消毒严格，严格无菌操作，清除血肿，术后保持引流通畅、渗血渗液引流干净，手术后及时换药。

4. 勃起功能障碍　勃起功能障碍(erectile dysfunction，ED)是阴茎硬结症术后较常见的并发症之一，也是最头痛的问题。20 世纪 70 年代以前的手术方法主要采取硬结切除，用脂肪、皮肤、鞘膜或涤纶等填补缺损，手术需将伸入海绵体内的纤维组织完整切除，有损伤勃起神经组织，影响阴茎勃起功能的可能，因此术后阳萎发生率较高。

(1)表现：术后阴茎不能勃起，不能性交或不能进行有效的性交。

(2)原因：勃起功能障碍的病因十分复杂，由心理因素及器质性因素两方面所致。

①心理因素：阴茎硬结症病变本身可造成患者心理上的负担，自信心差；术后阴茎缩短，对阴茎大小感到困惑及心理障碍者；影响阴茎正常勃起，因阴茎勃起弯曲影响性交；阴茎手术创伤又可导致其精神上的愁虑，影响自信心，从而导致 ED。个别高龄和因硬结所致阴茎勃起不坚可能是使病人产生阴茎缩短的主观因素。

②器质性因素：是手术损伤阴茎海绵体的血管、神经，引起阴茎感觉降低(6%)。部分病人术后主诉阴茎感觉减退，以阴茎头为主，或术后痛性勃起，从而影响阴茎勃起功能。

③年龄因素：年龄偏大的阴茎硬结症患者因年老体弱可引起性功能减退，其高龄人群中本来就有较高的不同程度 ED 发病率。

(3)处理

①对手术所致的精神上的伤害对性心理的影响可引起患者 ED，进行心理治疗，ED 可逐渐好转。

②部分病人术后主诉阴茎感觉减退，以阴茎头为主，影响性交，绝大多数属暂时性，3～6 个月内均可恢复。

③阴茎缩短：为较常见的手术并发症，术前阴茎弯曲越明显，术中卵圆切除或缝扎越多，术后阴茎缩短越明显，大多数病人可有满意的性交，无须处理，个别高龄和因硬结所致阴茎勃起不坚可能是使病人产生阴茎缩短的主观因素，对此类病人可给予相应处理，如口服西地那非，海绵体内注射血管活性药物等，可解除精神主观的因素。

④治疗损伤引起的器质性 ED 比较困难，对器质性和混合性 ED 患者，可按照治疗 ED 的方法进行治疗。可用枸橼酸西地那非(万艾可)、盐酸伐地那非(艾力达)、他达拉非(希爱力)及中成药等治疗，可能对部分病例有效，严重的病例可考虑安装阴茎假体治疗。

(4)预后：随着时间延长及综合治疗部分病情可改善。

(5)预防：术前必须向患者交代术后有出现 ED、神经损伤、阴茎感觉变化的可能。根据上述产生 ED 的原因进行预防。

①术中避免阴茎海绵体血管及神经损伤。

②术后包扎压迫止血不应过紧，以免引起阴茎缺血坏死。

③避免术后伤口感染等，导致心理性的或器质性 ED。

【评析与选择】

1. *疗效*　阴茎硬结症多见于成年人，因斑块可引起阴茎勃起疼痛及弯曲畸形而引起性生活困难，但发展缓慢，无恶性变倾向；现尚无十分满意的治疗方法。非手术疗法需时较长，病人难于坚持，疗效不确切。手术较复杂，只能纠正部分病人的弯曲畸形，改善性生活，但有并发症，有导致 ED 可能，使人头痛。

2. *易导致 ED*　目前国际上主张行斑块切开移植物补片方法治疗阴茎硬结症。在阴茎勃起状态最大弯曲处切开斑块，用生物材料修补缺损区。Glebard 和 Hayden 1991 年建议此项手术。Leu 等报道他们给 112 例阴茎硬结症患者移植大隐静脉，95％的患者成功伸直，其中 13％的有性交能力的患者抱怨勃起功能降低。补片手术结果统计：98％ 阴茎变直，95％ 成功完成性交，70％ 达到完全独立勃起，30％ 有一定程度 ED，需要药物辅助勃起。所以手术技巧非常重要，术者一定要操作熟练。由于斑块切除易导致 ED。

3. *阴茎假体植入术*　虽然很多患者得益于外科手术植入疗法，但毕竟这类手术是一种不可逆转的改变。当将这些假体植入时，勃起组织-阴茎海绵体遭受到了永久性损害，也有患者会发生阴茎的机械性损伤，还有少数患者对于勃起的质量不满意。感染是手术植入失败的主要原因，而且一些专家认为术后患者断断续续的疼痛也多是由于感染引起。如果感染能在早期控制，就能防止手术失败。多数感染是由葡萄球菌引起的，治疗至少需要服用抗生素 10～12 周。如果抗生素无效，应考虑外科置换。

阴茎假体植入手术较复杂，价格昂贵，术后可出现某些并发症，因此，要严格选择手术适应证。

4. *术后复发问题*　阴茎硬结症的病因不清，非手术疗法疗效不确切，手术也只能纠正部分病人的弯曲畸形。且术后容易复发，补片疗法可能出现补片部位的纤维化，再度形成一些硬结。经统计 Nesbit 术后复发率为 2.6％，单纯缝扎术后复发率为 8.4％，复发多因为术中采用可吸收线或术后过早的阴茎勃起而产生，对复发病人可再次行 Nesbit 法或单纯缝扎法矫正。

（肖明朝　陈在贤）

参考文献

［1］ 刘峰，张良甫. 阴茎海绵体硬结症手术//陈在贤. 实用男科学. 第 2 版第 2 次印刷. 北京：人民军医出版社，2015：609-610.

［2］ 王涛，刘继红. 阴茎硬结症手术//刘继红. 男科手术学. 2006：68-71.

［3］ 肖凡，杨帆. 斑块磨削和改良 Nesbit 技术治疗阴茎硬结症患者的护理. 护理学杂志：外科版，2013，28(4)：23-24.

［4］ 程华焱，徐新建，刘涛，等. 化瘀散结汤合维生素 E 治疗阴茎硬结症术后复发 21 例报告. 浙江中医杂志，2013，48(11)：822-822.

［5］ 陆福鼎，玄绪军，许可慰，等. 单纯性阴茎弯曲畸形手术治疗的选择及体会. 山东大学学报：医学版，2014，52(10)：86-89.

［6］ 周德明，郑航，王辉. 阴茎硬结症切除术中应用睾丸鞘膜补片修补阴茎白膜缺损 8 例临床分析. 医学新知杂志，2014(5)：338-338.

［7］ 陈振乾. 大隐静脉补片治疗阴茎硬结症. 现代泌尿外科杂志，2006，11(5)：303-303.

［8］ 何宗海，卢一平. 牵引疗法在 Peyronie 病治疗中的应用现状及展望. 中华男科学杂志，2014，20(1)：78-82.

［9］ 陈森期，张朝贤，许振强，等. 利应用包皮内板修补阴茎白膜缺损治疗 Peyronie 病(附 9 例报

告). 中国医学工程,2004,12(3):57-58.

[10] 孙发,杨宇如,石家齐,等. Peyronie's 病的外科治疗进展. 临床泌尿外科杂志,2008,23(2):155-158.

[11] 王亚民,宋乐彬,张嘉宜,等. 自体睾丸鞘膜移植治疗阴茎硬结症. 中华男科学杂志,2016,7:617-620.

[12] 钟光俊,潘晖,呙林杰,等. 斑块切除加对侧白膜折叠术治疗阴茎硬结症. 长江大学学报自然科学版(下旬),2016,10:28-29.

[13] 刘犇,朱选文,钟达川,等. 颊黏膜替代斑块治疗阴茎硬结症(附 27 例报告). 中华男科学杂志,2009,1:45-47.

[14] 朱霁银,姜睿. 体外冲击波治疗勃起功能障碍及阴茎硬结症的研究进展. 中华男科学杂志,2014,9:846-849.

[15] 刘毅东,叶惟靖,李铮,等. 白膜整形术治疗阴茎弯曲的术式选择和效果分析. 中华医学杂志,2011,14:990-992.

[16] 王东文,王璟琦. 阴茎硬结症的病因. 人人健康,2013,17:48-48.

[17] Briganti A, Salonia A, Deho F, et al. Peyronie's disease: a review. Current Opinion in Urol, 2003,13:417-422.

[18] Gholami SS, Gonzalez-cadavid NF, Lin CS, et al. Peyronie's disease: a review. J Urol, 2003, 169:1234-1241.

[19] Kadioglu A, Tefekli A, Erol B, et al. A retrospective review of 307 men with peyronie's disease. J Urol, 2002, 168:1075-1079.

[20] Jordan GH. Peyronie's disease: update on medical management and surgical tips. Can J Urol, 2007, 14(1):69-74.

[21] Rolle L, Tamagnone A, Bollito E, et al. Could plaque excision surgery with sis graft induce a new fibrotic reaction in la Peyronie's disease patients? Arch Ital Urol Androl, 2007, 79(4):167-169.

[22] Knoll LD. Use of small intestinal submucosa graft for the surgical management of Peyronie's disease. J Urol, 2007, 178(6):2474-2478.

[23] Bella AJ, Perehman MA, Brant WO, et al. Peyronie's disease (CME). J Sex Med, 2007, 4(6):1527-1538.

[24] Schick V, Bernhards J, Rahle R. [Clinical symptomatology and histopathological changes in Peyronie's disease: a comparative analysis] Aktuelle Urol, 2007, 38(4):313-319.

[25] Kisselgoff D, Lebensart PD, Shenfeld OZ. Penile compartment syndrome: a possible explanation for penile pain in peyronie disease shown by penile sonography. J Utrasound Med, 2007, 26(5):657-660.

[26] Kovac JR, Brock GB. Surgical outcomes and patient satisfaction after dermal, pericardial, and small intestinal submucosal grafting for Peyronie's disease. J Sex Med, 2007, 4(5):1500-1508.

[27] Kadioglu A, Sanli O, Akman T, et al. Graft materials in Peyronie's disease surgery: a comprehensive review. J Sex Med, 2007, 4(3):581-595.

[28] Domes T, De Young L, O'Gorman DB, et al. Is there a role for proteomics in Peyronie's disease? J Sex Med, 2007, 4(4 Pt 1):867-877.

[29] Trost LW, Gur S, Hellstrom WJ. Pharmacological Management of Peyronie's Disease. Drugs, 2007, 67(4):527-545.

[30] Greenfield JM, Shah SJ, Levine LA. Verapamil versus saline in electromotive drug administration for Peyronie's disease: a double-blind, placebo controlled trial. J Urol, 2007, 177(3):972-5.

[31] AKtin-Olugbade Y, MulhallJP. The medical management of Peyronie's disease. Nat Clin Pract Urol, 2007, 4(2):95-103.

[32] Brever BN, Brant WO, Garcia MM, et al. Complications of porcine small intestine submucosa graft for Peyronie's disease. J Urol, 2007, 177(2):589-591.

[33] Sasso F, Gulino G, Falabella R, Peyronie's disease: lights and shadows. Urol Int, 2007, 78(1):1-9.

[34] Srirangam SJ, Manikandan R, Hussain J, et al. Long-term results of extracorporeal shock-

wave therapy for Peyronie's disease. J Endourol,2006,20(11):880-884.

[35] Minor TX,Brant WO,Rahman NU,et al. Approach to management of penile fracture in men with underlying Peyronie's disease. Urology,2006,68(4):858-861.

[36] Bella AJ,Beasley KA,Obied A,et al. Minimally invasive intracorporeal incision of Peyronie's plaque:initial experiences with a new technique. Urology,2006,68(4):852-857.

[37] Bella AJ,Sener A,Foell K,et al. Nonpalpable scarring of the penile septum as a cause of erectile dysfunction: an atypical form of Peyronie's disease. J Sex Med,2007,4(1):226-230.

[38] Lee EW, Shindel AW, BrLee EW, Shindel AW,Brandes SB. Small intestinal submucosa for patch grafting after plaque incision in the treatment of Peyronie's disease. Int Braz J Urol,2008,34(2):191-197.

[39] Haag SM,Hauck EW,Eickelberg O,et al. Investigation of the antifibrotic effect of IFN-gamma on fibroblasts in a cell culture model of Peyronie's disease. Eur Urol,2008,53(2):425-430.

[40] Grasso M,Lania C,Blanco S,et al. The natural history of Peyronie's disease. Arch Esp Urol,2007,60(3):326-331.

[41] Kadioglu A,Sanli O,Akman T,et al. Surgical treatment of Peyronie's disease:a single center experience with 145 patients. Eur Urol,2008,53(2):432-439.

[42] Egydio PH. Surgical treatment of Peyronie's disease:choosing the best approach to improve patient satisfaction. Asian J Androl,2008,10(1):158-166.

[43] Shindel AW,Bullock TL,Brandes S. Urologist practice patterns in the management of Peyronie's disease: a nationwide survey. J Sex Med,2008,5(4):954-964.

[44] Levine LA,Newell MM. FastSize Medical Extender for the treatment of Peyronie's disease. Expert Red Devioes,2008,5(3):305-310.

[45] Kim DH,Lesser TF,Aboseif SR. Subjective patient-reported experiences after surgery for Peyronie's disease:corporeal plication versus plaque incision with vein graft. Urology,2008,71(4):698-702.

[46] Abern MR,Levine. LA. Peyronie's disease:evaluation and review of nonsurgical therapy. Scientific World Journal,2009,27(9):665-675.

[47] Ralph D,Gonzalez-Cadavid N,Mirone V,Perovic S,Sohn M,et al. The management of Peyronie's disease: evidence-based 2010 guidelines. J Sex Med,2010,7:2359-2374.

[48] Kadioglu A,Kucukdurmaz F,Sanli O. Current status of the surgical management of Peyronie's disease. Nat Rev Urol,2011,8:95-106.

[49] Shaeer O. Trans-corporal incision of Peyronie's plaques. J Sex Med,2011,8:589-593.

[50] Smith JF,Walsh TJ,Lue TF. Peyronie's disease:a critical appraisal of current diagnosis and treatment. Int J Impot Res,2008,20:445-449.

[51] Kadioglu A,Akman T,Sanli O,Gurkan L,Cakan M,et al. Surgical treatment of Peyronie's disease:a single center experience with 145 patients. Eur Urol,2008,53:432-439.

[52] Levine LA,Benson J,Hoover C. Inflatable penile prosthesis placement in men with Peyronie's disease and drug-resistant erectile dysfunction: a single-center study. J Sex Med,2010,7:3775-3783.

[53] Djinovic R. Penile corporoplasty in Peyronie's disease: which technique, which graft. Curr Opin Urol,2011,21:470-477.

[54] Serefoglu EC, Hellstrom WJ. Treatment of Peyronie's disease: 2012 update. Curr Urol Rep,2011,12:444-452.

[55] Miroslav L Djordjevic and Vladimir Kojovic. Penile prosthesis implantation and tunica albuginea incision without grafting in the treatment of Peyronie's diseO Kayes,NCrisp,and

J McLoughlin. Artificial erection in Peyronie's disease surgery. Ann R Coll Surg Engl, 2011 Sep, 93(6): 486-487.

[56] Levine LA, Larsen SM. Surgery for Peyronie's disease. Asian J Androl, 2013, 15(1): 27-34.

[57] Salvatore Sansalone, Giulio Garaffa, Rados Djinovic, et al. Long-term results of the surgical treatment of Peyronie's disease with Egydio's technique: a European multicentre study. Asian J Androl, 2011, 13(6): 842-845.

[58] Hatzichristodoulou G. [Conservative therapy of Peyronie's disease-update 2015]. Urologe A, 2015, 54(5): 641-647.

[59] Fabiani A, Fioretti F, Filosa A, Patch bulging after plaque incision and grafting procedure for Peyronie's disease. Surgical repair with a collagen fleece. Arch Ital Urol Androl, 2015, 87(2): 173-174.

[60] Garaffa G, Kuehhas FE, De Luca F, et al. Long-Term Results of Reconstructive Surgery for Peyronie's Disease. Sex Med Rev, 2015, 3(2): 113-121.

[61] Levine LA, Larsen SM. Surgical correction of persistent Peyronie's disease following collagenase clostridium histolyticum treatment. J Sex Med, 2015, 12(1): 259-264.

[62] Yafi FA, Hatzichristodoulou G, Wang J, et al. Outcomes of Surgical Management of Men With Peyronie's Disease With Hourglass Deformity. Urology, 2016, 91: 119-123.

[63] Liu B, Li Q, Cheng G, et al. Surgical treatment of Peyronie's disease with autologous tunica vaginalis of testis. BMC Urol, 2016, 16: 1.

[64] Yafi FA, Hatzichristodoulou G, Knoedler CJ, et al. Comparative Analysis of Tunical Plication vs. Intralesional Injection Therapy for VentralPeyronie's Disease. J Sex Med, 2015, 12(12): 2492-2498.

[65] Oberlin DT, Liu JS, Hofer MD, et al. An Analysis of Case Logs From American Urologists in the Treatment of Peyronie's Disease. Urology, 2016, 87: 205-209.

[66] Paulis G, Paulis A, Romano G, et al. Rationale of combination therapy with antioxidants in medical management of Peyronie's disease: results of clinical application. Res Rep Urol, 2017 Jul 20, 9: 129-139.

[67] Favilla V, Russo GI, Zucchi A, et al. Evaluation of intralesional injection of hyaluronic acid compared with verapamil in Peyronie's disease: preliminary results from a prospective, double-blinded, randomized study. Andrology, 2017, 5(4): 771-775.

[68] Shindel AW, Sweet G, Thieu W, et al. Prevalence of Peyronie's Disease-Like Symptoms in Men Presenting With Dupuytren Contractures. Sex Med, 2017, 5(3): e135-e141.

[69] Shimpi RK, Jain RJ. Role of extracorporeal shock wave therapy in management of Peyronie's disease: A preliminary report. Urol Ann, 2016, 8(4): 409-417.

[70] Fabiani A, Servi L, Fioretti F, Maurelli V, et al. Buccal mucosa is a promising graft in Peyronie's disease surgery. Our experience and a brief literature review on autologous grafting materials. Arch Ital Urol Androl, 2016, 88(2): 115-121.

[71] Cosentino M, Kanashiro A, Vives A, Surgical treatment of Peyronie's disease with small intestinal submucosa graft patch. Int J Impot Res, 2016, 28(3): 106-109.

[72] Molina-Escudero R, Álvarez-Ardura M, Redón-Gálvez L, et al. Cavernoplasty with oral mucosa graft for the surgical treatment of Peyronie's disease. Actas Urol Esp, 2016, 40(5): 328-332.

[73] de Freitas Miranda A, Lopes Cançado Machado B. Penile prosthesis implant with bi-triangular excision and graft for surgical therapy of Peyronie's disease: A case report. Arch Ital Urol Androl, 2016, 87(4): 337-338.

[74] Safarinejad MR. Re: Surgical Treatment of Erectile Dysfunction and Peyronie's Disease Using Malleable Prosthesis. Urol J, 2015, 23; 12(6): 2434-2435.

[75] Fabiani A, Fioretti F, Filosa A, et al. Patch

bulging after plaque incision and grafting procedure for Peyronie's disease. Surgicalrepair with a collagen fleece. Arch ltal Urol Androl, 2015,87(2):173-174.

[76] Wilson S. Editorial Comment on "Adjuvant Maneuvers for Residual Curvature Correction during Penile Prosthesis Implantation in Men with Peyronie's Disease". J Sex Med, 2015, 17:455.

[77] Rolle L, Falcone M, Ceruti C, et al. A prospective multicentric international study on the surgical outcomes and patients' satisfaction rates of the sliding technique for end-stage Peyronie's disease with severe shortening of the penis and erectile dysfunction. BJU Int, 2016,117(5):814-820.

[78] Seftel AD. Re:Sexual Function and Quality of Life before and after Penile Prosthesis Implantation following Radial Forearm Flap Phalloplasty. J Urol, 2017, 198(3):467.

[79] Anaissie J, Yafi FA. A review of surgical strategies for penile prosthesis implantation in patients with Peyronie's disease. Transl Androl Urol, 2016, 5(3):342-350.

[80] Berookhim BM, Karpman E, Carrion R. Adjuvant Maneuvers for Residual Curvature Correction During Penile Prosthesis Implantation in Men with Peyronie's Disease. J Sex Med, 2015, 12 Suppl7:449-454.

第 11 章 阴茎阴囊血管瘤手术

第一节 阴茎阴囊血管瘤

血管瘤为先天性血管畸形，是由中胚层残留组织发展所形成，活跃的内皮样胚芽向附近组织侵入，形成内皮样条索经管化后与遗留下的血管相通而形成血管瘤。瘤内血管自成系统，不与旁边血管相连，在出生时即出现。血管瘤是一种良性病变，可发生于身体任一部位，是发生于儿童的一种常见肿瘤，其中海绵状血管瘤(cavernous hemangioma)较少见，好发于四肢、躯干和颈面部，也可发生于腹腔内脏。累及阴茎和阴囊的生殖器海绵状血管瘤罕见，国内外报道较少，占所有血管瘤的1%以下，可延伸至会阴、大腿或前腹壁等邻近区域。

【病因】

血管瘤发病的原因有很多，如遗传因素，妇女在妊娠期间，受到外部环境污染，药物刺激，以及不良因素导致胎盘3个月内血管网异常增生扩张形成血管瘤。另外，环境污染和食物因素、外伤因素都会导致婴儿在胎盘发育过程中血管发育失常，血管过度发育或分化异常导致血管畸形，形成血管瘤。

【发病机制】

关于海绵状血管瘤的本质仍存有争议，近年来的研究日益倾向于其性质为先天性的血管畸形，因此，畸形的血管结构与异常的血流动力学可以解释包括浸润骨骼在内的许多现象。但这一结论与许多传统观点不一致，因此尚未在不同学科间达成共识。

一般认为海绵状血管瘤的实质是畸形血管团。血管团的供血动脉和引流静脉为正常管径的血管，瘤内的血液流速缓慢，故血管造影不能显示。畸形血管团病灶血液滞留也是畸形血管内形成血栓和钙化的原因，病灶外观为紫红色，表面呈桑椹状，剖面呈海绵状或蜂窝状。其血管壁由单层内皮细胞组成，缺少肌层和弹性层，管腔内充满血液，可有新鲜或陈旧血栓；异常血管间为疏松纤维结缔组织，血管间无或有极少的实质组织。

【分类】

1982年Mulliken根据血管内皮细胞的组织学特点，将血管瘤分为血管瘤(hemangioma)和脉管畸形(vascular malformation)两大类，而血管畸形又分为低流速血管畸形和高流速血管畸形。海绵状血管瘤即属于低流速血管畸形中的静脉畸形。在此之后，Jackson(1993)、Waner和Suen(1995)在Mulliken等的基础上又加以补充和改善，2002年，并提出了更新的分类。即微静脉畸形(venular malformation)、静脉畸形(venous malformation)、动静脉畸形(arteriovenous malformation)、淋巴管畸形(lymphatic malformation)及混合畸形(mixed malformation)、含静脉-淋巴管畸形(venous-lymphatic malformation)和静脉-微静脉畸形(venous-venular malformation)。现血管瘤根据临床表现和组织结构可分为毛细血管瘤、海绵状血管瘤、混合型血管瘤及蔓状血管瘤 4 类。

1. *毛细血管瘤*(capillary hemangioma)　毛细血管瘤多见于婴儿,大多数是女性。出生时或生后即可发现,逐渐增大、红色加深并隆起。其病理基础是幼稚的毛细血管变性,代之以纤维及脂肪组织。大多数为错构瘤,一年内可停止生长或消退。若增大速度比婴儿发育更快,则为真性肿瘤。瘤体境界分明,压之可稍褪色,释手后恢复红色。

2. *海绵状血管瘤*　海绵状血管瘤分为低流速血管畸形和高流速血管畸形两种,海绵状血管瘤属于低流速血管畸形中的静脉畸形,是比较常见的血管畸形,是由大量充满血液的腔隙或囊所形成,腔壁上衬有内皮细胞层,腔隙是由纤维结缔组织分割开。海绵状血管瘤不同于毛细血管瘤、海绵状血管瘤,在其表面皮肤没有或只有极少毛细血管组织,血管瘤多生长在皮下组织内,往往侵入深部肌肉,海绵状血管瘤有增长的倾向,体积可以长到很大,严重破坏邻近的周围组织。有约10%的海绵状血管瘤较固定,有完整的包膜,易与周围组织分离,增生型的海绵状血管瘤与周围组织界限不清,无规律侵犯伸展到深部组织,解剖分离十分困难。皮下海绵状血管瘤可使局部轻微隆起,皮肤正常或有毛细血管扩张,或呈青紫色。肿块质地柔软而有弹性,边界欠清,具有压缩性,体位试验阳性,内可触及钙化结节或伴触痛(局部血栓形成)。

3. *混合型血管瘤*(composite hemangiomas)　为毛细血管瘤和海绵状血管瘤同时存在一起的血管瘤,是较常见的一种类型的血管瘤,一般出生时已存在,最初颇似草莓状毛细血管瘤,但很快发展至皮肤范围以外,而深入真皮和皮下组织。混合型血管瘤可达到很大体积,它的生长过程与草莓状毛细血管瘤相似,在头 6 个月时,迅速生长,富有极大的侵犯性,在几周之内,正常组织都被不断扩张的血管瘤组织所覆盖并受到严重破坏。肿瘤的形态不规则,呈紫红色,易发生溃破、出血、感染、坏死、瘢痕形成。

4. *蔓状血管瘤*(hemangioma racemose)　症状多见于成年人,好发于面部、头颈部及四肢,少数患者有外伤史。由较粗的纡曲血管构成。多系海绵状血管瘤等稳定的血管畸形合并动静脉瘘所致。除了发生在皮下和肌内,还常侵入骨组织,范围较大者,甚至可超过一个肢体。血管瘤外观常见蜿蜒的血管,有明显的压缩性和膨胀性。有的可听到血管杂音,有的可触到硬结(为血栓和血管周围炎所致)。

【危害】

海绵状血管瘤的危害,取决于它的生长部位、大小及组织成分。

1. *功能障碍*　阴茎阴囊血管瘤不会自己消退,会无限制地长大,引起畸形及功能障碍,对患者身心造成巨大伤害。

2. *出血*　阴茎阴囊血管瘤,病变部位表浅,外伤、摩擦或继发感染可使海绵状血管瘤破溃而引发大出血,严重的影响生命。

3. *外界刺激*　当血管瘤受外界刺激时,可引起血管周围组织炎性反应,在病灶表面发生破溃。有血栓或静脉石形成时,也可出现局部疼痛。

4. *恶变*　少数海绵状血管瘤可发展为血管肉瘤。

【诊断要点】

血管瘤根据发病史及临床特征,通常不难诊断。

1. *表现*　血管瘤患者在出生时就已经有阴茎或阴囊蓝色、柔软的包块显现,无自觉症状,并随着患者年龄的增大而不断加大面积。尤其是在患者 4—14 岁时,其增大的现象更加明显。到患者成年之后,海绵状血管瘤也有增大的趋势,但并不明显。有血栓或静脉石形成时,也可出现局部疼痛。

2. 体征　局部隆起或稍隆起呈蓝色或紫红色肿块,肿瘤边界不清,高低错落,起伏不平,按压时柔软,压之可缩小、紫色变淡,放手后又恢复原状。在柔软的瘤体内有时可扪及静脉石。

3. 体位移动试验阳性　即瘤体低于心脏平面时瘤内血液回流受阻,瘤体增大,瘤体高于心脏平面时血液回流通畅,瘤体缩小。

4. 血管畸形　血管造影示瘤区造影剂浓聚或血管畸形;X线片也可显现静脉石,此乃血栓机化钙盐沉着而形成。

5. 病理检查　组织病理可见大片相互吻合,大小不一的微小静脉构成的薄壁血腔,有时可见血栓形成、机化和钙化现象。血管内皮细胞无异常增殖。

【治疗原则】

阴茎阴囊血管瘤,既能毁容又可造成器官的功能障碍,治疗上不能等待,应尽早采用各种方法积极治疗。目前对阴茎阴囊血管瘤,分非手术治疗和手术治疗两类。但有相应的适应证、禁忌证及并发症。

1. 非手术治疗　应用较广泛。阴茎、阴囊的各种类型的血管瘤均可应用非手术疗法,其中阴茎海绵体内血管瘤(海绵体血管瘤),最好采用非手术治疗,阴茎海绵体血管瘤,手术切除可能不彻底,易复发。海绵体血管瘤切除后,阴茎部分缺损畸形影响性功能。如非手术疗法无效者或较局限的血管瘤才手术治疗。

2. 手术治疗　阴茎皮肤及皮下较局限的血管瘤及阴囊血管瘤,均可采用手术切除血管瘤组织。手术切除后,如阴茎皮肤缺损过多,可用转移部分邻近阴囊皮肤成形,覆盖创面,而阴囊壁皮肤比较宽裕,血管瘤切除后,可用剩余的阴囊皮肤覆盖创面,否则可做阴囊成形术。手术切除可立竿见影,很快达到治愈血管瘤的目的。

3. 治疗选择

(1)阴茎阴囊皮肤的血管瘤,既可采取手术治疗,也可采取非手术治疗。多采用手术切除的方案。

(2)阴茎海绵体的血管瘤,如阴茎头的血管瘤,最好采用非手术治疗,因手术切除不彻底,易复发,血管瘤切除后,导致阴茎的缺损、畸形,影响性功能。

第二节　阴茎阴囊血管瘤非手术治疗

阴茎阴囊血管瘤,最常见的类型是海绵状血管瘤,一般不建议首先使用手术治疗。原因是阴茎海绵体内的海绵状血管瘤,血管瘤大部分和周围正常组织没有明显的分界线,手术切除不彻底,复发的概率很高。而阴茎皮下及阴囊的血管瘤,范围较大,位置较深,手术难以彻底切除,术中出血多,危险大,并发症多,复发率高。以前采用硬化剂注射、放射治疗,效果都不理想。经长期对阴茎阴囊血管瘤治疗的探索研究,已形成如下多种非手术治疗方法。血管瘤并发感染、高敏体质、血友病、白血病者为禁忌证。

一、硬化注射治疗

硬化注射治疗(sclerotherapy)源于20世纪50年代,从枯痔注射疗法衍化而来。常用于中、小型海绵状血管瘤的治疗。

【原理】

将硬化剂注入血管瘤瘤体组织中,引起无菌性炎症,肿胀消失后出现局部纤维化反应,使血管瘤、血管腔缩小或闭塞,瘤体缩小或消退。

【常用药物】

最常用的注射药物有平阳霉素、尿素和

无水乙醇等，其次有鱼肝油酸钠、高渗氯化钠、枯痔灵注射液、明矾注射液、枯矾黄连注射液、碳酸氢钠注射液、博来霉素类等药物。

【优点】

硬化剂局部注射治疗操作简易，设备要求低，故应用十分广泛。

【缺点】

因为硬化剂类的药物不能有效地扩散，药物注射到瘤体后，聚集在一个地方，分界线不清的血管瘤就不能全部有效地吸收药物，导致治疗不彻底。硬化注射治疗需要耐心地观察和长期的坚持，难以在短期内达到理想而持久的效果，甚至有可能持续终身。多次注射后局部皮肤及皮下组织明显变硬，甚至影响功能。

【注射要点】

平阳霉素注射(为例)：将平阳霉素 8mg 加 0.9%氯化钠注射液 2～4 ml 溶解后，再加入地塞米松磷酸钠注射液 1 ml(含地塞米松 5 mg)备用。静脉麻醉或阴茎根部阻滞麻醉效果满意后，局部严格消毒，直接用皮试针刺入瘤体基底部注入上述药液，视瘤体大小而确定 3 或 4 个穿刺点，每个穿刺点注射 1 次，每次注药量以血管瘤变苍白和患者诉肿胀为准。穿刺点压迫止血数分钟后加压包扎阴茎，均常规留置导尿管。术后当日注意观察穿刺点有无活动性出血，同时给予抗生素预防感染。术后 2～3d 拆除包扎敷料，至局部肿胀消退为止。

【注意事项】

硬化剂应直接注入瘤体内或其基底，注射量不可过大，不可过浅注射，以免局部皮肤坏死及瘢痕形成。不能将硬化剂注入血管中，也不可误入邻近正常组织。硬化剂注射治疗建议使用小剂量多次治疗，这样不良反应轻，且不易留瘢等。

二、超声微介导技术

超声微介导技术(ultrasound mediated technique)是国内自 20 世纪 90 年代初，在介入疗法和动静脉导管技术基础上发展起来的治疗各种血管瘤的新技术，现已成熟，应用较广。

【优点】

微创损伤小，出血少，时间短，痛苦轻，无任何毒性，不易复发，不易形成瘢痕及畸形。有效率达 95%、治愈率达 90%。

【缺点】

治疗过程较长。

【方法】

此技术无须麻醉。在三维 B 超定位后，通过微导管穿刺插入血管瘤体内，利用超声消融技术，使供血支血管壁收缩、管腔变窄，减少瘤部供血，使瘤体供血与回流达到平衡，从而达到治愈的目的。每个疗程需要 3～5 次，特别巨大者治疗次数相应有所增加。治疗后需留院观察 3～7d。一般需要 1～2 个疗程。

三、高频电极治疗技术

高频电极治疗技术(treatment technology of high frequency electrode)是近几年针对治疗较严重血管瘤开发的一种新技术，是一种纯物理治疗方法，不会有任何的药物到瘤体内，已被公认为治疗血管瘤的新技术。

【原理】

该技术采用高频电极治疗仪直接作用于瘤体细胞膜以及血管周围组织中的弹性纤维和胶原纤维，在瘤体内产生电流、高热及高频电凝使血管壁乳化、凝固、收缩，瘤体逐渐缩小，使畸形血管失去再扩张的能力。

【优点】

该治疗技术可在短期内达到较好的治疗效果，不易损伤正常组织，不易留瘢，但有硬结，瘤体一般一次可治愈，巨大瘤体和多发性瘤体通过 2～3 次治疗可治愈。疗效显著。

【缺点】

治疗过程较长。

【方法】

其方法是在三维超声定位下，采用先进的高频电极治疗仪和导管针，在瘤体内产生的电流、热能及高频电凝作用于患处，从而使病变的血管组织凝固、逐渐机化、萎缩，直至完全闭合消失，瘤体逐渐缩小愈合。

【治疗时间】

治疗的时间根据瘤体的面积大小而定，一般需要 30～60min。

【治疗周期】

一个疗程需要 5～7d，2 个月以后复查。一般 1～3 个疗程即可治愈，不易复发。

四、铜针留置(电化学治疗)

【原理】

铜针置入瘤体后，铜针表面带有正电荷，电荷的作用使血液中的固体成分凝集于铜针四周诱发血栓形成，闭塞血管瘤内血窦和与之相通的血管，瘤体消退。铜针置入瘤腔后，改变了正常血窦和血管内的负电位，血细胞纤维素黏于管壁释放出导致血液凝固的各种因子，将血中的固体成分凝集于铜针周围，形成凝血块，诱发血管内膜炎导致血栓形成，从而使瘤体消退。

【优点】

铜针留置法简便易行，安全，创伤小，出血少，痛苦少，疗效好，费用低廉。

【缺点】

对有多条较大血管与之相通的海绵状血管瘤手术难度大，效果差，铜针留置的缺点是留针期间护理困难，容易感染，小儿治疗风险较大，皮肤进针点最后会遗留瘢痕。

【方法】

在海绵状血管瘤中留置铜针 10～45 枚(平均 28 枚)/例，留置 7d 左右拔除。

【注意事项】

针刺前注意全身情况，尤其是有无心、肝、肾疾病。严格无菌操作，术后常规给予抗生素及地塞米松以预防水肿和感染。如有需要可加用 1～2 个疗程，间隔时间以 2～4 周为宜。

五、激光疗法

在早期采用普通的激光治疗血管瘤，是利用强大的热能量，使皮肤被灼烧、汽化，从而达到治愈的目的，但在消除病变细胞的同时也会伤害到正常的细胞组织。治疗过程较为疼痛，出血量大，易留下瘢痕，易复发。而超导介入消融技术的出现，从此改变了激光疗法的不良后果。

(一)超导介入消融技术(superconducting intervention ablation technique)

超导介入消融技术是应用多功能数字造影系统设备，能够清晰显示血管瘤病灶，将多支带有温差电偶的超导针，在 B 超引导下，通过探头将射频治疗源准确血管瘤病变部位，能及时调整超导针的进针点、方向及深度，清晰、准确直达病灶部位，能够避开重要组织，自动精确地控制其治疗功率、时间和治疗范围，从而降低治疗过程的风险。是非手术治疗血管瘤的新技术。

【原理】

超导介入消融治疗血管瘤，是在超声引导下，将头发丝粗细的微导管介入到血管瘤内，导入血管瘤药物，同时再利用美国长脉冲 DN：YAG 激光对瘤体深部进行照射，使病变局部组织产生生物高热效应，血管瘤内壁腔隙及静脉血管腔内形成大量血栓，血管瘤组织发生凝固、变性和坏死，从而摧毁血管瘤，最后被正常组织吸收或自动排出，最终达到治愈血管瘤的目的。

【优点】

超导介入消融技术有效地将超导与微介入结合，利用超导直接有效地到达病灶。超导介入消融治疗血管瘤，整个治疗过程定位精确、安全、痛苦轻、损伤小、出血少、不易损伤正常组织，效果好，不易复发。

【缺点】

有疼痛不适。需用特殊仪器设备，费用

较高。

(二)三维消融治疗技术(three-dimensional ablation technique)

三维消融治疗技术是目前治疗各种血管瘤的新技术。在早期采用普通激光治疗血管瘤,是利用强大的能量使皮肤被灼烧、汽化,从而达到治愈的目的。但存在较大的疼痛、损伤正常组织,形成局部瘢痕及缺损畸形的并发症。而美国某公司推出了新一代双波长(cynergy)血管病变工作站,采用国际领先的"Multiplex"专利技术。可通过一个系统在一个脉冲内先后输出两个波长——高能量脉冲染料 585 激光和 1064nm 长脉冲 Nd:YAG 激光,是目前世界上唯一的一种双波长激光设备。可以比常规单波长染料激光更有效地治疗各种类型的血管瘤,效果更佳,不良反应更小。

【原理】

三维消融治疗技术,应用双波长染料激光 585nm 及 1064nm 治疗血管瘤,当血红蛋白吸收脉冲染料激光的能量后,会在瞬间形成高铁血红蛋白。这种微型凝固的蛋白对染料激光的吸收很少,但对 Nd:YAG 激光吸收率较血红蛋白提高 3～5 倍,能更加有效地产生光热作用,使血管壁凝固,随后被系统吸收,经淋巴循环排出体外,达到治愈的效果。

【方法】

该疗法由 3 个阶段组成。

第一阶段——抑制法:通过抑制血管扩张达到控制生长,使血管瘤病情得到有效控制,进入稳定期。

第二阶段——消融法:用数字提取技术,使局部血红蛋白高出正常数值,通过 Cynergy 血管瘤工作站的染料对病变血红蛋白的有效吸收,达到对异常血管瘤的消融目的。

第三阶段——修复法:该疗法定位准确,针对局部血管病变的病因,结合外用药进行有效修复,更彻底、恢复更快,杜绝血管瘤的扩大再生。通过抑制、消融、修复 3 个阶段的治疗,经过 30～45d 的恢复调整。

【优点】

三维消融治疗技术,双波长染料激光 585nm、1064nm 的应用,既可以治疗浅表血管瘤,也能作用于深层血管瘤,激光 1064nm 对于扩散至真皮深层和皮下组织的血管瘤更有效,弥补了单一激光治疗的缺陷。两种波长的补充协同作用加快皮损的好转,治疗耐受性好,不良反应轻,疼痛少,不易复发,不留瘢痕,治愈率高。适宜人群较为广泛。对各种血管瘤的治疗有效率达 95%以上,治愈率在 80%以上,尤其是对毛细血管瘤及草莓状血管瘤等治愈率更是达到 98%以上。

【缺点】

需用特殊仪器设备,治疗过程较复杂,费用较高。

六、生物等离子波导微创技术

生物等离子波导微创技术(minimally invasive biological plasma waveguide techno)就是利用脉冲等离子体技术设备,在生物组织中诱导产生特定的低温等离子流,导致瘤体畸形血管组织内蛋白质分子变性、凝固,细胞膜乳化破裂、死亡,从而达到消除血管瘤的目的。

【原理】

人体内体液是组织细胞进行各种代谢和功能活动的内在环境,血管瘤中的畸形血管中血流十分巨大,血液中含丰富的电解质,主要为氯化钠,是液态良好导体,阻抗低,适宜于激发产生低温等离子流。根据血管瘤中畸形血管组织的生物特性,采用特定导入电极的输出性超声电磁振荡作用原理制成的超声波诱导低温等离子发生器,产生血管瘤体内低温等离子生物效应场。当超声波低温等离子流在两极间极性介质(电解质溶液)中形成等离子超射,使介质发生物理(液体空化效应和热转化效应)和生物化学(细胞膜的脂质乳化作用及蛋白质凝固)的变化,从而使导入电极两极间畸形血管凝固、闭塞等一系列力学的、热学的、电磁学的和生物化学的低温等离子超声生物效应。使场间组织细胞蛋白质变性，细胞膜及细胞器膜乳化、破裂，血管组织瞬间凝固、栓塞，阻断血管瘤中的异常血流，术后组织清理、修复等生理过程，最终达到消除血管瘤的治疗目的。

【优点】

生物等离子波导微创治疗血管瘤只需1～2次，此技术有着立竿见影的效果，手术出血少，疼痛轻，无不良反应，术后不留瘢痕，恢复快，疗程短，不易复发，治愈率高。对于比较难治性的血管瘤可以收到很好的治疗效果。

【缺点】

需用特殊的仪器设备，费用较高。

七、冷冻治疗

冷冻治疗（cryotherapy）是利用低温作用于组织，使之发生坏死，以达到治疗目的的一种方法，是一个生物化学过程。此种治疗方法源于20世纪60年代小范围表浅血管瘤病变。

【原理】

机体在0℃以下低温时，组织细胞中的水分冻结形成冰晶。冰晶形成及融解期，均可引起细胞的机械性损伤，细胞脱水，电解质浓缩使细胞中毒死亡；制冷剂的温度越低，对细胞的损伤作用也越大，从而达到冷冻治疗血管瘤的目的。

【方法】

利用液氮的挥发造成的强低温（－96℃），通常状态下低于－20℃，将病损区皮肤、血管瘤及血管瘤周围组织冷凝，使其细胞内形成冰晶，并导致细胞破裂、解体、死亡，再经过机体修复过程使血管瘤消失。

【优点】

冷剂低温损伤血管瘤组织，达到治疗血管瘤的目的。并发症少。

【缺点】

在治疗过程中较为疼痛，患者难以耐受。而且冷冻治疗极易留下瘢痕。治疗深度不够，难以达到理想的疗效。

八、核素治疗

目前用于治疗血管瘤最常用的核素有32-磷（P）和90-锶（Sr）两种。核素治疗血管瘤的原理就是利用放射元素所产生的γ射线及β射线对血管瘤组织细胞核进行轰击使其中的DNA链、RNA链断裂，终止核蛋白的合成，造成细胞死亡和解体，再通过组织修复过程达到治疗目的。

（一）32-磷

32-磷是利用核素发射β射线，使局部病灶产生辐射生物效应而达到治疗目的，对周围正常组织及全身无影响，治愈后一般无瘢痕。目前常用的有两种方法。

1. *32-磷敷贴药片* 由使用单位临时配制成的一种敷贴药片，通常是将32-磷溶液配制成一定的放射性浓度，以优质滤纸作为支持物再根据病变的各种形状制成相应大小的敷贴器，直接敷贴在病变部位，按照年龄和病情决定一次敷贴时间。一般间隔3～5个月后再做第2次治疗。这种方法对皮肤表面的毛细血管瘤有良好的效果。

2. *32-磷胶体* 另一种是利用32-磷胶体局部注射。β射线使组织产生电离辐射效应，可以抑制或破坏增生的血管内皮，局部形成血栓、坏死，使瘤体纤维化从而达到治疗的目的。32-磷胶体注射适用于中、小型海绵状血管瘤且无广泛而粗大的交通支者。治疗方法：用生理盐水稀释32-磷胶体至0.22MBQ，于瘤体组织内注射治疗，注射点应多于3点，注射完毕后可轻揉瘤体，确保药物均匀分布于瘤体。根据疗效，间隔3个月治疗1次。32-磷胶体注射的不足之处是易引起局部胶体沉积，发生放射性皮炎、组织坏死、残留瘢痕等，所以建议少剂量多次治疗，以减轻不良反应。后因该药已经禁止对小儿使用而被放弃。

（1）优点：没有任何痛苦，方法简便。

（2）缺点：不易掌握剂量，治疗后易留下白斑瘢痕及其他并发症。

（二）核素 90-锶

核素^{90}Sr 源能释放出 0.53M 电子伏的 β 光线为带有负电、质量很少的电子流，其电子与浅层 1～4mm 物质碰撞，可产生最大的电离作用，β 光线作用于血管瘤内皮细胞产生电离从而使血管瘤吸收，血管瘤组织微血管逐渐乳化、凝固，收缩，增生组织细胞分裂速度减低、停止，最后消失。

^{90}Sr β 光线照射至皮下的有效深度仅为 3～4mm，对瘤体有恰到好处的治疗作用，因血管瘤的内皮细胞对 β 光线有聚集作用且极为敏感，并充分吸收，所以对深部正常组织无任何损害，经数万例患儿临床实践证明，98.5％以上的毛细血管瘤都能达到治疗效果。

1. 优点　90-锶的治疗血管瘤方法简单，有一定疗效。

2. 缺点　剂量过大的放射治疗甚至可造成骨生长中心的阻抑、深部组织损伤及慢性放射性皮炎等并发症。

在 20 世纪 90 年代以前因缺乏有效的治疗方法，放射治疗常作为毛细血管瘤首选治疗方法。但最新的临床及研究表明，放射治疗不能取得满意的治疗结果，放射性损伤产生的萎缩性瘢痕其远期恶变率明显上升，色素缺失，组织器官萎缩，局部畸形、功能障碍给患者造成的不利影响甚至超过了血管瘤本身对患者的影响，国际医疗机构已经将此列为禁忌。

第三节　阴茎阴囊血管瘤手术治疗

对于阴茎、阴囊局限性的血管瘤做手术切除，效果理想。较大或估计较深的血管瘤，如经术前静脉造影、超声及磁共振检查，充分了解病灶的分布和血流动力学情况，准确估算失血量并确定补充方法后，手术根治有可能。

【适应证】

1. 阴茎皮肤皮下及阴囊的血管瘤者。

2. 较局限的阴茎头的海绵状血管瘤者。

3. 阴茎、阴囊血管瘤经非手术治疗无效者。

【禁忌证】

1. 合并严重心、肺、肝、肾及其他脏器功能障碍，高血压危象、心脏病心功能失代偿期、肺源性心脏病、肺气肿等不能耐受手术者。

2. 合并凝血功能紊乱未纠正者。

3. 合并糖尿病未控制者。

【特殊准备】

术前行阴茎海绵体造影，了解血管瘤与阴茎海绵体是否相通。

【麻醉与体位】

持续硬膜外麻醉或局部麻醉。患者取平卧位，阴囊病变范围大者取截石位。

【术式简介】

1. 阴茎头海绵状血管瘤切除术（resection of glans cavernoma）　用手捏住阴茎头皮肤，将肿瘤固定住，切开皮肤，将瘤体切除，间断缝合伤口。伤口加压包扎。尿道外口瘤体可电灼，注意避免形成尿道外口狭窄。

2. 阴茎阴囊血管瘤切除术（resection of scrotal and penile hemangioma）　用手捏住阴茎或阴囊皮肤，将血管瘤固定，沿肿瘤边缘 0.3～0.5cm 正常阴囊皮肤做切口（图 11-1A），压迫阻断血供，切口深达血管瘤的基底部（图 11-1B）。边切边全层缝合，以减少出血（图 11-1C）。血管瘤切完就缝合完毕。

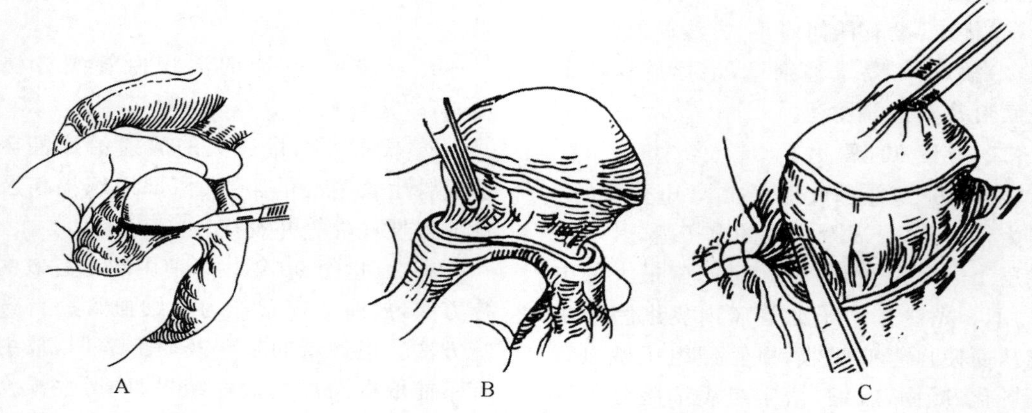

图 11-1 阴茎阴囊血管瘤切除术

A. 沿肿瘤边缘做切口；B. 切口深达血管瘤的基底部；C. 边切边缝合

【术后处理】

1. 应用抗菌药物以防治感染。

2. 术后 10d 拆线。

3. 阴茎手术者，术后应用女性激素或镇静药物。

【并发症防治】

1. 出血

(1)表现：术后伤口渗血不止或形成血肿，严重出血者血压下降以致休克。

(2)原因：出血原因可能与凝血机制有关，也可能与术中止血不彻底或术后继发感染有关。

(3)处理：小量出血可通过适当加压止血。如出血量较大，压迫不能控制出血者，应及早手术，清除血肿，重新彻底止血并放置引流。并加强抗感染。

(4)预后：如能得到及时有效的处理，不会造成严重后果。

(5)预防：术前如有凝血功能异常者给予纠正，合并感染者应控制，术中止血彻底，伤口适当加压包扎，术后防治感染，以防止继发出血。

2. 伤口感染

(1)表现：伤口红肿伴脓性分泌物，发热，分泌物培养有细菌生长。

(2)原因：术前感染未控制，手术消毒不严，术中操作污染。术后血肿形成。伤口内渗血、渗液引流不畅导致感染。术后护理不当等。

(3)处理：术后勤换敷料，伤口渗血、渗液引流干净，应用有效抗生素。如有脓肿形成，应切开引流。适当理疗以促进伤口愈合。

(4)预后：如能得到及时有效的处理可痊愈。

(5)预防：术前控制病变部位的合并感染，手术消毒严格，严格无菌操作，止血彻底，术后保持引流通畅，渗血渗液引流干净。

3. 畸形愈合

(1)表现：阴茎或阴囊血管瘤切除术后，阴茎或阴囊形态呈畸形愈合。

(2)原因：阴茎或阴囊血管瘤切除术后，必然会导致阴茎或阴囊部分缺损，术后包扎过紧阻碍阴茎或阴囊血供，导致局部坏死，从而致阴茎或阴囊部分畸形愈合。

(3)处理：术后应密切观察，如发现龟头出现水疱，颜色灰白或深紫色，应立即解除敷料压迫，用温盐水湿敷。无法挽救者应做阴茎头坏死组织切除。待伤口愈合后，行阴茎再造术。

(4)预后：阴茎或阴囊血管瘤切除术后，阴茎或阴囊呈畸形形态，不影响性生活，影响性生活者可适当做整形术。

(5)预防：针对畸形愈合发生的原因进行预防。

4. 复发　与肿瘤未完全切除有关。

(1)表现：阴茎或阴囊血管瘤切除术后一段时间，在切除部位又出现一定大小的血管瘤样病变，并逐渐长大。

(2)原因：可能是血管瘤较大，与周围组织分界不清，切除不彻底有关。

(3)处理：先采取非手术疗法，如无效，必要时再次手术彻底切除。

(4)预后：如能及时有效治疗，可逐渐愈合。

(5)预防：针对发生的原因进行预防。

5. 勃起功能障碍

(1)表现：术后阴茎不能勃起，不能性交或不能进行有效的性交。

(2)原因：可能由于阴茎或阴囊血管瘤导致阴茎或阴囊形态结构异常，术前性功能就不正常，术后阴茎头或阴囊形态变形，可引起勃起功能障碍。

(3)处理：因对性心理的影响所致勃起功能障碍患者，进行心理治疗，勃起功能障碍可逐渐好转。对器质性和混合性勃起功能障碍患者，可按照治疗勃起功能障碍的方法进行治疗，可选用中成药，如龙鹿胶囊、伊木萨克片、复方玄驹胶囊、还少丹及健阳片等治疗，有一定疗效。也可选用西药，如枸橼酸西地那非(万艾可)、盐酸伐地拉非(艾力达)、他达拉非(希爱力)，可能对部分患者有效。

(4)预后：如得到有效的治疗，勃起功能障碍逐步好转。

(5)预防：针对发生勃起功能障碍的原因进行预防。

【评析】

1. 对于局限性的阴茎阴囊海绵状血管瘤可以安全切除者，效果较理想。术中应仔细止血和尽量完整切除，防止术后出血和复发。对一些范围很大、部位较深的阴囊海绵状血管瘤，也可考虑部分或大部分切除，待术后再结合其他治疗，也能得到比较满意的结果，创面过大者，可以采用植皮或皮瓣修复。

2. 单纯切除可能导致大出血者，为减少术中出血，海绵状血管瘤瘤体巨大、范围广泛者可先行非手术方法使瘤体缩小后再行手术切除。故在术前应进行必要的准备，再行手术治疗。

(陈　刚(小)　唐　伟　陈在贤)

参考文献

[1] 刘大看，郑俊敏，马玉春，等. 小儿阴囊海绵状血管瘤手术治疗探讨. 中华小儿外科杂志，2011，32(7)：556-557.

[2] 杜俊华，廖贵益，张贤生，等. 阴囊阴茎海绵状血管瘤 1 例报告. 中国男科学杂志，2013，11：63-64.

[3] 成晟，许力为，陈岳兵，等. 阴囊静脉血管瘤一例. 中华外科杂志，2012，50(11)：575-576.

[4] 朱崴，耿江，王光春，等. 阴囊毛细血管瘤自发破裂伴巨大阴囊血肿 1 例报告. 中华男科学杂志，2013，19(10)：956-957.

[5] 石新放，廖世宏，孙双凤. 阴囊内巨大毛细血管瘤超声表现 1 例. 中国超声医学杂志，2011，27(6)：559.

[6] 王安喜. 阴囊巨型海绵状血管瘤 1 例报告. 中华男科学杂志，2001，7(01)：65.

[7] 热夏提·热合曼，迪力夏提·吾麦尔，阿布都卡哈尔·巴吐尔，等. 阴囊海绵状血管瘤 1 例并文献复习. 医学信息旬刊，2011，24(8)：5511.

[8] 李春香,沈翔.超声诊断阴囊蔓状血管瘤1例.临床超声医学杂志,2014,16(01):40.

[9] 杨利,杨熙章,陈自谦.DSA诊断阴茎海绵状血管瘤致勃起障碍一例.当代医学,2010,16(29):628-629.

[10] 朱晓爽,董长宪,郭晓楠,等.尿素治疗阴茎头海绵状血管瘤113例疗效分析.中华实用诊断与治疗杂志,2011,25(12):1226-1227.

[11] 李鹏,郑百俊,郭正团,等.平阳霉素联合尿素瘤内注射治疗海绵状血管瘤40例.陕西医学杂志,2007,36(2):145-147.

[12] 梁新亮,董长宪,马玉春,等.局部尿素注射治疗体表海绵状血管瘤.中国医院药学杂志,2011,31(16):1396-1397.

[13] 刘超,刘力嘉,陈谊.超声诊断阴囊血管瘤1例.临床超声医学杂志,2009,4:245.

[14] 徐勇,李琼芝,马冯慧.巨大海绵状血管瘤合并血小板减少综合征1例.人民军医,2011,11:1023.

[15] 王炳卫,杨国胜,刘百川,等.阴囊血管瘤一例报告.中华尿外科杂志,2010,31(12):813.

[16] 甄景波,许友苓,田建坡,等.阴囊海绵状血管瘤1例报告.山东医药,2007,47(30):76.

[17] 蔡熹,赵新美,周锋盛,等.超声诊断婴儿阴囊毛细血管瘤1例.医学影像学杂志,2016,26(3):379.

[18] Cheng G,Song N,Hua L,et al. Surgical treatment of hemangioma on the dorsum of the penis. J Androl,2012,33:921-926.

[19] Soumya Mondal,Deepak Kumar Biswal,Dilip Kumar Pal. Cavernous hemangioma of the glans penis. Urol Ann,2015,7(3):399-401.

[20] Erqun O,Ceylan BG,Armagan A,et al. A giant scrotal cavernous hemangioma extending to the penis and perineum: a case report. Kaohsiung J Med Sci,2009,25(10):559-561.

[21] Rastogi R. Diffuse cavernous hemangioma of the penis,scrotum,perineum,and rectuma rare tumor. Saudi J Kidney Dis Transpl,2008,19(4):614-618.

[22] Lin Y,Sun GH,Yu DS,et al. Intrascrotal hemangioma. Arch Androl,2002,48(4):259-265.

[23] Nouira Y,Kbaier I,Attyaoui F,et al. A Horchani. Megapenis associated to corpus spongiosum agenesis with Scrotal and Pelvic Hemangiomas. Eur Urol,2001,40(5):571-574.

[24] Ferrer FA,McKenna PH. Cavernous hemangioma of the scrotum: a rare benign genital tumor of childhood. J Urol,1995,153(4):1262-1264.

[25] Gotoh M,Tsai S,Sugiyama T,et al. Giant scrotal hemangioma with azospermia. Urology,1983,22(6):637-639.

[26] Alter GJ,Trengove-Jones G,Horton CE,Jr. Hemangioma of penis and scrotum. Urology,1993,42:205-208.

[27] Lee JM,Wang JH,Kim JS. Multiple cavernous hemangiomas of the glans penis, penis and scrotum. Korean J Urol,2008,49:92-94.

[28] Jimenez-Cruz JF,Osca JM. Laser treatment of glans penis hemangioma. Eur Urol,1993,24:81-83.

[29] Hemal AK,Aron M,Wadhwa SN. Intralesional sclerotherapy in the management of hemangiomas of the glans penis. J Urol,1998,159:415-417.

[30] Tsujii T,Iwai T,Inoue Y,et al. Cutaneous hemangioma of the penis successfully treated with sclerotherapy and ligation. Int J Urol,1998,5:396-397.

[31] Savoca G,De Stefani S,Buttazzi L,et al. Sclerotherapy of hemangioma of the glans penis. Urology,2000,56:153.

[32] Dinehart SM,Kincannon J,Geronemus R. Hemangiomas: evaluation and treatment. Dermatologic Surgery,2001,27(5):475-485.

[33] Kirac M,Camtosun A,Canpolat B,et al. Capillary haemagioma of the scrotum. Gazi Medical Journal,2007,18(1):43-44.

[34] Lin CY,Sun GH,Yu DS,et al. Intrascrotal hemangioma. Archives of Andrology,2002,48(4):259-265.

[35] Kumar T,Vaughan R,Dangle PP. Hemangioma of the scrotal septum: a rare entity in infants with review of the literature. The West

Virginia Medical Journal,2012,108(4):26-27.

[36] Froehner M,Tsatalpas P,Wirth MP. Giant penile cavernous hemangioma with intrapelvic extension. Urology,1999,53(2):414-415.

[37] Ward JF,Friedlander SF,Kaplan GW. Hemangioma presenting as an ulceration of the scrotum. Journal of Urology, 1998, 160 (1): 182-183.

[38] Hervías D,Turrión JP,Herrera M,et al. Diffuse cavernous hemangioma of the rectum:an atypical cause of rectal bleeding. Revista Española de Enfermedades Digestivas, 2004, 96(5):346-352.

[39] McGee P,Miller S,Black C,et al. Propranolol for infantile haemangioma:a review of current dosing regime in a regional paediatric hospital. Ulster Nedical Journal,2013,82(1):16-20.

[40] Laranjo S,Costa G,Parames P,et al. The role of propranolol in the tre atment of infatile hemangioma. Revista Portuguesa de Cardiologia, 2014,33(5):289-295.

[41] Ulker V,Esen T. Hemangioma of the glans penis treated with Nd:YAG laser. International Urology and Nephrology, 2005, 37 (1): 95-96.

[42] Hemal AK,Aron M,Wadhwa SN. Intralesional sclerotherapy in the management of hemangiomas of the glans penis. Journal of Urology, 1998,159(2):415-417.

[43] Gangkak G, Mishra A, Priyadarshi S, et al. Large genital cavernous hemangioma: a rare surgically correctable entity. Case Reports in Urology,2015,2015:3.

[44] Ergün O,Ceylan BG,Armagan A,et al. A giant scrotal cavernous hemangioma extending to the penis and perineum: a case report. Kaohsiung J Med Sci,2009,25(10):559-561.

[45] Rastogi R. Diffuse cavernous hemangioma of the penis, scrotum, perineum, and rectum-a rare tumor. Saudi J Kidney Dis Transpl,2008, 19(4):614-618.

[46] Deepak Chavan, Anita P Javalgi. Scrotal hemangioma:a Case Report. J Clin Diagn Res, 2014,8(12):ND03-ND04.

[47] Alter GJ, Trengove-Jones G, Horton CE Jr. Hemangioma of penis and scrotum. Urology, 1993,42(2):205-208.

[48] Patoulias I,Farmakis K,Kaselas C,et al. Ulcerated Scrotal Hemangioma in an 18-Month-Old Male Patient:A Case Report and Review of the Literature. Case Rep Urol, 2016, 9236719.

[49] Mutgi KA,Swick. BLMultifocal epithelioid hemangioma of the penis:a diagnostic and therapeutic challenge. J Cutan Pathol,2015,42(5): 303-307.

[50] Cheng G,Song N,Hua L,et al. Surgical treatment of hemangioma on the dorsum of the penis. J Androl,2012,33(5):921-926.

[51] Tepeler A,Yeşilolva Y,Kılınç A,et al. A mild and rare form of Klippel-Trenaunay syndrome presenting with urethral bleeding due topenile hemangioma. Urology,2011,77(2):463-465.

[52] Aydur E,Erol B,Tahmaz L,et al. Coagulation of a giant hemangioma in glans penis with holmium laser. Asian J Androl,2008,10(5):81.

[53] Dellis A,Papatsoris A. Stem cell therapy for the treatment of Peyronie's disease. Expert Opin Biol Ther,2017,17(4):407-413.

[54] Sayedahmed K,Rosenhammer B,Spachmann PJ,et al. Bicentric prospective evaluation of corporoplasty with porcine small intestinal submucosa (SIS) in patients with severe Peyronie's disease. World J Urol,2017,35(7): 1119-1124.

[55] Joice GA,Burnett AL. Nonsurgical Interventions for Peyronie's Disease: Update as of 2016. World J Mens Health, 2016, 34 (2): 65-72.

[56] Yafi FA,Hatzichristodoulou G,DeLay KJ,et al. Review of Management Options for Patients With Atypical Peyronie's Disease. Sex Med Rev,2017,5(2):211-221.

[57] Silva-Garretón A,Santillán D,Chávez D,et al. Satisfaction of patients with Peyronie's disease after plaque surgery and bovine pericardi-

um graft. Actas Urol Esp, 2017, 41 (2): 103-108.

[58] Aliperti LA, Mehta A. Peyronie's disease: intralesional therapy and surgical intervention. Curr Urol Rep, 2016, 17(9): 60.

[59] Hatzichristodoulou G. Grafting techniques for Peyronie's disease. Transl Androl Urol, 2016, 5(3): 334-341.

第 12 章

精索静脉曲张手术

第一节　精索静脉曲张

精索静脉曲张(varicocele)是男性常见疾病,分原发性和继发性两种。原发性精索静脉曲张是先天性精索静脉发育畸形,静脉瓣发育不全,静脉壁的平滑肌或弹性纤维薄弱,不能使睾丸静脉血液回流,反而血液倒流,导致精索静脉丛血液淤积、扩张,纡曲和变长。原发性精索静脉曲张平卧后曲张静脉可消失;继发性精索静脉曲张则是由于继发于肾肿瘤、腹膜后肿瘤等其他疾病所导致的精索静脉曲张,一般平卧后曲张静脉不消失或消失极慢。如为继发性精索静脉曲张应做相应检查,寻找病因,对原发疾病进行处理。

一、睾丸血供

1. *睾丸动脉*　主要来源于睾丸动脉,此外还有腹壁动脉的分支提睾肌动脉,膀胱上动脉的分支输精管动脉。

2. *睾丸静脉*　通过 3 种途径:蔓状静脉丛收集睾丸的离心和向心的静脉以及附睾缘静脉;输精管静脉伴输精管走行;提睾肌静脉行程比较表浅,位于精索内、外筋膜之间,上行注入腹壁下静脉。上述 3 条途径在睾丸尾侧紧密聚集、相互吻合,形成一真正的血管连结。睾丸的静脉组成精索静脉丛,经腹股沟管和皮下环处进入腹股沟管,汇集为 3～4 条静脉。再经内环入腹膜后汇成 1～2 条精索内静脉。最后,右侧精索内静脉斜行进入下腔静脉,左侧成直角进入左肾静脉。临床上以左侧精索静脉曲张最为常见。

二、对生育的影响

原发性精索静脉曲张,静脉壁的平滑肌或弹性纤维薄弱,不能使睾丸静脉血液回流,反而血液倒流,导致精索静脉丛血液淤积。血液淤积使局部温度升高,睾丸组织内 CO_2 等代谢产物蓄积,儿茶酚胺、皮质醇、前列腺素等物质的浓度升高,影响睾丸的生精功能。一侧精索静脉曲张,往往也会影响健侧睾丸的生精功能,影响生育。近期研究表明,精索静脉曲张除了造成精液参数异常,还可造成精子 DNA 受损、睾丸发育不良、睾酮分泌功能下降及睾丸痛等后果。原发性精索静脉曲张,普通人群发病率约为 15%,而不育人群发病率占 21%～42%,比正常人高 3 倍。动物实验和临床研究表明,精索静脉曲张会引起进行性的睾丸功能衰退。75%～85%的精索静脉曲张患者可引起继发性不育。

三、治疗原则

原发性精索静脉曲张的治疗如下。

1. 轻度的、无症状的精索静脉曲张观察、随访。

2. 重度的精索静脉曲张且症状严重者，或经非手术治疗症状未见缓解者，或已影响生育者可行手术治疗，手术是结扎曲张的精索静脉，目的是阻止精索静脉血液倒流，消除血液淤积对睾丸生精功能的影响，提高精液质量，促进生育。精索静脉结扎术是目前治疗精索静脉曲张所致男性不育最常见的手术。精索静脉结扎术可使60%～80%的患者精液质量改善，术后受孕率为20%～60%，还能提高不育症伴血清睾酮下降患者的血清睾酮水平。一组随机研究表明，两组精索静脉曲张患者，手术组1年后的受孕率为44%；而非手术组为10%。手术效果与精索静脉曲张的程度有关。重度精索静脉曲张手术后精液质量改善明显，但受孕率与轻度曲张手术后无明显差异。鉴于在临床中精索静脉曲张引起男性不育的发病率较高，所以精索静脉曲张一经确诊后及早手术治疗对保证睾丸的正常发育颇为重要，年龄越大，病程越长，手术治疗后的效果也越差。近年来倾向于在青少年精索静脉曲张患者中做预防性手术，防止睾丸功能损害。

四、手术术式

目前有如下7种手术术式，各有优缺点。

1. 经腹股沟精索静脉结扎术。
2. 开放性经腹膜后精索静脉高位结扎术。
3. 腹腔镜下精索静脉高位结扎术。
4. 机器人辅助下腹腔镜精索静脉高位结扎术。
5. 精索静脉显微结扎术。
6. 精索静脉转流术。
7. 精索静脉介入栓塞术。

第二节　精索曲张静脉结扎术

一、开放性经腹股沟精索曲张静脉结扎术(transinguina varicocelectomy)

【适应证】

美国泌尿外科协会及美国生殖医学协会的指南都推荐下列患者应施行精索静脉曲张的手术治疗。

1. 精索曲张静脉结扎术适用于症状及体征明显，可以明显触及精索静脉曲张；精液参数异常；直接或间接导致不育者。

2. 对于体征明显或精液参数异常的患者即使无生育要求也主张手术治疗。

3. 青春期精索静脉曲张尤其伴有睾丸发育不良者。

【禁忌证】

1. 继发性精索静脉曲张。

2. 原发性精索静脉曲张，若侧支循环不良，有侧支反流者视为禁忌。术前应做精液分析，了解是否存在生精抑制。生殖功能、内分泌功能及抗精子抗体等检查，了解有无其他因素引起精液异常。

【麻醉与体位】

骶管内麻醉或硬脊膜外腔阻滞麻醉，或局部浸润麻醉。患者取仰卧位。

【手术要点】

做腹股沟斜切口(图12-1A)。切开皮肤、皮下组织及腹外斜肌腱膜，保护髂腹下及髂腹股沟神经，依肌纤维方向切开提睾肌，显露精索的曲张静脉。再沿精索方向切开精索外筋膜，仔细分离精索静脉的每一支，通常是3～4支；提起曲张的精索静脉(图12-1B)，于靠近内环处分离曲张的精索静脉各分支。注意保护输精管、睾丸动脉及淋巴管。于内环口钳夹、切断曲张的静脉，并切除3cm一段后，两端结扎(图12-1C)，确定无静脉漏扎后，将其结扎线两线尾各穿上圆针，分别从腹内斜肌游离缘穿出后结扎，以便将精索向上牵引(图 12-1D)。创面彻底止血后,还纳精索,用细丝线横行间段缝合提睾肌,以进一步升高精索(图 12-1E)。检查创面有无出血,逐层缝合切口。

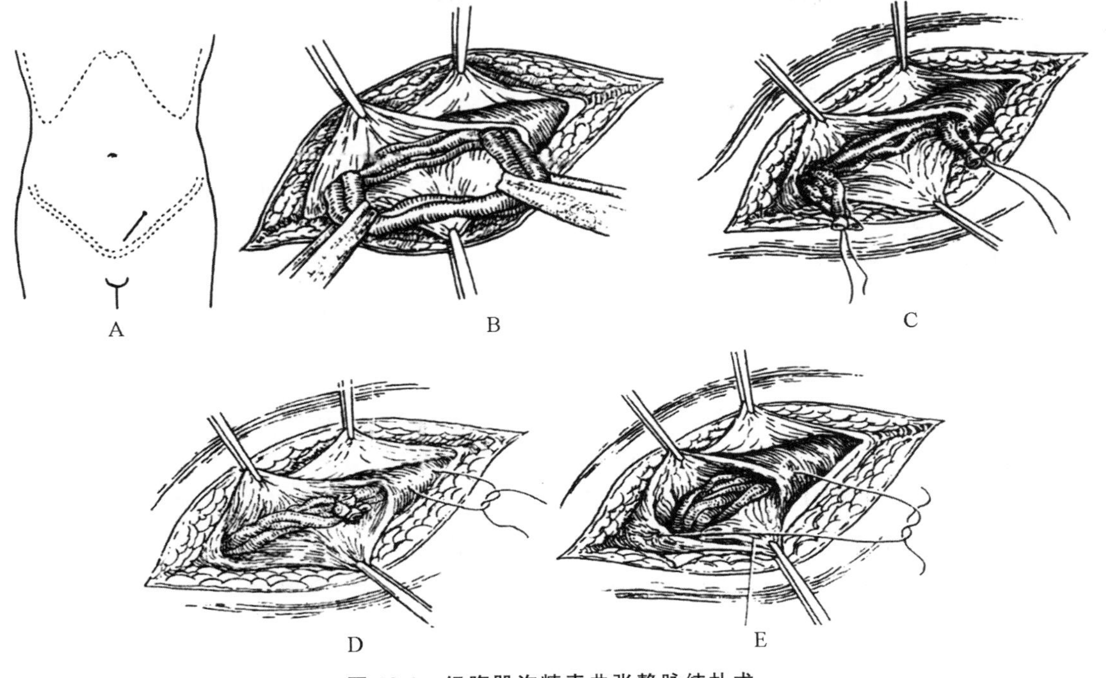

图 12-1　经腹股沟精索曲张静脉结扎术

A. 腹股沟斜切口;B. 解剖精索,显示曲张的精索内静脉;C. 切断、结扎曲张的静脉;D. 将精索向上牵引、缝合;E. 横行间断缝合提睾肌

【术中注意要点】

1. 在未认清精索内静脉及其分支以前,不可将精索血管牵拉过甚,否则引起静脉空虚、动脉痉挛,以致无法辨认,而使静脉结扎遗漏,导致术后复发或误扎动脉,导致睾丸萎缩。

2. 游离精索内静脉的方法是先找到有搏动的精索内动脉和较硬的输精管,余下的血管为精索内静脉,不要一并结扎,应逐一结扎曲张的静脉,避免结扎淋巴管。

3. 结扎精索内静脉时,一定要尽量靠近内环口,因该处分支少,且分支较为粗大,不易遗漏。

4. 术中要注意不要损伤精索内动脉及输精管。

5. 在内环处检查有无疝囊存在,如有应同时给予处理。

6. 完全打开精索内筋膜,暴露精索血管,应尽量避免刺激睾丸动、静脉,以防血管痉挛,难以辨认动脉搏动。若血管痉挛严重,可在血管表面滴 2% 利多卡因或热敷,以解除血管痉挛。在手术显微镜下很容易识别搏动的睾丸动脉。

【术后处理】

将阴囊托起 2 周;卧床 3d,然后下床活动;术后 7d 拆除缝线;用抗菌药物防治感染。

二、开放性经腹膜后精索曲张静脉结扎术

精索内静脉进入内环后常合并为 1 支,开放性经腹膜后精索静脉结扎术(openretroperitoneal varicocelectomy),不会漏扎,疗效确实。但解剖层次较深,显露较差。对于有经验者来说,这是治疗精索静脉曲张的好方法,更适用于经腹股沟结扎失败的病例。

【适应证】

同开放性经腹股沟精索曲张静脉结扎术。

【禁忌证】

同开放性经腹股沟精索曲张静脉结扎术。

【麻醉与体位】

硬脊膜外腔阻滞麻醉或全身麻醉。患者取仰卧位。

【手术要点】

相当于从内环口斜向外上方平行于腹股沟韧带，做长约 5cm 的皮肤切口（图 12-2A）。切开皮肤、皮下组织及剪开腹外斜肌腱膜，钝性分离并牵开腹内斜肌与腹横肌（图 12-2B），向内上推开腹膜，显露髂窝部，于内环处可见精索内动、静脉和输精管并行（图 12-2C），继续向上拉开，见输精管转向内下，精索内动、静脉转向后上方。精索内静脉在腹膜后多汇合成 1 条，偶尔也可有 2 条。精索内动、静脉于腹膜后常有一层疏松的结缔组织包绕，应避免对其刺激，以防睾丸动、静脉痉挛，以至难以识别睾丸动脉。睾丸动脉粗细约 1.0mm，充盈饱满，色鲜红，可见搏动，一旦确认为睾丸动脉后，可用持针器夹持小圆针尾部于睾丸动脉旁稍做钝性分离，扩大动、静脉间间距，再以小圆针穿 1 号丝线紧贴睾丸动脉深面穿出，切勿穿破睾丸动脉及伴行的静脉丛，将两线尾端轻轻提起后来回抽拉数次，以防睾丸动脉被丝线绞缠。此时睾丸动脉即位于该穿线内得到保护。再将该处睾丸动脉旁的曲张静脉主干予以单独分离约 2cm，切除其间 1cm，近端用丝线结扎，远端用血管钳夹住血管壁，挤压阴囊，将远端精索静脉内血液排空，然后结扎（图 12-2D），切除中间一段，注意不要损伤精索内动脉，避免损伤或被扎。检查无静脉漏扎，逐层缝合切口，结束手术。

小心保护睾丸动脉、淋巴管及神经。保留输精管营养血管，输精管周围的静脉扩张，若直径＞1mm，亦应予以结扎。最后仅剩下睾丸动脉、淋巴管、输精管及伴行的营养血管，以及直径＜1mm 的细小静脉。

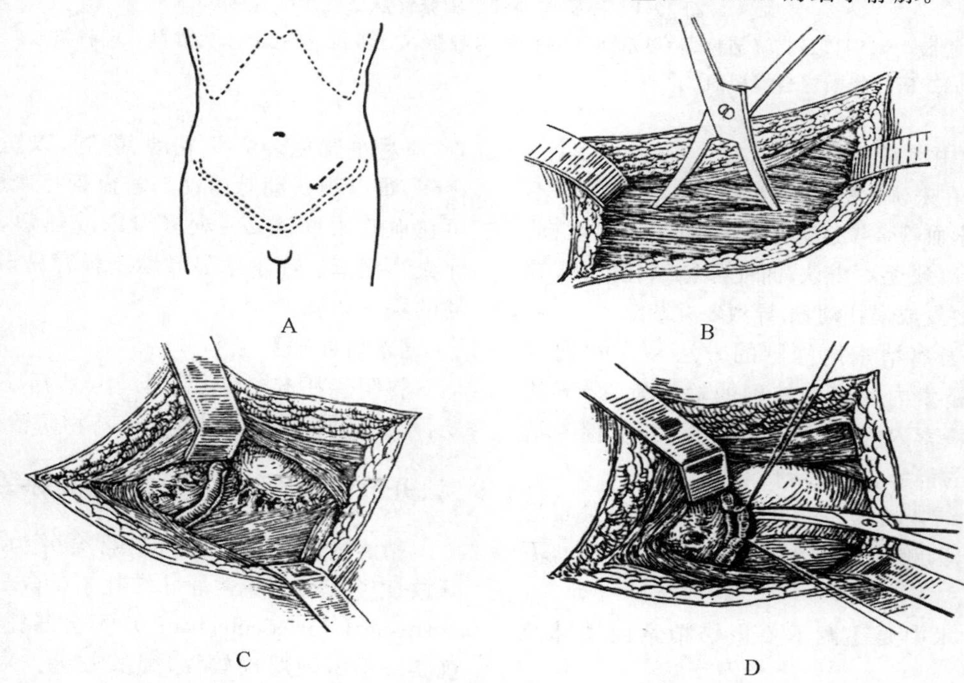

图 12-2 经腹膜后精索曲张静脉结扎术

A. 做左下腹斜切口；B. 分离腹内斜肌和腹横肌；C. 显露腹膜后精索血管及输精管；D. 分离腹膜后精索曲张的静脉并结扎

三、腹腔镜下精索曲张静脉结扎术

腹腔镜下精索曲张静脉结扎术(laparoscopic varicocelectomy),开始于 20 世纪 90 年代,腹腔镜技术逐渐应用于泌尿外科及男科手术。腹腔镜下利用腹腔镜的放大作用,视野暴露清楚,可分离出精索内动脉,对保护睾丸、附睾功能有一定作用,实现在内环口以上位置真正高位结扎精索内静脉。由于其切口小、创伤小、失血少、恢复快,因而深受医患双方的好评。其技术日趋成熟,已逐步广泛应用。腹腔镜下精索静脉结扎术可经腹腔及腹膜后两个途径手术,各有优缺点。

(一)腹腔镜下经腹腔精索曲张静脉结扎术(laparoscopic abdominal varicocelectomy)

经腹腔行精索静脉高位结扎术,由于能利用腹腔大空间充分暴露精索内静脉;利用腹腔镜的放大作用能有效识别精索内静脉及睾丸动脉,因此,相比其他手术方式而言,腹腔镜下精索静脉高位结扎术具有独特的优势。尤其适用于双侧病变需同时结扎双侧静脉时。

【适应证】

原发性精索静脉曲张,腹腔内无病变者。

【禁忌证】

继发性精索静脉曲张;原发性精索静脉曲张,若侧支循环不良,有侧支反流者、肠粘连、肠梗阻,腹膜炎者等视为禁忌。

【腹腔镜仪器】

1. 产生腹腔镜图像的 4 种组件:包括腹腔镜、光源、电视摄像机、监视器等。为了记录图像,需要影像保存系统和图像打印机。

2. 抓钳:大多数抓钳是 5mm 大小,有单个或双个的,尖端的设计有钝圆的、尖的、直的、弯曲的及有角度的,表面锯齿状的用来操作光滑的组织。手柄的设计有锁定的和非锁定的,大多数非锁定的钳子像剪刀样,不同的设计有不同的用途。

3. 切割止血器械:腹腔镜剪刀、解剖刀、电烙器等,在腹腔镜操作过程中被用来切割组织。腹腔镜剪刀有一次性的和非一次性的。锯齿状的尖端用来切断筋膜,钩状的尖端用来切割缝线,弯曲的尖端用来解剖。也可用电刀或机械方法切割组织。

4. 电切组织的电极:电凝钩能够用来切割腹膜,电极铲用于钝性分离,特殊的电牵引钩用来分离组织。电极分单极电凝和双极电凝。使用双极型器件止血最安全。

5. 超声刀是另一种理想的切割技术,使组织空泡形成、血凝固、切割。

6. 生物夹和 Hem-o-lock 是机械性夹闭和控制血管出血的器械。

【麻醉与体位】

硬脊膜外腔阻滞麻醉或全身麻醉。患者取仰卧位,臀部垫高或略呈头低足高斜位。

【手术要点】

1. 待麻醉效果满意后,常规消毒、铺巾。

2. 取脐下缘 0.5 cm 处做 1.0 cm 长弧形切口,切开皮肤和前鞘,用两把巾钳提起腹壁,将 Veress 针(气腹针)插入腹腔,注入 4～5 L CO_2 建立人工气腹并保持腹内压在 12mmHg 左右时,拔除 Veress 针,由该切口置入 10mm Trocar,插入腹腔镜,观察腹腔情况,确认穿刺通道是否成功,并检查有无肠管及血管损伤。然后选择 12mm Trocar 由右侧麦氏点及 5mm Trocar 由左边的反麦氏点穿刺置入腹腔,成为两个工作套管。

3. 将患者体位调整至 20°头低足高位,并适当向手术对侧倾斜。于腹股沟管内环上方约 1.5 cm 处可见输精管及其伴随血管呈"人"字形分叉,距内环口约 3cm 处剪开后腹膜,长约 3cm,一般采取顺精索血管方向剪开,以便暴露精索内血管。若精索血管辨认困难,也可先找到输精管,然后顺着输精管走行向外侧寻找,都能找到精索内血管。小心游离精索血管束,将精索血管束表面的筋膜分开,则可充分暴露精索内静脉、淋巴管及睾丸动脉。睾丸动脉一般位于精索血管束的内侧,仔细观察,都可在腹腔镜下见睾丸动脉的搏动,整个手术过程中都要保护睾丸动脉勿受到损伤。将每根精索内静脉充分游离,去除静脉血管周围组织,一般可见2～4支扩张的静脉。

4. 挤压和牵拉拟结扎侧阴囊内精索血管,不但可以排空淤积的静脉血,而且可以确认拟结扎的精索内静脉无误。在拟结扎的精索内静脉两端分别上生物夹(也可使用丝线结扎或钛夹),在两生物夹之间将血管剪断(也可不剪断)。再次检查动脉有无损伤及创面有无出血,如无出血后排空 CO_2 气体,撤出各器械,腹腔无须放置引流管。

5. 若为双侧病变,按同样方法处理另一侧的精索内静脉。手术结束时,拔出 Trocar,缝合切口。

(二)腹腔镜经腹膜后精索曲张静脉结扎术(laparoscopic retroperitoneal varicocelectomy)

腹腔镜下经腹膜后精索曲张静脉结扎术,对腹腔内脏器影响较小,腹腔内有病变,不能经腹腔行精索曲张静脉结扎术者,可施行腹腔镜下经腹膜后精索曲张静脉结扎术,但不能同时做双侧精索曲张静脉结扎,如需做双侧精索曲张静脉结扎术者,应分次进行。

【适应证】

除精索静脉曲张结扎术的适应证外,腹腔内做过手术、有肠粘连等病变者,均可行腹腔镜下经腹膜后精索静脉曲张结扎术。

【禁忌证】

继发性精索静脉曲张;原发性精索静脉曲张,若侧支循环不良,有侧支反流者,腹膜后做过手术,腹膜后有粘连者,为禁忌。

【麻醉与体位】

全身麻醉。做左侧精索静脉曲张手术者取右侧斜卧位。做右侧精索静脉曲张手术者取左侧斜卧位。

【手术要点】

患者取侧卧位,腰部抬高。第1 Trocar(套管针)穿刺部位及腹膜后间隙制造方法同常规后腹腔镜手术。在窥镜监视下,于腋后线肋缘下插入5mm Trocar(2孔法)或在腋前线上再做一切口,插入3mm Trocar(3孔法),CO_2 灌注压为15mmHg。术者与助手并肩站在患者背侧,在脐水平剪开Gerota筋膜2～3cm,在此间隙内沿腰大肌表面向内侧分离,先见到输尿管,注意不要损伤。在输尿管内侧找到精索内静脉,上2～3枚生物夹(也可使用丝线、钛夹结扎)将血管夹闭,注意避开精索内动脉。检查创面无出血后排空 CO_2 气体,撤出各器械,同样不置引流管,切口各缝合1针。

四、机器人辅助腹腔镜精索曲张静脉结扎术(robotic assisted laparoscopic varicocelectomy)

2001年,美国亨利福特医院施行了世界上第一例机器人前列腺根治性切除手术,从此以后,作为军事领域使用的机器人应用于腹腔镜外科,使机器人外科手术迅速开展起来。Da Vinci 机器人手术系统(Intuitive Surgical Inc, Sunnyvale, California)是目前最为成熟和广泛使用的机器人外科手术系统。此技术近年相继在亚洲的日本、韩国、马来西亚、印度和我国香港、台湾、北京、上海、重庆等地区逐步开展起来。机器人辅助下腹腔镜精索静脉曲张结扎术,与腹腔镜下经腹腔精索静脉曲张结扎术类似,可经腹腔及腹膜后两个途径进行手术;其手术适应证和禁忌证与腹腔镜经腹腔及腹膜后精索静脉曲张结扎术的适应证和禁忌证相同。

Da Vinci 机器人手术系统是通过一个可控高级灵巧的机器人,把外科医师的精细手术操作转化为用精密器械精确完成的手术。它有两个握持手术器械的手臂和一个握持内镜的手臂。在操作台,手术医师依靠三维立体图像观察系统,通过移动双孔内镜,清楚观察整个手术视野。每一个操纵杆的拇指与示指控制器可以将医师手指的精细动作准确无误地传递给机器人手。机器人手有众多关节，操作灵活。双孔内镜一般为 0°或 30°，视野清晰。双电极钳和直角钩常用于解剖、分离，持针器用于缝合组织，解剖剪结合双极钳用于分离前列腺的神经血管束。

(一)机器人辅助腹腔镜经腹腔精索曲张静脉结扎术(robotic assisted laparoscopic abdominal varicocelectomy)

【适应证】

原发性精索静脉曲张，腹腔内无病变者。

【禁忌证】

继发性精索静脉曲张；原发性精索静脉曲张，若侧支循环不良，有侧支反流者、肠粘连、肠梗阻，腹膜炎者等视为禁忌。

【麻醉与体位】

静脉复合麻醉或连续硬膜外麻醉。患者平卧，臀部垫高或略呈头低足高斜位。

【机器人安装】

Robot installation 机器人手的安装(图 12-3)，关键是将机器人持镜手安置在患者的中线位置。可以在地面上画一条从患者臀部下 V 字形尖到脐部的连线，视为想象中子午线。机器人安置在这条线上。将机器人持镜手与相应套管连接，插入双孔内镜。另外两个机器人手与相应套管连接。其套管位置与腹腔镜下经腹腔精索曲张静脉结扎术的穿刺套管位置相同。然后选择 12mm Trocar 由右侧麦氏点及 5mm Trocar 由左边的反麦氏点穿刺置入腹腔，成为两个工作套管。

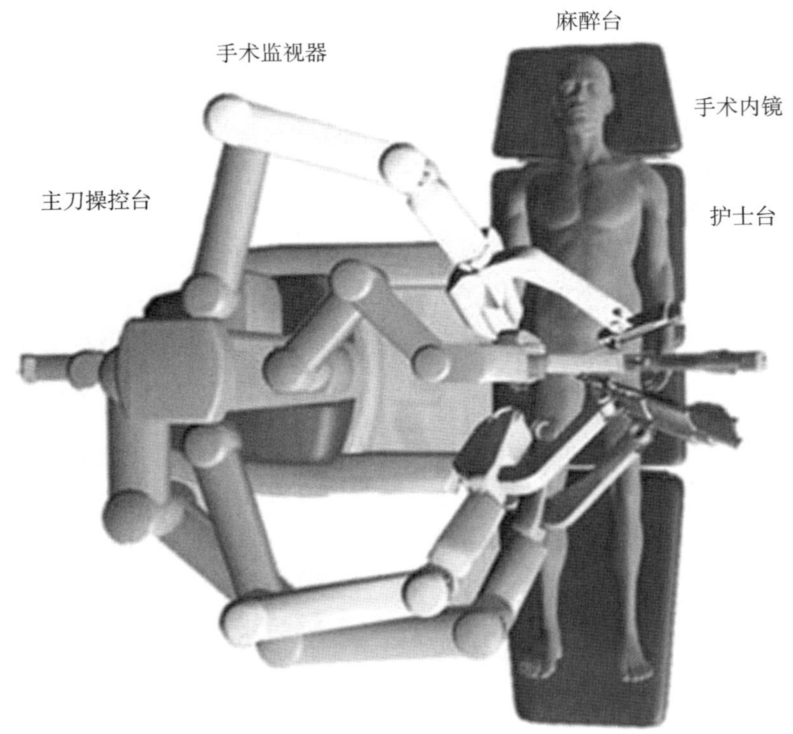

图 12-3 机器人辅助腹腔镜精索曲张静脉结扎术

【手术要点】

将患者体位调整至20°头低足高位，并适当向手术对侧倾斜。于腹股沟管内环上方1.5 cm左右处可见输精管及其伴随血管呈“人”字形分叉，距内环口约3cm处剪开后腹膜，长约3cm，一般采取顺精索血管方向剪开，以便暴露精索内血管。若精索血管辨认困难，也可先找到输精管，然后顺着输精管走行向外侧寻找，都能找到精索内血管。小心游离精索血管束，将精索血管束表面的筋膜分开，则可充分暴露精索内静脉、淋巴管及睾丸动脉。睾丸动脉一般位于精索血管束的内侧，仔细观察，都可在腹腔镜下见睾丸动脉的搏动，整个手术过程中都要保护睾丸动脉勿受到损伤。将每根精索内静脉充分游离，去除静脉血管周围组织，一般可见2～4支扩张的静脉。在拟结扎的精索内静脉两端分别上生物夹(也可使用丝线结扎或钛夹)，在两生物夹之间将血管剪断(也可不剪断)。若为双侧病变，按同样方法处理另一侧的精索内静脉。手术结束时，拔出Trocar，缝合切口。

(二)机器人辅助腹腔镜腹膜后精索曲张静脉结扎术(robot assisted laparoscopic retroperitoneal varicocelectomy)

【适应证】

除精索静脉曲张结扎术的适应证外，腹腔内做过手术、有肠粘连等病变者，均可行机器人辅助下腹腔镜下经腹膜后精索曲张静脉结扎术。

【禁忌证】

继发性精索静脉曲张；原发性精索静脉曲张，若侧支循环不良，有侧支反流者，腹膜后做过手术，腹膜后有粘连者。

【手术要点】

患者取右侧卧位，腰部抬高。第1套管针穿刺部位及腹膜后间隙制造方法同常规后腹腔镜手术。在窥镜监视下，于腋后线肋缘下插入5mm套管针(2孔法)，或在腋前线上再做一切口，插入3mm套管针(3孔法)，CO_2灌注压为15mmHg。术者与助手并肩站在患者背侧，在脐水平剪开Gerota筋膜2～3cm，在此间隙内沿腰大肌表面向内侧分离，先见到输尿管，注意不要损伤。在输尿管内侧找到精索内静脉，上2～3枚钛夹或用血管闭合器将其夹闭，注意避开精索内动脉。检查创面无出血后排空CO_2，撤出各器械，同样不置引流管，切口各缝合1针。

五、显微精索曲张静脉结扎术 (microsurgical varicocelectomy)

1992年，Goldstein首先报道了使用显微镜结扎精索静脉效果优于传统的手术方式，有更高的妊娠率，而并发症比传统手术方式更少。此后，该手术方式被世界各地广泛采用，大量临床实践证实显微外科手术治疗精索静脉曲张具有复发率低、并发症少的优势。显微外科治疗精索静脉曲张伴不育可显著改善精液质量，提高受孕率。其主要优点在于能够很容易结扎精索内除输精管动、静脉外的所有引流静脉，保留动脉、神经、淋巴管，因而明显减少复发及睾丸鞘膜积液、睾丸萎缩等并发症的发生。因此，目前显微镜下精索静脉结扎术被认为是治疗精索静脉曲张的首选方法或“金标准”。

【适应证】

除精索静脉曲张结扎术的适应证外，腹腔内及腹膜后均做过手术，有腹内肠粘连及腹膜后粘连等病变者，均可行显微精索静脉曲张结扎术。

【禁忌证】

同精索曲张静脉结扎术。

【麻醉与体位】

同经腹股沟精索曲张静脉结扎术。

【手术要点】

精索曲张静脉显微结扎术在10～15倍手术显微镜下进行。常用的有经腹股沟管及外环下两种切口，各有优缺点。以外环下切口为例介绍如下。

在患侧外环口下方、阴囊上方，顺着精索的走行方向，做一长 2～3cm 的切口，逐一切开各层组织，暴露显示精索，并将其游离、提出切口外（图 12-4A）。切开精索筋膜，逐一解剖显示数条怒张的精索静脉、厚壁的输精管、搏动的睾丸动脉及透明的淋巴管及神经。注意睾丸动脉在外环口下方多数为 1 支，但可有 2～3 支动脉分支，故游离时不要认为只有 1 条动脉而造成其分支的损伤或被误扎。有时动、静脉鉴别困难，可向上或向下游离静脉来帮助识别，或用手挤压同侧阴囊内精索静脉而帮助识别静脉。在离断、结扎静脉前都要确认有无搏动，要除外搏动的动脉，避免误扎睾丸动脉。将曲张的精索静脉游离，上血管钳（图 12-4A），切断后结扎（图 12-4B），依次逐一解剖、分离全部怒张的静脉，分别给予切断、结扎，保留输精管营养血管，输精管周围的静脉扩张，如直径＞1mm，亦应予以结扎。最后只剩输精管、睾丸动脉、未曲张的小静脉及淋巴管等组织（图 12-4C）。术毕检查所有静脉结扎完全，确认动脉、淋巴管、输精管完整无损伤，逐层关闭切口。

经腹股沟管切口行显微精索静脉结扎术，选择传统的腹股沟切口，长约 2cm，其余步骤与外环下精索静脉显微结扎术相同。

【注意要点】

术中小心保护睾丸动脉、淋巴管及神经。保留输精管营养血管，输精管周围的静脉扩张，如直径＞1mm，亦应予以结扎。最后仅剩下睾丸动脉、淋巴管、输精管及伴行的营养血管，以及直径＜1mm 的细小静脉。要分清睾丸动脉，不要被误扎，否则会导致术后睾丸萎缩。

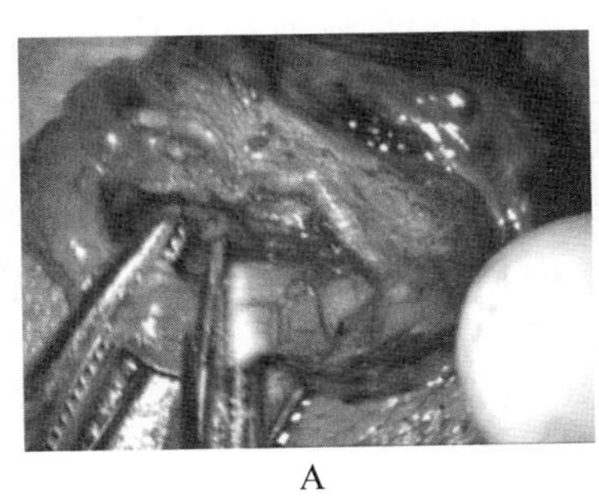
A

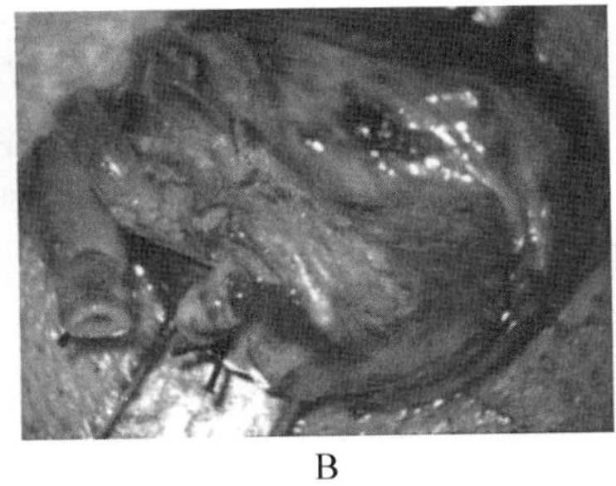
B

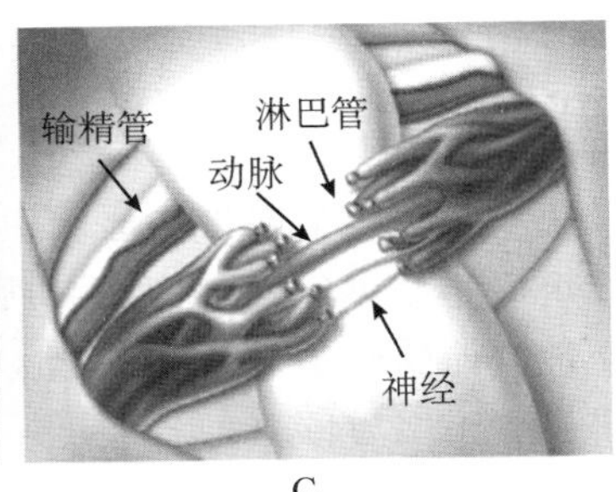

C

图 12-4　精索曲张静脉显微结扎术

【并发症防治】

显微精索静脉结扎术后常见的并发症与一般精索静脉曲张手术的并发症相同，主要有术后水肿、睾丸动脉损伤和精索静脉曲张复发等并发症，均会影响手术效果。

1. 伤口出血

（1）表现：术后伤口渗血不止或形成阴囊内血肿。

（2）原因：出血原因可能与凝血机制有关，也可能与术中止血不彻底或用电凝止血所致。

（3）处理：小量出血可通过通畅引流，如出血量较大，应及早手术，清除血肿，重新彻底止血。

（4）预后：如能得到及时有效的处理，不会造成严重后果。

（5）预防：术前既往有凝血功能异常者给予纠正，术中止血彻底以避免术后继发出血。术后采取相应的止血措施。

2. 伤口感染

（1）表现：伤口红肿伴脓性分泌物，发热，分泌物培养有致病菌生长。

(2)原因:术前感染未控制或手术消毒不严或术中操作污染,或术后血肿形成继发感染。

(3)处理:术后勤换敷料,伤口渗血、渗液引流干净,应用有效抗生素。如有脓肿形成,应切开引流。适当理疗以促进伤口愈合。

(4)预后:如能得到及时有效的处理可痊愈。

(5)预防:术前控制病变部位的合并感染,手术消毒严格,严格无菌操作,止血彻底,术后保持引流通畅,渗血、渗液引流干净。

3. 阴囊水肿　精索静脉结扎术后阴囊水肿发生率为3%～33%,平均为7%。

(1)表现:皮肤和皮下组织增生,皮皱加深,皮肤增厚、变硬、粗糙,并可有棘刺和疣状突起,外观似大象皮肤。早期肿胀,抬高后可减轻。晚期肿大明显,表面角化、粗糙,呈象皮样肿。

(2)病因:淋巴管损伤或被结扎是引起水肿的主要原因。

(3)处理:早期以排出淤积的淋巴液,防止淋巴积液再生为宗旨,晚期则以手术切除不能复原的病变组织或以分流术治疗局限性淋巴管阻塞为目的。

①阴囊抬高:阴囊下垂状态使组织间隙中淋巴液滞留加重,抬高阴囊利用重力作用可促进淋巴液回流,减轻水肿。此方法简单有效。

②在阴囊抬高时用弹力袜或弹性绷带加压包扎,挤压组织间隙,协助淋巴回流。弹性绷带松紧度应适宜。也可用间隙加压器多次和长时间使用,对改善水肿有一定疗效。

③预防感染。

④慢性淋巴水肿:包括非手术治疗的烘绷治疗和各种手术治疗。

(4)预后:精索静脉结扎术后水肿一般不甚严重,经处理后可逐渐缓解。

(5)预防:精索静脉结扎术中保护淋巴管,防止被结扎,是预防阴囊水肿的主要方法。

4. 睾丸萎缩　是精索静脉曲张结扎术最严重的并发症。发生率为0.7%～3.1%。

(1)表现:术后精液质量未改善,反而比术前更差或精子缺乏,睾丸体积缩小。

(2)原因:术中损伤了睾丸动脉,导致睾丸缺血所致。多数是由于手术时误扎或损伤睾丸动脉引起。

(3)处理:如术后睾丸已萎缩,则无好的办法恢复,主要靠预防。

(4)预后:如术后已出现睾丸萎缩,很难恢复。可能影响生育。

(5)预防:术中应严防损伤或误扎睾丸动脉,术中如发现睾丸动脉被损伤或结扎,应立即进行修复或吻合,可预防睾丸萎缩。

5. 复发　精索静脉曲张结扎术后复发率为3.8%～5.3%。

(1)表现:术后精索静脉曲张不消散或消散后又逐渐出现精索静脉曲张。

(2)原因:主要原因是由于技术或解剖的因素,漏扎或多条曲张静脉未能完全结扎,或未能处理精索内静脉系统以外的静脉,以致复发。

(3)处理:如复发后症状不严重,可用非手术治疗;如症状明显,可经其他途径或方式,如经腹股沟、经腹腔或经腹膜后途径进行再次手术。

(4)预后:只是手术效果欠佳,一般不会造成严重后果。

(5)预防:术中认清曲张的精索静脉并将其彻底结扎。

【评析】

1. 避免误扎睾丸动脉　在各精索静脉曲张结扎术中,要避免损伤或误扎睾丸动脉,以防止术后睾丸萎缩。如术中没有良好的照明,视野不清,未能清楚识别睾丸动脉,有可能当曲张静脉被结扎,在肉眼下误扎睾丸动脉时有发生。而在腹腔镜下及机器人辅助的腹腔镜下手术者,由于视野放大、清晰,容易识别睾丸动脉，不易误扎。而在显微精索静脉曲张结扎术中，视野放大更清晰，更容易识别睾丸动脉，如遇血管痉挛，并可用解痉药，如将罂粟碱或2%利多卡因滴于精索血管上，解除血管痉挛后即可分清搏动的睾丸动脉及曲张的静脉；或在精索血管束远端用无损伤血管夹暂时阻断血流，则动脉搏动更加明显等方法确定睾丸动脉，使其更不易被误扎。

2. 术式比较　精索静脉曲张结扎术式有经腹股沟精索静脉曲张结扎术、开放性经腹膜后精索静脉曲张高位结扎术、腹腔镜经腹腔精索静脉曲张高位结扎术、腹腔镜经腹膜后精索静脉曲张高位结扎术、机器人辅助下腹腔镜经腹腔精索静脉高位结扎术、机器人辅助下腹膜镜经腹膜后精索静脉高位结扎术及精索静脉曲张显微结扎术等，各有优缺点。

(1)传统精索静脉曲张结扎术：即经腹股沟及腹膜后精索静脉曲张结扎术，是开放性传统的手术方法，手术方法简便易行，费时较短，效果较好，但切口损伤较大，手术操作在肉眼下进行，分辨率不高，不精细，曲张静脉结扎不甚准确，有误扎睾丸动脉的可能，术后恢复时间较长。复发率高，有文献报道复发率高达15.2%。

(2)腹腔镜精索静脉结扎术：包括单纯腹腔镜及机器人辅助腹腔镜精索静脉高位结扎术。

①优点：a. 在腹腔镜下视野放大清晰，能分辨睾丸动、静脉，单独游离、结扎精索内曲张的静脉，不易漏扎，保留睾丸动脉及淋巴管，使其术后睾丸水肿、睾丸萎缩、鞘膜积液的发生率大幅度降低。不易损伤输精管。b. 创伤小，恢复快，并发症少，住院时间短。c. 机器人辅助腹腔镜精索静脉高位结扎术与单纯腹腔镜精索静脉高位结扎术视野放大更清晰，操作更灵活，损伤更轻，并发症更少，效果更好。d. 对于双侧和复发的精索静脉曲张，则可以优先考虑腹腔镜手术。

②缺点：两者均需要特殊仪器设备，价格昂贵，手术准备时间较长，特别是机器人辅助下者，手术准备、安装机器人及置腹腔镜，费时更长，价格更昂贵。只有有该特殊仪器设备条件的医院才能开展。

(3)显微精索静脉曲张结扎术

①优点：在手术显微镜下，视野清楚，可清晰分辨出输精管、曲张的精索静脉、搏动的睾丸动脉及透明的淋巴管，可以最大限度结扎曲张的精索静脉，不易损伤或误扎睾丸动脉，以免术后睾丸萎缩。避免淋巴管被误扎，以免术后淋巴引流不畅发生睾丸鞘膜积液。手术费时短，恢复快，并发症更少，效果好，费用不高，容易广泛推广应用。

显微解剖技术可以保证结扎效果而又不损伤动脉、淋巴管。小心保护睾丸动脉、淋巴管及神经。保留输精管营养血管，输精管周围的静脉扩张，如直径>1mm，亦应予以结扎。最后仅剩下睾丸动脉、淋巴管、输精管及伴行的营养血管，以及直径<1mm的细小静脉。

②缺点：需手术显微镜特殊仪器设备及显微操作技术。

3. 疗效比较

(1)潘兵等(2016)报道66例显微外科与腹腔镜两种手术治疗精索静脉曲张的疗效及并发症。腹腔镜组术后并发症发生率为15.15%，显微组发生率为3.03%，显微外科与腹腔镜两种手术均为治疗精索静脉曲张的有效方式，但是显微外科手术治疗方式下患者的术后并发症发生率相对较低，临床治疗安全性比较突出。

(2)李学来等(2017)总结了400例精索静脉曲张手术结果，开放性精索静脉高位结扎者为A组，腹腔镜下精索静脉高位结扎者为B组，显微镜下精索静脉结扎者为C组。术后A组、B组、C组并发症发生率分别为14.48%、10.87%、2.56%，复发率分别为

10.34%、8.70%、1.71%，精液质量改善率分别为 37.93%、47.83%、63.25%。结果显示，显微镜下精索静脉高位结扎术创伤小，术后恢复快，并发症和复发率低，精液质量改善效果好。

(3)任引君等(2015)报道 80 例精索静脉曲张患者行显微镜下低位结扎术和腹腔镜精索静脉高位结扎术治疗精索静脉曲张的疗效比较。1 年不育患者配偶妊娠率显微镜下低位结扎术组为 34.28%，腹腔镜下精索静脉高位结扎术组为 21.9%。显微镜下低位结扎术疗效较腹腔镜下更好，是一种更加经济、有效的治疗方式，在有设备及能力的地方，应该给予推广，作为精索静脉曲张首选的治疗方法。

(4)另一组 235 例精索静脉曲张患者，随机分为 A 组(精索静脉高位结扎术 60 例)、B 组(腹股沟外环下方显微镜下精索静脉结扎术 58 例)、C 组(经腹股沟显微镜下精索静脉结扎术 62 例)、D 组(腹腔镜下精索静脉结扎术 55 例)。研究结果显示，术后患者配偶妊娠率分别为 23.33%、41.38%、25.81%、27.27%。腹股沟外环下方显微镜下精索静脉结扎术组患者配偶妊娠率最高，该术式值得在临床推广。

4. 手术效果　经研究证实，精索静脉曲张患者术后 90%以上的患者症状及体征消失，40%～80%的患者精液质量改善，1 年后自然妊娠率约为 40%，2 年后自然妊娠率约为 69%，而未手术治疗对照组仅为 10%，采用内科药物治疗组仅为 16%。1500 例精索静脉曲张患者采用显微手术治疗，复发率仅为 1%，无动脉损伤、鞘膜积液和睾丸萎缩发生。

第三节　精索静脉曲张转流手术

精索静脉曲张转流术(surgery of varicocele bypass)是在精索静脉内环处行高位结扎术的同时在内环口附加的血管转流吻合术。该手术可改善精液质量，提高生育力和雄激素水平。对提高不育症的生育能力有很大帮助。近年来该手术越来越被从事男科学的外科医师重视。经过多年来术后效果的观察对比，该术式实为一种安全、可靠、可以广泛应用的显微外科技术。

精索血管转流选择的血管支应以口径相近、血管血液流速量大、弹性较好的主干或分支；采用显微外科技术操作。较常采用的精索静脉曲张转流术有精索内静脉-腹壁下静脉转流术、精索内静脉-髂外静脉转流术、精索内静脉-旋髂浅静脉转流术等。根据曲张静脉的曲张程度和手术操作难易选择往哪支血管转流。

1. 三度曲张对于精子质量影响重者选择腹壁下静脉加髂外静脉转流术。

2. 曲张较轻、对精子质量影响较大者采用腹壁下静脉转流术。

3. 曲张较轻、对精子质量影响小者采用腹壁浅静脉转流术。

【优点】

该手术遵循血流动力学，防止血液倒流，促进血液回流，增加动脉血灌注，对生精受损的睾丸有恢复和保护作用，复发率低，效果好。临床应用研究结果显示，精索静脉曲张转流术对治疗精索静脉曲张的效果优于精索静脉结扎术及栓塞术。其术后精液改善率可达 50%～80%，恢复生育能力为 30%～50%。

【缺点】

手术需在有手术显微镜的医院才能开展，对术者的显微技术要求高，手术较复杂，难度较大。术后有吻合口瘘、血栓形成、吻合口堵塞等并发症。

【适应证】

同精索曲张静脉结扎术。

【禁忌证】

同精索曲张静脉结扎术。

【术前准备】

取患者精液常规化验，留作术后对照。

【麻醉及体位】

多用硬膜外麻醉。患者取仰卧位。

【特殊仪器】

手术显微镜及显微手术器械。

【术式简介】

简介腹壁下静脉-精索内静脉转流术及精索内静脉-大隐静脉分支转流术。

1. 腹壁下静脉-精索内静脉转流术

(1)经腹股沟管近内环处切口长 3～5cm。切开腹外斜肌筋膜，游离精索至内环口处，分离 1 支精索内静脉，结扎近端，远端用微型血管夹夹住待吻合，其余 2～3 支精索内静脉均行高位结扎，注意勿损伤精索内动脉。

(2)再于精索内侧分离一段腹壁下静脉，结扎远端，用显微合拢夹夹住近端待吻合。

(3)使两断端合拢，血管断口下垫衬比色板，然后在手术显微镜下放大 10 倍以上，用 9-0 到 11-0 无损伤锦伦缝合线，将精索内静脉与腹壁下静脉做两定点吻合。撤除合拢夹，见血管立即充盈，再做通畅试验。

(4)若精索曲张静脉呈团块状或堆积于阴囊内，可以再将精索鞘膜折叠缝合、悬吊固定 3 针，无须将曲张的静脉切除。

(5)吻合完后要挤压阴囊精索，检查是否通畅并促进回流，以防血栓形成。

2. 精索内静脉-大隐静脉分支转流术

(1)于腹股沟中点上方，以内环为中心做平行于腹股沟管的斜切口，显露精索，仔细分离精索内静脉，在距精索内静脉分支汇合点上方处切断，近端测压后记录并予以结扎、缝扎，远端上哈巴狗夹，备做吻合。注意分别切断精索内静脉的细小分支，并留心勿伤及其伴行的精索内动脉。

(2)继而腹股沟下方，股动脉搏动的内侧做一直切口，暴露并游离大隐静脉及其分支，选择其较粗的口径与精索内静脉相似之分支，切断远端、结扎并加贯穿缝扎，近端上哈巴狗夹。在腹股沟韧带适当部位剪一圆孔，只要便于精索内静脉远端无扭曲、无张力的经此口穿过，与大隐静脉分支用选定的钛轮钉行端-端吻合，以 8-0 无损伤可吸收合成纤维线加强。吻合过程中用 1∶1000 肝素溶液点滴冲洗。吻合完毕，去除血管夹，即见静脉明显充盈。轻轻挤压阴囊内精索曲张静脉，使淤积的静脉血通过刚吻合的大隐静脉分支回流。

【注意要点】

1. 腹壁浅静脉位于切口下浅筋膜浅层，口径为 2～3mm。腹壁下静脉位于内环内侧腹横肌与腹横筋膜之间，与腹壁下动脉以两分支状态伴行，口径为 2～4mm。手术操作时要注意保留腹壁浅静脉。

2. 选择腹壁下静脉转流时，使吻合口位于精索与腹外斜肌筋膜之间的空隙。

3. 选择腹壁浅静脉转流时，吻合口位于浅筋膜深层与腹外斜肌筋膜浅层间隙，防止静脉受压。

4. 精索静脉近心端与髂外静脉吻合时手术较复杂，切口应稍大，近心端与髂外静脉行端-侧吻合；用三翼血管钳夹住吻合，用 7-0 无损伤缝合线缝 6 针。

【术后处理】

术后抬高阴囊，每天静脉滴注右旋糖酐-40 500ml，口服阿司匹林 0.5g，每日 3 次，并用抗生素预防感染，术后 7d 拆线。手术前后均做精液常规检查。

【并发症防治】

与精索静脉结扎术后并发症防治相类似。

【评析】

侯明亮等(2008)报道 143 例精索静脉曲张行大隐静脉转流术治疗不育症患者，转流术后随访 6～18 个月，症状完全消失者占

98.57%，精子正常或好转者占55.4%，精子活动率和活动力均有提高占35.7%，6～18个月妊娠者占35%。结论：精索静脉曲张行大隐静脉转流术在建立新的静脉回流通路，术后复发率低，有效改善睾丸供血，消除症状，改善精子数量及质量，提高受孕率取得了良好的疗效。显示精索静脉曲张转流术效果明显优于结扎术，是治疗精索静脉曲张不育症者的较好方法。

第四节　精索静脉曲张栓塞手术

精索内静脉栓塞术(embolization for varicocele)经皮股静脉穿刺插管，将导管置入左或右精索静脉内，放置栓塞材料，达到栓塞精索静脉的目的，属微创手术。但导管插入精索静脉有一定技巧及难度，并有并发症，现应用较少。

【优点】

精索内静脉栓塞术治精索曲张静脉效果与结扎术相似，术后无瘢痕，恢复最快，复发率低。

【缺点】

凡静脉有畸形、有侧支循环者不适于栓塞，而且需要特殊的设备，有一定的技巧及难度。

【适应证】

同精索曲张静脉结扎术。精索内静脉栓塞术主要用于临床或亚临床精索静脉曲张导致的不育症患者。

【禁忌证】

同精索曲张静脉结扎术。

【栓塞前准备】

1. 用多普勒超声检查精索静脉反流和睾丸静脉曲张情况。

2. 穿刺用品

(1)穿刺器械、导管：包括Cobra或猎人头导管等，导丝。

(2)栓塞材料：不锈钢圈、可脱离球囊、硬化剂、无水乙醇、5%鱼肝油酸钠等供选用。

3. 特殊仪器器械：X线显示系统。

【手术要点】

1. 一般经股静脉或右颈内静脉穿刺插入改进型Cobra导管或猎人头导管进入下腔静脉，相当于第1、第2腰椎水平处，用造影剂10～15ml，速率为3～5ml/s做逆行造影，以观察下腔静脉与左肾静脉、右精索内静脉开口。根据造影所示下腔静脉、左肾静脉和精索静脉开口的形态及彼此的解剖关系，左侧病变先把导管插入肾静脉内并寻找精索内静脉开口(图12-5)。右侧精索静脉大多在$L_{2\sim3}$椎体水平，开口于右肾静脉下方的下腔静脉，少数右精索静脉可直接汇入右肾静脉主干，在右肾静脉下方腔静脉内寻找右精索内静脉开口。当导管插入精索内静脉并试注造影剂证实后，插入导丝，在导丝引导下推进导管至精索内静脉中下部后，令患者做Valsalva动作行逆行造影。造影剂用量为15～20ml，4～5ml/s，1张/s×5。

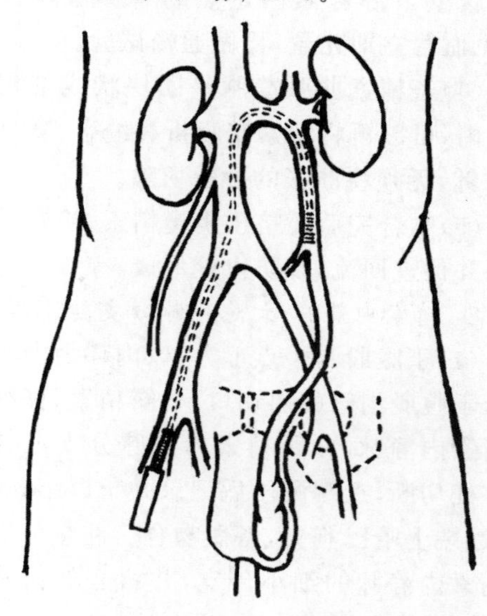

图12-5　经右股静脉穿刺左精索静脉栓塞术

2. 根据造影显示精索内静脉主干、瓣膜功能及曲张静脉的情况，决定栓塞方法和栓塞材料。可选用不锈钢圈、可脱离球囊，也可用无水乙醇、鱼肝油酸钠或注入硬化剂等。

3. 栓塞后再次造影，观察造影剂止于精索内静脉盲端，以评价栓塞情况，不满意时可再行栓塞直至满意为止。

4. 术毕拔管，穿刺部位压迫止血，加压包扎。

【注意要点】

1. 寻找精索静脉开口困难时，可先在Valsalva动作下做逆行肾静脉造影，了解与肾静脉的解剖关系，有利于超选插管。

2. 若股静脉插管困难，可经右颈内静脉插管，左侧插管选用改进型猎人头导管，右侧插管选改进型Cobra导管或将猎人头导管前部弯成70°～90°。

3. 术后卧床休息1～2d，常规使用抗生素预防感染。

4. 栓塞后出现腰痛、左下腹痛、发热等，经对症处理，约1周恢复。

5. 过于粗大的精索内静脉不适于栓塞，应行手术结扎。

【术后处理】

无任何并发症，术后卧床3d，阴囊高位托起，每天多次轻揉患侧阴囊以促进血液回流，防止静脉血栓形成。

【并发症防治】

精索静脉栓塞术的主要并发症是出血、感染等，同精索曲张静脉结扎术后并发症防治。

【评析】

康振等(2015)报道介入栓塞组349例，腹腔镜手术组400例。介入栓塞组与腹腔镜手术组在精液分析改善率、妊娠率、复发率和并发症发生率方面差异均无统计学意义。介入栓塞与腹腔镜手术治疗精索静脉曲张的临床效果无明显差异。

陈赟等(2015)报道632例精索静脉曲张患者，比较显微镜下腹股沟径路、腹腔镜经腹腔径路、腹腔镜腹膜外径路、传统开放精索静脉高位结扎术和逆行介入栓塞术5种精索静脉曲张手术治疗精索静脉曲张的疗效及并发症。结果显示，5种精索静脉曲张手术方式中，腹腔镜腹膜外径路手术时间短，并发症少，适宜手术量大的男科应用；显微外科精索静脉结扎术创伤小、恢复快、术后并发症少、复发率最低，是今后的发展方向，但手术时间相对较长，需要专门显微镜和显微外科培训。介入栓塞术可在局部麻醉下进行，无手术瘢痕，术后恢复最快。

精索静脉内栓塞术治疗精索静脉曲张，是一种安全有效的方法，患者创伤小、复发率低，为治疗精索静脉曲张提供了一种可选择的方法。

（蒲　军　陈在贤）

参考文献

[1] 苟欣，何卫阳. 精索静脉曲张//陈在贤. 实用男科学. 2版. 北京：人民军医出版社，2015：368-369.

[2] 邬绍文，张晓忠，黄英，等. 外环下精索静脉显微解剖结扎术128例疗效观察. 山东医药，2006，46(21)：42-43.

[3] 苏晓程，王建，叶纯. 外环下精索静脉显微解剖结扎术治疗精索静脉曲张的有效性研究. 中国性科学，2015，(7)：17-20.

[4] 黄树声，李伟东，赵磊，等. 外环下精索静脉显微解剖结扎术对精索静脉曲张患者精液质量的影响. 中国误诊学杂志，2011，11(5)：1017-1019.

[5] 刘军明，黄之前，姚文亮，等. 腹股沟外环下显微精索静脉结扎术的临床疗效观察. 江西医药，2014，1：33-36.

[6] 武小强，杨宇，吴芃，等. 精索血管的显微组织解剖及临床应用. 中华男科学杂志，2012，18

(6):518-521.

[7] 陈文彬,葛金山,孟宪涛,等.两孔法腹腔镜精索静脉曲张高位结扎术(附 26 例报告).腹腔镜外科杂志,2004,9(4):214-215.

[8] 朱智荣,阎家骏,王亚佟,等.双孔三通道腹腔镜与显微外科手术治疗精索静脉曲张对比分析.中国男科学杂志,2015,29(5):43-46.

[9] 彭靖,龙海,袁亦铭,等.显微镜下和腹腔镜下精索静脉结扎术的疗效比较.北京大学学报:医学版,2014,46(4):541-543.

[10] 张锡超,张力,祁德安,等.精素内静脉高位结扎术穿线法保留睾丸动脉的疗效研究.徐州医学院学报,2006,1:44-45.

[11] 孙颖浩.腹腔镜精索静脉高位结扎术//孙颖浩.中国腔道泌尿外科手术视频图谱.上海:第二军医大学出版社,2010:220-221.

[12] 宋涛,王春杨,张磊,等.显微外科与腹腔镜两种手术治疗精索静脉曲张的疗效及并发症的对比观察.中华男科学杂志,2012,18(4):335-338.

[13] 麦佐镰,邓海成,秦宏兴.不同手术方式治疗精索静脉曲张的并发症发生情况对比研究.临床和实验医学杂志,2013,12(12):960-961.

[14] 李中学.低位显微外科与腹腔镜精索静脉结扎术治疗精索静脉曲张性不育效果对比观察.中国实用医药,2015,26:68-70.

[15] 王颖,曲静,李赫.腹腔镜下双侧精索静脉曲张结扎术手术配合与体会.中国实用医药,2010,5(32):164.

[16] 丁强,孙强,孙长华,等.精索静脉曲张患者精索内静脉-腹壁下静脉转流术疗效观察.中华男科学杂志,2006,12(2):181-182.

[17] 曾京华,胡卫列,罗汉宏,等.显微镜下经腹股沟途径与传统 Palomo 精索静脉结扎术治疗陆军精索静脉曲张患者术后并发症的比较.南方医科大学学报,2013,33(1):138-141.

[18] 吴志强,凌云,王国友,等.腹腔镜下精索静脉高位结扎术、改良 Palomo 术和经腹股沟管精索静脉结扎治疗精索静脉曲张的疗效对比.现代医院,2014,7:52-53.

[19] 曾获洵,任波,向君华,等.腹腔镜单、双侧精索内、外静脉同时结扎对精索静脉曲张患者血清生殖激素及睾丸生精功能的影响.中国当代医药,2015,25:60-63.

[20] 刘军明,黄之前,姚文亮,等.腹股沟外环下显微精索静脉结扎术的临床疗效观察.江西医药,2014,1:33-36.

[21] 唐松喜,周辉良,丁一郎.腹股沟外环下切口显微精索静脉结扎术睾丸动脉系统的保护.临床泌尿外科杂志,2016,4:311-313.

[22] 刘毅东,叶惟靖,吴旻,等.显微镜下精索静脉结扎术治疗青春期精索静脉曲张.临床小儿外科杂志,2015,1:45-47.

[23] 江利,许足三.改良 Palomo 术治疗精索静脉曲张不育症疗效分析(附 56 例报告).中国现代医学杂志,2012, 22(31):92-94.

[24] 周容颜,唐政权,杜向进.精索静脉曲张两种手术方法疗效观察,2017,2:125.

[25] 刘照远.腹膜后腹腔镜手术治疗精索静脉曲张 20 例.医药卫生(文摘版),2016,1:299.

[26] 姚礼忠,葛妍,南玉奎.显微镜与开放手术治疗单侧精索静脉曲张疗效分析.医药,2016,6:243.

[27] 肖波,郭明涛,王冰.显微镜辅助下精索静脉结扎治疗精索静脉曲张手术效果观察.临床和实验医学杂志,2017,5:496-498.

[28] 王琛,刘安娜.精索静脉曲张手术前后精子畸形率及精子 DNA 完整性变化的观察.中国优生与遗传杂志,2014,10:129.

[29] 唐妙,田世河.未婚无症状精索静脉曲张患者的手术疗效分析.临床医药实践,2017,1:76-77.

[30] 苏宏伟,李婷,樊勇,等.亚临床型精索静脉曲张治疗中三种手术方法的比较.中国临床研究,2017,2:223-226.

[31] 王晓明,白云金,韩平,等.腹腔镜精索静脉曲张高位结扎日间手术的可行性及安全性分析.现代泌尿外科杂志,2017,3:169-172.

[32] 刘云龙,谷现恩,张晓毅,等.精索静脉曲张所致阴囊疼痛经手术治疗缓解的影响因素 Meta 分析.中华男科学杂志,2017,6:550-560.

[33] 周振军.青少年精索静脉曲张手术效果研究.医学理论与实践,2016,19:3315-3316.

[34] 柳良仁.杨博,任尚青,等.精索静脉曲张外科治疗进展.西部医学,2016,2:285-287.

[35] 刘志勇,曾林.腹腔镜精索静脉高位结扎术治

疗精索静脉曲张 68 例报告. 医药,2015,4:76.

[36] 张明哲,彭先敏. 低位显微外科与腹腔镜两种精索静脉结扎术治疗精索静脉曲张性不育疗效比较. 医药卫生(引文版),2016,7:211.

[37] 王世禄. 经脐单孔三通道腹腔镜下精索静脉曲张高位结扎术的临床应用分析. 中国现代药物应用,2017,5:37-39.

[38] 熊星,赵振伟,谌珩,等. 经脐孔腹膜外入路与经腹腔入路腹腔镜下精索静脉高位结扎术短期疗效及并发症的比较. 湖北医药学院学报,2017,2:157-159.

[39] 周琦. 腹腔镜下治疗精索静脉曲张术后并发附睾炎的相关性. 中国继续医学教育,2017,7:105-107.

[40] 李学来,王重阳,朱柏青. 精索静脉曲张 400 例临床治疗分析. 中国城乡企业卫生,2017,6:61-63.

[41] 严春寅,陈赐龄. 精索内静脉高位结扎加转流术治疗精索静脉曲张:附 30 例分析. 江苏医学,1989,5:256-257.

[42] 陆正明. 精索静脉曲张高位结扎与转流对精子的影响. 海南医学院学报,2012,7:923-924.

[43] 赵益华,吴培兴. 腹壁下静脉转流术治疗精索静脉曲张术后复发 20 例体会. 现代泌尿外科杂志,2003,4:248.

[44] 王贵国,陈世伟,胥全宏. 精索静脉转流术与腹膜后高位结扎术对精索静脉曲张的疗效比较. 临床中医杂志,2004,4:20-21.

[45] 王乾,孙敏,李梅,等. 介入栓塞与腹腔镜治疗精索静脉曲张疗效观察. 临床医学,2012,4:66-68.

[46] 赵恒太,赵燕,王忠林,等. 显微镜下精索静脉低位结扎术治疗精索静脉曲张的疗效研究. 医药,2016,5:223.

[47] 周容颜,唐政权,杜向进. 精索静脉曲张两种手术方法疗效观察. 医药,2017,2:125.

[48] 杨光文,唐小虎,夏君,等. 不同手术方式治疗精索静脉曲张的临床疗效分析. 医药卫生(文摘版),2016,8:56.

[49] 潘兵,赵佳龙,孔令军. 显微外科与腹腔镜两种手术治疗精索静脉曲张的疗效及并发症的对比研究. 医药,2016,11:178.

[50] 任引君,王锋娟,孔波,等. 显微镜低位结扎术和腹腔镜精索静脉高位结扎术治疗精索静脉曲张疗效比较. 国际泌尿系统杂志,2015,35(3):393-397.

[51] 杨志国,姬广丽,苗发陈,等. 显微镜腹股沟下与经脐单孔腹腔镜高位结扎治疗精索静脉曲张的疗效比较. 中国基层医药,2017,24(5):763-766.

[52] 苏剑锋,张炎,杨晓健,等. 显微镜下两种入路治疗精索静脉曲张引起的阴囊疼痛疗效对比. 中华腔镜泌尿外科杂志:电子版,2017,11(1):55-58.

[53] 邓广鹏. 腹股沟外环下显微镜结扎手术治疗腹腔镜精索静脉高位结扎术后精索静脉曲张复发的临床效果. 中国当代医药,2015,22(5):42-43.

[54] 徐挺,胡俊彪,舒耀民. 腹股沟外环下精索静脉显微结扎术治疗精索静脉曲张的临床疗效观察. 中国高等医学教育,2016,5:138.

[55] 黄多斌,冼杰,王君勇,等. 显微术式与腹膜后精索静脉高位结扎术式治疗精索静脉曲张的效果对比. 中国当代医药,2017,24(7):85-87.

[56] 袁铁峰,朱文雄,刘涛,等. 显微镜下精索静脉结扎术联合益肾生精膏治疗精索静脉曲张性不育症. 中国中西医结合外科杂志,2017,23(1):36-39.

[57] 陈晓震,邓炜林,龙永其. 显微外科与腹腔镜途径精索静脉结扎术治疗精索静脉曲张的疗效对比研究. 中国现代手术学杂志,2017,1:59-61.

[58] 于有,蒋志涛,李昭铸. 转流术治疗小儿精索静脉曲张. 中华小儿外科杂志,2003,3:237-238.

[59] 陈群,沈敏浩,严志强,等. 转流术与断流术治疗精索静脉曲张症的疗效评价. 中国男科学杂志,2002,1:17-19.

[60] 赵益华,吴培兴. 腹壁下静脉转流术治疗精索静脉曲张术后复发 20 例体会. 现代泌尿外科杂志,2003,4:248.

[61] 陆正明. 精索静脉曲张高位结扎与转流对精子的影响. 海南医学院学报,2012,7:923-924.

[62] 王贵国,陈世伟,胥全宏. 精索静脉转流术与腹膜后高位结扎术对精索静脉曲张的疗效比较. 临床军医杂志,2004,32 (04):20-22.

[63] 杨锡刚,王小红,强于鹏. 腹壁下静脉转流术对

阴囊症状延迟消退的疗效观察. 临床军医杂志,2002,30(1):115.

[64] 韩福友,于有,蒋志涛,等. 转流术治疗小儿精索静脉曲张. 中华小儿外科杂志,2003,24(03):237-238.

[65] 高文忠,罗喜荣,等. 精索内静脉高位结扎加腹壁下静脉转流治疗小儿精索静脉曲张. 天津医药,2004,32(10):650.

[66] 赵益华,吴培兴. 腹壁下静脉转流术治疗精索静脉曲张术后复发 20 例体会. 现代泌尿外科杂志,2003,8 (4):248.

[67] 侯明亮,李永廉. 显微技术精索静脉曲张大隐静脉转流术 143 例. 中华显微外科杂志,2008,31(2):155-156.

[68] 聂欢,高强利,陈磊,等. 三种精索静脉曲张手术疗效的对比观察. 中国性科学,2017,26(3):24-27.

[69] 张永堂,杜立智. 精索静脉转流术成败原因分析. 西北国防医学杂志,1995,3:196-197.

[70] 王贵国,陈世伟,胥全宏. 精索静脉转流术与腹膜后高位结扎术对精索静脉曲张的疗效比较. 临床军医杂志,2004,32(4):20-21.

[71] 王本立. 原发性精索静脉曲张的介入栓塞治疗. 医药论坛杂志,2007,28(19):3-5.

[72] 姜宁,马杰,王国增,等. 腹腔镜高位结扎与介入栓塞治疗精索静脉曲张的临床对比观察. 中国男科学杂志,2008,22(5):45-48.

[73] 苟举民,于瑞发. 顺行精索静脉栓塞治疗精索静脉曲张 126 例. 人民军医,2000,12:702.

[74] 杨明,杨远清,杨燮樵,等. 精索静脉栓塞治疗复发性精索静脉曲张. 中国男科学杂志,2013,10:53-54.

[75] 许卫国,李家平,彭秀斌,等. 介入栓塞治疗精索静脉曲张的临床体会. 中国介入影像与治疗学,2008,5(3):218-220.

[76] 蒲春林,王英刚,张培新,等. 改良 Palomo 术与静脉栓塞术治疗精索静脉曲张的疗效分析. 国际泌尿系统杂志,2011,31(5):627-630.

[77] 李龙,曾欣巧,桑惠君,等. 经导管血管栓塞术对精索静脉曲张患者生育力的影响. 中华放射学杂志,2006,40(7):748-751.

[78] 李龙,曾欣巧,桑惠君,等. 经导管血管栓塞术对精索静脉曲张患者血浆性激素水平的影响. 临床放射学杂志,2008,27(4):503-506.

[79] 陈沛宗,程德志. 精索内静脉栓塞术与腹腔镜精索内静脉高位结扎术疗效对比. 中国实用医药,2017,12 (04):43-45.

[80] 康振,陈柱,肖恩华. 介入栓塞对比腹腔镜治疗精索静脉曲张的系统评价. 华西医学,2015,4:656-661.

[81] 陈赟,徐志鹏,陈海,等. 精索静脉曲张 5 种术式的疗效及并发症的对比观察. 中华男科学杂志,2015,21(9):803-808.

[82] 李向东,赵国斌,张慧. 不同手术方式对精索静脉曲张患者精液质量和配偶受孕率影响. 河北医学,2017,3:380-384.

[83] Nees SN, Glassberg KI. Observations on hydroceles following adolescent varicocelectomy. J Urol,2011,186(6):2402-2407.

[84] Trussell JC,Christman GM,Ohl DA,et al. Recruitment challenges of a multicenter randomized controlled varicocelectomy trial. Fertil Steril,2011,96:1299-1305.

[85] Park HJ,Lee SS,Park NC. Predictors of pain resolution after varicocelectomy for painful varicocele. Asian J Androl,2011,13:754-758.

[86] Lacerda JI,del Giudice PT,da Silva BF,et al. Adolescent varicocele: improved sperm function after varicocelectomy. Fertil Steril,2011,95:994-999.

[87] Diegidio P,Jhaveri JK,Ghannam S,et al. Review of current varicocelectomy techniques and their outcomes. BJU Int, 2011, 108 (7): 1157-1172.

[88] Li F,Chiba K,Yamaguchi K,et al. Effect of varicocelectomy on testicular volume in children and adolescents: a eta-analysis. Urology,2012,79:1340-1345.

[89] Schauer I,Madersbacher S,Jost R,et al. The impact of varicocelectomy on sperm parameters: a meta-analysis. J Urol, 2012, 187: 1540-1547.

[90] la Vignera S, Condorelli R, Vicari E, et al. Effects of varicocelectomy on sperm DNA fragmentation, mitochondrial function, chromatin condensation, and apoptosis. J Androl,

2012,33:389-396.

[91] Al Bakri A, Lo K, Grober E, et al. Time for improvement in semen parameters after varicocelectomy. J Urol, 2012, 187:227-231.

[92] Pham KN, Sandlow JI. The effect of body mass index on the outcomes of varicocelectomy. J Urol, 2012, 187:219-221.

[93] Fahad M. Alshehri, MBBS, JBR-CMR, Mahboob H. Akbar, MCPS, Preoperative duplex ultrasound parameters predicting male fertility after successful varicocelectomy. Saudi Med J, 2015, 36(12):1439-1445.

[94] Waleed Shabana, Mohamed Teleb, Tamer Dawod, et al. Predictors of improvement in semen parameters after varicocelectomy for male subfertility: A prospective study Can Urol Assoc J, 2015, 9(9-10):E579-E582.

[95] Bruno C Tiseo, Sandro C Esteves, Marcello S Cocuzza. Summary evidence on the effects of varicocele treatment to improve natural fertility in subfertile men. Asian J Androl, 2016, 18 (2):239-245.

[96] McManus MC, Barqawi A, Meacham RB, et al. Laparoscopic varicocele ligation: are there advantages compared with the microscopic subinguinal approach? Urology, 2004, 64(2): 357-361.

[97] Salas Cabrera R, Ramírez Torres C, Sagué Larrea J, et al. Laparoscopic varicocelectomy in the adult patient [in Spanish]. Arch Esp Urol, 2008, 61(7):815-818.

[98] Ding H, Tian J, Du W, et al. Open non-microsurgical, laparoscopic or open microsurgical varicocelectomy for male infertility: a meta-analysis of randomized controlled trials. BJU Int, 2012, 110(10):1536-1542.

[99] Chiarenza SF, Giurin I, Costa L, et al. Blue patent lymphography prevents hydrocel. e after laparoscopic varicocelectomy: 10 years of experience. J Laparoendosc Adv Surg Tech A, 2012, 22(9):930-933.

[100] Isoji Sasagawa, Yuko Hirose, Kaori Matsuda, et al. Laparoscopic Varicocelectomy Carried Out with the LigaSure Device in 52 Patients. Curr Urol, 2013, 6(4):209-211.

[101] El-Shazly M, Eissa B. Laparoscopic varicocelectomy in infertile men: does age matter? Urol Int, 2013, 91(2):192-196.

[102] Pajovic B, Radojevic N. Prospective follow up of fertility after adolescent laparoscopic varicocelectomy. European Review for Medical and Pharmacological Sciences, 2013, 17: 1060-1063.

[103] Mancini S, Bulotta AL, Molinaro F, et al. Surgical retroperitoneoscopic and transperitoneoscopic access in varicocelectomy: duplex scan results in pediatric population. J Pediatr Urol, 2014, 10(6):1037-1042.

[104] Akin Y, Ates M, Yucel S, et al. Comparison of different ligation techniques inlaparoscopicvaricocelectomy. Turk J Med Sc, 2014, 44 (2):273-278.

[105] Zhang M, Du L, Liu Z, et al. The effects ofm varicocelectomyon testicular arterial blood flow: laparoscopicsurgery versus microsurgery. Urol J, 2014, 11(5):1900-1906.

[106] Peng J, Long H, Yuan YM, et al. Comparison of the outcomes of microscopicvaricocelectomyandlaparoscopic varicocelectomy. Beijing Da Xue Xue Bao, 2014, 46(4):541-543.

[107] Kim KS, Lee C, Song SH, et al. Impact of internal spermatic artery preservation during-laparoscopicvaricocelectomyon recurrence and the catch-up growth rate in adolescents. J Pediatr Urol, 2014, 10(3):435-440.

[108] Fine RG, Franco I. Laparoscopic orchiopexy and varicocelectomy: is there really an advantage ? Urol Clin Urpl Clin North Am, 2015, 42(1):19-29.

[109] Youssef T, Abdalla E. Single incision transumbilical laparoscopicvaricocelectomy versus the conventional laparoscopic technique: A randomized clinical study. Int J Surg, 2015, 18:178-183.

[110] Yu W, Rao T, Ruan R, et al. Laparoscopic-Varicocelectomy in Adolescents: Artery Liga-

tion and Artery Preservation. Urology,2016, 89:150-154.

[111] Kuang W,Shin PR,Matin S,et al. Initial evaluation of robotic technology for microsurgical vasovasostomy. J Urol, 2004, 171: 300-303.

[112] Schiff J,Li PS,Goldstein M. Robotic microsurgical vasovasostomy and vasoepididymostomy:a prospective randomized study in a rat model. J Urol,2004,171:1720-1725.

[113] Fleming C. Robot-assisted vasovasostomy. Urol Clin North Am,2004,31:769-772.

[114] Corcione F,Esposito C,Cuccurullo D,et al. Advantages and limits of robot-assistedlaparoscopic surgery: preliminary experience. Surg Endosc,2005,19(1):117-119.

[115] Hidalgo-Tamola J,Sorensen MD,Bice JB,et al. Pediatric robot-assisted laparoscopic varicocelectomy. J Endourol. 2009;23(8):1297-300Hidalgo-Tamola J,Sorensen MD,Bice JB, Lendvay TS. Pediatric robot-assisted laparoscopic varicocelectomy. J Endourol,2009,23(8):1297-1300.

[116] Sijo J Parekattil,Ahmet Gudeloglu. Robotic assisted andrological surgery. Asian J Androl,2013,15(1):67-74.

[117] Grober ED,Obrien J,Jarvi KA,et al. Preservation of testicular arteries during subinguinal microsurgical varicocelectomy: clinical consider-ations. J Androl, 2004, 25 (5): 740-743.

[118] Schiff J,Kelly C,Goldstein M,et al. Managing varicoceles in children:results 28with microsurgical varicocelectomy. BJU Int, 2005, 95:399-402.

[119] Chan PT,Wright EJ,Goldstein M. Incidence and postoperative outcomes of accidental ligation of the testicular artery during microsurgical varicocelectomy. J Urol, 2005, 173: 482-484.

[120] Ramasamy R,Schlegel PN. Microsurgical inguinal varicocelectomy with and withouttesticular delivery. Urology, 2006, 68: 1323-1326.

[121] Pan LJ,Xia XY,Huang YF,et al. Microsurgical varicocelectomy for male infertility. Zhonghua Nan Ke Xue,2008,14(7):640-644.

[122] Chung SD,Wu CC,Lin VC,et al. Minilaparoscopic varicocelectomy with preservation of testicular artery and lymphatic vessels by using intracorporeal knottying technique:five-year experience. World J Surg,2011,35(8): 1785-1790.

[123] Zini A,Azhar R,Baazeem A,et al. Effect of microsurgical varicocelectomy on human sperm chromatin and DNA integrity: a prospective trial. Int J Androl,2011,34:14-19.

[124] Mirilas P,Mentessidou A. Microsurgicalsubinguinal varicocelectomy in children,adolescents,and adults:surgical anatomy and anatomically justified technique. J Androl,2012, 33:338-349.

[125] Armagan A,Ergun O,Bas E,et al. Longterm effects of microsurgical varicocelectomy on pain and sperm parameters in clinical varicocele patients with scrotal pain complaints. Andrologia,2012,44(1):611-614.

[126] Gabriel MS,Chan SW,Alhathal N,et al. Influence of microsurgical varicocelectomy on human sperm mitochondrial DNA copy number: a pilot study. J Assist Reprod Genet, 2012,29:759-764.

[127] Mustafa Kiraç,Nuri Deniz,Hasan Biri. The Effect of Microsurgical Varicocelectomy on Semen Parameters in Men with Non-Obstructive Azoospermia. Curr Urol, 2013, 6 (3):136-140.

[128] Isoji Sasagawa,Yuko Hirose,Kaori Matsuda, et al. Laparoscopic Varicocelectomy Akanksha Mehta and Marc Goldstein. Microsurgical varicocelectomy: a review. Asian J Androl, 2013,15(1):56-60.

[129] Rizkala E,Fishman A,Gitlin J,et al. Long term outcomes of lymphatic sparing laparoscopic varicocelectomy. J Pediatr Urol,2013, 9(4):458-463.

[130] Joo Yong Lee, Ho Song Yu, Won Sik Ham, et al. Microsurgical Intermediate Subinguinal Varicocelectomy. Int Surg, 2014, 99 (4): 398-403.

[131] Esposito C, Iaquinto M, Escolino M, et al. Technical standardization of laparoscopic lymphatic sparingvaricocelectomyin children using isosulfan blue. J Pediatr Surg, 2014, 49 (4): 660.

[132] Wang J, Xia SJ, Liu ZH, et al. Inguinal and subinguinal micro-varicocelectomy, the optimal surgical management of varicocele: a meta-analysis. Asian J Androl, 2015, 17 (1): 74-80.

[133] Tian R, Li P, Wang J, et al. Efficacy and safety ofmicrosurgicalvaricocelectomy combined with aescine in the treatment of varicocele. Zhonghua yi Xue Za Zhi, 2015, 95 (36): 2910-2913.

[134] Psjovic B, Radojevihuac N, Dinitrovski A, Dinitrovski A, et al. Advantages of microsurgicalvaricocelectomy over conventional techniques. Eur Rev Med Pharmacol Sci, 2015, 19 (4): 532-538.

[135] Zhang Y, Wu X, Yang XJ, et al. Vasal vessels preservingmicrosurgical vasoepididymostomy in cases of previous varicocelectomy: a case report and literature review. Asian J Androl, 2016, 18(1): 154-156.

[136] Flacke S, Schuster M, Kovacs A, et al. Embolization of varicocles: pretreatment sperm motility predicts later pregnancy in partners of infertile men. Radiology, 2008, 248 (2): 540-549.

[137] Hawking CM, Racadio JM, Mckinney DN, et al. Varicoceleretrogradeembolizationwith boiling contrast medium and gelatin sponges in adolescent subjects: a clinically effectivetherapeuticalternative. J Vasc Interv Radiol, 2012, 23 (2): 206-210.

[138] Cassidy D, Jarvi K, Grober E, Lo K. Varicocele surgery or embolization: which is better? Can Urol Assoc J, 2012, 6: 266-268.

[139] Jargiello T, Drelich-Zbroja A, Falkowski A, et al. Endovascular transcatheter embolization of recurrent postsurgical varicocele: anatomic reasons for surgical failure. Acta Radiol, 2015, 56(1): 63-69.

[140] Joshua Halpern, Sameer Mittal, Keith Pereira, et al. Percutaneous embolization of varicocele: technique, indications, relative contraindications, and complications. Asian J Androl, 2016, 18(2): 234-238.

[141] Owen RC, McCormick BJ, Figler BD, et al. A review of varicocele repair for pain. Transl Androl Urol, 2017, 6(1): S20-S29.

[142] Sedaghatpour D, Berookhim BM. The Role of Varicocele in Male Factor Subfertility. Curr Urol Rep, 2017, 18(9): 73.

[143] Cui WS, Shin YS, You JH, et al. Efficacy and safety of 0. 75% ropivacaine instillation into subinguinal wound in patients after bilateral microsurgicalvaricocelectomy: a bi-center, randomized, double-blind, placebo-controlled trial. J Pain Res, 2017, 10: 1515-1519.

[144] Bou Nasr E, Binhazzaa M, Almont T, et al. Subinguinal microsurgical varicocelectomy vs. percutaneous embolization in infertile men: Prospective comparison of reproductive and functional outcomes. Basic Clin Androl, 2017, 27: 11.

[145] Nadri S, Mahmoudvand H, Moradkhani MR. Magnesium Sulfate Mediate Morphine Administration Reduction inVaricocelectomy-Surgery. J Invest Surg, 2017, 23: 1-5.

[146] Alkandari MH, Al-Hunayan A. Varicocelectomy: Modified loupe-assisted versus microscopic technique-A prospective comparative study. Arab J Urol, 2017, 15(1): 74-77.

[147] Akand M, Koplay M, Islamoglu N, et al. Color Doppler ultrasound characteristics after subinguinal microscopicvaricocelectomy. Med Ultrason, 2017, 19(1): 59-65.

[148] Haitham Elbardisi, Ashok Agarwal, Ahmad Majzoub, et al. Does the number of veins ligated during microsurgical subinguinal varicoc-

electomy impact improvement in pain post-surgery? Transl Androl Urol，2017；6（2）：264-270.

[149] Capolicchio JP，El-Sherbiny M，Brzezinski A，et al. Dye-assisted lymphatic-sparing laparoscopic varicocelectomy in children. J Pediatr Urol，2013，9(1)：33-37.

[150] Watanabe M，Nagai A，Kusumi N，et al. Minimal invasiveness and effectivity of subinguinal microscopic varicocelectomy：a comparative study with Retroperitoneal high and laparoscopic approaches. Int J Urol，2005，12(10)：892-898.

[151] Zhang JW，Xu QQ，Kuang YL，et al. Predictors for spontaneous pregnancy after microsurgical subinguinal varicocelectomy：a prospective cohort study. Int Urol Nephrol，2017，49(6)：955-960.

[152] Saba V. Spermatic-saphenous veinbypassin the treatment of essentialvaricocele. Minerva Chir，1990，45(18)：1171-1173.

[153] Molina Escudero R，Egui Rojo MA，de la Torre J，et al. Back pain after varicocele embolization. Arch Esp Urol，2017，70（6）：623-624.

[154] Badar Z，Rachun M，Farooq Z，et al. Varicocele embolization following failure of varicocelectomy：a case series and review of literature. J Ayub Med Coll Abbottabad，2016，28(4)：826-829.

[155] Calderón Plazarte VF，Angulo Madero JM，Soto Beauregard C，et al. Evaluation of testicular growth aftervaricoceletreatment in early childhood and adolescence based on the technique used（Palomo，Ivanissevich andembolization）. Cir Pediatr，2016，29(4)：175-179.

[156] Bilreiro C，Donato P，Costa JF，et al. Varicocele embolization with glue and coils：A single center experience. Diagn Interv Imaging，2017，98(7-8)：529-534.

[157] Halpern J，Mittal S，Pereira K，et al. Percutaneous embolization of varicocele：technique，indications，relative contraindications，and complications. Asian J Androl，2016，18(2)：234-238.

第 13 章

睾丸扭转手术

第一节　睾丸扭转

睾丸扭转(testicular torsion)是精索扭转引起的睾丸缺血性病变,表现为突发一侧阴囊内肿痛,呈阵发性加剧,并伴恶心、呕吐,继而阴囊皮肤充血、水肿、发热等表现,为青少年较常见的急诊之一。任何年龄均可发病,新生儿期和青春期是发病的高峰期。据报道,睾丸扭转 2～24h 即发生睾丸坏死。睾丸扭转常被误诊为急性附睾炎进行治疗,以致延误了早期治疗,结果导致睾丸缺血坏死,行睾丸切除,影响生育。误诊率高达 55%～85%。睾丸扭转造成睾丸缺血性病变的程度与扭转的程度和时间长短有关。早期诊断、及时手术是治疗睾丸扭转的关键。青春期及其前后的患者如突然出现阴囊肿胀疼痛,应考虑到睾丸扭转的可能。

【分型】

睾丸扭转(图 13-1)主要分为睾丸鞘膜外型和鞘膜内型,前者扭转发生在睾丸鞘膜之上,主要见于新生儿,临床少见;后者多见于青春期男性。其次是睾丸与附睾之间扭转及睾丸附件扭转。

1. 睾丸鞘膜囊内睾丸扭转(testicular torsion in the tunica vaginalis testis)　睾丸扭转发生于睾丸鞘膜以内,多在青春期发病,睾丸系膜过长可能是诱因。占绝大多数。

2. 睾丸鞘膜囊外睾丸扭转(testicular torsion out of he tunica vaginalis testis)　睾丸扭转发生在睾丸鞘膜之外,故又称为精索扭转,新生儿多属此型,睾丸及鞘膜均发生梗死。发病时患儿可能有不安,但很少有疼痛、发热等症状。

3. 睾丸与附睾之间扭转(testicular torsion between testis and epididymis)　扭转位于睾丸与附睾之间,与二者间结合不完全有关。

4. 腹腔内睾丸扭转(testicular torsion in the abdomen)　腹腔内隐睾发生睾丸扭转。

5. 睾丸附件扭转(torsion of testicular appendage)　90%的男性可见到睾丸附件,33%的男性可见到附睾附件。有报道认为睾丸附件有生理功能。睾丸附件是指副中肾管的残余体,一般附着于睾丸上极白膜上,为直径 0.1～1.0cm 的卵圆形小体。青少年睾丸附件常发生扭转,睾丸附件扭转发病年龄集中于 10－13 岁。多数是缓慢起病,逐渐加重;少数突然发病,表现为阴囊肿痛,与睾丸扭转症状相似。如果阴囊水肿还未发生,可触摸到扭转的附件,靠近睾丸上极有 3～5mm 有压痛的包块,阴囊皮肤上可看到一蓝色小结节,即"蓝点症",这是睾丸附件扭转的特征性体征。患侧阴囊红肿,触痛显著时,不易触及扭转的睾丸附件。睾丸附件扭转无严重后果,确诊后非手术治疗 10d 左右阴囊疼痛可缓解。如与睾丸扭转鉴别困难时应积极手术探查。切除扭转的附件,仔细止血。

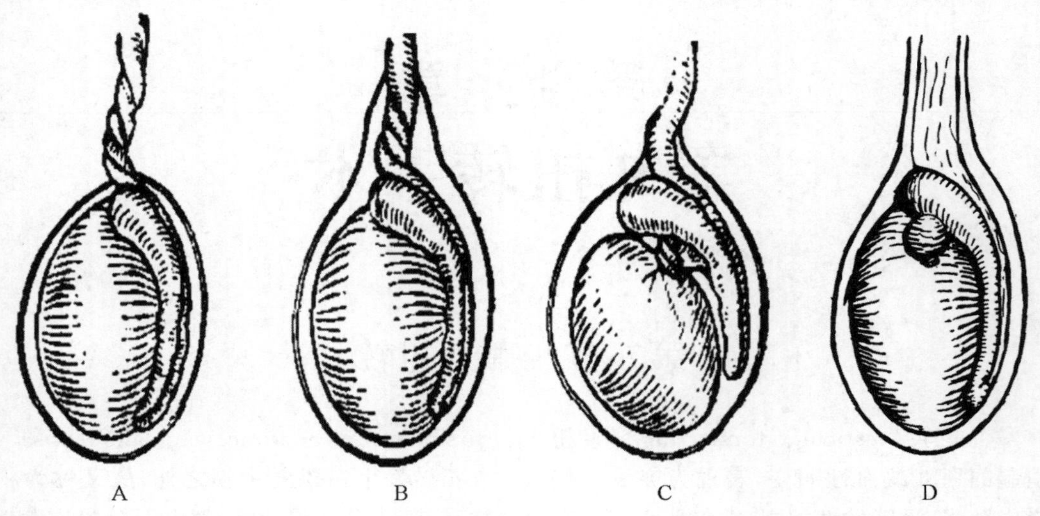

图 13-1 睾丸扭转

A. 鞘膜外睾丸扭转;B. 鞘膜内睾丸扭转;C. 睾丸与附睾之间扭转;D. 睾丸附件扭转

【病因】

1. 鞘膜囊内型睾丸扭转 发病原因可能是:①先天性睾丸精索过长,睾丸的活动度明显增加;②鞘膜的壁层在精索的止点过高。睾丸或附睾在鞘膜壁层内完全游离,形成钟摆畸形,活动自由度大,极易发生睾丸扭转。如在运动或睡眠时迷走神经兴奋,刺激提睾肌呈螺旋状强烈收缩,加上睾丸的重量,睾丸与精索就会发生 270°～720°的扭转,导致睾丸扭转。

2. 鞘膜囊外型睾丸扭转 罕见,多为新生儿或 1 岁以内的婴儿发病。患儿睾丸的后侧与阴囊壁直接粘连部位很薄弱,使睾丸很容易发生扭转。

【诊断】

青春期及其前后的患者如突然出现阴囊肿痛,尤其是青少年,应首先考虑到睾丸扭转的可能。

1. 阴囊内肿痛

(1)鞘膜囊内型睾丸扭转:起病急,患者多数在睡眠中突发一侧阴囊内疼痛,少数在剧烈活动后发生,疼痛起初为隐隐作痛,慢慢加剧并变为持续性的剧烈疼痛,以致患侧睾丸畏惧触摸。初起时疼痛还局限在阴囊部位,以后会向下腹及会阴部发展,同时还会伴有恶心、呕吐,部分患者可有低热,常被误诊为急性附睾炎、嵌顿疝,甚至腹腔内疾病等。多为鞘膜内睾丸扭转。

(2)鞘膜囊外型睾丸扭转:多发于新生儿,发病时患儿可能有不安,但很少有疼痛、发热等症状。

2. 体征

(1)鞘膜囊内型睾丸扭转:睾丸扭转初期,阴囊皮肤充血,阴囊内睾丸肿大、压痛,数小时后,静脉回流受阻,睾丸淤血,继而动脉闭塞,睾丸缺血肿胀,睾丸和附睾界限不清,阴囊内容常与其壁粘连,并透过皮肤可呈蓝色。由于提睾肌痉挛及精索的短缩,睾丸被提高到腹股沟外环阴囊上部,呈横位,明显肿大,阴囊抬高试验(Prehn 征)呈阳性,提睾肌反射消失。

(2)鞘膜囊外型睾丸扭转：查体时可发现阴囊皮肤变为蓝紫色，阴囊内有一质硬、光滑、不透光的包块，无压痛，比正常睾丸大几倍，不能触及正常睾丸，阴囊透光试验阴性。可能有反应性鞘膜积液。

3. *彩色多普勒超声检查*　可判断睾丸血供，预测睾丸活力。检查发现患侧扭曲增粗的精索，睾丸增大，回声减低，其内血流信号明显减少或消失，有助于睾丸扭转的早期诊断。可清晰显示向心性排列的睾丸包膜动脉，通过观察对比患侧与健侧的血流灌注情况可对本病明确诊断，其敏感性为 75%，特异性为 87%，是阴囊急诊中最为简单、易行、无创的检查方法，是诊断睾丸扭转的首选方法，诊断准确率高达 81%～95%。

4. *放射性核素检查*　也有助于睾丸扭转的早期诊断，^{99m}Tc 睾丸核素显像准确性高，被列为诊断睾丸扭转的金标准。但此项检查受设备条件和时间限制，不宜作为急诊检查，否则易延误手术时机，失去保留睾丸的机会。检查前患儿口服氯化钾，以保护和阻断甲状腺功能。睾丸扭转者表现为血管期减少，实质期减退或消失，并出现孕环反应；附睾炎者表现为血管期和实质期显影增强。应用放射性核素扫描诊断睾丸扭转的准确率为 87%～100%，但也有假阴性者或假阳性者，多是由扭转时间长、睾丸组织充血所干扰。此法优点是无痛、无创伤、快速，10～15min 可完成而不影响急症手术时间。但 24h 内不能重复检查。

5. *CT 扫描*　在睾丸扭转中也具有一定的诊断价值，睾丸扭转的平扫 CT 表现为患侧睾丸体积增大，密度不均匀，部分密度增高，部分密度降低，边界欠清。增强扫描显示，患侧睾丸呈环状强化，不均匀强化，其内低密度区无强化。

【鉴别诊断】

1. *急性附睾炎*　也表现为一侧阴囊内肿痛，但患者往往有发热，可能有尿路刺激症状，尿检可见脓细胞。B 超检查仅附睾增大炎症改变，睾丸形态、血供正常。

2. *急性睾丸炎*　也表现为一侧阴囊内肿痛，多继发于流行性腮腺炎后，多见于儿童，当托起阴囊时疼痛减轻，而睾丸扭转的情况下移动或提起阴囊会加重疼痛。借助 B 超或 CT 等影像学手段可鉴别。

3. *睾丸附件扭转*　睾丸附件一般系指中肾管残迹。睾丸附件发生扭转后，其症状与睾丸扭转相似，临床上常较难鉴别，但两者的手术治疗原则一致。有时在睾丸的上方或侧方扪及豌豆大的痛性肿块，可首先考虑睾丸附件扭转。

4. *鞘膜积液*　这是一种慢性发展的疾病，一般情况下不会很痛，可透光。

5. *阴囊血肿*　这类患者有明确的外伤史。

6. *其他*　有时也应与其他疾病如睾丸脓肿、腹股沟斜疝、肿瘤、睾丸梗死等相鉴别。

【治疗原则】

睾丸扭转者应紧急救治，疑有睾丸扭转时，应尽早行手术探查，以提高睾丸挽救率。

睾丸扭转精索内的血管被阻断，睾丸缺血，在出现症状的 6h 以内处理至关重要。6h 以内手术，将扭转的睾丸复位后固定，恢复睾丸的血供，避免睾丸缺血坏死。如不及时手术，拖延时间越长，睾丸缺血坏死、丧失功能的可能性就越大，倘若睾丸缺血坏死，即使睾丸不被切除，睾丸将萎缩、丧失功能。睾丸扭转手术主要包括手法复位和手术探查术两种。

1. *手法复位*　睾丸扭转的早期，用手法复位即能获得良效。但发病时间一长，只能手术治疗。

2. *手术探查*　如睾丸扭转在 6h 以内手术，扭转的睾丸复位，血供恢复后，睾丸固定，即可保住睾丸的功能。如睾丸扭转拖延时间过长，复位后，睾丸血供不能恢复，睾丸已缺血坏死，应做睾丸切除。凡类似的发生睾丸扭转者，50%～80%的患者可能发生对侧睾丸扭转，因此一侧睾丸扭转术中，应同时做对侧睾丸固定，防止对侧睾丸扭转。

第二节　睾丸扭转手法复位术

【适应证】

睾丸扭转的早期(6h 内)，可以试行手法复位，可获得良好效果，但手法复位后不能防止再次复发。

【禁忌证】

睾丸扭转发病时间过长，超过 6h 者。

【麻醉与体位】

精索阻滞麻醉或给予镇痛药及解痉药。

【复位方法】

过去认为睾丸扭转方向多系由外侧向中线扭转，因此右侧睾丸复位时，将患侧睾丸行顺时针方向旋转，左侧睾丸行逆时针方向旋转。

固定精索，轻柔上推固定的睾丸，左侧睾丸顺时针方向、右侧睾丸逆时针方向旋转复位，到睾丸疼痛缓解为止。然后用 B 超检测睾丸的血供恢复为止。复位成功后，让患侧睾丸充分休息。

【注意要点】

如复位不满意，不应观察等待，应立即手术探查。

【复位后处理】

手法复位后不能防止再次复发。复位后可以冰敷局部，以减轻疼痛和水肿，同时还要用“丁”字带将阴囊支持固定 1 周，逐渐恢复。

【评析】

过去认为睾丸扭转方向多系由外侧向中线扭转，因此右侧睾丸复位时，将患侧睾丸顺时针方向旋转，左侧睾丸逆时针方向旋转。但近来有研究发现，有 1/3 的睾丸扭转病例，睾丸并不绕中线扭转，少数与精索垂直轴线扭转。手法复位症状完全缓解的病例，手术探查仍有 32%的患者残留有小角度睾丸扭转。而且因睾丸扭转存在不同程度的鞘膜积液和阴囊肿胀，手法复位非常困难，成功率低，盲目性大，即使手法完全复位，也有再发扭转的可能。因此，手法复位成功后也应尽快手术探查。

第三节　睾丸扭转诊治手术

睾丸扭转术前确诊有一定难度，凡疑诊睾丸扭转者，应立即手术探查。如术中确诊睾丸扭转，有活力、有恢复可能者做睾丸复位固定，如睾丸已缺血坏死者则做睾丸切除。动物实验表明，如果睾丸扭转患者在发病 2h 内手术，几乎睾丸全部可保留，4～6h 手术复位后，睾丸色泽可恢复，睾丸曲精管生精功能可恢复，约 70%的睾丸可以挽救，超过 10h 则可引起睾丸间质细胞功能永久性损害。超过 24h 几乎全部睾丸缺血坏死。单侧睾丸扭转缺血坏死萎缩可损害对侧睾丸，使曲精管萎缩，生精管障碍，并且对侧睾丸也有发生扭转的可能。因此，除探查处理扭转侧睾丸外，还应做对侧睾丸固定，预防对侧睾丸扭转。

【适应证】

确诊或疑诊为睾丸扭转、手法复位无效者，应尽早手术探查。

【禁忌证】

凝血功能障碍者，如血友病、凝血因子缺乏等患者。

【麻醉与体位】

一般用硬膜外麻醉，小儿可用全身麻醉。患者取仰卧位。

【术前准备】

1. 症状严重者可对症处理。

2. 术前剃除阴毛(儿童可免除此项准备)。

【术式简介】

取阴囊横切口或外上方纵行切口，逐层切开阴囊皮肤、肉膜及睾丸鞘膜壁层，将睾丸挤出切口外，检查如证实是睾丸扭转；睾丸扭转是鞘膜囊内扭转或是鞘膜囊外扭转或是睾丸附件扭转；睾丸扭转是顺时针或逆时针方向扭转和程度，是180°、360°或720°扭转。睾丸扭转复位后观察睾丸的颜色变化。

1. 睾丸扭转复位固定术(reduction and fixation of torsion of testis) 睾丸扭转复位后，睾丸呈紫蓝色，用温热盐水纱布湿敷精索数分钟后，睾丸的颜色逐渐变为浅红色，说明睾丸的血供已逐渐恢复，睾丸还有活力，可保留之。用细丝线将睾丸白膜固定在邻近阴囊底部壁肉膜上，阴囊内放置橡皮片引流，缝合阴囊切口。做对侧睾丸固定。

2. 睾丸扭转睾丸切除术(testicular torsion orchiectomy) 睾丸扭转复位后睾丸呈紫蓝色或暗褐色，用温热盐水纱布湿敷精索数分钟，睾丸的颜色不变，睾丸质地软，睾丸白膜切开无出血，说明睾丸的血供难以恢复，睾丸已无活力，应行睾丸切除术。阴囊内放置橡皮片引流，缝合阴囊切口后，做对侧睾丸固定术。如睾丸在复位后仍呈黑色，说明睾丸已缺血坏死。

3. 睾丸附件切除术(excision of appendix of testis) 在术中探查发现睾丸白膜上约5mm暗褐色硬块，伴血性分泌物，证实为睾丸附件，将其切除，仔细止血，留置橡皮引流条，缝合切口。

【术后处理】

1. 术后使用抗生素预防感染。

2. 注意伤口渗出，术后48h后拔除引流条。

3. 术后7～10d拆除缝线。

【并发症防治】

1. 伤口出血

(1)表现：术后伤口渗血不止或形成阴囊内血肿，严重者血压下降、休克。

(2)原因：出血原因可能与凝血机制有关，也有可能因术中止血不彻底或用电凝止血后继发出血所致。

(3)处理：小量出血可通过通畅引流、阴囊冷敷及加压进行治疗。如出血量较大，阴囊进行性增大，应及早拆除缝线，清除血肿，重新彻底止血并放置引流。

(4)预后：如能得到及时有效的处理可痊愈。

(5)预防：术前有凝血功能异常者给予纠正，术中止血彻底可避免术后继发出血。术后采取相应的止血措施。

2. 伤口感染

(1)表现：伤口红肿伴脓性分泌物，发热，分泌物培养有细菌生长。

(2)原因：①术前阴囊皮肤有慢性感染，手术消毒不严，术中操作污染；②术后血肿形成；③术中组织损伤较重，伤口内渗血、渗液引流不畅导致感染；④术后护理不当等。

(3)处理：发生感染后，应加强抗感染治疗，局部热敷或其他物理疗法，并保持引流通畅。如有脓肿形成，应切开引流。

(4)预后：如能得到及时有效的处理可痊愈。

(5)预防：术前应注意局部清洗消毒，手术消毒严格，严格无菌操作，清除血肿，术后保持引流通畅，渗血、渗液引流干净。

3. 复位后睾丸萎缩

(1)表现：睾丸扭转复位后睾丸逐渐变小、萎缩。

(2)原因：睾丸扭转时间过长，术中对睾丸复位后，睾丸血供不良，勉强保留睾丸，术后睾丸血供消失所致。

(3)处理：睾丸萎缩无任何不适者，可暂不考虑手术处理；若有感染、疼痛，则可再次行手术切除睾丸。

(4)预后：日常生活中，不少患者及家属

不知道是睾丸扭转，疼痛时一忍再忍或被误诊以急性附睾炎诊治，延误了早期治疗，导致睾丸缺血坏死、萎缩，影响生育。

(5)预防：青春期及其前后的患者如突然出现阴囊肿胀、疼痛，尤其是青少年，应考虑到睾丸扭转的可能，要及时去医院泌尿外科检查诊治。睾丸扭转的早期，用徒手复位即能获得良效。倘若发病时间较长，不可恢复的睾丸只能手术切除。

【评析】

凡怀疑睾丸扭转者，应尽早手术探查，睾丸扭转发病 6h 内手术复位，可保存约 90% 睾丸的功能。睾丸扭转 10 h 以上，会影响间质细胞；持续扭转 90°、180°、360°、720°时发生睾丸坏死时间则分别为 7 d、3～4 d、12～24 h 及 2 h。术中睾丸复位时，应仔细观察血供是否恢复，必要时可行快速病理检查以明确睾丸组织的活力。睾丸复位后，为防止复发，双侧睾丸应行睾丸固定术，一般将睾丸固定于阴囊壁和中隔缝合 3～4 针，随着血供恢复可出现缺血—再灌注损伤问题，术中、术后应使用抗自由基药物减少损伤，保护睾丸功能。

（王　郁　陈在贤）

参考文献

[1] 汤群辉，王禾，陈宝琦，等. 睾丸扭转的诊断和治疗（附 14 例报告）. 中华泌尿外科杂志，2001，22(7)：394-395.

[2] 朱国美，侯盼. 高频超声与常规超声检查在睾丸扭转诊断中应用对比研究. 医药卫生（文稿版），2017，8：97-99.

[3] 李铁强，朱朝阳，姜鸿胥，等. 睾丸扭转（附 18 例报告）. 中华泌尿外科杂志，2002，23(10)：631-632.

[4] 陈在贤，赵栩，黄捷. 睾丸扭转手术//陈在贤. 实用男科学. 2 版. 北京：人民军医出版社，2015：636-637.

[5] 邱涛，张龙，陈忠宝，等. 早期复位治疗睾丸扭转 46 例分析. 临床外科杂志，2015，11：839-840.

[6] 戴浩，张海波，陈志君，等. 早期睾丸扭转手法复位的诊治分析（附 13 例报告）. 现代实用医学，2014，26(6)：670-671.

[7] 卢士军，平峰，丁田. 睾丸扭转诊治的临床分析（附 17 例报告）. 滨海医药，2013，31(6)：536-537.

[8] 李存，赵辉，齐犇，等. 睾丸扭转诊治相关因素分析（附 23 例报告）. 淮海医药，2015，(5)：452-453.

[9] 叶文杉. 睾丸扭转的早期诊断和治疗（附 26 例临床报告）. 中国实用医药，2015，(10)：29-30.

[10] 马宏飞，梁威. 睾丸扭转诊断与治疗. 中国实用医药，2012，7(18)：45-46.

[11] 宋长河，刘志刚，田新涛，等. 睾丸扭转的早期诊断与治疗（附 27 例分析）. 黑龙江医学，2012，25(4)：608-609.

[12] 祁占涛. 睾丸扭转的临床诊治体会. 医药卫生（文摘版），2016，24：36.

[13] 吴颖. 彩色多普勒超声在睾丸附件扭转诊断中的临床应用价值. 医药，2016，9：259-260.

[14] 李嘉俊，席勇，陈吉东. 睾丸扭转的超声造影特征及其临床应用研究. 实用医院临床杂志，2017，4：232-233.

[15] 郭海洋. 儿童睾丸扭转的诊断与治疗（附 17 例报告）. 临床医学，2014，6：69-70.

[16] 詹超明. 睾丸扭转 16 例诊治分析. 江西医药，2014，4：308-310.

[17] 易剑锋，赵春霖，潘海邦，等. 提睾反射消失及手术探查在睾丸扭转早期诊疗中的临床意义（附 22 例报告）. 甘肃中医药大学学报，2014，2：47-49.

[18] 祁占涛. 睾丸扭转的临床诊治体会. 医药卫生（文稿版），2016，24：36.

[19] 杨鹏平，金红花. 青少年睾丸扭转的临床与 MRI 征象分析. 医学理论与实践，2017，4：578-580.

[20] 李九智，艾尼瓦尔·玉苏甫，杨书文，等. 睾丸

扭转长期随访分析(附 16 例报告). 中国男科学杂志,2017,1:46-49.

[21] 王安友. 不典型睾丸扭转 1 例误诊分析. 中外医学研究,2016,16:104-105.

[22] 黄文华,林宇,吴典明. 小儿睾丸扭转 20 例临床分析. 福建医药杂志,2016,2:52-54.

[23] Kehinde EO, Mojiminiyi OA, Mahmoud AH, et al. The significance of measuring the time course of serum malondialdehyde concentration in patients with torsion of the testis. Urol,2003,169(6):2177-2180.

[24] Smith R D. Testicular torsion: time is zhe enemy. ANZ J Surg,2002,72:316-318.

[25] Baldisserotto M. Scrotal emergencies. Pediatr Radi-ol,2009,39(5):516-521.

[26] Chan JL, Knoll JM, Depowski PL, et al. Mesorchial testicular torsion: case report and a review of the literature. Urology, 2009, 73(1): 83-86.

[27] Abul F, Al-Sayer H, The acute scrotum: a review of 40 cases. Med Princ Pract, 2005, 14(3):177.

[28] Sessions AE, Rabinowitz R, Hulbert WC, et al. Testicular torsion: direction degree, duration and disinformation. J Urol,2003,169(2): 663-665.

[29] Rajifer J. Congenital anomalyes of the testis and scrotum. In: Walsh PC, Retik AB, Stamey, et al. Campbell's urology. 7th ed. Philadelphia: Saunders,2001:2184-2186.

[30] Gotto GT, Chang SD, Mark K Nigro. MRI in the diagnosis of incomplete testicular torsion. Br J Radiol,2010,83(989):e105-e107.

[31] Sol Min Lee, Jung-Sik Huh, Minki Baek, et al. A Nationwide Epidemiological Study of Testicular Torsion in Korea. J Korean Med Sci, 2014,29(12):1684-1687.

[32] Mustafa Gunes, Mehmet Umul, Muammer Altok, et al. Is it possible to distinguish testicular torsion from other causes of acute scrotum in patients who underwent scrotal exploration? A multi-center clinical trial. Cent European J Urol,2015,68(2):252-256.

[33] Jenny H Yiee, AB Lynne Chang, Alan Kaplan, et al. Patterns of care in testicular torsion: influence of hospital transfer on testicular outcomes. J Pediatr Urol,2013,9(6):713-720.

[34] Lu Q, Ji C, Zhang G, et al. Clinical analysis of 49 cases with testicular torsion. Zhonghua Wai Ke Za Zhi,2015,53(8):599-602.

[35] Huamao Ye, Zhiyong Liu, Haifeng Wang, et al. A Minimally Invasive Method in Diagnosing Testicular Torsion: The Initial Experience of Scrotoscope. J Endourol, 2016, 30(6): 704-708.

[36] Tydeman C, Davenport K, Glancy D. Suspected testicular torsion - urological or general surgical emergency? Ann R Coll Surg Engl,2010, 92(8):710-712.

[37] Babak Shadgan, MSc, PhD, Mehdi Fareghi, et al. Diagnosis of testicular torsion using near infrared spectroscopy: A novel diagnostic approach. Can Urol Assoc J, 2014, 8(3-4): E249-E252.

[38] Vincenzina Crisci, Ciro Esposito, Ida Ciurin, et al. Idiopathic scrotal hematoma simulating a testicular torsion, in association with cryptorchidism: US findings. Pol J Radiol, 2014, 79:219-221.

[39] Puneeta Ramachandra, Kerrin L Palazzi, MPH, Nicholas M Holmes, et al. Factors Influencing Rate of Testicular Salvage in Acute Testicular Torsion at a Tertiary Pediatric Center. West J Emerg Med,2015,16(1):190-194.

[40] Thomas Epps, Barrett McCormick, Antar Ali, et al. From Tucking to Twisting; A Case of Self-induced Testicular Torsion in a Cross Dressing Male. Urol Case Rep,2016,7:51-52.

[41] Tang YH, Yeung VH, Chu PS, et al. A 55-Year-Old Man with Right Testicular Pain: Too Old for Torsion? Urol Case Rep,2017,11:74-75.

[42] Bowlin PR, Gatti JM, Murphy JP. Pediatric Testicular Torsion. Surg Clin North AAAm, 2017,97(1):161-172.

[43] Dias AC Filho, Alves JR, Buson H Filho, et al. The Amount of spermatic cord rotation mag-

nifies the timerelated orchidectomy risk in intravaginal testicular torsion. Int Braz J Urol, 2016,42(6):1210-1219.

[44] Bombinski P, Warchol S, Brzewski M, et al. Ultrasonography of Extravaginal Testicular Torsion in Neonates. Pol J Radiol, 2016, 81: 469-472.

[45] Dias Filho AC, Oliveira Rodrigues R, Riccetto CL, et al. Improving Organ Salvage in Testicular Torsion: Comparative Study of Patients Undergoing vs Not Undergoing Preoperative Manual Detorsion. J Urol, 2017, 197(3 Pt 1): 811-817.

[46] Al-Kandari AM, Kehinde EO. Khudair S, et al. Intermittent Testicular Torsion in Adults: An Overlooked Clinical Condition. Med Princ Pract, 2017, 26(1):30-34.

[47] Herek D, Herek O, Akbulut M, et al. Role of strain elastography in the evaluation of testicular torsion: an experimental study. J Ultrasound Med, 2016, 35(10):2149-2158.

[48] Sood A, Li H, Suson KD, et al. Treatment patterns, testicular loss and disparities in inpatient surgical management of testicular torsion in boys: a population-based study 1998-2010. BJU Int, 2016, 118(6):969-979.

[49] Afsarlar CE, Ryan SL, Donel E, et al. Standardized process to improve patient flow from the Emergency Room to the Operating Room for pediatric patients with testicular torsion. J Pediatr Urol, 2016, 12(4):233. e1-4.

[50] Sheth KR, Keays M, Grimsby GM, et al. Diagnosing Testicular Torsion before Urological Consultation and Imaging: Validation of the TWIST Score. J Urol, 2016, 195 (6): 1870-1876.

[51] Lu Q, Ji C, Zhang G, et al. Clinical analysis of 49 cases with testicular torsion. Zhonghua Wai Ke Za Zhi, 2015, 53(8):599-602.

[52] Guzel M, Sonmez MF, Bastug O, et al. Effectiveness of lycopene on experimental testicular torsion. J Pediatr Surg, 2016, 51 (7): 1187-1191.

[53] Colaco M, Heavner M, Sunaryo P, et al. Malpractice Litigation and Testicular Torsion: A Legal Database Review. J Energ Med, 2015, 49 (6):849-854.

[54] Park SJ, Lee HK, Yi BH, et al. Manual reduction of torsion of an intrascrotal appendage under ultrasonographic monitoring. J Ultrasound Med, 2007, 26(3):293-299.

[55] Mustafa GuneS, Mehmet Umul, ahmet Orhan Celik, et al. A novel approach for manual detorsion of an atypical (outward) testicular torsion with bedside Doppler ultrasonography guidance. Can UROL assoc J, 2015, 9(9-10): E676-E678.

[56] Tydeman C, Davenport K, Glancy D. Suspected testicular torsion-urological or general surgical emergency? Amnn R Coll Surg Engl, 2010, 92 (8):710-712.

[57] Estremadoyro V, Meyrat BJ, Nirraux J, et al. Diagnosis and management of testicular torsion in children. Rev Med Suisse, 2017, 13 (550):406-410.

[58] Shimizu S, Tsounapi P, Dimitriadis F, et al. Testicular torsion-detorsion and potential therapeutic treatments: A possible role for ischemic postconditioning. Int J Urol, 2016, 23(6): 454-463.

[59] Lee KF, Tang YC, Leong HT. Emergency laparoscopic orchidectomy for torsion of intra-abdominal testis: a case report. J R Coll Surg Edinb, 2001, 46(2):110-112.

[60] Porpiglia F, Destefanis P, Fioni C, et al. Laparoscopic diagnosis and management of acute intra-abdominal testicular torsion. J Urol, 2001, 166(2):600-601.

[61] Karami H, Yaghoobi M, Hasanzadeh Hadad A. Emergency laparoscopic orchiectomy for intra-abdominal testicular torsion-a case report. UrolJ, 2013, 10(3):1013-1015.

第 14 章 隐睾手术

隐睾(cryptorchidism;undescended testicle)是指婴儿出生时,男性睾丸未能按正常发育过程从腰部腹膜后下降至阴囊底部,而停留在正常下降路线的任何部位。则叫隐睾又名睾丸未降或睾丸下降不全。1786 年 John Hunter 首先报道有关隐睾的研究。隐睾是小儿的一种常见病,其总发病率为 0.6%～0.8%,早产儿达 30%,新生儿 4%。双侧隐睾占 10%～25%,单侧者占 60%～70%;隐睾多见于腹股沟部位者占 60%～80%,位于腹腔内者占 20%～40%。隐睾常合并有斜疝。

隐睾发生的病因尚未完全清楚,可能与下列因素有关。①内分泌障碍:妊娠期缺乏足量的促性腺激素,可能影响睾丸正常下降。②睾丸本身有缺陷,不能对促性腺激素产生反应。③解剖上的发育异常,如睾丸引带(gubernacular cord)缺如。由于隐睾所处环境高于阴囊内的环境,因此,隐睾常有不同程度发育不全,体积较正常睾丸小而软,可伴有附睾发育异常。显微镜下可见曲细精管(seminiferous tubule)退变,上皮细胞萎缩,伴生精功能障碍。据研究,隐睾的组织学从 2 岁起有明显的病理改变,导致不育,更为重要的是,隐睾更易发生癌变,比正常睾丸癌变机会大 40 倍以上。因此,隐睾诊断一旦明确,应尽早手术治疗,治疗是隐睾下降固定术,如睾丸无法下降固定及已萎缩者,可做睾丸切除术,目的是促进生育,便于观察和防止隐睾恶变。必要时可做睾丸移植术。

位于腹股沟附近的隐睾位置表浅,采用传统开放手术施行隐睾下降固定术,一般均能获得满意的治疗效果。而位于内环口以上的腹腔型隐睾,位置深,解剖位置不固定,发育差,与周围组织辨认困难,故传统开放手术寻找、辨认困难,创伤大,被认为是高难度手术之一。1977 年,Cortesi 首次报道使用腹腔镜技术诊断隐睾获得成功。1995 年,Nassar 等首先报道在腹腔镜辅助下施行高位隐睾的下降固定术获得成功。腹腔镜下寻找腹腔内隐睾具有创伤小,视野开阔清楚,便于寻找、辨认等优点。发现隐睾后,可从较高平面游离隐睾,便于隐睾下降固定,比传统手术更具优势;近年来又开展了在机器人辅助下腹腔镜隐睾探查下降固定术,使得高位腹腔型隐睾寻找及下降固定术变得更为简单容易。

第一节　开放性睾丸下降固定术

1899 年 Bevan 提出解剖精索使睾丸下降进入阴囊固定。两个多世纪以来,有过许多睾丸固定的方法。Torek(1909)将睾丸固定在同侧大腿内侧的皮下,3 个月后,再次将睾丸游离出来,固定在阴囊内。1927 年 Ombredunne 将睾丸穿过阴囊纵隔而固定在对侧的阴囊内。1931 年 Cabot 和 Nesbit 所提倡的用不吸收缝线穿过睾丸，将缝线引出阴囊，用橡皮带固定在同侧大腿内侧的方法也很流行。Laltimer(1957)最早介绍肉膜囊固定隐睾，以后被广泛应用。

【适应证】

1. 先天性隐睾，手术适宜年龄在 2 岁之前者。

2. 先天性隐睾伴有斜疝或鞘膜积液者。

3. 隐睾应用激素治疗 1～2 个疗程无效者。

4. 医源性或外伤性隐睾者。

【禁忌证】

1. 严重内分泌异常与缺陷患者。

2. 凝血功能障碍者，如血友病、凝血因子缺乏等。

【手术时机】

Hadzisdimovie(1981)报道在出生后 2 岁时隐睾、睾丸的曲细精管超微结构已开始出现变化，可看到线粒体的退化，胞质内核糖核酸的消失与精原细胞和支持细胞内胶原纤维增多，生殖细胞内开始出现空泡，3 岁时更为明显，并有大量黏多糖的沉积，更加重曲细精管内的病理变化。因此，认为合理的手术时机应在 2 周岁之前。最佳时机在出生后 16～18 个月。

【术前准备】

术前 B 超或 CT 诊断隐睾并定位。

【麻醉与体位】

一般采用硬膜外麻醉，儿童可用全身麻醉。体位取仰卧位。

【术式简介】

位于腹股沟处的隐睾选择经腹股沟途径隐睾下降固定术，位于盆腹内型隐睾选择经腹膜外后途径睾丸下降固定术。

1. 经腹股沟隐睾下降固定术(transinguinal orchidopexy in english)　做腹股沟斜切口，逐层切开腹股沟前壁及腹外斜肌腱膜探查，多在腹股沟及内环处找到未降的睾丸。如未找到，可切开内环，在内环附近腹膜外扪摸，可能扪及睾丸及附着的睾丸系膜。位于腹膜后的隐睾，多不易被发现，需切开腹肌，沿髂腰肌前向上寻找，并可切开腹膜，探查睾丸是否位于腹部。可在腹膜后，髂窝及腰部分离寻找索状物。可在盆腹膜外寻找输精管，找到后顺此追踪，可找到睾丸及其引带。位于腹股沟和(或)内环处隐睾者，切断睾丸引带，切开精索外侧韧带，将精索充分游离松解，使精索血管能够移向内侧，使其长度足够达到阴囊底部(图 14-1A)。合并疝囊者，将疝囊与精索分离，横断疝囊近端缝扎。用手指从切口下角的腹壁深筋膜深面向阴囊分离达阴囊底部，在阴囊底部做一皮肤切口达肉膜，在皮肤与肉膜间分离一腔隙后(图 14-1B)，分开肉膜达阴囊腔，将睾丸经阴囊腔、置入阴囊肉膜外腔隙内(图 14-1C)，将睾丸下极的白膜缝 1 针到阴囊皮下组织上固定，缝合阴囊皮肤切口。

2. 经腹隐睾下降固定术(transabdominal orchidopexy in english)　适用于高位腹腔型隐睾患者，在盆腹膜外侧探查寻找隐睾并下降固定隐睾。做隐睾侧下腹内环处弧形切口，逐一切开各层进入盆腹膜外，根据术前 B 超及 CT 等腹内隐睾的所在部位，推开盆腹膜，在盆腹膜外寻找隐睾，如术前 B 超及 CT 未能确切发现隐睾所在部位，在膀胱外到接近前列腺部位寻找输精管，找到输精管后顺输精管便可找到隐睾，充分松解、游离精索，使其能下降到阴囊内，如充分松解、游离精索，不能下降到阴囊内及睾丸未发育萎缩者，建议将其切除，以防以后癌变。如能将隐睾下降到阴囊内者，做腹股隧道、阴囊内及肉膜外腔隙，然后将隐睾经腹股隧道、阴囊内到达肉膜外腔隙内固定，满意后，盆、腹膜外留置引流管后，逐层缝合切口结束手术。

3. 腹壁下动静脉血管吻合术　在小儿高位隐睾手术复位中应用。利用腹壁下动、静脉血管的特殊解剖结构，选用血管的终末支与精索动、静脉吻合，延长精索血管。利用腹壁下动、静脉与精索动、静脉吻合治疗小儿高位隐睾，延长了血管的长度，改善了精索血管张力和睾丸血流，防止因精索血管短，睾丸因供血不足而出现萎缩，手术使睾丸一次性复位，避免了二期手术和睾丸切除。此方法对小儿高位隐睾睾丸的保留有一定的临床价值。

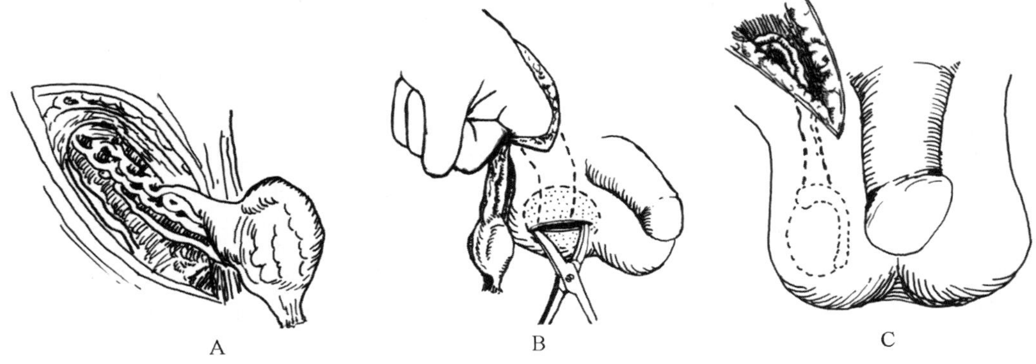

图 14-1 隐睾下降固定术

A. 游离精索，使其长度足够达到阴囊底部；B. 在阴囊皮肤与肉膜间分离一腔隙；C. 睾丸植入阴囊肉膜外腔隙内

【注意要点】

1. 充分游离精索，使其在无张力的状况下将睾丸降入阴囊肉膜外固定。

2. 精索在游离时要注意保护精索血管、输精管，避免损伤精索血管、输精管造成睾丸血供障碍，导致睾丸萎缩。

3. 睾丸固定时精索摆顺，防止精索扭转，导致睾丸萎缩。

4. 若精索长度不够长者：①将精索改道于腹壁下血管内侧，切开腹横筋膜，分离一通道，将睾丸经阴囊腔置入阴囊肉膜外皮下腔内。②利用腹壁下动、静脉与精索动、静脉吻合治疗高位隐睾，延长了血管的长度，改善了精索血管张力和睾丸血流，防止因精索血管短，睾丸因供血不足而出现萎缩，手术使睾丸一次性复位，避免了二期手术和睾丸切除。

5. 若睾丸位于腰膜后，无法下降入阴囊内，可做睾丸自体移植。如睾丸发育极差者，可做睾丸切除，以防癌变。

【术后处理】

卧床休息 1 周。阴囊内渗液引流干净。应用广谱抗生素防治感染。

【并发症防治】

1. 出血

(1)表现：切口出血，术中创面出血不断，术后腹内出血。出血量大者，血压下降、休克。

(2)原因：手术中暴露显示不好，视野不清，解剖结构不清导致邻近组织损伤出血。或经腹手术操作粗暴，损伤较大的髂内、外动脉或静脉引起出血，损伤耻骨后静脉丛或盆底静脉丛，或损伤腹壁下动、静脉所致。

(3)处理

①保证术中视野清晰，组织切断面出血，应立即止血，止血满意后才继续下一步手术。腹壁下动、静脉血管损伤出血可结扎止血，髂内、外动脉或静脉引起出血，先用纱布压住出血处，然后逐步寻找出血破口，进行修补止血。

②损伤耻骨后静脉丛或盆底静脉丛等，先用纱布压迫出血部位，逐一缝扎止血，如缝扎止血效果不好，出血过多，可用子宫纱条填

塞压迫止血，术后72h后，分3次(3d)逐一拔除，一般不会再出血。

(4)预后：如果能及时止血、完成手术，预后较好，否则会导致严重后果。

(5)预防：手术中视野要清晰，解剖结构及层次要清楚，手术操作要准确无误，以避免或减少上述损伤引起出血。术中止血彻底，防止伤口术后继发出血。

2. 感染

(1)表现

①切口内感染：表现为局部红、肿、热、痛，引流管引出脓性液体，发热，血象高等。

②气管插管全身麻醉者术后肺部感染：表现为发热、咳嗽、咳黏稠样脓痰、呼吸困难、血象高等。

(2)原因

①切口内感染：多由于手术前尿路感染没有很好控制，没有进行肠道准备，而手术中损伤直肠是导致切口感染和腹腔感染的主要原因。手术中无菌操作或手术后预防感染治疗不当也可导致切口感染和腹腔感染。手术后膀胱颈尿道吻合口漏尿处理不当，可导致严重的腹腔感染。

②肺部感染：多由于术前肺部感染未能有效控制，术中全身麻醉气管内插管，在此基础上诱发肺部感染。

(3)处理

①切口内感染：积极抗感染支持治疗，充分引流手术区内渗液，严重切口感染者需要切开引流。

②肺部感染：积极抗感染支持治疗，咳出肺内痰液或吸痰、吸氧等。

(4)预后

①伤口内感染，通过积极抗感染、支持治疗和局部引流，大多数患者可控制感染，使病情好转、痊愈；盆、腹腔内感染，部分患者可发生粘连性肠梗阻，如感染控制不彻底，可发生耻骨炎等严重并发症。

②肺部感染：及时有效地治疗感染，可控制。

(5)预防：手术前应常规准备肠道、控制尿路感染及肺部感染，手术中严格无菌操作、止血应彻底，手术后引流要充分，鼓励患者咳痰，积极预防感染治疗。

3. 肠梗阻

(1)表现：术后肠梗阻发生率为1.9%。为动力性肠梗阻，极少数为粘连不全性肠梗阻，Trocar疝所致肠梗阻罕见。

(2)原因：主要由于手术后肠粘连，电解质紊乱可导致动力性肠梗阻。

(3)处理：主要采用手术后延迟进食并留置胃管行胃肠引流，降低胃肠内压力，纠正水、电解质失衡，早期下床行走，利于肠功能恢复和肠道通畅。对Trocar疝导致的肠梗阻按Trocar疝进行处理。

(4)预后：动力性肠梗阻一般可顺利恢复，对Trocar疝经过正规治疗后，也不会有后遗症，粘连性肠梗阻可能反复发生，严重时需要手术。

(5)预防：早期下床活动，保持水、电解质平衡。

4. 睾丸萎缩

(1)表现：隐睾下降固定术后睾丸进行性缩小。

(2)原因：术中游离隐睾精索中损伤精索的血管或隐睾固定时精索扭转，因睾丸缺血、坏死所致睾丸萎缩。

(3)处理：若精索血管损伤能及时发现，可立即行显微血管吻合或睾丸移植；若术后睾丸已萎缩，则无法挽救。如精索扭转，应及时发现并复位，若精索扭转6h以上者则恢复的希望很小。

(4)预后：如及时发现并有效处理，可挽救；否则无法挽救。

(5)预防：术中游离隐睾精索时应避免损伤精索的血管，隐睾固定时应避免精索扭转。

【评析】

如果睾丸位于腰膜后，无法下降入阴囊内，可做睾丸自体移植。如睾丸发育极差，可行睾丸切除，以防癌变。

（梁思敏　吴小候）

第二节　腹腔镜下隐睾下降固定术

【适应证】

高位腹腔型隐睾患者。

【禁忌证】

1. 合并严重心、肺、肝、肾及其他脏器功能障碍，高血压危象、心脏病心功能失代偿期、肺源性心脏病、肺气肿等不能耐受手术者。

2. 合并凝血功能紊乱未纠正者。

3. 合并糖尿病未控制者。

4. 既往有腹腔手术、盆腔手术、盆腔放射治疗史，肠梗阻、腹壁感染、泌尿系统感染、大量的腹腔积血、弥漫性腹膜炎、可疑恶性腹水等患者。

5. 并存疝或主动脉瘤的患者。

【术前准备】

1. 手术前 B 超或 CT 诊断隐睾并定位。

2. 肠道准备：术前 3d 口服甲硝唑(0.2g，每天 3 次)、左氧氟沙星(0.5g，每天 1 次)、术前 1d 进流质饮食，术前晚上灌肠。

【麻醉与体位】

一般全身麻醉。患者取仰卧位，骶部垫高使骨盆略倾斜，以便盆底显露较好。

【腹腔镜仪器】

1. *产生腹腔镜图像的 4 种组件*　包括腹腔镜、光源、电视摄像机、监视器等。为了记录图像，需要视频录制和图像打印机。

2. *抓钳*　不同的设计有不同的用途，大多数抓钳是直径 5mm 大小，有单个或双个的，尖端的设计有钝圆的、尖的、直的、弯曲的及有角度的，表面锯齿状的用来操作光滑的组织。手柄的设计有锁定的和非锁定的，大多数非锁定的抓钳像剪刀样。

3. *切割、止血器械*　腹腔镜剪刀、解剖刀、电烙器等，在腹腔镜操作过程中被用来切割组织。腹腔镜剪刀有一次性的和非一次性的。锯齿状的尖端用来切断筋膜，钩状的尖端用来切割缝线，弯曲的尖端用来解剖。也可用电刀或机械方法切割组织。

4. *电切组织的电极*　电凝钩能够用来切割腹膜，电极铲用于钝性分离，特殊的电牵引钩用来分离组织。电极分为单极电凝和双极电凝。使用双极型器件止血最安全。

5. *超声刀*　是另一种理想的切割技术，使组织空泡形成、血液凝固并进行切割。

6. *钛夹和 Hem-o-Lock*　是机械性夹闭和控制血管出血的器械。

【手术要点】

1. 待麻醉效果满意后，常规消毒、铺巾。留置导尿管。

2. 手术途径：手术入路包括经腹腔或经腹膜外腹腔镜下两种途径。腹膜外入路对肠道干扰较小。

(1)经腹膜外间隙途径：腹膜外腔的建立，在脐下缘做长约 4cm 的横切口，切开腹白线及腹直肌前鞘，在腹直肌下方用手指钝性将腹膜向两侧推移，在切口内放置自制气囊，在腹膜外间隙注入 300～400ml 气体以扩大间隙，切口置入 10mm Trocar 并缝合固定，在腹腔镜监视下置入其他 4 个 Trocar。术者站在患者的左侧，第一助手站在患者的右侧，第二助手站在术者旁持镜。

(2)经腹腔途径：于脐下缘切开 1cm 长皮肤切口，逐层分离皮下组织、肌层，向上提拉腹壁组织，小心插入气腹针入腹腔，注入 CO_2 气体，保持腹腔压力达 12～14mmHg 时，由该切口置入 10mm Trocar，插入腹腔观察镜，确认穿刺通道是否成功，并检查有无肠管及血管损伤。最后，选择 12mm Trocar

由右侧麦氏点及 5mm Trocar 由左边的反麦氏点穿刺置入腹腔，成为两个工作套管，供术者操作使用。

3. 先在腹腔镜下观察盆腔解剖标志，腹腔型隐睾多位于膀胱底外侧与内环口之间。由于腹腔空间大，经气腹扩张充盈后，整个腹腔的组织结构及腹膜后的结构都便于识别，再加上睾丸呈独特结构，与周围组织分界清楚，因此，一般都能找到睾丸。这是腹腔镜隐睾探查术区别传统开放手术的优势之一。若遇到肥胖的患者，也可在内环口附近先找到精索血管，再沿着精索血管找到隐睾（图 14-2）。

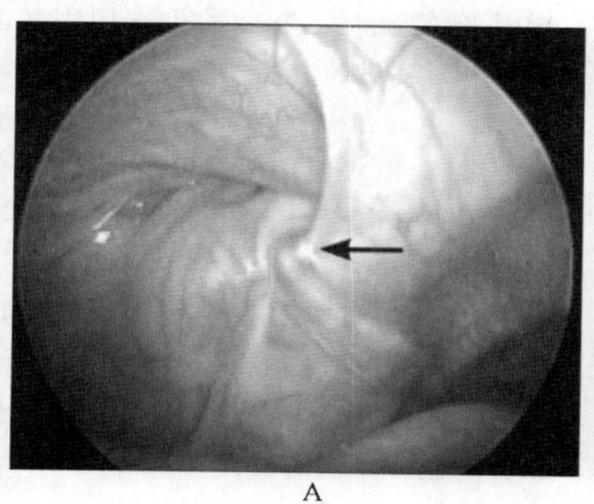

A

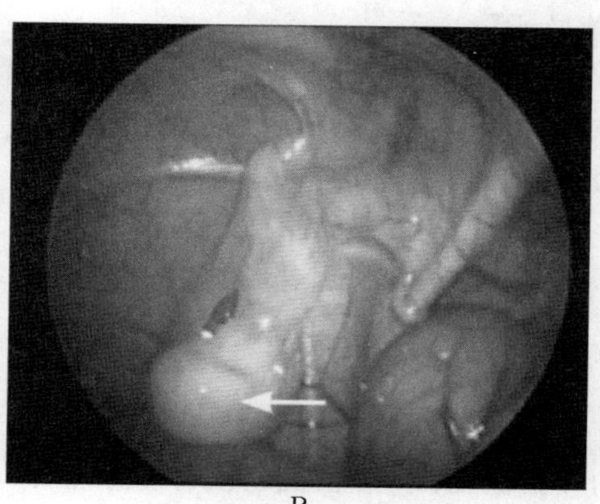

B

图 14-2 腹腔镜寻找隐睾

A. 内环口处发现精索血管；B. 顺精索血管找到隐睾

4. 找到隐睾后，靠近睾丸外侧切开后腹膜，将隐睾及精索表面充分暴露，游离、切断睾丸引带，游离睾丸周围结缔组织，充分游离睾丸，仔细识别睾丸血管，并注意保护动脉及精索血管，将血管周围的结缔组织全部游离，尽量将血管游离到足够的长度。分离血管时注意避免损伤髂血管和输尿管。按分离血管的方法，仔细分离输精管，注意不要损伤输精管。

5. 找到隐睾后，该术式最重要的步骤是在保留精索静脉、睾丸动脉及输精管的前提下，尽量游离睾丸、血管及输精管周围的结缔组织，使睾丸动脉、精索静脉及输精管达到足够长度，以便能降入阴囊内。术中可将游离后的睾丸试拉至对侧腹股沟内环口，如果能轻松到达对侧内环口，则血管及输精管游离长度已经足够，否则需继续游离血管及输精管。

6. 切开同侧的阴囊皮肤，大小与隐睾大小相近，分离切口下方的肉膜，在阴囊皮肤与肉膜间分离间隙，大小能容纳隐睾为宜。用手指协助血管钳沿同侧腹股沟管方向经内环口向腹腔分离，若遇肥胖或分离困难的患者，也可结合从同侧的 Trocar 伸入分离钳经内环口进入腹股沟管向阴囊分离的方式，即从两头同时向中心靠拢的方式进行分离，以减少分离的难度。若确实不能找到由腹腔经内环口腹股沟管进入阴囊的入路，可改为传统的开放手术进行。

7. 从阴囊底部切口伸入血管钳至腹腔内将睾丸拖入阴囊内或由阴囊切口置入腹腔镜分离钳至腹腔内，将睾丸拉至阴囊内，拉至阴囊的隐睾置于皮肤和肉膜间，将隐睾及精索与周围组织缝合固定，防止隐睾回缩。若睾丸拉入阴囊困难，应改为腹股沟切口行开放手术，将隐睾降入阴囊内。

8. 若术中探查发现隐睾发育不良，且为成年人，可考虑施行腹腔镜下隐睾切除术。也可施行隐睾切除，然后联合施行显微镜下隐睾自体移植术(详见相关章节)。

9. 在腹腔镜直视下缝合关闭腹股沟内环口，然后退出腹腔镜器械，关闭阴囊皮肤切口。

【注意要点】

1. 确保经脐部穿刺建立通道时勿损伤腹腔内容物，必要时改开放手术建立通道。

2. 如精索长度不够长者，将精索改道于腹壁下血管内侧切开腹横筋膜，分离一通道，将睾丸经腹股沟置入阴囊肉膜外皮下腔内。

3. 防止强行牵引隐睾而影响血供，造成精索、输精管损伤和睾丸萎缩。若精索、睾丸与周围组织粘连、固定，术后回缩率较高，甚至出现睾丸扭转。

4. 若睾丸位于腹膜后，无法下降入阴囊内，可做睾丸自体移植术。若睾丸发育极差，可行睾丸切除，以防癌变。

【术后处理】

术后卧床休息 1 周。阴囊内渗液引流干净。应用广谱抗生素防治感染。

【并发症防治】

1. 出血

(1)表现：穿刺切口出血、术中创面出血、术后腹内出血。出血量大者，血压下降、休克。

(2)原因：手术中显露不好，视野不清，解剖结构不清导致邻近组织损伤出血。或操作粗暴，损伤较大的髂内、外动脉或静脉引起出血、损伤耻骨后静脉丛或盆底静脉丛，或建立通道时损伤腹壁下动、静脉所致。

(3)处理：保证术中视野清晰，术中止血彻底。

①组织切断面出血：边切边止血，切断周围组织引起的断面小血管出血，应立即止血，止血满意后才可继续下一步手术。腹壁上动脉血管损伤所致出血通常可通过封闭压迫来处理，一旦这些措施失败，应延长皮肤切口，找到损伤的血管，确认后结扎。

②邻近较大动、静脉损伤出血：患者在有盆腔静脉丛出血时，如出现损伤大血管或静脉丛所致的大出血，若损伤较局限，可快速吸出血液，显示出血点，准确夹住出血处，将出血控制后再继续下一步手术；如损伤较重，出血量大，难以显示出血部位和控制出血时，可用纱布压迫出血部位，立即改为开放手术止血。

③静脉丛损伤出血：损伤耻骨后静脉丛或盆底静脉丛等，先用纱布压迫出血部位，逐一缝扎止血；若缝扎止血效果不好，出血过多，病情危重，难以纠正时，可用子宫纱条填塞压迫止血，尽快结束手术，加快输血纠正休克，挽救患者生命。子宫纱条压迫止血 72h 后，分 3 天 3 次逐一拔除，一般不会再发出血或血肿导致感染。

④若术后继发出血量不大，适当输液、输血及应用止血药控制。若出血量大，输液、输血仍出现血压下降、休克者，应立即手术探查止血。

(4)预后：如能及时止血完成手术，预后较好，否则会导致严重后果。

(5)预防：手术中视野要清晰，解剖结构及层次要清楚，手术操作要准确无误，以避免或减少上述损伤引起的出血。术中止血彻底，可有效防止术后继发出血。

2. 感染

(1)表现

①切口内感染：表现为局部红、肿、热、痛，引流管引出脓性液体，发热，血象高等。

②肺部感染：表现为发热、咳嗽、咳黏稠样脓痰，呼吸困难，血象高等。

(2)原因

①切口内感染：多由于手术前局部感染没有很好控制，没有进行肠道准备而手术中损伤直肠是导致切口感染和腹腔感染的主要原因。手术中无菌操作或手术后预防感染治

疗不当也可导致切口感染和腹腔感染。

②肺部感染：多由于术前肺部感染（如慢性支气管炎）未能良好控制，患者年老、抵抗力弱，术中全身麻醉气管内插管，在此基础上诱发肺部感染。

(3)处理

①切口内感染：积极抗感染支持治疗，充分引流手术区内渗液，严重切口感染需要切开引流。

②肺部感染：积极抗感染支持治疗，咳出肺内痰液或吸痰，吸氧等。

(4)预后

①伤口内感染：通过积极抗感染治疗、支持治疗和局部引流，大多数感染可控制，使病情好转、痊愈，盆、腹腔内感染，部分患者可发生粘连性肠梗阻，如控制感染不彻底，可发生耻骨炎或脓肿穿破直肠等严重并发症。

②肺部感染：经及时有效治疗感染可控制，如感染不能控制可危及患者生命。

(5)预防：手术前应常规准备肠道、控制尿路感染及肺部感染，术中严格无菌操作、止血应彻底，手术后引流要充分，鼓励咳痰，积极预防感染治疗。

3. 肠损伤

(1)表现：在手术中，肠道热力损伤表现为浆膜出现带白色的斑点，严重者，可看到黏膜肌肉或肠道管腔，术后可发生肠瘘、腹腔感染等。

(2)原因

①技术不熟练，操作不规范，失误损伤肠道。

②术中视野不清楚，盲目进行电切或电凝，剪切组织时，超过手术视野范围。

(3)处理

①对于手术前肠道准备充分的患者，若术中及时发现并进行修补，并用碘伏溶液冲洗伤口或用抗生素液灌洗伤口，伤口内留置引流管，术后禁食5～7d，应用抗生素和支持治疗，促使损伤处肠管愈合。

②要立即改为开放手术修补，对损伤部位，可用2-0微乔线分两层缝合破损处。

(4)预后：术中及时发现并进行修补处理，术毕在盆腔留置引流管，彻底引流，术后可以顺利恢复。若并发肠漏，严重者会危及患者生命。

(5)预防

①手术层次清楚，也可减少损伤肠道的机会。

②提高操作技能，操作规范化。

③在手术中，一定要显露清楚。

④避免用双极电凝导致肠管热损伤。

4. 肠梗阻

(1)表现：术后肠梗阻发生率为1.9%。为动力性肠梗阻，极少数为粘连不全性肠梗阻，Trocar疝所致肠梗阻罕见。

(2)原因：主要由于术后肠粘连，电解质紊乱可导致动力性肠梗阻。

(3)处理：主要采用术后延迟进食并留置胃管行胃肠引流，降低胃肠内压力，纠正水、电解质失衡，早期下床行走，利于肠功能恢复和肠道通畅。对Trocar疝所致肠梗阻按Trocar疝进行处理。

(4)预后：动力性肠梗阻一般可顺利恢复，对Trocar疝经过正规治疗后，一般不会有后遗症，粘连性肠梗阻可能反复发生，严重时需要手术治疗。

(5)预防：早期下床活动，保持水、电解质平衡。

5. 睾丸萎缩

(1)表现：隐睾下降固定术后睾丸进行性缩小。

(2)原因：术中游离隐睾精索中损伤精索的血管或隐睾固定时精索扭转，因睾丸缺血、坏死所致睾丸萎缩。

(3)处理：若精索血管损伤能及时发现，可立即行显微血管吻合或睾丸移植；若术后睾丸已萎缩，则无法挽救。若精索扭转，应及时发现并复位，若精索扭转6h以上者则恢复的希望很小。

(4)预后：如及时发现并有效处理，可挽救；否则无法挽救。

(5)预防：术中游离隐睾精索时应避免损伤精索的血管，隐睾固定时应避免精索扭转。

6. Trocar 疝　术后 Trocar 疝发生率为 0.2%。

(1)表现：患者通常主诉局部不适，伴随恶心和肠梗阻的表现。很少出现弥漫性腹痛和(或)完全肠梗阻的表现。检查时有压痛，有时孔道有肿胀。腹部 X 线片可能会显示肠梗阻图像；确诊需要腹部 CT 扫描。

(2)原因：主要由于缝合穿刺孔时，没有全层关闭。

(3)处理：可以尝试用腹腔镜解剖疝后在腹腔内封闭。对于复杂病例，怀疑绞窄疝或被腹腔镜检查证实者，需要行开放性手术修复。

(4)预后：通过规范处理，一般可以顺利恢复。

(5)预防：为预防切口疝发生，术中应缝合严密，尤其是脐部 Trocar 穿刺孔，腹壁较薄的患者应切实关闭腹膜。原则上，应在内镜直接监视下，对所有≥10mm 的 Trocar 孔道进行细致缝合关闭腹膜。

【评析】

1. 充分游离精索，使其在无张力的状况下将睾丸降入阴囊。精索在游离时要注意保护其筋膜和结缔组织，以免损伤精索血管而造成睾丸血供障碍。若睾丸位于腰部腹膜后，无法下降入阴囊内，可行睾丸自体移植。若睾丸发育极差，可行睾丸切除术，以防癌变。

2. 采用腹腔镜微创手术治疗腹腔型及非腹腔型隐睾，与传统手术方式相比，具有视野清楚、探查范围广、定位准确、手术操作精细、创伤轻、术后恢复快、近期及远期并发症少等优点，对诊治未触及睾丸的隐睾患儿，可作为首选诊治方法。

3. 对于鞘状突未闭的腹股沟型隐睾，整体分离鞘状突和精索的方法松解隐睾能避免精索血管和输精管损伤；对于鞘状突闭合的腹股沟型隐睾，因无鞘状突腹膜引导松解精索，术后缺血性并发症发生率较高，不推荐在腹腔镜下松解。

（蒲　军　陈在贤　吴小候）

第三节　机器人辅助腹腔镜下隐睾下降固定术

【腹腔镜仪器】

同腹腔镜下隐睾下降固定术的腹腔镜仪器。

【机器人手术系统】

Da Vinci 机器人手术系统是通过一个可控高级灵巧的机器人，把外科医师的精细手术操作转化为用精密器械精确完成的手术。它有两个握持手术器械的手臂和一个握持内镜的手臂。在操作台，手术医师依靠三维立体图像观察系统，通过移动双孔内镜，清楚观察整个手术视野。每一个操纵杆的拇指与示指控制器可以将医师手指的精细动作准确无误地传递给机器人手。机器人手有众多关节，操作灵活。双孔内镜一般为 0°或 30°，视野清晰。双电极钳和直角钩常用于解剖、分离，持针器用于缝合组织，解剖剪结合双极钳用于分离前列腺的神经血管束。

【机器人安装】

机器人手的安装，关键是将机器人持镜手安置在患者的中线位置。可以在地面上画一条从患者臀部下 V 字形尖到脐部的连线，视为想象中子午线。机器人安置在这条线上。将机器人持镜手与相应套管连接，插入双孔内镜。另外两个机器人手与相应套管连接。

【手术通道】

手术通道位置的选择与 Trocar 的插入：为了降低损伤肠管的机会，通常使用开放式 Hassan 技术，先以 20mmHg 气压创造气腹。这一切口选在脐左旁位置。双孔内镜经此通道插入，在直视下插入其他 Trocar。两个直径 8mm Da VinciTrocar 安置在内镜套管两侧 4 横指下方腹直肌旁。一个直径 5mm 辅助 Trocar 安置在左边 DaVinciTrocar 外侧腰部，用于左边助手在手术中牵拉组织。另一直径 5mm 辅助套管安置在右侧 DaVinciTrocar 与内镜 Trocar 之间。另一直径 10mm 辅助 Trocar 安置在右侧 DaVinciTrocar 外侧腰部。后两个辅助通道用于右边助手帮助主刀医师牵拉组织，暴露手术视野，以及手术中吸引渗血、渗液和送递缝针。Trocar 插入后，安置机器人。此时，气压降为 12mmHg，以减少患者发生气体栓塞的机会，方便观察手术中出血点和进行准确止血。

1. *产生腹腔镜图像的 4 种组件* 包括腹腔镜、光源、电视摄像机、监视器等。

2. *抓钳* 大多数抓钳是 5mm 大小，有单个或双个的，尖端的设计有钝圆的、尖的、直的、弯曲的及有角度的，表面锯齿状的用来操作光滑的组织。手柄的设计有锁定的和非锁定的，大多数非锁定的钳子像剪刀样，不同的设计有不同的用途。

3. *切割止血器械* 腹腔镜剪刀、解剖刀、电烙器等，在腹腔镜操作过程中被用来切割组织。腹腔镜剪刀有一次性的和非一次性的。锯齿状的尖端用来切断筋膜，钩状的尖端用来切割缝线，弯曲的尖端用来解剖。也可用电刀或机械方法切割组织。

4. *电切组织的电极* 电凝钩用来切割腹膜，电极铲用于钝性分离，特殊的电牵引钩用来分离组织。电极分为单极电凝和双极电凝。使用双极型器件止血最安全。

5. *超声刀* 是另一种理想的切割技术，使组织空泡形成、血液凝固，进行切割。

6. *钛夹和 Hem-o-Lock* 是机械性夹闭和控制血管出血的器械。

【手术要点】

同腹腔镜下隐睾下降固定术的手术要点。

【注意要点】

1. 精索长度不够长者，可将精索改道于腹壁下血管内侧，切开腹横筋膜，分离一通道，将睾丸经腹股沟置入阴囊肉膜外皮下腔内。

2. 防止强行牵引则影响血供，造成精索、输精管损伤、睾丸萎缩。如果完全依靠精索、睾丸与周围组织粘连固定，术后睾丸回缩率较高，甚至出现睾丸扭转。

3. 如睾丸位于腰部腹膜后，无法下降入阴囊内，可行睾丸自体移植。若睾丸发育极差，可行睾丸切除术，以防癌变。

【并发症防治】

与腹腔镜下隐睾下降固定术的并发症防治类似。

（蒲　军　陈在贤）

第四节　自体睾丸移植术治疗隐睾

高位隐睾自体睾丸移植术的研究已有 30 多年的历史，1985 年王玲珑等报道 14 只自体睾丸移植（人、犬各 7 只），术后移植睾丸功能及形态均获良好。国内统计 6－28 岁 87 例高位隐睾患者自体睾丸移植资料，术后 84 只睾丸获移植成功，术后 4 个月见有精子细胞，3 例睾丸萎缩。1993 年 Osterwitz 等统计 245 例自体睾丸移植患者，其成功率为 87%，并强调静脉吻合理想与否对其成功至关重要。因此，对于高位隐睾患者，采用常规手术无法使睾丸下降入阴囊内者，选用自体睾丸移植术较为理想，可取得较好的效果。

睾丸移植术是将自体异位睾丸或供者睾丸移植到阴囊里的一种手术。一般分为自体睾丸移植术与同种异体睾丸移植术两种，前者是指难以用手术整复的腹腔型隐睾，睾丸质量尚可时，将其从异位处切下，保留其血管，移植到阴囊中，分别将睾丸的动脉、静脉与邻近的血管吻合，以恢复血液循环。

【适应证】

1. 高位隐睾不能行睾丸下降固定术者。

2. 精索血管损伤，无法行血管修补者。

3. 睾丸异位，无法牵引到阴囊内者。

【禁忌证】

成人单侧隐睾已萎缩者。

【原理】

将精索内动、静脉分别与腹壁下动、静脉行端-端吻合。

【麻醉与体位】

硬膜外麻醉。患者取仰卧位。

【术前准备】

1. 4℃的生理盐水。

2. 肝素等渗盐水溶液(肝素 12 500U＋生理盐水 100ml)。

3. 肝素普鲁卡因溶液(肝素 12 500U＋2%普鲁卡因 200ml)。

4. 常规腹股沟区及会阴部皮肤准备。

【特殊仪器器械】

手术显微镜及显微外科器械。

【麻醉与体位】

多采用持续硬脊膜外麻醉，取仰卧位。

【手术要点】

1. *探查取隐睾*　取跨越内环口的腹股沟斜切口，分层切开各层，推开腹膜，依次从内环口、髂窝及肾下极寻找睾丸，如睾丸未找到，可以从盆腔腹膜外、膀胱后外侧先找到输精管，沿输精管找到睾丸，向近心端游离精索，解剖出精索内动脉及静脉血管，在腹主动脉、下腔静脉或左肾静脉起始处分别切断，近心端结扎，并充分游离输精管，注意勿损伤营养血管(待吻合)，用 4℃生理盐水降温。在手术显微镜下找到精索内动脉，插入 4 号钝性针头，用灌注液低压冲洗，直至冲洗液转清为止，保留精索内静脉一支，其余结扎，待吻合。

2. *解剖腹壁下动、静脉*　于腹直肌与腹膜之间找到腹壁下动、静脉，并游离至足够长度后切断，血管远心端结扎，近心端注入肝素液后并用微型血管夹夹住后待与睾丸动、静脉吻合。

3. *血管吻合*　在手术显微镜放大 20～30 倍条件下，将精索内动、静脉分别与腹壁下动、静脉行端-端吻合，采用 9-0～11-0 号带针尼龙线行间断缝合动脉 6～8 针、静脉 8～10 针，吻合完毕后，先去静脉血管夹，再去动脉血管夹后，观察睾丸的动脉搏动好、静脉充盈、睾丸变红、质地变硬，表明睾丸的血液循环恢复，情况良好(图 14-3A)，否则应检查血供未恢复的原因，并做相应的处理，以使移植成功。

4. *睾丸下降固定*　如睾丸血液循环恢复，手指从切口下角的腹壁深筋膜深面经腹股沟向阴囊腔分离，直达阴囊底部形成囊腔(图 14-3B)。在阴囊底部做一皮肤切口达肉膜，在皮肤与肉膜间分离一腔隙后，分开肉膜达阴囊腔，将睾丸经阴囊腔置入阴囊肉膜外腔隙内，保持精索血管无扭转、无张力，将睾丸下极的白膜缝 1 针到阴囊皮下组织上固定，阴囊下部置橡皮片引流条，腹部伤口内留置引流管，分别缝合切口(图 14-3C)。

【术后处理】

1. 术后卧床休息 1 周。阴囊下方稍垫高，避免因睾丸下垂重力牵拉精索血管。阴囊内渗液引流干净。

2. 应用广谱抗生素防治感染。

3. 术后 3～5d 常规应用右旋糖酐-40，每日 500～1000ml。如伤口有严重渗血，应立即停止用药。应用罂粟碱、双嘧达莫等药物扩张血管。

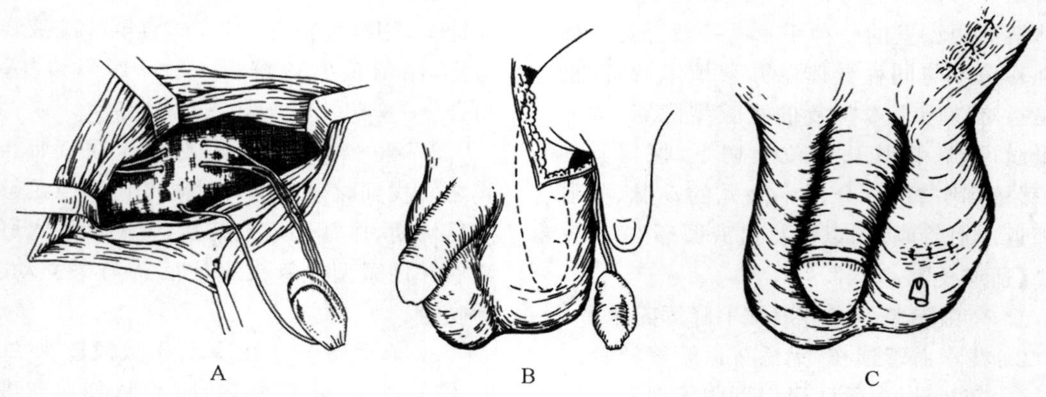

图 14-3 自体睾丸移植术

A. 精索血管与腹壁下血管吻合及输精管吻合；B. 在阴囊皮肤肉膜内分离一腔隙；C. 将睾丸置入阴囊，缝合切口

4. 严密观察睾丸的血供、形态、大小、硬度变化，针对具体并发症进行处理。

【并发症防治】

1. 出血 同开放式隐睾下降固定术。

2. 感染 同开放式隐睾下降固定术。

3. 睾丸萎缩

(1)表现：自体隐睾移植术后睾丸进行性缩小。

(2)原因：术中隐睾血管吻合口对合不良或血栓形成，或隐睾固定时精索血管扭转或受压，或血管痉挛导致睾丸缺血、坏死可致睾丸萎缩。

(3)处理：如术后尽早发现移植睾丸血供不良，除外精索血管受压，先应用解痉镇痛药解除血管痉挛，若无效应及时手术探查引起睾丸缺血的原因，酌情处理纠正。如术后发现已晚，睾丸萎缩将无法挽救。

(4)预后：如及时发现及时处理。

(5)预防：术后严密观察，发现移植血供不良时应及时有效地处理，以挽救和(或)预防睾丸萎缩。

(梁思敏 吴小候)

第五节 同种异体睾丸移植术治疗隐睾

同种异体睾丸移植是治疗睾丸缺如、双侧小睾丸或双侧睾丸严重萎缩所致低睾酮血症较为理想的方法。Attaran(1966)首先在动物体内进行同种异体睾丸移植术，1978 年 Silber 报道首例孪生兄弟间睾丸移植成功。1984 年王玲珑报道父亲供睾同种睾丸移植成功。1988 年詹炳炎报道同种睾丸移植的实验与临床研究。据统计，目前国内已开展成人供体睾丸同种异体移植术约 50 例，术后有 85.3%的患者性功能明显改善，70%的患者睾酮恢复正常，但有生育者仅占 5.88%。

【适应证】

1. 先天性或外伤性无睾症患者。

2. 双侧睾丸严重萎缩(外伤或炎症)、先天性双侧睾丸发育不良、双侧高位隐睾行睾丸固定或自体睾丸移植术后睾丸萎缩，不能维持正常雄性激素水平者。

【原理】

将同种异体正常的睾丸与丧失睾丸的腹壁下血管吻合及输精管吻合，以解决无睾症问题。

【禁忌证】

凡上述疾病患者尚能维持正常雄激素水平，睾丸大小正常且有正常内分泌功能，仅因无精子症而要求手术者，不应属于手术适应证。

【术前特殊准备】

1. 供者

(1)排除睾丸、附睾、输精管炎症及肿瘤病变；精液常规检查属正常范围。

(2)血清 T、FSH、LH 值正常。

(3)查血型、组织配型，血常规、尿常规、肝常规、肾功能、血清三抗、心电图、X 线胸片无异常等。

(4)选择年轻而有生育能力，配型相符合的供体。

2. 受者　除同供者外，还需注意腹壁下动脉是否正常。如果受者的两侧腹壁下动、静脉均已损伤者，可考虑采用其他血管，如腹壁浅动、静脉或旋髂外动脉与供者精索内动、静脉吻合。另外，如会阴部外伤致阴囊缺如者，手术还需用带蒂皮瓣行阴囊成形术。否则，术中虽可在会阴部潜行分离形成腔隙，但日后腔隙会消失，移植睾丸将会被挤压至腹股沟部。必要时行双侧输精管造影证实输精管是否通畅。术前 2～3d 用抗生素，并口服硫唑嘌呤 50mg，每天 2 次。受者术前其他准备如下。

(1)一般检查：常规体格检查及血常规、尿常规、肝功能、肾功能、心电图、胸部 X 线片、血型、静脉肾盂造影等辅助检查。

(2)生殖系统检查：证实是先天性无睾丸或其他原因引起的睾丸缺如、双侧睾丸功能丧失。无睾症可以通过 hCG 试验、睾丸血管造影等判断，必要时可以行睾丸探查，证实确属无睾症。无功能睾丸必须做睾丸组织学检查。先天性无睾症或其他原因睾丸缺如的患者，如果长期应用睾酮制剂，可以具有正常的第二性征和正常的性欲及性功能。大多数先天性无睾患者，阴囊内可存在输精管残迹，残留的输精管可作为移植睾丸时输精管吻合用。

(3)精液常规检查：精液内无精子，但精液容量、pH 等基本正常，果糖试验阳性，说明前列腺和精囊的发育和功能正常。精液内无精子，应排除双侧输精管梗阻，必要时行双侧输精管造影。

(4)血清男性激素水平检测：FSH 和 LH 水平可高于正常，而雄激素水平低于正常。

(5)受者在青春期发育阶段，因无睾丸而影响性征发育。这时应开始应用长效睾酮促进第二性征发育，并使其获得性功能。

(6)组织配型：供、受体 HLA 相符合。

3. 睾丸灌洗液配制　平衡液 500ml，20%甘露醇 5ml，25%硫酸镁 0.36ml，肝素 100mg，三磷腺苷 40mg，10%葡萄糖液 20ml，pH7.5。

【麻醉与体位】

一般均采用硬膜外麻醉，不能行硬膜外麻醉者可采用全身麻醉。患者取平卧位。

【手术要点】

1. 切取供睾　以亲属供睾为例。麻醉、切口、解剖游离睾丸及精索血管切取的方法同自体睾丸移植术。将睾丸切下后，立即放入 2～4℃冰水中，用硬膜外导管，细心插入精索内动脉，用 2～4℃睾丸灌洗液自导管滴入，压力为 40～50mmH_2O，灌洗到静脉流出液接近清亮为止。灌洗液配方为：平衡液 500ml，20% 甘露醇 5ml，25% 硫酸镁 0.36ml，肝素 100mg，三磷腺苷 40mg，10% 葡萄糖 20ml，pH 7.5。供睾灌洗后，在手术显微镜下，修剪精索除动、静脉及输精管以外的组织，睾丸鞘膜以外的多余软组织均剪除后，低温下备用。

2. 受者在硬膜外麻醉下，取移植侧腹股沟疝修补术切口，暴露输精管并游离至足够长度。切开腹直肌前鞘，将其牵向内侧，解剖出腹壁下动、静脉并游离至足够长度；远心端结扎并切断，近心端用微型血管夹夹住，用肝素液冲洗血管，并间断使用普鲁卡因液冲洗，以预防血管挛缩。在手术显微镜放大15～25倍下，用8-0～11-0尼龙线将供睾的精索内动、静脉分别与受者的腹壁下动、静脉做端-端间断缝合，动脉缝合6～8针，静脉缝合8～10针。术中静脉滴注甲泼尼龙500mg，开放血流，可见精索与睾丸表面毛细血管渗血，静脉吻合管口充盈良好。经检查睾丸血供良好后，输精管吻合采用9-0尼龙线行端-端间断缝合输精管壁全层，缝合6～8针，再用3-0丝线于其外膜间断缝合3～4针。用手指于切口下方腹壁深筋膜的深面向阴囊内分离，将睾丸置于阴囊内，腹股沟切口肌膜下置引流条后，缝合切口。

【术中注意】

1. 高位隐睾往往不易被发现，应仔细寻找，必要时打开腹腔探查。

2. 严密观察睾丸大小、硬度，如睾丸明显肿大、阴囊严重水肿，应立即减压。

3. 应用右旋糖酐-40，每天500～1000ml，连用3～5d。应用时应注意有无伤口渗血，若渗血严重，应立即停止使用。

4. 应用小剂量血管扩张药，如双嘧达莫等。

5. 应用抗生素预防感染。

6. 血管吻合是睾丸移植术中的关键。在取供睾时即将精索内动、静脉进行标记，防止离断后分不清动、静脉(因睾丸动脉血管壁较薄，和静脉不易区分)。吻合动脉时如果两者的口径差别较大，应行端-侧吻合，吻合血管要求一次成功。如果吻合口有漏血，尽量不要阻断血流，于漏血处进行修补。在术中应尽可能吻合输精管动脉，因输精管动脉供应全部输精管、附睾及部分睾丸实质，它对输精管、附睾以及睾丸的存活有着重要的影响。

【术后处理】

1. 一般处理与睾丸自体移植相同。

2. 术后5～7d每天应用右旋糖酐-40 500～1000ml，防止血管凝血。

3. 术后应用免疫抑制药

(1)术前3d服用硫唑嘌呤100mg/d，至术后14d改为50mg/d，长期维持。

(2)甲泼尼龙：术中及术后第1～3天，每天500mg，静脉滴注，第4～6天改为250mg/d，以后改为泼尼松10～20mg/d口服，维持6个月，以后根据病情以10mg/d维持。

(3)如有条件，再加口服环孢素A，每天3～5mg/kg，持续3～6个月。

4. 观察睾丸形态、大小、硬度、伤口渗血及体温变化情况。

5. 严密观察移植睾丸的大小、硬度，伤口渗血及全身情况，以了解睾丸是否缺血或是否发生排斥反应，每日观察3～4次。

6. 有急性排斥反应发生时，应立即采用冲击疗法，方法与其他器官移植处理相同。

7. 定期复查常规及精液常规，复查血清T、TSH、LH水平。

【并发症防治】

1. 一般并发症　同自体睾丸移植并发症防治。

2. 排斥反应　睾丸移植后排斥反应发生率一般约为50%。亲属供睾术后排斥反应发生率较低，其受者精液中发现精子的可能性要高于尸体供睾者。术后并发症除与自体睾丸移植外，应注意观察急、慢性排斥反应。术后急性排斥反应为移植睾丸突然增大、变硬，伴体温突然升高、恶心、呕吐、局部压痛明显等。对此，可用甲泼尼龙500ml/d，静脉滴注，治疗3～4d可逆转。

【评析】

先后在孪生兄弟间行同种睾丸移植术，术后精液中出现活动的精子，血清睾酮、FSH和LH值均正常。患者的妻子受孕生育健康小孩。采用父亲睾丸行同种睾丸移植术，移植睾丸存活，术后睾酮、FSH和LH值均正常。采用同种异体睾丸移植术，术后

90%的患者血清睾酮、FSH 和 LH 达正常值，29.4%的患者精液中出现活动精子，5%的患者获得生育。对于无睾症、双侧小睾症或双侧睾丸严重萎缩者，同种睾丸移植术是治疗低睾血症较为理想的方法；但术后生精功能不高，一旦出现排斥反应，无论是急性排斥反应还是慢性排斥反应，均可导致移植睾丸丧失生精功能。同种异体睾丸移植术，由于存在着血-睾屏障，睾丸作为免疫赦免区，其移植排斥现象较其他器官为轻，但由于移植术后睾丸生精及精子成熟能力较差，而且在道德伦理方面仍有争议，故国内外虽有成功报道，但尚未能很好推广，有待进一步研究。

目前认为造成移植睾丸术后生精功能不良的原因可能有：①睾丸缺血时间过长，精原细胞和初级母细胞开始凋亡。②血管显微吻合质量不高。③HLA 配型。亲属供睾术后排斥反应发生率较低，受者精液中发现精子可能性也要高于尸体供睾者。④文献表明，术后有生精功能者，一旦出现排斥反应则立即丧失生精功能。⑤免疫抑制药如环孢素 A 对睾丸生精功能的影响。⑥输精管吻合因素。⑦缺血再灌注损伤等。本组取供睾均在摘取供肝、供肾后进行，而生精小管对热缺血再灌注损伤非常敏感，较长的热缺血是造成本组生精功能不良的首要原因。其次，排斥反应也会造成生精功能的永久损害。总之，睾丸移植在提高患者睾酮水平、改善第二性征和性功能方面疗效较佳，但术后总的生精功能则不能令人满意，这也影响睾丸移植的进一步开展。

在某些情况下，精索血管高位离断的方法可代替自体睾丸移植、分期睾丸固定术等术式。术中应特别注意确认输精管无异常、够长度，睾丸侧支循环丰富，注意保留睾丸侧支循环结构。选择此术式要有充分的思想准备，估计按照常规游离精索不能达到预期目的，则应放弃常规游离精索，直接采用高位精索血管切断术。

（梁思敏　吴小候　陈在贤）

参考文献

[1] 陈在贤，赵栩，黄捷．隐睾手术//陈在贤．实用男科学．2 版．北京：人民军医出版社，2015：633-636.

[2] 王金晶，唐达星，吴德华，等．Bianchi 睾丸下降固定术在治疗中低位隐睾中的应用．中华小儿外科杂志，2011，32(5)：354-357.

[3] 李勋，门波，张祥生，等．改良 Bianchi 术治疗中低位隐睾的临床研究．中国现代医学杂志，2014，24(19)：56-58.

[4] 裴勖斌，杨礼，卫晶丽，等．105 例隐睾 Bianchi 式改良术后彩色多普勒随访观察及临床意义．中国临床医学影像杂志，2015，26(10)：752-753.

[5] 沈一丁，刘世雄，唐达星，等．腹腔镜睾丸下降固定术后睾丸萎缩的超声评估．中华小儿外科杂志，2010，31(8)：594-596.

[6] 杨春雷，李爽，王军，等．腹腔镜及经阴囊小切口治疗小儿隐睾症的疗效观察．中国男科学杂志，2014，11：19-20.

[7] 刘红波，丁浩，李武星，等．腹腔镜睾丸下降固定术在治疗小儿隐睾 76 例的体会．中国伤残医学，2015，17：10-11.

[8] 林洋，于文涛，穆林松，等．微型腹腔镜下睾丸下降固定术 40 例．临床小儿外科杂志，2013，12(6)：475-477.

[9] 罗鹏，曾宪良，林文，等．微型腹腔镜下一期隐睾下降固定术的临床价值．腹腔镜外科杂志，2016(6)：460-462.

[10] 刘启芳，李朝辉，刘新义，等．腹腔镜隐睾探查和固定术．河南外科学杂志，2012，18(4)：62-63.

[11] 陈顺治，杜宇英，王志平，等．腹腔镜探查术在

不可触及隐睾患儿中的临床应用. 浙江实用医学,2014,1:43-44.

[12] 郭晖,李爽,王军,等. 腹腔镜保留睾丸引带治疗小儿高位双隐睾临床体会. 医药卫生,2016,3:6-7.

[13] 张永吉,包岷武,刘太红,等. 腹腔镜手术与传统开放手术治疗非腹腔型隐睾的效果比较观察. 医药卫生,2016,2:10.

[14] 程大斌,刘璐,费建. 超声定位下髂腹股沟及髂腹下神经阻滞在小儿隐睾手术中的应用. 重庆医学,2017,17:2410-2412.

[15] 张庆峰,姚干. 腹腔镜整体分离鞘状突和精索在小儿腹股沟型隐睾手术中的应用. 中华疝和腹壁外科杂志,2016,3:168-171.

[16] 杨庆堂,姚干,梁健升,等. 保留睾丸引带在200 例腹腔镜小儿隐睾手术中的应用体会. 国际医药卫生导报,2014,18:2825-2826.

[17] 姜力,王德权,韩起鹏,等. 腹壁下动静脉血管吻合在小儿高位隐睾手术复位中的临床意义. 辽宁医学杂志,2015,1:1-3.

[18] 王德娟,黄文涛,司徒杰,等. 腹腔镜下开放鞘状突环扎技术在小儿隐睾手术中的应用(附视频). 中华腔镜泌尿外科杂志(电子版),2014,3:19-22.

[19] 李庆浩,夏东亮,张其海,等. 腹腔镜在腹股沟型隐睾手术中的应用价值. 泰山医学院学报,2014,12:1230-1232.

[20] 李伟坚,陈江谊,陆金荣,等. 腹腔镜手术与开放性手术治疗小儿高位隐睾效果及安全性分析. 白求恩医学杂志,2017,2:202-203.

[21] 陈志勇,何荣佳. 小儿隐睾的临床特征及影响患儿手术时机的相关危险因素分析. 临床医学工程,2017,6:873-874.

[22] 孙振宇. 小儿隐睾症手术治疗观察. 中国卫生标准管理,2016,1:58-59.

[23] 宁峰,殷波,彭潜龙. 腹腔镜手术治疗小儿高位隐睾的临床疗效观察. 临床医学工程,2016,2:147-148.

[24] 王欣,关勇,孟庆娅,等. 腹腔镜微创手术与传统开放手术治疗小儿隐睾的疗效对比研究. 临床泌尿外科杂志,2017,1:39-41.

[25] 冯书龙. 腹腔镜治疗小儿高位隐睾的手术效果分析. 中国继续医学教育,2015,23:105-107.

[26] 杨森. 对不可触及型隐睾患儿进行腹腔镜手术治疗的效果分析. 当代医药论丛,2016,8:178-179.

[27] 景德喜,张绍增. 睾丸移植术//金锡御. 泌尿外科手术学. 2 版. 北京:人民军医出版社,2007:553-557.

[28] 王玲珑. 自体睾丸移植术治疗隐睾的远期疗效观察. 中华外科杂志,1991,29(10):637-639.

[29] 祝青国,高治忠. 同种异体睾丸移植临床体会. 中华器官移植杂志,1999,20(4):252.

[30] 王凤阁,张咸中. 儿童自体睾丸移植术 12 例分析. 中国乡村医药,2000,8:14-15.

[31] 王玲珑. 自体睾丸移植术治疗隐睾的远期疗效观察. 中华外科杂志,1991,10:637-639.

[32] 王忠,张元芳. 自体睾丸移植术治疗腹腔型隐睾的远期疗效. 中华显微外科杂志,1998,4:259-261.

[33] 赵高贤,白悦心. 同种异体睾丸移植治疗男性性功能低减. 河南医学研究,1995,2:109-111.

[34] 李泰宁,吴今仙. 自体睾丸移植术治疗隐睾症. 延边医学院学报,1992,1:53-53.

[35] 张勇,靳风烁,李黔生,等. 孙红振同种异体睾丸移植术(附 12 例报告). 中华男科学杂志,2008,3:248-250.

[36] 辛聪. 睾丸移植:不育男性的希望. 中华养生保健,2010,12:11.

[37] 陈昊,诸禹平,亓林. 同种异体睾丸移植远期疗效观察(附 4 例报告). 现代泌尿外科杂志,2005,10(3):171-172.

[38] 方家杰,朱选文. 睾丸移植的昨天今天明天. 国际泌尿系统杂志,2006,26(3):363-367.

[39] 周玉春,黄宇烽. 睾丸移植的发展与现状. 中华男科学杂志,2008,14(11):1035-1039.

[40] 刘小艳,黄海,谢春燕. 从受体角度审视同种异体脸面移植的伦理问题. 医学与哲学,2016,37(8):91-94.

[41] Sweeney DD, Smaldone MC, Docimo SG. Minimally invasive surgery for urologic disease in children. Nature Clinical Practice Urology, 2007,4(1):26-38.

[42] Swerdlow AJ, Higgins CD, Pike MC. Risk of testicular cancer in cohort of boys with cryptorchidism. British Medical Journal,1997,314:

1507-1511.

[43] Hadziselimovic F, Herzog B, Barthold JS. Treatment with a luteinizing hormone-releasing hormone analogue after successful orchiopexy markedly improves the chance of fertility later in life. Journal of Urology, 1997, 158(3): 1193-1195.

[44] Esposito C, Garipoli V. The value of 2-step laparoscopic Fowler-Stephens orchiopexy for intra-abdominal testes. Journal of Urology, 1997, 158(5): 1952-1955.

[45] El-Anany F, Gad El-Moula M, Abdel Moneim A, et al. Laparoscopy for impalpable testis: classification-based management. Surgical Endoscopy and Other Interventional Techniques, 2007, 21(3): 449-454.

[46] Hutson JM, Clarke MCC. Current management of the undescended testicle. Seminars in Pediatric Surgery, 2007, 16(1): 64-70.

[47] Esposito C, Caldamone AA, Settimi A, et al. Management of boys with nonpalpable undescended testis. Nature Clinical Practice Urology, 2008, 5(5): 252-260.

[48] Hassan ME, Mustafawi A. Laparoscopic management of impalpable testis in children, new classification, lessons learned, and rare anomalies. Journal of Laparoendoscopic & Advanced Surgical Techniques A, 2010, 20(3): 265-269.

[49] Kim C, Bennett N, Docimo SG. Missed testis on laparoscopy despite blind-ending vessels and closed processus vaginalis. Urology, 2005, 65(6): 1226. e7-1226. e8.

[50] Esposito C, Vallone G, Settimi A, et al. Laparoscopic orchiopexy without division of the spermatic vessels: can it be considered the procedure of choice in cases of intraabdominal testis? Surgical Endoscopy, 2000, 14 (7): 658-660.

[51] Docimo S, Moore RG, Kavoussi LR. Laparoscopic orchidopexy. Urology, 1995, 46 (5): 715.

[52] Kirsch AJ, Escala J, Duckett JW, et al. Surgical management of the nonpalpable testis: the Children's Hospital of Philadelphia experience. Journal of Urology, 1998, 159 (4): 1340-1343.

[53] Dhanani NN, Cornelius D, Gunes A, et al. Successful outpatient management of the nonpalpable intra-abdominal testis with staged fowler-stephens orchiopexy. Journal of Urology, 2004, 172(6): 2399-2401.

[54] Georg Hrivatakis, Wolfgang Astfalk, Andreas Schmidt, et al. The Timing of Surgery for Undescended Testis. Dtsch Arztebl Int, 2014, 111 (39): 649-657.

[55] Jean G, Hollowell. Undescended testis and infertility——Is hormonal therapy indicated? Transl Androl Urol, 2014, 3(4): 377-381.

[56] Nathan C, Wong, Rahul K, Bansal, et al. Misuse of ultrasound for palpable undescended testis by primary care providers: A prospective study. Can Urol Assoc J, 2015, 9 (11-12): 387-390.

[57] Schneuer FJ, Holland AJ, Pereira G, et al. Age at Surgery and Outcomes of an Undescended Testis. Pediatrics, 2016, 137(2): 1-8.

[58] Margaret F Nicholson, Rishabh Sehgal, Robert Cunningham, et al. Snapshots in surgery: incidentally discovered cryptorchidism. Clin Case Rep, 2014, 2(5): 237.

[59] David Penson, Shanthi Krishnaswami, et al. Effectiveness of hormonal and surgical therapies for cryptorchidism: a systematic review. Pediatrics, 2013, 131(6): e1897-e1907.

[60] Paul J, Kokorowski, Jonathan C Routh, Dionne A Graham, et al. Variations in timing of surgery among boys who underwent orchidopexy for cryptorchidism. Pediatrics, 2010, 126 (3): e576-e582.

[61] Atawurah H. Role of laparoscopy in diagnosis and management of nonpalpable testes. World Journal of Laparoscopic Surgery, 2011, 4(2): 73-75.

[62] Mursi K, Salem A, El-Ghoneimy MN, et al. 536 Evaluation of laparoscopy in the diagnosis and management of non-palpable testis. Euro-

pean Urology Supplements,2013,12(1):e536.

[63] Hammoud K, Salem A, El-Ghoneimy M, et al. MP-11.12 Role of Laparoscopy in Diagnosis and Management of Non-palpable Undescended Testis. Urology,2011,78(Supplement3A):S114.

[64] Point D,Morley C,Tourchi A,et al. Rural versus urban compliance in the management of cryptorchidism:is there a difference? Eur J Pediatr,2017,176(8):1067-1073.

[65] Savoie KB,Bachier-Rodriguez M,Schurtz E,et al. Health disparities in the appropriate management of cryptorchidism. J Pediatr, 2017, 185:187-192.

[66] Braga LH, Lorenzo AJ. Cryptorchidism: A practical review for all community healthcare providers. Can Urol Assoc J, 2017, 11 (1-2Suppl1):S26-S32.

[67] Zuiki T,Ohki J,Komatsubara T,et al. An inguinal hernia with cryptorchidism with a Leydig cell tumor in an elderly man:A case report. Int J Surg Case Rep,2017,31:193-196.

[68] A-Faris A,Jabari M,A-Saved M,et al. Bilateral Cryptorchidism,a rare presentation for persistent Müllerian duct syndrome. Electron Physician,2016,8(12):3395-3397.

[69] Braga LH,Lorenzo AJ,Romao RLP. Canadian Urological Association-Pediatric Urologists of Canada (CUA-PUC) guideline for the diagnosis,management,and followup of cryptorchidism. Can Urol Assoc J, 2017, 11 (7): E251-E260.

[70] Lu P,Wang P,Li L,et al. Exomic and epigenomic analyses in a pair of monozygotic twins discordant for cryptorchidism. Twin Res Hum Genet,2017,20(4):349-354.

[71] Gurney J,Richiardi L,McGlynn KA,et al. Analgesia use during pregnancy and risk of cryptorchidism:a systematic review and meta-analysis. Hum Reprod,2017,32(5):1118-1129.

[72] Shadpour P,Kashi AH,Arvin A. Scrotal testis size in unilateral non-palpable cryptorchidism, what it can and cannot tell:study of a middle eastern population. J Pediatr Urol, 2017, 13 (3):268.e1-268.e6.

[73] Varela-Cives R, Méndez-Gallart R, Estevez-Martínez E, et al. A cross-sectional study of cryptorchidism in children: testicular volume and hormonal function at 18 years of age. Int Braz J Urol,2015,41(1):57-66.

[74] Rossi V, Sartori A, Bordin G, et al. Cryptorchidism: medium-and long-term follow-up. Minerva Pediatr,2013,65(3):261-269.

[75] Wei Y,Wu SD,Wang YC,et al. A 22-year retrospective study: educational update and new referral pattern of age at orchidopexy. BJU Int,2016,118(6):987-993.

[76] Nishimura Y,Moriya K,Nakamura M,et al. Prevalence and chronological changes of testicular microlithiasis in isolated congenital undescended testes operated at less than 3 years of age. Urology, 2017, S0090-4295 (17): 30785-30789.

[77] Bajaj M,Upadhyay V. Age at referral for undescended testes: has anything changed in a decade? N Z Med J,2017,130(1457):45-49.

[78] Prabudh Goel, Rawat J D, Wakhlu A, et al. Undescended testicle:An update on fertility in cryptorchid men. Indian J Med Res,2015,141 (2):163-171.

[79] Georg Hrivatakis,Wolfgang Astfalk,Andreas Schmidt,et al. The timing of surgery for undescended testis. Dtsch Arztebl Int, 2014, 111 (39):649-657.

[80] Kai O Hensel,Tawa Caspers,Andreas C. Jenke, et al. Operative management of cryptorchidism:guidelines and reality-a 10-year observational analysis of 3587 cases. BMC Pediatr,2015,15:116.

[81] Kai-Min Guo, Yang Liu, Yan-Ping Zhong, et al. Giant seminoma in an undescended testicle metastasizing to the neck and liver. Mol Clin Oncol,2016,4(6):983-985.

[82] Vijjan VK,Malik VK,Agarwal PN. The role of laparoscopy in the localization and management of adult impalpable testes. JSLS,2004,8 (1):43-46.

[83] Moore RG, Peters CA, Bauer SB, et al. Laparoscopic evaluation of the nonpalpable testis: a prospective assessment of accuracy. J Urol, 1994, 151: 728-731.

[84] Kurz D. Current management of undescended testes. Curr Treat Options Pediatr, 2016, 2 (1): 43-51.

[85] Elder JS. Surgical management of the undescended testis: recent advances and controversies. Eur J Pediatr Surg, 2016, 26(5): 418-426.

[86] Ueda N, Shiroyanagi Y, Suzuki H, et al. The value of finding a closed internal ring on laparoscopy in unilateralnonpalpable testis. J Pediatr Surg, 2013, 48(3): 542-546.

[87] Abdulrahman Alzahem. Laparoscopy-assisted orchiopexy versus laparoscopic two-stage fowler stephens orchiopexy for nonpalpable testes: Comparative study. Urol Ann, 2013, 5 (2): 110-114.

[88] Erdoan C, Bahadr B, Taknlar H, et al. Laparoscopic management and its outcomes in cases with nonpalpable testis. Turk J Urol, 2017, 43 (2): 196-201.

[89] Arena S, Impellizzeri P, Perrone P, et al. Is inguinal orchidopexy still a current procedure in the treatment of intraabdominal testis in the era of laparoscopic surgery? J Prdiatr Surg, 2017, 52(4): 650-652.

[90] Bracho-Blanchet E, Unda-Haro S, Ordorica-Flores, et al. Laparoscopic treatment of nonpalpable testicle. Factors predictive for diminished size. J Pediatr Surg, 2016, 51 (7): 1201-1206.

[91] Kelley BP, Higuera S, Cisek L, et al. Combined laparoscopic and microsurgical techniques for testicularautotransplantation: is this still an evolving technique? J Recostr Microsurg, 2010, 26(8): 555-558.

[92] Wu JA, Hsieh MH. Robot-assisted laparoscopic hysterectomy, gonadal biopsy, and orchiopexies in an infant with persistent mullerian duct syndrome. Urology, 2014, 83 (4): 915-917.

[93] Bukowski TP, Wacksman J, Billmire DA, et al. Testicular autotransplantation for the intra-abdominal testis. Microsurgery, 1995, 16(5): 290-295.

[94] Strittmatter T. Testicular autotransplantation the Monchengladbach experience. Horm Res, 2001, 55(1): 51.

[95] Zhang W, Zhang J, Wang LL. Advances in testis transplantation. Zhonghua NanKe Xue, 2005, 11(1): 60-63.

[96] Tackett LD, Wacksman J, Billmire D, et al. The high intra-abdominal testis: technique and long-term success of laparoscopic testicular autotransplantation. J Endourol, 2002, 16(6): 359-361.

[97] Zhou YC, Huang YF. Development and status quo of testis transplantation. Zhonghua nan Ke Xue, 2008, 14(11): 1035-1039.

[98] Zhang Y, Jin FS, Li OS, et al. Testis homotransplantation: a report of 12 cases. Zhonghua nan Ke Xue, 2008, 14(3): 248-250.

[99] Kirpatovskil ID, Mikhailov IA. Allotransplantation of testicle in clinical practice. Part. 2. Khirurgiia (Mosk), 2008(3): 49-52.

[100] Kirpatovskil ID, Mikhailov IA. Allotransplantation of testicle. Khirurgiia (Mosk), 2008 (2): 21-25.

[101] Kulibin AY, Malolina EA, Jacyk SP, et al. Spermatogenesis recovery following allogeneic transplantation of undifferentiated Sertoli cells in experimental model of bilateral abdominalcryptorchidism. Urologiia, 2015 (6): 74-81.

第 15 章

阴囊内疾病手术

第一节　睾丸精索鞘膜积液手术

正常睾丸鞘膜囊内有少量浆液存在，性质与腹腔内浆液相似，有润滑作用，能使睾丸在其中自由滑动。若形成各种不同类型的鞘膜积液(hydrocele of tunica vaginalis)，不及时处理导致鞘膜内长期积液，睾丸周围的鞘膜积液压迫睾丸，影响血液循环，使睾丸缺血，睾丸生精功能不良，影响生精功能，影响生育。鞘膜积液量过大，影响夫妻生活。鞘膜积液分为 4 种类型。①交通性鞘膜积液(communicating hydrocele testis)：是先天性鞘膜积液(congenital testicular hydrocele)，是腹膜鞘状突未完全闭合所致，睾丸鞘膜囊与腹腔相通，囊内积液可与腹腔积液相通，可并发腹股沟疝。②精索鞘膜积液(funicular hydrocele)：是精索鞘膜囊内积液，与腹腔积液及睾丸鞘膜积液不相通。③精索睾丸鞘膜积液(hydrocele of funiculus and testis)(婴儿型鞘膜积液)：精索睾丸鞘膜囊内积液，与腹腔积液不相通。④睾丸鞘膜积液(testicular hydrocele)：是睾丸鞘膜囊内积液过多，而腹膜鞘状突完全闭合。临床上以睾丸鞘膜积液为最常见。睾丸鞘膜积液分为原发性和继发性两种。以原发性多见，病因尚不清楚。继发性者多为睾丸或附睾病变引起，如感染、损伤、肿瘤等，又称症状性鞘膜积液。

1970 年 Andrew 首先报道睾丸鞘膜翻转术，即将睾丸鞘膜翻转至精索后面数针。随后针对鞘膜囊很大、囊壁增厚者出现了 Jaboulay 或 Winkkelmann 术，即将较大的囊壁靠近睾丸和附睾切除，鞘膜缘连续锁边缝合以控制出血。1957 年 Semsi 根据淋巴系统引流机制采用睾丸鞘膜开窗术，但鞘膜开窗口易被粘连堵塞，积液不能被充分吸收，复发率高达 38%。1958 年 Mckay 等又在先天性鞘膜积液患儿的腹股沟外环切除部分鞘膜，同时将其分离和结扎。20 世纪 60 年代，临床开展了鞘膜囊注入硬化剂的治疗方法，即将鞘膜积液抽净后再注入药物(如奎宁、乌拉坦、鱼肝油酸钠、无水乙醇、四环素等)，使鞘膜囊的壁、脏层受药物刺激引起炎性反应而发生粘连。但此疗法的效果不很确切，复发率达 25%。1964 年 Lord 又报道睾丸鞘膜折叠术，将鞘膜像裙样折叠缝合于睾丸周围，该术式手术创伤小，操作简单，复发率低。至今鞘膜积液的手术治疗方式主要有睾丸鞘膜翻转术、睾丸鞘膜切除术、睾丸鞘膜开窗术及交通性睾丸鞘膜积液鞘膜高位结扎术等 4 种手术方法。

【适应证】

1. 12 岁以上的儿童较大量的鞘膜积液者。

2. 成人鞘膜积液，尤其对于较大量的、有症状的鞘膜积液者。

3. 对于先天性鞘膜积液，需行手术治疗者。

【禁忌证】

1. 合并肝、肾、心、肺功能不全，不能耐受手术者。

2. 合并全身出血性疾病者。

3. 合并糖尿病未能控制者。

4. 合并下腹阴囊皮肤炎症未控制者。

【术前准备】

术前用肥皂水、清水洗涤阴囊、阴茎、腹股沟部及会阴部，注意将阴囊皱襞伸展后洗净。手术前一天剃去阴毛，注意勿损伤阴囊皮肤。

【麻醉与体位】

成人可局部浸润麻醉，多采用硬脊膜外麻醉；小儿多选用全身麻醉。腹腔镜及机器人辅助腹腔镜手术采用全身麻醉。睾丸鞘膜积液和(或)精索睾丸鞘膜积液者，取仰卧位。腹腔镜及机器人辅助腹腔镜手术者，取头低臀高仰卧位。

【术式简介】

(一)睾丸及精索睾丸鞘膜积液者

1. 睾丸精索鞘膜翻转术（testicular hydrocele subvolution)

(1)优点：方法简便易行，效果较好。

(2)缺点：是过去的传统方法，鞘膜翻转较困难，特别精索鞘膜积液者，组织损伤较重，术后组织反应较重，现应用较少。

(3)手术要点：麻醉后，做阴囊纵切口，切开皮肤、肉膜及各层筋膜组织，直达鞘膜壁层(图 15-1A)，注意避开睾丸和精索。扩大切口将睾丸连同鞘膜囊用手挤向切口(图 15-1B)，沿鞘膜壁层表面做钝性分离，如鞘膜囊过大，可抽去部分积液，直至将睾丸连同鞘膜囊用手挤出切口外(图 15-1C)，并向上游离一小段精索。切开鞘膜放出积液(图 15-1D)，用 2 把血管钳于无血管区切除鞘膜：用剪刀在距睾丸附睾边缘 1.5～2.0cm 处剪去多余的鞘膜(图 15-1E)，边缘彻底止血。将残余鞘膜壁翻转至睾丸、附睾后面，用 4-0 微乔线间断或连续缝合(图 15-1F)。将睾丸下方残余之鞘膜缝合固定于其后方的肉膜处，以防止精索扭转。切口内放置引流条后，用 4-0 微乔线缝合阴囊切口。留置导尿管。

2. 睾丸精索鞘膜切除术(vaginalectomy)

(1)优点：睾丸鞘膜切除后不会复发，并发症少，效果好，现较常用，特别是合并精索鞘膜积液者，是较好的手术方法。

(2)缺点：损伤较重，术后恢复慢。

(3)手术要点：麻醉后，做阴囊纵切口，切开皮肤、肉膜及各层筋膜组织，直达鞘膜壁层，扩大切口将睾丸连同鞘膜囊用手挤向切口，沿鞘膜壁层表面做钝性分离，如鞘膜囊过大，可抽去部分积液，直至将睾丸连同鞘膜囊用手挤出切口外，切开鞘膜放出积液，将鞘膜壁层在距睾丸和附睾约 0.5cm 处全部切除，鞘膜切缘电灼或结扎止血后以肠线或微乔线连续缝合。鞘膜创缘必须充分止血，以免术后出血。满意后伤口内留置外流条，留置导尿管结束手术。

3. 睾丸精索鞘膜开窗术(fenestration of tunica vaginalis of testis)

(1)优点：睾丸精索鞘膜开窗术，手术简单，损伤轻，并发症较少。

(2)缺点：效果不好，复发率高，已很少应用。

(3)手术要点：麻醉后，做阴囊纵切口，切开皮肤、肉膜及各层筋膜组织，直达鞘膜壁层，扩大切口将睾丸连同鞘膜囊用手挤向切口，沿鞘膜壁层表面做钝性分离，如鞘膜囊过大，切开鞘膜放出积液，鞘膜不做过多的游离，只切除前壁的大部分鞘膜，切缘止血后回纳入阴囊内，留置引流条后，用 4-0 微乔线缝合切口。留置导尿管结束手术。

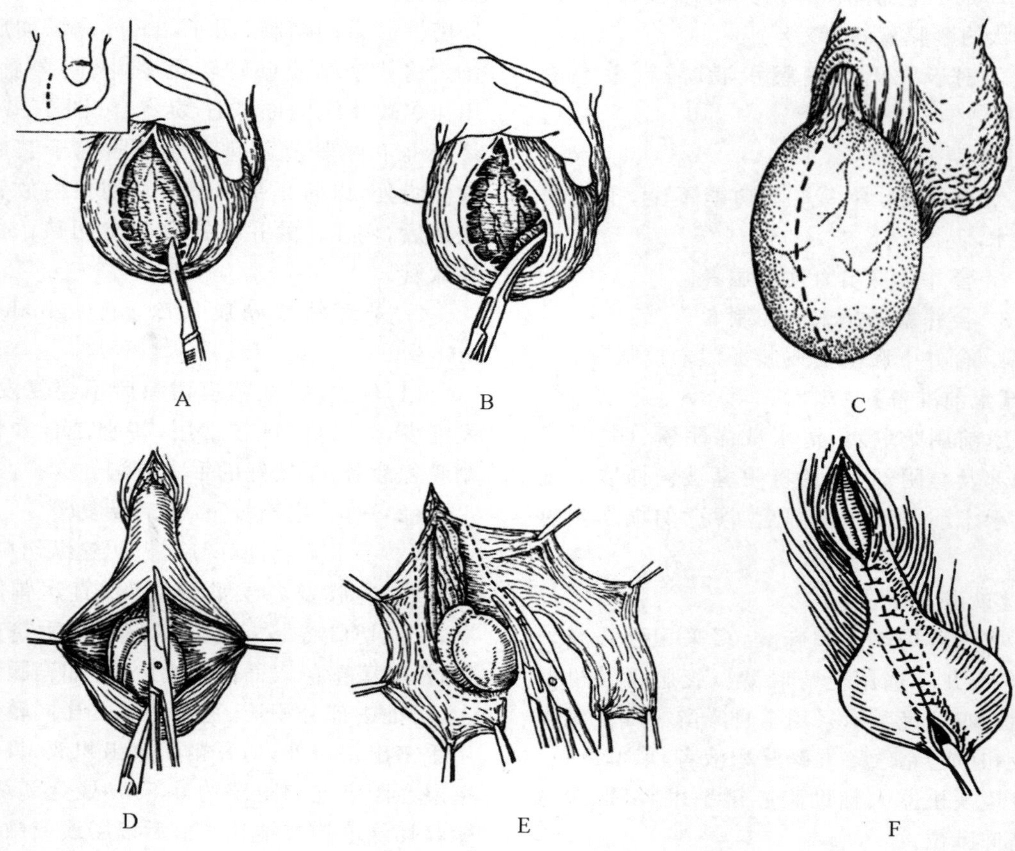

图 15-1 睾丸精索鞘膜翻转术

A. 做阴囊切口；B. 扩大切口，将睾丸连同鞘膜囊挤向切口；C. 将鞘膜囊挤出阴囊切口外并做切口；D. 剪开鞘膜，放出积液；E. 剪去多余的鞘膜；F. 鞘膜壁翻转缝合

4. 睾丸精索鞘膜折叠术(peridimydis plication)

(1)优点：睾丸精索鞘膜折叠术，并发症少，效果较好。

(2)缺点：损伤较重，术后组织反应重，恢复慢。现应用较少。

(3)手术要点：麻醉后，做阴囊纵切口，切开皮肤、肉膜及各层筋膜组织，直达鞘膜壁层，扩大切口将睾丸连同鞘膜囊用手挤向切口，沿鞘膜壁层表面做钝性分离，如鞘膜囊过大，可抽去部分积液，直至将睾丸连同鞘膜囊用手挤出切口外，切开鞘膜放出积液，鞘膜不做过多的游离，从鞘膜壁层切口缘向睾丸和附睾连接处用细丝线或4-0微乔线连续缝合3～4次，间断缝合8～10针，收紧缝线打结后见鞘膜壁层折叠起来，呈衣领样围绕在睾丸和附睾连接周围。留置导尿管结束手术。

(二)交通性睾丸鞘膜积液鞘膜者(communicating testicular hydrocele)

交通性鞘膜积液，又称先天性鞘膜积液，是由于精索部位鞘突在出生后仍未闭合，造成腹腔内液体与鞘膜囊内液体相通，鞘膜积液时大时小。如果鞘突与腹膜腔相通的孔道较大，即可形成先天性腹股沟疝。先天性鞘膜积液在平卧时，挤压积液可以使之逐渐缩小甚至完全消失，鞘膜积液多数为单侧性。

交通性睾丸鞘膜积液只能手术治疗。手术的目的是将鞘膜内积液放出，在内环处鞘状突高位结扎术，阻断腹水不再下流，以下的鞘膜囊可不处理。病理学检查发现鞘膜囊内膜主要由单层柱状上皮构成，分泌功能极弱，有一定的吸收功能，鞘膜囊内少量积液可吸收消失。已有研究证明，儿童鞘膜积液无论临床症状及体征有无交通表现，均可于腹股沟管内找到开放的鞘状突管，而且结扎鞘状突管后，积液即可消失。

1. 开放式经腹股沟鞘状突高位结扎术(open transinguinal high ligation of processus vaginalis)

(1)优点：开放式经腹股沟鞘状突高位结扎术，可同处理合并斜疝手术，并发症少，不易复发，效果较好。现较常应用。

(2)缺点：组织损伤较重，恢复较慢。

(3)手术要点：经腹股沟切口，逐层进入腹股沟管内找到鞘膜，切开鞘膜囊，放出积液，用小弯血管钳在鞘膜囊内向内环方向寻找鞘状突腔，到进入腹腔为止。逐一解剖、游离鞘状突管到内环处，给予缝扎闭合。合并斜疝者，可同时做疝修补术，术毕切口内放一引流条，用 4-0 微乔线缝合切口，结束手术。

2. 腹腔镜鞘状突高位结扎术(laparoscopic high ligation of processus vaginalis)

(1)优点：是近十多年来国内外开展的治疗鞘膜积液的新技术。该术具有术野清晰、损伤轻，出血少，并发症少，效果好，恢复快，复发率低，可同时处理对侧隐匿性未闭鞘状突的优点。

(2)缺点：术前准备时间较长，价格较贵，医师要有腹腔手术技能。

(3)手术要点：麻醉后常规消毒，铺无菌单。经尿道留置适当的大双腔气囊导尿管，引流尿液，使膀胱空虚。参照本书第 26 章腹腔镜前列腺癌根治切除术，患者取头低位，建立气腹及套管插入。Trocar 插入后，操作腹腔镜，寻找内环口处鞘状突开口，如鞘状突开口小而不明显时，将鞘膜积液腔内注入亚甲蓝，然后挤压鞘膜囊，将蓝色液流出处即为鞘状突开口，解剖分离鞘状突开口管道，注意识别保护精索血管及输精管，将鞘状突开口管道缝扎，闭合鞘状突开口。然后探查对侧鞘状突开口，以同样的方法给予缝扎。满意退镜后盆腔内留置一胸腔引流管引流渗液，结束手术。

3. 机器人辅助腹腔镜鞘状突高位结扎术(robotic assisted laparoscopic high ligation of processus vaginalis)

(1)优点：机器人手有众多关节，操作灵活。双孔内镜一般为 0°或 30°，视野更清晰、损伤更轻，出血更少，并发症少，效果好，恢复快，复发率低，可同时处理对侧隐匿性未闭鞘状突。

(2)缺点：术前准备时间较长，价格昂贵，医师要有腹腔手术技能及掌握机器人技术。

(3)手术要点：麻醉后常规消毒，铺无菌单。经尿道留置适当的双腔气囊导尿管，引流尿液，使膀胱空虚。参照本书第 26 章腹腔镜前列腺癌根治切除术，患者取头低位，建立气腹及套管插入。Trocar 插入后，安置连接机器人，操作机器人手术系统。Da Vinci 机器人手术系统是通过一个可控高级灵巧的机器人，把外科医师的精细手术操作转化为用精密器械精确完成的手术。它有两个握持手术器械的手臂和一个握持内镜的手臂。在操作台，手术医师依靠三维立体图像观察系统，通过移动双孔内镜，清楚地观察整个手术视野。每一个操纵杆的拇指与示指控制器可以将医师手指的精细动作准确无误地传递给机器人手。机器人手有众多关节，操作灵活。双孔内镜一般为 0°或 30°，视野清晰。双电极钳和直角钩常用于解剖、分离，持针器用于缝合组织，解剖剪结合双极钳用于分离。按照腹腔镜鞘状突高位结扎术的手术程序进行，逐一完成鞘状突高位结扎术。

【术中注意事项】

1. 切开和剪除鞘膜囊时应避开睾丸、附睾和精索血管，以免损伤。

2. 在交通性精索睾丸鞘膜积液手术中，因鞘状突管道较细而探查有困难时，在切开鞘膜腔前，向囊腔注入亚甲蓝染色，能更精确地找到交通管，以达到准确高位结扎，避免术后复发。

3. 交通性鞘膜积液若合并腹股沟疝，可经腹股沟切口处理鞘膜积液的同时行疝修补术。

4. 行鞘膜翻转术时缝合不宜过紧，防止影响睾丸血供而造成睾丸坏死或萎缩。

5. 阴囊血管丰富，止血必须彻底，并放置橡皮片引流，以防血肿形成。

【术后处理】

1. 将阴囊托起，并稍加压包扎，避免过度活动。

2. 注意大小便不要污染伤口及其敷料，预防感染。

3. 适当使用抗生素防治感染。

4. 术后伤口内渗液引流干净后拔除引流物。

5. 阴囊明显肿胀者，可行理疗。

【并发症防治】

术后常见并发症如下。

1. 伤口出血

(1)表现：术后伤口渗血不止或形成阴囊内血肿，严重者血压下降、休克。

(2)原因：出血可能与凝血机制有关，也有可能由于术中止血不彻底或用电凝止血后继发出血所致。

(3)处理：小量出血可通过通畅引流、阴囊冷敷及加压进行治疗。如出血量较大，阴囊进行性增大，应及早拆除缝线，清除血肿，重新彻底止血并放置引流。

(4)预后：如能得到及时有效的处理可痊愈。

(5)预防：术前有凝血功能异常者给予纠正，术中止血彻底避免术后继发出血。术后采取相应的止血措施。

2. 伤口感染

(1)表现：伤口红肿伴脓性分泌物，发热，分泌物培养有细菌生长。

(2)原因：术前感染未控制，手术消毒不严格，术中操作污染；或术后血肿形成或伤口内渗血、渗液未引流干净导致继发感染等所致。

(3)处理：术后勤换敷料，伤口渗血、渗液引流干净，应用广谱抗生素。如有脓肿形成，应切开引流。适当理疗以促进伤口愈合。

(4)预后：如能得到及时有效的处理可痊愈。

(5)预防：术前应注意局部清洗、消毒，手术消毒严格，严格无菌操作，清除血肿，术后保持引流通畅，渗血、渗液引流干净。

3. 输精管损伤

(1)表现：近期临床表现，如双侧损伤致不育。

(2)原因：多数在游离上部时损伤输精管。

(3)处理：如术中发现，可行输精管吻合；若后期发现，青年人应施行显微输精管吻合术。老年人及不要求生育者损伤后可行输精管结扎术。

(4)预后：仅青年人影响生育。

(5)预防：术中应认清解剖关系，薄层游离鞘膜脏层以防止损伤。

4. 睾丸萎缩

(1)表现：术后术侧阴囊内睾丸肿大、疼痛，精索变短。远期睾丸逐渐变小萎缩。

(2)原因：睾丸精索鞘膜切除外翻缝合时损伤或压迫精索血管，或使睾丸精索扭转等，导致睾丸缺血坏死引起睾丸萎缩。

(3)处理：尽早发现，及时在术后6h内手术探查，针对引起睾丸缺血的原因进行处理，如缝合压迫精索血管者给予松解；血管损伤者给予修补吻合复通，睾丸精索扭转者给予复位，血供恢复后，保留睾丸。如不能恢复者手术切除睾丸。如术后未及时发现，时间太久睾丸将萎缩。

（4）预后：如能及时发现并及时手术，睾丸可恢复。如未能及时发现及处理，将导致睾丸萎缩。

（5）预防：针对上述引起睾丸缺血坏死的原因进行预防。切除精索处鞘膜时避免损伤睾丸动脉，一旦损伤应采用显微技术吻合。行鞘膜翻转术缝合睾丸背侧时避免张力过大，尤其是缝合精索处鞘膜时更应宽松，防止影响睾丸血液供应而引起萎缩。

5. 鞘膜积液复发

（1）表现：术后阴囊又逐渐出现囊性肿块，逐渐增大。

（2）原因：鞘膜缘切口重新愈合是鞘膜积液复发的直接原因。

（3）处理：再次手术。

（4）预后：一般不造成严重后果。

（5）预防：手术中应缝合仔细，固定牢靠。使睾丸鞘膜脏层置入阴囊组织内，减少分泌，增加对鞘膜液的充分吸收，避免复发。

6. 睾丸扭转

（1）表现：术后患者出现阴囊内肿痛和触痛，伴有恶心、呕吐。

（2）原因：睾丸鞘膜切除外翻时导致精索扭转，下方的鞘膜与阴囊肉膜缝合固定。

（3）处理：尽早发现并及时手术探查复位固定。

（4）预后：如及早发现并及时手术探查复位固定可恢复，晚期睾丸血供发生障碍，可导致睾丸坏死致睾丸萎缩。

（5）预防：术中将睾丸精索摆顺并固定好，防止睾丸扭转。

第二节　附睾切除术

附睾疾病主要为感染性病变，可分为非特异性感染和特异性感染两种。非特异性感染有急性附睾炎和慢性附睾炎；特异性感染最常见者为附睾结核，还有淋病性附睾炎。附睾肿瘤极少见。此外，还有附睾囊肿、输精管绝育术后之附睾郁积症等。上述疾病的手术治疗方法有附睾切除术、附睾囊肿切除术及急性附睾炎的附睾减压引流术。

【适应证】

1. 附睾结核经抗结核治疗无效者，尤其是已形成寒性脓肿与皮肤粘连或已形成窦道者。

2. 慢性附睾炎，经非手术治疗长期未愈，而症状仍明显，又无生育要求者。

3. 附睾良性肿瘤。

4. 怀疑附睾恶性肿瘤者，应行根治性附睾及睾丸切除术。

【禁忌证】

1. 阴囊内容物化脓性疾病患者。

2. 阴囊有湿疹及股癣等皮肤病患者。

3. 未婚、未育者为相对禁忌证。

【术前准备】

1. 附睾结核者术前应用抗结核药物治疗至少 2 周。

2. 如合并有混合感染者，术前应用有效抗菌药物控制感染。

3. 术前剃去阴毛。

【麻醉与体位】

多采用硬膜外麻醉。患者取仰卧位。

【手术要点】

1. 在阴囊前外侧行纵行切口，切口长 3～5cm（图 15-2A）。逐层切开皮肤、肉膜、筋膜及鞘膜壁层。

2. 将睾丸及附睾挤出阴囊外，分清睾丸及附睾的界限，睾丸动、静脉的位置。检查附睾病变大小、范围及粘连程度；先将输精管从精索中游离出来（图 15-2B）。

3. 用组织钳将附睾头部提取或助手帮

助充分暴露附睾头与睾丸的界线，用剪刀或电刀将附睾头从睾丸上游离下来（图 15-2C），直至附睾体部。注意防止损伤邻近的精索血管和睾丸组织。

4. 将附睾完全游离出来后，在高位切断输精管（图 15-2D），附睾即被切下。

5. 用微乔线间断缝合睾丸创面，止血后鞘膜可不缝合，也可切除多余的睾丸鞘膜并翻转缝合（图 15-2E）。

6. 将睾丸还纳于阴囊内，于切口下缘留置橡皮引流片后，用 4-0 微乔线缝合阴囊皮肤切口（图 15-2F）结束手术。

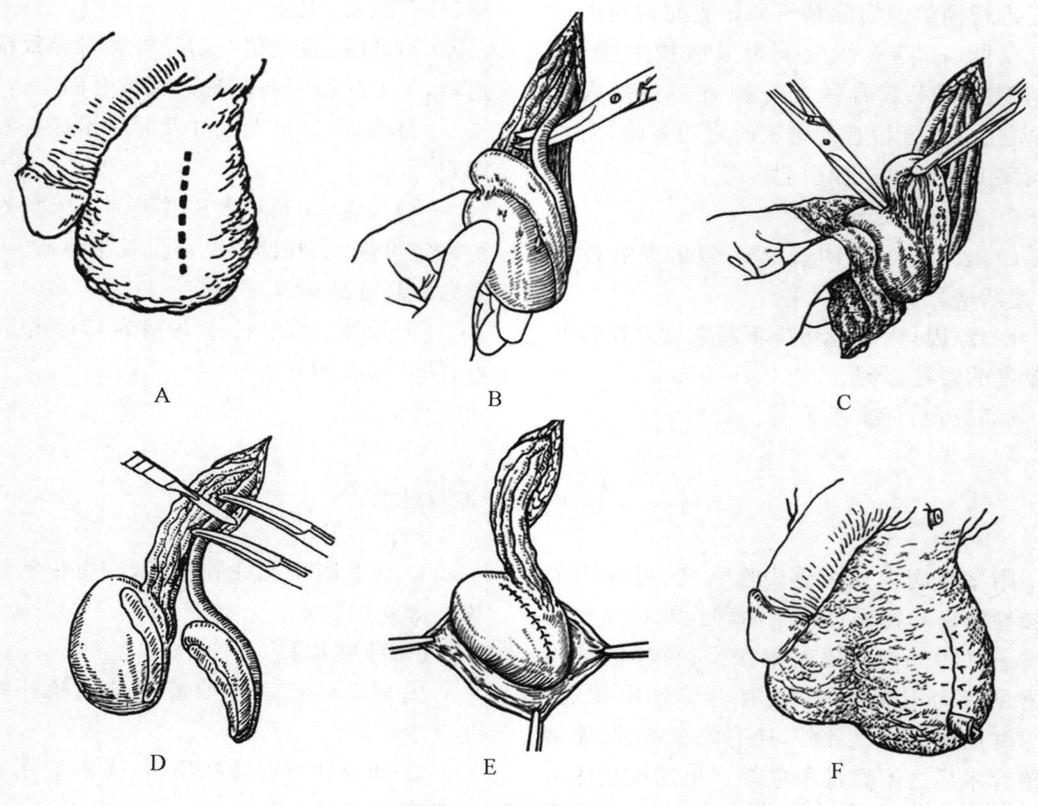

图 15-2 附睾切除术

A. 阴囊前外侧纵行切口；B. 将输精管从精索中游离出来；C. 紧贴附睾壁进行解剖分离；D. 高位切断输精管；E. 间断缝合睾丸创面；F. 缝合阴囊皮肤切口

【注意事项】

1. 附睾结核时最好行高位纵行切口，如附睾结核合并有阴囊窦道者，可环绕窦道口做棱形切口。

2. 手术中注意不要损伤精索血管。在剥离附睾头部时，因精索血管在此处进入睾丸，故应紧贴附睾壁进行。

3. 整个附睾被游离后，于高位切断输精管，再用丝线结扎。

4. 阴囊手术应彻底止血，放置橡皮片引流。

【术后处理】

1. 术后应用抗菌药物，附睾结核术后应继续抗结核治疗。

2. 术后托起阴囊。

3. 术后无渗液时拔除引流条。

4. 切下组织做病理学检查。

【并发症防治】

1. 伤口出血　同鞘膜积液术后伤口出血并发症防治。

2. 伤口感染　同鞘膜积液术后伤口感染并发症防治。

3. 睾丸萎缩　同鞘膜积液术后睾丸萎缩并发症防治。

4. 阴囊窦道形成

(1)表现：术后伤口内脓性分泌物，经久不愈。

(2)原因：多为附睾结核，术前抗结核治疗不彻底，附睾内存在寒性脓肿，术中破溃污染伤口所致。或术中伤口污染，术后伤口渗出、引流不良所致化脓性感染。

(3)处理：术后继续抗结核治疗及抗感染治疗，伤口消毒，勤换药。

(4)预后：如能及时有效地处治可尽快痊愈，否则形成瘘管经久不愈。

(5)预防：附睾结核者，术前抗结核治疗彻底；附睾内存在寒性脓肿者，术中保护伤口不被污染。或术中严格无菌操作，术后伤口渗液引流干净。

第三节　精液囊肿切除术

精液囊肿(spermatocele)又称附睾囊肿(epididymal cyst)，好发年龄为 20－40 岁。其发病确切病因尚不清楚，可能起源于睾丸网输出小管的上皮细胞，与输精管道部分阻塞导致精液积聚有关。常见部位是附睾头部，直径常为数毫米至数厘米，可为单一囊腔或分隔多腔，以单发多见。在附睾头为增大的圆形或卵圆形肿物，表面光滑，囊性感，有压痛，与周围组织界限分明，无粘连，内含有黄色清亮液体，囊液内常含有精子。病变发展缓慢。临床表现，部分患者无自觉症状，10％～20％的患者有睾丸坠胀和阴囊及腹股沟区轻微不适，偶有性交后疼痛。确诊主要依靠体检和阴囊 B 超。小而无症状的精液囊肿无须治疗，囊肿切除术是本症治疗的有效方法。

【适应证】

精液囊肿较大、有明显症状，要求手术者。

【禁忌证】

1. 合并肝、肾、心、肺功能不全，不能耐受手术者。

2. 合并凝血功能异常未纠正者。

3. 合并糖尿病未能控制者。

4. 阴囊内容物化脓性疾病患者。

5. 阴囊有湿疹及股癣等未治愈的患者。

6. 未生育的患者，手术有影响生育的可能。

【手术要点】

经阴囊切口，显露、游离囊肿，钳夹狭细的颈部，将其完整切除(图 15-3)，颈部残端用肠线结扎。同时还要施行鞘膜翻转手术，以防止鞘膜积液的发生。

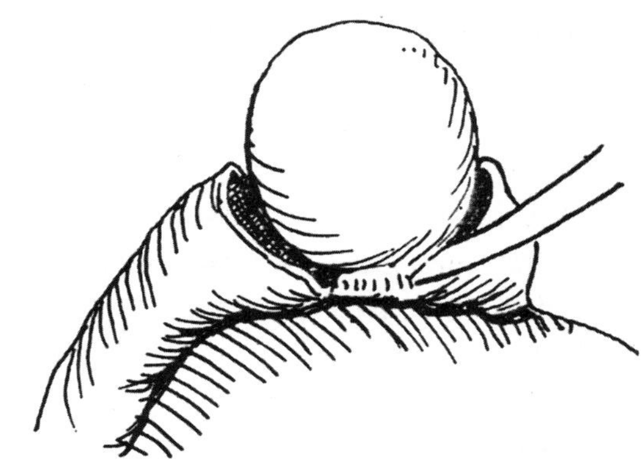

图 15-3　分离囊肿

【并发症防治】

1. 伤口出血　同鞘膜积液术后伤口出血并发症防治。

2. 伤口感染　同鞘膜积液术后伤口感

染并发症防治。

3. 睾丸萎缩　同鞘膜积液术后睾丸萎缩并发症防治。

（何卫阳　苟　欣）

参考文献

[1] 陈在贤，赵栩，黄捷. 睾丸鞘膜积液手术//陈在贤. 实用男科学. 2 版. 北京：人民军医出版社，2015：632-633.

[2] 陈在贤，赵栩，黄捷. 附睾切除术//陈在贤. 实用男科学. 2 版. 北京：人民军医出版社，2015：615-616.

[3] 陈在贤，赵栩，黄捷. 精液囊肿切除术//陈在贤. 实用男科学. 北京：人民军医出版社，2015：615-616.

[4] 李春平. 亚甲蓝在交通性精索睾丸鞘膜积液手术中的应用. 中国保健营养旬刊，2013，2：97.

[5] 吴尔岸，银河，廖林楚，等. 单孔法肾镜手术治疗小儿交通性精索鞘膜积液 46 例. 山东医药，2016，7：75-76.

[6] 卢桂花，LuGuihua. 交通性睾丸鞘膜积液疾病及手术分类编码的启示. 中国病案，2010，11(8)：22-23.

[7] 王捷，吴尔岸，张然昆，等. 单孔腹腔镜鞘状突高位结扎术治疗小儿交通性鞘膜积液的可行性. 中国实用医药，2016，11(24)：8-9.

[8] 吴向铭，张建国，张瑞敏，等. 腹腔镜下腹股沟区切口鞘状突高位结扎治疗小儿交通性鞘膜积液的效果分析. 内蒙古医学杂志，2016，48(1)：26-27.

[9] 王伟，薛晓鹏，彭光平，等. 阴囊上端低位入路手术治疗小儿交通性鞘膜积液 300 例分析. 山东医药，2014，22：107.

[10] 张和平. 两切口手术治疗小儿交通性鞘膜积液 60 例临床分析. 基层医学论坛，2015，4：458-459.

[11] 王彩军，卢冬敏，陆冬权，等. 患侧外环口横行小切口治疗交通性鞘膜积液 112 例临床分析. 北京医学，2016，38(2)：157.

[12] 杨伟锋，夏宏辉，王可兵，等. 腹腔镜治疗交通性鞘膜积液的疗效观察(附 25 例报告). 临床泌尿外科杂志，2014，11：1008-1009.

[13] 吴尔岸，银河，廖林楚，等. 两种不同方式单孔法、腔镜下鞘状突高位结扎术的比较. 中国综合临床，2016，32(7)：581-584.

[14] 邱敏捷，李逊，王志锋，等. 单孔腔镜与开放手术治疗小儿鞘膜积液疗效比较. 中国妇幼保健，2015，30(25)：4398-4400.

[15] 李旦，张烨，任涛. 缓慢放出睾丸鞘膜积液在睾丸鞘膜切除翻转术中的应用. 中国临床研究，2013，26(4)：360-361.

[16] 邱树苹. 睾丸鞘膜积液应用鞘膜翻转术与切除术治疗的临床效果分析. 齐齐哈尔医学院学报，2014，35(21)：3194-3195.

[17] 胡威，张孝斌. 交通性鞘膜积液几种手术方法的比较. 实用医学杂志，2012，28(21)：3609-3611.

[18] 田志国，刘靖辉，王雪松，等. 小切口先经外环再经内环途径行小儿腹股沟疝及交通性鞘膜积液手术的体会. 中外医学研究，2011，9(16)：15-17.

[19] 陈鸿杰，于新宁，梁忠，等. 附睾腺癌 2 例报告并文献复习. 中华男科杂志，2012，18(1)：80-82.

[20] 李香龙. 鞘膜积液的高频超声诊断和鉴别诊断. 医药，2017，1：199.

[21] 王继忠，武瑞清. 鞘膜积液手术前鞘膜囊内注射美兰染色方法的研究. 继续医学教育，2016，5：98-99.

[22] 李坚伟. 腹腔镜内环口高位结扎术与开放手术治疗小儿鞘膜积液的可行性对比. 首都食品与医药，2017，2：25-26.

[23] 冯力，卢宗耀. 腔镜手术治疗小儿单侧鞘膜积液对手术指标及并发症的影响. 腹腔镜外科杂志，2016，11：872-874.

[24] 邱敏捷，李逊，王志锋，等. 单孔腔镜与开放手术治疗小儿鞘膜积液疗效比较. 中国妇幼保健，2015，25：4398-4400.

[25] 赵红岩. 腹股沟横行切口手术治疗 103 例儿童交通性鞘膜积液的临床效果研究. 临床医学，

2013,5:46-47.

[26] 杨晓东,吴杨,向波,等.腹腔镜辅助下鞘状突高位结扎术治疗儿童鞘膜积液 327 例.临床小儿外科杂志,2015,3:223-225.

[27] 周正强.小切口微创术治疗精索鞘膜积液临床分析.中国实用医药,2017,7:81-82.

[28] 王彩军,卢冬敏,陆冬权,等.患侧外环口横行小切口治疗交通性鞘膜积液 112 例临床分析.北京医学,2016,2:157.

[29] 后亚东,张虎,高永学.局麻下小切口微创治疗成人睾丸鞘膜积液的效果评价.医药卫生(全文版),2016,2:12-13.

[30] 孙振层.鞘膜部分切除术治疗睾丸鞘膜积液 94 例临床分析.特别健康:下.2014,4:113-114.

[31] 蒋海,秦迪,左华.经腹股沟小切口治疗小儿交通性鞘膜积液临床疗效观察.医药卫生(全文版),2016,3:148.

[32] 杨文增,崔振宇,张伟,等.原发性附睾肿瘤的诊断与治疗(附 35 例报告).中华男科学杂志,2010,6:527-530.

[33] 王建新,迟玉友,陈步凤.附睾黏液腺癌误诊为附睾结核病例分析并文献复习.滨州医学院学报,2013,5:334-335.

[34] 齐政.附睾肿物 40 例治疗体会.河南外科学杂志,2013,2:116-117.

[35] Lau ST, Lee YH, Caty MG. Current management of hernias and hydroceles. Semin Pediatr Surg, 2007, 16(1):50-57.

[36] Pan LJ, Xia XY, Huang YF, et al. Microsurgical varicocelectomy for male infertility. Zhonghua Nan Ke Xue, 2008, 14(7):640-644.

[37] Flacke S, Schuster M, Kovacs A, et al. Embolization of varicocles: pretreatment sperm motility predicts later pregnancy in partners of infertile men. Radiology, 2008, 248(2):540-549.

[38] Hyams ES, Kanofsky JA, Stifelman MD. Laparoscopic Doppler technology: applications in laparoscopic pyeloplasty and radical and partial nephrectomy. Urology, 2008, 71(5):952-956.

[39] Practice Committee of American Society for Reproductive Medicine. Report on varicocele and infertility. Fertil Steril, 2008, 90(5):5247-5249.

[40] Mirilas P, Mentessidou A. Microsurgical subinguinal varicocelectomy in children, adolescents, and adults: surgical anatomy and anatomically justified technique. J Androl, 2012, 33:338-349.

[41] Cayan S, Shavakhabov S, Kadioglu A. Treatment of palpable varicocele in infertile men: a meta-analysis to define the best technique. J Androl, 2009, 30:33-40.

[42] Cayan S, Kadioglu TC, Tefekli A, et al. Comparison of results and complications of high ligation surgery and microsurgical high inguinal varicocelectomy in the treatment of varicocele. Urology, 2000, 55:750-754.

[43] Chan PT, Wright EJ, Goldstein M. Incidence and postoperative outcomes of accidental ligation of the testicular artery during microsurgical varicocelectomy. J Urol, 2005, 173:482-484.

[44] Ramasamy R, Schlegel PN. Microsurgical inguinal varicocelectomy with and without testicular delivery. Urology, 2006, 68:1323-1326.

[45] Trussell JC, Christman GM, Ohl DA, et al. Recruitment challenges of a multicenter randomized controlled varicocelectomy trial. Fertil. Steril, 2011, 96:1299-1305.

[46] Schauer I, Madersbacher S, Jost R, et al. The impact of varicocelectomy on sperm parameters: a meta-analysis. J Uro1, 2012, 187:1540-1547.

[47] Baazeem A, Belzile E, Ciampi A, et al. Varicocele and male factor infertility treatment: a new meta-analysis and review of the role of varicocele repair. Eur Uro1, 2011, 60:796-808.

[48] Abdel-Meguid TA, AI-Sayyad A, Tayib A, et al. Does varicocele repair improve male infertility? An evidence-based perspective from a randomized, controlled trial. Eur Urol, 2011, 59:455-461.

[49] Schlegel PN, Goldstein M. Alternate indications for varicocele repair: non-obstructive azoospermia, pain, androgen deficiencyand pro-

gressive testicular dysfunction. Fertil Steril, 2011,96:1288-1293.

[50] AI-Ghazo MA, Ghalayini IF, AI-Azab RS, et al. Does the duration of infertility affect semen parameters and pregnancy rate after varicocelectomy? A retrospective study. Int Braz J Urol,2011,37:745-750.

[51] Hassanzadeh-Nokashty K, Yavarikia P, Ghaffari A, et al. Effect of. age on semen parameters in infertile men after varicocelectomy. Ther Clin Risk Manag,2011,7:333-336.

[52] Weedin JW, Khera M, Lipshultz LI. Varicocele repair in patients with nonobstructive azoospermia: a meta-analysis. J Urol, 2010, 183:2309-2315.

[53] Tanrikut C, Goldstein M, Rosoff JS, et al. Varicoceles risk factor for androgen deficiency and effect of repair. BJU Int,2011,108:1480-1484.

[54] Maghraby HA. Laparoscopic varicocelectomy for painful varicocefes: merits and outcomes. J Endourol,2002,16:107-110.

[55] Kim HT, Song PH, Moon KH. Microsurgical ligation for painful varicocele effectiveness and predictors of pain resolution. Yonsei Med J, 2012,53:145-150.

[56] Kim SO, Jung H, Park K. Outcomes of microsurgical subinguinal varicocelectomy for painful varicoceles. J Androl,2012,33:872-875.

[57] Armagan A, Ergun O, Bas E, et al. Long-term effects of microsurgical varicocelectomy on pain and sperm parameters in clinical varicocele patients with scrotal pain complaints. Andrologia,2012,44(1):611-614.

[58] Silveri M, Adorisio O, Pane A, et al. Subinguinal microsurgical ligation-its effectiveness in pediatric and adolescent varicocele. Scand J Urol Nephrol,2003,37:53-54.

[59] Diamond DA, Gargollo PC, Caldamone AA. Current management principles for adolescent varicocele. Fertil Steril,2011,96:1294-1298.

[60] Vivian C, McAlister, Vincent Trottier. Role of persistent processus vaginalis in hydroceles found in a tropical population. Can J Surg, 2013,56(3):E29-E31.

[61] Basri Cakiroglu, Karuk Ozcan, Lora Ates, et al. Leiomyoma of the epididymis treated with partial epididymectomy. Urol Ann, 2014, 6 (4):356-358.

[62] Chi-Hao Hsiao, Andrea Tung-Qian Ji, Chih-Cheng Chang, et al. Local injection of mesenchymal stem cells protects testicular torsion-induced germ cell injury. Stem Cell Res Ther, 2015,6(1):113.

[63] Sol Min Lee, Jung-Sik Huh, Minki Baek, et al. A Nationwide Epidemiological Study of Testicular Torsion in Korea. J Korean Med Sci, 2014,29(12):1684-1687.

[64] Neeraj Jain, Udit Chauhan, Sonali Sethi, et al. Tubular Ectasia of Rete Testis with Spermatocele. J Clin Diagn Res, 2015, 9 (12): TJ03-TJ04.

[65] Hattori M, Tonooka A, Zaitsu M, et al. Overexpression of aquaporin 1 in the tunica vaginalis may contribute to adult-onset primary hydrocele testis. Advances in Urology, 2014, 2014:202434-202434.

[66] Wimpissinger F. Surgery on the hydrocele testis. Journal Fur Urologie Und Urogynakologie,2008,15:28-29.

[67] Pan MH, Fan QH, Zhang ZH, et al. Malignant mesothelioma of tunica vaginalis of testis: a clinicopathologic study. Zhonghua Bing LI Xue Za Zhi Chinese Journal of Pathology, 2012, 41 (41):631-632.

[68] Zámečník M, Hoštáková D. Endometriosis in a mesothelial cyst of tunica vaginalis of the testis. Report of a case. Ceskoslovenská Patologie,2013,49(3):134-136.

[69] Bansal D, Riachy E, Jr DW, et al. Pediatric varicocelectomy: a comparative study of conventional laparoscopic and laparoendoscopic single-site approaches. Journal of Endourology, 2014,28(5):513.

[70] Tat jana Cvetkovic, Jablan Stankovic, Stevo Na jman, et al. Oxidant and antioxidant status in experimental rat testis after testicular

torsion/detorsion. Int J Fertil Steril, 2015, 9 (1):121-128.

[71] Michael Riccabona, Kassa Darge, Maria-Luisa Lobo, et al. ESPR Uroradiology Taskforce-imaging recommendations in paediatric uroradiology, part Ⅷ: retrograde urethrography, imaging disorder of sexual development and imaging childhood testicular torsion. Pediatr Radiol, 2015, 45(13):2023-2028.

[72] Eiji Hisamatsu, Shizuko Takagi, Masashi Nomi, et al. A case of bilateral abdominoscrotal hydroceles without communication with the peritoneum. Indian J Urol, 2010, 26 (1): 129-130.

[73] Kliesch S. Hydrocele, spermatocele, and vasectomy: management of complications. Urolige A, 2014, 53(5):671-675.

[74] Shah VS, Nepple KG, Lee DK. Routine pathology evaluation of hydrocele and spermatocele specimens is associated with significant costs and no identifiable benefit. J Urol, 2014, 192 (4):1179-1182.

[75] Marotti JD, Seigne JD, Gutmann EJ. Presence of benign germ cells in a fine needle aspirate of a spermatocele. Diagn Cytopathol, 2013, 41 (4):342-343.

[76] Rathaus V, Konen O, Shapiro N, et al. Ultrasound features of spermatic cord hydrocele in children. Br J Radiol, 2001, 74(885):818-820.

[77] Mousavi SA, Larijani LV, Mousavi SJ, et al. The role of transforming growth factor beta 1 in communicating and non-communicatinghydrocele. Hernia, 2016, 20(4):589-592.

[78] Kim SO, Na SW, Yu HS, et al. Epididymal anomalies in boys with undescended testis or hydrocele: Significance of testicularlocation. SMC Urol, 2015, 24, 15:108.

[79] Alp BF, Irkilata HC, Kibar Y, et al. Comparison of the inguinal and scrotal approaches for the treatment of communicatinghydrocele in children. Kaobsiung J Med Sci, 2014, 30(4): 200-205.

[80] Wamg DJ, Oiu JG, Fang YO, et al. Laparoscopic extraperitoneal repair of symptomatic hydrocele in children: a single-center experience with 73 surgeries. J Endourol, 2011, 25 (7):1221-1225.

[81] de Castila-Ramirez B, Lopez-Flores Sy, del Rocio Rabago-Rodriguez M, et al. A clinical guideline for diagnosis and treatment of hydrocele in childhood. Rev Med Inst Mex Seguro Soc, 2011, 49(1):101-108.

[82] Kosiki ME, Makari JH, Adams MC, et al. Infant communicating hydroceles--do they need immediate repair or might some clinically resolve? J Pediatr Surg, 2010, 45(3):590-593.

[83] Ahmed H, Youssef MK, Salem EA, et al. Efficacy of laparoscopically assisted high ligation of patent processus vaginalis in children. J Pediatr Urol, 2016, 12(1):50. e1-5.

[84] Xur-Qiang Yan, Nan-Nan Zheng, Fu-Zhong Xing, et al. Incidence and concurrent laparoscopic repair of hypertrophic pyloric stenosis and patent processus vaginalis. Chin Med J (Engl), 2015, 128(7):982-984.

[85] Caki roglu B, Ozcan F, Ates L, et al. Leiomyoma of the epididymis treated with partial epididymectomy. Urol Ann, 2014, 6(4):356-358.

[86] Hesser AC, Davidson AP. Spermatocele in a south african boerboel dog. Top Companion Anim Med, 2015, 30(1):28-30.

[87] Kliesch S. Hydrocele, spermatocele, and vasectomy: management of complications. Urologe A, 2014, 53(5):671-675.

[88] Shah VS, Nepple KG, LeeDK. Routine pathology evaluation of hydrocele and spermatocele specimens is associated with significant costs and no identifiable benefit. J Urol, 2014, 192 (4):1179-1182.

[89] Ho CH, Yang SS, Tssi C. Minilaparoscopic high-ligation with the processus vaginalis undissected and left in situ is a safe, effective, and durable treatment for pediatric hydrocele. Urology, 2010, 76(1):134-137.

第 16 章

阴茎阴囊皮肤疾病手术

阴茎阴囊皮肤疾病手术较重要的是阴茎阴囊象皮肿及阴茎阴囊 Paget 病切除成形术，简介如下。

第一节　阴茎阴囊象皮肿切除成形术

阴茎阴囊象皮肿（elephantiasis of penis and scrotum）是丝虫病晚期严重并发症。多发生在丝虫病流行区，感染期幼虫进入人体淋巴管或淋巴结发育为成虫。成虫在人体内的寿命可达 10 年以上，微丝蚴在人体内的寿命为 2～3 个月，在体外 4℃时可存活 6 周。幼虫与成虫所产生的代谢产物以及虫体子宫内的排泄物，能引起全身性过敏反应及局部淋巴系统的组织反应。早期常常是反复发作的阴囊弥漫性淋巴管炎，后期由于反复淋巴管炎与淋巴液渗出对皮肤与皮下组织的长期慢性刺激，使皮肤与皮下结缔组织增厚变硬、干燥，皮肤外观呈橘皮样、颗粒状和疣状增生，阴囊皮肤失去弹性与收缩力。由于结缔组织增生与淋巴液积聚使阴囊呈圆球状，受体积与重量的下垂和牵拉，严重时肿胀的阴囊可下垂到膝关节水平重达数千克，最大者可达 102kg，影响患者的行动与正常生活，这时巨大的阴囊下垂，越近下部皮肤损害越重，而其上方的皮肤与耻骨上、会阴和股部健康皮肤移行区渐渐变薄，阴茎常常缩入肿大的阴囊内，当阴茎皮肤亦有象皮肿时则突起如屈曲的羊角状，阴茎海绵体缩入阴茎包皮甚至阴囊内形成一个洞穴状隧道直达阴茎头与尿道外口，排尿时尿液从洞穴口溢出尿湿衣裤与鞋袜。睾丸被包埋在肿胀的阴囊皮肤内，有时可合并睾丸鞘膜积液。

其他原因如阴囊慢性炎症或双侧腹股沟淋巴结清除术后，亦可发生阴囊象皮肿。

阴茎阴囊象皮肿的治疗主要是施行阴茎阴囊象皮肿切除和成形术。其病变主要在阴囊下部，阴囊上部两侧的皮肤接近正常，可利用这些皮肤施行阴囊成形术。

【手术原理】

切除全部肥厚、坚硬的阴茎、阴囊皮肤与皮下肥厚的结缔组织。切除或翻转睾丸鞘膜，妥善保护睾丸附睾与精索，然后修剪并应用阴囊根部较正常的皮肤重建阴囊与阴茎皮肤。阴茎的象皮肿皮肤切除后可利用健康的阴茎包皮内板翻转与阴囊皮肤缝合；亦可切取股内侧无毛区中厚层皮瓣做阴茎阴囊的游离植皮术。

【适应证】

1. 丝虫性阴囊象皮肿，阴囊明显增大，妨碍日常工作和生活者。

2. 慢性炎症或双侧腹股沟淋巴结切除术后所致阴囊象皮肿。

【禁忌证】

1. 合并严重高血压和(或)心力衰竭未控制者、急性心肌梗死者,6 个月内因脑血管意外发生偏瘫者。

2. 合并严重支气管哮喘、肺气肿、肺部感染及肺功能显著减退者。

3. 合并肝功能明显异常和严重功能不全者。

4. 合并全身出血性疾病者。

5. 合并严重糖尿病未能控制者。

6. 合并阴囊皮肤有急性炎症或溃疡未控制者。

【术前准备】

1. 术前 1 天剃除阴毛,用肥皂水彻底清洗会阴部,如需植皮者,清洗下腹部及大腿内侧皮肤,并做好供皮区准备。

2. 术前灌肠。

【麻醉与体位】

一般采用硬膜外麻醉。患者取膀胱截石位。

【手术要点】

1. 阴囊切口　根据阴囊象皮肿的大小范围,保留边缘接近正常的阴囊皮肤,切除有病变的阴囊皮肤,一般上从靠近阴茎根部,下至近会阴,两侧靠近大腿内侧的阴囊做切口(图 16-1A)。

2. 切除象皮肿组织　沿切口切开阴囊皮肤及肉膜,直达睾丸鞘膜,两侧皮瓣做潜行分离,沿精索及睾丸表面仔细分离并将其保留,将病变阴囊组织整块切除(图 16-1B)。

3. 阴囊成形　仔细结扎出血点及淋巴管,松解剩下的四周较正常的阴囊组织,以"Y"字形间断缝合两侧残留的阴囊的肉膜和皮肤,形成新的阴囊,切口内留置橡皮引流条引流(图 16-1C)。并留置导尿。

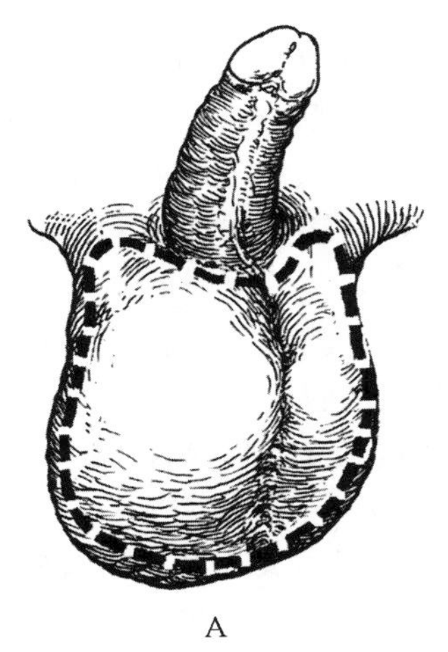

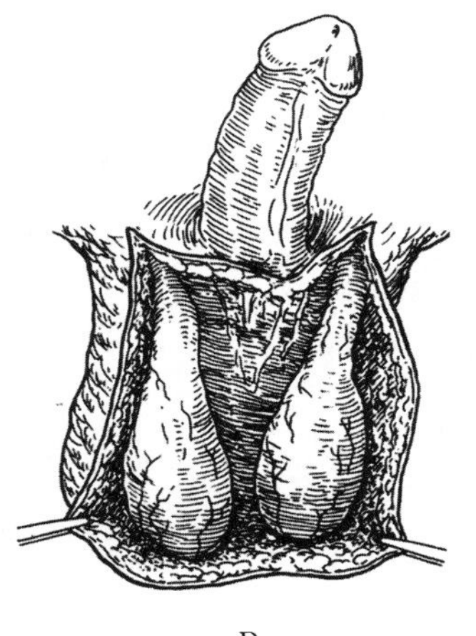

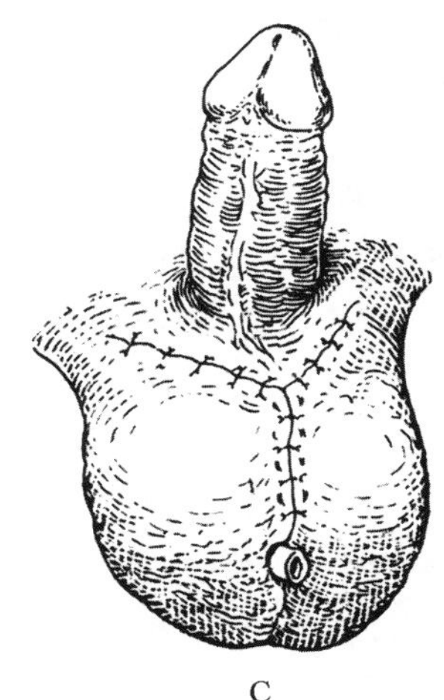

图 16-1　阴囊象皮肿切除成形术

A. 保留接近正常阴囊的切口;B. 将病变阴囊组织整块切除;C. 缝合阴囊切口覆盖创面

【意外事件】

阴囊象皮肿往往使阴囊内容物粘连不清,术中可能损伤睾丸、附睾及精索。

【术后处理】

1. 应用抗菌药物防治感染。

2. 进流质或半流质饮食,并给予控制大便的药物,以防止过早排便污染伤口。

3. 术后伤口内渗液引流干净后拔除引流条,约 14 天伤口愈合后拆线。伤口拆线后拔除导尿管。

【并发症防治】

1. 伤口出血

(1)表现:术后伤口渗血不止或形成阴囊内血肿,严重出血者血压下降以致休克。

(2)原因:术后出血与术中止血不彻底所致。或术后伤口继发感染或与凝血功能障碍有关。

(3)处理:小量出血可通过通畅引流、阴囊冷敷及加压处理,可停止。如出血量较大,阴囊进行性增大,应及早手术,清除血肿,彻底止血。

(4)预后:如能得到及时有效的处理,不会造成严重后果。

(5)预防:术中止血彻底以避免术后继发出血。术后采取相应的止血措施,控制伤口感染。术前有凝血功能异常者给予纠正。

2. 伤口感染

(1)表现:术后伤口红肿伴脓性分泌物,发热,分泌物培养有细菌生长。

(2)原因:术前感染未控制,手术消毒不严格,术中操作污染;或术后血肿形成和(或)伤口内渗血、渗液引流不畅导致继发感染等。

(3)处理:术后应用有效抗生素,伤口渗血、渗液引流干净,勤换敷料,如有脓肿形成,应切开引流。适当理疗以促进伤口愈合。

(4)预后:如能得到及时有效的处理可痊愈。

(5)预防:术前控制病变部位的合并感染,手术消毒严格,严格无菌操作,止血彻底,术后保持引流通畅,渗血、渗液引流干净。

3. 皮肤裂开

(1)表现:术后伤口部分或全部裂开。

(2)原因:多由于阴囊病变切除后,剩余的正常阴囊皮肤过少,伤口缝合时张力过大或伤口感染,术后伤口愈合不良,拆线过早所致。

(3)处理:如裂开创面较小,加强换药和抗感染治疗,裂口可能愈合。如裂开创面较大,可待肉芽新鲜后植皮。如伤口大部分裂开,经抗感染及消毒换药,待伤口感染控制后将裂开的阴囊尽量再缝合,以缩小创面,缩短愈合时间。

(4)预后:如能及时有效处治,裂开伤口可逐渐愈合。

(5)预防:由于阴囊象皮肿组织切除后所剩正常阴囊皮肤过少,尽量多游离、松动周围组织以降低伤口缝合的张力;术后防治伤口感染,促进伤口愈合。如所剩正常阴囊皮肤过少,做部分缝合,其余创面用游离皮肤植皮覆盖。

4. 象皮肿复发

(1)表现:术后几年后阴囊又出现象皮肿样肿大。

(2)原因:多由于术中切除象皮肿病变组织不彻底,病情进一步发展所致。

(3)处理:如复发象皮肿病变比较局限,不影响正常生活,可观察随访。否则,可再次手术切除象皮肿病变组织及成形阴囊。

(4)预后:及时有效处治,伤口可逐渐好转。

(5)预防:术中阴囊象皮肿组织切除彻底,如所剩正常阴囊皮肤过少,可做皮肤移植术来覆盖创面或做阴囊成形术,以减少复发。

【评析】

手术治疗阴茎阴囊象皮肿,应广泛乃至全部切除阴茎、阴囊病变组织后成形阴茎、阴囊皮肤或移植正常皮肤,也可采用两侧腹部带蒂皮瓣重建阴囊,预后好。但应在完全治愈丝虫病之后进行,否则有复发之可能。象皮肿组织切除不彻底可导致术后复发,对复发患者可再次手术治疗。

第二节 阴茎阴囊 Paget 病手术

阴茎阴囊 Paget 病,又被称为阴囊湿疹样癌或阴囊炎性癌,属于皮肤附属器[包括毛发、汗腺、皮脂腺和指(趾)甲]来源的肿瘤,为表皮内腺癌。1874 年 James Paget 首先报道 15 例患者在乳头和乳晕部发生慢性湿疹，久治不愈，2 年内这些患者都发生了癌变。1881 年 Thin 将其命名为湿疹样癌。1889 年 Croker 首先报道了发生于阴茎和阴囊的，在形态学和组织学上与乳房 Paget 病十分相似的湿疹样癌，并将发生在乳腺的湿疹样癌命名为 Paget 病，而将发生在乳腺外的 Paget 病统称为乳腺外 Paget 病，乳腺外 Paget 病的最常见部位是男、女外生殖器，如阴茎、阴囊、阴阜、阴唇；此外，还有会阴、腹股沟、肛周、腋下、腘窝、眼睑等富有大汗腺的区域。发生在阴茎、阴囊的湿疹样癌，称为阴茎阴囊 Paget 病，这一命名和分类被沿用至今。

【发病机制】

阴囊 Paget 病的发病机制有以下 3 种学说。

1. 表皮内的 Paget 细胞起源于下方的汗腺癌，沿汗腺腺管分泌至表皮。故推断本病为汗腺癌发生的表皮内转移。

2. 由表皮细胞直接恶变而来，是一种特殊类型的表皮原位癌，进而侵及下方的汗腺及邻近器官。

3. 由一种尚不清楚的癌基因突变引起，其产生多中心的上皮组织致癌效应，作用于表皮可致 Paget 病，作用于其他上皮产生汗腺癌或内脏器官肿瘤。目前仍倾向于 Paget 病是一种特殊类型的皮肤原位癌。

【病理生理】

阴囊 Paget 病属于乳房外 Paget 病范围，病理上以见到 Paget 细胞巢为诊断依据。Paget 细胞的胞体大而圆，核大，胞质丰富而淡染，有的呈空泡状。本病应与 Bowen 病、无黑色素颗粒的恶性黑色素瘤相鉴别，可通过某些特殊染色方法如 PAS 染色、阿新蓝染色多巴反应及免疫组化、酶组化染色等相鉴别。21%～54%的阴囊 Paget 病合并邻近部位汗腺癌或内脏上皮器官恶性肿瘤，故对临床确诊为阴囊 Paget 病的患者应常规行全身系统检查以明确有无伴发其他上皮组织癌变。阴囊 Paget 病早期诊治非常重要，以防肿瘤复发及转移，并修复阴茎、阴囊皮肤缺损，以恢复其外形及功能。

【临床表现】

阴茎阴囊 Paget 病发病多在 50 岁以上，进展缓慢，有经历几年、十几年甚至数十年的病程；病变初期常表现为小水疱状皮疹，多因搔抓破溃而渗液；数月或数年后，病变逐渐扩大，累及阴茎部及会阴等处；病变特点是乳头状增生与溃烂交替出现，表面有恶臭分泌物，阴囊皮肤局限性红斑状皮损伴有表面渗出、糜烂、脱屑及结痂等改变，可经久不愈；病变周边与正常皮肤一般有分界；临床上多被误诊为阴囊皮肤慢性湿疹或皮炎；腹股沟淋巴结是主要的转移部位，就诊时约有 50%的患者可扪及一侧或双侧腹股沟淋巴结肿大，但部分淋巴结肿大与炎症有关。

【预后】

阴囊 Paget 病的预后取决于早期诊治及临床分期；主要与病变浸润深度、有无淋巴结转移以及是否合并其他脏器癌肿有关。除了手术切除范围及深度不够外，可能与在切除范围以外存在同一病因的潜在癌变细胞，即所谓“跳跃”现象有关。凡病变局限于表皮者预后较佳，局部即使复发而再手术，5 年生存率仍较高。因此，对首次术后患者应严密随访，复发病例，可及早再次手术切除以提高生存率。

阴囊 Paget 病癌细胞的恶性程度低，多不发生转移，故大多数阴囊 Paget 病患者手术后预后良好。大多数患者可通过手术而被治愈，术后复发率为 15%～33%，复发的患者中约有 10%可进展为浸润癌甚至转移。少数患者伴有区域淋巴结转移或远处转移，这样的患者预后不良，术后生存时间很少超过 5 年。

【手术原则】

本病对放射治疗、化学治疗不敏感，治疗

首选病变根治性切除术，切除病变之阴囊皮肤全层，切缘应距病变边缘 2cm 以上，包括表皮、真皮直到睾丸鞘膜壁层。深层组织受侵犯者应将睾丸、精索一并切除。对于皮肤缺损较大者，不能行单纯缝合的病例应行皮瓣修补或游离植皮术。对病理检查证实为腹股沟淋巴结转移的病例，应行淋巴结清扫术。对淋巴结转移者，有学者建议切除患侧睾丸、精索甚至受侵的阴茎。

【术式简介】

1. 部分阴茎阴囊皮肤切除成形术（partial resection of penis and scrotum skin and penoscrotal plasty）

(1)适应证：病理检查证实为阴囊 Paget 病，病变范围较局限，阴茎皮肤部分受累，病变切除后，剩余部分正常阴囊可拉拢缝合以覆盖切除创面者。

(2)禁忌证：阴囊皮肤急性炎症患者。腹股沟淋巴结转移压迫血管发生下肢水肿或已有血行转移，全身情况较差，不能耐受手术者。

(3)原理：当病变范围较局限，将病变组织切除后，充分利用剩余的正常阴囊皮肤拉拢缝合以覆盖阴囊创面。阴囊皮肤具有较大的伸缩性，即使阴囊皮肤缺损 50%以上，也能拉拢修补缝合覆盖缺损创面，如拉拢缝合有张力时，将阴囊皮瓣边缘向周围松解以降低其张力。阴茎皮肤部分切除缺损者，可用转移阴囊皮瓣覆盖。

(4)优点：方法简便易行，效果好，并发症少。

(5)缺点：术后阴囊皮肤有肿瘤复发的可能。

(6)术前准备：术前 3～5d 用抗生素抗感染治疗，并用碘伏湿敷阴囊。因阴囊 Paget 病病变几乎均合并有感染，术前控制感染可减少术后感染，并有助于术中判断切除病变的范围。

(7)麻醉与体位：多采用持续硬膜外麻醉或全身麻醉。根据病变部位及范围大小，选择仰卧位或截石位。

(8)手术要点

①阴茎阴囊 Paget 病病变范围较小、较局限者：在阴茎、阴囊壁距肿瘤病变边缘正常皮肤 2cm 左右处做切口（图 16-2A），切除深度达深筋膜，彻底切除病变组织（图 16-2B）。松解游离阴茎阴囊创面邻近的皮肤，切取带蒂阴囊皮瓣，向上转移与阴茎及阴囊上面切缘的皮肤缝合，覆盖阴茎及阴囊的创面（图 16-2C）。

②阴茎阴囊 Paget 病病变范围较广者：阴茎阴囊 Paget 病病变（图 16-3A），在距肿瘤病变周围边缘 2cm 左右的正常阴茎、阴囊做切口，将阴茎、阴囊受累病变的皮肤组织、深筋膜等组织全部彻底切除（图 16-3B），如深层精索、睾丸等组织受侵犯，应将精索、睾丸一并切除。阴茎、阴囊病变组织切除后，松解游离剩余的阴囊组织，制作带蒂阴囊皮瓣，向上转移，缝合覆盖阴囊创面，成形阴囊（图 16-3C），切取大腿内侧游离皮瓣，包裹阴茎及阴茎根部创面缝合，覆盖阴茎、阴囊部分创面（图 16-3D）。成形后的阴茎、阴囊皮瓣稍加压包扎。

2. 全阴囊切除成形术（resection and scrotoplasty of total scrotum）

(1)适应证：阴囊 Paget 病病变范围广泛，累及全阴囊者。

(2)禁忌证：同部分阴茎阴囊皮肤切除成形术。

(3)原理：阴囊病变行全阴囊切除后，用大腿内侧带蒂转移皮瓣成形阴囊覆盖其创面。

(4)优点：可以将病变的阴囊组织广泛、彻底切除，肿瘤复发的机会较少。

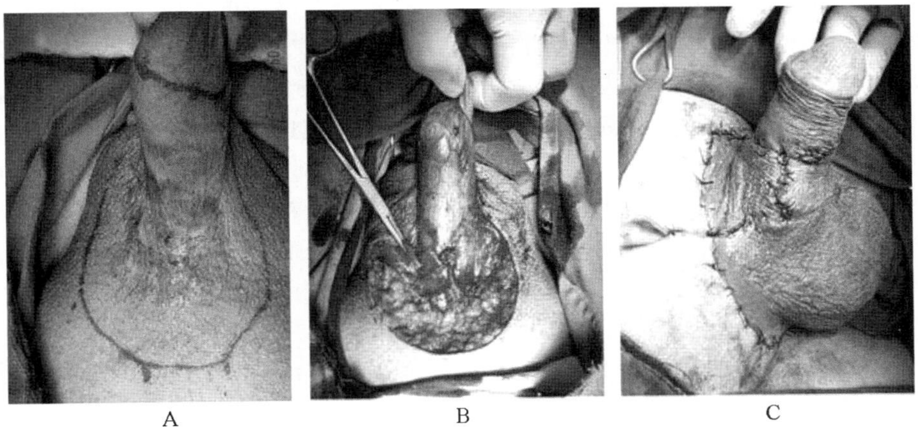

图 16-2　阴茎阴囊 Paget 病病变范围较小较局限者切除成形术

A. 距肿瘤病变边缘 2cm 正常皮肤做切口；B. 切除病变组织后；C. 转移阴囊皮瓣，缝合覆盖创面成形阴茎、阴囊

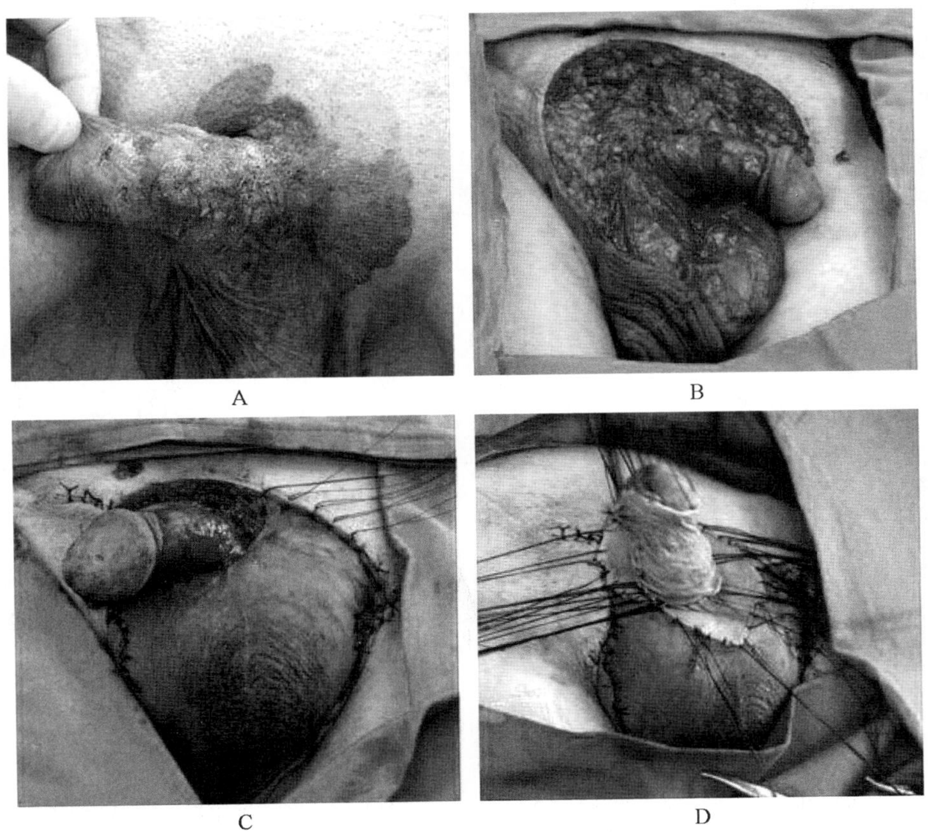

图 16-3　阴茎阴囊 Paget 病病变范围较广泛者切除成形术

A. 阴茎阴囊 Paget 病病变；B. 阴茎阴囊受累的病变全部切除后；C. 转移阴囊皮瓣向上成形阴囊；D. 游离皮瓣覆盖阴茎及部分阴囊创面

(5)缺点:阴囊完全切除后,需用双大腿内侧带蒂转移皮瓣成形阴囊,手术复杂,创伤大,术后出血、感染、皮瓣缺血坏死等并发症较多。

(6)术前准备:同部分阴茎阴囊皮肤切除成形术的术前准备。

(7)手术要点:围绕肿瘤,距肿瘤边缘约2cm的正常皮肤做切口(图 16-4A),深度达深筋膜,逐步解剖游离,将全阴囊连同病变组织整块切除(图 16-4B),创面彻底止血。从接近阴囊创缘处切取大腿内侧带蒂的 U 形皮瓣(图 16-4C),皮瓣大小根据创面大小而定,取全厚层皮瓣并应含有浅筋膜。皮瓣基底部靠近腹股沟,为保证皮瓣血供,基底部要有足够宽度。将皮瓣向内旋转,上端缝合于阴茎皮肤创缘,下端缝合于会阴部创缘,两侧皮瓣在中部靠拢对齐缝合,形成新的阴囊腔,包绕睾丸、精索(图 16-4D)。缝合大腿内侧切口,皮瓣蒂部相对创缘则不缝合,从此间隙向阴囊腔内放置橡皮引流。皮瓣蒂部创面用凡士林油纱覆盖(图 16-4E)。术后 4～6 周待伤口愈合,成形阴囊存活后,切断皮瓣蒂部,缝合切口(图 16-4F)。

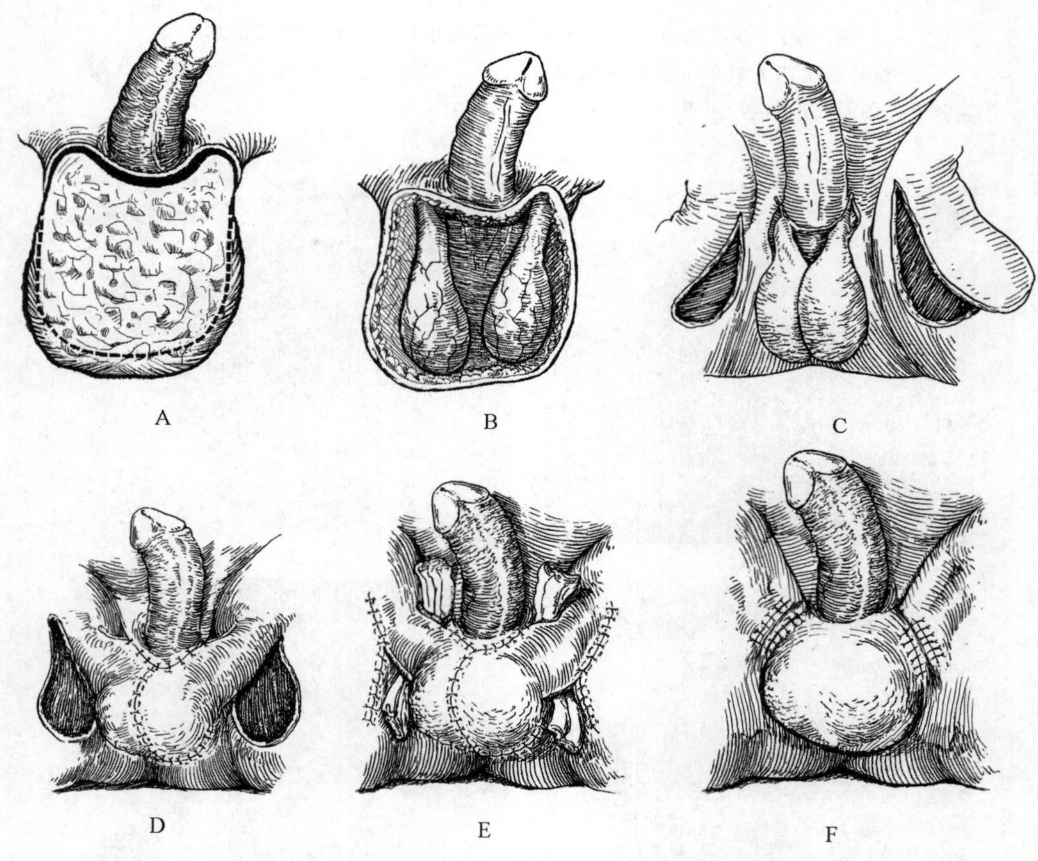

图 16-4 全阴囊切除成形术

A. 距肿瘤边缘约 2cm 的正常皮肤做切口;B. 将全阴囊病变组织整块切除;C. 切取大腿内侧带蒂 U 形皮瓣;D. 两侧皮瓣在中部靠拢对齐缝合成形阴囊;E. 缝合大腿内侧切口;F. 切断皮瓣蒂部,缝合切口

(8)术中注意事项

①肿瘤病变切除范围，应达肉眼所见肿瘤病变周围正常皮肤 2cm 以外的正常阴囊壁全层，切除深度均达深筋膜，包括表皮、真皮直到睾丸鞘膜壁层，深层组织受侵犯者应将睾丸、精索一并切除。手术中肿瘤边界有时较难肉眼分辨清楚时，可在术中将切缘多处标记后送冷冻活检，若发现肿瘤细胞累及切缘者，则需相应扩大手术切除范围。

②阴囊病变切除后，如有剩余的阴囊皮肤，应充分利用，因阴囊皮肤有较大的伸缩性，可直接拉拢缝合覆盖创面。如拉拢缝合有张力时，将皮瓣边缘向周围松解以降低其张力。

③阴囊及阴茎皮肤均有病变，肿瘤病变切除后，如有剩余的阴囊皮肤，可转移阴囊皮瓣覆盖阴茎创面。

④病变范围较大的肿瘤切除范围较大且残留阴囊皮肤缺乏者，则可予以皮瓣修复和游离皮瓣覆盖创面，皮瓣修复的方法包括随意性皮瓣和岛状皮瓣两种，可根据术中情况选择。多采用游离植皮法覆盖创面，其供皮区一般为大腿外侧部、胸侧壁、背部等。取薄型中厚皮片植皮，厚度为 0.4～0.5mm。

⑤腹股沟淋巴结肿大者常规取活检。有活检阳性者行淋巴结清扫术。

⑥皮瓣修复创面中，采用随意性皮瓣以附近位置为佳，其转移时张力小，易成活，且色泽与病灶处相近，感觉功能相同；皮瓣的长度比例不应该超过 2:1，防止皮瓣端坏死。在局部无可转移的随意皮瓣的情况下，可采用带血管蒂的岛状皮瓣，此皮瓣易成活，转移度大，可修复大面积的皮肤缺损。

3. 腹股沟淋巴结清扫术(inguinal lymph node dissection)(inguinal lymphadenectomy)

(1)适应证：腹股沟淋巴结活检证实为腹股沟淋巴结转移者，则行腹股沟淋巴结清扫术。

(2)禁忌证：阴囊皮肤急性炎症者。腹股沟淋巴结转移压迫血管发生下肢水肿或已有血行转移，全身情况较差，不能耐受手术者。

(3)原理：经腹股沟清除癌肿转移的淋巴结。

(4)术前准备：腹股沟淋巴结清扫术时间宜在原发病灶切除后 2～3 周进行，可减少术后伤口感染。

(5)手术要点：参见第 26 章阴茎癌开放性腹股沟淋巴结清扫术。

【术后处理】

术后护理在整个手术恢复过程中特别重要，由于病灶位于阴囊、会阴部，术后特别容易感染，护理不当则会出现皮瓣感染、坏死，导致手术失败。

【并发症防治】

手术后的常见并发症如下。其严重并发症主要是肿瘤的复发和远处转移，因此对首次术后患者应严密随访，有复发病例，则可及早再次手术切除以提高生存率。

1. 伤口出血

(1)表现：术后伤口渗血不止或形成阴囊内血肿，严重出血者血压下降以致休克。

(2)原因：出血原因可能与凝血机制有关，也可能与术中止血不彻底或用电凝止血所致。

(3)处理：小量出血可通过通畅引流、阴囊冷敷及加压处理。如出血量较大，阴囊进行性增大，应及早手术，清除血肿，重新彻底止血并放置引流管。

(4)预后：如能得到及时有效的处理，不会造成严重后果。

(5)预防：术前有凝血功能异常者应给予纠正，术中止血彻底以避免术后继发出血。术后采取相应的止血措施。

2. 伤口感染

(1)表现：伤口红肿伴脓性分泌物，发热，分泌物培养有细菌生长。

(2)原因：术前感染未控制，手术消毒不

严格，术中操作污染或术后血肿形成，或伤口内渗血、渗液引流不畅导致感染，或术后护理不当等。

(3)处理：术后勤换敷料，伤口渗血、渗液引流干净，应用有效抗生素。如有脓肿形成，应切开引流。适当理疗以促进伤口愈合。

(4)预后：如能得到及时有效的处理可痊愈。

(5)预防：术前控制病变部位的合并感染，手术消毒严格，严格无菌操作，止血彻底，术后保持引流通畅，渗血、渗液引流干净。

3. *皮瓣坏死*

(1)表现：皮肤局部发黑，逐渐结痂，继发伤口感染。

(2)原因：皮瓣蒂部太窄，使远端供血不足，术中操作不当，损伤供养血管，引起新阴囊皮肤坏死；或缝合时皮瓣蒂部扭转或缝合张力过大，压迫导致皮瓣缺血、坏死。

(3)处理：局部消毒保持无菌，让其坏死区分界明显后去除痂壳；小面积坏死区域，待周围上皮组织生长、覆盖创面愈合；大面积坏死，待创面新鲜、感染控制后进行植皮。

(4)预后：可能发生瘢痕、畸形愈合。

(5)预防：①转移皮瓣游离适度，皮瓣长度比例不应该超过 2∶1，注意保护皮瓣的血供；②采用显微技术，避免损伤血供；③止血彻底，避免伤口内血肿形成；④控制感染。

4. *复发或转移* 出现局部肿瘤复发者约占 9.9%，出现远处转移者约占 6.2%。为远期最严重的并发症。

(1)表现：阴囊 Paget 病术后 0.5～5 年，保留的阴囊逐渐出现湿疹样病变，并不断肿大、溃烂，或出现远处转移病变。

(2)原因：术中病变组织切除范围不够，可能与在切除范围以外存在同一病因的潜在癌变细胞有关。

(3)处理：一旦确诊，立即再次手术，彻底切除阴囊病变组织。远处转移病变者可行放射治疗、化学治疗。

(4)预后：及时再次手术可治愈。阴囊 Paget 病局部复发者，大多属 A 期，病程进展缓慢，转移发生晚；远处转移病变者恶性程度较高，多属晚期，是死亡的原因。

(5)预防：阴囊病变切除时，切断面要距肿瘤 2cm 以上。手术中肿瘤边界有时较难肉眼分辨时，可在术中将切缘多处标记后送冷冻活检，若发现肿瘤细胞累及切缘者，则需相应扩大手术切除范围。对阴囊 Paget 病，尽早诊治是预防癌肿复发或转移的关键。

【评析】

阴囊 Paget 病是一种特殊类型的皮肤湿疹样癌，易被误诊为阴囊皮肤慢性湿疹或皮炎而延误诊治。凡病变局限于表皮者预后较佳，局部即使复发而再手术，5 年生存率仍较高。阴囊 Paget 病的预后取决于早期诊治及临床分期；主要与病变浸润深度、有无淋巴结转移以及是否合并其他脏器癌肿有关；除了手术切除范围及深度不够外，可能与在切除范围以外存在同一病因的潜在癌变细胞，即所谓“跳跃”现象有关。因此，对首次术后患者应严密随访，复发病例，可及早再次手术切除以提高生存率。

(陈在贤　黄捷　刘继红)

参考文献

[1] 杨为民，杜广辉. 阴囊及其内容物疾病外科学. 北京：人民军医出版社，2005：276-280.

[2] 张宁，龚侃，杨勇，等. 阴囊 Paget 病的治疗和预后(附 23 例报告). 中华男科学杂志，2006，12(12)：1102-1104.

[3] 陈昂，李守业，曾宇，等. 阴囊 Paget 病的诊断与治疗. 实用肿瘤学杂志，2000，14(1)：49-50.

[4] 南勋义，贺大林，刑俊平，等. 阴囊 Paget 病. 现

代泌尿外科杂志，2006，11(1)：23-26.

[5] 王栋，李长岭. 阴囊 Paget 病的诊断和治疗(附 15 例报告). 中华泌尿外科杂志，2000，21：175-176.

[6] 单勇，陈其，王忠. 阴茎阴囊 Paget 病的诊断与手术治疗. 中华临床医师杂志：电子版，2013(3)：18-19.

[7] 王忠，应俊，任晓敏，等. 阴茎阴囊 Paget 病 130 例分析. 中华泌尿外科杂志，2006，27(9)：634-663.

[8] 鲍正清，方冬，岳才博，等. 原发性阴茎阴囊 Paget 病 22 例临床分析. 北京大学学报(医学版)，2016，48(4)：638-642.

[9] 杜恒，宋珍珍，马彬，等. 新疆阴茎阴囊 Paget 病 10 例诊治分析. 医学信息旬刊，2011，24(11)：190-191.

[10] 杨超，孔垂泽，于秀月. 阴囊 Paget 病 18 例临床分析. 中国男科学杂志，2010，24(8)：39-41.

[11] 王磊，单玉喜. 薛波新，等. 阴囊 Paget 病 22 例临床分析. 江苏医药，2013，39(5)：588-589.

[12] 杜俊华，廖贵益，张贤生，等. 阴囊阴茎海绵状血管瘤 1 例报告. 中国男科学杂志，2013，(11)：63-64.

[13] 朱崴，耿江，王光春，等. 阴囊毛细血管瘤自发破裂伴巨大阴囊血肿 1 例报告. 中华男科学杂志，2013，19(10)：956-957.

[14] 郝通利，孙东翀，王晓雄，等. 放射性损伤致巨大阴囊阴茎象皮肿的外科治疗. 临床泌尿外科杂志，2006，21(12)：927-929.

[15] 高国栋. 重度阴囊淋巴水肿治疗(10 例报告). 医学理论与实践，2007，20(9)：1063-1064.

[16] 庄建林，李颖，蔡黎. 双下肢、阴囊象皮肿患者 1 例. 中国血吸虫病防治杂志，2012，24(4)：499-500.

[17] 欧阳海，谭艳，谢胜，等. 外生殖器巨大尖锐湿疣并发阴囊象皮肿 1 例报告. 中国性科学，2014(10)：45-46.

[18] 张晓忠，杨青山，贺飞，等. 先天性阴茎、阴囊象皮肿的临床特征(附 1 例报告). 中华男科学杂志，2012，18(8)：761-763.

[19] 张亚龙. 阴囊 Paget 病合并鳞状上皮乳头状瘤 1 例报告. 医药卫生(引文版)，2017，2：236.

[20] 闫宏山，崔光怀，于俊凤. 张国辉阴囊及阴茎 Paget 病的整形手术切除及 VSD 覆盖治疗. 滨州医学院学报，2016，3：221-223.

[21] 孟凡军，蒲怡，陈志兴，等. 阴茎阴囊 Paget 病局部扩大切除术与根治性切除术的比较研究. 中国修复重建外科杂志，2017，6：714-717.

[22] 徐杨，陈力博，林英英，等. 阴囊 Paget 病诊治分析. 华西医学，2014，9：1674-1677.

[23] 许筱云，邵宁，乔迪，等. 阴茎 Paget 病的手术治疗及随访(附 10 例报告). 中华男科学杂志，2014，1：54-58.

[24] 石丽君，高宇，曹爱华. 乳房外 Paget 病 16 例临床病理分析. 临床与实验病理学杂志，2017，1：93-95.

[25] Wang CN，Zhao FX，Ni T，et al. Clinicopathological analysis of Paget's disease of the scrotum and penis. Zhonghua Nan Ke Xue，2008，14(9)：810-814.

[26] Wang Y，Jiang HO，Hong ZJ. Plastic treatment of Paget's disease of the scrotum and penis. Zhonghua Nan Ke Xue，2007，13(12)：1102-1104.

[27] Tsuijio Y，Kusatake K，Kaneko S，et al. Fusion of single-photon emission computed tomography and computed tomography images of sentinel lymph nodes in extramammary Paget's disease of the scrotum. J Dermatol，2007，34(10)：712-715.

[28] Xiujun Liao，Weiming Mao，A'A'Li. Linb. Perianal Paget's disease co-associated with anorectal adenocarcinoma：primary or secondary disease? Case Rep Gastroenterol，2014，8(2)：186-192.

[29] Pellino G，Sciaudone G，Canonico S，et al. Perianal Paget's disease and malignancies of lower hindgut and anal canal. J Gastroenterol Hepatol Res，2012，1：1-4.

[30] Matin RN，Gibbon K，Rizvi H，et al. Cutaneous mucinous carcinoma arising in extramammary Paget disease of the perineum. Am J Dermatopathol，2011，33：705-709.

[31] Wright JL，Morgan TM，Lin DW. Prin ary scrotal cancer disease characteriscits and increasing incidence. U rology，2008，72(5)：

1139-1143.

[32] Yang WJ, Kim DS, Im YJ, et al. Extramammary Paget's disease of penis and scrotum. Urology, 2005, 65: 972-975.

[33] Rao Ve, Heniy DH. Extram anm ary Paget's disense. Canm unity Oncol, 2004, 1 (2): 109-115.

[34] Li YC, Lu Ly, Yang YT, et al Extram anm ary Paget's disease of the scrotum assoc iated with hepatoceuular carcinoma. J Chin Med Assoc, 2009, 72(10): 542-546.

[35] Salamanca J, Benito A, Garcia-Penalver C, et al. Pagets disease of the glans pen is secondary to transitional cell carcinom a of the bladder a report of two cases and review of the literature. J Cutan Pathol, 2004, 31(4): 341-345.

[36] Lioyd JF, Lanagan AM. Mamm any extam amm ary paget's disease. JC lin pathol, 2000, 53(10): 742-749.

[37] Shepherd V, Davidson EJ. Davies Humphreys J Extram amm ary Paget disease. BJOG, 2005, 112(3): 273-279.

[38] Hatta N. Extramammary Paget's disease. Gan To Kagaku Ryoho, 2006, 33(10): 1404-1407.

[39] Coutts WE. Elephantiasis of the Penis and Scrotum and Lymphogranuloma venereum infection. Dermatology, 2009, 93(6): 337-350.

[40] Pinheiro FS, Rothner AD, Moodley M, et al. Massive soft tissue neurofibroma(elephantiasis neuromatosa): case report and review of literature. Journal of Child Neurology, 2015, 30 (11): 1537-1543.

[41] Ponti G, Pellacani G, Martorana D, et al. Giant elephantiasis neuromatosa in the setting of neurofibromatosis type 1: a case report. Oncology Letters, 2016, 11(6): 3709.

[42] Juang GD, Lin MY, Hwang TI. Extramammary Paget's disease of the scrotum. Journal of the Chinese Medical Association, 2011, 74(7): 325-328.

[43] Rao D, Zhu H, Yu K, et al. Two cases of Paget's disease of scrotum in biological brothers. Therapeutics & Clinical Risk Management, 2014, 11: 885-887.

[44] Inaba Y, Mikita N, Furukawa F, et al. A case of Paget's disease with verruciform xanthoma of the scrotum. Skin Cancer, 2015, 29 (3): 270-274.

[45] Chang YM, Hsu KF, Chang SC. Extra-mammary Paget's disease of the scrotum and penis: a case report. Acta Chirurgica Belgica, 2016, 109(109): 808-810.

[46] Stojanovć S, Vučković N, Jeremić P, et al. Extramammary Paget's disease in the pubic region: a case report. Serbian Journal of Dermatology & Venereology, 2014, 5(4): 171-176.

[47] Brahima Kirakova, Barnabe Zango, Abdoul Karim Pare. Reconstructive surgery for giant penoscrotal elephantiasis: about one case. Basic Clin Angrol, 2014, 24: 16.

[48] Kossoko H, Allah CK, Kadio MR, et al. Two cases of penoscrotal elephantiasis treated by Ouzilleau's surgical procedure. Ann Chir Plast Esthet, 2011, 56(3): 265-268.

[49] Zacharakis E, Dudderidge T, Zacharakis E, et al. Surgical repair of idiopathic scrotal elephantiasis. South Med J, 2008, 101(2): 208-210.

[50] Denzinger S, Watzlawek E, Burger M, et al. Giant scrotal elephantiasis of inflammatory etiology: a case report. J Med Case Rep, 2007, 1 (1): 23.

[51] Nathan Judge, Ali Kilic. Elephantiasis Nostras Verrucosa. Excision with full-thickness skin grafting of the penis, scrotum, and perineal area. J Dermatol Case Rep, 2016, 13: 10 (2): 32-34.

[52] Junlian Liu, Wei Chen, Jinlian Zhou, et al. Psoriasis with extramammary paget disease in a male: a case report. Int J Clin Exp Pathol, 2015, 8(7): 8642-8644.

[53] Qi Chen, Yan-Bo Chen, Zhong Wang, et al. Penoscrotal extramammary Paget's disease: surgical techniques and follow-up experiences with thirty patients. Asian J Androl, 2013, 15 (4): 508-512.

[54] Kabata D, Endo Y, Fujisawa A, et al. Bilateral

inguinal positive sentinel lymph node metastases of extramammarypaget disease: does this clinical situation have a surgical indication? Dermatol Surg,2012,38(8):1392-1394.

[55] Dapang Pao, Haibo Zhu, Kaiyuan Yu, et al. Two cases of Paget's disease of scrotum in biological brothers. Ther Clin Risk Manag, 2015,11:885-887.

[56] Soraya Marcos, Angel Montero, Belen Capuz, et al. HDR-plesiotherapy for the treatment of anogenital extramammary Paget's disease. Rep Pract Oncol Radiother, 2012, 17(3): 163-167.

[57] Jae Hyun Jung, Cheol Kwak, Hyeon Hoe Kim, et al. Extramammary Paget disease of external genitalia: surgical excision and follow-up experiences with 19 patients. Korean J Urol,2013,54(12):834-839.

第 17 章

男性尿道下裂手术

第一节　男性尿道下裂

130—201 年 AD Galen 首先使用“hypospadias”一词描述尿道下裂。尿道下裂是男性外生殖器最常见的先天性畸形之一。是在胚胎期尿道沟从后向前闭合不全，尿道外口异位开口于阴茎头下腹侧至会阴之间的异常部位，常伴有包皮异常、阴茎腹侧缺如，堆积于阴茎背侧，似头巾样结构，常合并阴茎下弯及其他畸形。尿道下裂的发病率，国外报道为 0.32%，国内为 0.4%～0.8%。国内外资料均显示尿道下裂发病率呈增长趋势，近 10 年的发病率增加近 1 倍。多因胚胎发生障碍（embryogenesis）、遗传因素（inheritance）、内分泌障碍（endocrinal disturbance）及环境因素（environmental factor）等因素所致。一般认为遗传因素和环境因素同时作用导致尿道下裂的发生。环境因素中由于农作物杀虫剂、避孕药物及塑料制品等含雌激素活性物质应用的增长，可能影响人类正常的雄激素代谢途径和细胞信息传递，因而造成尿道下裂发病率的增长。Baskin 提出尿道下裂发生于男性生殖器是因胚胎发育时其组织细胞间信息传递失误所造成的，由此引起胚胎发育时期左、右尿道褶不能正常融合，尿道沟不能完全闭合从而形成尿道下裂。而其他泌尿生殖系统的发育和尿道的融合是在胚胎同期出现，并受到同样信息传导，根据这个假说，尿道下裂完全可能合并其他畸形。所以，尿道下裂、阴茎下弯常和阴囊畸形以及其他泌尿生殖道畸形合并存在。尿道下裂患者因为不能站立排尿，导致心理异常，影响生殖功能，给患者及其家庭带来巨大的压力。

一、分　型

按尿道开口所在部位不同，将尿道下裂分为冠状沟型、阴茎型、阴茎阴囊型、阴囊型及会阴型等 5 类。尿道口越向会阴，畸形越严重，处理越困难，预后也越差。畸形严重者，应做染色体检查，需先确定性别后再施行整形手术，尤需注意排除女性肾上腺性征异常症。儿童患者若确定为男性，可先使用绒毛膜促性腺激素，促进阴茎的发育和睾丸的下降，为手术创造更好的条件。

二、合并畸形

尿道下裂几乎均合并阴茎下弯，约 9% 的患者伴有睾丸下降不全，9.3%～32% 的患者合并隐睾（合并隐睾者其染色体异常检出率约达 22.2%），9% 的患者合并腹股沟斜疝或鞘膜积液，14% 的患者合并憩室，10%～15% 的患者合并前列腺囊肿。部分患者合并阴茎阴囊转位、阴囊对裂、阴茎扭转、阴茎短小、阴囊不发育、假阴道及睾丸发育异常（发育不良)等。如果合并双侧隐睾可呈男性假两性畸形,甚至乳房发育而成女性假两性畸形等。1.7%的患者合并尿路及其他系统畸形,如合并肾积水、肾母细胞瘤及肛门直肠畸形等。尿道外口越靠近会阴,合并畸形的概率越高。严重会阴型尿道下裂者,应做染色体检查,确定为男性后,先使用毛膜促性腺激素,促进阴茎的发育和睾丸的下降,为手术创造良好的条件。

三、手术时机选择

尿道下裂手术,过去多主张在青春期后做矫正术,理由是成年后阴茎发育较好,便于手术操作,容易成功。但随着年龄增大阴茎畸形发育,以后纠正较困难,并影响到患者的身心健康,此时做手术影响患者的学习及工作。随着显微外科的发展,现在越来越趋向于早期手术,手术的年龄越来越小。近年来有作者主张 1 岁后就可手术,Duckett 认为出生后 3～18 个月是最合适的手术年龄,3 个月的婴儿阴茎大小已足够做尿道成形术,可达到较满意的效果。至少应在学龄前完成畸形矫正、尿道成形术及并发症处理,这样不影响患者以后的学习及工作,可减少对患儿的心理影响及家长的焦虑。

四、成形材料

1. 可供选择的成形尿道的材料

(1)邻近尿道口的带血供的尿道板、包皮、阴茎及阴囊等的皮肤。

(2)游离的中厚或全厚皮肤,如包皮、大腿内侧、下腹壁及上臂内侧的皮肤。

(3)游离移植替代物,如膀胱黏膜、口腔颊黏膜、睾丸鞘膜、大隐静脉等。

2. 成形材料比较

(1)包皮:尿道下裂阴茎背侧包皮过多,取材方便,皮瓣血供好,存活率、抗感染力及抗尿液能力均较强,包皮无毛,术后不会形成毛结石,是成形尿道最理想的材料。但要转移到成形尿道部位才行,因皮肤有限,只能成形阴茎段尿道。

(2)阴茎皮肤:阴茎皮肤是阴茎段尿道成形就地取材的好材料,血供好,容易成活,无毛发,术后不会形成毛结石。只是阴茎皮肤有限,只能成形阴茎段尿道。

(3)阴囊皮肤:阴囊皮肤松弛,皮肤面积大,可用来成形阴囊段及阴茎段尿道,血供好,容易成活,只是阴囊多毛,术后会形成毛结石的并发症。

(4)游离的中厚或全厚皮肤、膀胱黏膜、口腔颊黏膜、睾丸鞘膜、大隐静脉等成形尿道,不容易成活,并发症较多,应用较少。

五、矫治难度

从 1837 年 Dieffenbach 首先行手术矫治尿道下裂以来,手术方法已多达 300 余种,但到现在还无一种特定的术式能满意矫治所有类型的尿道下裂,即使经验丰富的专科医师,矫治尿道下裂也不能保证 100%成功,术后仍有一定的并发症,说明矫治尿道下裂的难度及复杂性。大多数学者认为选择最佳的术式、术者的手术技巧与经验、患者的局部畸形情况、选择好成形尿道的材料等是手术成功的关键。如第一次手术不成功,会给下次手术修复造成极大的困难和不良后果。手术效果与手术术式、手术技巧、畸形严重程度、成形尿道的材料以及术后并发症的多少等密切相关。

六、手术要求

目前手术是矫治尿道下裂唯一有效的方法。矫治尿道下裂手术要求达到以下几点。

1. 充分矫正阴茎下弯及合并的畸形。

2. 成形尿道,正位尿道口。

3. 达到患者能站立排尿,排尿通畅。

4. 重建阴茎腹侧缺失的皮肤,保证阴茎外形满意。

5. 手术并发症最少。

6. 成年后能进行正常性生活。

七、手术分期

矫治手术分一期手术及分期手术两大类，各有优缺点。过去有些学者多主张分期手术，即第一期矫正阴茎下弯及合并畸形；第二期尿道成形；第三期纠正各种并发症。分期手术先后要经历多次手术，两次手术间隔时间要6个月左右，因此完成全部手术时间周期较长，患者经受的痛苦及费用均较多。近年来逐步趋向于一期尿道成形手术，即在纠正各种畸形的同时成形尿道。第二期手术处理其并发症，这样可缩短治疗周期，减轻患者的痛苦及经费，但这只适用于畸形较轻者。对畸形严重、修复材料缺乏者，仍采用分期手术。

第二节　未合并阴茎下弯的尿道下裂尿道成形术

尿道下裂未合并阴茎下弯者，一般均做一期尿道成形术。

【适应证】

用于未合并阴茎下弯的尿道下裂尿道成形术，阴茎头发育良好者。

【禁忌证】

1. 合并肝功能、肾功能明显异常和严重功能不全、营养不良、身体虚弱，不能耐受手术者。

2. 有严重阴茎下弯者，阴茎头型和冠状沟型以外的尿道下裂者，阴茎头发育不良者。

3. 合并全身出血性疾病者。

4. 合并严重糖尿病未能控制者。

5. 合并有尿路感染、阴囊皮肤有急性炎症或溃疡未控制者。

【术前准备】

1. 测定黄体激素(LH)、卵泡刺激素(FSH)、睾酮(T)和双氢睾酮(DHT)的水平及染色体等检查无异常者。

2. 术前清洗阴茎、阴囊及会阴部，有阴毛者术前一天剃去阴毛，注意勿损伤皮肤。

【麻醉和体位】

一般采用硬膜外麻醉，小儿加用基础麻醉。患者取平卧位。

【术式简介】

1. 尿道口前移阴茎头成形术(meatal advancement and glanuloplasty incorporated procedure，MAGPI)　本术式于1981年由Duckett首先报道，后又稍加修改，成功率为95.5%左右；效果较满意。适用于无阴茎下弯的阴茎头型和冠状沟型病例。尤其适用于尿道口小、阴茎头发育良好者。最好用于尿道口在阴茎头范围内的病例。

(1)原理：通过阴茎头正中切口及两外侧阴茎头瓣覆盖，正位尿道外口。

(2)优点：术后外观与正常相似，术后排尿通畅，不易发生尿瘘。

(3)缺点：如张力大则前移的尿道口有可能向近侧退缩，退缩率可达15%～22%。甚至退回至冠状沟。对于远侧尿道呈黏膜状菲薄者实施困难。该手术较难掌握。

(4)手术要点：在尿道口下方环绕冠状沟环形切口(图17-1A)，切开包皮、阴茎筋膜达白膜，并袖套状游离阴茎皮肤达其根部，楔形切除尿道沟与尿道口之间的桥样组织(图17-1B)，使尿道沟呈菱形缺损。将切口用4-0微乔线横缝2～3针，使尿道口稍向远端移位；做3针牵引线，1针缝于腹侧尿道口中央(图17-1C)，向远端牵引，另2针缝于左、右两侧冠状沟组织处，向近端拉开，3针牵引线形成一圆锥状，切除3牵引线内侧多余皮瓣及海绵体组织，将阴茎头海绵体两侧向中间靠拢(图17-1D)，用4-0微乔线分两层成形阴茎头(图17-1E)，再将阴茎皮肤修整后与冠状沟皮肤缝合，置入导尿管支撑尿道及引流尿液(图17-1F)。

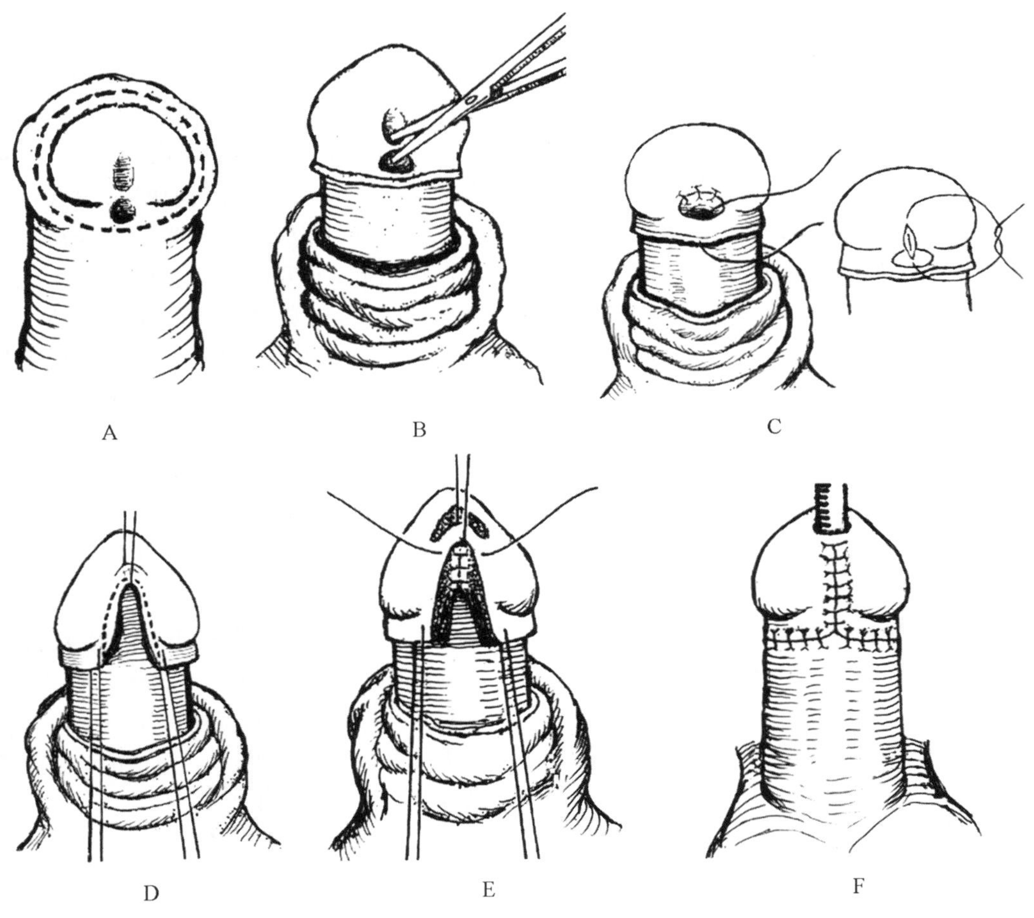

图 17-1　尿道口前移阴茎头成形术

A. 包皮环形切口；B. 切开包皮后切除桥样组织；C. 尿道切口横行缝合 2～3 针；D. 缝 3 针牵引线，切除多余的组织；E. 两层缝合整形的阴茎头；F. 保留导尿管，缝合皮肤切口

(5)注意要点

①尿道沟纵切口到阴茎头顶部的长度及切除的桥样组织的多少，要考虑横缝后尿道口狭窄即得到纠正并稍向远端移位。

②阴茎头两侧翼皮肤对拢缝合时，切除多余皮瓣及海绵体组织时不能过多，以防缝合后压迫尿道导致尿道口狭窄。

③要将冠状沟型的尿道口拖至阴茎头远侧而无张力有些困难，术后尿道口仍在其术前位置，其效果仅像是做包皮环切术似的。

2. 尿道板纵切卷管尿道成形术（tubalarized incised plate urethroplasty，TIPU）　1994 年 Snodgrass 报道尿道板纵切卷管尿道成形术，即 Snodgrass 手术（snodgrass urethroplasty）。即在阴茎腹侧尿道板中央纵行切开，使尿道板的宽度得以扩张，增加尿道板成形尿道的材料。该手术简单易行，术后排尿功能良好。在增加筋膜组织覆盖后，尿瘘也大大减少，适用于无弯曲的尿道下裂修复。手术失败率为 9.5%～32.4%。术后尿流率偏低，平均尿流率 7.8ml/s（6.8～10.5ml/s），最大尿流率均值为 10.5ml/s

(8.8～14.5ml/s)。手术成功率为67.6%～93.3%。尿道瘘发生率为5%～33.3%,尿道全长裂开发生率为1.11%。TIPU适用于无阴茎下弯的远侧型尿道下裂者,对尿道成形失败而阴茎皮肤缺少者。近来TIPU术式已扩展到阴茎体近端和阴茎阴囊交界型尿道下裂修复,效果较好。对轻、中度阴茎下弯者,通过尿道外口近端尿道游离和阴茎背侧白膜折叠能得到矫正。

(1)原理:纵切尿道下裂开口远端阴茎头,尿道板皮肤卷管成形尿道。

(2)优点:操作简单,保留尿道板,尿道成形良好,正位尿道口,并发症较少。对于首次手术失败后再次尿道成形效果也好。

(3)缺点:仅适用于无阴茎下弯或伴有轻度下弯的远侧型尿道下裂者。尿道板纵切卷管,成形尿道腔偏小,剩下的阴茎头及阴茎皮肤包埋腹侧创面张力大,尿道皮管纵行缝合口与覆盖尿道的阴茎皮肤缝合口在同一条线上,因此,术后容易发生伤口裂开、尿瘘及尿道狭窄。

(4)手术要点

①近冠状沟型尿道下裂者:在尿道口近侧缘2～3mm处与冠状沟平行做环形切口,深度达Buck筋膜。将环形切口以下的阴茎皮肤游离到阴茎根部(图17-2A)。以尿道口为中心做尿道板两侧纵切口,向远端延伸至阴茎头尿道沟处,阴茎头尿道沟切口继续向深层切开,至阴茎海绵体表面,并游离出阴茎头两侧翼,以覆盖成形的尿道并便于成形阴茎头(图17-2B)。将尿道板正中纵行切开达阴茎白膜,使尿道板向两侧伸展并扩大其宽度,适当游离尿道板,使之可以成管缝合(图17-2C)。从原尿道口插入8～14F硅胶气囊导尿管至膀胱,用5-0或4-0微乔线将尿道板包绕尿管缝合至阴茎头中、上段,成形远段尿道(图17-2D)。转移阴茎背侧包皮,部分去上皮形成肉膜瓣(图17-2E),覆盖加固成形的尿道(图17-2F)。缝合阴茎头(对合阴茎头的两侧翼),背侧包皮纵向切开并转移至阴茎腹侧,缝合切口。保留导尿管支撑尿道并引流尿液(图17-2G)。

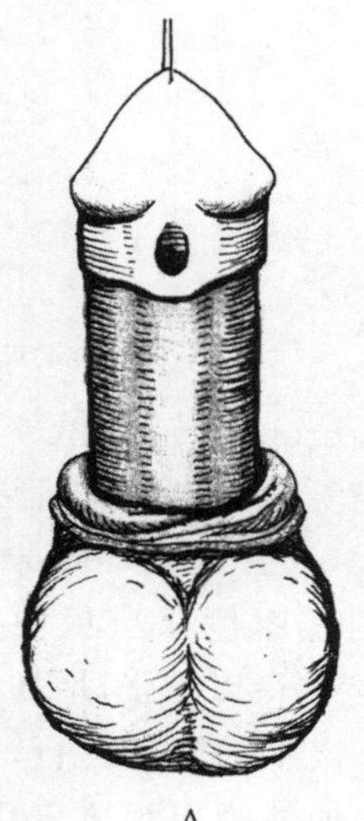
A

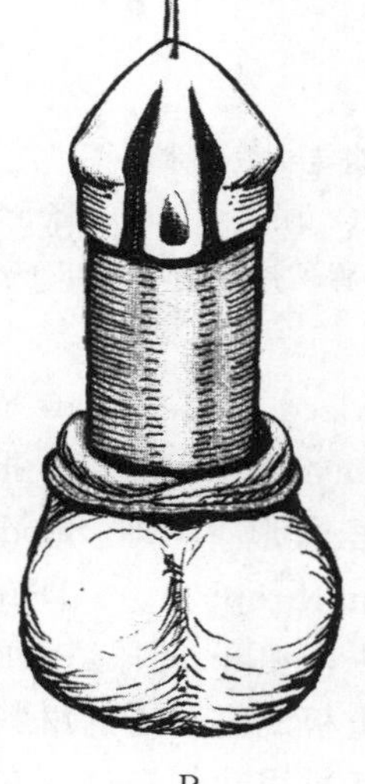
B

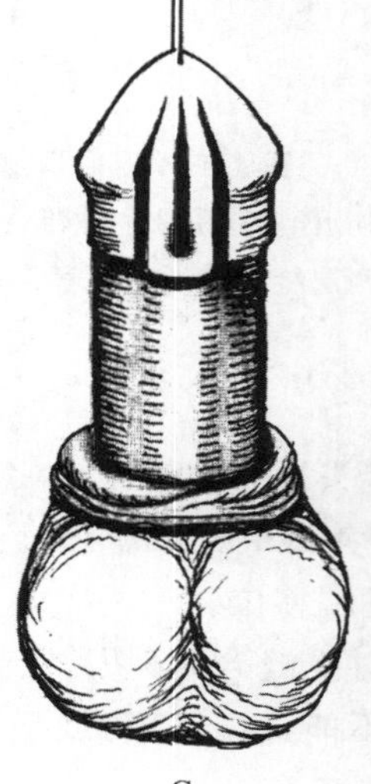
C

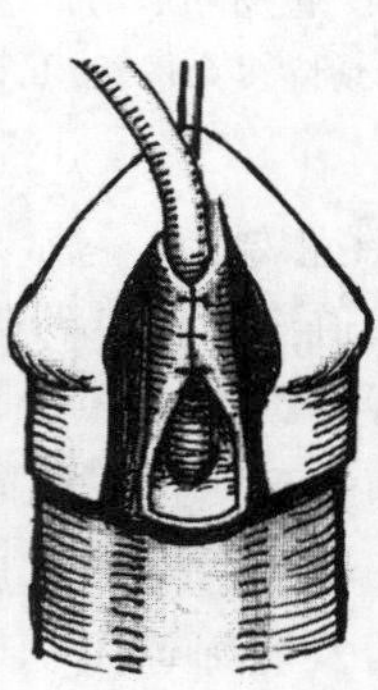
D

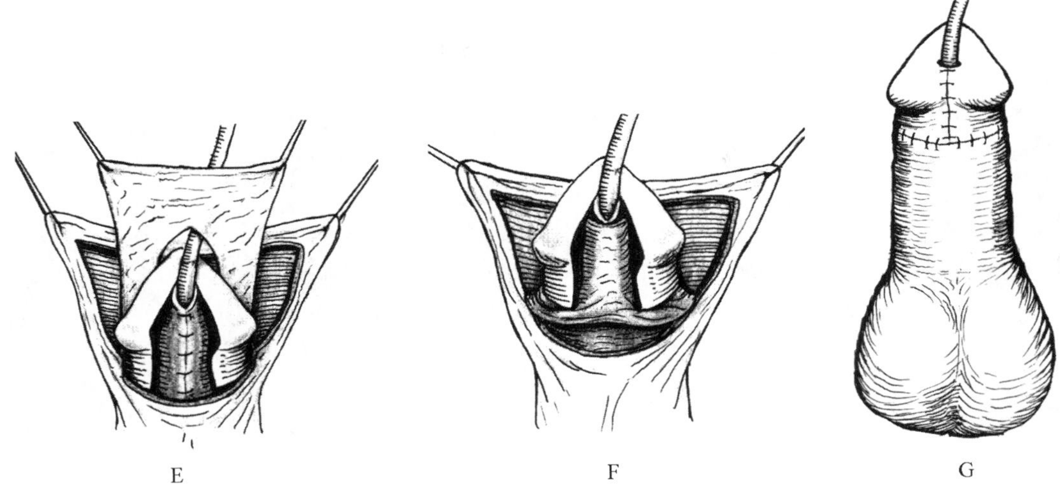

图 17-2　近冠状沟型尿道下裂尿道板纵切卷管尿道成形术

A. 环切包皮，游离阴茎皮肤；B. 做尿道板皮瓣；C. 尿道板正中纵行切开；D. 成形尿道；E. 制作包皮肉膜瓣；F. 肉膜瓣覆盖加固成形的尿道；G. 成形阴茎头及转移缝合阴茎切口

②阴茎型尿道下裂者：在保留尿道板的基础上环形切开阴茎皮肤达 Buck 筋膜，并适当向下游离阴茎皮肤(图 17-3A)。将尿道板两侧向远端延伸至阴茎头尿道沟处，将尿道板正中纵行切开达阴茎白膜，使尿道板向两侧伸展，扩大其宽度(图 17-3B)。从原尿道口插入 8～14F 硅胶气囊导尿管至膀胱，用 5-0 或 4-0 微乔线将尿道板包绕尿管并缝合至阴茎头中、上段，成形远段尿道(图 17-3C)。将尿道两侧的筋膜于尿道皮管纵行缝合加强(图 17-3D)。成形阴茎头及缝合阴茎切口皮肤(图 17-3E)。

(5)注意事项：避免将新尿道远侧缝合过长，使其成卵圆形，以免新尿道口狭窄。

3. 尿道口基底血管皮瓣尿道成形术(vascularized meatal based flap urethroplasty)　1932 年由 Mathieu 首先报道该手术，为尿道口基底血管皮瓣尿道成形术(又称 Mathieu 法)，适用于冠状沟及尿道口位于阴茎体前 1/3 的无阴茎下弯的前尿道下裂，手术成功率高，术后阴茎外观好。尿道狭窄发生率约为 9.8%，尿瘘发生率约为 5.7%。此法适用于无阴茎下弯、阴茎头沟槽深、阴茎头宽大、尿道口宽松的冠状沟型和阴茎远段型尿道下裂。修复长度不超过 2cm。

(1)原理：切取以尿道口为基底的近端阴茎腹侧带血管蒂的翻转皮瓣，与尿道口远端的尿道板或阴茎头部尿道沟呈活页式缝合，成形新尿道。

(2)优点：方法较简便易行。术后尿道不长毛及形成结石。

(3)缺点：由于尿道口基底蒂的血供限制，重建尿道的长度受限，修复长度不超过 2cm。阴茎头成形尿道后，缝合张力较大，术后有皮瓣裂开、尿道狭窄及尿道瘘等并发症。

(4)手术要点：做切口(图 17-4A)，切取以尿道口为基点，远至阴茎头，近至阴茎腹侧的皮瓣，其宽度应＞0.5cm，深度达白膜浅面，长度以皮瓣向上翻转达阴茎头顶端为准。切取阴茎皮瓣时勿损伤其供养血管。将尿道板切口两旁的阴茎头组织与阴茎白膜分离，

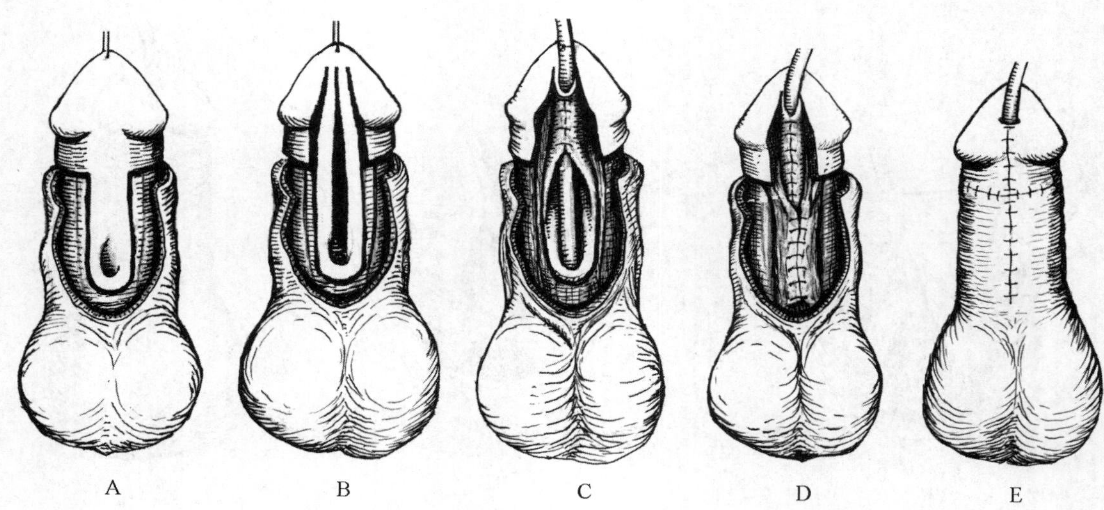

图 17-3 阴茎型尿道下裂尿道板纵切卷管尿道成形术

A. 保留尿道板，环形切开阴茎皮肤；B. 将尿道板两侧向阴茎远端延伸，将尿道板正中纵行切开；C. 留置导尿管以形成尿道；D. 缝合两侧筋膜以加强尿道；E. 成形阴茎头及缝合阴茎切口皮肤

达阴茎海绵体末端，使阴茎头腹侧翼状展开能较宽松地包绕新尿道。并距冠状沟下0.5cm处做环形包皮切开，于Buck筋膜浅层向阴茎近侧套状剥离，将尿道口基底皮瓣向上翻转(图 17-4B)。根据尿道大小置入相应大小的气囊导尿管作尿液引流及支架，将尿道口基底皮瓣向上翻转包绕导尿管，用5-0或4-0微乔线与尿道板切缘缝合成新尿道(图 17-4C)。将阴茎头两侧翼包绕新尿道，两层缝合成形阴茎头(图 17-4D)。转移阴茎背侧皮肤覆盖阴茎腹侧创面，缝合阴茎皮肤及包皮切口，成形阴茎(图 17-4E)。

(5)注意事项：取阴茎干"U"形皮瓣时注意近端应较远端稍宽，游离翻转皮瓣时需保持足够的血供，否则术后愈合不良导致尿瘘。阴茎头两侧翼包绕新尿道时，不能过紧，以免新尿道受压缺血坏死导致术后尿道口狭窄。

4. *加盖岛状皮瓣法尿道成型术*(only island flap urethroplasty，OIFU)　1890年Van Hook首先报道用带血管蒂的包皮瓣修复近端尿道下裂。Duckett于1980年报道采用横行包皮岛状皮瓣(TPIF)修复尿道。1986年又报道保留尿道板的带蒂岛状包皮瓣加盖手术(onlay island flap)。其特点是保留了尿道板，用带血管蒂的皮瓣组织加盖减少了并发症。其手术效果被认为是优于Mathieu手术，但仍只适用于无弯曲的尿道下裂。手术技术要求较高。OIFU再手术率为5%，而TPIF的再手术率为10%～15%。本法适用于尿道板发育好、尿道口位于阴茎体中后1/3或阴茎根部的病例，无阴茎弯曲或有轻度阴茎弯曲，阴茎头发育较佳者。

(1)原理：主要是保留一条尿道板，将带蒂包皮皮瓣转移至阴茎腹侧覆盖于尿道板上并加以缝合，形成新尿道。

(2)优点：避免近端尿道口的环形吻合，术后尿瘘、尿道狭窄等并发症较少，外观较佳。

(3)缺点：该法有两条皮肤对合线，且均位于重建尿道两侧，缺乏软组织覆盖，易发生尿瘘(发生率为6%～11.11%)。

(4)手术要点：自阴茎腹侧尿道口近侧缘0.2～0.3cm处起到冠状沟做近似于"U"形切口，保留腹侧中央的尿道板，其宽度依患者

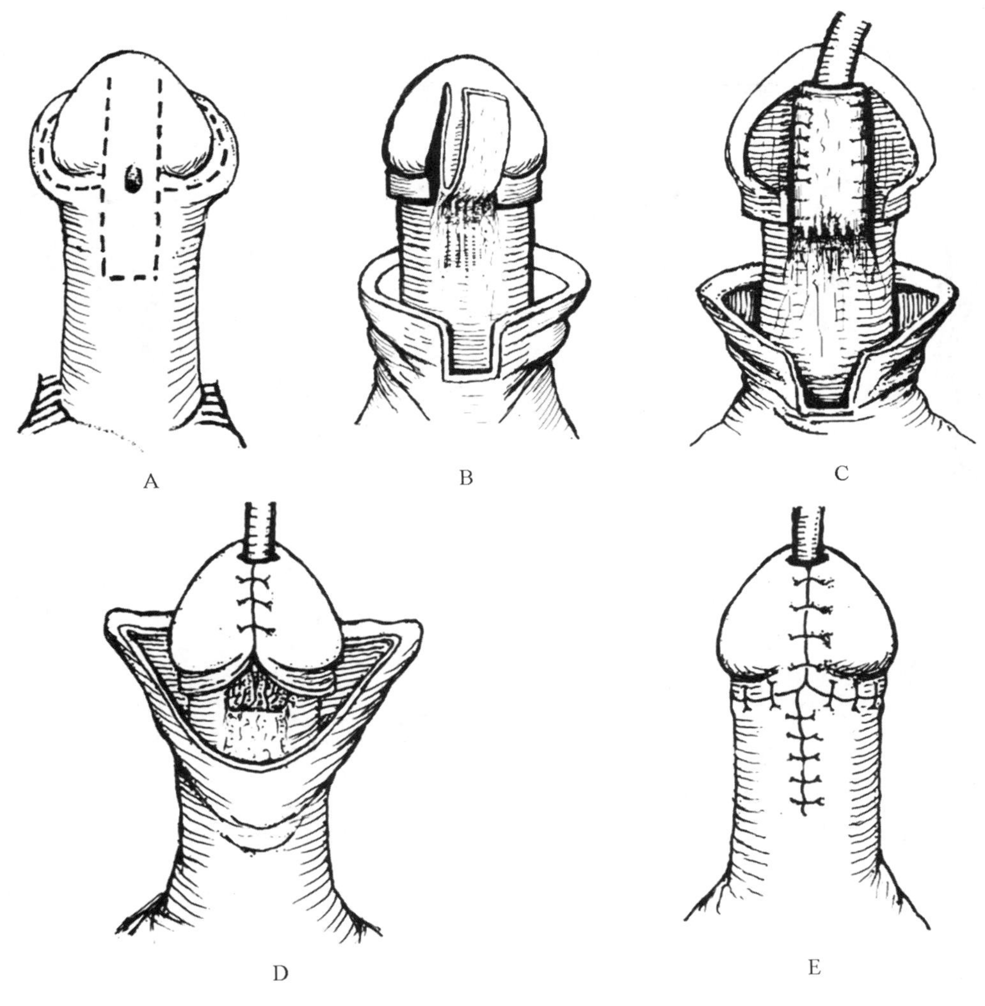

图 17-4　尿道口基底血管皮瓣尿道成形术

A. 切口；B. 切取阴茎皮瓣及环形切开、游离包皮；C. 插入导尿管成形尿道；D. 成形阴茎头；E. 转移阴茎背侧皮肤，缝合切口

年龄而定(为 4～5mm)(图 17-5A)。在阴茎深筋膜与白膜之间的平面，游离“U”形皮瓣两侧缘。距冠状沟 0.5cm 处环形切开包皮，在 Buck 筋膜浅层向阴茎根部套状剥离包皮阴茎皮肤。阴茎头两翼须充分游离，注意勿损伤阴茎海绵体；横行切开带蒂包皮瓣(图 17-5B)，并游离至阴茎根部(图 17-5C)，带蒂内板之长度可按尿道板之长度，其宽度则以缝合成尿道后可通过 12F 导尿管为标准。如果尿道板宽 4～6mm，则留置皮瓣不能超过 6～8mm。皮瓣过宽者术后新尿道可能扩张，形成憩室，引起排尿障碍。将带蒂之皮瓣从左侧或右侧转移至腹侧，或在蒂部开一小孔，转移至腹侧，用 5-0 或 4-0 微乔线，把皮瓣内侧缘与尿道板皮瓣对应切缘缝合，经尿道口插入适当大小的双腔气囊导尿管支撑新尿道及引流尿液，然后将皮瓣包绕导尿管并在外侧缘缝合形成新尿道(图 17-5D)。阴茎

头腹侧两侧的切口做潜行分离，横行褥式缝合 2～3 针，成形阴茎头，将背侧包皮转移到腹侧以覆盖创面(图 17-5E)。

(5)注意事项：在分离包皮血管蒂时，应在两层血管间分离，保证蒂部血供，避免阴茎皮肤、包皮外板皮肤缺血坏死。

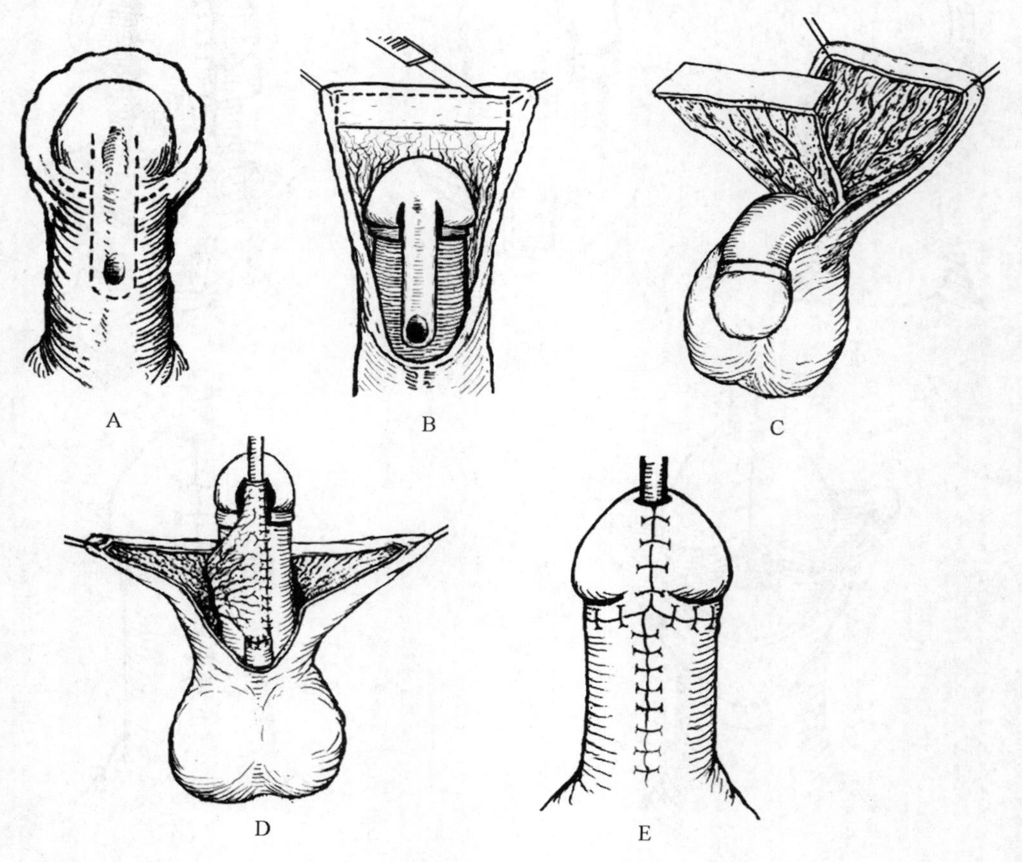

图 17-5　加盖岛状皮瓣法尿道成形术

A. 尿道板皮瓣切口；B. 切取包皮带蒂皮瓣；C. 游离带蒂皮瓣；D. 带蒂皮瓣转到腹侧，留置尿管以成形尿道；E. 成形阴茎头，转移背侧皮肤并缝合以覆盖腹侧创面

5. *双面加盖带蒂包皮瓣尿道成形术*(double only preputial flap urethroplasty)　1996 年 Gonzales 等结合加盖带蒂包皮瓣尿道成形术(OIF)及 Hodgson XX 术的优点，改进手术为双面加盖带蒂包皮瓣尿道成形术，利用带蒂皮瓣的一半覆盖尿道板，形成新尿道；另一半覆盖阴茎腹侧皮肤缺损，克服了手术覆盖皮瓣供血不足和 Hodgson XX 手术美容效果差的缺点，取得较好效果。本法适用于无阴茎下弯的近端和阴茎干中段尿道下裂，腹侧阴茎皮肤不足，尿道板可保留者。

(1)原理：利用带蒂包皮瓣的一半覆盖尿道板，形成新尿道；另一半覆盖阴茎腹侧皮肤缺损，克服了 OIF 手术覆盖皮瓣供血不足和 Hodgson XX 手术美容效果差的缺点。

(2)优点：尿道狭窄和尿瘘发生率低。

(3)缺点：仍有尿瘘、尿道憩室、尿道口退缩、残余阴茎下弯等并发症。

(4)手术要点：在阴茎腹侧尿道口近侧缘 0.2～0.3cm 处起到阴茎头做一“U”形切口，

达阴茎白膜，保留腹侧中央的尿道板，其宽度依患者年龄而定（为 4～5mm）。在冠状沟背侧，距冠状沟 5mm 处做一环形切口，至腹侧尿道板。游离阴茎头两翼。沿 Buck 筋膜浅层深面剥离阴茎皮肤至阴茎根部。沿阴茎干皮肤和外包皮接点横行切开阴茎皮肤和内膜浅层，向近端游离至阴茎根部，产生一个宽大的包括包皮内、外板的岛状皮瓣（图 17-6A）。转移双面皮瓣，在血管蒂近端中部无血管处分离裂孔（图 17-6B）。使皮瓣转移至腹侧（图 17-6C）。将皮瓣旋转 90°，先将包皮瓣的外板缝到尿道板上（图 17-6D）。在包皮瓣上做第 2 个切口，使新尿道周径达 12～14mm。尿道内插入 10F 双腔气囊导尿管。围绕导尿管将包皮瓣另一侧缝至尿道板上，形成新尿道（图 17-6E）。缝合尿道旁组织，增加新尿道的覆盖。在新尿道腹侧中线上缝合阴茎头两翼，用剩余的包皮瓣覆盖腹侧皮肤缺损（图 17-6F）。

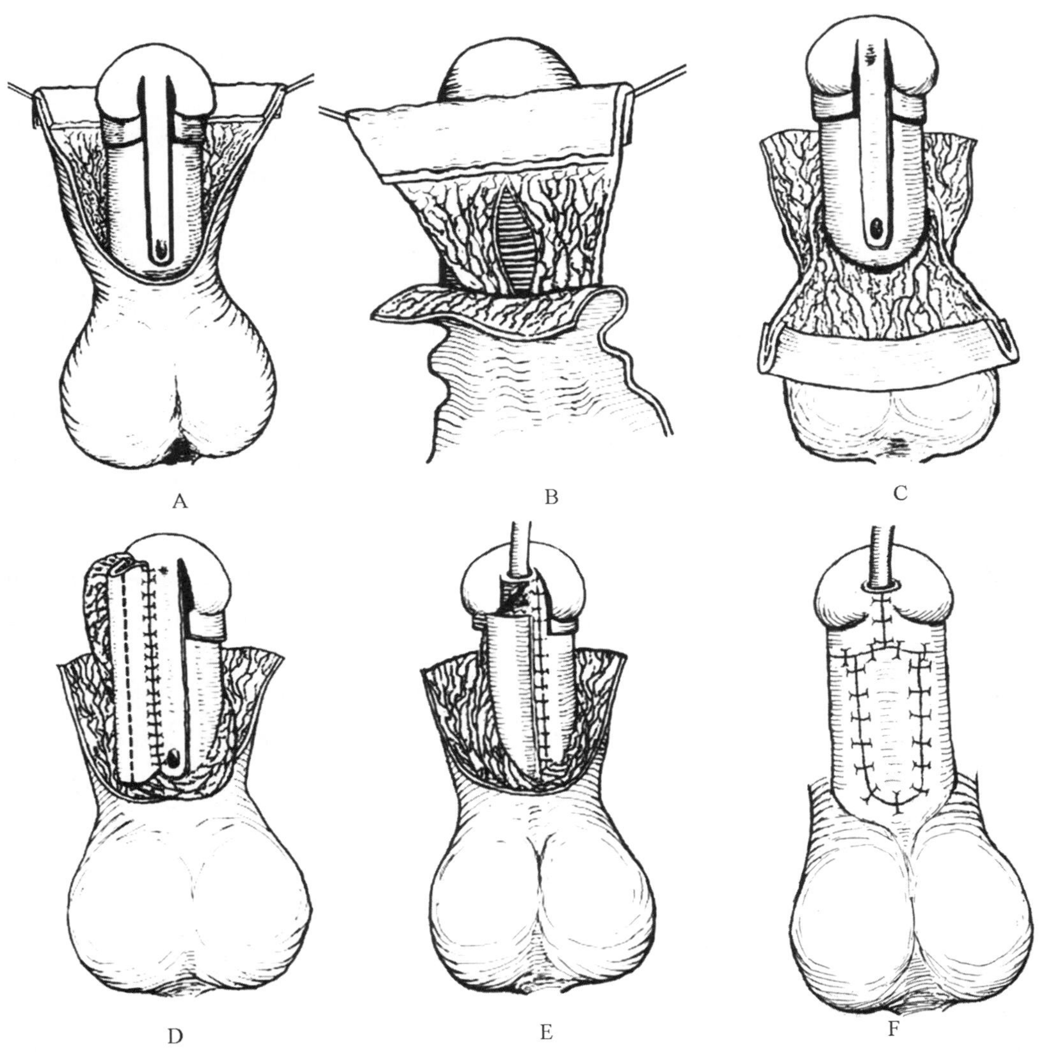

图 17-6　双面加盖带蒂包皮瓣尿道成形术

A. 做尿道板，游离阴茎包皮瓣，取带血管蒂双面皮瓣；B. 在双面皮瓣蒂近端中部分离裂孔；C. 皮瓣转移至腹侧；D. 皮瓣旋转 90°，其外板缝到尿道板上；E. 置导尿管后将包皮瓣另一侧缝至尿道板上；F. 成形阴茎头，缝合皮肤以覆盖腹侧创面

(5)注意事项:与加盖带蒂包皮瓣尿道成形术后注意事项相同。

【术后处理】

1. 术后应用抗生素防治感染。

2. 适当加压包扎伤口,减少水肿而不影响血液供应。避免在阴茎干上用环形加压绷带。

3. 伤口每天用碘伏消毒并更换敷料,严防伤口感染。

4. 保持导尿管引流通畅,防止因导尿管阻塞尿液从导尿管周围溢出而导致伤口感染。

5. 术后3d每天由后向前挤压会阴阴囊部尿道,清除尿道分泌物,预防伤口感染。

6. 伤口于术后14d左右拆线。

7. 术后15～30d,待伤口愈合后,拔除导尿管并观察排尿情况。拔除导尿管前先夹管饮水,待膀胱充盈后再拔管排尿,观察排尿情况,有无尿漏。拔管后根据排尿情况适当做尿道扩张,防止尿道狭窄。

【并发症防治】

尿道下裂是泌尿生殖系统常见的先天性畸形,不仅造成排尿和生殖功能的障碍,而且影响患者心理发育,给患者及其家庭带来巨大的压力。手术治疗是矫治此病唯一有效的手段,但术式繁多、手术难度较大。虽然有众多的外科手术方式用于矫正尿道下裂,但没有一种尿道下裂修复技术适用于所有病例。而且,即使对于经验丰富的专科医师,尿道下裂仍伴有一定数量的并发症。尿道下裂修补术后常见并发症有术后出血、感染、尿瘘、伤口裂开、尿道口和吻合口狭窄等。尿道下裂修复术后的并发症发生率,尿瘘占4.6%～73%,尿道狭窄占3.1%～12%,修复失败占10%,憩室占11%。尿道下裂术后常见并发症如下。

1. 伤口出血

(1)表现:术后伤口渗血不止或形成阴茎血肿、阴囊血肿。

(2)原因:出血原因可能与凝血机制有关,也可能与术中止血不彻底或用电凝止血所致。

(3)处理:小量伤口渗血可适当加压处理,如出血较多,形成阴茎、阴囊血肿者,应及早手术,清除血肿,彻底止血。

(4)预后:如能得到及时有效的处理,一般不会造成严重后果。

(5)预防:术前有凝血功能异常者给予纠正,术中止血彻底以避免术后继发出血。术后采取相应的止血措施。

2. 伤口感染

(1)表现:伤口红肿伴脓性分泌物,发热,分泌物培养有细菌生长。

(2)原因:术前阴茎、阴囊感染未控制或手术消毒不严格,术中操作污染;或术后血肿形成和(或)伤口内渗血、渗液未引流干净,或伤口敷料被渗液或尿液浸湿污染导致继发感染。

(3)处理:术后应用有效抗生素,伤口渗血、渗液引流干净,勤换敷料,如有脓肿形成,应分开伤口引流,之后适当理疗以促进伤口愈合。

(4)预后:伤口感染影响伤口愈合,可导致伤口裂开,产生尿瘘、尿道狭窄及瘢痕畸形愈合,导致手术失败。

(5)预防:术前控制病变部位的合并感染,术中消毒严格,严格无菌操作,术后保持伤口引流干净,导尿管保持通畅,术后最好每天消毒伤口并更换敷料,应用有效抗生素防治感染。排便时避免粪便排入包扎敷料内,以免伤口污染。

3. 阴茎勃起　少数>10岁或青春期的患者较易发生。

(1)表现:术后阴茎勃起,多发生在夜间,可引起出血、水肿、疼痛,甚至伤口裂开。

(2)原因:少数>10岁或青春期的患者较易发生。与术后留置导尿管、尿液引流不畅膀胱充盈及敷料包扎过紧有关。

(3)处理:术后减少对阴茎的刺激,适当应用雌激素或镇静药等。

(4)预后:如能及时发现并处理,一般不会产生不良后果。否则,可引起伤口裂开及出血等并发症。

(5)预防:根据原因采取相应措施预防。

4. 伤口裂开　尿道成形术后伤口裂开发生率为2.5%~9.2%。

(1)表现:术后伤口部分裂开或全部裂开,支撑导尿管外露。

(2)原因:尿道成形术伤口缝合张力大,术后折线过早;或术后伤口感染有脓性分泌物,影响伤口愈合所致成形尿道伤口裂开。

(3)处理:如术后早期伤口裂开未合并感染者,可立即消毒伤口并缝合,可促进伤口部分愈合,可缩小裂开伤口。如裂开伤口合并感染,经感染治疗待裂开伤口愈合、伤口瘢痕软化后,做瘘口修补术,不能修补者,重新做尿道成形术。

(4)预后:尿道成形术伤口裂开后,一般很难愈合,导致尿道瘘或致手术失败。

(5)预防:选择不易发生伤口裂开的术式做尿道成形术,术中使伤口缝合时无张力,术后严防伤口感染。

5. 皮瓣坏死

(1)表现:成形尿道的组织或覆盖包皮局部发黑,逐渐结痂。

(2)原因:主要原因是损伤成形尿道的皮瓣血供而引起缺血、坏死。

(3)处理:小面积的皮瓣坏死,局部消毒保持无菌,让其分界明显后去除痂壳,小面积坏死区域周围上皮可移行并覆盖创面愈合;大面积坏死区域待创面新鲜、感染控制后进行植皮。

(4)预后:成形尿道皮瓣坏死可能发生尿瘘、尿道狭窄及瘢痕畸形愈合。影响手术效果,以致手术失败。

(5)预防:尿道下裂合并畸形纠正后,成形尿道的材料均较缺乏,因此应选择不易导致皮瓣坏死的术式。做皮瓣时,注意保护皮瓣的血供;带蒂包皮瓣保留足够血供以减少及防止皮瓣坏死。

6. 阴茎头坏死　是手术严重并发症,并可导致严重不良后果。

(1)表现:术后发现阴茎头出现水疱,颜色灰白或深紫色,后逐步变青紫至黑色,质地渐变硬。

(2)原因:术中损伤阴茎头血供或术后包扎过紧阻碍阴茎头血供,从而导致阴茎头坏死。

(3)处理:术后应密切观察,如发现阴茎头出现水疱,颜色灰白或深紫色,应立即解除敷料并检查阴茎缺血坏死的原因,如是包扎压迫所致者,立即松解压迫,用温生理盐水湿敷,尽力挽救。无法挽救者阴茎头将坏死脱落。

(4)预后:不能挽救的阴茎头坏死,可能发生阴茎部分残缺、瘢痕畸形愈合,影响排尿及性功能等,以致医患纠纷。

(5)预防:术中避免损伤阴茎头血供,术后包扎不能过紧,以免阻碍阴茎头血供,从而导致阴茎头坏死。术后应密切观察阴茎头有无缺血表现,及时发现、及时处理。

7. 尿道瘘　是尿道下裂术后最常见的并发症之一,其发生率为15%~56%。即使技术熟练者,尿道瘘的发生率也在4.9%~10%。

尿道瘘可发生在新尿道的任何部位,以吻合口和冠状沟处多见。

(1)表现:成形尿道局部有较多分泌物,伤口化脓感染,难以愈合;或成形尿道裂开;拔除导尿管后阴茎腹侧成形尿道一处或多处漏尿;大小不一,较大的瘘孔在创口拆线前或拆线时即可发现;小的瘘孔要待患儿自行排尿时才发现尿从瘘口流出,便形成尿瘘。

(2)原因

①局部伤口感染。

②成形尿道皮瓣血供障碍坏死。

③缝合或吻合时有张力致伤口裂开。

④覆盖组织薄弱,伤口不愈合。

⑤成形尿道远端尿道梗阻等。

(3)处理

①尿瘘一经形成则很难闭合,除极少数、极小的尿瘘,远段尿端无梗阻者有自愈的可能;绝大多数瘘均不能自愈。

②尿瘘修补术:不能愈合的中、小尿瘘,术后6个月后,待瘘口局部瘢痕组织软化后做瘘修补术。

③尿道裂开较大、无法修补的尿瘘,可考虑重新做尿道成形术。

(4)预后:影响排尿,严重者导致手术失败,需再手术。

(5)预防:预防尿瘘的措施如下。

①预防感染:术前3d清洗外阴;术中严格消毒,严格无菌操作,使用多孔硅胶管引流尿道腔内的分泌物;使用有效抗生素;术后保持引流管通畅;保持敷料清洁、干燥等。

②保证皮瓣血供:熟悉供皮血供,切取带蒂皮瓣解剖层次应正确,皮瓣及蒂应有足够厚度,不宜做过多游离,以免损伤皮瓣血供,以带蒂皮瓣远端皮缘有渗血为好。

③防止尿道狭窄梗阻:成形尿道外口足够宽度,保护成形尿道包皮瓣血供,避免产生挛缩梗阻,吻合口以斜形间断缝合为好,保持吻合口准确平整通畅。尿道狭窄梗阻,排尿时尿道内压高,导致尿瘘。

④成形尿道皮瓣问题:成形尿道皮瓣应有足够的宽度及长度,使皮瓣缝合或吻合口吻合时无张力。缝合时皮缘应内翻,将皮瓣缘皮肤完全卷入管腔内,如缝合处皮肤外露,不易愈合,即是产生尿瘘的地方。

⑤选择缝合线:采用可吸收、无损伤、组织反应轻的缝合线,如5-0～7-0微乔线或Dexon线等。

⑥采用镍钛记忆合金尿道支架管:尿道成形术中采用镍钛记忆合金尿道支架管作支撑,可有效预防尿道下裂术后尿瘘及尿道狭窄。张金明等应用镍钛记忆合金尿道支架管支撑成形的尿道,用于63例各种类型的尿道下裂的一期尿道成形术,其中62例于术后2～3个月后拔除尿道支架,1例于12个月后拔除。均Ⅰ期愈合,术后随访2个月至2年,结果所有患者的排尿通畅,无尿瘘和尿道狭窄发生。证实镍钛记忆合金尿道支架管可有效预防尿道下裂术后尿瘘及尿道狭窄的发生。

8. 尿道狭窄 尿道狭窄是尿道下裂尿道成形术后最常见并发症之一。直接关系到手术的成败,临床处理十分棘手。尿道狭窄发生率的高低与选择的术式有关,发生率一般为10%～64%,Denni-Brown术约为28.3%,膀胱黏膜法为36.0%～100%。手术由于尿道狭窄的修复远较尿瘘困难,因此防治应予以重视。

(1)表现:一是发生在术后拔除导尿管后,二是发生在术后3个月以后,均表现为不同程度的排尿困难,主要表现为用力排尿但尿淋漓不尽,点滴状流出不成线,用力排尿,近端尿道扩张明显而形成假性尿液囊肿。尿道外口狭窄主要表现为术后早期排尿开始通畅,而后尿线逐渐变细,最终呈点滴状流出,应用尿道探子探查见有尿道外口退缩和瘢痕挛缩狭窄。

(2)原因:尿道下裂尿道成形术后尿道狭窄常见原因如下。

①尿道成形皮瓣设计长度或宽度不够,成形尿道细小。

②伤口感染等原因导致术后瘢痕尿道狭窄。

③尿道皮血供不良或受压,导致皮管缺血坏死。

④原尿道外口狭窄未切开或虽切除,吻合口未斜形吻合,扭转内翻过多成角等。

⑤新尿道在阴茎头缝合时受压,成形尿道外口偏小。

⑥游离皮瓣时损伤带蒂皮瓣血管，以及皮瓣过长导致远端成形尿道外口血供差，术后尿道外口发生坏死、感染、瘢痕挛缩。

(3)处理：轻度尿道狭窄如尿道扩张成功，能改善排尿症状者坚持尿道扩张6个月以上，至排尿通畅、稳定为止。如尿道扩张不成功，排尿困难以致尿潴留者，如为尿道外口狭窄者则行尿道外口狭窄段纵行切开解除梗阻，6个月后行尿道成形术。如为吻合口狭窄者或为尿道内、外口间的长段或不规则性狭窄者，均可行狭窄段尿道纵行切开、近端尿道造口术或行耻骨膀胱造口术，待6个月局部瘢痕组织软化后再次手术处理。

(4)预后：严重尿道狭窄可导致手术失败，需重新手术。

(5)预防：应针对产生尿道下裂尿道成形术后尿道狭窄的原因进行预防，尿道狭窄与手术术式有明显关系，应选择并发症少、成功率高的术式做尿道成形术。术后及时清除尿道分泌物，防止术后伤口感染，使用硅胶导尿管或镍钛记忆合金尿道支架管可明显降低尿道狭窄的发生率。

9. 阴茎下弯

(1)表现：术后阴茎不能完全伸直，仍有不同程度的下弯。

(2)原因

①手术时阴茎腹侧的纤维索未切净或对阴茎海绵体腹背侧白膜发育不对称认识不足，未予以矫正。

②形成尿道过短。

③术后阴茎腹侧皮肤坏死、感染后瘢痕愈合收缩等因素，使阴茎不能完全伸直。

(3)处理：轻度阴茎下弯，不影响排尿及性功能者观察。严重者，待局部组织软化后行矫正术，彻底切除纤维索，必要时行阴茎背侧白膜折叠或腹侧补片，以人工勃起试验准确判断、充分矫正阴茎下弯。

(4)预后：如阴茎下弯严重而未纠正者，可影响排尿及性功能。

(5)预防

①术中切净阴茎腹侧的纤维索，做人工阴茎勃起试验，阴茎海绵体腹背侧白膜发育不对称者应予以矫正，使阴茎完全伸直。

②成形尿道应比实际尿道缺损长度稍长。

③避免术后阴茎腹侧皮肤坏死及感染发生。

10. 假性尿道憩室　先天性尿道憩室壁内有上皮细胞覆盖，憩室壁有平滑肌纤维。憩室多在阴茎部及球部尿道，位于尿道腹侧。憩室口宽大。假性憩室发生率为2.8%～5.0%。

(1)表现：术后尿道口狭窄，尿线变细、排尿不畅、排尿费力、呈进行性加重。排尿时，因尿液进入憩室，憩室膨胀而致尿道的腹侧有包块突起。排尿后尿滴沥，用手挤压阴茎腹侧隆起包块，见有尿液从尿道外口滴出。憩室感染时局部疼痛、红肿、压痛，压迫憩室有脓性尿液排出。并发结石时憩室坚硬或扪之有砂石感，向皮肤穿破时，即成尿瘘。性交射精时影响精液排出或停留于憩室内，从而导致不育。尿道造影可看到憩室，尿道镜检查对诊断亦有帮助。

(2)原因

①成形尿道外口狭窄，成形尿道无海绵体，组织薄弱，因尿道外口狭窄导致排尿困难，排尿时尿液潴留在成形的尿道内难以排出，形成尿道内高压力，逐步促使成形尿道成囊状扩张、突起、形成憩室。

②新尿道太宽，尿道周围覆盖层次薄弱。

③吻合口或新尿道缝合处尿外渗、感染，未能及时充分引流，周围组织机化后上皮化形成球状憩室，常发生在阴茎阴囊交界处。

(3)处理：解除尿道外口狭窄梗阻和重新修复尿道是唯一有效的方法。小憩室尿道外口狭窄者，扩张尿道或行尿远道外口狭窄段纵行切开，纠正狭窄，使排尿通畅，假性尿道憩室可逐渐好转。大的假性尿道憩室，除解除尿道外口狭窄梗阻外，应行假性尿道憩室切除成形术。

（4）预后：严重尿道狭窄形成巨大尿道憩室可导致手术失败，需重新手术。

（5）预防：尿道成形术时，尿道成形皮瓣宽度适当，尿道外口要有一定的宽度，不致术后尿道外口狭窄。术后伤口内渗血、渗液引流干净，防治伤口感染，消除形成假性尿道憩室的原因。

11. *尿道毛石形成* 阴囊皮瓣形成尿道，成年后尿道内出现阴毛或结石常是人们担忧的问题。

（1）表现：新尿道内长毛并形成尿道内毛石。

（2）原因：阴囊皮肤属于多毛皮肤，用阴囊皮瓣做尿道者，近期无并发症出现，但远期新尿道可能长毛，并形成尿道内毛石。

（3）处理：经尿道拔毛及取结石。

（4）预后：尿道长毛并形成毛石，影响排尿。

（5）预防：阴囊皮肤成形尿道建议谨慎采用，特别是阴囊中隔以外的皮肤。术前电灼破坏毛囊可以预防或减少尿道长毛及毛石形成。

12. *残废性尿道下裂* 经历多次尿道下裂修复术失败后，产生严重的阴茎畸形及功能障碍。此为最复杂的尿道下裂修复术后的并发症。要在有广泛的瘢痕和活力差的组织中进行再次手术非常困难。

（1）表现：经历过多次尿道下裂修复术未能成功，阴茎有严重瘢痕及弯曲畸形，有尿道狭窄，排尿困难，以致局部长期感染，阴茎功能障碍，患者极端痛苦，身心健康受到严重伤害。

（2）原因

①手术方法选择不当，手术指征掌握得不好，术者手术技术不熟练，经验不足，导致多次手术失败并产生严重并发症。

②缝合技术不熟练，手术中解剖层次不清，缝合不到位及缝合组织的过度损伤易造成尿瘘、组织坏死。

③选做尿道成形术的皮瓣若血供不足，覆盖于新尿道的皮肤和皮下组织血供欠佳，术后皮肤及新尿道坏死和纤维化，导致尿道狭窄、皱缩和尿道瘘。

④感染：包括内源性（膀胱和尿道）和外源性感染，导致手术失败。

（3）处理：有尿道狭窄排尿困难者应先手术解除梗阻，使排尿通畅。对合并局部感染，炎症难以控制者，应做耻骨上膀胱造口转流尿液，以促使局部炎症控制，病情好转，使局部瘢痕完全软化。此类患者往往局部瘢痕组织反应严重，血供不好，包皮及阴茎皮肤缺损，成形尿道的邻近皮肤难以获取，因此应充分评估残废性尿道下裂的具体情况，首先应创造良好的条件，让局部瘢痕组织充分软化后，针对残废性畸形，设计如何矫正，选择最稳妥的尿道成形方法及成形材料，要求效果好、并发症最少，并由有经验的医师施术。最好先做畸形矫正术，二期行尿道成形术。可选择用口腔颊黏膜或膀胱黏膜成形尿道。

（4）预后：如不纠正，可严重影响患者的身心健康。

（5）预防

①严格掌握好手术适应证，做好充分的术前准备，检查局部可用组织情况，以确定是否有足够修复组织存在，是否需要生殖器外组织移植，以及可能修复的机会和影响。

②选择最佳手术方法，由有经验的技术熟练的医师施术。

③注意不要在上次手术失败术后 6 个月内、局部组织水肿炎症反应未消退、瘢痕组织严重时再手术。

④术后行膀胱造口可避免因膀胱痉挛引起的尿液进入新尿道。伤口适当加压包扎可使各层组织紧密相连，以利愈合。术后经常挤压尿道以排出尿道积存的分泌物，保持创

面干燥可减少感染的发生。

【评析】

参见本章第四节合并阴茎下弯的尿道下裂一期尿道成形术的评析。

第三节　合并阴茎下弯的尿道下裂分期尿道成形术

先天性尿道下裂绝大多数合并阴茎下弯，阴茎下弯的解剖因素是：①尿道下裂口远端皮肤发育不全，阴茎海绵体腹侧纤维索形成牵拉；②阴茎腹侧白膜（称 Buck 筋膜）部分挛缩；③尿道末段附着于屈曲的阴茎海绵体前段。

1860 年 Bouisson 首先使用横切尿道板矫正阴茎下弯，阴茎下弯矫正术的基本要点是松解阴茎，切除尿道口远侧的纤维索条组织，将末段尿道游离，使阴茎完全伸直，并转移包皮瓣覆盖阴茎腹侧创面。合并阴茎下弯的尿道下裂，首先矫正阴茎下弯，使阴茎完全伸直术后 6 个月左右，局部瘢痕组织软化后做尿道成形术。现合并阴茎下弯的尿道下裂分期尿道成形术，可以分期手术也可一期手术，要根据患者尿道下裂的类型及严重程度而定。

【适应证】

用于合并阴茎下弯的尿道下裂分期尿道成形术者。

【禁忌证】

1. 合并肝功能、肾功能明显异常和严重功能不全、营养不良、身体虚弱、不能耐受手术者。

2. 合并全身出血性疾病患者。

3. 合并严重糖尿病未能控制者。

4. 合并有尿路感染、阴囊皮肤有急性炎症或溃疡未控制者。

【术前准备】

1. 测定黄体激素（LH）、卵泡刺激素（FSH）、睾酮（T）和双氢睾酮（DHT）的水平及染色体等检查无异常者。

2. 术前清洗阴茎、阴囊及会阴部，有阴毛者术前一天剃去阴毛，注意勿损伤皮肤。

【麻醉与体位】

一般采用硬膜外麻醉，小儿加用基础麻醉。患者取平卧位。

【术式简介】

1. 阴茎下弯矫正术（penile straightening）

（1）原理：彻底切除导致阴茎下弯的纤维索带组织，延长阴茎腹侧长度使阴茎完全伸直。

（2）优点：操作简单，术后外观基本与正常相似，并发症较少。

（3）缺点：尿道外口要后移。

（4）手术要点

①阴茎阴囊型尿道下裂阴茎下弯矫正术（the penis and scrotum hypospadias with chordee correction）：距阴茎腹侧冠状沟下约 2mm 处起做平行冠状沟环形皮肤切口达阴茎白膜、阴茎腹侧中线纵行皮肤切口至尿道口（图 17-7A），经尿道置入一双腔气囊导尿管，沿阴茎白膜表面，向两侧分离阴茎腹侧皮肤，紧贴白膜逐一解剖、游离其纤维索，并将其彻底切除，使阴茎完全伸直（图 17-7B）。覆盖阴茎腹侧创面可选择如下两种方法。

a. 转移包皮皮瓣覆盖阴茎腹侧创面：适用于阴茎背侧包皮阴茎皮肤过多者。将包皮在距冠状沟下约 2mm 处起平行冠状沟环形切开达白膜，并将其游离，做背侧正中切开，形成左、右两个皮瓣，移向阴茎腹侧以覆盖创面（图 17-7C），逐一缝合切口，留置导尿管（图 17-7D）。

b. 交错皮瓣覆盖阴茎腹侧创面：适用于阴茎背侧包皮阴茎皮肤不充足者。可在矫正阴茎下弯后，根据阴茎腹侧皮瓣缺损情况，在阴茎腹侧皮瓣缘上做 2～3 个侧切口（图 17-7E），然后交错呈之字形缝合（图 17-7F）。

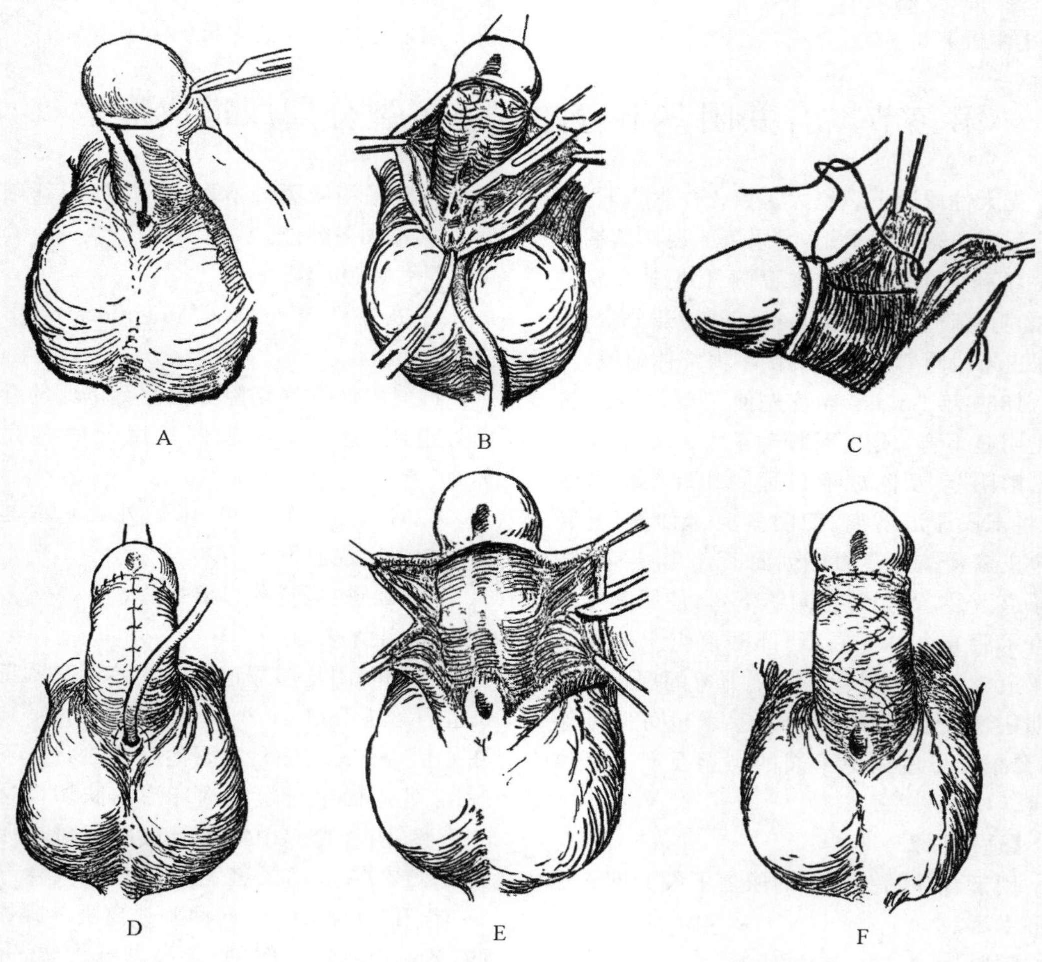

图 17-7 阴茎阴囊型尿道下裂阴茎下弯矫正术

A. 做阴茎腹侧皮肤切口；B. 分离皮瓣，切除纤维索组织；C. 转移包皮皮瓣；D. 包皮皮瓣转移到腹侧缝合；E. 在阴茎腹侧皮瓣缘上做 2～3 个侧切口；F. 做之字形缝合

②会阴型尿道下裂阴茎下弯矫正术(perineal hypospadias with chordee correction)：会阴型尿道下裂阴茎下弯严重，阴茎大部分包埋在阴囊壁皮肤内，阴茎腹侧纤维索带切除后，借用阴茎两侧阴囊皮肤覆盖用阴茎腹侧创面，如图(图 17-8A)在尿道口远侧缘做一横切口两端向阴茎根部做平行切口，其横切口长度要使阴茎两侧阴囊皮瓣游离后能覆盖阴茎腹侧创面。游离皮瓣，彻底切除阴茎腹侧的纤维索带组织，使阴茎完全伸直后，将阴茎两侧阴囊皮瓣在阴茎腹侧缝合覆盖阴茎创面(图 17-8B)。

(5)注意事项

①判断阴茎完全能伸直的表现：纤维索已切除干净，创面无硬索状组织，均匀柔软；将尿道口向后退移至适当位置，行人工阴茎勃起试验，阴茎勃起伸直满意，否则应予以再次矫正，直至满意为止。

②游离阴茎皮瓣时，应在阴茎深筋膜与白膜之间的平面，由背侧开始从左右两侧绕

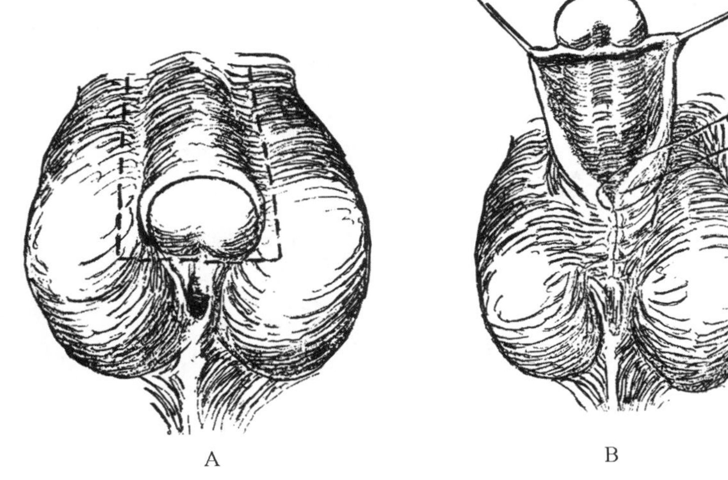

图 17-8　会阴型尿道下裂阴茎下弯矫正术

A. 切取阴茎两侧的阴囊皮肤；B. 以部分阴囊皮肤覆盖阴茎腹侧创面

向腹侧分离，这样解剖层次清晰、省时、出血少。

③止血：分离过程中阴茎的渗血一般不需要结扎渗血的血管，用湿纱布压迫片刻即可止血，切破的白膜、阴茎海绵体较大的出血点需用细丝线缝扎。

2. *尿道成形术*(urethroplasty)　第一期阴茎下弯矫正术后 6 个月左右，局部组织瘢痕软化后，做第二期尿道成形术。根据近几年的相关文献，就比较常用的、疗效较满意的、具有代表性的几种术式介绍如下。

(1)尿道口基底皮管尿道成形术(vascularized meatal based flap urethroplasty, Mustarde 术)：1965 年 Mustarde 介绍了翻转皮瓣(Flip-Flap)形成尿道的方法。该法的原理与 Mathieu 术相类似，相同之处均是应用翻转皮瓣卷成带蒂皮管成形新尿道，不同之处是 Mathieu 术适用于无阴茎下弯的尿道下裂者，尿道口远端的尿道板或阴茎头部尿道沟呈活页式缝合，成形新尿道。而 Mustarde 术可适用于有阴茎下弯的尿道下裂者，尿道口远端凿通到阴茎头顶端的隧道，成形新尿道。本法适用于无尿道下弯、尿道槽沟浅的冠状沟型和阴茎远侧型尿道下裂，其修复长度不宜超过 2cm，阴茎腹侧皮肤应无瘢痕，血供良好。或阴茎下弯矫正术后阴茎前 1/3 型尿道下裂者。

①原理：切取以尿道口为基底的近段阴茎腹侧带血管蒂的翻转皮瓣，做成带蒂皮管，经尿道口远端凿通到阴茎头顶端的隧道，成形新尿道。

②优点：方法较简便易行。术后尿道不长毛及不形成结石。

③缺点：只适用于冠状沟型和阴茎远侧型尿道下裂，其修复长度不超过 2cm。

④手术要点：切口如图 17-9A 所示，在距尿道口远侧缘约 0.2cm 处与冠状沟平行，环形切开包皮，可同时切断腹侧的纤维条索以纠正阴茎下弯。以尿道口为基点，在其近侧切取带蒂阴茎皮瓣，长度为尿道口至阴茎头隐窝间距，其宽度根据年龄大小而定。在 Buck 筋膜浅层游离带蒂皮瓣，使之能向阴茎头翻转(图 17-9B)。套状剥离包皮及阴茎皮肤至阴茎根部，做阴茎头隧道(图 17-9C)。经尿道口插入合适的双腔气囊导尿管，围绕导尿管，用 5～6/0 可吸收缝线缝成皮管(图

17-9D)。将带蒂皮管向远侧翻转,通过阴茎头隧道间断缝合成形新尿道口(图 17-9E)。将阴茎背侧的包皮纵行切开(图 17-9F)转移到阴茎腹侧缝合以覆盖创面(图 17-9G)。

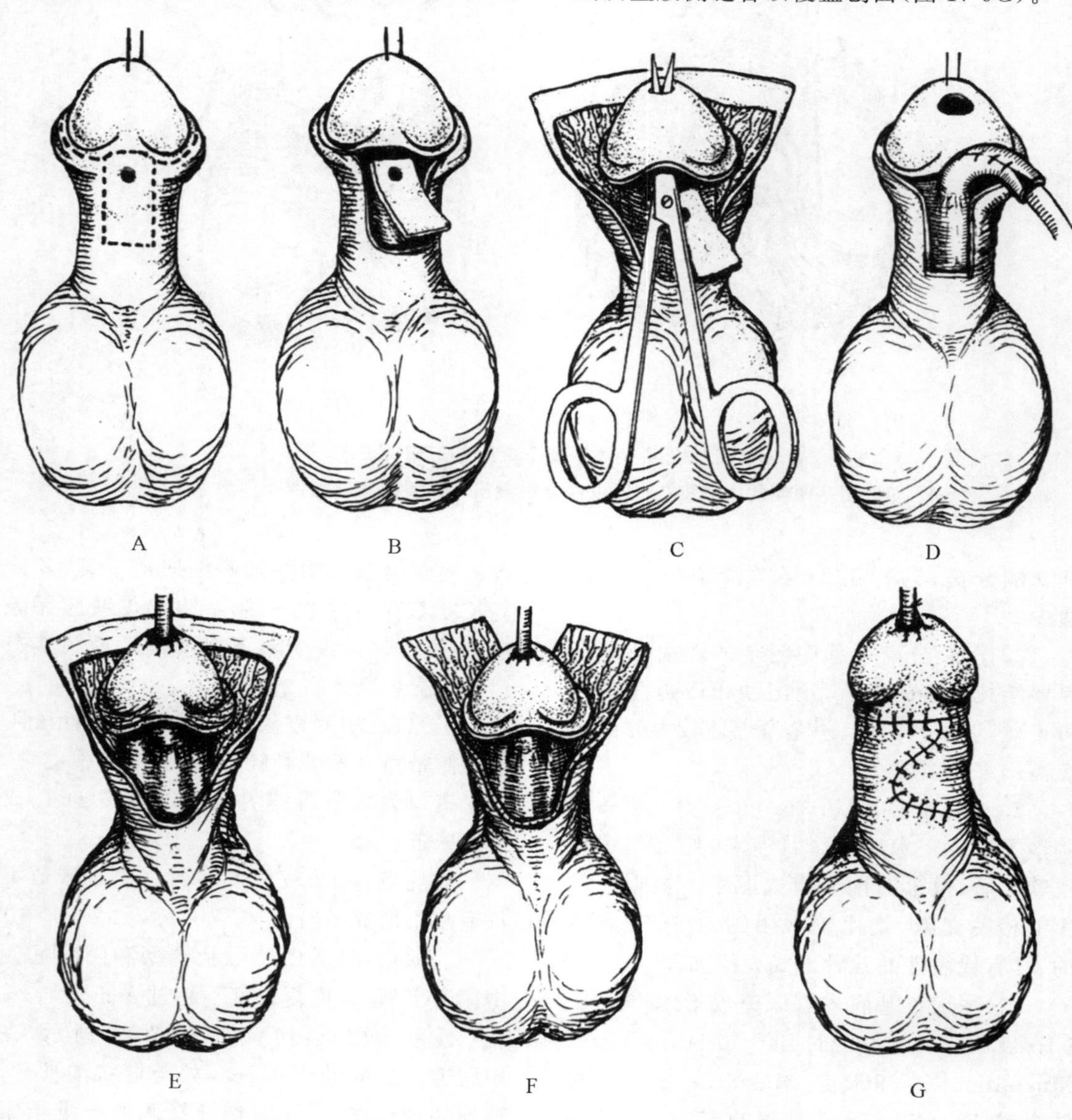

图 17-9 尿道口基底皮管尿道成形术

A. 做切口;B. 取尿道口基底带蒂皮瓣;C. 套状剥离包皮及阴茎皮肤;D. 置导尿管后缝合皮管;E. 带蒂皮管通过阴茎头隧道成形新尿道口;F. 转移背侧包皮;G. 缝合皮肤覆盖创面

⑤注意事项:尿道口基底血管皮瓣尿道成形术的注意事项。

(2)阴茎皮管尿道成形术(urethroplasty with a penile skin tube, Thiersch 术):本术式于 1869 年由 Thersch 首先报道,适用于无阴茎下弯或阴茎下弯矫正术 6 个月以上,局部瘢痕软化后的阴茎型及阴茎阴囊型尿道下裂者,且阴茎皮肤丰富,用手指在阴茎背侧提起皮肤能达 1cm 以上者。对于第一期手术已进行阴茎腹侧皮肤储存的患者(背侧包皮转移到腹侧)特别适宜。

①原理:绕尿道口远端的阴茎腹侧皮瓣成管成形尿道。

②优点:方法较简便易行。术后尿道不长毛及不形成结石。

③缺点:制作尿道皮管后,覆盖阴茎的皮肤张力较大,尿瘘及尿道狭窄发生率较高。现已较少采用。

④手术要点:切口如图 17-10A 所示,在阴茎腹侧绕尿道口做一"U"形切口,切口之一侧在尿道口侧缘 2mm 左右,另一侧远离尿道口侧缘,使之游离后能翻覆盖尿道板成形尿道。皮瓣宽度应根据所形成的尿道粗细而定,一般 5～10 岁者皮瓣宽 1.2～1.5cm,10～14 岁者皮瓣宽 1.5cm,14 岁以上者皮瓣宽 2cm 左右;在距中线较近一侧切口的冠状沟和"U"形的底横线延长 2cm 左右。分离距中线较远侧之皮瓣,尽量保存较多的皮下组织;经尿道插入一适当大小的双腔气囊导尿管,支撑成形的尿道及引流尿液;将游离远侧皮瓣翻转,用 5-0 微乔线与另一侧做间断或连续缝合形成尿道,尿道口位于冠状沟处(图 17-10B)。切口两侧的阴茎皮肤充分游离,特别是距中线较近的皮瓣可多加游离,以两侧皮肤于正中缝合后无张力为准。用 4-0 微乔线间断缝合阴茎筋膜,然后用 3-0 微乔线间断缝合皮下及皮肤(图 17-10C)。缝合后如皮肤仍有张力,可于阴茎背侧皮肤纵行切开以减张。由于皮条偏向一侧,尿道缝合口与阴茎皮肤切口错开有利于防止尿瘘的形成。

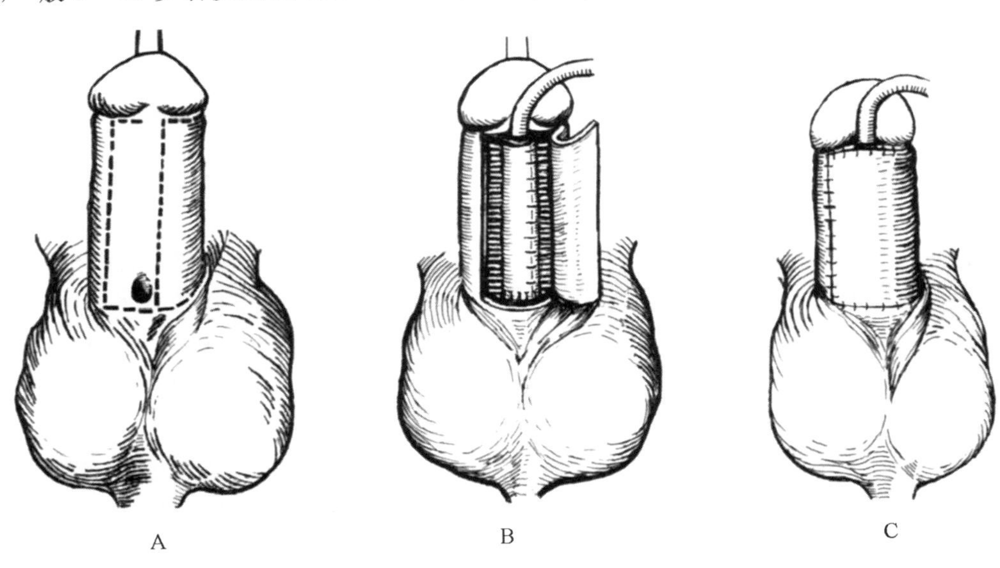

图 17-10　阴茎皮管尿道成形术

A. 围绕尿道口做切口;B. 分离 U 形皮瓣,置导尿管后翻转缝合形成尿道;C. 游离阴茎皮肤缝合覆盖创面

⑤注意事项

a. 游离"U"形皮条时,距中线较近的一侧可以多做游离,而距中线较远的一侧不可游离过宽,以能与对侧无张力缝合即可。如游离过宽,该侧皮瓣血供障碍,影响愈合;即使能够愈合,也形同全厚游离皮片移植,日后会挛缩。

b. 无论是游离"U"形皮瓣或切口两侧的阴茎皮瓣,都应注意在阴茎筋膜和白膜之间的解剖平面进行。

c. 如果不准备做耻骨上膀胱造瘘者，则可在缝合"U"形皮瓣之前置入多孔硅胶导管，既可作为缝合皮管的支撑，又可留作膀胱引流。

(3)埋藏皮条尿道成形术(urethroplast with enclosing penile flap, Denis-Brown术)：1953年，Denis-Brown首先报道用皮条埋藏法将尿道口修复至冠状沟。1965年吴文斌提出修改法。另外，由于该法不易将尿道口做至阴茎头顶部，与现代整形要求距离较远，故近来已较少采用。Denis-Brown术后的尿道狭窄、尿道瘘发生率分别为20%和20%；虽然目前的一期尿道成形术已取代分期手术，但Denis-Brown皮条埋藏法的尿道成形术仍有使用价值，如用于阴茎下弯已矫正的尿道下裂或长段尿道狭窄。本术式适用于无阴茎下弯或阴茎下弯矫正术后局部皮肤瘢痕软化者、二期尿道成形术的阴茎型及阴茎阴囊型尿道下裂者。

①原理：埋藏尿道口远段阴茎腹侧皮条至冠状处，以形成新尿道。

②优点：不需要缝成皮管，可节省阴茎皮肤，使用钢丝作为缝合材料，组织反应较轻，拆线后伤口内不遗留异物。方法较简便。

③缺点：尿道口只能成形到冠状沟处，覆盖阴茎的皮肤张力较大，其尿道狭窄率很高(达28.3%)，且可发生在新尿道的任何部位。少数伤口完全裂开，现已较少采用。

④手术要点

第一期：阴茎下弯矫正术，同阴茎腹侧纤维索切除术。

第二期：尿道成形术要点(阴茎下弯矫正术后6个月以上，局部瘢痕组织已软化后进行)。

如图17-11A所示，从阴茎腹侧尿道口近侧缘0.2～0.3cm处起到冠状沟做一"U"形切口，其宽度依患者年龄及阴茎大小而定，儿童为0.6～1.0cm，成人为1.0～1.2cm。沿切口切开皮肤，达阴茎白膜。在达冠状沟处各向外侧横行延伸1cm左右，于尿道口近侧，沿尿道口缘2～3mm处将切口绕过对侧，尿道皮条留于原位而不做游离。在阴茎筋膜与白膜之间剥离两侧皮瓣(图17-11B)达阴茎背侧(图17-11C)，注意避免损伤阴茎背侧血管及神经。经尿道插入一适当大小的双腔气囊导尿管，支撑成形的尿道及引流尿液。用5-0号肠线将尿道皮条两侧缘固定于白膜上，以防其皱缩。于尿道口处用5-0微乔线将尿道皮条的近端做半荷包缝合(图17-11D)。以后缝合可选用如下两法之一进行。

方法一：第1层用5-0微乔线缝合(图17-11E)，以包埋尿道皮条；第2、3层用细钢丝，做阴茎筋膜的蛇行缝合(图17-11F)，在缝合过程中要经常拉直并牵动钢丝，如钢丝不能滑动，则可能有扭结，应调整。钢丝从切口两端穿出皮肤之外用橡皮粒结扎于钢丝末端固定；最后用4-0微乔线缝合皮下及皮肤(图17-11G)。

方法二：用5-0微乔线三层间断缝合，缝合阴茎筋膜的丝线勿暴露于尿道腔内，以免术后形成线头结石。

必要时可在阴茎背侧中线处将阴茎皮肤及筋膜做纵行减张切开(图17-11H)，降低阴茎腹侧伤口的张力，以保证阴茎腹侧伤口愈合(图17-11I)。注意避免损伤尿道海绵体。

⑤注意事项：a. 尿道皮条不要太窄，用5-0号微乔线将尿道皮条两侧缘固定于白膜上，以防其皱缩。b. 为了保证术后阴茎腹侧尿道成形伤口愈合，应常规做阴茎背侧皮肤及筋膜做纵行减张切开，使两侧皮瓣能无张力地移向腹侧。背侧减张切口用凡士林纱布覆盖。创面于术后2～3周即完全愈合，不会形成瘢痕疙瘩。

(4)阴茎皮管尿道成形阴囊内包埋尿道成形术(urethroplasty with a penile skin tube and enclosed by scrotum, Cecil术)：本术式于1955年由Cecil首先报道。此手术是

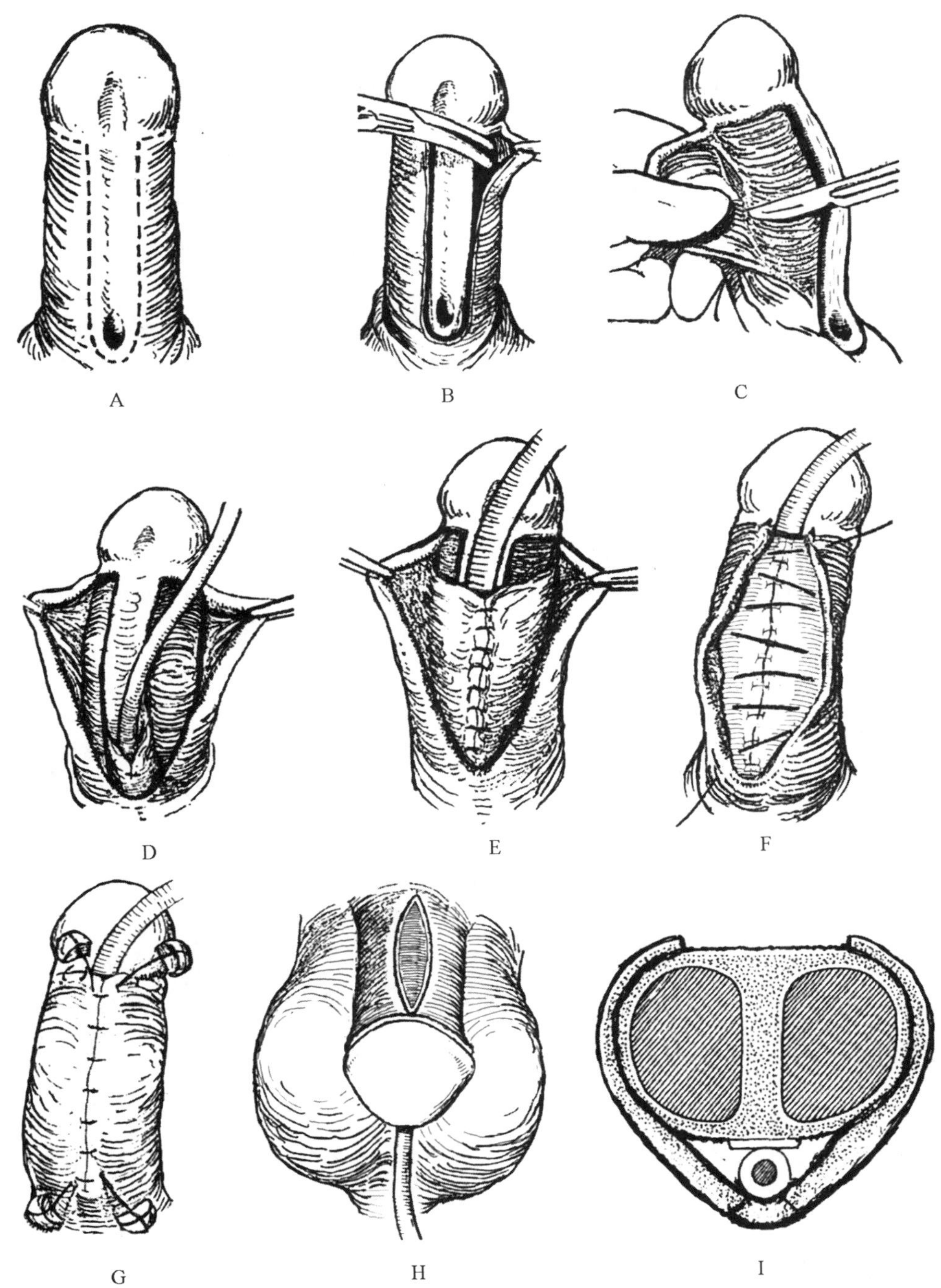

图 17-11　埋藏皮条尿道成形术(Denis-Brown 术)

A. 做"U"形尿道皮瓣切口；B. 剥离阴茎两侧的皮瓣；C. 游离两侧皮瓣达阴茎背侧；D. 固定皮条，半荷包缝合尿道口；E. 用可吸收缝线缝第 1 层；F. 用细钢丝缝第 2、第 3 层；G. 缝合完毕；H. 做阴茎背侧纵行减张切开；I. 减张阴茎腹侧伤口用阴茎皮肤形成尿道，然后将其埋藏在阴囊内，用阴囊皮肤覆盖创面。此手术需分 3 期进行，先做阴茎下弯矫正术，6 个月后行尿道成形术，又隔 6 个月后做游离阴茎成形完成全部手术。适用于阴茎下弯矫正术后 6 个月以上，局部瘢痕已软化，尿道口位于阴囊阴茎交界处者。

①原理：用阴茎皮肤形成尿道，埋藏在阴囊内，保证成形尿道完全愈合。

②优点：此术式不用阴茎皮肤覆盖阴茎创面，可取足够宽的阴茎皮条成形尿道，新尿道包埋于阴囊中血供良好，手术成功率高。阴茎皮肤毛发少，因此术后尿道狭窄、尿瘘及尿道长毛的并发症明显减少。

③缺点：手术先后需 3 期手术，病程较长，患者经受痛苦时间较长。

④手术要点

第一期：阴茎下弯矫正术。

第二期：尿道成形术要点（阴茎下弯矫正术后 6 个月以上，局部瘢痕已软化后进行）。

如图 17-12A 所示，从阴茎腹侧尿道口近侧缘 0.2～0.3cm 处起到冠状沟做“U”形切口，其宽度依患者年龄而定，因本术式不用阴茎皮肤覆盖阴茎腹侧创面，成形尿道皮管的“U”形皮瓣宽度可满足需要；做阴囊正中纵行切口，其长度与阴茎腹侧切口等长。在阴茎深筋膜与白膜之间平面游离“U”形皮瓣两侧缘（图 17-12B）。插入双腔气囊导尿管支撑成形的尿道及引流尿液，用 5-0 微乔线缝线将“U”形皮瓣间断缝合成皮管（图 17-12C）。从“U”形切口近端开始，两侧皮肤切缘与对应的阴囊切缘间断缝合，将新尿道包埋于阴囊中（图 17-12D）。术后 2 周左右可拔除硅胶管自行排尿。

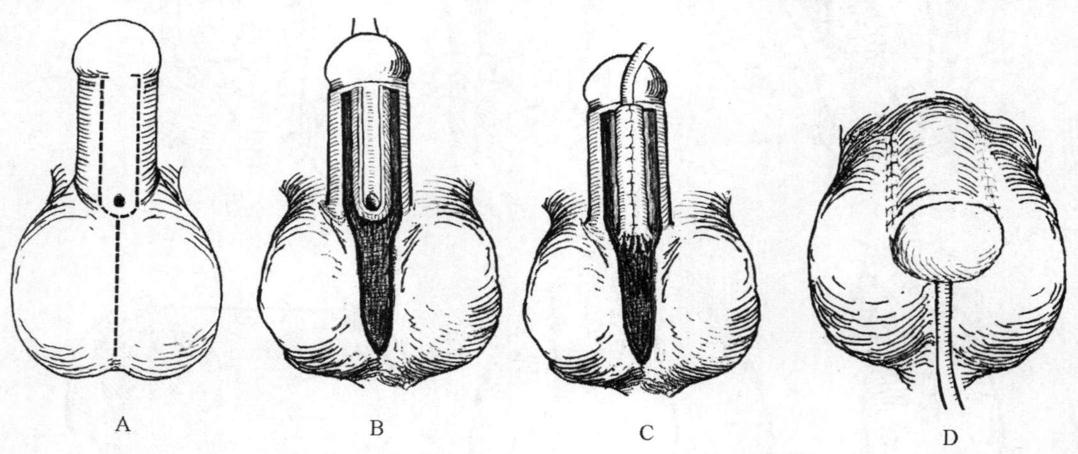

图 17-12　阴茎皮管尿道成形阴囊内包埋尿道成形术（Cecil 术）

A. 做阴茎“U”形及阴囊正中纵行切口；B. 游离“U”形皮瓣两侧缘；C. 置导尿管后成形尿道；D. 将成形的尿道包埋于阴囊中

第三期：阴茎成形术要点（尿道成形术 6 个月后，局部瘢痕组织已软化后进行）。

在阴茎阴囊皮肤交界线外侧 1.0～2.0cm 处平行切开阴囊皮肤，直至阴茎根部水平（图 17-13A）。分离被包埋的阴茎，直至阴茎根部，使阴茎完全伸直。分别缝合阴囊皮肤切口（图 17-13B）及阴茎皮肤切口（图 17-13C）。

⑤注意事项 a. 因本术式不用阴茎皮肤覆盖阴茎腹侧创面，因此成形尿道的皮瓣宽度可满足需要，切取时以保证成形的尿道不狭窄为宜。b. 尿道成形术应在阴茎下弯矫

正术 6 个月后，局部瘢痕组织软化后进行。c. 阴茎成形术切取阴囊皮肤时，不可切取过少，以至修复阴茎创面时张力过大而影响排尿。

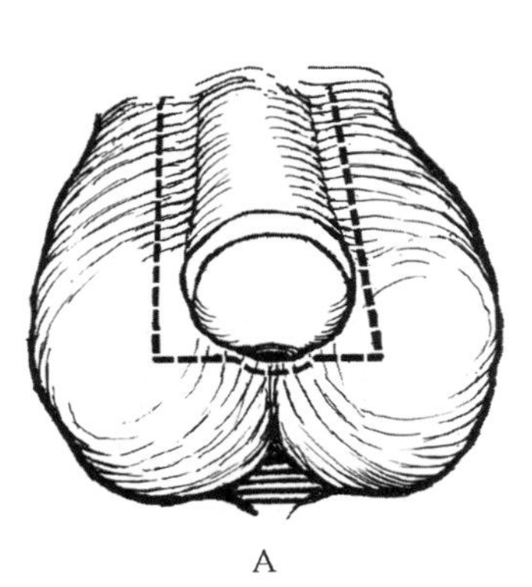

A

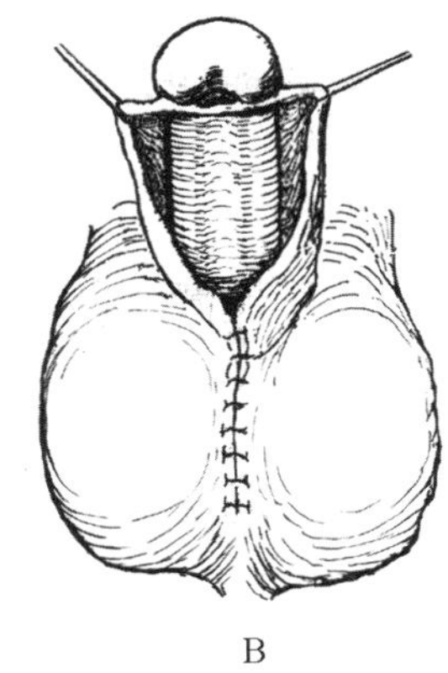

B

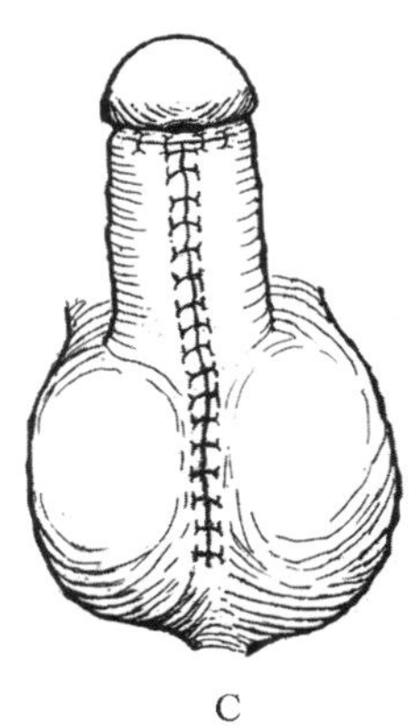

C

图 17-13　阴茎成形术

A. 阴茎阴囊皮肤切口；B. 分离阴囊阴茎皮瓣使阴茎完全伸直；C. 缝合阴囊及阴茎皮肤切口

【术后处理】

同本章第二节未合并阴茎下弯的尿道下裂尿道成形术。

【并发症防治】

同本章第二节未合并阴茎下弯的尿道下裂尿道成形术。

【评析】

参见本章第五节游离组织移植一期尿道成形术。

第四节　合并阴茎下弯的尿道下裂一期尿道成形术

近年来逐步趋向于一期尿道成形手术，即在纠正各种畸形的同时成形尿道。这样可大大缩短治疗周期，减轻患者的痛苦及经费。现介绍如下几种较常用的有代表性的术式。

【适应证】

适用于伴有阴茎下弯的尿道下裂、阴茎包皮发育良好者。

【禁忌证】

除第一节未合并阴茎下弯的尿道下裂尿道成形术的禁忌证外，已做包皮切除术、阴茎包皮及阴茎发育不良者为禁忌证。

【术前准备】

同第二节未合并阴茎下弯的尿道下裂尿道成形术。

【麻醉与体位】

一般采用硬膜外麻醉，小儿加用基础麻醉。患者取平卧位或取截石位。

【术式简介】

1. 背侧包皮管转移腹侧尿道成形术(islanb prepuce flaps from dorsal to ventral urethroplasty，Hodgson XX 术)

(1)原理：利用带血管蒂的包皮内板缝成管状转移到阴茎腹侧以成形新尿道。

(2)优点：其主要优点在于将旋转而不游离的新尿道转移至阴茎腹侧时带有部分浅表的外阴部血管系统，从而保证新尿道的供血。此外，阴茎头顶部保留一片 V 字形皮瓣，也可减少新尿道口狭窄的发生。

(3)缺点：手术操作较复杂，外观不十分满意，且术后并发症多，故目前此术式已被改进的 Duckett 术式所取代。

(4)手术要点:按图 17-14A 所示的虚线环形切开冠状沟下包皮,并在腹侧阴茎头顶部做一"V"字形切口。游离两翼,注意勿损伤阴茎海绵体;游离解剖近侧尿道口,分离阴茎头两侧翼(图 17-14B)。不对称纵行切开背侧包皮,较多包皮内板按虚线切取一带蒂皮瓣(图 17-14C),缝成带蒂皮管(图 17-14D),旋转至阴茎腹侧,一端与近端尿道吻合,另一端与阴茎头 V 字形皮瓣缝合而形成尿道口(图 17-14E)。缝合两翼,整形阴茎头,修复阴茎腹侧面(图 17-14F)。

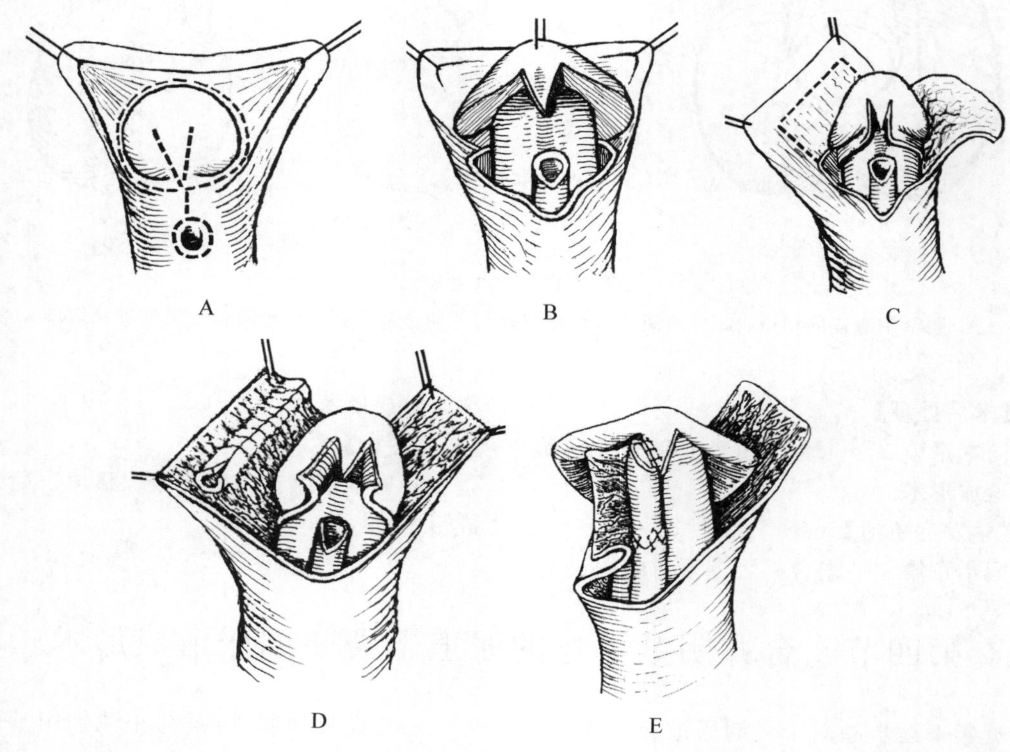

图 17-14 背侧包皮管转移腹侧尿道成形术

A. 按虚线做切口;B. 解剖近侧尿道及阴茎头两翼;C. 纵行切开背侧包皮,按虚线切取包皮带蒂皮瓣;D. 包皮内板卷成管状;E. 新尿道成形;F. 成形阴茎头及缝合阴茎皮肤

2. 横行带蒂岛状包皮瓣尿道成形术(transverse preputial island flap urethroplasty, Duckett 术) 1874 年,Duplay 用 Bouisson 术式矫正阴茎下弯后二期以阴茎腹侧皮瓣卷管成形尿道,即 Duplay 手术。1896 年 Hook 设计用带血管的斜形包皮瓣成形尿道。1897 年 Nove Josserand 尝试游离包皮卷管成形尿道以修复尿道下裂。1971 年 Asopa 首创斜裁包皮带血管蒂转至阴茎腹侧成形尿道。1980 年在改进 Asopa 术式和 Hodgson 术式的基础上,设计了成为有代表性的包皮尿道成形术。本术式主要适用于阴茎背侧包皮充裕,尿道缺损在 3～4cm 的轻、中度阴茎型尿道下裂者。

(1)原理:用带蒂包皮皮管与阴茎下弯矫正后尿道口吻合以成形尿道。

(2)优点:包皮是成形尿道最理想的材料,应用阴茎头背侧宽大、无毛发、弹性好、皮薄的冒状包皮成形尿道,具有一期成形术、正位尿道外口、术后尿道不长毛等优点。

(3)缺点：本术式操作复杂，手术技巧要求高，吻合口尿瘘及尿道口狭窄发生率较高。术后尿瘘发生率为 15%～50%。

(4)手术要点：如图 17-15A 所示，于尿道口远侧、冠状沟近侧 1cm 处与冠状沟平行做环形切口，切断尿道板，切除阴茎腹侧的纤维索组织，将阴茎皮肤脱套至阴茎根部，使阴茎能完全伸直(图 17-15B)。做阴茎头隧道(图 17-15C)。横行切取包皮带蒂皮瓣(图 17-15D)，长度相当于尿道缺损的长度，宽度根据患者年龄及正常尿道大小而定。在切口周围的阴茎浅筋膜浅面做钝性或锐性分离，形成带皮下血管蒂的包皮瓣；用 5-0 微乔缝线间断缝成带蒂皮管(图 17-15E)，并转到阴茎腹侧一端与尿道口吻合(图 17-15F)。选择适当大小的双腔气囊导尿管，经阴茎头隧道，通过带蒂皮管及尿道口插入膀胱内气囊固定，另一端皮管经阴茎头隧道引出成新尿道外口；并将阴茎背侧的包皮阴茎皮瓣纵行切开(图 17-15G)，转移到阴茎腹侧并缝合，以覆盖创面(图 17-15H)。

3. 纵行带蒂岛状包皮瓣尿道成形术(column preputial island flap urethroplasty，Hodgson 术)　1972 年，Hodgson 利用直裁包皮内、外板皮肤成形尿道。Hodgson 术与 Duckett术相比有以下特点：①成形尿道材

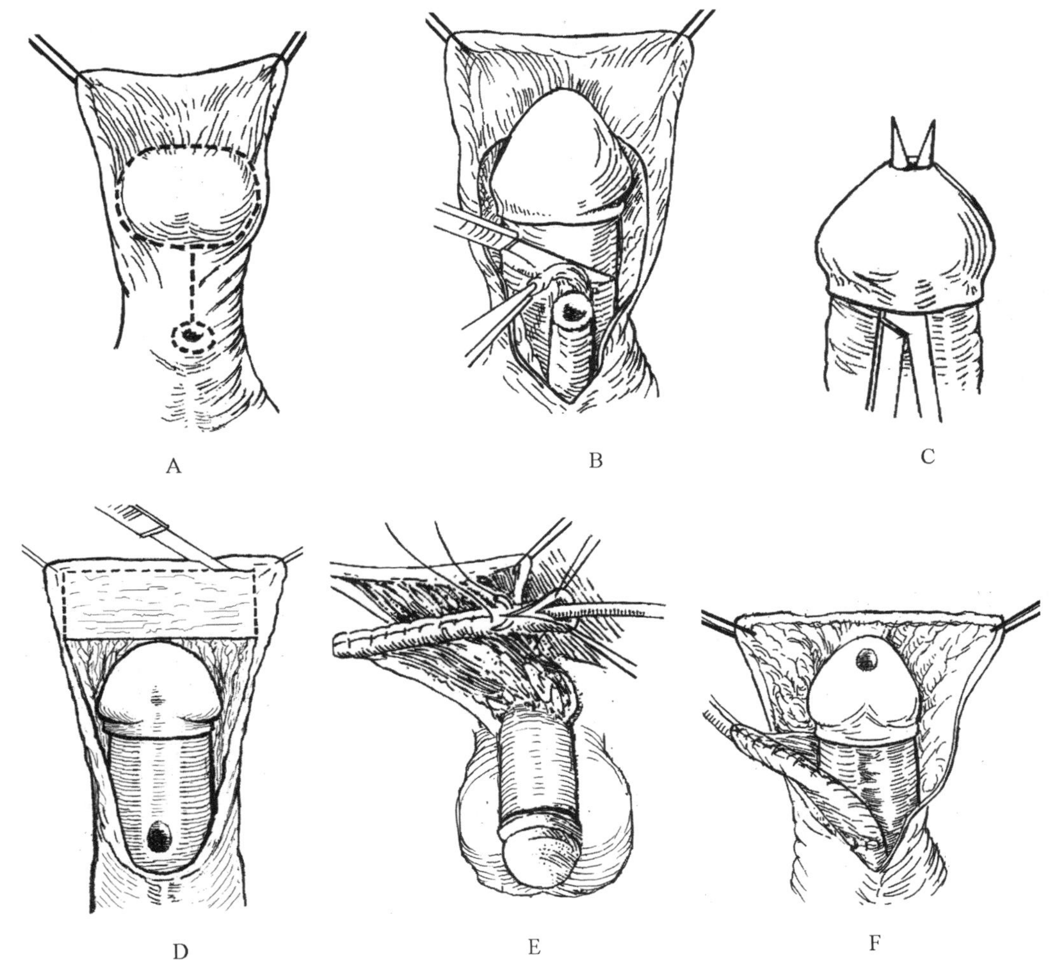

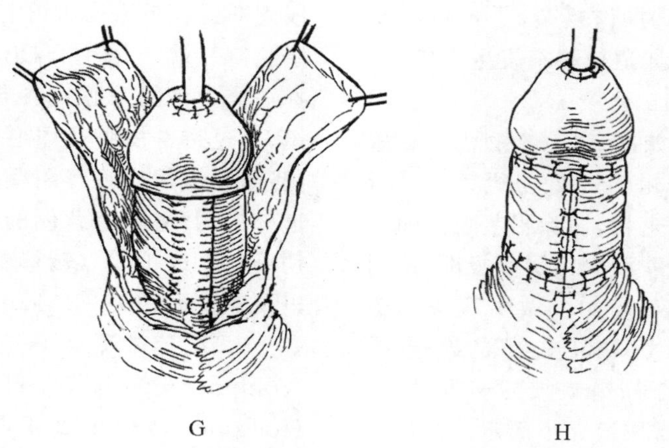

图 17-15 横行带蒂岛状包皮瓣尿道成形术

A. 虚线所示切口；B. 包皮环环切开并游离后，切除腹侧纤维索带组织；C. 做阴茎头隧道；D. 横行切取带蒂包皮皮瓣；E. 将带蒂皮瓣缝成皮管；F. 皮管转到腹侧与尿道吻合；G. 纵切背侧包皮阴茎皮瓣；H. 转移皮瓣到腹侧并缝合，以覆盖创面

料以外板为主；②具有更好的血供，蒂部不扭转，更宽阔；③成形尿道的缝合缘与海绵体腹侧紧贴。这使尿瘘发生率大大降低，缺点是修复的长度不如横行皮瓣，儿童一般为 3cm 左右。本法主要在包皮内板上截取皮瓣，取材范围受限，主要适用于阴茎背侧包皮充足，尿道缺损在 3～4cm 的轻、中度阴茎型尿道下裂者。

(1)原理：利用直裁包皮内、外板皮肤成形尿道。

(2)优点：同横行带蒂岛状包皮瓣尿道成形术。

(3)缺点：同横行带蒂岛状包皮瓣尿道成形术。

(4)手术要点：阴茎下弯矫正同横行带蒂岛状包皮瓣尿道成形术，阴茎下弯经矫正后，劈开分离阴茎头两侧翼(图 17-16A)。测量尿道口至阴茎头隐窝的距离，展开包皮内、外板之间的折叠，在包皮的一侧取纵行矩形皮瓣(图 17-16B)，长为尿道口至阴茎头的距离，宽以能包绕 8～12F 硅胶导尿管为度(约 1.5cm)。保留血管蒂完整，在蒂的中部无血管区正中纵行剪一洞分开，将阴茎头自此穿出，使皮瓣转移至阴茎腹侧，尿道口插入适当大小的双腔气囊导尿管入膀胱作为支撑及引流尿液(图 17-16C)。将皮瓣近侧与尿道口用 5-0 可吸收缝线行间断吻合(图 17-16D)。将皮瓣围绕该导尿管用 5-0 可吸收缝线间断对边缝合成带蒂皮管(图 17-16E)。皮管另一端达阴茎头以成形阴茎头及新尿道外口，背侧皮瓣转移至阴茎腹侧缝合并覆盖创面(图 17-16F)。

(5)注意事项：在分离包皮血管蒂时，应在两层血管间分离，既要保证蒂部血供，又要避免阴茎皮肤、包皮外板皮肤缺血坏死。

4. 原位阴囊皮管加带蒂包皮皮管一期尿道成形术(one stage of urethroplasty with the skin tube of penis and scrotum，Duplay-Duckett 术) Duplay-Duckett 术即 Duckett 术联合 Duplay 术修复重度尿道下裂(repair of severe hypospadias with Duckett's and Duplay's technique)。采用两段尿道修复方法，治疗阴囊型和会阴型尿道下裂，近侧段即尿道口至阴茎阴囊交界部，用原位 Dulay 术

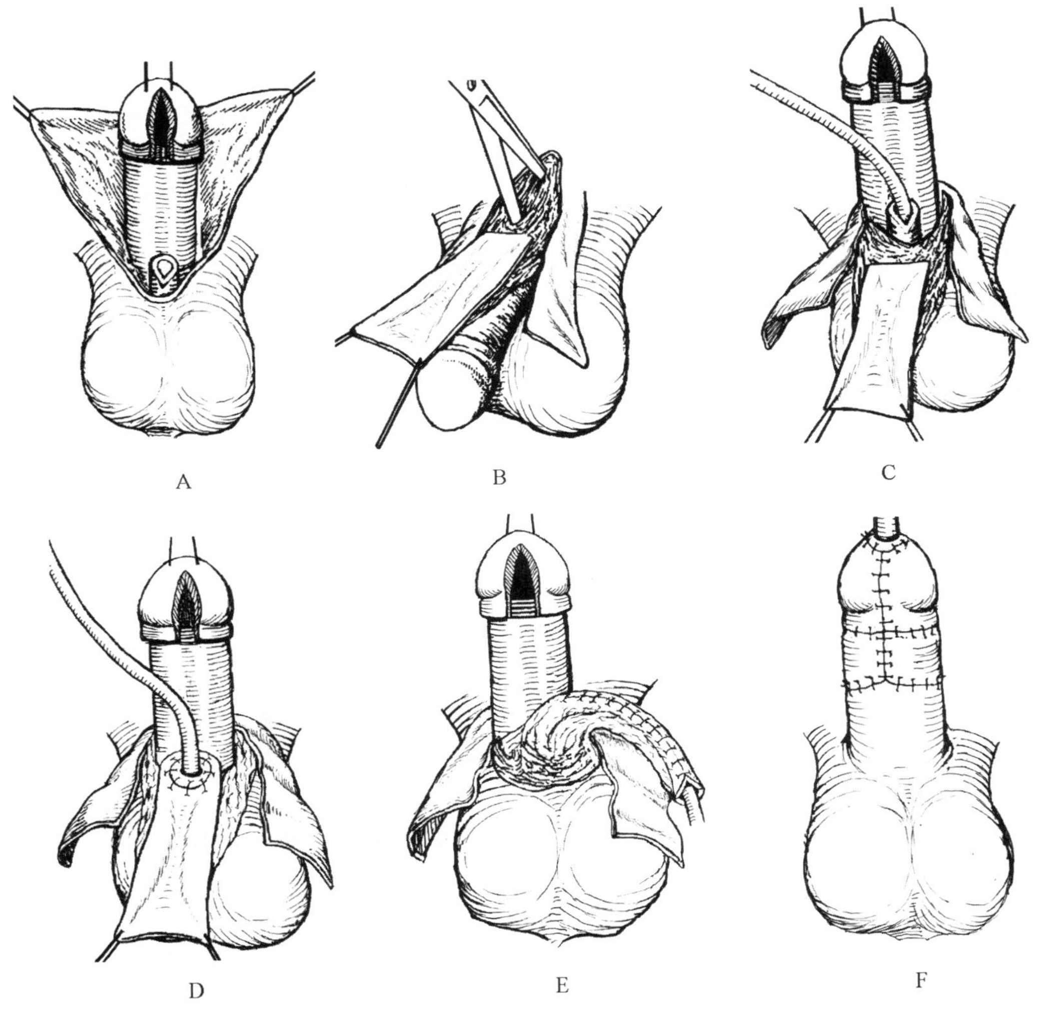

图 17-16　纵行带蒂岛状包皮瓣尿道成形术

A. 阴茎下弯矫正后劈开分离阴茎头两侧翼；B. 切取包皮一侧，取纵行矩形皮瓣；C. 纵行皮瓣转移至阴茎腹侧；D. 皮瓣近侧与尿道口吻合；E. 将皮瓣围绕导尿管缝合成带蒂皮管；F. 皮管另一端成形新尿道口及阴茎头，转移背侧皮瓣至腹侧缝合并覆盖创面

重建，阴茎段采用横行带蒂岛状包皮内板(Duckett 术)或纵行带蒂岛状包皮瓣修复，两段尿道间做吻合完成。该术式是目前手术治疗尿道缺损较长的重度尿道下裂的主要方法之一。阴茎和阴囊皮肤血供丰富，其交界处血管分支有丰富的交通，可确保联合皮瓣的成活。美容效果好，已在国内推广应用。吻合口瘘及狭窄是影响手术成功的主要原因。本术式适用于阴囊型及会阴型尿道下裂者。

(1)原理：阴囊型及会阴型尿道下裂者，围绕尿道口，在其远端做一段原位阴囊皮管与带蒂包皮皮管吻合，一期成形尿道。

(2)优点：方法较简便易行。

(3)缺点:术后阴囊段尿道有长毛及形成毛石的可能。

(4)手术要点:切口如图17-17A所示,将包皮环形切开,阴茎腹侧纵行切开,切除阴茎腹侧的纤维索带组织,游离阴茎包皮皮肤至阴茎根部,使阴茎完全伸直。以尿道口近端缘0.2～0.3cm处为起点做阴囊正中会阴阴囊段"U"形皮瓣,其长度至少能达阴茎阴囊交界处,其宽度根据患者年龄大小而定。做阴茎头皮下隧道。与横行包皮岛状皮瓣尿道成形术或纵行包皮岛状皮瓣尿道成形术类似切取包皮带蒂皮瓣(图17-17B)。将皮瓣以5-0微乔线缝成带蒂皮管(图17-17C),带蒂部分经裂孔转到阴茎腹侧。以尿道口近侧缘2～3mm处起切取会阴阴囊段U形皮瓣,达深筋膜;经尿道口插入适当大小双腔气囊导尿管入膀胱,作支架及引流尿液,将U形皮瓣两侧切缘部分游离,围绕导尿管缝成皮管,与转移到阴茎腹侧的带蒂皮管近端吻合,远端经阴茎头隧道成形新尿道外口(图17-17D)。转移包皮阴茎背侧皮瓣到腹侧,缝合并覆盖阴茎及阴囊皮肤创面(图17-17E)。

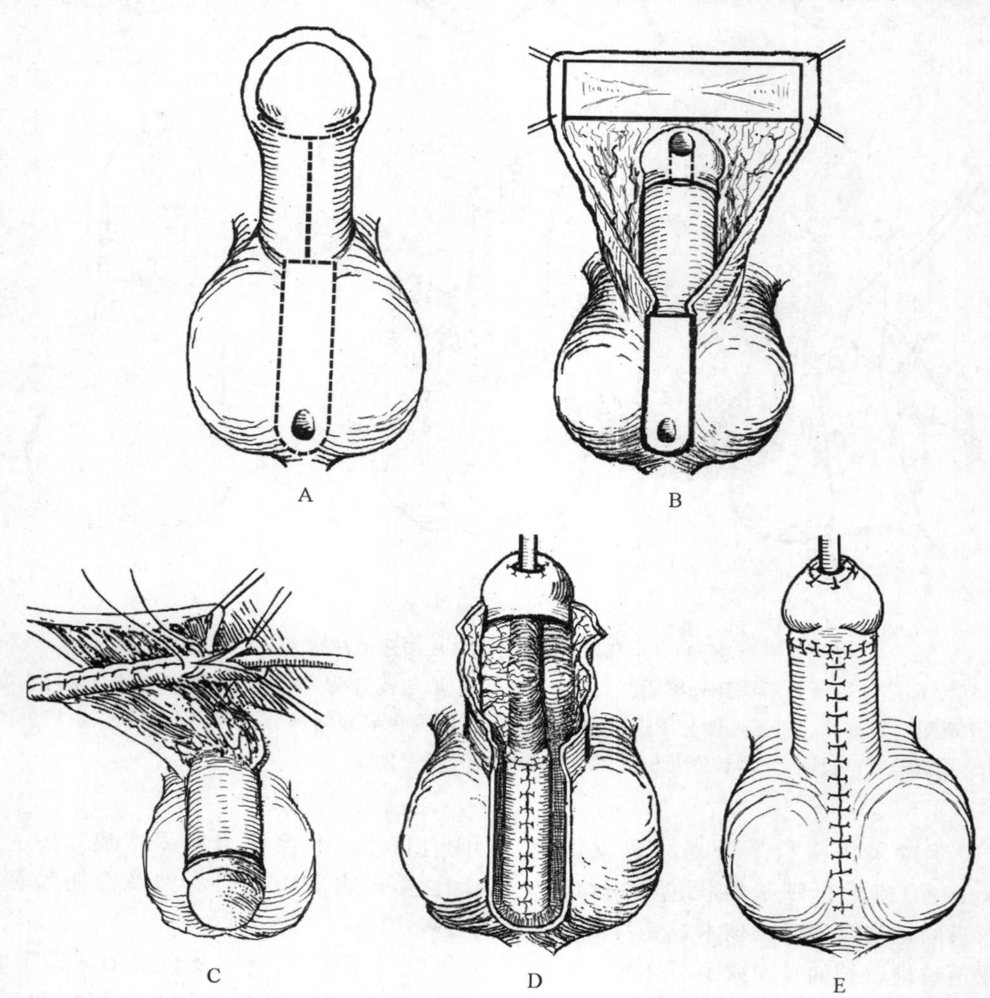

图17-17 原位阴囊皮管加带蒂包皮皮管一期尿道成形术

A. 按虚线做切口;B. 矫正阴茎下弯、取包皮带蒂皮瓣;C. 缝成带蒂皮管;D. 转移皮管与阴囊正中皮管吻合并成形尿道;E. 转移包皮皮瓣并缝合覆盖阴茎腹侧及阴囊创面

5. 弧形带蒂阴茎阴囊联合皮瓣尿道成形术（penile-scrotal pedicle flap urethroplasty）　1989 年，何恢绪报道用弧形带蒂阴茎阴囊联合皮瓣成形尿道，治疗重度尿道下裂，手术成功率达 93.3%。

（1）原理：根据阴茎皮肤血管分两层，两层血管容易分离及阴囊纵隔有固定血供，二者交界处血管分支丰富的解剖特点设计的弧形带蒂包皮、阴茎及阴囊皮瓣成形尿道。

（2）优点：此术式成功率高，美容效果较好。

（3）缺点：手术损伤较大，如联合阴囊皮瓣，术后尿道长毛及形成毛石、尿瘘及尿道狭窄等并发症发生率较高。

（4）手术要点：如图 17-18A 所示，做包皮环切、阴茎腹侧纵切及绕尿道口切口，游离阴茎，切除阴茎腹侧的纤维索带组织，使阴茎完全伸直。做阴茎头皮下隧道；按新尿道长度切取与包皮及阴茎皮肤切缘平行的弧形带蒂皮瓣（图 17-18B），其宽度为 1.2～1.5cm。然后在背侧将阴茎皮肤与其下肉膜分离至阴茎根部（图 17-18C），将皮瓣缝成带蒂皮管，蒂根部分离孔隙（图 17-18D），并转移到阴茎腹侧（图 17-18E），留置适当大小的双腔气囊导尿管，带蒂皮管近端与尿道口吻合，远端新尿道通过阴茎头隧道成形新尿道外口（图 17-18F）。转移包皮皮瓣到阴茎腹侧缝合并覆盖创面（图 17-18G）。

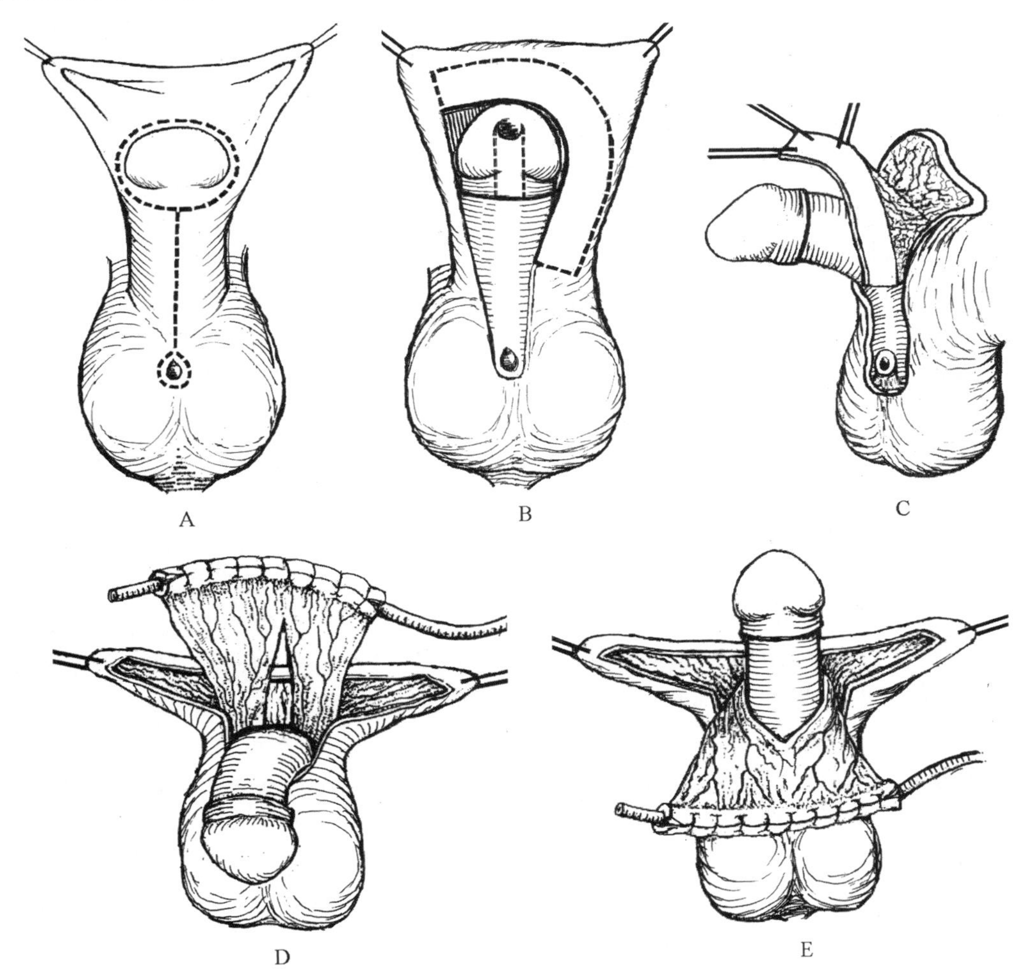

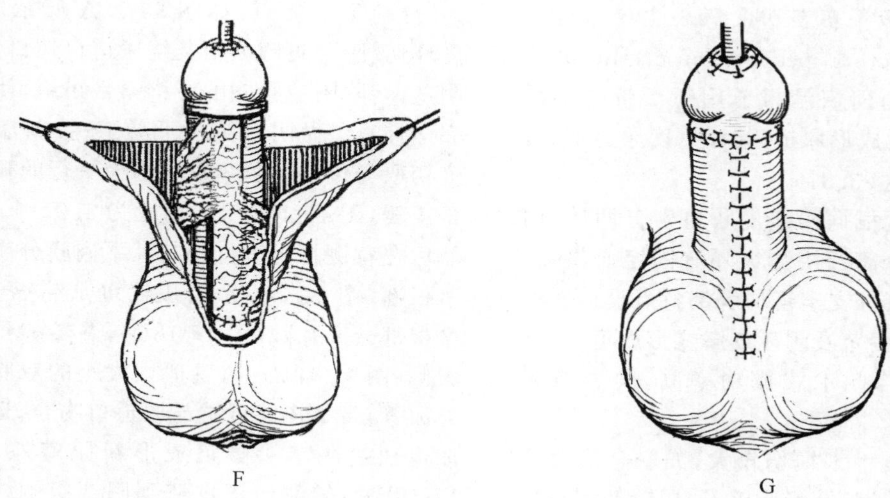

图 17-18　弧形带蒂阴茎阴囊联合皮瓣尿道成形术

A. 按虚线做皮肤切口；B. 取弧形皮瓣；C. 分离带蒂皮瓣；D. 制作带蒂皮管，蒂根部分离孔隙；E. 带蒂皮管转移到阴茎腹侧；F. 带蒂皮管与尿道口吻合及新尿道成形；G. 转移包皮皮瓣到阴茎腹侧缝合并覆盖创面

6. *阴囊中隔皮瓣尿道成形术*（scrotal septal island-flap urethroplasty）　李式藏等(1984)最早报道阴囊中隔皮瓣尿道成形术。本术式适用于阴茎阴囊型和部分阴囊型尿道下裂，阴囊发育良好者。阴囊发育差，所取阴囊中隔皮瓣长度不够，不能完成尿道成形者为禁忌；或成年人阴囊中隔毛发生长茂密者最好不选用本术式。

(1)原理：对阴茎阴囊型尿道下裂，应用阴囊中隔带蒂皮瓣翻转成形尿道，所取皮瓣长度足够成形缺损尿道长度。

(2)优点：①阴囊邻近尿道，就近取材做尿道十分方便。②阴囊皮肤薄而柔软，缺乏皮下脂肪，中隔区两侧约 1cm 内少阴毛。皮下为含有平滑肌致密结缔组织和弹性纤维组织疏松、张力小、富有弹性的肉膜，做新尿道具有延伸性好、易愈合、远期不易挛缩等优点。③阴囊皮肤血供十分丰富，不易缺血坏死，成功率高。

(3)缺点：阴囊中隔皮肤仍有少许阴毛，术后尿道有可生长毛及形成毛石的可能。

(4)手术要点：切口如图 17-19A 所示，阴茎腹侧纵行切开，分离两侧皮瓣，切除阴茎腹侧的纤维索带组织，使阴茎完全伸直，留置适当大小的双腔气囊导尿管作支架及引流尿液（图 17-19B）。从尿道口向会阴切取阴囊正中带蒂皮瓣，其长度为从尿道口至阴茎头的距离，其宽度视患者年龄大小而定，一般儿童为 1.2～1.5cm，成人为 1.5～2.0cm，从会阴端开始向尿道口方向分离皮瓣，在近尿道口端 1cm 处的皮下组织勿做过多分离，以免损伤蒂根血管丛。直至皮瓣翻转至阴茎腹侧无张力为止。用 5-0 微乔线，将皮瓣围绕导尿管间断缝合成皮管（图 17-19C）。将皮管基底固定在阴茎白膜上，可防止该处向腹侧脱垂。部分学者在冠状沟处成形新尿道口（图 17-19D），少数学者将尿道外口成形到阴茎头。整形阴茎腹侧皮瓣，缝合覆盖阴茎阴囊创面（图 17-19E）。

7. *改良阴囊 L 形皮瓣一期尿道成形术*（one stage of urethroplasty with L-shaped island scrotal flap）　过去用阴囊 L 形皮瓣

一期尿道成形术，由于阴囊皮肤毛发丰富，术后尿道长毛及形成毛石的并发症难以处理弊病。笔者对阴囊型尿道下裂者，将 L 形皮瓣改进为用阴囊中隔皮瓣加阴囊外缘无毛区延长带蒂皮瓣成形尿道，克服了阴囊多毛的缺点。适用于阴囊型尿道下裂、尿道缺损较长者，所用阴囊中隔皮瓣长度不够者，才考虑用阴囊 L 形皮瓣，克服阴囊中隔带蒂皮瓣成形尿道长度不够的缺点。

（1）原理：阴囊型尿道下裂、尿道缺损较长、所用阴囊中隔皮瓣长度不够者，用阴囊 L 形皮瓣，为阴囊中隔皮瓣长度不够者成形尿道。

（2）优点：阴囊皮肤血供丰富，容易存活。

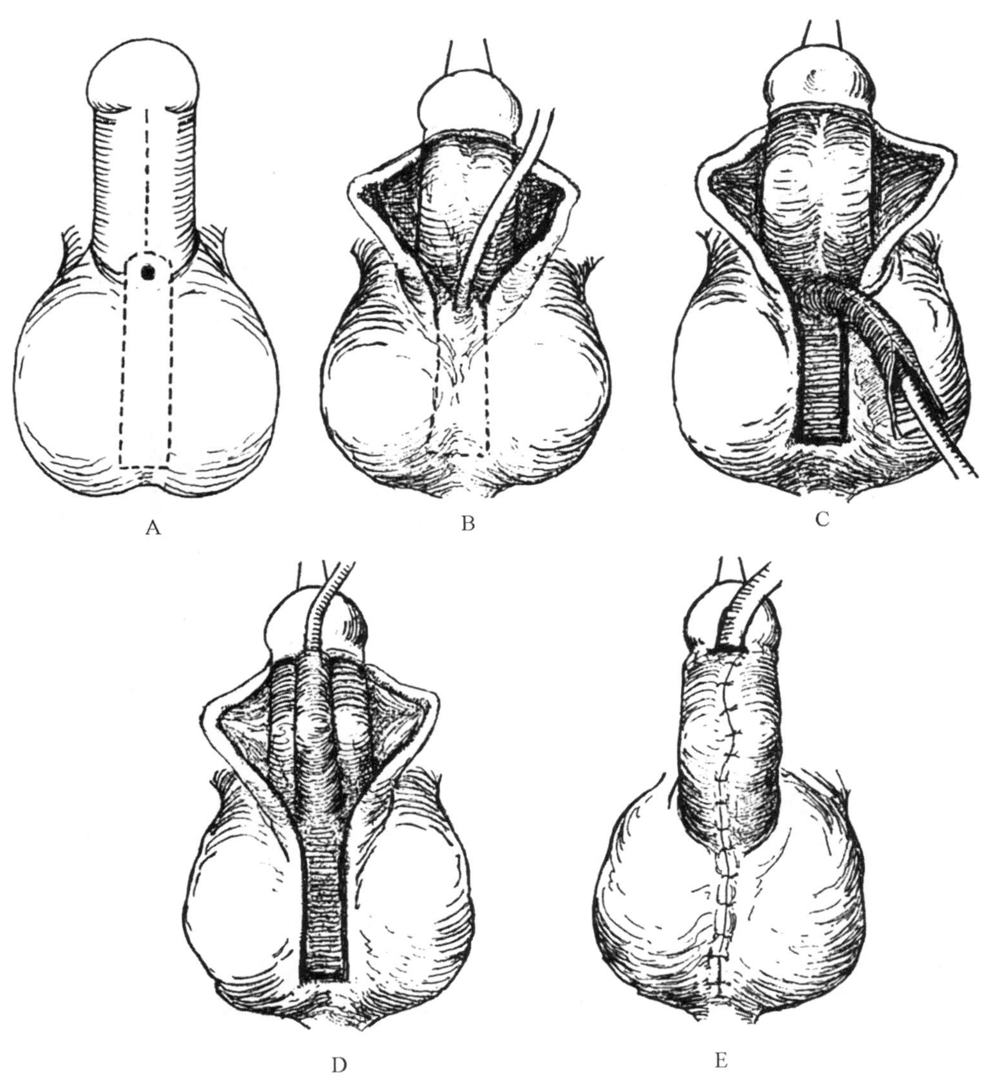

图 17-19 阴囊中隔皮瓣尿道成形术

A. 按虚线做阴茎阴囊皮肤切口；B. 阴茎伸直后切取阴囊带蒂皮瓣；C. 制作带蒂阴囊正中皮管；D. 成形新尿道外口；E. 整形并缝合阴茎阴囊皮肤切口

(3)缺点：阴囊皮肤毛发丰富，术后尿道长毛及形成毛石的并发症难以处理。

(4)手术要点：阴茎下弯矫正同阴道中隔皮瓣尿道成形术。以阴茎下弯矫正后的尿道口为中心向会阴做纵行阴囊中隔到会阴偏向一侧的L形带蒂皮瓣，尽量多利用阴囊中隔皮肤，不足部分弧形横向一侧阴囊延长，可达腹股沟处(图 17-20A)。其长度为从尿道口至阴茎头的距离，其宽度视患者年龄大小而定，一般儿童为 1.2～1.5cm，成人为 1.5～2.0cm。平行切开皮肤及肉膜达会阴浅筋膜深面，分离横部时可紧贴皮肤。经尿道口留置适当大小的双腔气囊导尿管作为支架及引流尿液；用 5-0 微乔线将皮瓣围绕导尿管间断缝合以形成带蒂管道(图 17-20B)，将新尿道成形于冠状沟处(图 17-20C)或穿过预先切割好的阴茎头皮下隧道的阴茎头处(图 17-20D)。在阴茎腹侧左、右皮瓣缘上各做 2～3 个侧切口，然后交错缝合，并缝合阴囊切口皮肤(图 17-20E 或 17-20F)。

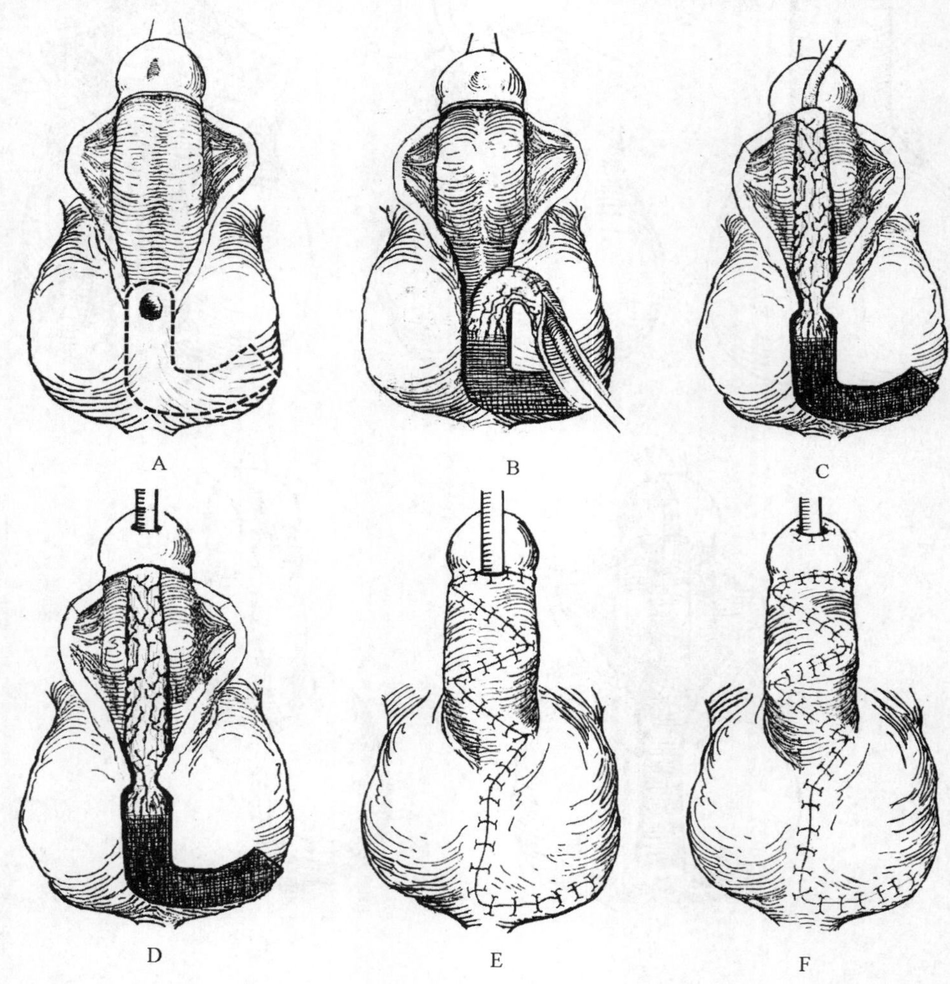

图 17-20　改良阴囊 L 形皮瓣一期尿道成形术

A. 阴茎下弯矫正后做 L 形皮瓣；B. 游离带蒂皮瓣围绕导尿管缝成皮管；C. 皮管上翻冠状沟成形尿道口；D. 经阴茎头隧道成形尿道外口；E. 尿道口位于冠状沟的阴茎及阴囊皮肤成形缝合；F. 尿道口位于阴茎头的阴茎及阴囊皮肤成形缝合

（5）注意事项：①纵横部交界处皮肤应宽、厚，使之有较多的血管吻合支存在。②被断蒂的横部皮瓣区因靠皮下吻合血管供血，故不宜太长。

8. 带蒂皮管阴茎头隧道法一期尿道成形术（one stage urethroplasty with a pedicle skin tube tunneling through the glans penis）　1860 年，Bouisson 首先使用横切尿道板矫正阴茎下弯，并用阴囊组织重建尿道。陈在贤等（1980）为避免及减少尿道成形术后尿瘘及尿道狭窄的发生率，设计用阴茎和（或）阴囊中隔带血管蒂皮管，通过阴茎腹侧及阴茎头皮下隧道一期成形尿道，正位尿道外口，手术成功率高，并发症明显减少。在包皮皮瓣手术失败或其他术式失败者应用本法作为第二选择也具有肯定的价值。本术式适用于阴茎型、阴茎阴囊型尿道下裂患者。

（1）原理：用阴茎和（或）阴囊中隔带蒂皮管，通过阴茎头隧道一期修复尿道下裂。

（2）优点：①尿瘘及尿道狭窄发生率明显降低。带血管蒂皮管易成活，成形尿道无吻合口，皮管通过阴茎及阴茎头皮下隧道引出，阴茎腹侧段皮肤无切口，皮管的缝合面贴于海绵体等，不易发生尿瘘及尿道狭窄，手术成功率高。②正位尿道口，外观满意。③阴茎皮肤无毛，阴囊纵隔处皮肤瓣毛发相对最少。

（3）缺点：如用阴囊中隔皮管，部分患者远期有尿道长毛及并发结石的可能。

（4）手术要点：如图 17-21A 所示，将阴茎头背侧的包皮向下绷起，在尿道外口远侧缘约 0.3cm 处、与冠状沟平行环形切开阴茎皮肤，保护阴茎背侧的血管、神经，彻底切除阴茎腹侧的纤维索带组织，使阴茎完全伸直。用弯血管钳经阴茎腹侧横行切口白膜表面，向阴茎头潜行分离一皮下隧道达阴茎头正常尿道开口处，钳端由切口而出（图 17-21B），在裂口后侧适当纵行切开阴茎头，使出口足够大，以防新尿道口术后狭窄。以尿道口为基点向会阴做阴茎腹侧或阴囊纵行正中带蒂皮瓣（图 17-21C）。阴茎型者做阴茎皮瓣，阴茎阴囊型者做阴囊正中皮瓣。其长度为阴茎伸直后从尿道口到阴茎头尿道缺损的长度，其宽度视患者年龄大小而定，一般儿童为 1.2～1.5cm，成人为 1.5～2.4cm。游离带蒂皮瓣至尿道口处。选择适当大小的硅胶双腔气囊导尿管，经阴茎头阴茎皮下隧道，再经尿道口插入膀胱并向气囊内注水以固定。游离带蒂皮瓣内翻并围绕导尿管，以 5-0 可吸收缝线缝成带蒂皮管，并经阴茎头隧道引出待成形尿道外口（图 17-21D）。将阴茎背侧过多的阴茎皮肤正中纵行切开，转移到阴茎腹侧缝合，覆盖阴茎腹侧的创面（图 17-21E）；带蒂皮管在阴茎头环形缝合以成形新尿道外口（图 17-21F）。

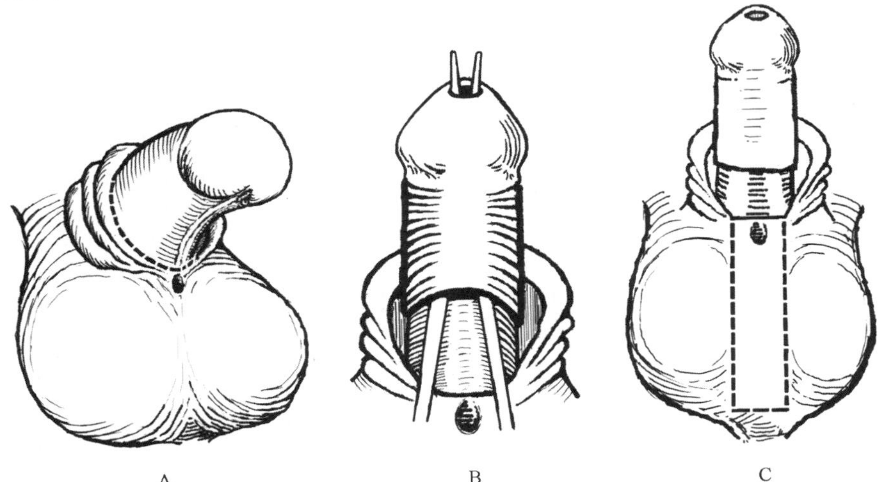

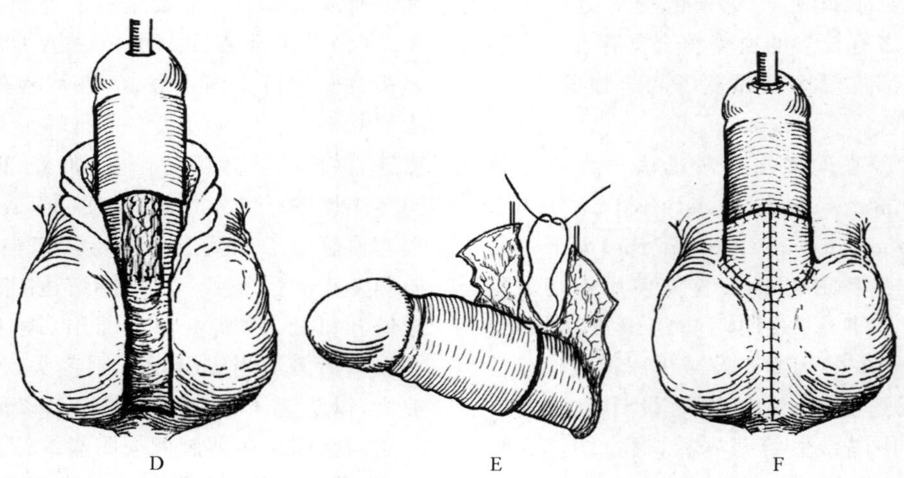

图 17-21　带蒂皮管阴茎头隧道法一期尿道成形术

A. 尿道口远端做阴茎环形切口；B. 做阴茎头皮下隧道；C. 做以尿道口为基点的阴囊正中皮瓣；D. 皮管经阴茎头皮下隧道引出；E. 转移阴茎背侧的皮瓣到腹侧；F. 缝合切口

(5)注意事项：①切取的皮瓣应足够长，一般应较尿道口至阴茎头间距长 0.5～1cm，翻转后无张力。②保持带蒂皮瓣足够血供，分离时应保留其皮瓣下筋膜，越靠近基部应越厚，使其皮瓣的尖端切缘能见到少许渗血为宜。③阴囊皮肤生长毛发，可将毛囊电灼破坏后再做新尿道。

【术后处理】

同本章第二节“术式简介之 2. 尿道板纵切卷管尿道成形术”术后处理。

【并发症防治】

同本章第二节“术式简介之 2. 尿道板纵切卷管尿道成形术”并发症防治。

【评析】

参见本章第五节游离组织移植一期尿道成形术。

第五节　游离组织移植一期尿道成形术

【适应证】

游离包皮瓣尿道成形术适用于尿道开口于阴茎中部并伴有阴茎弯曲的尿道下裂者。

【禁忌证】

同尿道板纵切卷管尿道成形术。

【术前准备】

同本章第二节未合并阴茎下弯的尿道下裂尿道成形术。

【麻醉与体位】

一般采用硬膜外麻醉，小儿加用基础麻醉。患者取平卧位或取截石位。

【术式简介】

1. *游离包皮瓣尿道成形术*(one stage urethroplasty by using free preputial flap for treatnent of hypospadias)　Devine 与 Torton1961 年首次采用游离全层包皮瓣，将其卷成皮管作为新尿道。由于术后并发尿道口狭窄并不少见，故又于 1977 年报道一组病例，在尿道沟顶部背侧尿道板做一长三角形皮瓣，以减少尿道口的狭窄，但其术后尿瘘的并发症仍高达 29.1%，故现今大多数学者已放弃而改用其他方法。

(1)原理：用游离包皮瓣做成皮管成形尿道。

(2)优点：游离包皮成形尿道成活后尿道不长毛。

(3)缺点：术后发生尿道口狭窄及尿瘘的并发症较高。

(4)手术要点：在尿道沟顶部背侧尿道板做一长三角形皮瓣，沿冠状沟下 5mm 环形切开包皮，同时在阴茎腹侧正中做一直切口，并环绕尿道口切开皮肤达白膜，然后将阴茎皮肤袖套样剥离至阴茎根部，切除阴茎腹侧白膜外纤维索带组织，纠正阴茎下弯。横行切取长方形包皮瓣(图 17-22A)，其长度为尿道口与阴茎头顶部之长度，其宽度应根据患者年龄大小而定，一般患儿能围绕 10F-14F 导尿管为宜。用 5-0 微乔线将皮瓣内翻缝成皮管，并剪成斜面(图 17-22B)，与原尿道口吻合后远端与阴茎头三角形皮瓣缝合(图 17-22C)。置入适当大小的双腔气囊导尿管(图 17-22D)，气囊内注水 3～5ml 固定，新尿道皮管的缝合缘应贴于阴茎腹侧中央部位，可预防或减少术后尿瘘的发生。缝合阴茎头皮瓣以成形新尿道外口(图 17-22E)。将多余的背侧包皮中央切开并转移至阴茎腹侧或在中央处切开一孔，套过阴茎头转移至腹侧，以覆盖其腹侧创面(图 17-22F)。

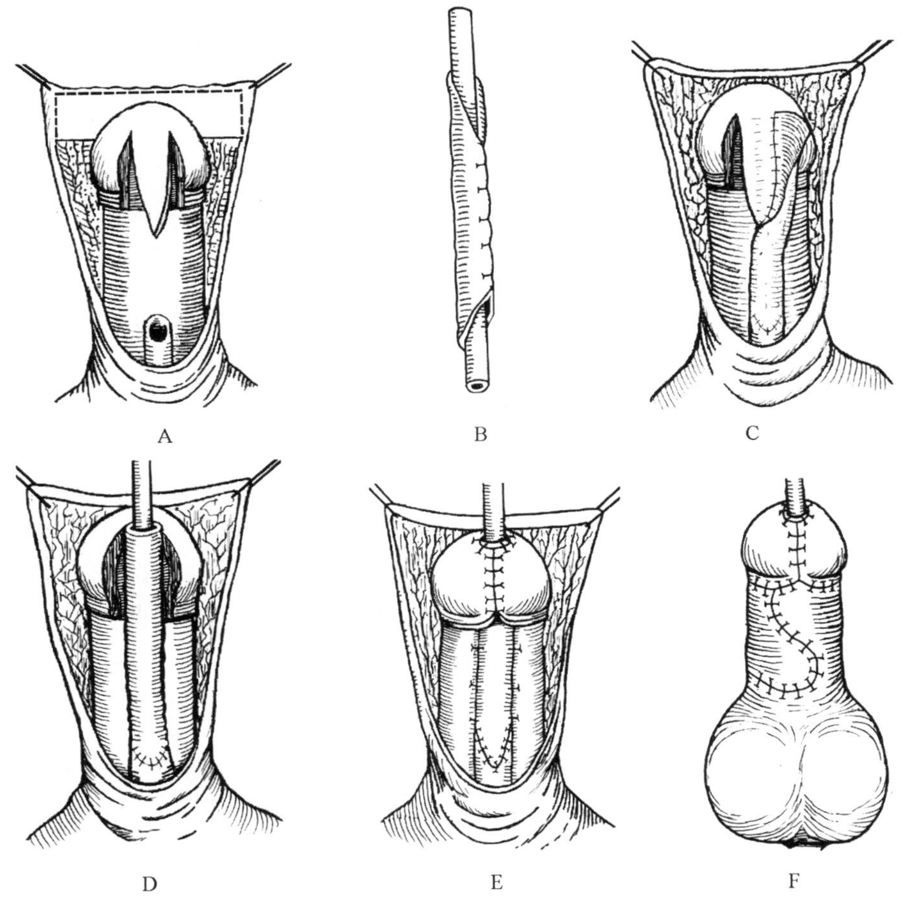

图 17-22　游离包皮瓣尿道成形术

A. 阴茎下弯经矫正后切取包皮皮瓣；B. 将包皮瓣缝成皮管；C. 皮管与尿道及三角形皮瓣吻合；D. 置入双腔气囊导尿管；E. 成形新尿道外口及阴茎头；F. 转移阴茎背侧皮瓣到腹侧缝合并覆盖腹侧创面

2. 膀胱黏膜一期尿道成形术(one stage urethroplasty by using bladder mucosa for Treatnent of Hypospadias) 1897 年 Nove Josserand 首次尝试用游离包皮卷管成形尿道来修复尿道下裂,因术后尿道狭窄而失败。1947 年 Memmelaar 首先采用膀胱黏膜再造尿道一期修复尿道下裂。1955 年 Marshall 在分期尿道下裂整形术中应用膀胱黏膜成形尿道,但手术疗效不满意,失败率高。其后梅骅、李衷初和 Mollard 等进行改进,成功率明显提高,但效果仍不满意,主要并发症是尿道狭窄、尿瘘、尿道口黏膜外翻。治愈率为 43.7%～93.7%。尿瘘发生率为 13%～40.0%。尿道狭窄发生率为 3.12%～8.6%。本术式适用于各型尿道下裂的修复,一般在多次手术后成形尿道材料缺乏的情况下才采用。

(1)原理:切取膀胱黏膜并做成管状与尿道口吻合以成形尿道。

(2)优点:膀胱黏膜是一层较厚的移行上皮,柔软而有弹性,易着床存活,形成的尿道口径可随年龄增长而增宽,能耐受尿液的浸泡而不发生角化,不长毛发。可根据尿道缺损的长度任意取材。由于不使用阴茎皮肤作尿道,可保留足够的皮肤覆盖阴茎腹侧创面,不影响外观。

(3)缺点:需先切开膀胱后再取膀胱黏膜,损伤重,取材不易掌握;不如带蒂包皮内板和带蒂阴囊纵隔皮瓣方便易行。膀胱黏膜无血供,一旦发生感染,易出现全部坏死;黏膜伸缩性大,术后易挛缩,尿瘘及尿道狭窄发生率高。因此,大多数学者认为该方法只适用于不能应用带蒂皮瓣成形尿道及多次手术失败后,局部取材困难、缺乏修复材料时的患者才考虑使用。

(4)手术要点:切口如图 17-23A 所示,在尿道外口远侧缘 0.2～0.3cm 处,与冠状沟平行、环形切开阴茎皮肤,切断阴茎腹侧的纤维索带组织(图 17-23B)。用弯血管钳在阴茎腹侧皮肤切缘白膜表面潜行分离一皮下隧道直达阴茎头(图 17-23C),钳端由切口而出,以备新尿道植入造口。游离近端尿道皮瓣使阴茎完全伸直(图 17-23D),经耻骨上将膀胱切开,切取一块比实际需要稍宽的膀胱黏膜瓣(图 17-23E)。将切取的膀胱黏膜面向上,其中一半平铺于阴茎腹侧创面上。近端用 5-0 微乔线与原尿道口吻合,边缘固定于白膜上,经尿道口插入适当大小的多孔硅胶双腔气囊导尿管经尿道口入膀胱内,作尿道支撑及引流尿液,将膀胱黏膜的另一半翻转并覆盖硅胶管,并与对侧间断缝成黏膜管道,在阴茎体对侧对称位置用数针间断缝线将新尿道边缘固定于白膜上(图 17-23F),远端从阴茎头隧道引出以成形新尿道外口;将阴茎背侧过多的包皮对剖为两瓣,转移至阴茎腹侧覆盖创面(图 17-23G)。伤口内放置皮片引流条后用 4-0 微乔线间断缝合皮肤切口以形成阴茎。做耻骨上膀胱造口。

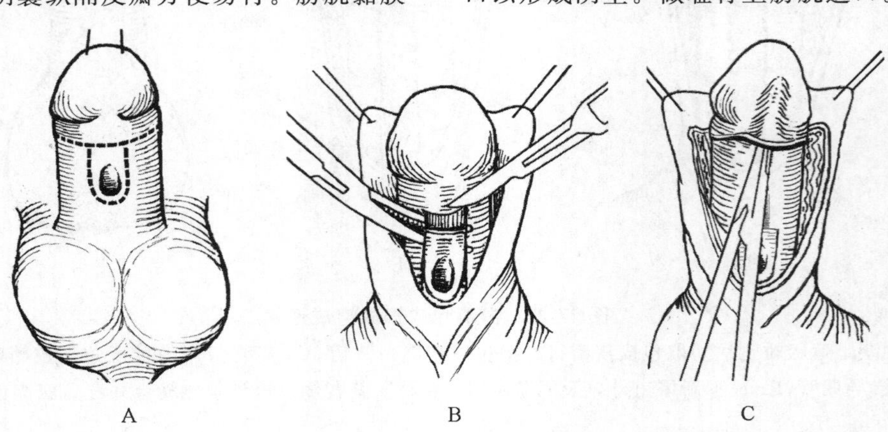

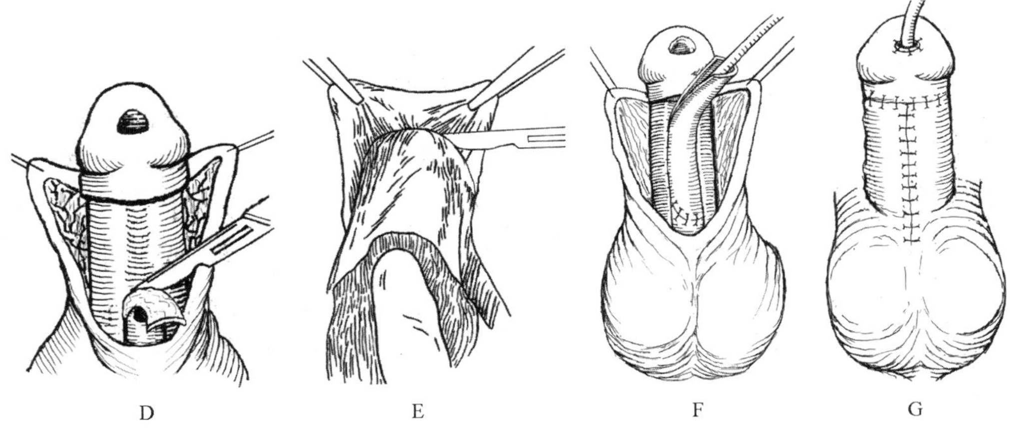

图 17-23 膀胱黏膜一期尿道成形术

A. 阴茎皮肤切口;B. 皮肤切开,游离皮瓣,横断纤维索带;C. 做阴茎头皮下隧道;D. 游离近端尿道皮瓣;E. 切取膀胱黏膜;F. 将膀胱黏膜与尿道口吻合;G. 成形新尿道口,转移皮瓣并缝合,以覆盖阴茎腹侧创面

3. *颊黏膜尿道成形术*(one stage urethroplasty by using buccal mucosa for Treatnent of hypospadias) 1941 年 Humby 首先报道用口腔黏膜重建尿道。口腔黏膜取材的创面可以原位缝合,愈合时间短、减少手术后的不适。在颊部成人可以取到 6cm 长的黏膜包绕 24～26F 的尿管,在小儿可以取到 4～5cm 长、1.5～2cm 宽的黏膜。与皮肤和膀胱黏膜相比,口腔黏膜的基底膜下具有丰富的血管网,从显微镜下观察口腔黏膜的上皮层比皮肤和膀胱黏膜厚 4 倍。但是在应用口腔黏膜作游离移植物时应清除黏膜下的脂肪组织,并尽量切取薄层,以保证移植成功。Duckett 在 1986 年将口腔黏膜应用于尿道上裂修补术。口腔黏膜成形尿道有一定并发症,并发症发生率约达 24%。口腔并发症包括术中损伤腮腺导管、出血、术后感染、疼痛、肿胀、口腔瘢痕、张口受限,神经损伤导致颊部和下唇的感觉改变或丧失。Dublin 和 Stewart(2003)报道 57%的患者切取口腔黏膜后产生麻木,16%的患者会维持 1 年之久。为了避免损伤周边结构,术前必须仔细描绘准备切取的黏膜范围。解剖至少离腮腺导管开口 1cm,缝合时也应该小心。切取颊黏膜比下唇内侧黏膜的后遗症要少。尿道并发症包括术后尿瘘、尿道狭窄、移植物挛缩等。Caldamone 等(1998)报道 2 例患者产生了瘢痕挛缩,尿瘘发生率为 16.2%,尿道狭窄发生率为 13.6%。大多数学者认为,此法只能用于其他修复材料已没有的患者。本术式适用于各种类型的尿道下裂,作为外生殖器旁皮肤已无法利用的备用选择。对于尿道板发育不良或经阴茎伸直术后的重度尿道下裂者,仅在多次手术材料缺乏的情况下才采用。

(1)原理:切取口腔颊黏膜做成管状与尿道口吻合以成形尿道。

(2)优点:口腔黏膜具有丰富的血管网,与潮湿的环境相容适应性好,抗感染力强,移植后容易成活,它不像膀胱黏膜那么容易收缩,只要 1∶1取材即可。手术效果较好,无毛发生长。不易形成假性憩室,并发症少。

(3)缺点:需全身麻醉后从口腔内切取黏膜,损伤较重,口腔及尿道并发症较多。

(4)手术要点

①切取口腔黏膜:经鼻插管进行全身麻醉,用自动拉钩拉开口腔,口腔黏膜被切取后不会发生挛缩,可按尿道缺损的大小等值切取。可以在颊部或下唇内侧切取,根据尿道缺损的大小在颊部黏膜(图 17-24A)和口唇黏膜(图 17-24B)上标记出需要取材的范围,注意避开位于第二磨牙水平的腮腺导管开口,至少距口角 1～1.5cm,以免引起口角牵扯。黏膜内注射利多卡因,可配制 1∶100 000 肾上腺素以利止血。置纱布于咽部,以防血液流入气管或食管。用电刀及手术刀切取矩形颊部黏膜,包括黏膜及其固有层,直到颊肌表面。修剪口腔黏膜下脂肪,将黏膜上的脂肪和肌纤维刮去后,泡在生理盐水中待用。仔细止血后,以 5-0 微乔线间断缝合关闭切口,若缺损太大,也可留待二期处理,缺损于 1 周后愈合,不会有太多的不适。将取出的口腔黏膜围在导管上缝成管状,用膀胱黏膜移植同样的方法吻合,成形新尿道。

②阴茎下弯矫正与膀胱黏膜尿道成形术纠正阴茎下弯相同。尿道成形术与膀胱黏膜一期尿道成形术类似。

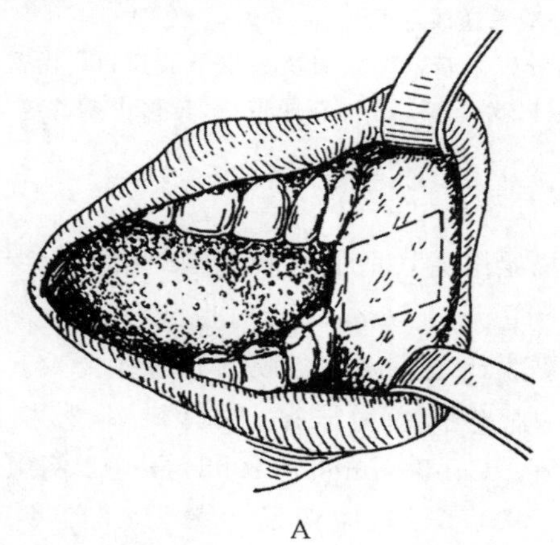

A

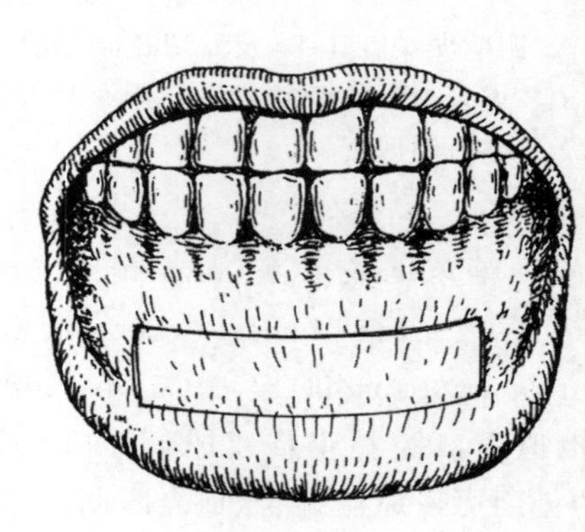

B

图 17-24 颊黏膜尿道成形术

A. 切取颊部黏膜范围;B. 切取口唇黏膜范围

(5)注意事项:为了避免损伤周边结构,术前需仔细描绘准备切取的黏膜范围,至少应距腮腺导管开口 1cm,缝合时也应小心。切取颊黏膜比下唇内侧黏膜的后遗症要少。管形移植容易失败,主要是由于黏膜管的全周难以获得血供良好的组织覆盖,移植物不易完全成活。适当加压阴茎,伤口引流管可在术后第 1 天或第 2 天拔出,48h 内进清流食,然后逐步改善。每天以生理盐水漱口 4 次。尿液引流管 3 周后拆除。

【术后处理】

同尿道板纵切卷管尿道成形术。

【并发症防治】

除与尿道板纵切卷管尿道成形术后的并发症防治相同外;取膀胱黏膜成形尿道有如下 2 种并发症。

1. 膀胱出血

(1)表现:术后导尿管内引出的尿液鲜红,以致形成血凝块阻塞导尿管,下腹膨隆,膀胱充盈胀痛。

(2)原因:多因切取膀胱黏膜后止血不彻底、缝合膀胱不紧密所致膀胱内出血。

(3)处理:可采用生理盐水持续冲洗,防止形成血块堵塞管道。如已形成血凝块堵塞管道，必要时可用电切镜清除膀胱内血凝块，并电灼彻底止血后，重新放置导尿管持续冲洗膀胱到冲出液清亮为止。

(4)预后：如能及时处理，一般不会产生不良后果。

(5)预防：切取膀胱黏膜后，缝合止血要彻底，术后持续冲洗膀胱，并密切观察，以采取相应的措施。

2. 膀胱痉挛

(1)表现：膀胱阵发性胀痛，频繁收缩欲排尿。

(2)原因：术中留置气囊导尿管及膀胱造口管，刺激膀胱颈及膀胱三角区引起阵发性膀胱痉挛，引流管堵塞导致引流不畅而造成膀胱痉挛。

(3)处理：应保持引流管通畅，减少气囊内注水量，并适当调整造口管深度，应用解痉药及镇静药，以缓解症状。

(4)预后：如能及时发现并及时处理，一般不会产生不良后果。

(5)预防：留置导尿管气囊注水量不超过10ml，膀胱造口管置入膀胱内的长度不超过2cm，减少对膀胱颈及膀胱三角区的刺激。保持引流管通畅。

【评析】

1. 几种术式效果比较　据文献报道，Cecil 尿道成形术成功率最高，MAGPI 术式及 Onlay 术式约为 95.5%，加盖 PPDIF 术约为 94.4%，Snodgrass 术为 67.6%～93.3%，Duckett 术为 36%～90.8%，Duckett＋Duplay 术为 50%～93.3%，加盖岛状皮瓣法（onlay island tlap）尿道成形术为 90%，PPDIF 术为 88.9%，加盖 Duckett 术为 77.8%，PPDIF＋Duplay 术为 84.6%，游离包皮内板尿道成形术为 78.2%～83.3%，镶嵌式颊黏膜尿道成形术为 82.6%，Denis-Brown 法为 60%～71.7%，膀胱黏膜尿道成形术为 43.7%～93.7%等。

2. 并发症比较　尿道成形术后最常见的并发症是尿瘘及尿道狭窄，严重者为尿道完全裂开，是导致尿道成形术失败的主要原因。并发症的多少及严重程度与术式密切相关。其发生率 MAGPI 术及加盖岛状皮瓣法为 0，Mathieu 术达 11.11%，镶嵌式颊黏膜尿道成形术达 17.4%。下列术式并发症发生率较高。

(1) Denis-Brown 法：是埋藏阴茎腹侧皮瓣成形尿道，手术切取阴茎腹侧一定宽度的阴茎皮条后，其余阴茎皮肤部分缺损，不足以覆盖阴茎腹侧皮条形成尿道，尿道皮瓣纵行缝合创口有张力，如伤口愈合不佳，便可产生伤口裂开或尿瘘，发生率达 28.3%～40%。

(2) 尿道板纵切卷管尿道成形术（Snodgrass 法）：尿道板纵切卷管，成形尿道腔偏小，剩下的阴茎头及阴茎皮肤包埋腹侧创面张力大，尿道皮管纵行缝合口与覆盖尿道的阴茎皮肤缝合口在同一条线上，伤口往往愈合不良，容易裂口并形成尿瘘和(或)尿道狭窄，发生率达 33.3%。

(3) Duckett 法及 Duplay＋Duckett 法等：用带蒂包皮皮管与阴茎下弯矫正后尿道口吻合成形尿道，或原位阴囊皮管与带蒂包皮皮管吻合。吻合口瘘及尿道口狭窄发生率较高。术后尿瘘发生率高达 25%～50%。

(4)镶嵌式颊黏膜法、膀胱黏膜法及游离皮瓣法：颊黏膜及膀胱黏膜，易发生尿瘘及尿道狭窄，发生率高达 40%左右。

3. 成形材料的选择　尿道成形术后要想达到最理想的效果，要求：①尿道成形后成功率最高，并发症最少，手术次数最少；②选与尿道外口相连的皮肤，便于制作带血管蒂的皮瓣或皮管，容易成活；③成形尿道后不长毛，不形成结石。根据上述要求，目前认为成形尿道最好的材料是包皮及阴茎皮肤（不长毛），其次是阴囊纵隔皮肤（毛发最少）。最好不选用多毛的阴囊皮肤，因术后尿道有长毛及形成毛石的可能。靠近尿道口的包皮、阴茎皮肤及阴囊纵隔皮肤，便于制作带血管蒂的皮瓣或皮管，容易成活，优于游离皮瓣。包皮及阴茎皮肤无毛发，皮肤薄，弹性好，易成活，可作为成形尿道最理想的材料。在缺乏材料时才考虑用游离皮肤（如前臂内侧、大腿内侧及下腹壁等处的皮肤，较薄、取材方便）、颊黏膜及膀胱黏膜（取材不方便，损伤重，并发症较多）等。各种办法矫正尿道下裂，首先要在确保尿道成形术成功的基础上，选择最适合的成形材料，减少术后并发症，如尿瘘和尿道狭窄，以获得最好的效果。

4. 术式选择　除以尿道口距阴茎头的距离来选择手术方式外，还应注意阴茎、包皮、尿道板发育及阴茎弯曲情况、阴茎头大小、槽沟情况、阴茎腹侧的皮肤质量等。除少数轻型、对外观和功能影响不大者外，尿道下裂均需手术矫正。尿道下裂的手术是一个复杂的整形重建手术，现还没有一种尿道下裂修复技术适用于所有病例。尿道下裂的类型各不相同，因此手术方式也因类型而异。根据尿道下裂类型选择最合适的术式可降低术后并发症发生率，提高手术成功率。

（1）阴茎头、冠状沟型尿道下裂宜采用MAGPI法。

（2）阴茎体前1/3型尿道下裂患者宜采用带蒂皮管阴茎头隧道法、Snodgrass法、Mathieu法、Mustarde法、Onlay法等。

（3）阴茎体中段型尿道下裂患者宜采用带蒂皮管阴茎头隧道法、Duckett法等。

（4）阴茎体近侧型尿道下裂患者可采用带蒂皮管阴茎头隧道法、Thiersch法、Duckett法、加盖岛状皮瓣法等。

（5）阴茎阴囊型尿道下裂患者宜采用带蒂皮管阴茎头隧道法、Cecil法等。

（6）阴囊型及会阴型尿道下裂患者宜采用Duplay+Duckett法。

（7）仅在多次手术失败、成形材料缺乏的情况下才采用游离移植物代尿道法，游离移植物如体表皮肤、颊黏膜及膀胱黏膜等。

5. 手术技巧　修复尿道下裂，术者应根据不同的尿道下裂类型选择最适宜的手术方法，应用血供良好的修复组织，应具有熟练的微创操作技术及经验，以及满意的无张力尿道重建与吻合，把并发症减少到最少，达到最佳的手术效果，是尿道下裂修复成功的关键。尿道成形术成功的手术技巧如下。

（1）术者要具备尿道下裂修复方面的综合知识和微创操作技术。

（2）选用血供良好的组织成形尿道。

（3）尿道成形采用连续皮内或全层内翻严密缝合，将皮瓣切缘的皮肤内翻入管腔内，以促进其愈合；若缝合缘皮肤上皮外露，将难以愈合，即是潜在发生尿漏的部位。

（4）尿道吻合口应呈斜形，并应与有海绵体组织的尿道而不是薄而透明、缺乏海绵体的组织吻合，吻合口应无张力。

（5）尿道皮管缝合创缘与覆盖尿道的皮肤纵行缝合创缘应错位，不应在同一条线上，将成形尿道皮管之缝合缘尽可能对向阴茎干，尽可能利用阴茎背侧皮肤及筋膜瓣覆盖新尿道，在缝合覆盖阴茎腹侧的各层时应避免缝合的张力，以促进伤口愈合。

（6）成形尿道通过阴茎及阴茎头隧道，可防止尿瘘的发生。

6. 尿液引流方式　早期做尿道成形术，常规做耻骨上膀胱造口，不留置尿道支撑引流管，目的是不让尿流通过尿道，成形尿道便于愈合。尿道无支撑物，尿道内因种种原因仍有不同程度的分泌物，感染产生尿瘘及尿道狭窄，且增加膀胱造口的损伤及痛苦。近年来通过大量的临床实践证实，仅留置尿道支撑引流管，不做耻骨上膀胱造口，其效果与做耻骨上膀胱造口无差异。故现多数学者主张采用多侧孔硅胶管经尿道引流尿液兼作支架管，不做近侧转流，减少了耻骨上膀胱造口的损伤及痛苦。

7. 尿道扩张　尿道下裂尿道成形术后，最常见的并发症是尿道狭窄。尿道狭窄引起排尿困难，导致尿道憩室、尿瘘等并发症。因此，尿道下裂尿道成形术后，应适当进行尿道扩张以防治尿道狭窄。

8. 尿道下裂患者的生育能力 人的生育能力取决于精子生成的数量和精子的质量，只有一定数量的正常精子才会受孕而生育。尿道下裂患者只有在成年后检查精子，才能确定其是否存在生育能力，内分泌系统发育正常是关键。

9. 尿道下裂患者的术后随诊 尿道下裂手术后，应定期检查再造尿道的通畅程度；有无憩室、结石、毛发生长及尿线、射程等；再造尿道有无残余尿液。及时了解阴茎、阴囊及睾丸的发育情况。了解尿道下裂患者结婚及生育状况。

（陈在贤）

参考文献

[1] 刘中华，郭明奇，周瑞锦，等. 带蒂包皮双面皮瓣联合尿道口周围皮瓣修复重度尿道下裂 26 例. 郑州大学学报（医学版），2002，37（4）：536-537.

[2] 周瑞锦，刘中华，姬彤宇，等. 带蒂双面包皮皮瓣尿道成形术的设计与临床应用. 河南医学研究，2003，12(3)：231-233.

[3] 徐家杰，李森恺，李养群，等. 包皮内板游离移植耦合包皮岛状瓣治疗阴茎型尿道下裂. 中华整形外科杂志，2005，21(6)：426-428.

[4] 田军，黄登如，孙宁，等. 加盖与管形包皮岛状皮瓣法在尿道下裂治疗中的应用. 中华泌尿外科杂志，2005，26(12)：847-849.

[5] 郭云飞，马耿，葛征. 纵劈尿道板卷管法和尿道口基底血管皮瓣法对前型尿道下裂治疗效果的比较. 中华男科学杂志，2004，10（12）：916-918.

[6] 董自强，许晓明，毛峥，等. 不同类型尿道下裂的手术方式选择. 中国男科学杂志，2004，18(6)：35-37.

[7] 王禾，李欣，刘贺亮，等. 双皮条法一期尿道成形术治疗先天性尿道下裂：附 20 例报告. 中华泌尿外科杂志，2004，25(5)：295.

[8] 朱再生，吴海啸，季敬伟，等. 改进加盖岛状皮瓣术治疗远端尿道下裂. 中华泌尿外科杂志，2004，25(8)：564.

[9] 黄鲁刚，龚学德，唐耘熳，等. Koyanagi 手术及其改良术式治疗重型尿道下裂. 中华小儿外科杂志，2005，26(10)：520-522.

[10] 陈在贤，赵栩，黄捷. 男性尿道下裂手术//陈在贤. 实用男科学. 北京：人民军医出版社，2015，637-641.

[11] 李振中，薛恩达，孙永锋，等. 尿道下裂术后尿道狭窄与术式选择的关系研究. 临床小儿科杂志，2006，5(1)：10-12.

[12] 许宁，薛学义，曹林升，等. 横行带蒂包皮瓣法与阴囊纵隔皮瓣法在一期修复尿道下裂中的疗效比较. 现代泌尿外科杂志，2007，12(1)：57-58.

[13] 唐达星，吴德华，陶畅，等. 阴茎两侧肉膜蒂组织双层覆盖在 Snodgrass 尿道下裂修复中的应用. 中华泌尿外科杂志，2006，27（10）：704-706.

[14] 应俊，任晓敏，徐明曦，等. 会阴型尿道下裂的矫形和尿道重建. 中华外科杂志，2006，44(14)：957-959.

[15] 孟尔旺，三瑛殉，王岩，等. 小儿尿道下裂尿道成形术后尿瘘的治疗，2007，27(6)：407-409.

[16] 刘毅东，黄翼然，叶惟靖. 孕激素过度暴露对尿道下裂发病的实验研究. 中国男科学杂志，2007，21(5)：22-24.

[17] 赵夭望，彭潜龙，刘小青，等. 尿道下裂术后复杂并发症阴茎部尿道的重建手术. 医学临床研究，2007，24(5)：734-736.

[18] 何军，赵晓昆，姚干，等. 影响尿道下裂手术成功的 Logistic 回归模型分析(附 243 例). 中国现代医学杂志，2007，17(9)：1128-1129.

[19] 叶飞(综述)，王忠(审校). 尿道下裂的术式选择及手术并发症. 中国男科学杂志，2007，21(4)：58-61.

[20] 陈学杰，龙云，朱辉，等. 显微外科技术修复尿道下裂术后尿瘘. 中华显微外科杂志，2007，30

(2):99-101.

[21] 李世良,王全好,刘仁滨,等.阴囊纵隔皮瓣一期修复尿道下裂 22 例.广西医科大学学报,2007,24(1):115-116.

[22] 廖海球,杨罗艳,刘紫庭.带蒂睾丸鞘膜瓣代尿道治疗尿道下裂合并睾丸鞘膜积液(附 9 例报告).中华男科学杂志,2008,14(2):152-154.

[23] 陈嘉波,杨体泉.尿道板纵切卷管尿道成形术治疗尿道下裂 22 例.实用儿科临床杂志,2007,22(11):831-832.

[24] 张娜,张潍平,孙宁.尿道板纵切卷管尿道成形术在失败的尿道下裂治疗中的应用.实用儿科临床杂志,2007,22(11):829-830.

[25] 刘绪堃,刘少峰,谢胜,等.纵行带蒂岛状包皮瓣治疗尿道下裂 44 例报告.临床泌尿外科杂志,2007,22(12):906-908.

[26] 刘峰,徐月敏,乔勇,等.影响口腔黏膜尿道成形治疗复杂性尿道狭窄疗效的相关因素.临床泌尿外科杂志,2007,22(1):40-42.

[27] 何恢绪,吴雄飞,杨槐.男性先天性尿道下裂的手术治疗//金锡御,俞天麟.手术学全集泌尿外科手术学.2 版.北京:人民军医出版社,2007:381-417.

[28] 何明厚,刘君华.一期手术治疗先天性尿道下裂.局解手术学杂志,2012,21(2):195-196.

[29] 何明厚.尿道下裂术后长段型尿道狭窄的手术治疗.局解手术学杂志,2012,21(3):324-324.

[30] 姚海军,王忠.尿道下裂的首选治疗:一期手术.现代泌尿外科杂志,2011,16(4):368-370.

[31] 周李,高文宗,谢钧韬.分期手术在尿道下裂修复中的应用.临床小儿外科杂志,2016,15(5):450-452.

[32] 范志强,刘中华,皇甫雪军,等.皮瓣法重建阴茎段尿道在重度尿道下裂分期手术中的应用.中华整形外科杂志,2015,31(6):414-418.

[33] 田军,张潍平,孙宁,等.分期管形包皮岛状皮瓣术式与分期尿道板重建卷管术式治疗重度尿道下裂的疗效比较.中华泌尿外科杂志,2016,37(9):690-694.

[34] 袁森,黄桂珍,李飞,等.Duckett 联合 Duplay 术与 Koyanagi 术一期修复重型尿道下裂疗效比较.中华小儿外科杂志,2013,34(9):665-668.

[35] 崔笠,何小舟,王建平,等.横行带蒂岛状包皮瓣一期修复重度尿道下裂的效果。江苏医药,2015,41(10):1192-1194.

[36] 魏淑英.改良 Koyanagi 手术一期修复重型尿道下裂临床分析.临床医学,2016,36(5):65-66.

[37] 薛文勇,齐进春,杨彩云,等.应用改良的 Koyanagi 术治疗重度尿道下裂.河北医科大学学报,2014(6):642-644.

[38] 黄鲁刚,张杰,黄一东,等.Koyanagi 手术治疗重型尿道下裂的发展与改良.临床小儿外科杂志,2016,15(5):426-429.

[39] 康磊,张旭辉,曾莉,等.改良 Koyanagi 手术治疗重型尿道下裂 40 例近期疗效分析.中华小儿外科杂志,2015,36(3):187-191.

[40] 田军,张潍平,孙宁.分期 Duckett 术式治疗重度尿道下裂的疗效评价.临床小儿外科杂志,2016,15(5):439-442.

[41] 淡明江,吕军,胡卫列,等.分期手术在严重尿道下裂中的应用.中华男科学杂志,2012,18(3):278-280.

[42] 毕建朋,杨艳芳,李骥,等.阴茎远段预置尿道分期手术治疗重度尿道下裂.中国实用医药,2016,11(9):116-117.

[43] 毛宇,陈绍基,唐耘熳,等.尿道板重建分期卷管尿道成形术在初治重型尿道下裂中的应用.实用医院临床杂志,2016,13(4):1-4.

[44] 唐耘熳,陈绍基,毛宇,等.尿道板重建卷管尿道成形术在复杂尿道下裂矫治中的应用.中华小儿外科杂志,2015,36(3):182-186.

[45] 何荣佳.男性先天性尿道下裂成形术后尿瘘的治疗.广东医学,2016,37(1):171-172.

[46] 徐国顺,沈泽虹.尿道下裂手术治疗进展.医药,2016,4:197-198.

[47] 王进恩,程帆.男性重型尿道下裂行长隧道分期尿道成形术的效果及安全性.湖南中医药大学学报,2016,2:1119-1120.

[48] 张泽楠,李昭铸.睾酮治疗在尿道下裂外科矫正手术中的作用.中国男科学杂志,2016,11:62-66.

[49] 陈丽,王珊珊.尿道下裂手术方式的选择及并发症的预防.河南医学研究,2014,23(10):23-25.

[50] 翁迈.尿管留置时间对尿道下裂术后并发症的影响.武警后勤学院学报:医学版,2016,6:476-478.

[51] 江志勇,李学德,何庆鑫,等.组织覆盖技术在Snodgrass术治疗尿道下裂的应用研究进展.中国性科学,2016,25(1):24-27.

[52] 李泸平,范应中,张谦,等.包皮内板血管蒂覆盖技术在Snodgrass术修复尿道下裂中的应用.中国实用医刊,2016,43(16):63-65.

[53] 何荣佳.男性先天性尿道下裂成形术后尿瘘的治疗.广东医学,2016,37(1):171-172.

[54] 苏宇芳.两种手术方法在先天性尿道下裂中的治疗体会.医药前沿,2016,6(16):199-200.

[55] 苏宇芳.重度尿道下裂手术方法的进展研究.临床医药文献电子杂志,2017,4(9):1772-1773.

[56] 王进恩,程帆.男性重型尿道下裂行长隧道分期尿道成形术的效果及安全性.湖南中医药大学学报,2016,2:1119-1120.

[57] 许洪修.复杂性尿道下裂的手术治疗进展.国际泌尿系统杂志,2016,36(3):455-458.

[58] 李昊,姚启盛,杨勇,等.尿道下裂术后复杂性尿道皮肤瘘的手术疗效及预后分析.西南国防医药,2016,26(7):748-750.

[59] Shukla AR, Patel RP, Canning DA. The 2-stage hypospadias repair. Is it a misnomer? J Urol,2004,172(4 Pt2):1714-1716.

[60] Patel RP,Shukla AR,Snyder HM. The island tube and island onlay hypospadias repairs offer excellent long-term outcomes: a 14-year followup. J Urol,2004,172(4 Pt 2):1717-1719.

[61] Ververidis M,Dickson AP,Gough DC. An objective assessment of the results of hypospadias surgery. BJU Int,2005,96(1):135-139.

[62] Djordjevic ML,Perovic SV,Vukadinovic VM. Dorsal dartos flap for preventing fistula in the Snodgrass hypospadias repair. BJU Int,2005,95(9):1303-1309.

[63] Baccala AA,Ross J,Detore N,et al. Modified tubularized incised plate urethroplasty (Snodgrass) procedure for hypospadias repair. Urology,2005,66(6):1305-1306.

[64] Scuderi N,Chiuderiello S,De Gado F. Correction of hypospadias with a vertical preputial island flap: a 23-year experience. J Urol,2006,175(3 Pt 1):1083-1087.

[65] Mehmood MT, Ahmed J, Athar MS, et al. Modification of Mathieu procedure to repair anterior hypospadias. J Coll Physicians Surg Pak,2006,16(4):284-286.

[66] Brekalo Z, Kvesic A, Nikolic H, et al. Snodgrass' urethroplasty in hypospadias surgery in Clinical Hospital Mostarpreliminary report. Coll Antropol,2007,31(1):189-193.

[67] Hayashi Y,Kojima Y,Nakane A,et al. Can a slit-like meatus be achieved with the V-incision sutured meatoplasty for onlay island flap hypospadias repair? BJU Int, 2007, 99(6): 1479-1482.

[68] Elliott SP, Metro MJ, McAninch JW. Long-term followup of the ventrally placed buccal mucosa onlay graft in bulbar urethral reconstruction. J Urol,2003,169:1754-1757.

[69] Pansodoro V,Emiliozzi P,Gaffi M,et al. Buccal mucosa urethroplasty in the treatment of bulbar urethral strictures. Urology,2003,61:1008-1010.

[70] Heinke T,Gerharz EW,Bonfig R,Riedmiller H. Ventral onlay urethroplasty using buccal mucosa for complex stricture repair. Urology,2003,61:1004-1007.

[71] Dubey D,Kumar A,Bansal P,et al. Substitution urethroplasty for anterior urethral strictures a critical appraisal of various techniques. BJU Int,2003,91:215-218.

[72] Rosenstein DI,Jordan GH. Dorsal onlay graft urethroplasty using buccal mucosa in bulbous urethral reconstruction. J Urol,2002,167:16.

[73] Barbagli G,Palminteri E,Lazzeri M,et al. G. One-stage circumferential buccal mucosa graft urethroplasty for bulbous stricture repair. Urology,2003,61:452-455.

[74] Djordjevic ML,Majstorovic M,Stanojevic D,et al. Combined buccal mucosa graft and dorsal penile skin flap for repair of severe hypospadias. Urology,2008,71(5):821-825.

[75] Toth I,Ghervan L,Lucan V,et al. Hypospadias surgery-etiology of complications Chirurgia (Bucur),2007,102(6):687-692.

[76] Viddal KO,Aksnes G. Hypospadiasnot only a misplaced urinary meatus. Tidsskr Nor Leageforen,2008,128(5):586-588.

[77] el-Kassaby AW,Al-Kandari AM,Elzayat T,et al. Modified tubularized incised plate urethroplasty for hypospadias repair:a long-term results of 764 patients. Urology,2008,71(4):611-615.

[78] Fujimoto T,Suwa T,Kabe K,et al. Placental insufficiency in early gestation is associated with hypospadias. J Pediatr Surg,2008,43(2):358-361.

[79] Dodds PR,Batter SJ,Shield DE,et al. Adaptation of adults to uncorrected hypospadias. Urology,2008,71(4):682-685.

[80] Kaneko T,Nishimatsu H,Ogusshi T,et al. Laser hair removal for urethral hair after hypospadias repair. Nippon Hinyokika Gakkai Zasshi,2008,99(1):35-38.

[81] Delair SM,Tanaka ST,Yap SA,et al. Training residents in hypospadias repair:variations of involvement. J Urol,2008,179(3):1102-1106.

[82] Deniz N,Kirac M,Camtosun A,et al. Repair of hypospadiac urethral duplication with dismembered urethroplasty. Urol Int,2008,80(1):105-107.

[83] Kaya C,Bektic J,Radmayr C,et al. The efficacy of dihydrotestosterone transdermal gel before primary hypospadias surgery:a prospective, controlled, randomized study. J Urol,2008,179(2):684-688.

[84] Schonbucher V,Landolt MA,Gobet R,et al. The psychosocial-sexual development of boys with hypospadias. Urologe A,2007,46(12):1676-1681.

[85] Milla SS,Chow JS,Lebowitz RL. Imaging of hypospadias: pre-and postoperative appearances. Pediatr Fadiol,2008,38(2):202-208.

[86] Hsiao HL,Chang TH,Wu WJ,et al. Adult Wilms' tumor with hypospadias and cryptorchidism:a case report. Kaohsiung J Med Sci,2007,23(11):584-589.

[87] Zhou L,Hwang AH,Xie HW,et al. Giant prostatic utricle associated with proximal hypospadias: repair by mucosa divesting and muscular tunnel obliteration. J Pediatr Surg,2007,42(11):1882-1886.

[88] Riccabona M. Correction of hypospadias by the Snodgrass method. Indications and results. Urologe A,2007,46(12):1664-1669.

[89] Beuke M,Fisch M. Salvage strategies after complications of hypospadias repair. Urologe A,2007,46(12):1670-1675.

[90] Westenfelder M,Möhring C. One-stage correction of scrotal and perineal hypospadias with buccal mucosa. Urologe A,2007,46(12):1647-1656.

[91] Kajbafzadeh AM,Payabvash S,Tavangar SM,et al. Comparison of different techniques for hemostasis in a rabbit model of hypospadias repair. J Urol,2007,178(6):2555-2560.

[92] Savanelli A,Esposito C,Settimi A. A prospective randomized comparative study on the use of ventral subcutaneous flap to prevent fistulas in the Snodgrass repair for distal hypospadias. World J Urol,2007,25(6):641-645.

[93] Nelson P,Nieuwenhuijsen M,Jensen TK,et al. Prevalence of hypospadias in the same geographic region as ascertained by three different registries. Birth Defects Res A Clin Mol Teratol,2007,79(10):685-687.

[94] Derevianko IM,Derevianko TI,Ryzhkov VV. Hypospadia in females. Urologiia,2007,(3):26-28.

[95] Serrano Durbá A,Pacheco Bru JJ,Dominguez Hinarejos C. Hypospadias repair with Snodgrass' technique. Actas Urol Esp,2007,31(5):528-531.

[96] Moriya K,Kakizaki H,Tanaka H. et al. Long-term patient reported outcome of urinary symptoms after hypospadias surgery:norm related study in adolescents. J Urol,2007,178(4Pt2):1659-1662.

[97] Sedberry-Ross S, Stisser BC, Henderson CG. Split prepuce in situ onlay hypospadias repair: 17 years of experience. J Urol, 2007, 178 (4Pt2):1663-1667.

[98] Sameek Bhattacharya. A modified tubularised incised plate urethroplasty technique and a revised hypospadias algorithm. Indian J Plast Surg, 2010, 43(1):21-27.

[99] Da-Chao Zheng, Hai-Jun Yao, Zhi-Kang Cai, et al. Two-stage urethroplasty is a better choice for proximal hypospadias with severe chordee after urethral plate transection: a single-center experience. Asian J Androl, 2015, 17 (1): 94-97.

[100] Jennifer J Winston, Robert E Meyer, Michael E Emch. Geographic analysis of individual and environmental risk factors for hypospadias births. Birth Defects Res A Clin Mol Teratol, 2014, 100(11):887-894.

[101] Jorieke E. H. Bergman, Maria Loane, Martine Vrijheid, et al. Epidemiology of hypospadias in Europe: a registry-based study. World J Urol, 2015, 33(12):2159-2167.

[102] Jeremy B. Myers, * Jack W. McAninch, Bradley A. Erickson, et al. Treatment of Adults with Complications from Previous Hypospadias Surgery. J Urol, 2012, 188(2):459-463.

[103] Tarun Dilip Javali, Amit Katti, Harohalli K. Nagaraj. Management of recurrent anterior urethral strictures following buccal mucosal graft-urethroplasty: A single center experience. Urol Ann, 2016, 8(1):31-35.

[104] Sisir Botta, Gerald RC, Laurence SB. Do endocrine disruptors cause hypospadias? Transl Androl Urol, 2014, 3(4):330-339.

[105] William Appeadu-Mensah, Afua Adwo Jectey Hesse, Hope Glover-Addy, et al. Complications of hypospadias surgery: Experience in a tertiary hospital of a developing country. Afr J Paediatr Surg, 2015, 12(4):211-216.

[106] Elmoghazy H. Use of bipedicled dorsal penile flap with Z release incision: A new option in redo hypospadias surgery. Urology, 2017, 106:188-192.

[107] Schlomer BJ. Correction of residual ventral penile curvature after division of the urethral plate in the first stage of a 2-Stage proximal hypospadias repair. Curr Urol Rep, 2017, 18 (2):13.

[108] Garnier S, Maillet O, Cereda B, et al. Late surgical correction of hypospadias increases the risk of complications: a series of 501 consecutive patients. BJU Int, 2017, 119 (6): 942-947.

[109] Hadidi AT. History of hypospadias: Lost in translation. J Pediatr Surg, 2017, 52 (2): 211-217.

[110] Alizadeh F, Shirani S. Outcomes of patients with glanular hypospadias or dorsal hood deformity with mild chordee ttreated by modified firlit's technique. Urol J, 2016, 13(6): 2908-2910.

[111] Snodgrass WT, Bush NC. Management of urethral strictures after hypospadias repair. Urol Clin North Am, 2017, 44(1):105-111.

[112] Chen Y, Sun L, Geng H, et al. Placental pathology and hypospadias. Pediatr Res, 2017, 81(3):489-495.

[113] Rahimi M, Ghanbari M, Fazeli Z, et al. Association of SRD5A2 gene mutations with risk of hypospadias in the Iranian population. J Endocrinol Invest, 2017, 40(4):391-396.

[114] Boudaoud N, Pons M. Bouche Pillon Persyn MA, et al. Hypospadias. Ann Chir Plast Esthet, 2016, 61(5):439-449.

[115] Rathod K, Loyal J, More B, et al. Modified PATIO repair for urethrocutaneous fistula post-hypospadias repair: operative technique and outcomes. Pediatr Surg Int, 2017, 33(1): 109-112.

[116] Elmoghazy H, Hussein MM, Mohamed E, et al. A novel technique for repair of mid-penile hypospadias using a preputial skin flap: results of 110 patients. Int Urol Nephrol, 2016, 48(12):1943-1949.

[117] Mitsukawa N, Kubota Y, Akita S, et al. Ure-

throplasty using diverticular tissue for hypospadias. Low Urin Tract Symptoms, 2016, 8(3):191-193.

[118] Krishnan A, Chagani S, Rohl AJ. Preoperative testosterone therapy prior to surgical correction of hypospadias: A review of the literature. Cureus, 2016, 8;8(7):e677.

[119] Kanematsu A, Higuchi Y, Tanaka S, et al. Multivariate analysis of the factors associated with sexual intercourse, marriage, and paternity of hypospadias patients. J Sex Med, 2016, 13(10):1488-1495.

[120] Kendigelen P, Tutucu AC, Emre S, et al. Pudendal versus caudal block in children undergoing hypospadias surgery: A randomized controlled trial. Reg Anesth Pain Med, 2016, 41(5):610-615.

[121] El-Ghoneimi A. Commentary to "Hypospadias: are we as good as we think when we correct proximal hypospadias?". J Pediatr Urol, 2016, 12(4):197.

[122] Faasse MA, Johnson EK, Bowen DK, et al. Is glans penis width a risk factor for complications after hypospadias repair? J Pediatr Urol, 2016, 12(4):202. e1-5.

[123] Hueber PA, Salgado Diaz M, Chaussy Y, et al. Long-term functional outcomes after penoscrotal hypospadias repair: A retrospective comparative study of proximal TIP, Onlay, and Duckett. J Pediatr Urol, 2016, 12(4):198. e1-6.

[124] Canning DA. Re: Urethrocutaneous fistula following hypospadias repair: regional anesthesia and other factors. J Urol, 2016, 195(4 Pt 1):1108-1109.

[125] Canning DA. Re: Proximal hypospadias: a persistent challenge. Single institution outcome analysis of three surgical techniques over a 10-Year period. J Urol, 2016, 195(4 Pt 1):1108.

[126] Canning DA. Re: Glans size is an independent risk factor for urethroplasty complications after hypospadias repair. J Urol, 2016, 195(4Pt1):1108.

[127] Canning DA. Re: Long-Term functional outcomes of distal hypospadias repair: A single center retrospective comparative study of TIPs, mathieu and MAGPI. J Urol, 2016, 195(4Pt1):1107-1109.

[128] Long CJ, Canning DA. Hypospadias: are we as good as we think when we correct proximalhypospadias? J Pediatr Urol, 2016, 12(4):196. e1-5.

[129] Straub J, Karl A, Tritschler S, et al. Management of hypospadias. MMW Fortschr Med, 2016, 158(7):62-63.

[130] Alizadeh F, Fakoor A, Haghdani S. A comparison between tourniquet application and epinephrine injection for hemostasis during hypospadias surgery: The effect on bleeding and postoperative outcome. J Pediatr Urol, 2016, 12(3):160. e1-5.

第18章 阴茎阴囊转位矫正术

第一节　阴茎阴囊转位

阴茎阴囊转位(penile-scrotal transposition)又称阴茎前阴囊，是胚胎发育上阴茎与阴囊的位置发生异常交换所致，可能由于尿生殖窦阴茎部分发育迟缓，伴有中线部生殖结融合延缓，如阴囊皱襞没有向后移位或移位不完全，它们就在原位与前面及两侧的生殖结融合，从而产生畸形，即阴茎和阴囊的位置向相反的方向转位(阴茎向后转移，阴囊向前转移)。阴茎阴囊转位的病因尚无定论，有学者认为此属返祖现象，常有家族史。此畸形手术是唯一的治疗方法。

阴茎阴囊转位到1982年全世界累计文献共36例，绝大多数为部分性阴茎阴囊转位。但部分性阴茎阴囊转位其发生率并不罕见，只是不少临床医师对它还不认识，常将部分性阴茎阴囊转位伴尿道下裂者，被误诊为单纯性尿道下裂，或严重尿道下裂，或伴隐睾发生时多被认为是两性畸形。以单纯性尿道下裂做矫正术，常多次手术，效果均不满意，最后才发现为部分性阴茎阴囊转位。近多年来，大多数医师逐步认识了阴茎阴囊转位及其合并尿道下裂的先天性畸形的病例，因此本病文献报道逐渐增多。

一、分　类

阴茎阴囊转位根据其严重程度分为完全性阴茎阴囊转位和部分性阴茎阴囊转位两类。

1. 完全性阴茎阴囊转位　阴茎阴囊的位置完全颠倒，即阴茎在阴囊之后或在阴囊和肛门之间，极为罕见。

2. 部分性阴茎阴囊转位　绝大多数为部分性阴茎阴囊转位，即阴茎转位于阴囊之中，向前后转位越多则畸形越严重。部分性阴茎阴囊转位合并畸形。

(1)阴囊对裂：即阴囊对裂为左、右两部分，中央有纵行裂缝，阴茎位于阴囊之中，腹侧大部分被包埋在阴囊内。

(2)蹼状结构：阴茎与阴囊皮肤有一明显的分界线，呈蹼状结构。

(3)阴茎下屈：阴茎转向会阴。一般阴茎不能伸直。

(4)尿道下裂。

(5)包皮腹侧缺如。

(6)阴茎短小。

(7)隐睾。

(8)鞘膜积液。

(9)其他系统严重畸形，合并此类畸形者多很难长大成人。阴茎阴囊转位，阴茎越转向会阴，畸形越严重；尿道下裂，尿道口位置也类似。

二、手术原则

阴茎阴囊转位畸形矫治，应根据阴茎阴囊转位畸形的类型或是否合并尿道下裂而选择不同的矫治方法。完全型及未合并尿道下裂的部分性阴茎阴囊转位畸形者，仅矫正阴茎阴囊转位畸形即可，手术较简单，仅一次手术便可成功，效果较好。而合并尿道下裂的部分性阴茎阴囊转位者，应先矫正阴茎阴囊转位及其合并的各种畸形后，做尿道成形术，手术较复杂，难度大，往往需多次手术才能获得较好的效果。

合并尿道下裂的部分性阴茎阴囊转位者手术分一期手术和二期手术，一期手术是在矫正各种畸形的同时做尿道成形术；二期手术是第一期矫正各种畸形，术后 6 个月（即手术瘢痕化后）做第二期尿道成形术。6 个月后再处理尿道成形术后的并发症，如尿瘘和（或）尿道狭窄等。从畸形矫正到尿道成形成功，往往需要多次手术及经历较长时间。一期和二期手术各有其优缺点，现多趋向于做一期手术。阴茎阴囊转位矫正术及尿道成形术各有多种方法，手术医师应根据畸形的类型和自己掌握的手术技巧及经验来选择。应设法减少术后并发症，提高手术成功率。

三、手术时机

手术时机的选择同尿道下裂，趋向于早期手术。只要患者身体状况允许，即应早期手术治疗，对患者的生理和心理发育均有利。畸形矫正及尿道成形术的方法均较多，各有其优缺点。现介绍几种较常用的手术方法。

第二节 完全性阴茎阴囊转位矫正术

完全性阴茎阴囊转位（complete penoscrotal transposition），阴茎位于阴囊与肛门之间，极为罕见，多未合并尿道下裂，故只做阴茎阴囊转位矫正术，即达到纠正完全性阴茎阴囊转位的目的。可考虑采用隧道复位法，手术后可达到较满意的外观。

【手术原则】

将阴茎从会阴部经阴囊底部隧道到达耻骨联合下缘，使阴茎转移到阴囊的前面，达到完全矫正完全性阴茎阴囊转位畸形的目的。

【适应证】

完全性阴茎阴囊转位者。

【禁忌证】

1. 合并肝功能、肾功能明显异常和严重功能不全、营养不良、体质虚弱，不能耐受手术者。

2. 合并全身出血性疾病未纠正者。

3. 合并严重糖尿病未能控制者。

4. 合并有尿路感染、阴囊皮肤有急性炎症或溃疡未控制者。

【优点】

方法简便可行。

【缺点】

阴茎显露部分会缩短。

【麻醉与体位】

麻醉多选用硬膜外麻醉，婴儿可用全身麻醉。患者多取截石位。

【手术要点】

1955 年 Mcllvoy 等报道在阴茎根部做一环形切口，离开肛管解剖阴茎，纠正阴茎下屈，再在阴囊前与腹壁交界处做一横切口，经该切口通过阴囊底部与阴茎根部做一隧道，将阴茎通过此隧道从阴囊前面的切口引出，再把阴茎远端的皮肤与阴囊前面的切口缝合固定，缝合会阴部切口，经尿道留置双腔气囊导尿管引流尿液。

第三节　部分性阴茎阴囊转位矫正术

部分性阴茎阴囊转位(incomplete penoscrotal transposition)较常见，根据是否合并尿道下裂，分为未合并尿道下裂的部分性阴茎阴囊转位畸形及合并尿道下裂的部分性阴茎阴囊转位畸形两大类。其手术矫形方法各异。因此，应根据是否合并尿道下裂而选择不同的矫正方法。未合并尿道下裂者的畸形矫正术，仅矫正阴茎阴囊转位畸形即可，手术较简单，仅一次手术便可成功，效果较好。而合并尿道下裂的部分性阴茎阴囊转位，除了要矫正阴茎阴囊转位畸形到正常位置外，还要重建尿道，手术较复杂，难度大，往往需多次手术才能获得较好的效果。

【适应证】

部分性阴茎阴囊转位者或部分性阴茎阴囊转位合并尿道下裂者。

【禁忌证】

同本章第二节完全性阴茎阴囊转位矫正术。

【麻醉与体位】

麻醉多选硬膜外麻醉，婴儿可用全身麻醉。患者多取截石位。

【术式简介】

1. 未合并尿道下裂的阴茎阴囊转位的矫正术(correction of incomplete penoscrotal transposition none-coexisting with hypospadias)　1975 年 Flocks 和 Culp 等报道 Flocks-Culp 法矫正阴茎阴囊转位畸形，即将阴茎从阴囊中部移到耻骨联合下缘，将阴茎根部背侧的阴囊皮肤转移到阴茎之前，以达到矫正部分性阴茎阴囊转位畸形。方法简便易行，手术多能一次成功，并发症较少。

(1)经阴茎根部背侧隧道矫正部分性阴茎阴囊转位术(correction of incomplete penoscrotal transposition with the penis dorsal part road crash incision)：在阴茎前阴囊与腹壁交界处做一横切口，其正中向下延续到阴茎根部，并环绕根部做一环形切口，游离根部，分离两侧阴囊皮瓣，将阴茎上移到正常位置，两侧阴囊皮瓣移到阴茎腹侧根部缝合。同年，他们又报道在阴茎根部做一环形切口，在阴茎根部前阴囊与腹壁交界处做一横切口，两切口间做一皮下隧道(图 18-1A)，将阴茎通过此皮下隧道从前面横切口引出，缝合两切口(图 18-1B)。

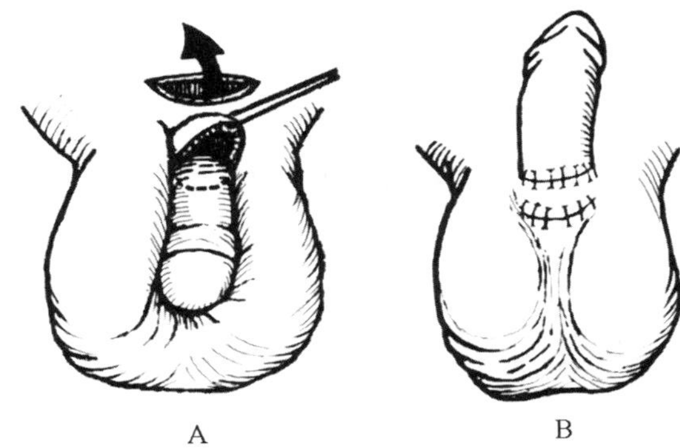

图 18-1　经阴茎根部背侧隧道矫正术

A. 阴囊腹壁横弧形切口及阴茎根部环形切口；B. 通过皮下隧道将阴茎从横切口引出后缝合两切口

(2)转移阴茎背侧皮瓣矫正部分性阴茎阴囊转位术(transposition of penile dorsal skin flap for correction of incomplete penoscrotal transposition)：沿阴囊上部阴囊与腹壁皮肤交界处做一横弧形切口，其正中向下延续到阴茎根部并围绕其根部做一环形切口(图 18-2A)，游离阴茎根部，分离两侧阴囊皮瓣，将阴茎上移到正常的部位，左、右阴囊皮瓣转移到阴茎腹侧根部分两层缝合(图 18-2B)。

2. 合并尿道下裂的阴茎阴囊转位矫正术(correction of incomplete penoscrotal transposition coexisting with hypospadias)

部分性阴茎阴囊转位合并尿道下裂及其他畸形者，畸形复杂而严重，除了要矫正阴茎阴囊转位及其他畸形外，还要重建尿道。重建尿道与单纯尿道下裂做尿道成形术一样，手术方法多而复杂，在多数情况下，可供成形尿道的理想材料有限，要重建一个接近正常的尿道很难，加上会阴部手术感染率高，因而影响手术效果。通过一次手术要解决全部问题并获得满意效果非常困难。一次手术成功率较低，往往需要多次手术才能达到较满意的效果。

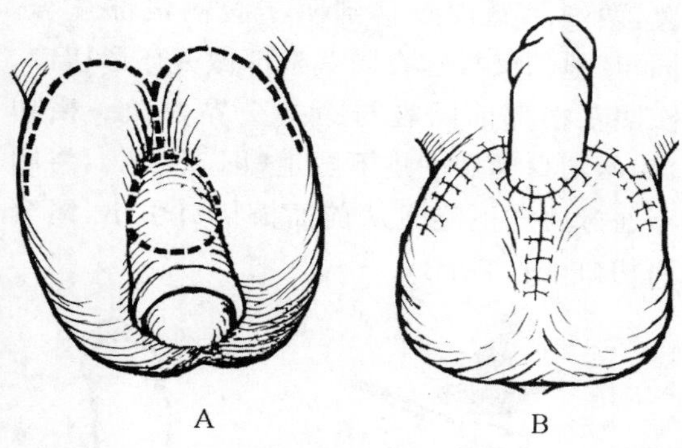

图 18-2 转移阴茎背侧皮瓣矫正术

A. 做阴囊横弧形切口与阴茎根部环形切口；B. 阴茎上移后阴囊两侧皮瓣转移到阴茎腹侧缝合

部分性阴茎阴囊转位合并尿道下裂及其他畸形者，要在矫正阴茎阴囊转位及其他畸形的基础上重建尿道。即将阴茎前移到耻骨联合下缘，将阴囊后移到阴茎之后，达到矫正部分性阴茎阴囊转位，并纠正阴茎下屈及其他畸形，后成形尿道。

只矫正阴茎阴囊转位畸形，到目前为止报道的大致有以下 4 种。

(1)“U”形切口法部分性阴茎阴囊转位矫正术(correction of incomplete penoscrotal transposition with “U” incision)：郭应禄等报道，在阴囊做“U”形切口，其下缘通过阴茎头下方，其上缘切口达阴囊上缘(图 18-3A)，充分游离阴茎后用掀起的阴囊皮片将阴茎包绕，并将阴囊上缘的切口缝合于阴茎之后(图 18-3B)。

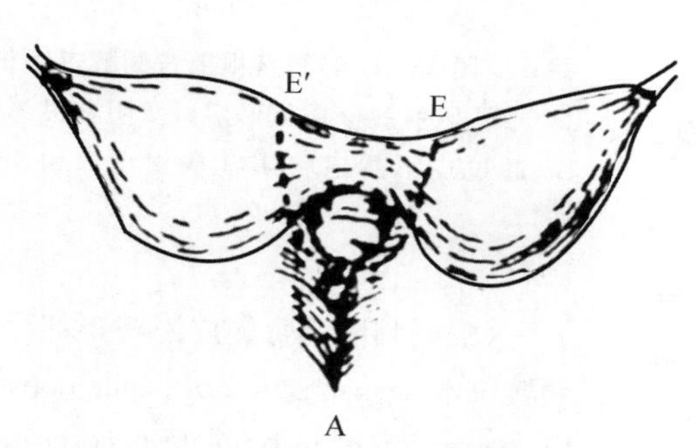

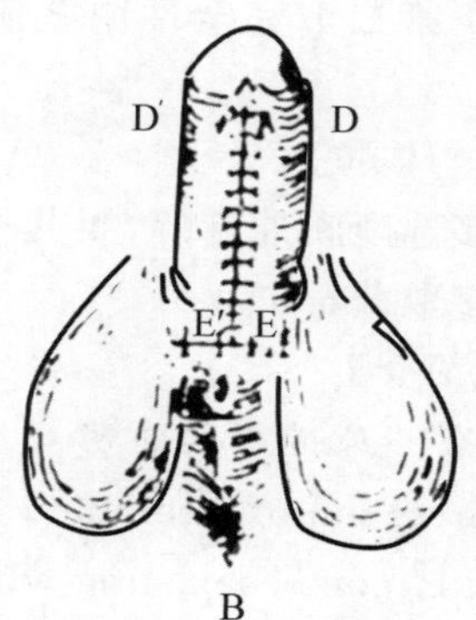

图 18-3 “U”形切口法

A. 将阴囊向外上方拉开，虚线表示切口；B. 缝合方法 DD′缝于阴茎头，EE′缝于阴茎根部后方，缝合后阴囊移于阴茎后方

(2)M 形阴囊切口法部分性阴茎阴囊转位矫正术(correction of incomplete penoscrotal transposition with M-shaped scrotal incision method)：丁崇标(1998)介绍，患者取截石位，牵引展开阴囊皮肤，围绕阴茎根部做菱形切口，在阴茎腹侧游离并切除纤维索带组织，使弯曲阴茎得以完全矫正伸直。同时使下裂之尿道口适当下移。然后在菱形切口的两侧角，向两外侧做“∧”形切口，使整个切口呈“M”形，并将两侧移位的阴囊皮肤尽

量包括在"M"形切口范围内。再在阴茎背侧做适当长度之直切口，长度按阴茎周径的一半而定(图 18-4A)。充分游离切口周围皮下组织，彻底止血后，将 D 点上移与 D′点缝合；E 点与 E′点自两侧牵引向下，对合缝于阴茎腹侧会阴部(图 18-4B)。尿道下裂取一侧阴囊斜形皮瓣转移至阴茎腹侧尿道成形术(图 18-4C)，经尿道插入 Foley 导尿管作支架，耻骨上膀胱造口。该方法适用于所有阴茎阴囊转位的畸形矫治。此矫形术可按情况附加必要的切口。对合并尿道下裂者，可按阴茎发育及阴囊皮肤情况，在行阴囊矫治的同时做尿道下裂成形术。

1951 年 Camphell 报道在阴茎前正中做一纵行切口，将阴茎上移到正常部位后缝合阴茎腹侧阴囊切口。

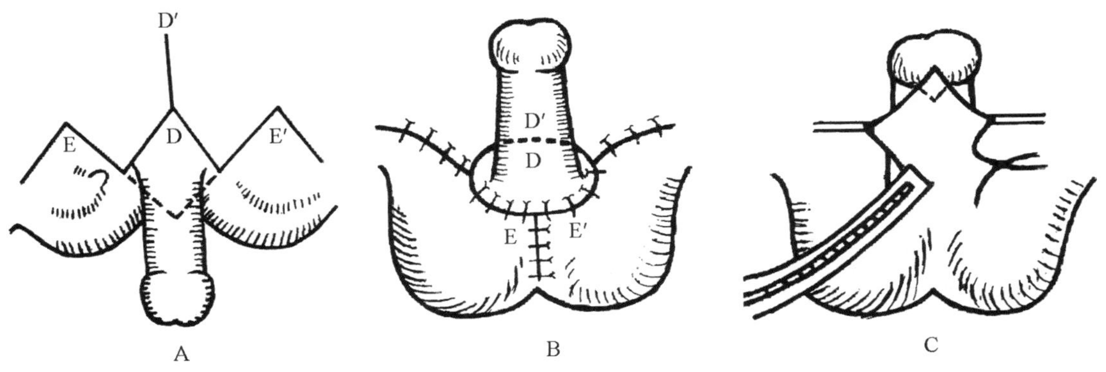

图 18-4　M 形阴囊切口法

A. 阴囊"M"形切口范围；B. 将 D 点上移与 D′点缝合(阴茎背侧)，E 点与 E′点牵向阴茎腹侧缝合；C. 阴囊斜行带蒂皮瓣成形尿道

(3)Glean-Anderson 法部分性阴茎阴囊转位矫正术(correction of incomplete penoscrotal transposition with Glean-Anderson method)：Glean-Anderson(1973)报道，在阴囊上部做一横弧形切口，切口的中点向下延续，围绕阴茎根部及两侧，并在其腹侧根部会合(图 18-5A)，游离阴囊两侧皮瓣和阴茎(图 18-5B)，切除阴茎腹侧连同皮肤的纤维索带组织，尿道外口退缩到适当位置，使阴茎伸直并上移到正常的部位，将两侧横弧形切口下缘阴囊皮瓣转移到阴茎腹侧(图 18-5C)，分两层间断缝合切口(图 18-5D)。

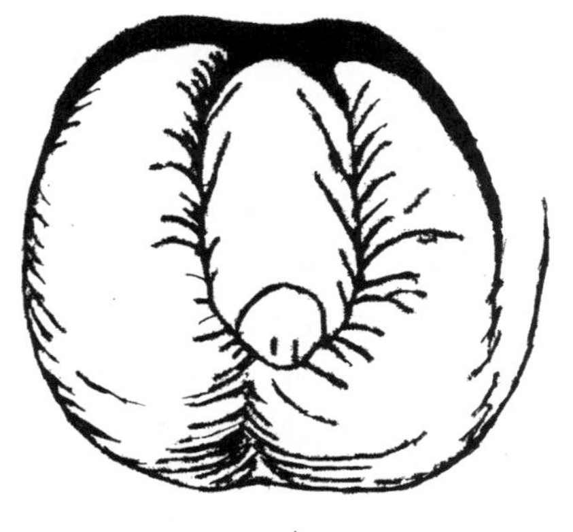

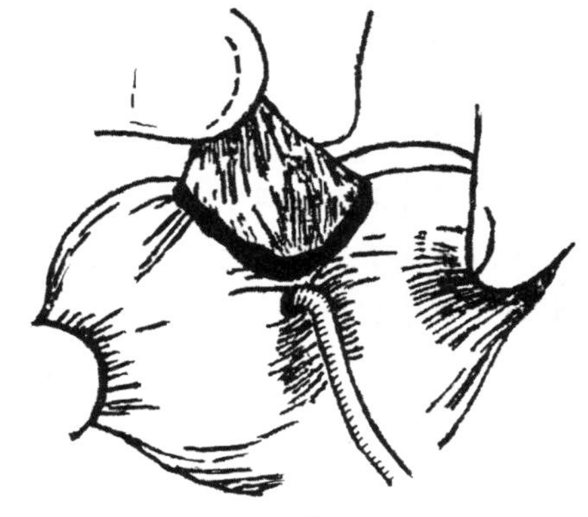

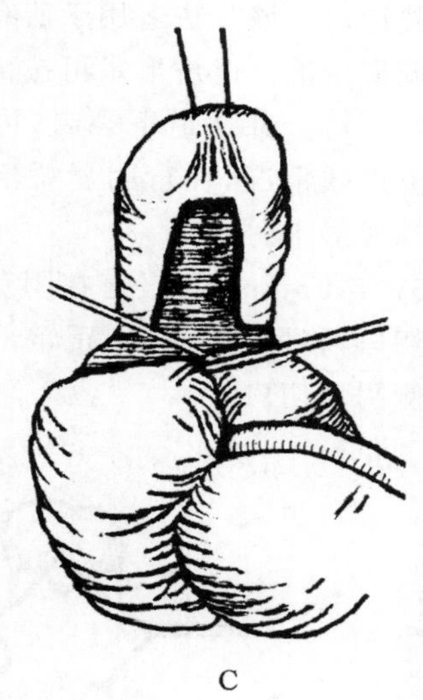

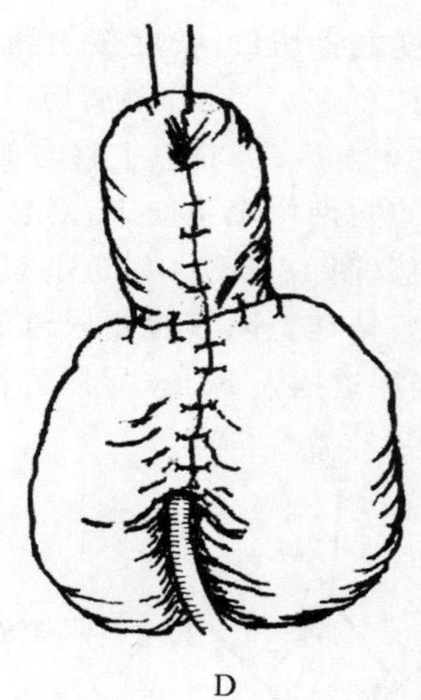

图 18-5 Glean-Anderson 法

A. 阴囊上部横弧形切口；B. 切口延续到阴茎根部两侧并在其腹侧会合；C. 切除纤维索带组织，两侧阴囊皮瓣转移到阴茎腹侧会合；D. 缝合切口

(4)切除部分阴囊皮肤法阴茎阴囊转位矫正术(partial penoscrotal transposition correction with incomplete resection of the scrotal skin)：此法由陈在贤等(1983)报道，先在阴囊上部接近腹壁皮肤交界处，以耻骨联合下缘为中心做一横弧形切口，又在以阴茎背侧根部为中心做另一横弧形切口，两切口的长度应等于阴茎根部的周长，然后将两横弧形切口的两端点分别相连做左、右两条切口，并继续向下，与阴茎体平行达阴茎腹侧，使形成一转移皮瓣，其宽度也正好等于阴茎体的周长，再沿阴茎腹侧阴茎阴囊交界处使两侧切口在阴茎腹侧尿道外口远端 2～3mm 处会合(图 18-6A)，两横弧形切口之间的阴囊壁组织给予切除(图 18-6B)。沿切口游离阴茎两侧皮瓣，在阴茎白膜表面彻底切除其短缩的纤维索带组织，尿道外口退缩到适当部位，使阴茎完全伸直，并能上移到耻骨联合下缘正常阴茎的部位(图 18-6C)，再将阴茎两侧的阴囊皮瓣转向阴茎腹侧，与阴茎远端皮肤一起缝合以覆盖阴茎腹侧创面(图 18-6D)，将阴囊横弧形切口的上缘皮瓣围绕阴茎根部转向其腹侧会合(图 18-6E)，这样阴囊切口的其余皮肤均转移到阴茎腹侧以下。缝合阴茎根部周围的皮肤及其腹侧阴囊皮瓣(图 18-6F)。保留 Foley 导尿管引流尿液。

3. 一期阴茎阴囊转位矫正与带蒂皮管尿道成形术(one-stage incomplete penoscrotal transposition correction and pedicle tube urethroplasty)　陈在贤等在 1983 矫正阴茎阴囊转位畸形的基础上，在行阴茎阴囊转位矫正的同时，以带蒂皮管阴茎头隧道法一期成形尿道，效果满意。合并尿道下裂的部分性阴茎阴囊转位患者，过去多采用分期手术，即先纠正阴茎阴囊及其合并畸形，术后 6 个月，让局部瘢痕软化后，第二期做尿道成形术，若尿道成形术后并发尿瘘或尿道狭窄等，相隔 6 个月后第三期手术处理尿道成形术后的并发症。这样从畸形矫正到尿道成形成功，患者需经受多次住院、多次麻醉、多次手术，经历较长时间的痛苦及经济负担。如在阴茎阴囊转位矫正术的同时做尿道成形术，一期手术可减少手术次数，缩短病程，减少患者痛苦及经费。

(1)原理：在矫正阴茎阴囊转位及其他合并畸形的同时，以阴囊纵隔带蒂皮瓣做成带蒂皮管，经阴茎头隧道成形尿道。手术医师应根据畸形的类型和自己掌握的手术技巧及经验来选择。

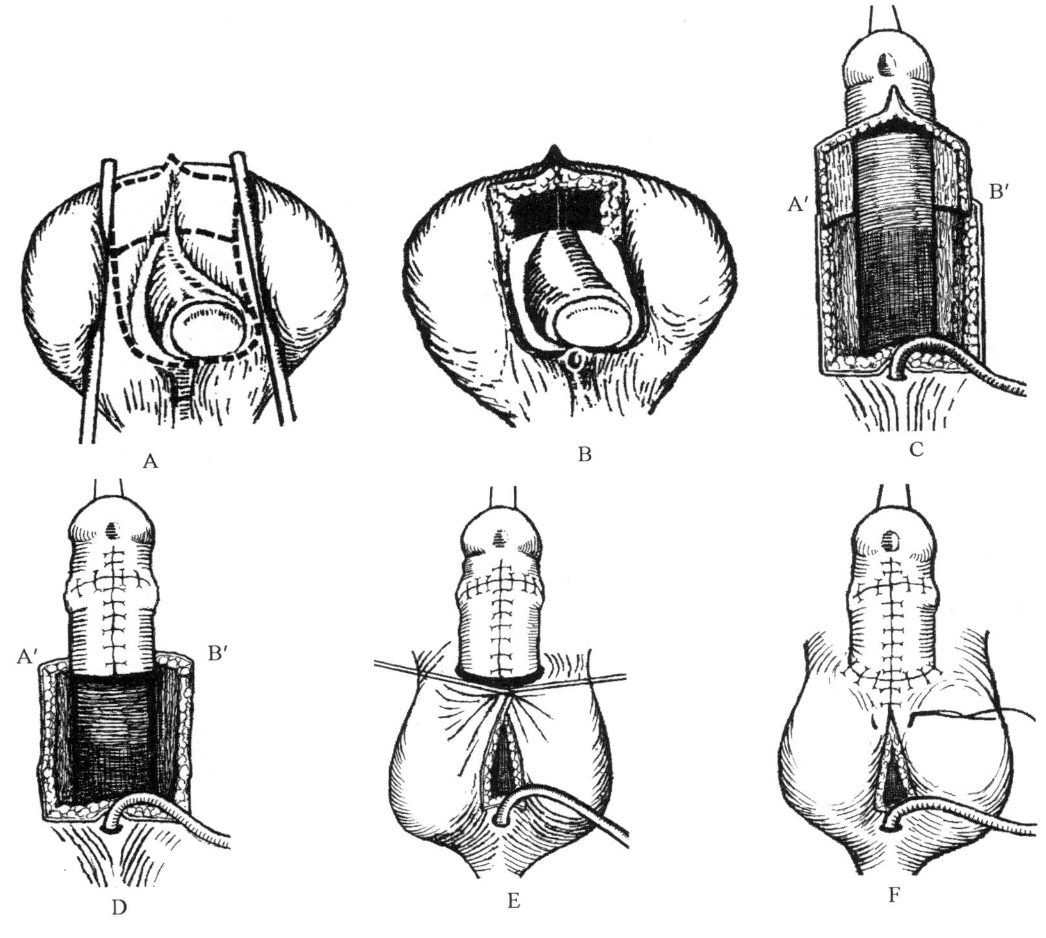

图 18-6　切除部分阴囊皮肤法

A. 分开两侧阴囊，虚线表示切口；B. 切除两弧形切口间的阴囊壁；C. 沿切口游离阴茎，切除其纤维索带组织使阴茎伸直；D. 阴茎两侧阴囊皮瓣转向腹侧缝合；E. 将横弧形切口上缘皮瓣围绕阴茎根部转向其腹侧会合；F. 缝合阴茎根部及其腹侧阴囊切口

(2)优点：因首次手术，组织无瘢痕，解剖层次清楚，易于手术操作，手术成功率较高。并发症少，缩短病程，患者痛苦减少。

(3)缺点：手术难度较大，手术技术要求较高。

(4)手术要点：如图 18-7A 所示，在阴囊上部接近腹壁皮肤交界处，以耻骨联合为中心做一横弧形切口，其长度约等于 1/2 阴茎根部周长；在尿道口远侧缘 2～3mm 处围绕阴茎背侧根部做环形切口。分离耻骨联合，游离阴茎(应保留阴茎皮肤的血供)，彻底切除阴茎腹侧的纤维索带组织，使阴茎完全伸直。两切口之间做一皮下隧道，使阴茎通过阴茎背侧皮下隧道上移至耻骨联合下缘正常阴茎的部位。在阴茎腹侧皮肤切缘白膜表面解剖分离皮下隧道，达阴茎头正常尿道开口处而出（图 18-7B）。以尿道外口为中心，向会阴做与阴囊纵隔线平行的带蒂皮瓣，其长度以阴茎伸直后从尿道外口到阴茎头的长度，其宽度应根据患者年龄大小而定（图 18-7C）。经尿道插入双腔气囊导尿管入膀胱，带蒂皮瓣围绕导尿管，以 5-0 微乔线缝成皮管（图 18-7D），通过阴茎头隧道引出阴茎头成形尿道外口（图 18-7E）。将阴茎过多的包皮绷直，以阴茎腹侧缺少皮缘为准，与冠状沟平行，横行切开阴茎皮肤，在其背侧正中阴茎远端的皮肤纵行切开并分成左、右两瓣，使其能转移到阴茎腹侧缝合，覆盖阴茎腹侧的创面，并缝合阴囊皮肤切口（图 18-7F）。

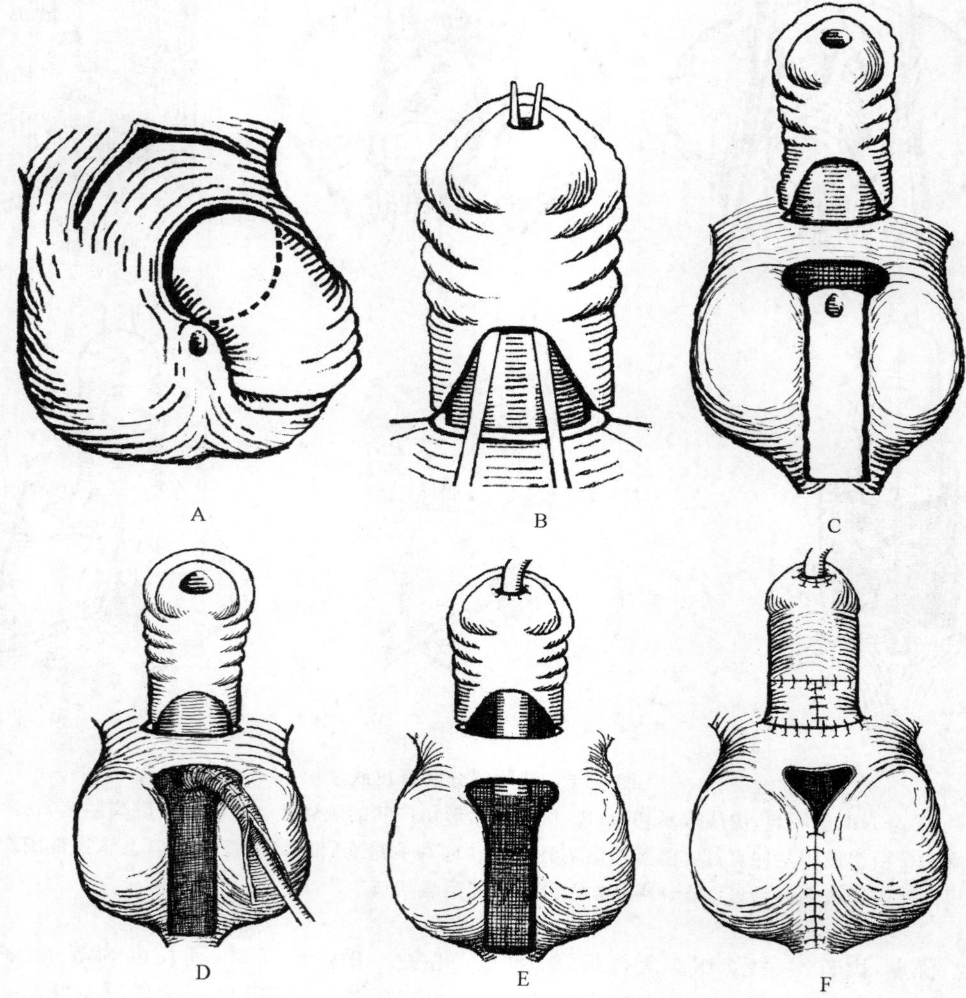

图 18-7 一期阴茎阴囊转位矫正与带蒂皮管尿道成形术

A. 阴茎阴囊皮肤切口；B. 做阴茎腹侧皮下隧道；C. 以尿道口为中心做阴囊正中皮瓣；D. 缝合带蒂皮管；E. 皮管经皮下隧道引出成形尿道外口；F. 转移阴茎背侧皮肤，覆盖腹侧创面并缝合阴茎阴囊皮肤切口

【术后处理】

术后伤口内无渗液后拔出引流物，手术区适度加压包扎，以防止血肿形成。用抗生素防治感染。保持导尿管通畅，以免尿液浸湿敷料或创口。术后 12～14 天拆线。留置导尿管 4 周后拔出排尿。如有尿瘘，术后 6 个月左右于局部组织瘢痕软化后做尿瘘修补术；如有尿道狭窄者，应适当做尿道扩张（坚持 6 个月以上）。

【并发症防治】

同尿道下裂术后并发症防治。

【评析】

未合并尿道下裂的阴茎阴囊转位畸形矫正术，只需矫正阴茎阴囊转位到正常位置即可，手术较简单，一般一次手术便可成功，效果较好；现有多种术式，各有其优缺点。对于合并尿道下裂的部分性阴茎阴囊转位畸形，除了要矫正阴茎阴囊转位及其他畸形外，还要重建尿道，手术较复杂，难度大。在多数情况下可供利用的再造尿道的材料有限，加上会阴部手术感染率高，往往需多次手术才能获得较好的效果。因此，术者应根据阴茎阴囊转位及其合并畸形的类型及严重程度，采用相应的、并发症最少、成功率最高的术式，以获得较好的效果。但至今尚无一种术式能满意地矫治所有畸形。而畸形矫正及尿道成形完全成功，往往需多次手术，经历时间较长，其效果也各异。

（陈在贤）

参考文献

[1] 陈在贤，屠业骏. 阴茎阴囊转位及其治疗. 国外医学泌尿系统分册，1982，2(6)：24.

[2] 陈在贤，等. 部分性阴茎阴囊转位. 中华泌尿外科杂志，1983，4(5)：304.

[3] 李旭良，等. 一期手术治疗有阴茎阴囊转位的尿道下裂. 中华泌尿外科杂志，1992，13：58.

[4] 邱晓峰，闫廷雄. 部分性阴茎阴囊转位的手术治疗(附 8 例报告). 宁夏医学院学报，2000，22(3)：214.

[5] 许建业. 49 例不完全性阴茎阴囊转位的诊治. 宁夏医学杂志，2000，22(6)：355.

[6] 罗洪，江晓海，杨长庆，等. 阴茎阴囊转位 3 例报告. 中华男科学杂志，2000，6(3)：201-202.

[7] 陈小华，魏孝钰. 会阴型尿道下裂伴阴茎阴囊转位及阴囊分裂的手术修复. 江西医药，2002，37(6)：410-411.

[8] 陆文奇，潭志忠. 阴茎根部阴囊两侧翼上方开窗术治疗阴茎阴囊转位. 广西医科大学学报，2001，18(6)：862.

[9] 杨槐，何恢绪，李清荣，等. 尿道下裂合并阴茎阴囊转位肉膜蒂皮瓣一期矫治(附 38 例报告). 中国男科学杂志，2003，17(4)：250-252.

[10] 陈小林，廖耀武. 阴茎阴囊转位手术治疗体会. 中华现代外科学杂志，2005，2(6)：547.

[11] 刘继红，章咏裳. 阴茎阴囊转位矫形术——M形阴囊切口矫形术//梅骅，章咏裳. 泌尿外科手术学. 2 版. 北京：人民卫生出版社，1996，613-614.

[12] 陈在贤，赵栩，黄捷. 阴茎阴囊转位矫形术//陈在贤. 实用男科学. 2 版. 北京：人民军医出版社，2015，647-652.

[13] 罗琦. 张艳英. 阴茎阴囊转位伴隐匿性阴茎 5 例. 临床医学，2007，27(11)：72-73.

[14] 于满，王凤阁. 完全性阴茎阴囊转位一例报告. 中华泌尿外科杂志，2011，32(5)：329.

[15] 孟庆娅，张富义，徐国栋，等. 改良 Glenn-anderson 术式治疗阴茎阴囊转位. 天津医药，2010，38(4)：333-334.

[16] 邢茂青，刘强，鞠海珍，等. 对称性双手多指和双足多趾畸形合并尿道下裂及阴茎阴囊转位一例. 中华小儿外科杂志，2013，34(7)：559.

[17] 周平，熊华丽，黄云. 先天性阴茎阴囊转位并会阴型尿道下裂二例手术治疗. Jiankang Bidu，2011，5：93.

[18] 汤梁峰，阮双岁，王翔. 尿道下裂伴阴茎阴囊转位的诊治(附 83 例报告). 中华男科学杂志，

2011,17(2):143-145.

[19] 唐耘熳,王学军,毛宇,等. M形皮瓣法矫治尿道下裂术后残留阴茎阴囊转位44例效果分析. 实用医院临床杂志,2016,4:44-45.

[20] 郭秀全,王养民,张惠芳,等. 阴茎阴囊转位合并尿道下裂分期手术修复(附43例报道). 现代生物医学进展,2014,14(1):140-142.

[21] 张斌,毕允力,陆良生,等. 分期Duplay术治疗合并阴茎阴囊转位的重度尿道下裂. 临床小儿外科杂志,2016,15(5):443-446.

[22] 唐勇,李养群,杨喆,等. 阴茎阴囊转位的整形外科治疗. 中华整形外科杂志,2016,32(5):351-353.

[23] 张晓忠,魏辉,黄英,等. 小儿阴茎阴囊转位合并尿道下裂手术修复9例报道. 亚太传统医药,2010,6(3):61-63.

[24] 吴汉,朱再生,吴海啸,等. 改良Koyanagi术一期修复伴有阴茎阴囊转位的重度尿道下裂. 中国男科学杂志,2010,24(4):33-35.

[25] 顾胜利,罗雪松,胡良武. Koyanagi术修复近端型尿道下裂合并阴茎阴囊转位. 中华整形外科杂志,2011,27(4):269-272.

[26] 张晓忠,邬绍文,杨青山,等. Ⅰ期手术治疗阴茎阴囊转位、尿道下裂合双侧腹股沟斜疝1例报告. 中华男科学杂志,2012,18(6):562-564.

[27] 张格云,李婧. 常规超声联合三维超声诊断胎儿阴茎阴囊转位的临床价值. 中国产前诊断杂志(电子版),2014,4:27-30.

[28] Mori Y, Ikoma F. Surgical correction of incomplete penoscrotal transposition associated with hypospadias. J Pediatr Surg, 1986, 21(1): 46-48.

[29] Gonzalez Landa G, Prado C, Santos Terron MJ, et al. Penoscrotal inversion. Arch Esp Urol, 1990, 43(1): 66-68.

[30] Hemal AK, Khanna S, Sharma SK, et al. Incomplete penoscrotal transposition associated with hemivertebrae. J Surg, 1991, 61(3): 233-235.

[31] Levy JB, Darson MF, Bite U, et al. Modified pudendal-thigh flap for correction of penoscrotal transposition. Urology, 1997, 50(4): 597-600.

[32] Kang C, Wang X, Zhang F. Surgical treatment of penoscrotal transposition associated hypospadias. Zhonghua Wai Ke Za Zhi, 1995, 33(5): 298-300.

[33] Germiyanoglu C, Ozkarde SH, Altug U. et al. Reconstruction of penoscrotal transposition. Br J Urol, 1994, 73(2): 200-203.

[34] Kolligian ME, Franco I, Reda EF. Correction of penoscrotal transposition: a novel approach. J Urol, 2000, 164: 994-996.

[35] Pinke LA, Rathbun SR, Husmann DA, et al. Penoscrotal transposition: review of 53 patients. J Urol, 2001, 166(5): 1865-1868.

[36] Hata Y, Fukushima Y. Penoscrotal transposition. Ryoikibetsu Shokogun Shirizu, 2001(34): 494-495.

[37] Chen SC, Yang SS, Hsieh CH, et al. One-stage correction of proximal hypospadias and penoscrotal transposition. J Formos Med Assoc, 2002, 101(1): 48-51.

[38] Gershbaum MD, Stock JA, Hanna MK. A case for 2-stage repair of perineoscrotal hypospadias with severe chordee. J Urol, 2002, 168(4Pt2): 1727-1728.

[39] Chadha R, Mann V, Sharma A, et al. Complete penoscrotal transposition and associated malformations. Pediatr Surg Int, 1999, 15: 505.

[40] Avolio A, Karmarkar S, Martuccillo G. Complete penoscrotal transposition. Urology, 2006, 67: 1287.

[41] Redman JF, Bissada NK. Complete penoscrotal transposition. Urology, 2007, 69: 181-182.

[42] Cohen-Addad N, Zarafu IW, Hanna MK. Complete penoscrotal transposition. Urology, 1985, 26: 149-152.

[43] Parida SK, Hall BD, Barton L, et al. Penoscrotal transposition and associated anomalies: Report of five new cases and review of the literature. Am J Med Genet, 1995, 59: 68-75.

[44] Wilson MC, Wilson CL, Thicksten JN. Transposition of the external genitalia. J Urol, 1965, 94: 600-602.

[45] Kain R, Arulprakash S. Complete penoscrotal

transposition. Indian Pediatr,2005,42:718.

[46] Ivan Somoza, Maria G, Palacios, et al. Complete penoscrotal transposition: A three-stage procedure. Indian J Urol, 2012, 28 (4): 450-452.

[47] Arena F,Romeo C,Manganaro A,et al. Surgical correction of penoscrotal transposition associated with hypospadias and bifid scrotum: our experience of two-stage repair. J Pediatr Urol,2005,1(4):289-294.

[48] Anjan Kumar Dhua. Prepenile Scrotum-An Extreme Form of Penoscrotal Transposition. J Neonatal Surg,2013,2(4):49.

[49] Manjunath K, Venkatesh M. Mplasty for correction of incomplete penoscrotal transposition. World J Plast Surg,2014,3(2):138-141.

[50] Saleh A. Correction of incomplete penoscrotal transposition by a modified Glenn-Anderson technique. Afr J Paediatr Surg, 2010, 7: 181-184.

[51] Abudusaimi A,Tang LF,Ruan SS,Wang X,et al. Surgical correction of penoscrotal transposition with hypospadias: experience with 83 cases. Zhonghua Nan Ke Xue, 2011, 17 (2): 143-145.

[52] Pietrucha AZ, Pietrucha BJ, Bzukala I, et al. Autonomic function and presence of vasovagal syncope in young adults in long term followup after correction of dtransposition of great arteries by Senning atrial switch. European Heart Journal,2013,34(1):P2139.

[53] Niels V,Keld S,Eva M,et al. Long-Term outcome of mustard/senning correction for transposition of the great arteries in sweden and denmark. Circulation,2015,132(8):633-638.

[54] Somoza I,Palacios MG,Mendez R,et al. Complete penoscrotal transposition: A three-stage procedure. Indian J Urol, 2012, 28 (4): 450-452.

[55] MA Fahmy, AA El Shennawy. AM Edress. Spectrum of penoscrotal positional anomalies in children. International Journal of Surgery, 2014,12(9):983-988.

[56] Sunay M,Emir L,Karabulut A,et al. Our 21-year experience with the Thiersch-Duplay technique following surgical correction of penoscrotal transposition. Urol Int,2009,82(1): 28-33.

第 19 章 男性尿道上裂手术

第一节　男性尿道上裂

尿道上裂(epispadias)是尿道海绵体及尿道开口的位置在发育过程中发生变异,异位开口于阴茎背侧的不同部位,称为尿道上裂。尿道上裂是一种极少见的先天性畸形,其发生率为1/118 000,约90%的患者合并有膀胱外翻,发生率为1/50 000。男、女均可发病,男性发病率较女性多4倍。

膀胱外翻-尿道上裂综合征是由于中胚层没能向内生长而起到加固泄殖腔膜的作用。泄殖腔膜是位于胚盘尾端的一个双层结构,占据脐下的腹壁。中胚层在泄殖腔部位的内、外胚层间向内生长,最终形成下腹部肌肉及盆骨结构。泄殖腔膜易发生早期破裂,其程度取决于脐下腹部缺陷的范围和破裂发生时的发育阶段,破裂发生引起膀胱外翻、泄殖腔外翻和尿道上裂。

尿道上裂的可能病因目前仍不清楚,尿道上裂常合并有膀胱外翻,因此推测二者的发病原因可能相似。在妊娠前期接受过大剂量黄体酮的母亲生出患儿的危险性上升10倍。2003年Wood等报道大部分患有膀胱外翻-尿道上裂综合征的儿童都是应用辅助生育技术致孕的。采用体外受精技术将使其发病率增加7.5倍。这两个报道揭示内分泌因素的变化在尿道上裂伴膀胱外翻发病过程中起着重要的作用。关于膀胱外翻在基因组中的定位研究目前正在进行中。2004年Boyadjiev等报道位于第9号染色体的CASPR3基因的5′端存在一个断裂点。这一发现第一次提出膀胱外翻-尿道上裂综合征发病的可能的遗传学基础。

各种类型的男性尿道上裂均合并阴茎上弯(phallanastrophe),尿道上裂近段尿道虽未裂开,但该段尿道向背侧移位至分离的两侧阴茎海绵体之间,且尿道背侧和耻骨联合有纤维条索连接,当阴茎勃起时该纤维条索牵拉阴茎部尿道如弓弦,致使两侧充血的阴茎海绵体呈弓形向腹侧外侧膨出;造成阴茎呈蛙腹状弯曲而影响性功能,故须做阴茎伸直手术后再做尿道成形术。

【临床分型】

尿道上裂的临床分型由于尿道上裂病变严重程度不同,无论如何分型也很难找到明确界线。根据有无尿失禁分为单纯性尿道上裂和复杂性尿道上裂,单纯性尿道上裂无尿失禁,复杂性尿道上裂伴有尿失禁及膀胱外翻。根据严重程度,将尿道上裂分为不完全型尿道上裂、完全型尿道上裂及复杂型尿道上裂。大多数学者根据尿道上裂的表现和病变解剖特点,将尿道上裂分为以下3型。

1. *阴茎头型尿道上裂*　尿道口位于冠状沟的背侧,自尿道口至阴茎头尖部有一裂缝,阴茎头呈扁平铲状，并呈上弯畸形，阴茎体较短，包皮在背侧裂开，悬垂在阴茎腹侧。患者无尿失禁，耻骨联合正常，阴茎可勃起，但由于阴茎头弯向腹壁，大都不能性交，阴茎勃起后有疼痛，常合并阴茎短小、阴茎头扁平。

2. 阴茎型尿道上裂　尿道口位于阴茎背侧耻骨联合至冠状沟之间的任何部位，阴茎头尖部至尿道口间形成槽沟，为黏膜所覆盖，合并阴茎扁平、短小，包皮在背侧裂开，包皮悬垂在阴茎的腹侧；耻骨分离；但排尿功能大多数患者控制良好，少数患者有不同程度的尿失禁，阴茎向背侧弯曲；常发生性交困难或根本无法性交，因而丧失生育功能。

3. 阴茎耻骨联合下型尿道上裂　又称完全型尿道上裂，尿道外口位于耻骨联合下方，阴茎部尿道完全敞开，阴茎扁平呈上弯畸形，尿道口宽大，此型多有膀胱颈部肌肉发育不全致尿失禁。少数完全型尿道上裂与膀胱外翻同时并存，称为复合型膀胱外翻-尿道上裂(exstrophy-epispadias complex)。

尿道上裂伴耻骨分离，常合并膀胱外翻，成为男性膀胱外翻-尿道上裂综合征。膀胱外翻-尿道上裂综合征多有不同程度的尿失禁，可以是完全性尿失禁，也可以是压力性尿失禁，尿失禁的程度主要取决于后尿道前壁组织的缺损程度。由于阴茎弯向背侧，勃起时疼痛，不能性交及生育。合并膀胱外翻者，表现为下腹壁肌和膀胱前壁的完全缺损，膀胱后壁外翻及其黏膜与腹壁皮肤相连，膀胱膨出部分可见双输尿管开口及间断喷尿，由于膀胱黏膜外露易擦伤出血，且膀胱黏膜由于长期慢性炎症和机械性刺激，常发生溃烂、变性甚至恶变。常并发上尿路感染和肾积水；并伴耻骨联合分离，骨盆失去稳定性，有时伴髋关节脱位。

【矫治进展】

1895 年 Cantwell 首次行完全型尿道上裂尿道成形术，从阴茎海绵体背侧完全转移尿道板到阴茎腹侧近中线，但完全游离的尿道管血供较差。1918 年 Young 改良 Cantwell 术式，完全游离右侧阴茎海绵体上的尿道板，左侧阴茎海绵体仅切缘处的尿道板做少许游离，然后旋转尿道到阴茎海绵体的腹侧，以恢复尿道到正常解剖位置。1948 年 Mays 采用 Cantwell 式尿道管和尿道板腹侧旋转方式，用腹侧包皮瓣重建远端尿道。1958 年 Hinman 首先通过游离和后退尿道板伸直和延长尿道上裂的阴茎，并行阴茎悬韧带切开和腹侧包皮旋转到背侧覆盖因尿道退缩产生的组织缺损的方法。1958 年 Swenson 应用 Denis-Brown 的原则，只是埋藏纵向的尿道黏膜皮条于阴茎海绵体紧邻的腹部。据报道，应用上述方法修复尿道下裂和男性尿道上裂获得成功。1972 年，Devine 等采用游离皮片修复尿道上裂获得成功，并注意到在阴茎海绵体背侧表面致密的结缔组织纤维索延伸到尿道沟，游离尿道并切除这些纤维组织常常能矫正阴茎痛性勃起，但不能持久，提示白膜可能短缺，需要通过切开白膜和放置真皮片到缺损处来延长背侧白膜。1982 年 Kramer 和 Kelali 报道，切除纤维索和尿道口前移的尿道成形术获得较满意的效果。1984 年 Lepor 等报道他们改良的 Young 方式行尿道成形术的经验，保留尿道在阴茎体背侧，并采用 Thiersch-Duplay 术式，从前列腺到阴茎头尿道板形成连续的管状。Thomalla(1984)和 Monfort 等(1987)采用术后成功率高的 Duckett 和 Asopa 的横行岛状带蒂组织瓣行男性尿道上裂修复，并采用 Thomalla 等术式游离近端尿道板行阴茎痛性勃起的矫正和阴茎延长。尿道管的两端由于血供较差尿瘘的发生率达 21%～55%，其勃起时阴茎持续背屈达 33%～47%。为了矫正阴茎的背屈，Woodhouse 和 Kellett 首选松解背侧白膜，而不是采用 Nesbitt 的会缩短阴茎的腹侧折叠术式。广泛游离阴茎体时需要从阴茎体上游离尿道板，所以在松解白膜时，确认血管神经束并避免损伤是非常重要的。1972 年 Tanagho 和 Smith 报道，阴茎耻骨型男性尿道上裂伴尿失禁者，通过在膀胱和前列腺尿道间植入膀胱前壁瓣卷成的管道，可控制尿失禁及排尿。目前修复尿道括约肌失败率较高。如手术矫正后仍出现尿失禁，可考虑行人工括约肌手术。女性完全型尿道上裂首选尿道缩紧术和外阴成形术同期完成。1984 年 Lepor 等改良 Young 术式保留尿道在阴茎体背侧，并采用 Thiersch-Duplay 术式，从前列腺到阴茎头尿道板形成连续的管道。

【治疗原则】

任何类型的男性尿道上裂均需手术治疗。治疗的目的是纠正尿失禁、阴茎上弯、成形尿道，达到站立排尿，促进性生活。尿道上裂术前应制订严密方案，分期或一期修复。不伴有尿失禁的尿道上裂可考虑一期阴茎畸形矫正及尿道成形。伴有尿失禁的尿道上裂以分期手术为宜，第一期先行膀胱颈及后尿道重建术，并同时行阴茎伸直延长术；第二期再行阴茎部尿道成形术，可提高手术成功率。对于发育不良的阴茎短小患者，可于术前予以睾酮或绒促性素等治疗以促进其发育。手术方式的选择应根据临床分型来决定。

1. 阴茎头型尿道上裂　无尿失禁，只需做矫正阴茎上弯及尿道成形术。

2. 阴茎型尿道上裂　无尿失禁者，只需做矫正阴茎上弯及尿道成形术。伴有尿失禁者，还应加做抗尿失禁手术。

3. 阴茎耻骨联合下型尿道上裂　合并膀胱外翻者，应做阴茎伸直延长、抗尿失禁、尿道成形术，并修复膀胱及腹壁缺损。有尿失禁或合并膀胱外翻者，手术十分复杂而困难，失败率高，效果多不满意。膀胱外翻的手术治疗原则是，闭合腹壁和膀胱前壁；膀胱颈部重建修复尿道以控制排尿，保护肾功能；以及外生殖器的重建。需要时做骶髂部截骨术。

合并膀胱外翻的尿道上裂矫治术，可分期进行，也可一期完成。分期手术应全面设计，每期手术必须保持连续性，前期手术应为后期手术打下基础，否则，易致手术失败。对合并膀胱外翻的尿道上裂，因患者条件有限，无法恢复正常排尿功能者，可考虑行外翻膀胱切除，修补腹壁缺损，施行尿流改道术如回肠膀胱术等。

尿道成形可采取一期成形及分期成形。一期成形即在矫正阴茎畸形的同时行尿道成形；分期成形即先行控制尿失禁及阴茎伸直延长术，6 个月后第二期行尿道成形。所有术式均须先游离尿道黏膜板及部分尿道，充分利用尿道板做成黏膜管，在黏膜管不够长时采用阴茎带蒂皮瓣或膀胱黏膜延伸尿道。

【手术时机选择】

男性尿道上裂患者手术时机，推荐在 3 岁以后进行，4～5 岁为宜，原因如下。

1. 3 岁以后发育较好，有适当容量和肌肉的膀胱，男孩青春期的发育有利于尿液的控制。

2. 3 岁以前多有自然遗尿现象，难以区分及确定尿失禁的原因及程度，膀胱颈重建后难以观察疗效。3 岁以后仅有不完全性尿失禁者，可先行盆底肌肉锻炼及排尿训练，效果不明显者考虑手术治疗。尿失禁者膀胱颈后尿道十分宽大，膀胱颈不能关闭，可用膀胱镜检查及尿流动力学检查，判断尿失禁及其程度，以此选择手术方式。

3. 阴茎发育不良者，应推迟手术或经内分泌治疗，待阴茎发育后再手术。术前先使用绒促性素，以促进阴茎的发育，为手术创造更好的条件。

【术前准备】

1. 染色体检查　术前应做染色体检查，确定为男性后才施行整形手术。

2. 膀胱镜检查　术前膀胱镜检查对判断尿失禁有一定帮助，尿失禁者膀胱颈后尿道十分宽大，膀胱颈不能关闭者，可选择膀胱颈重建术。

3. 睾酮或绒促性素的应用　对于发育不良的阴茎短小患者，可于术前给予睾酮或绒促性素等治疗以促进其发育。

4. 防治感染　清洁阴茎、阴囊皮肤。伴

有尿失禁者，因尿液浸润会阴皮肤，术前应清洁会阴部皮肤；伴有感染者，需使用抗生素控制感染后方可手术。

5. *灌肠*　完全型及复杂型尿道上裂由于术中涉及肠道，故术前应清洁灌肠。

6. *家属知情*　完全型及复杂型尿道上裂矫治术，要获得较满意的效果相当困难。任何一种抗尿失禁手术都没有百分之百的成功效果，必须让患儿家属知情。

【麻醉与体位】

幼儿采用全身麻醉，少儿或成人可选用硬脊膜外麻醉。患者或患儿取平卧位。

第二节　阴茎上弯矫正及尿道成形术

【适应证】

实用于各种类型的男性尿道上裂者，做阴茎伸直及尿道成形术。手术年龄选择以 3－6 岁为宜。阴茎发育不良者，应推迟手术或经内分泌治疗，待阴茎发育后再手术为宜。

【禁忌证】

患有严重尿路感染，肾功能严重受损者。合并心脏发育不良不能耐受手术者。营养不良、体质虚弱，不能耐受手术者。

【术式简介】

至今矫治尿道上裂的手术方法很多，本文主要综合介绍 4 种具有代表性的矫治尿道上裂的尿道成形术。

1. *改良 Cantwell 尿道成形术（正位尿道成形术）(dorsal chordee correction)*　1895 年 Cantwell 首次行完全型尿道上裂尿道成形术，将尿道上裂阴茎背侧的尿道板黏膜及尿道海绵体完全游离，将尿道黏膜缝合成管状，尿道移位到阴茎海绵体腹侧（图 19-1）。尿道板从阴茎体上完全游离后弹性好，尿道转移到阴茎海绵体的腹侧，从前列腺到阴茎头尿道板的长度足够、毫无张力，但易产生尿道板皮瓣缺血坏死而形成尿瘘。为了预防因完全游离尿道黏膜而引起尿道黏膜缺血坏死，1918 年 Young 改良 Cantwell 术式，采用完全游离右侧阴茎海绵体上的尿道板皮瓣，保留左侧阴茎海绵体上的尿道板皮瓣，保证成形尿道皮管的血供，成为有代表性的治疗尿道上裂的改良 Cantwell 尿道成形术。

该术式尿道皮瓣仅游离右侧阴茎海绵体，而与左侧阴茎海绵体相连，保证了成形尿道皮管的血供，减少尿道板皮瓣缺血坏死形成尿瘘并发症的发生率，并将成形尿道移到阴茎腹侧，接近正常阴茎解剖结构。将左侧阴茎海绵体向逆时针方向旋转，右侧阴茎海绵体以顺时针方向向右前向内转移，与对侧阴茎海绵体背侧缝合，这种不对称缝合致使两侧阴茎海绵体呈前后位，从而造成阴茎头 90°左右扭转，形状不对称。

将阴茎背侧尿道板黏膜及尿道海绵体完全游离，皮瓣缝成管状，转移到阴茎海绵体腹侧成形尿道。

(1)切取阴茎尿道板皮瓣如图 19-2A 及图 19-2B 所示。

(2)完全游离右侧阴茎海绵体上的尿道板皮瓣，保留左侧阴茎海绵体上的尿道板皮瓣（图 19-2C）。

(3)矫正阴茎上弯（见阴茎伸直尿道成形术）后，经尿道口插入双腔气囊导尿管，将分离的裂隙部尿道板皮瓣围绕导尿管缝合成尿道（图 19-2D）。

(4)将左侧阴茎海绵体向逆时针方向旋转，右侧阴茎海绵体以顺时针方向向右前向内转移，与对侧阴茎海绵体背侧缝合（图 19-2E）。这种不对称缝合致使两侧阴茎海绵体呈前后位，从而造成阴茎头约 90°扭转。向阴茎头腹侧顶端做隧道，开口到阴茎头腹侧。将成形尿道皮管经此隧道，成形尿道外口及阴茎头，用两侧的菱形或采用 Z 字整形缝合瓣覆盖背部的创面。保留尿道尿管引流尿液者，可不做膀胱造口术。

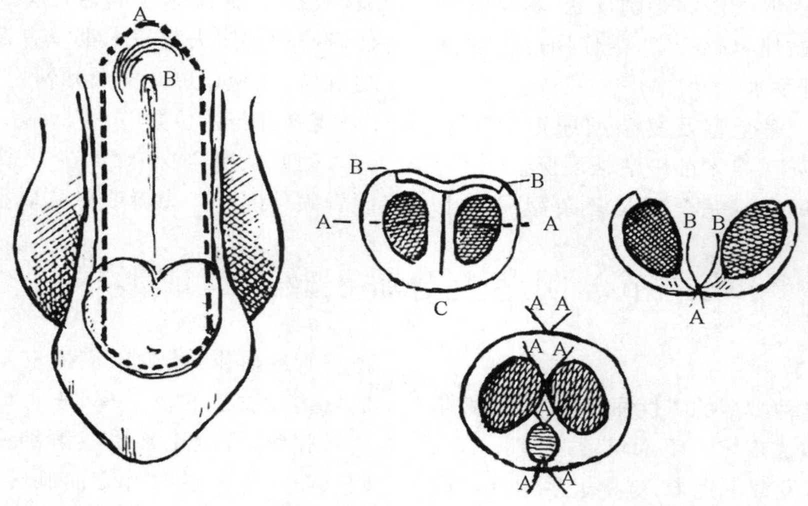

图 19-1 Cantwell 尿道成形术

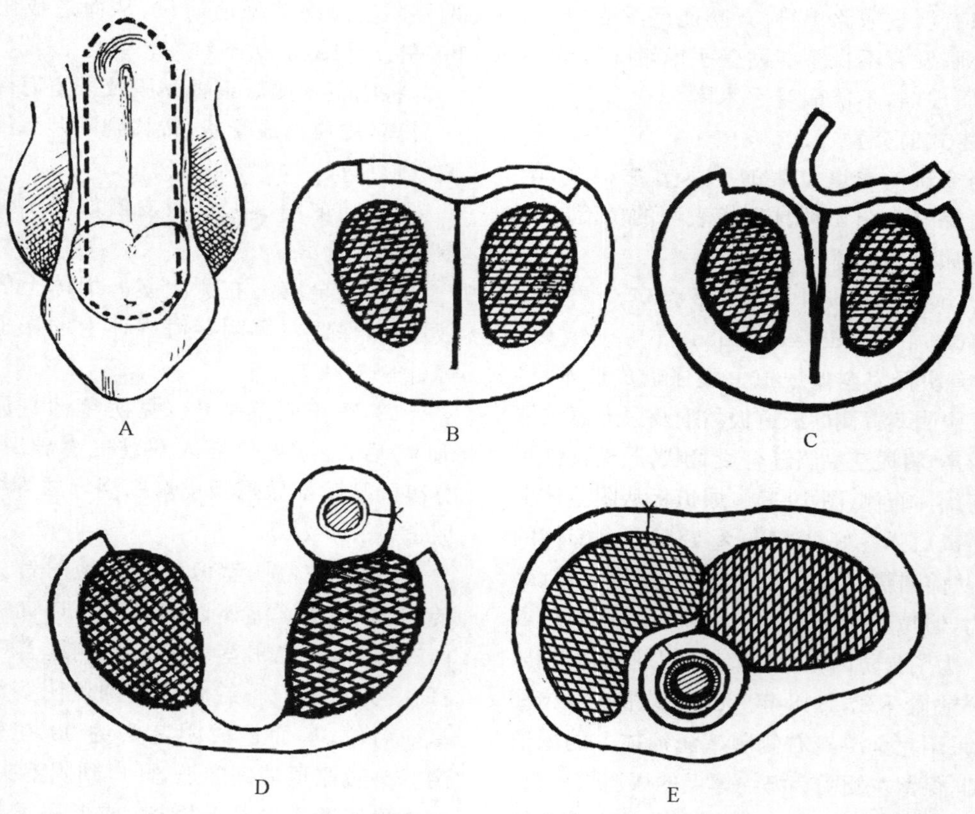

图 19-2 改良 Cantwell 尿道成形术

A. 切取阴茎尿道板皮瓣(背面观);B. 切取阴茎尿道板皮瓣(横面观);C. 游离右侧阴茎海绵体上的尿道板皮瓣;D. 缝合尿道皮管;E. 旋转左、右阴茎海绵体

2. 阴茎伸直尿道成形术(dorsal chordee correction and urethroplasty)

(1)在阴茎背侧，近端绕过尿道开口上缘，远端达阴茎头，两侧沿尿道黏膜与皮肤交界处做一倒“U”形切口达白膜，向上做与此相连的纵行切口达耻骨联合(图 19-3A)。

(2)在阴茎筋膜下分离，显露尿道及两阴茎海绵体，锐性切除阴茎背侧的纤维索带组织达耻骨联合(图 19-3B)。

(3)切断阴茎悬韧带，使阴茎完全松解伸直。可选择如下两种方法之一成形尿道：仅游离阴茎裂隙部两侧部分尿道板并缝合成新尿道，末端原位开口于阴茎头背侧(图 19-3C)。

(4)将裂隙部尿道板完全游离并缝合成新尿道，向阴茎头腹侧做隧道(图 19-3D)，

(5)将尿道外口成形于阴茎头，适当修剪阴茎海绵体并对合缝合(图 19-3E)。

(6)近阴茎头横切阴茎皮肤，并将其游离到阴茎根部，将腹侧包皮纵行切开(图 19-3F)并转移到阴茎背侧以覆盖阴茎背侧创面，皮肤做 Z 字形缝合(图 19-3G 及图 19-3H)。

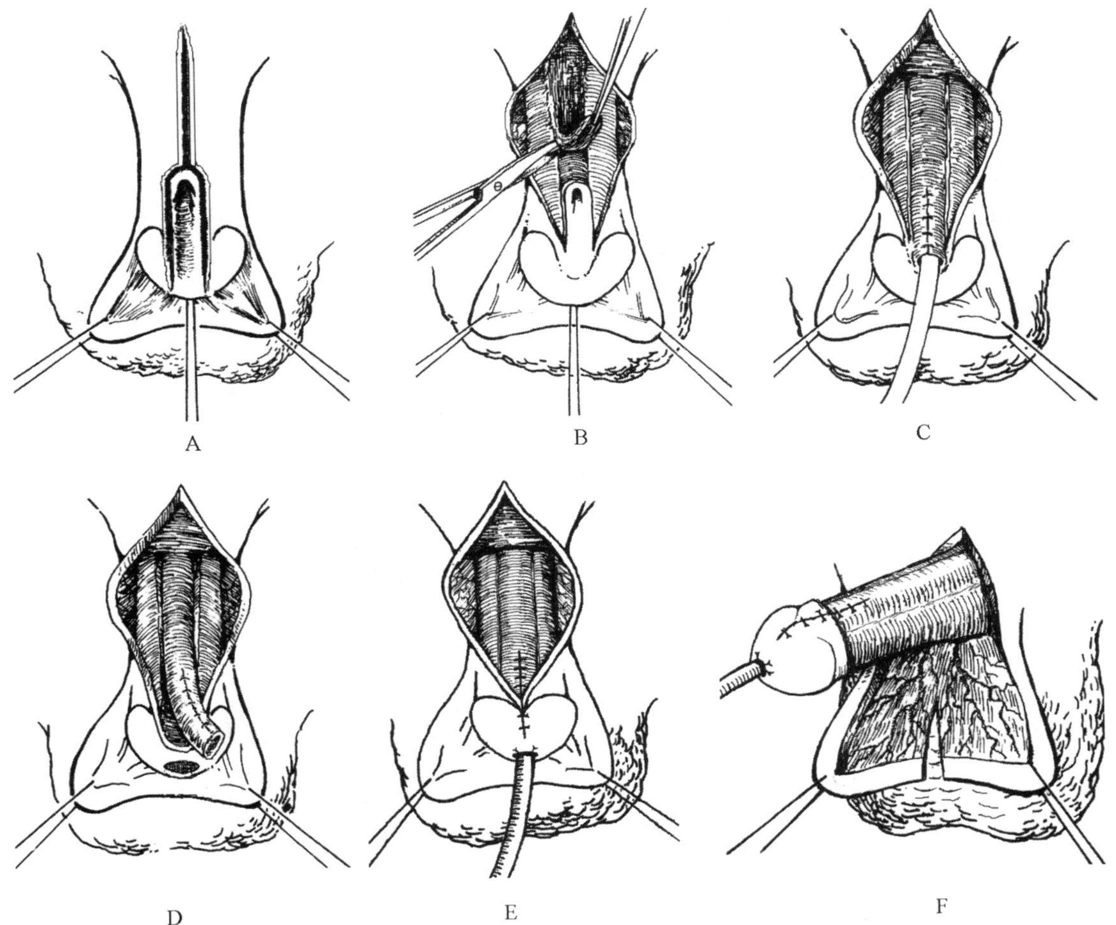

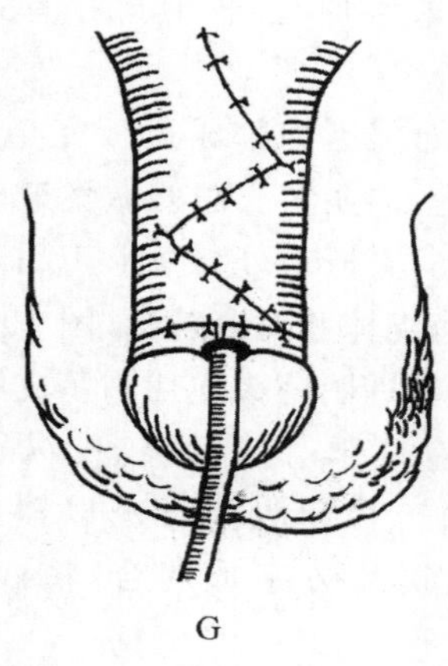
G

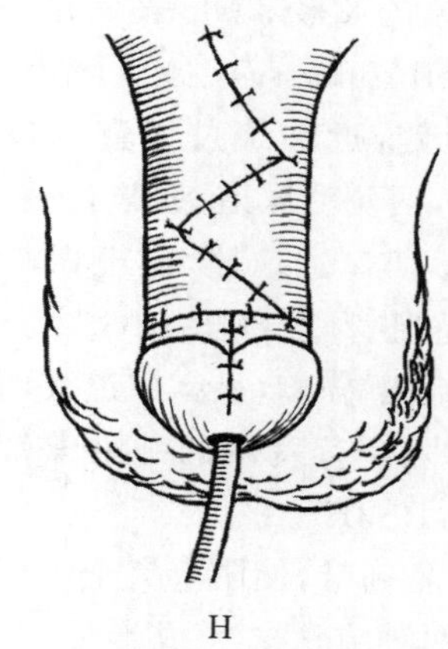
H

图 19-3 阴茎伸直尿道成形术

A. 阴茎背侧皮肤切口；B. 切除阴茎背侧的纤维索带组织；C. 部分游离尿道板以原位成形尿道口；D. 完全游离尿道板阴茎头腹侧以成形尿道口；E. 修剪阴茎头海绵体并对合缝合；F. 游离阴茎腹侧皮肤并纵行切开；G. Z 字形缝合阴茎背侧皮肤，尿道于阴茎头背侧开口；H. Z 字形缝合阴茎背侧皮肤，尿道于阴茎头开口

3. 阴茎伸直延长尿道成形术(penile lengthening and urethroplasty)

(1)在阴茎背侧沿尿道裂隙部，近端绕过尿道开口上缘，远端达阴茎头，两侧沿尿道黏膜与皮肤交界处做切口达白膜，纵行向上做切口达耻骨联合上(图 19-4A)。

(2)在阴茎筋膜下分离，显露尿道及两阴茎海绵体，锐性切除阴茎背侧的纤维索带组织达耻骨联合，切断阴茎悬韧带，使阴茎完全松解伸直。从阴茎海绵体游离尿道皮瓣(图 19-4B)。

(3)将尿道海绵体与阴茎海绵体分离，达阴茎海绵体两侧分叉处。经尿道留置 12～14F 双腔气囊导尿管，围绕导尿管将尿道皮瓣缝成新尿道，从耻骨支上锐性分离两侧阴茎海绵体脚，使其部分游离而下垂延长(图 19-4C)。

(4)在两侧阴茎海绵体会合处做至阴茎腹侧根部隧道，将成形的尿道经此隧道阴茎根部腹侧以成形尿道外口(图 19-4D)。

(5)两侧阴茎海绵体及阴茎头对合缝合，切取阴茎腹侧皮肤，转移到阴茎背侧，Z 字形缝合(图 19-4E)。

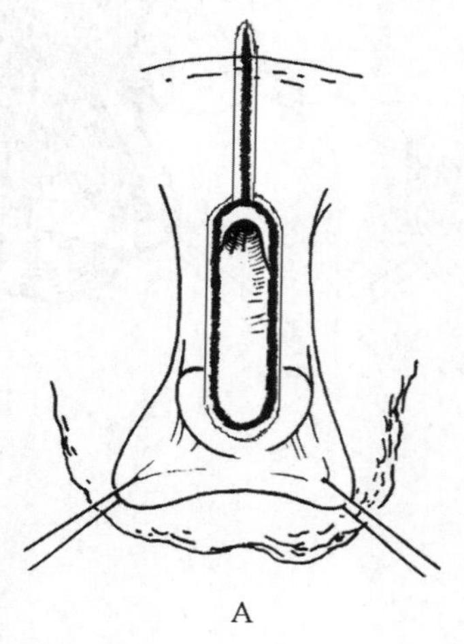
A

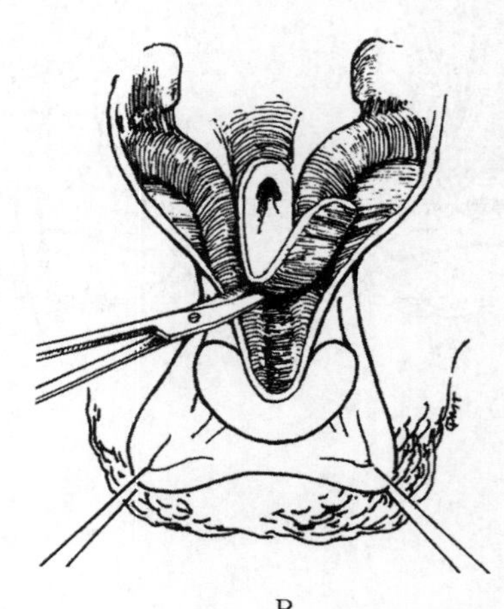
B

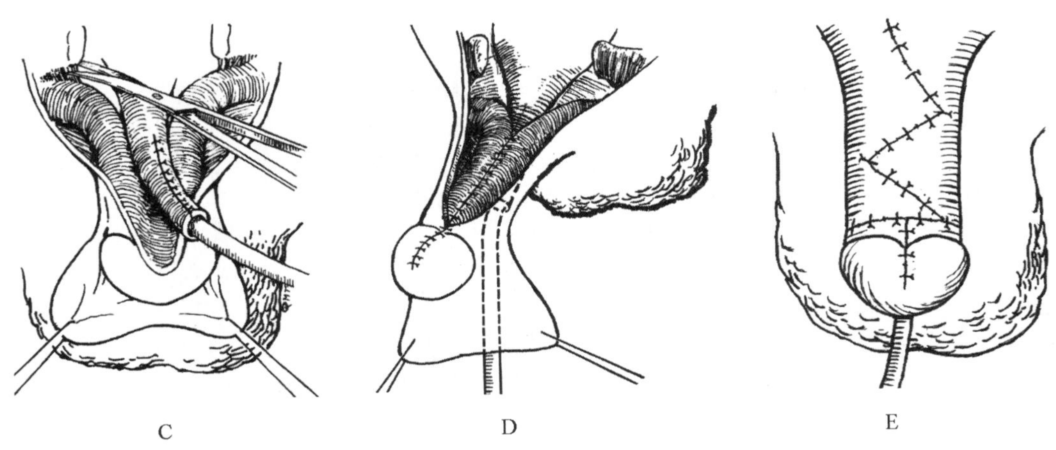

图 19-4 阴茎伸直延长尿道成形术

A. 阴茎背侧皮肤切口;B. 从阴茎海绵体游离尿道皮瓣;C. 缝合尿道皮管,分离阴茎脚;D. 尿道转移至阴茎腹侧,缝合两侧的阴茎海绵体及阴茎头;E. 阴茎腹侧皮肤转移到阴茎背侧,Z 字形缝合

4. *单纯尿道成形术*(urethroplasty) 尿道上裂阴茎头裂开合并各种畸形者,先行控制尿失禁及阴茎伸直延长术,以控制尿失禁。伤口愈合、炎症控制 6 个月、局部瘢痕软化后行尿道成形术。下面介绍应用较广泛的尿道沟黏膜条尿道成形术。

(1)做尿道皮瓣:根根患者年龄大小,沿阴茎背侧尿道槽沟两侧纵行切取皮肤黏膜瓣,其宽度以能疏松包绕 12～14F 导尿管为宜,切口上方绕过尿道口,下方直达阴茎头尖(图 19-5A)。

(2)游离黏膜皮肤瓣:沿切口向内稍稍游离皮肤及黏膜,形成黏膜皮肤条。游离的平面应在阴茎海绵体白膜表面,游离程度以黏膜皮肤边缘上翻对边缝合无张力为宜(图 19-5B)。

(3)尿道成形:自尿道外口插入 12～14F 导尿管,将皮肤黏膜条上翻包绕导尿管,用 5-0 微乔线间断对边缝合,形成一皮肤黏膜管,形成新尿道(图 19-5C)。

(4)缝合两侧阴茎海绵体:将已分离的两侧阴茎海绵体于新尿道的背侧用 4-0 微乔线逐层间断缝合以覆盖尿道(图 19-5D),使重建的新尿道位于阴茎海绵体的腹侧(图 19-5E)。

(5)关闭切口:用 4-0 微乔线间断缝合皮肤,若张力较大,可行阴茎两侧纵行减张切口或用 1-0 微乔线行减张缝合,阴茎头裂口减张缝合(图 19-5F)。

【注意事项】

1. 根除导致阴茎背屈的三因素:彻底切除闭合部尿道背侧至耻骨联合间的纤维条索。切断阴茎悬韧带。在分离的两个阴茎体互相靠近的背部中线行海绵体短缩的白膜造口来延长阴茎。尽量把阴茎根部两侧海绵体合拢缝合,以使阴茎完全伸直。

2. 要充分游离尿道与两侧的阴茎海绵体,达到尿道能转移到阴茎腹侧,使两侧阴茎海绵体能合拢,分两层缝合为宜。

3. 男性尿道上裂的阴茎头只有本侧的阴茎背动脉供血,一旦阴茎背动脉被损伤或缝扎,就很难避免该侧阴茎头血供障碍,导致阴茎坏死的可能。

4. 正位尿道成形术是将阴茎背侧的尿道转移到阴茎海绵体腹侧,达到恢复尿道的正常解剖位置。

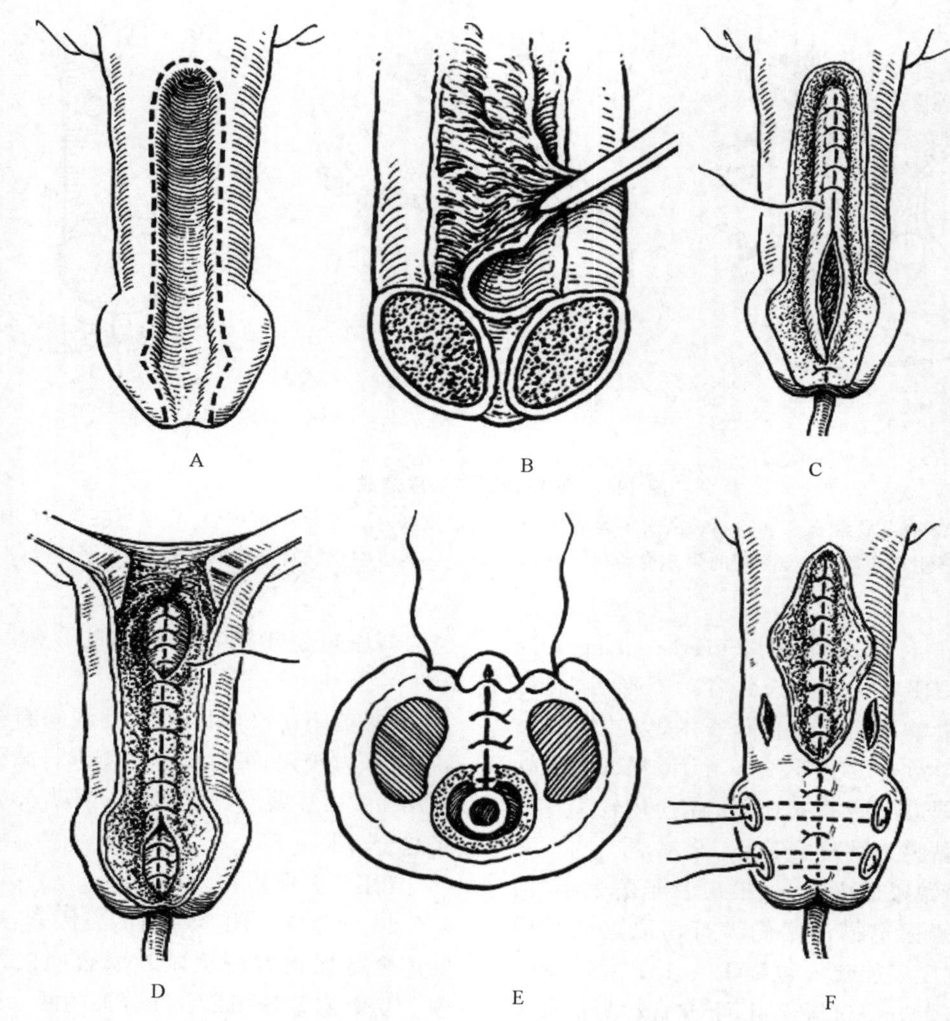

图 19-5 尿道上裂单纯尿道成形术

A. 做尿道皮瓣切口；B. 游离黏膜皮肤瓣；C. 缝合成形尿道；D、E. 缝合两侧阴茎海绵体；F. 缝合阴茎头皮肤关闭切口

5. 单纯尿道成形术：阴茎皮肤黏膜条的宽度，以能疏松包绕 12～14F 导尿管为宜。边缘游离以能对边缝合无张力即可，不能过多游离，以免影响血供导致皮肤黏膜条坏死，缝合阴茎海绵体时避免过度压迫重建的尿道，以防术后排尿不畅。

【意外事件】

1. 阴茎伸直及尿道成形术中，损伤阴茎背侧血管及神经，导致阴茎头缺血坏死或萎缩。

2. 尿道缺血坏死：在游离尿道的过程中，未保持尿道的血供，术后发生尿道缺血坏死。

【术后处理】

同第 17 章第二节未合并阴茎下弯的尿道下裂尿道成形术的术后处理。

【并发症防治】

1. 伤口出血 同第 17 章第二节未合并

阴茎下弯的尿道下裂尿道成形术的伤口出血并发症防治。

2. *伤口感染*　同第 17 章第二节未合并阴茎下弯的尿道下裂尿道成形术的伤口感染并发症防治。

3. *阴茎勃起*　同第 17 章第二节未合并阴茎下弯的尿道下裂尿道成形术的阴茎勃起并发症防治。

4. *伤口裂开*　同第 17 章第二节未合并阴茎下弯的尿道下裂尿道成形术的伤口裂开并发症防治。

5. *皮瓣坏死*　同第 17 章第二节未合并阴茎下弯的尿道下裂尿道成形术的皮瓣坏死并发症防治。

6. *阴茎头坏死*　同第 17 章第二节未合并阴茎下弯的尿道下裂尿道成形术的阴茎头坏死并发症防治。

7. *尿道瘘*　同第 17 章第二节未合并阴茎下弯的尿道下裂尿道成形术的尿道瘘并发症防治。

8. *尿道狭窄*　尿道狭窄是尿道上裂尿道成形术后最常见并发症之一。直接关系到手术的成败，临床处理十分棘手。

(1)表现：是发生在术后拔除导尿管后，逐渐出现不同程度的排尿困难，尿淋漓不尽，残余尿增多，以致尿潴留。

(2)原因

①尿道成形皮瓣设计长度或宽度不够，成形尿道细小。前尿道成形后，连同左侧阴茎海绵体逆时针方向旋转至阴茎腹侧皮下后，缝合两侧阴茎海绵体时，如尿道受挤压，亦可出现排尿困难。

②伤口感染等原因导致术后瘢痕尿道狭窄。

③游离皮瓣时损伤带蒂皮瓣血管，以及皮瓣过长导致远端成形尿道外口血供差，术后尿道外口发生坏死、感染、瘢痕挛缩。

(3)处理：轻度尿道狭窄若尿道扩张成功，能改善排尿症状者坚持尿道扩张 6 个月以上，至排尿通畅稳定为止。如尿道扩张不成功，排尿困难以致尿潴留者，则于尿道狭窄段纵行切开解除梗阻，近端尿道造口术，必要时行膀胱造口，待 6 个月局部瘢痕组织软化后再次手术处理。

(4)预后：尿道上裂术后尿道狭窄，影响手术效果，严重尿道狭窄者需再次手术。

(5)预防：应针对产生尿道下裂尿道成形术后尿道狭窄的原因进行预防。

9. *背屈矫正不全*

(1)表现：术后阴茎勃起仍背屈，无法性交。

(2)原因：术中阴茎背侧纤维索切断不彻底或未将阴茎悬韧带切断，未能使阴茎伸直。

(3)处理：术后 6 个月瘢痕软化后再次手术矫正。

(4)预后：若阴茎背屈能得到矫正，预后较好。

(5)预防：术中根除引起阴茎背屈的所有因素，如阴茎背侧纤维索、阴茎悬韧带以及阴茎海绵体背侧短缩的白膜开窗等来预防。

【评析】

1. *阴茎背侧尿道成形术*　1984 年 Lepor 等改良 Young 术式保留尿道在阴茎体背侧，并采用 Thiersch-Duplay 术式，从前列腺到阴茎头尿道板形成连续的尿道管道成形尿道。将尿道上裂阴茎背侧的尿道板黏膜部分游离，缝合成管，成形的尿道保留在阴茎背侧原来的位置。优点是方法简便易行。缺点是成形尿道在阴茎背侧，不符合正常解剖结构。也可采取其他术式，游离尿道皮瓣，将尿道成形到阴茎腹侧。

2. *矫正阴茎上弯*　根除导致阴茎背屈的三因素，彻底切除闭合部尿道背侧至耻骨联合间的纤维索带。切断阴茎悬韧带。在分离的两个阴茎体互相靠近的背部中线行海绵体海绵体造口来延长阴茎。

第三节 膀胱颈重建术

完全型尿道上裂和复杂型尿道上裂，伴有膀胱外翻、耻骨分离、阴茎短小、阴茎背屈及尿失禁者，需要重建其宽大而松弛的后尿道和膀胱颈，以增强其括约肌功能。膀胱颈及后尿道重建术是治疗尿失禁的主要手段，其方法很多。本文仅综合介绍如下5种具有代表性的术式。

【适应证】

阴茎型男性尿道上裂合并尿失禁者。阴茎耻骨型尿道上裂者。尿道上裂合并膀胱外翻者。

【禁忌证】

患有严重尿路感染，肾功能严重受损者。合并心脏发育不良、不能耐受手术者。营养不良、体质虚弱，不能耐受手术者。

【术前准备】

术前进行膀胱镜检查及尿动力学检查可了解尿失禁膀胱颈及后尿道情况，尿失禁者膀胱颈后尿道十分宽大，膀胱颈不能关闭者，据此选择手术方式。

【术式简介】

1. Young-Dces-Leadbetter 手术（Young-Dces-Leadbetter operation） Young-Dces 膀胱颈部重建术适用于尿道上裂伴有尿失禁者；或不完全性尿失禁经锻炼盆底肌肉和训练排尿后无效者。

根据 Laplace 动物实验结果，得出膀胱颈尿流动力学定律：尿道阻力与尿道长度和尿道壁张力成正比，与尿道内腔的直径成反比，认为成形肌管长度与控制排尿有关。因此，1964年由 Leadbetter 首先报道，利用膀胱三角区做成长3.5～5.0cm的膀胱肌肉管道来控制排尿，是矫治男性尿道上裂伴有尿失禁的经典的膀胱颈重建手术。Leadbetter 原法为了增加后尿道的长度而向上移植输尿管开口，但经术后膀胱尿道造影和膀胱镜检查发现膀胱容量缩小，以后重新认识到控制排尿不仅取决于肌管的长度，还有膀胱三角区肌肉形成的新膀胱颈括约肌的作用；以后根据膀胱颈三角区肌肉管道和患者年龄调整后尿道延长的长度和内径，一般5岁以下后尿道延长1.5～2.5cm，内径相当于6～8F导尿管直径大小；5岁以上延长2.5～3.0cm，内径相当于8～12F导尿管直径大小。术中根据“箍管感”适当调整新建尿道肌管的松紧度；不做输尿管移植既简化了手术操作，又能够克服 Leadbetter 原法容易导致术后膀胱容量缩小的缺点。Leadbetter 膀胱颈部重建术是利用膀胱三角区组织来构造新的膀胱颈及后尿道的经典术式，较 Young-Dces 术复杂，但形成的膀胱颈及后尿道比 Young-Dces 术强而有力，效果较为肯定。这是由于这一段膀胱壁及三角区组织所含的肌肉与正常的尿道括约肌本质上是相同的，由此取材构造瓣管实际上就是重建正常的尿道内括约肌机制。手术要点如下。

（1）做下腹正中切口，显露并打开膀胱，显露膀胱三角区，沿尿道内口两侧向上切开膀胱黏膜，达双侧输尿管口下方，根据患者年龄调整后尿道延长的长度和内径，一般5岁以下后尿道延长1.5～2.5cm，内径相当于6～8F；5岁以上延长2.5～3.0cm，内径相当于8～14F，做膀胱颈三角区肌肉管道，切除两侧三角形的膀胱黏膜(图19-6A)。

（2）保留黏膜宽约1cm，缝合保留的膀胱黏膜成管状，并与尿道内口相连接（图19-6B）。

（3）切开两侧的膀胱肌层，在黏膜管前双重缝合(图19-6C)。

（4）保留尿道支架管10～14F双腔气囊导尿管，关闭膀胱并做膀胱造口（图19-6D）。

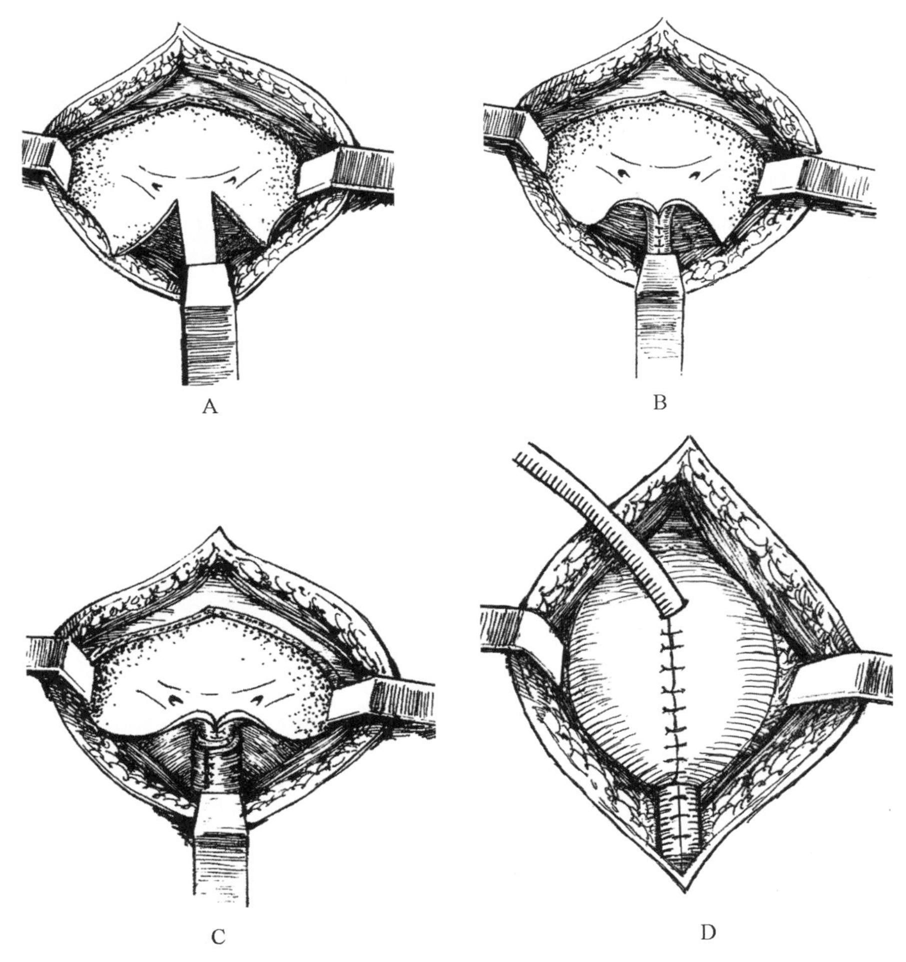

图 19-6　Young-Dces-Leadbetter 手术

A. 切除两侧三角形的膀胱黏膜；B. 缝合保留的膀胱黏膜成管状；C. 切开两侧的膀胱肌层，在黏膜管前双重缝合；D. 关闭膀胱并做膀胱造口

2. 膀胱颈成管术(Tanagho-Flock operation)　Tanagho-Flock 术是利用近膀胱颈的膀胱前壁组织来建立新的膀胱颈及后尿道机制。此术适用于尿道上裂伴有尿失禁者，特别适用于不能利用三角区组织构造肌管的男性，尤其是因有前列腺存在的成年男性。

(1) 膀胱瓣管膀胱颈重建术(bladder valve tube for Bladder neck reconstruction)

①设计膀胱瓣：经尿道插入 16F 双腔气囊导尿管至膀胱，约注入 200ml 的渗盐水使膀胱充盈，然后做下腹纵行切口，逐一切开并显示膀胱，借助膀胱尿道内双腔气囊导尿管帮助定位，解剖显示膀胱尿道连接部。在膀胱前壁设计长约 5cm、宽度以能包绕导尿管为准的膀胱瓣，膀胱瓣远侧缘恰在膀胱颈尿道口水平，在膀胱瓣的四角缝 4 针 4-0 丝线作为牵引线(图 19-7A)。

②横向切开膀胱颈前壁：紧贴两远侧缝线下方，用电刀横向切开膀胱颈前壁全层，取出气囊导尿管于膀胱外(图 19-7B)。

③横断膀胱颈：明确膀胱三角区和输尿管开口位置后，继续于膀胱内用电刀向两侧

延长。男性应切至露出精囊及输精管，使膀胱底部可充分上移约 2.5cm（图 19-7C）。

④做膀胱瓣及楔形切开膀胱颈：从两远侧缝线分别向近侧缝线平行切开膀胱前壁，上翻膀胱瓣。从膀胱颈前列腺前面楔形切下一块组织（图 19-7C），在膀胱顶部戳口并插入膀胱造口管。

⑤缝膀胱瓣管及缩小膀胱颈口：将膀胱瓣包绕已置入的气囊导尿管，用 3-0 微乔线全层缝合成管状备用。用 3-0 微乔线横行缝合楔形切缘以缩小颈口，将瓣的基部与膀胱三角区的尖部缝合，然后横行缝合两侧剩余的膀胱壁（图 19-7D）。

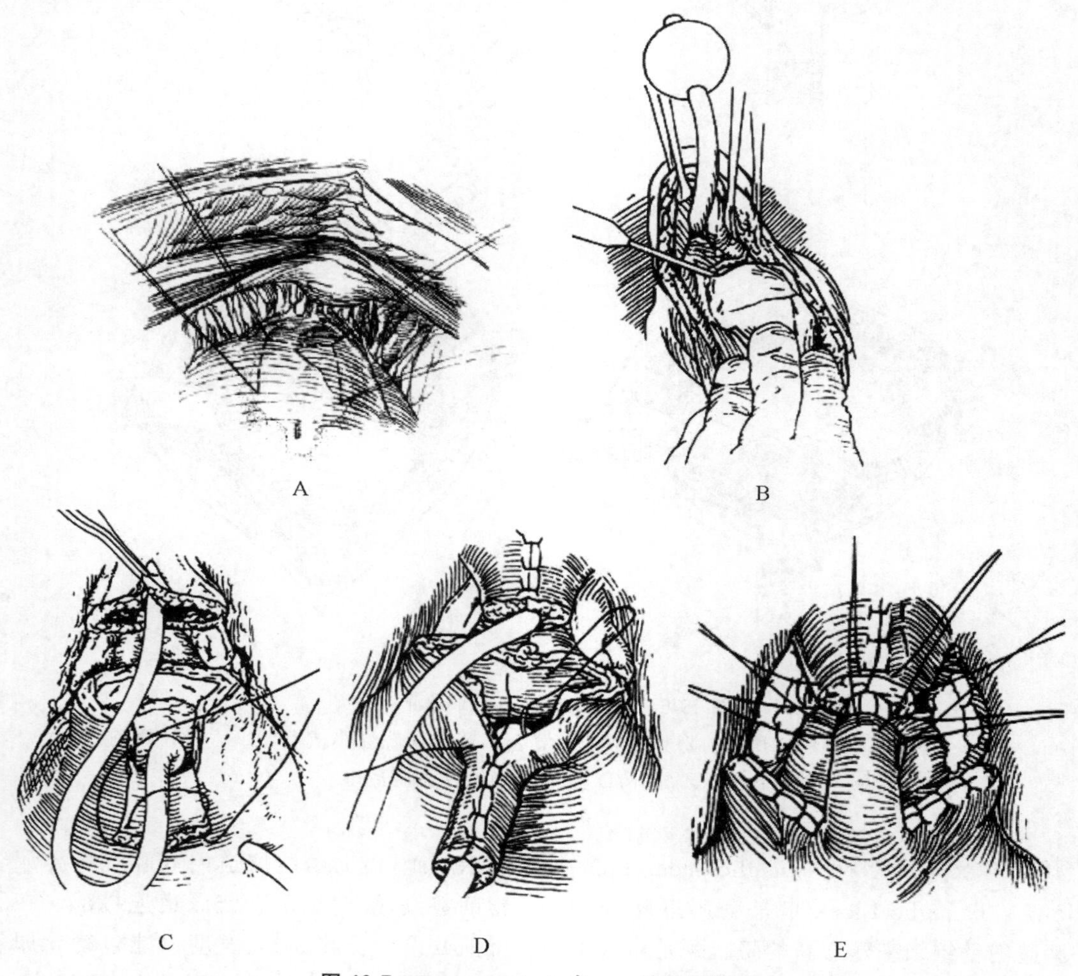

图 19-7 Tanagho-Flock 术——膀胱瓣管术

A. 设计膀胱瓣；B. 横向切开膀胱颈前壁；C. 横断膀胱颈；D. 做膀胱瓣及楔形切开膀胱颈；E. 膀胱瓣肌管与后尿道吻合

⑥膀胱瓣肌管与后尿道吻合：用 3-0 微乔线将膀胱瓣肌管与后尿道断端间断吻合（图 19-7E）。完成吻合男性患者可在膀胱前壁近管处用 2-0 微乔线缝 2 针，从低位腹直肌鞘穿出，打结后可起到上提膀胱、减轻吻合口张力的作用。女性则将肠线缝于阴道前壁进行悬吊。

（2）膀胱螺旋管膀胱颈重建术（spiraled

duct for bladder neck reconstruction)：是另一种膀胱颈重建方法。切取一横向膀胱瓣(图 19-8A)，缝成螺旋管状(图 19-8B)，与尿道吻合。

3. 膀胱颈括约肌成形术 (bladder neck sphincterplasty)　将膀胱颈及后尿道薄弱的前壁做倒 V 形切除并纵行缝合，以缩小前列腺部尿道及膀胱颈部，形成膀胱括约肌，以增加膀胱颈括约肌的张力来控制尿失禁。特别适用于不能利用三角区组织构造肌管的男性。

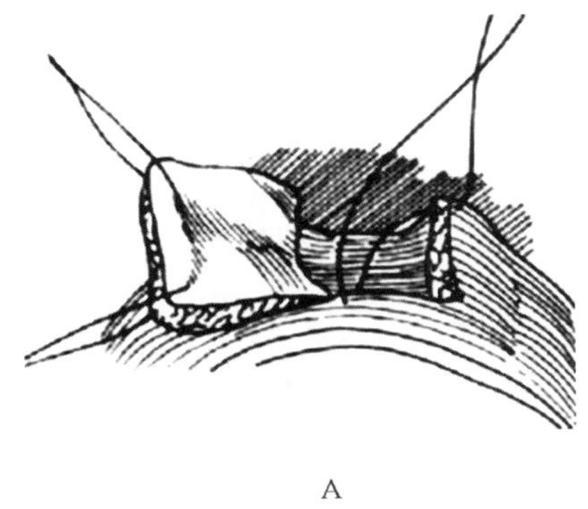

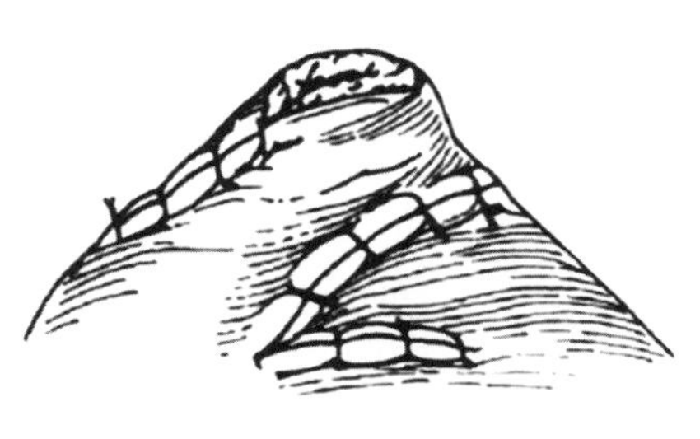

A　　B

图 19-8　Tanagho-Flock 术-膀胱螺旋管状术

A. 切取一横向膀胱瓣；B. 缝成螺旋管状与尿道吻合

(1)原理：通过将膀胱颈及后尿道薄弱的前壁做倒 V 形切除并纵行缝合，缩小前列腺部尿道及膀胱颈部，以增加膀胱颈括约肌的张力来控制尿失禁。

(2)优点：此法较简便易行，矫形得当，疗效较好。

(3)缺点：矫形不好，效果不佳，矫形过正影响排尿。

(4)手术要点：从耻骨上腹正中切口进入，显露膀胱前壁，将膀胱颈、后尿道前壁及侧壁充分游离，向下达到尿生殖膈。在膀胱前壁正中纵行切开，切口延长至后尿道。尿道全长上裂的患者，膀胱颈前壁缺乏括约肌。将膀胱、膀胱颈及后尿道薄弱的前壁做三角形切口(图 19-9A)，切除膀胱颈前壁三角形切口内的三角形组织(图 19-9B)，用 2-0 微乔线将切口纵行缝合，缩小前列腺部尿道及膀胱颈部(图 19-9C)，形成膀胱颈括约肌。

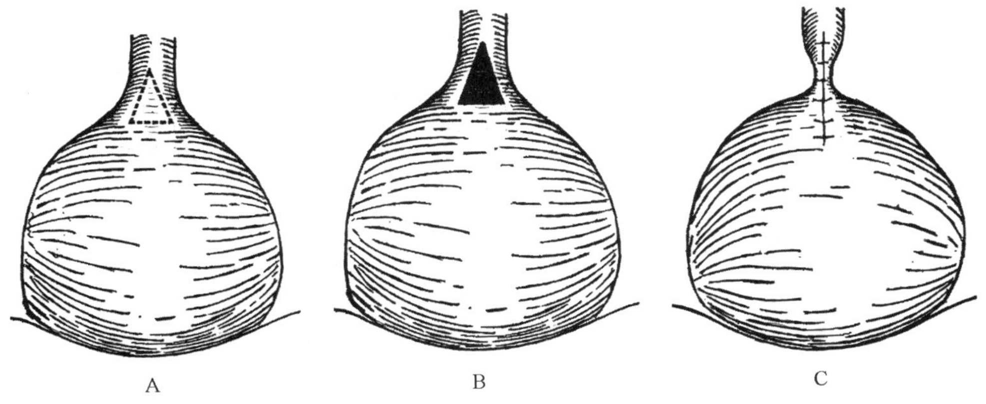

A　　B　　C

图 19-9　膀胱颈括约肌成形术

A. 在膀胱颈前壁做三角形切口；B. 切除膀胱颈前壁三角形组织；C. 将切口纵行缝合

4. 膀胱颈外紧缩术(bladder out-neck contractionplasty) 在膀胱颈外将外括约肌缝合,缩小前列腺部尿道及膀胱颈部,以增加膀胱颈括约肌的张力来控制尿失禁。

(1)原理:在膀胱颈外将外括约肌缝合,缩小前列腺部尿道及膀胱颈部,以增加膀胱颈括约肌的张力来控制尿失禁。

(2)优点:此法较简便易行,疗效较好。

(3)缺点:仍有一定的并发症发生率。

(4)手术要点:在膀胱颈部外充分游离尿道前壁和两侧(图 19-10A),用气囊导尿管测试膀胱颈的位置。在尿道近端两旁用 2-0 微乔线缝 2 针,将外括约肌缝合(图 19-10B),以增加膀胱括约肌的张力来控制尿失禁。缩紧缝合尿道和膀胱颈部以后,再测量尿道长度,计算较术前增加的长度。缝合尿道要松紧适宜,以能插入 10～14F 导尿管并有箍管感为准。操作要轻柔,尿道留置尿管引流尿液者,可不做膀胱造口术。耻骨后间隙置橡皮引流管,缝合腹壁切口。

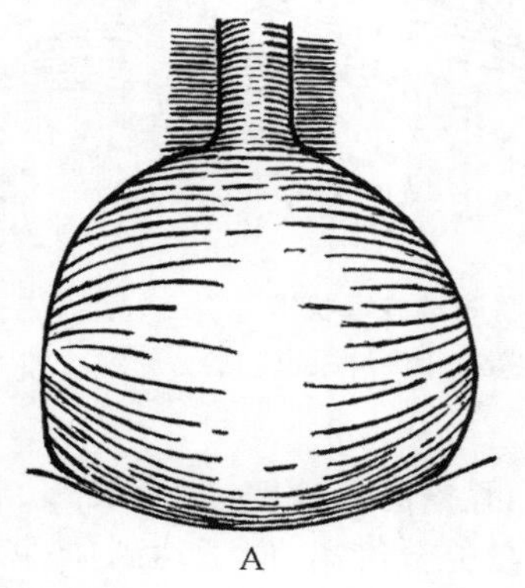

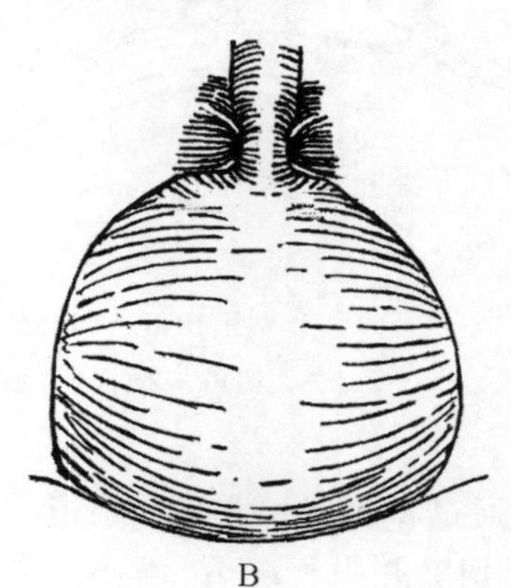

图 19-10 膀胱颈外紧缩术

A. 在膀胱颈外游离尿道前壁和两侧;B. 在尿道近端两旁深缝 2 针

5. 膀胱颈内缩小术(bladder in-neck contractionplasty) 本法通过缩小尿道内口、增加尿道阻力来达到储尿,使尿道阻力大于膀胱内压,以控制尿失禁。主要适用于:①尿道上裂术后的完全性尿失禁者;②由于各种原因导致尿道括约肌严重损伤,难以恢复的完全性尿失禁患者;③部分伴有尿失禁的神经性膀胱患者,无逼尿肌反射亢进者。

(1)原理:通过缩小尿道内口、增加尿道阻力来达到储尿时期,尿道阻力大于膀胱内压,以控制尿液的目的。

(2)优点:方法简便易行,有一定效果。

(3)缺点:有一定并发症,膀胱颈后唇切除组织的多少难以掌握。

(4)手术要点:经耻骨上切开膀胱,显露尿道内口,分别经两侧输尿管口插入输尿管导管,避免损伤或被缝扎。在膀胱颈后唇,于尿道内口处做一"V"字切口(图 19-11A),楔形切除颈口组织(图 19-11B),其组织切除的多少应根据颈口的大小而定,切除后,用 2-0 微乔线间断纵行缝合膀胱颈部楔形切口,缩小尿道内口(图 19-11C),以能舒松置入 14F 导尿管为宜。过小可引起术后排尿障碍;反之,尿失禁不能控制。留置气囊导尿管者(图 19-11D),可不做耻骨上膀胱造口。

【注意事项】

1. 整复膀胱颈括约肌及后尿道时,应注意重建的后尿道不宜过粗、过短,以免术后尿失禁纠正不彻底。整复前尿道时,应注意阴茎皮肤不宜张力过大,以免出现伤口部分或全部裂开致使手术失败。膀胱颈裁剪得当是手术成功的关键。首先应注意充分游离膀胱颈和后尿道前侧壁，直达膜部尿道。如后尿道扩张不严重，作膀胱颈及后尿道薄弱前壁的“V”形切除即可。无论采用何种裁剪方法，均需注意以下几点：①防止输尿管口的损伤；②裁剪后保留的膀胱颈、后尿道后壁肌条的宽度以能包绕 12～14F 导尿管为宜；③形成的新膀胱颈及后尿道的长度应达 6～8cm。

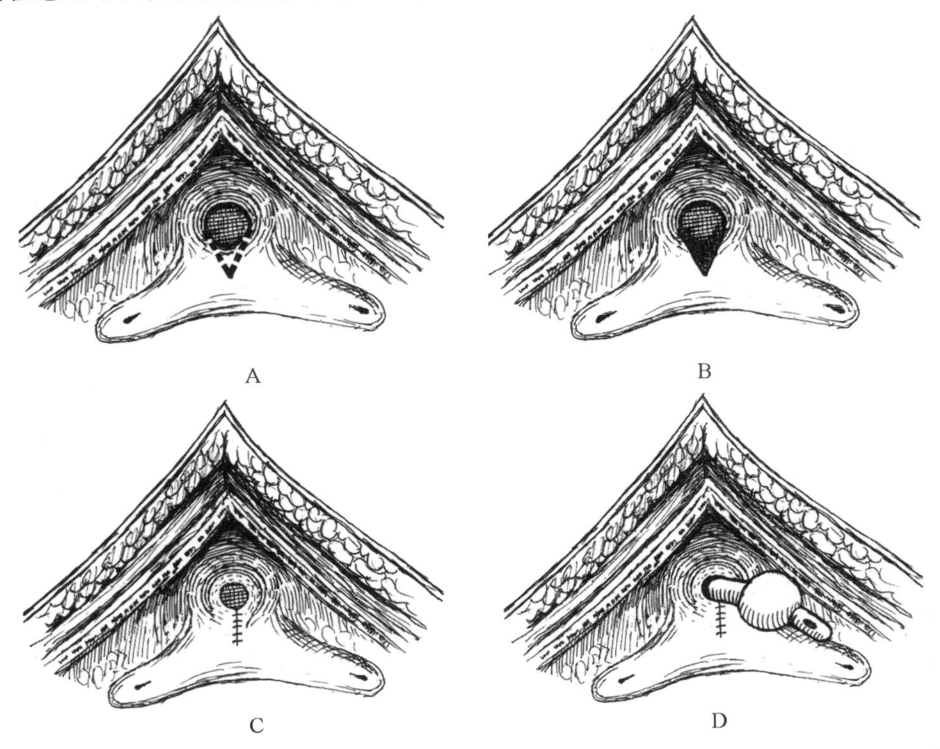

图 19-11　膀胱颈内缩小术

A. 在膀胱颈后唇做“V”形切口；B. 楔形切除颈口组织；C. 缝合膀胱颈切口以缩小尿道内口；D. 置入 14F 导尿管

2. Young-Dces-Leadbetter 抗尿失禁手术，原法输尿管口上移抗反流，可导致膀胱容量缩小，若膀胱容量不大则建议不做输尿管上移手术。

3. 若尿道缩紧术后抗尿失禁效果不佳时，可选择锻炼膀胱括约肌和药物治疗的方法，无效者可于年龄较大时择期做其他抗尿失禁手术，如 Young-Dces-Leadbetter 术等。

4. 尿道保留尿管引流尿液者，可不做膀胱造口术。

【术后处理】

1. 保持耻骨上膀胱造口管通畅。

2. 应用抗生素预防感染。

3. 尿道支架管于术后第 10 天拔除；排尿通畅后，拔除膀胱造瘘管。

【并发症防治】

1. **伤口出血**　同第 17 章第二节未合并阴茎下弯的尿道下裂尿道成形术的伤口出血并发症防治。

2. **伤口感染**　同第 17 章第二节未合并阴茎下弯的尿道下裂尿道成形术的伤口感染并发症防治。

3. **阴茎勃起**　同第 17 章第二节未合并阴茎下弯的尿道下裂尿道成形术的阴茎勃起并发症防治。

4. **伤口裂开**　同第 17 章第二节未合并

阴茎下弯的尿道下裂尿道成形术的伤口裂开并发症防治。

5. 皮瓣坏死　同第17章第二节未合并阴茎下弯的尿道下裂尿道成形术的皮瓣坏死并发症防治。

6. 阴茎头坏死　同第17章第二节未合并阴茎下弯的尿道下裂尿道成形术阴茎头坏死并发症防治。

7. 尿道瘘　同第17章第二节未合并阴茎下弯的尿道下裂尿道成形术的尿道瘘并发症防治。

8. 尿道狭窄　尿道狭窄是尿道上裂尿道成形术后最常见的并发症之一。直接关系到手术的成败,临床处理十分棘手。

(1)表现:是发生在术后拔除导尿管后,逐渐出现不同程度的排尿困难,尿淋漓不尽,残余尿增多,以致尿潴留。

(2)原因

①尿道成形皮瓣设计长度或宽度不够,成形尿道细小。前尿道成形后,连同左侧阴茎海绵体向逆时针方向旋转至阴茎腹侧皮下后,缝合两侧阴茎海绵体时,若尿道受挤压,亦可出现排尿困难。

②伤口感染等原因导致术后瘢痕尿道狭窄。

③游离皮瓣时损伤带蒂皮瓣血管,以及皮瓣过长导致远端成形尿道外口血供差,术后尿道外口发生坏死、感染、瘢痕挛缩。

(3)处理:轻度尿道狭窄如尿道扩张成功,能改善排尿症状者坚持尿道扩张6个月以上,至排尿通畅稳定为止。如尿道扩张不成功,排尿困难以致尿潴留者,则于尿道狭窄段纵行切开以解除梗阻,近端尿道造口术,必要时做膀胱造口,待6个月局部瘢痕组织软化后再次手术处理。

(4)预后:尿道上裂术后尿道狭窄,影响手术效果,严重尿道狭窄者需再次手术。

(5)预防:应针对尿道下裂尿道成形术后产生尿道狭窄的原因进行预防。

9. 背屈矫正不全

(1)表现:术后阴茎勃起仍背屈,无法性交。

(2)原因:术中阴茎背侧纤维索切断不彻底或未将阴茎悬韧带切断,未能使阴茎伸直。

(3)处理:术后6个月瘢痕软化后再次手术矫正。

(4)预后:如阴茎背屈能得到矫正,预后较好。

(5)预防:术中根除引起阴茎背屈的所有因素,如阴茎背侧纤维索、阴茎悬韧带以及阴茎海绵体背侧短缩的白膜开窗等来预防。

10. 尿失禁未能控制

(1)表现:一些尿道上裂和膀胱外翻的患者,在尿道成形和膀胱颈重建术后往往遗留"湿裤"。首先要除外充盈性尿失禁。

(2)原因

①主要因膀胱颈后唇切除组织过少,颈口缩小不足。

②多因重建的膀胱颈及后尿道过粗、过短、张力不足所致。

③宽大、松弛的后尿道及膀胱颈未能矫正。

④膀胱容量不足。

(3)处理:术后6个月后再次手术矫治。

(4)预后:预后不良。

(5)预防:术中整复膀胱颈及后尿道时应尽量延长后尿道,并注意后尿道不宜过粗、过短。在倒V形切除膀胱颈和后尿道后,以12～14F导尿管为支架,用2-0微乔线缝合,重建的膀胱颈及后尿道粗细较为合适。观察3～6个月若尿失禁仍无改善,可改行其他手术矫正或再次缩小膀胱颈口。

11. 逆行射精

(1)表现:性交射精时无精液经尿道射出。

(2)原因:与膀胱颈部松弛有关。

(3)处理:症状严重者需行膀胱颈部重建手术。

(4)预后:影响生育。

(5)预防:膀胱成形术时,膀胱颈及后尿道不能过粗、过短、张力过低。

第四节　膀胱外翻修复术

膀胱外翻(bladder exstrophy)表现为下腹壁肌和膀胱前壁的完全缺损，膀胱后壁外翻及其黏膜与腹壁皮肤相连，从腹壁上可见外翻的膀胱黏膜及喷尿的输尿管口。脐位置低，常于外翻膀胱黏膜上缘形成瘢痕。分离的耻骨之间三角形筋膜缺损，由外翻膀胱占据。下腹壁、会阴和大腿内侧皮肤受尿液浸渍而潮红、发炎、糜烂，尿臊味很浓。膀胱黏膜由于长期慢性炎症和机械性刺激，常发生溃烂、变性甚至恶变。常伴上尿路感染和肾积水。因骨盆发育异常，耻骨联合分离，两侧股骨外旋，患儿可有摇摆步态。

不论男女，多伴有尿道上裂和外生殖器畸形。在男性，阴茎短而扁阔、向上翘，尿道背侧缺如，形成一浅沟。阴囊小，有时对裂，约 40%的患者合并隐睾。女性除有尿道上裂外，伴有阴蒂对裂、小阴唇远离，露出阴道，多有阴道口狭窄。膀胱外翻多伴发其他畸形，如肛门、直肠畸形，脊椎裂，蹄铁形肾，隐睾，腹股沟斜疝等。如不治疗，2/3 的患者于 20 岁前死于肾积水及尿路感染。

由于膀胱外翻纤维化和膀胱长期暴露而有水肿及慢性炎症，故应于生后 72h 内做单纯膀胱内翻缝合，否则会因为膀胱长期失用，即使膀胱缝合后排尿功能仍难恢复。因输尿管开口长期暴露，还会造成反流。生后第 2 年做膀胱修复术，手术可分期或一期完成，包括髂骨截骨术、Leadbetter 膀胱颈缩紧术、尿道延长术、膀胱内翻缝合术及尿道上裂成形术。

如能于生后 72h 以内将膀胱内翻缝合，修复腹壁最好，以期以后能有合适的膀胱容量及控制排尿。如耻骨联合分离过宽，再加髂骨截骨术，则第一期手术宜推迟 7～10d。

Lepor 及 Jeffs(1983)报道 20 例经功能性修复后，19 例能控制排尿。

对暴露的膀胱黏膜的处理主要是保护膀胱黏膜防止损伤，预防黏膜水肿，否则闭合膀胱时会更加困难，为此可用硅化橡胶膜或塑料膜覆盖，尽量防止尿液等刺激。

术后须随诊上尿路有无反流、梗阻及尿排空情况。

如膀胱容量小或手术时小儿年龄大，术后仍不能控制排尿、无法做尿路修复时，须考虑行膀胱扩大术或可控性尿路改道术。

男性尿道上裂合并膀胱外翻者，可将膀胱外翻修复与尿道上裂矫治、髂骨截断一期或分期进行。女性尿道上裂患者可将膀胱外翻、尿道上裂与外阴成形一期矫治完成。

【适应证】

1. 膀胱壁质地柔软，无纤维化、瘢痕及斑块，有一定弹性，膀胱壁能够向内翻转缝合成腔，并有一定容量者。

2. 手术者年龄，一般以 1.5～3 岁较为适宜。超过年龄者若条件具备，也可行功能性修复手术。

3. 心、肺、肝、肾功能良好，一般情况较好，能耐受较大手术者。

【禁忌证】

1. 膀胱黏膜不光滑、发生恶性变者，膀胱内翻缝合后只留下一个膀胱三角、膀胱容量过小者，感染未能控制者。膀胱壁僵硬，纤维化，弹性差，不能内翻成具有一定容量的膀胱腔者。

2. 严重肾积水、肾功能不全、难以控制的肾盂肾炎患者。

3. 合并其他严重先天性畸形，严重营养不良、贫血、体质衰弱，不能耐受手术者。

4. 膀胱壁有癌变者。

【术前准备】

1. 改善全身状况，控制泌尿系感染。

2. 消除膀胱外翻周围的尿性皮炎，每天

清洗局部 2～3 次，拭干后涂以 20%氧化锌油膏，勤换尿湿的纱布。有明显感染者局部应用抗生素软膏。

【麻醉与体位】

全身麻醉。患者取仰卧位。

【手术要点】

1. 膀胱颈重建　多采用 Young-Dces-Leadbetter 抗尿失禁手术，并对合两侧尿道外括约肌纤维条带，于膀胱颈前缝合。如有输尿管反流者，输尿管抗反流手术可与膀胱外翻修复同期进行。

2. 矫治尿道上裂畸形　见本章第一节。

3. 修复膀胱

(1)沿膀胱黏膜与皮肤交界处做切口(图 19-12A)。

(2)从一侧低位开始切开皮肤、皮下，于膀胱肌层与腹直肌前鞘连接处切开(图 19-12B)。

(3)钝性分离达盆腔腹膜外以显露耻骨，分离出止于耻骨的肌纤维条带，紧靠耻骨剪断此肌纤维条带(图 19-12C)。

(4)向上游离，将膀胱顶部与腹膜分开(图 19-12D)。

(5)以同法游离膀胱左侧壁。

(6)离断左侧止于耻骨的尿道外括约肌纤维索带，充分游离膀胱周围，显露膀胱三角区，沿后尿道两侧向膀胱三角区，保留黏膜宽约 1cm，达双侧输尿管开口下缘平面，切除两侧三角形的膀胱黏膜(图 19-12E)。

(7)置入 10～14F 双腔气囊导尿管，用 3-0 微乔线间断缝合保留的膀胱黏膜成管状，并与尿道内口相连接(图 19-12F)。

(8)切开两侧的膀胱肌层，用 3-0 微乔线围绕黏膜管双重缝合以成形尿道肌肉管道(图 19-12G)，要达到导尿管有箍管的感觉。

(9)用 2-0 微乔线关闭缝合膀胱，达到内翻膀胱无张力缝合，并做膀胱造口(图 19-12H)。

(10)依次缝合皮下组织及皮肤，必要时加用减张缝合。

4. 耻骨牵拉固定　对合耻骨，可减低伤口张力，并有助于日后控制排尿。耻骨分离较小者，可做耻骨牵拉固定术，在成形尿道前双重缝合尿道外括约肌纤维索带，用巾钳使两耻骨支合拢，膀胱颈及后尿道复位固定于耻骨后(图 19-12I)，在耻骨前缝合耻骨上韧带及纤维软骨组织，保持两耻骨固定在一起，缝合切口，去除巾钳(图 19-12J)。

5. 修补腹壁缺损　对腹壁缺损过大、缝合困难者，可用两侧腹直肌前鞘向下翻转交叉缝合，或用两侧腹直肌外侧做纵行减张切口缝合，或用做疝修补术的补片方法来修补腹壁缺损。

6. 髂骨截断术　耻骨分离较大者，可做髂骨截断术。髂骨截断术常采用如下两种途径。

(1)髂嵴上缘弧形切口(图 19-12K)：切开少许臀部肌肉，从髂骨背侧剥离以暴露臀肌。该途径损伤较轻，但暴露不好，操作不方便，如有出血等紧急情况，处理十分困难。

(2)骶髂关节外垂直切口：切开臀部全层肌肉，直达髂骨。该操作方便，但臀部肌肉损伤较多。该途径较为常用。患者取俯卧位，在骶髂关节外侧约 2cm 处纵行切开皮肤，上至髂嵴上 3～4cm，下达坐骨大切迹上方 3～4cm(图 19-12L)。切开臀部肌肉，显露髂骨背侧面。距骶髂关节外侧 2cm，纵行切开并剥离髂骨骨膜，绕过髂嵴，剥离骨盆面骨膜或紧靠盆面向下分离。在髂骨背侧用手指探及坐骨大切迹，用骨膜剥离器在髂骨盆面保护，同时用骨刀从髂嵴开始向坐骨大切迹方向凿开髂骨全层。注意切勿损伤坐骨神经和臀上血管、神经。断骨骨面用骨蜡止血。切骨时应向外侧调整骨刀方向，避开骶骨，由于骶髂关节面的盆面关节线较背面关节线靠外，故髂骨切线不宜距骶髂关节背面关节线太近。缝合臀肌、皮下组织、皮肤。对侧以同样方法行髂骨截断术。用石膏固定骨盆，也可采用 Bryant 牵引固定。

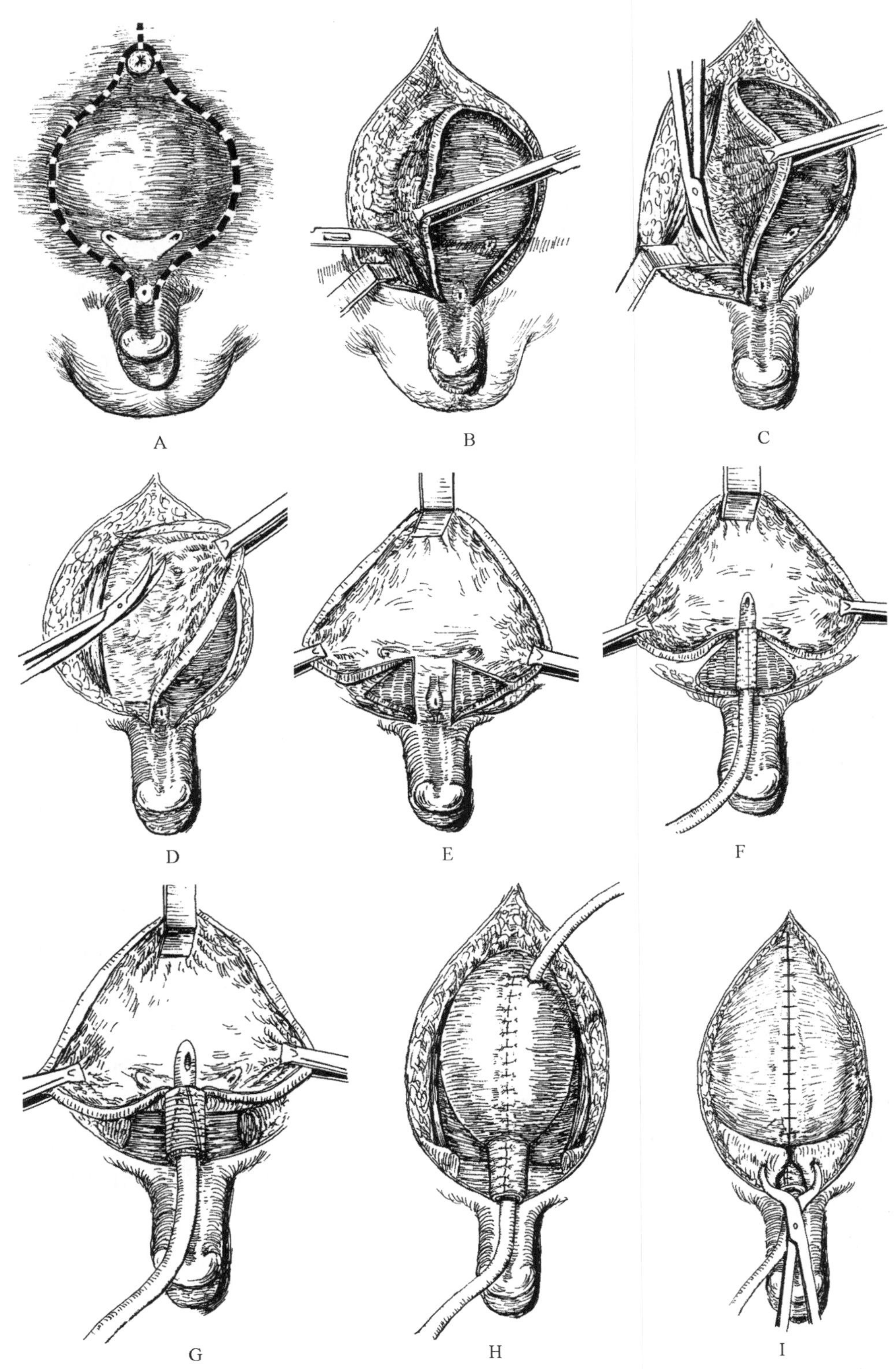
A
B
C
D
E
F
G
H
I

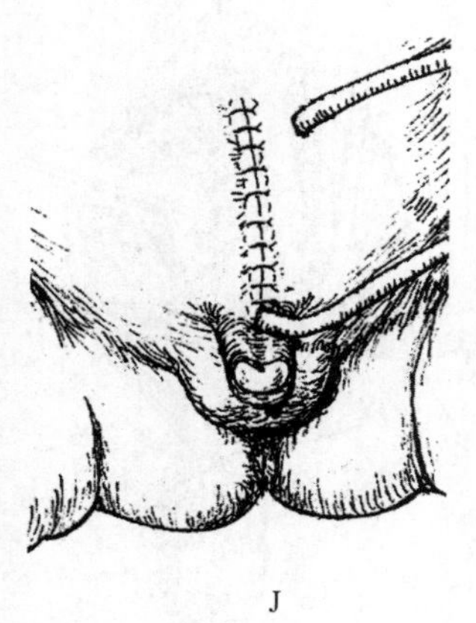
J

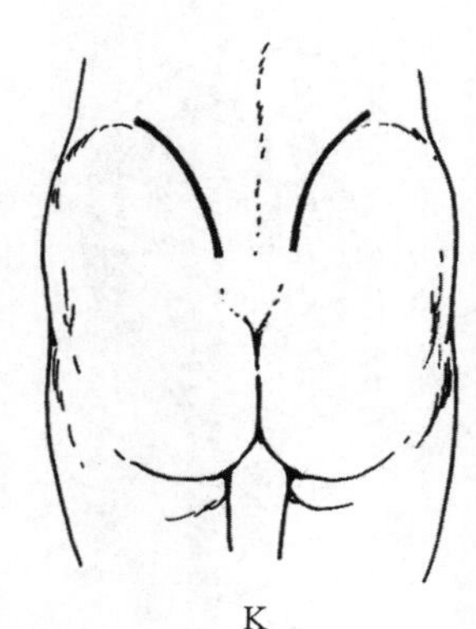
K

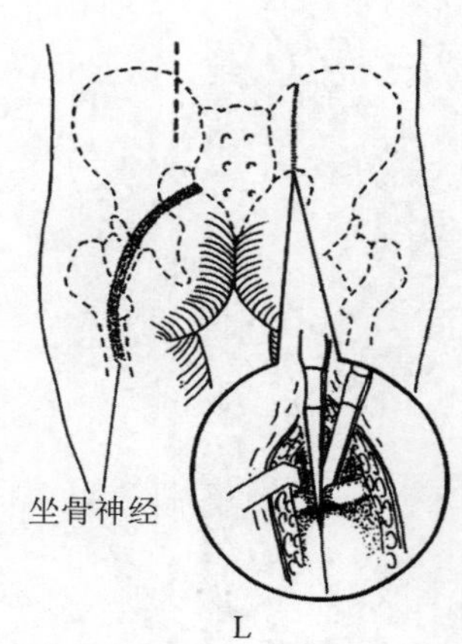

L

图 19-12 膀胱外翻修复术

A. 沿膀胱黏膜与皮肤交界处做切口；B. 于膀胱肌层与腹直肌前鞘连接处切开；C. 紧靠耻骨剪断止于耻骨的肌纤维条带；D. 向上游离，将膀胱顶部与腹膜分开；E. 切除两侧三角形的膀胱黏膜；F. 缝合保留的膀胱黏膜成管状；G. 切开两侧的膀胱肌层，在黏膜管前双重缝合；H. 关闭缝合膀胱，并做膀胱造口；I. 耻骨对合固定；J. 耻骨牵拉固定示意图；K. 髂嵴上缘弧形切口；L. 骶髂关节外垂直切口

【注意事项】

1. 避免损伤腹膜及输尿管　将膀胱壁从两侧腹直肌鞘及肌腹深面分离。在膀胱后外侧及顶部与腹膜分离，尽可能勿损伤腹膜及两侧输尿管下段。若不慎损伤，应及时缝合修补。

2. 膀胱颈管缝合松紧适度　重建膀胱颈时，膀胱颈延长管道松紧要适度。过松达不到控制尿失禁的目的，过紧则会导致排尿困难。膀胱颈重建时应适当延长后尿道长度，对防止术后尿失禁至关重要。

3. 膀胱缝合无张力　游离膀胱壁应彻底，否则膀胱内翻缝合时会发生困难。若膀胱虽经彻底游离，内翻缝合仍有困难时，可在膀胱顶部正中纵行切开膀胱壁并向下翻转，膀胱即可缝合。

4. 避免损伤血管、神经　在髂骨截断术中，应避免损伤坐骨神经和臀上神经血管束，损伤邻近血管可引起大出血，以及髂骨断面出血。

5. 加固腹前壁缺损　若耻骨联合缺损，可将腹直肌于近耻骨处切断，并同时交叉与另一侧耻骨腹直肌连接点缝合，以填补耻骨联合处缺损。如耻骨联合分离距离较宽，用上述方法仍不足以填充缺损处时，还可将两侧阴囊肉膜切取带蒂保留血供的皮瓣，翻向上方并填充于耻骨联合处。将两腹直肌向中线拉拢缝合。如果因张力过大而不能拉拢缝合时，可于两侧切取带蒂腹直肌鞘转移，交叉缝合，或在腹直肌两旁做腹外斜肌腱膜减张切口，将腹直肌移向中线，拉拢缝合。

【术后处理】

1. 因很多术后并发症的发生与局部感染有关，故术后应选用广谱、有效的抗生素防治感染。

2. 保持耻骨上膀胱造口管通畅。

3. 12 岁以上患者术后如有阴茎勃起，应给予适量的镇静药及雌激素。

4. 术后最好每天更换敷料，每次更换敷料时用碘伏消毒，清除尿道口的分泌物，并沿尿道由近侧向远侧轻轻挤压，以清除尿道内的分泌物，防止伤口感染。

5. 约于术后第 14 天，伤口愈合良好时拆线。术后留置导尿管 15～30d，导尿管排尿通畅后，方可拔除膀胱造口管。经常清除尿道的分泌物，并做物理治疗，较小的瘘口常可自行愈合。如经 3～4 周的积极治疗，瘘孔仍不愈合，则拔除膀胱造口管，6 个月后再修补尿道瘘。

6. 对于阴茎伸长术人工尿道下裂患者，6 个月后行尿道下裂二期成形术。

【疗效评价】

1. 治愈：阴茎外观和尿道外口位置基本正常；无尿失禁和尿瘘形成。

2. 好转：阴茎和尿道外口位置接近正常；有尿瘘或尿失禁。随年龄增长，控制排尿有进一步改善，故判定排尿功能应在青春期以后。

3. 对控制排尿不满意者，不宜过早再次手术。

【并发症防治】

男性复杂型尿道上裂，合并膀胱外翻、耻骨分离、阴茎短小、阴茎背屈及尿失禁者，做膀胱外翻修复术、膀胱颈及后尿道重建术，难度非常大，术后并发症较多，影响手术效果。膀胱外翻修复术后常见并发症防治如下。

1. 伤口出血　是膀胱外翻尿道上裂术后较常见的并发症之一。

(1)表现：术后腹壁及阴茎伤口渗血不止或形成血肿，出血量大者出现血压下降、休克。

(2)原因：出血原因可能与凝血功能异常有关，也可能为术中止血不彻底所致。

(3)处理：小量伤口渗血可适当加压处理，渗血可停止。如出血较多，形成血肿，血压下降、休克者，应及早手术，清除血肿，彻底止血。

(4)预后：如能得到及时有效的处理，一般不会造成严重后果。

(5)预防：术前有凝血功能异常者给予纠正，术中止血彻底以避免术后继发出血。

2. 伤口感染　伤口感染是膀胱外翻尿道下裂术后最常见的并发症之一。

(1)表现：术后伤口红肿伴脓性分泌物，发热，分泌物培养有细菌生长。

(2)原因：术前下腹膀胱外翻局部感染未控制或手术消毒不严格，术中操作污染；或术后血肿形成和(或)伤口内渗血、渗液未引流干净，或伤口敷料被渗液或尿液浸湿，或排便时粪便排入包扎敷料内污染导致继发感染。

(3)处理：术后应用有效抗生素，伤口渗血、渗液引流干净，勤换敷料，如有脓肿形成，应分开伤口引流，之后适当理疗以促进伤口愈合。

(4)预后：伤口感染影响伤口愈合，可导致伤口裂开，产生尿瘘、尿道狭窄及瘢痕畸形愈合，导致手术失败。

(5)预防：术前控制病变部位的合并感染，手术消毒严格，严格无菌操作，术后保持伤口引流干净，膀胱造口管及导尿管保持通畅，术后最好每天消毒伤口更换敷料，应用有效抗生素防治感染。排便时避免粪便排入包扎敷料内，以免伤口污染。

3. 阴茎勃起　少数>10 岁或青春期的患者较易发生。

(1)表现：术后阴茎勃起，多发生在夜间，可引起出血、水肿、疼痛，甚至伤口裂开。

(2)原因：少数>10 岁或青春期的患者较易发生。与术后留置导尿管、尿液引流不畅膀胱充盈及敷料包扎过紧有关。

(3)处理：术后减少对阴茎的刺激，适当应用雌激素或镇静药等。

(4)预后：如能及时发现并处理，一般不会产生不良后果。否则，可引起伤口裂开及出血等并发症。

(5)预防：根据原因采取相应的措施预防。

4. 伤口裂开　是膀胱外翻尿道上裂术

后常见的并发症之一。

(1)表现:术后伤口部分或全部裂开,尿液外溢漏尿,造瘘口和(或)导尿管外露。

(2)原因:尿道上裂合并膀胱外翻严重畸形修复术,修复的材料均较缺乏,切口缝合张力过大,容易导致伤口裂开;或术后伤口愈合不好,拆线过早;或术后伤口感染影响伤口愈合,导致伤口裂开。

(3)处理:如裂开创面较小,无漏尿者,加强换药和抗感染可望伤口愈合;如下腹及尿道伤口裂开较大、漏尿者,术后3d内,新鲜伤口可考虑重新缝合。如术后3d以后并发伤口感染者,保持各引流管通畅,减轻漏尿,如漏尿严重可用负压吸引尿液,保持伤口干燥,通过抗感染及消毒、换药,待伤口创面愈合,以后根据具体情况再酌情处理。或局部瘢痕软化后重新再做修复术,或做尿流改道术。

(4)预后:成形尿道伤口裂开,影响手术效果,小裂开伤口无漏尿者经有效处理可望逐渐愈合。若为较大的伤口裂开,可导致尿瘘,以致手术失败。

(5)预防:术中尽力降低伤口缝合张力,术后严防伤口感染,促进伤口愈合,术后待伤口愈合后再拆线。

5. 尿瘘　是膀胱外翻尿道上裂术后最常见的并发症之一。

(1)表现:膀胱外翻术后局部伤口有较多脓性分泌物,化脓感染,难以愈合形成漏尿,或拔除导尿管后膀胱尿道伤口一处或多处漏尿,经久不愈形成尿瘘。

(2)原因:主要为术后局部伤口感染、伤口不愈合裂开;或伤口缝合张力过大,术后伤口拆线过早致伤口裂开。

(3)处理

①保留导尿管:膀胱较小的尿瘘,尿道通畅、无梗阻者有自愈的可能。因此,经尿道留置导尿管,保持膀胱空虚,2周左右尿瘘可能自愈。

②尿瘘修补术:不能愈合的较大尿瘘孔,伤口创面愈合6个月以后,待瘘口局部瘢痕组织软化后做瘘修补术。

③重新再手术:膀胱裂开较大、无法修补的尿瘘,可考虑重新做修复术或尿流改道术。

(4)预后:影响排尿,严重者导致手术失败,需再手术。

(5)预防

①预防感染:术前3d清洗外阴;术中严格消毒,严格无菌操作,使用多孔硅胶管引流尿道内分泌物;使用有效抗生素;术后保持引流管通畅;保持敷料清洁、干燥等。

②防止伤口裂开:术中尽力降低伤口缝合张力。

6. 尿失禁未能控制

(1)表现:膀胱外翻修复及膀胱颈重建术后仍不能控制尿"湿裤",除外充盈性尿失禁。

(2)原因

①主要因膀胱颈后唇切除组织过少,颈口缩小不足。

②多因重建的膀胱颈及后尿道过粗、过短、张力不足所致。

③宽大、松弛的后尿道及膀胱颈未能矫正。

④膀胱容量不足。

(3)处理:观察6个月仍无改善,可改行其他手术矫正或再次缩小膀胱颈口。

(4)预后:影响手术效果。

(5)预防:术中整复膀胱颈及后尿道时应尽量延长后尿道,并注意后尿道不宜过粗,过短。

7. 排尿困难

(1)表现:膀胱外翻修复及膀胱颈重建术后拔除导尿管后,表现不同程度的排尿费力、尿淋漓不尽、点滴状滴出不成线,以至尿潴留。

(2)原因:膀胱外翻修复及膀胱颈重建术成形膀胱颈管过细小。伤口感染等原因导致膀胱颈瘢痕狭窄、膀胱颈挛缩。

(3)处理:轻度膀胱颈狭窄,若尿道扩张

成功，能改善排尿症状者，坚持尿道扩张 6 个月以上，至排尿通畅稳定为止。严重狭窄者，如尿道扩张不成功，排尿困难以致尿潴留者，可做耻骨膀胱造口术，或可经尿道做内切开及膀胱颈瘢痕电切术来纠正。

(4)预后：经及时有效处治可缓解。

(5)预防：根据产生排尿困难的原因进行预防。

8. 输尿管反流

(1)表现：术后出现双腰胀痛，尿路感染时突发急性肾盂肾炎伴发热，影像学检查显示双肾盂输尿管扩张积液。

(2)原因：由于膀胱外翻输尿管开口长期暴露、干燥及难免的感染，使输尿管抗反流机制遭到破坏，膀胱外翻修复后，膀胱内尿液压力增大时，可经输尿管口反流入输尿管及肾盂，导致肾盂、输尿管扩张积液。

(3)处理：一般肾盂输尿管扩张积液较轻者，多不需施行手术矫正，观察随访。若反流严重并反复上尿路感染，使肾功能损害，则应择期做输尿管抗反流手术。

(4)预后：输尿管反流肾盂、输尿管扩张积液，损害肾功能。

(5)预防：膀胱外翻修复术中，同时做输尿管口抗反流手术。

9. 腹壁切口疝

(1)表现：修复术愈合后，切口处逐渐出现外突可复性包块，站立时出现，平卧后消失。

(2)原因：膀胱外翻本身腹壁缺损，膀胱外翻修复术有薄弱之处，当腹内压增高时就会产生腹壁切口疝。

(3)处理：用疝修补补片行疝修补术。

(4)预后：行疝修补术可治愈。

(5)预防：膀胱外翻修复术中，设法修补好腹壁缺损。术后避免腹内压增高的因素。

【评析】

合并膀胱外翻者还应做膀胱外翻修复术。尿道上裂的手术十分困难，有尿失禁及合并膀胱外翻者，修复尿道括约肌更难，失败率较高，手术效果不甚理想。手术可一期完成，也可分期进行。分期手术应全面设计，每期手术必须保持连续性，前期手术应为后期手术打下基础，否则，易致手术失败。现多偏向于一次完成所有矫形手术程序，术后 6 个月后，第二期处理其并发症，这样可缩短病程，减少患者的痛苦及费用。若无法实施，可考虑切除外翻膀胱，修补腹壁，施行尿流改道术。

(陈在贤　鲁栋梁)

参 考 文 献

[1] 顿金庚，黄福溥，张向阳，等. 完全型尿道上裂Ⅰ期功能修复二例. 湖南医科大学学报，2000，25(3)：290-293.

[2] 刘维如，王伟，石理华. 1 例男性尿道上裂伴完全性尿失禁手术治疗体会. 局解手术学杂志，2007，16(4)：287-288.

[3] 李养群，李森恺，杨明勇，等. 应用腹直肌前鞘腹外斜肌腱膜瓣修复先天性膀胱外翻. 中华整形外科杂志，2007，23(4)：297-300.

[4] 张凤翔. 膀胱外翻功能性修复术//梅骅. 泌尿外科手术学. 2 版. 北京：人民卫生出版社，2000：321-332.

[5] 张凤翔. 男性尿道上裂手术. 泌尿外科手术学，//梅骅. 2 版. 北京：人民卫生出版社，2000：522-530.

[6] 陈在贤，赵栩，黄捷. 男性尿道上裂手术//陈在贤. 实用男科学. 北京：人民军医出版社，2015：641-646.

[7] 李养群，潘焕丽，唐勇，等. 阴茎型尿道上裂的解剖学修复. 中华整形外科杂志，2011，27(6)：424-426.

[8] 李丽萍，李玉芳，范晓玲. 维吾尔族先天性、完全型膀胱外翻伴尿道上裂患者围手术期并发症观察及护理干预. 新疆医科大学学报，2010，

33(11):1365-1367.

[9] 王凯,刘守卫,刘春明,等.重复尿道合并尿道上裂畸形手术治疗1例报告.中国男科学杂志,2013,12:62-64.

[10] 威力江·赛买提,拜合提亚·阿扎提,等.婴幼儿膀胱外翻尿道上裂综合征的一期手术修复治疗及疗效分析.新疆医科大学学报,2014,11:1477-1479.

[11] 威力江·赛买提,拜合提亚·阿扎提,木拉提·热夏提,等.改良Cantwell-Ransley方法修复尿道上裂37例报告.中华泌尿外科杂志,2015,36(4):307-309.

[12] 毕允力,陆良生,钟海军.Kelly手术一期修复膀胱外翻及尿道上裂.临床小儿外科杂志,2015,(6):550-551.

[13] 木拉提·热夏提,威力江,赛买提,等.Mainz Ⅱ手术治疗青少年膀胱外翻13例报告.中华泌尿外科杂志,2011,32(3):203-205.

[14] 曾少华,曾健文,曾鹏,等.尿道上裂术后尿瘘二次修补术1例.现代诊断与治疗,2017,4:761-762.

[15] 王凯,刘守卫,刘春明,等.重复尿道合并尿道上裂畸形手术治疗1例报告.中国男科学杂志,2013,12:62-64.

[16] 徐卯升,耿红全,谢华,等.游离尿道板卷管尿道成形治疗尿道上裂.中华小儿外科杂志,2008,2:94-96.

[17] 田翠芸,张秀华,邵丽.完全性膀胱外翻患儿围手术期的护理.新疆医学,2015,7:974-975.

[18] 程帆,侯明亮,余伟民,等.一期手术修复膀胱外翻的远期疗效.武汉大学学报(医学版),2007,28(5):674-676.

[19] Mathews R, Gearhart JP, Bhatnagar R, et al. Staged pelvic closure of extreme pubic diastasis in the exstrophy-epispadias complex. J Urol, 2006, 176(5):2196-2198.

[20] Purves T, Novak T, King J, et al. Modified Young-Dces-Leadbeter bladder neck reconstruction after exstrophy repair. Journal of Urology, 2009, 182(4):1813-1818.

[21] Cho P, Cendron M. The surgical management of male epispadias in the new millennium. Current Urology Reports, 2014, 15(12):47.

[22] Ansai MS, Ceellione RM, Gearhart JP. Sexual function and fertility issues in cases of exstrophy epispadias complex. Indian J Urol, 2010, 26(4):595-597.

[23] Anthony J Schaeffer, Gayane Yenokan, et al. Health Related Quality of Life in Adolescents with Bladder Exstrophy-Epispadias as Measured by the Child Health Questionnaire-Child Form 87. J Urol, 2012, 188(5):1924-1929.

[24] Enrico Valerio, Valentina Vanzo, Patrizia Zaramella, et al. Exstrophy-epispadias complex in a newborn: case report and review of the literature. AJP Rep, 2015, 5(2):183-187.

[25] Gearhart JP, Sciortino C, Ben-Chaim J, et al. The Cantwell-ransley epispadias repair in exstrophy/epispadias. Springer US, 2015, 133-138.

[26] Kureel SN, Gupta A, Singh CS, et al. A novel skin management scheme in surgery of epispadias undergoing Cantwell-Ransley repair a technique to improve the aesthetics and minimize complications. Urology, 2013, 82 (6): 1400-1404.

[27] Wei Xiong, Ran Peng, Liang Zhu, et al. Bladder exstrophy-epispadias complex with adenocarcinoma in an adult patient: A case report. Exp Ther Med, 2015, 10(6):2194-2196.

[28] Canning DA. Re: a novel skin management scheme in surgery of epispadias undergoing cantwell-ransley repair a technique to improve the aesthetics and minimize complications. Journal of Urology, 2014, 192(3):926.

[29] Venkat Shankar Raman, Minu Baipai, Abid Ali. Bladder exstrophy-epispadias complex and the role of methylenetetrahydrofolate reductase C677T polymorphism: A case control study. J Indian Assoc Pediatr Surg, 2016, 21 (1):28-32.

[30] Hosseini SM, Zarenezhad M, Falahi S, et al. Role of bulking agents jn bladder exstrophy-epispadias complexes. African Journal of Paediatric Surgery, 2013, 10(1):5-8.

[31] Archika Gupta, Shiv Narain Kureel, Ashish

Wakhlu, et al. Bladder exstrophy: Comparison of anatomical bladder neck repair with innervation preserving sphincteroplasty versus Young-Dces-Leadbetter bladder neck reconstruction. J Indian Assoc Pediatr Surg, 2013, 18(2): 69-73.

[32] Jay Simhan, Daniel Ramirez, Steven J. Hudak, et al. Bladder neck contracture. Transl Androl Urol, 2014, 3(2): 214-220.

[33] Mohammad Hossein lzadpanahi, Ramin Honarmand, Mohammad Hataf Khorrami, et al. A comparison of bladder neck preservation and bladder neck reconstruction for urinary incontinence after radical retro pubic prostatectomy. J Res Med Sci, 2014, 19(12): 1140-1144.

[34] Takure AO, Onuora VC, Akerele W. Post open prostatectomy bladder exteriorization mimicking"acquired bladder extrophy". Open Access J Urol, 2010, 2: 31-34.

[35] Emanuela Altobelli, Alfredo M. Bove, Federico Sergi, et al. Bilateral Ureteral Tapering and Secondary Ureteroneocystostomy for Late Stenosis in a Patient with Bladder Extrophy. Curr Urol, 2013, 6(4): 212-215.

[36] Alshahid A. Abbak, Khalid I. Khoshhal, et al. Steel minus Salter (SMS) osteotomy in recurrent bladder exstrophy repair: a case report. Int J Health Sci (Qassim), 2012, 6(2): 240-244.

[37] Anthony J. Schaeffer, Andrew A. Stec, Nima Baradaran, et al. Preservation of renal function in the modern staged repair of classic bladder exstrophy. J Pediatr Urol, 2013, 9(2): 169-173.

[38] Csaba Siffel, Adolfo Correa, Emmanulle Amar, et al. Bladder exstrophy: an epidemiologic study from the international clearinghouse for birth defects surveillance and research, and an overview of the literature. Am J Med Genet C Semin Med Genet, 2011, 15(4): 321-332.

[39] Santosh B. Kurbet, Gowda P. Prashanth, Mahantesh V. Patil, et al. A retrospective analysis of early experience with modified complete primary repair of exstrophy bladder (CPRE) in neonates and children. Indian J Plast Surg, 2013, 46(3): 549-554.

[40] Veereshwar Bhatnagar. Bladder exstrophy: An overview of the surgical management. J Indian Assoc Pediatr Surg, 2011, 16(3): 81-87.

[41] Suson KD, Sponseller PD, Gearhart JP. Bony abnormalities in classic bladder exstrophy: The urologist's perspective. Journal of Pediatric Urology, 2013, 9(2): 112-122.

[42] Stec AA, Tekes A, Ertan G, et al. Evaluation of Pelvic Floor Muscular Redistribution After Primary Closure of Classic Mladder Exstrophy by 3-Dimensional Magnetic Resonance lmaging. Journal of Urology, 2012, 188(4): 1535-1542.

[43] Tekes A, Ertan G, Solaiyappan M, et al. 2D and 3D MRI features of classic bladder exstrophy. Clinical Radiology, 2014, 69(5): 223-229.

[44] Carlo HD, Massanyi E, Shah B, et al. MP22-08 Intraoperative MRI-guided navigation of the pelvic floor during clasdic bladder exstrophy and cloacal exstrophy closure-cutting edge technology for surgical skill education. Journal of Urology, 2015, 193(4): 244.

[45] Halachmi S, Farhat W, Konen O, et al. Pelvic floor magnetic resonance imaging after neonatal single stage reconstruction in male patients with classic bladder exstrophy. Journal of Urology, 2003, 170(4): 1505-1509.

[46] Kenawey M, Wright JG, Hopyan S, et al. Can neonatal pelvic osteotomies permanently change pelvic shape in patients with exstrophy? Understanding late rediastasis. Journal of Bone & Joint Surgery, 2014, 96(16): 137.

[47] Canning DA. Re: Safety and efficacy of staged pelvic osteotomies in the modern treatment of cloacal exstrophy. Journal of Urology, 2016, 195(5): 1576.

[48] Vliet RV, Roelofs LA, Rassoulikirchmeier R, et al. Clinical outcome of cloacal exstrophy, current status, and a change in surgical management. European Journal of Pediatric Sur-

gery,2014,25(1):87-93.

[49] Hayashi Y,Mizuno K,Moritoki Y,et al. Can spongioplasty prevent fistula formation and correct penile curvature in TIP urrthroplasty for hypospadias? Urology, 2013, 81 (6): 1330-1335.

[50] Schaeffer AJ,Stec AA,Purves JT,et al. Complete primary repair of bladder exstrophy: a single institution referral experience. J Urol, 2011,186(3):1041-1046.

[51] Bagrodia A,Gargollo P. 1186 Robotic-assisted bladder neck reconstruction bladder neck sling and appendicovesicostomy in xhildren:description of technique and initial results. Journal of Urology,2011,185(4):1299-1305.

[52] Bar Yosef Y,Binyamini J,Sofer M,et al. Role of routine cystoscopy and cystography in exstrophy-epispadias complex. J Pediatr Urol, 2016,12(2):117. e1-117. e4.

[53] Valerio E,Vanzo V,Zaramella P. et al. Exstrophy-Epispadias complex in a newborn:case report and review of the literature. AJP Rp, 2015,5(2):183-187.

[54] Dy GW,Willihnganz-Lawson KH,Shnorhavorian M,et al. Successful pregnancy in patients with exstrophy-epispadias complex:A University of Washington experience. J Pediatr Urol, 2015,11(4):213. e1-213. e6.

[55] Kouame BD,Kouame GS,Sounkere M,et al. Aesthetic, urological, orthopaedic and functional outcomes in complex bladder xstrophy-epispadias ' s management. Afr J Paediatr Surg,2015,12(1):56-60.

[56] Cho P,Cendron M. The surgical management of male epispadias in the new millennium. Curr Urol Rep,2014,15(12):472.

[57] Bertin KD,Serge HY,Moufidath S,et al. Complex bladder-exstrophy-epispadias management: causes of failure of initial bladder closure. Afr J Paediatr Surg, 2014, 11 (4): 334-340.

[58] Friedlanter DA,Lue KM,Michaud JE. Repair of vesicocutaneous and urethrocutaneous fistulae with rectus muscle flap in a bladder exstrophy patient. Urol Case Rep, 2017, 19 (13): 42-44.

[59] Borer JG,Vasquez E,Canning DA. Short-term outcomes of the multi-institutional bladder exstrophy consortium: Successes and complications in the first two years of collaboration. J Pediatr Urol,2017,13(3):275.

[60] Hanna MK,Bassiouny I. Challenges in salvaging urinary continence following failed bladder exstrophyrepair in a developing country. J Pediatr Urol,2017,13(3):270.

[61] Giron AM, Mello MF, Carvalho PA. One-staged reconstruction of bladder exstrophy in male patients: long-term follow-up outcomes. Int Braz J Urol,2017,43(1):155-162.

[62] Canning DA. Ureteral reimplantation before bladder neck reconstruction in modern staged repair of exstrophy patients: indications and outcomes. J Urol,2016,196(5):1546-1548.

[63] Canning DA. A Critical appraisal of continence in bladder exstrophy: long-term outcomes of the complete primary repair. J Urol,2017,197 (3Pt1):818-819.

[64] Cervellione RM. Commentary to "A critical appraisal of continence in bladder exstrophy: Long-term outcomes of the complete primary repair". J Pediatr Urol,2016,12(4):206.

[65] Scott Ellison J. Response to commentary re'A critical appraisal of continence in bladder exstrophy:Long-term outcomes of the complete primary repair'. J Pediatr Urol, 2016, 12 (5):314.

[66] Kertai MA,Rosch WH,Brandl R,et al. Morphological and functional hip long-term results after exstrophy repair. Eur J Pediatr Surp, 2016,26(6):508-513.

第 20 章

男性外生殖系统损伤手术

第一节　男性外生殖系统损伤

近年来男性外生殖系统开放性损伤有逐渐增多的趋势，主要原因是随着交通发达，车祸患者日益增多，其他损伤原因为坠伤、精神病患者自伤、机械切割伤或剥脱伤等。男性外生殖系统开放性损伤创口显而易见，诊断一般不难。但对于车祸或坠伤的患者，不能满足于局部外伤的诊断，仍应做全面仔细的体检和必要的辅助检查，以免造成其他远处器官损伤的漏诊，产生严重后果。对阴茎损伤，应注意阴茎海绵体和尿道有无损伤。阴囊损伤的严重性主要视其内容物睾丸、附睾和精索是否合并损伤。

一、阴茎损伤

阴茎的开放性损伤，容易累及深层白膜组织和海绵体组织，造成海绵体破裂，严重的阴茎损伤，导致阴茎完全断裂或尿道、海绵体断裂，仅有少量皮肤、浅筋膜相连。对阴茎损伤应予以重视，积极手术，彻底清除海绵体内的血块，缝合海绵体组织和白膜破裂口。早期修复，可避免阴茎弯曲畸形、勃起功能障碍、海绵体硬结等后遗症。阴茎海绵体血供极为丰富，并且术后常出现勃起，若裂口处理不当，术后很容易出血。因此，应分层缝合海绵体及白膜，缝合白膜应平整严密，在白膜内打结，以保持表面光滑，阴茎包扎松紧适度，术后应用雌激素和镇静药，以防止术后继发出血。伴有尿道损伤者，应用可吸收肠线修补吻合，做耻骨上膀胱造口，转流尿液，是防止发生尿瘘的重要措施。对于阴茎离断损伤应给予积极治疗，手术不但要重建尿道、海绵体、阴茎皮肤，尚需利用显微外科技术吻合动脉、静脉、神经，以恢复阴茎血液循环，恢复尿道连续性，保持正常的排尿功能，促进术后性功能的恢复。阴茎皮肤损伤的处理，按皮肤缺损范围而定。阴茎皮肤脱套性损伤需做彻底扩创，切除远侧皮肤达冠状沟水平。若保留远侧皮肤，愈合后会因回流障碍而发生象皮肿。创面植皮宜切取厚约 0.15mm 的植皮片，使愈合后能获正常勃起。如用＜0.15mm 的植皮片移植后，勃起时海绵体不能充分扩张，患者会感到不适。

二、阴囊损伤

阴囊皮肤及肉膜下组织松弛，受外力作用易造成剥脱伤，一般不伤及阴茎海绵体和尿道，有时可由于有严重的挫伤或剥脱皮瓣的血供障碍，造成阴囊皮肤缺损。若有多发性损伤、伤口污染，有可能发生感染或需多次扩创，残留的阴囊皮肤尚可使用时，可将其潜行剥离至会阴部皮下，将睾丸覆盖，置橡皮片引流。术后用广谱抗生素防治感染，用温生理盐水湿敷，至阴囊肉芽组织生长后，在适宜时间做薄层网状皮片或中厚层皮片植皮。以往认为，由于阴囊皮肤弹性好，睾丸活动度大，白膜坚韧，阴囊损伤所致睾丸破裂并不多见，但近年国内外相关文献已有较多的报道。一侧阴囊开放性损伤由于睾丸裸露，对睾丸损伤的诊断较肯定，但对侧睾丸有无损伤也应做明确诊断，对于损伤对侧的阴囊内容物应做仔细的体检，如怀疑有损伤时，应立即做B超检查，一旦诊断明确，绝大多数患者都应早期手术以清除血肿，修补睾丸。对睾丸损伤严重者，应清除坏死组织，彻底止血，尽量保留睾丸组织，对只能行睾丸切除的患者，应尽可能保留一部分睾丸白膜，因为紧贴白膜的睾丸组织，仍有许多分泌雄激素的组织，能保留内分泌功能。准确的诊断和及时有效的外科治疗，可大大降低睾丸切除率，防止睾丸萎缩，保全性功能和生育力。阴囊广泛剥脱伤，睾丸裸露，无法用残留阴囊皮肤覆盖时，宜将睾丸埋藏于两大腿内侧皮下，此处温度比体温低，不影响生精功能。

第二节 阴茎皮肤缺损手术

阴茎皮肤大片或全部缺损常见的原因是外伤。致伤原因常为工农业机械上的齿轮、皮带等卷带装置导致外阴部皮肤撕脱。阴茎皮肤的广泛撕脱，通常是一种如脱手套式的损伤，一般在阴茎Buck筋膜表面的疏松网状层发生组织分离，不累及深层的海绵体、尿道，其特点是从阴茎阴囊交界到冠状沟的阴茎干的环状皮肤剥脱。外伤所致皮肤缺损，常伴有阴囊皮肤的缺损，严重者阴茎体及阴囊内容物也受到损伤。另外，炎症、过敏、化学烧伤或电烧伤以及病变如象皮肿切除，包皮环切术切除皮肤过多等也可能引起阴茎皮肤缺损。不管是上述哪种原因所致的阴茎皮肤缺损，都可致阴茎勃起不全、勃起疼痛，应尽快修补。外伤者必须彻底清洗，除尽异物，剪除失活的组织，并仔细检查尿道及阴囊内容物有无损伤。根据阴茎皮肤缺损的范围及部位，选择阴茎包皮皮瓣、阴茎皮肤推进瓣、游离中厚皮片、脐周或髂腹部带蒂皮瓣、阴囊带蒂转移皮瓣或阴囊皮肤埋藏阴茎修复术。

【适应证】

适用于阴茎皮肤缺损者。

【禁忌证】

局部及全身感染未控制者；患者全身情况差、不能耐受手术者。

【术前准备】

1. 纠正全身情况。

2. 术前禁食、禁水，清洁灌肠，腹部、会阴部和大腿内侧备皮。

3. 应用抗生素和破伤风抗毒素。患者在8h内前来就诊，创面应反复冲洗，清除创面黏附的污物、布片等，并用浸有消毒剂的纱布覆盖，准备急诊手术。

4. 若患者就诊时间较晚，创面已有感染或来院时坏死皮肤尚未完全脱落须先清创，加强抗感染治疗，经数日待创面清洁或肉芽组织健康后再行二期手术。

5. 化学烧伤或电烧伤时，部分阴茎皮肤水肿明显，色泽苍白或变黑不能鉴别皮肤是否有生命力，可暂时保留残存的皮肤，裸露的创面不完全覆盖，待坏死区域分界清晰后，再清除坏死皮肤后进行植皮。

6. 阴茎和阴囊皮肤完全撕脱时，不宜用此脱下的皮肤覆盖创面而应弃去，避免这些皮肤坏死而行再次手术切除。

【麻醉与体位】

多采用硬脊膜外麻醉或全身麻醉。患者取截石位或仰卧位，下肢稍分开。

【术式简介】

1. *游离中厚皮片修复术*（prosthesis with free skin graft）

(1)清创修整：彻底清创，保留缺损近侧

所有存活的组织，边缘修剪整齐。存留的皮肤与移植皮片缝合(图 20-1A)。

(2)取皮片：缝合大腿内侧及腹股沟真皮层较薄的部位为首选供皮区。根据阴茎皮肤缺损的范围，在大腿内侧切取大小为(4～6cm)×(6～10cm)，厚 0.04～0.05cm 的中厚皮片一块；如大腿内侧亦被损伤时，宜另选供皮区(包括腹股沟或上肢前臂)，皮片上可戳多个小孔待用。

(3)置入导尿管：在阴茎头缝一丝线作为牵引，并置入导尿管。

(4)植皮：将皮片包绕阴茎闭合全部创面，皮片的左、右两缘宜在阴茎背侧中线上做锯齿状相对缝合，以免术后瘢痕挛缩，然后分别在阴茎根部及冠状沟部用 3-0 丝线做间断缝合，留长缝线做敷料加压包扎用(图 20-1B)。

(5)包扎：在阴茎周围植皮面上盖一层细网油纱布，外加适量软性纱布敷料包裹加压，然后将留置的长缝线相对交叉结扎，使移植的皮片得到良好的固定(图 20-1C)。最后，剪掉阴茎头牵引线，保留导尿管。

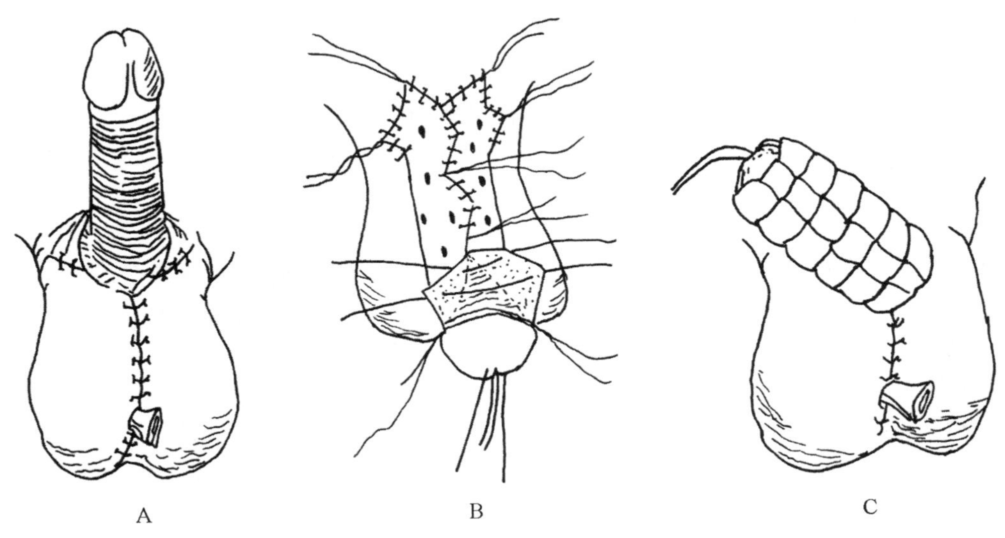

图 20-1　游离中厚皮片修复术

A. 留少量皮肤与移植皮片缝合；B. 缝合后留长缝线作为敷料加压包扎用；C 使移植的皮片得到良好的固定

2. 阴囊全层带蒂转移皮瓣一期修复术(one-stage repair of scrotal full-thickness pedicled transfer flap)

(1)转移倒 U 形皮瓣：清创后，根据阴茎皮肤缺损面积的大小，在阴囊前壁设计单蒂皮瓣，其大小应估计在转移后能包裹和覆盖阴茎全部创面。根据皮瓣蒂部的方向分为两种方式。皮瓣蒂部朝下。在阴囊设计一倒 U 形切口，皮瓣沿皮肤与肉膜之间分离，注意保证皮瓣的血供(图 20-2A)。

(2)皮瓣包裹阴茎缝合：将游离的带蒂皮瓣底部拉至阴茎根部，阴囊的肉膜缝合固定。皮瓣两侧的皮缘自阴茎腹侧向背侧包绕，并在背侧中部会合，用 3-0 微乔线间断缝合皮瓣矫形后的创缘(图 20-2B)。皮瓣蒂部斜行朝上。

(3)转移斜 U 形皮瓣：在阴囊设计一斜行向上 U 形切口。切口底边在阴茎阴囊交界处。皮瓣沿皮肤与肉膜之间分离，注意保护皮瓣的血供。将游离的带蒂皮瓣向上翻转，用3-0丝线将皮瓣边缘与阴茎皮肤缺损边缘间断缝合（图 20-2C）。

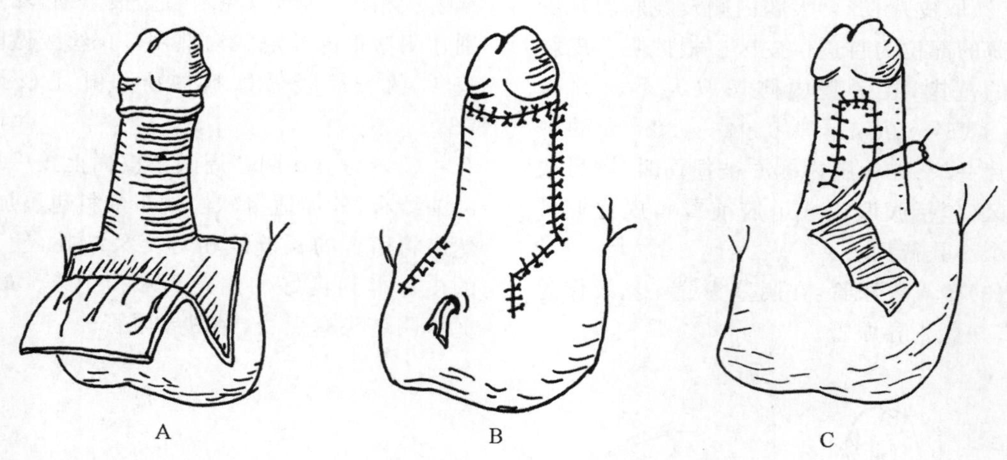

图 20-2 阴囊全层带蒂转移皮瓣一期修复术

A. 分离皮瓣，注意保证皮瓣的血供；B. 围绕阴茎缝合皮瓣；C. 皮瓣边缘与阴茎皮肤缺损边缘间断缝合

（4）阴囊上遗留的创面：向内侧稍做潜行游离后直接拉拢缝合。阴囊下部放置引流物。

（5）加压包扎：阴囊转移皮瓣处用数层敷料稍加压包扎，并留置导尿管引流尿液。

3. 阴茎埋藏于阴囊，二期阴囊皮瓣修复术（repair of scrotal scrotal skin flap with scrotum embedded in scrotum in two stage）

（1）彻底清创：尽可能保存阴茎皮肤缺损近侧有活力的皮肤（图 20-3A）。

（2）埋藏缝合：在阴囊前壁做两个平行的横行切口，深及肉膜，两切口之间的距离与阴茎皮肤缺损的长度一致，切开以后以能容纳阴茎穿过为宜，分离并形成隧道，使阴茎自隧道中穿过，遮盖阴茎皮肤缺损处，使阴茎头露出。将创缘对齐后用 4-0 微乔线间断缝合（图 20-3B）。

（3）引流尿液：尿道内留置导尿管或做耻骨上造口引流尿液。

（4）游离成形阴茎：术后 4 周左右待愈合良好后，在阴囊上阴茎的两侧各做皮瓣切口（图 20-3C），估计皮瓣大小应能包绕和覆盖提起后的阴茎创面，分别缝合皮瓣会合的创缘。阴囊上遗留的皮肤缺损稍做游离后直接缝合（图 20-3D）。

（5）加压包扎：对阴囊植皮处稍加压包扎。留置导尿管引流尿液。

4. 脐旁或髂腹部带蒂皮瓣修复术（repair of skin flap pedicled with umbilicus or ilium）

（1）做转移带血管蒂皮瓣：清创后，根据皮瓣血供的不同可以设计不同形式的皮瓣。如髂腹股沟皮瓣（由旋髂浅血管供血）、下腹部皮瓣（由腹壁浅血管供血）及脐旁皮瓣（由腹壁下血管供血）等。

以脐旁皮瓣为例设计皮瓣：以脐旁较粗而向上外侧走行的皮动脉为轴心血管，从脐至肩胛骨下角的连线为轴线设计皮瓣，可达 30cm×20cm，具体根据阴茎皮肤缺损面积的大小选取（图 20-4A），其大小应估计在转移后能包裹和覆盖阴茎全部创面。皮瓣 a 包裹阴茎体，皮瓣 b 作为蒂瓣，切取过程中一定要选用最粗大的 1～2 支作为皮瓣的轴心血管加以保护以保证皮瓣的血供。

（2）转移皮瓣覆盖阴茎创面并缝合：将游离的带蒂皮瓣底部拉至阴茎根部，皮瓣 a 皮面朝外，包绕阴茎间断缝合，其游离端与阴茎皮肤缺损边缘间断缝合（图 20-4B）。脐旁腹壁上遗留的创面，向内侧稍做潜行游离后直接拉拢缝合。稍加压包扎，留置导尿管引流尿液。

【术后处理】

1. 卧床休息到创口愈合。

2. 术后伤口内渗液引流干净后拔除引流物。

3. 导尿管保持通畅，防止尿液经尿道流出浸湿敷料而污染创口。

4. 术后使用有效抗生素防治感染。

5. 随时观察阴茎头血供，了解包扎是否过紧；严密观察移植皮片的血供情况。

6. 口服己烯雌酚，防止阴茎勃起疼痛、出血。

7. 术后勤换敷料以防止伤口感染，约至术后第 14 天，伤口愈合后拆线，然后再用纱布加压包扎，保持 2～3 周。

8. 导尿管可在 2 周左右伤口愈合后拔除。

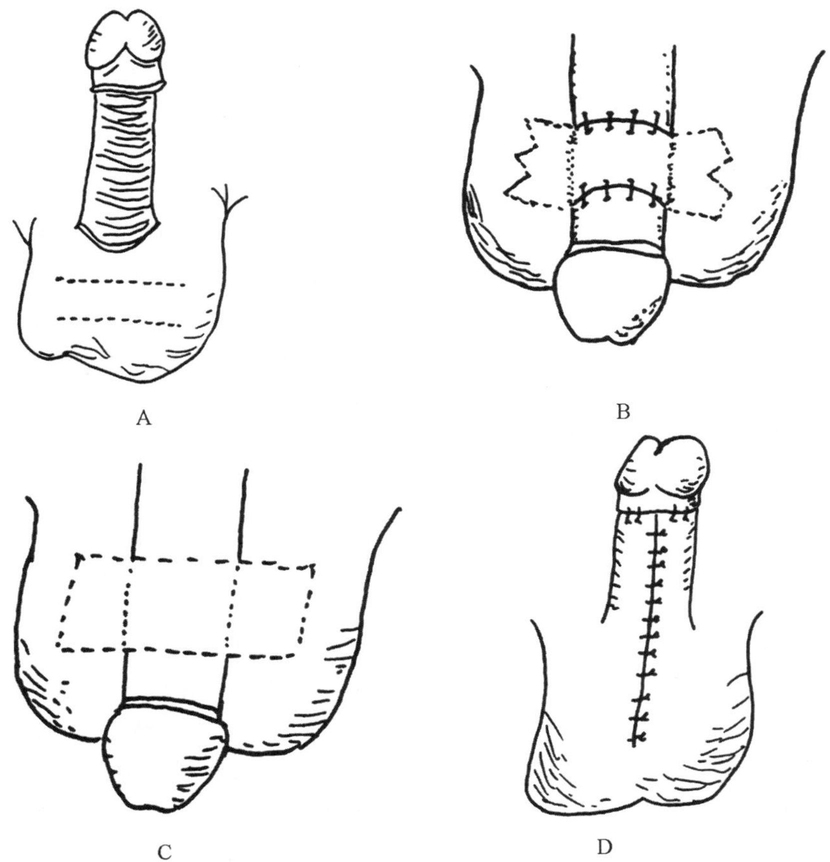

图 20-3　阴茎埋藏于阴囊，二期阴囊皮瓣修复术

A. 将伤后阴茎皮肤修剪整齐；B. 使阴茎皮肤缺损部分包埋于阴囊皮下；C. 阴茎的两侧各做皮瓣切口；D. 游离阴囊皮瓣以覆盖阴茎腹侧创面

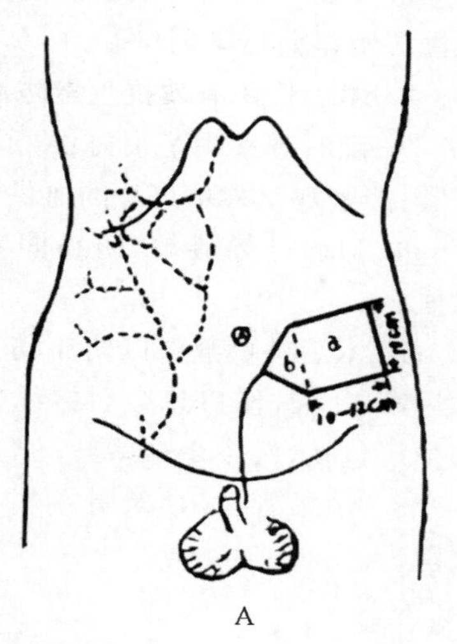

A

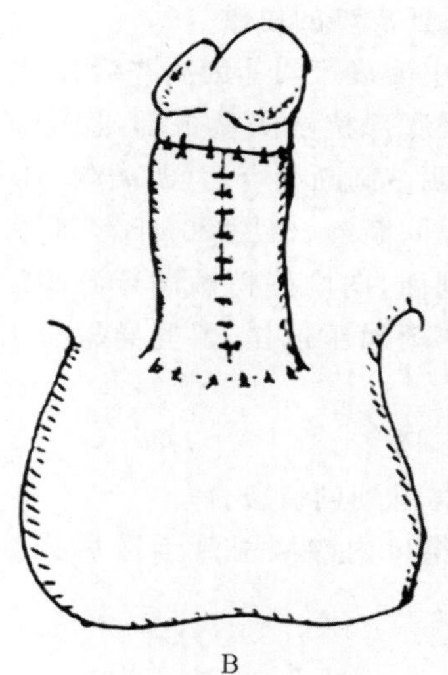
B

图 20-4　脐旁或髂腹部带蒂皮瓣修复术

A. 根据阴茎皮肤缺损大小取皮瓣；B. 带蒂皮瓣围绕阴茎皮肤缺损缝合

【并发症防治】

1. 伤口出血

(1)表现：术后伤口渗血不止或形成阴囊内血肿，严重者血压下降、休克。

(2)原因：多由术中止血不彻底所致或与凝血功能异常有关。

(3)处理：小量出血可在出血部位适当加压，出血便可停止。如出血量较大，阴囊血肿不断增大，可手术探查，清除血肿，彻底止血。

(4)预后：如能得到及时有效的处理可痊愈。

(5)预防：术前纠正凝血功能障碍，术中止血彻底，术后适当加压包扎。

2. 伤口感染

(1)表现：术后伤口红肿伴脓性分泌物，发热，分泌物培养有细菌生长。

(2)原因：术前清洗不好，手术消毒不严格，术中操作污染，伤口内渗血、渗液引流不畅导致感染。

(3)处理：伤口内渗血、渗液引流干净，勤换敷料，使用有效抗生素抗感染。

(4)预后：如能得到及时有效的处理可痊愈。

(5)预防：术前应注意局部清洗、消毒，手术消毒严格，严格无菌操作，术中止血彻底，仔细清除无活力组织，术后保持引流通畅、渗血渗液引流干净，术后勤换敷料，加强抗感染治疗。

3. 皮肤坏死

(1)表现：术后逐渐出现局部皮肤发黑，结痂，脱落。

(2)原因：主要是损伤皮瓣血供不良，如切取阴茎皮瓣过长，带血管蒂皮瓣修复术的皮瓣由于血管供血保留不好等，导致皮瓣缺乏血供或术后包扎过紧压迫皮肤导致缺血坏死，或术后皮下积液感染等所致。

(3)处理：局部消毒保持无菌，小片皮肤坏死可待结痂后湿敷，以促进坏死皮肤脱落和创面清洁，小面积坏死区域可待周围上皮组织移行、覆盖创面而自行愈合。大面积皮肤坏死，则应先行清创、换药，坏死皮肤脱落后，待创面新鲜、感染控制后，行自体中厚皮片植皮或行带蒂皮瓣移植成形手术。

(4)预后：严重者瘢痕畸形愈合。

(5)预防:游离皮瓣或转移皮肤及皮瓣时,应保护皮瓣的血供;止血彻底,避免伤口内血肿及感染导致皮瓣缺血而坏死。术中在正确平面解剖;采用显微技术避免损伤血供;带蒂包皮瓣游离适度;操作轻柔;无张力缝合。

4. 阴茎坏死　是阴茎损伤术后严重并发症之一,并可导致严重后果。

(1)表现:术后发现阴茎出现水疱,颜色灰白或深紫色,后逐步变青紫至黑色,质地渐变硬,脱落。

(2)原因:术中损伤阴茎血供或术后包扎过紧阻碍阴茎血供,从而导致阴茎坏死。

(3)处理:术后应密切观察,如发现阴茎出现水疱,颜色灰白或深紫色,应立即解除敷料压迫,用温盐水湿敷。无法挽救者应做阴茎坏死组织切除。待伤口愈合后,行阴茎再造术。

(4)预后:瘢痕畸形愈合,影响排尿及性功能。

(5)预防:术中如发现阴茎损伤缺乏血供,应立即行显微外科做相应血管吻合,恢复血液循环,术后包扎不能过紧,以免阻碍阴茎血供而导致阴茎坏死。术后每天均应密切观察阴茎头的色泽及有无缺血表现,及时发现,及时处理。

5. 尿道狭窄　是外生殖器损伤后严重并发症之一。

(1)表现:尿道狭窄主要表现为术后早期排尿不畅,后尿线逐渐变细,最终呈点滴状流出,以至尿潴留。

(2)原因:术后有尿道损伤或术中损伤尿道海绵体而处理不佳,或尿道留置导尿管后尿道化脓感染,导致术后尿道瘢痕狭窄。

(3)处理:轻度尿道狭窄可做尿道扩张,坚持尿道扩张 6 个月以上,至排尿通畅稳定为止。如尿道扩张不成功,排尿困难以至尿潴留者,可选择尿道内切开或重新行尿道吻合,如长段尿道狭窄者,可于狭窄段尿道纵行切开、近端尿道造口术,或行耻骨膀胱造口术,待 6 个月左右局部瘢痕组织软化后再次手术处理。

(4)预后:轻度尿道狭窄可行尿道扩张而获得缓解,严重尿道狭窄可导致尿潴留,患者要经受较长期痛苦。

(5)预防:术后有尿道损伤者应及时有效地处理,术中防止损伤尿道海绵体,术后防止尿道化脓感染,导致术后尿道瘢痕狭窄。

6. 勃起功能障碍

(1)表现:术后阴茎不能勃起,不能性交或不能进行有效的性交。

(2)原因:由于损伤,特别是阴茎尿道损伤及手术创伤所致的精神上的打击、恐惧及负担性心理的影响可引起勃起功能障碍。手术致使阴茎海绵体血管及神经损伤等均可导致勃起功能障碍。

(3)处理:对损伤及手术创伤所致的精神上的打击、恐惧及负担性心理的影响而引起的勃起功能障碍患者,进行心理治疗,勃起功能障碍可逐渐好转。治疗尿道损伤引起的器质性勃起功能障碍比较困难,对器质性和混合性勃起功能障碍患者,可按照治疗勃起功能障碍的方法进行治疗。可用中成药如龙鹿胶囊、复方玄驹胶囊、伊木萨克片等,西药如枸橼酸西地那非(万艾可)、盐酸伐地拉非(艾力达)、他达拉非(希爱力)等治疗,可能对部分患者有效。严重患者可在排尿功能恢复后考虑安装阴茎假体治疗。

(4)预后:如得到及时有效的治疗,勃起功能障碍可缓解。

(5)预防:针对发生勃起功能障碍的原因进行预防。

7. 阴茎畸形　主要原因是皮瓣或皮片未设计好,愈合后发生阴茎弯曲、侧偏,也可由于感染后瘢痕牵拉所致,必要时,需要再次手术整形。

(1)表现:阴茎皮肤缺损手术修复后阴茎弯曲、扭曲、缩短等。

(2)原因:阴茎皮肤缺损后需用其他部位

皮肤覆盖创面，术中造型不满意或术后皮肤缺血坏死，或伤口感染瘢痕所致。

(3)处理：术后6个月以上，待局部瘢痕软化后，再做矫正术。

(4)预后：阴茎皮肤缺损手术修复后阴茎畸形，影响阴茎的功能，可通过矫正术来纠正。

(5)预防：阴茎皮肤缺损手术修复时尽量防止阴茎弯曲、扭曲、缩短等情况，防止皮瓣血供不良，术后防治伤口感染等。

【评析】

1. *阴茎皮肤修复* 根据阴茎皮肤缺损的范围及部位选择不同的术式，对于单纯阴茎皮肤缺损范围较局限的，可以利用阴茎本身的皮肤，采用阴茎包皮皮瓣或阴茎皮肤皮瓣进行缺损皮肤的修复，此方法手术操作简单，但可利用皮肤的量和皮瓣的活动范围有一定的限制。

2. *阴囊皮瓣修复* 对于阴囊皮肤完整的较大面积阴茎皮肤缺损的修复，可首选采用阴囊皮瓣修复。阴囊皮肤相对丰富，阴囊上血管各交通支相互吻合，呈网状分布，皮瓣越宽大，血供越丰富，不易发生血供障碍，皮肤伸展性能好，切取皮瓣后的创面，可直接拉拢缝合，同时阴囊皮肤可满足阴茎勃起时伸展的需要；阴囊皮下脂肪极少，术后皮瓣无臃肿之夷，活动度好，无明显畸形。其中因带蒂皮瓣有完好的神经末梢，阴囊带蒂皮瓣一期修复后性交时感觉优于阴囊皮瓣二期修复。但转移到阴茎上的皮肤有长毛的缺点。

3. *游离中厚皮片修复* 将阴茎体作为一个解剖单元进行单独植皮包扎固定，大腿内侧及腹股沟真皮层较薄的部位为首选供皮区。游离中厚皮片移植方法虽然简单，但皮肤弹性差，感觉迟钝，性交时感觉较差，容易发生坏死，而且术后仍难以避免皮片挛缩造成继发畸形和功能障碍。

4. *转移带血管蒂皮瓣修复* 适用于阴茎阴囊皮肤大部分缺损者，应保证带血管蒂皮瓣的血供。

（方针强　张良甫）

第三节　阴囊皮肤缺损手术

阴囊皮肤缺损最常见于撕脱伤后，如齿轮、皮带绞伤或战伤，导致阴囊皮肤全部或大部分脱落。其次，化学烧伤或电烧伤等原因也可能造成阴囊皮肤大片坏疽缺损。另外，阴囊皮肤缺损还包括阴囊象皮肿及阴囊肿瘤切除术后。阴囊皮肤血供丰富，具有较大的伸缩性，即使损伤面积>50%，亦可直接修补缝合，无须行皮肤移植或成形。若阴囊皮肤缺损面积过大而不能直接修补、缝合时，则视情况采取带蒂皮瓣、游离皮片行阴囊成形。

【适应证】

阴囊皮肤缺损成形术适用于阴囊皮肤撕脱伤致阴囊皮肤全部或大部分脱落且污染或绞碎不能利用，而睾丸、精索完好者；阴囊皮肤大片坏疽，皮肤广泛缺损，于坏死组织清除、健康肉芽组织生长后。

【禁忌证】

局部及全身感染未控制者；患者全身情况差、不能耐受手术者。

【术前准备】

1. *急诊手术*

(1)根据受伤情况补充液体和失血，纠正休克。

(2)应用抗生素及破伤风抗毒素。

(3)下腹部及会阴部大腿内侧皮肤备皮。

(4)术前禁食、禁水，灌肠。

(5)保护好睾丸，最好用生理盐水纱垫予以包裹。

2. *择期手术*

(1)术晨禁食、禁水，术前1d晚和术晨灌肠。

(2)术区备皮并清洗会阴部。

(3)术前使用抗生素 2～3d。

【麻醉与体位】

硬脊膜外麻醉或全身麻醉。患者取截石位。

【术式简介】

1. 带蒂皮瓣阴囊皮肤缺损成形术(plasty pedicled skin flap for scrotal skin defect)　于大腿内侧接近阴囊创口处做一蒂部在大腿外侧或下腹部的 U 形皮瓣，皮瓣大小根据创面大小而定，取全厚层皮并应含有浅筋膜。将皮瓣向内旋转，上下端分别缝合于阴茎根部和会阴部创缘，于对侧大腿内侧做同样皮瓣(图 20-5A)，并行同样处理。两侧皮瓣尾端在中线处会合并缝合，缝闭两侧股部取皮创面(图 20-5B)。3 周后创口均已愈合则可将蒂部离断，完成阴囊成形并将股部留下的部分创面缝闭。也可采用 Mc-Dougal 创用的方法，先将两睾丸置于大腿内侧适宜区域的皮下，会阴部皮肤缺损处，取游离中厚皮片移植(图 20-5C)。6 周后切取阴囊成形皮瓣(图 20-5D)，两侧皮瓣连同埋藏的睾丸一并向中线旋转后同上缝合阴囊(图 20-5E)。阴囊下部放置引流物。留置导尿管引流尿液。

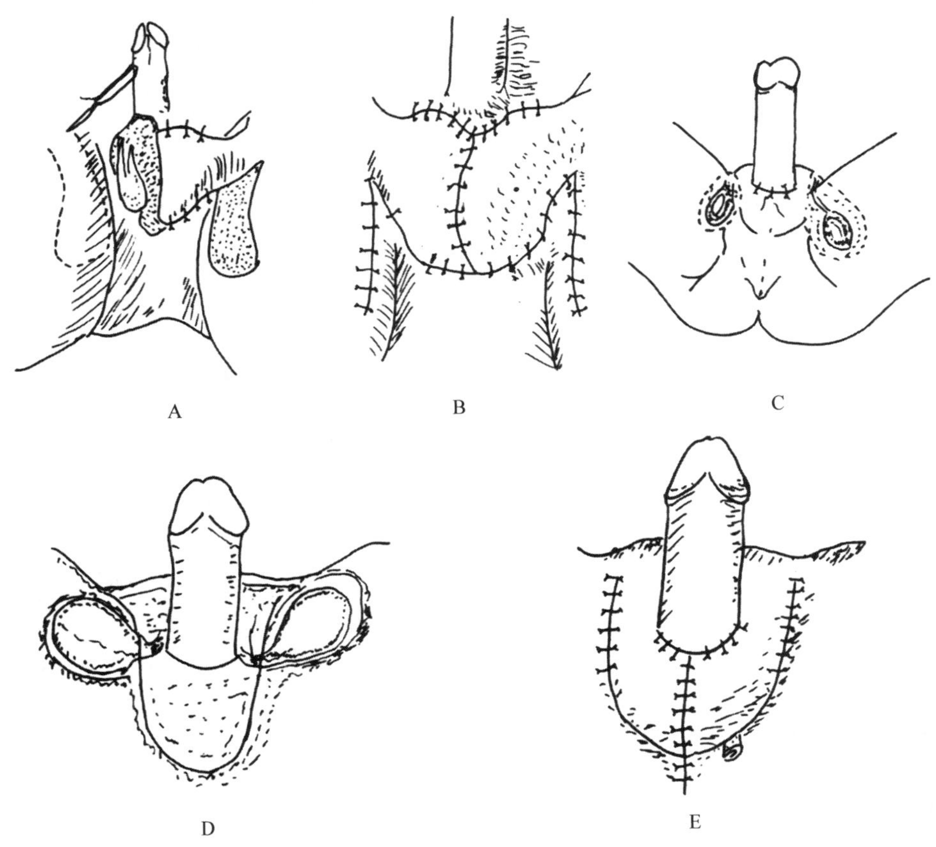

图 20-5　带蒂皮瓣阴囊皮肤缺损成形法

A. 在大腿内侧做皮瓣；B. 缝闭两侧股部取皮创面；C. 取游离中厚皮片移植；D. 6 周后切取阴囊成形皮瓣；E. 缝合成形阴囊

2. 游离皮片阴囊成形术(scrotum plasty with free skin for scrotal skin defect) 建议用全厚层网眼状游离皮片成形阴囊,适用于受伤后18h以内且创面较清洁者,可切取大腿内侧皮片,应足够大小。先将适当大小的网眼皮片与会阴部创缘缝合(图20-6A)。然后将皮片下端向上转起包裹睾丸并与前面阴茎下方的创缘缝合,包裹睾丸的皮片两侧亦予以缝闭,中间相当阴囊中缝处缝合数针使形成两个隔开的阴囊(图20-6B)。阴囊下部放置引流物。留置导尿管引流尿液。

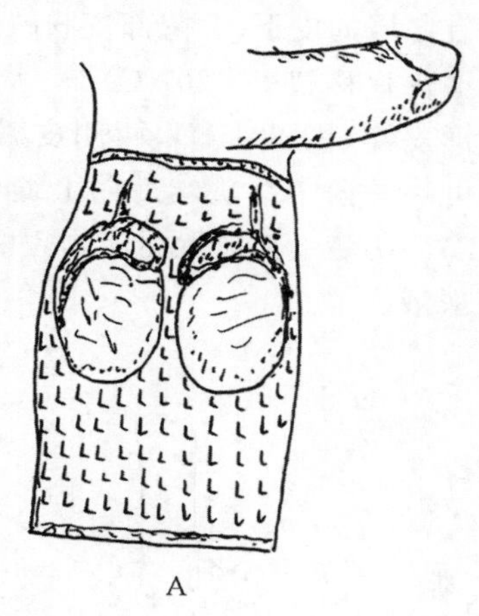

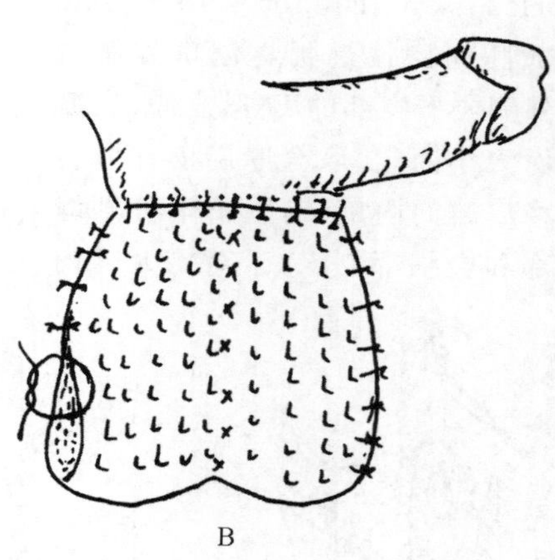

图20-6 游离皮片阴囊成形法

A. 网眼皮片与会阴部创缘缝合;B. 形成两个隔开的阴囊

【注意事项】

术中检查睾丸及精索,若有损伤则同时做相应处理。两睾丸置于大腿内侧皮下的位置应略偏后侧和不对称平面,避免术后运动时两睾丸互相摩擦受损,睾丸置于皮下时不要使精索扭曲。

【术后处理】

1. 卧床休息,直至创口愈合。

2. 使用恰当的抗生素防治感染。

3. 导尿管保持通畅,防止尿液污染创口。

4. 伤口内无渗液后拔除引流物。

5. 口服己烯雌酚,防止阴茎勃起影响创口愈合。

6. 术后14d左右伤口愈合后拆线,包扎伤口防止感染。并拔除留置的导尿管。

7. 需将阴囊托起5个月以上,以免阴囊水肿下垂。

【并发症防治】

1. 伤口出血　参见本章第二节伤口出血并发症防治。

2. 伤口感染　参见本章第二节伤口感染并发症防治。

3. 皮肤坏死　参见本章第二节皮肤坏死并发症防治。

4. 阴茎坏死　参见本章第二节阴茎坏死并发症防治。

5. 勃起功能障碍　参见本章第二节勃起功能障碍并发症防治。

6. 尿道狭窄　参见本章第二节尿道狭窄并发症防治。

【评析】

阴囊皮肤一旦造成大面积缺损,就应当尽可能修复,避免形成瘢痕挛缩和功能障碍。对于阴囊皮肤的修复,不外乎应用皮片移植和皮瓣移植两种修复方法。对于部分阴囊皮肤缺损和全阴囊皮肤缺损修复术式的选择无本质差别，仅在于皮片或皮瓣的大小。根据病情的需要，有时需要皮片和皮瓣移植结合进行。游离皮片移植方法虽然简单，但是，修复效果并不十分令人满意，因为即使严格遵循整形外科原则，避免直线切口，但皮肤弹性差，容易发生坏死，术后仍难以避免皮片挛缩造成继发畸形和功能障碍，特别是阴囊上的皮片移植后期挛缩更会使阴囊变形并影响睾丸生育功能。根据显微外科及修复重建外科的基本原则，缺损组织的修复与缺损部位相同或相似的组织最为理想。因此，阴囊大面积缺损应用附近薄的皮瓣组织应该是比较理想的材料。阴囊皮肤缺损在条件许可的情况下应以皮瓣修复为佳，尤其是在缺损部位附近有正常皮肤时，所取皮瓣要薄，不能过于臃肿，阴囊皮肤应当松软，要保障睾丸相对较低的温度才能正常产生精子。所修复的皮瓣最好为轴型皮瓣，由于轴型皮瓣血供丰富，不易发生血供障碍，血管相对恒定，旋转弧度大，修复面积广，效果良好。

（方针强　张艮甫）

第四节　阴茎离断再植手术

阴茎离断为严重的阴茎损伤，导致阴茎完全断裂，常见原因有机器铰伤、切割伤、勃起状态下撞击伤、动物咬伤、电击伤等。如不及时处理，不但影响阴茎外观，还将导致排尿障碍和性功能障碍，给患者带来严重的精神创伤，造成终身痛苦。因此，一旦出现阴茎离断伤者，应及时行阴茎再植术（replantaion of penis），可提高手术成功率，尤其是应用显微外科技术再植，吻合阴茎背动脉、静脉、神经、尿道及阴茎海绵体，使之迅速恢复离断阴茎的血液循环、尿道连续性，以及维持排尿功能及性功能。

【适应证】

1. 离断阴茎体缺血时间　过去认为伤后 6h 为再植的“临界点”，但由于显微外科技术的发展，保存方法的改进，人们认识水平的提高，再植时间已远远超过以前所认为的时间，目前通常认为阴茎再植术的手术适应证为：①阴茎完全离断在 12h 之内，创面污染不严重，离断组织无严重挫伤；②不完全离断不超过 24h，远端血供良好，无明显坏死倾向；③阴茎完全离断后，断端早期置于 0～4℃生理盐水或平衡盐液冷藏保存条件下，再造手术可延长致 48h。

2. 全身情况　阴茎损伤多伴有会阴部损伤，腹壁和腹腔内器官损伤及骨盆骨折，此种情况下常伴有严重的出血性休克，危及生命。经抗休克治疗，待生命体征稳定后再行离断阴茎再植术。

3. 局部条件

（1）供区条件：若离断阴茎体形态完整，断面上的阴茎背血管、神经和海绵体动脉也无严重挫伤者。

（2）受区条件：包括皮肤、受区血管和阴茎背神经没有受到严重创伤者。如果受区阴茎背血管或海绵体动脉和阴茎背神经有缺损时可选用邻近或远位血管转移替代（腹壁下血管），而神经缺损可行神经移植术者。

【禁忌证】

1. 阴茎断端缺血时间超过上述时限。需指出的是在环境温度＞45℃情况下，缺血时间＞2h 再植手术成功率均极低，术前应慎重考虑。

2. 离断的阴茎段严重挫伤、污染，皮肤和海绵体残缺不全，不具备再植的条件。

3. 患者合并有其他脏器损伤，伤势严重，危及患者生命，应先挽救生命，待病情平稳后再行阴茎再植。

4. 患者存在不能耐受麻醉、手术的其他慢性疾病者。

【术前准备】

1. 全身情况准备　阴茎离断后，患者因阴茎残端大出血、疼痛和恐惧，可出现休克，需使用镇痛、镇静药，必要时需立即输血，经抗休克治疗，待生命体征稳定后再行离断阴茎再植术。

2. 离断阴茎处理　离断阴茎段经清洗、消毒后，用抗生素生理盐水浸泡冲洗，再用含肝素的生理盐水冲洗阴茎背动脉、海绵体中央动脉及阴茎海绵体，随即置于4℃冰箱中保存。

3. 预防破伤风　注射破伤风抗毒素预防破伤风。

4. 防止血栓形成　快速输入250ml右旋糖酐-40，以防止血管吻合口血栓形成，舒畅离断组织内毛细血管循环。如患者同时有其他出血倾向时应慎用此药。

5. 特殊准备　准备手术显微镜及显微手术器械、微血管吻合器械及血管吻合线。

【麻醉与体位】

持续硬膜外麻醉或全身麻醉。患者采取仰卧位。

【手术要点】

1. 离体段阴茎的处理　将离体阴茎用碘伏液浸泡消毒后，浸泡于加有肝素和抗生素的4℃等渗盐水中，用含0.1%的肝素冷盐水肾保存液反复冲洗阴茎断面，同时轻轻挤压海绵体内积血。在手术显微镜下，解剖出阴茎背动脉、背深静脉、背浅静脉和背神经，并游离残端尿道约1cm。用含0.1%的肝素冷盐水肾保存液反复冲洗阴茎远端的背动脉、深动脉和阴茎海绵体，直至静脉内流出清澈液为止。最后，行阴茎断面修整，除去坏死和不规则的组织，然后将离体段阴茎放入冰乳酸林格溶液或生理盐水中保存备用(图20-7A)。

2. 在体残端阴茎的处理　若发现离断阴茎仍有部分组织相连，应尽量保存，有可能存在少量血供，切忌切断，有利于离断阴茎远段的存活。

麻醉后，用碘伏常规消毒、铺单，用肝素等渗盐水反复冲洗在体阴茎残端创面，轻轻挤压海绵体内积血。如在体阴茎残端较长，于阴茎根部放置止血带阻断血流，若残端过短无法上止血带时，则在手术显微镜下用无损伤钳钳夹阴茎背动脉以控制出血，解剖出阴茎背动脉、背深静脉、背浅静脉及背神经，游离出残端尿道约1cm，将残端创面修剪整齐(图20-7B～D)。

3. 尿道吻合　根据尿道直径大小选择一根适当大小双腔气囊导尿管，经离体段尿道外口插入，通过在体段尿道断端进入膀胱，作为尿道吻合支架，以便于吻合，并引流膀胱内尿液，吻合口两端修剪整齐，用3-0微乔线间断全层端-端吻合尿道(图20-7E)。

4. 阴茎海绵体吻合　用细丝线间断缝合海绵体中隔，在放大10倍的手术显微镜下用10-0无损伤血管吻合线将阴茎海绵体内的阴茎深动脉两定点或三定点吻合，间断缝合4～6针。最后(如吻合困难，也可以不吻合)，再用细丝线间断缝合阴茎海绵体白膜。

5. 血管、神经吻合　顺序为阴茎背静脉、包皮静脉、阴茎背动脉和阴茎背神经。在10倍手术显微镜下，用9-0或10-0无损伤血管吻合线分别缝合阴茎背浅静脉和背深静脉；用10-0无损伤血管吻合线吻合左右的阴茎背动脉，血管吻合4～8针已足够。用10-0无损伤血管吻合线吻合左、右两侧的阴茎背神经，阴茎背神经呈网状分布，吻合时只要外膜对端整齐，每束吻合2针已够，吻合数量至少6～7束神经才能保证术后再植阴茎有良好的感觉功能(图20-7F)。

6. 开放血流　松解阴茎根部的止血带或开放近端阴茎背动脉的无损伤阻断钳，即见吻合口远端动脉搏动，吻合后的静脉充盈，远段阴茎和阴茎头立即恢复正常血色。若血管吻合处渗血，可轻轻压迫止血，其余出血点予以结扎。

7. 缝合皮肤　伤口内留置一橡皮引流

条，逐层间断缝合阴茎筋膜及皮肤伤口（图 20-7G）。在内用碘伏纱布、外用消毒纱布适当加压包扎结束手术。

8. 耻骨上膀胱造口 引流膀胱尿液（防止万一经尿道双腔气囊导尿管引流不佳，吻合口漏尿）。

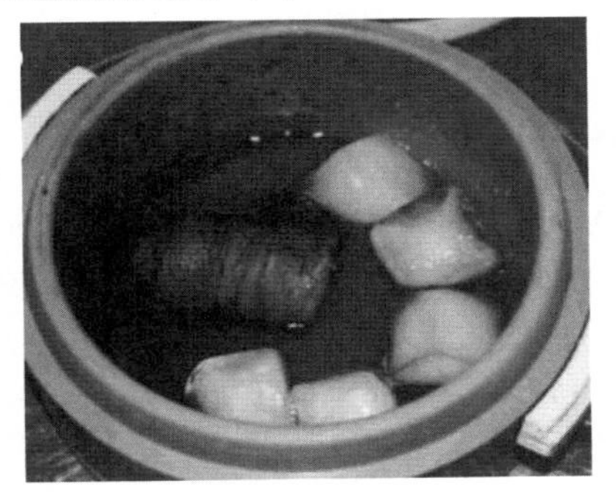

A

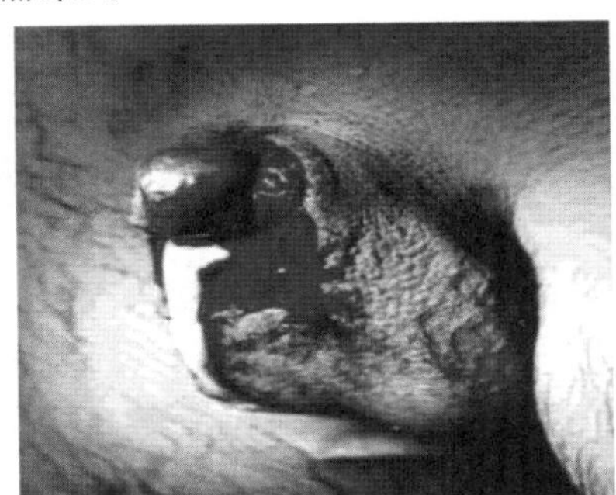

B

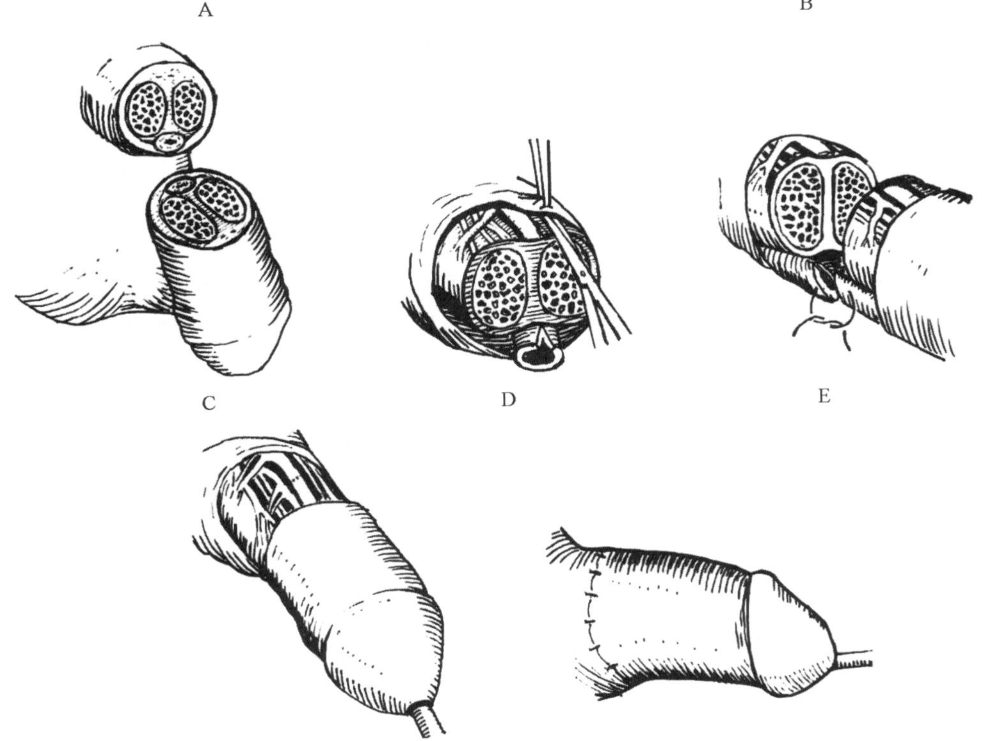

C D E F G

图 20-7 离断阴茎再植术

A. 离体段阴茎的处理；B～D. 在体残端阴茎的处理；E. 尿道吻合；F. 吻合阴茎海绵体；G. 缝合皮肤

【术后处理】

阴茎离断再植术后的处理目的是保持血管吻合口畅通，防止血管痉挛造成吻合口和微循环内血栓形成。

1. 术后卧床休息，在床上活动，防止深静脉血栓形成。

2. 使用广谱抗生素防治感染。

3. 留置导尿管保持通畅。防止导尿管堵塞，尿液从尿道流出浸湿敷料，从而导致伤口感染。每天更换敷料。

4. 术后观察：术后2h再植阴茎冠状沟皮色红润，阴茎头或皮肤存在明显的毛细血管反应，毛细血管反应时间≥1s，皮温在30～36℃，扪之海绵体有弹性，晚间还能见到再植海绵体勃起。以上情况均属正常。如果皮温<29℃，毛细血管反应缓慢，皮色灰暗，海绵体弹性差，应引起重视，必要时需手术探查。以后每日均要密切观察阴茎头颜色，测量远端阴茎腹侧、背侧及阴茎头表面温度，以明确再植后阴茎远端的血供情况。

5. 常规抗凝血治疗，预防血栓形成。

(1)肝素：每次100U/kg，加入液体中静脉滴注，每4小时1次。控制凝血时间在20～30min，凝血酶原在正常值的1倍左右，必要时用鱼精蛋白中和。

(2)右旋糖酐-40：每天1000ml，静脉滴注。

(3)尿激酶：每天(6～10)万U加入5%葡萄糖液中静脉滴注，疗程为1～2周。

(4)阿司匹林或双嘧达莫和丹参胶囊能扩张小动脉。当患者有其他创伤，同时存在或有出血倾向应用抗凝血药物时应慎重。

6. 局部处理：室内温度控制在20℃以上，温度过低可造成吻合血管痉挛，从而形成吻合口血栓。除此之外，还需用烤灯或红外线对再植体适当加温，使再植体体表温度达到30～31℃或以上。上述处理需持续5d，有利于离断的阴茎段的血供恢复，以后视情况而定。

7. 如阴茎移植成功，术后14d左右拆线，2周后拔除导尿管，3周后夹闭耻骨上膀胱造口管，试行排尿，排尿通畅后再拔除造口管。

8. 阴茎离断再植术后不需要服用雌激素，任其阴茎勃起。这对防止血管吻合口痉挛和血栓形成起到事半功倍的效果。

【并发症防治】

离断阴茎移植术后并发症的发生率达73%。

1. 伤口出血

离断阴茎移植术后伤口出血较常见。

(1)表现：术后伤口渗血不止，严重者血压下降、休克。

(2)原因：多由术中止血不彻底所致或凝血功能异常有关。

(3)处理：小量出血可在出血部位适当加压出血便可停止。如出血量较大、压迫不止者，可手术探查，以彻底止血。

(4)预后：如能得到及时有效的处理可痊愈。否则影响手术效果，导致再植术失败。

(5)预防：术前纠正凝血功能障碍，术中止血彻底，术后适当加压包扎。

2. 血管危象　离体组织再植后48～72h常可发生血管危象。术后24h内尤其多见。

(1)表现：血管危象早期表现为皮色苍白，皮肤毛细血管反应消失或缓慢，再植体皮温下降至25～28℃或以下，组织弹性缺乏。中期表现除上述情况之外，皮肤表面还有点状紫斑出现，晚期则表现为皮内大片状紫斑，此时再植体出现坏死已不可避免。

(2)原因：血管危象的发生与组织和血管挫伤程度有关。血液循环危象分为动、静脉危象，其发生的原因较复杂，常见的有以下几种。

①血管自身条件。

②血管清创、吻合及术后处理。

③血液黏滞性增高。

(3)处理：一旦出现血管危象的表现，应立即排除血管外压迫因素，如去除敷料、拆除过紧的缝线等，并加强保暖，使用右旋糖酐-40、妥拉唑林等抗凝血、解痉药物，并补充血容量。若1h后仍不缓解，应果断进行手术探查。

(4)预后：挫伤后血管内皮细胞水肿，管腔变细，血流不畅。又因组织长时间缺血，无氧代谢增加，细胞功能低下，进一步加重组织缺氧，使之不可逆转。

(5)预防：血管危象出现后早期手术探查

时可发现动、静脉完全被血栓堵塞，切断吻合口可抽出长段血栓。清除血栓后可用纯肝素溶液灌洗组织，这样能挽救部分组织。处理血管危象应以预防为主，防止血管痉挛，当组织挫伤严重时术后应立即用肝素防治血管内凝血。

3. 阴茎水肿　离断阴茎移植术后阴茎水肿较常见。

(1)表现：术后阴茎肿胀、疼痛。

(2)原因：阴茎离断吻合后，由于组织较长时间缺血，移植血液循环恢复后或静脉吻合不满意，静脉回流不好或由于术后淋巴回流受阻，均可引起阴茎水肿。

(3)处理：术后适当加压包扎，促进血液及淋巴回流，可用高渗盐水外敷和局部理疗，促进水肿逐渐消退。

(4)预后：如阴茎离断移植成功，经及时有效处理后，阴茎水肿会逐渐恢复正常。

(5)预防：确保阴茎离断移植成功，可减轻术后阴茎水肿。

4. 伤口感染

(1)表现：术后伤口红肿伴脓性分泌物，发热，分泌物培养有细菌生长。

(2)原因：术前阴茎离断后，离断阴茎伤口污染严重，清洗、消毒不严格，手术区消毒不严格或术中操作污染，或伤口内渗血、渗液引流不畅导致感染。

(3)处理：伤口内渗血、渗液引流干净，每天伤口严格消毒，内用碘伏纱布覆盖，外用消毒敷料包扎，使用有效抗生素抗感染。

(4)预后：如能得到及时有效的处理可痊愈，若伤口感染严重，可导致手术失败。

(5)预防：术前应注意离断阴茎的清创，严格消毒、灭菌，手术严格消毒，严格无菌操作，术中止血彻底，术后保持引流通畅，渗血、渗液引流干净，术后勤换敷料，加强抗感染治疗等措施来预防伤口感染。

4. 皮肤坏死　皮肤坏死发生率为 52%。

(1)表现：术后逐渐出现阴茎局部皮肤苍白后发黑，结痂，脱落。

(2)原因：离断阴茎再植后，其远阴茎皮肤血供主要靠血流透过海绵体及皮下组织来提供，阴茎血管吻合不满意，离体段阴茎海绵体血液循环恢复不满意，而致阴茎皮肤不好导致皮肤坏死。或术后包扎过紧压迫皮肤缺血坏死或术后皮下积液感染等所致。

(3)处理：阴茎皮肤发生坏死，应根据其坏死的范围、部位等采取不同的处理方法。小片皮肤坏死待坏死组织湿敷，促使痂皮脱落，经创面用抗生素液换药后可以自愈。较大的创面经换药处理后，可行中厚皮片移植修复。若皮肤坏死范围广泛而阴茎海绵体成活，经清创后用局部皮瓣转移或采用吻合血管的远位皮瓣移植进行修复。

(4)预后：严重者瘢痕畸形愈合。

(5)预防：离断阴茎再植术中严格按手术操作要求，应采用显微外科技术行血管吻合，确保再植术成功，恢复离体手术阴茎的良好血供，很快使皮下血液循环恢复，从而减少皮肤坏死并发症的发生。

5. 尿瘘　发生率为 8%。

(1)表现：术后早期排尿，尿从吻合口漏出，以后经久不愈，形成尿瘘。

(2)原因：多发生于术中吻合对位不准确、错位，或术后吻合口缺血坏死、感染、吻合口部分或完全不愈合所致。

(3)处理：离断阴茎移植术后尿道吻合口瘘，一般很难愈合，只有待阴茎移植，术后 6 个月左右，待局部瘢痕软化后行尿瘘修补术。

(4)预后：术后尿道吻合口瘘，导致患者生活不便，但可通过再次手术治愈。

(5)预防：术中尿道两端修剪整齐，准确对位吻合好，阴茎动、静脉吻合成功，确保尿道海绵体不缺血坏死，术后防止尿道吻合口感染，以防止术后尿道吻合口瘘的发生。

6. 阴茎坏死　阴茎头坏死发生率达 15%，阴茎坏死发生率达 15%。

(1)表现：术后发现阴茎再植远段阴茎颜色灰白或呈深紫色，后逐步变青紫至黑色，质地渐变硬，脱落。

(2)原因：术中离断阴茎血管吻合后，远段阴茎血液循环未恢复，术中或术后有血栓形成，或术后伤口感染导致吻合口愈合不良，或术后伤口包扎过紧阻碍阴茎血供等导致离断阴茎缺血坏死。

(3)处理：术后应密切观察，如发现阴茎出现水疱，颜色灰白或呈深紫色，应立即解除敷料压迫，用温盐水湿敷。无法挽救者应做阴茎坏死组织切除。待伤口愈合后，行阴茎再造术。

(4)预后：及时发现并有效地处理，缺血坏死缓解者，可因瘢痕畸形愈合。无法挽救者，导致阴茎残缺。

(5)预防：术中确保离断阴茎移植成功，如术中移植后发现离断阴茎血液循环不良，应立即在手术显微镜下重新做相应血管吻合，恢复血液循环；术后包扎不能过紧，以免阻碍阴茎血供而导致阴茎坏死。术后每天均应密切观察阴茎头的色泽及有无缺血表现，及时发现并及时处理。

7. *尿道狭窄*　发生率为5.9%～16%。

(1)表现：术后早期排尿不畅，后尿线逐渐变细，最终呈点滴状滴出，以至尿潴留。

(2)原因：多发生于术中吻合对位不准确、错位，或与术后吻合口缺血坏死、感染、瘢痕形成等因素有关。

(3)处理：轻度尿道狭窄可行尿道扩张，坚持尿道扩张6个月以上，至排尿通畅稳定为止。如尿道扩张不成功，排尿困难以至尿潴留者，可选择尿道内切开或重新行尿道吻合，如长段尿道狭窄者，可于狭窄段尿道纵行切开、近端尿道造口术，待6个月左右局部瘢痕组织软化后再次手术尿道成形处理。

(4)预后：轻度尿道狭窄可行尿道扩张获得缓解，严重尿道狭窄可导致尿潴留，患者要经受较长期痛苦。

(5)预防：术中尿道两端修剪整齐，准确对位吻合好，阴茎动、静脉吻合成功，确保尿道海绵体不缺血坏死，术后防止尿道吻合口感染和吻合口瘢痕狭窄。

8. *阴茎感觉障碍*　皮肤感觉异常发生率为25%～28%。

(1)表现：术后阴茎皮肤感觉异常或麻木，影响性生活。

(2)原因：由于阴茎离断严重损伤，支配阴茎的神经血管束离断吻合后，损伤的神经恢复缓慢，难以完全恢复，瘢痕压迫神经，导致阴茎感觉异常。

(3)处理：对阴茎感觉异常者可做理疗，使瘢痕软化，促进神经逐渐恢复。阴茎感觉障碍多由阴茎背神经吻合失败所致，可择期行神经探查术，重新吻合。

(4)预后：阴茎离断再植术后神经恢复要较长时间，完全恢复正常则很困难。

(5)预防：阴茎离断再植术中，神经吻合要准确，尽量将离断的神经吻合，动、静脉吻合要确保吻合成功，使阴茎血液循环完全恢复，确保手术成功。

9. *勃起功能障碍*　勃起功能障碍发生率达13%～15%。

(1)表现：术后阴茎不能勃起，不能性交或不能进行有效的性交。

(2)原因：①由于阴茎离断严重损伤，所致的精神上的沉重打击、恐惧及负担，导致性心理上的影响，可引起勃起功能障碍。②支配阴茎的神经血管束离断吻合后，难以完全恢复，阴茎感觉异常等均可导致勃起功能障碍。

(3)处理：损伤及手术创伤对患者所致的精神上的打击、恐惧及负担对性心理的影响，可引起患者勃起功能障碍，进行心理治疗，勃起功能障碍可逐渐好转。治疗阴茎离断损伤引起的器质性勃起功能障碍比较困难，对器质性和混合性勃起功能障碍患者，可按照治疗勃起功能障碍的方法进行治疗。可用枸橼酸西地那非(万艾可)、盐酸伐地拉非(艾力达)、他达拉非(希爱力)及中成药等治疗，可能对部分患者有效，严重患者可在排尿功能恢复后考虑安装阴茎假体治疗。

(4)预后：阴茎离断再植术后经及时有效治疗，可逐渐改善，完全恢复正常则很困难。

(5)预防：阴茎离断再植术中，神经吻合要准确，尽量将离断的神经吻合；动、静脉吻合要确保吻合成功，使阴茎血液循环完全恢复，确保手术成功。

【评析】

1. 离断阴茎体转运中的保存方法　阴茎离断伤从组织离断缺血到恢复动脉血供的期间如何保存离断组织，这直接影响到再植成功率。在显微外科技术尚未普及前应将这类患者转运到具有相当显微外科基础的医院进行救治。转运患者过程中应将离体组织清洗后用生理盐水纱布包裹放在密闭塑料袋内，再将该袋置入冰水混合液容器中。这样可减少离体组织热缺血时间，为再植术赢得宝贵的时间。特别在炎热的季节，用这种方法保存和转运离体组织是一种行之有效的方法。

2. 阴茎再植成功与否取决于阴茎缺血时间、损伤程度、再植后血供恢复情况　在早期的文献中，离断的阴茎只吻合尿道、海绵体，不处理神经、血管，也有成功的报道，但成功率低，易出现阴茎头、阴茎皮肤坏死等并发症，这种方法通常认为仅适用于婴幼儿以及不具备显微外科条件的医疗单位。在显微外科条件下，成功吻合阴茎血管，使阴茎远端组织恢复良好血液供应和静脉回流，可以明显提高再植成功率，减少术后并发症。阴茎血供非常丰富，阴茎的动脉血供来自阴部内动脉，分为阴茎背动脉和阴茎深动脉，二者之间有吻合支。阴茎背动脉走行于阴茎海绵体背侧沟内 Buck 筋膜和白膜之间，分出 4～5 条螺旋动脉，进入海绵体，并发出分支营养阴茎头和包皮。阴茎深动脉贯穿于阴茎海绵体，向前直达海绵体顶端，向后达阴茎脚。阴茎静脉主要有 3 条，包括阴茎背浅静脉、阴茎背深静脉和阴茎海绵体静脉。阴茎背浅静脉位于皮下和 Back 筋膜之间，引流包皮及阴茎皮肤血液回流至阴部外静脉。阴茎背深静脉位于两侧阴茎动脉的中央，经阴茎悬韧带下方穿过尿生殖膈，汇入前列腺静脉丛。阴茎海绵体静脉收集阴茎海绵体的血液回流，并有螺旋静脉与阴茎背深静脉相互吻合。这一解剖基础说明即使只吻合一条动、静脉亦可保证阴茎有足够的血供，保障再植手术的成功。当缺血时间过长，离断的阴茎体毁损、严重污染，或被沥青、机油、强酸、强碱等化学试剂侵蚀而不具备再植手术条件时，可选择阴茎断端修复术。即将阴茎残端修剪整齐，保证尿道海绵体较阴茎海绵体长出 1cm，利用此残端重塑阴茎头和尿道口。

结论：急诊显微手术治疗阴茎完全离断有着良好的效果及安全性。术前做好离断阴茎的保护，术中成功吻合血管及神经，术后实施镇痛、抗感染治疗均是提高阴茎成活率、降低并发症风险的重要手段。

3. 再植失败后的处理　阴茎离断再植失败后的处理主要是残端的覆盖和阴茎缺损的再造。再植是否成活，术后 1 周即可获得结果，如果发生坏死应尽早清创，切除坏死组织，残端创面在条件允许下一期行阴囊纵隔岛状皮瓣覆盖和尿道口再造。如果残端皮肤组织充足，可用皮肤覆盖修复创面。

(贾维胜　张良甫　陈在贤)

第五节　阴茎缺损阴茎再造术

阴茎是男性重要的泌尿生殖器官。各种原因，如外伤、肿瘤、感染、先天性畸形等因素导致阴茎部分或全部缺失后患者不能站立排尿，无法完成正常的性生活，严重影响患者的社会生活和家庭幸福，必将对患者造成严重的精神伤害。阴茎重建，恢复正常排尿和性生活能力是这些患者的强烈要求。

阴茎包括阴茎体、尿道和支持组织 3 个部分，是一个"管中有管"的器官。阴茎再造是一个比较复杂的整形外科手术。阴茎再造术始于 20 世纪 30 年代，但时至今日仍是泌尿、整形外科领域中极具挑战性的手术之一。理想的再造阴茎标准是：①再造阴茎有良好的外形和足够的长度。②再造阴茎尿道通畅，能完成站立排尿。③要有良好的感觉功能，阴茎支撑物坚韧，软硬适度，可屈曲、伸直，并有勃起能力，可在女方的协助下，插入阴道进行性交及生育。④手术操作简单，趋于一期完成，供区无明显形态和功能损害。阴茎再造术的术式较多，常用的手术方法包括双皮管阴茎再造术、前臂游离皮瓣阴茎再造术、腹壁股肋皮瓣阴茎再造术、下腹正中皮瓣法阴茎再造术等。术者应根据患者的具体情况、手术条件及自己对各种术式的掌握情况，酌情选择适宜的术式。

【适应证】

1. 外伤或感染导致的阴茎全部或大部分缺失。

2. 阴茎癌，阴茎全切术后 2 年以上无复发者。

3. 先天性阴茎缺失或阴茎严重发育不良者。

4. 两性畸形，患者及家属要求社会性别为男性者。

【禁忌证】

1. 供区皮肤存在炎症、瘢痕未软化等异常情况。

2. 供区血液循环障碍，术后可能造成供区形态、功能障碍者。

3. 晚期阴茎恶性肿瘤，手术切除后有复发、转移可能者。

4. 老年患者，全身情况差或有严重动脉硬化不能耐受手术者。

【术前准备】

1. 术前应用彩色多普勒探测供区血管情况，以排除血管解剖变异和病变。并标记血管走行。

2. 选择前臂作为供区时术前应进行 Allen 试验，检测前臂尺动脉和桡动脉之间的侧支循环情况。

3. 进行前臂区、季肋部、腹股沟区和耻骨区皮肤准备。术前对供区皮肤及会阴部皮肤连续清洗 3d。

4. 术前应用抗生素 3d，以预防感染。

【麻醉与体位】

手术可在平卧位完成，选用连续性硬膜外麻醉或全身麻醉，行前臂皮瓣阴茎再造时可选用臂丛麻醉加连续性硬膜外麻醉。

【术式简介】

1. 双皮管阴茎再造术（penis reconstruction with double tubular skin plap） 早期常用的一种阴茎再造手术方法，分 4 期完成，手术方法简单，无须吻合血管，再造阴茎形态功能良好。缺点是费时较长，给患者造成较大的精神和经济负担，再造阴茎感觉欠佳。

（1）皮管设计和制备（第一期）：在一侧的侧腹壁做两条斜行的平行切口，长 17～20cm，两切口间距 8.5cm，在另一侧腹壁靠近腹股沟处也做两条斜行的平行切口，长 12～14cm，两切口间距为 4.5cm（图 20-8A），切口深达皮下组织；游离成左、右两条大小不等的带蒂皮瓣，并分别制成一大一小两条皮管。在两皮管下方缝合手术切口（图 20-8B）。两皮管的下端均应靠近耻骨联合，以便于转移。

（2）皮管转移（第二期）：应于第一期手术后 3～4 周进行。在阴茎根部靠近残端尿道口的上缘做一切口，切断大皮管的上端，将其向下翻转至阴茎根部位置，并与该处切口创面缝合。同法，在位于残端尿道口的下方做一切口，切断小皮管的上端，将其向下翻转并与尿道口下方的切口创面缝合（图 20-8C）。皮管的缝合线处应放于侧面，而不应在阴茎腹侧正中线上；两皮管转移时，应尽量靠近残端尿道口，以利于成形尿道的定位。

（3）阴茎体和尿道成形（第三期）：应于第二期手术后 4～8 周，在皮管夹压训练确定有充分血供后进行。先做耻骨上膀胱造口，使尿流暂时改道。切断大小皮管的下端，将两皮管靠拢，在大、小皮管的对合面上，从尿道口开始各做两条平行切口，直达皮管的游离端，每一皮管两平行切口之间的宽度为 20F 导尿管的 1/2 周长。将切口边缘两侧略做分离，并剪除过多的皮下组织，将相对的切口内侧边缘 3-0 微乔线做真皮层的缝合，即形成尿道，最后将大小皮管的外侧缘相对缝合形成阴茎（图 20-8D）。再造尿道口与原尿道口的吻合口应宽大，以免术后发生狭窄。

（4）完全再造（第四期）：可在第三期术后 3～4 周进行。手术目的是阴茎头成形和支撑物置入。支持物可为软骨、骨、硅胶棒等。在修复再造阴茎末端做阴茎头成形时，可在阴茎背部及两侧，距末端约 4cm 处做 2/4 环状切口，并削除宽约 0.5cm 的表层皮肤，游离远端创缘，重叠于切除表皮部的创面上进行缝合。也可在阴茎体远端两侧各切除 1～1.5cm V 形皮肤，缝合后呈圆锥形酷似阴茎头（图 20-8E）。

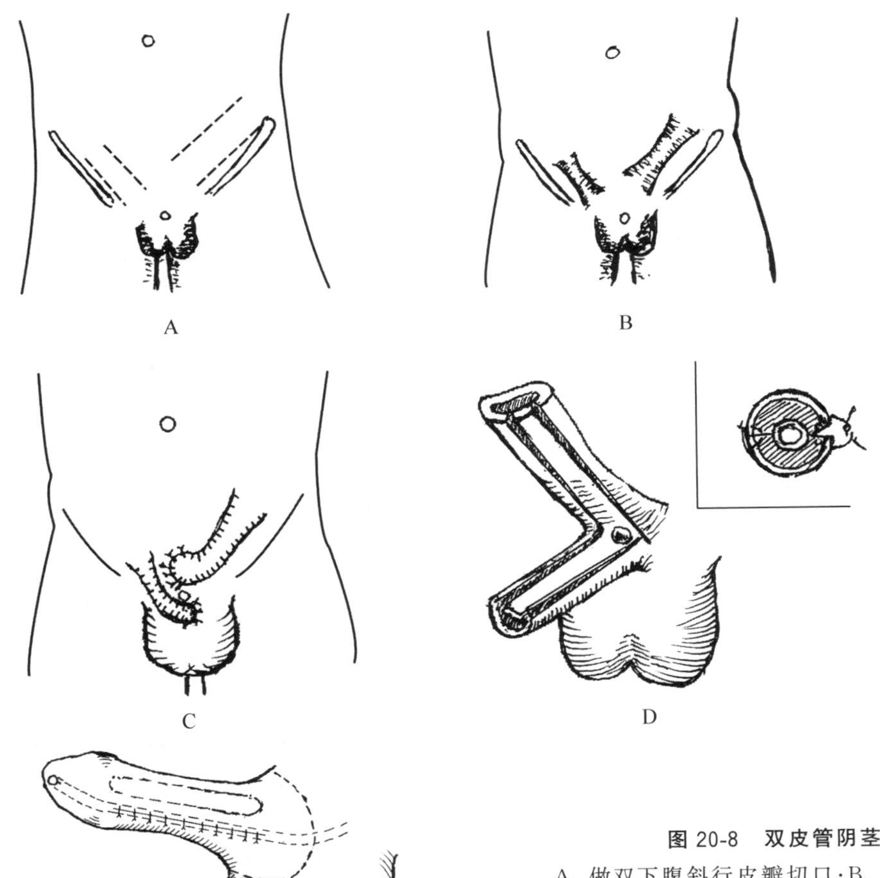

图 20-8　双皮管阴茎再造术

A. 做双下腹斜行皮瓣切口；B. 做成双下腹斜行皮管；C. 将双下腹皮管转移到残端尿道口；D. 将两皮管分别制作成尿道和阴茎；E. 置入支撑物及成形阴茎头

2. 前臂游离皮瓣阴茎再造术(Reconstruction of penis with forearm free skin flap) 前臂游离皮瓣阴茎再造术是程氏阴茎再造术,是1997年被美国整形外科协会命名的一种手术方法,是目前常用的一种一期阴茎再造手术方法。其主要特点是利用前臂以桡动脉及其皮下分支为轴心的游离皮瓣,一部分做尿道,另一部分做阴茎体的再造阴茎。

将切取的前臂带血管蒂的游离皮瓣,与阴茎残端在手术显微镜下,分别通过微血管吻合、感觉神经吻合及尿道吻合,使再造阴茎建立正常血供。这样再造阴茎后不但外形逼真、有感觉功能,而且还有良好的性功能。但手术要求高,需要有良好的整形外科及显微外科知识和技能的医师进行手术。

(1)优点:①一次性完成再造手术。②前臂皮肤具有皮下脂肪少、弹性好、血管条件好、皮瓣面积大等优点,为一次完成阴茎再造提供良好的条件。③可采用前臂皮神经和受区感觉神经吻合,使再造阴茎感觉功能得到一定恢复。

(2)缺点:①皮瓣需破坏前臂一条重要血管,使手部血供受到一定的影响。②游离皮瓣需与受区行血管、神经吻合,手术操作复杂。③前臂需行中厚皮片修复,影响其外观。

(3)手术方式

①经典术式:手术可分两个手术小组同时进行,一组取前臂皮瓣。另一组取大腿中厚皮片,准备受区、游离腹股沟血管及耻骨上膀胱穿刺造口。

a. 皮瓣设计:在一侧前臂腕上方桡侧面划出皮瓣的轮廓,长11～12cm,宽14～15cm。桡侧较大的一块为A面,以此面建造阴茎,内含桡动、静脉和头静脉。中间一条1cm宽且切除表皮和真皮的为B面,作为尿道与阴茎形成的缝接部。尺侧4cm宽的较小一块为C面,内含桡动脉分支及贵要静脉,以此建造新尿道(图20-9A)。

b. 皮瓣制备:在止血带控制下,由前臂远端向近心端进行解剖。按设计线切开皮肤及皮下组织,直达深筋膜和肌膜之间,钝性分离。皮瓣的血管蒂应包括桡动脉、桡静脉、头静脉及贵要静脉,前臂外侧皮神经也应包括在蒂中,并向上游离至10cm的长度。在皮瓣A与皮瓣C交界处,切除1cm宽的表皮和真皮,造成创面,切除皮肤时注意勿损伤真皮下血管网(图20-9B)。皮瓣全部分离后,暂不切断、结扎血管蒂,随即进行尿道、阴茎体形成和支撑物置入,待受区准备完毕,再断血管蒂,以缩短缺血时间。

c. 肋软骨的截取:在右侧肋缘做斜切口,暴露第8～9肋软骨联合部。截取长约10cm、宽约1.5cm,尽可能较直的第8或第9肋软骨1条,备用。如软骨较弯,无法形成直条时,可将克氏针插入软骨中,以保持软骨成直条状。

d. 阴茎成形:将4cm宽的皮瓣C皮面朝里,包绕16F硅胶管卷成管状,用5-0微乔线缝合真皮层形成尿道,继而将皮瓣A皮面朝外,包绕尿道,其间植入自体肋软骨(也可用硅胶假体)(图20-9C),用细丝线于皮肤创缘缝合形成阴茎,并按阴茎头及尿道口的形状将末端进行适当的塑形,待受区准备好后离断血管蒂并移植至受区(图20-9D)。

e. 受区准备:耻骨上膀胱造口。以残端尿道为中心做环形切口,形成直径约4cm的创面,解剖残端海绵体和阴茎背神经。在腹股沟动脉搏动处,纵行切开皮肤,暴露大隐静脉属支、股动脉和股深动脉等,选择理想的吻合血管,并从此切口做皮下隧道通向尿道口创面,作为血管蒂通道。

f. 吻合血管:切断前臂血管蒂,将已形成的阴茎体移至原阴茎根部受区,血管蒂自隧道穿出,桡动脉与股动脉或其分支行端-端吻合或端-侧吻合,桡静脉、头静脉及贵要静脉分别与大隐静脉或其属支吻合。前臂外侧皮神经与阴茎背神经吻合。原尿道开口与再造尿道近端以 5-0 肠线间断缝合，吻合时可将尿道剪成斜面，以防止尿道吻合口狭窄。血管吻合完毕后，观察 5min，确定再造阴茎血供正常后再缝合所有创面。软骨一端固定于耻骨联合部软组织，阴茎体根部与受区创面缝合（图 20-9E）。取大腿中厚皮片，覆盖前臂创面。

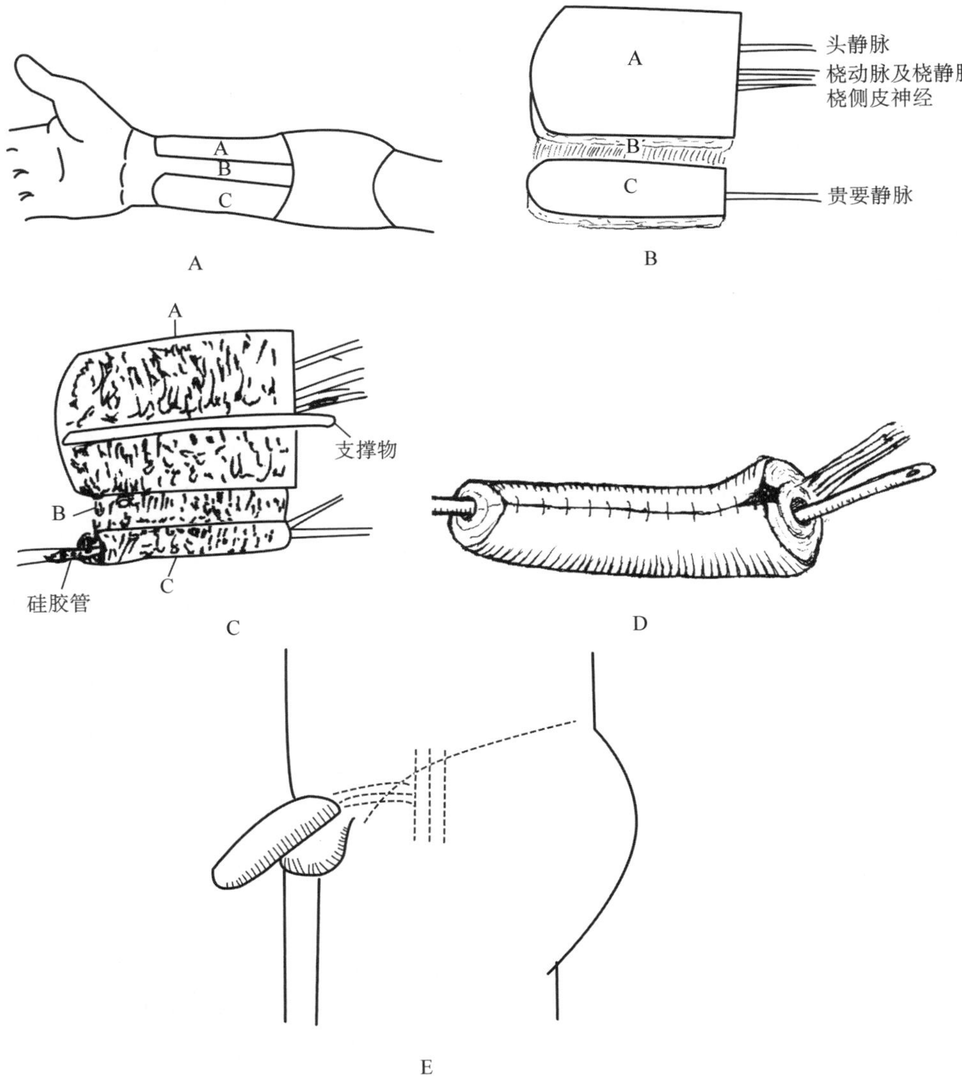

图 20-9　前臂游离皮瓣阴茎再造术

A. 在左前臂设计阴茎及尿道皮瓣；B. 切取带血管蒂的阴茎及尿道皮瓣；C. 将皮瓣制作成尿道和阴茎；D. 做成尿道和阴茎后断血管蒂；E. 阴茎移植血管吻合

②改良 Biemer 术式

a. 皮瓣设计：与经典术式有所不同，Biemer 设计的皮瓣是以尺动脉及其并行静脉为中心，中间部分形成尿道，两侧皮瓣用来重建阴茎体。尿道皮瓣的前方可设计一个椭圆形的皮瓣，以此形成阴茎头，可取得较美观的阴茎外形。

b. 皮瓣制备：按设计线切开皮肤、皮下组织直达深筋膜和肌膜之间，在此间隙由下向上分离，注意勿损伤尺动脉到皮瓣的分支。切断皮瓣远端的尺动脉及并行静脉，将皮瓣掀起。

c. 阴茎成形：将设计的中央尿道部分切开，直至皮下组织，皮面向内包绕尿管缝合，重建尿道。将尿道两侧切开的皮缘闭合，使形成的尿道包埋其内，作为重建阴茎的腹侧。将皮瓣两侧缘对合，作为再造阴茎的背侧，同时将支撑物包埋入新建的阴茎体内。将重建尿道远端椭圆形的皮瓣向背侧翻卷，并将其与皮瓣缘相对合，使其成为重建的阴茎头。

d. 受区准备、血管吻合、完成再造的其他过程同经典术式。

3. 腹壁股肋皮瓣阴茎再造术(reconstruction of penis with abdominal-inguinal pedicle skin flap and rib)　腹壁股肋皮瓣是一种带蒂岛状皮瓣，能够一期完成阴茎再造手术。此手术的优点是：手术过程简单，不需要行血管吻合，更利于广泛推广应用；供皮区隐蔽，无术后功能障碍，患者易于接受。

(1)尿流临时改道：行耻骨上膀胱造口，暂时引流尿液。

(2)肋软骨的截取：在右侧肋缘做斜行切口，暴露第 8～9 肋软骨联合部。截取长 10cm、宽约 1.5cm，尽可能较直的第 8 或第 9 肋软骨 1 条，备用。若软骨较弯，无法形成直条时，可将克氏针插入软骨中，以保持软骨成直条状。

(3)皮瓣设计：用超声多普勒探测并标记出腹壁浅动脉和旋髂浅动脉的走行，皮瓣设计应在血管分布的范围内，包括蒂部、尿道部、阴茎体部和去上皮部。在左下腹、腹股沟韧带下方，以股动脉搏动处为起点，垂直向上，设计一乒乓球拍样皮瓣，球拍柄部为蒂，长 10cm、宽 3.5～4.0cm，内含轴形血管。板部为皮瓣，皮瓣外侧部分供做尿道部，长为 12～14cm，宽 3.0～4.0cm。皮瓣内侧部分供做阴茎体，长为 12～14cm，宽 10～12cm。在尿道部皮瓣与阴茎体皮瓣间有 1cm 宽的去上皮部区域(图 20-10A)。

(4)皮瓣制备：按皮瓣设计线切开皮肤，直达腹外斜肌表面。再次证实腹壁血管良好后才可按皮瓣设计线切取皮瓣，并去除上皮部的上皮组织。在处理皮瓣蒂部时注意血管分布，防止损伤。当皮瓣从腹部游离而仅有皮肤蒂及广泛筋膜蒂部相连时，应仔细检查皮瓣血管，证实血供良好后再进行阴茎成形。

(5)阴茎成形：将尿道皮瓣内翻缝合，卷成尿道。植入肋软骨，将阴茎皮瓣部分外翻卷在再造尿道外面，完成阴茎体的成形(图 20-10B)。

(6)完成再造：在皮瓣蒂部的内侧方切开皮肤、皮下组织，其大小应适合皮瓣蒂部安放。将预制的带蒂阴茎体转移到会阴部。以 5-0 微乔线皮内缝合吻合尿道，用 2-0 微乔线将肋软骨近端固定于海绵体残端或耻骨联合部软组织，用 4-0 微乔线缝合阴茎体根部与受区皮下组织及皮肤。腹部皮瓣供区用中厚游离皮片移植并封闭创面(图 20-10C)。

4. 下腹部正中皮瓣法阴茎再造术(reconstruction of penis with lower abdominal median pedicle skin flap)　下腹部正中皮瓣法阴茎再造术是利用蒂位于耻骨联合部的下腹部正中皮瓣作为重建阴茎的阴茎体，利用阴囊纵隔皮瓣再造尿道的一期阴茎再造术。该方法的主要优点是：阴茎体皮瓣由双侧腹壁浅动脉供养，血供良好，皮瓣内包含髂腹下神经的前皮支，再造阴茎具有较好的感觉功能。

(1)皮瓣的设计：在阴茎根部尿道外口上方，以腹白线为轴线，设计一长 11～15cm、宽 8～11cm、蒂位于耻骨联合部的单蒂皮瓣，皮瓣内包含双侧腹壁浅动、静脉和髂腹下神经的前皮支。于阴囊纵隔部设计一长 10cm、宽 3cm 的尿道皮瓣，尿道外口应包含在近端皮瓣内。

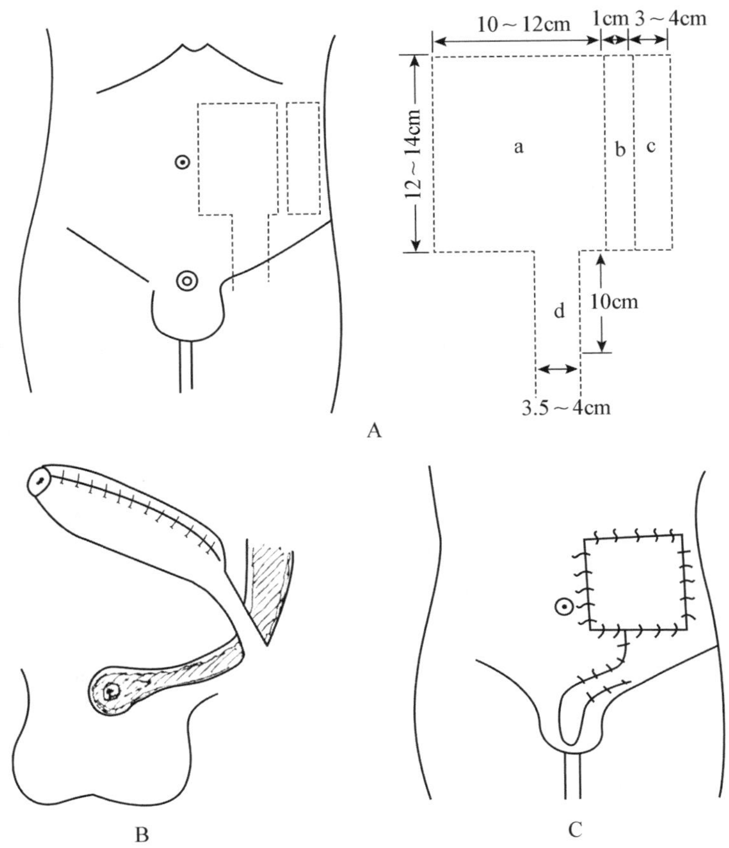

图 20-10　腹壁股肋皮瓣阴茎再造术

A. 设计切取腹壁带血管蒂皮瓣(a. 做阴茎体;b. 去上皮部;c. 做尿道;d. 蒂);B. 完成阴茎体的成形。C. 完成阴茎再造

(2)皮瓣制备:按设计线切开下腹部正中皮瓣上缘及两侧缘的皮肤、皮下组织,直达腹直肌前鞘浅面,由上向下分离,掀起皮瓣至耻骨联合部。从尿道外口插入双腔气囊导尿管,沿设计线切开阴囊纵隔皮瓣,并向尿道外口一侧掀起,形成以尿道外口部为蒂的单蒂皮肤筋膜瓣,皮瓣应包含一定厚度的筋膜及阴囊前动、静脉和神经。

(3)阴茎成形:以导尿管为支架,将阴囊纵隔皮瓣皮面朝里间断缝合,形成尿道。在再造尿道蒂部的下腹部正中皮瓣上,分离皮下组织,形成一条可通过再造尿道的孔隙。将下腹部正中皮瓣向下翻转,把再造尿道通过孔隙带出,置于翻转的下腹部正中皮瓣的肉面上。切取自体肋软骨,经雕刻后置于再造尿道皮瓣的肉面上,并用下腹壁正中皮瓣的皮下组织缝合数针包埋。下腹部皮瓣两侧缘在背侧相对缝合,包绕尿道和肋软骨,从而形成阴茎体。再造尿道和阴茎体远端塑形,形成新尿道外口和阴茎头。下腹部正中皮瓣供区以大腿内侧中厚皮片移植闭合创面。术中应注意以下几点。

①由于静止状态下的阴茎背动脉十分细小,按常规方法吻合容易失败,故采用四定点支撑法吻合这种 0.2～0.3mm 的血管。所谓四定点支撑法,就是将 11-0 尼龙线缝针穿

进将要吻合的血管两端，钩住两端，但不出针，作为支架支撑住血管口。这样按照四定点的方法将另外3根缝针依次按等份缝入血管壁。当4根缝针完全钩住两端被吻合血管时，可清楚地看到血管对合的情况，直到满意后才逐一出针打结。当打第1个缝结时，其他3个支撑的缝针支撑在管腔口协助正确地对合血管壁。用这种方法可以提高吻合微血管的通畅率。

②尿道内留置带有侧孔的支架管，它既可进行尿道冲洗，又可引流尿道内分泌物。

③术中可在尿道吻合口的腹侧做一"Z"字形，防止术后尿道狭窄。

【意外事件】

1. *皮瓣血管束的损伤* 皮瓣血管束的损伤多因术者操作失误或血管的解剖变异所致。预防措施除术前应用彩色多普勒探测血管走行、了解有无血管变异外，更重要的是术中仔细解剖，谨慎操作，减少不必要的损伤。

2. *吻合血管的栓塞* 防止吻合血管发生栓塞，术中应注意血管吻合操作，避免损伤血管内膜，减少对血管不必要的刺激，预防血管痉挛，必要时局部使用抗凝血药物，术后可给予抗凝血、扩血管治疗。

【术后处理】

1. 术后卧床休息10d左右，保持室温在27～30℃。

2. 使用广谱抗生素防治感染。

3. 术后早期使用抗凝血药物，如右旋糖酐-40 500ml静脉滴注，每日2次；再加适量的双嘧达莫或阿司匹林口服。

4. 每日观察阴茎颜色，测量阴茎腹侧、背侧表面温度，必要时可采用彩色多普勒测定血流通畅情况，以明确再造阴茎血供。

5. 术后2周拆线，耻骨上转流尿液，尿道支架保留2周，拔除支架后若排尿通畅，再考虑拔除膀胱造口管。

【并发症防治】

1. *伤口感染*

(1)表现：术后伤口红肿伴脓性分泌物，发热，分泌物培养有细菌生长。

(2)原因：阴茎再造术前准备不充分，手术区在阴茎消毒不好或术中操作污染，或伤口内渗血、渗液引流不畅导致感染。

(3)处理：伤口内渗血、渗液引流干净，每天伤口严格消毒，内用碘伏纱布覆盖，外用消毒敷料包扎，使用有效抗生素抗感染。

(4)预后：伤口感染影响手术效果，如能得到及时有效的处理可痊愈，如严重伤口感染，可导致手术失败。

(5)预防：术前手术区准备充分、严格消毒，手术严格消毒，严格无菌操作，术中止血彻底，术后保持引流通畅，渗血、渗液引流干净，术后勤换敷料，加强抗感染治疗等措施来预防伤口感染。

2. *尿道瘘*

(1)表现：术后早期多见于重建尿道与原尿道口的吻合部，也可见于重建尿道的其他任何部位，排尿时漏出，以后经久不愈，形成尿道瘘。

(2)原因：发生原因主要是皮瓣缘的血供不良、吻合口缺血坏死、缝合欠佳以及感染因素，吻合口部分或完全不愈合所致。

(3)处理：尿道瘘的处理一般在术后6～12个月进行，待瘢痕软化、周围无感染灶，即可进行瘘口的修补术。

(4)预后：术后尿道吻合口尿漏，导致患者生活不便，但可以通过再次手术治愈。

(5)预防：术中尿道两端准确对位，吻合好；阴茎动、静脉吻合成功；确保尿道海绵体不缺血坏死；术后防止尿道吻合口感染，以防止术后尿道吻合口尿道瘘的发生。

3. *阴茎坏死*

(1)表现：术后发现阴茎再造远段阴茎颜色灰白或呈深紫色，后逐步变青紫至黑色，质地渐变硬，脱落。

(2)原因：术中阴茎再造血管吻合后，远段阴茎血液循环未恢复，术中或术后有血栓形成，或术后伤口感染导致吻合口愈合不好，或术后伤口包扎过紧阻碍阴茎血供等导致离断阴茎缺血坏死。

（3）处理：术后应密切观察，如发现阴茎出现水疱，颜色灰白或呈深紫色，应立即解除敷料压迫，用温盐水湿敷。无法挽救者应做阴茎坏死组织切除。待伤口愈合后，行阴茎再造术。

（4）预后：能及时发现并有效处理，缺血坏死缓解者，可因瘢痕畸形愈合。无法挽救者，手术失败。

（5）预防：阴茎再造术中严格按照阴茎再造的要求进行，以确保手术成功。若术中移植后发现离断阴茎血液循环不良，应立即在手术显微镜下重新做相应血管的吻合，恢复血液循环；术后包扎不能过紧，术后每天均应密切观察再造阴茎的色泽及有无缺血表现，及时发现并及时处理。

4. 尿道狭窄

（1）表现：术后早期排尿不畅，后尿线逐渐变细，最终呈点滴状滴出，以至尿潴留。

（2）原因：多发生于术中吻合对位不准确、错位，尿道皮管做得过小或术后伤口感染；瘢痕形成等导致尿道狭窄。

（3）处理：轻度尿道狭窄可行尿道扩张，坚持尿道扩张 6 个月以上，至排尿通畅稳定为止。如尿道扩张不成功，排尿困难以至尿潴留者，可选择做尿道内切开或将尿道狭窄处切除后再吻合，如长段尿道狭窄者，可将狭窄段尿道纵行切开、近端尿道造口术，待 6 个月左右局部瘢痕组织软化后再次手术以成形尿道。

（4）预后：尿道狭窄影响手术效果，轻度尿道狭窄可做尿道扩张获得缓解，严重尿道狭窄可导致尿潴留，患者要经受较长期的痛苦。

（5）预防：术中尿道两端修剪整齐，准确对位、吻合好，阴茎动、静脉吻合成功，确保尿道海绵体不缺血坏死，术后防止尿道吻合口感染，防止术后尿道吻合口瘢痕狭窄。

5. 阴茎感觉障碍

（1）表现：术后阴茎皮肤感觉异常或麻木，影响性生活。

（2）原因：由于阴茎再造，神经束离断吻合后，损伤的神经恢复缓慢，难以完全恢复，瘢痕压迫神经，导致阴茎感觉异常。多由阴茎背神经吻合失败所致。

（3）处理：对阴茎感觉异常者可做理疗，促进瘢痕软化，促进神经逐渐恢复。择期行神经探查，重新吻合则很困难。

（4）预后：阴茎再造后神经恢复要较长时间，完全恢复正常则很困难。

（5）预防：在阴茎再造中，神经吻合要准确，尽量将离断的神经吻合，动、静脉吻合要确保阴茎再造成功，使阴茎血液循环完全恢复，确保手术成功。

6. 支撑物外露

（1）表现：术后阴茎内支撑物穿破阴茎头外露，影响性生活。

（2）原因：多由支撑物过长、残端海绵体勃起时推挤支撑物顶压阴茎头部皮肤，或性交时支撑物反复在某一点上顶压皮肤所致。或阴茎头局部感染所致。

（3）处理：如露出支撑物为自体肋软骨，可将露出部分剪短或调整摆放位置，关闭破损伤口。如露出支撑物为非生物材料，应予以取出，创口愈合 3～6 个月后，再考虑改用自体组织（肋软骨或髂骨缘）植入。

（4）预后：若能及时发现并做相应的处理，部分患者的支撑物可给予纠正，不能纠正者，需重新更换支撑物。

（5）预防：在阴茎再造中，避免支撑物过长，性交时避免过度用力，防治局部感染，以防止阴茎支撑物外露。

7. 勃起功能障碍

（1）表现：术后阴茎不能勃起，不能性交或不能进行满意的性交。

（2）原因：由于阴茎残缺再造后，在患者

精神心理上有负担，信心不足、恐惧，导致性心理上的影响，影响性交的进行及满意程度。支配阴茎的神经血管束离断吻合后，难以完全恢复，阴茎感觉异常等均可导致勃起功能障碍。

(3)处理：阴茎残缺再造对患者精神上的影响，信心不足、负担对性心理的影响，可引起患者勃起功能障碍，进行心理治疗，勃起功能障碍可能有改善。治疗阴茎再造的器质性勃起功能障碍比较困难，对器质性和混合性勃起功能障碍患者，可按照治疗勃起功能障碍的方法进行治疗，可能有一定效果。

(4)预后：阴茎再造术后均有不同程度的勃起功能障碍，完全恢复正常则很困难。

(5)预防：确保阴茎再造完全成功是关键，神经吻合要准确，尽量将离断的神经吻合，有较好的感觉及满意的外形等有利于性交成功。

【评析】

阴茎再造术经过80多年的发展，从皮管法发展到吻合血管、神经的游离皮瓣法和带血管蒂的岛状皮瓣法，手术方法不断得到改进和完善，人们对再造阴茎的感觉功能、外形以及满足性生活需求的程度越来越受重视，但到目前为止尚没有一种方法能够满足人们所有的需要。皮管法曾一度是阴茎再造术的主流，但该术式要分期进行，在治疗过程中，任何一个步骤或环节的失误，都将导致整个治疗计划的失败。皮管法已逐渐被人们放弃，皮瓣法得到越来越多的应用。在皮瓣的设计中首先要考虑的是再造阴茎体的血供。良好的血液循环，是提高阴茎再造术成功率的关键。理想的阴茎再造，是再造的阴茎体和尿道均有独立的动脉血供和静脉回流，以保障再造阴茎体的每一部分均有良好的血供。再造阴茎感觉功能的恢复程度是评价手术成功与否的另一个重要指标，带感觉神经的岛状皮瓣法阴茎再造术可取得触觉、痛觉完全恢复的效果。再造阴茎体支撑物的选择同样是阴茎再造术面临的一个困惑，自体软骨、骨组织相容性好，容易取材，但存在对供区的损伤，且远期有变形、折断或吸收的可能。组织相容性好，实用方便，能够受患者主观意识控制的人工阴茎假体将是未来发展的方向。

(贾维胜　张良甫)

参考文献

[1] 李世文. 阴茎阴囊缺损修复术//郭应禄，胡礼泉主编. 男科学. 北京：人民卫生出版社，2004：1674-1684.

[2] 方针强，张良甫. 阴茎皮肤缺损手术//陈在贤主编. 实用男科学. 2版. 北京：人民军医出版社，2015：599-601.

[3] 方针强，张良甫. 阴囊皮肤缺损手术//陈在贤主编. 实用男科学. 2版. 北京：人民军医出版社，2015：601-604.

[4] 王书龙，张良甫. 阴茎再造术//陈在贤主编. 实用男科学. 2版. 北京：人民军医出版社，2015：604-609.

[5] 陈伟，柴青芬，阴海霞. 高频彩色多普勒超声诊断男性生殖器闭合性损伤39例分析. 中国男科学杂志，2016，30(5)：57-60.

[6] 周殿阁. 男性外生殖器外伤的急救. 中国社区医师，2013，(37)：26-27.

[7] 王忠，姚海军，郑大超，等. 男性外生殖器修复与重建. 中华男科学杂志，2015，21(7)：579-586.

[8] 张荣鹏，刘宇. 过敏性紫癜导致男性儿童生殖器损伤的研究进展. 临床小儿外科杂志，2014，13(1)：68-70.

[9] 李勇. 阴囊双蒂皮瓣在修复阴茎皮肤缺损中的应用. 齐齐哈尔医学院学报，2012(19)：2627.

[10] 李鹰，王磊，孙家明，等. 阴囊前动脉轴型皮瓣修复阴茎皮肤缺损的应用体会. 中国美容医学，2011，20(3)：370-371.

[11] 姜凯,焦鸿生,丁小珩,等.双侧髂腹股沟皮瓣带蒂转移修复阴囊和阴茎皮肤撕脱伤二例.中华显微外科杂志,2013,36(3):283-284.

[12] 邱竣,柳大烈,陈兵,等.阴囊皮瓣转移修复包皮切除术后阴茎皮肤缺损一例.中国美容医学,2010,19(2):171-172.

[13] 蔡志明,朱辉,冯子毅,等.保留感觉与勃起功能的阴茎再造术.中华整形外科杂志,2003,19(6):426-429.

[14] 杨明勇,周传德,房林.阴茎再造新术式探讨.中国美容医学,2012,21(3):355-357.

[15] 文卫军,陈棉智,石宇强,等.阴茎离断再植术及术后并发症的防治.现代泌尿外科杂志,2011,16(3):278-279.

[16] 郭小文,玉铂,王毅.阴茎离断再植成功 1 例报告.中国男科学杂志,2011,25(5):45-46.

[17] 季汉初,竹伟金,黄向华,等.阴茎完全离断再植术 1 例报告并文献复习.中华男科学杂志,2012,18(9):849-850.

[18] 李贵忠,满立波,何峰,等.国人阴茎离断再植 Meta 分析.中华男科学杂志,2013,19(8):722-726.

[19] 张海峰,张春影,付宜鸣,等.阴茎、阴囊及睾丸完全离断再植成功 1 例报告.中华男科学杂志,2003,9(6):473-474.

[20] 赵永斌,胡卫列,杨槐,等.阴茎离断伤显微外科再植术 5 例.中国男科学杂志,2009,23(7):30-32.

[21] 薛兵建,刘立强,殷竹鸣,等.皮瓣复合肌肉功能性阴茎再造术的临床前研究.中华整形外科杂志,2016,32(5):354-358.

[22] 李贵忠,何峰,黄广林,等.阴茎完全离断再植二例报告并文献复习.中华泌尿外科杂志,2012,33(8):618-621.

[23] 赵永斌,张利朝.阴茎缺损的治疗进展.中华男科学杂志,2011,17(10):930-934.

[24] 吴志强,梁健升,姚干.小儿阴茎皮肤大面积缺损的治疗.广东医学,2015,10:1587-1588.

[25] 于清.阴茎阴囊皮肤缺损修复方法的进展.内蒙古医科大学学报,2016,38(3):251-254.

[26] 于清,于希军.多点加压法修复阴茎阴囊皮肤缺损的体会.内蒙古医科大学学报.2016;5:468-470.

[27] 吴志强,梁健升,姚干.小儿阴茎皮肤大面积缺损的治疗.广东医学,2015,10:1587-1588.

[28] 杜文秀,卓宏,曾俊.阴茎癌根治中厚皮片自体移植术的手术配合.局解手术学杂志,2014,1:104-110.

[29] 王忠,姚海军,郑大超,等.男性外生殖器修复与重建.中华男科学杂志,2015,7:579-586.

[30] 刘坤崇,石兵,李开运,等.阴茎折断的诊断及处理.海南医学,2012,8:63-66.

[31] 李勇.阴囊双蒂皮瓣在修复阴茎皮肤缺损中的应用.齐齐哈尔医学院学报,2012,19:2627.

[32] 赵烨德,刘刚,李旭东,等.阴股沟皮瓣阴茎再造术 33 例临床观察.海军医学杂志,2001,4:335-336.

[33] 任文青,王玲,古兰,等.1 例前臂桡侧游离皮瓣再造阴茎的手术配合.中华现代护理杂志,2008,21:2309.

[34] 罗福敏,梁泰生,黄建东,等.阴茎离断伤的临床治疗与分析.医学理论与实践,2013,19:2596-2597.

[35] 吕嘉,王海龙.阴茎完全离断显微再植的急诊手术治疗.中国性科学,2017,26(1):24-26.

[36] Kochakarn W, Hotrapawanord P. Scrotal reconstruction using thigh pedicle flads: long-term follow-up of 12 cases. J Wed Assoc Thai, 2001,84(12):1738-1742.

[37] Walsh PC, Retik AB, Vaughan ED, et al. Campbell's Urology, 7th Edition. Beijing: Science Press, 2001, 3115-3117.

[38] Por YC, Tan BK, Hong SW, et al. Use of the scrotal remnant as a tissue-expanding musculocutaneous flap for scrotal reconstruction in Paget's disease. Ann Plast Surg, 2003, 51(2): 155-160.

[39] Ellabban MG, Townsend PL. Single-stage muscle flap reconstruction of major scrotal defects: report of two cases. Br J Plast Surg, 2003, 56(5): 489-493.

[40] Kayikcioglu A. A new technique in scrotal reconstruction: short gracilis flap. Urology, 2003, 61(6): 1254-1256.

[41] Bahnasawy MS, Shcrbiny MT. Paediatric penile trauma. BJU Int, 2002, 90(1): 92-96.

[42] Amukele SA, Lee GW, Stock JA, et al. 20-year experience with iatrogenic penile injury. J Urol, 2003, 170(4 Pt 2): 1691-1694.
[43] Shaw MB, Sadove AM, Rink RC. Reconstruction after total penile amputation and emasculation. Ann Plast Surg, 2003, 50(3): 321-324.
[44] Fisher C, Park M. Penile torsion repair using dorsal dartos flap rotation. J Urol, 2004, 171 (5): 1903-1904.
[45] Hallock GG. Scrotal reconstruction following fournier gangrene using the medial circumflex femoral artery perforator flap. Ann Plast Surg, 2006, 57(3): 333-335.
[46] Singh I, Khaitan A. Current trends in the management of carcinoma penis--a review. Int Urol Nephrol, 2003, 35(2): 215-225.
[47] Jacobellis U. Modified radical inguinal lymphadenectomy for carcinoma of the penis: technique and results. J Urol, 2003, 169 (4): 1349-1352.
[48] Ferreira PC, Reis JC, Amarante JM, et al. Fournier's gangrene: a review of 43 reconstructive cases. Plast Reconstr Surg, 2007, 119 (1): 175-184.
[49] Li GZ, Man LB, He F, et al. Replantation of amputated penis in Chinese men: a meta-analysis. Zhonghua Nan Ke Xue, 2013, 19 (8): 722-726.
[50] Salehipour M, Ariafar A. Successful replantation of amputated penile shaft following industrial injury. Int J Occup Environ Med, 2010, 1 (4): 198-200.
[51] Giulio Garaffa, Vincenzo Gentile, Gabriele Antonini, et al. Penile reconstruction in the male. Arab J Urol, 2013, 11(3): 267-271.
[52] Enzo Palminteri, Fernando Fusco, Elisa Berdondini, et al. Aesthetic neo-glans reconstruction after penis-sparing surgery for benign, premalignant or malignant penile lesions. Arab J Urol, 2011, 9(2): 115-120.
[53] Christopher J. Salgado, Harvey Chim, Jennifer C. Tang, et al. Penile reconstruction. Semin Plast Surg, 2011, 25(3): 221-228.
[54] Gautam Biswas. Technical considerations and outcomes in penile replantation. Semin Plast Surg, 2013, 27(4): 205-210.
[55] Fernando Facio Jr, Luis C. Spessoto, Pedro Arruda, et al. Penile replantation after five hours of warm ischemia. Urol Case Rep, 2015, 3(3): 77-79.
[56] Omar Riyach, Aziz El Majdoub, Mohammed Fadl Tazi, et al. Successful replantation of an amputated penis: a case report and review of the literature. J Med Case Rep, 2014, 8: 125.
[57] Hamdy Aboutaleb. Reconstruction of an amputated glans penis with a buccal mucosal graft: case report of a novel technique. Korean J Urol, 2014, 55(12): 841-843.
[58] AM Ghilan, MA Ghafour, WA Al-Asbahi, et al. Gunshot wound injuries to the male external genitalia. Saudi Medical Journal, 2010, 31 (9): 1005-1010.
[59] CG Ofoha, SI Shu'Aibu, IC Akpayak, et al. Male external genital injuries; pattern of presentation and management at the Jos University Teaching hospital. Iosr Journal of Dental & Medical Sciences, 2014, 13(10): 67-72.
[60] N Callens, P Hoebeke. Phalloplasty: A panacea for 46, XY disorder of sex development conditions with penile deficiency? Endocrine Development, 2014, 27: 222-233.
[61] I Ignjatović, P Kovacević, N Medojević, et al. Reconstruction of the penile skin loss due to "radical" circumcision with a full thickness skin graft. Vojnosanit Pregl, 2010, 67 (7): 593-595.
[62] GZ Li, LB Man, F He, et al. Replantation of amputated penis in Chinese men: a meta-analysis. National Journal of Andrology, 2013, 19 (8): 722-726.
[63] Wang RH, Cao C, Mei WM, et al. 3-Dimensional model reconstruction of penis and surrounding tissue. Zhonghua Zheng Xing Wai Ke Za Zhi, 2012, 28(4): 274-277.
[64] Oh JS, Do NV, Clouser M, et al. Effectiveness of the combat pelvic protection system in the

prevention of genitaland urinary tract injuries: An observational study. J Trauma Acute Care Surg,2015,79(4 Suppl 2):S193-S196.

[65] Bjurlin MA,Kim DY,Zhao LC,et al. Clinical characteristics and surgical outcomes of penetrating external genitalinjuries. J Trauma Acute Care Surg,2013,74(3):839-844.

[66] Lisieux Eyer de Jesus,Samuel Dekermacher Kleber M. Severe forms of concealed penis without hypospadias:Surgical strategies. Indian J Urol,2015,31(4):344-348.

[67] Garg S,Date SV,Gupta,et al. Successful microsurgical replantation of an amputated penis. Indian J Plast Surg,2016,49(1):99-105.

[68] Riyach O,E Majdoub A,Tazi MF,et al. Successful replantation of an amputated penis:a case report and review of the literature. J Med Case Rep,2014,8:125.

[69] Li GZ,Man LB,He F,et al. Replantation of amputated penis in Chinese men:a meta-analysis. Zhonghua Nan Ke Xue,2013,19(8):722-726.

[70] Khorshidi AA. Replantation of amputated penile shaft. Int J Occup Environ Med,2011;2(1):58.

第21章 男性尿道损伤手术

第一节　男性尿道损伤

男性尿道损伤(male urethral injury)，是男性最常见的损伤之一。尿道损伤约占泌尿生殖道损伤的5%。和平时期，闭合性损伤最多见，开放性损伤较少见。男性尿道为一肌肉黏膜管道，全长约20cm，分为前、后两段，以尿生殖膈为界，前尿道为海绵体部，包括阴茎头部、阴茎部和球部，长约15cm。后尿道包括膜部和前列腺部，长约5cm。男性尿道因解剖上的特点，故易遭受损伤。女性尿道短而很少被损伤。因此，尿道损伤几乎发生于男性，尤其是较固定的球部尿道或膜部尿道。球部尿道损伤多因骑跨式损伤，即从高处跌下会阴部骑跨在硬物上，使球部尿道受压于耻骨弓部而损伤；后尿道损伤常由于骨盆骨折，骨断端碎片刺破或撕裂尿生殖膈所致。尿道贯通伤较少见。此外，也见于尿道器械使用不当所致。骨盆骨折合并后尿道损伤的发病率为3.5%～25%。30岁以下男性发病率最高，女性骨盆骨折合并后尿道损伤的发病率为4.6%～6%。

尿道损伤分为开放性尿道损伤和闭合性尿道损伤两大类，开放性尿道损伤较少见，多合并有其他系统严重损伤，伤情严重而复杂，处理难度较大。闭合性尿道损伤最多见，也合并有其他系统损伤，伤后多存在患者排尿困难或尿潴留及损伤失血性休克，病情危重，应及时救治。

【治疗原则】

尿道损伤是泌尿外科的急诊之一，根据受伤的部位、严重程度、合并伤及并发症来选择救治方案。特别是后尿道损伤，因损伤部位处于尿生殖膈以上、耻骨联合之后，且伴有骨盆骨折，病情危重，处治十分复杂及困难，并发症多；早期处理是否得当，直接影响日后治疗及其疗效。

1. 输液抗感染、纠正休克：根据开放性或闭合性尿道损伤，受伤的部位、严重程度，有无合并伤，受伤到就诊时的时间长短及有无并发症等情况，应视患者全身情况，如有休克者，应先纠正休克。

2. 引流尿液解除尿潴留，尿道断端复通，恢复尿道的连续性。尿道损伤后排尿困难或尿潴留者，先经尿道试行插导尿管，看导尿管能否通过尿道损伤的部位进入膀胱，处理如下。

(1)保留导尿管：如导尿管通过损伤的部位插入膀胱，说明尿道损伤部位未完全断裂，如血肿和尿外渗不严重，则保留导尿管支撑尿道及引流尿液，抗感染及对症治疗，等待损伤愈合。前尿道或球部尿道损伤者，保留导尿管2周左右，后尿道损伤者，保留导尿管3周左右。如拔除导尿管后排尿通畅，以后根据排尿通畅情况要坚持定期做尿道扩张 6 个月以上。

(2)急诊手术

① 开放性前、后尿道损伤者，应立即手术探查。

② 闭合性前、后尿道损伤，如试插导尿管，导尿管不能通过尿道损伤部位进入膀胱者，说明尿道损伤较严重，损伤部位几乎完全断裂，应立即手术探查。

(3)手术方法的选择：根据受伤部位、严重程度、有无合并伤及并发症来选择治疗方案。

①单纯性膀胱造口术：多适用于后尿道损伤，损伤部位尿道几乎完全断裂者，如合并直肠创伤者，做膀胱造口的同时，做乙状结肠造口，二期修复尿道。

②尿道对端吻合术：多适用于球部尿道损伤者，少数情况下用于后尿道损伤患者。

③尿道腔内尿道会师术：适用于前、后尿道损伤者。

第二节　耻骨上膀胱造口术

耻骨上膀胱造口术(suprapubic cystostomy)，是经耻骨上经皮穿刺或切开进入膀胱，放置导尿管或造口管引流膀胱内的尿液，解除尿潴留的手术方法。特别适用于尿道损伤后，不能耐受尿道修复、病情危重的患者，解除尿潴留，为待病情好转后行尿道修复术创造条件。膀胱造口时，患者取平卧位，不会加重骨盆骨折断端移位，血管、神经及尿道等的损伤导致大出血的危险。对于那些创伤严重、设备条件差或有严重合并伤的患者较为适宜。

【适应证】

1. 混合性前、后尿道损伤后尿潴留，尿道连续性破坏，无法经尿道插入导尿管，并合并有如下情况者，宜先做膀胱造口术。

(1)骨盆骨折后尿道损伤，出血及尿外渗严重，合并休克，不能耐受尿道修复术者。

(2)合并腹内脏器及其他重要部位的严重损伤，有休克危及生命者。

(3)前尿道损伤就诊较晚，继发感染的危重患者。

(4)前、后尿道损伤后，在设备条件较差的基层医院无法做尿道修复术者。

(5)后尿道损伤合并直肠破裂者。

(6)尿道有严重感染者。

2. 尿路梗阻，如尿道狭窄，引起严重肾功能损害者。

3. 复杂性尿道手术后，为确保尿道手术成功者。

4. 后尿道损伤行尿道会师术者。

5. 膀胱部分切除、膀胱憩室，以及膀胱损伤修补术后者。

【禁忌证】

休克未纠正，处于病危状态的患者。

【术前准备】

1. 术前控制泌尿系感染。改善全身情况如出血、休克、水电解质平衡失调等。

2. 前腹部、腹股沟及外阴部剃毛，用肥皂水及温水清洗局部，局部用 5%碘伏消毒。

【术式简介】

1. 耻骨上膀胱穿刺造口术(paracentetic suprapiblic cystostomy)

(1)优点：耻骨上膀胱穿刺造口术，病员取平卧位，不会加重骨盆骨折断端移位，血管、神经及尿道等的损伤导致大出血的危险，手术简单、安全，损伤轻，并发症少。

(2)缺点：耻骨上膀胱穿刺造口术，不能清除膀胱内血凝物，不能清除耻骨后尿外渗，渗血，引流管较小，易被堵塞致引流不畅。

(3)麻醉与体位：可在局部麻醉下进行。患者平卧位。

(4)穿刺器械

①膀胱穿刺套针：如图 21-1 所示，为不锈钢所制，此穿刺套针分穿刺针鞘及穿刺针芯，穿刺针鞘有完全一侧裂槽，置入气囊导尿管后便于取出。

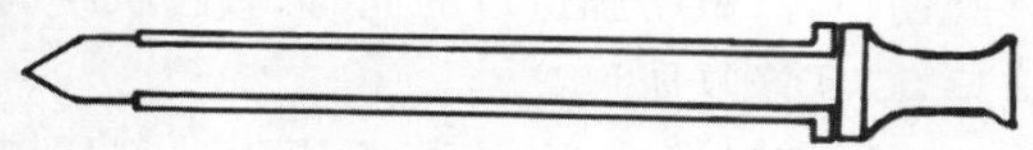

图 21-1 膀胱穿刺造口针

②膀胱穿刺套件：如图 21-2 所示，由穿刺套管（金属分离穿刺鞘）容易撕开分离成两瓣，配置双腔气囊导尿管（有 12F、14F、16F、18F、20F、22F 及 24F 等型号）。消毒灭菌包装，供一次性膀胱穿刺时使用。

（5）手术要点

①膀胱穿刺套针膀胱腔穿刺造口：在 B 超监测下，确定膀胱已充盈，确定经皮穿刺点，一般位于耻骨联合正中上方一横指处，做约 1cm 长的皮肤纵切口达腹直肌前鞘内。将穿刺针对准膀胱腔穿刺进入，有落空感时提示已进入膀胱腔（图 21-3A），拔出套针芯，见有尿液流出，立即用相应大小的双腔气囊导尿管从套针腔插入膀胱（图 21-3B），退出套针，向气囊内注入约 10ml 的生理盐水以固定（图 21-3C），将膀胱造口管接集尿袋，结束手术。

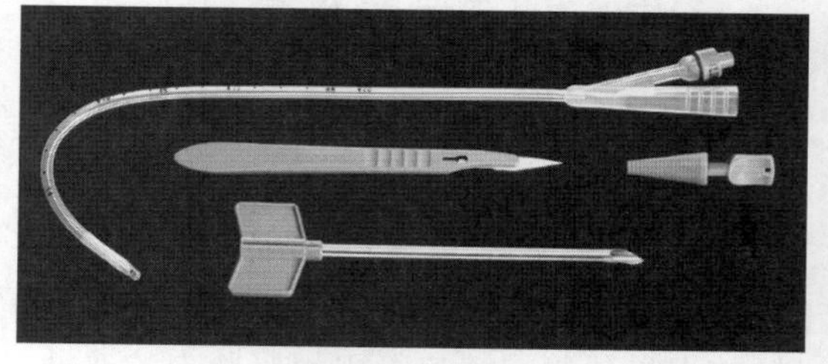

图 21-2 膀胱穿刺套件

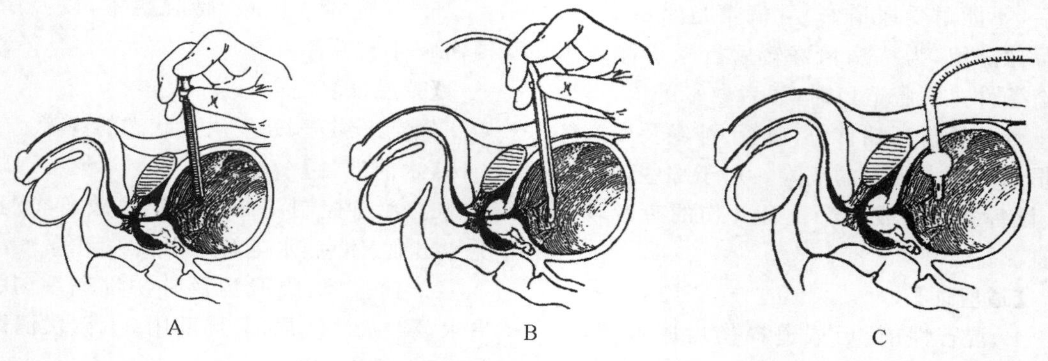

图 21-3 耻骨上膀胱穿刺造口术

A. 膀胱造口套针经耻骨上穿入膀胱；B. 拔出穿刺针芯插入气囊导尿管；C. 拔出穿刺针鞘，向气囊内注入约 10ml 的生理盐水以固定

②膀胱穿刺套件膀胱腔穿刺造口：确定穿刺点、穿刺进入膀胱及固定气囊导尿管的方法同膀胱穿刺套针膀胱穿刺造口，只是将穿套针撕开成两半取出，更简便可行。

（6）注意事项

①严格无菌操作，防止感染发生。

②应在 B 超监视定位下进行，必须确定膀胱已充盈，穿刺点切忌过高，且不能盲目穿刺，否则有可能穿入腹腔内，损伤肠管。若穿刺点过低，则有可能穿入耻骨后，损伤耻骨后静脉丛，导致大出血。

③防止膀胱内尿液流出致膀胱空虚。导尿管未能插入膀胱内时，穿刺针滑出膀胱外，再次穿刺入膀胱内则非常困难，并会加重损伤，如此种情况应改为开放性膀胱造口术。

④若膀胱内充满凝血块，应放弃穿刺，改

行耻骨上膀胱造口术。

⑤为心血管功能不全的急性尿潴留患者做膀胱造口时，应将膀胱内的尿液缓慢放出。倘若迅速排空膀胱，有导致休克的可能。

2. 开放耻骨上膀胱造口术(open suprapiblic cystostomy)

(1)优点：开放耻骨上膀胱造口术，在造口的同时清除膀胱内凝血块，清除及引流耻骨后膀胱外尿外渗及血肿，减少局部刺激、感染的机会，手术较简单、安全，并发症较耻骨上穿刺膀胱造口术少。膀胱造口管管腔较粗，引流通畅。

(2)缺点：开放耻骨上膀胱造口术较耻骨上穿刺膀胱造口术损伤为重。

(3)麻醉与体位：在硬膜外麻醉或全身麻醉下进行。患者取平卧位。

(4)手术要点：膀胱充盈后，做耻骨上下腹正中小切口，逐层进入，显露膀胱前壁(图 21-4A)，先穿刺膀胱，若抽到尿液则为膀胱，然后切开膀胱，探查膀胱腔内情况后(图 21-4B)，插入一 20F 或 22F 双腔气囊导尿管或覃状导尿管于膀胱内。用 2-0 可吸收缝线做全肌层缝合膀胱切口(图 21-4C)，向气囊内注入 10～20ml 生理盐水以固定导尿管或造口管(图 21-4D)，缝合切口结束手术。

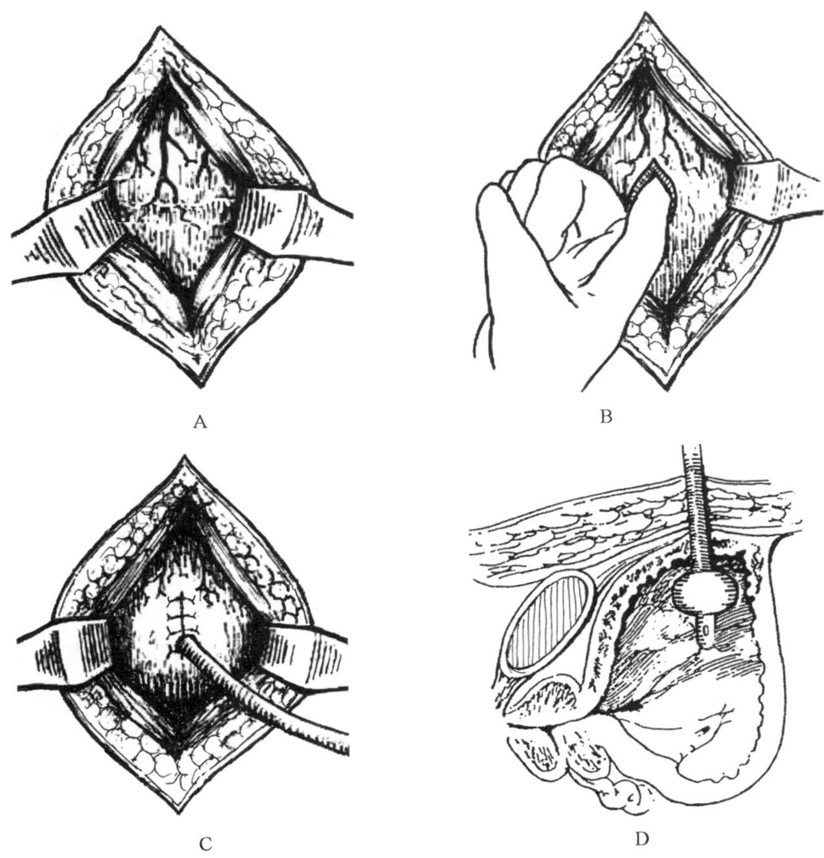

图 21-4　开放耻骨上膀胱造口术

A. 耻骨上切口显露膀胱；B. 切开膀胱探查；C. 置入导尿管，缝合膀胱切口；D. 向导尿管气囊内注水固定

(5)注意事项:除与膀胱造口术注意事项相同外,还应注意术中不要分离、探查耻骨后间隙,以免导致大出血。膀胱壁上的动脉出血应结扎,以免回缩再出血。分离腹膜反折时,应避免分破腹膜,以防尿液漏入腹腔。一旦分破腹膜,应立即缝合。在膀胱空虚、挛缩、破裂时应防止将腹膜当作膀胱而误入腹腔。导尿管应从膀胱前壁高位引出,以免术后刺激膀胱颈部及膀胱三角区,引起膀胱痉挛。

【术后处理】

1. 术后用抗生素防治感染。

2. 嘱患者多饮水来增加尿液以自身冲洗膀胱,保持导尿管或造口管引流通畅,如尿液引流不畅,应检查是否造口管堵塞,适当调整造口管位置或用生理盐水冲洗,疏通造口管。

3. 集尿袋一定要低于膀胱水平,以防止尿液回流入膀胱造成感染。每7天内更换集尿袋1次。

4. 保持造口清洁、干燥,勤换敷料以防感染。

5. 造口管应每月更换1次,以防继发感染和结石形成。

【并发症防治】

1. 出血　是膀胱造口术后常见的并发症之一。

(1)表现:出血量少者仅伤口内渗血。膀胱内出血或膀胱外形成血肿,严重者可导致血压下降、休克。

(2)原因:术中损伤耻骨后静脉丛,导致出血不止;或缝合膀胱壁时血管出血点未缝扎好发生继发出血。或伤口内止血不彻底,或术后伤口感染等导致术后出血。

(3)处理:少量出血者使用止血药、局部压迫止血,一般出血可逐渐自行停止。若出血较多,经非手术治疗不缓解者,应及时手术探查止血,术后并使用抗生素防治感染。

(4)预后:如及时发现并有效处理,一般不会造成严重后果。

(5)预防:术中避免损伤耻骨后静脉丛,如术中出血应彻底止血,术后适当使用止血药,给予抗生素防治感染,防止因感染而致继发性出血。

2. 感染　多表现为伤口感染及尿路感染。

(1)表现:术后伤口感染及尿路感染。损伤部位及手术区伤口红、肿、热、痛,局部出现脓性分泌物,下腹及耻骨处疼痛,轻者仅局部为炎症表现;重者可在术后数小时后出现寒战、高热、恶心、呕吐,体温可达39℃,血常规白细胞总数明显增高,尿常规见大量白细胞,以及血培养及尿培养均见细菌生长。盆腔形成脓肿、耻骨骨髓炎等表现,严重者可出现低血压,以致发生急性肾上腺皮质功能不全。

(2)原因

①膀胱造口时消毒不严,器械及手术操作过程中污染。

②尿路感染:造口管堵塞致尿潴留,逆行上尿路感染(急性肾盂肾炎)。

③尿道损伤后局部血肿及尿外渗未彻底引流,导致继发感染。

④合并直肠损伤者粪便污染等。

(3)处理

①如有败血症表现者,应静脉使用有效的抗菌药物,并应根据血培养及尿培养药敏感试验结果,选择有效的广谱抗生素治疗,合并有休克者应按感染性休克治疗。

②保持膀胱造口管引流通畅,伤口内渗液引流干净。

③合并肛门直肠损伤者应行乙状结肠造口。

④有脓肿形成者应切开引流。

(4)预后:如能及时有效地控制感染,可痊愈;反之,可发生相应的并发症,严重者可致败血症甚至死亡。

(5)预防:针对感染的原因进行预防。

①尿道损伤后导尿及手术操作应严格无菌操作。

②损伤后局部血肿及尿外渗应彻底引流干净。

③开放性尿道损伤局部应彻底清创。

④合并直肠损伤者应行乙状结肠造口。

⑤术后应用有效的抗生素防治感染。

3．膀胱痉挛　是膀胱造口术后常见并发症之一。

（1）表现：表现为术后阵发性阴茎头和尿道外口反射痛，耻骨上区、膀胱胀痛，膀胱强烈收缩排尿。

（2）原因：导尿管引流不畅，造口管或血块刺激膀胱三角区及膀胱颈部，引起膀胱阵发性痉挛。

（3）处理：保持导尿管引流通畅，使膀胱空虚，有凝血块者应予以冲出，造口管接触膀胱三角区及膀胱颈者，应调整造口管位置等以减轻对膀胱的刺激。并适当给予解痉药及镇静药，以减轻症状。

（4）预后：如能得到及时有效的处理，膀胱痉挛可逐渐缓解。

（5）预防：术中止血彻底，可防止术后出血，凝血块堵塞造口管，导致膀胱痉挛。膀胱造口管进入膀胱的位置应远离膀胱颈部及膀胱三角区，以免刺激局部导致膀胱痉挛的发生。

4．肠管损伤

（1）表现：术后继发下腹胀痛，发热，白细胞计数升高，出现腹膜刺激征。

（2）原因：穿刺时膀胱未充盈，穿刺点位置过高，未靠近耻骨联合上缘，穿刺针方向未斜向下后方，穿入腹腔内，损伤肠管所致。

（3）处理：轻度的肠管损伤，先采取禁食1周以上，使用有效抗生素治疗，严密观察，如不缓解，应立即手术探查，并做相应的处理。

（4）预后：如肠管损伤较轻，无肠穿孔，及时发现并采取有效的处理措施，可逐渐全愈，如肠管损伤较重致肠穿孔，导致急性腹膜炎，如术后未及时发现及有效处置，可造成不良后果。

（5）预防：膀胱穿刺前必须确定膀胱已完全充盈；穿刺点切忌过高，应靠近耻骨联合上缘；穿刺针方向应斜向下后方，避免穿刺入腹腔内损伤肠管。

【评析】

尿道损伤后选择耻骨上膀胱造口术。耻骨上膀胱穿刺造口术是一种微创手术，在B超监护下操作比较安全，可减少手术并发症。开放性耻骨上膀胱造口术，虽然损伤较耻骨上膀胱穿刺造口术重，如操作规范，可同时处理膀胱内及耻骨后血肿及尿外渗，手术比较安全，并发症较少。

第三节　尿道损伤尿道会师术

目前尿道损伤后行尿道会师术是早期手术治疗前尿道损伤的较好方法。可达到恢复尿道解剖复位及压迫止血的目的。如能一次手术成功，可缩短病程，减轻患者的痛苦及经济负担。尿道会师牵引术分尿道腔内会师术及膀胱切开尿道会师术。尿道会师牵引术，应在患者无休克或休克已纠正后进行。此手术方法简单易行，损伤较轻，效果好，并发症较少。

【适应证】

1．闭合性前、后尿道损伤，伤后排尿困难以至尿潴留，导尿管在损伤部位受阻未能插入膀胱者。

2．前、后尿道损伤后可采用膀胱截石位，尿道断端移位不明显，血肿及尿外渗较轻，休克及感染控制，病情平稳者。

3．伤后1周左右、病情平稳者，可经膀胱造口单孔辅助，与经尿道腔镜下尿道会师术获得与一期手术同样效果。

【禁忌证】

开放性尿道损伤者。血肿尿外渗严重，尿道完全断开远离者。严重出血性休克或合并膀胱直肠损伤及其他脏器损伤者。

【麻醉与体位】

多采用硬膜外麻醉或全身麻醉。患者取膀胱截石位。

【术式简介】

1. 输尿管镜经尿道尿道会师术（ureteroscopic transurethral urethral realignment for treating urethral injury） 输尿管镜下经尿道尿道会师术是治疗尿道损伤的微创手术。在输尿管镜下经尿道将双腔气囊导尿管通过损伤的部位插入膀胱，恢复尿道的连续性，支撑尿道，引流尿液。方法简单，创伤轻，并发症较少，恢复较快、效果较好，一般急性后尿道损伤者均可选择该术式。

(1)优点：操作简便，创伤轻，并发症少，恢复快，效果好，优于传统开放尿道会师术。

(2)缺点：有加重损伤的可能，尿道缺损较长者，术后尿道狭窄发生率高，不如直接尿道吻合术的效果好。

(3)术前准备：4～5F 输尿管导管、斑马导丝、膀胱穿刺造口针、灌注泵（或输液瓶）、生理盐水等。冷光源及腔镜显示系统。

(4)手术要点

①输尿管镜下经尿道球部尿道会师术（transurethral ureteroscopic urethral realignment for bulbous urethral injury）：可选用输尿管镜，先在尿道检查到尿道损伤部位，找到尿道断端近端口，用斑马导丝经尿道断端近端口插入膀胱内，输尿管镜沿斑马导丝越过尿道断端进入膀胱，探察膀胱无破裂，留置斑马导丝，退出输尿管镜，将导尿管顶端已切一小口的三腔气囊导尿管在此斑马导丝的引导下，插入膀胱内，向气囊注水 10～20ml，抽出导丝，连接引流袋。如寻找尿道断端困难，可增加水泵压力，便于寻找。如仍找不到尿道近端断端，可于耻骨上膀胱穿刺，输尿管镜经穿刺套管进入膀胱，找到尿道内口，经输尿管镜由内口向尿道插入斑马导丝，输尿管镜再经尿道外口进到尿道断端寻找导丝，用异物钳拉出导丝，沿导丝将尿管推入膀胱。耻骨上留置膀胱造口管。

②输尿管镜下经尿道后尿道会师术（ureteroscopic urethral realignment for posterior urethral injury）：选用输尿管镜采用逆行法及顺行法完成尿道会师。以输尿管镜为例进行后尿道会师术。

a. 逆行法

方法一：将 0°或 30°输尿管镜自尿道外口插入尿道，边冲水边进入，将出血及血块冲出，使视野清楚，逐步进入尿道损伤部位，可用左示指伸入直肠内抬高前列腺尿道，拇指紧贴会阴部，观察尿道断端，找到尿道近断端管腔进入膀胱，经输尿管镜插入斑马导丝入膀胱作引导，退出输尿管镜，以斑马导丝为引导，将双腔气囊导尿管顶端切一小孔，经斑马导丝插入膀胱内，向气囊内注入 30ml 生理盐水以固定气囊导尿管。

方法二：输尿管镜于直视下通过尿道断端进入膀胱内，用生理盐水充盈膀胱。助手将 18F 膀胱穿刺器在耻骨联合上方刺入膀胱，取出针芯，自套鞘内插入斑马导丝。经输尿管镜用异物钳将斑马导丝拉出尿道口，插入 10F 橡胶导尿管内，将导尿管自尿道口引入膀胱，拉出造瘘口外，取出斑马导丝，用 7 号丝线将 20F 三腔气囊尿管顶端与橡胶导尿头端结扎在一起，涂润滑油后将气囊尿管通过尿道断端带入膀胱内，拔出橡胶导尿管，向气囊内注入 30ml 生理盐水以固定气囊导尿管。

b. 顺行法：如经输尿管镜未能找到尿道损伤近断端尿道腔，未能进入膀胱者，补液待膀胱充盈后，按常规方法在耻骨联合上方用 18F 膀胱穿刺针行膀胱穿刺，进入膀胱后，取出针芯，通过此外鞘将输尿管镜插入膀胱内，找到尿道内口，向尿道断端插入斑马导丝后退镜。如已做膀胱造口者先用生理盐水灌注充盈膀胱后，快速拔出造口管，用输尿管镜从造口插入膀胱内，找到尿道内口，向尿道断端插入斑马导丝后退镜。再经尿道置入输尿管镜，直视下到达尿道断端，见斑马导丝后，用异物钳将其拖出尿道口。以斑马导丝为引导，将双腔气囊导尿管插入膀胱内，气囊内注入 30ml 生理盐水以固定气囊导尿管。

2. 经膀胱和尿道尿道会师术（trans-bladder-transurethral urethral realignment for treating urethral injury）　骨盆骨折后尿道损伤后排尿困难并尿潴留、出血及尿外渗，或合并其他脏器外伤，病情危重者，不能耐受尿道吻合术者，又无内镜条件的基层医院，可行经耻骨上膀胱切开尿道会师术。经耻骨上膀胱切开，用金属尿道探杆经尿道及经膀胱颈内会师，将气囊导尿管经尿道通过损伤部位插入膀胱，支撑牵引尿道并引流尿液，恢复尿道的连续性。术后牵引使尿道两端靠近，可减少尿道狭窄的发生率。

（1）优点

①尿道会师恢复损伤尿道的连续性，牵拉尿道有利于膀胱下降，压迫止血，挤出尿道损伤处积血，避免前列腺与膀胱向上移位，缩小尿道断端间的距离，使尿道达到解剖复位，可减少术后尿道狭窄率及再次手术率。

②手术取平卧位，不加重骨折移位和血管、神经损伤，能减少耻骨后出血，手术操作简单，时间短，损伤轻，并发症较少，恢复快，效果较好。

（2）缺点：尿道会师术有加重尿道损伤的可能，如果手术后不能排尿，会使以后手术更加困难。

（3）手术要点

①尿道探杆会师法：经尿道外口及经膀胱颈内后尿道各插入一 22F 或 24F 金属尿道探杆，使两探杆尖端在后尿道损伤部相接触后（图 21-5），将经尿道的尿道探杆顺经膀胱颈内后尿道的金属尿道探杆，通过损伤部位插入膀胱内；将一 20F 普通导尿管开口端紧套在该尿道探杆尖端上，退出尿道探杆，将该导尿管拖出尿道口，去除尿道探杆，将一 18F 或 20F 双腔气囊导尿管尖端紧插入该导尿管开口腔内，双腔气囊导尿由此导尿管引导，被拖入膀胱内。向气囊内注入 30ml 生理盐水以固定导尿管。

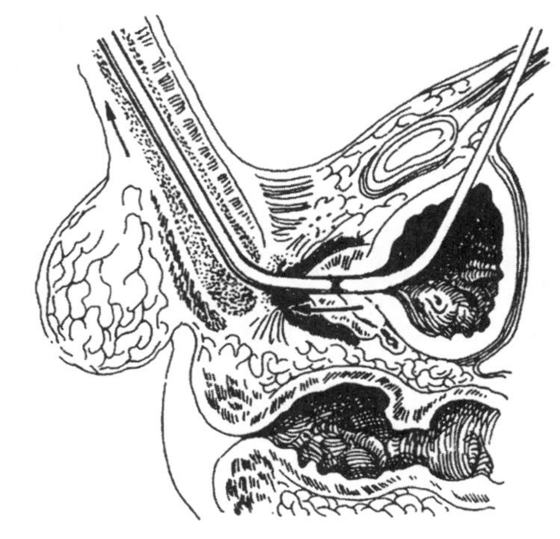

图 21-5　两金属尿道探杆在后尿道会合引导探杆进入膀胱

②示指引导会师法：以左手示指从膀胱颈部插入前列腺部尿道向下推压复位，右手持金属尿道探杆从尿道外口插入到尿道损伤部位，使与示指尖接触（图 21-6A），金属尿道探杆尖顺示指引导进入膀胱（图 21-6B），将一 20F 普通导尿管开口端紧套在该尿道探杆尖端上（图 21-6C），退出尿道探杆，将该导尿管拖出尿道口，去除尿道探杆，将一 18～20 F 双腔气囊导尿管尖端紧插入该导尿管开口腔内（图 21-6D），双腔气囊导尿管由此导尿管引导，被拖入膀胱内。向气囊内注入 30ml 生理盐水以固定导尿管，并留置耻骨上膀胱造口管（图 21-6E）。在耻骨上膀胱造口后行尿道牵引。

如前列腺部尿道完全断开，膀胱上移较多，可用粗长直针穿粗尼龙线，在膀胱颈后唇后进针，经前列腺从会阴穿出，线的另一端，针距约 1cm；以同法从会阴穿出（图 21-6F），在小纱布垫上结扎（图 21-6G），以助牵引、固定和止血的目的，术后 2 周拆去缝线。但有学者认为此法会使前列腺横轴错合，旋转错合，导致尿道狭窄。

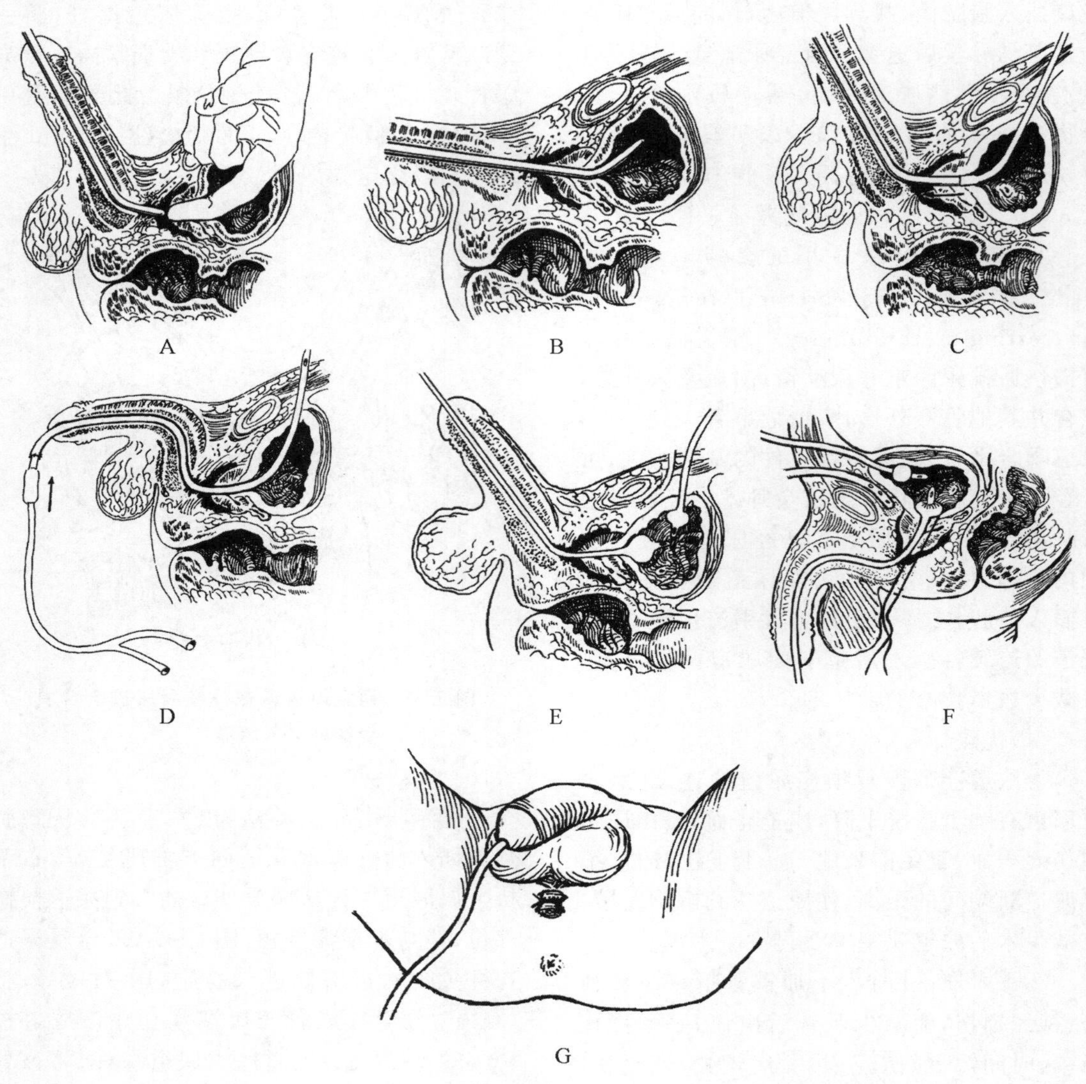

图 21-6 示指引导会师法

A. 示指在膀胱颈后尿道引导尿道探杆；B. 尿道探杆进入膀胱；C. 将导尿管套在探杆头上引出；D. 将气囊导尿管与尿管吻接并拖入膀胱；E. 做膀胱造口及气囊导尿管牵引；F. 经膀胱颈后唇缝至会阴牵引线；G. 牵引线在会阴打结

【意外事件】

损伤直肠致直肠穿孔，损伤耻骨后静脉丛致大出血。

【注意事项】

1. 手术时不强求完全清除耻骨后血肿，术中应小心分离腹膜反折，减少耻骨后间隙分离，以能进入膀胱行会师术为目的，不探查、分离耻骨后间隙，能减少耻骨后出血，更可避免损伤勃起神经。

2. 留置导尿管，一般选择 18～20F 硅胶气囊导尿管为宜。如导尿管较细，少量的尿液流到尿道创口处，引起局部炎症反应，影响创口愈合；导尿管过粗，则可压迫尿道黏膜造成缺血坏死。

【术后处理】

1. 保持导尿管引流通畅，伤口内无渗液后拔除引流管。

2. 使用有效抗生素防治感染。

3. 尿道会师术后将气囊导尿管重力牵引，沿尿道方向牵引气囊导尿管，借助牵引力使尿道两断端对合。牵引力应适当，如牵引力过轻，不能使尿道两断端靠近，形成瘢痕狭窄；如牵引力过重，引起尿道括约肌压迫性坏死，导致尿失禁。牵引角度需与躯干呈 45°，牵引重量开始为 0.5～1kg，3d 后改为 0.25kg，再维持 3～4d 后停止。

4. 保留导尿留置时间：一般球部尿道损伤者，保留导尿 2～3 周；后尿道损伤者，保留导尿 3～4 周。如拔除导尿管后排尿通畅，以后根据排尿通畅情况酌情定期做尿道扩张，坚持 6 个月以上。如排尿困难或不能排尿者，应保留膀胱造口管，等待下次尿道修复术。

【并发症防治】

尿道损伤术后并发症主要有尿道狭窄、尿失禁、勃起功能障碍等。

1. *出血*　与膀胱造口术后出血并发症相类似，参见膀胱造口术后出血并发症防治。

2. *出血性休克*　与膀胱造口术后出血性休克并发症相类似，参见膀胱造口术后出血性休克并发症防治。

3. *感染*　与膀胱造口术后感染并发症相类似，参见膀胱造口术后感染并发症防治。

4. *尿道狭窄*　有文献报道骨盆骨折合并后尿道损伤者，一期尿道修复者尿道狭窄率可高达 77%～100%，而采取二期手术修复者上述并发症的发生概率明显降低。

(1)表观：尿线变细，排尿困难，尿潴留。大部分患者在 3 个月内即有症状出现，严重者可致尿潴留。

(2)原因：尿道创伤后由于处理不当或合并严重感染，常引起尿道狭窄。过早拔除导尿管，尿道狭窄的发生率较高。

(3)处理：尿道狭窄不严重者可定期行尿道扩张。扩张失败或多次扩张尿道狭窄不能改善时，应考虑手术治疗。根据狭窄段情况选取不同方法，如狭窄段切除再吻合、尿道施入法、采用皮瓣或膀胱黏膜行尿道成形术。预防尿道狭窄早期处理是否正确非常重要，要做到满意的断端吻合，吻合口要宽大。术后控制感染，其次要做好定期尿道扩张。尿道狭窄常伴有慢性感染或尿道周围炎、尿道周围脓肿和尿瘘，致处理更加困难。

(4)预后：轻度尿道狭窄行尿道扩张可缓解或治愈，严重尿道狭窄需再次手术。

(5)预防：尿道会师术后导尿管留置的时间对预防尿道狭窄很重要，在严格控制感染情况下，导尿管以留置时间较长为宜，创伤严重者可留置 6～10 周。尿道会师术拔除导尿管后 1 周开始行尿道扩张，坚持 6 个月以上。

5. *尿失禁*　球部尿道损伤不会发生尿失禁。男性后尿道损伤尿失禁的发生率一般较低，但有文献报道后尿道损伤后尿失禁率高达 22%～55%。骨盆骨折合并后尿道损伤者，一期尿道修复者尿失禁发生率亦达 20%～30%。

(1)表现：患者起立、咳嗽、喷嚏或行走时不自主溢尿。重者尿液持续从尿道中溢出，大多数患者持续 3～6 个月后可逐渐恢复正常，也有患者 1～2 年后恢复正常，出现永久性尿失禁(极少)。

(2)原因

①耻骨联合压榨性粉碎性骨折合并尿道前列腺部及尿道膜部损伤：尿道前列腺部合

并尿道膜部的广泛损伤，使膀胱颈、尿道外括约肌及尿道周围横纹肌均遭破坏，则将发生严重的甚至是完全性的尿失禁。

②外伤性后尿道狭窄：多次手术修复失败，使位于狭窄部位的尿道括约肌及尿道旁横纹肌屡遭破坏，以至发生尿失禁。这类尿失禁多为括约肌缺损性尿失禁。

③尿道会师术后牵引导尿管气囊过重、长期压迫致外括约肌损伤等，拔管初期与炎症刺激有关。

(3)处理：尿失禁影响生活质量，可用阴茎套接袋收集尿液，一般经肛门收缩、功能锻炼和药物治疗多能自行恢复。治疗无效或观察 2 年无好转者，可用注射疗法或手术安装人工尿道括约肌控制排尿。

(4)预后：轻度尿失禁者可在 6 个月内逐渐恢复，少数患者在 1～2 年后恢复正常，极少数患者可出现永久性尿失禁。

(5)预防：尿道会师术后导尿管重力牵引力要适中，防止牵引力过重，引起尿道括约肌压迫性坏死，导致尿失禁。后尿道吻合术时避免损伤尿道括约肌。

6. 勃起功能障碍(erectile dysfunction, ED) 有文献报道，骨盆骨折合并后尿道损伤者，一期尿道修复后勃起功能障碍发生率达 32%～65%。骨盆骨折后尿道损伤并发勃起功能障碍的机制比较复杂，其可能为心理性因素，也可能为器质性因素。一般认为骨盆骨折本身损伤神经、血管是主要原因。Armenakas 等亦认为骨盆骨折后勃起功能障碍的发生有 20%因神经损伤引起，但伤后的手术操作及多次尿道修复成形术亦增加勃起功能障碍的发生率。

(1)表现：术后阴茎不能勃起，不能性交或不能进行有效的性交。

(2)原因

①心理因素：由于骨盆骨折后尿道损伤及手术创伤所致的精神上的打击、恐惧及负担对性心理的影响可引起勃起功能障碍。

②器质性因素

a. 支配阴茎海绵体的神经血管束走行于尿道前列腺部的后侧，当骨盆骨折后尿道损伤，发生坐骨支骨折或蝶形骨折时，可使走行于 Alcock 管内的阴部内动脉和阴部神经受到损伤。骨盆骨折的剪力作用使前列腺及膜部尿道断裂时，也同时损伤此段阴部内动脉和盆腔内脏神经，从而发生血管性或神经性勃起功能障碍。

b. 后尿道吻合术取截石位，骨折移位，耻骨后探查及后尿道手术致使阴茎海绵体血管及神经损伤。

c. 尿道牵拉或扩张过度，损伤阴茎海绵体及尿道海绵体，从而导致阴茎海绵体-尿道海绵体间漏，进而引起勃起功能障碍。

(3)处理：对骨盆骨折后尿道损伤及手术创伤所致的精神上的打击、恐惧及负担对性心理的影响引起的勃起功能障碍患者，进行心理治疗，勃起功能障碍可逐渐好转。治疗尿道损伤引起的器质性勃起功能障碍比较困难。对器质性和混合性勃起功能障碍患者，可按照治疗勃起功能障碍的方法进行治疗，可选用中成药如龙鹿胶囊、复方玄驹胶囊、健阳片及伊木萨克片等，也可选西药如枸橼酸西地那非(万艾可)、盐酸伐地那非(艾力达)、他达拉非(希爱力)等治疗，可能对部分患者有效，严重患者可在排尿功能恢复后考虑安装阴茎假体治疗。

(4)预后：随着时间延长及综合治疗，部分患者的病情可改善。

(5)预防：根据上述勃起功能障碍的原因进行预防。

①后尿道吻合术取截石位，避免或减少骨盆骨折移位损伤阴茎血管及神经。

②不探查耻骨后间隙及膀胱颈，后尿道手术减少阴茎海绵体血管及神经损伤。

③避免尿道牵拉或扩张过度，损伤阴茎海绵体及尿道海绵体，从而导致阴茎海绵体-尿道海绵体间漏，进而引起勃起功能障碍。

④减少手术对性心理的影响。

7. 假道(false passage)　假道是尿道损伤后或尿道狭窄排尿困难者形成的不正常管道和膀胱相通，多系尿道会师或尿道扩张所致，是治疗尿道损伤或尿道狭窄的一种较少见的并发症。

(1)表现：假道形成后仍排尿困难，导尿管可经尿道假道插入膀胱内引流尿液，但拔除尿管后仍排尿困难；或行尿道扩张，金属尿道探杆可通过假道进入膀胱，甚至可通过很粗的探杆，有的患者尿道扩张时有疼痛并有出血。部分患者扩张后最初 1～2d 排尿困难有所改善，但随后又出现排尿困难，以致尿潴留。排尿性膀胱尿道造影及逆行尿道造影相配合，能清晰显示假道的部位、走行及长短。假道与狭窄的尿道远端相连，边缘不整，有时弯曲不直。

(2)原因

①不适当的尿道扩张术所致：尿道狭窄部瘢痕组织坚硬、管腔狭小，尿道扩张时用力过猛，金属尿道探杆绕过瘢痕在尿道旁穿入膀胱，再留置导尿管，日久则形成假道。

②尿道损伤：盲目尿道会师术中，金属尿道探杆经尿道到尿道破裂处，未能进入近断端尿道及膀胱颈，在其尿道断端及膀胱颈外穿入膀胱，再长期留置导尿管而使这一管道上皮化，形成假道。

(3)处理：假道均需手术治疗，一般多经会阴和膀胱联合途径。经会阴显露尿道狭窄部位，于假道与真尿道处切断，然后用金属尿道探杆经膀胱探到膀胱颈，插入真尿道确定真尿道的近端，再将尿道远断端与真尿道做尿道对端吻合，恢复真尿道的解剖连续性，其假道即可自行瘢痕化而闭锁。已有上皮化的假道将其搔刮后可自愈。

(4)预后：假道影响排尿，给患者带来痛苦，需再次手术治疗。

(5)预防：尿道狭窄行尿道扩张时，不宜用过细的尖头尿道探杆，遇有阻力时不要用暴力强行扩入，可避免产生假道。后尿道损伤在行尿道会师术中，应准确找到近断端尿道腔，如经尿道无法确定近断端尿道腔时，可经膀胱用金属尿道探杆探到膀胱颈，顺此插入真尿道以确定真尿道的近断端尿道腔行尿道会师，可避免产生假道。

【评析】

输尿管镜技术应用于男性尿道损伤临床诊治的效果显著，有利于减少术中出血量，降低手术创伤，减少并发症的发生，安全性良好，值得临床广泛应用及推广。

1. 经尿道腔内会师术　尿道损伤腔内会师术与开放性手术相比，具有手术时间短、操作简便、损伤轻、并发症少、疗效相似的特点，尤其适用于球部尿道部分断裂的患者。内镜下经尿道将气囊导尿管置入膀胱，支撑尿道，引流尿液，恢复尿道的连续性，可使部分患者免除开放手术，可作为后尿道损伤的首选方法。但术后尿道狭窄仍是其主要并发症，需定期扩张尿道，否则有再次手术的可能。

后尿道损伤腔内会师术应根据病情慎重选择。伤后 1 周内可经膀胱造口辅助，与经尿道腔镜下尿道会师术，可获得与一期手术同样的效果。

2. 经膀胱尿道会师术　经膀胱切开尿道会师术有成功的可能，但此会师术为盲目操作，有加重后尿道损伤、造成假道的可能，术后如不能排尿，可使以后的手术更加困难。Webster(1983)综合 19 所医院 538 例骨盆骨折后尿道损伤患者，301 例患者行急症尿道会师术，术后尿道狭窄率为 69%，勃起功能障碍发生率为 44%，尿失禁率为 20%。237 例行耻骨上膀胱造口，3～6 个月后做尿道修复术，其勃起功能障碍发生率为 11.6%，尿失禁率为 17%。后者并发症明显减少，可见两种处理的效果有明显差异。急症患者行后尿道会师术有加重尿道损伤及出血，使原来尿道部分断裂变为完全断裂的可能。因此，后尿道损伤的治疗，首选耻骨上膀胱造口术，3～6个月后再行尿道修复术。

3. *导尿管牵引* 尿道会师术后导尿管重力牵引力要适中，如牵引力过轻，不能使尿道两断端靠近，形成瘢痕狭窄；如牵引力过重，引起尿道压迫性坏死，导致尿失禁。

4. *尿管留置时间* 尿道会师术后留置导尿管对支撑损伤的尿道，恢复尿道的连续性，预防尿道狭窄十分重要。术后导尿管留置时间的长短，将直接影响尿道狭窄的发生率和狭窄程度，过早拔除导尿管，尿道狭窄的发生率较高。在严格控制感染的情况下，导尿管以留置时间较长为宜，创伤严重者可留置6～12周。有学者认为导尿管留置6个月左右效果更好。

5. *尿道扩张* 拔除导尿管后应根据排尿通畅情况，酌情定期做尿道扩张，以防尿道再狭窄。尿道狭窄较重者，应每周扩张1次，坚持6个月以上。如排尿困难或不能排尿者，应保留膀胱造口管，等待3～6个月以后，做尿道修复术。

第四节 尿道损伤尿道吻合术

前、后尿道损伤后排尿困难以致尿潴留，并伴有广泛血肿及尿外渗，导尿管在尿道损伤部位受阻不能插入膀胱者，待休克纠正后，可行开放性尿道吻合术。尿道吻合术分球部尿道吻合术及后尿道吻合术，其效果满意，特别是球部尿道损伤者，将损伤的尿道两断端吻合，以恢复尿道的连续性。

一、球部尿道吻合术

【适应证】

1. 球部尿道损伤后排尿困难、尿潴留，局部有广泛血肿及尿外渗，导尿管在损伤部位受阻不能插入膀胱者。

2. 球部尿道完全断裂，缺损较长，尿道腔内会师术失败者。

3. 开放性球部尿道损伤者。

【禁忌证】

尿道损伤后严重出血性休克未纠正者。

【优点】

将损伤的尿道两断端吻合，对位准确，并发症少，效果良好。

【缺点】

手术损伤较重，患者住院时间较长。

【术前准备】

纠正休克。

【麻醉与体位】

多采用硬膜外麻醉，合并休克者可选用全身麻醉。患者取截石位。

【手术要点】

做会阴弧形切口（图21-7A），直达会阴浅筋膜，于中线纵行切开会阴深筋膜及球海绵体肌，将尿道海绵体沿阴茎筋膜下分离，找到尿道损伤部位，清除血肿，显露尿道海绵体裂口（图21-7B）。将尿道海绵体沿阴茎筋膜下分离，修整创缘，切除无生机的组织。将尿道远端用剪刀沿白膜表面与阴茎海绵体锐性适当游离，以使尿道两断端靠拢，吻合后无张力为准（图21-7C）。经尿道口插入一20F双腔气囊导尿管，并经近断端插入膀胱内（图21-7D），向气囊内注入生理盐水10～15ml，以固定导尿管。用2-0可吸收缝线距两断端缘各约0.3cm逐一全层6针左右缝合，完成尿道对端吻合（图21-7E）。外用1-0丝线间断缝合尿道海绵体白膜加固。如遇尿道海绵体出血甚多时，可做全层褥式缝合。伤口内留置胶皮片引流后，逐层缝合会阴部切口。经尿道留置双腔气囊导尿管者，可不做耻骨上膀胱造口术。

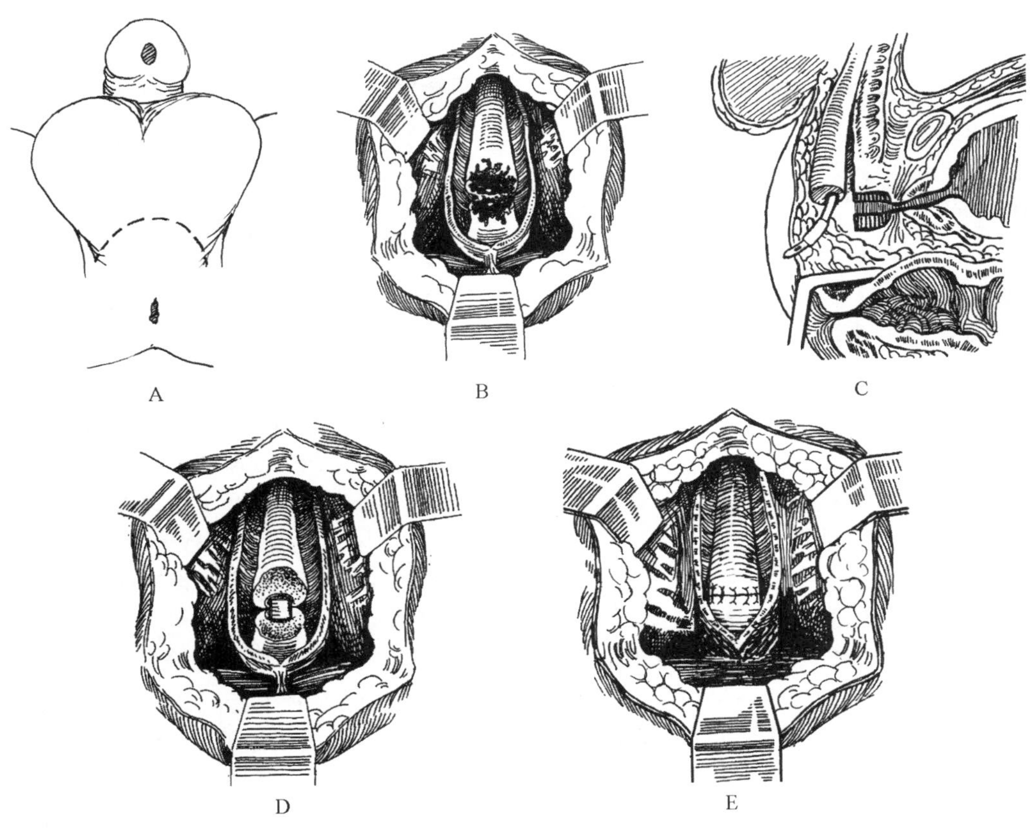

图 21-7　球部尿道吻合术

A. 做会阴部弧形切口；B. 球部尿道损伤切开后；C. 将无生机的组织修剪，远端尿道游离后；D. 将气囊导尿管通过两断端插入膀胱；E. 将尿道两断端间断吻合

二、后尿道吻合术

Young(1929)首先介绍会阴径路一期后尿道端-端缝合术。在伤员一般情况允许，骨盆环稳定，医院设备条件、医师的经验和技术条件具备下可施行该术式。手术将损伤的尿道两断端吻合，以恢复尿道的连续性，使能通过尿道正常排尿。因骨盆骨折，患者取截石位困难，后改为耻骨后径路。经耻骨上途径一期断裂尿道修复术，由于后尿道断裂多伴骨盆骨折，如做修复术，要清除血肿、碎骨片，有可能导致更严重的出血。少数学者主张行急诊后尿道吻合术，效果较好。但大多数学者不主张急诊做后尿道吻合术，因患者出血多而难以控制，有发生生命危险的可能。

【适应证】

排尿困难，导尿管在损伤部位受阻不能插入膀胱者，能耐受手术者。

【禁忌证】

1. 后尿道损伤后出血多，休克未纠正，不能耐受尿道修复术者。

2. 合并直肠损伤或其他脏器损伤者。

【优点】

一期尿道修补或吻合术，清除血肿及尿外渗，早期修复尿道损伤，恢复尿道的连续性，避免后期复杂的尿道狭窄及骨盆畸形造成的高难度手术，可缩短病程，减轻患者的痛苦。

【缺点】

1. 手术取截石位可加重骨盆骨折。

2. 术中有导致严重大出血危及患者生命的可能。

3. 术中有损伤勃起神经，加重术后勃起功能障碍的发生率。

4. 有损伤尿道括约肌导致术后尿失禁的可能。

【麻醉与体位】

可采用硬膜外麻醉或全身麻醉。患者取过度截石位。

【术前准备】

有休克者先予以纠正，做好输血准备，应用抗生素防治感染，确定有无合并伤。

【手术要点】

做耻骨上纵切口进入，清除耻骨后间隙血肿及尿外渗，显露并切开膀胱，吸出尿液。做会阴部倒弧形切口，切开各层以暴露尿道。逐一解剖分离、找到后尿道两断端，将尿道远端沿白膜表面与阴茎海绵体做适当锐性游离，剪去无生机的组织（图 21-8A），修剪整齐后，以使其能与尿道近断端靠拢，吻合后无张力为准。经尿道插入一 20F 双腔气囊导尿管，用一 24F 尿道探杆经膀胱颈插入后尿道，显露后尿道近断口引导尿管（图 21-8B），顺探杆将气囊导尿管插入膀胱（图 21-8C），向气囊内注入约 15ml 生理盐水以固定导尿管，用 2-0 可吸收缝线间断对端缝合 6 针左右（图 21-8D），外周用 1-0 丝线间断缝合加强，缝合尿道球肌，放置引流物，逐层缝合切口，可做耻骨上膀胱造口。

【注意事项】

分离时勿损伤直肠及血管、神经。术中应彻底止血。防止造成假道。

【术后处理】

1. 保持引流管通畅。会阴部伤口内渗液引流干净后拔出引流物。

2. 术后低渣饮食，防止大便污染伤口。

3. 应用抗生素防治感染，尿道口以碘伏定期消毒，以防留置导尿管期间并发尿道炎继发急性附睾炎。

4. 术后 2～3 周后拔除导尿管，如排尿通畅，可拔除耻骨上膀胱造口管。如拔除耻骨上膀胱造口管后耻骨上膀胱造口漏尿，经尿道留置导尿管 1 周以上，待耻骨上膀胱造口愈合后再拔除留置的导尿管。为预防术后尿道狭窄，术后可定期扩张尿道，间隔时间最短者每周 1 次，一般需坚持扩张 6 个月以上，待尿道瘢痕软化、排尿通畅后再观察随访。

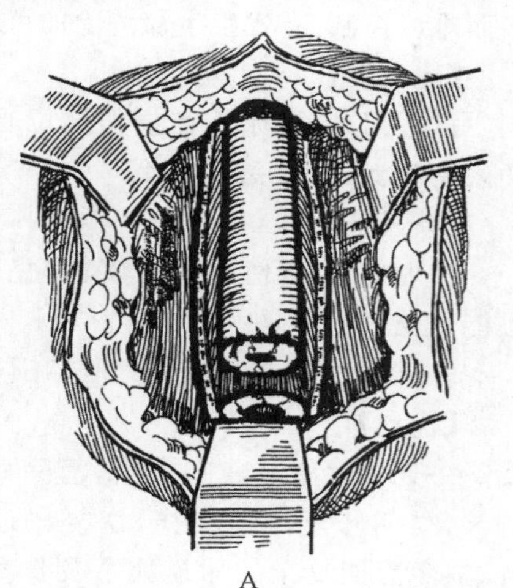

A

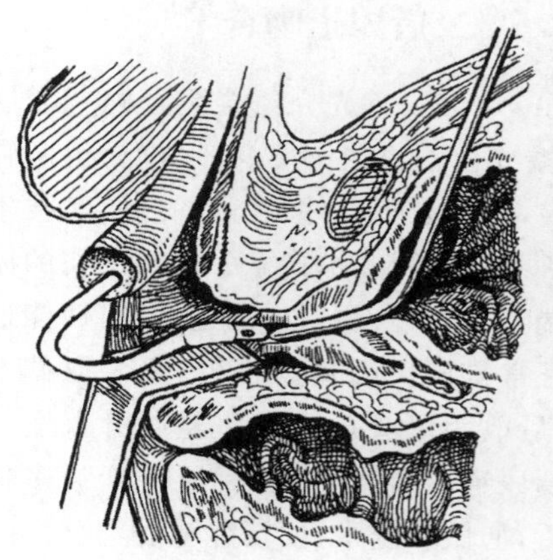

B

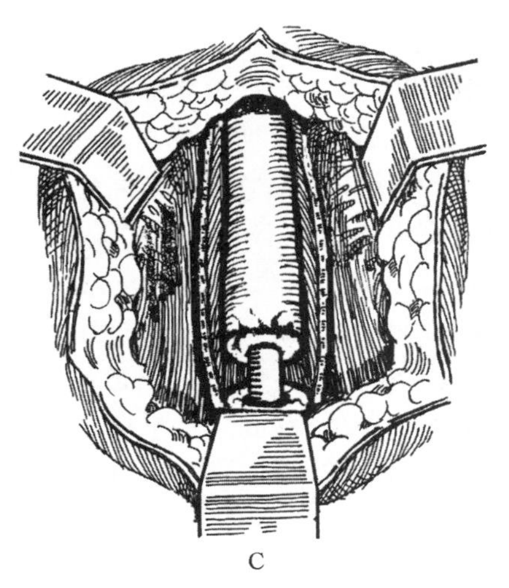
C

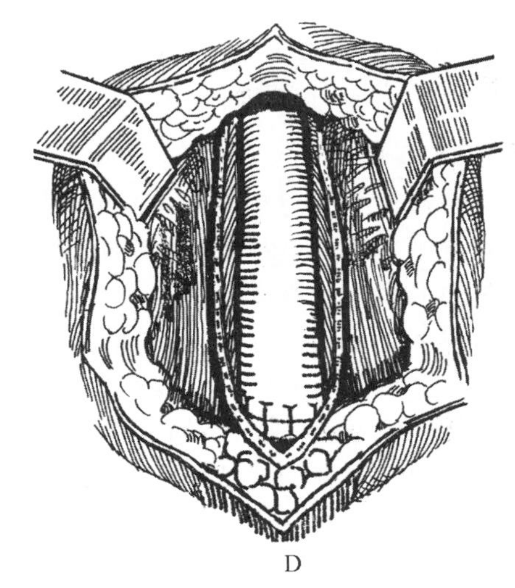
D

图 21-8　后尿道吻合术

A. 在后尿道损伤部位游离远段尿道；B. 经后尿道探杆引导导尿管入膀胱；C. 导尿管进入膀胱后；D. 做后尿道间断吻合

【并发症防治】

尿道损伤术后并发症主要有尿道狭窄、尿失禁、勃起功能障碍等。

1. 出血　参见本章第三节尿道会师术后出血并发症防治。

2. 感染　参见本章第三节尿道会师术后感染并发症防治。

3. 尿道狭窄　参见本章第三节尿道会师术后尿道狭窄并发症防治。

4. 尿失禁　参见本章第三节尿道会师术后尿失禁并发症防治。

5. 勃起功能障碍　参见本章第三节尿道会师术后并发勃起功能障碍并发症防治。

6. 尿道直肠瘘　是较严重的并发症之一。

(1)表现：部分患者伤后早期未能发现直肠损伤，耻骨上膀胱造口术后有尿液自肛门排出或在膀胱造口管流出的尿液中混有粪便，或伤后已合并直肠损伤，仅分别行耻骨上膀胱造口和结肠造口术。可经耻骨上膀胱造口管注入亚甲蓝液并嘱患者做排尿动作，可见到亚甲蓝液自瘘口排出，明确后尿道直肠瘘的具体部位、大小、走向及瘘口周围组织状况。较大的直肠瘘，直肠指检时在直肠前壁可触及瘘口，较小者仅可感知该处凹陷或直肠壁僵硬，应行肛门直肠镜检。排尿性膀胱尿道造影在患者排尿动作下摄侧位及斜位片，以及逆行尿道造影，即可显示尿道及瘘道的位置及方向。

(2)原因

①多数是骨盆骨折后尿道损伤合并直肠损伤，伤后未发现，仅施行耻骨上膀胱造口术。

②部分是尿道直肠穿通性损伤所致，伤时病情严重，明确有此类损伤而无法进行初期修复，仅分别行耻骨上膀胱造口术和结肠造口术。

③少数患者是后尿道修补术中误伤直肠造成的。

④极少数是手术后吻合口感染，形成脓肿后向直肠内穿破形成直肠瘘。

(3)处理：应先行膀胱造口和结肠造口，

待炎症完全消退3～6个月后，经会阴切口行后尿道狭窄段切除、尿道对端吻合及直肠瘘修补。已形成尿道直肠瘘，有感染存在或瘘口较大者，为了保证手术的成功，后尿道与直肠必须充分游离，彻底切除瘢痕组织及直肠瘘口周围的僵硬组织，使能在无张力下进行尿道吻合及瘘口修补。尿道吻合口与直肠缝合口应分别固定于不同的平面，彻底止血，防止血肿形成，局部渗液应引流干净，术后加强抗感染治疗，待尿道修复排尿通畅后，先去除膀胱造口管，待膀胱造口愈合后，再关闭结肠造口。

(4)预后：尿道直肠瘘处理较困难，治愈要花较长时间及较多经费，病程长，患者痛苦多。

(5)防治：预防的重点在于后尿道修补吻合术时避免损伤直肠和局部感染，一旦损伤直肠，应避免粪便溢入手术野内，经彻底清洗后修补直肠破口，必要时行暂时性结肠造口术。

【评析】

1. *球部尿道损伤*　球部尿道损伤合并伤较少，伤情多偏轻，病情较平稳，需要手术者，多采用急诊球部尿道吻合术，效果均较满意。球部尿道损伤急诊手术，过去称为球部尿道修补术，少数医师误认为只行尿道破口修补，结果导致手术失败。球部尿道损伤，往往受伤部位的尿道海绵体肌几乎完全被压碎，只剩下外周较坚韧的Buck筋膜相连或Buck筋膜部分破裂，如只行Buck筋膜破口修补，术后会产生严重瘢痕狭窄，导致手术失败。因此，球部尿道损伤后应行球部尿道吻合术，并将球部尿道损伤两断端已压碎、无生机的海绵体组织剪去，将两端正常的尿道海绵体适当游离后做对端吻合，这样可获得满意的效果，多不需要做尿道扩张。

2. *后尿道损伤*　后尿道损伤的处理是尿道损伤中的难题之一，早期处理是否得当，直接影响疗效及日后治疗。早期处理主要有急诊后尿道吻合术、尿道会师牵引术及单纯膀胱造口术等。急诊后尿道吻合术术后效果较好，但该术术中出血较多，有加重骨盆骨折出血，甚至造成难以控制的大出血加重休克的可能，且有术中加重损伤及盆腔出血的危险，已很少使用。术后勃起功能障碍发生率高达50%～60%，尿失禁发生率高达20%～30%。多数学者认为患者受伤早期多伴有创伤失血性休克，此时手术会增加死亡率。故对于伤情严重、有休克的患者行单纯膀胱造口术，6个月后再行尿道修补术，是一种较为安全、稳妥的方法。对病情稳定者，采用尿道会师牵引术，可获得一定成功率，但有一定并发症，手术成功后需坚持做尿道扩张。如手术不成功，则会使以后的治疗更加困难。

(陈在贤　汤召兵　朱积川)

参考文献

[1] 昌建明，刘海涛，赵晓风，等. 重症骨盆骨折合并后尿道损伤的早期处理(附78例报告). 伤残医学杂志，2004，12(1)：28-30.

[2] 林哲，刘建华，陈勇. 后尿道损伤的急症处理43例. 广西医学，2004，35(3)：27-29.

[3] 董希智，房刚，牛健，等. 尿道会师术后三腔气囊尿管的留置时间探讨. 临床泌尿外科杂志，2007，22(10)：755-757.

[4] 陈在贤，苟欣，张世卿. 尿道损伤的手术//陈在贤主编. 实用男科学. 2版. 北京：人民军医出版社，2015：579-584.

[5] 张鸽，孙利国，张杰，等. 腔镜下尿道会师术治疗闭合尿道球部损伤. 交通医学，2007，21(1)：72.

[6] 赵逢君，郑玲红. 尿道会师牵引术治疗后尿道断裂45例. 河南外科学杂志，2007，13(6)：65-66.

[7] 李建国，唐建群，田建国. 骨盆骨折伴后尿道断

裂21例的早期治疗. 中国冶金工业医学杂志, 2008,25(1):61-62.

[8] 涂小峰. 尿道输尿管镜在尿道损伤手术中的应用. 中国药物经济学,2013,2:145-146.

[9] 吴文校,马戟,林良森. 经尿道输尿管镜下尿道会师术在尿道损伤治疗中的临床应用. 中华腔镜泌尿外科杂志电子版,2013,7(2):30-32.

[10] 崔刚,徐文华. 输尿管镜下尿道会师术治疗尿道损伤的临床研究. 泰山医学院学报,2015(7):778-779.

[11] 朱森. 经尿道输尿管镜下尿道会师术在尿道损伤治疗中的临床应用. 中国保健营养,2015,25(13):118-119.

[12] 朱丽珍,刘良乐,蔡春元,等. 骨盆骨折致后尿道损伤的手术方式选择与疗效评价. 中国骨伤,2012,25(8):684-686.

[13] 赵小佩,斯红杰. 76例后尿道损伤诊治分析. 浙江创伤外科,2013,18(2):226-227.

[14] 余明主,曾小明,熊海云,等. 腔镜尿道会师术与开放手术治疗尿道损伤的比较. 南昌大学学报医学版,2012,52(7):22-24.

[15] 金晓武,凡金虎,吴峰,等. 输尿管镜与开放尿道会师术治疗尿道损伤临床对比研究. 临床泌尿外科杂志,2016,3:281-282.

[16] 杨建昌. 输尿管镜下尿道会师术在尿道损伤治疗中的临床研究分析. 中国社区医师,2016,32(1):54.

[17] 蒋建武. 输尿管镜下尿道置管术治疗前尿道损伤的临床效果观察. 现代诊断与治疗,2016,27(14):2707-2709.

[18] 陈朝晖. 输尿管镜下尿道置管术治疗前尿道损伤的临床分析. 当代医学,2015,25:21-22.

[19] 田稳. 儿童尿道损伤的临床诊断与治疗. 医疗装备,2016,1:95-96.

[20] 刘俭昌. 输尿管镜尿道会师手术在尿道断裂治疗中的重大意义. 医药卫生(引文版),2015,12:37.

[21] 郑元振,张云,陈从其,等. 男性前尿道断裂32例手术体会. 黑龙江医药,2016,6:1193-1194.

[22] 李锋,王飞. 双窥镜下尿道会师术治疗男性尿道损伤的临床价值. 海南医学,2017,9:1418-1420.

[23] 孙万科,吴全刚,屈卫星. 输尿管镜技术应用于男性尿道损伤临床诊治中的效果分析. 医药卫生(文摘版),2016,25:13.

[24] 韦克暖,司徒杰,覃江,等. 3种手术治疗男性尿道损伤术后勃起功能比较. 中国医药导报,2012,11:79-80.

[25] 刘雷,陈楚义,李坚伟,等. 男性尿道损伤行腔镜与开放性手术治疗48例临床疗效分析. 中国伤残医学,2014,14:106-107.

[26] 朱永锋. 输尿管镜辅助下尿道会师术治疗男性尿道损伤的疗效分析. 浙江创伤外科,2016,2:351-352.

[27] 张楷乐,张羽萌,葛阳,等. 骨盆骨折尿道损伤和重建手术效果的影响因素. 现代泌尿外科杂志,2016,1:20-23.

[28] 潘来辉. 输尿管镜下尿道会师术治疗急性尿道损伤的疗效和安全性. 医学综述,2017,3:594-597.

[29] 薛竞东,谢弘. 骨盆骨折所致后尿道损伤患者勃起功能障碍的治疗进展. 临床泌尿外科杂志,2016,1:92-95.

[30] 李天乙,刘星,陈进军,等. 73例儿童尿道损伤的临床诊断与治疗分析. 重庆医学,2014,26:3422-3423.

[31] 石松山,赵先诚,周兵,等. 医源性尿道损伤的原因及防治探讨. 浙江临床医学,2014,10:1633-1634.

[32] 姜隽,姜睿,刘军祥,等. 39例男性性行为相关损伤的临床回顾性研究(英文). 泸州医学院学报,2015,1:41-44.

[33] 南锡浩,田河,邸彦橙,等. 输尿管镜经尿道和经皮耻骨上膀胱微创技术治疗尿道损伤疗效研究. 中国性医学,2016,12:38-41.

[34] 张龙泳,鸦杏鹏,刘云松,等. 骨盆骨折伴后尿道损伤86例. 中外医疗,2014,5:58-59.

[35] Ying-Hao S,Chuan-Liang X,Xu G,et al. Urethroscopic realignment of ruptured bulbar urethra. J Urol,2000,164:1543-1545.

[36] Webster GD,Guralnick ML. Reconstruction of posterior urethral disruption. Urol Clin North Am,2002,29(2):429-441.

[37] Dobrowolski ZF,Weglarz W,Jakubik P,et al. Treatment of posterior and anterior urethral trauma. BJU Int,2002,89(7):752-754.

[38] Pankaj N, Maheshwari, Hemendra N, Shah. Immediate endoscopic management of complete iatrogenic anterior urethral injuries: A case series with long-term results. BMC Urol, 2005, 5:13.

[39] Tune MH, Tefekli AH, Kaplancan T, et al. Delayed repair of posttraumatic posterior urethral distraction injuries: long term results. Urology, 2000, 55:837-841.

[40] Jepson BR, Boullier JA, Moore RG, Parra RO. Traumatic posterior urethral injury and early primary endoscop follow-up. Urology, 2000, 53:1205-1210.

[41] Moudouni SM, Patard JJ, Manunta A, et al. Early endoscopic realignment of post-traumatic posterior urethral disruption. Urology, 2001, 57:628-632.

[42] Olapade-Olaopa EO, Adebayo SA, Atalabi OM, et al. Rigid retrograde endoscopy under regional aneasthesia: a novel technique for the early realignment of traumatic posterior urethral disruption. Afr J Med Med Sci, 2002, 31: 277-280.

[43] Kielb SJ, Voeltz ZL, Wolf JS. Evaluation and management of traumatic posterior urethral disruption with flexible cystourethroscopy. J Trauma, 2001, 50:36-40.

[44] Ku JH, Kim ME, Jeon YS, et al. Management of bulbous urethral disruption by blunt external trauma: the sooner, the better? Urology, 2002, 60:579-583.

[45] Nakajima K, Dejuchi M, Ishii N, et al. Endoscopic management of a traumatic disruption of the bulbous urethra using a thin trocar. Int J Urol, 2001, 8:202-204.

[46] Dobrowolski ZF, Weglarz W, Jakubik P, et al. Treatment of posterior and anterior urethral trauma. BJU Int, 2002, 89:752-754.

[47] Chapple C, Barbagli G, Jordan G, et al. Consensus statement on urethral trauma. BJU Int, 2004, 93:1195-1202.

[48] Tang YX, Jiang XZ, Tan J, et al. Erectile dysfunction induced by pelvic fracture urethral injury. Zhong Nan Da Xue Xue Bao Yi Xue Ban, 2004, 29(4):478-493.

[49] Koraitim MM. On the art of anastomotic posterior urethroplasty: a 27-year experience. J Urol, 2005, 173(1):135-139.

[50] Shenfeld OZ, Gofrit ON, Gdor Y, et al. The role of sildenafio in the treatment of erectile dysfunction in patients with pelvic fracture urethral disruption. J Urol, 2004, 172: 2350-2352.

[51] Dobrowolski ZF, Weglarz W, Jakubik P, et al. Treatment of posterior and anterior urethral trauma. BJU Int, 2002, 89(7):752-754.

[52] Pankaj N Maheshwari, Hemendra N Shah. Immediate endoscopic management of complete iatrogenic anterior urethral injuries: A case series with long-term results. BMC Urol, 2005, 5:13.

[53] Cavalcanti AG, Krambeck R, Araujo A, et al. Management of urethral lesions in penile blunt trauma. Int Urol, 2006, 13(9):1218-1220.

[54] Jia J, Guo LZ, Wu CL, et al. Early operative treatment of pelvic fractures associated with urethral disruption. Zhonghua Wai Ke Za Zhi, 2007, 45(4):249-253.

[55] Yu JJ, Xu YM, QiaoY, et al. Urethral cystoscopic realignment and early end-to-end anastomosis develop different influence on erectile function in patients with ruptured bulbous urethra. Arch Androl, 2007, 53(2):59-62.

[56] Levine LA. Editorial comment on: a posterior sagittal pararectal approach for repair of posterior urethral distraction injuries. Eur Urol, 2008, 53(1):196-197.

[57] Abdalla MA. Posterior sagittal pararectal approach for repair of posterior urethral distraction injuries. Eur Urol, 2008, 53(1):191-196.

[58] Ill Young Seo, Jea Whan Lee, Seung Chol Park, et al. Long-term outcome of primary endoscopic realignment for bulbous urethral injuries: risk factors of urethral stricture. Int Neurourol J, 2012, 16(4):196-200.

[59] Issam S. Al-Azzawi, Mamdouh M. Koraitim.

Urethral and penile war injuries: The experience from civil violence in Iraq. Arab J Urol, 2014,12(2):149-154.

[60] Rajkumar Mathur, Lukesh A. Patil, Fareed Khan. Evaluating efficacy of various operative procedures done in anterior urethral stricture using urethral stricture score. Urol Ann,2016, 8(1):42-45.

[61] Trachta J, Moravek J, Kriz J, et al. Pediatric bulbar and posterior urethral injuries: operative outcomes and long-term follow-up. Eur J Pediatr Surg,2016,26(1):86-90.

[62] Ei-Assmy A,Harraz AM,Benhassan M,et al. Erectile dysfunction post-perineal anastomotic urethroplasty for traumatic urethral injuries: analysis of incidence and possibility of recovery. Int Urol Nephrol, 2015, 47 (5): 797-802.

[63] HJ Cai, H Zhou, J Dai, et al. Application of ureteroscope in the diagnosis and treatment of male urethral injury. Journal of Traumatic Surgery,2013,20(4):350-378.

[64] Y Zhou,GH Li,JJ Yan,et al. Combination of the ureteral dilation catheter and balloon catheter under the ureteroscope in the treatment of male urethral stricturel. Zhonghua nan ke xue = National journal of andro,2016,22(1):42.

[65] B Taslakian. Suprapubic Cystostomy. Aktuelle Urologie,2016,37(4):303-314.

[66] J Qi,W Zhou,Z Wang. Early Ureteroscopic Urethral Realignment for Traumatic Urethral Rupture:a Report of 13 cases. Chinese Journal of Minimally Invasive Surgery,2013,13(10): 946-947.

[67] C Han,J Li,X Lin et al. A new technique for immediate endoscopic realignment of post-traumatic bulbar urethral rupture. International Journal of Clinical & Experiment,2015,8 (8):13653.

[68] Atallah S,Mabardy A,Volpato AP,et al. Surgery beyond the visible light spectrum: theoretical and applied methods for localization of the male urethra during transanal total mesorectal excision. Tech Coloproctol,2017,21(6): 413-424.

[69] Libo M,Gui-Zhong L. Mucinous adenocarcinoma of the suprapubic cystostomy tract without bladder involvement. Urol J, 2017, 14 (4): 4048-4051.

[70] Long Q,Yu Z,Lin G,et al. Value of suprapubic cystostomy in bipolar transurethral resection of the prostate for benign prostatic hyperplasia below 80 gram. Nan Fang Yi Ke Da XSue Xue Bao,2016,36(1):131-134.

[71] Firmanto R,Irdam GA,Wahyudi I. Early realignment versus delayed Urethroplasty in management of pelvic fracture urethral injury: A meta-analysis. Acta Med Indones,2016,48 (2):99-105.

[72] Huang G,Man L,Li G,et al. Modified primary urethral realignment under flexible urethroscope. J Invest Surg,2017,30(1):13-18.

[73] Rios E,Martinez-Pineiro L. Words of wisdom. Re: Primary endoscopic realignment of urethral disruption injuries-A double-edged sword? eur Urol,2016,69(3):536-537.

[74] Johnsen NV,Dmochowski RR,Mock S,et al. Primary endoscopic realignment of urethral disruption injuries-A double-edged Sword? J Urol,2015,194(4):1022-1026.

[75] Arora R,John NT,Kumar S. Vesicourethral fistula after retrograde primary endoscopic realignment in posterior urethral injury. Urology,2015,85(1):e1-2.

[76] Tausch TJ,Morey AF. The case against primary endoscopic realignment of pelvic fracture urethralinjuries. Arab J Urol, 2015, 13 (1): 13-6.

[77] Engel O,Boehm K,Rink M,et al. Infra-and supradiaphragmatic urethral injuries. Acute treatment. Urologe A,2016,55(4):475-478.

[78] Yu JJ,Xu,YM,Qiao Y,et al. Urethral cystoscopic realignment and early end-to-end anastomosis develop different influence on erectile function in patients with ruptured bulbous urethra. Arch Androl,2007,53(2):59-62.

[79] Engel O, Reiss P, Ludwig T, et al. Late consequences of urethral injuries. Reconstruction options. Urologe A, 2016, 55(4): 479-483.

[80] Gomez RG, Campos RA, Velarde LG. Reconstruction of pelvic fracture urethral injuries with sparing of the bulbar arteries. Urology, 2016, 88: 207-212.

[81] Osman N, Mangera A, Inman RD, et al. Delayed repair of pelvic fracture urethral injuries: Preoperative decision-making. Arab J Urol, 2015, 13(3): 217-220.

[82] Tausch TJ, Morey AF, Scott JF, et al. Unintended negative consequences of primary endoscopic realignment for men with pelvic fracture urethral injuries. J Urol, 2014, 192(6): 1720-1724.

[83] Barbagli G, Sansalone S, Romano G, et al. The spectrum of pelvic fracture urethral injuries and posterior urethroplasty in an Italian high-volume centre, from 1980 to 2013. Arab J Urol, 2015, 13(1): 32-36.

[84] Suh LG, Choi WS, Paick JS, et al. Surgical Outcome of excision and end-to-end anastomosis for bulbar urethral stricture. Korean J Urol, 2013, 54(7): 442-447.

[85] Fu Q, Zhang J, Sa YL, et al. Recurrence and complications after transperineal bulboprostatic anastomosis for posterior urethral strictures resulting from pelvic fracture: a retrospective study from a urethral referral centre. BJU Int, 2013, 112(4): E358-363.

[86] Barrett K, Braga LH, Farrokhyar E, et al. Primary realignment vs suprapubic cystostomy for the management of pelvic racture-associated urethral injuries: a systematic review and meta-analysis. Urology, 2014, 83(4): 924-929.

[87] Stein DM, Santucoi RAPro: Pro: endoscopic realignment for pelvic fracture urethral injuries. Transl Androl Urol, 2015, 4(1): 72-78.

[88] Lee MS, Kim SH, Kim BS, et al. The efficacy of primary interventional urethral realignment for the treatment of traumatic urethral injuries. J Vasc Intery Radiol, 2016, 27(2): 226-331.

[89] Wong NC, Allard CB, Dason S, et al. Management of pelvic fracture-associated urethral injuries: A survey of canadian urologists. Can Urol Assoc J, 2017, 11(3-4): E74-E78.

第 22 章

男性尿道狭窄手术

第一节 男性尿道狭窄

男性尿道狭窄(male urethral strictures)是泌尿外科的常见病之一。狭窄近端之尿道扩张,因尿液滞留并发感染而致反复尿路感染、尿道周围脓肿、尿道瘘、前列腺炎和附睾炎。继而因梗阻而引起肾盂输尿管积水,导致肾功能严重损害。

一、分 类

尿道狭窄可分为痉挛性尿道狭窄和器质性尿道狭窄。后者包括先天性尿道狭窄和后天性尿道狭窄两类。

(一)痉挛性尿道狭窄

痉挛性尿道狭窄是由于尿道外括约肌的收缩所致。在临床上较少见。

1. 可为尿道炎、尿道内器械的应用或性欲异常等引起。

2. 会阴、直肠和盆腔内的病变反射性刺激或完全由于精神因素所引起。当尿道放松或在麻醉下痉挛完全松弛而不产生梗阻。痉挛性尿道狭窄应用综合治疗,包括解除诱因、热水坐浴、应用镇静镇痛药和抗痉挛药等可缓解。

(二)器质性尿道狭窄

器质性尿道狭窄分为先天性尿道狭窄和后天性尿道狭窄。

1. *先天性尿道狭窄*

(1)常见于尿道外口狭窄,多见于舟状窝部,常伴包茎。

(2)尿道瓣膜,常为间隔瓣膜而形成双腔前尿道畸形,多见于球部。后尿道瓣膜常见中央有一小孔,排尿滴沥,多见于膜部。

(3)精阜肥大,致尿道管腔先天狭窄等。

2. *后天性尿道狭窄* 后天性尿道狭窄较多见。按原因可分成损伤性尿道狭窄、炎症性尿道狭窄、腐蚀性尿道狭窄等。

(1)损伤性尿道狭窄:损伤性尿道狭窄是尿道损伤后最常见的并发症。常见于会阴骑跨伤致尿道球部损伤,骨盆骨折致尿道膜部或尿道前列腺尖部损伤,伤后修复过程中,受伤组织形成纤维性变,瘢痕收缩,导致尿道腔狭窄。器械操作所致,如尿道扩张、导尿、膀胱镜检查时损伤尿道后所致尿道狭窄。

(2)炎症性尿道狭窄:炎症性尿道狭窄常因尿道管腔感染所致,多见于淋病、尿道结核或非特异性尿道炎。结核杆菌或非特异性感染,长期慢性炎症可致尿道狭窄。淋菌性尿道炎常导致节段性尿道狭窄,常见于球部尿道、阴茎阴囊交界处及舟状窝处。包皮继发感染可导致非特异性炎症性尿道口狭窄。长期留置导尿管,可导致尿道损伤和感染,进而发生尿道狭窄。炎症性尿道狭窄者瘢痕组织多,范围较广泛,治疗较困难。

(3)腐蚀性尿道狭窄:化学药品如硝酸

银、硫酸铜、氯化锌、乙醇、苯酚等误入尿道，均可引起广泛性尿道黏膜坏死，愈合后纤维化，形成广泛的狭窄。

(4)手术并发尿道狭窄：尿道下裂尿道成形术、开放性前列腺摘除术、经尿道前列腺切除术(TURP)等术后均可并发尿道狭窄或膀胱颈挛缩。

二、手术原则

治疗尿道狭窄或闭塞至今仍是相当复杂而困难的问题，其疗效与尿道狭窄长度、狭窄部位、既往手术史、合并症及选择术式等因素相关。轻度尿道狭窄排尿困难不严重者可观察随访。尿道狭窄排尿困难严重者，应根据尿道狭窄的部位、长度及严重程度选择如下相应的治疗方案。

1. 尿道狭窄尿道扩张术。
2. 尿道狭窄内切开术。
3. 尿道狭窄内切开瘢痕切除术。
4. 尿道狭窄瘢痕切除吻合术。
5. 尿道狭窄切开成形术。
6. 膀胱造口术。

第二节　尿道狭窄尿道扩张术

尿道狭窄通过尿道造影，明确尿道狭窄的部位和程度。对轻、中度前后尿道狭窄者，可行尿道扩张术，大部分患者均可获得较好的效果，达到排尿通畅的目的。

【原理】

用特制扩张器械，由小到大将狭窄的尿道管腔逐渐扩大，以解除尿道狭窄，达到排尿通畅的目的。

【适应证】

1. 各种原因所致的轻、中度尿道狭窄，尿道炎症已控制者。

2. 尿道狭窄手术后、膀胱颈挛缩术后，为了防止术后尿道瘢痕组织收缩导致尿道再狭窄者。

【禁忌证】

1. 尿道闭塞者。
2. 长段严重尿道狭窄者。
3. 尿道狭窄合并感染者。
4. 疑有尿道肿瘤者。
5. 凝血功能障碍未纠正者。
6. 糖尿病未控制者。

【优点】

此法简便易行，对轻、中度尿道狭窄者效果较好。

【缺点】

严重尿道狭窄或尿道闭塞或炎症期者不适宜。尿道扩张有导致尿道损伤的可能。

【术式简介】

1. 尿道狭窄金属尿道探杆扩张术（metallic urethral rod dilatation for urethral stricture）

(1)特殊器械：金属尿道探杆(图 22-1)，其大小以法国制 F 表示，其号数与直径之比为 3∶1，最大号数为 26F，最小号数为 8F。

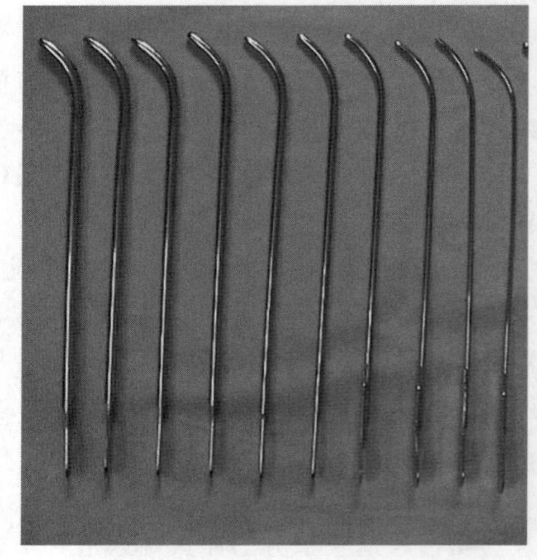

图 22-1　男性金属尿道扩张器(金属尿道探杆)

(2)扩张要点：局部常规消毒，一般术者站在患者左侧，以右手拇指、示指、中指持金属尿道探杆柄，探杆涂消毒液状石蜡，左手扶持患者的阴茎，使其向上拉直，将探杆徐徐插入尿道口内(图 22-2A)。此时探杆与患者腹壁平行，继续将探杆送入尿道内(图 22-2B)，使其尖端滑至尿道球部(图 22-2C)，然后左手松开阴茎，右手将尿道探杆轻轻向后尿道方向推进(图 22-2D)，然后转交左手下压金属尿道探杆，使其尖端通过后尿道进入膀胱(图 22-2E、图 22-2F)。

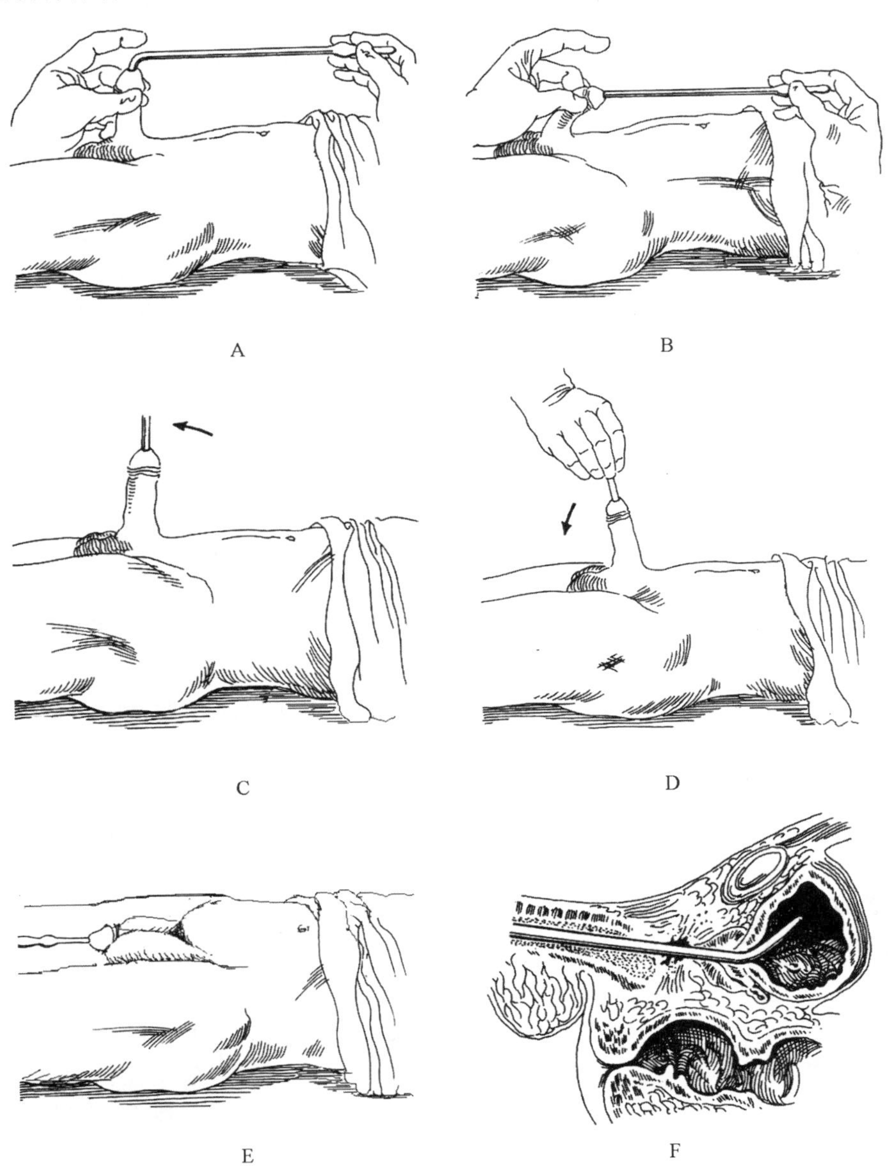

图 22-2　金属尿道探杆尿道扩张术

A. 金属尿道探杆尖端插入尿道口内；B. 金属尿道探杆插入尿道内；C. 金属尿道探杆抵达尿道球部；D. 下压金属尿道探杆；E. 使尿道探杆与体轴平行；F. 使金属尿道探杆尖端通过后尿道进入膀胱

(3)金属尿道探杆进入膀胱的指征

①金属尿道探杆能与体轴平行。

②金属尿道探杆尖端可在膀胱内左右摆动。

③金属尿道探杆可前后抽动。

(4)扩张技巧

①扩张尿道无须麻醉,因麻醉无痛情况下患者无感觉,导致尿道损伤,甚至形成假道。

②扩张操作要轻柔,应顺尿道弯曲方向缓慢进入,通过尿道有阻力时,切忌用暴力强行将探杆向前推进,否则可导致尿道或直肠损伤,形成假道,加重尿道狭窄。

③减轻尿道损伤,扩张尿道出血表示扩张时损伤尿道,损伤后会加重尿道狭窄。

④选择尿道探杆大小应适当,如选号过大或过小,均可导致尿道损伤,加重尿道狭窄。

⑤后尿道狭窄扩张困难者,操作者可以左手示指插入其肛门内,触到探杆尖作引导,避免损伤。

⑥扩张前应嘱患者多饮水,让膀胱充盈,以便尿道扩张后立即排尿冲洗尿道,如有少许出血将其冲洗干净,以防形成血块阻塞尿道导致排尿困难。

⑦根据患者尿线粗细情况、最大尿流率、尿道狭窄程度,选择适当大小的金属尿道探杆进行扩张。如不知上述依据,首次试探扩张时,建议首选18F金属尿道探杆为宜,因过大者不能通过尿道狭窄处,过小则易造成尿道损伤。如能通过尿道狭窄处并进入膀胱者,根据其松紧情况,在此基础上选择金属尿道探杆大小及进程速度,如通过狭窄处较松,则下次选择偏大1号的金属尿道探杆扩张;逐步增大扩张号数。如18F金属尿道探杆不能通过尿道狭窄处者,则应逐步选择较小号进行探测,到能通过尿道狭窄处进入膀胱为止,确定此号金属尿道探杆进行扩张,并坚持扩张数次,当其狭窄处稳定后,再选择大1号的金属尿道探杆继续扩张,以此循序渐进,到扩张到24F后,持续扩张一段时间到尿道不再变小、排尿通畅稳定后,观察随访。身材高大者可扩张到26F。

(5)扩张间隔时间:应根据尿道狭窄的严重程度而定,一般尿道狭窄程度越重扩张的间隔时间越短,狭窄程度越轻则扩张的间隔时间越长,但最短时间不少于7d,因尿道扩张后组织充血水肿,组织反应消退一般需要1周左右,一般每1～2周1次。如扩张到24F后,逐步延长间隔时间,到稳定为止。

2. *尿道狭窄导尿管持续扩张法*(catheter continuous dilatation for treatment of urethral stricture)　适用于无条件坚持频繁的尿道扩张,排尿不畅,经适当金属尿道扩张器扩张到能插入16～18F导尿管者。

(1)手术要点:留置硅胶双腔气囊导尿管持续引流尿液及持续扩张尿道,并适当抗感染治疗,每15～30天更换导尿管1次,持续6个月以上,到尿道瘢痕软化为止,可达到解除尿道狭窄排尿的目的,但拔除导尿管后,应根据排尿情况适当做尿道扩张,到排尿通畅稳定为止。

(2)优点:保留导尿管,解除了排尿困难,支撑持续扩张尿道,效果较好。

(3)缺点:保留导尿管给生活及工作带来不便,有导致尿道炎,并发附睾炎的可能。

3. *尿道狭窄直视下丝状探杆扩张术*(direct vision filiform probe dilatation for treatment of urethral stricture)　适用于尿道狭窄严重、排尿困难、金属尿道探杆尿道扩张困难者。

(1)特殊器械:丝状探杆尿道扩张器(图22-3),其前段为由小到大的橡胶丝状结构,其后与金属尿道探杆以螺旋相连接。

(2)手术要点:在输尿管镜直视下找到尿道狭窄孔,丝状探杆扩张器通过狭窄处并插入膀胱,取出输尿管镜后,丝状探杆扩张器尾端连接与之配套的金属尿道探杆进一步扩张尿道。每周 1 次，坚持 6 个月以上，治愈率为 62.5%～88.24%。

(3)优点：此法操作较简便、安全，可缓解排尿困难症状。

(4)缺点：需较长期依赖尿道扩张才能维持排尿。现此类尿道狭窄者，也可选择尿道内切开治疗。

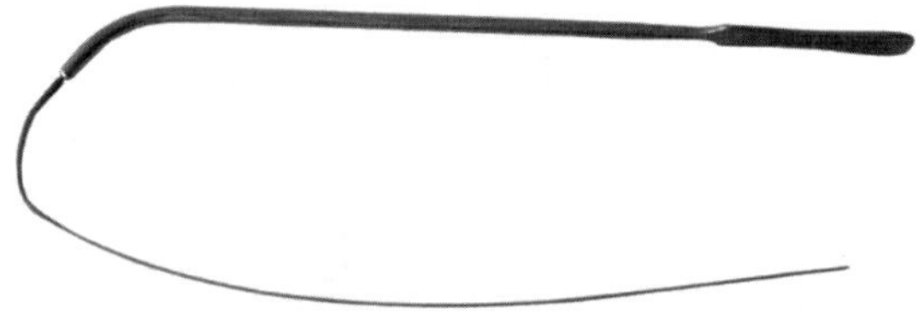

图 22-3　丝状探杆扩张器

4. 尿道狭窄 D-J 管持续尿道扩张术(D-J tube continuous dilatation for urethral stricture)　适用于尿道狭窄严重，排尿困难，金属尿道探杆扩张尿道困难者。

(1)特殊器械：D-J 管或双 J 管。

(2)手术要点

①在输尿管镜直视下观察尿道狭窄处，寻找到真道，置入斑马导丝并通过尿道狭窄段进入膀胱。

②退镜后沿斑马导丝置入 D-J 管(双 J 管)，一端进入膀胱内，另一端在尿道口外。退出斑马导丝，用尿袋收集尿液，1～2 周后，更换递增型号的 D-J 管及尿袋，直至能放置 3 根 8F 的 D-J 管并带管 6～8 周。拔除导尿管后排尿。并坚持用金属尿道探杆继续扩张尿道 6 个月以上，到排尿通畅为止。

(3)优点：方法较简便可行，创伤轻，疗效确切，且能自洁尿道，可反复操作。

(4)缺点：需用尿袋收集尿液，影响生活质量。

5. 尿道狭窄柱状水囊扩张导管扩张术(urethral stricture，balloon dilation，catheter dilation)　适用于尿道狭窄严重、排尿困难、金属尿道探杆扩张尿道困难者。

(1)特殊器械：输尿管镜、斑马导丝、高压水囊扩张导管(图 22-4)、巴德肾造口水囊扩张导管及 18～22F 双腔式三腔硅胶气囊导尿管等。

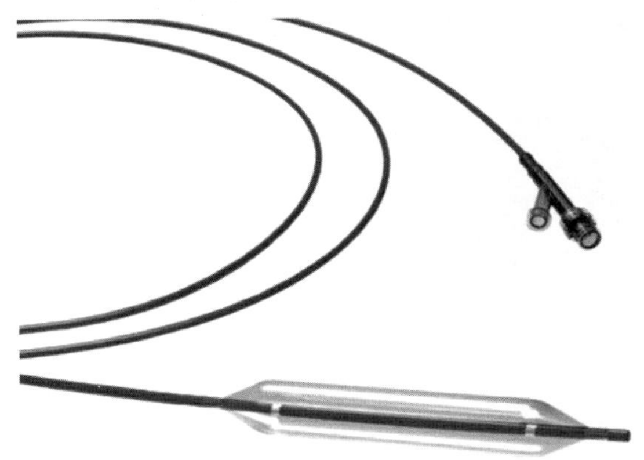

图 22-4　高压柱状水囊扩张导管

(2)手术要点

①在输尿管镜直视下观察尿道狭窄处，寻找到真尿道，置入斑马导丝并通过尿道狭窄段进入膀胱。

②退镜后沿导丝置入高压水囊扩张导管。

③输尿管镜直视下定位水囊扩张到 24～30F。扩张力达 25atm 左右，持续时间约 5min。

④退出水囊，用输尿管镜观察扩张情况。

⑤置入 18～20F 双腔或三腔气囊导尿管，以支撑尿道及引流尿液。

⑥术后留置导尿管 4～8 周，拔除导尿管后复查尿流率，并坚持用金属尿道探杆继续扩张尿道 6 个月以上，到排尿通畅为止。

(3)优点：方法较简便可行，创伤轻，并发症少，恢复快，疗效确切；可反复进行。

(4)缺点：术后留置导尿管时间较长，纤维瘢痕性尿道狭窄者，效果较差，术后仍需定期做尿道扩张以保持疗效。

6. 尿道狭窄筋膜扩张器扩张术(dilation of fascia dilator for urethral stricture)　适

用于尿道狭窄严重、排尿困难，金属尿道探杆扩张尿道困难者。输尿管镜联合筋膜扩张器适用于男性前尿道狭窄。

(1)特殊器械：输尿管镜、斑马导丝(或输尿管导管)、筋膜扩张器(图 22-5)，14～22F 双腔硅胶气囊导尿管等。

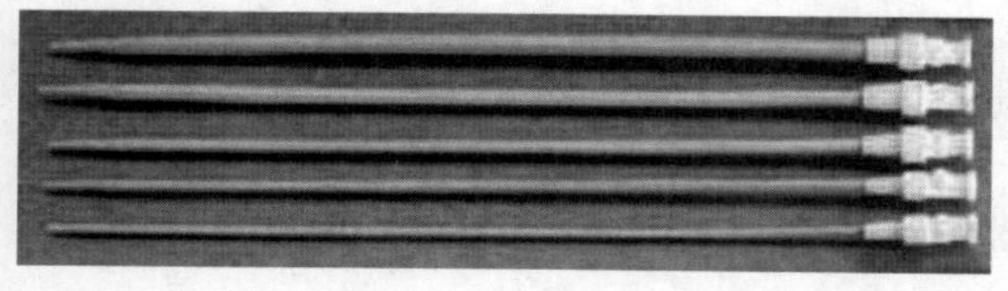

图 22-5 筋膜扩张器导管

(2)扩张要点

①在输尿管镜直视下观察尿道狭窄处，寻找到真道，置入斑马导丝并通过尿道狭窄段进入膀胱。

②退镜后沿导丝置入筋膜扩张器导管，从 8F 开始逐一扩大到 22F。

③退出筋膜扩张器导管，用输尿管镜观察扩张效果。

④将 18F 或 20F 双腔硅胶气囊导尿尖端剪一小孔，经此小孔套在导丝或斑马导丝上，顺此将导尿管通过尿道狭窄处进入膀胱，以支撑尿道和引流尿液。

⑤术后留置导尿管 4～8 周，拔管后观察排尿情况，并复查尿流率。坚持用金属尿道探杆继续扩张尿道 6 个月以上，直到排尿通畅为止。

(3)优点：操作简单、安全、有效，并发症较少，患者痛苦小、成功率高并可重复进行。使用筋膜扩张器扩张术治疗男性尿道狭窄，对轻、中度尿道狭窄者效果较好。

(4)缺点：严重尿道狭窄或尿道闭塞或炎症期者不适宜。

7. 尿道狭窄 S 形尿道扩张器扩张术(treatment of posterior urethral stricture with S-shaped urethral dilator)

(1)特殊器械

①库克 S 形尿道扩张器(图 22-6)为 8F、10F、12F、14F、16F、18F 和 20F 共 7 个型号，用于扩张男性尿道狭窄及膀胱颈挛缩。该扩张器弯曲设计，易于置入并能减少创伤。扩张器的曲线与男性尿道的生理弯曲相符。S 形尿道扩张器有 AQ 涂层，这是一种亲水性聚合物超薄涂层，能吸附并保存液体，使扩张器表面的摩擦阻力降低，保持表面光滑。

②输尿管镜、斑马导丝、18F 及 20F 双腔或三腔硅胶气囊导尿管等。

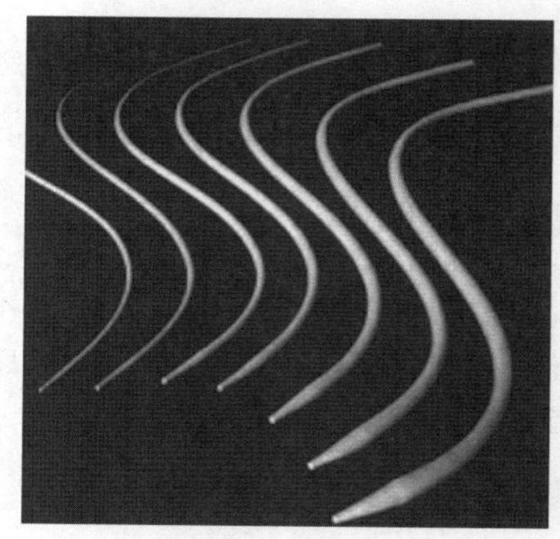

图 22-6 库克 S 形尿道扩张器套装

(2)手术要点

①在输尿管镜直视下观察尿道狭窄处，寻找到真道，置入斑马导丝并通过尿道狭窄段进入膀胱。

②退镜后，用 S 形尿道扩张器在导丝引导下，从 8F 到 20F 逐一扩张尿道。

③经 S 形尿道扩张器扩张后，用输尿管镜观察狭窄处的扩张情况。

④置入 18F 双腔或三腔硅胶气囊导尿尖端一小孔，经此小孔套在导丝或斑马导丝上，顺此将导尿管通过尿道狭窄处并进入膀胱，支撑尿道并引流尿液。

⑤术后留置导尿管 4 周左右，拔除导尿管后排尿通畅者，并应坚持用金属尿道探杆继续扩张尿道 6 个月以上，直到排尿通畅稳定为止。

(3)优点：使用S形尿道扩张器扩张男性后尿道狭窄简便易行，安全、有效，对轻、中度尿道狭窄者效果较好。

(4)缺点：严重尿道狭窄或尿道闭塞或炎症期者不适宜。

【术后处理】

每次扩张尿道前最好让膀胱部分充盈，扩张尿道后让患者立即排尿 1 次，观察排尿是否通畅；排尿可将扩张尿道时可能导致的尿道轻微损伤所致的少许血迹冲洗干净，以免形成血凝块堵塞尿道，导致排尿困难，排尿通畅者可离院随访。术后 3d 左右因扩张尿道后局部组织充血水肿，排尿不畅可能加重。

【并发症防治】

1. 尿道出血　是尿道扩张术的常见并发症之一。

(1)表现：出血量多少不一，严重者可发生失血性休克。

(2)原因：可因尿道扩张方法不当，使用金属尿道探杆过粗或企图强力使探杆通过狭窄部位，导致尿道黏膜撕裂，甚至穿破尿道引起出血。

(3)处理：对尿道出血者，如出血量不大且无排尿困难，可嘱其多饮水，给予抗生素治疗，一般 1～2d 可自行停止；如出血严重且排尿困难，应尽可能留置尿管引流；尿道损伤部位压迫止血；如不能将导尿管置入膀胱，有尿潴留者，应及时行膀胱造口术。

(4)预后：及时有效处理则预后较好。

(5)预防：对初次接受尿道扩张术者，金属尿道探杆不宜过细或过粗，更不能强使暴力，否则即有损伤尿道的可能。对定期扩张尿道者，每次最多增加 1～2 号，不可急于求成，否则容易造成尿道损伤出血。

2. 排尿困难加重

(1)表现：尿道扩张后排尿困难加重，严重者尿潴留。

(2)原因：尿道经扩张后均有轻度的挤压损伤，尿道黏膜均有不同程度的组织反应，充血水肿使管腔变小，导致排尿困难加重。

(3)处理：一般不需要特殊处理，1 周后尿道组织充血水肿消退后即缓解，尿潴留者可用较小号的尿道扩张器扩张尿道，随着尿液排出，尿潴留症状缓解，症状不缓解者保留导尿 1 周左右。

(4)预后：一般不会导致不良预后。

(5)预防：扩张尿道时动作要轻柔，扩张时要循序渐进，每次扩张均要在前一次扩张大小号的基础上进行，不能一次扩张过大，并且只扩张一次，避免尿道损伤。

3. 尿道热　尿道热是在尿道感染的基础上行尿道扩张，引起感染扩散，严重者可致脓毒血症，抢救不及时可致死亡。

(1)表现：患者可在尿道扩张术后数小时内出现寒战、高热、恶心、呕吐，重者出现低血压感染性休克，严重者还可发生急性肾上腺皮质功能不全。白细胞总数及中性白细胞均明显增高，血培养及尿培养可见细菌生长。

(2)原因：尿道炎病变处尿道黏膜皱褶内有较多细菌，尿道扩张挤压，细菌通过损伤的创面进入血液，引起毒血症、菌血症或败血症。

(3)处理：发生尿道热者必须立即住院采取抢救措施，先选择高效抗生素静脉输入；再按照血培养及尿培养药物敏感试验结果调整抗生素。合并休克者应按感染中毒性休克治疗。

(4)预后：如能及时有效地控制感染可痊愈。抢救不及时可致死亡。

(5)预防：对尿道急性感染及前列腺急性炎症者，禁忌行尿道扩张术；慢性炎症者应用抗生素治疗待感染控制后再行尿道扩张术。

4. 尿道损伤

(1)表现：尿道扩张时会阴部疼痛，扩张后立即出现尿道滴血，如穿破直肠，术后易引起前列腺及后尿道周围组织的感染，出现会阴部胀痛、发热、血常规白细胞计数升高，后尿道穿破也可出现前列腺及膀胱周围尿外渗。

(2)原因:术者经验不足而操作又较粗暴者,易使尿道穿破。穿破部位多见于球部尿道及后尿道。金属尿道探杆可穿入黏膜下、尿道全层,甚至进入直肠或形成假道进入膀胱。

(3)处理:尿道穿破者,应立即采取止血及抗感染治疗。尿道内留置气囊导尿管;穿破直肠者,必要时应行耻骨上膀胱造口术及乙状结肠造口术。

(4)预后:轻度尿道损伤,如能及时发现并得到及时有效的处理,一般不会产生严重后果;反之,形成假道可经久不愈。

(5)预防:扩张尿道时无须麻醉,选择的尿道探杆不宜过细,扩张时顺尿道缓慢滑入,切忌用暴力,不可强行进入,患者感会阴部疼痛时应立即停止扩张。

5. 直肠损伤　直肠损伤是尿道扩张的严重并发症。

(1)表现:尿道扩张后,肛门内出血伴血便,以后逐渐出现会阴部肿痛,伴发热、白细胞计数升高。

(2)原因:可因尿道扩张方法不当,使用金属尿道探杆过粗或企图强力使金属尿道探杆通过狭窄部位,从后尿道穿破直肠,致直肠穿孔损伤。

(3)处理:如扩张尿道过程中及时发现,禁食1周左右,立即服泻药排空粪便,清洁灌肠后,直肠内灌入碘伏约100ml,保留10min,每日2～3次,有可能促进直肠尿道损伤处愈合。如发现较晚,局部已经感染,则需做乙状结肠造口使大便暂时改道来促进直肠损伤愈合。

(4)预后:及时发现并得到有效处理可短期内愈合,否则,则需行乙状结肠造口。若直肠损伤经久不愈,则可能形成尿道直肠瘘。

(5)预防:术者要有熟练的扩张尿道的技巧,对初次接受尿道扩张术者,金属尿道探杆不宜过细,更不能强使暴力,不能在麻醉下扩尿道等来预防直肠损伤。

6. 假道形成　假道(false passage)是尿道损伤后或尿道狭窄排尿困难者形成的不正常管道与膀胱相通,多系尿道会师或尿道扩张所致。是治疗尿道损伤或尿道狭窄的一种较少见并发症。

(1)表现:假道形成后排尿困难,导尿管可经尿道假道插入膀胱内引流液,但拔管后仍排尿困难;或行尿道扩张时金属尿道探杆可通过假道进入膀胱,甚至可通过很粗的探杆,有的患者扩张尿道后有疼痛并有出血,尿道扩张后的最初1～2d排尿困难有所改善,但随后又出现排尿困难,以致尿潴留。排尿性膀胱尿道造影及逆行尿道造影相配合,能清晰显示假道的部位、走行及长短。假道与狭窄的尿道远端相连,边缘不光滑,有时弯曲不直。

(2)原因

①不适当的尿道扩张术所致:尿道狭窄部瘢痕组织坚硬、管腔狭小,扩张尿道时用力过猛,金属尿道探杆绕过瘢痕在尿道旁穿入膀胱,通过假道留置导尿管,日久后则形成假道。

②尿道损伤盲目尿道会师术中,金属尿道探杆经尿道到尿道破裂处,未能进入近断端尿道及膀胱颈,在其尿道断端及膀胱颈外穿入膀胱,长期留置导尿管而使这一管道上皮化,形成假道。

③尿道狭窄内切开术或开放性后尿道手术,操作时未按操作步骤,未找到正常近段尿道腔,经近断端尿道及膀胱颈外穿入膀胱造成假道。

(3)处理:假道均需手术治疗,一般多经会阴和膀胱联合途径。经会阴显露尿道狭窄部位,于假道与真尿道处切断,然后用金属尿道探杆经膀胱探到膀胱颈,插入真尿道以确定真尿道的近端,再将尿道远断端与真尿道做尿道对端吻合术,恢复真尿道的解剖连续性。其假道即可自行瘢痕化而闭锁。已有上皮化的假道将其搔刮后可自愈。

(4)预后：假道影响排尿，给患者带来痛苦。需再次手术纠正。

(5)预防：尿道狭窄行尿道扩张时，不宜用过细的尖头尿道探杆，遇有阻力时不可用暴力强行扩入，可避免产生假道。后尿道损伤在行尿道会师术中，应准确找到近断端尿道腔，如经尿道无法确定近断端尿道腔时，可经膀胱用金属尿道探杆探到膀胱颈，顺此插入真尿道腔以确定真尿道的近断端，尿道腔内行尿道会师，可避免产生假道。

【评析】

尿道狭窄做尿道扩张，要严格掌握尿道扩张的适应证及禁忌证。用金属尿道探子做尿道扩张，不可盲目、凭医师经验及感觉进行，切忌在麻醉下进行，这不但不能获得良好的效果，反而导致尿道损伤，以致损伤直肠及形成假道的可能；且不宜在 1 周内多次扩张尿道，一般最短间隔时间为 1 周左右；尿道扩张应坚持 6 个月以上，待瘢痕组织软化不再收缩使管腔缩小、排尿通畅稳定后为止。用输尿管镜在直视下先置入斑马导丝等作引导行尿道扩张，相对较安全。

第三节　尿道狭窄尿道内切开术

尿道内切开术是用尿道内切开镜，在直视下经尿道内切开(direct vision internal urethrotomy，DVIU)尿道瘢痕组织，治疗尿道狭窄或闭锁的微创手术。该方法简便易行，组织创伤轻，可重复进行，成功率高，已成为治疗尿道狭窄者的首选方法。

【原理】

用尿道镜经尿道直视下冷刀切开狭窄处瘢痕组织，留置导尿管持续支撑扩张狭窄部位尿道，引流尿液，以解除尿道狭窄，从而达到能从尿道排尿的目的。

【特殊器械设备】

尿道内切开镜、电切镜配套设备或等离子电切镜配套设备、硬性输尿管镜、钬激光设备、冷光源及显示系统设备等。

【适应证】

1. 尿道狭窄及闭锁长度＜1cm 者，尿道狭窄最长应＜2cm。Sachse(1974)报道，尿道狭窄段长度＜1cm 者，用尿道内切开术成功率为 71%，而尿道＞1cm 者成功率仅为 18%。

2. 后尿道闭锁长度＜1cm 者。

3. 尿道狭窄尿道扩张失败或尿道扩张效果不满意者。

4. 多次尿道吻合术后排尿困难者。

【禁忌证】

1. 后尿道狭窄或闭锁合并尿道直肠瘘者。

2. 凝血功能障碍，如血友病患者。

3. 全身情况差不能耐受手术者。

4. 尿道狭窄长度＞3cm，尿道闭锁长度＞2cm 者。合并两个或两个以上假道形成者。

5. 尿路感染未控制者。

6. 尿道球部及后尿道狭窄合并髋关节病变不能取截石位者。

【优点】

在直视下进行，损伤轻，出血少，恢复快，简单安全，并发症少，成功率较高；可反复施行；对性功能影响较小。

【缺点】

长段严重尿道狭窄或闭塞者不适宜。

【术前准备】

1. 术前做尿道膀胱造影，了解尿道狭窄或闭塞的部位、长度及程度。

2. 控制尿路感染。

3. 术前应做肠道准备，清洁灌肠。

【麻醉与体位】

多采用硬膜外麻醉。患者取截石位。

【术式简介】

1. *尿道狭窄尿道内切开术*（transurethra internal urethrotomy for urethral stricture） 1972年Saches等首先报道使用冷刀切开技术治疗尿道狭窄，近年来，随着腔内设备的完善和技术的发展，该技术的应用日趋广泛，操作越来越规范。现尿道内瘢痕冷刀切开术分尿道狭窄切开术和尿道闭锁切通术。

(1)尿道狭窄冷刀内切开术（transurethra internal urethrotomy with cold knife for urethral stricture）：用24F金属尿道探杆探到尿道，了解尿道狭窄的部位及程度，置入20F尿道内切镜，配备弧状冷刀，直插狭窄处，持续冲洗，保持视野清楚，从其侧孔插入4F输尿管导管，直视下将导管插过狭窄处进入膀胱作为切开引导标志管。由于尿道狭窄几乎均为环状，故一般主张在狭窄环上方做多点放射状切开。前尿道狭窄者选择5点及7点处切开；后尿道狭窄者则选择12点、3点及9点处放射状切开。即后尿道狭窄用弧形冷刀常规先切开狭窄处12点，再切开3点及9点位，边切边进镜，最后将切开镜插入膀胱。对于前列腺术后尿道内口的膀胱颈部狭窄，可在12点、6点处切开，但主要以6点为主，切开狭窄后将尿道镜进入膀胱，退镜时保留4F输尿管导管，将18F或20F三腔气囊导尿管，将其尖端剪去少许达管腔，经此孔套入4F输尿管导管尾段，顺输尿管导管引导，将导尿管经尿道狭窄段进入膀胱后，拔除导尿管，向气囊内注生理盐水10～20ml以固定，支撑尿道、引流尿液及冲洗膀胱。

(2)后尿道闭锁尿道内切通术（transurethra internal urethrotomy of posterior urethral occlusion）：对于后尿道闭锁，无法插入标志管作引导者，采用逆行和顺行切开是手术成功的关键。只适用于后尿道闭锁者。

①强光下后尿道闭锁切通术：采用带有冷光源的弧形吸引器杆，经耻骨上膀胱切口放入后尿道直达闭锁尿道的近侧端，在强光的透照下，术者左手示指在患者直肠内作引导，右手操作尿道镜，用冷刀以尿道闭合处尿道开始，逐一切开闭锁尿道的瘢痕组织，将弧形吸引器杆经膀胱切口取出。术者左手示指经切开的膀胱伸入后尿道，另右手持20F金属尿道探杆经尿道外口穿过切开的闭锁处尿道顺左手示指进入膀胱，用18F普通导尿管紧套在金属尿道探杆尖端上，退出金属尿道探杆并将导尿管拖出尿道口外，将16～20F三腔气囊导尿管尖端插入普通导尿管腔内并缝扎固定，顺普通导尿管被拖入膀胱内，向气囊内注水固定，支撑尿道及引流尿液。

②Evrim探杆后尿道闭锁切通术：采用Evrim探杆如图22-7所示，探杆上有一直径1.5mm的槽，其中有一根可向尖端滑动推出的探针。

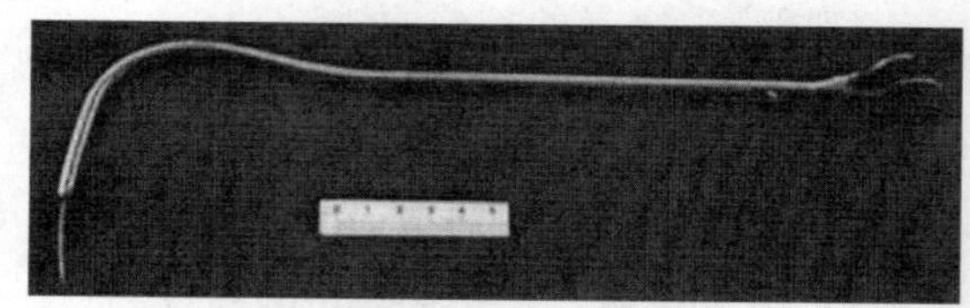

图22-7 Evrim探杆

后尿道闭锁切通方法 a. Evrim探杆经膀胱颈进入尿道狭窄或闭塞的近端，尿道内切开镜经尿道达尿道狭窄或闭塞的远端（图22-8A）；b. 推进Evrim探杆内的探针通过狭窄或闭塞段与尿道内切开镜会合（图22-8B）；c. 在Evrim探杆针的引导下，用尿道内切开刀切通尿道狭窄或闭塞的瘢痕（图22-8C），尿道镜通过切通的狭窄或闭塞段进入膀胱，以后步骤同后尿道闭锁内切通术，将16～20F三腔气囊导尿管插入膀胱内保留。

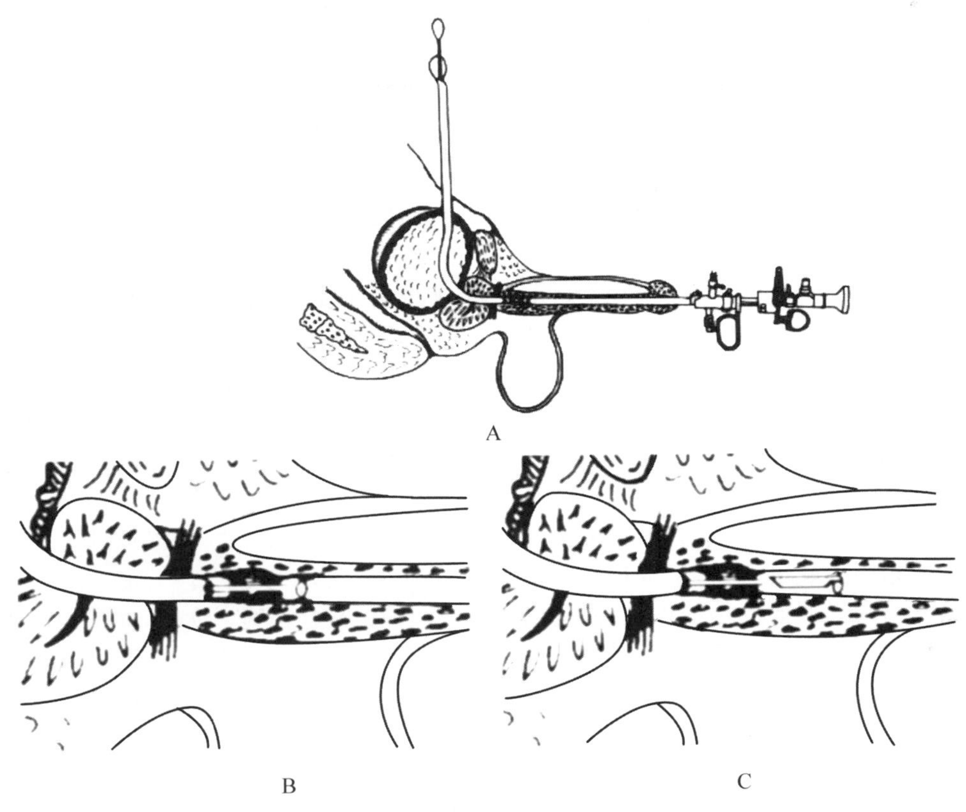

图 22-8 采用 Evrim 探杆做后尿道闭锁切通术

A. Evrim 探杆经膀胱颈进入尿道狭窄或闭塞的近端，尿道内切开镜经尿道达尿道狭窄或闭塞的远端；B. 推进 Evrim 探杆内的探针通过狭窄或闭塞段与尿道内切开镜会合；C. 在 Evrim 探杆针的引导下，用尿道内切开刀切通尿道狭窄或闭塞的瘢痕

2. *尿道狭窄内切开瘢痕切除术*（transurethra excision of urethral scar after internal urethrotomy for urethral stricture）

单纯冷刀内切开尿道狭窄，虽然具有操作简单、损伤轻、效果确切的优点，但术后尿道狭窄处的瘢痕组织阻碍排尿通畅，术后瘢痕组织收缩使管腔变小，会逐渐出现排尿困难。因此，为了减少尿道狭窄处瘢痕组织影响排尿通畅，在尿道狭窄内切开后，将局部阻挡尿道腔的瘢痕切除，可提高尿道内切开后的效果。庞自力等（2003）报道对 128 例尿道狭窄，以单纯直视下尿道内切开术后治愈率为 51.9%，内镜直视下尿道内切开术加电切术后治愈率为 87.5%，可见内镜直视下尿道内切开术加电切术的方法明显提高尿道狭窄的疗效，减少其复发率。尿道狭窄内切开后，可采用电切镜、等离子电切镜及激光等切除局部瘢痕组织，使管腔通畅。

（1）尿道狭窄内切开瘢痕电切术（transurethra electrotomy of urethral scar after internal urethrotomy for urethral stricture）：后尿道瘢痕切开或切通后，经尿道镜留置 4F 导尿管进入膀胱内，退出尿道镜，换 24F 或 26F 电切镜经尿道进入尿道狭窄处，如电切镜能通过切开的尿道狭窄处并进入膀胱，可将电切镜退到尿道狭窄瘢痕处，逐一电切阻挡尿道腔的瘢痕组织，边切边止血，切到管腔正常大小为止。如电切镜不能通过切开的尿道狭窄处，可经尿道插入4F导尿管经切开的尿道进入膀胱作引导，然后用电切镜顺导尿管逐一切除堵塞尿道腔的瘢痕组织，边切边止血，进入膀胱，满意后退镜，将18F或20F三腔气囊导尿管经尿道插入膀胱内固定。

(2)尿道狭窄内切开瘢痕等离子切除术(transurethra bipolar vaporisation of urethral scar after internal urethrotomy for urethral stricture)：将后尿道瘢痕切开或切通后，加用经尿道等离子双极柱状电极汽化切割后尿道狭窄处的瘢痕组织，其操作方法与经尿道电切相同。其出血少，手术视野较清晰，创面较整齐，低温切割热损伤较轻，是治疗后尿道狭窄较好的方法之一。手术一次成功率可达91.7%。尿流率可达18～25 ml/s。

(3)尿道狭窄内切开瘢痕钬激光切除术(transurethra Holmium laser of urethral scar after internal urethrotomy for urethral stricture)：应用尿道镜冷刀尿道内狭窄瘢痕切开后，用输尿管镜100W钬激光逐一切除尿道狭窄处瘢痕组织，扩大狭窄处尿道管腔，满意后退镜，将18F或20F三腔气囊导尿管经尿道插入膀胱内固定。瘢痕钬激光切除术具有损伤小、恢复快、安全有效等优点，是治疗男性尿道狭窄的有效方法之一，手术成功率可达89%左右。术后行尿道扩张术，最大尿流率可达18ml/s，1年满意率达86.4%，2年满意率达63.6%。但尿道狭窄复发率可达11%左右。

3. 镍钛记忆合金网状支架治疗尿道狭窄(nickel titanium memory alloy/stent in the treatment of urethral stricture)　由于镍钛记忆合金支架在低温0℃时可任意铸形缩小，当在37℃体温时镍钛记忆合金网状支架很快恢复原形，根据此特性，将钛记忆合金网状支架用于支撑、扩张狭窄的尿道，达到治疗尿道狭窄的目的。尿道狭窄内切开或内扩开后，在尿道瘢痕狭窄段留置镍钛记忆合金网状支架支撑扩张狭窄的尿道。陈勇等(2005)报道用钛镍合金螺旋记忆支架置入术治疗35例儿童尿道狭窄，其中尿道下裂术后前尿道狭窄22例，成功18例，带管观察3例，1例好转。外伤性后尿道狭窄9例，成功2例，带管观察6例，1例无效。医源性尿道狭窄4例，后尿道狭窄1例成功，前尿道狭窄2例成功，1例带管观察。认为镍钛记忆合金支架镍置入术治疗尿道狭窄是一种创伤小、疗效好的方法。

(1)手术要点：在麻醉下经尿道扩张或尿道内切开后，测量狭窄段长度，选择适当长度的镍钛记忆合金网状支架，在低温0℃时，将镍钛记忆合金网状支架铸形缩小，装入置入器内，将置入器经尿道插入尿道狭窄处，将网状支架置于尿道狭窄段，在37℃体温时镍钛记忆合金网状支架恢复原形，支撑扩张狭窄的尿道，可立即通畅排尿。

(2)优点：术后无须留置导尿管，避免因留置导尿管给患者带来不便。对狭窄部位起到扩张、支撑、止血作用，使排尿通畅，可减少尿道炎及并发附睾炎的并发症。

(3)缺点：要将镍钛记忆合金网状支架准确安放到尿道狭窄部位很困难，术中放置部位要准确；否则，起不到支撑狭窄段尿道及正常排尿的作用。

【术后处理】

1. 术后使用抗生素防治感染。

2. 术后应通过三腔气囊导尿管适当冲洗膀胱，防止血凝块堵塞导尿管，到冲出液清亮为止，保持导尿管引流通畅。

3. 保留导尿管，术后3～4周拔出，拔导尿管前先夹管待膀胱充盈后再拔除导尿管，以便观察排尿状况，并冲洗尿道分泌物，减轻拔管后排尿痛。

4. 有耻骨上膀胱造口者，当排尿通畅

后，可拔除耻骨上膀胱造口管，否则应保留。

5. 术后拔导尿管后能排尿者，应坚持扩张尿道 6 个月以上，以防尿道再狭窄。

【并发症防治】

1. 出血　出血是尿道内切开术后的常见并发症之一。

(1)表现：出血量多少与尿道损伤严重程度不同而异，一般多表现为尿道内有血液溢出，部分血液流入膀胱，引起血尿，血块堵塞导尿管导致尿潴留，损伤局部出现血肿及尿外渗，严重者可出现休克。

(2)原因：尿道内切开术未按正常操作规程进行，操作不当，可导致尿道损伤，术中未止血或止血不彻底所致术后出血，或术后继发感染所致。

(3)处理：如出血量不多，导尿管引流通畅者，可嘱其多饮水，适当输液，给予止血药、抗生素治疗，一般 1～2d 可停止。如出血进入膀胱出现血尿应适当冲洗膀胱，如有凝血块堵塞导尿管，应设法将凝血块冲出，以保持导尿管引流通畅。如膀胱内凝血块过多堵塞导尿管，导致尿潴留无法解除者，可经尿道用电切镜将凝血块清除及同时电灼尿道损伤部位止血。

(4)预后：如术后出血及时发现并有效处理，预后较好。

(5)预防：施行尿道内切开术的术者，应有较熟练的手术技巧，规范手术程序，防止盲目切割，减轻损伤，见有出血较多时，应用电切镜等止血。术后防止感染导致的继发出血。

2. 尿道穿孔

(1)表现：术中尿道内切开中发现切到尿道海绵体外，冲洗液及出血外渗，阴茎或阴囊或会阴部逐渐肿大。

(2)原因：尿道内切开术未按正常操作规程进行，操作不当，造成尿道意外损伤。瘢痕切开多在 6 点处进行，易切穿尿道。

(3)处理：术中发现尿道穿孔，应立即终止尿道内切开，切开引流血肿及冲洗液外渗。

(4)预后：尿道内切开术失败。

(5)预防：尿道内切开术按正常操作规程进行，尿道狭窄者应在插入导尿管引导下行内切开术，切开应在 12 点、2 点及 10 点处进行，可避免或减少尿道被切开穿孔。

3. 直肠损伤　直肠损伤是后尿道内切开的严重并发症。

(1)表现：后尿道尿道内切开过程中发现直肠黏膜或见粪便，冲洗液进入直肠内，见不到近端尿道腔。术后肛门内出血伴血便，以后逐渐出现会阴部肿痛，伴发热白细胞计数升高。

(2)原因：后尿道尿道内切术中，未按规范化切开程序操作，盲目切开，从后方尿道穿破直肠，致直肠损伤穿孔。

(3)处理：如后尿道切开术中切穿直肠，应立即终止内切开术。

①如直肠穿孔损伤较轻，术前已做肠道准备者，立即清洁灌肠，把直肠内大便清洗干净，直肠内灌入碘伏液约 100ml，保留约 30min，每日 2～3 次，禁食 1 周以上，并服泻药排空粪便，防止直肠损伤处化脓感染，促进其愈合。

②如直肠穿孔损伤较重，应立即做耻骨上膀胱造口及乙状结肠造口术，术后将直肠内粪便灌洗干净后，每天直肠内灌入碘伏液约 100ml，保留约 30min，每日 2 次，促进直肠损伤处愈合。

③术后逐渐出现会阴部肿痛，伴发热、白细胞计数升高者，处理同直肠穿孔损伤较重的处理。

(4)预后：及时发现并得到有效处理可短期内愈合，否则，形成尿道直肠瘘则经久不愈。

(5)预防：术者要有熟练的尿道内切术的技巧，按规范化切开程序操作，不要盲目切开，内切开时可用手指在直肠内扪摸引导以防止直肠损伤。

4. 感染　多表现为伤口及尿路感染。

(1)表现：术后伤口及尿路感染。损伤部位及手术区伤口红肿热痛，局部出现脓性分泌物，下腹及耻骨处疼痛，轻者仅局部为炎症表现；重者可在术后数小时出现恶寒、高热(体温39℃左右)、恶心、呕吐，血常规白细胞总数明显增高，尿常规见大量白细胞，以及血培养及尿培养均见细菌生长。盆腔形成脓肿、耻骨骨髓炎等表现，严重者可出现低血压，以至于发生急性肾上腺皮质功能不全。

(2)原因：尿道内切开术未按正常操作规程进行，操作不当，可导致尿道穿孔产生血肿尿外渗；损伤直肠，粪便污染伤口；损伤尿道海绵体导致出血、血肿等继发感染。

(3)处理

①血肿、尿外渗：切开清除血肿、尿外渗，渗液引流干净。

②保持导尿管引流通畅。

③术中并发肛门直肠损伤者应行耻骨膀胱造口及乙状结肠造口。

④及时选用有效抗生素控制感染。并应根据血培养及尿培养结果选择敏感的抗生素，如合并有败血症休克者应按中毒性休克治疗。

(4)预后：尿道内切开术感染，如及时发现并有效处理，可转危为安，预后可导致尿道严重狭窄以至手术完全失败，感染严重者处理不及时有生命危险。

(5)预防：针对感染的原因进行预防。

①手术区消毒严格，手术操作应严格无菌操作规程。

②损伤后局部血肿及尿外渗应彻底引流干净。

③合并尿道损伤者应行膀胱造口。

④合并直肠损伤者应行膀胱造口和乙状结肠造口。

⑤开放性尿道损伤局部应彻底清创。

⑥术后应用有效的抗生素防治感染。

5. 尿道再狭窄　据文献报道，尿道狭窄内切开术后6个月到1年随访，尿道再狭窄率为68%～80%。尿道狭窄腔内切开术后尿道再狭窄率影响手术效果。据文献报道，骨盆骨折合并后尿道损伤者，一期尿道修复者尿道狭窄率可高达77%～100%，而采取二期手术修复者上述并发症的发生概率明显降低。

(1)表观：术后拔除导尿管后，尿线逐渐变细，排尿困难，多在术后3个月左右症状最明显，严重者可致完全性尿潴留。

(2)原因

①尿道腔单纯冷刀内切开不能清除瘢痕组织，切开的瘢痕组织毛糙，表面参差不齐，可在尿道内形成瓣膜样结构，使排尿不畅、尿道再狭窄。

②术后并发严重感染，如尿道炎、尿道周围炎、尿道周围脓肿，以至形成尿瘘。可导致长段尿道狭窄。

③留置导尿管时间过短，狭窄段尿道管腔未形成。

(3)处理

①尿道狭窄程度不重者可定期做尿道扩张。

②如无条件坚持长期频繁的尿道扩张者，可采用留置导尿管的方法引流尿液及持续扩张尿道，每个月更换1次导尿管，坚持6个月后拔除导尿管，以后根据其排尿通畅情况，适当做尿道扩张，到排尿完全正常为止。

③尿道扩张失败或多次扩张不能改善排尿者，应考虑再次手术治疗。

(4)预后：轻度尿道狭窄行尿道扩张可缓解或治愈；严重尿道狭窄者需再次手术。

(5)预防：术后尿道再狭窄重在预防。

①尿道内冷刀切开后，应用电切镜或激光将突向管腔的瘢痕组织切除，使狭窄的尿道形成一平滑通道，保证以后排尿通畅，可减轻术后尿道再狭窄。

②术后控制感染，严重感染可导致尿道严重狭窄，以至手术完全失败。

③导尿管留置时间不宜过短，创伤严重或手术不满意者可留置导尿管 6～10 周以上。

④术后拔除导尿管后，为防止尿道再狭窄，应根据其排尿通畅情况下，定期做尿道扩张，并坚持 6 个月以上，待尿道瘢痕软化、最大尿流率正常为止。

6. 勃起功能障碍

(1)表现：尿道内切开术后阴茎不能勃起，不能性交或不能进行有效的性交。

(2)原因：尿道狭窄或闭锁，排尿不正常，均存在不同程度的勃起功能障碍，尿道内切开、术后并发症、术后排尿不畅、尿道扩张等的心理性因素及器质性因素等均可导致或加重勃起功能障碍的发生。

(3)处理：对性心理的影响所致的勃起功能障碍患者，进行心理治疗，勃起功能障碍可逐渐好转。治疗尿道损伤引起的器质性勃起功能障碍比较困难，对器质性和混合性勃起功能障碍患者，可按照治疗勃起功能障碍的方法进行治疗。可用中成药，如龙鹿胶囊、复方玄驹胶囊、还少胶囊、健阳片等有一定效果；也可用枸橼酸西地那非(万艾可)、盐酸伐地那非(艾力达)、他达拉非(希爱力)等治疗，对部分患者有效。

(4)预后：随着时间延长及综合治疗，部分患者的病情可改善。

(5)预防：使尿道内切开术顺利完成，减少手术并发症，获得最佳治疗效果，可防止及减少或减轻勃起功能障碍的发生率。

7. 尿失禁

(1)表现：尿道内切开术后拔除导尿管后，尿液不由自主地流出。

(2)原因：尿道内切开术中损伤尿道括约肌导致术后尿失禁。

(3)处理：处理很困难，等待尿道括约肌功能逐渐恢复，一般 3～6 个月后部分患者的尿失禁可能逐渐改善。

(4)预后：尿失禁导致患者生活痛苦，影响患者正常生活及工作。

(5)预防：术者要有熟练的尿道内切开的手术技巧，按规范化切开程序操作，不要盲目切开，防止损伤尿道括约肌。

【评析】

1. 尿道狭窄尿道内切开与开放手术比较　据文献报道，治疗尿道狭窄或尿道闭锁，尿道内切开术与开放性手术成功率分别为 89.4％及 92.7％，两者效果接近。尿道狭窄或尿道闭锁尿道内切开加瘢痕切除术治疗后尿道狭窄或闭锁，其方法较简单，创伤较轻，并发症较少，安全有效，但术后要坚持较长期尿道扩张，否则尿道又会再狭窄。而开放性尿道狭窄瘢痕切除尿道端-端准确吻合，术后排尿较通畅，效果好，术后尿道再狭窄的发生率低，一般无须长期严格要求尿道扩张；但手术较复杂，损伤较重。

2. 对尿道狭窄尿道内切开术的评价　尿道内切开术的手术效果与狭窄长度有关，狭窄长度＜2cm 者复发率低，＞2cm 者复发率高。高冰等(2003)报道 296 例尿道狭窄内切开术，其中 1 次手术成功率为 73.3％；2 次手术成功率为 40.5％，3 次手术成功率为 25.53％。总成功率为 88.2％，总失败率为 11.8％。其中 26 例改行镍钛记忆合金螺旋支架置入治疗，9 例行开放手术。认为治疗尿道狭窄行尿道内切开术应争取首次成功，重复手术价值有限，病程＞1 年者不宜行重复尿道内切开术。说明治疗尿道狭窄及尿道闭锁是一个较复杂而困难的问题，要严格掌握其手术适应证及禁忌证。术后尿道扩张是预防再狭窄的重要手段。单纯尿道内切开瘢痕切开术后，瘢痕会逐渐挛缩使管腔缩小，影响排尿通畅，以至尿道再次狭窄，因此，术后应坚持较长期的尿道扩张，至少 6 个月以上。

3. 留置导尿管大小及时间　尿道内狭窄瘢痕切开后，留置导尿管除引流尿液外，还支撑尿道起持续扩张作用，留置导尿管大小对手术成功有一定影响。如留置尿管过粗，压迫尿道,尿道内分泌物不易流出,增加尿道化脓感染及瘢痕的再形成,反而加重术后尿道狭窄导致手术失败。导尿管一般选用18～20F硅胶气囊导尿管为宜。术后导尿管留置时间各家报道不一。有学者认为手术效果不是主要取决于导尿管留置时间长短,而是取决于病变部位、瘢痕长度、尿路有无炎症、有无假道或憩室以及手术技巧等。导尿管留置时间过长可并发尿道炎或急性附睾炎。有学者主张导尿管留置时间要视尿道狭窄长度而定,狭窄段长度<0.5cm者留置导尿管3～5d即可,狭窄段长且多处切开者则需留置导尿管5～21d。有学者认为,一般切开后的尿道瘢痕管腔黏膜生长一周,一般需6周左右,故导尿管留置时间应在6周以上;如术后留置导尿管时间过短,瘢痕管腔再狭窄,需再次切开及尿道扩张。编者认为导尿管留置时间一般应4周左右;少数严重长段尿道狭窄者,可留置导尿管3～6个月;较长期留置者,应每15～30天更换1次导尿管。

第四节 尿道狭窄瘢痕切除吻合术

尿道球部和后尿道狭窄或闭塞经尿道扩张或尿道内切开不能解除尿道梗阻者,为了尽快使尿道复通,达到能经尿道排尿,可采取开放性尿道狭窄瘢痕切除尿道吻合术。

【适应证】

1. 尿道球部及后尿道狭窄或闭塞,尿道内切开术失败,不能经尿道排尿或耻骨上膀胱造口术者。

2. 后尿道损伤合并直肠损伤后形成的后尿道狭窄及尿道直肠瘘,先行耻骨上膀胱造口及乙状结肠造口术后6个月左右,局部瘢痕软化者。

【禁忌证】

1. 凝血功能障碍者,如血友病患者。

2. 尿道及会阴部感染未控制者。

3. 严重长段前尿道狭窄,狭窄长度>5cm者。

4. 髋关节病变不能取截石位者。

5. 患者一般情况差,不能耐受手术者。

【术前准备】

1. 准备外阴及会阴皮肤。

2. 后尿道吻合者,术前要做肠道准备及术前灌肠。

【麻醉与体位】

多采用硬膜外麻醉。患者取截石位。

【术式简介】

1. *尿道球部狭窄瘢痕切除吻合术*(urethral reanastomosis after resection of urethral scar for bulb urethral stricture) 球部尿道狭窄如尿道扩张及尿道内切开未成功,不能缓解排尿困难者,行开放手术,将球部尿道狭窄的瘢痕组织切除后端-端吻合,以达到排尿通畅的目的。瘢痕切除后,准确端-端吻合,效果最好,术后排尿通畅者,可不扩张尿道。

手术要点:在会阴部做纵行或弧形切口(图22-9A),逐层切开、分离、显露球部尿道,将其游离5～6cm,包括瘢痕狭窄段尿道(图22-9B),用金属尿道探杆自尿道外口插入到狭窄受阻处,确定狭窄的部位。靠近狭窄处切断远端尿道,切除狭窄段尿道(图22-9C)。逐一修剪瘢痕到近、远两端正常尿道腔为止,由尿道插入20F双腔气囊导尿管经两断端进入膀胱,以2-0可吸收缝线间断6针吻合(图22-9D)。向气囊导尿管气囊内注入生理盐水以固定作支撑及引流尿液(图22-9E),外周肌层用1-0丝线间断缝合加强。放置橡皮片引流条,逐层缝合会阴部切口。

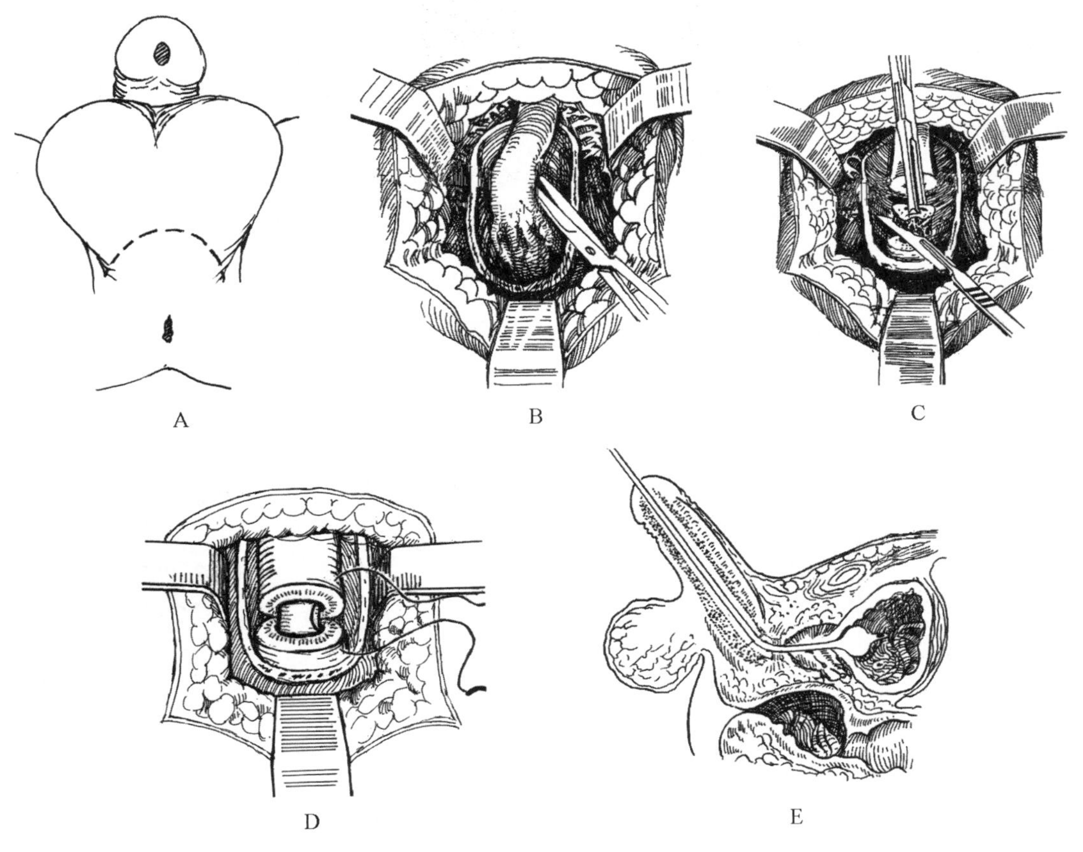

图 22-9 球部尿道吻合术

A. 做会阴部弧形切口；B. 游离瘢痕狭窄段尿道；C. 切除狭窄段尿道；D. 进入气囊导尿管后吻合尿道；E. 气囊导尿管支撑尿道及引流尿液

2. *后尿道狭窄瘢痕切除吻合术*（urethral reanastomosis after urethral scar resection of posterior urethral stricture） 后尿道狭窄或闭塞，尿道内切开失败或合并尿道直肠瘘者，可行开放性后尿道瘢痕切除吻合术。后尿道狭窄或闭塞因位置深，手术范围深而狭小，暴露不好，操作十分困难，很难达到准确吻合，因此效果不满意。常用的开放手术方法有经会阴后尿道弯圆针吻合术、经膀胱会阴后尿道套入术、经会阴后尿道弯钩针吻合术、经膀胱会阴后尿道直针吻合术、耻骨切开后尿道吻合术及后尿道狭窄伴尿道直肠瘘手术等。后尿道瘢痕切除后，将远端尿道吻合在后尿道断端上，达到能自行排尿的目的。

(1)经会阴后尿道狭窄瘢痕切除弯圆针吻合术（transperineum reanastomosis with curved round needle after resection of posterior urethral stricture）

①手术要点：在会阴部做弧形切口（图 20-10A），逐层切开、分离、暴露球部尿道和后尿道，解剖分离球部尿道至膜部狭窄段尿道（图 20-10A），用金属尿道探杆自尿道外口插入到狭窄受阻处。确定狭窄的部位，靠近狭窄处剪断远端尿道（图 20-10B）。将金属尿道探杆插入膀胱，经膀胱颈部进入后尿道

狭窄部近端作引导，对准尿道探杆尖端，切开狭窄处瘢痕组织（图 22-10C）。露出探杆尖端后，进一步切除狭窄处瘢痕组织，至能容入一示指尖为准。进一步游离球部尿道，到能与后尿道吻合无张力为止。用小弯圆针带2-0可吸收缝线，将两断端间断缝合6针左右（图 22-10D），经尿道插入20F双腔气囊导尿管，经两断端进入膀胱后打结完成后尿道吻合。外周肌层用1-0丝线间断缝合加强。放置橡皮片引流条，逐层缝合会阴部切口。向气囊内注入生理盐水约10ml固定作为支撑及引流尿液，自膀胱切口放入导尿管做膀胱造口（图 22-10E）。

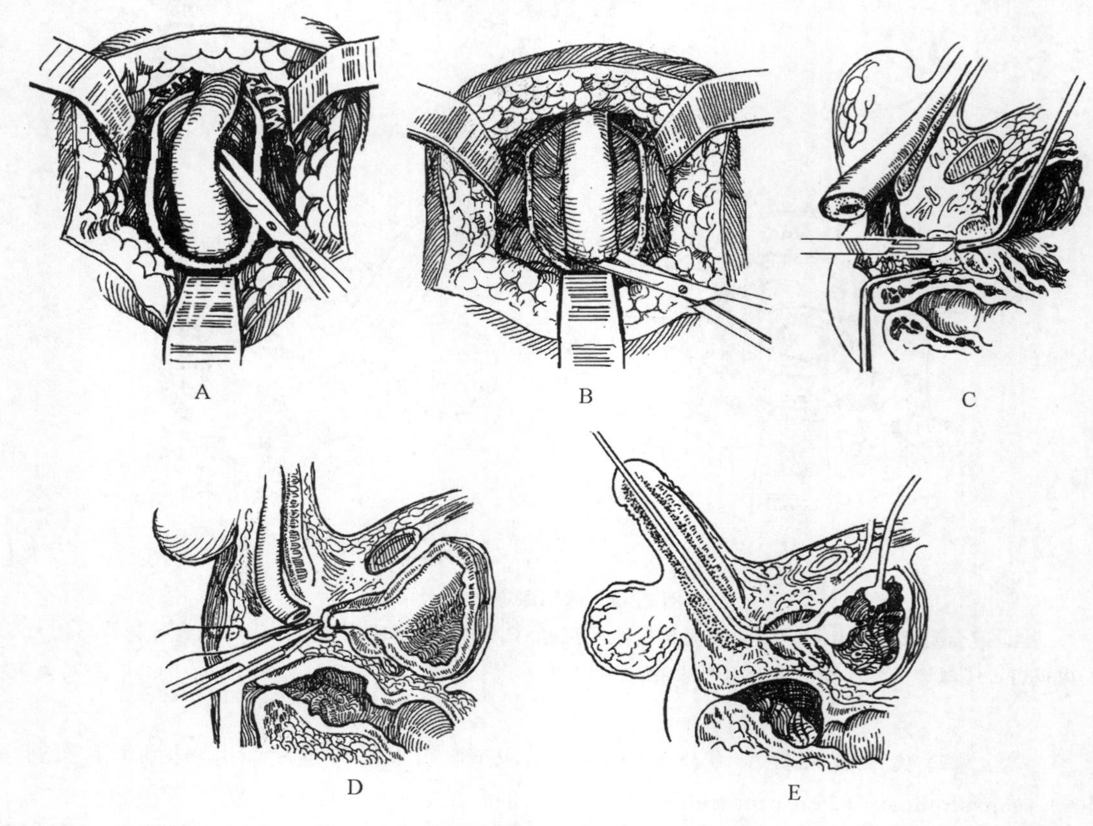

图 22-10 经会阴后尿道弯圆针吻合术

A. 游离尿道球部至尿道膜部狭窄段；B. 靠近狭窄处剪断远端尿道；C. 对准探杆尖端切开狭窄处瘢痕；D. 用小弯圆针缝合两断端；E. 留置气囊导尿管及膀胱造口

②优点：经会阴后尿道狭窄瘢痕切除弯圆针再吻合术，无须特殊器械，方法简便，组织损伤轻。

③缺点：尿道吻合多吻合在尿道瘢痕上，手术失败率高，效果不满意。

(2)经膀胱和会阴后尿道瘢痕切除尿道拖入吻合术（transbladder and transperineum anastomosis with set into urethra after resection of posterior urethral stricture）：Solovor(1932)首创穿通套入法治疗外伤性后尿道狭窄。Badenoch(1950)报道后尿道狭窄＜1.5cm者，经会阴游离出一段球部尿道，至狭窄处切断，将闭塞的后尿道切开、扩张，远端尿道固定处引出4针丝线分别固定于腹壁，使前尿道套至后尿道。以后经改进完善应用于临床，其手术成功率为 50%～90%。尿道膜部狭窄合并尿道直肠瘘，治疗较困难。应先做耻骨上膀胱造口及乙状结肠造口，术后半年待局部瘢痕软化后施行手术，手术成功的可能性较大。

①手术要点：会阴切口，解剖、分离、暴露，后尿道瘢痕切除步骤同经会阴后尿道弯圆针吻合术。将后尿道瘢痕切除后，适当游离远断端尿道，经尿道置入 20F 导尿管并穿出断端，距导尿管头 5～6cm 处用 3-0 可吸收缝线环绕数圈并缝在导尿管上，将远端尿道断端用 2-0 可吸收缝线或丝线缝合 4 针固定于导尿管可吸收缝线线圈上（图 22-11A）；用双股 7 号丝线缝过导尿管头，并与经膀胱后尿道插出的导尿管尖端缝在一起，经近端尿道拉入膀胱内（图 22-11B），并将 7 号牵引丝线引出腹壁切口外牵引导尿管；将远端尿道靠拢近端尿道切口，固定牵引于腹壁皮外，用丝线将远端尿道海绵体与近端周围组织缝合数针，以减少两断端张力。做耻骨上膀胱造口及缝合切口（图 22-11C）。

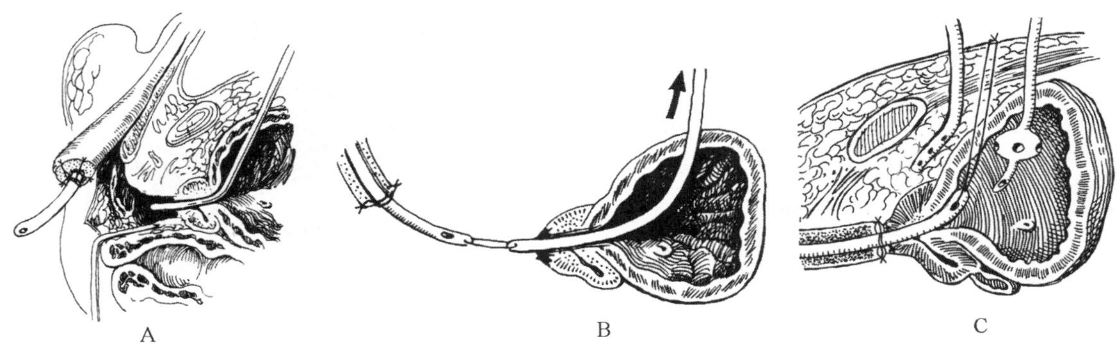

图 22-11　尿道拖入吻合术

A. 将远断端尿道固定在导尿管上；B. 将牵引线顺膀胱内导尿管拉出腹壁切口外；C. 将导尿管牵引线在腹壁外固定并置膀胱造口管

②优点：尿道拖入吻合术治疗后尿道狭窄或闭锁方法较简单，并发症少，效果好。

③缺点：尿道拖入牵引力不易掌握，牵引拖入不够，对位不良，效果不好，导致狭窄或闭塞；尿道拖入过多，形成膀胱出口活瓣，影响排尿、射精障碍及不育。

（3）经会阴后尿道瘢痕切除弯钩针吻合术（transperineum anastomosis with crooked suturing needle for prosterior urethral strictures）：损伤性后尿道狭窄或闭塞，因骨盆骨折畸形愈合，后尿道位置深，手术范围深而狭小，显露不好，操作十分困难。用常规方法很难达到准确吻合，因此效果不满意。陈在贤等（1997）报道，用自制弯钩针经会阴行后尿道吻合，治疗难治性后尿道狭窄或闭塞，成功率 100%。仅在会阴手术，借助弯钩针能达到后尿道对端准确吻合，以恢复尿道的通畅性。

①特制器械：弯钩针用不锈钢制成，分针柄及针尖两部分。其外弧侧缘距针尖 1.5mm 处起制成一 1.5mm×0.5mm 大小梯形缺口。

②手术要点：会阴切口，解剖、分离、暴露，后尿道瘢痕切除步骤同经会阴后尿道弯圆针吻合术。彻底切除后尿道狭窄或闭塞瘢痕组织到正常尿道管腔。瘢痕切除到能容纳一示指尖为止。游离球部尿道断端至与近端尿道断端接触无张力为止。将弯钩针针尖从

近端尿道断端外缘向外斜行刺入约0.5cm后180°转向尿道腔再继续穿刺出尿道腔，显示针尖缺口。助手用小弯血管钳夹住2-0微乔线套于针尖缺口内，抓住微乔线的两端稍拉紧（图22-12A），退出弯钩针，可吸收缝线即随此穿刺孔道被钩出，将尿道腔端的可吸收缝线穿弯圆针，由腔内向腔外缝于对应的远断端尿道上（图22-12B），按此法间断缝合6～8针，经尿道插入一18～20F双腔气囊导尿管入膀胱，吻合缝线打结后，外周用1-0微乔线间断缝合加强（图22-12C）。向气囊内注入生理盐水约10ml以固定，支撑尿道并引流尿液（图22-12D）。伤口内留置引流物后缝合切口。术后4周左右拔除导尿管。

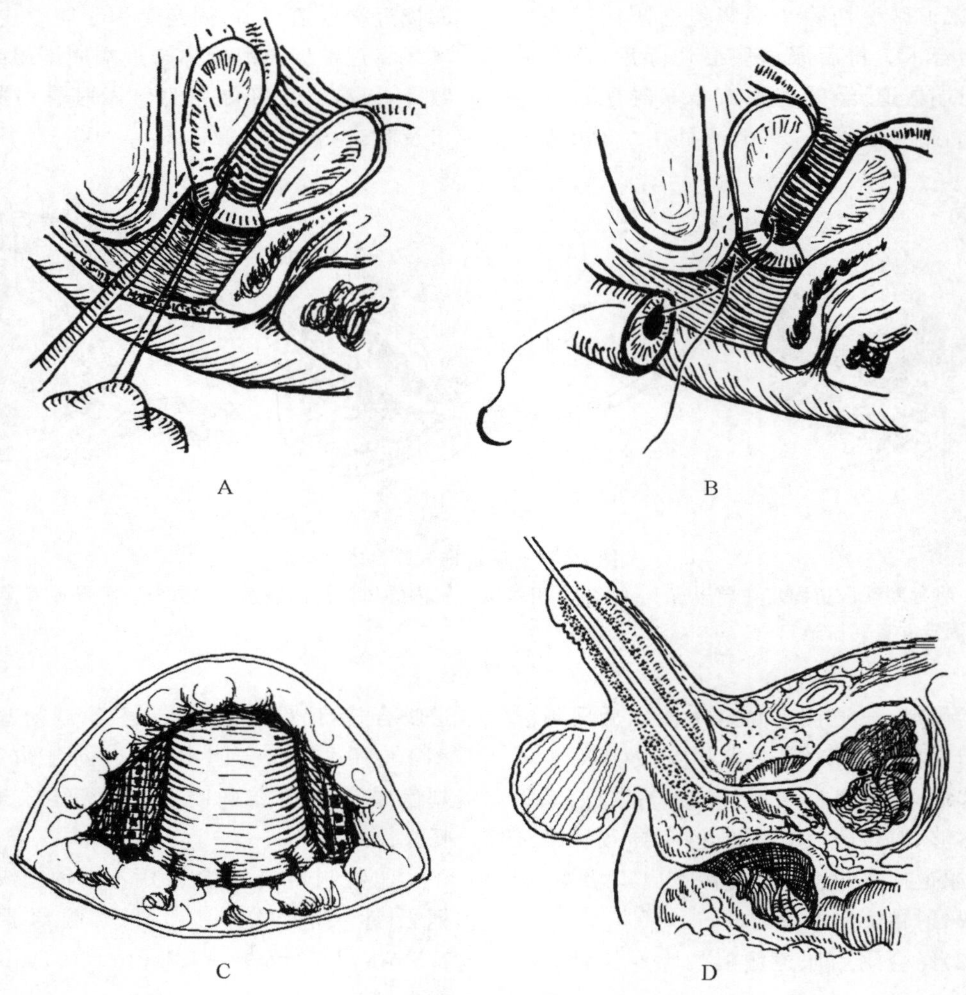

图22-12 后尿道弯钩针吻合术

A. 将弯钩针穿入近端尿道腔钩引可吸收缝线；B. 缝线被钩出后将尿道腔端的缝线缝于远断端尿道上；C. 插入导尿管后打结完成尿道吻合；D. 向气囊内注水固定导尿管以支撑尿道并引流尿液

③优点：后尿道吻合是在深而狭小的手术视野内进行，借助其特制弯钩针，能将两尿道断端准确吻合，无须切开膀胱。方法简便易行，组织损伤轻，效果好。并发症少。

④缺点:需特制器械才能完成手术。

(4)经膀胱会阴后尿道瘢痕切除直针吻合术(transbladder and transperineum urethra anastomosis with Straight suturing needle for prosterior urethral stricture):经膀胱及会阴切开途径用直针做后尿道对端吻合。

①特殊器械:特制直针。

②手术要点:做耻骨上膀胱切开,探查膀胱及后尿道。会阴部做弧形切口,彻底切除后尿道狭窄或闭塞瘢痕组织到两端正常尿道腔。切除后尿道瘢痕组织后能容纳一示指尖,游离球部尿道断端至与前列腺段尿道断端接触无张力为止。经耻骨上切开膀胱,手伸入膀胱内扪到膀胱颈后尿道,用长直针(用克氏针自制)穿上微乔线,从会阴前列腺尖断端穿入后尿道腔,用示指触及长直针尖(图 22-13A 和图 22-13B),并引入膀胱内,抽出针尖孔中的可吸收缝线(图 22-13C),退去直针,用弯血管钳夹持该端线从后尿道腔送回会阴(图 22-13D),将该线穿缝针与球部尿道断端全层缝合(图 22-13E),如此间缝合 4~6 针,经尿道插入 18F 双腔气囊导尿管入膀胱,打结后外周用 1-0 丝线间断缝合加强。做耻骨上膀胱造口,分别放置引流物后,缝合耻骨上及会阴部切口。

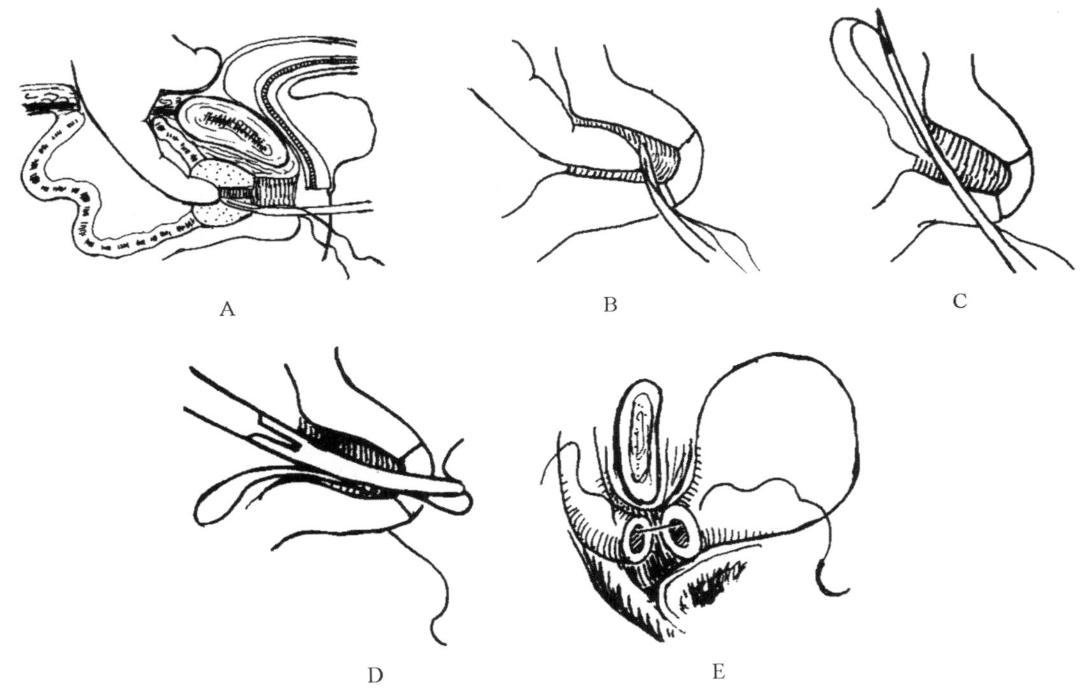

图 22-13 后尿道直针吻合术

A. 将长直针穿线并穿入后尿道腔;B. 用手指引导长直针入膀胱;C. 抽出针尖孔中的可吸收缝合线;D. 用弯血管钳夹持该端线从后尿腔送回会阴;E. 将该端线穿针缝于远断端尿道壁上

③优点:经膀胱及会阴切开途径用直针做后尿道对端吻合,效果较好。

④缺点:经膀胱及会阴途径损伤重,操作较复杂而困难。且需特制器械才能完成手术。

(5)后尿道狭窄耻骨切开后瘢痕切除尿道吻合术(posterior urethral anastomosis after Pubis resection for prosterior urethral stricture)：

Pierce(1962)报道一例切除耻骨径路对损伤性后尿道狭窄行成形术，即行耻骨下部分或全部，切除尿道瘢痕，直视下将球部尿道与前列腺尿道黏膜对黏膜无张力端-端吻合，以解除后尿道梗阻。据文献报道，其手术成功率为42%～97%。因并发症较多，现较少采用。

①手术步骤：患者取截石位，做会阴部弧形切口，游离球部尿道达阴茎两侧海绵体分开处，在尿道狭窄部远端切断尿道。做跨耻骨联合的下腹正中纵行切口，切开各层以显示耻骨联合，分离耻骨后间隙，剥离附着于耻骨联合外的肌肉至两侧各约3cm，直达耻骨弓下。切断阴茎悬韧带，结扎、切断阴茎背深静脉，从后向前在耻骨联合下解剖、分离出一通道。用线锯在耻骨联合两侧锯断并切除一块梯形耻骨(图22-14A)，用骨蜡填塞骨断端止血，显示后尿道。切开膀胱，用金属尿道探杆从膀胱内探入前列腺尿道，确定后尿道狭窄或闭塞长度范围，仔细解剖切除后尿道瘢痕到前列腺正常尿道腔处(图22-14B)，从尿道经两断端插入18F或20F双腔气囊导尿管入膀胱，以支撑尿道并引流尿液。将游离球部尿道断端与前列腺尿道断端用2-0微乔线间断全层缝合6针左右打结(图22-14C)，吻合口前壁用1-0丝线间断缝合加强，缝合膀胱切口，留置28F膀胱造口管。将切除的耻骨复回原位固定，前列腺间隙置引流管。逐层缝合切口，结束手术。

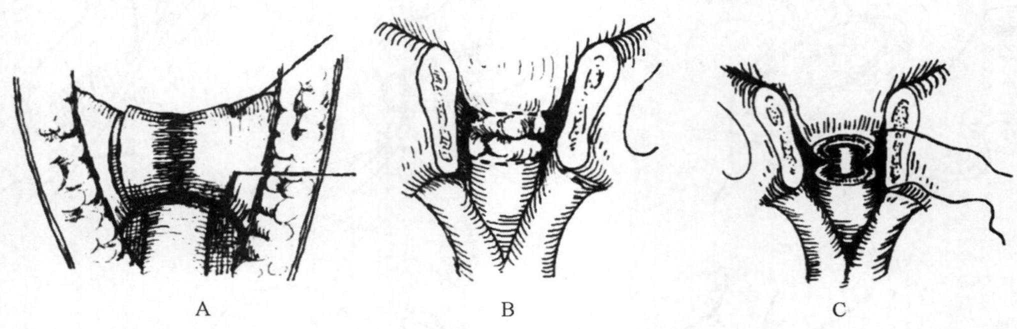

图22-14 经耻骨后尿道吻合术

A. 用线锯切除耻骨联合；B. 暴露后尿道狭窄部位，切除狭窄段尿道；C. 经尿道插入导尿管后做尿道对端吻合

②优点：切除耻骨联合后，增加手术视野；能彻底切除瘢痕组织、瘘管及死腔；能达到黏膜对黏膜端-端吻合，吻合口无张力；适用于3cm以上的后尿道狭窄者，效果较好。

③缺点：损伤较重，因手术位置较深，仍暴露不满意，尿道外括约肌遭到不同程度的破坏，部分患者常发生尿失禁及不同程度的勃起功能障碍等并发症。

(6)后尿道狭窄伴尿道直肠瘘手术(operation of posterior urethral strictures and urethrorectal fistula)：后尿道狭窄合并尿道直肠瘘者，修复手术非常困难。手术时机应在耻骨上膀胱造口及乙状结肠造口术后，尿道直肠瘘局部炎症控制、局部瘢痕组织软化后施行，一般要在尿道直肠瘘局部炎症控制6个月后手术，手术成功的可能性较大。术前应做肠道准备，清洁灌肠。

①原理：经耻骨或会阴将后尿道狭窄段瘢痕切除后，行后尿道吻合或会阴膀胱会阴造口，修补直肠瘘，二期尿道成形，以解除后尿道梗阻及尿道直肠瘘。

②手术方式选择

a. 经耻骨修补法：在切除瘘管及瘢痕组织后，显露正常直肠壁，用丝线横行修补直肠瘘孔，并做尿道球部与尿道前列腺部吻合。

b. 经会阴分期手术：若瘘孔较大、周围瘢痕组织多，血液供给不足，修补瘘孔后常遭失败。先做后尿道瘢痕组织切除术，用带蒂阴囊皮瓣与后尿道断端吻合，膀胱会阴造口，同时阴囊皮瓣覆盖尿道直肠瘘，6 个月后再做尿道成形术。

c. 经会阴一期手术：在切除尿道狭窄部瘢痕组织和瘘孔周围的瘢痕组织后，修补直肠瘘孔。尿道两端尽可能对端吻合，留置尿道 18F 双腔气囊导尿管。

③手术步骤：经会阴弧形切口，解剖、暴露后尿道及后尿道瘢痕组织切除等步骤与经会阴后尿道吻合术的步骤相同。分离至后尿道瘢痕及瘘管时，于后尿道与直肠间将后尿道瘢痕及瘘管一起切除(图 22-15A)，彻底切除后尿道瘢痕到正常尿道管腔，将直肠瘘口周围的瘢痕组织切除，直肠创面用 2-0 微乔线间断内翻缝合，关闭瘘口，外用 1-0 微乔线肌层缝合加强。然后做后尿道对端吻合，尿道内留置导尿管及耻骨上膀胱造口管(图 22-15B)，伤口内放置引流条后逐层缝合切口。

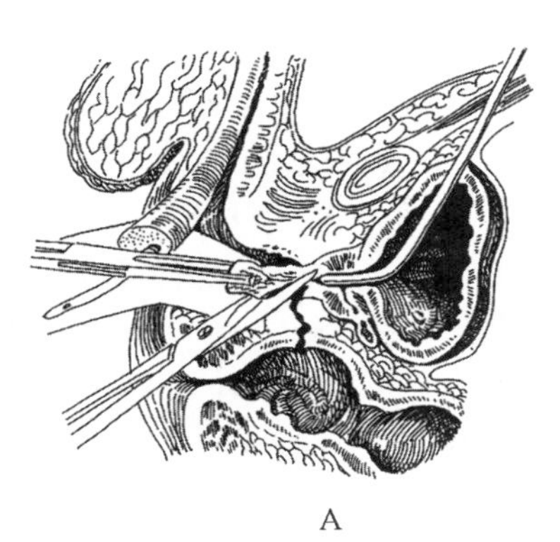

A

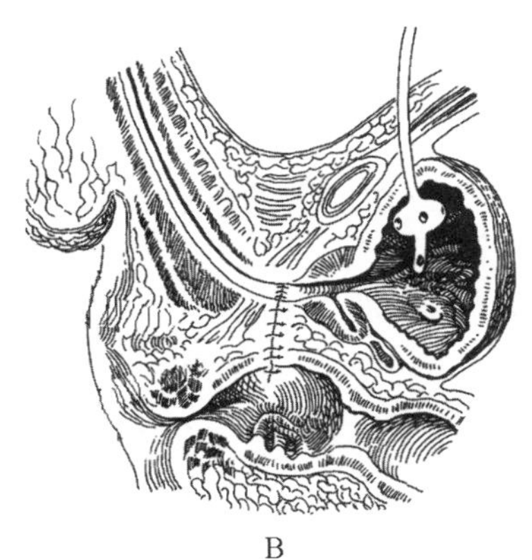

B

图 22-15　后尿道狭窄伴尿道直肠口手术

A. 切除后尿道瘢痕及瘘管；B. 留置导尿管及耻骨上膀胱造口管

④优点：效果较好。

⑤缺点：手术较复杂而困难，有一定的并发症。

【术后处理】

1. 伤口内渗液引流干净后拔除引流物。

2. 使用抗生素防治感染。

3. 会阴部伤口，每天用碘伏消毒，勤换敷料。

4. 防止大便污染会阴部伤口。

5. 保持导尿管和(或)膀胱造口管引流通畅，避免尿液浸湿敷料。

6. 导尿管术后 3 周左右拔出，拔除导尿管后若排尿通畅，可拔除耻骨上膀胱造口管，否则应保留。

【并发症防治】

1. *出血*　参见本章第三节尿道狭窄尿道内切开术出血并发症防治。

2. *感染*　参见本章第三节尿道狭窄尿道内切开术后感染并发症防治。

3. *直肠损伤*　参见本章第三节尿道狭窄尿道内切开术直肠损伤并发症防治。

4. *尿失禁*　参见本章第三节尿道狭窄尿道内切开术后尿失禁并发症防治

5. *勃起功能障碍*　参见本章第三节尿

道狭窄尿道内切开术后勃起功能障碍并发症防治。

6. 尿道再狭窄 参见本章第三节尿道狭窄尿道内切开术后尿道再狭窄并发症防治。

【评析】

参见本章第三节尿道狭窄尿道内切开术。

第五节 尿道狭窄切开成形术

尿道外口段狭窄,长段尿道狭窄或反复多次手术失败后,尿道长段狭窄缺损,不能用尿道扩张、尿道内切开及尿道再吻合术治疗者,可选择尿道切开术。由于尿道狭窄段较长或尿道严重缺损,手术很难一期完成,多采取分期进行。即先做狭窄段尿道切开、尿道造口术。也可利用口腔黏膜游离皮瓣行狭窄部尿道成形术。

【适应证】

1. 先天性和后天性尿道外口舟状窝段狭窄排尿困难者。

2. 严重尿道炎症后尿道长段狭窄者。如狭窄长度>5cm 者或多次尿道手术失败,造成长段尿道瘢痕狭窄缺损,无法行尿道端-端吻合者。

3. 反复多次手术失败的后尿道长段缺损、闭塞者。

【禁忌证】

1. 凝血功能障碍未纠正者。

2. 尿路及外阴炎症未控制者。

3. 糖尿病未控制者。

4. 患者一般情况差,不能耐受手术者。

【原理】

将狭窄段尿道纵行切开达正常尿道管腔,使狭窄段尿道敞开,近端造口做成人工尿道下裂,使排尿通畅;6 个月后再行尿道成形术。

【优点】

方法较简便,能立即解除尿道梗阻。

【缺点】

成为人工尿道下裂,患者需二期做尿道成形术,病程较长。

【麻醉与体位】

尿道外口狭窄者,可在局部麻醉下进行。其他部位狭窄者,多用硬膜外麻醉。根据狭窄部位,阴茎阴囊段尿道狭窄者取仰卧位,会阴及后尿道狭窄者取膀胱截石位。

【术式简介】

1. 尿道外口狭窄切开术(meatotomy for urethral external orifice stricture)

(1)适用于尿道外口段尿道严重狭窄,排尿十分困难,影响生活者。

(2)手术要点:尿道外口狭窄,用剪刀一叶伸入尿道口内剪开腹侧的尿道至舟状窝正常尿道管腔(图 22-16A),或在槽状探针的引导下将狭窄的尿道外口切开至正常管腔(图 22-16B),用 1-0 微乔线将尿道黏膜与阴茎头皮肤缘做横行间断缝合(图 22-16C)。

2. 阴茎段尿道狭窄切开成形术(urethretomy and urethroplasty of the penile urethral stricture) 适用于阴茎段尿道长段狭窄,经各种手术治疗失败,狭窄及缺损长达 5~10cm 以上,严重排尿困难或已做耻骨上膀胱造口者。

(1)手术要点:经尿道口插入 22F 或 24F 金属尿道探杆,确定尿道狭窄部位。于尿道狭窄部位做纵行切口,逐一切开各层,直达两端正常尿道管腔处为止,将狭窄段尿道彻底切开,尿道黏膜和皮肤可用 4-0 微乔线间断全层缝合,经近端开口插入 18~20F 双腔气囊导尿管引流尿液。形成人工尿道下裂(图 22-17A)。6 个月后待局部瘢痕组织软化后做尿道成形术。

(2)尿道成形术:围绕远近瘘口外缘 2~

3mm 处做皮瓣切口(图 22-17B),其宽度成年人约为 2cm。部分游离皮瓣边缘,使其能内翻缝成管道为止,插 18F 双气囊导尿管入膀胱以支撑尿道及引流尿液,包绕导尿管将皮瓣内翻,以 5-0 微乔线缝合成形尿道(图 22-17C)。游离阴茎两侧皮肤,缝合切口(图 22-17D)。

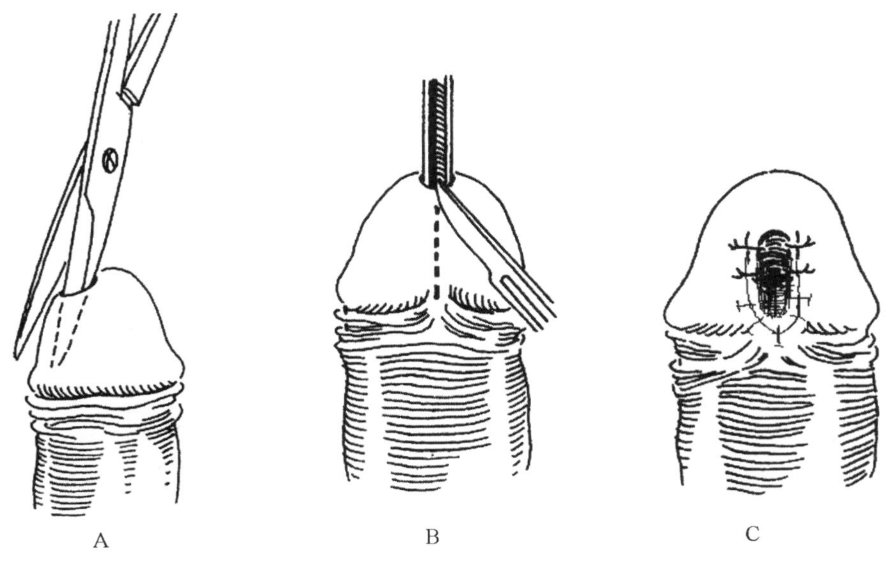

图 22-16 尿道外口狭窄切开术

A. 剪开狭窄段尿道外口;B. 切开狭窄段尿道外口;C. 环形缝合尿道外口

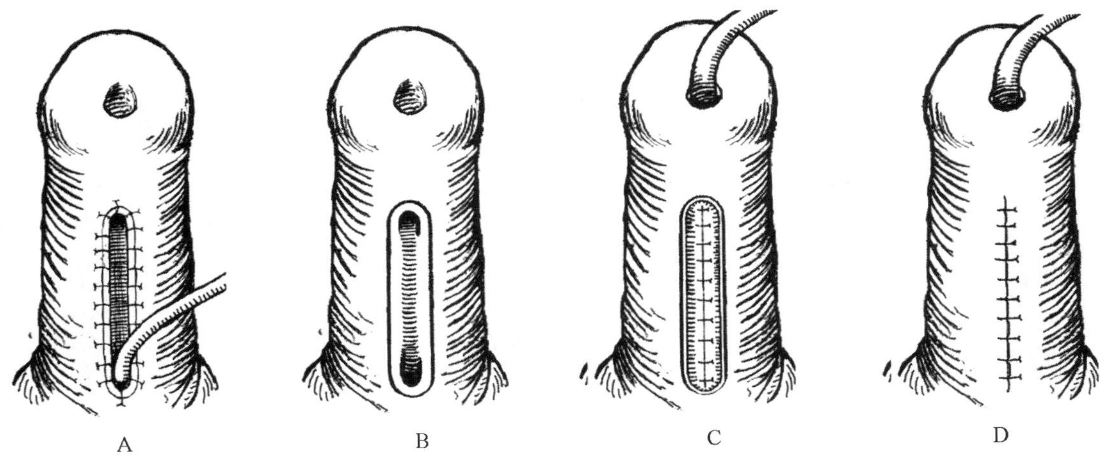

图 22-17 阴茎段尿道狭窄切开成形术

A. 阴茎段尿道狭窄切开术;B. 围绕远、近端瘘口做阴茎皮瓣切口;C. 游离皮瓣边缘,插入导尿管后内翻缝合;D. 游离阴茎两侧皮肤,缝合切口

3. 阴囊段尿道狭窄切开成形术(urethretomy and urethroplasty of the scrotum urethral stricture)　适用于阴囊段长段尿道严重狭窄,多次手术失败,严重排尿困难或已做耻骨上膀胱造口者。

手术要点:经尿道口插入 22F 或 24F 金属尿道探杆,确定尿道狭窄部位。将狭窄段尿道做纵行切开到近端正常大小管腔为止(图 22-18A),然后将尿道黏膜与皮肤切缘做间断缝合(图 22-18B)。术后 6 个月左右,待局部瘢痕组织软化后做尿道成形术。围绕远近端瘘口外缘 2～3mm 处做皮瓣切口(图 22-18C),其宽度成年人约 2cm。部分游离皮瓣边缘,使其能内翻缝成管道为止,插 18F 双气囊导尿管入膀胱以支撑尿道及引流尿液,包绕导尿管将皮瓣内翻,以 5-0 微乔线缝合成形尿道(图 22-18D)。游离两侧阴囊皮肤,缝合切口(图 22-18E)。

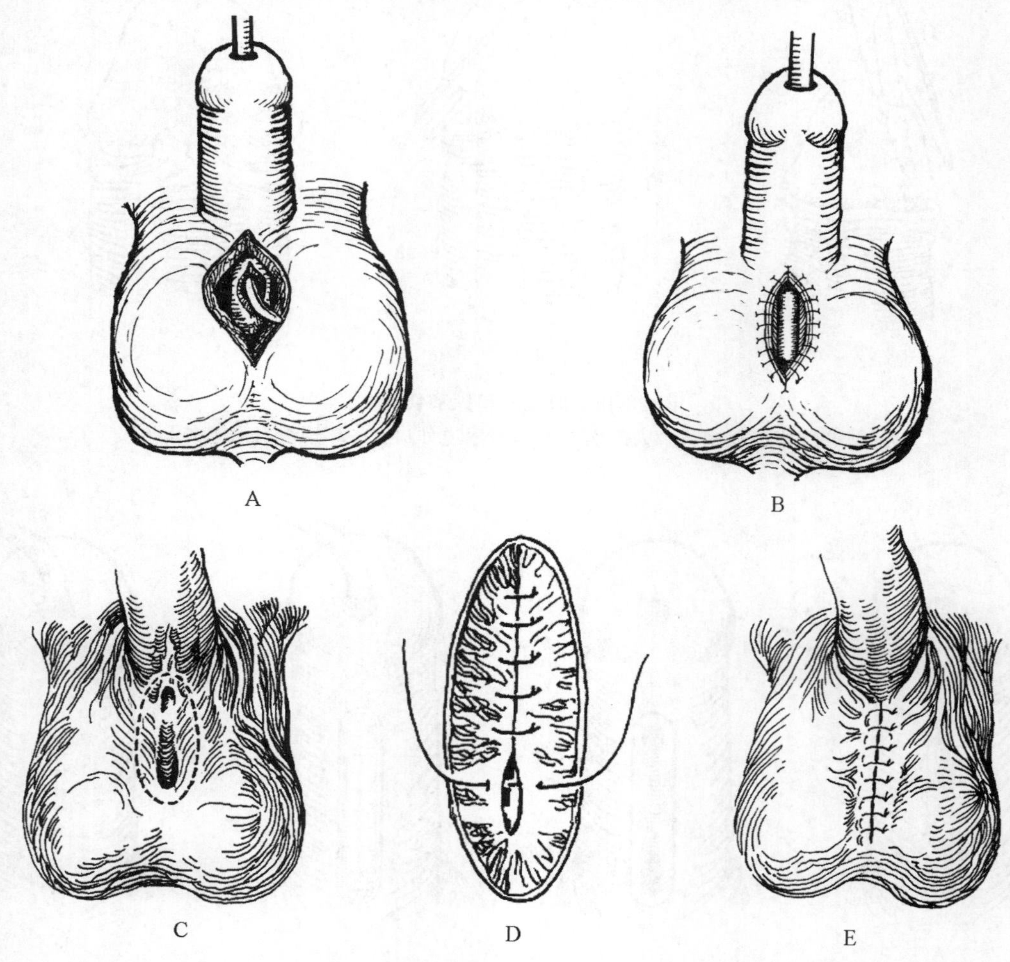

图 22-18　阴囊段尿道狭窄切开成形术

A. 狭窄段尿道做纵行切开;B. 将尿道黏膜与皮肤切缘做间断缝合;C. 围绕远、近端瘘口做阴囊正中皮瓣切口;D. 缝合成形尿道;E. 游离两侧阴囊皮肤,缝合切口

4. 后尿道狭窄切开造口及尿道成形术(urethretomy and urethroplasty of the posterior urethral stricture)　适用于后尿道长段严重狭窄或闭塞,多次手术失败,严重排尿

困难或已做耻骨上膀胱造口者。

手术要点：在会阴部做弧形切口（图 22-19A），逐层切开、分离、暴露球部尿道和后尿道，解剖、分离球部尿道至膜部狭窄段尿道，用金属尿道探杆自尿道外口插入到狭窄受阻处。确定狭窄的部位，靠近狭窄处剪断远端尿道。将金属尿道探杆插入膀胱，经膀胱颈部进入后尿道狭窄部近端作引导，对准金属尿道探杆尖端，切开狭窄处瘢痕组织。露出探杆尖端后，进一步切除狭窄处瘢痕组织，至能容入一示指尖为准（图 22-19B）。将球部尿道断端会阴造口，将弧形切口皮瓣围绕导尿管缝成皮管（图 22-19C），将双腔气囊导尿管插入膀胱后与后尿道断端吻合（图 22-19D），分层缝合会阴切口（图 22-19E）。术后 6 个月左右，待局部瘢痕组织软化后做尿道成形术。围绕远、近瘘口外缘 2～3mm 处做皮瓣切口（图 22-19F），其宽度成年人为 2～2.4cm。部分游离皮瓣边缘，使其能内翻缝成管道为止，经尿道插入 18F 双气囊导尿管入膀胱以支撑尿道及引流尿液，围绕导尿管将皮瓣内翻，以 5-0 微乔线缝合成形尿道。游离会阴两侧阴囊皮肤，缝合切口（图 22-19G）。

【术后处理】

参见本章第四节尿道吻合术。

【并发症防治】

1. 出血　出血是尿道狭窄切开成形术后的常见并发症之一。

(1)表现：术后伤口局部出现血肿外渗，一般量不多。

(2)原因：术中止血不彻底所致术后出血或术后继发感染所致。

(3)处理：如出血量不多，局部适当压迫即可止血，如出血较多，可缝扎止血。

(4)预后：如术后出血及时发现并有效处理，预后较好。

(5)预防：术中止血彻底可防止术后继发出血。

2. 感染　多表现为伤口感染。

(1)表现：术后手术区伤口红、肿、热、痛，局部出现脓性分泌物，少数患者有发热及白细胞总数明显增高。

(2)原因：术前阴茎、阴囊及会阴炎症未控制，术中消毒不严格，术中操作污染或术后导尿管堵塞，尿液从导尿管周围渗出，尿外渗打湿敷料污染伤口或术后伤口血肿等导致伤口继发感染。

(3)处理：①切开清除血肿及尿外渗，渗液引流干净。②保持导尿管引流通畅。③术中并发肛门直肠损伤者应行膀胱造口及乙状结肠造口。④及时选用有效抗生素控制感染。并应根据血培养及尿培养结果选择敏感的抗生素，如合并有败血症休克者应按中毒性休克治疗。

(4)预后：尿道狭窄切开成形术后伤口感染，如能及时发现并有效处理，可促进伤口愈合，否则可使伤口裂开产生尿道瘘，以致手术完全失败。

(5)预防：针对感染的原因进行预防，术前阴茎、阴囊及会阴炎症控制好，术中消毒严格及严格无菌操作，术后保持导尿管引流通畅，避免导尿管周围尿外渗打湿敷料污染伤口或术后伤口出血，术后应用有效的抗生素。术后伤口用碘伏消毒并勤换敷料等防治伤口感染。

3. 尿道再狭窄

(1)表现：尿道狭窄切开成形术后拔除导尿管后，尿线逐渐变细，排尿困难，多在术后 3 个月左右症状最明显，严重者可致完全性尿潴留。

(2)原因：①尿道狭窄切开成形术切取皮瓣宽度不够，尿道皮管过小，管外组织及皮肤缝合张力大压迫成形尿道，使术后排尿不畅，再狭窄。②留置导尿管时间过短，成形尿道未完全成形。

(3)处理：①尿道狭窄程度不重者可定期做尿道扩张。②如无条件坚持长期频繁的尿

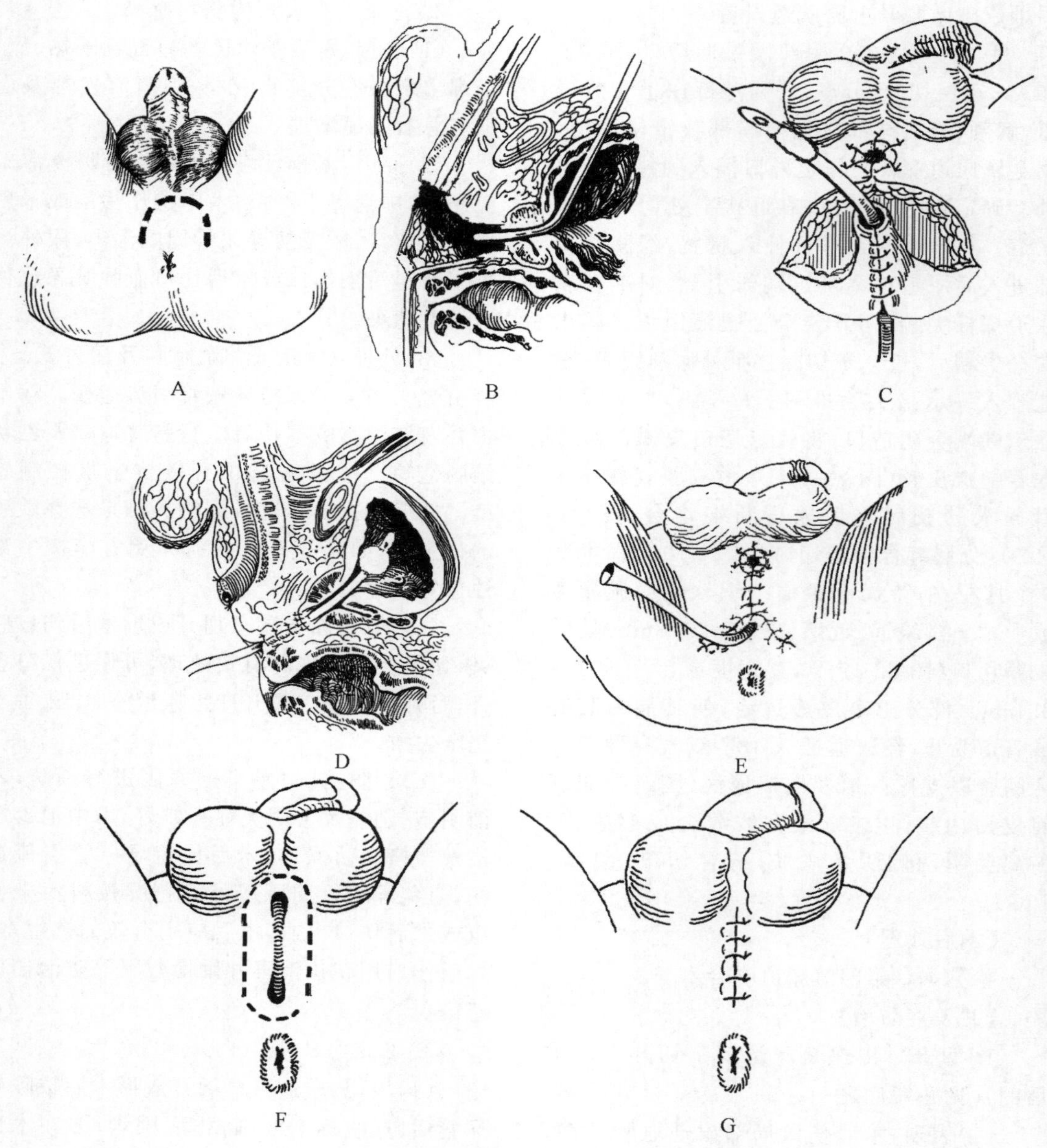

图 22-19 后尿道狭窄切开造口及尿道成形术

A. 做会阴弧形切口；B. 切除后尿道瘢痕组织；C. 尿道远端造口，将会阴皮瓣绕导尿管缝成皮管；D. 将皮管与后尿道吻合；E. 将导尿管插入膀胱作为支撑及引流尿液；F. 围绕远、近端瘘口做阴茎皮瓣切口；G. 成形尿道后缝合会阴切口

道扩张者，可采用留置导尿管的方法引流尿液及持续扩张尿道，每月更换 1 次导尿管，坚持 6 个月后拔除导尿管，以后根据其排尿通畅情况，适当做尿道扩张，直到完全正常为止。③尿道扩张失败或多次扩张不能改善排尿者，应考虑再次手术治疗。

(4)预后:轻度尿道狭窄者行尿道扩张可缓解或治愈;严重尿道狭窄者需再次手术。

(5)预防:术后尿道再狭窄重在预防。

①尿道狭窄切开成形术应切取足够宽度的皮瓣,尿道皮管腔要足够大,避免管外组织及皮肤缝合张力大压迫成形尿道,必要时在阴茎背侧纵行切开减张。

②术后留置导尿管 1 个月左右拔管,之后要适当坚持尿道扩张 6 个月左右,待尿道瘢痕组织软化、最大尿流率正常为止。

4. 勃起功能障碍

(1)表现:尿道内切开术后阴茎不能勃起,不能性交或不能进行有效的性交。

(2)原因:尿道狭窄或闭锁,排尿不正常,均存在不同程度的勃起功能障碍,尿道内切开、尿道狭窄切开成形术后并发症、术后排尿不畅尿道扩张等的心理性因素,均可导致或加重勃起功能障碍。

(3)处理:对因心理性的影响引起的勃起功能障碍患者,进行心理治疗,勃起功能障碍可逐渐好转。治疗尿道狭窄切开成形术,对器质性和混合性勃起功能障碍患者,可按照治疗勃起功能障碍的方法进行治疗。可用中成药,如龙鹿胶囊、复方玄驹胶囊、还少胶囊、健阳片等有一定效果;也可用枸橼酸西地那非(万艾可)、盐酸伐地那非(艾力达)、他达拉非(希爱力)等治疗,对部分患者有效。

(4)预后:随着时间延长及综合治疗,部分患者的病情可改善。

(5)预防:使尿道内切开术顺利完成,减少手术并发症,获得最佳治疗效果,可防止及减少或减轻勃起功能障碍的发生率。

【评析】

徐月敏等(2012)总结国内 8 个医疗中心收治的 3455 例男性尿道狭窄患者的资料,结果发现外伤和医源性损伤是尿道狭窄的常见原因,近年逐渐增多。尿道狭窄治疗方法主要是腔内微创手术和开放性尿道成形,2007—2009 年经腔内手术比例显著下降,而开放性尿道成形手术比例显著上升。男性尿道狭窄行尿道扩张及尿道内切开术无效者,可行开放性尿道修复术。开放性尿道修复术方法较多,常用方法的优缺点比较如下。

1. 尿道会师扩张法:方法虽简单,但成功率仅 38%左右。

2. 经会阴弯圆针吻合法:不易达到准确对端吻合,成功率为 36.4%~72.7%,术后再次狭窄或闭塞的发生率高。

3. 尿道拖入法:经会阴膀胱手术,成功率为 50%~90%。其牵引拖入力不易掌握,拖入不够,对位不良,导致狭窄或闭塞,套入过多则产生瓣膜梗阻、射精障碍及不育。

4. 耻骨切开后尿道吻合术:损伤较重,出血较多,易感染,手术位置较深,暴露不满意,成功率为 42%~97%;尿生殖膈前半部被切开或切除,尿道外括约肌遭到不同程度的破坏,部分患者常发生尿失禁,几乎都有不同程度的勃起功能障碍等,并发症较多,现较少采用。

5. 经膀胱会阴后尿道直针吻合术:损伤重,操作较复杂而困难,需特制器械。

6. 弯钩针后尿道吻合术:用特制的弯钩针经会阴行后尿道吻合,治疗难治性后尿道狭窄或闭塞,方法简便易行,损伤轻,效果好,成功率几乎可达 100%。但需特制器械。

7. 尿道狭窄并直肠瘘者:应选用开放性手术治疗,其中尿道拖入术是治疗后尿道狭窄合并直肠瘘的可靠术式。

8. 长段尿道缺损者,采用代用物行尿道成形术,目前趋向于带蒂皮瓣,尤其带血管蒂皮瓣,如包皮瓣、阴茎皮瓣、阴囊皮瓣、鞘膜等。可行显微外科尿道成形手术。

张征(2016)报道,不同手术方法治疗男性外伤性尿道狭窄的多中心临床研究结果显示,尿道狭窄长度在 2~4cm 的患者复发率高;围术期存在感染的患者复发率高;尿道端-端吻合术式的复发率最低;尿道狭窄长度、围术期感染、首次治疗时的手术方式都是影响患者预后、复发的因素。外伤导致的尿道狭窄长度、患者是否存在尿路感染、伤后首次治疗方式都是影响治疗成败的主要因素;尿道端-端吻合术在本病中的治疗效果更为理想。

第六节 膀胱造口术

1. 暂时性膀胱造口术 如尿道狭窄合并局部感染,形成脓肿,穿破形成尿瘘者,应先做耻骨上膀胱造口,待局部炎症控制、组织软化后(一般为6个月左右),行尿道狭窄修复术。如因慢性尿潴留致肾功能不良者须先做膀胱造口,引流尿液,待肾功能恢复后,再行尿道狭窄修复术。

2. 永久性膀胱造口术 严重后尿道狭窄或闭塞,经反复多次手术失败,无法恢复经尿道排尿者,可做永久性耻骨上膀胱造口术,以解除不能排尿之痛苦及因尿路梗阻对肾功能的损害。

(陈在贤 尹志康 刘朝东)

参考文献

[1] 陈在贤,刘朝东,肖明朝,等.弯钩针吻合法治疗后尿道狭窄或闭塞.中华外科杂志,1997,35(4):215-217.

[2] 陈在贤,赵栩,黄捷.尿道狭窄手术//陈在贤.实用男科学.2版.北京:人民军医出版社,2015:584-598.

[3] 曾德朗,毛普德,王继忠.改良尿道拖入术治疗外伤性后尿道狭窄.川北医学院学报,1999,14(4):14.

[4] 徐月敏,张心如,乔勇,等.复杂性前尿道狭窄的治疗(78例报告).中华泌尿外科杂志,2003,24(5):340-342.

[5] 刘春,王东文,米振国,等.尿道狭窄或闭锁的治疗(附154例报告).中华泌尿外科杂志,2004,25(5):343-344.

[6] 金大社,梁明华,张铸江,等.联合输尿管镜腔内手术治疗尿道狭窄.现代泌尿外科杂志,2005,10(4):238.

[7] 黎伟龙,胡建波,陈业辉,等.腔内手术治疗尿道狭窄与闭锁118例.实用医学杂志,2005,21(2):193-194.

[8] 刘荣福,刑金春,陈斌,等.窥镜下尿道刀及钬激光治疗尿道狭窄(附43例报告).中国内镜杂志,2005,11(9):927-929.

[9] 齐文旭,梁华民.腔内手术治疗后尿道狭窄或闭锁26例体会.河北医学,2005,11(6):533-534.

[10] 施浩强,于德新,王克孝.前尿道炎性狭窄的综合治疗(附18例报告).临床泌尿外科杂志,2005,20(10):612-613.

[11] 张若愚,李丰庆,米其武.尿道内切开术治疗男性尿道狭窄或闭锁55例.中国微创外科杂志,2005,6:458-460.

[12] 朱肖峰,於铬,姚吉,等.直视下丝状探子尿道扩张术治疗尿道狭窄.中国内镜杂志,2005,11(11):1142-1143.

[13] 李杜渐,徐耀庭,许晓文,等.输尿管镜在尿道狭窄和尿道假道诊治中的应用(附15例报告).现代泌尿外科杂志,2006,11(5):296-297.

[14] 李明君,杜金霞,孟凡全,等.D-J管递进式留置持续扩张术治疗尿道狭窄(附60例报告).山东医药,2006,46(5):64-65.

[15] 刘彬,单卫民,杜永强,等.腔内手术与开放性手术治疗尿道狭窄的疗效分析.蚌埠医学院学报,2006,31(5):527-528.

[16] 莫耀良,唐传军,赵普.经尿道等离子体汽化电切治疗尿道狭窄12例.中国微创外科杂志,2006,6(5):392.

[17] 齐桓,郑少斌.腔内手术治疗后尿道狭窄与闭锁(附46例报告).中国内镜杂志,2006,12(10):1029-1031.

[18] 黄伟，宋飞，赵谦，等. 输尿管镜下电切结合尿道扩张治疗严重尿道狭窄或闭锁. 中国微创外科杂志，2007，7(10)：969-970.

[19] 明爱民，张新际，郭君毅，等. 输尿管行尿道会师术在尿道球部损伤患者中疗效观察(附18例报告). 中国内镜杂志，2005，4：60-61.

[20] 井元恒，陈光耀，陈跃英，等. 输尿管镜下尿道会师术治疗尿道球部损伤. 中国内镜杂志，2007，4：110-111.

[21] 沈文浩，张恒，李新，等. 男性创伤性复杂性后尿道狭窄的手术治疗. 中华创伤杂志，2011，27(10)：933-936.

[22] 赵文革，刘彪，孙健，等. 改良克氏针在后尿道狭窄手术治疗中的应用. 航空航天医学杂志，2015，3：309-310.

[23] 阚庆围，葛宏，葛长龙，等. 严重炎症性前尿道狭窄的手术治疗. 中国医药指南，2013，13：220-221.

[24] 郭建桥，赵康乐，高静娟. 不同手术对男性尿道狭窄手术患者术后勃起功能的影响. 河南医学研究，2016，25(7)：1190-1191.

[25] 唐晨野，傅强，郭晓. 前尿道狭窄手术前后射精功能状况及影响因素研究. 临床泌尿外科杂志，2014，2：146-149.

[26] 冼志勇，陈庆科，陈汉忠，等. 尿道狭窄3种术式手术前后勃起功能状态的临床研究. 中华男科学杂志，2014，20(8)：706-708.

[27] 熊林，邹茜，余书勇，等. 多种超脉冲等离子体电极联合腔内治疗男性尿道狭窄34例报告. 中国微创外科杂志，2012，12(6)：537-539.

[28] 刘建刚，李坚勇，谭卫，等. 等离子柱状电极联合环状电极治疗男性尿道狭窄20例. 四川医学，2016，2：214-216.

[29] 高江涛，景治安，毛长青. 输尿管镜下等离子柱状电极联合筋膜扩张器治疗尿道狭窄的临床研究. 中国卫生标准管理，2015，14：14-16.

[30] 赵钰，胡冀生，张鹏. 硬性输尿管镜联合等离子柱状电极对尿道狭窄患者的影响. 中国内镜杂志，2016，22(1)：49-52.

[31] 徐月敏，姜海，孙光，等. 中国男性尿道狭窄病因与治疗变化的多中心调查. 中华泌尿外科杂志，2012，33(5)：329-332.

[32] 马大东，徐火松，古凤莲. 尿道拖入术及尿道吻合术治疗外伤性后尿道狭窄的临床分析. 农垦医学，2016，38(4)：325-327.

[33] 哈木拉提·吐送，阿布都热扎克·木塔力甫，王文光，等. 经会阴尿道端端吻合术治疗后尿道狭窄112例临床分析. 国际泌尿系统杂志，2015，35(5)：693-696.

[34] 张明，何恢绪，王海坤，等. 提高经会阴后尿道端端吻合术成功率的探讨(附76例报告). 临床泌尿外科杂志，2012，9：694-695.

[35] 刘孝华. 冷刀切开术后直视下尿道扩张治疗男性尿道狭窄的疗效观察. 中国医学创新，2013，7：109-110.

[36] 徐汉新，吴兆春，黄海. 腔镜下单纯冷刀内切开与联合钬激光治疗男性后尿道狭窄的疗效观察. 岭南现代临床外科，2015，15(5)：610-613.

[37] 孙福祥，齐炳辉，王洪福，等. PW鞘辅助钬激光输尿管镜在男性尿道狭窄患者中的应用. 海南医学，2016，27(23)：3862-3864.

[38] 曹振学. 经尿道输尿管镜钬激光治疗男性尿道狭窄的临床效果. 河南外科学杂志，2016，22(4)：97-98.

[39] 杨天才. 输尿管镜钬激光治疗男性单纯性尿道狭窄的临床疗效和安全性分析. 国际医药卫生导报，2016，22(16)：2447-2449.

[40] 吴义高，胡卫列，王尉，等. 尿道内切开术联合曲安奈德注射治疗尿道狭窄疗效研究. 中国全科医学，2013，16(15)：1726-1728.

[41] 查仕方，陈克俭，唐巍. 尿道内切开联合曲安奈德治疗尿道狭窄效果分析. 中国现代药物应用，2015，9(13)：182-183.

[42] 张炯，徐月敏，撒应龙，等. 直视下尿道内切开术治疗尿道狭窄20年经验总结. 中华泌尿外科杂志，2011，32(8)：554-557.

[43] 张征. 不同手术方法治疗男性外伤性尿道狭窄的多中心临床研究. 医药卫生(全文版)，2016，9：20.

[44] 孙晨明，廖继强，张志成，等. 尿道内切开术治疗24例外伤性尿道狭窄. 中华腔镜泌尿外科杂志电子版，2011，5(3)：45-46.

[45] 陈建，潘峰，周共庆. 尿道内切开术治疗长段外伤性球尿道狭窄的有效性分析. 浙江创伤外科，2015，20(5)：881-882.

[46] 谭靖，曾青，蒋先镇，等. 长段外伤性球部尿道

狭窄行尿道内切开术的有效性和注意事项. 中国内镜杂志,2013,19(9):897-901.

[47] 张谦,李岩,许文坦,等. 尿道内切开对儿童尿道吻合术后尿道再狭窄的疗效分析. 中国全科医学,2014,29:3508-3510.

[48] 徐月敏,谢弘,钱麟,等. 不离断尿道海绵体的尿道端端吻合术治疗后尿道狭窄的疗效观察. 中华泌尿外科杂志,2015,36(12):914-916.

[49] 徐月敏,谢弘,冯超,等. 一期尿道成形治疗前后尿道同时狭窄的术式选择. 中华泌尿外科杂志,2016,37(1):43-47.

[50] 傅强,张炯,撒应龙,等. 经会阴途径后尿道端端吻合术治疗创伤性后尿道狭窄十年回顾性研究. 临床泌尿外科杂志,2009,24(7):490-492.

[51] 刘炜,胡森,童占表,等. 经会阴后尿道端端吻合术治疗创伤性后尿道狭窄29例分析. 青海医药杂志,2015,12:10-11.

[52] 莫俊峰,刘川. 男性尿道狭窄成像的应用进展. 医药卫生(全文版),2017,1:321-322.

[53] 李程,严景元,刘利权. 内腔镜治疗尿道狭窄或尿道闭锁(附42例报告). 医药,2015,16:242.

[54] 雷普,王贵荣. S-弯曲形尿道扩张器联合膀胱镜在成年男性复杂性尿道狭窄治疗中的应用. 医药卫生(全文版),2016,2:248.

[55] 丁茂,粘烨琦,刘浪沙,等. 湖南省单中心男性尿道狭窄病因及治疗策略变化的回顾性研究. 临床泌尿外科杂志,2017,1:11-15.

[56] 刘磊,刘树森. 筋膜扩张器联合钬激光与传统冷刀治疗男性尿道狭窄疗效比较. 新乡医学院学报,2016,6:530-533.

[57] 闫拥军,李晓光,车新平,等. 棒状水囊扩张导管治疗男性尿道狭窄的临床疗效. 微创泌尿外科杂志,2016,4:246-248.

[58] 吴国伟. 冷刀尿道内切开联合双极等离子电切治疗尿道狭窄的临床效果观察. 慢性病学杂志,2015,6:699-700.

[59] 陈巨新,袁建华,曾吉祥,等. 男性尿道狭窄长度的测量方法比较(附31例报告). 湖北科技学院学报:医学版,2016,4:324-326.

[60] 郭倚天,许斌,陈明. 尿道成形术在男性尿道狭窄中的应用及疗效. 中华男科学杂志,2016,12:1135-1139.

[61] 曹振学. 经尿道输尿管镜钬激光治疗男性尿道狭窄的临床效果. 河南外科学杂志,2016,4:97-98.

[62] 祝兴旺,李永智,刘屹立. 输尿管镜 RevoLix2μm 激光内切开术联合球囊扩张导管治疗复发性尿道狭窄. 中国激光医学杂志,2017,1:17-20.

[63] 周毅,李恭会,阎家骏,等. 输尿管扩张导管联合球囊扩张导管处理尿道狭窄的临床体会. 中华男科学杂志,2016,1:42-45.

[64] 傅强,周术奎,张炯,等. 医源性尿道狭窄诊断与治疗的单中心临床研究. 临床泌尿外科杂志,2017,1:7-10.

[65] Shi-cheng Yu,Hai-yang Wu,Wei Wang,等. 高压球囊扩张治疗男性前尿道狭窄:单中心的临床经验. 浙江大学学报:B卷英文版,2016,9:722-727.

[66] 李小鑫,朱建,李建明,等. 输尿管镜联合筋膜扩张器治疗男性前尿道狭窄的效果分析. 南通大学学报:医学版,2016,4:351-352.

[67] 王兴尧. 输尿管镜、筋膜扩张器、电切镜联合治疗尿道狭窄(附18例报告). 中外健康文摘,2014,15:141-142.

[68] 董馨,王爽,唐美玲. 输尿管镜联合球囊扩张导管在尿道狭窄治疗中的应用. 哈尔滨医科大学学报,2013,5:459-461.

[69] 李超,葛庆生. 输尿管镜联合肾筋膜扩张器在尿道狭窄治疗中的应用. 蚌埠医学院学报,2012,37(12):1503-1504.

[70] 李鹏,孙鹏,赵勇,等. 多种方法综合治疗尿道狭窄或闭锁的临床观察. 泌尿外科杂志(电子版),2010,2(4):20-26.

[71] 毛长青,刘彦军,陈潜,等. 经尿道等离子柱状电极治疗尿道狭窄和闭锁16例分析. 中国误诊学杂志,2010,10(10):2476-2477.

[72] 毛长青,刘彦军,王定占,等. 斑马导丝引导下应用筋膜扩张器治疗尿道狭窄25例. 河南外科学杂志,2011,17(4):72-73.

[73] 蔡桂青. S形尿道扩张器治疗男性后尿道狭窄. 现代医学,2014,42(3):315-317.

[74] 李昌,郭俊斌. 重度尿道下裂术后尿道狭窄的尿道扩张治疗. 生物医学工程与临床,2017,1:42-44.

[75] Ishii G,Naruoka T,Kasai K,et al. High pressure balloon dilation for vesicourethral anastomotic strictures after radical prostatectomy. BMC Urology,2015,15(1):1-5.

[76] Lindsay A, Hampson Jack W. McAninch, et al. Male urethral strictures and their management. Nat Rev Urol,2014,11(1):43-50.

[77] Tuo Deng,Banghua Liao,Deyi Luo,et al. Management for the anterior combined with posterior urethral stricture: a 9-year single centre experience. Int J Clin Exp Med, 2015, 8(3): 3912-3923.

[78] Thomas G. Smith,III. Current management of urethral stricture disease. Indian J Urol,2016, 32(1):27-33.

[79] Matthias D Hofer,Chris M. Gonzalez. Management of radiation-induced urethral strictures. Transl Androl Urol,2015,4(1):66-71.

[80] Wansong Cai, Zhiyuan Chen, Liping Wen, et al. Bipolar plasma vaporization using plasma-cutting and plasma-loop electrodes versus cold-knife transurethral incision for the treatment of posterior urethral stricture:a prospective, randomized study. Clinics (Sao Paulo), 2016,71(1):1-4.

[81] Hakki Uzun, Orhan Ünal Zorba, Yakup Tomak,et al. Internal urethrotomy under local urethral anaesthesia is feasible with sedation and analgesia. Nephrourol Mon, 2012, 4(4): 636-639.

[82] Ahmed M. Harraz,Ahmed El-Assmy,Osama Mahmoud,et al. Is there a way to predict failure after direct vision internal urethrotomy for single and short bulbar urethral strictures? Arab J Urol,2015,13(4):277-281.

[83] Mercedes Nogueras-Ocaña, Víctor Manuel López-León,Francisco Palao-Yago,et al. Outcome of urethral strictures treated by endoscopic urethrotomy and urethroplasty. Can Urol Assoc J,2014,8(1-2):E16-E19.

[84] Steven J Hudak. Use of overlapping buccal mucosa graft urethroplasty for complex anterior urethral strictures. Transl Androl Urol, 2015,4(1):16-21.

[85] Stephen D. Marshall, Valary T. Raup, Steven B. Brande. Dorsal inlay buccal mucosal graft (Asopa) urethroplasty for anterior urethral stricture. Transl Androl Urol, 2015, 4(1): 10-15.

[86] Javier Tinaut-Ranera, Miguel Ángel Arrabal-Polo,Sergio Merino-Salas,et al. Outcome of urethral strictures treated by endoscopic urethrotomy and urethroplasty. Can Urol Assoc J, 2014,8(1-2):E16-E19.

[87] Marshall J,Stein,Rowena A DeSouza. Anterior urethral stricture review. Transl Androl Urol, 2013,2(1):32-38.

[88] Tarun Dilip Javali, Amit Katti, Harohalli K Nagaraj. Management of recurrent anterior urethral strictures following buccal mucosal graft-urethroplasty: A single center experience. Urol Ann,2016,8(1):31-35.

[89] So Young Chun,Bum Soo Kim,Se Yun Kwon, et al. Urethroplasty using autologous urethral tissue-embedded acellular porcine bladder submucosa matrix grafts for the management of long-segment urethral stricture in a rabbit model. J Korean Med Sci, 2015, 30(3): 301-307.

[90] LA Hampson,JW Mcaninch,BN Breyer. Male urethral strictures and their management. Nature Reviews Urology,2013,11(1):43-50.

[91] L Song, M Xie, Y Zhang, Y Xu. Maging techiques maging techniques for the diagnosis of male traumatic urethral strictures. Journal of X-ray science and technology, 2013, 21(1): 111-123.

[92] E Palminteri,S Maruccia,E Berdondini,et al. Male urethral strictures: a national survey among urologists in Italy. Urology, 2014, 83(2):477-484.

[93] Ali L,Shahzad M,Orakzai N,et al. Efficacy of mitomycin C in reducing recurrence of anterior urethral stricture after internal opticalurethrotomy. Korean J Urol,2015,56(9):650-655.

[94] Harraz AM,El-Assmy A,Mahmoud O,et al.

Is there a way to predict failure after direct vision internal urethrotomy for single and short bulbar urethral strictures? Arab J Urol,2015,13(4):277-281.

[95] Gross MS,Broghammer JA,Kaufman MR,et al. Urethral stricture outcomes after artificial urinary sphincter cuff erosion: results from a multicenter retrospective analysis. Urology,2017,104:198-203.

[96] Yu SC,Wu HY,Wang W,et al. High-pressure balloon dilation for male anterior urethral stricture: single-center experience. J Zhejiang Univ Sci B 2016 17(9):722-727.

[97] Zhou Y,Li GH,Yan JJ,et al. Combination of the ureteral dilation catheter and balloon catheter under the ureteroscope in the treatment of male urethral stricture. Zhonghua Nan Ke Xue,2016,22(1):42-45.

[98] Rosenbaum CM,Engel O,Fisch M,et al. Urethral stricture after radiation therapy. Urologe A. 2017,56(3):306-312.

[99] Temeltas G, Ucer O, Yuksel MB, et al. The long-term results of temporary urethral stent placement for the treatment of recurrent bulbarurethral stricture disease? Int Braz J Urol,2016,42(2):351-355.

[100] Akkoc A, Aydin C, Kartalmıs M, et al. Use and outcomes of amplatz renal dilator for treatment of urethral strictures. Int Braz J Urol,2016,42(2):356-364.

[101] Redón-Gálvez L, Molina-Escudero R, Álvarez-Ardura M, et al. Predictors of urethral stricture recurrence after endoscopic urethrotomy. Actas Urol Esp,2016,40(8):529-533.

[102] Gokhan Temeltas, Oktay Ucer, Mehmet Bilgehan Yuksel,et al. The long-term results of temporary urethral stent placement for the treatment of recurrent bulbar urethral stricture disease. Int Braz J Urol,2016,42(2):351-355.

[103] Biswal DK,Ghosh B,Bera MK,et al. A randomized clinical trial comparing intracorpus spongiosum block versus intraurethral lignocaine in visual internal urethrotomy for short segment anterior urethral strictures. Urol Ann,2016,8(3):317-324.

[104] Liaqat Ali, Muhammad Shahzad, Nasir Orakzai,et al. Efficacy of mitomycin C in reducing recurrence of anterior urethral stricture after internal optical urethrotomy. Korean J Urol,2015,56(9):650-655.

[105] Horiguchi A. Substitution urethroplasty using oral mucosa graft for male anterior urethral stricture disease:Current topics and reviews. Int J Urol,2017,24(7):493-503.

[106] Marshall SD,Raup VT,Brandes SB. Dorsal inlay buccal mucosal graft (Asopa) urethroplasty for anterior urethral stricture. Transl Androl Urol,2015,4(1):10-15.

[107] Xue JD,Xie H,Fu Q,et al. Single-Staged Improved Tubularized Preputial/Penile Skin Flap Urethroplasty for Obliterated Anterior Urethral Stricture: Long-Term Results. Urol Int,2016,96(2):231-237.

[108] Cavalcanti AG,Fiedler G. Substitution urethroplasty or anastomotic urethroplasty for bulbar urethra strictures? Or endoscopic urethrotomy? Opinion: Endoscopic Urethrotomy. Int Braz J Urol,2015,41(4):619-622.

[109] Siegel JA,Morey AF. Substitution urethroplasty or anastomotic urethroplasty for bulbar urethra strictures? Or endoscopic urethrotomy? Opinion: Anastomotic Urethroplasty. Int Braz J Urol,2015,41(4):615-618.

[110] Zaid UB,Lavien G,Peterson AC. Management of the Recurrent Male Urethral Stricture. Curr Urol Rep,2016,17(4):33.

[111] Xie TP,Huang XB,Xu QQ,et al. Balloon dilation by B ultrasound monitoring for treatment of urethral stricture:5 case reports. Beijing Da Xue Xue Bao,2014,46(4):657-658.

[112] Vyas JB,Ganpule AP,Muthu V,et al. Balloon dilatation for male urethral strictures"revisited". Urol Ann,2013,5(4):245-248.

[113] Herschorn S,Carrington E. S-shaped coaxial

dilators for male urethral strictures. Urology,2007,69(6):1199-1201.

[114] Wang WM,Qiu WF. Urethral dilation with a zebra guidewire-guided fascia dilator for complex urethral stricture after hypospadias surgery. Zhonghua Nan Ke Xue,2011,17(9):823-824.

[115] Cakiroglu B,Sinanoglu O,Arda EOutcome of buccal mucosa urethroplasty in the management of urethral strictures. Arch Ital Urol Androl,2017,89(2):139-142.

[116] Brown ET,Mock S,Dmochowski R,et al. Direct visual internal urethrotomy for isolated, post-urethroplasty strictures: a retrospective analysis. Ther Adv Urol,2017,9(2):39-44.

[117] Anderson KM,Blakely SA,O'Donnell C,et al. IPrimary non-transecting bulbar urethroplasty long-term success rates are similar to transectingurethroplasty. Int Urol Nephrol,2017,49(1):83-88.

[118] Nikolavsky D,Abouelleil M,Daneshvar M. Transurethral ventral buccal mucosa graft inlay urethroplasty for reconstruction of fossa navicularis and distal urethral strictures:surgical technique and preliminary results. Int Urol Nephrol,2016,48(11):1823-1829.

[119] Sáez-Barranquero F, Herrera-Imbroda B, Yáñez-Gálvez, et al. AAnastomic urethroplasty in bulbar urethral stricture. 13 years experience in a department of urology. Arch Esp Urol,2016,69(1):24-31.

第23章

膀胱颈挛缩手术

第一节 膀胱颈挛缩

膀胱颈挛缩(bladder neck contracture, BNC)又称膀胱颈纤维化或膀胱颈硬化症等,为一膀胱颈部梗阻性疾病。多发生于中、老年男性和女性,主要表现为下尿路梗阻,进行性排尿困难,以至尿潴留,严重者并发上尿路积水、肾功能损害,类似老年前列腺增生;女性膀胱颈挛缩又称"女性前列腺病",以中、老年妇女多见。病因较复杂,治疗难度大,效果不甚满意,有手术并发症,术后复发率高,是泌尿生殖系统的又一疑难疾病。膀胱颈挛缩需及时进行手术治疗。

【病理变化】

膀胱颈挛缩组织病理检查发现有3种情况:一是肌肉组织增生;二是结缔组织增生;三是腺样组织增生(Leadbetter,1959),以肌肉组织增生为主,其所以造成梗阻,除局部组织肥厚机构的作用外,还可能有神经功能障碍,所谓弛缓不能(achalasia)。后天性者,有屡发炎症病史,上述之肥大组织内有明显的炎性细胞浸润。

膀胱颈挛缩病变范围可包括膀胱颈部分、全部甚至包括膀胱三角区,使尿道内口向膀胱内突出,尤以后唇明显,使局部组织肥厚坚实,造成膀胱颈狭窄,下尿路梗阻,引起尿潴留、膀胱输尿管反流,进而上尿路积水,终致肾功能损害。

【发病机制】

膀胱颈部黏膜下平滑肌被纤维结缔组织代替,纤维结缔组织与周围组织无明显边界,纤维组织收缩,将颈部向尿道方向牵拉,使后尿道与膀胱三角区距离变短,形成坚硬环状狭窄,颈部苍白僵硬,后唇常有不同程度地抬起(又称为纤维性正中嵴),颈口狭小造成梗阻。也有学者认为,由于内分泌代谢紊乱、膀胱颈部肌肉异常肥厚或因逼尿肌与括约肌协同失调,以至膀胱逼尿肌收缩时颈部不能开放所致排尿困难。

【病因分类】

膀胱颈挛缩分为先天性膀胱颈挛缩和后天性膀胱颈挛缩两类。

1. *先天性膀胱颈挛缩* 原因不明,多见于儿童,常在6岁之前即有排尿障碍,多在20～30岁以后出现典型的排尿困难。膀胱颈部组织肥厚坚韧,可延伸到膀胱三角区,后唇呈堤状,颈口小,呈环状缩窄,不能通过示指尖,不易扩展。膀胱内见明显的小梁、小室以至憩室结构。除机械因素造成梗阻外,还可能有神经功能障碍,所谓弛缓不能(achalasia)等因素。先天性膀胱颈挛缩除局部典型的病理改变之外,常无其他明确的原因,以男性多见。

2. *后天性膀胱颈挛缩* 膀胱颈挛缩除

先天性原因外，一般认为继发于慢性炎症导致的膀胱颈纤维化。膀胱颈纤维化常继发于炎症性的病变，发病年龄较轻，40～50 岁出现症状，临床表现与前列腺增生相似，但直肠指诊或 B 超显示前列腺体积增大不明显，即使有轻度增大，也不是引起梗阻的主要原因。中、老年妇女膀胱颈挛缩，可能与雌激素水平降低、尿道阴道上皮萎缩、抵抗力降低、容易反复遭受感染有关。

(1)慢性炎症性膀胱颈挛缩：如后尿道炎、前列腺炎和膀胱三角区炎等慢性炎症致使膀胱颈部黏膜下层平滑肌为纤维结缔组织所代替。膀胱颈呈苍白色，质地僵硬，颈口缩小至 1～5mm；伴有长时间的排尿困难。

(2)良性前列腺增生合并膀胱颈挛缩手术后：凡前列腺增生腺体小者，几乎均合并膀胱颈纤维化，膀胱颈口小，质地坚韧，不能伸入示指尖。增生的前列腺与周围纤维化组织粘在一起，失去外科包膜界面结构，开放性前列腺切除术中，增生的前列腺无法剥离，手术要切除增生的腺体十分困难，有时只能用剪刀连同周围的膀胱颈纤维组织逐块部分剪除和(或)做电切术，剩下的纤维组织术后会收缩，导致膀胱颈挛缩梗阻、排尿困难。笔者的临床病例统计，约 50％的前列腺增生患者为小腺体增生，均合并膀胱颈纤维化。

(3)缝合膀胱颈止血：开放式前列腺增生切除时，为了止血，将前列腺窝口创缘全周连续缝合或 12 点处纵行缝合使膀胱颈口缩小者。加上术后肠线异物长期慢性吸收组织反应致膀胱颈瘢痕化收缩。或膀胱颈可拆除的荷包缝线未能拆除者，缩小的膀胱颈口未敞开，术后缝线吸收组织反应，纤维瘢痕化收缩导致膀胱颈挛缩。

【诊断依据】

1. 进行性排尿困难　老年男性或女性，早期表现为排尿延迟、尿流无力、尿线变细、尿频、夜尿增多。后期出现剩余尿、急性尿潴留、充溢性尿失禁等。晚期可导致膀胱输尿管反流、肾积水和肾功能损害等。

2. 膀胱镜检　膀胱内可见膀胱颈口小，膀胱颈后唇抬高，颈口后唇突起形成一陡峭的堤，有时可见膀胱颈呈环形狭窄，质偏硬，有紧握镜感，膀胱内见明显的小梁、小室和(或)憩室等结构。

3. 膀胱测压及尿流动力学检查　在梗阻早期，逼尿肌代偿性增生肥大，膀胱内排尿压力高于正常；当梗阻加重，尿流率可明显下降，出现较多残余尿。

【鉴别诊断】

男、女膀胱颈挛缩引起的膀胱出口梗阻、排尿困难、并发症及不良后果与良性前列腺增生类似。先天性膀胱颈挛缩小儿排尿困难，尿流滴沥，合并有尿路感染时，上述症状更加明显。不同之处是膀胱镜检，男性可见前列腺仅轻度增大，膀胱颈颈口小，局部组织肥厚坚实，紧握镜感；女性见膀胱颈颈口缩小，高低不平，后缘抬高，质地坚韧，有握镜感。男、女均可见到膀胱内有不同程度的梗阻后的形态改变，如小梁、小室结构，严重者可见憩室。膀胱内膀胱颈探查，男、女膀胱颈口均小，局部坚韧，不易扩展，不能进入示指尖。本病应与以下具有相同梗阻排尿困难的疾病相鉴别。

1. 后尿道瓣膜　有排尿困难、膀胱扩大、膀胱输尿管回流，尿路梗阻，肾盂、输尿管积水和肾功能损害。后尿道瓣膜多见于 10 岁以下男孩，瓣膜系后尿道黏膜皱褶形成，凹面向上，有自下而上的单向活瓣作用，尿道扩张无阻力，但排尿困难。逆行尿道造影无阳性发现，排尿时尿道造影见瓣膜以上尿道扩张增长，瓣膜以下尿道变细，瓣膜呈条状阴影。尿道镜检查，见后尿道瓣膜为一隔膜，多位于前壁，对诊断有决定意义。

2. 先天性精阜增生　增生之精阜比正常大 2～3 倍，阻塞后尿道导致排尿困难，常在幼年出现临床表现，与后尿道瓣膜难以区别。尿道造影显示后尿道有充盈缺损。尿道镜检查见精阜明显增大阻塞后尿道，并向膀胱内延伸。

3. *后尿道狭窄* 后尿道狭窄患者有外伤史，临床表现排尿困难，尿道造影见后尿道狭窄黏膜不光滑或有假道形成，尿道扩张有阻力，严重者扩张器不能通过，甚至完全闭塞，周围组织坚硬，尿道镜不能通过。

4. *神经源性膀胱* 两者均有排尿困难、尿潴留、肾输尿管积水、肾功能减退。但神经源性膀胱患者多伴有神经系统病变，常合并有双下肢运动障碍。直肠指检示肛门括约肌松弛。在增加腹压排尿时，尿流能成线。插导尿管或行尿道扩张可顺利通过。尿动力学检查示膀胱逼尿肌无反射，测压曲线呈一水平线。

【治疗原则】

膀胱颈挛缩为膀胱颈环状纤维瘢痕组织引起膀胱颈狭窄，去除瘢痕组织，扩大膀胱颈，解除梗阻，才能达到排尿通畅的目的。男、女膀胱颈挛缩的治疗应根据排尿困难的严重程度、有无尿潴留及造成梗阻的不同原因来决定。对早期轻度膀胱颈挛缩者可试行尿道扩张，有一定效果；但对梗阻较重、残余尿较多，尿流率低或有尿潴留者，尿道扩张疗效较差，应行手术治疗。手术分经尿道膀胱颈手术及开放性膀胱颈成形术，将挛缩的膀胱颈口扩大。主要的手术方法有以下几种。

1. 尿道扩张术。
2. 经尿道膀胱颈挛缩电切术。
3. 开放性膀胱颈挛缩术。

(1)膀胱颈楔形切除术。

(2)膀胱颈部 Y-V 成形术。

第二节 膀胱颈挛缩手术

膀胱颈挛缩手术主要分尿道扩张术、经尿道膀胱颈电切术及开放性膀胱颈成形术等。

【适应证】

膀胱颈挛缩致排尿困难，以至尿潴留者。

【禁忌证】

1. 凝血功能障碍，未纠正者。
2. 尿路感染未控制者。
3. 全身情况差不能耐受手术者。
4. 糖尿病未控制者。

【麻醉与体位】

1. 尿道扩张术无须麻醉。患者取仰卧位。

2. 开放性膀胱颈挛缩术，多采用硬腹外麻醉。患者取仰卧位。

3. 腹腔镜或机器人辅助腹腔镜膀胱颈挛缩术，多采用全身麻醉，患者取头低臀高仰卧位。

【术式简介】

1. *经尿道膀胱颈挛缩扩张术*(transurethral dilatation of bladder neck contracture)

轻度膀胱颈挛缩，残余尿量不多、无感染、肾功能良好的早期患者，可采用金属尿道扩张器，经尿道进行扩张，由小到大将挛缩的膀胱颈逐渐扩大，以解除排尿困难，达到排尿通畅的目的。如有效，要坚持扩张 6 个月以上。

(1)优点：此法简便易行，对轻、中度膀胱颈挛缩者有效。

(2)缺点：要较长时间坚持扩张尿道，严重膀胱颈挛缩者效果不好。

(3)扩张要点：详见第 22 章第二节尿道狭窄尿道扩张术。

2. *经尿道膀胱颈挛缩电切术*(transurethral resection of bladder neck contracture)

适用于膀胱颈挛缩，经尿道扩张无效、梗阻严重者。一般认为经尿道膀胱颈挛缩电切术是治疗膀胱颈挛缩的首选方法，可采用经尿道电切，等离子电切，或钬激光切割等，在直视下切除膀胱颈挛缩的瘢痕组织，以扩大膀胱颈，解除梗阻，达到排尿通畅的目的。

(1)优点:具有操作简便易行,创伤轻,出血少,并发症少,恢复快,效果好等优点。

(2)缺点:需要特殊的仪器和设备,并要具备熟练的操作技能,倘若操作不慎,亦可引起出血、穿孔、尿失禁及术后再挛缩的可能。

(3)手术步骤:与前列腺增生后行TURP操作程序相似。

①原发性膀胱颈挛缩者:多采用 26F 电切镜经尿道进入膀胱,逐一切除膀胱颈挛缩组织,以扩大膀胱颈,解除膀胱颈挛缩的梗阻。

②继发膀胱颈挛缩者:挛缩的膀胱颈颈口均偏小,小者仅约 1mm 小孔,导尿管或电切镜均不能通过挛缩的膀胱颈口进入膀胱,对此种情况,可先用冷刀(Colling 刀)切开挛缩的膀胱颈口或用电切镜的电切环对准挛缩的膀胱颈口切开,使电切镜进入膀胱后,逐一切除狭窄的瘢痕环状组织,使膀胱颈扩大到足够大,以解除膀胱颈挛缩的梗阻。

(4)注意事项:电切时要将抬高的后唇切平整,使后尿道与膀胱三角区处于同一平面,彻底消除“门槛”现象。其具体操作步骤、注意事项及其并发症防治,参见尿道狭窄的尿道内切开术及前列腺电切除术。女性膀胱颈挛缩者,电切膀胱颈后唇时应注意防止切穿阴道,产生膀胱颈阴道瘘的严重并发症。

3. 经耻骨上膀胱颈楔形切除术(suprapubic wedge resection of the bladder neck)

将黏膜下质地坚韧的纤维组织做楔形切除,以扩大膀胱颈口,以解除膀胱颈的梗阻,使排尿通畅。

(1)优点:方法简便易行,可解除膀胱颈部梗阻,同时可了解膀胱内病变及处理。

(2)缺点:膀胱颈纤维组织无法彻底切除,术后有可能膀胱颈挛缩复发。

(3)手术步骤:经耻骨上切开膀胱后,将缩窄的膀胱颈、抬高的后唇用鼠齿钳抓住提起,用剪刀做楔形剪除(图 23-1A),将黏膜下质地坚韧的纤维组织做楔形充分切除,让膀胱颈敞开扩大。然后用 3-0 微乔线环形缝合,留置导尿管引流尿液(图 23-1B)。

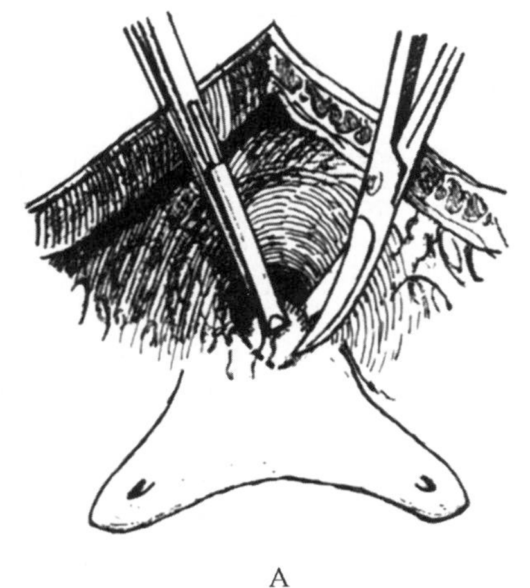

A

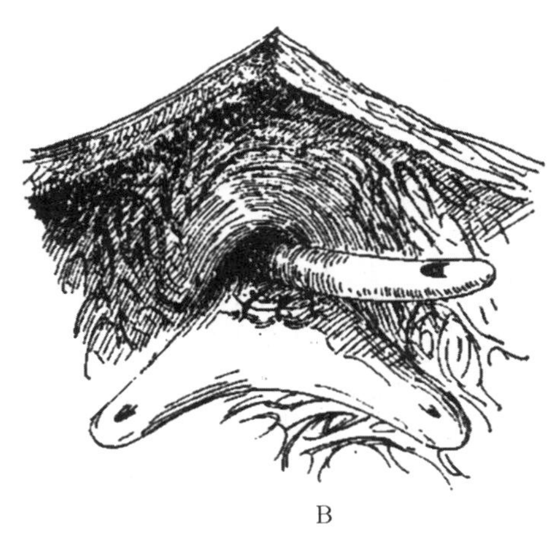

B

图 23-1 膀胱颈楔形切除术

A. 膀胱颈后唇做楔形剪除;B. 横行缝合后置入导尿管

4. 膀胱颈挛缩 Y-V 成形术(bladder neck contracture with Y-V plasty)

(1)开放性膀胱颈挛缩 Y-V 成形术(open bladder neck contracture with Y-V

plasty)：Y-V成形术是膀胱颈挛缩在尿道扩张及内切术后排尿困难不缓解者，在膀胱颈瘢痕组织软化后，经耻骨后在膀胱颈外做"Y"形切开，"V"形缝合，以扩大膀胱颈部，解除梗阻，使排尿通畅。

①优点：此种术式，对扩大膀胱颈部、解除膀胱颈部梗阻，效果较好。

②缺点：在耻骨后暴露膀胱颈部，位置深，操作较困难，组织损伤较重，术后恢复较慢。

③手术步骤：在耻骨后暴露、游离膀胱颈前壁，从膀胱颈远侧约1cm处的前列腺（男）或尿道（女）的前壁起做一倒Y形切口（图23-2A），各臂上2～3cm，交角位于膀胱颈上方，暴露膀胱颈腔及尿道腔，游离倒Y形膀胱尿道瓣（图23-2B），将膀胱颈三角形膀胱壁瓣与尿道远端的切口角对应，用3-0微乔线缝合4针（图23-2C），使倒Y形切口缝合后呈倒V形，以扩大膀胱颈（图23-2D）。

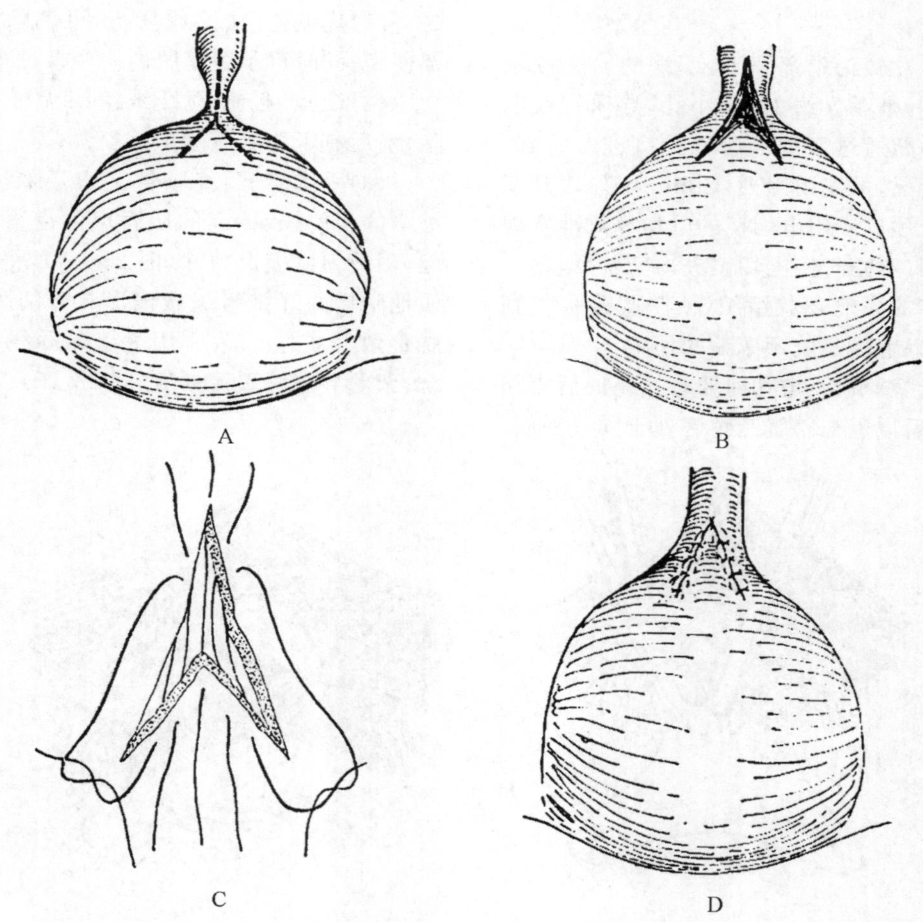

图23-2　膀胱颈挛缩Y-V成形术

A. 在膀胱颈前壁做倒Y形切开；B. 倒Y形切开后游离肌壁瓣；C. 倒Y形切开，倒V形缝合；D. 倒V形缝合后

(2)腹腔镜膀胱颈挛缩 Y-V 成形术(laparoscopic bladder neck contracture with Y-V plasty):开放性膀胱颈挛缩 Y-V 成形术,因在耻骨后暴露膀胱颈部,位置深,视野不清楚,操作十分困难,组织损伤较重,并发症多。而在腹腔镜辅助下膀胱颈挛缩 Y-V 成形术,克服了开放性膀胱颈挛缩 Y-V 成形术的缺点,腹腔镜能在狭小空间内操作,视野清晰,操作精细准确,组织损伤轻,并发症少。

①优点:腹腔镜膀胱颈挛缩 Y-V 成形术,适用于需要腔内缝合及在狭小空间内操作,视野清晰,手术操作精细,组织损伤轻,出血少、并发症少,术后恢复快,是治疗膀胱颈挛缩的有效方法。

②缺点:需用腹腔镜系统特殊的仪器和设备,术者需具备腹腔镜技术,费用较高。

③手术步骤:麻醉后常规消毒,铺无菌单,经尿道留置适当大双腔气囊导尿管引流尿液,使膀胱空虚。参照第 26 章腹腔镜前列腺癌根治切除术,患者取头低位,建立气腹及插入套管,Trocar 插入后,操作腹腔镜,在耻骨后膀胱顶上用超声刀打开盆腔前壁腹膜,在耻骨后逐一暴露游离膀胱前壁到膀胱颈,从膀胱颈远侧约 1cm 处的前列腺(男)或尿道(女)的前壁起做一倒 Y 形切口,各臂上 2～3cm,交角位于膀胱颈上方,暴露膀胱颈腔及尿道腔,游离倒 Y 形膀胱尿道瓣,将膀胱颈三角形膀胱壁瓣与尿道远端的切口角对应缝合 4 针,使倒 Y 形切口缝合后呈倒 V 形,以扩大膀胱颈。满意后退镜,盆腔内留置引流管,经尿道留置三腔气囊导尿管(必要时术后持续膀胱冲洗),缝合各穿刺导管切口,固定引流管,结束手术。

(3)机器人辅助腹腔镜膀胱颈挛缩 Y-V 成形术(robot assisted laparoscopic bladder neck contracture with Y-V plasty)

①优点:机器人辅助腹腔镜膀胱颈挛缩 Y-V 成形术,具有可在狭小空间内操作、视野更清晰、操作更精细、组织损伤更轻、并发症更少、术后恢复快等优点,是治疗膀胱颈挛缩的有效微创手术。

②缺点:需机器人及腹腔镜辅助系统特殊仪器和设备,术中准备时间较长,术者需要具有机器人辅助腹腔镜操作的技术。费用较昂贵。

③手术步骤:麻醉后常规消毒,铺无菌单,经尿道留置适当的双腔气囊导尿管引流尿液,使膀胱空虚。参照第 26 章腹腔镜前列腺癌根治切除术,患者取头低位,建立气腹及插入套管,Trocar 插入后,安置连接机器人。手术操作步骤与腹腔镜膀胱颈挛缩 Y-V 成形术相似。

【并发症防治】

1. 出血　膀胱颈挛缩术后常见并发症之一。

(1)表现:扩张尿道时尿道损伤后出血;经尿道膀胱颈挛缩电切后膀胱颈出血;或开放式膀胱颈扩大术后膀胱内或耻骨后出血,膀胱内凝血块堵塞尿管等。出血量多少不一,严重者可发生失血性休克。

(2)原因:可因扩张尿道时使用金属尿道探杆过粗或企图强力使探杆通过狭窄部位,导致尿道损伤引起出血。或经尿道膀胱颈挛缩电切止血不彻底或开放式膀胱颈扩大术中止血不彻底等导致术后继发出血。

(3)处理:①对尿道出血者,如出血不多,且无排尿困难,可嘱其多饮水,给予抗生素治疗,一般 1～2d 出血可自行停止;如出血严重且排尿困难,应尽可能留置尿管引流;尿道损伤部位加压止血;如不能将导尿管置入膀胱。有尿潴留者,应及时行膀胱造口术。②对经尿道膀胱颈挛缩电切及开放式膀胱颈扩大术后出血者应持续膀胱冲洗,如有凝血块应将血块冲出体外,若膀胱内有大量凝血块堵塞尿管致膀胱膨胀者,应立即手术。③有贫血及休克者,应立即输血以纠正贫血及休克,在麻醉下经尿道用电切镜逐一清除膀胱内大量凝血块并彻底止血,术后继续膀胱冲洗,保持留置尿管通畅，直到出血停止为止。

(4)预后：及时有效处理则预后较好。

(5)预防：①尿道扩张要根据膀胱颈挛缩的程度，选用相应大小的金属尿道探杆，在无麻醉下进行扩张，动作要轻柔，避免暴力扩张尿道。②经尿道膀胱颈挛缩电切术或开放式膀胱颈扩大术中止血彻底等。

2. 感染　多表现为伤口及尿路感染。

(1)表现：手术区伤口红、肿、热、痛，局部出现脓性分泌物，会阴、下腹及耻骨处疼痛，轻者仅局部为炎症表现，重者可在术后数小时出现恶寒、高热，白细胞总数明显增高，尿常规见大量白细胞，血培养及尿培养均见细菌生长。严重者可出现感染性休克。

(2)原因：术前尿道炎症未控制或术中器械消毒不严或操作污染；或尿道扩张操作不当，可导致尿道直肠穿孔致粪便污染伤口，或术中耻骨后静脉损伤出血止血不彻底，导致术后出血或血肿等继发感染等。

(3)处理：①及时选用有效的抗生素控制感染，并应根据血培养及尿培养结果选择敏感的抗生素治疗，如合并有败血症休克者应按中毒性休克治疗。②如耻骨后血肿继发感染要引流干净。③如术中直肠损伤，应行膀胱造口及乙状结肠造口。

(4)预后：膀胱颈挛缩术后感染，如能及时发现并有效处理，可转危为安。感染严重者若处理不及时则有生命危险。直肠损伤并发感染者，治愈较困难。

(5)预防：针对感染的原因进行预防。①术前应控制尿道炎症，手术区消毒严格，手术操作应严格无菌操作。②损伤后局部血肿及尿外渗应引流干净。③合并直肠损伤者应行膀胱造口和乙状结肠造口。④术后应用有效的抗生素防治感染。

3. 尿道热　参见第22章男性尿道狭窄尿道扩张术并发症的防治。

4. 直肠损伤　参见第22章尿道狭窄手术中并发症的防治。

5. 假道形成　参见第22章尿道狭窄手术中并发症的防治。

6. 尿失禁　电切及开放手术均可发生尿失禁。

(1)表现：术后拔除导尿管后尿液不自主地从尿道流出，不能控制。

(2)原因：男性膀胱颈挛缩，膀胱颈由于严重长段狭窄，狭窄瘢痕与精阜粘连在一起，解剖结构不清，电切膀胱颈挛缩纤维组织时切除部分尿道外括约肌，导致术后尿失禁。

(3)处理

①尿失禁影响患者生活及工作。先设法收集尿液，男性患者，可选择用阴茎套接集尿袋收集尿液；或用尿不湿收集；或保留导尿等。女性患者，可选择用尿不湿收集尿液或保留导尿等。等待尿失禁逐渐缓解。一般绝大部分患者3～6个月可逐渐好转。

②极少数2年以上尿失禁无好转者，为永久性尿失禁，治疗比较困难。治疗可选择如下方法：a. 球部尿道悬吊术，是治疗男性尿失禁的有效方法。b. 功能性尿道重建术，是切除膜部尿道瘢痕，电凝破坏扩张的前列腺部尿道上皮组织，创造新创面，将游离的球部尿道拖入与膀胱吻合，重建足够长度和正常弹性的功能性尿道。是治疗良性前列腺增生术后真性尿失禁的一种可选择的方法。c. 近年来在尿道膜部周围组织注射Teflon硬化剂或植入人工括约肌治疗，取得一定的疗效。

(4)预后：部分患者持续3～6个月后可逐渐恢复，无须特殊治疗。少数患者1～2年后恢复正常。极少数患者可出现永久性尿失禁，治疗比较困难，患者较痛苦。

(5)预防：男性膀胱颈挛缩电切时超出精阜平面，避免造成尿道外括约肌损伤致尿失禁。

7. 尿道阴道瘘　膀胱颈尿道阴道瘘，是女性膀胱颈挛缩电切术或楔形切除术后发生的较少见的严重并发症。

(1)表现:女性膀胱颈挛缩电切术拔除导尿管后,尿液不自主地从阴道流出,经久不愈,外阴部、臀部、大腿内侧皮肤,由于长期受尿液的浸渍,发生不同程度的皮炎、皮疹和湿疹,造成局部刺痒与灼痛。如被搔破,则可引起继发感染,形成疖肿。

(2)原因:女性膀胱颈挛缩行膀胱颈挛缩电切术或楔形切除时,将膀胱颈后唇切得过深或切穿阴道,或膀胱颈后唇切口严重出血,电凝止血致膀胱颈阴道壁缺血坏死等所致。

(3)处理:①如术中及时发现,可经阴道或经膀胱用 2-0 微乔线缝合修补,并经尿道留置导尿管及耻骨上膀胱造口,术后阴道内每天用碘伏纱布填塞消毒以防治伤口感染,有望促进瘘口愈合。②如术后发现切穿处已渗尿,不易自愈,可成为经久不愈的尿瘘,只有等待时机,待瘘口处炎症消退、瘘口处瘢痕组织完全软化后行瘘口修补术。

(4)预后:由损伤所致膀胱尿道阴道瘘,是一种严重的手术并发症,可给患者带来痛苦,造成不良后果。

(5)预防:女性膀胱颈挛缩行膀胱颈挛缩电切术或楔形切除时,不能将膀胱颈后唇切得过深,防止切穿阴道。避免切割膀胱颈后唇时严重出血,避免盲目电凝止血致膀胱颈阴道壁缺血坏死等。

8. *膀胱颈再挛缩*　膀胱颈挛缩术后再挛缩是较常见的并发症。

(1)表现:大多数膀胱颈再挛缩患者在术后 4～6 周逐步出现排尿不畅,尿线变细,尿频、夜尿多、排尿中断,进行性排尿困难,以致尿潴留。多在术后 3 个月左右症状最明显。

(2)原因:膀胱颈部黏膜下平滑肌被纤维结缔组织代替,纤维结缔组织与周围组织无明显边界,膀胱颈挛缩治疗,为了扩大挛缩的膀胱颈口,不管是开放手术切除或电切除术,均只能切除膀胱颈部分挛缩的纤维结缔组织,剩下的纤维结缔组织逐渐收缩,致术后膀胱颈再挛缩。术后并发严重感染,导致膀胱颈部纤维瘢痕化。或电切时及膀胱颈后唇楔形切除时切除得不够充分,挛缩的膀胱颈未完全纠正等。

(3)处理

①尿道扩张:膀胱颈挛缩术后,应坚持定期做尿道扩张,至少持续 6 个月以上,待尿道瘢痕软化、最大尿流率正常、排尿通畅稳定为止。

②再次手术:尿道扩张失败或多次扩张不能改善排尿者,应考虑再次手术治疗。

(4)预后:轻度膀胱颈挛缩者行尿道扩张可缓解或治愈;严重者需再次手术治疗。

(5)预防:术后膀胱颈再挛缩重在预防。

①术后控制感染:严重感染可导致膀胱颈再挛缩。

②尿道扩张:膀胱颈挛缩术后,应待炎症控制拔除导尿管,应根据其排尿通畅情况,定期行尿道扩张,一般持续扩张 6 个月以上,以使膀胱颈瘢痕组织软化、不再收缩为止。

【评析】

1. *复发率*　膀胱颈纤维化挛缩组织与周围组织无明显边界,手术无法将膀胱颈的纤维化组织完全切尽,剩余的纤维组织再收缩导致膀胱颈再挛缩,因此膀胱颈挛缩术后复发率较高。预防膀胱颈再挛缩,术后应坚持尿道扩张 6 个月以上,直到瘢痕组织软化不再收缩、排尿通畅稳定为止。

2. *膀胱颈挛缩 Y-V 成形术*　腹腔镜膀胱颈挛缩 Y-V 成形术或机器人辅助腹腔镜膀胱颈挛缩 Y-V 成形术,明显优于开放性膀胱颈挛缩 Y-V 成形术。

(陈在贤　高　飞)

参考文献

[1] 王禾,李希华.膀胱颈梗阻的手术治疗//金锡御,俞天麟主编.手术学全集泌尿外科手术学.2版.北京:人民军医出版社,2007:287-291.

[2] 饶利强,廖锦先,麦惠洪,等.经尿道前列腺等离子双极电切术后尿道狭窄的防治.中国临床研究,2011,24(11):1002-1003.

[3] 徐晓果,周劲平,张宇坚.经尿道低温双极等离子技术治疗前列腺增生术后膀胱颈挛缩.中国男科学杂志,2012,26(3):39-41.

[4] 杨文杰.经尿道前列腺电切术后膀胱颈挛缩的影响因素.临床医学,2015,1:110-111.

[5] 刘哲,陈佳,吴万瑞.经尿道前列腺电切术后发生膀胱颈挛缩的条件 Logistic 回归分析.现代泌尿外科杂志,2014,12:784-787.

[6] 游志勇,刘振明,俞金水.经尿道内切开治疗经尿道前列腺汽化电切术后膀胱颈挛缩.按摩与康复医学,2014,5:92-93.

[7] 武广平,厉波,厉宝书.经尿道膀胱颈内切开治疗膀胱颈挛缩的效果.齐鲁医学杂志,2007,22(6):506-507.

[8] 黄仕泉,刘世学,谢斌,等.经尿道前列腺电切对术后膀胱颈挛缩发生的影响因素分析.医学综述,2013,19(5):955-956.

[9] 陈谅秋,朱君.经尿道膀胱颈电切术治疗女性膀胱颈梗阻的效果观察.医药卫生(文摘版),2016,3:44.

[10] 陈尚国,柯钦智.经尿道膀胱颈 V 形切开治疗女性膀胱颈部梗阻 32 例临床诊治体会.医药卫生(文摘版),2016,8:280-280.

[11] 方永刚,高填元,马新建,等. TUIBN 和 TURBN 治疗膀胱颈挛缩的比较研究.承德医学院学报,2017,1:26-28.

[12] 汪正伟,王炜,熊英.经尿道绿激光治疗膀胱颈挛缩(附 23 例报道).中国医药指南,2016,11:92-93.

[13] Simonato A,Gregori A,Lissiani A,et al. Two-stage transperineal management of posterior urethral strictures or bladder neck contractures associated with urinary incontinence after prostate surgery and endoscopic treatment failures. Eur Urol,2007,52(5):1499-1504.

[14] Orvieto MA,Zorn KC,Gofrit ON,et al. Surgical modifications in bladder neck reconstruction and vesicourethral anastomosis during radical retropubic prostatectomy to reduce bladder neck contractures. Can J Urol,2006,13(6):3353-3357.

[15] Wei W,Gao J,Xhang Z,et al. Multifactor analysis of bladder neck contractures after transurethral resection of prostate Zhonghua Nan Ke Xue,2004,10(4):287-289.

[16] Besarani D,Amoroso P,Kirby R. Bladder neck contracture after radical retropubic prostatectomy. BJU Int,2004,94(9):1245-1247.

[17] Gousse AE,Tunuguntla HS,Leboeuf L. Two-stage management of severe postprostatectomy bladder neck contracture associated with stress incontinence. Urology,2005,65(2):316-319.

[18] Lee YH,Chiu AW,Kuang JK. Comprehensive study of bladder neck contracture after transurethral resection of prostate. Urolog,2005,65(3):498-503.

[19] Shah HN,Mahajan AP,Hegde SS,et al. Perioperative complications of holmium laser enucleation of the prostate:experience in the first 280 patients,and a review of literature. BJU Int,2007,100(1):94-101.

[20] Richilda Red Diaz,Joo Yong Lee,Yong Deuk Choi,et al. Unroofed Midline Prostate Cyst Misled Into a Stricture With Obliterative Bladder Neck Contracture Following a Laser Prostatectomy. Int Neurourol J,2013,17(1):34-37.

[21] Jaspreet Singh Parihar,Yun-Sok Ha Isaac Yi Kim. Bladder neck contracture-incidence and management following contemporary robot assisted radical prostatectomy technique. Pros-

tate Int,2014,2(1):12-18.

[22] Jay Simhan,Daniel Ramirez,Steven J. Hudak. Bladder neck contracture. Transl Androl Urol, 2014,3(2):214-220.

[23] Hee Ju Cho,Tae Yong Jung,Duk Yoon Kim, et al. Prevalence and Risk Factors of Bladder Neck Contracture After Radical Prostatectomy. Korean J Urol,2013,54(5):297-302.

[24] Luigi Cormio,Paolo Massenio,Giuseppe Lucarelli,et al. HemOLok clip:a neglected cause of severe bladder neck contracture and consequent urinary incontinence after robot-assisted laparoscopic radical prostatectomy. BMC Urol,2014,14:21.

[25] Jeffrey D. Redshaw,Joshua A. Broghammer, Thomas G. Smith,et al. Intralesional Injection of Mitomycin C at Transurethral Incision of Bladder Neck Contracture May Offer Limited Benefit:TURNS Study Group. J Urol,2015, 193(2):587-592.

[26] Mundy AR,Bugeja S,Andrich D. Reconstructive surgery for bladder neck contracture (BNC) following prostate cancer treatment. European Association of Urology Congress, 2012,109(2):11-12.

[27] Kovell RC,Terlecki RP. Management Strategies for Post-Prostatectomy Bladder Neck Contractures. Current Urology Reports,2015, 16(9):536.

[28] Adamakis I,Fragkiadis E,Katafigiotis I,et al. A two staged treatment Procerdure for the difficult to treat bladder neck contractures with concomitant incontinebce. In the search of a solution to a complex proplem. Archivio italiano di urologia, andrologia: orga, 2015, 87 (3):233.

[29] Anderson KM, Higuchi TT, Flynn BJ. Management of the devastated posterior urethra and bladder neck: refractory incontinence and stenosis. Translational Andrology & Urology, 2015,4(1):60-65.

[30] Reiss CP, Rosenbaum CM, Becker A, et al. The T-pilasty a modified YV-plasty for highly recurrent biadder neck contracture after trabsurethral surgery for benign hyperplasia of the prostate clinic. Worid Journal of Urology, 2016,34(10):1437.

[31] T Huang,JY Yong,J Qi,et al. Analysis of risk factors leading to postoperative urethral stricture and bladder neck contracture following transurethral resection of prostate. International Brazilian Journal of Urology, 2016, 42 (2):302-311.

[32] M Musch, JL Hohenhorst, A Pailliart, et al. VE17 Robot-assisted laparosoopic YV-plasty in patients with refractory bladder neck contracture. Journal of Urology, 2014, 13 (3):e845.

[33] B Hu, Z Song, H Liu, et al. A comparison of incidences of bladder neck contracture of 80-versus 180-W GreenLight laser photoselective vaporization of benign prostatic hyperplasia. Lasers in Medical Science,2016:1-9.

[34] Lay simhan, Daniel Ramirez, Steven J, et al. Bladder neck contracture. Transl androl Urol, 2014,3(2):214-220.

[35] Bang SL,Yallappa S,Dalal F,et al. Post Prostatectomy Vesicourethral Stenosis or Bladder Neck Contracture with ConcomitantUrinary Incontinence:Our Experience and Recommendations. Curr Urol,2017,10(1):32-39.

[36] Kaynar M,Gul M,Kucur M,et al. Necessity of routine histopathological evaluation subsequent tobladder neck contractureresection. Minerva Urol Nefrol,2017,69(2):133-143.

[37] Cindolo L, Marchioni M, Emiliani E, et al. Bladder neck contracture after surgery for benign prostatic obstruction. Cent European J Urol,2016,69(4):353-357.

[38] Pfalzgraf D, Siegel FP, Kriegmair MC, et al. Bladder Neck Contracture After Radical Prostatectomy:What is the Reality of Care? J Endourol,2017,31(1):50-56.

[39] Hu B, Song Z, Lin H, et al. A comparison of incidences of bladder neck contracture of 80-versus 180-W GreenLight laser photoselective

vaporization of benign prostatic hyperplasia. Lasers Med Sci,2016,31(8):1573-1581.

[40] Tao H,Jiang YY,Jun Q,et al. Analysis of risk factors leading to postoperative urethral stricture and bladder neck contracturefollowing transurethral resection of prostate. Int Braz J Urol,2016,42(2):302-311.

[41] Wagner J,Haddock P. Robotic-assisted laparoscopic catheterizablebladder augment:a novel approach to treat recurrent bladder neck contracture following radical prostatectomy. Can J Urol,2015,22(6):8074-8078.

[42] Reiss CP, Rosenbaum CM, Becker A, et al. The T-plasty:a modified YV-plasty for highly recurrent bladder neck contracture after transurethral surgery for benign hyperplasia of the prostate:clinical outcome and patient satisfaction. World J Urol,2016,34(10):1437-1442.

[43] Shieh L, Sachin Yallappa, Fatima Dalal, et al. Post Prostatectomy Vesicourethral Stenosis or Bladder Neck Contracture with Concomitant Urinary Incontinence: Our Experience and Recommendations. Curr Urol, 2017, 10(1): 32-39.

[44] Musch M,Hohenhorst JL,Vogel A. Robot-assisted laparoscopicY-V plasty in 12 patients with refractory bladder neck contracture. J Robot Surg,2017,27.

第 24 章

前列腺增生手术

良性前列腺增生(benign prostatic hyperplasia,BPH),是老年男性最常见疾病之一。BPH 是前列腺组织细胞增多,使腺体体积增大压迫尿道,使尿道狭窄,引起膀胱出口梗阻,出现排尿困难,严重者尿潴留,如梗阻时间过长,可导致肾功能损害,以至尿毒症危及生命。男性自 35 岁起前列腺可有不同程度的增生,50 岁以后开始出现临床症状。其发病率随年龄增大而增加,一般 50 岁时约为 50%,80 岁时可高达 80%～89%。BPH 如能及时诊断,并得到有效的治疗,可完全治愈。否则,可导致严重不良后果。

BPH 梗阻较轻患者,可采用药物治疗,梗阻较重、药物治疗无效者,可根据患者的年龄、全身状况及并存的疾病等,选择合适的手术治疗,以减轻及解除患者的痛苦。手术治疗方法有多种,各有优缺点,效果各异。对治疗方法的选择,应以方法简便易行、安全、有效、痛苦小、并发症少、经济、易被患者接受为准。

第一节　前列腺内支架

1980 年 Fabian 首先介绍金属螺旋支架置入前列腺尿道治疗下尿路梗阻。经过三十余年的研究,支架的结构、材料及置入技术日趋成熟。根据支架的功能,将支架分为暂时性支架和永久性支架。现永久性支架编织成网状,尿路上皮可以透过网眼,覆盖支架表面上皮化,避免尿液和支架接触,减少感染和结壳的机会,支架也不易移位。临床上常用的支架是镍钛记忆合金网状永久性支架,具有形状记忆功能,也被称为“智能材料”。它编织成网状,在高温下塑形后,在 4℃以下温度时可随意铸形;在 30℃以上温度时很快恢复记忆形状。此材料组织相容性好,耐腐蚀性强,具有较强弹性,是理想的体内置入材料。记忆合金网状支架规格:直径 15mm(45F),长度有 25mm、30mm、35mm、40mm、45mm、50mm、55mm 7 种规格。支架外形有普通型和特殊型两种,普通型适用于前列腺各叶均匀增生者;特殊型适用于增生不均匀者。放置前端有定位水囊、支架限位器。插入尿道时,水囊、支架及限位器隐蔽在置入器内,支架置入时,后退外套管,依次暴露水囊、支架。同时用经直肠 B 超协助操作。总有效率达 97.9%。

【原理】

用记忆合金网状支架支撑前列腺狭窄段尿道,使排尿通畅,以解除排尿困难或尿潴留。

【优点】

方法较简单、安全、有效,特别适用于有严重疾病不能耐受手术的高危患者。放置前列腺支架是前列腺增生的一种辅助治疗方法。

将前列腺支架置入前列腺尿道，可以把前列腺尿道撑开，从而解除前列腺增生引起的机械性梗阻。放置前列腺支架操作简单，适合高危患者，术中或术后出血少，术后患者恢复快，支架容易取出，不影响其他方法治疗，术后一般无逆向射精和性功能障碍，是治疗前列腺增生安全而有效的方法之一。

【缺点】

准确放置有一定难度，仍有并发症。需要注意的是，有急性尿路感染、低张力或无张力膀胱、膀胱癌、尿道狭窄或膀胱颈挛缩、前列腺中叶明显增生、前列腺尿道过短、有经尿道前列腺电切除术史、膀胱刺激症状明显者均不适于前列腺支架治疗。

【支架置入配套系统】

前列腺支架置入系统由导引头(略带弯曲，圆滑，便于经尿道导入)、定位水囊(当传输系统前段插入膀胱后，向水囊内注水使水囊膨大，牵拉使水囊抵达膀胱颈部，起定位作用)、支架存放腔(支架存放于内、外套管之间，前方为定位水囊，后方邻中管前端)、锁定装置(在传输系统置入、支架定位、支架释放过程中起锁定管套位置之作用)、单向阀(向水囊内注水后防反流结构)、三套管等部分构成(传输系统及支架之主载体，兼有固定支架位置、支架释放之作用)等。

【术前准备】

术前清洁灌肠，准备外阴皮肤。经直肠超声测量前列腺尿道长度，形态结构，选择不同型号的支架及相匹配的传输系统。支架长度应比前列腺尿道长度短 5～10mm 为宜。

【麻醉及体位】

一般均采用硬膜外麻醉，不能行硬膜外麻醉者可采用全身麻醉。患者取截石位。

【支架置入方法】

将已选择好的支架装入置入器内，覆盖外套管使其隐蔽，调整限位器并予以锁定。置入器从尿道外口插入膀胱，后端有尿液流出，退后外套管至标志线，暴露定位水囊，从后部经单向阀注水 5ml，再将本系统轻轻向外牵引，遇有阻力停止，示水囊已到膀胱颈部。使用 ALOKA 超声显像仪、UST 直肠探头，在经直肠超声监视下，再次缓慢后退外套管，暴露支架后释放支架，注意应使支架近端离尿道内口 1～2mm，远端距前列腺尖部 4～6mm，向水囊内注入 40℃生理盐水，使支架恢复记忆形态。经直肠超声观察支架恢复记忆形态。抽出水囊内的生理盐水，使水囊恢复原态，在直肠超声监视下，顺应尿道解剖结构，退出置入系统，勿粗暴操作，以免支架移位。并留置导尿管引流尿液。

【术后处理】

1. 应用抗生素防治尿路感染。

2. 术后大多数患者可出现尿频、尿急、血尿，一般在 1～2 周症状逐渐消失。

3. 术后轻度血尿，无须特殊处理。

4. 术后 1 周左右拔除留置的导尿管，观察排尿情况。

【评析】

1. *影响疗效的因素*　应用记忆合金网状支架治疗前列腺增生所致尿潴留的疗效与支架形状、长度及支架安放位置有密切关系，远期疗效还与支架移位及支架网眼内芽状增生有关。准确地将支架安放在前列腺部尿道是治疗成功的关键。若安放支架的位置过高，突入膀胱，不能覆盖尿道黏膜，日久易形成结石；若支架安放的位置过低，压迫尿道外括约肌，并发尿失禁。理想的支架位置是近端距膀胱颈口 1～2mm，远端距前列腺尖部 4～6mm。支架放置成功后可立即自行排尿。术后 IPSS 评分可显著改善，最大尿流率可由术前 0 增加至 15ml/s 以上，残余尿量可减少至 30ml 左右。文献报道其总有效率高达 97.9%，但近年来极少见有文献报道应用。

2. *置入器的改进*　以前要将支架准确置入前列腺尿道相当困难，曾采用多种办法及置入器械，均难将支架准确置入，因而影响其疗效。近来对置入器进一步改进，并采用经直肠 B 超监视下经尿道置入法，无须用内镜操作，无须做膀胱切开术，使操作简便，可迅速、准确地将支架安放在选定位置。术中监视是手术成功的保证，经直肠 B 超术中监视不受任何干扰，可以清楚地显示前列腺声像图、网状支架的位置及恢复记忆的形状，不受肥胖、膀胱充盈程度及耻骨上造口管的影响，能跟踪手术全过程，不妨碍手术操作。使手术更简单、安全、有效。因此，该法特别适用于前列腺增生伴下尿路梗阻的高危患者，前列腺中叶增生者不再成为禁忌。

3. *术后局部组织反应*　支架弹性适中，不会过分嵌入组织内，4 周时支架已有上皮覆盖，12 个月时大部分支架被尿路上皮完全覆盖。支架嵌入组织内起固定支架的作用，并能防止术后支架移位。插入导尿管或内镜时亦不会推移支架。4～6 个月后行尿道镜检，发现支架均被尿道黏膜覆盖。

4. *临床应用*　由于准确放置支架仍有一定难度，放置支架的位置不准确则影响疗效，且并发症多。文献报道一组 25 例应用国产镍钛记忆合金网装支架腔内治疗前列腺增生失败的经验教训，术后因排尿困难等并发症，均需开放手术取出前列腺支架并行前列腺摘除，1 例患者因尿失禁长期膀胱造口，1 例患者合并膀胱癌行膀胱部分切除。笔者认为镍钛记忆合金网状支架仅能作为治疗高危前列腺增生患者的有效手段，不适宜基层广泛开展。现由于治疗前列腺增生的微创手术如 TURP 等日趋完善，手术相对安全有效，因此，前列腺支架现仍应用较少。

第二节　经尿道柱(棒)状水囊前列腺扩开术

1987 年美国 Castaneda 应用球囊扩张治疗前列腺增生 5 例，由于操作简单，创伤轻，在国内外一度开展，但由于该扩张法效果不确定，出血多，远期效果不佳，已弃用。我国的郭应禄及其团队研究的经尿道柱(棒)状水囊前列腺扩开术(transurethral columnar ballon dilation of prostate，TUCBDP)，是用柱状高压气囊有效的钝性扩张开前列腺体、膜部尿道、膀胱颈部，扩裂开外科包膜，将腺体移向两侧，包膜扩开后降低了尿道压力和阻力，从而达到排尿通畅的目的，成为一种安全、有效、简便、微创治疗良性前列腺增生的新方法。

【原理】

人体前列腺的包膜完整，增生的前列腺对不同位置的包膜压力不同，包膜在 12 点处最为薄弱，在一定压力的扩张作用下最容易扩裂。该技术是通过柱状高压水囊有效扩开前列腺腺体、膜部尿道、膀胱颈部，扩裂开外科包膜，腺体周围的脂肪等组织填充裂开部位，形成组织垫，狭窄尿道变得宽大，降低了尿道的压力和阻力，有效改善排尿困难症状，达到排尿通畅的目的。

【优点】

1. 经尿道柱(棒)状水囊前列腺扩开术属微创手术，尤其适用于老年前列腺增生，不能耐受前列腺电切等手术的患者。

2. 方法简便，手术时间短，组织损伤轻，术后恢复快，并发症少，可明显改善排尿困难，减少残余尿，安全有效。

3. 保留前列腺的分泌功能、生殖功能及性功能等。

4. 克服了前列腺术后逆行射精的并发症。

【缺点】

1. 手术过程非直视下操作，凭感觉扩裂前列腺，需要一定的临床经验。

2. 疗效不如前列腺切除术后效果好。术后留置导尿管时间较电切时间长。

3. 仍有术后并发症，术后出血及尿失禁

发生率较高。

【适应证】

1. 需做前列腺手术才能解除排尿困难或尿潴留的老年前列腺增生患者，因身体虚弱或合并心脑血管等疾病，手术麻醉风险较高，不能耐受前列腺电切等手术的前列腺增生患者。

2. 要求保留前列腺愿望的前列腺增生患者。

【禁忌证】

1. 合并严重高血压和(或)心力衰竭未控制者、急性心肌梗死者，6个月内因脑血管意外发生偏瘫等，不能耐受经尿道柱状水囊前列腺扩开术者。

2. 合并严重支气管哮喘、肺气肿、肺部感染及肺功能显著减退者。

3. 合并肝功能明显异常和严重功能不全者。

4. 合并全身出血性疾病未纠正者。

5. 合并严重糖尿病未能控制者。

6. 合并急性泌尿系统感染、尿道炎未控制者。

7. 合并尿道狭窄无法手术的患者。

8. 突入膀胱内的前列腺中叶明显增生患者。

9. 合并精神障碍不能配合手术者。

10. 前列腺癌患者。

【术前准备】

同经尿道前列腺切除术的术前准备。

【麻醉及体位】

一般采用硬膜外麻醉，必要时全身麻醉。患者采用截石位。

【特殊器械】

柱状水囊导管，配备压力表、金属内芯。导管主体为四腔，分为导尿腔、冲洗腔和内、外两个高压水囊腔。高压水囊分A囊及B囊，B囊在A囊内(图24-1A)。柱(棒)状水囊导管具有定位、扩裂、止血、导尿、冲洗多种功能，用环氧乙烷灭菌，一次性使用。

【手术步骤】

1. 膀胱镜检查　麻醉后，经尿道做膀胱尿道镜检，了解膀胱内情况、前列腺的形态大小及后尿道的长度等。退镜前膀胱内灌注冲洗液300～400ml。

2. 导管插入　将柱状水囊导管外涂水性润滑剂后经尿道插入，见有尿液从导管口溢出时证实导管已插入膀胱。

3. 定位导管　术者左手扶持导管，右手示指直肠指诊，在前列腺尖部触到柱状水囊尾端的定位突后，将导管向外拉1.0～1.5cm，将柱状水囊导管调到前列腺及膜部尿道的位置(图24-1B)后，固定导管。

4. 内囊(B囊)内注水　助手连接压力泵到内囊冲压接头，然后向内囊内注入生理盐水，使压力达到0.15MPa时应该在前列腺尖部摸到初始囊型，如触摸不到，则需向内或向外调整导管，直至前列腺尖部可触到膨胀的水囊为止，目的是让内囊跨过尿道外括约肌，注意不要用力过大，防止把内囊拉到球部尿道。助手继续向内囊内注入生理盐水，当压力表压力超过0.2MPa时会有压力突然下降、减压的感觉，提示外科包膜已被破开，继续灌水到压力表达0.3MPa为止维持(图24-1C)，关闭B囊充水压接头。

5. 外囊(A囊)内注水　助手把压力泵接入外囊(A囊)充压接头，迅速向外囊内灌水，使气压达0.3MPa为止(图24-1D)，此时膜部已向前方裂开，两侧叶向前方张开，腺体周围的脂肪等组织填充裂开部位，形成组织垫，狭窄尿道变得宽大(图24-1E)；导尿管向膀胱内进入约2cm，肛门指检已扪不到气囊导尿管，提示气囊已越过括约肌进入后尿道(图24-1F)，此时固定导尿管，导尿管接集尿袋，做膀胱持续冲洗。将患者送回病房，气囊内压维持在0.1MPa左右，持续压迫至少6h。

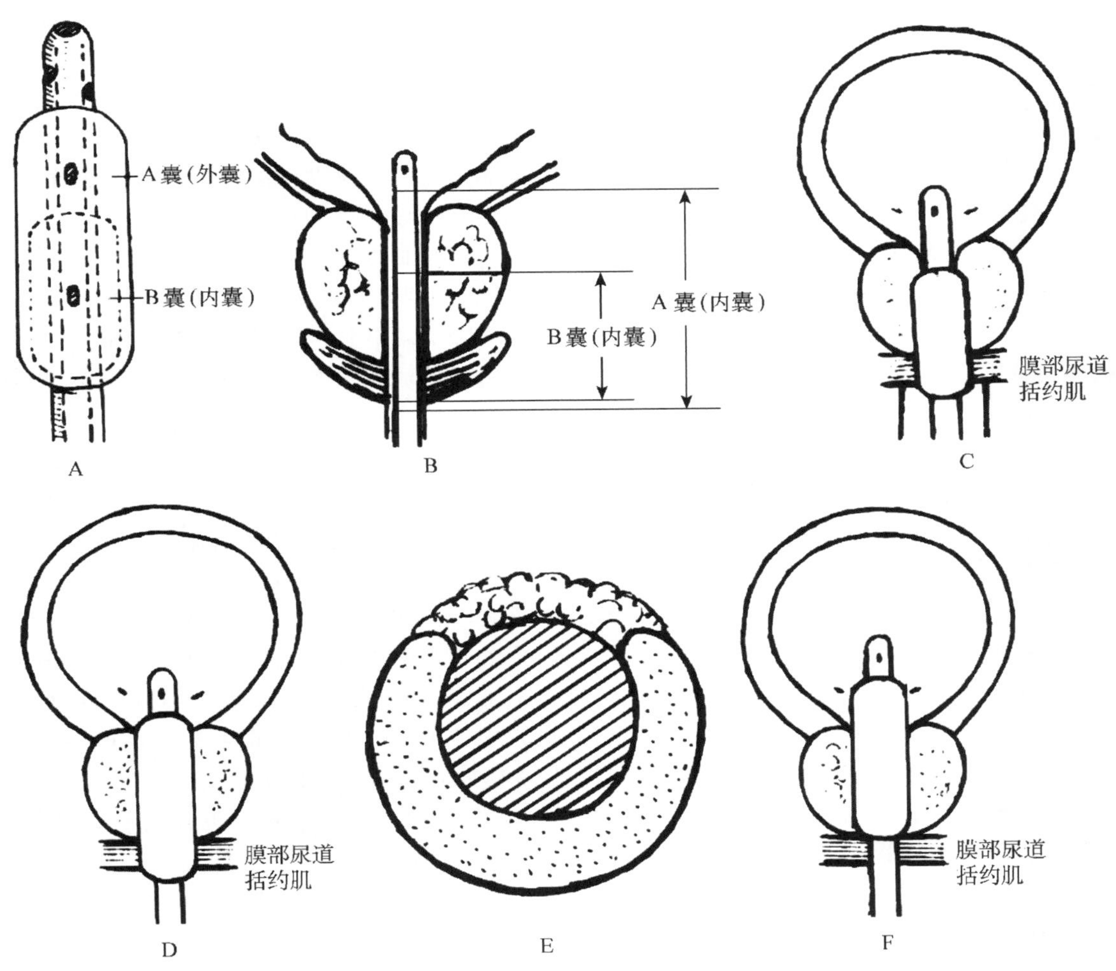

图 24-1　经尿道柱(棒)状水囊前列腺扩开术

A. 柱(棒)状水囊导管 AB 两囊结构；B. 柱(棒)状水囊导管放置在前列腺及膜部尿道的部位；C. 向内囊(B 囊)内注水裂开外科包膜及膜部尿道；D. 向外囊(A 囊)内注水裂开膜部为两侧叶腺体；E. 腺体周围的脂肪等组织填充裂开部位；F. 气囊已越过括约肌进入后尿道

注意：向外囊注水时注意一定要牵住扩裂导管，防止扩裂导管向膀胱滑入，整个注水过程一定都要始终向外牵拉扩裂导管。

6. 改良措施

(1)向外囊内灌水，使气压达 0.3MPa 后，维持压力约 5min(此期间压力下降需补压到 0.3MPa)后，将内、外囊水全部放掉，拔出扩裂导管。

(2)做膀胱尿道镜检，经尿道插入电切镜观察扩开后腺体情况，如扩开效果明显，有明显出血的患者可用电切镜电凝止血后，经尿道置入 20F 或 22F 三腔气囊导尿管，向气囊内注水约 30ml，在尿道外口系扎纱布条于尿管上牵拉压迫前列腺(术后约 6h 后解除)，持续膀胱冲洗，结束手术。

(3)如扩开效果不明显，可重复第 2～5 步骤，直到满意为止。

【术后处理】

1. 术后应用抗生素防治感染。

2. 术后气囊内维持1个大气压压迫至少6h。减压后仍需持续冲洗，保持引流通畅。

3. 术后持续冲洗膀胱，到冲出液清亮为止，一般1～3d出血才停止。

4. 如气囊减压后，冲出液血色又加重，再次向气囊内注水到1～3个大气压牵引压迫止血。并加快冲洗到止血为止。若经上述处理仍继续出血，应行经尿道电灼止血或开放手术止血。

5. 镇静镇痛：术后麻醉消失后，由于气囊压迫，患者常感胀痛不适或膀胱痉挛，可适当镇静镇痛处理。术后根据情况可5～10d后拔除导尿管。

6. 术后鼓励患者适当活动，预防下肢深静脉血栓形成。

7. 术后严防心、肺、脑等意外。

8. 如无特殊情况，一般术后7～10d拔除导尿管。一般可正常排尿，如若不能正常排尿，可继续带管5～10d，待局部组织水肿消除后再拔除导尿管。

【并发症防治】

经尿道柱(棒)状水囊前列腺扩开术后常见并发症如下。

1. **出血** 出血是经尿道柱(棒)状水囊前列腺扩开术后常见并发症之一，术后膀胱冲洗，冲洗液有少许血色，不产生凝血块，引流管通畅，1～3d后冲洗液渐变清亮，病情平稳，无须特殊处理。较严重出血者，其发生率约占经尿道前列腺切除术的5%。

(1)表现

①术后柱(棒)状水囊减压后，持续膀胱持续冲洗，冲洗液血色越来越浓或快速冲洗血色浓度不减轻，严重者逐步形成凝血块堵塞引流管，膀胱充盈，发生下腹膨隆胀痛、贫血、脉速、血压下降，出现休克症状等。

②继发性出血：术后2～4周出现血尿，逐渐加重，形成凝血块者，出现排尿困难以至尿潴留，贫血、脉速、血压下降，出现休克症状等。

(2)原因

①术后气囊压迫减压后，前列腺扩裂处可能扩裂损伤血管或耻骨后静脉丛出血，或血压升高等，导致扩裂处伤口出血。

②凝血功能障碍，如血小板减少、凝血因子缺乏等，均可导致术中及术后出血。

③继发出血：术后2～4周出现血尿，多是由于术后扩裂后继发感染或腹内压升高所致。

(3)处理

①膀胱持续冲洗者，冲出液血色越来越浓，快速冲洗血色浓度不减轻者，向气囊内注水30～50ml，持续牵拉气囊以压迫前列腺窝止血，并加快持续膀胱冲洗，到冲出液清亮为止。如无效，出血加重且出现血凝块、膀胱内积血，堵塞导尿管，尿潴留时，血压下降，此时应及时补充血容量，立即经尿道用电切镜清除膀胱内血凝块，彻底止血，满意后，留置20F三腔气囊导尿管持续膀胱冲洗，到冲洗液清亮为止。

②继发性出血：术后2～4周出现血尿，逐渐加重，形成凝血块，出现排尿困难以至尿潴留者，立即插入20F或22F三腔气囊导尿管，向气囊内注水30～50ml，持续牵拉气囊压迫前列腺窝止血。有凝血块堵塞导尿管者，用20ml注射器冲吸将膀胱内凝血块冲出，到冲出液清亮、导尿管通畅为止。如无效，出血加重，出现凝血块、膀胱内积血，堵塞导尿管，尿潴留时，血压下降，应输血，立即经尿道用电切镜清除膀胱内凝血块，彻底止血，满意后，留置20F三腔气囊导尿管持续膀胱冲洗，到冲洗液清亮为止。

③开放手术止血：如出血经上述方法无法控制出血者，应立即开放手术止血。

(4)预后：经尿道柱(棒)状水囊前列腺扩开术后出血，如能及时发现，并得到有效处理，一般不会造成严重后果及并发症。反之，可能导致严重并发症及不良后果，以至危及生命。

(5)预防：根据上述产生严重出血的原因进行预防。术前严格掌握好手术适应证及禁忌证，做好充分的术前准备，纠正其并存疾病，为手术创造良好条件。术中规范化操作，术后气囊待冲洗液清亮后缓慢减压，严密观察出血情况，及时发现并做出相应的处理。

2. 尿失禁　尿失禁是经尿道柱(棒)状水囊前列腺扩开术后常见并发症。大部分术后能自行排尿者均有不同程度的尿失禁。

(1)表现：拔除导尿管后，患者不自主地排尿。

(2)原因：因经尿道柱(棒)状水囊前列腺扩开术，柱状高压气囊扩开前列腺体、尿道膜部、膀胱颈部，扩裂开外科包膜，尿道括约肌均有不同程度的扩裂损伤，导致尿失禁。

(3)处理

①收集尿液：a. 使用阴茎夹定时开放排尿；b. 阴茎套接集尿袋收集尿液；c. 用尿不湿收集尿液或保留导尿等收集尿液。

②促进尿道括约肌功能恢复：对部分尿道括约肌损伤者，可行肛门收缩功能锻炼、药物治疗、针灸或电刺激治疗等，等待自行恢复。

(4)预后：大部分尿失禁者可在 3～6 个月逐渐缓解、恢复正常排尿，无须特殊治疗。少数患者 1～2 年后恢复正常。出现永久性尿失禁者极少。

(5)预防：该技术要达到较好的排尿通畅的效果，尿道括约肌均被不同程度地扩裂损伤，只能减轻对尿道括约肌的损伤，来减轻尿失禁。

3. 排尿困难　术后有部分患者疗效不佳，仍有排尿不畅、排尿困难。

(1)表现：术后有部分患者排尿不畅，尿滴沥，残余尿增多，以至尿潴留。

(2)原因：可能与术中前列腺外科包膜未完全扩裂或前列腺增生合并膀胱颈挛缩，很难将外科包膜扩裂开有关。

(3)处理：①药物治疗；②保留导尿；③再次扩裂；④创造条件，选择其他手术治疗。

(4)预后：经及时有效处理后病情可缓解。

(5)预防：严格掌握该手术的适应证与禁忌证，术中前列腺外科包膜应完全扩裂开来预防。

4. 尿路感染

(1)表现：术后拔除导尿管后尿频、尿急、尿痛，尿常规白细胞计数升高，以及血培养及尿培养均见细菌生长。

(2)原因

①术前大多数患者因尿潴留而反复较长时间留置导尿管，存在尿路感染未控制。

②术后保留导尿时间较长或术中无菌操作不严，术中、术后持续膀胱冲洗等因素所致尿路感染。

(3)处理：术后尿路感染，使用有效抗生素抗感染，到尿路刺激症状消失、尿常规检查正常为止。

(4)预后：轻度术后尿路感染经抗感染治疗后治愈，严重尿路感染经久不愈者，可导致膀胱颈挛缩或尿道狭窄。

(5)预防：针对感染的原因进行预防，严格掌握手术适应证及禁忌证。

①术前控制尿路感染。

②手术区消毒严格，术中操作应严格无菌操作，防止冲洗液污染。

③术后应用有效的抗生素防治感染。

5. 附睾炎　参见本章前列腺电切术后附睾炎的防治。

6. 深静脉血栓形成　参见本章第三节前列腺电切术后深静脉血栓形成的防治。

7. 尿道狭窄　与经尿道前列腺切除术后尿道狭窄并发症防治相类似。

【评析】

对经尿道柱状水囊前列腺扩开术(TUCBDP)治疗良性前列腺增生近期疗效

与安全性情况。余扬(2016)总结141例经尿道柱状水囊前列腺扩开术治疗良性前列腺增生近期疗效与安全性观察结果,手术时间为13～45min,平均(15.9±7.7)min,术后常规留置导尿5～7d。术后尿失禁率为7.8%(11/141)。术后大出血(出血量1000～2000ml)发生率为3.5%(5/141)。拔管后急性尿潴留占10.64%(15/141)。术后3个月尿滴沥、排尿费力者占7.1%(10/141)。术后前尿道狭窄者占1.4%(2/141),术后1个月、3个月、6个月的残余尿量分别为(48±29.3)ml、(56±38.3)ml、(53±36.1)ml、(62±39.4)ml。术后1个月、3个月、6个月的最大尿流率分别为(23.7±8.5)ml/s、(24.1±8.5)ml/s、(25.6±8.5)ml/s、(26.5±7.8)ml/s。国际前列腺症状评分术后1个月、3个月、6个月的IPSS评分分别为(6±4.6)分、(4.8±4.3)分、(3±2.8)分、(2±1.9)分。显示经尿道柱状水囊前列腺扩开术具有总体疗效肯定、操作简单、手术耗时短、创伤轻、出血量少、术后恢复快、近期效果较好等优点。应严格掌握其手术适应证及禁忌证,规范化操作。其主要并发症是出血、尿失禁及排尿不畅等。远期效果有待进一步研究。对于高龄的手术麻醉风险较高的患者或有保留前列腺器官愿望者,这一术式可供选择。

(何云锋 张 尧 陈在贤)

第三节 经尿道前列腺切除术

经尿道前列腺电切术(transurethral resection of the prostate,TURP)是通过内镜来完成的特殊腔内手术。1834－1887年Guthde和Bottini开始研究电切技术治疗良性前列腺增生,1913年Stevens-Bugbee首先将电外科技术应用于前列腺内切开术,1926年Stem发明电切组织的Tungsten电切环,开展热切除术,1931年DrPMDavis发展Stem-Davis切除镜,McCMhy将其改进用作经尿道前列腺手术,1932年McCarthy将Foroblique透镜与Tungsten电切环联合应用,从此经尿道前列腺电切术问世,成为前列腺手术的金标准(gold standard surey),以后由于电切镜的连续灌注及电视监视系统的发明,TURP术得到迅速发展及广泛应用。1995年Kdplan等在TURP基础上,改进并创建经尿道前列腺汽化切割术(transurethral vaporization of the prostatie,TVP)。但并发症较多,已很少应用。1998年英国Gyrus公司将一种全新的等离子技术用于前列腺切割术,由于它由一工作电极和一回路电极组成,故又称为经尿道双极汽化等离子切割术(transurethral bipolar vaporisation of prostate,TBVP),电极为双极双环,由于止血效果不满意,影响其临床应用;以后经不断改进与创新,到2000年,等离子体切割电极由双极双环改变成双极单环,明显提高了电切及止血的效果,达到与TURP同样的效果,现已逐步在推广应用。

【原理】

经尿道将增生的前列腺组织逐块切除,以解除因前列腺增生体积增大导致的后尿道梗阻,达到排尿通畅的目的。

【适应证】

1. 排尿梗阻症状明显,反复急性尿滞留者。

2. 排尿困难经药物治疗效果不好、身体状况能耐受手术者。

3. 残余尿量＞50ml、尿流率＜10ml/s者。

4. 并发膀胱结石、憩室、腹壁疝、痔等患者。

5. 反复发作尿路感染不易控制者。

6. 并发出血者。

7. 前列腺癌失去根治手术机会排尿困难者。

8. 合并膀胱颈纤维化不适合行开放性手术者。

9. 国际前列腺症状评分（International Prostate Symptom Score，I-PSS）：I-PSS>20分者（I-PSS评分是BPH患者下尿路症状严重程度的主观反映，将表格中的7个选择问题答案的分数累加得到IPSS总分为0～35分，如果计分在：0～7分为轻度症状，8～19分为中度症状，20～35分为重度症状）。

10. 生活质量指数（quality of life，QOL）评分：QOL>4分者（QOL代表前列腺增生患者因排尿症状如夜尿增多、尿频、尿急、排尿困难、小便滴沥，甚至尿失禁等而影响生活质量，评分0～6分。0分，“非常好”；1分，“好”。2分，“多数满意”；3分，“满意和不满意各半”；4分，“多数不满意”；5分，“不愉快”；6分，“很痛苦”）。

【禁忌证】

前列腺增生手术的相对禁忌证如下。

1. 合并严重高血压和（或）心力衰竭未控制者、急性心肌梗死者，6个月内因脑血管意外发生偏瘫者。

2. 合并严重支气管哮喘、肺气肿、肺部感染及肺功能显著减退者。

3. 合并肝功能明显异常和严重功能不全者。

4. 合并全身出血性疾病者。

5. 合并严重糖尿病未能控制者。

6. 合并精神障碍不能配合手术者。

7. 合并急性泌尿生殖系统感染、尿道炎未控制者。

8. 合并尿道狭窄者。

9. 合并巨大膀胱憩室或较大多发膀胱结石需开放手术一并处理者。

10. 合并髋关节强直，不能取截石位者；或巨大不可复性疝，影响手术操作者。

【术前准备】

1. 合并尿路感染者应用抗生素治疗，控制感染。

2. 前列腺增生合并高血压、心肺功能不全者，应先给予治疗，使病情稳定。

3. 合并糖尿病病情控制后。

4. 合并尿道狭窄者应先行尿道扩张治疗或尿道内切开后，或尿道狭窄处切开后。

5. 余尿量过多继发双肾积水、肾功能损害者，宜先留置导尿管引流尿液，待肾功能改善后。

6. 心动过缓、阿托品试验阴性者，术前应安装临时起搏器。

【麻醉及体位】

一般均采用硬膜外麻醉、喉罩全身麻醉及气管插管全身麻醉，最好尽量避免气管插管全身麻醉，因这可导致肺部感染严重并发症。患者取截石位。

【术式简介】

经尿道前列腺切除术是微创手术，现较常用的有经尿道前列腺电切术（transurethral resection of the prostate，TURP）、经尿道前列腺汽化切除术（transurethral vaporisation of prostate，TVP）、经尿道双极汽化等离子切除术（transurethral bipolar vaporisation of prostate，TBVP）及经尿道前列腺剜除切除术（transurethral enucleative resection of prostate，TUERP）4种。

1. 经尿道前列腺电切术

（1）优点：TURP属腔道微创手术，其特点为电切功率不太高，切割组织较精细而准确，不易误伤邻近组织，安全，组织损伤轻，术后恢复快，效果好。对不能耐受开放前列腺切除术的高危患者，经过充分准备，也可承受TURP手术。对失去根治机会的前列腺癌患者，前列腺体积偏小，合并膀胱颈纤维化者也适合做TURP。

（2）缺点：有一定的并发症，技术要求较高，手术效果与并发症多与手术者的操作技术有关。

(3)特殊准备

①配套设备：电切镜(镜鞘、闭孔器、内镜、电切环、操作件)，Ellik 冲洗器(Ellik Evacuator)，冷光源及光纤束，高频电发生器，摄像仪及摄像头，显示屏等。调试其性能良好。

②膀胱冲洗液：采用非导电非溶血接近等渗无菌液，常用的有5%葡萄糖溶液、5%甘露醇、1.5%甘氨酸、4%～5%甘氨酸溶液(glycinesolution)、3.3%山梨醇等。由于每种冲洗液有各自的优点和缺点，故要根据患者的具体情况选用。以5%葡萄糖溶液最常用。如为糖尿病患者，术前血糖已控制，电切时间短(限在1h内)，也可使用，因一般在正常情况下，冲洗液在短期内吸收很少，对糖尿病患者的影响不大。但应避免发生TURP综合征。

③膀胱冲洗类型

a. 膀胱穿刺套管回流持续冲洗式：术中经尿道将24F间断式冲洗电切镜置入膀胱内，放入冲洗液，待膀胱快速充盈后，于耻骨上膀胱穿刺入膀胱内，置入20～22F双腔气囊导尿管，电切时作膀胱持续冲洗的排水管道。其优点是可用24F间断式冲洗电切镜，适用于尿道腔偏小及初学者。手术野显示较清楚，可缩短电切时间。缺点是有一定穿刺损伤，穿刺孔道如经腹腔而过，冲洗液有外溢到腹腔的可能。但电切时仍需定时取出工作件，排空膀胱内冲洗液，以防排液通道被堵塞，使膀胱内压过高，产生并发症。

b. 膀胱间断冲洗式：采用间断冲洗的24F电镜做前列腺电切，其优点是可用24F间断式冲洗电切镜，容易通过尿道，适用于尿道腔偏小者，间断排空膀胱，不易导致膀胱内高压，并发症少。但手术野常显示欠清楚，影响电切速度。由于要定时间断排出膀胱内的冲洗液，手术时间较长。

c. 膀胱回流持续冲洗式：采用持续冲洗26F电切镜，其优点是电切时膀胱持续冲洗，手术野较清楚，不易误伤邻近组织，电切较顺利，手术时间可缩短。尿道偏小者难以进入，并可致尿道损伤后狭窄的可能，并有前者类似并发症。但电切时仍需定时取出工作件排空膀胱内的冲洗液，以防排液通道被堵塞，使膀胱内压过高，产生并发症。

(4)电切要点

①认清解剖标记：电切镜进入膀胱后，连接冲洗液及出水导管，接好光纤及电源线，观察膀胱内有无小梁、憩室、肿瘤、结石或其他病变，要认清解剖标记，双输尿管口与前列腺的关系，前列腺中叶大小，有无向膀胱内突出，两侧叶增生程度。将电切镜对准6点位置，缓慢外退，观察精阜位置、膀胱颈至精阜的距离，以便对手术做出充分的估计。

②电切方法：TURP切割方法较多，切割顺序及方法应根据前列腺的形态、大小，患者的情况及术者习惯而定。常用方法如下。

a. Alcock电切法：从3点和9点处起切一条沟(图24-2A、B)，显露尿道内括约肌及包膜，切断供应中叶的血供，把腺体分成几部分，以中叶、侧叶及背部顺序逐一分段切除。

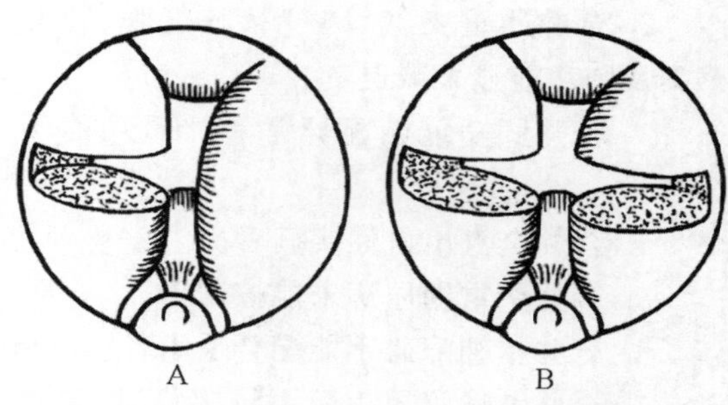

图24-2　Alcock电切法

A. 先在9点处切一条沟；B. 再在3点处切一条沟

b. Barnes电切法：从右上开始切割(图24-3A)，从上向下切(图24-3B)，将右侧叶完全切除(图24-3C)后，从左上叶开始切割

(图 24-3D),从上向下切割(图 24-3E),将左侧叶切割完后切割中叶(图 24-3F),最后切割前叶(图 24-3G)。此法易于掌握,若术中发生意外情况,可随时停止手术。

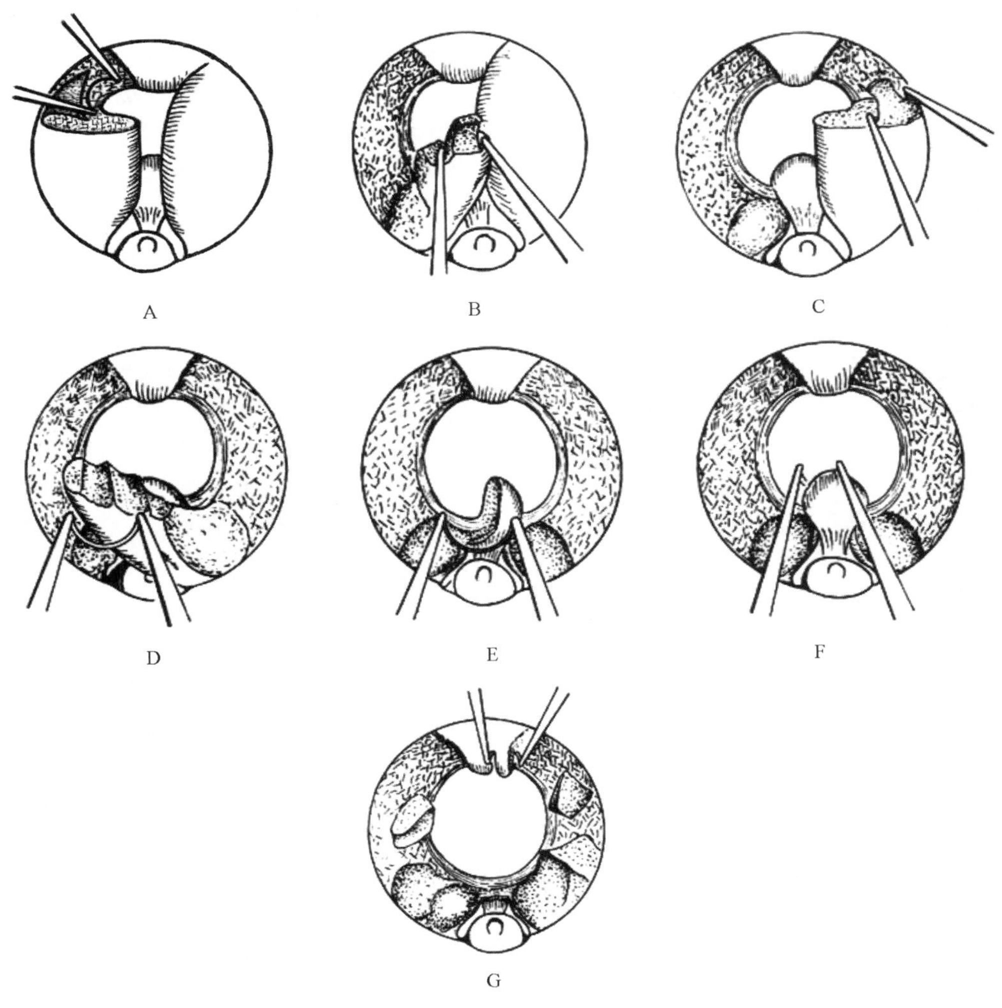

图 24-3　Barnes 电切法

A. 从右上开始切割;B. 从上向下切割;C. 将右侧叶完全切除;D. 从左上叶开始切割;E. 从上向下切割;F. 逐一切割中叶;G. 切割前叶

c. Nesbit 电切法:前列腺包膜是切除前列腺的良好界限,而截石位 12 点处包膜比较平坦,因此从 12 点开始切割(图 24-4A),此处仅有少量组织连接两侧叶,容易显露尿道内括约肌及前列腺包膜确定标志。前两个步骤自 11～7 点依次切除前列腺右侧叶之腺体(图 24-4B)。每次切割必须全长且直达前列腺包膜,再完善止血就能保持良好的视野,将右侧切割完 (图 24-4C) 后,将电切镜转回 12 点处,同法依次切除 1 点到 5 点处之腺体(图 24-4D),最后切割中叶,先清除前列腺窝底,连同中叶一并切除。切除时注意,每切一刀必须直达前列腺并靠近包膜,且互相紧挨。

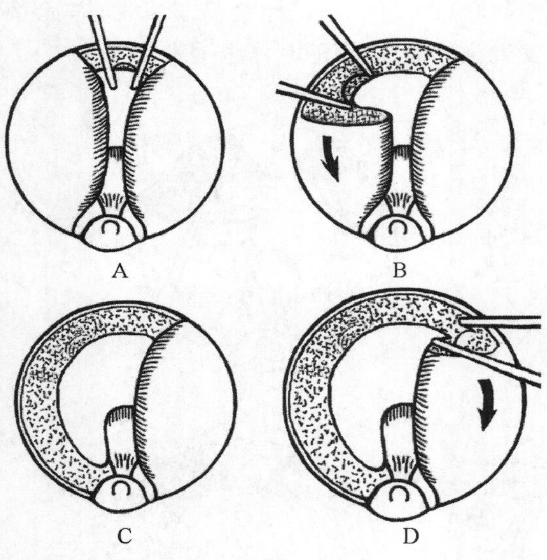

图 24-4 Nesbit 电切法

A. 先从 12 点处开始切割;B. 从 11 到 7 点切割右侧叶;C. 右侧叶已被完全切割;D. 从 1 点到 5 点切割左侧叶

d. 中叶起始电切法:前列腺中叶多增大,部分患者的前列腺突入膀胱内,影响膀胱内结构及病变的观察,对此多数术者喜欢先切中叶,后切左、右侧叶。先从 6 点中叶处开始切割(图 24-5A),切至精阜近端、前列腺包膜纤维为止(图 24-5B),深度达膀胱颈白色、环形的纤维。止血后,分别从切缘开始,由下向上逐一切割左、右叶增生的前列腺组织,从 5 点切割到 1 点(图 24-5C),又从 7 点切割到 11 点(图 24-5D)分别电切左、右侧叶;最后切割 11 点至 1 点处增生的前列腺组织(图 20-5E)。再处理前列腺尖部。

e. 分段电切法:前列腺增生体积较大者可分段电切,分近膀胱颈段,中段及近精阜段,切另一段之前应彻底止血。再按近侧部、中部及尖部法逐一切除。

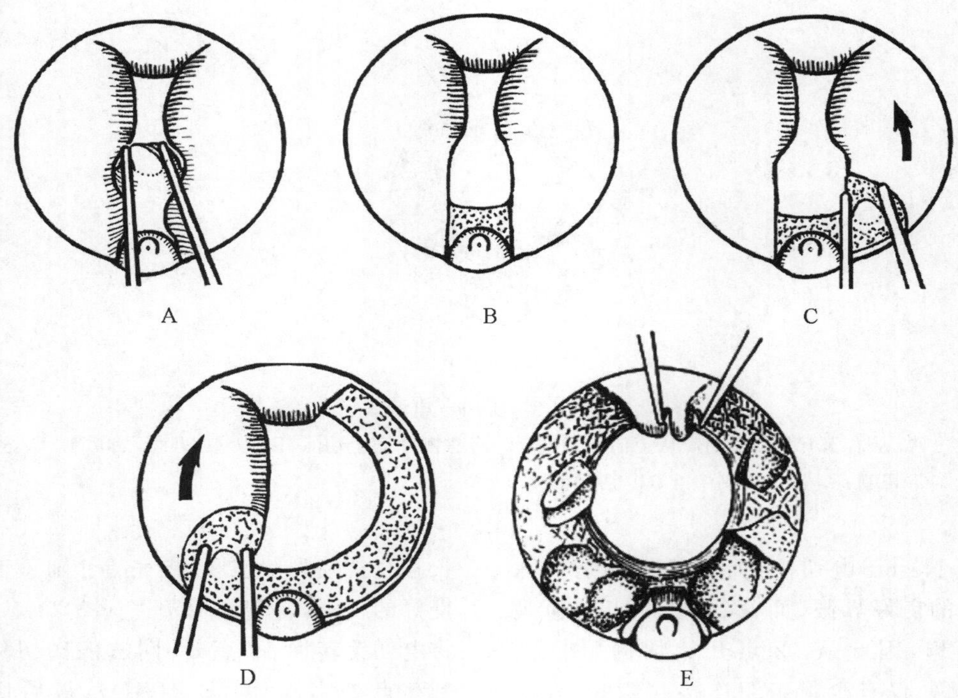

图 24-5 中叶起始电切法

A. 先切割中叶;B. 中叶已被切割;C. 由下向上逐一切割左侧叶;D. 由下向上逐一切割右侧叶;E. 切割 11 点到 1 点部位

f. 前列腺尖部电切法：切除过少梗阻未彻底解除，切除过多则伤及尿道外括约肌，精阜是切除标志。切除尖部组织时应仔细，要认清精阜，切到精阜并将两侧组织切除，但切缘不得超过精阜，因精阜远端即是尿道外括约肌。此时将电切镜置于精阜处，转 180°观察切缘是否越过此水平，否则会损伤尿道外括约肌，一旦损伤可致尿失禁。环绕尿道环状组织小部分损伤尚不致造成尿失禁。

③止血：术中出血使视野不清，影响电切顺利进行，并使病情不平稳。一般电切时边切割边止血。如见动脉喷射状出血时，迅速找到出血点并立即用电切环压住出血点电凝止血（图 24-6），不但可减少出血量，还能减少电切中误损邻近组织，缩短手术时间。常用如下方法止血。

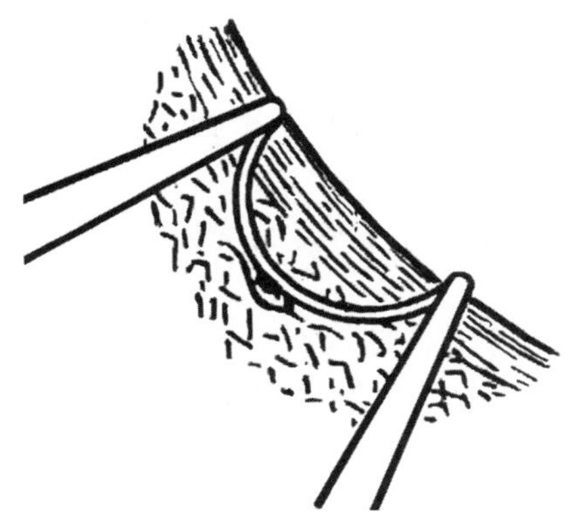

图 24-6　电切环压住出血点电凝止血

a. 切下第一刀后可见数个出血点，出血点如在切割范围内则不必止血，而是采用连续切割法直达呈环状纤维的前列腺外科包膜，再电凝止血。一般出血，排空膀胱后加大冲水速度，使视野清晰，将电切镜接近电切部位寻找出血点，小的出血点直接电凝止血。大血管出血，可先电凝血管两侧，然后电凝血管；或前后移动切割环，使切割环将血流分为两股，压低切割环，暂时压住血管，凝固断端。

b. 出血点位于尚未切除组织内无法发现者，先切掉该组织，发现出血点后止血。

c. 创面形成血凝块者，将血凝块刮去后见出血点后再止血。

d. 静脉窦或穿孔所致的大出血，无法电凝止血者，需立即中止电切术，用气囊压迫止血，如无效，则应立即开放手术止血。

④冲出组织碎片和血块：用 Ellik 冲洗器（Ellik Evacuator）冲洗，冲出膀胱内切除的组织碎片和血块。

⑤结束前检查处理：电切完毕前要做一次术野检查，观察腺体是否完全切除，止血是否彻底，膀胱内有无残存组织及血块等。

a. 检查增生腺体是否切净：只切开一条通道解除梗阻，能够排尿即可则不正确，切除不彻底，残留组织易引起感染、出血、排尿不畅，或排尿困难或很快复发。术中应切除全部增生的腺体，上缘从膀胱颈开始，下缘至精阜，四周至前列腺的外科包膜。检查增生的前列腺组织是否切尽，当膀胱充盈时，前列腺窝随之扩大，未切净的组织内镜下易被忽略，应在排空膀胱后，观察有无未切净的前列腺增生组织。如有残存腺体应补切，修整创面。

b. 彻底止血：有明显活动性出血者要彻底电凝止血，少许静脉渗血者可用气囊压迫止血。

c. 清除碎块及血凝块：清除膀胱内残存的组织碎块及血凝块。

d. 观察前列腺尖部：拔出电切镜的同时要注意观察前列腺尖部、精阜及尿道外括约肌。此时从尿道球部向里窥视尖端朝外的锥形腔隙。

⑥留置气囊导尿管：取出电切镜，经尿道留置三腔气囊导尿管，持续膀胱冲洗。如冲洗液血色较浓，提示有不同程度的出血，手稍牵拉尿管使气囊压迫止血，牵引重量为 125～250g。

2. 经尿道前列腺汽化切割术（transurethral vaporisation of prostate，TVP）　1995 年 Kdplan 等在 TURP 基础上进行改进，创

建了经尿道前列腺汽化切割术(transurethral vaporization of the prostatie,TVP)。因并发症较多,现应用较少。

(1)优点:TVP属腔道微创手术,止血效果较好。

(2)缺点:电切时高频电输出功能高达300W,易造成邻近组织损伤,切割不甚精细,并发症多于TURP。

(3)术前特殊准备:与TURP相同。

(4)手术要点:手术操作与TURP相同。用铲状电极进行前列腺汽化切割,将增生的前列腺组织逐块切除。

3.经尿道双极等离子前列腺电切术(transurethral plasmakinetic resection of prostate,TUKRP) 1998年英国Gyrus公司将一种全新的等离子技术用于前列腺切除术,由于它由一工作电极和一回路电极组成,用生理盐水做灌洗液为工作介质,故又称为经尿道双极汽化等离子切割术(transurethral bipolar vaporisation of prostate,TBVP),电极为双极双环,由于止血效果不满意,影响其临床应用。以后经不断改进与创新,到2000年,等离子切割电极由双极双环改变成双极单环,工作极位于电极的前端,回路极也是电极结构中的一部分,位于电极的后端,工作极和回路极之间由绝缘的陶瓷体隔开。单极最大输出功率,纯切为300W,混切为200W,电凝为200W。通过周围导电的生理盐水形成一个精简的局部回路,应用高度集中在电极工作端的等离子动态能量对组织进行汽化,产生40~70℃的低温切割,边切边凝,明显提高了电切及止血的效果,达到与TURP同样的效果,现已逐步在推广应用。

(1)优点:等离子双极汽化电切使用生理盐水做灌洗液,可避免或减少水中毒(TURP综合征)的发生。双极回路的动态等离子电切术,无须负极板,组织无电流通过,闭孔神经反射极轻微,适用于膀胱肿瘤电切术,低温切割(组织表面温度仅40~70℃),极有限的热穿透,对周围组织损伤少,减少了尿道膀胱刺激征。经尿道双极等离子前列腺电切术的闭孔神经反射极轻微,适用于膀胱肿瘤电切术。

(2)缺点:有TURP相类似的并发症。止血效果仍不如TURP,当电切到接近闭孔神经处时仍有发生闭孔神经反射的可能,笔者在施行手术时先后发现2例闭孔神经反射,导致膀胱破裂。因此,在靠近闭孔神经处电切时仍需小心,避免发生闭孔神经反射的不良事件。

(3)特殊器械

①双极等离子前列腺电切术系统:双极单环电切镜镜鞘、闭孔器、内镜、双极单环(图24-7A)、操作件、冲洗器、冷光源及光纤束、双极单环电切高频电发生器、摄像仪和摄像头及显示屏系统等。

②双极单环等离子电切镜、双极单环两极连接(图24-7B)。

③膀胱冲洗类型:膀胱回流持续冲洗式同TURP。

(4)术前特殊准备:冲洗液使用生理盐水。备相应的器械及配套仪器。

(5)手术要点:手术操作与TURP相同。

4.经尿道前列腺剜除术(transurethral enucleative resection of prostate,TUERP) 开放性前列腺切除术能在外科包膜内将增生腺体完全摘除,效果好,但止血较困难。近10年来国内外学者探索了经尿道前列腺剜除术,以达到既能将增生的腺体完全切除,又能直接止血的微创两大优点。至今有经尿道用钬激光、2μm激光、电切镜及等离子体等行前列腺剜除术。简介如下。

(1)经尿道前列腺钬激光剜除切除术(transurethral holmium laser enucleation and resection of the prostate):目前主要是钬激光(Ho:YAG),2003年TanAH等报道经尿道钬激光前列腺剜除术。当其波长为

2140nm 时，钬激光的光能被组织吸收后转化为热能，利用钬激光在腺体组织内极短的时间内因高温而凝固、炭化及汽化，从而达到切割前列腺的目的。随着大功率 100W 钬激光和前列腺组织粉碎器研制成功，手术可在前列腺 5 点和 7 点位切出两条标志沟，沿着增生的前列腺与外科包膜之间分块切除前列腺的两侧叶和中叶，应用经尿道组织粉碎器将已切除的前列腺组织块粉碎后吸出。钬激光和 TURP 治疗 BPH 比较，其效果、并发症等方面无明显差别；但手术时间长，创面不整齐、不平滑，外科包膜不易识别，其穿孔、尿失禁及病死率等偏高。现已较少应用。

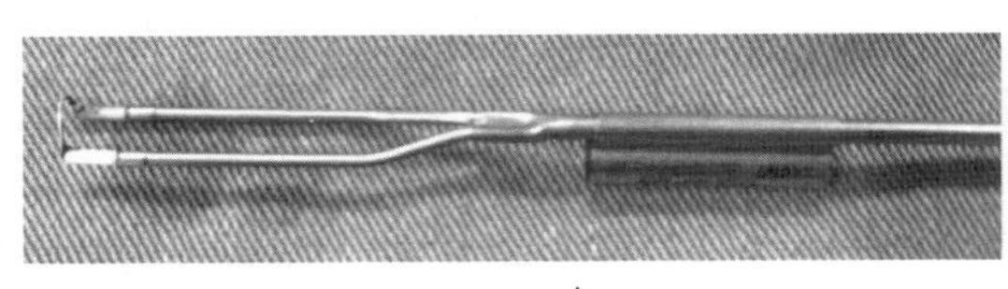

A

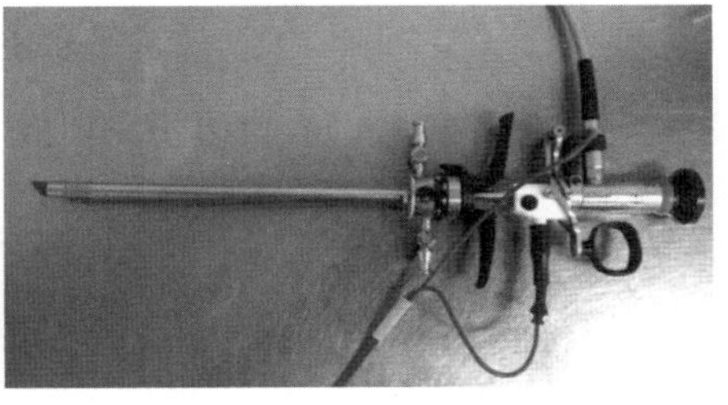

B

图 24-7　双极等离子前列腺电切术系统

A. 等离子切割电极由双极双环改变成双极单环；B. 双极单环等离子电切镜双极单环两极连接

2μm 激光前列腺剜除术与钬激光前列腺剜除术，适用于体积较大的单纯性前列腺增生患者。不适用于前列腺增生合并膀胱颈挛缩（纤维化），增生腺体与包膜的界面粘连无法分离者及失去根治机会的前列腺癌患者。

（2）经尿道电切镜前列腺剜除切除术（transurethral resectoscope enucleation and resection of prostate）：2007 年 HiraokaY 等报道经尿道前列腺剜除术，2008 年 Iwamoto K 介绍用电切镜将增生的前列腺体分块剜除后，用组织粉碎器粉碎剜除的前列腺组织的方法，切除增生的前列腺。唐汇龙等（2008）介绍采用电切镜的电切环沿精阜上方横向切开尿道黏膜并向深部推切，找到前列腺外科包膜与增生腺体的间隙；用电切镜鞘沿包膜钝性剥离腺体，边剥离边止血，较易将中叶推至膀胱颈口处。顺时针向左、逆时针向右分别剥离两侧叶至 12 点处。前列腺较大时可先将剥离的中叶切除，边剥离边切割两侧叶。彻底止血后，用 Ellik 冲洗器冲出切除的组织碎块，插入 20～22F 三腔气囊导尿管于膀胱内，稍牵引压迫膀胱颈口以压迫止血。

（3）经尿道等离子体前列腺剜除切除术（transurethral plasmakinetic enucleation and resection of the prostate）：2008 年卞军、刘春晓等报道应用等离子体前列腺剜除术的研究。等离子体切割系统，切割功率为 140～160W。凝固功率为 60～80W。采用分叶剥离后切除法进行切除。以中叶增生为主者，则先于 5 点及 7 点处切标志沟达包膜，然后在 12 点处切标志沟达包膜，再用电切环在前列腺尖部末端即精阜近端，在 5 点及 7 点之间，沿增生腺体边缘做环状黏膜切开，用电切镜鞘于前列腺外科包膜层内分别将三叶腺体剥离、剜除至膀胱颈处后，逐一切除。若两侧叶以增生为主，则先在 6 点及 12 点处做标志沟，然后沿增生腺体前缘做环状黏膜切开，将 12 点标志沟和 6 点标志沟相连，用推切技术分别将两侧叶剥离、剜除至膀胱颈处，再逐一切除。吸出组织碎块，置入三腔导尿管，持续冲洗膀胱。

【注意事项】

1. 防止置镜损伤　26F 电切镜鞘直径较粗，经尿道插入时动作要轻巧，避免粗暴操作引起尿道及膀胱等损伤。多发生后尿道损伤、膀胱颈穿孔。

2. 防止电切损伤　电切镜进入膀胱后要认清解剖标记，找到尿道内口和精阜，观测两者之间的距离和前列腺的形态、大小及三叶增生情况。确定切割的起点和终点。手术野近侧与膀胱交界的尿道内括约肌为环形肌纤维，切除过深可造成三角区穿孔，在侧方则可将膀胱前列腺连接处切穿。前列腺包膜的纤维呈网状排列，表面结构较均匀，进入组织越深，相互交织的纤维越明显，再深则变稀疏，要穿破时，则通过零散的纤维束之间可看到发亮的脂肪组织。尿道外括约肌位于精阜远端，主要由平滑肌纤维组成，为一相当长度的肌性管道，较韧，对静电刺激可有反应。只要术野清楚，不切越精阜，一般不致损伤。

【术后处理】

1. 术后持续膀胱冲洗，保持管道通畅；观察冲出液血色程度变化，防止术后继发性出血，以便及时发现并有效处理。待膀胱冲出液清亮，便可停止冲洗。

2. 术后观察血压、脉搏、呼吸变化至平稳。

3. 术后使用抗生素防治感染。

4. 鼓励患者尽早下床活动，防止下肢深静脉血栓形成。一般术后第 1 天膀胱冲出液清亮，便可停止冲洗，下床活动。

5. 如无特殊情况，一般术后 3d 左右便可拔除排尿管，排尿通畅者便可出院。

6. 出院后仍有不同程度的血尿及尿路感染，需适当应用抗菌药物控制感染，待尿常规检查正常为止。

7. 如合并膀胱颈挛缩或尿道狭窄者，待炎症控制后根据情况行尿道扩张，持续 6 个月以上。

【并发症防治】

经尿道前列腺切除术的总体并发症发生率约占 18%：出血约占 5%，膀胱穿孔或包膜穿孔约占 1%，TURP 综合征占 2.0%～2.9%，感染约占 2%，尿失禁占 3%～5%，尿道狭窄约占 2.5%，排尿无力约占 5%，逆行射精占 50%～95%，性功能障碍占 5%～40%，死亡率占 0.22%～0.33%等。死亡多因心脑血管意外所致或 TURP 综合征未及时发现及抢救所致。

1. 出血　出血是前列腺切除术术后最常见的并发症之一，经尿道前列腺切除术中一般出血，边切边电灼即被止住，出血量不多。术后膀胱冲洗，冲出液有少许血色，不产生凝血块，引流管通畅，1～3d 后渐变清亮，病情平稳者，无须特殊处理。

(1)表现

①术中出血：经尿道前列腺切除术中出血，如前列腺创面广泛出血或前列腺静脉丛出血，或耻骨后静脉丛出血或闭孔动脉破裂大出血等，均难以控制出血。患者出现心悸、脉速、血压下降，以致休克等。

②术后出血：术中止血不彻底，多在患者从手术室返回病房后不久，持续膀胱冲洗，冲出液血色越来越浓，快速冲洗时血色浓度不减轻，并逐步形成凝血块堵塞引流管，以至膀胱充盈，产生下腹膨隆胀痛、贫血、脉速、血压下降，出现休克等。

③继发性出血：术后 2～4 周出现血尿，逐渐加重，形成凝血块堵塞导尿管，出现排尿困难以致尿潴留、贫血、脉速、血压下降，甚至休克等。

(2)原因：主要与术者技术不熟练，电切平面不对、切得过深有关。

①损伤前列腺包膜：电切平面过深，损伤前列腺包膜，已见脂肪组织，出血难以控制。

②损伤前列腺静脉丛。

③损伤耻骨后静脉丛。

④闭孔动脉破裂：电切时闭孔神经反射所致电切环切穿闭孔动脉而致大出血。

⑤术中出血止血不彻底，导致术后出血。

⑥继发出血：多发生在术后 1～4 周。多由于前列腺窝感染继发出血，其次是不适当的过量活动或大便秘结而排便用力过度，少数患者因饮酒、进食刺激性食物等所致。

⑦凝血功能障碍，如血小板减少、凝血因子缺乏等，均可导致术中及术后难以控制的出血。

(3)处理

①术中出血止血

a. 电灼止血：术中前列腺创面广泛出血或前列腺静脉丛出血，或耻骨后静脉丛出血，可用电灼逐一电灼出血处止血，待出血减轻后退出电切镜，插入 20F 或 22F 三腔气囊导尿管，气囊内注入 30～50ml 冲洗液，持续牵拉气囊压迫前列腺窝止血，并加快持续膀胱冲洗速度，到冲出液清亮为止。

b. 开放手术止血：如耻骨后静脉丛损伤出血或闭孔神经反射所致电切环切穿闭孔动脉大出血及膀胱破裂大出血者，应立即退出电切镜，改为开放手术止血。

②术后出血

a. 患者从手术室返回病房不久，持续膀胱冲洗，冲出液血色越来越浓，快速冲洗时血色浓度不减轻者，向气囊内注水 30～50ml，持续牵拉气囊压迫前列腺窝以止血，并加快持续膀胱冲洗，到冲出液清亮为止。如无效，出血加重并出现凝血块、膀胱内积血，堵塞导尿管，发生尿潴留、血压下降时，应立即输血，并经尿道用电切镜清除膀胱内凝血块，发现出血处，彻底止血，满意后留置 20F 三腔气囊导尿管持续膀胱冲洗，到冲出液清亮为止。

b. 继发性出血：术后 2～4 周出现血尿并逐渐加重，形成凝血块堵塞导尿管，出现排尿困难以至尿潴留者，立即插入 20F 或 22F 三腔气囊导尿管，而气囊内注水 30～50ml，持续牵拉气囊压迫前列腺窝止血，有凝血块堵塞导尿管者，用 20ml 注射器冲洗，以将膀胱内凝血块冲出，到冲出液清亮、导尿管通畅为止。若无效，出血加重并出现凝血块、膀胱内积血，堵塞导尿管，发生尿潴留、血压下降时，应立即输血，并经尿道用电切镜清除膀胱内凝血块，并彻底止血，满意后留置 20F 三腔气囊导尿管持续膀胱冲洗，到冲出液清亮为止。

(4)预后：经尿道前列腺切除术术中及术后严重出血，如能及时发现，并得到有效处理，一般不会造成严重后果及并发症。反之，可能导致严重并发症及不良后果，甚至危及生命。

(5)预防：根据上述产生严重出血的原因进行预防。术前严格掌握好手术适应证及禁忌证，做好充分的术前准备，纠正其并存疾病，为手术创造良好条件。选择好的术式，术中规范化操作，不发生意外事件，严格彻底止血。术后严密观察出血情况，及时发现并采取相应的处理措施。

2. *膀胱穿孔*　电切致膀胱穿孔发生率约占 TURP 的 1%。切穿膀胱后冲洗液外渗，导致腹膜后或腹腔大量积液。

(1)表现：膀胱穿孔导致冲洗液及出血外渗。最初无症状，膀胱内冲洗液量及流出液量不平衡，之后患者下腹部逐渐膨隆、胀痛，出现心慌、烦躁不安、脉速、血压下降，甚至休克等。

(2)原因：主要由于术者技术不熟练，对前列腺形态、结构认识不足，或电切时出血多致视野不清，膀胱颈前列腺中叶切割过深，导致前列腺与膀胱交界处穿孔，冲洗液外溢到腹膜后或腹腔内。

(3)处理：如术中及早发现膀胱穿孔较小，停止电切手术，保留导尿充分引流，多能自愈。较大穿孔冲洗液外渗较多者，应立即行开放手术探查，止血，修补破口，充分引流渗液，留置膀胱内引流管以保持引流通畅。并立即经静脉应用 20%甘露醇 125ml 或呋塞米 20～40mg，必要时每 3～4 小时重复 1 次，轻者 2～4h 即恢复，重者 6h 以后可好转。

(4)预后：经尿道前列腺切除术术中膀胱穿孔，如能及时发现，并得到有效处理，一般不会造成严重后果及并发症。反之，可能导致严重并发症及不良后果，以至危及生命。

(5)预防：根据上述发生膀胱穿孔的原因进行预防。熟悉膀胱前列腺解剖结构或电切术中减少出血，视野清楚，准确手术，避免导致膀胱穿孔。

3. 直肠损伤　参见前列腺切除术直肠损伤并发症防治。

(1)表现：术后膀胱冲洗液及尿液从直肠内流出，继发经尿道排气，粪臭味尿液，顽固性膀胱炎，表现为膀胱直肠瘘。

(2)原因：多由于术者技术不熟练，在前列腺后部电切出血严重，视野不清晰，解剖结构不清，盲目电灼止血或在前列腺后部电切过深导致直肠损伤。

(3)处理：如术中及时发现，若术前已进行肠道准备，直肠损伤较轻，用无损伤圆针丝线间断全层缝合以关闭破口，外加肌层和浆肌层间断加强缝合。若术前未进行肠道准备，故需按直肠损伤的原则进行处理，如行乙状结肠造口等。

(4)预后：如及时发现并有效处理，一般不会发生严重后果。如术中未及时发现，术后继发膀胱直肠瘘，严重尿路感染经久不愈，影响患者生活。

(5)预防：具有局部解剖知识，技术熟练，规范化手术，防止损伤直肠，是预防直肠损伤的有效方法。

4. TURP 综合征(稀释性低钠综合征)　是电切过程中严重并发症之一，是由于大量灌洗液通过静脉血管进入循环系统所致。TURP 综合征发生率为 2.0%～2.9%。

(1)表现：早期表现为烦躁不安、精神错乱、恶心呕吐，血压升高、中心静脉压突然升高，进而出现胸闷、软弱、气急、头痛、心动过缓、视物模糊、心律失常、呼吸困难和神志昏迷等脑水肿、肺水肿、循环衰竭等症状。出现症状时一般血钠低于 120mmol/L。甚至出现血压下降、急性肾衰竭而危及生命。

(2)原因：TURP 术中，如下原因均可导致 TURP 综合征。

①TURP 术中切开静脉窦，冲洗液进入血液中。

②切穿前列腺包膜和膀胱穿孔，大量冲洗液进入腹膜后被吸收进入血液系统。

③创面过大，手术时间过长，电切时冲洗压力不要过高，冲洗液被吸收进入血液中等，均可引起稀释性低钠血症和高血容量血症。

(3)处理：术中及时发现 TURP 综合征后，应立即停止电切，充分引流渗液，经尿道插入气囊导尿管尽快结束手术。吸氧、静脉注射呋塞米 20～40mg、静脉滴注 10%氯化钠 30～50ml，并监测血气和电解质，必要时应用地塞米松、碳酸氢钠甚至强心药等。应用抗生素防治感染。一般数小时后症状可改善。严重者可持续数天，甚至危及生命。

(4)预后：经尿道前列腺切除术术中发生 TURP 综合征，如能及时发现并得到有效处理，一般不会造成严重后果及并发症。反之，可能导致严重并发症及不良后果，以至危及生命。

(5)预防

①首先要有熟练的电切技术，尽量避免切开静脉窦、切穿前列腺包膜和膀胱穿孔。

②手术时间不能超过 60～90min，手术时间较长时，静脉注射呋塞米 20～40mg。

③电切时冲洗压力不要过高，将冲洗压力维持在 45～60mmHg 等。

5. 输尿管口损伤　输尿管口损伤极少见，常见原因为术中输尿管口被切除及电灼止血损伤。术后局部充血、水肿致管口闭塞、梗阻，以至于肾功能损害，是经尿道前列腺切除术少见的严重并发症。

(1)表现：如单侧输尿管口损伤，术后损伤侧腰胀痛，该侧肾输尿管梗阻积水，肾功能损害。如双侧输尿管口损伤，术后双侧腰胀痛，双侧肾功能损害，出现少尿至无尿、水肿，血肌酐、尿素氮值直线升高，甚至尿毒症表现。

（2）原因

①一侧或双侧输尿管开口异位，输尿管开口在膀胱颈或前列腺部位，电切前列腺时输尿管开口被误切，电灼止血，导致切除后的输尿管断端组织充血、水肿及电灼瘢痕，引起输尿管断端梗阻。

②前列腺体积较大突向膀胱三角区后，双侧输尿管开口就移位在增大的前列腺部位，电切前列腺时输尿管开口被误切。

③前列腺增生梗阻严重，膀胱内布满小梁小室，无法分清双侧输尿管开口，电切前列腺时输尿管开口可能被误切。

④术者技术不熟练，术中未认清双侧输尿管口与前列腺的关系，盲目误切所致。

（3）处理

①如术中能及时发现输尿管口被误切，用电切环刮去电灼后的组织，找到输尿管口，停止电灼输尿管断面组织，立即选择如下方法处理。

a. 立即静脉注射呋塞米 40～100mg，观察断端输尿管口，如喷尿通畅，术后适当应用呋塞米及地塞米松观察，如无腰胀痛，无肾输尿管梗阻积水者，不需做其他处理。

b. 术中立即经输尿管断端留置双 J 管，术后 2～3 周，于膀胱镜辅助下拔除双 J 管即可。

②术后发现单侧或双侧输尿管口被误切损伤，引起肾输尿管梗阻积水者，建议选择如下方法处理。

a. 如双侧输尿管口损伤，患者无尿、水肿，血肌酐、尿素氮值直线升高至尿毒症者，先行血液透析，待病情改善后尽早经尿道用电切镜探查，寻找被切除损伤的输尿管口，先用电切环在膀胱颈后唇创面刮去电灼后的组织，见到有尿液流出时，即为被切除的输尿管口的管腔，在输尿管镜辅助下分别经左、右输尿管管腔口留置双 J 管，梗阻立即被解除，病情很快恢复好转，双 J 管保留 1 个月左右拔除即可。

b. 如上述方法未能成功，可采用开放手术探查，经下腹腹膜外找到梗阻、积水的输尿管，切开输尿管并置入双 J 管，下端通过被切损伤的输尿管口进入膀胱内，上端入肾盂内，梗阻即可解除，病情很快好转；术后保留双 J 管 1 个月，在膀胱镜辅助下经尿道于膀胱内拔除双 J 管即可。

（4）预后：及时有效处理则预后较好，一般不会产生不良后果。如未能及时处理，被切损伤的输尿管口于 1 周左右水肿消退后，尿可逐渐流出，但损伤输尿管口可致输尿管口狭窄、尿流不畅，导致肾、输尿管积水，不同程度的肾功能损害。

（5）预防：提高术者手术技能，在电切开始前认清膀胱内及前列腺的解剖结构，看清双侧输尿管口的位置，避免电切时误切输尿管口。

6. 膀胱爆炸　膀胱内气体爆炸是经尿道切除手术的严重并发症之一，产生膀胱破裂。

（1）表现：在经尿道前列腺切除术中，突然发生膀胱巨响爆炸，冲洗液外溢。

（2）原因：电切时膀胱爆炸，可能是在电切过程中，电切及电凝高温使组织汽化产生有机可燃烧气体，如沼气样气体，气体达一定量，电切过程中产生火花突然引发膀胱内气体燃烧致膀胱剧烈膨胀，进而导致膀胱爆炸的可能。

（3）处理：膀胱爆炸后致膀胱多处不规则破裂，应立即停止电切，手术探查、修补破裂的膀胱，做耻骨上膀胱造口，引流外溢的液体。

（4）预后：经及时有效处理者可愈合，否则会引起膀胱破裂尿外渗的并发症。

（5）预防：电切、电凝过程中可产生易燃、易爆的气体，在电切术中保持冲洗液通畅，使膀胱内产生的可燃气体随时排出，以避免膀胱内积气过多引发膀胱爆炸。

7. 膀胱痉挛　是膀胱前列腺术后常见并发症之一。

(1)表现：表现为术后阵发性阴茎头和尿道外口反射痛，耻骨上区、膀胱胀痛，伴盆底及下肢肌阵发痉挛，强烈收缩要排尿。

(2)原因：导尿管引流不畅，膀胱充盈，导尿管、凝血块及尿液刺激膀胱三角区及膀胱颈部，引起膀胱阵发性痉挛。

(3)处理

①使膀胱空虚：如凝血块堵塞导尿管者，用冲洗液将凝血块冲出体外，以保持导尿管引流通畅，使膀胱空虚。

②减轻刺激：如气囊内注水过多、压力过大，将气囊内注水量减少到 10ml 以内，并调节气囊导尿管位置，避免气囊导尿管对膀胱三角区及膀胱颈部的刺激。

③镇静镇痛：适当应用镇静镇痛药，以缓解膀胱阵发性痉挛。

(4)预后：如能得到及时有效的处理，膀胱痉挛可逐渐缓解。

(5)预防：防止刺激膀胱颈及三角区，避免导致膀胱痉挛发生的因素。

①术中止血彻底，减少术后出血，避免凝血块堵塞导尿管。

②调节气囊导尿管的位置，避免气囊导尿管对膀胱颈及三角区的刺激。

8. 感染　多表现为尿路感染及全身麻醉术后肺部感染。

(1)表现

①术后尿路感染：拔除导尿管后尿频、尿急、尿痛，尿常规见大量白细胞，以及血培养及尿培养均见细菌生长。

②术后肺部感染，咳脓痰，呼吸困难，发热，重症患者可在术后数小时后出现寒战、高热、恶心、呕吐，体温高达 39℃左右，血常规示白细胞总数明显增高，甚至出现败血症休克。

(2)原因

①尿路感染：术前长期留置导尿管存在感染未控制；主要有手术操作未能严格无菌操作致细菌污染；术中及术后持续膀胱冲洗过程中无菌操作不严格等所致。

②肺部感染：术前肺部感染未能控制，术中气管插管麻醉，吸入性损伤，创面侵袭性感染，化脓性血栓性静脉炎等。与术中全身麻醉气管插管有关。

(3)处理

①术后尿路感染，使用有效抗生素抗感染，直到尿路刺激症状消失、尿常规检查正常为止。

②肺部感染：轻度肺部感染者，应静脉使用有效的抗菌药物，并根据血培养及尿培养结果选择有效的广谱抗生素治疗。

严重肺部感染合并败血症或脓毒血症感染性中毒性休克患者，应立即进重症监护室救治。及时使用有效的抗生素控制感染，根据痰培养或血培养结果调整有效抗生素，吸氧、吸痰、抗休克等救治，并发呼吸功能不全时按呼吸功能不全处理。

(4)预后：①术后尿路感染，经抗感染治疗，可逐渐控制痊愈。②肺部感染，如能及时发现并有效处理，预后较好。否则，可导致严重后果，严重者可发生败血症甚至死亡。

(5)预防：针对感染的原因进行预防。严格掌握手术适应证及禁忌证。①术前控制尿路感染及肺部感染；术中尽量不用气管插管全身麻醉。②手术区消毒严格，手术操作应严格无菌操作。③术后应用有效的抗生素防治感染。

9. 附睾炎　尿路细菌经输精管逆行感染所致。

(1)表现：少数患者于术后 1～4 周出现一侧阴囊内肿痛伴发热(体温 39℃左右)，患侧附睾明显肿大、压痛。

(2)原因：主要由于尿路感染、尿道内细菌经输精管逆行所致附睾感染。

(3)处理:可选用合适的抗生素治疗。将阴囊托高,局部热敷或理疗。

(4)预后:经及时有效治疗后附睾炎可逐渐缓解,要完全恢复正常则非常困难。

(5)预防:保留导尿管时间不能过长。控制尿路感染。

10. 直肠损伤　术中操作粗暴损伤直肠壁,术后肛门内流出冲洗液或漏尿。

(1)表现:多在术后拔除导尿管后尿液经肛门排出。直肠指检时在直肠前壁可触及瘘口,瘘口较小者仅可感知该处凹陷或直肠壁僵硬,肛门直肠镜检可见瘘口的部位。排尿性膀胱尿道造影在患者排尿动作下摄侧斜位片及逆行尿道造影,即可显示尿道及瘘管的位置。

(2)原因:①术者术中对前列腺外科包膜、直肠壁的解剖结构识别不清,操作不当,切割过深,损伤直肠壁。②因术中出血,导致视野不清,切割误伤前列腺外科包膜及直肠壁。③切穿外科包膜后,因出血而反复电灼止血,灼伤的直肠壁术后缺血坏死等导致尿道直肠瘘。

(3)处理:①如术中能及时发现,术前已行肠道准备者,应立即改开放手术耻骨上经膀胱缝合修补及膀胱造口后,清洁灌肠,将直肠内的粪便灌洗干净,每天用碘伏 100ml 灌肠保留 15min 左右,每日 2 次,待瘘口愈合。②如术前未做肠道准备,有粪便进入伤口者,应立即行膀胱造口及乙状结肠造口。术后清洁灌肠,将直肠内的粪便灌洗干净,每天用碘伏约 100ml 灌肠,保留 15min 左右,每日 2 次,有瘘口愈合的可能。不能愈合者,待半年后尿道直肠瘘局部瘢痕组织软化后行瘘修补术。待瘘修补成功、排尿通畅后,去除膀胱造口管,再关闭乙状结肠造口。

(4)预后:尿道直肠瘘是经尿道前列腺切除术的严重并发症,延长了病程,使病情复杂化,增加患者的痛苦,处理较困难。如能及时发现并有效处理,可缩短病程,逐步痊愈,一般不会造成严重后果及并发症。反之,则可能导致严重后果。

(5)预防:提高术者技能,认清前列腺外科包膜结构,规范化操作,防止损伤直肠壁。

11. 下肢深静脉血栓形成　深静脉血栓形成是指髂静脉以下的深静脉管腔内由于各种原因形成凝血块,导致静脉回流障碍。DVT 在近 20 年来增加 10 倍,已成为继心脑血管疾病、恶性肿瘤之后造成人类死亡的第三大疾病,现已是男科手术后较常见的并发症。

(1)表现:在临床上,髂静脉血栓形成早期可无明显症状,这是静脉血栓容易被忽略的原因之一。部分患者术后卧床休息,待病情恢复后下床活动时,突感呼吸困难、胸痛、咯血、心跳呼吸骤停死亡,术后发现为急性肺动脉栓塞所致。

(2)原因:主要由于术中操作挤压损伤静脉壁,手术后患者较长期卧床休息,血流缓慢,处于高凝状态的血液凝集而形成血栓。

(3)处理:术后 3d 左右,要下床活动前,需常规先经多普勒超声检查有无深静脉血栓形成如发现有深静脉血栓形成,应做如下处理。

①急性期治疗

a. 一般治疗:急性期嘱患者卧床休息 2 周左右,抬高患肢 20～30cm。适用于病程不超过 72h 的患者。以利于下肢静脉回流,减轻水肿。可进行轻微活动,起床时应穿戴医用弹性袜。

b. 给予高维生素、高蛋白、低脂饮食,忌食辛甘肥厚之品,以免增加血液黏度,加重病情。

c. 测量大腿周径,密切观察患肢周径及皮肤颜色、温度变化。

d. 严禁按摩、推拿患肢,保持大便通畅,避免用力排便,以免造成腹压突然增高致血栓脱落。

e. 避免碰撞患肢,翻身时动作不宜过大。

f. 预防并发症:加强口腔皮肤护理,多

漱口、多饮水，大便干结者可用开塞露通便，定时翻身，更换体位，防止褥疮发生。

g. 下肢深静脉血栓最严重并发症为急性肺栓塞，致死率达 70%，应密切观察患者有无胸闷、胸痛及呼吸困难、窒息感、咳嗽、咯血，一旦出现上述情况，应及时处理。

②溶栓治疗

a. 对于溶栓问题，一直在医学界存有争议。"溶栓"更多的是指药物的作用机制而非治疗结果。静脉血栓在形成数十小时之后就开始部分机化，机化的静脉血栓就很难用溶栓的方法去解决。溶栓治疗的目的是防止或减少新的血栓形成。

b. 手术治疗：取栓问题，一般手术取栓也很不适合，由于机化的血栓紧粘在静脉管壁上，强行取栓会导致静脉壁损伤造成更大范围的血栓形成。可选择腔静脉滤器(IVCF)置入。多不主张下腔静脉结扎术等。

(4)预后：能及时发现并有效治疗，预后较好，否则会发生严重后果，血栓脱落，可导致发生急性肺栓塞的可能。

(5)预防：DVT 重在预防，避免或根除上述发生低血钠危急值的病因，防止 DVT 的发生，常见的预防措施如下。

①手术中手术操作尽量减轻对腔静脉的牵拉、挤压，防止损伤静脉壁。

②术后患者尽早活动，可使用气动顺序压缩装置和术后早期下床活动来避免。

③术后避免在小腿下垫枕，以免影响小腿深静脉回流。

④建议在术前 2h，术后每 12 小时使用普通肝素 5000U。

⑤术后 3d 左右行双下肢静脉彩超检查，以了解有无双下肢深静脉血栓形成。

12. 逆行射精　发生率为 50%～95%。Roehrborn(1996)总结发现，逆行射精的发生率开放组为 65%～81%，高于 TURP 和 TUIP 组(分别为 70%和 39%)。

(1)表现：患者表现为阴茎能正常勃起，性交中有性高潮和射精，但无精液从尿道外口射出，性交后尿液检查可见尿液浑浊，显微镜下有大量精子。

(2)原因：前列腺电切后导致膀胱颈部肌肉受损，闭合压力低甚至膀胱颈完全开放。射精时因膀胱内括约肌关闭不全、外括约肌收缩，坐骨海绵体肌、球海绵体肌及盆腔横纹肌律性收缩，精液流向压力低的膀胱内而造成逆行射精。

(3)处理：BPH 经尿道前列腺切除术，必须要将膀胱内括约肌大部切除，以保证术后排尿通畅。

(4)预后：BPH 经尿道前列腺切除术后只要排尿通畅，逆行射精对老年人的生活影响不大。

(5)预防：BPH 经尿道前列腺切除术后逆行射精不必预防。

13. 尿失禁　电切及开放手术均可发生尿失禁，发生率为 3%～5%。

(1)表现：患者术后拔除导尿管后，尿液不自主地流出。

(2)原因：主要是电切术中，电切前列腺尖部时超过精阜，切除了部分尿道外括约肌。少数情况，气囊导尿管的球囊较长时间压迫前列腺窝所致外括约肌部分损伤。

(3)处理：尿失禁者影响患者的生活，为减轻患者痛苦，处理如下。

①收集尿液：a. 使用阴茎夹定时开放排尿。b. 阴茎套接集尿袋收集尿液。c. 用尿不湿收集尿液或保留导尿等收集尿液。

②促进尿道括约肌功能恢复：对括约肌部分损伤者，可行肛门收缩功能锻炼、药物治疗、针灸或电刺激治疗等，大多数患者能自行恢复。

③控制尿失禁措施：极少数永久性尿失禁患者，治疗比较困难，可考虑行球部尿道悬吊术。球部尿道悬吊术是治疗男性尿失禁的有效方法。近年来在膜部尿道周围组织注射 Teflon 硬化剂或植入人工括约肌治疗，取得

一定的疗效。

(4)预后:大部分尿失禁者可在 3～6 个月逐渐恢复正常排尿,无须特殊治疗。少数患者需 1～2 年恢复正常。极少数患者可出现永久性尿失禁,治疗比较困难。

(5)预防:针对引起尿道括约肌损伤导致尿失禁的原因进行预防。

①避免前列腺电切超出精阜平面,过深切割,以免造成尿道外括约肌损伤。

②前列腺切除术后,避免气囊导尿管球囊过重或较长时间压迫前列腺窝内,损伤部分尿道外括约肌。

14. *膀胱颈挛缩*　膀胱颈挛缩又称膀胱颈纤维化,或膀胱颈硬化症等,为膀胱颈部的梗阻性病变,可引起排尿困难。前列腺切除术后膀胱颈挛缩的发病率,开放手术后为 2.0%～3.2%,TURP 术后为 2.7%～10%。

(1)表现:大多数膀胱颈挛缩者在术后 1 个月后逐步出现排尿不畅,尿线变细,尿频、夜尿多、排尿中断,进行性排尿困难,以至尿潴留。

(2)原因:TURP 术后膀胱颈挛缩的原因如下。

①小体积前列腺增生均合并膀胱颈纤维化,增生的前列腺组织与膀胱颈周围纤维组织严重粘连,纤维化组织与膀胱颈周围组织无界限,膀胱颈纤维组织无法彻底切除,前列腺增生与周围纤维组织电切后,膀胱颈留下的纤维瘢痕组织逐渐收缩,使膀胱颈逐步缩小,严重者术后 3～6 个月可使膀胱缩小到针孔大小。

②电汽化术中汽化高频功率高达 300W,汽化温度高达 300℃以上,术中电流强度过大,电切术中过分地使用电凝,增加膀胱颈热损伤的程度,且有数毫米厚的组织凝固、坏死,术后瘢痕纤维化,形成膀胱颈挛缩。

③前列腺窝感染后纤维化形成膀胱颈挛缩。

(3)处理

①尿道扩张:对轻中度膀胱颈挛缩患者,可先做尿道扩张,每周 1 次,如症状改善,坚持半年以上。

②手术治疗:如膀胱颈挛缩严重,尿道扩张无效,可做经尿道膀胱颈挛缩内切开,然后用电切镜切除膀胱颈挛缩瘢痕组织,后唇要切平整,使后尿道与三角区处于同一平面。术后如排尿通畅,以后坚持做尿道扩张半年以上,到瘢痕软化不再缩小,排尿通畅稳定为止。

(4)预后:膀胱颈挛缩若经及时有效处理则预后较好,但有膀胱颈再挛缩的可能。

(5)预防

①尿道扩张术:前列腺增生合并膀胱颈挛缩电切术后,坚持尿道扩张 6 个月以上,待纤维瘢痕组织软化,膀胱颈口再缩小、排尿通畅稳定为止。

②防止术后前列腺窝化脓感染。

③敞开膀胱颈口:在前列腺切除术中,应将膀胱颈口敞开。

15. *尿道狭窄*　尿道狭窄是经尿道前列腺切除术后较常见的并发症之一,可发生在尿道的各个部位,多见于尿道外口、前尿道及膜部尿道。其发生率约为 2.5%。

(1)表现:常在手术 1 个月后开始逐渐出现尿线变细,进行性排尿困难,3～6 个月后更严重,前尿道狭窄者,排尿时狭窄处近段尿道扩张。

(2)原因

①电切镜多为 26F,插入电切镜时,部分患者多有尿道外口及尿道偏小,需要行尿道扩张后,才能将电切镜勉强通过尿道进入膀胱,因此尿道多有不同程度的损伤,故术后瘢痕可致尿道狭窄。

②术后留置尿管过粗压迫尿道,留置时间过长合并炎症等是尿道狭窄的常见原因。

③置入电切镜时操作不当,造成尿道损伤或电热损伤后导致尿道狭窄。

(3)处理

①尿道扩张:尿道狭窄早期不甚严重时,坚持定期尿道扩张 6 个月以上,待瘢痕组织软

化不再收缩、排尿通畅稳定为止,可获痊愈。

②留置导尿管:少数不能持续尿道扩张或行走不方便者,可留置导尿管,每2～4周更换1次尿管,到能通畅排尿为止。经多次尿道扩张,尿道狭窄不能改善者,可行尿道内切开留置导尿管,以后再行尿道扩张6个月以上。

③尿道内切开术:严重前、后尿道狭窄,狭窄长度<1cm者,可行经尿道内切术。

④尿道狭窄切开成形术:严重前尿道狭窄,狭窄长度>2cm者,可先将狭窄段切开,6个月后做尿道成形术。

(4)预后:经尿道前列腺切除术后,尿道狭窄经及时有效处理则预后较好。如未及时处理好导致排尿困难,以至尿潴留。

(5)预防

①置入电切镜前,先注入消毒液状石蜡以润滑尿道,置入电切镜过程中操作要轻巧,切忌用暴力强行插入电切镜以免损伤尿道。

②留置的导尿管不宜过粗,留置时间不宜过久,以选择优质硅胶气囊导尿管为宜。

③术后避免发生严重尿道炎。

16. *勃起功能障碍* 勃起功能障碍是经尿道前列腺切除术后较常见的并发症之一,其发生率为4.6%～45%。

(1)表现:术后阴茎不能勃起,不能性交或不能进行有效的性交。

(2)原因:经尿道前列腺切除术后发生勃起功能障碍,有心理因素及器质性因素两方面的原因。

①心理因素:由于前列腺切除手术创伤所致的精神上的负担对性心理的影响以致勃起功能障碍。

②器质性因素:是电切所致的损伤。a.阴茎深动脉血供受损。b.阴茎海绵体神经受损。c.经尿道电切前列腺时电凝过深可伤及阴茎海绵体神经。d.有时尿道牵拉或扩张过度,损伤阴茎海绵体及尿道海绵体,从而导致阴茎海绵体-尿道海绵体间漏,进而引起勃起功能障碍。

③年龄因素:BPH者的年龄均偏高,因年老体弱可引起性功能减退,其高龄人群中本来就有较高的不同程度勃起功能障碍发病率。

(3)处理

①对前列腺切除术所致的精神上的伤害,对性心理的影响所引起的勃起功能障碍患者进行心理治疗,勃起功能障碍可逐渐好转。

②治疗损伤引起的器质性勃起功能障碍比较困难,对器质性勃起功能障碍和混合性勃起功能障碍患者,可按照治疗勃起功能障碍的方法进行治疗。可选用中成药如龙鹿胶囊、伊木萨克、复方玄驹胶囊、健阳片等有一定效果,无不良反应。也可选用西药,如枸橼酸西地那非(万艾可)、盐酸伐地那非(艾力达)、他达拉非(希爱力),可能对部分患者有效。严重患者可在排尿功能恢复后考虑安装阴茎假体治疗。

(4)预后:随着时间延长及综合治疗,部分患者的病情可改善。

(5)预防:根据上述发生勃起功能障碍的原因进行预防。

17. *意外事件* 突发心、肺、脑血管意外,并发消化道出血等危及生命。

【评析】

1. *经尿道前列腺电切术(TURP)* TURP是国际公认的、应用最广、安全、有效、痛苦小的一种微创手术,是治疗BPH的"金标准"。TURP术中将增生的前列腺体由内向外逐块切除,其腔隙逐渐扩大,操作简便、易行、快速;术中可根据患者病情变化随时终止手术。其手术效果及并发症与术者的手术技巧、切除增生的前列腺腺体的彻底程度及患者耐受情况等有直接关系。如患者情况许可,术者技术熟练,能快速、准确无误地在外科包膜内将增生的前列腺腺组织彻底切除,又不损伤邻近组织,其术后效果同开放性前列腺切除术,术后最大尿流率可达40ml/s左右,无残余尿,并发症少,远期效果好。

2. 经尿道前列腺汽化切割术(TUVRP)　TUVRP 高频电输出功能高达 300W 左右，铲状电极切割增生的前列腺腺体，切割速度较快；凝固止血效果较好，但切割精确性较差，易损伤邻近组织，并发症多于 TURP。现已极少应用。

3. 经尿道等离子体前列腺切除术(TURIS-PVP)　TURIS-PVP 由双极改进为单极等离子体电极后，术中切割及止血效果有增强，现电切及止血已达到 TURP 相同的效果，由于用生理盐水作为工作介质，可减少水中毒(TURP 综合征)的发生。双极回路的动态等离子电切术，无须负极板，组织无电流通过，闭孔神经反射轻微，特别适合膀胱癌的电切；可避免或明显减轻电切时因发生闭孔神经反射损伤闭孔动脉引起大出血的严重并发症，因此，PBVP 现已逐步在推广应用。现 PBVP 与 TURP 电切前列腺增生，效果相当。

4. 绿激光前列腺汽化术(PVP)　绿激光前列腺汽化术，几乎不出血，是一种安全、有效、操作简单的微创治疗方法，效果与 TURP 相近。但手术时间较长，无法收集标本做病理检查，创面不整齐，组织去除不够彻底，再手术率高，穿孔、尿失禁等发生率偏高，现应用较少。

5. 经尿道前列腺剜除术(TUERP)　前列腺切除采用钬激光、2μm 激光、等离子及普通电切镜等经尿道前列腺剜除术，是将开放性前列腺切除在外科包膜内剜除增生的前列腺体及经尿道前列腺切除术相结合的原理，即先在增生腺体与外科包膜之间分离游离增生的腺体后，再将腺体逐块切除。其目的是将增生的腺体在外科包膜内彻底切除，以提高术后效果及减少术后复发率，其效果与 TURP 相似。只适用于单纯前列腺增生患者，对重度大体积前列腺增生者剥离较困难，不适合前列腺增生合并膀胱颈挛缩(纤维化)及失去根治机会的前列腺癌患者。因其技术要求高，寻找增生腺体与外科包膜之间隙困难而不容易掌握，操作中若发现分离平面不正确，加重损伤及出血，以致损伤前列腺周围静脉丛、膀胱颈穿孔、直肠损伤等较严重并发症的可能，术后尿失禁发生率较高。剜除术不能完全取代电切术。现还很难推广应用，有待于进一步研究。

6. 经尿道前列腺切除术　是前列腺切除的微创手术，明显优于开放性前列腺切除术，现已几乎完全替代开放性前列腺切除术。经尿道前列腺切除术的效果、并发症多少与其严重程度及选择的术式有关，与手术医师的手术技巧有关。

第四节　经尿道前列腺剜除联合耻骨上经膀胱前列腺粉碎术

近年来采用经尿道前列腺剜除联合耻骨上经膀胱前列腺粉碎术治疗巨大前列腺增生，是经尿道及经膀胱两途径来切除较大体积前列腺增生的新技术，是经尿道用激光、电切镜、等离子等将增生的腺体剜除，具有经尿道便于止血，经膀胱便于将剜除的腺体粉碎后取出的优点。经较多的临床验证，该法治疗巨大前列腺增生切实可行，效果好，并发症较少，是前列腺增生一种可供选择的手术方法。

【原理】

经尿道将增生的前列腺剜除，经膀胱将剜除的增生的前列腺组织粉碎后取出，以解除因前列腺增生体积增大导致的后尿道梗阻，达到排尿通畅的目的。

【适应证】

与经尿道前列腺切除术的适应证相同，尤其适用于重度增大的前列腺增生患者。

【禁忌证】

同经尿道前列腺切除术的禁忌证。

【优点】

将增生的前列腺剜除后前列腺窝内出血，电灼止血比开放性手术止血方便而容易，剜除的腺体经粉碎后取出速度比电切快，出血较少，并发症较少，效果较好。

【缺点】

经尿道前列腺剜除联合耻骨上经膀胱前列腺粉碎术，要做耻骨上膀胱造口，加重组织损伤，术后恢复时间较长。

【术前准备】

同经尿道前列腺切除术的术前准备。

【麻醉及体位】

一般均采用硬膜外麻醉，必要时采用全身麻醉。患者取截石位。

【手术要点】

1. 经耻骨上小切口进入膀胱。

2. 经尿道用激光或电切镜，或等离子电切镜将增生的大体积前列腺从外科包膜内逐一分离，边分离边止血，最后将腺体剜除并推入膀胱内。

3. 经耻骨上膀胱切口内取出剜除的前列腺组织。

4. 经尿道留置20F或22F双腔或三腔气囊导尿管，耻骨上留置膀胱造口管，结束手术。

【术后处理】

同经尿道前列腺切除术后的术后处理。只是术后膀胱冲洗出血停止后，先拔除耻骨上膀胱造口管，待耻骨上膀胱造口愈合后再拔除导尿管。

【并发症防治】

与经尿道前列腺剜除术后的并发症防治相类似。

【评析】

经尿道用激光、电切镜、等离子等将增生的腺体剜除，经耻骨上膀胱造口将前列腺粉碎后取出，经尿道便于止血，该法治疗巨大的前列腺增生，切实可行，效果好，并发症较少，是前列腺增生一种可供选择的新手术方法。但经耻骨上膀胱切开粉碎剜除的前列腺增生腺体，要做耻骨上膀胱造口，加重组织损伤，手术较复杂，术后恢复时间较长。

（陈在贤　胡强达）

第五节　开放性前列腺切除术

开放性前列腺切除术是采取开放式手术方法将引起尿道梗阻的增生的前列腺体从外科包膜内完整摘除，以解除因前列腺增生体积增大导致的后尿道梗阻，达到排尿完全通畅的目的，效果最好。但损伤较重，止血较困难，出血较多，术后恢复慢，住院时间较长的缺点。随着经尿道前列腺切除的多种微创手术，如TURP及TUBVP的不断改进和创新，具有比开放性前列腺切除术的许多优点，如组织损伤轻、出血较少、术后恢复快、住院时间短等优点，现已广泛应用。因此，开放性前列腺切除术现已大幅度减少，已逐步被经尿道前列腺切除微创手术所替代。但对于无上述条件的医院，以及对开展经尿道前列腺切除术有禁忌证或出现并发症时，仍需行开放性前列腺切除术，因此，开放性前列腺切除术是开展经尿道前列腺切除术的后盾。

【适应证】

与经尿道前列腺切除术的一般适应证相同。随着经尿道前列腺切除术治疗BPH的腔内技术开展与应用，特别是TURP的逐渐广泛开展与应用以来，使开放性前列腺切除术已大幅度减少，其适应证明显缩小。现多选择：①髋关节病变不能取膀胱截石位者。②有尿道狭窄，电切镜不能通过尿道进入膀胱者。③经尿道前列腺切除术中出现难以控制的大出血、前列腺包膜或膀胱穿孔等并发症者。经膀胱前列腺切除术可同时处理膀胱内病变，如结石，憩室、肿瘤等。④还无经尿道前列腺切除术条件的医院等。

【禁忌证】

与经尿道前列腺切除术的禁忌证相同。

【术前准备】

掌握好手术指征，术前常规灌肠。

【麻醉及体位】

一般均采用硬膜外麻醉，不能行硬膜外麻醉者可采用全身麻醉。患者取平卧位。

【术式简介】

开放性前列腺切除术有经膀胱、经耻骨后及经会阴等 3 种途径。目前有代表性的开放性前列腺切除术有以下几种。

1. 耻骨上经膀胱前列腺切除术（trans-bladder suprapubic prostatectomy） 术式于 1972 年由中山医学院第一附属医院介绍。

(1)优点：取出前列腺快，缝合膀胱颈迅速、准确，术后出血局限在前列腺窝内，膀胱腔内出血较少，止血效果较好。

(2)缺点：该术式由于紧密缝合膀胱颈，术后排尿不畅、膀胱颈挛缩的发生率较高。

(3)手术要点

①前列腺摘除：做脐耻间纵行切口，体型肥胖者可用下腹部弧形切口。切开膀胱后探查前列腺增大的情况、输尿管口、有无合并膀胱憩室和结石等。前列腺两侧叶增生者，术者用示指伸入后尿道，于前列腺两叶间压向前包膜，使尿道黏膜裂开，从此裂口向两侧分离，即可将前列腺从“外科包膜”内剥出（图 24-8A），若不能用上述方法剥离前列腺或前列腺较大，甚至靠近输尿管口时，则于前列腺凸入膀胱最明显处，常为前列腺中叶，用小圆刀弧形切开膀胱黏膜达前列腺体（图 20-8B），用示指自此分离平面伸入外科包膜内，先剥离后缘（图 24-8C 及 D），再转向右侧（图 24-8E），然后剥离左侧（图 24-8F）。剥离前列腺时，指尖应紧贴腺体，当腺体被剥离后，于紧接其尖端处用拇指和示指捏断尿道（图 24-8G），切勿使用暴力，以免撕裂尿道膜部。如尿道比较坚韧，则牵开腺体，显露清楚后，用弯剪将尿道剪断即将增生的前列腺摘除（图 24-8H）。

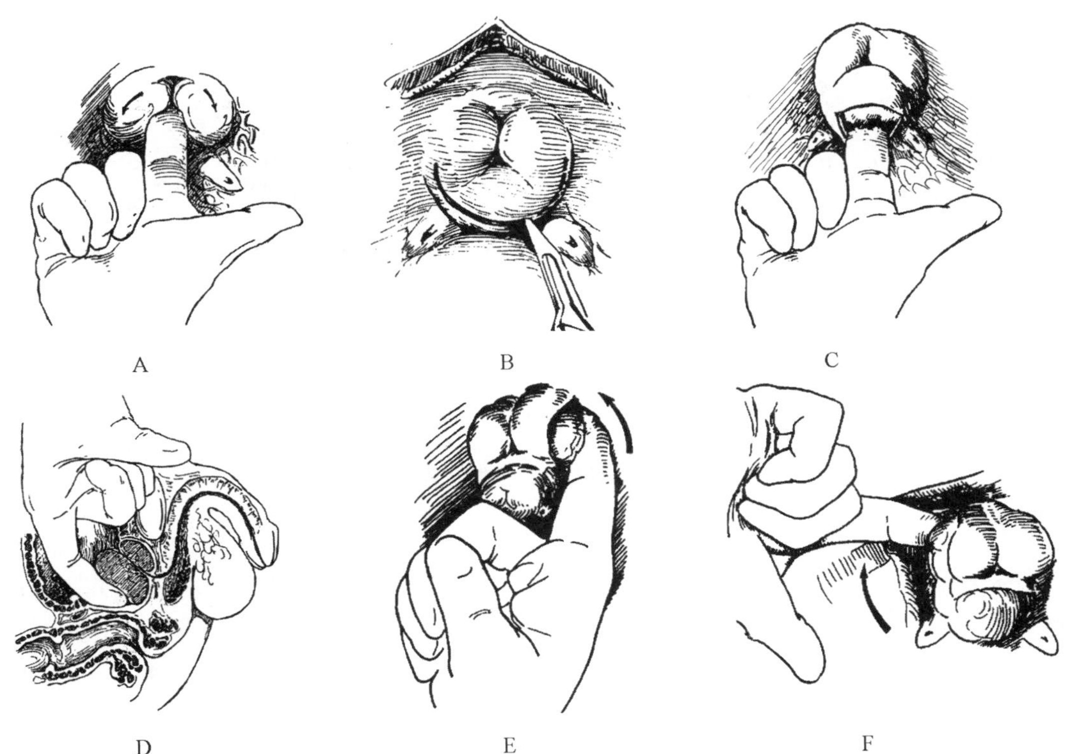

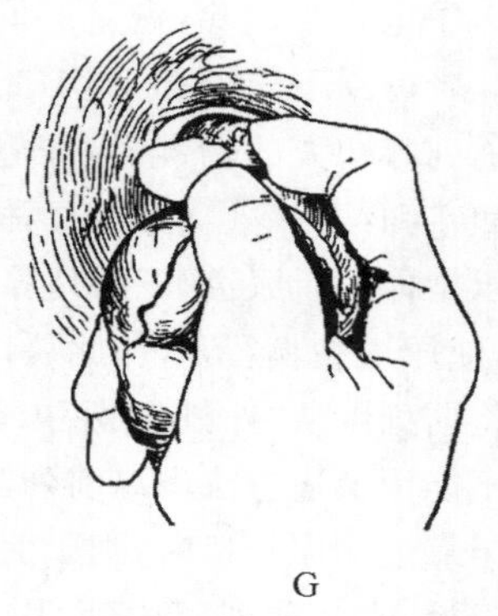

G

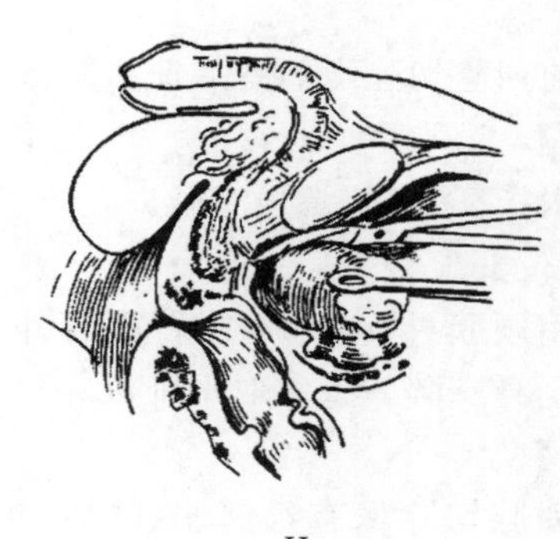

H

图 24-8　耻骨上经膀胱前列腺切除术

A. 示指压向前包膜入路分离增生的前列腺体；B. 做弧形切口入路分离前列腺体；C. 示指从切口伸入外科包膜后内分离；D. 示指伸入外科包膜后内分离；E. 示指在外科包膜内向右分离；F. 示指在外科包膜内向左分离；G. 捏断增生的前列腺与尿道连接部；H. 用弯剪剪断增生的前列腺与尿道连接部

②膀胱颈8字形缝扎止血：取出腺体后迅速将纱布块塞在前列腺窝内，持续压迫5～10min以止血，如果后唇过长者，应做楔形切除（图24-9A），在4点和8点处见前列腺动脉喷血者，可缝扎止血（图24-9B），若找不到出血点，则以鼠齿钳于4点、8点钟处钳住膀胱颈部，以2-0号微乔线做8字形缝合或连续交锁缝合及荷包缝合，缝线应穿过肌层深部和“外科包膜”。附近的出血点应贯穿结扎。合并有输尿管间隙肥大者，应同时做楔形切除。

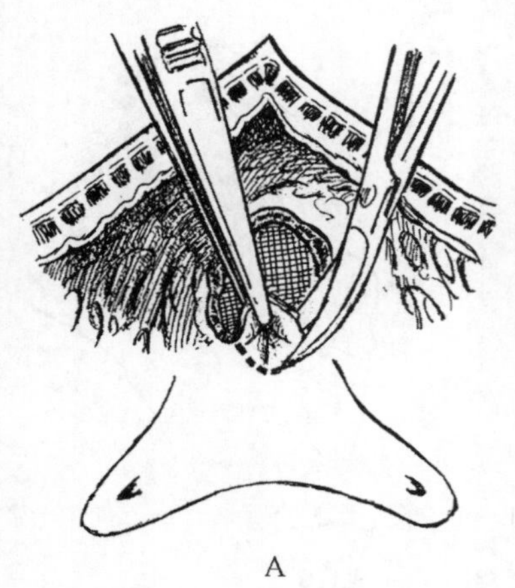

A

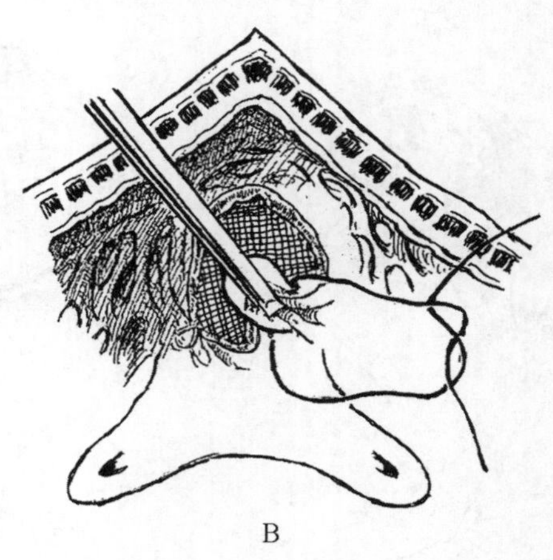

B

图 24-9　膀胱颈8字形缝扎止血

A. 后唇做楔形剪除；B. 8字形缝扎止血

③膀胱颈荷包缝合止血：用2-0微乔线于膀胱颈后唇做半荷包缝合，再用同样的线从膀胱颈上方向下缝合，达荷包缝线处（图24-10A）。去除前列腺窝的纱布块，经尿道插入18～22F双腔气囊导尿管，收紧结扎荷包缝线，把膀胱颈紧束于导尿管周围（图24-10B）。膀胱前间隙留置导尿管，逐层缝合腹壁切口结束手术。

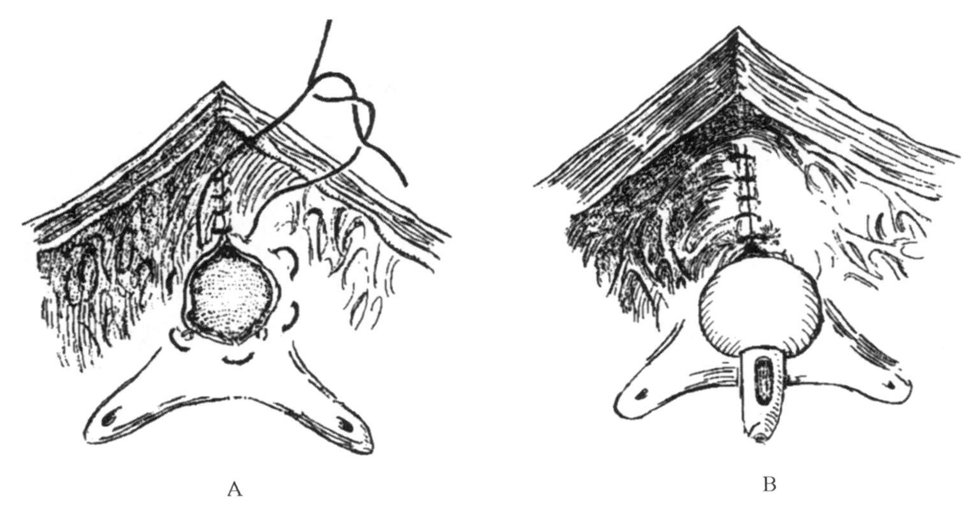

图 24-10　膀胱颈荷包缝扎止血

A. 膀胱颈荷包缝扎止血；B. 留量双腔气囊导尿管

2. 经膀胱荷包悬吊法前列腺切除术(transbladder purse sling prostatectomy)　此法由陈在贤等(1979)设计实施。

(1)优点：该法具有简便、快速、安全、有效、并发症少等优点。术中及术后出血少，一般无须输血，将荷包肠线拆除后膀胱颈无缝线异物，组织反应轻，排尿通畅，并发症少。

(2)缺点：如荷包悬吊线未能拔出，又未将气囊导尿管拖入膀胱内扩大膀胱颈者，有膀胱颈挛缩的可能。

(3)手术要点

①切口探查：同耻骨上经膀胱前列腺切除术。

②前列腺摘除：同耻骨上经膀胱前列腺切除术。

③膀胱颈荷包缝合外固定：检查膀胱颈创缘，除非有活动性动脉喷血，需用 3-0 可吸收缝线 8 字形缝扎止血外，一般用 1 号丝线或 1-0 微乔线从耻骨后膀胱颈外 12 点处进针，从膀胱颈创缘正常黏膜 0.3～0.5cm 处穿出，然后在膀胱内做荷包缝合一圈，至膀胱颈 12 点处缝出膀胱外，首、尾两线交叉从耻骨上缘缝出皮外，经尿道插入 18～22F 双腔气囊导尿管，导尿管尖端孔在膀胱腔内(图 24-11A)，通过此孔穿一根 7 号丝线，其线两端合并打结并引出切口外作为牵引，导尿管气囊置于前列腺窝内，收紧荷包缝线，使膀胱颈缩小以紧束气囊导尿管，向气囊内注入生理盐水 20～30ml，见膀胱颈无明显出血后在皮外压一小纱垫打结(图 24-11B)。拔出双输尿管导管，以 2-0 微乔线连续缝合膀胱切口，留置 28F 硅胶开花导尿管做耻骨上膀胱造口，牵引线随同开花导尿管引出膀胱及切口外。耻骨后留置一引流管，逐层缝合切口，固定牵引线于前胸壁上，包扎，结束手术。

3. 膀胱外耻骨上前列腺切除术(retropubic-extravesicle suprapubic prostatectomy)　由 Van Stockum(1909)首次报道此手术。

(1)优点：此法的优点是能充分暴露前列腺部和膀胱颈，可在直视下摘除增生的前列腺，避免损伤远端括约肌，膀胱不受损伤。

(2)缺点：该法术野深入耻骨后，尤其肥胖者，暴露及操作均较困难而复杂，并发症较多。不能同时处理膀胱内病变，如憩室和较大的膀胱结石。不适用于凸入膀胱内的中叶增生患者。

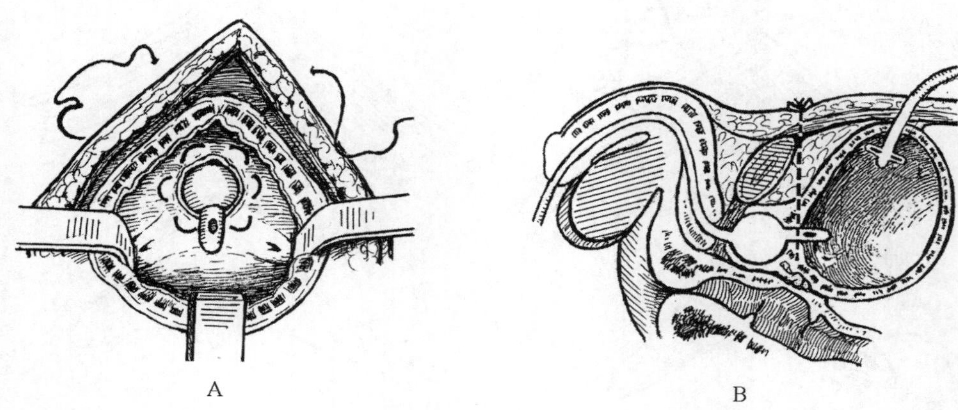

图 24-11　经膀胱荷包悬吊法前列腺切除术
A. 做膀胱颈荷包缝线；B. 膀胱颈荷包缝线于耻骨上皮外收紧打结

(3)手术要点：由下腹部正中切口进入，钝性分离耻骨后间隙，显露前列腺前壁。做纵行或横行切口切开前列腺包膜。横行切口切开前，在前列腺包膜用 7 号丝线横行缝扎 3～5 针，又在前列腺包膜与膀胱颈平行缝扎 3～5 针，其间距约 1cm(图 24-12A)，在两排缝扎线间横行切开前列腺包膜(图 24-12B)。切口大小根据腺体大小而定，一般切开约 2/3 的前列腺包膜，必要时将膀胱颈的纵行切口可向上延长，以便摘出前列腺腺体。将包膜全层纵行切开后(图 24-12C)，用手指分开包膜和腺体间的间隙，并向侧边纵深钝性分离到腺体后面(图 24-12D)。用指尖将前列腺尿道部捏断，必要时可用剪刀剪断(图 24-12E)。将腺体向上翻转，紧贴腺体分离膀胱颈部，粘连较紧的可以剪开。腺窝用纱布填塞压迫后，如有活动性出血，用 2-0 微乔线缝扎止血。膀胱颈后唇高起者，行楔形剪除(图 24-12F)，切缘用 2-0 微乔线间断缝合。未见明显出血后，经尿道留置一 20F 双腔气囊导尿管入膀胱腔内，向囊内注水固定。用 2-0 微乔线间断缝合前列腺前壁和膀胱颈的切缘(图 24-12G、H)，外面再用 1 号丝线间断缝合加强。以利术后冲洗膀胱。耻骨后间隙放置一引流管，分层缝合切口。

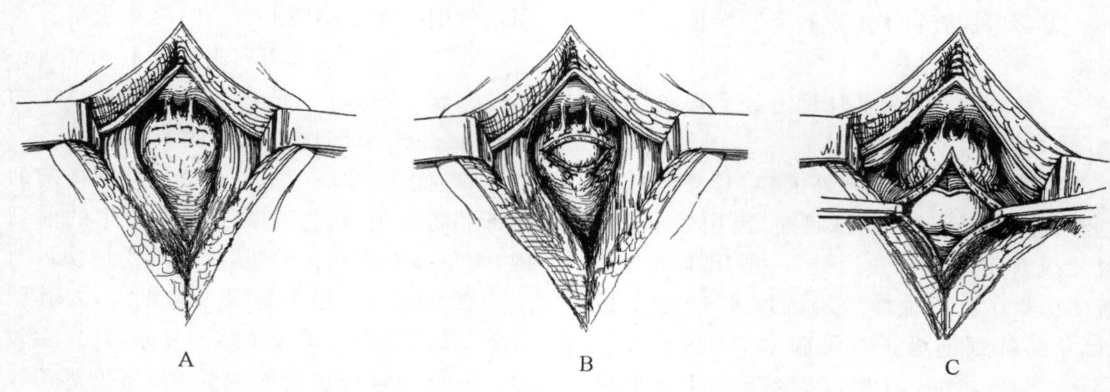

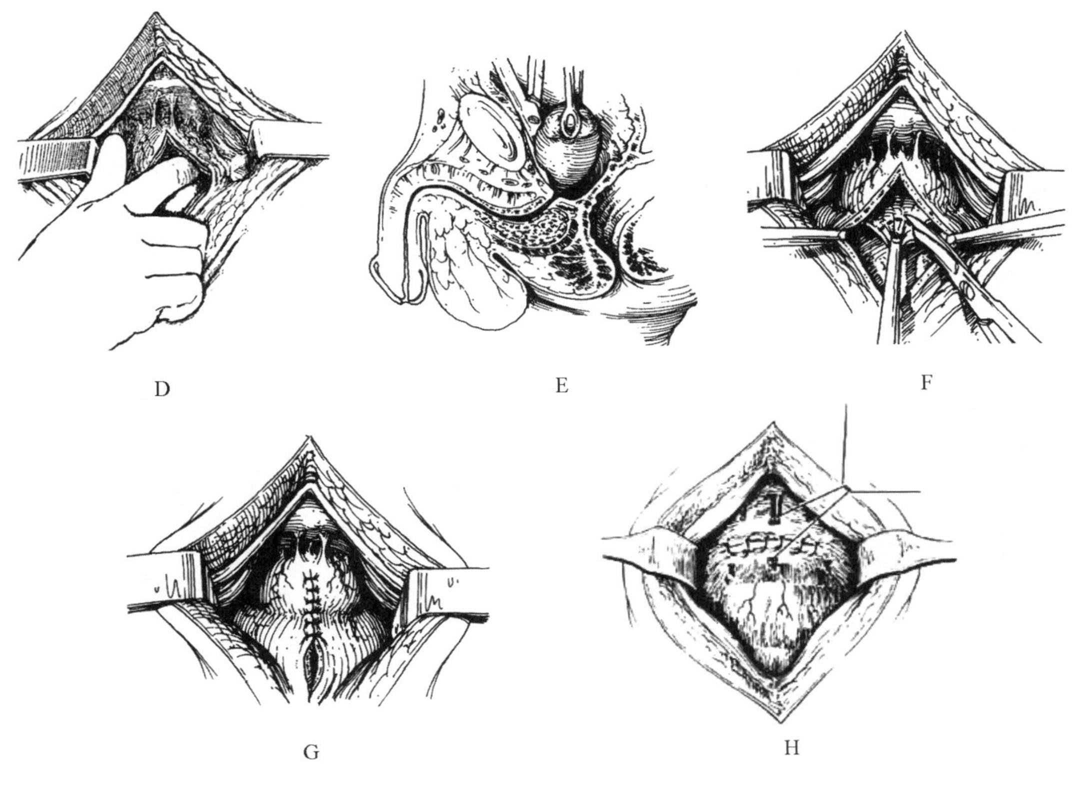

图 24-12　膀胱外耻骨上前列腺切除术

A. 在前列腺前壁包膜做两排缝扎；B. 在两排缝扎线间切开前列腺包膜；C. 纵行切开前列腺包膜；D. 将示指伸入前列腺包膜内分离腺体；E. 用剪刀剪断前列腺尿道部；F. 膀胱颈后唇行楔形剪除；G. 纵行缝合前列腺前壁和膀胱颈的切缘；H. 横行缝合前列腺前壁和膀胱颈的切缘

4. 耻骨后保留尿道前列腺切除术(prostatectomy with preservation of urethra，Madigan 手术)　Madigan(1970)首先报道了此手术。Madigan 术适用于前列腺两侧叶增生患者，不适用于纤维增生型和中叶增生凸入膀胱 3cm 以上者。Madigan 术是经耻骨后途径切开前列腺包膜，在尿道外分离、切除增生的前列腺 。由于保留膀胱颈和尿道的完整性，术后无须冲洗，尿液不会外漏，前列腺窝积血不会流入膀胱内，尿道狭窄、尿失禁等并发症发生率明显下降，并可保存顺行射精。

(1)优点：可在直视下摘除增生的前列腺，避免损伤远端括约肌。保留前列腺段尿道和膀胱颈，从而保存局部解剖生理的完整性。

(2)缺点：缺点及并发症同耻骨后前列腺切除术。前列腺摘除或 TURP 术后及前列腺癌患者等为禁忌证。

(3)手术要点：置 20F 双腔气囊导尿管，由下腹部正中切口进入耻骨后，显露膀胱前间隙及前列腺前壁，从膀胱颈部与前列腺交界部外侧缝扎供应前列腺的动、静脉，勿缝扎过深，以防伤及神经血管束，影响阴茎勃起。横行两排缝扎来自阴茎背静脉的前列腺被膜的静脉丛(图 24-13A)，在两排缝扎线之间横行切开前列腺被膜，暴露腺体(图 24-13B)，用弯血管钳分离腺体与被膜之间的间隙后，以手指在此平面分离，分别分离前列腺两侧、后面及尖部。沿两侧叶中线切开腺组织达尿道黏膜，边切边触扪保留导尿管的尿道，认清尿道黏膜后，用弯组织剪或手术刀在腺体与尿道黏膜下锐性解剖，分别将两侧叶腺体从尿道黏膜外锐性剥离(图 24-13C)到前列腺叶尖部；尿道外分别剪断，又将腺体从后被膜完全剥离，于尿道后正中切断前列腺左、右叶，保留尿道黏膜，腺体与尿道完全分离并被取出后缝合前列腺被膜(图 24-13D)。彻底止血后，于耻骨后置橡皮引流管，经尿道留置20F 三腔气囊导尿管(图 24-13E)，逐层缝合切口。

改良 Madigan 保留尿道前列腺切除术，适用于中叶突入膀胱内<3cm 者，可顺利经耻骨后切除。在切除两侧叶时连同中叶一起切除。

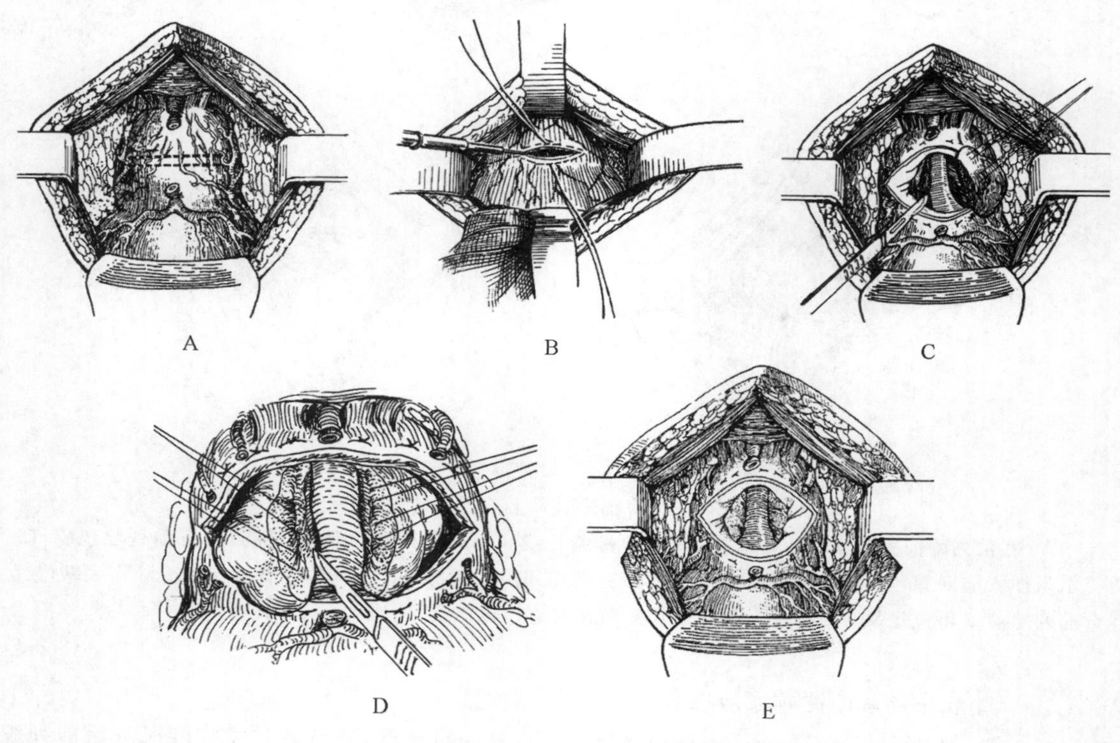

图 24-13 耻骨后保留尿道前列腺切除术

A. 横行两排缝扎前列腺被膜血管以控制出血；B. 在两缝线间横行切开前列腺被膜；C. 纵行切开前列腺达尿道黏膜后解剖分离；D. 离断前列腺尖，切开两侧叶并分别切除；E. 将增生的前列腺切除后留置导尿管

5. 前列腺联合部切开术(anterior commissurotomy of prostate) 前列腺联合部切开术是由 Shafik(1985)首先报道，为耻骨后前列腺联合部切开尿道减压术，较前列腺摘除术简单、安全，并发症少。适应于两侧叶增生者。经耻骨后切开前列腺联合部，降低前列腺部尿道的张力，达到解除尿流阻塞的目的。

(1)优点：本术式操作简单，时间短，对患者打击小，近期效果在 90%左右(远期效果尚需观察)，术后并发症少。

(2)缺点：该手术位置较深，暴露不好，有损伤耻骨后静脉丛及阴茎背静脉引起大出血的可能；损伤尿道外括约肌导致尿失禁；损伤尿道黏膜致坏死，形成尿瘘的可能。效果不甚满意。现国内外较少采用。

(3)手术要点：经尿道插入 20F 双腔气囊导尿管作为尿道标志，从耻骨上纵行切口进入，于耻骨后显露膀胱及前列腺，在前列腺表面纵行切开前列腺联合部，向膀胱内注入 100～200ml 生理盐水，使其稍充盈，距前列腺边缘 1.5cm 处切开膀胱肌层达黏膜(图 24-14A)，排空膀胱，沿此间隙向下，仔细充分分离、切开达尿道黏膜(图 24-14B)，在尿道黏膜与前列腺联合部之间分离、切开达前列腺尖部(图 24-14C)，让前列腺段尿道黏膜膨出(图 24-14D)，将前列腺两侧切缘用 4-0 微乔线缝合，尽量外翻缝于前列腺两侧筋膜上，使尿道黏膜向外膨出(图 20-14E)。缝合前列腺联合部切缘(图 24-14F)，保留尿道内双腔气囊导尿管引流膀胱内尿液，于耻骨后放置引流管，逐层缝合切口，结束手术。

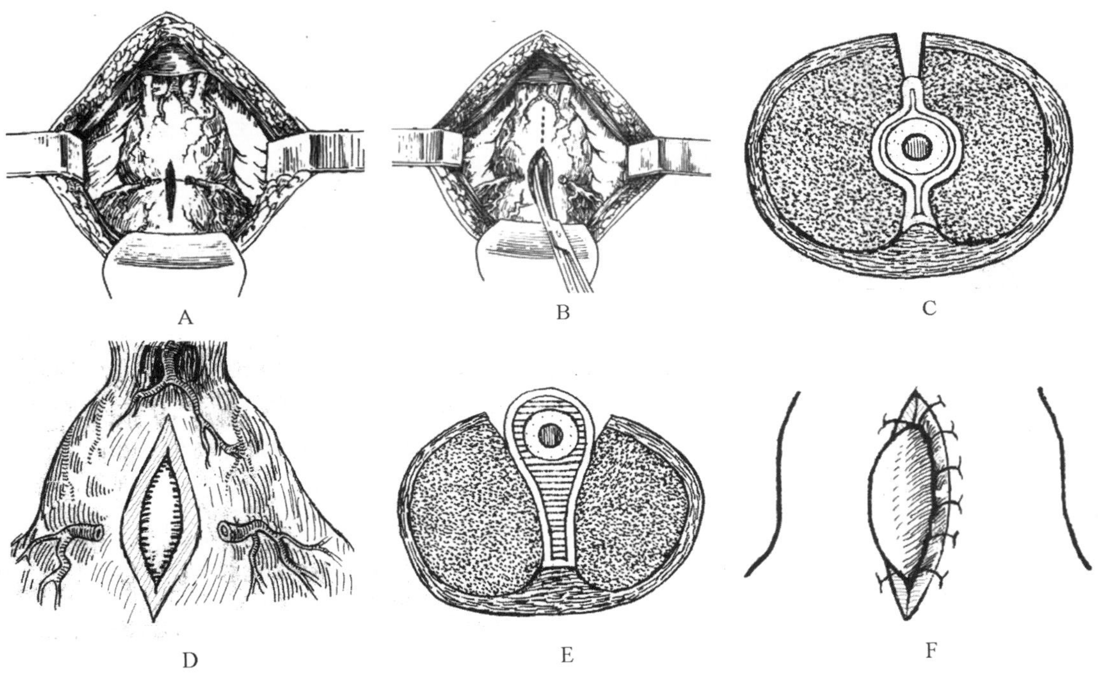

图 24-14　前列腺联合部切开术

A. 将膀胱颈部纵行切开达膀胱黏膜；B. 切开前列腺联合部达尿道黏膜；C. 切开前列腺联合部达尿道黏膜；D. 在尿道黏膜与前列腺联合部之间分离。切开达前列腺尖部；E. 前列腺段尿道黏膜膨出；F. 缝合前列腺联合部切缘

(4)术中注意事项

①防止术中出血：剥离前列腺时应避免损伤耻骨后静脉丛及阴茎背静脉，预防出血的有效措施为预先缝扎该静脉，对切开的前列腺联合部要严密缝扎。

②避免损伤膀胱尿道黏膜：有时膀胱黏膜与肌层之间以及尿道黏膜与联合部之间可因炎症而粘连，分离困难，易将黏膜剥破。因黏膜剥破后增加尿瘘的机会，故分离时要仔细，一旦剥破，应立即用 2-0 微乔线严密缝合。

③避免损伤尿道外括约肌，否则会导致尿失禁。

④若尿道膨出良好，可仅放置普通导尿管；反之，则放置 Foley 导尿管，并向囊内注入适量液体，起扩张作用。气囊压力不可过高，否则将导致尿道黏膜坏死，形成尿瘘。

6. 经会阴前列腺切除术(transperineum prostatectomy) 经会阴前列腺切除术是在会阴做膀胱结石摘除术的基础上发展起来的手术,直到1903年Young首次采取会阴部倒置"Y"形切口,设计并改良经会阴暴露前列腺的前列腺牵引器等器械,使得此种手术能在直视下进行并得到大力提倡,经会阴切口,于直肠前在直视下,在前列腺外科包膜内潜行剥离前列腺,切除术创伤轻,对身体影响小,术后死亡率低,特别适合全身情况差的老年患者。但由于会阴部解剖较复杂,手术切口较小,显露差,不易止血,手术操作比较困难,容易发生直肠损伤,且术后性功能障碍发生率高,手术需要一些特殊器械,因此近年来经会阴前列腺切除术应用较少。

(1)优点:经会阴前列腺切除,切口距前列腺近,局部血管少,切口位置低,使于引流,手术较方便。

(2)缺点:但因其体位要求较严,肺功能和心功能不全以及髋关节僵直者均受限制。有损伤直肠的可能,伤口易发生污染,形成脓肿。术后尿失禁和性功能障碍的发生率高,故应慎重选用。

(3)术前准备:术前1～2d进行肠道和皮肤准备。除一般前列腺手术器械外,备好前列腺拉钩。

(4)麻醉及体位:硬膜外麻醉或全身麻醉。患者取过度膀胱截石位。

(5)手术要点:会阴部做倒弧形切口(图24-15A)。切口中点位于肛门上3cm,两端在坐骨结节内侧,若切口弯度小可影响手术野暴露,切口过高可损伤球部尿道。切开会阴筋膜达会阴部肌肉。在直肠两侧与切口之间,伸入示指或刀柄,向侧上方进入。上为会阴横肌,后为肛提肌,暴露坐骨直肠窝。注意不要超过会阴横肌向前,以防损伤尿道外括约肌。暴露坐骨直肠窝后,用组织钳拉紧皮片,即可见到紧张的会阴中心腱,将其横行切断(图24-15B),其中有几支小动脉切断后应结扎,切断后使直肠与球部尿道分开。沿直肠前面向上推开结缔组织,可见肛提肌的侧缘,拉开两侧肛提肌,显示直肠尿道肌,将其切断(图24-15C)。将直肠尿道肌切断后,向后推开直肠,从前列腺尖下方1.0cm的两层Denonvillier筋膜融合处旁,横行切开Denonvillier筋膜后层,可见有光泽的前层Denonvillier筋膜。将直肠分开到精囊上端,显露前列腺尖部及膜部尿道,如增生的前列腺较大,可部分切断肛提肌(图24-15D)以增加前列腺的暴露。在膜部尿道或前列腺实部做1cm纵行切口,插入直形Lowsley前列腺牵引器牵拉前列腺,在外科包膜上做一倒"V"形切口(图24-15E),通过此切口,在外科包膜和前列腺之间进行分离,摘除增生的前列腺体(图24-15F)。前列腺窝如有出血点,用可吸收缝线缝扎止血(图24-15G)。插入20F双腔气囊导尿管入膀胱内,向气囊内注水固定,将膀胱颈与尿道用2-0微乔线间断吻合(图24-15H)后,缝合前列腺包膜(图24-15I)放置引流片后,分层缝合切口。

(6)术中注意事项

①在皮肤切口完成后,必须确定会阴中心腱是否被游离和完全切断,可在直肠旁窝钝性分离后,于直肠前壁与会阴中心腱之间做长约2cm的隧道,然后切断会阴中心腱。术者即可见肛门括约肌及直肠前筋膜。借此可进入前列腺尖部,否则,盲目操作有可能误伤球海绵体肌或膜部尿道及直肠,当找不到直肠前壁时术者可置一手指于直肠内协助解剖分离。直肠尿道肌常有变异,原则上应由中央向两侧分离切断。

②前列腺静脉丛出血:分离前列腺尖部时,可发生严重出血。此时可用窄深拉钩局部牵拉加压止血;并将前列腺从膀胱颈部前沿向两侧剥离、摘除,可止上述静脉出血。如果搏动性出血持续存在,可在膀胱颈前缘用止血纱布压迫止血或缝扎出血点止血。

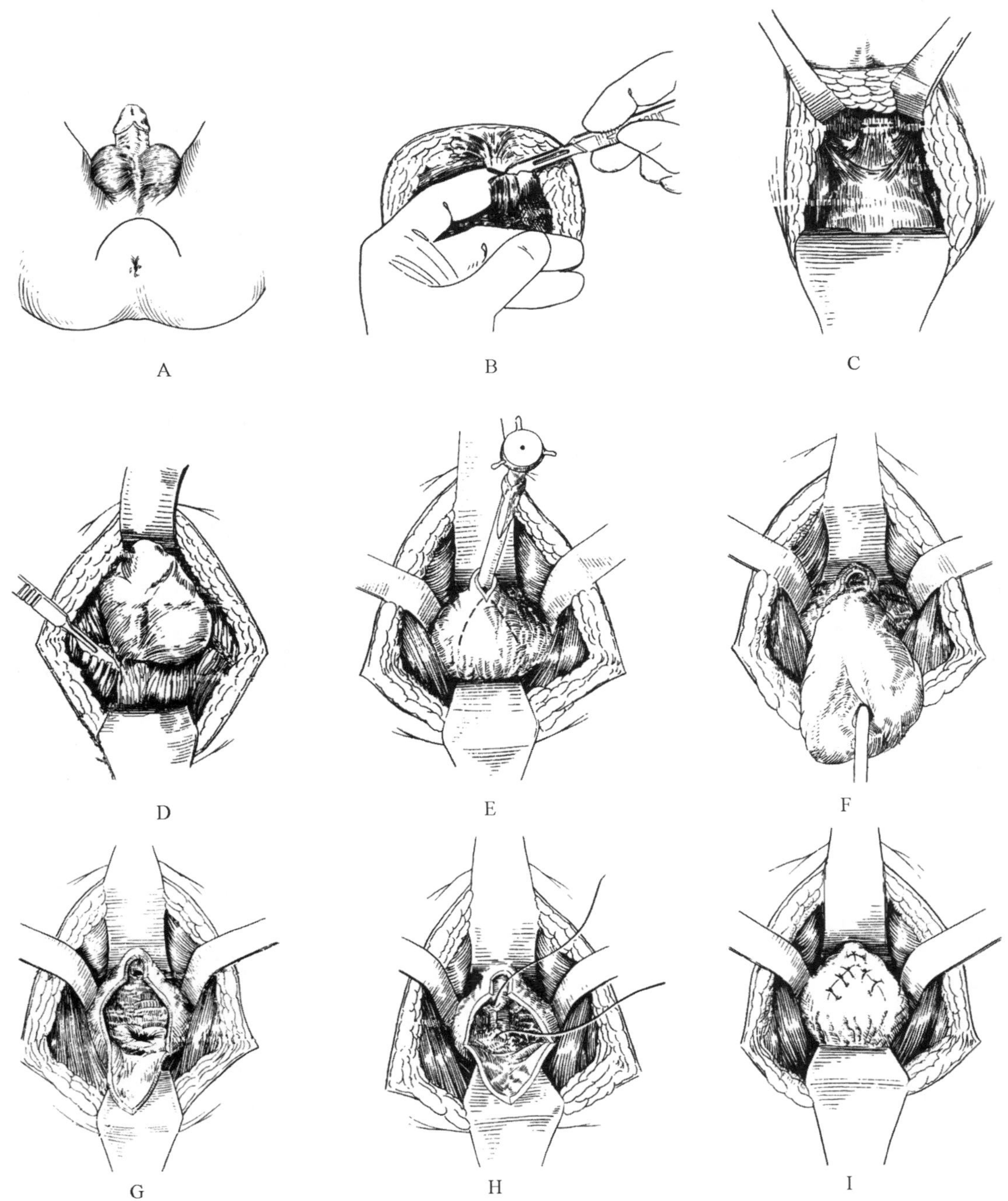

图 24-15　经会阴前列腺切除术

A. 做会阴弧形切口；B. 切断会阴中心腱；C. 切断直肠尿道肌；D. 插入前列腺直形牵引器后在外科包膜上做一倒 V 形切口；E. 摘除前列腺；F. 将前列腺摘除后腺窝止血；G. 上为尿道口，下为膀胱颈口；H. 留置导尿管后缝合膀胱颈与尿道；I. 缝合前列腺包膜切口

③切口应在坐骨结节内侧，不应超过坐骨结节。切口超过坐骨结节非但不能增加切口之显露，且可带来术后疼痛。分离坐骨直肠窝时不要超过会阴深横肌，以防损伤尿道外括约肌。在分离 Denonvillier 筋膜时注意勿伤直肠。

【术后处理】

1. 使用抗生素防治感染。

2. 用生理盐水持续冲洗膀胱，以防血块堵塞导尿管，保持导尿管引流通畅，待冲出液清亮后停止。

3. 术后渗液引流干净后拔除引流管。

4. 伤口勤消毒、更换敷料，防止伤口感染。

5. 经膀胱荷包悬吊法行前列腺切除术者，于术后第 1 天拆除荷包缝线。术后第 2 天牵拉气囊导尿管的牵引线将气囊导尿管的气囊从前列腺窝拖入膀胱内以扩大膀胱颈口。注意在拔荷包悬吊线时应匀速用力，防止拔断荷包悬吊线。倘若将荷包悬吊线拔断，可牵拉系在双腔气囊导尿管尖端孔内的牵引线，逐步将留置在前列腺窝内的气囊拖入膀胱腔内，以使荷包缝线松开，敞开膀胱颈，可吸收缝线经吸收后，不会导致膀胱颈挛缩。如未经此处理，有导致膀胱颈挛缩的可能。

6. 导尿管在术后 10～14d 拔除。拔管后做 1～2 次尿道扩张。

7. 尿道导尿管及膀胱造口管拔管方法如下。

(1)若术者没有把握拔除导尿管后能排尿通畅，导尿管保留 2 周左右，待膀胱伤口愈合后，夹闭膀胱造口管，拔除导尿管观察，如排尿通畅，可拔除耻骨上膀胱造口管，如排尿不畅或困难，保留耻骨上膀胱造口管。

(2)术者有把握拔除导尿管后排尿通畅，在术后 1 周左右先拔除耻骨上膀胱造口管，待膀胱伤口愈合，约术后 2 周即可拔除导尿管排尿。

【并发症防治】

开放性前列腺切除术有与经尿道前列腺切除术相似的并发症，如出血、膀胱或包膜损伤穿孔、膀胱直肠损伤、膀胱痉挛、膀胱颈挛缩、感染、排尿困难、尿失禁、逆行射精、性功能障碍等。死亡多因心脑血管意外所致。

1. 出血　开放性前列腺切除术中易出血，且出血较多，如术中止血不彻底，术后可继发大出血，抢救不及时可危及生命。

(1)表现：前列腺切除术中广泛出血，反复出血难以止血或术后发生继发性严重出血，快速冲洗液血色浓度不减轻，膀胱内出现大量凝血块，堵塞引流管，产生下腹膨隆、胀痛，脉速，血压下降，从而出现休克表现。

(2)原因：与术者技术不熟练或术式选择不好有关。

①术中分离平面过深，损伤前列腺包膜导致穿孔。

②伤及前列腺外侧静脉丛或耻骨后静脉丛。

③术中止血不彻底，导致术后继发性大出血。

④高血压可促使和加重出血。

⑤凝血功能障碍，如血小板减少、凝血因子缺乏等，均可导致术中及术后难以控制的严重出血。

(3)处理：将前列腺摘除后，彻底止血是一难题，过去曾用明矾液或 3%过氧化氢置入腺窝内止血法、氩气凝血器止血法等，其止血效果均不满意；还有用福尔马林止血，术后膀胱颈挛缩等严重并发症，均无使用价值。为了减少前列腺术中及术后出血。介绍如下几种较常用的行之有效的方法。

①术中止血法：将前列腺摘除后，如急于显露腺窝止血，会导致大量失血。一般多用纱布压迫前列腺腺窝，可暂时明显减少前列腺腺窝内出血，然后采取其他措施止血。常用的止血方法有以下几种。

a. 缝扎膀胱下动脉，可减少术中出血。

b. 不拆线膀胱颈连续缝合止血法：环绕膀胱颈 1 周连续缝合法，或膀胱颈双重荷包止血法，或半环状连续缝合膀胱颈部后唇法等，止血效果较好，膀胱颈出口缩小，术后缝线异物反应，易发生膀胱颈挛缩，致排尿不畅。

c. 可拆线的膀胱颈荷包缝合止血法：经膀胱荷包悬吊法前列腺切除术，膀胱颈荷包悬吊加气囊前列腺窝压迫，止血效果较好，术后拆除荷包缝合线后无缝线异物反应，膀胱颈敞开，排尿通畅。

d. 填塞宫颈纱条压迫止血法：如前列腺摘除后，前列腺窝被撕裂，创面广泛出血，反复止血难以控制者，可采取膀胱颈荷包缝合加宫颈纱条填入压迫止血，纱条末端自膀胱内引出腹壁切口外，术后 2～3d，待出血停止后，逐步取出宫颈纱条。

②术后发生严重继发性出血止血法：先用 Ellik 冲洗器冲出膀胱内血凝块后，行持续牵拉气囊导尿管压迫止血，保持引流通畅，如血色逐渐变浅者，继续牵拉及冲洗。如无效，仍出血不止，膀胱内凝血块堵塞引流管，出现休克者，应立即输血并手术探查止血。

③如血小板减少、凝血因子缺乏者，可采用气囊压迫出血创面，输血及血浆补充凝血因子等。

(4)预后：前列腺切除术术中及术后严重出血，如能及时发现并采取有效的处理措施，一般不会造成严重后果及并发症。反之，可能导致严重并发症及不良后果，甚至危及生命。

(5)预防：根据上述产生严重出血的原因进行预防。术前严格掌握好手术适应证及禁忌证，选择好的术式，术中规范化操作，不发生意外事件，严格彻底止血。术后严密观察出血情况，及时发现并采取有效的处理措施。应用抗生素防治感染。

2. 外科包膜损伤

(1)表现：前列腺切除术中损伤外科包膜，可发现膀胱颈向上移位，血液流向膀胱颈周围外间隙。如术中未发现前列腺包膜损伤穿孔者，术后膀胱冲洗液流向膀胱周围、下腹壁及腹膜后外，下腹膨隆、胀痛，导致水中毒危重表现。

(2)原因：术者手术操作不规范、粗暴，摘除前列腺体时，分离平面不对或前列腺增生合并膀胱颈挛缩，腺体与外科包膜粘连分离困难者等导致前列腺前、后、左、右包膜损伤。

(3)处理：如术中及时发现前列腺外科包膜损伤，损伤前包膜者，可剥离耻骨后间隙，显露包膜创口后进行修补。损伤后包膜，特别是包膜大块缺损而露出精囊者，往往不可能进行修补。此时可于膀胱颈后唇缝 2 针 7 号丝线，用长直针将缝线通过前列腺窝穿出会阴部，拉紧缝线，将膀胱三角区拉入前列腺窝，用以覆盖包膜缺口，缝线下端围绕小纱布球固定于会阴部，术后 9d 拆除会阴固定缝线。如前列腺后发现者，轻者减慢膀胱冲洗速度，保持引流管引流通畅，危重影响生命体征者，应立即手术修补损伤穿孔的前列腺包膜，并引流外渗液体。

(4)预后：及时发现及时修补预后较好，否则会导致难于愈合的尿瘘。

(5)预防：根据上述产生包膜损伤的原因进行预防。提高术者手术技能，避免此并发症。

3. 直肠损伤　直肠损伤是前列腺切除术的严重并发症之一。

(1)表现：术中损伤直肠，通道进入直肠腔，可闻及伤口内有粪臭味；或术后冲洗液经肛门流出；或术后伤口内有粪臭味和粪便及脓性分泌物流出，日后尿液经肛门排出。

(2)原因：术者经验不足，术中解剖层次不清，操作粗暴，未在前列腺外科包膜内分离摘除增生的前列腺体，损伤前列腺外科包膜及直肠壁，致直肠穿孔。

(3)处理：如术中及时发现，清洁、消毒，清洗术野污染区，如损伤较小者，立即手术缝合修补。伤口内充分引流，用抗菌溶液清洗肠道，术后禁食2周以上，加强抗感染以促进其愈合；或做乙状结肠造口。如损伤较重，无法修补或术后才发现者，应行乙状结肠造口及膀胱造口，待伤口愈合6个月以后，二期行尿道直肠瘘修补术。

(4)预后：如能及时发现并有效处理，可一期愈合，不会造成严重后果。如术后才发现，会导致手术失败，并需多次手术，延长病程，增加患者的痛苦，可造成不良后果。

(5)预防：手术应由经验丰富的医师操作，术中解剖层次应清楚，规范化操作，应在前列腺外科包膜内分离、摘除增生的前列腺体，避免损伤前列腺外科包膜及直肠壁，导致直肠穿孔。

4. 膀胱颈挛缩　参见本章经尿道前列腺切除术后膀胱颈挛缩的并发症防治。

5. 勃起功能障碍　参见本章经尿道前列腺切除术后的勃起功能障碍并发症防治。

6. 尿失禁　参见本章经尿道前列腺切除术后的尿失禁并发症防治。

7. 膀胱痉挛　参见本章经尿道前列腺切除术后的膀胱痉挛并发症防治。

8. 深静脉血栓形成　参见本章经尿道前列腺切除术后的深静脉血栓形成并发症防治。

9. 附睾炎　参见本章经尿道前列腺切除术后的附睾炎并发症防治。

10. 逆行射精　参见本章经尿道前列腺切除术后的逆行射精并发症防治。

11. 心肺意外　心肌梗死、肺栓塞发生率占1%～6%。

【评析】

经膀胱荷包悬吊法前列腺切除术、耻骨后前列腺切除术、耻骨后保留尿道前列腺切除术(Madigan前列腺切除术)、前列腺联合部切开术及经会阴前列腺切除术等术式比较，各有其优缺点。减少手术损伤、出血等并发症是保证手术成功的关键。术中及术后出血是开放性前列腺切除术最常见而严重的并发症，常影响患者的安危及手术效果。前列腺切除术中止血方法繁多，如将膀胱颈创缘缝扎止血法、前列腺窝内缝扎止血法、3%过氧化氢止血法、明矾液止血法、膀胱颈荷包缝合法、宫颈纱布压迫法及福尔马林止血等，费时长，效果均不满意，且产生较多及严重并发症。选择简便易行、快速、出血少、并发症少、效果好的术式至关重要。耻骨后前列腺切除术，手术操作较困难，并发症多。Madigan手术操作复杂，费时长，且并发症多而严重，且此术对前列腺中叶明显增大者不适宜，现对于是否保留前列腺段尿道黏膜已无多大实用价值及临床意义。前列腺联合部切开术现已证实效果不好。会阴前列腺切除术，手术有损伤膜部尿道、直肠及前列腺静脉丛引起大出血的可能，术后可导致性功能障碍等并发症，现已极少被采用。

综上所述，经膀胱荷包悬吊法前列腺切除术，经证实是一种方法简便、快速、安全、有效、并发症最少，最有实用价值，容易推广应用的术式，并可同时处理膀胱内如结石，憩室、肿瘤等病变。

(陈在贤　尹志康)

参考文献

[1] 陈在贤，赵栩，黄捷. 前列腺手术//陈在贤主编. 实用男科学. 2版. 北京：人民军医出版社，2015：551-566.

[2] 金能成，毕满华. 镍钛记忆合金网状支架治疗前列腺增生症. 安徽医药，2004，8(4)：269-270.

[3] 余良，李鸣，翁寿田，等. 镍钛记忆合金网状支架治疗高危前列腺增生患者. 介入放射学杂

志,2008,17(2):139-141.

[4] 王太华,孟昭余,陈建.镍钛支架治疗前列腺增生症急性尿潴留 75 例分析.中华中西医杂志,2007,10:13:59.

[5] 黄顺坛,李逊,蔡雪,等.经尿道绿激光汽化术治疗前列腺增生(附 60 例报告).海南医学,2008,19(3):7-8.

[6] 尹学兵,夏术阶.治疗前列腺增生症临床新方法——铥激光剥橘式切除术.自我保健,2008,(2):54-55.

[7] 刘刚,张杰,王海,等.前列腺增生术后膀胱痉挛的原因分析及处理.中国医学文摘,2006,15(3):137-138.

[8] 庞自力,管永俊,曾甫清,等.经尿道前列腺电切术后排尿困难的原因分析与治疗(附 22 例报告).华中科技大学学报:医学版,2007,36(6):827-829.

[9] 闫河峰,张芳,王永丽,等.经尿道前列腺汽化电切术后膀胱颈挛缩的诊断与治疗.中国保健,2008,16(5):170-171.

[10] 曾荣,李勇,王三富,等.两种术式治疗膀胱颈挛缩的疗效观察.湘南学院学报:医学版,2007,9(4):16-18.

[11] 单立平,宋永胜,赵世春,等.前列腺切除术后尿失禁影响因素分析.中国医科大学学报,2006,35(1):73-74.

[12] 彭波,郑军华,巢月根,等.经尿道双极等离子电切治疗高危前列腺增生症(附 100 例报告).上海医学,2010,(4):357-359.

[13] 张海民,郑军华,许云飞,等.经尿道等离子前列腺切除术治疗 BPH 术后性功能状况调查.中华泌尿外科杂志,2010,31(7):486-488.

[14] 林伟广,邓永洪.经尿道前列腺等离子双极汽化电切术治疗前列腺增生 485 例临床分析.现代医药卫生,2013,29(13):2022-2023.

[15] 钟喜廷.经尿道双极等离子电切术治疗良性前列腺增生 137 例疗效观察.中外医疗,2014,16:14-16.

[16] 张家华,季惠翔,包国华,等.经尿道保留尿道前壁前列腺剜除术的前瞻性随机双盲对照研究.第三军医大学学报,2016,38(3):297-301.

[17] 欧阳军利.经尿道前列腺剜除术与电切术治疗不同质量良性前列腺增生的前瞻性研究.医学美学美容旬刊,2015(1):206.

[18] 田新涛.分析经尿道双极等离子前列腺电切术和前列腺剜除术治疗良性前列腺增生的疗效.国际医药卫生导报,2016,22(2):165-167.

[19] 周杰彬.经尿道双极等离子前列腺电切术和前列腺剜除术治疗良性前列腺增生的疗效及并发症观察.中外医学研究,2016,14(15):35-36.

[20] 甘露,曾静,黄桂晓,等.经尿道前列腺等离子双极电切术与耻骨上经膀胱前列腺切除术治疗良性前列腺增生的疗效和安全性比较.医学综述,2014,20(5):959-960.

[21] 袁志社.经尿道等离子前列腺电切术和剜除术治疗前列腺增生的临床疗效比较特别健康:下,2014,(7):42-43.

[22] 林军,张志炎.两种方法治疗高龄重度前列腺增生合并膀胱结石疗效对比研究.现代诊断与治疗,2015,(10):2204-2206.

[23] 董慧萍,徐土珍,朱铮,等.6 例良性前列腺增生症患者经尿道棒状水囊前列腺扩开术后护理经验.浙江医学,2016,38(18):1543-1544.

[24] 沈方敏,柳阳,钟云.棒状水囊前列腺扩裂术治疗 BPH 35 例临床体会.中外医学研究,2014,(29):133-134.

[25] 余清平,余清华.前列腺增生症手术效果的研究.吉林医学,2014,35(2):290-291.

[26] 张年.经尿道手术治疗前列腺增生症合并膀胱结石的效果分析.临床医学研究与实践,2016,1(7):18.

[27] 康继业.经尿道手术治疗前列腺增生症合并膀胱结石的效果观察.中国医药指南,2016,14(13):44-45.

[28] 龚永光.前列腺增生症手术治疗的选择:经尿道前列腺电切术还是其他方法?现代泌尿外科杂志,2012,17(3):300.

[29] 陈忠,叶章群.激光在良性前列腺增生症手术中的应用.临床泌尿外科杂志,2015,(9):767-771.

[30] 王忠,陈彦博,陈其,等.经尿道前列腺钬激光剜除术治疗良性前列腺增生的疗效研究.现代泌尿外科杂志,2013,18(6):535-537.

[31] 岳永俊,刘尚莹.经尿道前列腺钬激光剜除术与经尿道前列腺汽化电切术治疗良性前列腺

增生的疗效比较. 临床研究,2016,24(6):83-84.

[32] 尹雪冬,程飞,张永瑞. 经尿道前列腺钬激光剜除与前列腺汽化电切治疗前列腺增生的疗效比较. 中国老年学,2015,(7):1850-1851.

[33] 宗焕涛,彭晓霞,杨称称,等. 经尿道前列腺切除术对性功能影响的 Meta 分析. 中华男科学杂志,2011,17(11):1014-1018.

[34] 马明,龚彬彬,杨小荣,等. 经尿道等离子剜除术与经尿道等离子切除术治疗良性前列腺增生的 Meta 分析. 中国老年学杂志,2017,37(1):144-147.

[35] 曾杨军,胡万里,程龙,等. 经尿道前列腺等离子双极电切术和电切术治疗良性前列腺增生对性功能影响的 Meta 分析. 临床外科杂志,2016,24(5):386-389.

[36] 殷德俊,丁俊. 经尿道前列腺切除术中膀胱爆炸 3 例报告. 现代泌尿外科杂志,2010,15(1):65-66.

[37] 关健仪,翟凤仪,张惠. 经尿道前列腺切除术后 3 种膀胱冲洗方法的效果对比研究. 中国实用医药,2010,5(28):36-37.

[38] 沈玲,王旭亮,李莉. 经尿道前列腺切除术后尿路感染的相关因素. 中华医院感染学杂志,2013,23(24):6035-6037.

[39] 吴涛,沈洪,冷国雄,等. 老年经尿道等离子前列腺切除术患者术后发生尿路感染的危险因素. 中国老年学,2015,(10):2773-2774.

[40] 甘露,张忠云,曾静,等. 经尿道切除术中膀胱内气体爆炸荟萃分析(附 1 例报告). 疾病监测与控制,2013,7(11):661-662.

[41] 林乐,朱伟,黄超,等. TURP 术中膀胱爆炸伤(附 11 例报告). 中国实用医药,2016,(7):262-263.

[42] 赵宏,赵振东,谢锡滨,等. TURP 术中联合耻骨上膀胱造口引流管末端放置高度的安全性分析(附 60 例报告). 实用中西医结合临床,2016,16(3):46-48.

[43] 张浩宇,袁和兴,张江磊,等. 经尿道前列腺电切术术中膀胱内气体爆炸 2 例探讨. 浙江临床医学,2015,17(11):1924-1925.

[44] 向乾虎. 经尿道前列腺电切及膀胱结石碎石术中膀胱内气体爆炸一例. 华西医学,2016,(2):396-396.

[45] 胡志雄,杨帝宽,吴保忠,等. 经尿道前列腺剜除联合耻骨上经膀胱前列腺粉碎治疗巨大前列腺增生. 中华腔镜泌尿外科杂志电子版,2014,8(4):61-62.

[46] 胡志雄,杨帝宽,吴保忠,等. 耻骨上小通道腺体粉碎辅助治疗巨大前列腺增生的临床研究. 微创医学,2015,10(2):149-151.

[47] 陈卫红,朱建国,王元林,等. 经尿道前列腺剜除联合耻骨小切口治疗重度前列腺增生并膀胱多发结石. 岭南现代临床外科,2011,11(3):217-218.

[48] 姚雷,安康,刘鹏. 经尿道双极等离子剜除联合耻骨上小切口治疗高危高龄前列腺增生合并膀胱结石患者的临床疗效. 中国药物经济学,2016,11(8):104-106.

[49] 李树人,郑鸣,蒋庆祥,等. 经尿道前列腺钬激光剜除术联合膀胱小切口与经尿道双极等离子前列腺剜除术治疗高危大体积前列腺增生的比较研究. 中国内镜杂志,2015,21(10):1028-1032.

[50] 董焱鑫,武阳,曾锐,等. 腔内整体剜除加耻骨上穿刺气膀胱下旋切在大体积前列腺增生治疗中的应用. 中华男科学杂志,2014,20(6):527-530.

[51] 徐啊白,罗福,邹志辉,等. 刨削器在经尿道双极等离子体前列腺解剖性剜除术中的临床应用. 南方医科大学学报,2016,36(8):1100-1104.

[52] 张启来. 经尿道水囊前列腺扩开术可治疗前列腺增生. 求医问药,2012,(11):36.

[53] 黄卫国,刘锋,张裕. 柱状水囊扩开术治疗高危高龄良性前列腺增生. 江苏医药,2012,38(23):2868-2869.

[54] 刘加升. 带定位囊的前列腺扩开导管的研制与应用. 中国现代手术学杂志,2015,(1):78-79.

[55] 谢小平,关刚强,王鹏,等. 经尿道腔内剜除加下腹小切口腺体取出术在大体积前列腺增生症手术中的应用. 临床泌尿外科杂志,2011,26(1):36-38.

[56] 朱明德,董焱鑫,杨军昌,等. 整体剜除联合耻骨上穿刺旋切治疗大体积(>80ml)前列腺增生症. 中国微创外科杂志,2016,16(4):

297-300.

[57] 尉永太,张雁钢,米磊,等.经尿道等离子剜除术联合耻骨上小切口治疗大体积前列腺增生症临床分析.长治医学院学报,2016,30(2):125-126.

[58] 张畅,屈平保,张瑜,等.TURP联合经尿道膀胱颈切开术治疗小体积前列腺增生所致膀胱出口梗阻的疗效分析.现代生物医学进展,2015,15(7):1256-1258.

[59] 张继伟,夏溟.小体积良性前列腺增生引起膀胱出口梗阻的手术治疗.中华男科学杂志,2016,22(4):339-342.

[60] 刘加升.带定位囊的前列腺扩开导管的研制与应用.中国现代手术学杂志,2015,(1):78-79.

[61] 付亚军,杨泽林,温志刚.前列腺内支架治疗术后并发症的诊治及病因分析.齐齐哈尔医学院学报,2014,(24):3638-3639.

[62] 赵明川,刘玉国.经尿道前列腺电切术治疗前列腺增生并发症原因分析.人民军医,2012,(s1):18-20.

[63] 付镇益,段立新.经尿道前列腺电切术治疗良性前列腺增生症常见并发症总结.蛇志,2016,28(2):221-222.

[64] 王新.分析经尿道双极等离子前列腺电切术和前列腺剜除术治疗良性前列腺增生的疗效.国际医药卫生导报,2016,22(2):82-83.

[65] 陈斌,郑嘉欣,张开颜,等.经尿道前列腺剜除术与电切术治疗不同质量良性前列腺增生的前瞻性研究.中华泌尿外科杂志,2013,34(8):608-612.

[66] 周杰彬.经尿道双极等离子前列腺电切术和前列腺剜除术治疗良性前列腺增生的疗效及并发症观察.中外医学研究,2016,14(15):35-36.

[67] 陈胜昔,孙墨勇.探讨经尿道前列腺电切除术后并发症的原因及临床分析.医药前沿,2014,(10):266.

[68] 熊有志.经尿道前列腺等离子电切术后并发症的临床分析.中国医药指南,2016,14(20):135-136.

[69] 于春来.开放性前列腺手术治疗良性前列腺增生的临床效果.母婴世界,2016,8(7):71.

[70] 王萍.开放性前列腺手术治疗良性前列腺增生的临床治疗效果.医药卫生:文摘版,2017,1:44.

[71] 刘磊.开放性前列腺手术治疗良性前列腺增生的临床效果观察.中国继续医学教育,2016,8(26):128-129.

[72] 杨明,陈福燕.开放性前列腺手术治疗良性前列腺增生的临床效果观察.世界最新医学信息文摘:连续型电子期刊,2016,16:45-46.

[73] 朱明德,董焱鑫,高晓康,等.经尿道腔内整体剜除联合手术刨削器治疗良性前列腺增生28例分析,中华男科学杂志,2016,22(11):1050-1052.

[74] 游猛,郑彬,陈岳,等.经尿道前列腺等离子剜除术与经尿道前列腺电切除术治疗大体积前列腺的效果观察.深圳中西医结合杂志,2015,25(13):102-103.

[75] 张征.良性前列腺增生术后复发再次经尿道前列腺切除术的临床分析.医药,2016,26:21-21.

[76] 杜燕.经尿道前列腺等离子双极电切术治疗前列腺增生的效果.医药,2016,26:241.

[77] 李南南,王志余,张文涛,等.良性前列腺增生再次经尿道前列腺切除术116例临床分析.医药,2016,22:273-273.

[78] 王健.经尿道双极等离子前列腺剜除术与经尿道双极等离子电切术治疗前列腺增生的比较.医药,2016,19:235.

[79] Philippou P, Volanis D, Kariotis I, et al. Prospective comparative study of endoscopic management of bladder lithiasis: is prostate surgery a necessary adjunct? Urology, 2011, 78(1): 43-47.

[80] Kumar A, Vasudeva P, Kumar N, et al. A prospective randomized comparative study of monopolar and bipolar transurethral resection of the prostate and photoselective vaporization of the prostate in patients who present with benign prostatic obstruction: a single center experience. J Endourol, 2013, 27(10): 1245-1253.

[81] Zhang SY, Hu H, Zhang XP, et al. Efficacy and safety of bipolar plasma vaporization of the prostate with "button-type" electrode compared

withtransurethral resection of prostate for benign prostatic hyperplasia. Chin Med J (Engl),2012,125(21):3811-3814.

[82] Hermanns T, Fankhauser CD, Hefermehl LJ, et al. Prospective evaluation of irrigation fluid absorption during pure transurethral bipolar plasma vaporisation of the prostate using expired-breath ethanol measurements. BJU Int, 2013,112(5):647-654.

[83] Geavlete B, Stanescu F, Moldoveanu C, et al. Continuous vs conventional bipolar plasma vaporisation of the prostate and standard monopolar resection: a prospective, randomised comparison of a new technological advance. BJU Int,2014,113(2):288-295.

[84] Singh R, Asthana V, Sharma JP, et al. Effect of irrigation fluid temperature on core temperature and hemodynamic changes in transurethral resection of prostate under spinal anesthesia. Anesth Essays Res, 2014, 8 (2): 209-215.

[85] Joshi HN, De Jong IJ, Karmacharya RM, et al. Outcomes of Transurethral Resection of the Prostate in Benign Prostatic Hyperplasia Comparing Prostate Size of more than 80 Grams to Prostate Size less than 80 Grams. Kathmandu Univ Med J (KUMJ),2014,12(47):163-167.

[86] Harraz AM, El-Assmy A, Tharwat M, et al. Predicting the resected tissue weight from a digital rectal examination and total prostate specific antigen level before transurethral resection of the prostate. Arab J Urol, 2014, 12 (4):256-261.

[87] Kim KS, Jeong WS, Park SY, et al. The effect of two weeks of treatment with dutasteride on bleeding after transurethral resection of the prostate. World J Mens Health, 2015, 33(1): 14-19.

[88] Robert G, de la Taille A, et al. Bipolar plasma vaporization of the prostate: ready to replace GreenLight? A systematic review of randomized control trials. World J Urol, 2015, 33(4): 549-554.

[89] Pavone C, Abbadessa D, Scaduto G, et al. Sexual dysfunctions after transurethral resection of the prostate(TURP): evidence from a retrospective study on 264 patients. Arch Ital Urol Androl,2015,87(1):8-13.

[90] Ren XL, Gao ZM, Xia HB, et al. Transurethral resection of the prostate combined with 2-micron continuous-wave laser vaporesection for benign prostatic hyperplasia with the prostate volume>80 ml. Zhonghua Nan Ke Xue, 2015, 21(2):136-139.

[91] Mamoulakis C, de la Rosette JJ. Bipolar Transurethral Resection of the Prostate: Darwinian Evolution of an Instrumental Technique. Urology,2015,85(5):1143-1150.

[92] Guo S, Müller G, Lehmann K, et al. The 80-W KTP GreenLight laser vaporization of the prostate versus transurethral resection of the prostate (TURP): adjusted analysis of 5-year results of a prospective non-randomized bi-center study. Lasers Med Sci, 2015, 30 (3): 1147-1151.

[93] Kim NY, Kim SY, Ju HM, et al. Selective spinal anesthesia using 1 mg of bupivacaine with opioid in elderly patients for transurethral resection of prostate. Yonsei Med J, 2015, Mar; 56(2):535-542.

[94] Y Tang, J Li, C Pu, et al. Bipolar transurethral resection versus monopolar transurethral resection for benign prostatic hypertrophy: a systematic review and meta-analysis. Journal of Endourology,2014,28(9):1107-1114.

[95] EJ Yang, H Li, XB Sun, et al. Bipolar versus monopolar transurethral resection of the prostate for benign prostatic hyperplasia: safe in patients with high surgical risk. Scientific Reports,2016,6:21494.

[96] Long-Term Followup after Electrocautery Transurethral, F Kallenberg, TA Hossack, HH Woo. Resection of the Prostate for Benign Prostatic Hyperplasia. Advances in Urology, 2011,2011(17):359-478.

[97] E Salah, I Hassan, R Reda, et al. Transrectal

elastographic monitoring of the transurethral balloon pressure in urethral dilation for catheter-dependent patients with benign prostatic hyper. Egyptian Journal of Radiology & Nuclear Medicine,2014, 45(4):1285-1290.

[98] G Niţă,E Alexandrescu. Chapter10-Transurethral Balloon Dilation of the Prostate. Endoscopic Diagnosis & Treatment in Prostate P, 2016,155-159.

[99] W Huang,Y Guo,G Xiao,X Qin. Treatment of benign prostatic hyperplasia using transurethral split of the prostate with a columnar balloon catheter. Journal of Endourology,2014,29(3):344-350.

[100] SA Kaplan. Treatment of Benign Prostatic Hyperplasia Using Transurethral Split of the Prostate with a Columnar Balloon Catheter. Journal of Urology,2016,195(5):1546.

[101] Kaplan SA. Re:Greenlight High-Performance System (HPS) 120-W Laser Vaporization versus TransurethralResection of the Prostate for the Treatment of Benign Prostatic Hyperplasia: A Meta-Analysis of the Published Results of Randomized Controlled Trials. J Urol,2017,198(1):182-184.

[102] Suzuki Y, Toyama Y, Nakayama S, et al. Treatment Results of Transurethral Resection of the Prostate by Non-Japanese Board-Certified Urologists for Benign Prostate Hyperplasia: Analysis by Resection Volume. J Nippon Med Sch,2017,84(2):73-78.

[103] Tan GH, Shah SA, Ali NM, et al. Urethral strictures after bipolar transurethral resection of prostate may be linked to slowresection rate. Investig Clin Urol, 2017, 58(3): 186-191.

[104] Sokhal AK,Sinha RJ,Purkait B,et al. Transurethral resection of prostate in benign prostatic enlargement with underactive bladder: A retrospective outcome analysis. Urol Ann,2017,9(2):131-135.

[105] Vacchiano G, Rocca A,Compagna R,et al. Transurethral Resection of the Prostate, Bladder Explosion and Hyponatremic Encephalopathy: A Rare Case Report of Malpractice. Open Med (Wars),2017,12:50-57.

[106] Wu G, Hong Z, Li C, et al. A comparative study of diode laser and plasmakinetic in transurethral enucleation of the prostatefor treating large volume benign prostatic hyperplasia: a randomized clinical trial with 12-month follow-up. Lasers Med Sci, 2016, 31(4):599-604.

[107] Yu Y,Lou G,Shen C,et al. Technical aspects of transurethral plasmakinetic enucleation and resection of the prostate for benign prostatic hyperplasia. Minim Invasive Ther Allied Technol,2017,26(1):44-50.

第 25 章

前列腺囊肿手术

第一节　前列腺囊肿

前列腺囊肿(prostatic cyst)为前列腺内囊性病变，是由于前列腺腺体先天性或后天性原因导致前列腺的导管或腺管闭塞，前列腺的分泌物贮积而形成，较少见。前列腺囊肿可合并多种泌尿系畸形，如尿道下裂、隐睾、肾发育不全、肾缺如等；可继发泌尿道感染、结石、癌变等。较大的囊肿可压迫尿道而引起排尿困难，常见症状有尿急、尿频、排尿费力、尿线细及尿潴留等。成人可因囊肿阻塞射精管导致不育。

【病因】

前列腺囊肿是由于前列腺腺体先天性或后天性原因而致囊样改变。

1. *先天性前列腺囊肿*　为真性前列腺囊肿，是前列腺腺体在胚胎发育期内受障碍，引起前列腺导管狭窄阻塞，其内容物逐渐潴留而形成，属潴留性前列腺囊肿，包括米勒管(Müllerian)囊肿、前列腺卵圆囊囊肿等，可发生于腺体任何部位，占前列腺囊肿的绝大部分，最常见。先天性前列腺囊肿常伴有尿道下裂、隐睾、肾发育不全等先天性疾病。前列腺囊肿由正常的腺泡组成或为多房性，腺泡内衬柱状上皮，有的为低立方上皮，囊内充满浆液性或浆液血性液体。

2. *后天性前列腺囊肿*　是因种种原因所致继发性前列腺囊肿。其形成原因有以下几种。

(1)由前列腺基质导致腺泡不完全或间断性梗阻，逐渐使腺泡上皮变厚，终至发生潴留性囊肿，可位于前列腺内的任何部位或突出至膀胱颈部，直径为 1～3cm。

(2)由前列腺慢性炎症引起结缔组织增生，导致前列腺导管狭窄，分泌物潴留形成囊肿。

(3)由寄生虫引起，如包虫能使前列腺管及周围发生慢性炎症或由肉芽增生，逐渐形成囊肿。

【诊断要点】

1. *临床症状*　大部分前列腺囊肿无临床症状，往往于体检时发现。临床症状的轻重与囊肿的大小及部位有关，患者多因有不同程度的会阴及腰酸胀痛、小腹隐痛、尿频、尿急等类似慢性前列腺炎或泌尿系感染及泌尿系结石的症状而就诊。当囊肿增大到一定程度，压迫尿道或膀胱颈时，引起尿线变细，排尿不畅，甚至排尿困难及尿潴留等前列腺增生的表现。成人可因囊肿阻塞射精管导致不育。

2. *直肠指检*　前列腺囊肿较大时直肠指检可扪及前列腺增大或触到前列腺部位囊性肿块。

3. *经直肠超声(TRUS)检查*　可在前

列腺区发现内壁光滑、边缘清楚、无内部回声的圆形或椭圆形的透声区及其形态、大小。

4. CT、MRI 检查　前列腺大囊肿和米勒管囊肿位于前列腺的中线后部，为圆形、边界清楚的囊性病变，呈水样密度。

5. 静脉尿路造影　可发现泌尿系畸形，如肾不发育等。

6. 尿道造影　尿道造影可见后尿道有弧形压迹。

7. 膀胱镜检查　膀胱颈近尿道内口处呈抬高改变，尿道内口至精阜之间，相当于前列腺中叶处膨隆，两侧尿道黏膜充血明显。

8. 直肠或会阴穿刺　如囊肿过大，可经直肠或会阴穿刺抽出囊液。后天性囊肿为澄清黏液，亦可为暗褐色或血色黏液。

【治疗原则】

1. 观察　<1cm 无症状的前列腺囊肿患者无须治疗，可观察随访。

2. 手术治疗　当囊肿增大到一定程度，压迫尿道或膀胱颈引起尿线变细、排尿不畅，甚至排尿困难以至尿潴留等症状者可手术治疗。

(1)前列腺囊肿穿刺硬化剂治疗术：前列腺囊肿>3 cm 者，经直肠或经会阴前列腺囊肿穿刺注射硬化剂治疗。

(2)经尿道前列腺囊肿切除术：前列腺囊肿合并 BPH 引起排尿困难，尿道内透明囊肿者行经尿道前列腺囊肿电切去顶术。

(3)开放性前列腺囊肿切除术：适用于位于前列腺前后部的前列腺囊肿引起排尿困难者。

(4)腹腔镜前列腺囊肿切除术：手术指征同开放性前列腺囊肿切除术。

(5)机器人辅助腹腔镜前列腺囊肿切除术：手术指征同开放性前列腺囊肿切除术。

第二节　前列腺囊肿穿刺硬化剂治疗术

【原理】

在直肠超声(TRUS)引导下，经直肠或经会阴穿刺进入前列腺囊肿腔内，抽吸尽囊肿腔内的液体，注入硬化剂。最常用的硬化剂是无水乙醇，其具有破坏囊壁上皮的分泌功能，使其囊腔闭合，达到解除前列腺囊肿压迫尿道引起尿路梗阻的目的。

【优点】

此属微创性介入治疗，能迅速解除前列腺囊的压迫梗阻症状，方法简便易行，损伤轻，不良反应较小，并发症较少。

【缺点】

有并发感染等并发症，囊肿有复发的可能。

【适应证】

前列腺囊肿在前列腺内，为单房性，囊肿增大到一定程度，压迫尿道或膀胱颈引起尿线变细、排尿不畅、排尿困难甚至尿潴留者。年龄<55 岁，囊肿直径在>3cm 者，可考虑穿刺硬化剂手术治疗。

【禁忌证】

1. 前列腺囊肿直径<2. cm 者，穿刺不易成功。

2. 泌尿生殖系统急性感染或发热期有全身感染未控制者。

3. 糖尿病未控制者。

4. 严重心、肺、肝、肾及其他脏器功能障碍，高血压危象，心脏病心功能失代偿期，肺源性心脏病，肺气肿等不能耐受手术者。

5. 未纠正的凝血功能紊乱者。

【术前准备】

经直肠穿刺应做 3d 肠道准备，术前清洁灌肠。

【手术要点】

经直肠或经会阴超声引导下穿刺前列腺囊肿，在显示屏上实时监视进针方向，准确引导穿刺针进入囊腔内，固定好穿刺针，抽尽囊腔内液体后，测量抽出的囊内液总量，经穿刺针注入 1/3～1/2 抽出液总量的无水乙醇量，约保留 5min 后，抽尽注入的无水乙醇，拔出穿刺针后，经尿道留置双腔气囊导尿管引流尿液，结束穿刺术。

【注意事项】

1. 如经直肠前列腺囊肿穿刺，术前应做肠道准备，包括应用抗生素和灌肠，以减少穿刺感染并发症。

2. 前列腺囊肿穿刺过程中，患者取一舒适体位，定位要准确，根据囊肿大小决定进针深度，以针尖位于囊肿中心为佳，避免移动而改变针尖位置。

3. 向前列腺囊腔内注入无水乙醇时，患者会有烧灼感，应向患者说明，以求配合。

4. 注入无水乙醇保留 5min 后，将其完全抽净。这样可减少前列腺囊肿复发及不良反应。

【术后处理】

1. 术后应用抗生素防治感染。

2. 术后留置导尿管 2d 左右。

【并发症防治】

1. 出血　前列腺囊肿穿刺抽吸注入硬化剂术可发生出血的并发症，如直肠出血、前列腺出血、精囊出血及耻骨后静脉丛出血等，其出血程度有轻有重，参见前列腺癌穿刺病理检查的出血并发症防治。

2. 急性前列腺炎　前列腺囊肿穿刺抽吸注入硬化剂术后急性前列腺炎，参见前列腺癌穿刺病理检查术后急性前列腺炎并发症防治。

3. 血管迷走神经反射(血管迷走性晕厥)　其发生率低，但后果可能很严重，故预防是关键。参见前列腺癌穿刺病理检查术血管迷走神经反射(血管迷走性晕厥)的并发症防治。

4. 脓毒血症　参见前列腺癌穿刺病理检查术后脓毒血症。

5. 排尿相关症状

(1)表现：尿频、尿急、尿痛、急性尿潴留等。急性尿潴留发生率为 0.2%～7.0%。

(2)原因：引起前列腺充血水肿及炎症反应所致。

(3)处理：尿频、尿急、尿痛者，适当抗感染治疗，急性尿潴留时需导尿并留置导尿管。

(4)预后：经及时处理后一般不会产生严重后果。

(5)预防：术前肠道准备，术中消毒，术后应用抗生素预防感染。

6. 疼痛

(1)表现：术后肛门、会阴、下腹、耻骨等处隐痛或胀痛。

(2)原因：疼痛主要与直肠超声探头及穿刺针进入人体后直肠括约肌的痉挛有关，而患者紧张会加重这种不适或与并发前列腺炎有关。

(3)处理：对因对症处理。据称使用前列腺包膜浸润麻醉对减轻疼痛有很好的效果。

(4)预后：对因、对症处理后预后较好。

(5)预防：术前麻醉及术后应用镇痛药物等措施可能防治疼痛。防治术后前列腺感染。

7. 勃起功能障碍　不常见。

(1)表现：术后勃起功能障碍。

(2)原因：术中麻醉不好，穿刺时疼痛，术后疼痛不适，或并发出血或感染等均可导致勃起功能障碍。

(3)处理：解除患者各种不适，适当应用治疗勃起功能障碍的药物。

(4)预后：经适当治疗，勃起功能障碍可逐渐恢复。

(5)预防：术中麻醉好，穿刺时无疼痛，术后无疼痛不适，无出血或感染等均可预防勃起功能障碍。

8. 前列腺囊肿复发

(1)表现：术后又逐渐出现排尿不畅，检查发现仍存在前列腺囊肿，只是比前列腺囊肿穿刺抽吸注入硬化剂术前小一些。

(2)原因：前列腺囊肿穿刺抽吸注入硬化剂术中，穿刺、抽液、注入硬化剂不满，疗效不满意。

(3)处理：待准备充分后再行或改用其他手术方式治疗。

(4)预后：治疗效果不满意。

(5)预防：熟练掌握穿刺技术，穿刺针准确进入囊腔内固定好，抽尽囊腔内液体后，经穿刺针注入无水乙醇并保留 5min 左右，要将注入的无水乙醇抽吸干净。

第三节 经尿道前列腺囊肿电切术

经尿道切除前列腺囊肿突向尿道及膀胱颈内的部分囊壁，使囊腔敞开减压，解除囊肿所致的压迫症状，属微创手术，疗效确切，术后恢复快，并发症少。是一种治疗靠近尿道或稍微突入膀胱颈内的前列腺囊肿的一种安全有效的方案。

【适应证】

膀胱颈内的前列腺囊肿，压迫尿道致排尿困难者。

【原理】

经尿道切除突向尿道及膀胱颈内的前列腺囊肿，使囊腔敞开减压，解除囊肿所致的压迫症状，达到解除前列腺囊肿压迫尿道引起排尿困难的目的。

对于靠近前列腺尿道的有症状的囊肿，经尿道前列腺囊肿去顶术疗效确切；当囊肿靠近尿道及膀胱颈的后方时，腹腔镜切除囊肿具有组织显露清楚、不易损伤盆腔组织、创伤小、出血少等优点，是治疗此类前列腺囊肿的最佳选择。

【优点】

经尿道前列腺囊肿切除术属微创性介入治疗，疗效确切，方法简便易行，损伤轻，手术时间短，不良反应小，并发症少，安全有效，能迅速解除患者排尿困难的痛苦。

【缺点】

仍有并发症。

【禁忌证】

同前列腺囊肿穿刺抽吸注入硬化剂术。

【术前准备】

术前肠道准备 3d，术前灌肠。

【麻醉及体位】

硬膜外麻醉或静脉复合麻醉。患者取膀胱截石位。

【手术要点】

1. 器械采用：可选择电切镜、等离子体或激光等做前列腺囊肿切除术。

2. 选择电切镜经尿道置入膀胱，观察膀胱内双输尿管口的位置，有无小梁、小室以及憩室结构，膀胱颈，前列腺尿道、前列腺囊肿的部位及大小，囊肿与精阜的间距。

3. 见膀胱颈前列腺后壁前列腺囊肿(图 25-1A)，逐一电切突出的前列腺囊肿顶部(图 25-1B)，将前列腺囊肿顶部前壁切除，敞开囊肿腔(图 25-1C)，见前列腺囊肿内液体流出，使囊肿腔充分敞开，电灼破坏残囊腔壁上皮组织，使其失去分泌功能，止血满意后，冲洗出电切组织碎屑，置入 18F 或 20F 三腔气囊导尿管引流尿液，结束手术。

【注意事项】

经尿道前列腺囊肿电切术，只将凸向尿道或膀胱颈的囊肿壁充分切开，将囊肿腔完全敞开即可，其余囊肿壁不用切除，特别是前列腺后部紧贴直肠的囊肿壁被切除，有导致尿道直肠瘘的可能。

【术后处理】

1. 应用抗生素防治感染。

2. 留置导尿管 2～3d。

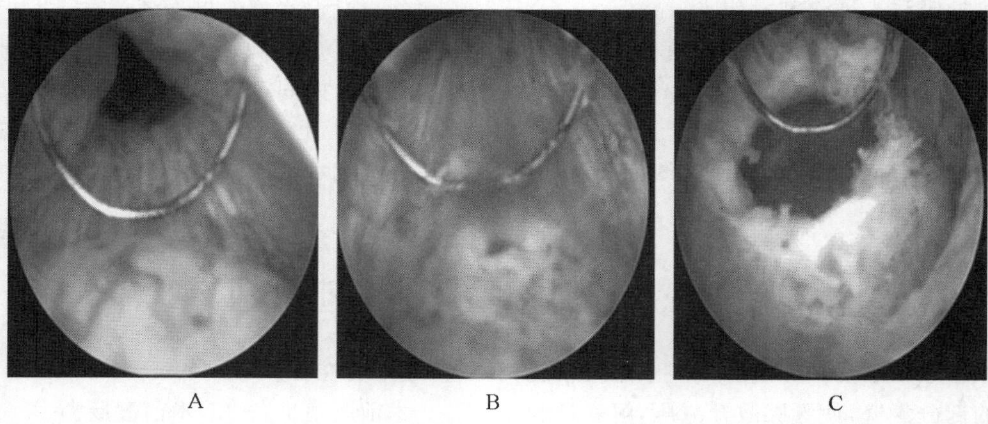

图 25-1 经尿道前列腺囊肿去顶切开术

A. 电切镜下显示膀胱颈前列腺后壁前列腺囊肿；B. 电切前列腺囊肿顶部，C. 前列腺囊肿顶部壁已被切除，敞开囊肿腔

【并发症防治】

1. *出血* 参见第 24 章前列腺切除术出血并发症防治。

2. *膀胱穿孔* 参见第 24 章前列腺切除术膀胱穿孔并发症防治。

3. *感染* 多表现为尿路感染及全身麻醉术后肺部感染。参见第 24 章前列腺切除术后感染并发症防治。

4. *尿失禁* 参见第 24 章前列腺切除术后尿失禁并发症防治。

5. *勃起功能障碍* 参见第 24 章前列腺切除术后勃起功能障碍并发症防治。

第四节 前列腺囊肿切除术

前列腺囊肿切除术分为开放性前列腺囊肿切除术、腹腔镜前列腺囊肿切除术及机器人辅助腹腔镜前列腺囊肿切除术等。去除囊肿后，若尿道缺损，应行尿道缺损的修补，以恢复尿道的连续性。

【原理】

在腹腔镜下经耻骨后或经膀胱后等途径将前列腺囊肿去顶减压或切除手术，如去除囊肿后，尿道缺损，应行缺损尿道修补术，恢复尿道的连续通畅性。解除囊肿所致的压迫症状。

【适应证】

前列腺囊肿压迫尿道或膀胱颈，引起尿线变细、排尿不畅、排尿困难甚至尿潴留者。

【禁忌证】

同前列腺穿刺抽吸注入硬化剂术。

【术前准备】

同经直肠穿刺应肠道准备 3d，术前清洁灌肠。

【麻醉及体位】

硬膜外麻醉或全身麻醉。患者取仰卧位。

【术式简介】

1. *开放性前列腺囊肿切除术（open cyst resection for prostatic cyst）* 开放性前列腺囊肿切除术是传统手术方法，分经耻骨后、经膀胱、经膀胱后或经会阴等途径将前列腺囊肿去顶减压或切除，多选择前 3 种途径手术。前列腺的位置深，手术暴露欠佳，操作较困难，组织损伤较大，出血较多，并发症多。手术要点如下。

(1)选择经膀胱途径者,适用于突向膀胱内的前列腺囊肿,手术进入膀胱内后,切除突向膀胱内的前列腺囊肿部分,达到去顶减压的目的并彻底止血后,经尿道留置 20F 三腔气囊导尿管,适当持续膀胱冲洗。

(2)选择经膀胱后途径者,适用于突向膀胱后的前列腺囊肿,术中先经尿道留置双腔气囊导尿管,使膀胱空虚,手术进入膀胱后,达膀胱直肠返折处,解剖暴露前列腺囊肿,切除突向膀胱后的前列腺囊肿,如囊肿前壁与尿道腔仅为一层囊肿,应将囊肿壁全部切除,可用 2-0 微乔线横行缝合闭合前列腺的裂口,盆内留置胸腔引流管,保留经尿道 20F 三腔气囊导尿管,适当持续膀胱冲洗。术中要特别注意保护双侧的输尿管、输精管及直肠不受损伤。

(3)选择经耻骨后途径,适用于位于前列腺前部的囊肿,经耻骨后膀胱前间隙逐一解剖分离进入,暴露前列腺囊肿,将囊肿切除后,可用 2-0 微乔线横行缝合闭合前列腺的裂口,经尿道留置 20F 三腔气囊导尿管,适当持续膀胱冲洗。术中注意避免损伤耻骨后静脉丛引起出血。

2. 腹腔镜前列腺囊肿切除术(laparoscopic resection of prostatic cyst)　传统的开放性前列腺囊肿切除术,由于前列腺位置深,手术暴露欠佳,操作困难,组织损伤大,出血较多,并发症多。Yeung 等(2001)首先报道腹腔镜下前列腺囊肿切除术,效果良好。

(1)优点:腹腔镜下前列腺囊肿手术具有视野清楚、操作方便、损伤轻、出血少、并发症较少、恢复快等优点。对较大的位于前列腺后的前列腺囊肿,腹腔镜下前列腺囊肿切除术是最佳选择。

(2)缺点:仍有并发症,需腹腔镜系统特殊仪器设备,并要有腹腔镜技术,价格较贵。

(3)手术要点

①经尿道留置 18F 或 20F 三腔气囊导尿管,引流尿液,排空膀胱。

②脐部穿刺,分别在脐上置 12mm Trocar 管,两侧腹直肌旁置 5mm、10mm 各一 Trocar 管。儿童患者置 3mm、5mm Trocar 管各一。建立 CO_2 气腹,压力为 10mmHg (1mmHg = 1.33kPa)。有两种途径可供选择。

a. 经膀胱后途径者,适用于突向膀胱颈后位于前列腺后的前列腺囊肿。手术进入膀胱后,直视下将膀胱用 1-0 微乔缝线悬吊于腹前壁,膀胱颈后方可见左右输精管及输尿管,自膀胱直肠凹陷沿直肠前壁分离直肠膀胱间隙到前列腺部尿道,发现囊肿后,切开囊肿壁,吸出囊肿内囊肿液,逐一切除囊壁(内黏膜),用 2-0 微乔线缝合前列腺囊肿切除后的创面,松解悬吊的膀胱,放置引流管,保留尿道导尿管,结束手术。注意术中避免损伤直肠、输尿管及输精管。

b. 经耻骨后途径者,适用于突向膀胱颈前位于前列腺前部的前列腺囊肿。手术从耻骨后膀胱前间隙逐一解剖分离,暴露膀胱颈前的前列腺囊肿,将囊肿切除后,可用 2-0 微乔线横行缝合闭合前列腺的裂口,保留尿道三腔气囊导尿管,结束手术。注意术中避免损伤耻骨后静脉丛出血。

3. 机器人辅助腹腔镜前列腺囊肿切除术(robotic assisted laparoscopic resection of prostatic cyst)　机器人辅助腹腔镜前列腺囊肿切除术是在腹腔镜前列腺囊肿切除术的基础上发展的新技术。具有视野清楚、操作方便、损伤轻、出血少、并发症少、恢复快等优点。在腹腔镜技术的基础上,有机器人设备的单位可开展此手术,但技术要求更高,手术中准备时间较长,价格更贵。

手术要点:在制作气腹同腹腔镜前列腺囊肿切除术,连接机械手后进行机器操作做前列腺囊肿切除。手术途径及手术步骤与腹腔镜前列腺囊肿切除术相同。

【术后处理】

1. 术后应用抗生素防治感染。

2. 术后将渗液引流干净后拔除引流管。

3. 术后膀胱冲洗以保持导尿管通畅。

4. 术后留置导尿管 1～2 周。

【并发症防治】

同开放性前列腺手术的并发症防治。

1. 出血

(1)表现：前列腺囊肿切除术中广泛出血、反复出血或术后发生严重继发性出血，堵塞引流管，产生下腹膨隆胀痛，脉速，血压下降，从而出现休克症状。多发生在患者从手术室返回病房不久后，出血较多形成凝血块堵塞引流管，导致更严重的出血。

(2)原因：主要由于术者技术不熟练、手术操作不当所致。止血不完善，其可能原因如下。

①术中损伤耻骨后静脉丛，出血难以控制。

②继发出血：术中出血止血不彻底，导致术后继发性出血或术后感染继发性出血。术后感染继发性出血，多发生在术后 1～4 周或术后不适当的过量活动，或大便秘结而排便用力过度。

③凝血功能障碍，如血小板减少、凝血因子缺乏等，均可导致术中及术后难以控制的严重出血。

(3)处理

①控制术中出血：术中意外损伤较大血管及静脉丛，术中先压迫止血，找到出血点后并缝扎止血，也可用吸收性明胶海绵或止血纱布止血，经上述处理效果不佳者，用子宫纱条压迫止血，输血纠正休克。

②术后出血：小量出血，给予输血及止血药。大量出血经保守治疗效果不佳者，应立即手术探查止血。

③凝血功能障碍：如血小板减少、凝血因子缺乏者，可采用气囊压迫出血创面，血小板减少者促进血小板恢复正常；凝血因子缺乏者输血浆补充凝血因子等。

(4)预后：经及时有效处理，预后较好；否则，可导致不良后果。

(5)预防：术中解剖层次清楚，减少出血，伤口内出血及时彻底止血，避免或减少术后继发出血。

2. 直肠损伤

(1)表现：术后直肠出血及血性液体流出，继发下腹胀痛，出现腹膜刺激征、发热、白细胞计数升高。后期表现为直肠瘘。

(2)原因：术中切除前列腺囊肿时损伤直肠，一般发生在前列腺精囊切除时，视野不清晰，解剖结构不清，盲目手术导致直肠损伤。而对技术不熟练者，解剖结构不清楚，有可能导致直肠损伤。

(3)处理

①如术中及时发现直肠损伤，且术前已行肠道准备，可用无损伤圆针、丝线间断全层缝合以关闭破口，外加肌层和浆肌层间断加强缝合。术后禁食 1 周左右，待损伤的直肠伤口愈合。若术前未进行肠道准备，应行结肠造口。

②如术后发现直肠损伤且已发生直肠瘘时，应立即做乙状结肠造口，盆内引流；术后抗感染治疗；将直肠内粪便清洗干净后，每天用碘伏 80～100ml 直肠内灌入并保留约 15min，每天 1～2 次，部分直肠损伤瘘口有愈合可能。如不能愈合者，6 个月后待局部瘢痕软化后行直肠瘘修补术。

(4)预后：如及时发现并有效处理，预后较好。如术中未及时发现，术后直肠内粪便漏入盆腔内，继发盆腔内严重感染，以致肠瘘、脓毒血症等严重并发症，危及生命。

(5)预防：术者具有局部解剖知识，技术熟练，小心保护直肠，是预防直肠损伤的有效方法。倘若直肠损伤并及时发现，应及时采取有效的处理措施，防止导致直肠瘘严重并发症。

3. 输尿管损伤

(1)表现

①术中及时发现输尿管损伤者，立即留置输尿管双 J 管，修补损伤处输尿管，术后 1～3 个月经尿道膀胱镜拔除双 J 管即痊愈。

②术后发现引流管引流出尿液或拔除引流管后，盆内积液不断增多，出现腹痛、腹膜炎刺激征，伴发热、白细胞计数升高等盆腔内继发严重感染表现。

(2)原因：术者技术不熟练，在切除前列腺囊肿时，视野不清晰，解剖结构不清，盲目手术导致输尿管损伤。

(3)处理

①如术中及时发现输尿管损伤者，立即做输尿管损伤处修补或吻合，留置双 J 管支撑引流，术后 1 个月左右拔除双 J 管，预后好。如术中未发现输尿管损伤，术后漏尿产生严重并发症时，应立即手术探查，行输尿管损伤处修补或吻合，留置双 J 管以支撑引流，术后 1 个月左右拔除双 J 管，预后好。否则，可产生不良后果。个别情况输尿管在近膀胱段被切断，可行输尿管膀胱移植术。

②术后发现输尿管损伤漏尿者，可采取如下方法处理。

a. 经输尿管镜探查：先经尿道用输尿管镜探查输尿管损伤处，若输尿管未完全断开，可通过损伤处留置一双 J 管，术后 1～3 个月经尿道膀胱镜拔除双 J 管即痊愈。

b. 开放手术探查：经输尿管镜探查输尿管损伤处已断开，无法留置双 J 管者，应采取开放手术探查，行输尿管对端吻合或输尿管膀胱移植术并留置一双 J 管，术后 1～3 个月经尿道膀胱镜拔除双 J 管即痊愈。

(4)预后：输尿管损伤，经及时发现并采取有效处理措施，预后尚好；否则，可产生严重并发症。

(5)预防：具有局部解剖知识，技术熟练，小心保护输尿管。术前经尿道膀胱插入留置双输尿管双 J 管，是预防输尿管损伤的有效方法。

4. 感染　最常见的有术后尿路感染、切口感染及肺部感染等。

(1)表现

①尿路感染：拔除导尿管后尿频、尿急、尿痛，尿常规见大量白细胞，以及血培养及尿培养均见细菌生长。

②切口感染：术后切口红、肿、热、痛，切口内流出脓性分泌物。下腹及耻骨处疼痛。

③肺部感染：咳脓痰，呼吸困难、发热，重者可在术后数小时内出现寒战、高热(体温达 39℃左右)、恶心、呕吐，血常规白细胞总数明显增高，严重者可出现败血症休克，导致急性肾上腺皮质功能不全。

(2)原因

①尿路感染：主要与术后留置导尿管及膀胱冲洗污染引起继发感染有关。

②切口感染：与术前准备不好，手术消毒不严，术中污染，术后切口内渗液未引流干净有关。

③肺部感染：与术前肺部感染未能控制，术中气管插管麻醉，吸入性损伤，创面侵袭性感染，化脓性血栓性静脉炎等因素有关。

(3)处理

①尿路感染：使用有效抗生素抗感染，直到尿路刺激症状消失、尿常规检查正常为止。

②切口感染：术后切口内渗液引流干净。切口用碘伏消毒，勤换敷料，使用抗生素控制感染。

③肺部感染：a. 吸氧、咳痰，如有败血症表现者，应静脉途径使用有效的抗菌药物，并根据血培养及尿培养结果选择有效的广谱抗生素治疗，合并有休克者应按感染性中毒性休克救治。b. 清除原发病灶。血源性肺炎应控制败血症，清除远隔病灶。根据痰培养或血培养结果调整有效抗生素，一般应静脉给药，也可同时雾化吸入抗生素。c. 并发呼吸功能不全时按呼吸功能不全处理。d. 严重者由重症监护室救治。

(4)预后

①尿路感染：经抗感染治疗，可逐渐控制

感染并痊愈。

②切口感染：术后切口内渗液引流干净，切口消毒并勤换敷料，使用抗生素治疗可痊愈。

③肺部感染：如能及时发现并有效处理，预后较好。否则，可导致严重后果，严重者可发生败血症甚至死亡。

(5)预防：针对感染的原因进行预防，严格掌握手术适应证及禁忌证。

①术前控制尿路感染及肺部感染；术中尽量不用气管插管全身麻醉。

②手术区消毒严格，手术操作应严格按照无菌操作原则。

③术后应用有效的抗生素防治感染。

5. 附睾炎　参见第24章第三节中前列腺切除术后附睾炎并发症防治。

6. 静脉血栓形成　参见第24章第三节中前列腺切除术后静脉血栓形成并发症防治。

7. 阴茎勃起功能障碍　参见第24章第三节中前列腺切除术后阴茎勃起功能障碍并发症防治。

【评析】

治疗前列腺囊肿的各种手术，各有优、缺点。治疗前列腺囊肿，应根据囊肿的大小、部位和引起尿路梗阻的情况及本单位的技术和设备条件来选择相应的治疗方案，以获得最好的效果及最少的并发症。

（陈在贤　鲁栋梁）

参考文献

[1] 宇曦，宋永胜，陈太权，等. 巨大前列腺囊肿及分类. 临床泌尿外科杂志，2002，17(10)：572.

[2] 李发雷，鲁骋洲，王志平，等. 前列腺囊肿一例报告. 青海医药杂志，2013，10：62-63.

[3] 罗玉根. 前列腺囊肿1例报告. 健康导报：医学版，2014，(12)：155-156.

[4] 刘跃江，黄雪琴，邓克靠，等. 前列腺囊肿的诊断与治疗. 临床泌尿外科杂志，2007，22(2)：102-103.

[5] 祖雄兵，陈敏丰，叶章群，等. 前列腺囊肿的临床特征及微创治疗选择. 中华男科学杂志，2009，15(8)：721-723.

[6] 高健刚，朱磊一，侯四川，等. 微创手术治疗前列腺囊肿九例报告. 中华泌尿外科杂志，2010，12：851.

[7] 高健刚，朱磊一，侯四川，等. 前列腺囊肿微创治疗的选择(附7例报告). 临床泌尿外科杂志，2011，25(9)：693-694.

[8] 刘月洁，邓世洲，白文俊，等. 前列腺囊肿所致梗阻性无精子症的诊断与治疗(附7例报告). 中国男科学杂志，2008，7：32-34.

[9] 闵立贵，勒宏勇，贾宏亮. 前列腺囊肿29例报告. 现代泌尿外科杂志，2011，16(2)：175-176.

[10] 谢平松. 等离子电切术治疗前列腺囊肿25例疗效分析. 中外健康文摘，2013，23：262.

[11] 王先军，杨二江，李一明. B超引导前列腺囊肿穿刺硬化剂治疗19例报告. 中华男科学杂志，2006，12(3)：270-271.

[12] 白建宁，郭莉，张大勇，等. 经直肠超声引导穿刺硬化与注药治疗前列腺囊肿的疗效对比. 中国介入影像与治疗学，2010，3：240-242.

[13] 夏永生，李燕. 经尿道电切术治疗前列腺囊肿48例疗效分析. 大众健康：理论版，2012，(10)：254.

[14] 张维忠. 经直肠超声引导穿刺硬化与注药治疗前列腺囊肿的疗效比较分析. 中外医疗，2013，32(8)：62-63.

[15] 于湧，刘智明，乜国雁. 经会阴穿刺硬化术治疗前列腺囊肿17例. 山东医药，2011，51(42)：106.

[16] 詹敏，范晶晶，罗贞亮，等. 等离子电切术治疗前列腺囊肿(附6例报告). 当代医学，2011，17(28)：17-19.

[17] 李树国，肖萌. 前列腺囊肿采用等离子电切术治疗的效果观察. 中国疗养医学，2015，24(12)：1286-1287.

[18] 叶惟靖，吴晔明，严志龙，等. 腹腔镜下切除儿童前列腺囊肿一例报告. 中华泌尿外科杂志，2003，5：342-342.

[19] 刘立宇，祖雄兵，高宁，等. 腹腔镜治疗前列腺囊肿 3 例临床分析. 实用预防医学，2008，4：1179-1180.

[20] 管考平，刘树立，李旭，等. 腹腔镜手术治疗小儿前列腺囊肿 6 例报告. 中国微创外科杂志，2013，13(10)：921-922.

[21] 闵立贵，勒宏勇，贾宏亮. 前列腺囊肿 29 例报告. 现代泌尿外科杂志，2011，2：175-176.

[22] 陈琳，严春寅，李纲，等. 经尿道电切术治疗前列腺囊肿的临床观察. 中国医师进修杂志，2011，5：25-27.

[23] 李树国，肖萌. 前列腺囊肿采用等离子电切术治疗的效果观察. 中国疗养医学，2015，12：1286-1287.

[24] Moukaddam HA，Haddad MC，EI Sayyed K，et al. Diagnosis and treatment of midline prostatic cyst. Clin Imaging，2003，27(1)：44-46.

[25] Yeung CK，Sihoe JDY，Leek H，et al. Laparoscopic excision of prostatic utricle in children. Br J Urol，2001，87：505-508.

[26] Nouira Y，Binous MY，Nouira K，et al. Intraprostatic hydatid cyst：an unusual presentation. Scientific World Journal，2006，19(6)：2315-2318.

[27] Wang W，Wang Y，Zhu D，et al. Theprostatic utricle cyst with huge calculus and hypospadias：A case report and a review of the literature. Can Urol Assoc J，2015，9(5-6)：E345-348.

[28] Achiche MA，Ben Emna M，Blah M，et al. Obstructive prostatic cyst diagnostic and therapeutic particularities. Tunis Med，2008，86(2)：187.

[29] El-Kappany HA，El-Nahas AR，El-Nahas HA. Laparoscopic excision of prostatic hydatid cyst：case report and review of literature. J Endourol，2005，19(3)：290-294.

[30] Luo B，Dai YP，Wang DH，et al. Value of transrectal ultrasonography in the diagnosis of midline prostatic cysts Zhonghua Nan Ke Xue，2008，14(2)：139-141.

[31] Saito S. Transrectal ultrasound-guided puncture，drainage，and minocycline hydrochloride sclerotherapy for the symptomatic prostatic cyst. J Endourol，2002，16(9)：693-695.

[32] HA Moukaddam，MC Haddad，K El-Sayyed，et al. Diagnosis and treatment of midline prostatic cysts. Clinical Imaging，2003，27(1)：44-46.

[33] G Cheng，B Liu，Z Song，et al. A novel surgical management for male infertility secondary to midline prostatic cyst. BMC Urology，2015，15(1)：1-5.

[34] Elizalde-Benito FX，Elizalde-Benito AG，Urra-Palos M，et al. Giant cyst of the prostate. Arch Esp Urol，2014，67(10)：863-864.

[35] Furuya S，Hisasue S，Kato H，et al. Novel insight for midline cyst formation in prostate：The involvement of decreased prenatal testosterone suggested by second-to-fourth digit ratio study. Int J Urol，2015，22(11)：1063-1067.

[36] Joo-Yong Lee，Dong-Hyuk Kang，Hee-Young Park，et al. An anteriorly positioned midline prostatic cyst resulting in lower urinary tract symptoms . Int Neurourol J，2010，14(2)：125-129.

[37] Yasmin A. Momin，Nitin P. Dhende，Bharat A. Ghodke，et al. An abnormally large prostatic utricle cyst associated with unilateral renal agenesis. Urol Ann，2013，5(2)：129-131.

[38] Gong Cheng，Bianjiang Liu，Zhen Song，et al. A novel surgical management for male infertility secondary to midline prostatic cyst. BMC Urol，2015，15：18.

[39] Soda T，Fukumoto R，Hayashi T，et al. A case of ductal adenocarcinoma of prostate associated with retroperitoneal multiple cysts. Hinyokika Kiyo，2012，58(10)：561-564.

[40] A Güraǧ aç，Z Demirer，BF Alp，et al. Severe lower urinary tract symptoms due to anteriorly located midline prostatic cyst arising from the bladder neck in a young male：case report. Sao Paulo Medical Journal，2016，134(5)

[41] RR Diaz，JY Lee，YD Choi，et al. Unroofed

midline prostate cyst misled into a stricture with obliterative bladder Neck contracture following a laser prostatectomy. International Neurourology Journal, 2013, 17(1): 34.

[42] M Kilinc, YE Goger, M Piskin, et al. Midline prostatic cyst marsupialization using holmium laser. Case Rep Urol, 2015, 2015: 1-3.

[43] G Kaoping, S Liu, Li Xu, et al. Laparoscopic cyst Resection for prostatic cyst in children: a report of 6 cases. Chinese Journal of Minimally Invasive Surgery, 2013, 13(10): 921-922.

[44] Ilaria Goruppi, Luigi Avolio, Piero Romano, et al. Robotic-assisted surgery for excision of an enlarged prostatic utricle. Int J Surg Case Rep, 2015, 10: 94-96.

[45] Jiang Yu, Xizhi Wang, Feiye Luo, et al. Benign or Malignant? Two Case Reports of Gigantic Prostatic Cyst. Urol Case Rep, 2016, 8: 40-43.

[46] Dae Keun Kim, Jae Won Lee, Sung Yul Park, et al. Initial Experience with Robotic-Assisted Laparoscopic Partial Cystectomy in Urachal Diseases. Korean J Urol, 2010, 51 (5): 318-322.

第 26 章

前列腺癌手术

第一节　前列腺癌

前列腺癌(prostate carcinoma,PCa)是欧美男性泌尿系统最常见的恶性肿瘤,是欧美男性癌症死亡的主要原因之一。前列腺癌的发病率在北欧各国占男性肿瘤的第一位,在美国占男性癌症死亡率的第二位,仅次于肺癌。2006 年美国新增 234 460 例前列腺癌患者,而 2005 年有 27 350 例患者死于该病,近年报道有超过肺癌的趋势。我国前列腺癌发病率虽低于欧美国家,但近年来呈急剧上升趋势。世界各地区的发病率和死亡率各有不同,除去年龄因素后的死亡率,高者如瑞典的 18/10 万,低者如日本的 2.4/10 万、中国台北的 1.0/10 万。

前列腺癌的治疗效果取决于前列腺癌的早期诊断,行前列腺穿刺活检确诊前列腺癌后,根据前列腺癌的分级、分期,确定治疗方案,尽早手术以提高前列腺癌的治疗效果。

前列腺癌的诊断要根据前列腺癌的肿瘤标志物(PSA)、前列腺特异性酸性磷酸酶(PAP)的值的高低来作为前列腺穿刺活检的依据。

一、前列腺特异性抗原

前列腺特异性抗原(prostate specific antigen,PSA)是前列腺癌的一种肿瘤标志物。PSA 是由前列腺腺泡和导管的上皮细胞分泌的一种单链糖蛋白,在功能上属于类激肽释放酶的一种丝氨酸蛋白酶,参与精液的液化过程。当患有前列腺疾病时,前列腺组织屏障就会受到不同程度的破坏,特别是患前列腺癌时,由于肿瘤细胞的异常生长会使这一自然屏障遭受严重破坏,PSA 就会大量渗漏于血中造成血清 PSA 水平的大幅度升高。致 PSA 升高的因素如下。

1. 前列腺非恶性病变血清 PSA 变化　前列腺炎症、前列腺增生、急性尿潴留、膀胱镜检查、前列腺按摩等可使 PSA 增高,但当致病因素消除后,约 1 个月可趋于正常。直肠指诊后血清 PSA 可增高 1 倍,膀胱镜检查后可增高 4 倍,前列腺穿刺活检或经尿道前列腺电切后可增至 53～57 倍。正常状态下的射精也可使 PSA 增高。因此,对肛门指诊检查的患者,应在检查后 1 周方可进行 PSA 检测,前列腺活检穿刺后至少 6 周才能做血 PSA 的检测。

2. PSA 灰色区域前列腺良、恶性疾病的诊断　血液循环中的 PSA 以两种形式存在,即总 PSA(tPSA)占 85% 以上,游离 PSA(fPSA)占 15%左右。目前。国内通常把 tPSA＞4μg/L 作为筛选前列腺癌的临界值。而当 tPSA＞10μg/L 时,前列腺癌的可能性极大。把 tPSA 结果在 4～10μg/L 称为灰色区域，前列腺癌与前列腺增生均有可能，对于fPSA/tPSA比值，各文献报道不一致，有以0.16为标准的，也有以0.19或0.25等为临界值，当血清tPSA在灰色区域时，fPSA/tPSA显得非常重要，fPSA/tPSA>临界值时，前列腺癌的可能性小，当fPSA/tPSA值小于临界值时，前列腺癌的可能性较大。fPSA、tPSA联合测定可使前列腺癌的检出率提高到90%以上。

3. PSA速度　从研究看，人随着年龄的增加PSA每年增长<0.75 ng/ml，一般不会患有前列腺癌。PSA每年增长速度>0.75 ng/ml则患前列腺癌的危险性增加。据研究，对前列腺癌患者术前PSA增长速度在1年内>2ng/ml，以及前列腺癌切除或放射治疗后提示复发的患者中，其PSA倍增时间≤3个月与死亡风险增高相关。近有研究结论认为，每年0.75 ng/ml的PSA速率界值的确对于60岁以下的男性定得过高，将会导致相当一部分前列腺癌漏诊。每年>0.5 ng/ml的男性患前列腺癌的危险更高，应当密切随访。

4. PSA密度　PSA密度指血清PSA的浓度与前列腺体积的比值，前列腺的体积可用B超法测定。若发现一个前列腺体积不大而血清PSA水平却是中等程度的患者，往往有患前列腺癌的可能。而同样数值的PSA对于一个前列腺体积较大的患者，这种可能仅仅是良性前列腺增生。PSA密度≤0.15时一般不会有恶性病变存在，但PSA>0.15时，患前列腺癌的危险性增高。

5. 前列腺癌PSA变化

(1)前列腺癌PSA升高是持久性的，并且随着肿瘤的发展而持续不断地升高。

(2)前列腺癌根治术后：由于血清中的PSA几乎全部是由前列腺上皮细胞产生的，前列腺癌根治术后，无瘤状态的金标准是PSA为零。如果肿瘤被根治，那么血清中PSA会在1个月内下降为零。前列腺癌术后患者血清中PSA的半衰期为33h。据此计算，如果1例患者术前PSA为20ng/ml，术后12d就应检测不到PSA；术前若PSA为10ng/ml，则需要10d；术前若PSA为4ng/ml，则需要8d。因此，前列腺癌根治性切除术后2～3周血清PSA应降至很低的水平(应<0.1～0.2ng/ml)；若术后PSA处于持续的>0.2ng/ml的低水平，提示肿瘤切除不彻底；术后PSA无明显降低，提示有肿瘤转移。术后PSA降至很低水平，以后又再次升高，提示肿瘤复发或出现转移灶。前列腺癌复发时血清PSA升高常发生于临床肿瘤复发征象出现6个月以前，即所谓“生物学复发”。前列腺癌内分泌治疗及放射治疗后，血清PSA也有类似变化，即治疗后血清PSA明显降低，提示治疗效果好或肿瘤对治疗敏感。根治性放射治疗后，血清PSA水平通常不会像根治前列腺切除术一样降至0.1ng/ml以下，但放射治疗后若血清PSA连续3次持续升高，提示根治性放射治疗失败。

二、前列腺特异性酸性磷酸酶

前列腺特异性酸性磷酸酶(prostatic acid phosphatase，PAP)是酸性磷酸酶同工酶，由前列腺上皮细胞溶酶体产生，是一种由两个相同亚单位组成的糖蛋白，其分子量为100kD，等电点4.4～5.5，半衰期为1.1～2.6h。而前列腺组织中酸性磷酸酶活力较其他组织高1000倍。正常时PAP很少进入血液，前列腺癌时，恶性细胞产生PAP并进入血液。正常值血清PAP<3.5ng/ml。血清中PAP水平明显升高，且其升高程度与前列腺癌的病情基本呈平行关系。PAP对前列腺癌的早期诊断意义不大，但对监测前列腺癌的治疗效果，有无复发、转移及预后则有重要意义。临床意义如下。

1. 前列腺癌患者血清PAP水平明显增高，且PAP水平随前列腺癌病情进展而升高,有转移者较未转移者升高更为明显。提示血清 PAP 检测对前列腺癌的分期及预后判断具有一定的临床意义。

2. 血清 PAP 水平升高还可见于其他恶性肿瘤如骨肉瘤、多发性骨髓瘤以及其他癌的骨转移等。

3. 在某些非肿瘤性疾病如前列腺增生、甲状旁腺功能亢进症、骨质疏松等亦可出现血清 PAP 水平升高,但测定值较低。

三、应用解剖

前列腺癌根治术是目前外科治疗前列腺癌的主要术式之一。然而,由于术中失血过多、术后患者发生尿失禁和勃起功能障碍等并发症,限制了该术式的临床应用。临床医师试图在前列腺周围寻找一少血管、少神经相对安全的筋膜间隙。王世栋等(2010)研究前列腺周围筋膜及其毗邻结构的三维断层解剖,为前列腺癌根治术手术分离平面的选择提供了解剖学基础。研究结果显示:①前列腺韧带、盆腔壁层筋膜在前列腺前方增厚,形成耻骨前列腺韧带;背深静脉复合体位于两侧耻骨前列腺韧带之间、耻骨尿道韧带之上,前缘与前列腺筋膜、后缘与前列腺连接紧密;前列腺筋膜前方为填充脂肪组织的耻骨后间隙。②前列腺包囊、前列腺静脉丛和前列腺筋膜三者在前列腺两侧相互融合,形成前列腺纤维鞘,纤维鞘内侧缘与前列腺连接紧密,外侧缘与盆腔壁层筋膜之间为一疏松的、无血管、神经的筋膜间隙。③Denonvilliers 筋膜和直肠固有筋膜在前列腺后方构成直肠膀胱隔,两层筋膜之间为一无血管、神经的间隙;在前列腺后外侧,两层筋膜分离走行,与外侧的盆腔壁层筋膜构成神经血管束三角。前列腺癌根治术中紧贴前列腺筋膜和 Denonvilliers 筋膜的外侧面分离,有利于减少手术中神经、血管的损伤。

1. 前列腺　前列腺位于盆腔深部,耻骨弓之后、膀胱之下、直肠之前、尿生殖膈之上的纤维肌性腺体,与耻骨后之间分布着前列腺背深静脉丛和前列腺韧带等结构,前列腺后方为精囊、输精管,并紧贴前列腺,两侧与肛提肌紧密相连,上部与膀胱颈相连。正常前列腺呈板栗状,约为 3cm × 2.5cm × 2.5cm 大小。尿道穿过前列腺的前 1/3 部分,射精管穿行于前列腺的后半部分,并开口于前列腺部尿道后壁的精阜。前列腺分为外周区(PZ)、中央区(CZ)、移行区(TZ),移行区是前列腺增生好发部位,外周区为前列腺癌好发部位。

2. 包绕前列腺的筋膜　包绕前列腺的筋膜,为耻骨前列腺筋膜、Denonvilliers 筋膜和肛提肌筋膜。

(1)耻骨前列腺筋膜:位于前列腺的前方和前列腺静脉丛上方,形成两条坚韧的耻骨前列腺韧带,两韧带之间及其远侧是前列腺静脉丛和阴茎背深静脉。阴茎背深静脉浅支走行于耻骨前列腺韧带之间,在前列腺和膀胱颈上方中央,这些静脉易撕伤造成难以控制的大出血,切断耻骨前列腺韧带时,必须结扎该静脉,否则在切断尿道和附近组织时会发生严重的出血。根治性前列腺癌切除术中,切断耻骨前列腺韧带后,可沿前列腺的前面分离至前列腺尖,并可触及尿生殖膈的上层。

(2)Denonvilliers 筋膜:位于前列腺与直肠前壁之间,并分两层,分别位于精囊、输精管的前后。Denonvilliers 筋膜的前层是三角韧带(尿生殖膈)深层的延续,向上沿前列腺、精囊和射精管后面延伸,并有血管、神经伴行其中,形成一层厚实的筋膜,是阻止前列腺癌扩散的一道屏障,引流前列腺的静脉、淋巴管走行于其前方,沿精囊、射精管前面下行至前列腺后方并向前折返上行,与前列腺筋膜中层相连,后层在精囊后方下行到前列腺后包膜处,并与 Denonvilliers 筋膜前层相融合,在精囊侧方,前、后两层融合在一起,紧靠于膀胱底部。

(3)肛提肌筋膜：在前列腺的两侧，在冠状切面图上，可见肛提肌位于前列腺的两侧，覆盖肛提肌上面的筋膜内有引流前列腺、精囊的血管和淋巴管穿过。因此，在施行前列腺癌根治术时，若肿瘤已波及前列腺包膜，应紧贴肛提肌才能将包含前列腺、精囊血管及淋巴的筋膜一并切除。

3. 神经　支配阴茎海绵体的自主神经，由盆内神经发出，双侧性神经先走行于直肠的两侧面靠近精囊尖部的位置，再走行于前列腺的背外侧，紧贴前列腺包膜，位于肛提肌筋膜和前列腺包膜之间，最终于尿道膜部的两侧面，穿过尿生殖膈到达其支配的阴茎海绵体，包绕于前列腺部尿道。

4. 血管

(1)前列腺动脉血供主要来源于髂内动脉分支的膀胱下动脉(占 74.3%)，还可来源于膀胱上动脉(占 8.9%)、直肠下动脉(占 7.4%)、输精管动脉(占 5.5%)、直肠上动脉(占 2.2%)和闭孔动脉(占 1.7%)。均主要走行于前列腺筋膜和肛提肌筋膜之间，它们多在前列腺体、膀胱前列腺连接处进入腺体。动脉在前列腺内可分为两组。第一组为外包膜组，此组动脉与年龄及前列腺增生无明显关系。第二组为腺内组，它可随年龄增大而增多，与前列腺增生密切相关。此组动脉位于膀胱前列腺连接部，相当于膀胱颈后唇 5、7 点钟位置穿入腺体，然后在与尿道平行之平面下行至腺体内，是前列腺增生部分腺体血供的主要来源。

(2)前列腺静脉接受来自阴茎背深静脉的回血，并主要在前列腺尖部的前面、侧面形成静脉丛，并与阴部静脉丛、膀胱静脉丛有广泛的交通支，最后汇聚成数支小静脉回流至髂内静脉。

5. 淋巴回流　前列腺的淋巴回流主要流至髂内淋巴结和骶前淋巴结，部分也可回流至髂外淋巴结。前列腺内的淋巴管在前列腺包膜外形成前列腺周围淋巴网后，汇成数支主要淋巴管。大多数淋巴管从前列腺后侧离开腺体。一组腺体前方的淋巴管，沿膀胱下动脉上行，引流至髂外淋巴结；另一组腺体后侧的淋巴管则回流至骶外侧淋巴结，与精囊、直肠的淋巴管有丰富的交通支，最后汇聚成髂总淋巴干；第三条淋巴通路是回流至胃肠淋巴链的膀胱旁淋巴结。

6. 尿道外括约肌　位于两层三角韧带(尿生殖膈)内，支配它的神经走行于坐骨直肠窝的脂肪组织内。内括约肌则有许多纤维束行于前列腺内，并与膀胱颈肌层及逼尿肌的肌纤维相连接。

四、病理分级

国际上，前列腺癌病理分级采用 Gleason 评分系统，选择最常见生长型和常见生长型癌腺泡，分别按照癌细胞的分化程度由高到低分为 1～5 级，记为 1～5 分，二者相加即为 Gleason 分数，2～4 分为高分化癌，5～7 分为中等分化癌，8～10 分为低分化癌。临床分期采用 TNM 分期系统，T_0 期，没有前列腺癌证据；T_1 期，临床隐匿性前列腺癌，直肠指检或影像学检查无异常；T_2 期，前列腺癌局限于前列腺内，直肠指检可扪及结节，但无局部扩散和远处转移证据；T_3 期，前列腺癌穿透前列腺被膜，侵及精囊等邻近组织和器官，但无远处转移证据；T_4 期，前列腺癌固定或侵及精囊以外的组织和器官。N、M 分别代表有无淋巴结转移或远处转移。

五、TNM 分期

前列腺分期推荐 2002 年 AJCC 的 TNM 分期系统。国际抗癌联盟(UICC)推出第 7 版 2009 年前列腺癌 TNM 分期更新，新分期更循证也更科学。

1. T 指原发肿瘤的有无

PT_X　无法估测原发肿瘤。

PT_0　没有原发肿瘤的证据。

PT_1　临床隐性肿瘤，既不能扪及，影像学检查也不能发现。

PT_{1a}　在切除的前列腺组织中发现有癌，癌的体积≤前列腺组织的 5%。

PT_{1b}　在切除的前列腺组织中病理检查发现癌，癌的体积大于前列腺组织的 5%。

PT_{1c}　前列腺穿刺活检证实有癌。

PT_{2}　肿瘤局限于前列腺内。

PT_{2a}　肿瘤累及前列腺一叶的一半或更少。

PT_{2b}　肿瘤累及前列腺一叶的一半以上；但小于两叶。

TP_{2c}　肿瘤累及前列腺两叶。

PT_{3}　肿瘤突破前列腺被膜向外延伸。

PT_{3a}　肿瘤侵犯达被膜外。

PT_{3b}　肿瘤侵犯一侧或双侧精囊。

PT_{3c}　肿瘤侵犯精囊。

PT_{4}　肿瘤侵犯除精囊外的邻近组织并与之固定。

PT_{4a}　肿瘤侵犯膀胱颈和（或）外括约肌和（或）直肠。

PT_{4b}　肿瘤侵犯肛提肌和（或）与盆壁固定。

2. N 是指有无淋巴结转移

N_{X}　无法估测淋巴结转移。

N_{0}　无区域淋巴结转移。

N_{1}　有一个淋巴结转移，淋巴结的最大径≤2cm。

N_{2}　有一个淋巴结转移，最大径在 2～5cm，或有多个淋巴结转移，最大径均<5cm。

N_{3}　有一个淋巴结转移，其最大径>5cm。

3. M 指有无远处转移

M_{X}　不能估测是否有远处转移。

M_{0}　无远处转移。

M_{1}　有远处转移。

M_{1a}　有远处转移但无区域淋巴结转移。

M_{1b}　有骨转移。

M_{1c}　其他部位转移。

六、诊治原则

前列腺癌经前列腺穿刺活检病理检查确诊后，其治疗主要有手术治疗、内分泌治疗、放射治疗及化学治疗等。手术治疗方案的选择，应根据患者的年龄、全身状况、临床分期及病理级别等综合考虑，手术诊治方案如下。

1. 前列腺癌根治术　自从 1866 年 Kücher 首创经会阴前列腺癌根治术以来，前列腺癌根治术已有近 150 多年的历史，根治性前列腺切除术（radical prostatectomy）是治愈局限性前列腺癌最有效的方法之一，其切除范围包括完整的前列腺、双侧精囊和双侧输精管壶腹段、膀胱颈部。1947 年 Millin 提出经耻骨后前列腺癌根治术。1987 年 Walsh 等在经耻骨后前列腺癌根治术的基础上提出保留性神经的前列腺癌根治术。局限性前列腺癌的治疗目标是完全清除局部肿瘤病灶，降低肿瘤的复发与转移，同时最大限度保留肠道、膀胱和性功能，治疗后存活 15 年以上。从 20 世纪 90 年代以来逐步开展腹腔镜前列腺癌根治手术，近 10 年来，国内外已较广泛地开展腹腔镜前列腺癌根治术来治疗前列腺癌，2001 年以来国外又逐步开展了机器人辅助下腹腔镜前列腺癌根治术。近几年来国内也逐渐开展了机器人辅助下腹腔镜前列腺癌根治术。腹腔镜前列腺癌根治术为微创手术，具有显露好、视野清晰、出血少、并发症少、恢复快等优点，克服了开放性前列腺癌根治术因手术范围受限、暴露困难、视野小、视野不清楚、损伤大、并发症多的缺点。现已逐步取代常规开放性前列腺癌根治术。因此，前列腺癌根治术重点强调介绍腹腔镜前列腺癌根治手术。当腹腔镜前列腺癌根治手术有困难或有禁忌证，或出现手术并发症处理困难时，需开放性前列腺癌根治术作为腹腔镜前列腺癌根治手术的后盾。

2. 前列腺癌电切术　对失去前列腺癌根治术的指征，前列腺癌引起膀胱出口梗阻，出现排尿困难及尿潴留的前列腺癌患者，可选择经尿道的姑息术治疗，以缓解梗阻症状，减轻排尿困难，提高患者生活质量。

3. *耻骨上膀胱造口术* 晚期前列腺癌，前列腺癌电切术及留置导尿管等均不能解除膀胱出口梗阻，排尿困难及尿潴留的前列腺癌患者，可选择耻骨上膀胱造口术。

4. *双输尿管皮肤造口术* 对晚期前列腺癌，肿瘤侵及双输尿管口致双肾输尿管积水肾功能损害者。可选择双输尿管皮肤造口术，以缓解肾功能损害，延长寿命。

5. *肾造口术* 对晚期前列腺癌，腹膜后淋巴结转移压迫双侧输尿管、双侧肾积水肾功能损害者，可选择肾造口术，以缓解肾功能损害，延长寿命。

（陈在贤 朱积川）

第二节 前列腺穿刺活检术

临床诊断前列腺癌主要依据前列腺特异性抗原及前列腺穿刺活组织病理学检查来确诊。1905 年，Young 等首次记录经会阴开放前列腺活检，但该方法损伤大且操作繁杂。1930 年，Ferguson 完成了世界上首例经会阴前列腺穿刺活检。1942 年 Barringer 等推广应用经会阴针刺活检术。1960 年，Franzen 等报道经直肠穿刺吸引活检细胞学检查法，由 22G 的极细穿刺针穿刺吸引前列腺细胞，使损伤大为减小。1971 年 Watanabe 首先将经直肠超声（transrectal ultrasound，TRUS）用于前列腺检查技术。1981 年，Holm 等报道经 TRUS 引导下前列腺针刺活检技术，可确定活检部位，大大减少了出血等合并症。1988 年 Ragde 等使用活检枪，使操作更加安全可靠。1989 年 Hodge 等报道，不管经 TRUS 发现是否怀疑有前列腺癌，只要经前列腺两侧叶中系统地采取 6 点穿刺取活组织病理检查，即可提高前列腺癌的发现率，从而提出了系统前列腺活检的概念。前列腺穿刺活检对于前列腺癌的早期诊断和治疗具有重要意义。随着影像学技术，三维直肠超声（3D-TRUS）、超声造影、弹性成像、计算机辅助超声波检查法（histoscanning）等新的超声影像技术，以及介入性超声（interventional ultrasonic）的问世及其发展和应用，以及 CT、MRI 等影像学技术被应用于引导前列腺穿刺活检术，其准确性较单纯超声引导下前列腺穿刺都有进一步提高。为提高前列腺穿刺阳性率并减少漏诊率，人们对前列腺穿刺的途径、穿刺点的定位、穿刺针数及操作方式进行不断的研究与革新，同时伴随微创外科技术的进步，机器人辅助前列腺穿刺被应用于临床，其具有更高的稳定性和精确性。现前列腺穿刺活检已被公认为诊断前列腺癌的金标准。穿刺有可能引起肿瘤外周血扩散，但这还有待于进一步研究证实。

【适应证】

尽管目前对前列腺穿刺活检的适应证尚无统一标准，但在临床实践中，仍有一些普遍认同的绝对适应证和尚存争议的相对适应证。参考 2014 版《中国泌尿外科疾病诊断治疗指南》及文献推荐前列腺穿刺适应证如下。

1. *初次穿刺指征*

（1）PSA＞10ng/ml：任何游离 PSA 与总 PSA 比值（fPSA/tPSA）和 PSA 密度（PSAD）值者。年龄相关的 PSA 在诊断前列腺癌方面可以提高较年轻男子的敏感性和老年男子的特异性。Oesterling 等指出年龄为 40～49 岁、50～59 岁、60～69 岁及 70～79 岁人群 PSA 的正常范围为＜2.5ng/ml、＜3.5ng/ml、＜4.5ng/ml 和 6.5ng/ml。Caralona 指出 60～69 岁 PSA 参考值为 4.5ng/ml 时，可使活检减少 15%，但会漏诊 8%的局灶性病变；70 岁以上者 PSA 定为

6.5ng/ml 时，活检减少，但会有早期病变的漏诊率。

tPSA 的参考值有随年龄增长的趋势：<50 岁者 tPSA 一般<4.0ng/L；50～55 岁为 4.4ng/L；60～69 岁为 6.8ng/L；70 岁以上可达 7.7ng/L。

tPSA 升高没有特异性，有的良性前列腺增生 tPSA 也会升高，近 50% 良性前列腺增生 tPSA 水平的增高与前列腺癌难以鉴别；f-PSA 对前列腺癌的诊断意义更大。通常 fPSA/tPSA 比值<0.15，前列腺癌的可能性较大。

(2) 直肠指检异常：直肠指检（digital rectal examination，DRE）发现前列腺结节，而 PSA 任何值者，是前列腺穿刺活检的绝对适应证。Richie 发现，直肠指检异常患者中前列腺癌的检出率为 18%，如发现硬性结节或大部分前列腺质地偏硬时，无论血清 PSA 值如何，应尽快活检。1998 年，Schroder 指出直肠指检对前列腺癌的预测价值较低。从那以后，欧洲前列腺癌随机监测研究（ERSSPC）放弃了直肠指检这一监测手段。然而，1999 年 Carvalhal 建议，PSA ≥ 1.0ng/ml 的患者应行直肠指检，对于直肠指检可疑且 PSA 在 1～4ng/ml 的患者首次进行活检癌的发现率为 14%～30%。目前认为，直肠指检是常规操作，因为有些侵袭性前列腺癌患者，表现直肠指检可疑伴低 PSA 水平。

(3) B 超、CT、MRI 等检查异常：B 超、CT、MRI 等检查发现前列腺异常者，而 PSA 任何值者均是前列腺穿刺活检的指征之一。

(4) PSA 4～10ng/ml：对于 PSA 在 4～10ng/ml 而不具备其他危险因素时是否需要活检仍有争议。在早期研究中，前列腺穿刺活检的指征不仅要 PSA 异常，而且要求直肠指检或经直肠超声有异常发现，并需结合患者年龄、fPSA/tPSA 比值、PSA 密度等进行综合考虑。从 1991 年开始，PSA 的水平可以单独作为其指征；1992 年报道 PSA 在 4～10ng/ml 而直肠指检正常的患者中前列腺癌检出率为 5.5%。最近数据显示 PSA 在 4～10ng/ml 的患者中前列腺癌的发现率为 20%～30%。因此血清 4～10ng/ml 是前列腺穿刺活检的指征之一。

(5) PSA 2.5～4.0ng/ml：为新近推荐的前列腺活检指征。有相当部分 PSA 在 2.5～4.0ng/ml 的患者有前列腺癌。PSA 值在 2.6～4.0ng/ml 者，Catalona 等观察 332 例患者中发现 73 例（22%）患有前列腺癌；而 Smith 等也报道了相似的结果，发现前列腺癌患者占 27%；最初检查 PSA 水平在 2.5～4.0ng/ml 的患者，3 年和 5 年内前列腺癌的发现率分别为 13% 和 20%。所以，有学者指出可以降低 PSA 值的诊断标准，以提高前列腺癌的早期发现率。因此，对于 PSA 为 2.5～4.0ng/ml 的患者，为前列腺穿刺活检的相对指征，包括前列腺癌家族史、年龄相关 PSA 值升高和 fPSA/tPSA<25% 者。

(6) 发现转移癌：怀疑原发癌来自前列腺者。

(7) fPSA/tPSA<15%：总 PSA（tPSA）的参考值有随年龄增长的趋势，近 50% 良性前列腺增生患者 tPSA 水平的增高与前列腺癌难以鉴别；fPSA（游离 PSA）对前列腺癌的诊断意义更大。前列腺癌患者的血清 fPSA 较低，通常 fPSA/tPSA<15% 时，诊断前列腺的准确度可达 88.6%。因此，fPSA/tPSA 可提示哪些人需要做活检，特别是再次活检。

总前列腺特异性抗原（tPSA）正常参考值：<4.57ng/L（化学发光法）。

游离前列腺特异性抗原（fPSA）正常参考值：<0.65ng/L（化学发光法）。

前列腺特异性抗原（PSA）已被用于男性前列腺癌的辅助诊断，并且还可用于评价前列腺癌治疗和特定治疗后的健康情况。与游离 PSA 结果相配合，可用于前列腺癌和前列腺的良性增生的辅助诊断。

(8)PSA密度(prostate specific antigen density,PSAD)>0.45:PSAD=PSA(ng/ml)/前列腺体积(ml),PSAD检测在前列腺活检中的价值并不比血清PSA优越,但当PSA在4~20ng/ml时,PSAD在前列腺活检中有意义;当PSAD>0.45时,应高度怀疑前列腺癌,应行前列腺穿刺活检;PSAD在0.15~0.45时,需进行追踪观察,结合直肠指检和直肠B超选择前列腺活检,避免前列腺癌漏诊。Seman指出如血清PSA介于4~10ng/ml,PSAD<0.15是正常的。因此,当PSAB<0.15时,不必做前列腺活检。

(9)PSA生成速率(prostate specific antigen velocity,PSAV)>0.75ng/(ml·年):前列腺癌患者的血清PSAV往往高于正常人群。Cartar在1992年指出PSAV每年升高若超过0.75ng/ml预示前列腺癌。Smith和Catalona的一项前瞻性研究结果认为PSAV的最佳人群需要PSA≤4.0ng/ml者。当血清PSA在短期内成倍升高时应考虑行前列腺穿刺活检,避免前列腺癌漏诊。

2. 重复穿刺指征　初次前列腺穿刺结果阴性,在以下情况(PSAV>0.45时)需要重复穿刺。

(1)初次穿刺病理检查发现前列腺非典型性增生或高级别前列腺上皮内肿瘤形成(prostat intraepithelial neoplasia,PIN)者。最新资料显示,初次活检发现27%~79%的前列腺上皮内瘤患者,最终将发展成为前列腺癌。同样,活检发现不典型增生的患者再次活检发现癌的危险性也很高。发现以上病变的患者再次活检时有45%~49%的阳性率。

(2)PSA 4~10ng/ml:初次前列腺穿刺结果阴性者,复查fPSA/tPSA或PSAD值异常或直肠指检或影像学检查结果异常,结合患者年龄,还需要重复穿刺。

(3)PSA>10ng/ml,初次前列腺穿刺结果阴性者,任何fPSA/tPSA和PSAD值,还需要重复穿刺。

3. 重复穿刺次数　对2次穿刺阴性结果且符合重复穿刺指征者推荐2次以上穿刺。有研究显示3次、4次穿刺阳性率仅为5%及3%,而且近50%是非临床意义的前列腺癌,因此3次以上的穿刺应慎重。

4. 重复穿刺的时机　两次穿刺的间隔时间尚有争议,有学者认为3~12个月。目前多数主张间隔时间为1~3个月。

5. 前列腺癌治疗后触诊异常或PSA升高　前列腺癌经有效治疗(前列腺根治性切除术、放射治疗、冷冻疗法等)后如触诊异常和(或)PSA升高,需行前列腺活检来排除肿瘤局部复发。对前列腺癌根治术的患者需行吻合口活检,而对放射治疗或冷冻治疗的患者如有复发或持续癌存在的证据时,需行常规前列腺穿刺活检。前列腺活检在这些治疗后患者中的价值尚不清楚,有学者认为经治疗后PSA仍高已足以证明癌的存在。

经会阴前列腺活检穿刺适用于:①重复性穿刺。②体积较大的前列腺,其腹侧及尖部部位取材受限。③严重糖尿病患者一般不宜经直肠前列腺穿刺活检者。④直肠癌接受Miles手术及溃疡性结肠炎并有前列腺穿刺指征的患者。⑤因直肠癌行直肠肛门切除后PSA值升高的患者,可经尿道超声引导下和经会阴超声引导下行前列腺穿刺活检。Seamen对5例无直肠男子共行7次经尿道超声引导下经会阴前列腺穿刺活检术,选用6点系统穿刺法,结果发现3例患有前列腺癌。

【禁忌证】

1. 男性泌尿生殖系统急性感染(如合并急性前列腺炎)未控制者,或发热期有全身感染未控制者,或会阴肛门炎症者。

2. 糖尿病未控制者。

3. 凝血功能异常,有出血倾向者。

4. 严重心、肺、肝、肾及其他脏器功能障碍,高血压危象、心脏病心功能失代偿期、肺心病、肺气肿等不能耐受手术者。

【穿刺位点法】

前列腺穿刺活检，近年来有多种前列腺穿刺位点法被提出（图 26-1），以减少假阴性率。

1. 6 点穿刺法（图 26-1A）　由 Hodge 于 1989 年最先介绍。为诊断前列腺癌，经直肠超声引导下 6 点前列腺穿刺活检术，现已成为世界性的诊断前列腺癌标准前列腺 6 点穿刺方法。是分别在前列腺两侧旁正中线的矢状面的基底部、中间部及尖部各穿刺 1 针，总共穿刺活检 6 针。但后来许多学者研究发现此方法漏诊率高达 15%～34%。这主要是由于穿刺点少和穿刺的区域占外周带比例小造成的，而 80% 的前列腺癌起源于外周带。近来，人们对 6 点系统穿刺法进行了一些改良，主要是增加更侧方区域的穿刺。

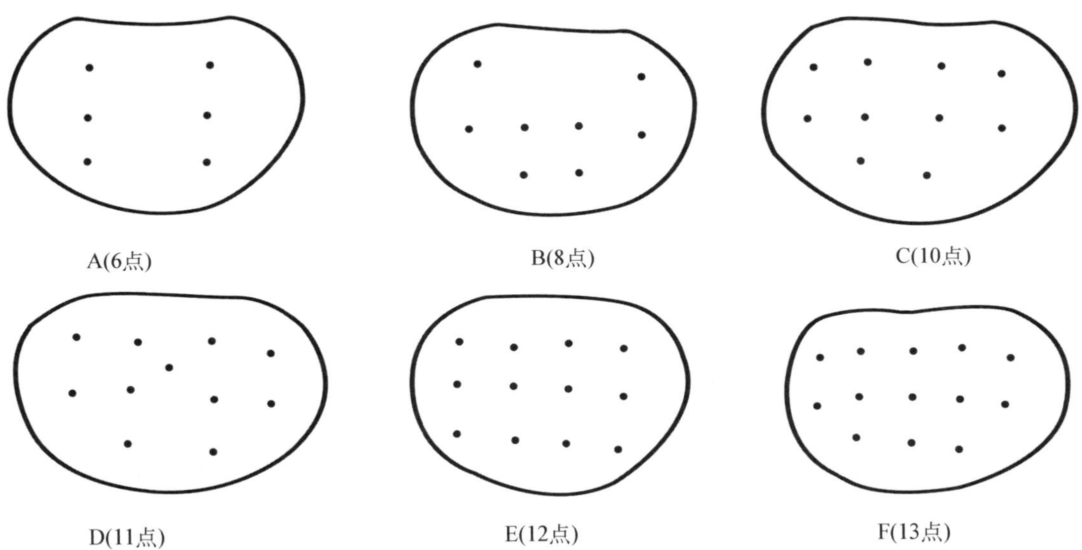

图 26-1　常用的几种前列腺穿刺位点

2. 8 点穿刺法（图 26-1B）　是指在传统 6 点穿刺法的基础上，增加两侧叶外侧中部 2 点。

3. 10 点穿刺法（图 26-1C）　是指在传统 6 点穿刺法的基础上，增加左右两侧外周带各 2 点。Presti 对 483 例患者运用 10 点系统活检法，结果发现有部分癌组织出现在前列腺中线上，肿瘤患者该处的肿瘤发现率为 96%。由于此法省略了中线上的穿刺点，因此此方法较其他的穿刺法有更高的假阴性率。

4. 12 点穿刺法（图 26-1E）　是指在传统 6 点系统穿刺法的基础上，再分别于前列腺外侧外周带的底部、中部、尖部各穿刺 1 针，共 12 针。

5. 13 点穿刺法（图 26-1F）　前列腺分为外周区（PZ）、中央区（CZ）、移行区（TZ），移行区是前列腺增生好发部位，外周区为前列腺癌好发部位。80%的前列腺癌发生在前列腺外周带，为多中心分布，即五区域前列腺穿刺法。1997 年 Eskew 等提出的经直肠超声引导 13 点前列腺系统穿刺活检术，即在传统 6 点系统穿刺法的基础上，增加前列腺中间部位间隔穿刺 3 点，前列腺两侧旁正中线的远侧各间隔穿刺 2 点，共 13 点，即五区域前列腺穿刺法，弥补了传统 6 点穿刺法的缺陷，因 88%的额外发现癌均发生在远侧方，都是由外周带组织构成，使假阴性的发生率下降35%。

6. 11点穿刺法(图26-1D) 与上述方法类似。

7. 14点穿刺法 取前列腺最大横截面,是指在传统6点系统穿刺法的基础上,增加左、右叶外周带外侧各1点及左右移行区、尿道周围区各1点,中间区中央腺体左右各1点。

8. 18点穿刺法 是指在12点穿刺法的基础上,增加中线两侧6点。

9. 21点穿刺法 在6点穿刺法的基础上,增加左右移行带各3点、外周带侧面左右各3点以及前列腺正中部3点。

10. 24针饱和穿刺法 将前列腺在直肠超声下分为基底面、中央面及尖部3个冠状层面,采用18G前列腺穿刺活检枪(BARD)进行活检操作。每个前列腺层面8针,共24针。其中2、3、4、5穿刺位点来自前列腺移行区。两组所有穿刺组织长度均≥1cm。操作结束后应用抗生素预防感染3d。

11. 饱和穿刺活检(saturation needle biopsy technique) 对于穿刺点的位置和数目目前仍存在争论,从12点到50点不等。随着前列腺穿刺活检位点数目的增加,前列腺癌的筛检阳性率亦相应增加,而且更能精确地预测肿瘤Gleason评分情况。当穿刺位点>22针后,前列腺癌的筛检阳性率便不再增加。2001年Stewart认为将前列腺穿刺活检位点数量增至≥22针,前列腺各部位组织均有相应的活检位点,即可称为饱和穿刺活检。2006年Eichler等研究发现,初次穿刺时多于12点的穿刺不但未提高前列腺癌的检出率,而且多于18点的穿刺可能会引起严重并发症。2009年Delongchamps等的研究显示,超过18点的饱和穿刺法并不能提高前列腺癌的检出率。2010年Scattoni等对617例患者进行24点前列腺系统穿刺,发现10～16针穿刺方案可获得最佳穿刺结果。因此,对于初次穿刺的患者,最少穿刺为10点,最多穿刺点不超过18点,前列腺体积>50ml者,穿刺点在14～18点为宜。对于初次活检结果阴性而临床高度怀疑为前列腺癌而需重复活检者,可考虑行前列腺饱和穿刺活检,饱和24针系统穿刺需要静脉或椎管麻醉,需穿刺模板引导,大大延长了手术时间、增加了患者的手术风险,目前尚难在首次穿刺中广泛开展。

12. 移行区穿刺活检 Pelzer报道单纯前列腺移行区肿瘤的发生率为1.8%,建议对前列腺移行区组织不必常规进行活检筛查。而McNeal的研究表明,前列腺移行区肿瘤的发生率达24%,应加强该部位组织的取材;Zhu报道国内tPSA 10.26～33.20μg/L的人群单纯移行区前列腺癌的发生率为12.5%。在重复活检的患者中移行区恶性病变的比例升高10%～13%。Keetch和Catalona发现在再次活检时发现移行区有10%的癌检出率,在平均PSA为32ng/ml、直肠指检无异常发现、临床征象可疑的患者中,Liu等发现53%的癌组织发生在移行带,因此对于行再次活检的患者有必要将移行带包括在内。因此,对于那些PSA显著升高或上升很快的患者,可能是移行区活检的适应证。

13. 重复穿刺 TRUS引导的经会阴前列腺穿刺多为重复穿刺,通常采取饱和性穿刺法,穿刺点数目多在24点以上。有学者研究发现,穿刺病理为低级别前列腺上皮内瘤(prostatic intraepithelial neoplasia,PIN)、前列腺小腺泡不典型增生(atypical small acinar proliferation of prostate,ASAP)者,有47%的患者通过重复穿刺可确诊为癌。Igel认为有以下高危因素者应进行重复穿刺:①PSA速度>0.75ng/(ml·年);②PSA>10ng/ml;③前一次穿刺病理检查结果提示PIN、不典型增生或可疑癌者。

【术前准备】

由于前列腺穿刺活检术多经直肠穿刺,

直肠损伤并发感染的机会较多见，故术前肠道准备很重要。术前 3d 口服甲硝唑(0.2g，每天 3 次)、左氧氟沙星(0.5g，每天 1 次)、肌内注射维生素 K_1(10mg，每天 1 次)，术前 1d 流质饮食、术前晚上清洁灌肠、术晨灌肠。用碘伏 50～100ml 保留灌肠，进手术室前排出。

【麻醉体位】

有些泌尿外科医师认为前列腺穿刺给患者带来的不适很轻微，无须麻醉。然而，据报道 65%～90% 的经直肠超声引导下行前列腺穿刺活检的患者均抱怨经受了难以忍受的痛苦。Nash 在术前应用 1% 利多卡因在经直肠超声引导下进行前列腺周围神经阻滞麻醉，而 Issa 采用 2% 利多卡因凝胶注入直肠内的方法进行局部麻醉也有一定的疗效。近来的一项随机试验表明上述两种方法前者优于后者。陈在贤等采用丁卡因胶浆 3 支注入直肠内，10min 后进行穿刺，效果较好。对于穿刺时间长的患者可以适当经静脉复合麻醉或硬膜外麻醉。

体位可根据患者健康状况和医师习惯，通常采取左侧卧位或右侧卧位，或采用截石位。

【术式简介】

前列腺穿刺活检方法，有如下 4 种术式可供选择。

1. 手指引导下经直肠前列腺穿刺活检术(the finger guided transrectal prostate biopsy)

(1)优点：经直肠手指引导下前列腺穿刺活检术无须特殊仪器设备，操作简便易行，费时短，对中期以后的前列腺癌的发现率较高。

(2)缺点：手指引导前列腺穿刺，凭主观感觉，每穿刺一针后，手指及穿刺针均要退出肛门外取标本，然后再重新进入定位穿刺下一针，后次穿刺不知道前次穿刺点的部位，较盲目，有重复穿在同一部位的可能。针尖易刺破手套，损伤较重，特别是早期前列腺癌存在定位误差较大，假阴性率较高的现象。

(3)特殊器械：自动活检穿刺枪(一般确定取组织长度 1.75cm)，18G Tru-cut 穿刺针(图 26-2)。或直接使用弹簧支撑的活组织检查探针，前列腺穿刺活检枪(BARD)。

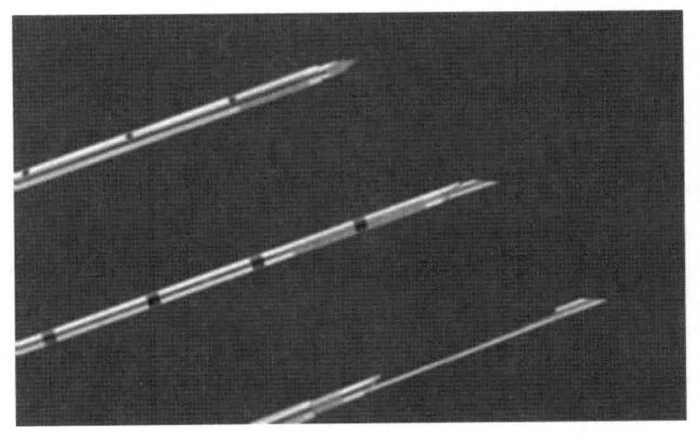

图 26-2　自动活检穿刺枪的穿刺针

(4)操作简介

①麻醉并常规消毒后，经肛门灌入 5% 碘伏 60ml 左右防治感染，直肠指检以了解前列腺的形态、大小，有无硬结，并确定穿刺点数目和位置。通常行 10 点或 12 点穿刺，在有硬结的部位可适当增加 1～2 个穿刺点。

②一般右手握活检穿刺枪，示指尖紧贴针尖引导进入肛门内，触摸到左侧叶或右侧叶前列腺后，左手按活检穿刺枪的弹射扳机，进行弹射穿刺获取前列腺组织后，退出活检穿刺枪，将所获取的组织存放在盛生理盐水的盘内，然后又以同样的方式反复做下一次穿刺，先穿刺完成一侧叶计划针数后，再穿刺另一侧叶，两侧叶穿刺完成后，肛门内前列腺穿刺处填塞碘伏纱布压迫止血，行保留导尿结束手术。标本送病理检查。

2. 引导器引导下经直肠前列腺穿刺活检术(the guide guidance transrectal puncture prostate biopsy)

(1)优点：无须特殊配套仪器设备，用引导器行前列腺定位并引导穿刺，方法简便易行，克服了手指引导下经直肠前列腺穿刺活检术的缺点，使前列腺穿刺定位准确，快速、几分钟便可完成，损伤轻，很适合无特殊配套仪器设备的医院应用。

(2)缺点：需两人配合施行穿刺。

(3)特殊器械

①自动活检穿刺枪：同手指引导下经直肠前列腺穿刺活检术。

②穿刺引导器：由陈在贤等(2011)设计制造(图 26-3)，长约 12cm 的硬质管状前列腺穿刺引导器，外径 0.6～0.7cm，内径 0.3～0.4cm。一端置入肛门内选择定位前列腺穿刺点，另一端在肛门外供自动活检穿刺枪插入穿刺。经多年临床应用，简化了经直肠前列腺穿刺活检术，明显优于手指引导下经直肠前列腺穿刺活检术。

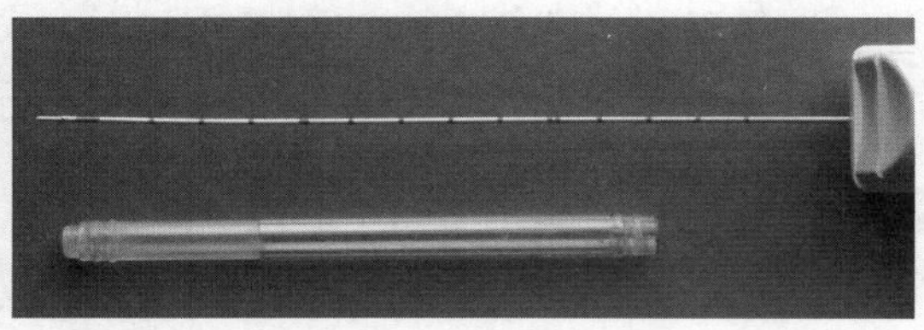

图 26-3 前列腺穿刺引导器及自动活检穿刺针

(4)操作简介

①患者取右侧卧位，麻醉并常规消毒后，经肛门灌入 5%碘伏 60ml 左右防治感染，直肠指检以了解前列腺的形态、大小，有无硬结。

②术者戴消毒手套，右手示指伸入肛门内，检查前列腺的形态、大小，有无硬结，确定穿刺点位置，左手握住穿刺引导器，末端顺右手示指插入肛门内到示指尖，由示指尖控制移动穿刺引导器末端，选择各个穿刺点，当选定一个穿刺点并固定后，助手持自动活检穿刺枪，经穿刺引导器腔内插入，触到前列腺后，扣动穿刺枪扳机穿刺获取前列腺组织，退出穿刺针，将穿刺获得的前列腺组织存放在盛生理盐水的盘内后，术者移动穿刺器末端到下一个穿刺点固定后，以同样的方法逐一完成两侧叶各定点的穿刺后，退出穿刺引导器，肛门内前列腺穿刺处填塞碘伏纱布压迫止血，行保留导尿结束手术。标本送病理检查。

3. 超声引导经直肠前列腺穿刺活检术(ultrasound guided transrectal prostate biopsy)

(1)优点：前列腺癌大多发生于前列腺的周带区，对前列腺的周带区及前列腺结节穿刺时，徒手穿刺时通过主观感觉，无法触及小结节癌肿，相对来说较盲目，存在定位误差较大，所取到的外周组织较少，可能被漏诊；而 TURS 穿刺却弥补了这一缺点，可直观前列腺的外周带区及结节部位，定位准确，能直观穿刺位置、角度及深度，能随时观察到穿刺针的进路和到达所需取材部位，穿刺过程中穿刺针不会发生偏差，操作容易，无须反复调整方向，损伤也小，更适合多点取材，并且易发现癌前病变的前列腺上皮肉瘤，能更好地指导患者定期复查或重复前列腺穿刺，提高了前列腺癌穿刺活检的阳性率，减少并发症，可达到对前列腺癌的早期诊断、治疗的目的。减少治疗费用、防止失去最佳治疗时间。

(2)缺点：需特殊的仪器设备，操作较复杂。

(3)特殊器械

①自动活检穿刺枪(一般确定取组织长度 1.75cm)，16～18G Tru-cut 自动活检穿刺枪。

②超声诊断仪。

③超声直肠探头：可选用直肠探头为 10MHz 平面及 8MHz 扇形扫描双切面穿刺架探头，与直肠平面成 45°进针取材。探头带有穿刺导引槽，超声探头配以专用穿刺架、穿刺针为 16～18 G。在探头左侧或右侧附加一个穿刺引导装置，即穿刺架(图 26-4)。

(4)操作简介

①麻醉并常规消毒后，经肛门灌入 5%碘伏 40～60ml 防治感染，直肠指检以了解前列腺的形态大小，有无硬结等情况。

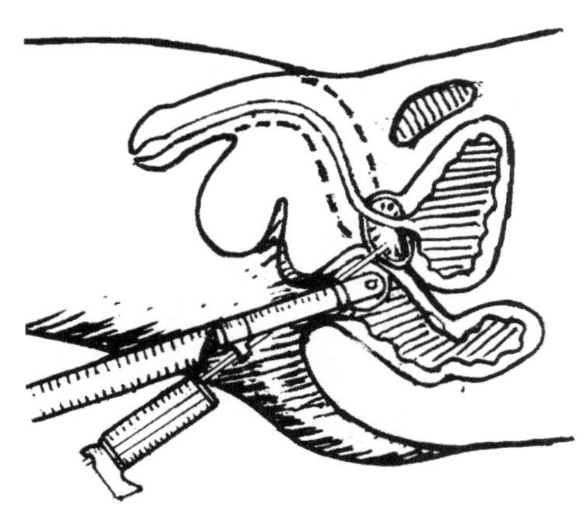

图 26-4 超声直肠探头经直肠前列腺穿刺活检

②患者取左侧卧位，将 B 超机探头及穿刺架安装完毕后，直肠探头经直肠置入前列腺表面。先观察斜冠状面、矢状面灰阶图像，了解前列腺大小、形态和内部结构，一般前列腺体积＜35ml，采取 10 点穿刺法。前列腺体积每增加 15ml，增加 2 个穿刺点。并根据临床的具体情况做适当的增减，对于硬结或超声可疑部位应适当增加穿刺点。选用横断面或斜冠状切面，在 B 超直视下选合适的穿刺位置，确定穿刺点后，通过穿刺架置入穿刺针，逐一进行前列腺穿刺。在有结节或见低密度影处，再取 1～2 针穿刺。穿刺完毕后局部用纱布压迫止血，标本分别送检。

4. 超声引导下经会阴前列腺穿刺活检术（ultrasound guided transperineal puncture prostate biopsy）

（1）优点：对前列腺组织的取材无盲区，不受前列腺体积的影响，体积较大的前列腺，其腹侧及尖部部位取材受限，往往有漏诊前列腺癌的可能。相比而言，经会阴前列腺穿刺活检术后感染发生的风险更小，临床主要适用于重复性穿刺。经会阴前列腺穿刺也适用于因直肠癌接受 Miles 手术及溃疡性结肠炎并有前列腺穿刺指征的患者。严重糖尿病患者一般不宜经直肠前列腺穿刺活检，因此可以选择经会阴前列腺穿刺。该法穿刺准确率高，比经直肠前列腺穿刺并发症较少且程度更轻，是一种诊断前列腺癌的理想方法。与经直肠径路前列腺穿刺活检相比，经会阴径路穿刺活检由于其相对“清洁”的操作径路，减少了直肠内细菌的前列腺转移，理论上降低了穿刺后泌尿道感染发生概率。且经会阴径路穿刺操作后肉眼血尿及泌尿系感染的发生率明显低于经直肠穿刺组。

（2）缺点：需特殊的仪器设备，操作较复杂。而尿潴留概率略高于经直肠径路者。

（3）特殊仪器

①16～18G Tru-cut 自动活检穿刺枪。应用 18G 穿刺针行标本取材，组织条长度可达 22mm。18G 自动活检枪（Bard MC1820，穿刺槽长 22mm）。

②超声诊断仪。

③超声直肠探头：用以探查显示前列腺的形态、大小、内部组织结构及确定穿刺部位，可选用三维直肠超声（3D-TRUS）探头进行实时 3D 超声显像及重建。超声探头频率为 4～8MHz。3D 超声是较易掌握、独立完成及不需要额外的材料就能进行的经直肠前列腺穿刺活检。它是唯一后期需要分析的超声图像，可以为前列腺术中做指导。除此之外，这种新型的软件需要 3D 图像数据和穿刺组织学数据相结合，这样更有利于靶向治疗。空间定位穿刺有助于随访患者的再次穿刺定位及 PSA 升高患者的穿刺定位。

④也可选用新近发展问世的超声造影、弹性成像、HistoScanning 等新的超声影像技术及介入性超声（interventional ultrasonic）等，以及 CT、MRI 等影像学技术以显示前列腺协助穿刺。

⑤会阴前列腺穿刺支架及模板（美国 CMS 公司）。

⑥穿刺架，无菌探头硅胶套。

（4）操作方法

①麻醉并会阴常规消毒后，直肠指检以了解前列腺的形态、大小，有无硬结等情况。

将直肠超声探头探入直肠，同时会阴部安置穿刺定位器(branchtherapy grid)。

②可在三维直肠超声(3D-TRUS)引导下穿刺活检，经直肠超声获取前列腺冠状面图像，通过重建 3 个角度获得的数据而获得，穿刺针发出后停留于前列腺体内，并传输到工作中。穿刺针道表现为高回声，针道的近端和远端都能够清晰显示出来。测量前列腺体积，根据体积大小确定穿刺针数目。一般地，前列腺体积＜35ml，采取 10 点穿刺法。前列腺体积每增加 15ml，增加 2 个穿刺点。并根据临床的具体情况做适当的增减，对于硬结或超声可疑部位应适当增加穿刺点。应用 18G 穿刺针经行标本取材，组织条长度可达 22mm。确定穿刺点后，行直肠超声引导下经会阴前列腺穿刺，常见的穿刺法如下。

a. 经会阴穿刺法：该法采用扇形定位技术，此技术又分为经典扇形定位技术和改良扇形定位技术。经典扇形定位技术是指根据超声定位，穿刺针经会阴反复进出穿刺，一针一点，此方法创伤相对较大。改良扇形定位技术(图 26-5)，即是同心穿刺法，多针从同一径路进出，一般前列腺同一侧叶从一个皮肤穿刺点进出。因此，此法简便快捷，创伤相对较小。

b. 模板引导立体定向下经会阴前列腺穿刺活检法：将探头置入患者直肠并观察前列腺形态(图 26-6)，采用前列腺癌近距离放射治疗的模板定位装置，固定探头及模板，调整穿刺支架位置，在三维超声空间定位指导下通过会阴模板定位，行前列腺穿刺活检。该方法主要用于前列腺饱和性穿刺活检，但也可用于初次穿刺活检。12＋X 针穿刺组患者是在标准 12 针穿刺的基础上，对术前 MRI 及超声评估的可疑病变区域进行重复穿刺 X 针。将获取标本分别放入标本瓶中，穿刺完毕。

c. 模板引导立体定向下机器人辅助经会阴前列腺穿刺活检法：首先经直肠三维超声空间定位并确定穿刺点位置和数目(图 26-6)，经计算机处理得到 3D 前列腺穿刺图像(图 26-7)，然后采用前列腺癌近距离放射治疗的模板定位装置(图 26-8)，由 da Vinci 机器人辅助进行经会阴前列腺饱和性穿刺。由于机器人手术系统特有的准确性和稳定性，该法穿刺更精确，阳性率更高。适用于在初次经直肠超声引导下前列腺穿刺活检阴性而临床又高度怀疑前列腺癌需重复穿刺的患者。

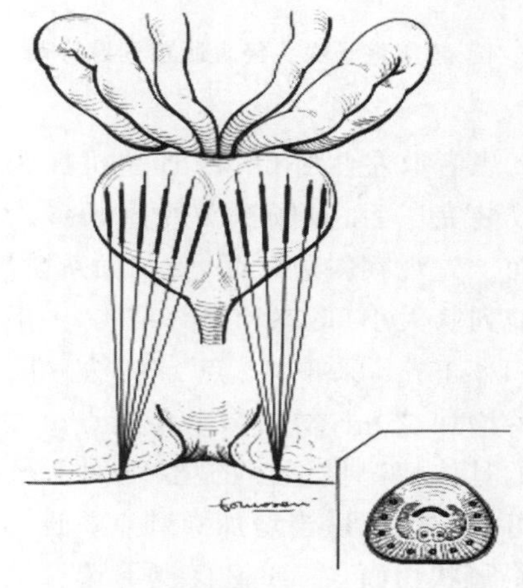

图 26-5 改良法经会阴前列腺穿刺

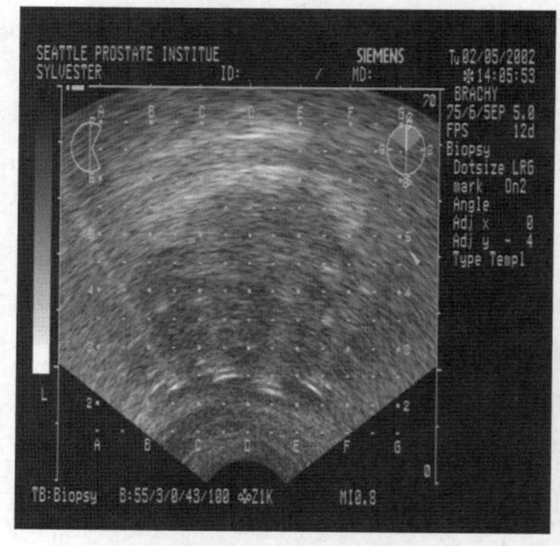

图 26-6 经直肠前列腺超声

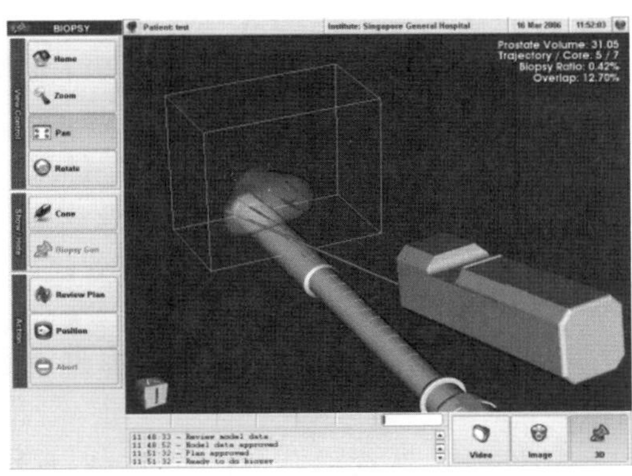

图 26-7　经计算机处理得到 3D 前列腺穿刺图像

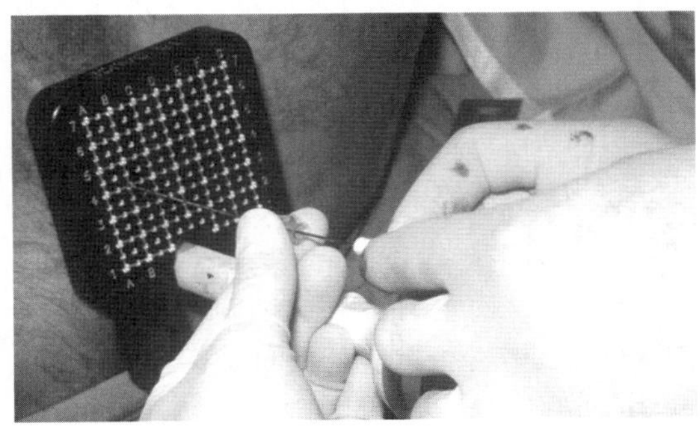

图 26-8　前列腺癌近距离放射治疗模板在三维超声定位下精确穿刺

穿刺完毕后局部用纱布压迫止血数分钟，标本分别送检。

【术后处理】

1. 穿刺后观察血尿和血便等出血情况，常规监测血压、脉搏、尿色、皮肤血色、血红蛋白等变化，腹部症状及体征。

2. 穿刺后应用抗生素防治感染，观察有无寒战、高热感染征象。

3. 适当补液，一般穿刺后可正常饮食，多饮水。

4. 穿刺后卧床，休息，若 24h 后无异常情况可下床活动，1 周内禁做剧烈活动。

5. 若术后数小时内无明血便者，取出肛门内压迫纱布，尿色清亮者可拔除导尿管自行排尿。

【并发症防治】

当怀疑是前列腺癌时，往往需要进行前列腺穿刺活检。进行前列腺穿刺时，并发症发生率约为 65.2%。

1. 直肠出血　最常见的并发症。

(1)表现：前列腺穿刺术后即见肛门内有鲜血流出。如直肠动脉损伤引起大量出血，由于直肠和结肠空间较大，可蓄积大量血液，患者可能发展成为失血性休克。

(2)原因：直肠出血多为穿刺过程中损伤直肠下端的肠壁及黏膜出血，穿刺针数越多则出血越多。或凝血功能障碍。

(3)处理：术中出血不多者，可立即肛门内放置 5%碘伏纱条压迫止血，一般术后几小时后便可止血。如术后出血较多者，可增加填塞纱布压迫，或用 22F 双腔气囊导尿管插入肛门内，向气囊内注入 30～50ml 牵拉压迫止血。如直肠动脉损伤引起大量出血，由于直肠和结肠空间较大，可蓄积大量血液，患者可能发展成为失血性休克，应予以重视，必要时需用内镜在直肠内直视下止血。

(4)预后：直肠出血经及时有效处理，不会导致不良后果。

(5)预防：凝血功能障碍为禁忌，穿刺针数不宜太多，一般不超过 12 针，穿刺结束时立即用止血纱布压迫止血，术后患者保持大便通畅，避免用力排便。

2. 前列腺出血　为常见并发症，发生率为 0.7%～15.0%。

(1)表现：表现为血尿，穿刺后见肉眼血尿，肉眼血尿通常为初始血尿或终末血尿。

(2)原因：可能是穿刺过程中损伤前列腺部尿道或膜部尿道。

(3)处理：通常不需要特殊治疗，一般逐渐缓解，持续大量肉眼血尿应及时处理，3～4d 后可自行消失。嘱患者术后多饮水，以冲洗尿道，在操作过程中，如尿道口出现肉眼血尿，需用导尿管或膀胱冲洗以排出凝血块。

(4)预后：前列腺出血经及时有效处理，

一般不会导致不良后果。

(5)预防:凝血功能障碍为禁忌,穿刺针数不宜太多,一般不超过12针,穿刺结束时立即用止血纱布压迫止血,术后患者保持大便通畅,避免用力排便。

3. 耻骨后静脉丛出血　很少见,一经发生很凶险。

(1)表现:表现为穿刺后逐步出现下腹、耻骨后胀痛包块,引起排尿不畅、心慌,脉速、血压下降、休克。

(2)原因:前列腺穿刺过程中损伤耻骨后静脉丛。

(3)处理:在纠正失血性休克的同时,立即手术探查,缝扎耻骨后静脉丛出血处,一般缝扎则效果不佳,多采用液状石蜡子宫纱条压迫出血,3d后分3d逐一拔除,可达到较满意的止血效果。

(4)预后:前列腺出血经及时有效处理,一般不会导致不良后果。

(5)预防:凝血功能障碍为禁忌,前列腺穿刺过程中避开耻骨后静脉丛穿刺,防止其损伤。

4. 精囊出血　较少见。

(1)表现:为血精、会阴区不适或会阴血肿。

(2)原因:前列腺穿刺过程中损伤精囊所致。

(3)处理:一般不需要特殊治疗,3～5d后症状可自行缓解。但应注意稳定患者情绪。适当抗感染治疗,防止继发精囊炎。

(4)预后:精囊出血经及时有效处理,一般不会导致不良后果。

(5)预防:前列腺穿刺过程中勿损伤精囊。

5. 急性前列腺炎　急性前列腺炎多发生在经直肠前列腺穿刺者,是经直肠前列腺穿刺最严重的并发症之一,据报道其发生率为0.8%～2.5%。急性前列腺炎导致败血症或脓毒血症性休克者,可导致患者死亡。

(1)表现

①术后突然发热、寒战、乏力、厌食、恶心、呕吐、虚脱或败血症表现等。

②肛门、会阴部、耻骨上区疼痛,排尿时加重,且向腰部、下腹、背部、大腿等处放散。

③尿频、尿急、尿道灼痛,尿道分泌物。排尿不畅,严重时急性尿潴留。

④直肠胀满,便急和排便痛,大便时尿道滴白。

⑤性功能:性欲减退、勃起功能减退、夜间勃起减少、性交痛、阳痿、早泄、血精。

⑥急性前列腺炎可并发附睾炎、精囊炎和输精管炎。严重时可伴腹股沟牵涉痛或肾绞痛。

⑦直肠指检:前列腺肿胀、触痛明显,质软,表面光滑,脓肿形成即有波动感。

⑧血常规:急性发病时白细胞总数及中性粒细胞升高。

⑨尿常规:可有少许白细胞和红细胞。

⑩血培养:严重者见大量细菌生长。

(2)原因:大多数是经直肠穿刺所致。

①术前肠道准备不好,直肠内有大便存留。

②穿刺器械消毒不严。

③手术操作未能严格无菌操作,导致前列腺急性炎症。

④尿道炎保留导尿管所致。

(3)处理:急性期全身支持疗法,如补液、利尿,退热、镇痛,卧床休息。生命体平稳者,使用有效抗生素抗感染。静脉途径使用有效的抗菌药物,并应根据血培养及尿培养结果选择有效的广谱抗生素治疗。

①如有败血症合并休克者应按感染性中毒性休克救治。

②如有脓肿形成则切开引流,静脉应用抗生素至体温正常后改口服。

(4)预后:术后如能及时发现并有效处理,预后较好。否则,可导致严重后果,有可发生脓毒血症死亡的可能。

（5）预防：针对发生急性前列腺炎的原因进行预防。术前肠道准备及清洁灌肠，手术应严格无菌操作。穿刺器械严格消毒、无菌，穿刺前肛门内灌注碘伏消毒，穿刺时如肛门内有粪便，暂时不要穿刺，术后应用抗菌药物等措施，有助于降低感染发生率。

6．血管迷走反射（血管迷走性晕厥）

其发生率低，但后果可能很严重，故预防是关键。血管迷走性晕厥，是指各种刺激通过迷走神经介导反射，导致内脏和肌肉小血管扩张及心动过缓，周边血管突然扩张，静脉血液回流心脏减少，使心脏有加快和加强收缩的反射动作，某些患者会因过度激发迷走神经和副交感神经，进而引起心搏忽然减慢、周边血管扩张，结果造成血压降低、脑部缺氧，表现为动脉低血压伴有短暂的意识丧失，能自行恢复，而无神经定位体征的一种综合征。

（1）表现：血管迷走性晕厥，通常表现为立位或坐位起立时突然发生晕厥，起病前可有短暂的头晕、注意力不集中、面色苍白、视听觉下降，恶心、呕吐、大汗、站立不稳等先兆症状，严重者可有 10～20s 的先兆。如能警觉此先兆并及时躺下，症状可缓解或消失。初时心率常加快，血压尚可维持，以后心率减慢，血压渐下降，收缩压较舒张压下降明显，故脉压缩小，当收缩压下降至 80mmHg 时，可出现意识丧失数秒或数分钟，少数患者可伴有尿失禁，醒后可有乏力、头晕等不适，严重者醒后可有遗忘、精神恍惚、头痛等症状，持续 1～2d 症状消失。发作时查体可见血压下降、心率缓慢、瞳孔扩大等体征。发作间期常无阳性体征。有研究发现，血管迷走性晕厥可诱发张力性阵挛样运动（惊厥样晕厥，convulsive syncope），可被误诊为癫痫。

（2）原因：临床主要表现为反复发作的晕厥。可在高温、通风不良的环境，劳累，前列腺按摩，前列腺穿刺及各种慢性疾病等刺激诱发本病。当情绪受到相当压力，极度疲劳、疼痛、恐慌或置身于拥挤、闷热的房间里也会发作。可能原因是前列腺穿刺时患者紧张导致血管迷走神经兴奋，同时直肠扩张导致胃肠道血管扩张而脑供血不足引起。

（3）处理：目前仍缺乏血管迷走性晕厥特效的治疗方法和药物。对于一部分无前驱症状、经常突然出现晕厥摔倒的高危人群，尤其是反复发生外伤或经常暴露在易受伤环境中的人，预防性治疗是需要的。治疗的目标是要减少严重晕厥事件发生的频率及减少外伤。血管迷走性晕厥的治疗有多种方法，要因人而异。一旦出现血管迷走神经症状，应立即停止穿刺，让患者平卧、输液，必要时抗休克治疗。

（4）预后：及时发现并采取有效措施，预后较好，否则易发生意外跌伤事件。

（5）预防：血管迷走神经兴奋常合并低血糖，因此，在患者接受前列腺穿刺前医师应叮嘱患者正常饮食。房间内应有适宜的环境温度，注意轻柔操作，以减轻其紧张情绪。采用垂头仰卧位可降低这一并发症的发生率。一旦出现血管迷走神经症状，立即停止穿刺，让患者平卧、输液，必要时抗休克治疗。

血管迷走神经兴奋常合并低血糖或精神紧张，因此，在患者接受前列腺穿刺前应嘱患者正常饮食。持续性硬膜外麻醉或静脉麻醉有助于减轻患者疼痛不适感，缓解其紧张情绪；注意轻柔操作，以减轻其紧张情绪，均可有效减少该现象发生。采用垂头仰卧位可降低这一并发症的发生率。

7．排尿相关症状

（1）表现：尿频、尿急、尿痛、急性尿潴留等。急性尿潴留发生率为 0.2%～7.0%。

（2）原因：引起前列腺充血、水肿，以及炎症反应所致。

（3）处理：尿频、尿急、尿痛者，适当抗感染治疗，急性尿潴留者需留置尿管。

（4）预后：经及时、有效处理后，一般不会产生严重后果。

（5）预防：前列腺穿刺术后保留导尿管

1～2d,并用抗生素防治感染。

8. 疼痛

(1)表现:穿刺术中前列腺穿刺处胀痛,术后肛门内、会阴部、下腹部胀痛。

(2)原因:术后疼痛可能是术中未麻醉或麻醉效果不好所致,或术后并发前列腺炎所致。

(3)处理:穿刺术中疼痛,使麻醉充分,效果好,做到术中前列腺穿刺时不痛,术后疼痛一般经对症、对因治疗,可逐渐缓解。

(4)预后:经及时有效处理,一般不会有不良后果。

(5)预防:术中麻醉好,防止感染可预防术中及术后疼痛。

9. 勃起功能障碍 不常见。

(1)表现:术后勃起功能障碍。

(2)原因:术中麻醉不好,穿刺时疼痛;术后疼痛不适或出血或感染等均可导致勃起功能障碍。

(3)处理:解除患者各种不适,适当服用治疗勃起功能障碍的药物。

(4)预后:经适当治疗,勃起功能障碍可逐渐恢复。

(5)预防:术中麻醉好,穿刺时无疼痛,术后无疼痛不适、出血或感染等均预防勃起功能障碍。

【评析】

各种前列腺穿刺活检术,各有其优缺点。

1. 手指引导下经直肠前列腺穿刺活检术,不需要特殊仪器配合,方法简便易行,但有重复穿刺在一个部位的可能,在不具备上述特殊仪器条件的医院,还在广泛地应用,但穿刺部位精确度不够高,前列腺穿刺病理检查阳性漏诊率偏高。

2. 引导器引导下经直肠前列腺穿刺活检术,引导器引导穿刺方法简单易行,不需要特殊仪器配合,穿刺部位相对较准确,损伤较轻,穿刺病理检查阳性漏诊率偏低。在不具备特殊仪器条件的医院,是一种行之有效、简便实用的方法。

3. 前列腺穿刺活检术并发症的多少及严重程度与前列腺穿刺活检术的方法、穿刺针数的多少及术前准备充分与否有关,一般随穿刺针数的增加,其并发症发生率相对增加,术前准备不好,其并发症发生率也相对增加。

(陈 刚 陈在贤)

第三节 经腹腔镜前列腺癌根治术

经腹腔镜前列腺癌根治术,经历了较长的发展过程。1805年,Bozzini发明了世界上第一台现代腹腔镜。1901年,Kelling首先应用腹腔镜检查小狗腹腔。1911年,美国Johns Hopkins大学Bernheim直接观察人体腹膜腔。此后数十年,腹腔镜技术主要用于临床检查,并进行了大量腹腔镜技术、设备的改进和基础实验研究。直到1987年,被称为现代腹腔镜之父的德国妇科医师Semn发展并完善了腹腔镜技术及设备,使腹腔镜技术进入外科手术治疗领域。同年,法国Mouret完成了第1例腹腔镜胆囊切除术,除了Cortesi和其同事报道运用腹腔镜在儿科患者探查隐睾外,仅Smith报道用腹腔镜行异位肾取石术。这种情况在1989－1990年有了很大的改变。首先,Schuessler及其同事于1989年报道用腹腔镜对前列腺癌患者行闭孔淋巴结切除进行临床分期。1990年,Sanchez-de-Badajoz及其同事施行了第1例腹腔镜精索静脉曲张切除术。1991年由于组织钳夹技术及组织粉碎术的广泛实验研究,Clayman及其同事做了第1例腹腔镜肾切除术。腹腔镜技术在泌尿外科迅速开展起来,很快就出现了腹腔镜淋巴结清扫术、精索静脉曲张结扎术、经腹膜及腹膜后良性及恶性肾肿瘤切除术、输尿管肾切除术、肾部分切除术、肾上腺切除术、肾囊肿去顶减压术、膀胱憩室切除术、腹膜后淋巴结切除术、睾丸切除术等。1995 年，Kavoussi 及其同事们施行了第 1 例腹腔镜供肾切除术。在接下来的 5 年间，该技术不断熟练，由于能够用腹腔镜在体内打结及缝合，腹腔镜技术也广泛应用于泌尿科的整形手术，包括输尿管再植手术、输尿管吻合术、肾盂成形术、膀胱颈悬吊术、睾丸下降固定术、经腹或腹膜外的膀胱部分或全切除术、肾固定术等。

1997 年，Schuessler 报道了世界上第 1 例腹腔镜前列腺癌根治切除术。在 1999 年，有更多的资料报道经腹腔镜膀胱前列腺根治性切除术。过去由于欧美国家前列腺癌发病率高，早期诊断率高，腹腔镜前列腺癌根治术已非常成熟，广泛应用于临床。目前在西方发达国家，越来越多地采用机器人腹腔镜根治性前列腺切除术。我国于 21 世纪初开始这一手术，目前主要在北京、上海、广东、重庆等大城市或发达地区的大型医院已逐步广泛地施行该手术。

【适应证】

经前列腺穿刺病理检查证实为前列腺癌，ETC 骨扫描证实无骨转移，只要身体状况良好，没有严重的心、肺疾病，能耐受手术者，就可进行根治性前列腺切除术。具体指征如下。

1. 低危前列腺癌，临床分期 $T_1 \sim T_{2a}$、Gleason 评分 2～6 分、PSA＜10ng/ml 者，适合做保留神经的前列腺癌根治术。

2. 中危前列腺癌，临床分期 $T_{2b} \sim T_{2c}$ 或 Gleason 评分 7 分、PSA 10～20ng/ml 者。

3. 小体积高危前列腺癌，临床分期 T_{3a} 或 Gleason 评分＞8 分、PSA＞20ng/ml 者。

4. 患者预期寿命≥10 年者。

5. 手术者年龄一般在 75 岁以下，倘若一般情况较好，心、肺、脑、肝、肾未见明显异常，能耐受手术者，年龄可适当放宽。

【禁忌证】

1. 中、高危前列腺癌患者(临床分期 T_{2b} 以上、Gleason 评分≥8 分、PSA＞10ng/ml)。

2. T_3 期前以上的前列腺癌，若肿瘤可能侵犯神经血管束、膜部尿道、与附近组织固定或超过精囊，预期寿命≤10 年者。

3. T_4 期前列腺癌，一旦出现盆腔淋巴结转移，出现骨转移和肺转移者。

4. 对于 75 岁以上或预期寿命＜10 年的患者，一般情况差，不主张行根治性前列腺癌切除术。尽管手术没有硬性的年龄界限，但 70 岁以后随着年龄的增长，手术并发症及死亡率的发生率会大幅升高。一方面，大多数高龄患者死亡与癌症无关；另一方面，经内分泌治疗和放射治疗，大多数患者可生存 5 年以上。

5. 合并严重心、肺、肝、肾及其他脏器功能障碍，高血压危象、心脏病心功能失代偿期、肺源性心脏病、肺气肿等不能耐受手术者。

6. 合并凝血功能紊乱未纠正者。

7. 合并糖尿病未控制者。

8. 既往有腹腔手术、盆腔手术、盆腔放射治疗史，肠梗阻、腹壁感染、泌尿系统感染、大量的腹腔积血、弥漫性腹膜炎、可疑恶性腹水等的前列腺癌患者。

9. 合并严重尿道狭窄者。

10. 对于并存疝或主动脉瘤的患者。

11. 体型过度肥胖或前列腺体积巨大者，经腹腔镜前列腺癌根治术难度大。

【原理】

通过整块切除前列腺，并包括包膜、精囊、输精管壶腹部、附近的筋膜和一部分膀胱颈，再重建膀胱颈并与尿道断端吻合，恢复排尿，以根除肿瘤、防止肿瘤复发和转移，达到治愈的目的。手术成功的标准为完全切除肿瘤，切除标本边缘无肿瘤，手术后血清 PSA 降为 0。

【手术时机】

前列腺癌一旦确诊，建议在前列腺穿刺

后1～4周进行。避免因炎症反应造成直肠及周围组织损伤，同时手术中保留神经手术亦较容易，可能降低手术难度和减少并发症。

【术前准备】

1. 控制泌尿系统感染。

2. 有下尿路梗阻者术前保留导尿。

3. 有心、肺并存疾病者，术前应给予相应治疗。

4. 备血600～800ml。

5. 肠道准备：由于根治性前列腺癌切除术直肠损伤的机会较多见，术前肠道准备很重要。术前3d口服甲硝唑(每次0.2g，每天3次)、左氧氟沙星(每次0.5g，每天1次)、肌内注射维生素K_1(10mg，每天1次)，术前一天流质饮食，术前晚上清洁灌肠、术晨灌肠各1次。用碘伏50～100ml保留灌肠，进手术室前排出。

【麻醉和体位】

一般采用硬膜外麻醉或全身麻醉。患者取仰卧位，骶部垫高使骨盆略倾斜，以便盆底显露较好，便于静脉出血的止血和膀胱尿道吻合。两下肢分开并用支架固定，便于助手检查直肠。肩部用支架固定。

【腹腔镜仪器】

腹腔镜所用器械见图26-9。

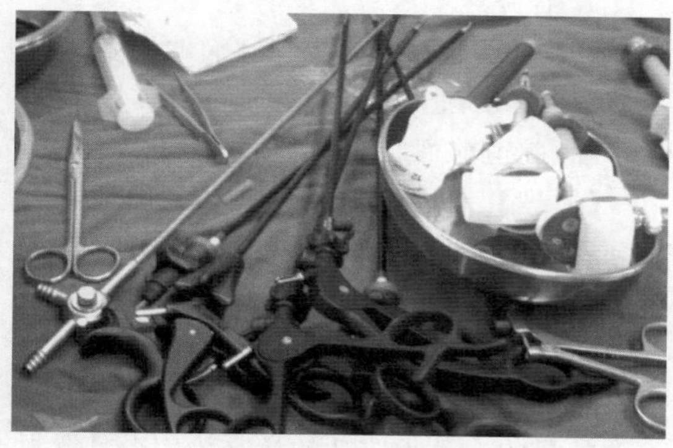

图26-9 腹腔镜所用器械

1. 产生腹腔镜图像的4种组件，包括腹腔镜、光源、电视摄像机、监视器等。为了记录图像，需要录影带和图像打印机。

2. 抓钳：大多数抓钳是5mm大小，有单个或双个的，尖端的设计有钝圆的、尖的、直的、弯曲的及有角度的，表面锯齿状的用来操作光滑的组织。手柄的设计有锁定的和非锁定的，大多数非锁定的钳子像剪刀一样，不同的设计有不同的用途。

3. 切割止血器械：腹腔镜剪刀、解剖刀、电烙器等，在腹腔镜操作过程中被用来切割组织。腹腔镜剪刀有一次性的和非一次性的。锯齿状的尖端用来切断筋膜，钩状的尖端用来切割缝线，弯曲的尖端用来解剖。也可用电刀或机械方法切割组织。腹腔镜解剖刀在腹腔镜根治性前列腺切除术中用来分离侧后韧带。

4. 电切组织的电极：电凝钩能够用来切割腹膜，电极铲用于钝性分离，特殊的电牵引钩用来分离组织。电极分单极电凝和双极电凝。使用双极型器件止血最安全。

5. 超声刀是另一种理想的切割器械，可使组织空泡形成，用于止血、切割。

6. 钛夹和Hemo-Lock用于机械性夹闭和控制血管出血。

7. 器械缝合及组织吻合：在腹腔镜手术中缝合及打结属于最困难的操作，要通过大量的实践来达到技术熟练。通常使用持针器和带针缝线进行缝合和打结。

8. 取出标本的器械：可以自制或购买商业性取标本袋。

【手术步骤与方法】

1. 常规消毒铺巾，留置导尿管。

2. 手术途径：手术入路包括经腹腔腹腔镜下前列腺癌根治术或经腹膜外腹腔镜下前列腺癌根治术(ELRP)两种途径。腹膜外入路对肠道干扰较小。

(1)经腹膜外间隙途径腹膜外腔的建立：在脐下缘做长约4cm的横切口，切开腹白线及腹直肌前鞘，在腹直肌下方用手指钝性将腹膜向两侧推移，在切口内放置自制气囊，在腹膜外间隙注入 300～400ml 气体以扩大间隙，切口置入 10mm Trocar 并缝合固定，于腹腔镜监视下置入其他 4 个 Trocar。

(2)经腹腔途径腹膜外腔的建立：经腹腔做观察镜 Trocar 切口，直视下打入 5mm Trocar，观察镜进入腹腔，依次穿入其他 4 个 Trocar。

以经腹腔前径腹腔镜前列腺癌根治术为例：建立人工气腹(图 26-10)、制备与 Trocar 置入。第一穿刺点位于脐下，脐下缘切口，以气腹针或开放方式常规制备气腹，保持压力在 14mmHg 左右，放置 10mm Trocar 及 30°观察镜(图 26-11)。脐下 3cm 处左腹直肌旁放置 10mm Trocar，左髂前上棘上内侧 2～3cm 处放置 5mm Trocar，供术者操作使用。脐下 3cm 处右腹直肌旁放置 5mm Trocar，右髂前上棘上内侧 2～3cm 处放置 10mm Trocar，供助手操作使用。术者站在患者的左侧，第一助手站在患者的右侧，第二助手站在术者旁持镜。

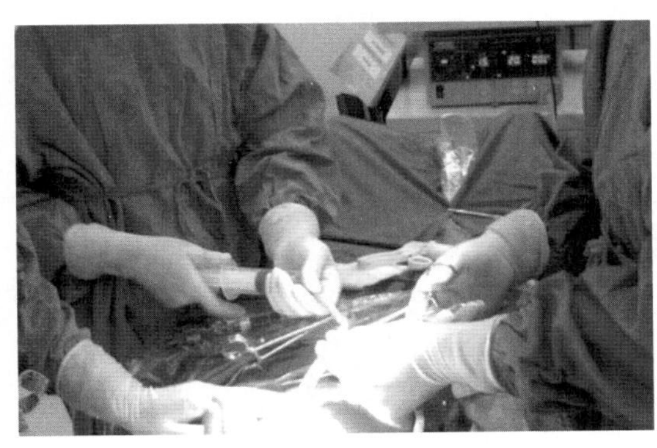

图 26-10 建立人工气腹

3. 游离前列腺前表面：向膀胱内注水 150ml，在膀胱轮廓的外缘，以电凝钩并超声刀紧贴腹前壁切开腹膜及脐正中韧带，进入膀胱前间隙，分离并切断脂肪组织，直至耻骨后间隙(图 26-12A)。小心分离前列腺前壁及两侧壁，暴露阴茎背深血管束、耻骨前列腺韧带和两侧盆内筋膜，靠近盆侧壁切开盆内

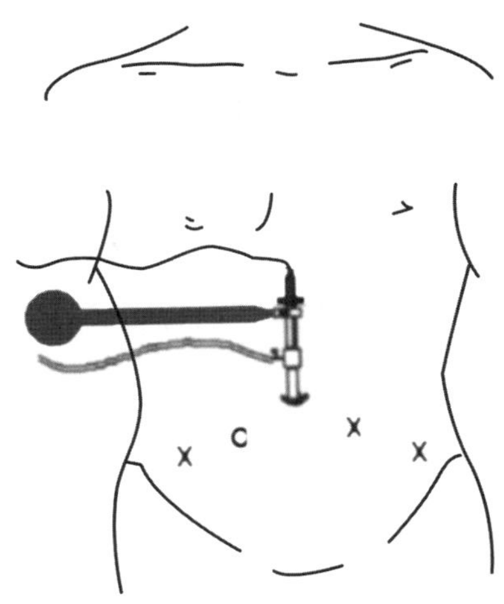

图 26-11 5 个穿刺位点

筋膜，沿前列腺两侧向前列腺尖部分离，直至与尿道交界处，分离过程中出血采用超声刀或双极电凝止血。靠近前列腺切断耻骨前列腺韧带筋膜，于前列腺尖部用 2-0 可吸收线水平贯穿缝扎阴茎背血管复合体(阴茎背深血管束)(图 26-12B)。

4. 游离前列腺后表面：用无损伤组织抓钳提起膀胱底部，超声刀打开底部的腹膜反折层，找到输精管，双极电凝电灼后横断输精管(图 26-12C)。牵拉近端输精管，在其外下方寻找精囊，电凝精囊动脉，游离精囊，基底部不做游离，提起双侧精囊及输精管，水平横行切开 Denonvilliers 筋膜，在两层 Denonvilliers 筋膜间游离出前列腺后表面与直肠(图 26-12D)。

5. 切断膀胱颈：在前列腺底部缝牵引线一针并上提，直视下辨别膀胱颈与前列腺交界处，用单极电凝钩在膀胱颈与前列腺交界处切开膀胱前壁，紧贴前列腺剖离膀胱颈，即可以见到已游离精囊及输精管残端(图 26-12E)。

6. 游离前列腺两侧后壁：钳夹双侧输精管及精囊并向上方提起，用双极电凝或超声刀将其侧韧带横断，如止血效果欠佳，可上钛夹帮助止血。若需要保护性神经，应避免使用电凝或超声刀，使用剪刀紧贴前列腺侧表面仔细分离，勿损伤走行于前列腺后外侧的神经血管束。在前列腺外侧小心剪开覆盖神经血管束的薄层筋膜，使用双极电凝切断前列腺包膜动脉。将神经血管束从前列腺基底部游离到进入尿道后外侧的盆底肌处(图 26-12F)。

7. 分离前列腺尖部：在阴茎背深血管复合体下方，用电凝刀紧贴前列腺尖切开膜部尿道前壁，将尿管从切口拉出并向上牵拉，以显露尿道侧壁和后壁，并予以切断。将前列腺向上轻轻牵拉，显露前列腺后方，紧贴前列腺游离，切断附着在前列腺尖部附近的直肠尿道肌，将前列腺完全游离并切除(图 26-12G)。

8. 膀胱尿道吻合：用两根带圆头针 3-0 长约 15cm(6 英寸)的可吸收缝线，尾端打结相连，做连续膀胱尿道缝合。先在膀胱颈 6 点处做一针扣锁缝合，保证对合效果。再在 5 点、7 点处缝合 2 针，收紧对合尿道断端与膀胱颈。经尿道将 20F 双腔气囊导尿管插入膀胱，继续连续缝合左侧 9 点、10 点、11 点和右侧 3 点、2 点、1 点，收紧缝线并打结。注入 15ml 水充盈导尿管气囊后，用 150ml 生理盐水充盈膀胱，检查无漏液视为吻合满意(图 26-12H)。或用单针连续缝合膀胱颈和后尿道，重建尿道连续性。

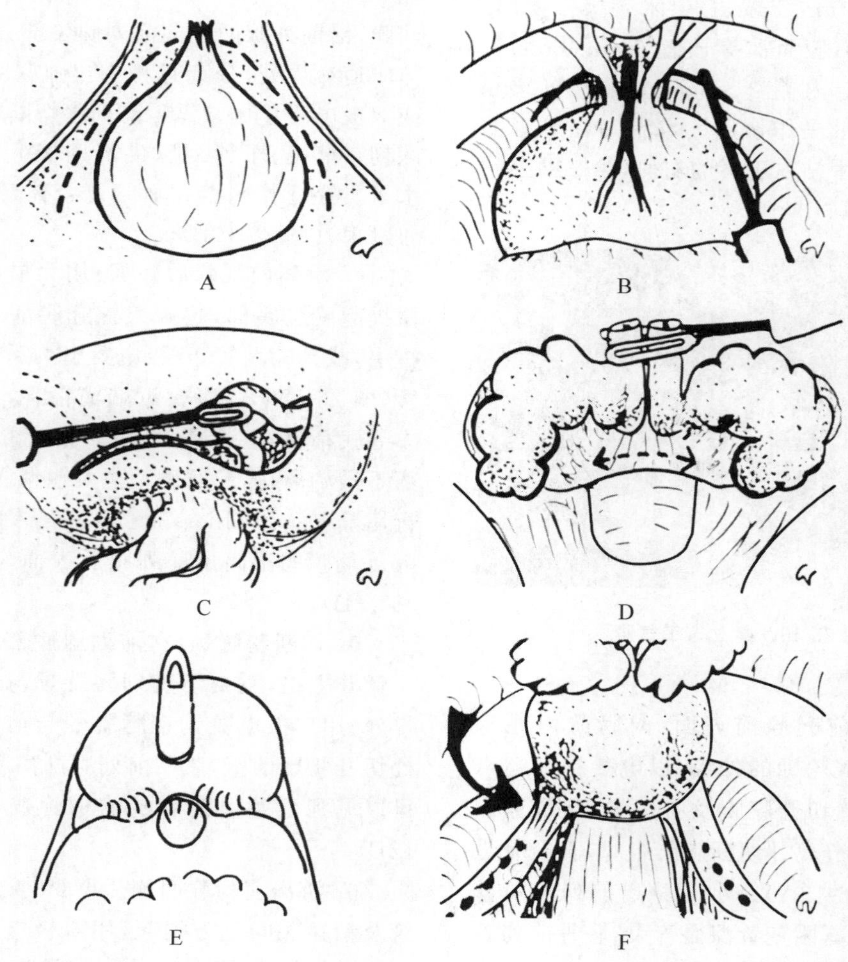

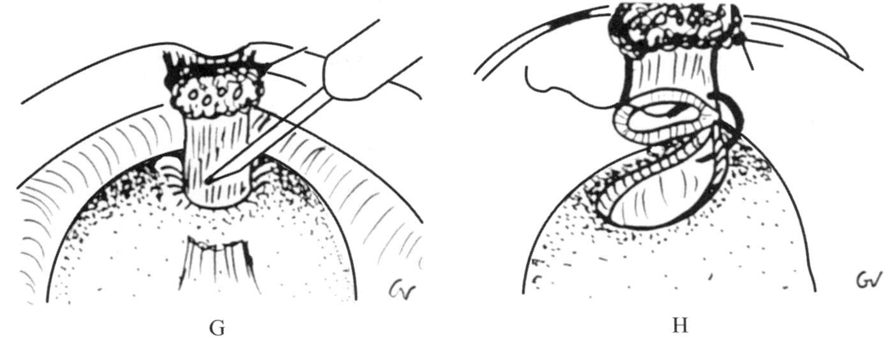

图 26-12　传统腹腔镜前列腺癌根治术

A. 切开前腹壁腹膜及脐正中韧带；B. 缝扎背侧静脉复合体；C. 游离、切断输精管；D. 分离前列腺后表面；E. 切断膀胱颈；F. 游离前列腺两侧后壁及韧带；G 切断前列腺尖与膜部尿道；H. 吻合膀胱颈尿道

9. 结束手术：经左下腹 5mm Trocar 置入负压引流管至直肠前间隙。拔除 10mm Trocar，适当延长切口，将前列腺、精囊及输精管残端一并经此口取出。拔除其他 Trocar 并依次缝合各切口。

【意外事件】

1. 耻骨后前列腺韧带及阴茎背深静脉复合体缝扎不牢，导致静脉丛血管回缩、损伤盆腔静脉丛，发生大出血而被迫改为开放手术。

2. 电烧伤或机械伤损伤直肠，导致肠瘘、尿道直肠瘘和腹腔感染。

3. 损伤尿道外括约肌，导致手术后尿失禁。

4. 损伤血管神经束，导致手术后阴茎勃起功能障碍。

5. 损伤双侧输尿管口导致双肾积水、肾功能损害。

6. 在置入第 2 套 Trocar 时，损伤腹壁下血管致出血。

7. 电刀解剖、尖锐解剖器械（腹腔镜剪刀）损伤膀胱。

8. 对有解剖变异或由于肿瘤侵犯而变异的情况，有丰富经验和熟悉局部解剖的手术医师就成了防止意外事件发生的关键。

【术后处理】

1. 术后 24h 监测生命体征，血氧浓度、血红蛋白、清蛋白、肝功能、肾功能、血电解质是否正常，有异常者应及时纠正。

2. 使用抗生素防治感染。

3. 术后保持引流管通畅，防止尿漏发生。

4. 鼓励患者咳嗽、吐痰，防止肺部感染。

5. 术后鼓励患者床上活动下肢，防止深静脉血栓形成；防止压疮；警惕心脑血管疾病发生。

6. 术后 1～2d 恢复饮食，术后 2d 可下床活动。

7. 待渗液引流干净后拔出引流管。

8. 术后 5～7d 或术后 2～4 周拔除导尿管排尿。

【并发症防治】

无论采用何种手术方式，尿失禁、吻合口狭窄及术后性功能障碍仍是根治性前列腺癌切除术后影响患者生活质量的主要并发症，由经验丰富的手术医师施术可大大减少这些并发症的发生率。

1. 术中并发症

(1)出血：前列腺血供丰富，前列腺癌手术中出血是最常见的并发症之一。

①表现

a. 组织切断面出血：术中解剖、分离、切断前列腺周围组织断面小血管出血，影响手术进行，止血不彻底，导致失血较多。

b. 邻近较大动、静脉损伤出血：动脉损伤表现为喷射状出血，静脉破裂出血如泉涌状，出血量极大。

c. 静脉丛损伤出血：血不断涌出，不易止血。

上述3种情况，可导致难以控制性大出血，可导致血压下降、休克，甚至危及患者生命。

②原因

a. 主要为手术中暴露显示不良，视野不清，解剖结构不清，未先阻断血供时即切开组织引起出血。

b. 操作粗暴，损伤邻近较大的动脉或静脉引起出血。

c. 损伤耻骨后或盆底静脉丛等，导致难以控制性大出血。

③处理：保证术中视野清晰，术中止血要点如下。

a. 组织切断面出血：边切边止血。切断前列腺周围组织断面小血管出血，立即止血，止血满意后才继续下一步手术，前列腺两侧渗血，可用纱布压迫止血；在横断尿道后，可用气囊导尿管向气囊内注水以压迫尿道断端止血。

b. 阴茎背血管复合体出血：损伤阴茎背血管复合体出血，可采用压迫止血，再迅速用微乔线缝扎止血，如缝扎止血不理想，可离断复合体后再用微乔线缝扎止血。

c. 邻近较大的动、静脉损伤出血：经腹腔镜手术者，如出现损伤大血管或静脉丛所致大出血，损伤较局限、出血量不大者，用吸管快速吸出血液，显示出血点并准确夹住出血处，止血后再继续下一步手术；如损伤较重、出血量大，难以显示出血部位及控制出血者，可用纱布压迫出血部位，立即改开放手术止血。止血时不要盲目钳夹，而应先以纱布压迫出血部位，发现出血点后，进行结扎或缝扎，较大血管损伤时，应进行血管修补。加快输血纠正休克，挽救患者生命。

d. 静脉丛损伤出血，或损伤耻骨后静脉丛或盆底静脉丛等，先用纱布压迫出血部位，逐一缝扎止血，如缝扎止血效果不好，可用子宫纱条填塞压迫止血，尽快结束手术，加快输血纠正休克，挽救患者生命。应用子宫纱条压迫止血72h后，分3天3次逐一拔除子宫纱条，拔除纱条后，一般不会再发出血或血肿导致感染。

④预后：如能及时止血并完成手术，预后较好，否则会导致严重后果。

⑤预防：手术中视野要清晰，解剖结构及层次要清楚，手术操作要准确无误，以避免或减少上述损伤引起出血。耻骨后静脉复合体静脉回流丰富，应行8字形缝扎以控制出血。注意尿道尖部在耻骨后静脉丛与前列腺仔细锐性分离。结扎前列腺两侧的血管束应用结扎锁止血，结扎后再从远端剪断，减少电凝以避免对神经的热损伤。

(2)直肠损伤：直肠损伤发生率为0.7%～2.4%。

①表现：在手术中，肠道热力损伤的表现为在浆膜出现带白色的斑点，严重者，可以看到黏膜肌肉或肠道管腔。如术中没有及时发现并进行修补，术后可发生肠瘘、尿道直肠瘘和腹腔感染等。

②原因

a. 术者技术不熟练，操作不规范。

b. 手术中视野不清楚，盲目进行电切或电凝，剪切组织时，超过手术视野范围。

c. 术中未在Denonvilliers筋膜间隙将前、后层筋膜分离，分离前列腺后表面时损伤直肠前壁。

d. 在前列腺穿刺或TURP手术后行根

治性前列腺切除术，局部水肿、粘连，或因肿瘤浸润导致周围组织粘连或出血，使解剖层次不清楚，手术中分离前列腺后表面时损伤直肠前壁。

③处理：直肠损伤发生后，对于手术前肠道准备充分的患者，直接进行分层缝合，修补伤口；对未做术前肠道准备或术前肠道准备不充分的患者，应将直肠修补并行乙状结肠暂时性造口。对损伤部位，可用2-0微乔线分两层缝合破损处，必须改开放手术修补，修补满意后，用碘伏冲洗伤口或用抗生素液灌洗伤口，伤口内留置引流管充分引流，术后禁食5～7d，应用抗生素和支持治疗，以促使损伤处肠管愈合。

④预后：手术中及时发现并进行修补处理，术毕在盆腔留置引流管彻底引流，手术后可以顺利恢复。若术中能及时发现并修复处理，应用抗生素液灌洗伤口，伤口内留置引流管充分引流，术后应用有效抗生素预防感染，可促进愈合，预后较好。否则，可产生严重并发症，严重者可危及患者生命。

⑤预防

a. 在前列腺穿刺或TURP手术1个月后行根治性前列腺切除术，局部水肿、粘连减轻，手术层次清楚，也可减少损伤直肠前壁的机会。

b. 提高术者操作技能，操作规范化。

c. 在手术中，一定要将手术野显露清楚。

d. 注意处理前列腺韧带和前列腺尖部，离断前列腺侧韧带时，紧贴前列腺，避免远离前列腺；在游离输精管及精囊后，在Denonvilliers筋膜间隙前、后层筋膜之间分离，沿前列腺后缘中部切开，沿此平面向两侧游离，将前列腺与直肠分开，下推直肠，保持前列腺韧带于张力状态，从前列腺后侧缘开始分离，同时在前列腺尖部分离，与尿道横断时，用吸引头将尿道后壁向前推举，避免损伤直肠，剪开尿道前壁后，提拉导尿管将前列腺拉向头侧，显示尿道后壁，用剪刀仔细分离。

e. 避免用双极电凝导致直肠热损伤。将前列腺切除后，可行直肠指检，明确有无直肠损伤，如有直肠损伤，立即改开放手术行直肠修补术。

(3)腹壁上动脉损伤：发生率为1.1%。

①表现：下腹壁及腹股沟处皮下瘀血，皮肤呈紫蓝色。

②原因：主要由于解剖不熟悉、没有在直视下插入Trocar。

③处理：腹壁上动脉血管损伤所致出血通常可通过封闭压迫来处理，一旦这些措施失败，应延长皮肤切口，找到损伤的血管，确认后结扎。

④预后：压迫或结扎止血后，一般不会再发出血。

⑤预防：一般在辨认清楚这些血管后，在直视下可安全插入侧腹Trocar。

(4)膀胱损伤：发生率为0.9%。

①表现：术中发现膀胱损伤；术中未发现膀胱损伤，术后发生尿瘘；集尿袋内出现血液，手术后患者可能发展成少尿和尿性腹水；出院的患者常主诉下腹部不适、腹部肿胀、发热。还可能在骨盆腔看到清亮的液体。手术后，可行X线检查(盆腔超声、盆腔CT)来诊断。

②原因：主要由于术者解剖不熟悉、盲目进行电切或电凝，剪切组织时，超过手术视野范围，导致膀胱损伤。

③处理：术中诊断膀胱损伤可以由腹腔镜手术来修补。用可吸收缝线或腹腔镜吻合器缝合关闭缺损，或用预制缝合线包围紧闭膀胱，更广泛的损伤可能需要切开来修复。腹膜外膀胱损伤者，可经尿道留置导尿管。腹腔内膀胱损伤者，应行开放手术修补。

④预后：单纯膀胱损伤，处理后一般不会有后遗症。若诊断和处理不及时，可发生膀胱瘘。

⑤预防：术中放置导尿管使膀胱空虚，避

免损伤。腹腔镜手术中，看清膀胱结构，防止靠近膀胱过度凝血。

(5)输尿管损伤：腹腔镜术中输尿管损伤发生率约为0.4%。

①表现

a. 术中发现输尿管损伤。

b. 术中输尿管损伤未被发现，术后患者出现腹部水肿及尿性腹水体征；双侧输尿管损伤可出现手术后膀胱内无尿。行静脉尿路造影或腹部/盆腔CT可诊断。

②原因：主要由于术者技术不熟练，解剖结构不清楚、手术野模糊等导致输尿管损伤。在行膀胱尿道吻合时，可误缝扎双侧输尿管口，切断膀胱颈时，可误伤输尿管。

③处理

a. 如果在术中发现输尿管损伤，根据损伤的轻重程度，通过腹腔镜行输尿管修补术或输尿管端-端吻合术。如果损害在输尿管、膀胱交界处，可行输尿管再植手术，并放置双J管。

b. 如果在手术后发现输尿管损伤，经膀胱放置双J管并保留6～8周，留置双腔气囊导尿管引流膀胱尿液，伤口内放置引流管，待输尿管损伤处愈合。

c. 输尿管完全被切断，应开腹行输尿管再植术。

d. 误缝扎双侧输尿管口者，可通过膀胱镜用剪刀拆除缝线。

④预后：手术中及时松解误缝扎的双侧输尿管口或及时对误伤输尿管行输尿管再植术，一般不会发生上尿路梗阻或肾功能损害。

⑤预防：要求术者有扎实的腹腔镜技术，术中认清输尿管。解剖分离时，在输尿管周围使用单极电凝时应慎重，尤其是外科电气工具的功率应<20～30W，应尽量减短放电时间。切断膀胱颈时，应紧贴前列腺表面，避免误伤输尿管。在膀胱尿道吻合时，保持手术视野清晰，应靠近膀胱颈边缘进针。

2. 术后早期常见并发症

(1)继发出血：术后出血是又一严重并发症，发生率约为3.3%。

①表现：术后伤口引流液较多而血色浓，易凝成血块，心率加快，血压下降。

②原因：盆腔静脉丛损伤出血止血不彻底，前列腺和精囊侧韧带断端止血不当。吻合不够严密，导致吻合口出血。或术后伤口内感染，引起继发出血。

③处理：对于出血量小者，可以经输血及应用止血药物、局部应用止血酶等处理。出血量大、发生休克者，需要改开放手术探查止血。术后应用有效抗生素防治感染，避免感染引起继发性出血。

④预后：如能及时发现并采取有效处理措施，预后较好；否则，可产生严重后果。

⑤预防：术中需对阴茎背侧静脉复合体进行缝扎，缝扎时避免损伤盆腔静脉丛。对前列腺和精囊侧韧带断端电凝止血不佳者，要用钛夹。在吻合膀胱尿道前，对手术野仔细检查止血情况，使用连续缝合技术以保证膀胱尿道吻合严密。

(2)感染：最常见的是切口内感染及肺部感染，过去根治性前列腺切除术切口及腹腔感染率为2%～20%。经过积极手术前准备和术后预防感染治疗，切口及腹腔感染率明显降低。

①表现

a. 切口内感染：表现为局部红、肿、热、痛，引流管引流出脓性液体，白细胞计数升高等。

b. 肺部感染：表现为发热、咳嗽、咳黏稠样脓痰，呼吸困难，白细胞计数升高等。

②原因

a. 切口内感染：多由于手术前尿路感染没有很好控制，没有进行肠道准备而手术中损伤直肠是导致切口和腹腔感染的主要原因。手术中无菌操作或手术后预防感染治疗不当也可导致切口和腹腔感染。手术后膀胱颈尿道吻合口漏尿处理不当，可导致严重腹腔感染。

b. 肺部感染：多由于术前肺部感染（如慢性支气管炎）控制不佳，患者年老抵抗力弱，术中全身麻醉气管内插管，在此基础上诱发肺部感染。

③处理

a. 切口内感染：积极抗感染支持治疗，充分引流手术区内渗液，早期发现吻合口漏应进行修补并加强引流，若不适宜修补者，应膀胱造口，引流尿液。严重切口感染需要切开引流，行二期缝合术。

b. 肺部感染：积极抗感染支持治疗，咳出肺内痰液或吸痰、吸氧等。

④预后

a. 切口内感染：通过积极抗感染治疗、支持治疗和局部引流，大多数患者可控制感染，使病情好转痊愈；盆腹、腔内感染，部分患者可发生粘连性肠梗阻，如控制感染不彻底，可发生耻骨炎或脓肿穿破直肠等严重并发症。

b. 肺部感染：经积极有效治疗感染可控制，如感染不能控制可危及患者生命。

⑤预防：手术前应常规准备肠道、控制尿路感染及肺部感染，手术中严格无菌技术操作、应用连续缝合技术吻合膀胱颈尿道可避免吻合口漏，止血应彻底，手术后引流要充分，鼓励患者咳尽痰液，积极预防感染治疗。

(3)吻合口尿漏：吻合口尿漏是经腹腔镜根治性前列腺切除手术后的主要并发症之一，其发生率为 10.2%。

①表现：表现为引流管内引流出尿液性液体或拔出导尿管后，尿从引流口流出。

②原因：主要原因是手术中吻合不好、吻合口张力大或吻合口局部缺血坏死，导致术后吻合口漏尿。

③处理：发生吻合口漏后，需要延长尿管和引流管留置时间，保持尿管和引流管通畅，直到伤口愈合。

④预后：通过延长尿管留置时间，一般可以愈合。极少数形成皮肤尿漏，应行瘘管刮除或切除术。大多数患者有形成吻合口狭窄引起排尿困难、尿路梗阻的可能。

⑤预防

a. 手术中紧贴前列腺尖切断尿道，保证足够的后尿道行吻合术。

b. 使用连续缝合技术，严密吻合。

c. 如吻合口有张力者，可牵拉气囊导管，降低吻合口张力，促进吻合口愈合。导尿管应保留 4 周以上，至不漏尿为止。

(4)深静脉血栓形成（DVT）：是指髂静脉以下的深静脉管腔内由于各种原因形成凝血块，导致静脉回流障碍。DVT 在近 20 年来增加了 10 倍，已经成为继心脑血管疾病、恶性肿瘤之后造成人类死亡的第三大疾病，现已是男科手术后较常见的并发症之一。

①表现：在临床上，髂静脉血栓形成早期可无明显症状，这是静脉血栓容易被忽略的原因之一，部分患者手术后卧床休息，待病情恢复后下床活动时，突然呼吸困难、胸痛、咯血、心跳呼吸骤停死亡，检查发现这是由于术后静脉血栓形成后脱落，所致肺动脉栓塞导致。

②原因：深静脉血栓主要是由于手中操作挤压损伤静脉壁，手术后患者较长期卧床休息，血流缓慢，处于高凝状态的血液凝集而形成血栓。

③处理：术后 3d 左右、要下床活动前，需常规先经多普勒超声检查有无深静脉血栓形成，如发现有深静脉血栓形成，应做如下处理。

a. 急性期治疗：急性期嘱患者卧床休息 2 周左右，抬高患肢 20～30cm。适用于病程不超过 72h 的患者，以利于下肢静脉回流，减轻水肿。可嘱患者进行轻微活动，起床时应穿戴医用弹性袜。给予高维生素、高蛋白、低脂饮食，忌食辛甘肥厚之品，以免增加血液黏度，加重病情。每班测量大腿周径，密切观察患肢周径及皮肤颜色、温度变化。严禁按摩、推拿患肢，保持大便通畅，避免用力排便，以免造成腹压突然增高致血栓脱落。避免碰撞患肢，翻身时动作不宜过大。加强口腔、皮肤护理，多漱口、多饮水，大便干结者可用开塞露通便，嘱患者定时翻身、更换体位，防止压疮发生。下肢深静脉血栓最严重并发症为肺栓塞，致死率达 70%，应密切观察患者有无胸闷、胸痛及呼吸困难、窒息感、咳嗽、咯血，一旦出现上述情况，应立即处理。

b. 溶栓治疗：关于溶栓问题，一直在医学界存有争议。“溶栓”两字更多的是指药物的作用机制而非必然的治疗结果。静脉血栓就像水泥，及早可以冲洗掉，一旦结成凝块就无法溶解。静脉血栓在形成数十小时之后就开始部分机化，机化的静脉血栓则很难用溶栓的方法去解决。手术取栓也很不适合，由于机化的血栓紧贴在静脉管壁上，强行取栓可导致静脉壁损伤，从而造成更大范围的血栓形成。

c. 手术治疗：手术取栓、腔静脉滤器(IVCF)置入、下腔静脉结扎术等。

④预后：及时发现并采取有效的处理措施，预后较好；否则会发生严重后果，以致肺栓塞死亡的可能。

⑤预防：DVT 重在预防，避免或根除发生低血钠危急值的病因，防止该 DVT 的发生，常见的预防措施如下。

a. 手术操作时尽量减轻对腔静脉的牵拉、挤压，防止损伤静脉壁。

b. 术后患者及时翻身或使用气动顺序压缩装置和术后早期下床行走来避免。

c. 避免术后在小腿下垫枕，影响小腿深静脉回流。

d. 建议在术前 2h，然后术后使用普通肝素(每 12 小时 5000U)。

e. 术后下床活动前，常规行双下肢静脉彩超检查，双下肢无深静脉血栓形成者可下床活动。

(5)尿道直肠瘘

①表现：从肛门内大便中排出尿液，从导尿管及引流管内引流出粪尿液体或气体。并可能继发腹内严重感染，有导致生命危险的可能。

②原因：损伤直肠是导致尿道直肠瘘的主要原因或由于手术中损伤直肠没有被发现，术后形成尿道直肠瘘。

③处理：尿道直肠瘘处理起来很棘手，保持各引流管通畅，局部用碘伏冲洗以降低感染率，并应尽早做暂时性乙状结肠造口，3～6 个月后部分尿道直肠瘘可愈合，如不愈合者行瘘口修补术。

④预后：尿道直肠瘘愈合后，大部分患者可能产生吻合口狭窄、双肾输尿管积水、肾功能损害的可能。

⑤预防：尿道直肠瘘关键在预防，手术中一定要保持视野清晰，严防损伤直肠，膀胱颈尿道吻合要严密。术中前列腺切除后行直肠指检，以检查直肠有无损伤，如有损伤者应立即行修补术。

(6)排尿困难：术后尿潴留发生率约为 3.2%。

①表现：拔管后排尿困难，不能排尿。

②原因：主要与吻合口水肿未消退或吻合口狭窄有关，也可能与骨盆内脏神经受损有关。

③处理：应插入双腔气囊导尿管引流尿液。口服 α 受体阻滞药和增加逼尿肌收缩力的药物(溴吡斯的明)，如为吻合口狭窄，可行吻合口狭窄切开术或电切术。导尿管拔除排尿后，应定期行尿道扩张术。

④预后：经适当处理，一般能够迅速恢复排尿。

⑤预防：术中注意保护骨盆内脏神经，分离侧韧带时尽量贴近前列腺侧壁。治疗可以口服 α 受体阻滞药降低膀胱颈阻力，留置尿管，拔除尿管后定期扩张尿道等。

(7)急性肺栓塞的患者肺血管床的阻塞面积超过 50%，首次发生的致命性栓塞患者常在 1～2h 死亡。未经治疗的患者反复栓塞的概率约达 50%，其中>50%的患者可能死亡。

①表现：发病突然，病情危重，患者常可发生猝死。急性肺栓塞常表现为呼吸困难、剧烈胸痛、咯血、发热等症状，造成急性肺动脉高压和右心衰竭，继而肺缺血、缺氧和左心排血量下降，循环衰竭，还可合并咯血、肺梗死、大块肺栓塞导致心肌缺血和心源性休克。多见于中、老年疾病患者恢复后下床活动时突然昏倒，抢救无效死亡。

②原因：急性肺栓塞是由于内源性或外源性栓子堵塞肺动脉主干或分支引起肺循环障碍，栓子最多见的是深静脉血栓脱落所致，如术后或久病卧床者突然活动或用力排便使下肢深静脉血栓脱落，是发生肺栓塞的主要病因。

③急救：肺栓塞发病后 1～3d 最危险，患者应收住 ICU 病房，连续监测血压、心率、呼吸、心电图、中心静脉压和血气等。急性肺栓塞者 80%死于发病后 2h 以内，经治疗的急性肺栓塞患者比不治疗者病死率低 5～6 倍。因此，一旦确定诊断，抢救治疗是为了抢救患者生命，度过危急期，纠正心功能不全和低血压，纠正低氧血症，尽可能地恢复和维持足够的循环血量和组织供氧。对大块肺栓塞或急性肺源性心脏病患者的治疗包括及时吸氧、缓解肺血管痉挛、抗休克、抗心律失常、溶栓、抗凝血及外科手术等。

④预后：急性肺栓塞具有较高的误诊率和病死率，及时诊断和治疗能有效降低病死率。经抢救无效者可致死亡。

⑤预防：避免或根除上述发生肺栓塞危急值的病因，防止该危急值的发生。如术前发生急性肺栓塞，禁忌做男科手术，需经治疗待病情恢复稳定后才能手术，并应严防再次发生急性肺栓塞的风险。如术中或术后发生急性肺栓塞，应全力抢救，采取适当措施预防可以降低肺栓塞的发生率和死亡率。

(8)尿失禁：为经腹腔镜前列腺癌根治术后并发症之一，严重影响患者的生活质量。前列腺癌根治术后永久性或完全性尿失禁的发生率为 2%～5%。压力性尿失禁发生率为 5%～20%。

①表现：前列腺癌根治术后尿失禁多为真性尿失禁，其次有急迫性尿失禁和充溢性尿失禁。

②原因：主要与膜部尿道外括约肌和膀胱颈尿道内括约肌损伤有关。手术中如损伤尿道外括约肌或在行新成形膀胱颈与尿道吻合时缝线穿过尿道外括约肌，术后有可能引起完全性尿失禁。

③处理：由于手术创伤，引起膜部尿道周围组织水肿，可发生暂时性尿失禁，大多可在短期内自行缓解。随着时间的推移，通过会阴部肌肉训练及使用抗胆碱能药物可以改善，严重者需阴茎夹或植入人工尿道括约肌，最好选择三件套的人工尿道括约肌装置。

④预后：症状较轻的尿失禁患者经过综合治疗可以在手术后 6 个月内恢复控尿功能，病程超过 1 年的患者难以恢复，需要终身应用阴茎夹或植入人工尿道括约肌。

⑤预防：术者丰富的外科经验与外科技术是预防术后尿失禁的关键。在切断膜部尿道和膀胱颈时，紧贴前列腺剥离，可以很好保存尿道膜部和膀胱颈，保护支配尿道外括约肌的自主神经，避免损伤盆底肌肉，使膀胱尿道黏膜准确良好吻合，可降低术后尿失禁的发生率。

(9)心脑血管意外患者死亡：过去根治性前列腺癌切除术的手术死亡率为 1%～5%，现已显著降低，手术死亡率<1%。

3. 术后常见的远期并发症

(1)膀胱颈吻合口狭窄：是经腹腔镜前列腺癌根治术后又一并发症，术后发生率为 2%～32.0%。

①表现：一般在术后 1～6 个月出现，主要表现为手术后排尿困难，严重时发生尿

潴留。

②原因：可能是因为膀胱颈部重建时缝合过紧或尿道与重建的膀胱颈吻合时黏膜对合不良所致，也可能由于吻合口缺血引起的纤维化所致。

③处理：症状较轻的患者可以采用尿道扩张，严重者需要经尿道内切开术、经尿道电切除狭窄术等。

④预后：通过尿道扩张、尿道内切开术、经尿道电切除狭窄术等规则治疗，一般可以纠正尿道狭窄。

⑤预防：为减少术后尿道狭窄的发生率，术时应较充分游离膀胱颈，仔细将膀胱颈与尿道全层准确对位、以达到无张力吻合，避免错位；采用连续缝合技术，避免吻合口瘘；术后充分引流吻合口周围出血、淋巴液及外渗的尿液等，可使术后尿道狭窄的发生率明显降低(3%)。术后控制尿路感染，拔管后预防性扩张尿道，可降低膀胱颈狭窄的发生率。

(2)肠梗阻

①表现：术后肠梗阻发生率为1.9%。为动力性肠梗阻，极少数为粘连不全性肠梗阻，Trocar疝导致肠梗阻者罕见。

②原因：主要由于手术后肠粘连，电解质紊乱可导致动力性肠梗阻。

③处理：主要采用手术后延迟进食并留置胃管行胃肠引流，降低胃肠内压力，纠正水、电解质失衡，早期下床活动，利于肠功能恢复和肠道通畅。对Trocar疝所致的肠梗阻按Trocar疝处理。

④预后：动力性肠梗阻一般可顺利恢复，对Trocar疝经过正规治疗后，一般也不会有后遗症，粘连性肠梗阻可能反复发生，严重时需手术治疗。

⑤预防：早期下床活动，保持水、电解质平衡。

(3)Trocar疝

①表现：术后Trocar疝发生率为0.2%。患者通常主诉局部不适，伴随恶心和肠梗阻的表现。很少出现弥漫性腹痛和(或)完全肠梗阻的表现。检查时有压痛，有时在孔道有肿胀。腹部普通X线片可能会显示出肠梗阻图像，确诊需要腹部CT扫描。

②原因：主要由于缝合穿刺孔时，没有全层关闭。

③处理：可以尝试用腹腔镜解剖疝后在腹腔内封闭。对于复杂病例，怀疑绞窄疝或被腹腔镜检查证实者，需要行开放性手术修复。

④预后：通过规范处理，一般可以顺利恢复。

⑤预防：为预防切口疝发生，术中应缝合严密，尤其是脐部Trocar穿刺孔，腹壁较薄的患者应切实关闭腹膜。原则上，应在内镜直视下对所有≥10mm的Trocar孔道进行细致缝合以关闭腹膜。

(4)勃起功能障碍：过去术后勃起功能障碍发生率高达85%～90%。西方国家术后性功能障碍影响患者生活质量的程度远高于尿失禁。经典非保留性神经的前列腺癌根治术后性功能障碍的发生率几乎为100%。

①表现：术后阴茎不能勃起或不能有效勃起，不能进行性交或不能进行有效的性交。

②原因：血管神经束损伤，主要由于手术中损伤支配阴茎海绵体的性神经血管束。其发生率和严重程度与手术中损伤支配阴茎海绵体勃起的盆腔神经丛和血管损伤程度密切相关。

③处理：同勃起功能障碍的治疗。西地那非对80%行保留双侧性神经血管束的性功能障碍患者有明显的效果，对保留单侧性神经血管束者有效率则仅有25%，而不保留性神经血管束者则几乎无效。部分患者还可以配合针灸或中药或阴茎假体等治疗。

④预后：若双侧性神经血管束被完全破坏，手术后则难以恢复勃起功能，若为单侧或双侧部分损伤，通过综合治疗，可以部分或完全恢复勃起功能。手术后在等待性功能恢复

的长时间内，海绵体缺乏经常性勃起，可使海绵体缺氧、坏死，影响勃起功能恢复。资料表明，如前列腺癌未侵犯包膜或仅有镜下包膜浸润，术后 1 年内性功能恢复正常率为 84%；病变已穿透包膜侵袭周围组织者手术恢复率为 43%；精囊未侵犯者术后 76%的患者可有阴茎勃起，精囊已有侵犯者术后恢复率为 33%。术中误伤勃起神经致神经性勃起功能障碍，误扎双侧副阴部动脉致动脉性勃起功能障碍，放射治疗可进一步损害勃起功能。

⑤预防：1987 年 Walsh 等在耻骨后手术径路的基础上，发展了保留性神经的根治性前列腺癌切除术。这种术式目前已广泛应用于临床。分离前列腺后表面时，应紧贴前列腺外缘进行，以免损伤神经血管束(NVB)和 Denonvilliers 筋膜后层，使 85%的患者恢复勃起功能，而保留单侧神经血管束者为 25%，不保留者为 0。采取筋膜内保留性神经，在前列腺包膜和肛提肌筋膜间分离，最大限度地保留性神经，术后对患者性功能恢复有益。在离断前列腺侧韧带前应紧贴前列腺包膜，锐性离断前列腺侧韧带，避免用致热损伤的器械进行离断，仔细分离前列腺尖部和后尿道，推开尿道后方的组织离断尿道。但是，采用该手术要严格根据手术中患者的病理情况而定，千万不可因为勉强行该手术而导致手术切缘残留肿瘤。

【评析】

1. 前列腺癌根治术成功的标准：完全切除肿瘤，切除标本边缘无肿瘤，手术后血清 PSA 降为 0。

2. 腹腔镜下前列腺癌根治术是近年国内外已逐步较广泛开展起来的新技术，具有以下优缺点。

(1)优点

①经腹腔镜手术不进入腹腔，在腹膜外操作，对胃肠道干扰小，术后胃肠功能恢复快，患者术后当晚或第 2 天早上即能下床活动，正常饮食；术后 6～7d 即可出院；1～2 周后可恢复工作。

②手术操作损伤极小，采用电切、电凝及可吸收夹，术后组织反应小。

③经腹腔镜手术操作多是使用高频电刀先凝固止血后再切割分离，边止血、边分离，整个手术过程出血量明显少于开腹手术。

④运用先进的电视摄像系统，具有放大功能，观察角度及距离更接近操作部分，手术野的暴露比传统手术充分、清晰，便于操作，不易损伤邻近脏器。

⑤由于经腹腔镜患者住院时间短，术后用药少。

⑥术中和术后并发症明显减少。

(2)缺点

①手术技术及设备要求高，操作复杂、细致，不易掌握。

②术中人工气腹给患者的呼吸、循环等生理功能带来较大干扰。

③高血压、心肺疾病患者经腹腔镜手术的危险性增大。

(王德林　郑畏三)

第四节　机器人辅助腹腔镜前列腺癌根治术

美国亨利福特医院在 2001 年施行了世界上首例机器人辅助腹腔镜前列腺癌根治术(robotic assisted laparoscopic radical prostatectomy，RALP)，此后，使机器人辅助腹腔镜前列腺癌根治术迅速开展起来。新加坡中央医院从 2003 年 2 月 1 日开始，在短时间内已经实行了近千例 RALP 手术。2004 年，世界上约施行了 8500 例 RALP 手术，2005 年上升到 18 000 例，具估计，RALP 手术例数在 2007 年增加 35%。

Da Vinci 机器人手术系统（Intuitive Surgical Inc，Sunnyvale，California）是目前最为成熟和广泛使用的机器人外科手术系统。Da Vinci 机器人手术系统是通过一个可控高级灵巧的机器人，把外科医师的精细手术操作转化为用精密器械精确完成的手术。它有两个握持手术器械的手臂和一个握持内镜的手臂。在操作台，手术医师依靠三维立体图像观察系统，通过移动双孔内镜，清楚观察整个手术视野。每一个操纵杆的拇指与示指控制器可以将医师手指的精细动作准确无误地传递给机器人手中的手术器械。机器人的手有众多关节，操作灵活，可以进行准确的膀胱尿道吻合手术。双孔内镜一般为 0°或 30°。双电极钳和直角钩是最常用的解剖、分离器械。在缝合组织时，改用持针器。解剖剪结合双电极钳在锐性分离前列腺的神经血管束时，十分方便。此技术近年相继在亚洲的日本、韩国、马来西亚、印度和我国香港、台湾、北京、上海、重庆等地区首先开展，现在中国各大城市大医院已逐步开展了此项新手术。

【麻醉和体位】

静脉复合全身麻醉后，患者取仰卧位，呈反弓张状，伸展髂骨翼。双腿置截石位，便于机器人尽量靠近患者骨盆。用厚泡沫垫保护患者的胸部、大腿和其他受压部位（图 26-13）。

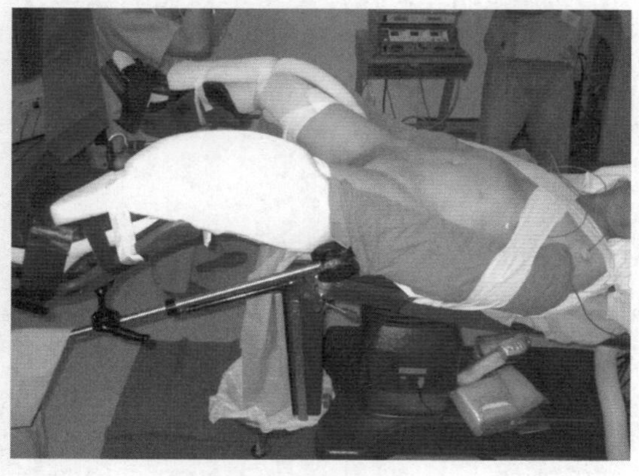

图 26-13 患者的体位

【机器人手的安装】

机器人手的安装，关键是将机器人持镜手安置在患者的中线位置。可以在地面上画一条从患者臀部下 V 字形尖到脐部的连线，视为想象中的子午线。机器人安置在这条线上。将机器人持镜手与相应套管连接，插入双孔内镜。另外两个机器人手与相应套管连接。

【手术通道】

手术通道位置的选择与 Trocar 管的插入（图 26-14）：为了降低损伤肠管的机会，通常使用开放式 Hassan 技术，先以 20mmHg 气压创造气腹。这一切口选在脐左旁位置。双孔内镜经此通道插入，在直视下插入其他 Trocar。两个直径 8 mm Da Vinci Trocar 安置在内镜套管两侧 4 横指下方腹直肌旁。一个直径 5mm 辅助 Trocar 安置在左边 Da Vinci Trocar 外侧腰部，用于左边助手在手术中牵拉组织。另一直径 5mm 辅助套管安置在右侧 Da Vinci Trocar 与内镜 Trocar 之间。另一直径 10mm 辅助 Trocar 安置在右侧 Da Vinci Trocar 外侧腰部。后两个辅助通道用于右边助手帮助术者牵拉组织，暴露手术视野，以及手术中吸引渗血、渗液和送递缝针。Trocar 插入后，安置机器人。此时将气压降为 12mmHg，以减少患者发生气体栓塞的机会，方便观察手术中出血点和进行准确止血。

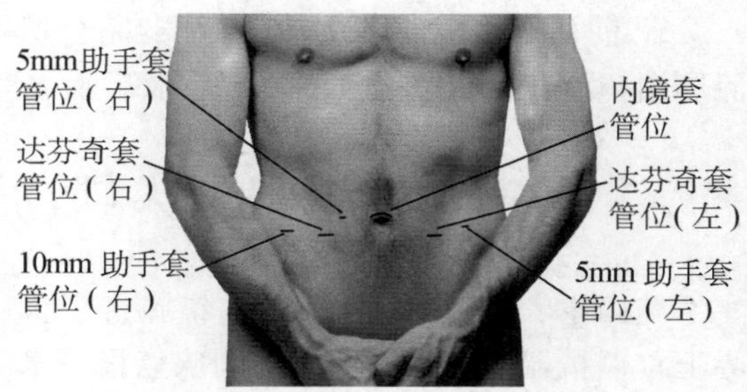

图 26-14 套管的插入位置

【手术步骤与方法】

1. 分离解剖前列腺前表面：使用 30°朝上双孔内镜。先在前腹膜做一个包括脐正中韧带和膀胱在内的倒 U 形切口，从脐正中韧带左侧开始，向上到达视野近端，再横行经过脐中线，向右下方延长，双侧达输精管水平(图 26-15A)。分离出耻骨后膀胱前(Retzius)间隙，再向两侧扩大到髂外血管。继续向后分离，暴露前列腺和膀胱，可见类似开放前列腺根治切除术的手术标志。分离前列腺前表面的脂肪组织，显露耻骨前列腺韧带、阴茎背深静脉丛和前列腺的前表面(图 26-15B)。使用机器人外科钩切断前列腺两侧的盆内筋膜，分离前列腺至盆底肌肉平面(图 26-15C)。

2. 沿盆内筋膜边缘：通常可以见到粗大的前列腺旁静脉，要避免损伤这些血管。进一步分离到前列腺尖部。盆底肌纤维在此发生弯折、转向，插入耻骨支下表面。

3. 缝扎前列腺背侧静脉复合体：使用带缝针长 6cm 2-0 缝线，水平方向，从右向左，经静脉丛下方，从尿道前表面穿过，打结缝扎该血管丛(图 26-15D)。该缝线距前列腺尖部约 1cm，不要把前列腺耻骨韧带缝合在内，并防止缝扎导尿管。另一缝扎点选在膀胱颈结合部远端前列腺表面，以便在切除精囊时向上牵拉组织。

4. 分离、解剖、切断膀胱颈：紧贴前列腺仔细分离膀胱颈，使膀胱颈的切口不要太大，有助于手术后控制尿液。右边的助手应用吸引器显露膀胱颈前列腺连接部，协助横断膀胱颈。一旦膀胱颈与前列腺完全分离，膀胱颈后缘横断后，左边的助手用抓钳上提导尿管尖端，向上牵拉前列腺，以方便切除精囊(图 26-15E)。

5. 切除输精管与精囊：沿着膀胱颈后表面，仔细地分离、显露精囊与输精管壶腹部(图 26-15F)。横断输精管后，放松前列腺牵引缝线，改用肠钳牵拉精囊，术者沿此平面分离出前列腺后表面。

6. 分离解剖前列腺后表面：沿 Denonvilliers 筋膜分离前列腺与直肠间隙，见到黄色直肠周围脂肪(图 26-15G)。右边的助手向下压直肠，左边的助手向上牵拉前列腺，帮助术者分离、解剖前列腺后表面，直到前列腺尖部。

7. 处理前列腺侧韧带：在解剖、分离过程中，两个助手分别用无损伤抓钳牵拉前列腺的两侧韧带，先上 Hem-o-Lock 夹(Weck，Research Triangle Park，North Carolina)，再切断韧带。若行保留血管神经束手术，分离出前列腺与神经血管束间隙。左边机器人手持双电极钳，右边机器人手持剪刀。紧贴前列腺侧面，边电凝边切除，迅速、无损伤地分离出神经血管束(图 26-15H)。

8. 切断前列腺尖部：将前列腺背侧静脉复合体横断后，前列腺即与尿道前表面分离。通常可以获得 2cm 长的尿道。横断尿道时，先退出导尿管。要完整切除前列腺后唇，避免残留前列腺组织(图 26-15I)。最后，将标本移入标本袋内，放在左侧结肠旁沟内，以便行膀胱尿道吻合术。

9. 膀胱尿道吻合术：用两根带圆头针长约 6cm 的微乔线，尾端打结相连，行连续膀胱尿道缝合(图 26-15J)。先在膀胱颈后壁做一针扣锁缝合，以保证对合效果。再在 4 点、6 点、8 点处缝合 3 针，收紧对合尿道断端与膀胱颈。经尿道将 20 F 导尿管插入膀胱，继续连续缝合左侧 9 点、10 点、11 点和右侧 3 点、2 点、1 点处，收紧缝线后打结。向导尿管气囊内注水 15ml 以充盈气囊，用生理盐水 200ml 冲洗膀胱，检查无漏液视为吻合满意。从左侧 5mm 套管插入引流管，用抓钳调整好位置。

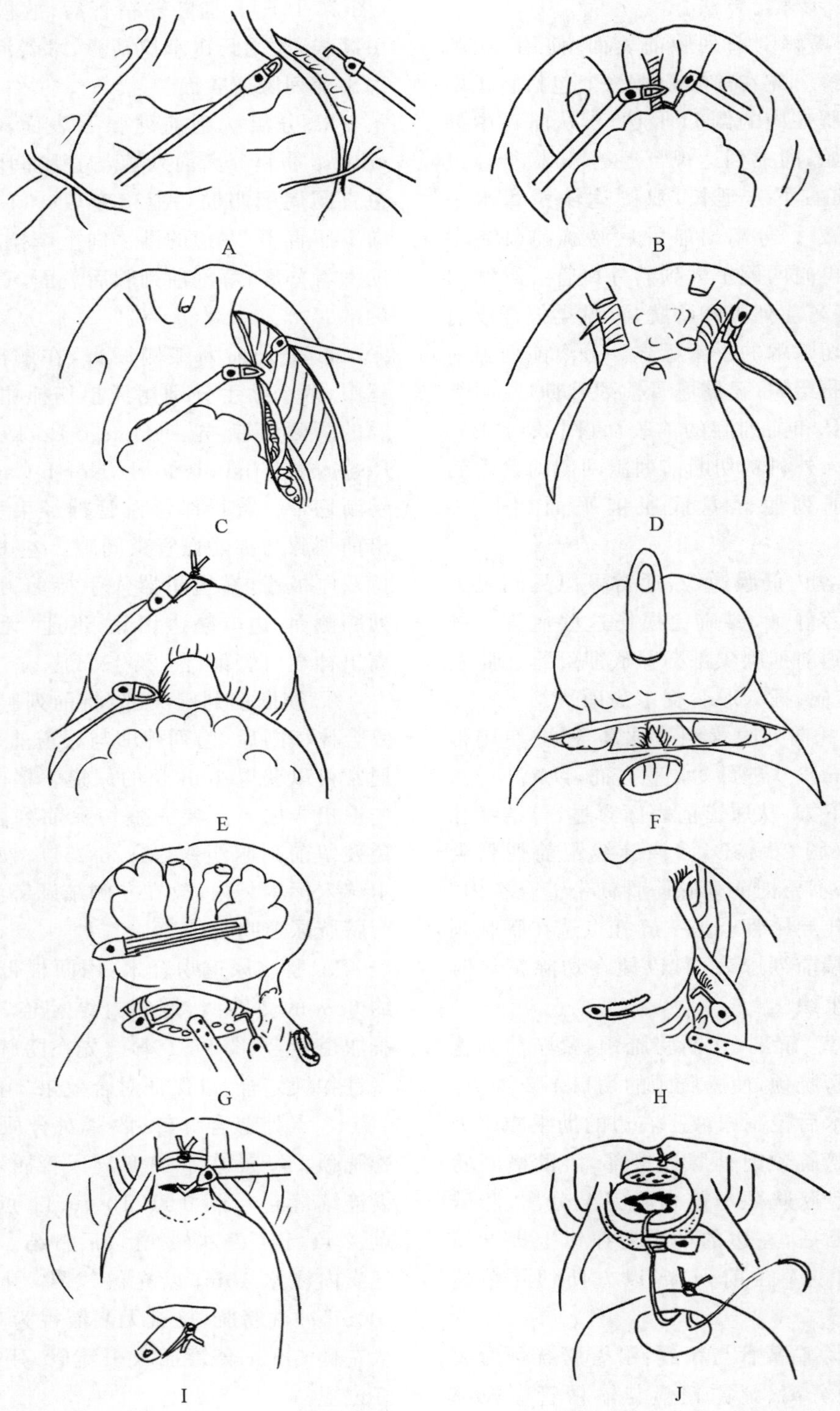

图 26-15　机器人辅助腹腔镜前列腺癌根治术

10. 淋巴结清扫术：如果手术前患者 PSA＞10ng/ml，Gleason 评分＞6 分，改用 0°内镜行盆腔淋巴结清扫术。清扫的范围包括脐正中韧带中线到睾丸血管侧面，髂外动脉中部边缘。清除包括髂外静脉中段前面的所有纤维、脂肪和淋巴组织，但不要损伤闭孔神经。

11. 取出标本，结束手术。扩大脐旁切口，将标本经此口取出。逐一缝合穿刺孔。

【术后处理】

参见传统腹腔镜前列腺根治性切除术后处理。

【并发症防治】

同传统腹腔镜下前列腺癌根治术的并发症防治。

【评析】

机器人经腹腔镜下手术，是现代医学知识、外科技术、电子技术、机械制造技术、自动控制技术等高度发展和融合而产生的一种最新外科技术。

机器人经腹腔镜下前列腺癌根治术与传统腹腔镜前列腺癌根治术相比，RALP 手术视野更加开阔，显露更清晰；由于运用先进的双筒内镜和三维电视摄像观察系统，具有更大放大功能，观察角度及距离更接近操作部分，手术野的暴露更加充分、清晰，术中前列腺及其邻近解剖关系更加清晰可见。手术操作损伤极小，手术区域以外的部位不会受到不必要的操作干扰；采用电切、电凝及可吸收夹，没有纱布或手对组织的接触、没有缝线，手术部位的异物明显减少。对腹腔脏器干扰小，术后胃肠功能恢复快，盆、腹腔粘连少。由于手术中创伤小，疼痛轻微，病人术后当天晚或第二天早上即能起床活动，正常饮食，一般术后 2～3d 即可出院，1～2 周后可恢复工作。切口感染发病率低。

机器人经腹腔镜下前列腺癌根治术与开放性前列腺根治术比较，RALP 术中多使用高频电刀先凝固止血再切割分离，或一边止血一边分离，整个手术过程出血明显减少。手术中失血量、输血率、手术后恢复正常饮食时间、住院时间和疼痛评分比开放性前列腺癌根治切除术明显降低。开放性前列腺癌根治切除术时间相对较短，但是术中失血量较多，输血率较高。RALP 的主要缺点是准备时间和切除时间比较长，术者没有触觉感。采用以下措施可解决这些问题：在开始给患者施行麻醉时，一组护士开始给机器人手穿无菌塑料手术衣，并准确调试双孔镜。一旦麻醉完成，术者开始插入套管，并与机器人手连接好，使准备时间缩短至 15～20min；通过建立一套分离解剖的流程，助手牵拉组织，暴露相关解剖标志，保持手术视野清晰，可最大限度弥补术者没有触觉感的缺陷；仔细止血，保持手术视野清晰，在尿道膀胱吻合时，使用连续缝合打一个结技术，明显缩短手术时间。

成功开展这一手术的关键，需要建立一个配合默契、协调一致的手术小组，轮流在外科操作台进行手术和担任助手，同时注意训练年轻医师。为了最大限度地保证机器人及其外科器械的使用寿命，防止机器人出毛病，关键是将机器人持镜手安置在患者中线位置，保持手术器械的远端与患者臀部平行，使机器人手术器械在有限空间内具有最大的活动范围；在手术中，只能缓慢、轻柔地移动机器人手和内镜，绝不能突然快速地移动这些器械；在钝性切开时，使用角钩的弯折处最安全，其次是尖部；在锐性分离前列腺的侧韧带时，使用解剖剪结合双电极钳；在分离解剖组织时，不要磨损机器人手术器械如解剖剪和双电极钳的尖部和体部，很容易断裂；在缝合时，必须改用持针器，不可使用暴力，以免缝针断裂；在电凝止血时，不要使内镜靠得太近，不要过分电凝，以免产生大量烟雾，降低手术野的清晰度；在如耻骨后前列腺间隙平移机器人手过程中，始终保持机器人外科器械尖部在视野范围内，防止误伤血管导致大出血；同时不要使机器人手的电缆绷得太紧。

2009 年,美国泌尿外科年会报道改良机器人辅助前列腺癌根治术术中应注意以下事项:①在不缝拉膀胱的情况下切除膀胱颈。②保留骨盆内筋膜,以免损伤神经。③在前列腺后方的切除中采用由内向外切除的方法。④用止血夹钳夹,不要用烧灼钳夹来控制为前列腺根部和前列腺静脉窦、精囊提供血供的血管。⑤后路入路时要全面保护神经血管束,向顶部切除时要把它们推到一边。⑥前列腺尖端切除最小化,保护尿道周围的肌肉。⑦在不提前切断前列腺尖部的情况下,横断阴茎背深静脉复合体,以减少前列腺残端切缘阳性率,并尽量保留更长的尿道。

机器人经腹腔镜下前列腺癌根治术的缺点:①对大体积的前列腺在行机器人辅助腹腔镜下前列腺癌根治术时技术难度高;小体积前列腺由于其在盆腔内的位置较深,切除困难,因此其切缘阳性率反而较高。②由于设备复杂,手术前需要花费较多时间安装机器人手术系统,手术前准备时间长,需要固定手术医生、护士、技术人员,彼此配合好,熟悉手术过程。③缺乏触觉感是该手术系统最大的缺陷。需要通过术者的扎实技术和丰富经验,以及助手的协助与配合。④手术中人工气腹给患者的呼吸、循环等生理功能带来较大干扰,高血压、心肺疾病患者行开放性前列腺根治术的安全性大于 Da Vinci 机器人腹腔镜手术。⑤Da Vinci 机器人手术系统价格昂贵。由于该手术系统在世界上仅由美国一家生产和销售,整套设备价值 100 万～150 万美元,配件更换和设备维护费用高,增加患者的费用和医疗成本,限制其普遍推广应用,短期内普及该技术有困难。

(王德林　郑畏三)

第五节　开放性前列腺癌根治术

前列腺癌根治术发展史与前列腺增生的手术发展史相平行,已有 150 年的历史,开放性前列腺癌根治术得到长期广泛开展。开放性前列腺癌根治术主要包括经耻骨后前列腺癌根治术及经会阴前列腺癌根治术等,并经历 Young 对经会阴前列腺癌根治术的改进。1947 年,Millin 提出经耻骨后前列腺癌根治术,Chute、Young 和 Campbell 等对其进行改进。经耻骨后前列腺癌根治术为泌尿外科医师熟悉,过去是临床上广泛采用的手术方式,但是存在对患者损伤大、出血较多、吻合膀胱尿道比较困难等缺点。自从腹腔镜下前列腺癌根治术逐步推广应用及机器人辅助下腹腔镜前列腺癌根治术开展以来,开放性前列腺癌根治术已逐步被腹腔镜下前列腺癌根治术所取代,对开展腹腔镜下前列腺癌根治术及机器人辅助下腹腔镜前列腺癌根治术有禁忌证或出现并发症时,需用开放性前列腺癌根治术来补救。因此,开放性前列腺癌根治术是腹腔镜下前列腺癌根治术的后盾。开放性前列腺癌根治术主要有经耻骨后前列腺癌根治术和经会阴前列腺癌根治术,前者应用最多。

【麻醉和体位】

同前列腺癌根治术。

【术式简介】

1. *经耻骨后前列腺癌根治术*(retropubic radical prostatectomy,RRP)　20 世纪 50 年代,Millin 首先提出耻骨后根治性前列腺癌切除术手术径路,1983 年经 Walsh 完善耻骨后根治性前列腺癌切除术,被国际上大多数泌尿外科医师采用,成为前列腺癌根治性切除术的主要术式。耻骨后根治性前列腺癌切除术除切除肿瘤外,还可同时切除受累的盆腔淋巴结,手术相对比较安全,15 年生存率可达 86%～93%。但对患者损伤较大,可能出血较多,如操作熟练,术中处理得当,失血量可减少。膀胱尿道吻合位置较深,技术上较困难。由于腹腔镜下前列腺癌根治术的逐步广泛开展，此手术开展逐渐减少。其手术要点如下。

(1)置入双腔气囊导尿管排空膀胱，并做术中标记和牵引。

(2)做脐耻间纵行切口并进入耻骨后。

(3)切断耻骨前列腺韧带：耻骨前列腺韧带之间有阴茎背静脉，韧带周围有前列腺静脉丛，这些静脉易被损伤造成难以控制的出血，阴茎背深静脉浅支走行于耻骨前列腺韧带之间，在前列腺和膀胱颈上方中央切断耻骨前列腺韧带时，必须结扎该静脉，否则在切断尿道和附近组织时可发生严重的出血。切断并缝扎或结扎耻骨前列腺韧带(图 26-16A)后可沿前列腺的前面分离至前列腺尖，并可触及尿生殖膈的上层。

(4)切断膜部尿道(图 26-16B)：切断耻骨前列腺韧带后，用手触摸留置导尿管并辨认尿道，紧贴留置导尿管，用手指或弯血管钳游离前列腺部尿道与膜部尿道连接部，如癌肿离前列腺尖部有一定距离，则可留下远端前列腺包膜 0.5cm。这一纽扣样组织便于与膀胱颈吻合，减少膜部尿道损伤和术后尿道狭窄的机会，因其含有肌肉和弹性纤维，因此还可增加术后控尿能力。切开前列腺尖部尿道的前面 1/2，拉出并切断导尿管，拔去其远侧端导尿管。用血管钳夹住气囊侧导尿管做牵引，然后用手指或弯血管钳垫在尿道后方，切断尿道的后半部分或前列腺尖部纽扣状包膜，需将前列腺尖部纽扣状包膜内的腺组织清除干净。牵拉前列腺，部分膜部尿道能被拉出尿生殖膈。

(5)游离前列腺和精囊：牵拉导尿管并抬高前列腺，切断部分直肠尿道肌和与直肠相连的纤维组织。剪开 Denonvilliers 筋膜融合部，在 Denonvilliers 筋膜前后层之间或直肠与 Denonvilliers 筋膜后层之间解剖分离，游离出前列腺、精囊和输精管后表面，从输精管壶腹部切断并缝扎(图 26-16C)。游离前列腺和精囊时，避免损伤直肠，必要时助手可用示指插入患者直肠内引导术者游离，则更为安全。

(6)切断膀胱颈：如果前列腺癌未侵犯膀胱颈，应保留膀胱颈，紧贴前列腺上缘切开膀胱前壁(图 26-16D)，向两侧、向下剥离膀胱颈，将前列腺与膀胱颈分离，上提前列腺，将精囊前面与膀胱底部分离，可见前列腺侧后缘的神经血管束，注意保护神经，切断并缝扎血管止血。为防止误伤输尿管，可在切开膀胱前壁及两侧后，经双侧输尿管口插入输尿管导管加以保护。后壁的切断应在膀胱和前列腺的筋膜中间平面，可用一手指紧贴膀胱壁一侧和对侧的血管钳穿过相会合。可用血管钳在三角区下面分离，从膀胱两侧向中间进行，找到正确的分离平面。亦可用手指从精囊后面抬高三角区，用剪刀或电刀分离，找到精囊表面的筋膜。找到精囊表面的平面后，将前列腺向上方牵引，钝性分离膀胱底部，使其与精囊分开，即可暴露前列腺后缘两侧的血管，用血管钳双重钳夹，切断后贯穿缝扎或双重结扎。游离输精管近中间部位并切断结扎，将前列腺、精囊和部分输精管整块完整取出。当癌肿侵犯膀胱颈，输尿管口未受累者，应切除受侵犯的膀胱颈病变组织，切除时应始终看清输尿管口，以防损伤。

(7)膀胱颈尿道吻合：从尿道插入气囊导尿管，找到膜部尿道断端，并将气囊端送入膀胱内。以 2-0 微乔线吻合膀胱颈和尿道(图 26-16E)。一般上、下、左、右各缝 1 针，将患者放到水平位，膀胱颈和尿道靠拢后再打结，吻合完毕后，注水充盈气囊。

有时膜部尿道与膀胱颈吻合十分困难，遇此情况，也可不直接吻合，仅轻轻牵引气囊导尿管使膀胱颈与尿道接近，术后患者取头高足低位，一般可取得良好效果。如果前列腺尖部留有一圈纽扣状包膜，则可进行满意的对端吻合。

如果将膀胱颈切除一圈后，膀胱颈口过大，则用微乔线间断缝合以缩小膀胱颈口至

1.5cm 左右，注意不要损伤输尿管口，尽量使新的膀胱颈和尿道在无张力的情况下接近并进行吻合。因三角区较固定，有时需游离膀胱顶部。另一种方法是缝闭原膀胱颈口，在膀胱颈上方开一新口，与尿道吻合(图 26-16E)。如果膀胱颈不能在无张力情况下与尿道吻合，则可裁剪膀胱壁并做成一管状瓣与尿道吻合。吻合后张力过大者，可用直针穿 4 号丝线并穿过膀胱壁和尿生殖膈，缝线距吻合口 1.0cm，以免损伤尿道外括约肌，缝线穿出会阴皮肤，固定在小纱垫上。若膀胱颈口过大，在与膜部尿道吻合后，用 2-0 微乔线缝合膀胱前壁切口(图 26-16F)。

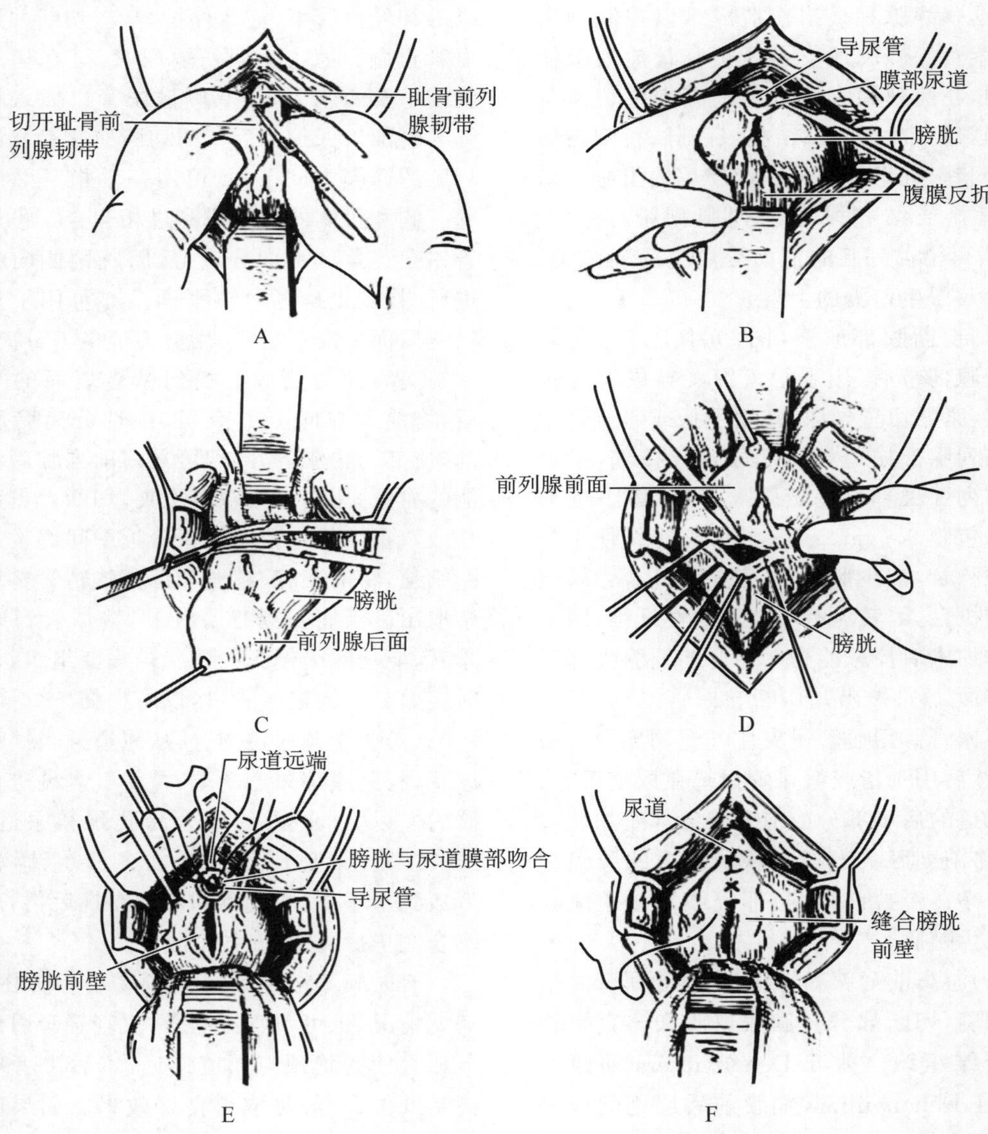

图 26-16 经耻骨后前列腺癌根治术

A. 分离、切断耻骨前列腺韧带；B. 切断膜部尿道；C. 游离前列腺、精囊和输精管后表面；D. 紧贴前列腺切开膀胱前壁；E. 吻合膀胱颈与膜部尿道；F. 缝合膀胱前壁

(8)放置引流管、缝合切口：膀胱两侧各置橡皮管引流条 1 根，戳创引出。伤口逐层间断缝合。将气囊导尿管妥善固定。

2. 经会阴前列腺癌根治术(transperineum radical prostatectomy)　1866 年 Kucher 首先创立了经会阴根治性前列腺癌切除术，1904 年 Young 改进并完善了这一手术，此后，Young 根治性前列腺癌切除术被认为是治疗早期前列腺癌的方法之一。手术损伤小，手术时间短，术中出血较少，老年人容易接受，适用于肥胖、老年体质较差的患者；但由于该术式手术视野小、操作受到限制，手术中不易观察、保护神经血管束，术后性功能障碍的发生率高；术中不能进行淋巴结清扫，不能行扩大根治手术；手术损伤直肠的机会大，精囊切除困难；伤口易发生感染。故临床上已极少采用此术式。

【手术要点】

详见第 24 章前列腺增生手术中经会阴前列腺增生切除术的手术要点。

【术中注意事项】

1. 术中探查有无淋巴结转移。

2. 若肿瘤未侵犯膀胱颈，应保留膀胱颈，以防术后尿失禁。

3. 若肿瘤没有侵犯神经血管束，应保留性神经。

4. 插入双侧输尿管导管，以防损伤输尿管。

5. 切断耻骨前列腺韧带时，须先缝扎阴茎背侧静脉复合体后再切断，可避免大出血。若发生大出血，应压迫止血，切忌盲目钳夹。

6. 要紧贴前列腺尖部切断膜部尿道，避免损伤尿道外括约肌发生尿失禁。

7. 前列腺尖部常含癌肿组织，术中必须切除所有前列腺尖部组织，避免肿瘤组织残留。

8. 若术中盆腔静脉丛出血，可填塞纱布以控制盆腔静脉丛和其他血管出血。去除填塞纱布后，钳夹、结扎或电凝明显的出血点。

9. 若发生直肠损伤，手术前已严格准备肠道者可直接修补。

10. 术中应紧贴前列腺分离，保留前列腺侧后韧带及 Denonvilliers 筋膜后层，避免损伤性神经。

【意外事件】

1. 耻骨后前列腺韧带缝扎或结扎不牢固导致静脉丛血管回缩，损伤盆腔静脉丛，产生难以控制的大出血。

2. 损伤直肠导致肠瘘、尿道直肠瘘和腹腔感染。

3. 损伤尿道外括约肌，导致手术后尿失禁。

4. 损伤血管神经束，导致手术后阴茎勃起功能障碍。

5. 损伤或缝扎双侧输尿管口导致双肾积水、肾功能损害。

6. 由于患者均为老年人，手术中可突发心肺、脑血管意外，并发消化道应激性溃疡出血等危及生命。

【术后处理】

1. 术后输液，应用抗生素防治感染，保持导尿管引流通畅，软化大便，预防术后心肺并发症发生。

2. 渗液引流干净后拔出引流管。如引流液较多或膀胱尿道吻合欠满意，可适当延长引流时间。

3. 如果吻合满意，术后保留导尿管 2 周左右，如果膀胱尿道吻合不满意，保留导尿管至少 1 个月左右。

4. 如发生尿失禁，绝大多数患者于 1～6 个月恢复，在此期间，可行阴部肌肉(尿道外括约肌)训练、应用抗胆碱能药物、针灸和电刺激治疗。严重者需应用阴茎夹或植入人工尿道括约肌。

5. 如术后有吻合口狭窄，应定期尿道扩张，并坚持 6 个月左右。

【并发症防治】

同传统腹腔镜前列腺癌根治术的并发症防治。

(王德林　陈在贤)

第六节　经尿道前列腺癌电切术

经尿道前列腺癌电切术(transurethral resected prostate cancer，TURPC)，是治疗晚期前列腺癌的一种姑息手术疗法，目前对TURPC治疗前列腺癌的利弊尚存争议。文献报道(Mc-Gowan)和笔者的临床实践证实，TURPC可促使部分患者癌细胞转移扩散，加速肿瘤进展，缩短存活期的可能。但已失去根治的晚期前列腺癌患者，排尿困难以致尿潴留，生活十分痛苦，并可因排尿困难或尿潴留导致双肾积水、肾功能损害，同样缩短寿命。因此，对晚期前列腺癌患者，如能耐受电切术者，仍可考虑做TURPC；TURPC不追求也无法完全切除前列腺癌肿组织，只需将引起梗阻的肿瘤组织部分切除，保持一排尿通道便于排尿，便可解除排尿困难或尿潴留的痛苦，改善患者的生活质量，延长生命。但晚期前列腺癌患者，病情还在发展，前列腺癌病变组织不断扩大，仍可又阻塞尿道，再次出现排尿困难或尿潴留的可能。

【适应证】

1. 适用于失去根治的晚期前列腺癌排尿困难或尿潴留的患者。

2. 对于T_1期前列腺癌可达到治愈。

【禁忌证】

参考经尿道前列腺电切除术。

【原理】

TURPC是用电切镜经尿道尽量将前列腺癌组织逐块切除，以解除因肿瘤压迫导致的尿路梗阻，达到排尿通畅的目的。

【优点】

TURPC为微创手术，安全、损伤小，术后恢复快，效果肯定。可以显著缓解梗阻症状，提高患者生活质量。对不能耐受根治性前列腺切除术的高危患者、对失去根治机会的前列腺癌患者为治疗的上策之选。

【缺点】

对绝大多数前列腺肿瘤无治愈作用，对部分患者可能促进肿瘤扩散和转移，加重病情，应予以警惕。

【术前准备】

参考经尿道前列腺电切除术的术前准备。

【麻醉和体位】

有腰椎骨转移者，可选用喉罩静脉麻醉。患者取截石位。

【手术要点】

同第24章经尿道前列腺切除术的手术要点。

【术后处理】

同第24章经尿道前列腺切除术的术后处理。

【并发症防治】

同第24章前列腺增生电切术的并发症防治。

（王德林　陈在贤）

第七节　膀胱造口术

【适应证】

适用于晚期前列腺癌尿潴留的患者。由于反复电切后很快又发梗阻或反复保留导尿并发附睾炎，或导尿管插入困难者，为解除尿潴留，延长患者生命，膀胱造口术为一种姑息手术疗法。

【禁忌证】

同经尿道前列腺电切除术的禁忌证。

【术前准备】

同经尿道前列腺电切除术的术前准备。

【麻醉和体位】

根据患者的具体情况，可选用局部麻醉、硬外膜麻醉或喉罩静脉麻醉。患者取仰卧位。

【术式与方法】

可选用膀胱穿刺造口术或开放性耻骨上膀胱造口术。参见第 21 章男性尿道损伤手术中膀胱造口术的术式与方法。

【术后处理】

同第 21 章男性尿道损伤手术中膀胱造口术的术后处理。

【并发症防治】

同第 21 章男性尿道损伤手术中膀胱造口术的并发症防治。

（王德林　陈在贤）

第八节　输尿管皮肤造口术

【适应证】

1. 晚期前列腺癌或肿瘤侵及双侧输尿管口，致双肾积水、肾功能损害以及尿毒症危及患者生命时，行双输尿管皮肤造口术引流尿液，缓解肾功能损害，延长患者生命。

2. 晚期前列腺癌行全盆腔脏器切除术后，行双侧输尿管皮肤造口术以改流尿液。

3. 晚期膀胱癌患者一般情况差，在全膀胱切除术后，不能耐受肠代膀胱较长时间手术及避免肠代膀胱的并发症者。

4. 晚期膀胱癌患者一般情况差，不能耐受全膀胱切除术，可行单纯双侧输尿管皮肤造口。

【禁忌证】

1. 晚期前列腺癌合并严重心、肺、肝、肾、脑血管疾病，一般情况很差，不能耐受手术者。

2. 未纠正的凝血功能紊乱、肠梗阻、腹壁感染、泌尿系统感染、大量的腹腔积血、弥漫性腹膜炎、可疑恶性腹水等的前列腺肉瘤患者。

3. 糖尿病未控制者。

4. 主动脉瘤患者，围术期有发生主动脉瘤破裂大出血的可能。

5. 未控制的腹膜炎者。

【术前准备】

同第 27 章前列腺肉瘤电切术的术前准备。

【麻醉和体位】

多采用全身麻醉。多数开放性输尿管皮肤造口术患者取仰卧位，腹腔镜下输尿管皮肤造口术患者取头低足高仰卧位。

【术式与方法】

参见第 27 章前列腺肉瘤输尿管皮肤造口术的术式与方法。

【术中注意事项】

参见第 27 章前列腺肉瘤输尿管皮肤造口术的术中注意事项。

【术后处理】

参见第 27 章前列腺肉瘤输尿管皮肤造口术的术后处理要点。

【并发症防治】

参见第 27 章前列腺肉瘤输尿管皮肤造口术后的并发症防治。

（王德林　陈在贤）

第九节　肾造口术

【适应证】

晚期前列腺癌膜后淋巴结转移压迫双侧输尿管，致双肾积水、肾功能损害者，为改善肾功能，延长患者生命，可行肾造口术。

【禁忌证】

肾造口术的禁忌情况较少，对有凝血功能障碍及出血倾向者应慎重。

【术前准备】

1. 对于危重患者，应积极采取措施改善患者全身情况，如纠正贫血，治疗败血症、尿毒症，纠正水、电解质、酸碱平衡失调等。

2. 根据病变及患者全身耐受情况等选择合适的造口方法。肾盂分离＜3cm者，经皮肾穿刺较为困难，宜选用原位肾造口术或游离肾造口术。

3. 应用抗生素预防及治疗感染。

【麻醉和体位】

局部浸润麻醉或硬膜外麻醉，亦可采用全身麻醉。肾穿刺造口多用局部麻醉。患者取侧卧位。穿刺造口亦可采取俯卧位。

【术式与方法】

同第27章前列腺肉瘤的开放性肾造口术和经皮肾穿刺肾造口术的术式与方法。

【术中注意事项】

同第27章前列腺肉瘤输尿管皮肤造口术的术中注意事项。

【术后处理】

同第27章前列腺肉瘤输尿管皮肤造口术的术后处理。

【并发症防治】

同第27章前列腺肉瘤输尿管皮肤造口术后并发症防治。

（王德林　陈在贤）

参考文献

[1] 曹锐铃，陈乐仲，何思挺，等.不同手术方式对老年良性前列腺增生症患者疗效及血清PSA水平的影响.齐齐哈尔医学院学报，2016，37(18)：2256-2259.

[2] 徐叶青，郭剑明，朱延军，等.不同PSA水平的国人首次前列腺穿刺活检所需穿刺针数的研究.肿瘤防治研究，2014，41(02)：124-127.

[3] 马志方，王东文.前列腺穿刺活检术.现代泌尿生殖肿瘤杂志，2012，4(1)：55-56.

[4] 覃斌，黄向华.经直肠超声引导下前列腺穿刺活检研究进展.中国男科学杂志，2012，40(3)：413-417.

[5] 杨文增，崔振宇，王全胜，等.直肠超声引导下经会阴前列腺穿刺活检420例临床分析.中国肿瘤临床，2010，5：287-288.

[6] 刘朋勃.超声引导下前列腺穿刺活检术对诊断前列腺癌.科研，2017，6：201.

[7] 黄宝义.前列腺穿刺活检联合血清前列腺特异抗原在前列腺癌诊断中的应用研究.医药卫生(文摘版)，2016，17：221-221.

[8] 张步林.经直肠超声引导前列腺穿刺活检研究进展.医药卫生(文摘版)，2016，6：58-59.

[9] 洪锴，马潞林，黄毅，等.腹腔镜下前列腺癌根治术后切缘阳性的相关因素分析.中华泌尿外科杂志，2008，29(4)：271-272.

[10] 冷新，戴玉田，孙则禹.淋巴造影术在诊断前列腺癌盆腔淋巴结转移的研究进展[J].实用临床医药杂志，2008，(7)：110-112.

[11] 何汇海.观察腹腔镜前列腺癌根治术治疗早期局限性前列腺癌的临床疗效.医药卫生(引文版)，2016，2：215.

[12] 佟双喜.腹腔镜下手术治疗早期局限性前列腺癌的疗效.中国城乡企业卫生，2017，3：111-112.

[13] 赵志刚，王克己，杨杰，等.腹腔镜前列腺癌根治术.中国实用医药，2014，4：87-88.

[14] 殷长军，邵鹏飞，秦超.经腹腔途径腹腔镜前列腺癌根治术并发症的预防及处理.现代泌尿外科杂志，2013，5：421-424.

[15] 龚隽，葛京平，高建平，等.经腹膜外腹腔镜前列腺癌根治术.中国男科学杂志，2010，11：1044-1046.

[16] 徐勇，张志宏.腹腔镜时代开放性根治性前列腺切除术的地位.现代泌尿生殖肿瘤杂志，2010，(03)：129-130.

[17] 马潞林，毕海，侯小飞，等.腹腔镜下根治性前

列腺切除术后勃起功能恢复的影响因素. 中华泌尿外科杂志,2014,34(12):891-896.

[18] 高江平,徐阿祥,董隽,等. 机器人辅助腹腔镜下根治性前列腺切除术 16 例报告. 中华泌尿外科杂志,2009,30(7):472-475.

[19] 王德林,郑畏三. 机器人经腹腔镜行前列腺根治切除术//陈在贤主编. 实用男科学. 2 版. 北京:人民军医出版社,2015:653-660.

[20] 施国伟,沈宏义,叶锦洪,等. 机器人腹腔镜根治性前列腺切除术 2 年经验总结. 临床泌尿外科杂志,2006,21(12):886-888.

[21] Yen-Chuan,Chun-Kuang,Yang,等. 机器人辅助腹腔镜根治前列腺切除术的外科学习曲线:一名外科医生 500 病例的经验. 亚洲男性学杂志:英文版,2014(5):728-734.

[22] 沈周俊,钟山,何威,等. 机器人外科手术系统辅助腹腔镜在膀胱及前列腺手术中的优势(附 4 例报道). 上海医学,2011,34(1):30-34.

[23] 王威,高江平,徐阿祥,等. 腹膜外途径机器人辅助腹腔镜根治性前列腺切除术:附 20 例报告. 南方医科大学学报,2012,32(5):749-751.

[24] Mohareri O,刘畅. 经直肠超声实时引导系统在机器人辅助腹腔镜下根治性前列腺切除术中的应用. 现代泌尿生殖肿瘤杂志,2014,(05):310.

[25] 王延柱,杨晓剑,袁建林. 机器人辅助腹腔镜根治性前列腺切除术 34 例报告. 中华男科学杂志,2014,20(9):808-811.

[26] 孙立安,王国民,徐志兵,等. 机器人辅助腹腔镜根治性前列腺切除术 130 例. 中华腔镜外科杂志:电子版,2013,(5):35-39.

[27] 李学朝,杨江根,张轶庠,等. 机器人辅助腹腔镜下耻骨上前列腺切除术. 中国内镜杂志,2010,16(07):734-735.

[28] 顾晓,杨进,Wong,Carson. 机器人辅助腹腔镜下根治性前列腺切除术的应用现状. 实用临床医药杂志,2014,18(21):222-225.

[29] 梁朝朝,周骏,郜胜,等. 达芬奇机器人辅助腹腔镜前列腺癌根治术 69 例报告. 临床泌尿外科杂志,2016,1:23-25.

[30] 周骏,梁朝朝,施浩强,等. 达芬奇机器人辅助腹腔镜前列腺癌根治术. 安徽医科大学学报,2015,7:1042-1044.

[31] 李艳,康福霞,李园园,等. 机器人辅助腹腔镜行根治性前列腺切除术与传统开放根治术的护理观察比较. 护士进修杂志,2013,28(20):1844-1845.

[32] 过菲,杨波,黄子钧,等. 机器人辅助腹腔镜下根治性前列腺切除术中关键步骤的解剖细节分析. 中华泌尿外科杂志,2014,35(7):547-550.

[33] 钱伟庆. 机器人辅助腹腔镜下根治性前列腺切除术. 老年医学与保健,2015,21(4):202-204.

[34] 沈志远,钱伟庆,盛璐,等. 机器人辅助腹腔镜下根治性前列腺切除术与开放手术的对照研究. 中华泌尿外科杂志,2015,36(8):600-603.

[35] 施振凯,高旭,王海峰,等. 机器人辅助筋膜内前列腺癌根治术对术后尿控影响的研究. 中华腔镜泌尿外科杂志(电子版),2016,1:8-11.

[36] 黄勇,罗俊航,莫承强,等. 机器人辅助前列腺癌根治术和腹腔镜前列腺癌根治术的回顾性比较. 中华腔镜泌尿外科杂志(电子版),2017,2:4-8.

[37] 艾青,李宏召,马鑫,等. 机器人辅助腹腔镜前列腺根治性切除术中尿控和性功能保留的关键手术技巧. 微创泌尿外科杂志,2017,1:59-61.

[38] 郑月,王良梅. 机器人辅助腹腔镜前列腺癌根治术的围术期效果和护理. 全科护理,2017,3:335-337.

[39] 李利军,刘竞,马志伟. 腹腔镜与机器人辅助腹腔镜前列腺癌根治术治疗前列腺癌的效果比较. 广东医学,2017,4:563-566.

[40] 郝利娜,陈珂,鲁显福,等. 脑电双频指数联合肌松监测在机器人辅助腹腔镜前列腺癌根治术老年患者中的应用. 临床麻醉学杂志,2017,3:248-251.

[41] 江上军,汪朔. 腹腔镜与开放前列腺癌根治术的疗效对比分析. 中国内镜杂志,2014,2:133-136.

[42] 叶定伟,戴波. 开放性耻骨后前列腺癌根治术的手术技巧进展. 老年医学与保健,2007,3:182-185.

[43] 李雪梅,季惠翔,潘进洪,等. 开放和经腹腔镜前列腺癌根治术围手术期的临床差异分析. 第三军医大学学报,2013,15:1601-1603.

[44] 曹成.开放手术与经腹腔镜前列腺癌根治术的临床疗效分析.中国继续医学教育,2016,16:110-111.

[45] 邓志文.微创膀胱造口术与耻骨上膀胱造口术治疗急性尿潴留的疗效对比.临床合理用药杂志,2016,21:114-115.

[46] 张志红,孙静,李小改,等.膀胱造口患者术后预防尿路感染研究.中华医院感染学杂志,2015,6:1375-1377.

[47] 冀强,姚亚雄,王天喜,等.在腹腔镜膀胱全切术中应用输尿管皮肤乳头造口术的效果观察.当代医药论丛,2014,(3):111-112.

[48] 张泽键,王细生,彭乃雄,等.改良与传统输尿管皮肤造口术生命质量比较.中国医师进修杂志,2016,2:113-117.

[49] 王众,唐缨,武红涛.彩超引导下经皮肾穿刺造口术的临床应用.影像技术,2010,4:53-55.

[50] 夏要友,孙琰,张庶,等.经造口管超声造影在轻度肾积水肾造口术中的应用.中国医学影像学杂志,2013,8:614-616.

[51] Vesely S,Jarolim L,Schmidt M,et al. Stratification model based on early postprostatectomy prostate-specific antigenkinetics may help to reduce the risk of overtreatment in candidates for adjuvant radiotherapy. Scand J Urol,2017,24:1-6.

[52] Geurts N,Lamb AD,Lawrentschuk N,et al. Prostate-specific membrane antigen radioguided surgery:a promising utility. BJU Int,2017,120(1):5-6.

[53] Atalay HA,Canat L,Alkan I,et al. Prostate-specific antigen reduction after empiric antibiotic treatment does not rule out biopsy in patients with lower urinary tract symptoms:prospective,controlled,single-center study. Prostate Int,2017,5(2):59-64.

[54] Seo WI,Kang PM,Yoon JH,et al. Correlation between postoperative prostate-specific antigen and biochemical recurrence in positive surgical margin patients:Single surgeon series. Prostate Int,2017,5(2):53-58.

[55] Semerlian A,Tane Ja. Re:Diagnostic accuracy of multi-parametric MRI and TRUS biopsy in prostateCancer(PROMIS):A paired validating confirmatory study. J Urol,2017,198(1):101-102.

[56] Murray NP,Fuenteaba C,Reves E,et al. Comparison of two on-line risk calculators versus the detection of circulatingprostate cells for the detection of high risk prostate cancer at first biopsy. Jarch Esp Urol,2017,70(5):503-512.

[57] Simopoulos DN,Natarajan S,Jones TA,et al. Targeted Prostate Biopsy Using 68Gallium PSMA-PET/CT for Image Guidance. Urol Case Rep,2017,14:11-14.

[58] Pavlovich CP. Extraperitoneal robot-assisted radical prostatectomy:indications,technique and outcomes. Curr Urol Rep,2017,18(6):42.

[59] Vidmar R,Marcq G,Flamand V,et al. Salvage radical prostatectomy for recurrent prostate cancer. Morbidity,oncological and functional results. Prog Urol,2017,27(8-9):458-466.

[60] Lee SH,Seo HJ,Lee NR,et al. Robot-assisted radical prostatectomy has lower biochemical recurrence thanlaparoscopic radical prostatectomy:Systematic review and meta-analysis. Investig Clin Urol,2017,58(3):152-163.

[61] Liu Z,Li D,Chen Y. Endoscopic extraperitoneal radical prostatectomy after radical resection of pT1-pT2 rectal cancer:a report of thirty cases. Wideochir Inne Tecch Maloinwazyjne,2017,12(1):68-74.

[62] Kusaba T,Osafune T,Nagasawa M,et al. Endoscopic shielding of rectourethral fistula after laparoscopic radical prostatectomy:report of a case. Nihon Hinyokika. Gakkai Zasshi,2016,107(1):39-43.

[63] Tang KQ,Pang SY,Bao JM,et al. Three-dimensional versus two-dimensional imaging systems in laparoscopicradical prostatectomy for prostate cancer:a retrospective cohort study. Nan Fang Yi Ke Da Xue Xue Bao,2017,37(1):1-5.

[64] Abbou CC,Hoznek A,Salomon L,et al. Lapa-

roscopic Radical Prostatectomy with a Remote Controlled Robot. J Urol, 2017, 197 (2S): S210-S212.

[65] Novara G, Ficarra V, Rosen RC. Systematic review and meta-analysis of perioperative outcomes and complications after robot-assisted radical prostatectomy. Euro Urol, 2012, 62 (3):431-452.

[66] Ficarra V, Novella G, Novara G, et al. The potential impact of prostate volume in the planning of optimal number of cores in the system atic transperineal prostate biopsy. Eur Urol, 2005, 48(6):932-937.

[67] Ficarra V, Novara G, Rosen RC. Systematic review and meta-analysis of studies reporting urinary continence recovery after robot-assisted radical prostatectomy. Eur Urol, 2012, 62(3): 405-417.

[68] Fu ZF, Duan XF, Yang XH, et al. Transrectal ultrasound-guided biopsy for prostate cancer: an update. Zhonghua Nan Ke Xue, 2015, 21 (3):272-276.

[69] XU Yeqing, Guo Jianming, ZHU Yanjun, et al. Comparison of Puncture Methods for Transrectal Ultrasound-guided Prostate Biopsy at Various PSA Levels. Cancer Research on Prevention and Treatment, 2014, 41 (02): 124-127.

[70] Prayer-Galetti T, FicarraV, Franceschini R, et al. When to carry out prostate biopsy. Arch Ital Urol An drol, 2005, 77(1):3-16.

[71] Babar Nazir, FRCR. Pain during Transrectal Ultrasound-Guided Prostate Biopsy and the Role of Periprostatic Nerve Block: What Radiologists Should Know. Korean J Radiol, 2014, 15(5):543-553.

[72] Marc A, Bjurlin, Samir S. Taneja. Standards for prostate biopsy. Curr Opin Urol, 2014, 24 (2):155-161.

[73] Marc A Bjurlin, Xiaosong Meng, Julien Le Nobin, et al. Optimization of prostate biopsy: the role of magnetic resonance imaging targeted biopsy in detection, localization and risk assessment. J Urol, 2014, 192(3):648-658.

[74] Michael S, Cookson, Leonard G, Gomella. Optimization of Initial Prostate Biopsy in Clinical Practice: Sampling, Labeling, and Specimen Processing. J Urol, 2013, 189(6):2039-2046.

[75] Sharif-Afshar AR, Feng T, Koopman S, et al. Impact of post prostate biopsy hemorrhage on multiparametric magnetic resonance imaging. Can J Urol, 2015, 22(2):7698-7702.

[76] De Luca S, Passera R, Cappia S, et al. Pathological patterns of prostate biopsy in men with fluctuations of prostate cancer gene 3 score: a preliminary report. Anticancer Res, 2015, 35 (4):2417-2422.

[77] Cormio L, Lucarelli G, Netti GS, et al. Post-void Residual Urinary Volume Is An Independent Predictor of Biopsy Results in Men at Risk for ProstateCancer. Anticancer Res, 2015, 35(4):2175-2182.

[78] Sohail SK, Sarfraz R, Imran M, et al. Power doppler ultrasonography guided and random prostate biopsy in prostate cancer diagnosisa-comparative study. J Pak Med Assoc, 2015, 65 (1):65-68.

[79] Mottrie A, Ficarra V. Can robot-assisted radical prostatectomy still be considered a new technology pushed by marketers?. The I-DEAL evaluation. European Urology, 2010, 58 (4):525-527.

[80] Mottrie A, De Naeyer G, Novara G. Robotic radical prostatectomy: a critical analysis of the impact on cancer control. Current Opinion in Urology, 2011, 21(3):179-184.

[81] Secin FP, Jiborn T, Bjartell AS, et al. Multi-institutional study of symptomatic deep venous thrombosis and pulmonary embolism in prostate cancer patients undergoing laparoscopic or robot-assisted laparoscopic radical prostatectomy. Eur Urol, 2008, 53(1):134-145.

[82] Rozet F, Jaffe J, Braud G, et al. A direct comparison of robotic assisted versus pure laparoscopic radical prostatectomy: a single institution experience. J Urol, 2007, 178 (2):

478-482.

[83] Cáceres F, Sánchez C, Martinez-Piñeiro L, et al. Laparoscopic radical prostatectomy versus robotic. Arch Esp Urol, 2007, 60(4): 430-438.

[84] Mottrie A, De Naeyer G, Novara G. Robotic radical prostatectomy: a critical analysis of the impact on cancer control. Current Opinion in Urology, 2011, 21: 179-184.

[85] Silberstein Jonathan L, Vickers Andrew J, Power Nicholas E, et al. Pelvic Lymph Node Dissection for Patients with Elevated Risk of Lymph Node Invasion During Radical Prostatectomy: Comparison of Open, Laparoscopic and Robot-Assisted Procedures. J Endourol, 2012, 26(6): 748-753.

[86] Ishida M, Okabe H. Pagetoid spread of urothelial carcinoma in the epidermis surrounding aureterocutaneostomy. J Cutan Pathol, 2013, 40(8): 775-776.

[87] Degener S, Brandt AS, Lazica DA, et al. Imperative cystectomy in patients at risk. Ileal conduit orureterocutaneostomy?. Urologe A, 2012, 51(9): 1220-1227.

[88] Yoshida T, Takayama H, Uemura M, et al. Solitary skin metastasis adjacent to ureterocutaneostomy 4 years after radical cystectomy for bladder cancer. Jpn J Clin Oncol, 2012, 42(4): 331-334.

[89] Fu W, Yang Z, Xie Z, et al. Intravenous misplacement of the nephrostomy catheter following percutaneous nephrostolithotomy: two case reports and literature review. BMC Urol, 2017, 17(1): 43.

[90] Ou YC, Hung SC, Hwang LH, et al. Salvage Robotic-assisted Laparoscopic Radical Prostatectomy: Experience with 14 Cases. Anticancer Res, 2017, 37(4): 2045-2050.

[91] Hikita K, Honda M, Kawamoto B, et al. Evaluation of Incontinence after Robot-Assisted Laparoscopic Radical Prostatectomy: Using the International Consultation on Incontinence Modular Questionnaire Short Form and Noting the Number of Safety Pads Needed by Japanese Patients. Yonago Acta Med, 2017, 60(1): 52-55.

[92] Long JA, Poinas G, Fiard G, et al. Robot assisted radical prostatectomy: What are the evidences at the time of a specific funding? Prog Urol, 2017, 27(3): 146-157.

[93] Kural AR, Obek C, Doganca T. Can We Accomplish Better Oncological Results with Robot-Assisted Radical Prostatectomy? J Endourol, 2017, 31(S1): S54-S58.

[94] Johnston WK, Linsell S, et al. Survey of Abdominal Access and Associated Morbidity for Robot-Assisted RadicalProstatectomy: Does Palmer's Point Warrant Further Awareness and Study? J Endourol, 2017, 31(3): 283-288.

第 27 章

前列腺肉瘤手术

第一节 前列腺癌肉瘤

前列腺肉瘤(prostate carcinosarcoma)是发生于前列腺较少见的一种侵袭性恶性肿瘤,包括横纹肌肉瘤(prostatic rhabdomyosarcoma)、平滑肌肉瘤(prostatic leiomyosarcoma)、纤维肉瘤(fibrosarcoma)、梭形细胞肉瘤(fasciculated sarcoma、fusocellular sarcoma)、神经源性肉瘤(neurogenic sarcoma)、淋巴肉瘤(lymphosarcoma)、网状细胞淋巴肉瘤(reticulum cell sarcoma)、黏液肉瘤(myxosarcoma)、血管肉瘤(hemangiosarcoma、angiosarcoma)、软骨肉瘤(chondrosarcoma、chondroma sarcomatosum)、滑膜肉瘤(sliding form sarcoma)等。前列腺肉瘤常见的是横纹肌肉瘤、平滑肌肉瘤和纤维肉瘤;网状细胞淋巴肉瘤、血管肉瘤很少见。其中以横纹肌肉瘤最多见。本病发病率虽不高,但肉瘤生长十分迅速,当确诊时多属晚期,预后不良,确诊后大多数患者生存时间不超过1年。横纹肌肉瘤恶性程度极高,生长速度最快,患者几乎在1年内死亡。平滑肌肉瘤及纤维肉瘤生长较慢,预后稍好,平均生存时间为2～3年。因此,前列腺肉瘤早期诊断非常重要,当肿瘤局限在前列腺包膜内未转移者,行前列腺肉瘤根治效果最好,否则疗效差,预后非常不好。

【发病率】

前列腺肉瘤是一种少见的前列腺恶性肿瘤,西方发达国家前列腺肉瘤占前列腺恶性肿瘤的0.1%～0.3%,中国为2.7%～7.5%。1829年Stafford首先报道本病,国内曹晨涛于1930年首先报道1例。Lowsley等于1934年报道135例,28例发生于7岁以下,22例超过60岁。Stirling Ash于1939年报道35例,50%发生于10岁以内。1957年Compbell收集225例,50%以上是在10岁以内。据上海18家医院统计,1959—1979年,共发现前列腺肉瘤7例,其中6例的年龄为24～37岁,另外1例的年龄为62岁。因此,前列腺肉瘤可在任何年龄发病,好发于青年人及儿童,约30%发生于10岁以内,75%发生于40岁以内。

【病因】

其病因迄今不清,可能与胚胎发生、发育畸形、前列腺炎和会阴部创伤有关,可能与下列诱因有关。

1. *放射治疗引发肉瘤* 放射治疗引发的肉瘤现象,Frieben(1902)第一次报道和Perthes(1904)报道后已被详细描述。Beck(1922)首先描述放射治疗引发肉瘤。据文献报道放射治疗引发肉瘤主要发生于骨、胸壁、子宫、乳房、腹膜后肝、纵隔、骨盆、甲状腺、甲状旁腺、肺和胃等。Michael Scully报道1例前列腺癌经尿道前列腺切除术后，125 碘(^{125}I)置入放射治疗后 8 年发现前列腺肉瘤，另有文献报道 2 例前列腺癌行局部放射治疗的患者有肉瘤样改变。放射治疗可能是引起前列腺肉瘤的一种诱因。

2. 增生性病变引发肉瘤　Paul 总结了 22 例前列腺特定间质中肉瘤(prostate specific stromal sarcoma)及相关增生性病变的临床病理研究结果，在随访期内 4 例发展为前列腺肉瘤，因此，提出相关增生性病变可能为前列腺肉瘤的前期病变。肉瘤及相关的特定间质区增生病损很少见，只有少数个案报道结果采用很多不同的词来描述这些病变，如分叶状肉瘤(phyllodes sarcoma)、不典型肉瘤样增生(atypical sarcomatoid hyperplasia)、不典型纤维组织增生(atypical fibrous hyperplasia)、前列腺间质上皮样肉瘤(prostatic stromal epithelioid sarcoma)等。为了更好地确定这些病变在组织学上的特点，将其分为不能确定恶性的肉瘤样增生(malignant sarcomatoid hyperplasia)及前列腺间质肉瘤(prostatic stromal sarcoma，PSS)等。

【病理】

前列腺癌主要发生于前列腺上皮细胞，而前列腺肉瘤则发生于前列腺间质，起源于生殖束之中胚层组织，包括午非管及米勒管之终末部分，并可从尿生殖窦之环肌层而来，经不同程度分化可形成各种类型的肉瘤。常见的有横纹肌肉瘤、平滑肌肉瘤、纤维肉瘤，此外还有淋巴肉瘤、黏液肉瘤、血管肉瘤、软骨肉瘤、恶性纤维组织肉瘤(malignant fibrous histiocytoma)、恶性叶状囊肉瘤(malignant cystosarcoma phyllodes，MCSP)、原始神经外胚层组织肉瘤(primitive neuroectodermal tissue sarcoma)、癌肉瘤(carcinosarcoma)等，但比较少见。横纹肌肉瘤多见于小儿，平滑肌肉瘤多见于成年人。前列腺肉瘤病理结构形态各异，病理上最常见的为圆细胞肉瘤(round cell sarcoma)和梭状细胞肉瘤。圆细胞肉瘤，血管丰富常呈蜂窝状囊性病变，生长迅速。梭状细胞肉瘤多见于儿童，向周围浸润迅速充满盆腔并可向会阴部膨出。

1. 病理分类　Lowsley 将前列腺肉瘤的病理分为以下 3 类。

(1)肌肉瘤(myosarcoma)：包括横纹肌肉瘤、平滑肌肉瘤等。其中横纹肌肉瘤多见于儿童，而平滑肌肉瘤多见于成年人。

(2)梭形细胞肉瘤(fusocellular sarcoma)：包括纤维肉瘤和梭形细胞肉瘤等。

(3)其他肉瘤(other sarcoma)：包括黏液肉瘤、神经源性肉瘤、脂肪肉瘤、淋巴肉瘤、血管肉瘤、软骨肉瘤等。

2. 病理分类特征

(1)前列腺横纹肌肉瘤(rhabdomyosarcoma of prostate)：在显微镜下观察，横纹肌肉瘤可有不同的细胞类型。细胞呈小圆形，也可体积较大，具有横纹和边缘性空泡。细胞亦可呈长形，含有纵行排列的细胞核。瘤体内常有黏液性水肿和分化不良的细胞，核分裂活跃。平滑肌肉瘤的细胞呈长形，有钝端的核。

①胚胎性横纹肌肉瘤(embryonal rhabdomyosarcoma)：主要发生于 10 岁以下的婴幼儿和儿童，占儿童肉瘤的 50%～60%，形态学上表现为胚胎期 7～10 周的骨骼肌形态。组织学所见细胞稀少，呈疏松的编织状排列，间质黏液变性易见，横纹肌母细胞散在分布，分化差的区域由小而圆或卵圆的细胞组成，核浓染，胞质少而界限不清；分化好的区域可有横纹肌母细胞形成胞质红染，部分细胞胞质内可有横纹；部分病例可有不成熟的软骨或骨组织形成。其中葡萄状肉瘤指的是多倍体性胚胎性横纹肌肉瘤，外观呈葡萄状物突出到空腔组织，前列腺横纹肌肉瘤为实体肿块，而非葡萄状物。

②血管性(腺泡状)横纹肌肉瘤(alveolar rhabdomyosarcoma)：常见于 10～25 岁的青

少年。表现为胚胎 10～12 周的骨骼肌形态，由低分化的圆形或卵圆形细胞组成，有不规则的腺泡腔，在腺泡腔中偶见分化较高的横纹肌母细胞和多核巨细胞，通常转移至附近淋巴结，预后差。

③多形性横纹肌肉瘤（plemorphic rhabdomyosarcoma，PRMS）：多见于成年人。镜下瘤细胞异型性明显，可出现多种形态怪异的横纹肌母细胞，胞质丰富、红染，可见纵纹、横纹，核分裂象多见。

（2）前列腺平滑肌肉瘤（prostatic leiomyosarcoma）：多发生于中、老年人，恶性程度低。瘤细胞呈轻重不等的异型性，核分裂象的多少对判断其恶性程度有重要意义。恶性程度高者术后易复发，可经血行转移至肺、肝及其他器官。

（3）前列腺纤维肉瘤（fibrosarcoma of prostate）：分化好的瘤细胞多呈梭形，与纤维瘤有些相似，分化差的，则有明显的异型性；分化差者，生长快，易发生转移。

（4）前列腺血管肉瘤（angiosarcoma of the prostate）：非常罕见。起源于间充质的恶性肿瘤，由血管内皮细胞分化而来。1889 年由 Matthias 首先描述肿瘤由拉长的梭形巨核、饱满的多形性细胞组成。细胞核多样性明显，呈单核或多核。由小而致密的核到大而具有空泡的核多种形态，细胞核具有成群的染色质。细胞间质丰富，细胞排列成紧密的序列。恶性细胞中很少见有成形的血管结构抗原相关Ⅷ因子，免疫组化染色常呈阳性，可起到诊断作用，有助于分类。

（5）前列腺间质肉瘤（prostatic stromal sarcoma，PSS）：前列腺间质肉瘤病理特征 PSS 细胞形态各异，可为圆的饱满的、梭形的与 PSPUMP 相似但有更高的病理级别，核染色质增多，肿瘤细胞通常成层分布，可呈弥漫性被单状或短的簇状。

（6）恶性的肉瘤样增生（malignant sarcoma hyperplasia）：不能确定恶性的前列腺间质增生的病理特征，可见间质范围扩大。根据细胞级别、间质细胞不典型性及非肿瘤胞体成分，可将恶性的肉瘤样增生分为 4 种病理类型。

Ⅰ类：最常见形式，以间质细胞增生为特征，表现为细胞不典型增生并伴有良性前列腺腺体。间质细胞有圆的、饱满的及梭形的，核仁、胞质对比清晰。不典型细胞核增大呈多形性，偶有多核，核仁突出，相关的非肿瘤前列腺组织病理表现与正常非病变的腺体无显著差异。

Ⅱ类：与Ⅰ类相似，只是无细胞学上的不典型细胞出现，而以间质细胞增多为特征，非肿瘤的腺体成分不明显。

Ⅲ类：与乳腺癌分叶状肿瘤相似，间质增多并伴有非肿瘤性腺体成分有不同程度增生。不典型细胞与Ⅰ类相似，腺体成分似上皮线状，与腺癌中分叶状肿瘤相似，有不同程度增生出现。

Ⅳ类：过多的间质增生没有腺体成分，间质细胞与其他形式的细胞一样，但没有不典型细胞。

（7）前列腺癌肉瘤（carcinosarcoma of prostate）：最近有文献报道少见的前列腺肉瘤，Mayo Clinics 总结了美国近 50 年的病理资料仅发现 21 例。前列腺癌肉瘤分为两种：一种以腺癌成分为主，一种以肉瘤成分为主。肉瘤的组织学类型包括骨肉瘤、平滑肌肉瘤、纤维肉瘤、恶性纤维组织细胞瘤。描述有癌样或肉瘤样成分双期生长的肿瘤，依据光镜、免疫组化电镜特点进行分型如下。

Ⅰ型：光镜表现能证实癌样或肉瘤样区域，而且肉瘤样区域能通过免疫组化和电镜证明上皮样分化。

Ⅱ型：光镜检查提示有肉瘤样组织，但免疫组化或电镜检查可以解释癌样区别。

Ⅲ型：光镜检查显示癌样和肉瘤不同，但是肉瘤样病变分化非常差，以至于上皮分化不能被特殊检查证实。

癌肉瘤的特点：上皮成分的缺损和腺癌的病史，前列腺癌肉瘤病理诊断有时较困难，在成年患者与前列腺肉瘤样腺癌更难鉴别。前列腺癌要求去势治疗，而对于前列腺肉瘤去势则有害无益，因此明确的病理诊断极为重要。最好能结合光镜、电镜和免疫组化综合判断。

(8)肿瘤标记物(tumor marker)：其免疫组化检测指标有以下几类。

①间叶组织肿瘤标记物

a. 波形蛋白(vimentin)：52～58ku的胞质蛋白分布于间叶细胞及其起源的肿瘤内，因上皮细胞及其肿瘤不含此蛋白，所以是正常间叶细胞及其肿瘤的特异标志物。

b. 肌红蛋白(myoglobin)：17.8ku的胞质蛋白存在于正常横纹肌组织中，是横纹肌肉瘤的特异标志物。一般来说，正常萎缩和退变的横纹肌和心肌以及所有类型的横纹肌肉瘤，均可见肌红蛋白阳性表达。

c. 结蛋白(desmin)：50～55ku的细胞质蛋白，常定位于成人骨骼肌的Z区、心肌的插入区和内脏平滑肌的胞质，后者多呈弥漫性分布在子宫、皮肤、胃肠道及其他部位的平滑肌肿瘤中，均呈阳性反应，在胚胎或成人横纹肌或平滑肌细胞及其肿瘤中均可表达。

波形蛋白、肌红蛋白、结蛋白是前列腺肉瘤重要的组织标志物，有文献报道，一组62例横纹肌肉瘤中58例结蛋白抗体anti-desmin阳性染色是横纹肌肉瘤最敏感的标志物。

②神经和内分泌细胞标记物：即S100蛋白。1965年Moor从牛脑溶液中分离出来一种高度酸性钙结合蛋白，分子量为21ku，是神经系统特异性蛋白，即S100蛋白存在于胶原细胞和施万细胞及其肿瘤中，在前列腺软骨肉瘤中可见阳性表达。

③上皮肿瘤标志物

a. 上皮膜抗原(epithelial membrane antigen，EMA)：是上皮细胞分泌的一种乳脂小球膜糖蛋白，广泛存在于各种上皮细胞及其肿瘤组织中，也存在于间皮细胞、浆细胞组织细胞和T细胞淋巴癌中，尤其是分化较差的癌，EMA有时可呈强阳性表达。EMA可作为上皮源性肿瘤常用标志物。

b. 前列腺特异性抗原(prostate specific antigen，PSA)。

c. 前列腺酸性磷酸酶(prostate acid phosphatase，PAP)：前列腺酸性磷酸酶是一种前列腺外分泌物中能水解磷酸酯的糖蛋白。在前列腺癌时，血清中PAP水平明显升高，且其升高程度与前列腺癌的病情基本呈平行关系。PAP对前列腺癌的早期诊断意义不大，但对监测前列腺癌的治疗效果、有无复发和转移及预后则有重要意义。

d. 角蛋白(keratin)：细胞角蛋白是一种常用的肿瘤免疫组织化学标记物，阳性表达见于上皮细胞癌、间皮细胞癌及间皮瘤等。

上述4种上皮源性标志物在前列腺肉瘤组织中表达阴性，在腺癌成分中呈阳性反应有利于鉴别诊断。

【临床分期】

前列腺肉瘤生长迅速，体积较大，直径很少<5cm，最大直径可为20cm，可填满整个骨盆腔。1951年Kawaichi及Cooper报道1例平滑肌肉瘤重量超过3kg，肿瘤外观与其他组织肉瘤无异。肿瘤常环绕膀胱颈部，易发生完全性尿潴留，如朝向会阴或直肠可引起排便障碍。巨大者可压迫下端输尿管引起肾输尿管积水，侵犯骨盆可引起溶骨性破坏。早期引起血管淋巴浸润，产生局部淋巴转移，通过血行可转移至肺、肝、骨骼等。75%的病变可局部扩展至尿道、膀胱及精囊等。Chavimi分期，根据肿瘤范围是能被否被切除分为4期，对治疗和预后也有一定意义。

Ⅰ期：肿瘤局限，能完会被切除，区域淋巴结阴性。

$Ⅰ_A$：切缘镜检阴性。

$Ⅰ_B$：切缘镜检阳性。

Ⅱ期：肿瘤浸润到邻近组织，不能完会被切除，区域淋巴结镜检阴性。

Ⅲ期：肿瘤扩散到邻近组织，不能完会被切除，区域淋巴结镜检阳性。

Ⅳ期：远处转移。

【诊断】

1. 临床表现　前列腺肉瘤早期多无症状，生长速度极快，出现临床症状时多属晚期，此时肿瘤已相当大，甚至充满整个盆腔。前列腺肉瘤多发于年轻人，如果年轻人突然出现下述症状时，应怀疑患有本病。

(1)进行性排尿困难：肿瘤压迫膀胱及尿道导致膀胱颈部梗阻，表现为尿频、尿痛及进行性排尿困难，以致尿潴留。

(2)排便困难：肿瘤如压迫浸润到直肠，可出现排便困难，以致肠梗阻。

(3)双侧肾输尿管肾积水：如果压迫输尿管，可引起双侧肾输尿管肾积水、肾功能损害和尿路感染。

(4)下肢水肿和疼痛：如果压迫静脉、淋巴管或神经，可引起下肢水肿和疼痛。

(5)恶病质：晚期症状有盆腔及会阴疼痛，患者明显消瘦、贫血及恶病质。转移至肺、肝、骨者，出现转移病变症状。肉眼血尿较少见。

2. 体检　直肠指检可触及肿大的前列腺，柔韧而具弹性，可有波动感，表面光滑。儿童患者，瘤体质地柔韧；老年人则瘤体质地较硬。或可扪及分叶或结节。由于肉瘤生长迅速，瘤体可发生出血坏死或退行性变，瘤体外观多呈椭圆形。当充满整个盆腔，可触及下腹无痛的前列腺巨大肿块。

3. 影像学检查

(1)B超：显示前列腺体积增大，向膀胱内突出，形态不规则，包膜不整齐或有缺损，其内有实质性低回声或无回声区。

(2)CT：前列腺肉瘤与前列腺密度一致，增强 CT 可显示均匀强化的肿瘤，可见结节状增强，肿瘤坏死导致孤立的低密度区及膀胱、直肠、盆腔肌肉受累征象。

(3)MRI 检查：磁共振在肿瘤分期上用途较大，有较好的对比分辨力和空间分辨力。MRI 在矢状面和冠状面上的扫描，使其在诊断膀胱颈部和膀胱顶部的肿瘤方面有较大优势，如肿瘤侵及前列腺及精囊，则 MRI 有较好的应用价值。

(4)IVU 检查：若双侧输尿管下端受肿瘤压迫并向上移位，双侧输尿管、肾盂扩张积液，输尿管向上返折呈钩状；可见膀胱向上移位，膀胱颈部巨大的突向膀胱内的充盈缺损影。

(5)膀胱尿道造影：显示膀胱和尿道受压变形、移位，膀胱颈部有巨大的突向膀胱内的充盈缺损影。

(6)X 线检查：在肿瘤有转移时，骨盆 X 线片检查显示有骨破损病变。前列腺肉瘤骨转移不同于前列腺癌的骨转移，前列腺肉瘤骨转移较前列腺癌更为广泛，为溶骨性破坏，而前列腺癌的骨转移常为成骨性表现。有 40%可发生远处转移。如摄 X 线片可发现骨骼及肺的转移病灶。

(7)核素检查：最近有文献报道应用^{131}I 标记的单克隆抗体 RuD10 的免疫扫描，在诊断横纹肌肉瘤方面有重要作用，这种方法是目前现有诊断方法的重要补充。在肿瘤有骨转移时行核素骨扫描可见骨破损病变。

4. 膀胱镜检查　膀胱因肿块向内压迫造成膀胱容量减少，膀胱颈部、三角区由外向内压迫膀胱，呈外压性肿块。

5. 前列腺穿刺活检　是一种极为重要的检查方法，可由之获得病理结果以明确诊断，并确定其病理组织类型，对指导不能采取手术治疗的晚期患者放射治疗、化学治疗具有重要意义。

6. 实验室检查

(1)尿常规：可有镜下血尿，梗阻合并感染时尿中可出现白细胞增多，血常规检查大部分在正常范围，晚期可以有贫血、红细胞沉降率增快,肿瘤压迫输尿管下端可引起肾积水,肾功能障碍时血尿素氮、肌酐升高。

(2)肿瘤标志物:血清前列腺特异性抗原(PSA)、血清酸性磷酸酶及血清碱性磷酸酶测定均正常,这有助于与前列腺癌相鉴别。

【鉴别诊断】

1. 前列腺囊肿　存在尿频、尿急、排尿困难等症状;直肠指检前列腺增大,有囊性感;但穿刺时可抽出囊性液体;B型超声检查有圆形或椭圆形的透声区,边界整齐。

2. 前列腺脓肿　尿频、尿急、排尿不畅、排便痛等症状相似,但是全身症状明显,如发热、寒战等。直肠指检前列腺压痛明显;前列腺液镜检有较多脓细胞,培养可发现致病菌。B型超声检查,前列腺内出现边界不整齐的透声区或内部低回声区,穿刺可获脓液。

3. 精囊肿瘤　精囊恶性肿瘤少见,主要为腺癌。发病年龄为24～90岁,平均62岁,40%在40岁以前发病。症状有血精、排尿中有稠厚胶样物、间歇性血尿、尿频及排尿困难等。直肠指检在前列腺上方触及不规则硬块,与前列腺融合而分界不清。静脉尿路造影显示一侧或双侧输尿管梗阻。膀胱镜检见三角区或颈部抬起。精囊造影时可见精囊阻塞、变形或充盈缺损。正常精囊B超纵切面图,在膀胱后方两侧呈牛角形低回声,尖向上、底与前列腺相接,内部有条状回声,隐约把精囊分隔,横切面见膀胱后方两侧圆形低回声区。精囊肿瘤超声图像表现为精囊增大、增厚,形态失常,内部条状回声消失或因癌肿堵塞精囊的排出通路,精囊淤积形态增大,CT及磁共振成像显示精囊区占位病变,并可显示肿瘤范围及淋巴结转移。

4. 其他　前列腺肉瘤还需与前列腺癌、前列腺增生、包囊虫病、膀胱后腹腔肿瘤进行鉴别。

【治疗原则】

前列腺肉瘤是一种预后不佳的恶性肿瘤,治疗原则如下。

1. 手术治疗

(1)根治性前列腺切除术:当前列腺肉瘤局限于前列腺被膜内,尚未向外浸润时,应尽早手术治疗,行根治性前列腺切除术。

(2)前列腺肉瘤电切术:Ⅱ期,肿瘤浸润到邻近组织;Ⅲ期,肿瘤扩散到邻近组织;Ⅳ期,远处转移的前列腺肉瘤患者,排尿困难或尿潴留,经尿道前列腺肉瘤电切术。但电切只能切个通道,让患者能自行排尿,以提高生活质量,延长患者生命。

(3)全盆腔脏器切除术:当肿瘤仅局部扩展到膀胱及直肠,尚无远处转移者,病灶局限于盆腔中央,更利于完全切除者,可采用全盆腔脏器切除术。全盆腔脏器切除术,属姑息性手术,要行粪尿双改道,损伤大,并发症多,只能延长患者生命。

(4)尿流改道术

①双侧输尿管皮肤造口术:当前列腺肉瘤长大压迫膀胱及双侧输尿管口,双肾积水、肾功能损害以致尿毒症时,只能行双侧输尿管皮肤造口术,以延长患者生命。

②肾造口术:晚期前列腺肉瘤巨大占据整个盆腔,引起双肾积水肾功能损害者,已失去上述手术治疗机会者,则可行肾造口术,为缓解尿毒症,延长患者生命。

(5)大便改道术

①乙状结肠造口术:当前列腺肉瘤增大压迫直肠,引起排便困难或肠梗阻,失去行全盆腔脏器切除术者,可选择做乙状结肠造口术,以解除排便困难或肠梗阻,延长患者生命。

②横结肠造口术:当前列腺肉瘤增大占据整个盆腔,引起排便困难或肠梗阻,失去做乙状结肠造口术者,为延长生命,可选择行横结肠造口,以解除肠梗阻,延长患者生命。

2. 放射治疗　对无法进行手术的患者,放射治疗仅对少数淋巴肉瘤和网织细胞肉瘤敏感,对平滑肌肉瘤也有一定帮助。有学者认为,对横纹肌肉瘤进行放射治疗,则可能造成肿瘤的发展。

3. *化学治疗*　化学治疗可在提高肿瘤组织内化疗药物剂量、增强疗效的同时，降低不良反应。放线菌素 D、长春新碱、环磷酰胺等有一定疗效，与放射治疗联合应用具有协同作用。

对成年患者，建议用下列方案：术前选用多柔比星化学治疗，接着行前列腺和盆腔放射治疗，然后行根治性膀胱前列腺切除术和盆腔淋巴结清扫术，术后应用多柔比星和达卡巴嗪行周期性化学治疗。

近年来，有学者建议儿童患者可先化学治疗，再放射治疗。儿童患者最好的治疗方案是术前应用 VAC 方案（长春新碱、放线菌素 D 和环磷酰胺）化学治疗，外科手术切除，然后行保留膀胱的手术，多数患儿需要膀胱切除和尿流改道，但应尽一切努力保留直肠。术后放射治疗（有肿瘤残存时）及周期性预防化学治疗。这种方案对儿童患者的预后有惊人的改善。

【预后】

前列腺肉瘤早期诊断困难，其病程发展极快，确诊时多属晚期，预后不良；明确诊断后，大多数患者生存期不超过 1 年。横纹肌肉瘤恶性程度极高，生长速度最快，患者几乎皆在 1 年内死亡，出现症状平均存活 6.5 个月。纤维肉瘤生长较慢，预后稍好，20 岁以上平均生存 2～3 年，20 岁以下者则为 2.5 年。婴幼儿前列腺肉瘤发展及转移较成年人迅速而广泛，从有症状开始到死亡，10 岁以下儿童平均为 3 个月，而成年人约为 1 年。近年来，由于采用手术、放射治疗和化学治疗等方法，儿童横纹肌肉瘤的预后已发生改变。对局限性病变，在手术后再进行 2 年化学治疗，患儿无瘤存活率可达 54%。这一进展使人们看到了希望。

第二节　根治性前列腺肉瘤切除术

当前列腺肉瘤局限于前列腺被膜内，尚未向外浸润时，行根治性前列腺切除术，效果最好。应尽早手术治疗。

【适应证】

仅局限于前列腺包膜内，尚未向外浸润的Ⅰ期前列腺肉瘤，能完全被切除者，早期做根治性前列腺切除术，疗效最佳。

【禁忌证】

1. Ⅱ期，肿瘤浸润到邻近组织的患者；Ⅲ期，肿瘤扩散到邻近组织的患者；Ⅳ期，远处转移的前列腺肉瘤患者。

2. 前列腺肉瘤合并严重心、肺、肝、肾、脑血管疾病，一般情况差，不能耐受手术者。

3. 肠梗阻、腹壁感染、泌尿系统感染、大量的腹腔积血、弥漫性腹膜炎、可疑恶性腹水等的前列腺肉瘤患者。

4. 未控制的腹膜炎患者。

5. 既往有腹腔手术、盆腔手术、盆腔放射治疗史，盆、腹腔粘连不便行腹腔镜前列腺肉瘤根治术的患者。

6. 对于并存疝或主动脉瘤的患者，应慎行腹腔镜前列腺肉瘤根治术。

7. 凝血功能紊乱未纠正者。

8. 糖尿病未控制者。

9. 严重尿道狭窄者。

10. 体型过度肥胖，前列腺体积巨大者，手术难度大。

【术前准备】

1. 控制泌尿系统感染。

2. 有下尿路梗阻者术前保留导尿。

3. 有心、肺并存疾病者，术前应给予相应治疗。

4. 备血 600～800ml。

5. 术中有损伤肠道的可能，术前应行肠道准备：术前 3d 口服甲硝唑（每次 0.2g，每天 3 次）、左氧氟沙星（每次 500mg，每天 1

次)，术前 1d 流质饮食、术前清洁灌肠。

【麻醉和体位】

采用全身麻醉。患者取 20°～30°头低足高位。

【术式简介】

1. 开放性前列腺肉瘤根治术(open radical resection of the prostate sarcoma) 同开放性前列腺癌根治术的手术要点。

2. 腹腔镜下前列腺肉瘤根治术(laparoscopic radical resection of prostate sarcoma) 同腹腔镜前列腺癌根治术的手术要点。

3. 机器人辅助腹腔镜下前列腺肉瘤根治术(robot assisted laparoscopic radical resection of prostate sarcoma) 同机器人辅助腹腔镜前列腺癌根治术的手术要点。

【术后处理】

同腹腔镜下前列腺癌根治术及开放性根治性前列腺切除术术后处理。

【并发症防治】

同腹腔镜下前列腺癌根治术及开放性根治性前列腺切除术后并发症防治。

第三节 前列腺肉瘤电切术

【适应证】

Ⅱ期，肿瘤浸润到邻近组织的患者；Ⅲ期，肿瘤扩散到邻近组织的患者；Ⅳ期，远处转移的前列腺肉瘤患者，排尿困难或尿潴留者，可经尿道前列腺肉瘤电切术。

【禁忌证】

同前列腺肉瘤根治性前列腺切除术的禁忌证。

1. 前列腺肉瘤合并严重心、肺、肝、肾、脑血管疾病，一般情况差，不能耐受手术者。

2. 前列腺肉瘤合并泌尿系统感染未控制者。

3. 凝血功能紊乱未纠正者。

4. 糖尿病未控制者。

5. 重度尿道狭窄者。

【术前准备】

1. 合并尿路感染者应用抗生素治疗，控制感染。

2. 合并高血压、心肺功能不全者，应先给予治疗，使病情稳定。

3. 合并糖尿病病情控制后。

4. 合并尿道狭窄者应行尿道扩张治疗，或行尿道内切开后，或尿道狭窄处切开后。

5. 残余尿量过多继发双肾积水、肾功能损害者，宜先留置导尿管引流尿液，待肾功能改善后。

6. 心动过缓、阿托品试验阴性患者，术前应安装临时起搏器。

【麻醉及体位】

同前列腺癌电切术的麻醉及体位。

【手术要点】

同前列腺癌电切术手术要点。但电切只能切个通道，让患者能自行排尿，以提高生活质量，延长寿命。由于肿瘤不断生长，术后一段时间，肿瘤又挤压、阻塞尿道，逐渐又出现排尿困难或尿潴留。

【术后处理】

同前列腺癌电切术手术后处理。

【并发症防治】

同前列腺癌电切术后并发症防治。

【评析】

对排尿困难或尿潴留的Ⅱ期(肿瘤浸润到邻近组织)、Ⅲ期(肿瘤扩散到邻近组织)及Ⅳ期(远处转移)的前列腺肉瘤患者，电切只能短期改善排尿困难及尿潴留。

第四节 全盆腔脏器切除术

全盆腔脏器切除术（total pelvic exenteration，TPE），是指切除盆腔肿瘤及盆腔全部受侵及脏器的一种手术方式，包括盆腔肿块、膀胱、远侧输尿管、前列腺及精囊，远段乙状结肠与直肠、转移淋巴结、盆底腹膜、肛提肌及外阴。对于女性，还包括子宫、阴道等。该术式能在一定程度上提高晚期盆腔肿瘤患者的生存率。1948 年，Brunshwig 首先报道该术式，开始用于进展期及复发性子宫颈癌、子宫内膜癌的手术治疗。Appleby 于 1950 年施行于进展期直肠癌患者。有文献报道早期 TPE 死亡率达 30%，但随着技术的改进，生存率、发病率及死亡率均有明显的改善，目前 TPE 死亡率<5%。虽然术后并发症发生率仍达 50%，同时给患者生理及心理带来影响，但该术式对提高患者生存率及改善症状有重要意义。汤坚强（2014）报道，北京大学医院普通外科自 1989 年行第 1 例 TPE 以来，每年完成 30 余例 TPE，至今已完成 200 余例 TPE 手术。

【适应证】

1. 前列腺肉瘤：肿瘤仅局部扩展到膀胱或直肠，病灶局限于盆腔中央，盆壁未受累，盆腔内还有手术操作的空间，便于完全切除，无肝、肺、骨等多发转移证据，无腹水的患者。

2. 盆腔内侵犯广泛的直肠癌、膀胱癌等，尤其是盆腔内复发的恶性肿瘤者。

3. 妇科晚期癌瘤侵犯膀胱、输尿管或直肠等盆腔器官，盆壁未受累，无盆腔外转移，且患者全身情况良好、心理素质好，能承受大的手术者。

【禁忌证】

1. 巨大前列腺肉瘤，已占据大部分或整个盆腔，无手术操作空间者。

2. 前列腺肉瘤肿瘤与盆壁固定、坐骨神经分布区疼痛、下肢进行性水肿、盆壁大血管侵犯者。

3. 前列腺肉瘤肿瘤远处转移、腰肌转移、腹腔骨盆承重部分破坏者。

4. 合并严重心、肺、脑血管疾病，一般情况差，不能耐受该手术者。

5. 严重的盆腔粘连：多次手术如肠道手术、造成重要脏器或组织周围致密、广泛粘连，如输尿管、肠曲的粘连，肠梗阻，在分离粘连过程中造成重要脏器或组织损伤者。

6. 糖尿病未控制者。

7. 凝血功能障碍未纠正者。

8. 任何感染性因素在术前未控制者。

9. 腹部疝或横膈疝：人工气腹的压力可将腹腔内容物压入疝孔，引起腹部疝的嵌顿。腹腔内容物经膈疝进入胸腔，可影响心肺功能者。

【术前准备】

1. 术前交流：前列腺肉瘤预后不良，术前患者要知道术后身体外貌和功能的改变，要粪尿改道。手术风险大、并发症多，术后肿瘤有复发及转移的可能，手术只能延长寿命。

2. 肠道准备：术前 3d 肠道准备；术前清洁灌肠后留置肛管，并灌入约 100ml 碘伏保留 10～15min 左右，防止感染。

3. 准备下腹及会阴皮肤。

4. 术前置胃管及肛管。

【麻醉体位】

气管内插管全身麻醉。患者取截石位，该体位允许腹部及会阴部手术操作。头低仰卧位，用海绵垫将骶尾部垫高。

【术式简介】

全盆腔脏器切除术包括开放性全盆腔脏器切除术、腹腔镜全盆腔脏器切除术及机器人辅助下腹腔镜全盆腔脏器切除术。切除范围包括膀胱、前列腺及其肿瘤、精囊、乙状结肠远端、全部直肠以及被肿瘤侵及的肠系膜下动脉及其区域淋巴结、全直肠系膜、肛提肌、坐骨直肠窝内脂肪、肛管及肛周3～5cm的皮肤、皮下组织及全部肛门括约肌。

1. 开放性全盆腔脏器切除术

(1)麻醉：消毒后留置导尿管排空膀胱。

(2)切口：中下腹正中绕脐切口。长度以能充分暴露术野为度。分离膀胱前间隙及膀胱两侧，推开腹膜返折部，显露膀胱前壁直达前列腺。

(3)探查：中下腹正中绕脐切口切开，进入腹腔，探查肝、胆、胰、脾、胃肠有无转移病变，腹膜后和髂窝有无肿大淋巴结。任何可疑病灶送冷冻切片，明确有无转移；有转移者，不宜手术。其次，探查膀胱、前列腺及直肠局部病灶与周围组织的关系，有无切除的可能，如局部病灶未侵及盆壁，还有可操作的空间及活动度时，且肝无转移，可考虑行做全盆脏器切除术。

(4)解剖游离膀胱及前列腺：从耻骨后逐一分离膀胱前间隙及两侧，从两侧向膀胱后壁推开腹膜，钝性分离并在膀胱后汇合，游离出膀胱顶部脐韧带，将其逐一切断，将膀胱后部腹膜剥离，当腹膜与膀胱壁粘连，疑有局部浸润时，应在距粘连部边缘2cm以上处环形剪开腹膜，使粘连部腹膜保留在膀胱壁上，留待一并切除。向下分离膀胱后壁下达膀胱直肠返折处，分别解剖游离左、右输尿管，在靠近膀胱壁切断，在腹腹后游离一段待做造口。并逐一游离膀胱两侧韧带到前列腺两侧，耻骨后静脉丛给予缝扎止血，耻骨后进一步分离，将耻骨前列腺韧带分离、切断，结扎其间的阴茎背深静脉，到前列腺以至膜部尿道。解剖游离前列腺两侧及耻骨后膜部尿道为止。将尿道内导尿管拔出，尿道用长钳钳夹后切断，缝扎止血。

(5)解剖游离直肠

①分离乙状结肠：经腹在盆腔内剪开乙状结肠左侧系膜根部，再剪开乙状结肠右侧系膜根部，在终末支乙状结肠动脉分出的下方结扎切断直肠上动脉；也可以在肠系膜下动脉根部2 cm处结扎切断。自肠系膜下动脉根部高度，在其左侧约2cm处可找到肠系膜下静脉并清除其周围的结缔组织，在与肠系膜下动脉相同的高度结扎并切断之。结扎直肠上动、静脉，注意观察直肠上动脉分支与动脉网的情况，按供血情况选择乙状结肠造口的肠段。应在直视下紧贴直肠系膜背侧进行锐性分离，尽可能保留骶前神经丛，并注意勿损伤骶前静脉丛，特别忌用暴力进行钝性分离。分离、切除左右髂总动脉前的脂肪淋巴组织。盆侧壁分离过程中主张先结扎髂内动脉，清扫肉眼见不到的(0.5cm以上)区域淋巴结。

②分离直肠：切开直肠旁盆侧腹膜，紧贴骶前凹向直肠方向钝性分离直肠后壁组织，直至骶尾骨处(肛提肌平面)，使直肠后壁完全游离。分离到膜部尿道近肛门水平。分离时注意勿损伤骶前静脉丛，否则出血不易控制。

③切断直肠侧韧带：直肠后壁充分游离后将直肠向上、向一侧牵拉，显露一侧直肠侧韧带，均给予钳夹、切断、残端缝扎，直至直肠几乎完全游离。

④切断乙状结肠：用两把有齿钳夹住乙状结肠直肠上部，在两钳之间切断，切断端用碘伏消毒，并用胶袋包扎两断端切口，防止粪便污染伤口。此时膀胱、前列腺及乙状结肠直肠已全部游离到盆底部。

(6)切除全膀胱及直肠：如肿瘤未侵及肛管，经肛管灌入碘伏消毒直肠，保留5min后排尽，拔除肛管。在靠近肛管处横断，将整个膀胱、前列腺及其肿瘤、精囊、乙状结肠远端、全部直肠及其被侵及的肿瘤、肠系膜下动脉及其区域淋巴结、直肠系膜，即将全膀胱及直肠全部切除。断端彻底缝扎止血。如肿瘤累及肛管者，则应将肛管一起切除。

(7)粪尿改道选择：现有如下4种可供选择的粪尿改道方法。

①回肠代膀胱及乙状结肠左下腹造口

术：如无肠梗阻，一般情况尚好者，可选择回肠代膀胱右下腹造口，术后大小便好护理。回肠代膀胱是切取距回盲部 10～15cm 回肠段，长 15～20cm 完整血供的回肠，将双输尿管移植于该段回肠上，近心端缝合封闭，远端在右下腹壁造口，然后将切取回肠后的回肠两端吻合以恢复肠道的连续性。乙状结肠左下腹造口见图 27-1A、B。手术较复杂，术后肠道并发症较多。如前列腺肉瘤病情危重，有肠梗阻者，影响做回肠代膀胱术。

②双输尿管皮肤造口及乙状结肠左下腹造口术：如病情较危重伴肠梗阻者，可选择双侧输尿管皮肤造口，左侧造口偏上左侧平脐，乙状结肠左下腹造口偏下部位，便于用粘贴袋收集尿及粪便。手术方法较简便，损伤最轻，术后恢复较快，并发症最少。但术后护理较复杂（图 27-1C）。

③双输尿管皮肤造口及横结肠造口术：此术式，双输尿管皮肤造口位于左、右下腹部，横结肠造口位于中上腹，则选择横结肠造口，术后大小便好护理，手术方法较简便，损伤较轻，术后恢复较快，并发症较少。但横结肠造口以下段结肠存在问题（图 27-1D）。

（8）乙状结肠代膀胱右下腹造口及乙状结肠左下腹造口术：损伤轻，术后恢复较快，并发症少。但术中切取 15～20cm 完整血供的一段乙状结肠，将双输尿管移植于该段肠上，近心端缝闭，远端在右下腹壁造口。此法难度极大，乙状结肠的肠系膜长度多不够，使该段乙状结肠移到右下腹造口难度极大。故此法很少应用。

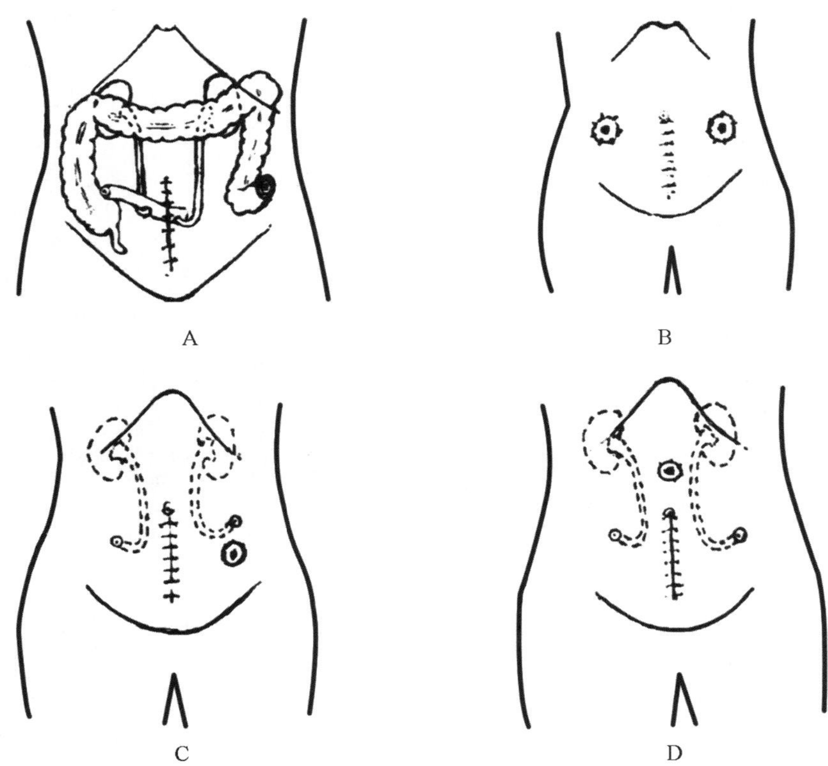

图 27-1　全盆腔脏器切除术后粪尿改道选择

A、B. 回肠代膀胱及乙状结肠左下腹造口术；C. 双输尿管皮肤造口及乙状结肠左下腹造口术；D. 双输尿管皮肤造口及横结肠造口术

(9)结束手术

①彻底止血:盆腔内渗血要完全制止,特别是前列腺两侧附近要注意。

②冲洗盆腔:用大量蒸馏水冲洗盆腔,可以看清有无小的出血点,还可清除由于广泛淋巴管破坏而可能残留的癌细胞。

③留置引流管:经耻骨上及经肛门切口分别留置胸腔引流管,术后观察有无继发性出血,引尽盆腔内渗血及渗液,防止伤口感染。

④缝合切口,结束手术。

2. 腹腔镜全盆腔脏器切除术(laparoscopic total pelvic exenteration) 腹腔镜技术在最近几年进展非常迅速。腹腔镜的适应证也已经被扩宽,在很多外科领域代替开腹手术已成为必然。因腹腔镜微创手术具有术中出血少、术后疼痛轻及住院时间短等优点。其手术要点如下。

(1)静脉复合全身麻醉后,患者仰卧位,呈反弓张状,伸展髂骨翼。双腿置截石位,用厚泡沫垫保护患者的胸部、大腿和其他受压部位。保留导尿使膀胱空虚。

(2)在患者脐下与下腹部做长 0.5~2cm 的 5 个小切口,呈扇形展开。建立气腹,分别导入 5mm、10mm Trocar 为操作通道。通过这些通道,手术步骤与开放性全盆腔脏器切除术相似。只是保留肛管及肛门,用闭合器闭合肛门后切除整个膀胱、前列腺及其肿瘤、精囊、乙状结肠远端、全部直肠及其被侵及的肿瘤、肠系膜下动脉及其区域淋巴结、直肠系膜、肛提肌、坐骨直肠窝内脂肪等组织。

(3)粪尿改道的选择:同开放性全盆腔脏器切除术的粪尿改道的方法及选择。

3. 机器人辅助腹腔镜全盆腔脏器切除术(robot assisted laparoscopic total pelvic exenteration) 机器人技术的发展促进了微创外科技术在盆腔肿瘤治疗方面的应用。机器人在手术过程中为外科医师提供了三维视觉系统、腕部仪器、人体定位几个腹腔镜没有的优势,提高术中识别组织平面、血管、神经的能力。手术要点如下。

(1)麻醉和体位:同腹腔镜下全盆腔脏器切除术的麻醉和体位。

(2)机器人手术系统:Da Vinci 机器人手术系统。

(3)机器人安装:同前列腺癌 Da Vinci 机器人手术系统机器人安装。

(4)手术通道:同前列腺癌 Da Vinci 机器人手术系统机器人手术通道。

(5)手术步骤:常规建立气腹,于脐右上方 45° 10cm 处放置机器人腹腔镜镜头,平脐右侧腋前线处放置第 1 机械臂,于脐左上方 45° 10cm 处放置第 2 机械臂,机械臂孔与镜头孔呈等腰三角形,镜头孔处为等腰三角形顶点。患者左侧腋前线平髂前上棘上方 5cm 处建立助手操作孔,同时该操作孔连接气腹机。手术步骤和方法同腹腔镜全盆腔脏器切除术的手术步骤和方法(图 27-2)。

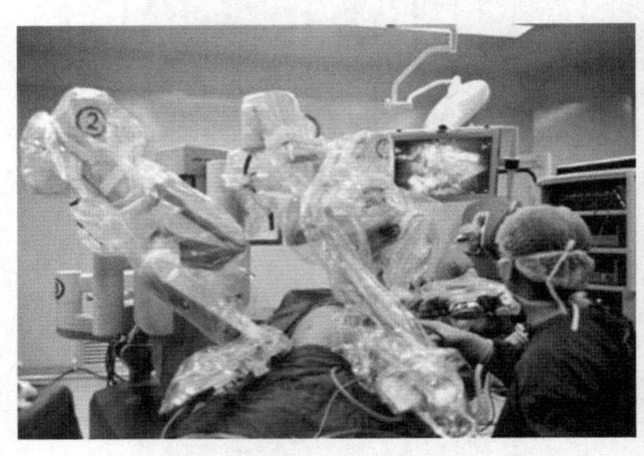

图 27-2 机器人辅助腹腔镜全盆脏器切除术

【术中注意事项】

1. 注意术中出血 在处理两侧膀胱侧后韧带时一定要分次切断,并贯穿结扎,以防滑脱而出血。在游离前列腺两侧韧带及耻骨前列腺韧带时易致静脉丛出血,应做到边结扎、边切断。如遇出血、结扎止血困难时可用电凝止血。若仍不能控制出血时,可选用纱布填塞止血,并加速输血,以防出血性休克。

然后，迅速切断后尿道、切除膀胱，以利暴露，予以止血，并可经尿道放入气囊导尿管，充气后牵引以压迫止血。

2. 放置支架管　膀胱全切后行尿流改道时，两侧输尿管内应放置支架管，以防输尿管吻合口处堵塞导致无尿。

【术后处理】

1. 监护室观察：该手术范围比较大，对患者的全身干扰也较大，尤其是年老者及合并有其他系统、器官疾病者，术后发生合并症的机会相对较多，大多数患者术后需立即在监护室做全面的监护，如血压、脉搏、呼吸、体温等。

2. 患者取半卧位，每 30 分钟为患者翻身 1 次，按摩其腰部和下肢，加强活动，防止深静脉血栓形成，3d 后行 B 超检查无深静脉血栓形成时，可逐步下床活动。

3. 对合并有心肺功能障碍及明显贫血者，术后第 1 日应间断吸氧。

4. 术后应用抗生素防治感染。

5. 术后应足量补液，进食后逐渐减量，以保持水、电解质平衡及保持能量供应。

6. 术后 3d 内应给予西咪替丁或雷尼替丁 800mg/d，或奥美拉唑 2.0g/d，预防应激性溃疡的发生。

7. 术后应持续胃肠减压，至造口中有粪便或气体排出为止。患者先进食流质饮食，以后逐渐增加进食。

8. 术后保持引流管通畅，无渗液后拔除。

9. 术后 3～7d 后可开始用粘贴袋收集尿液及粪便。

【并发症防治】

全盆腔脏器切除术是一种创伤大的手术，约 50％的患者术后存在并发症。死亡率约为 5％，病因包括败血症、血栓形成、心肺衰竭。尽管最近 50 年已取得重大进展，但术中出血、体液丢失、手术时间等因素仍可带来不可避免的风险。感染是最常见的术后并发症，其中以泌尿系统感染、切口感染最普遍。吻合口瘘、瘘管形成亦是相当的频繁。全盆腔脏器切除术的一般常见并发症防治如下。

1. 出血　包括术中出血及术后出血。

(1)表现

①术中出血：术中解剖分离时损伤血管出血或创面广泛渗血。

②术后出血：术后伤口、引流管内不断有血性液体流出，颜色鲜红，逐渐堵塞引流管，并出现脉速，血压逐渐下降，血红蛋白降低，以至休克的临床表现。

(2)原因

①术中损伤中、小血管出血或手术创面大广泛渗血。骶前静脉丛曾损伤的患者较易发生出血。

②术中出血止血不彻底或术后伤口内感染继发性出血。

③患者凝血功能障碍导致出血不止。

(3)处理

①术中出血：先用纱布压迫止血，发现出血点，逐一给予缝扎。

②术后继发性出血，轻者适当应用止血药、补液、输血，严密观察，有可能停止出血。如出血较多，输血不能纠正休克者，应立即手术探查止血。清除创面血块后，发现出血处以电凝或缝扎止血。如出血仍不易控制，可用子宫纱条填塞压迫止血，待术后 3d 后分 3 次逐一取出，一般均能止血。

(4)预后：术中及术后出血，如能及时发现并有效处理，预后较好，否则可导致严重后果。

(5)预防：术中视野清楚，解剖层次结构清楚，操作仔细，防止损伤较大血管及静脉丛引起出血。对出血处要彻底止血，术后应用抗生素防治感染等，防止术中及术后出血。

2. 少尿或无尿

(1)表现：术后出现少尿或无尿

(2)原因

①如术中未留置输尿管单 J 支架管支撑

引流尿液者，可能是输尿管腹壁造口处梗阻所致。

②如术中留置输尿管单J支架管者，可能是输尿管支架被血块或脓块堵塞所致。

③或因术中长时间低血压而导致急性肾衰竭所致。

(3)处理：如术后少尿或无尿，应查明病因，对因处理。

①如是输尿管腹壁造口处梗阻，应立即设法经输尿管腹壁造口留置输尿管单J支架管引流尿液。

②如是输尿管支架被血块或脓块堵塞，应用生理盐水冲洗输尿管单J支架管，使引流通畅为止。

③如系急性肾衰竭，则按急性肾竭衰处理，必要时进行血液透析。

(4)预后：及时妥善处理，促进病情缓解，预后较好，否则可导致严重后果。

(5)预防：预防措施为输尿管肠道吻合时应放置输尿管支架管，保证尿液引流通畅，防止血块堵塞吻合口及减少术中出血，防止术中低血压。

3. 感染　包括手术伤口感染、急性肾盂肾炎或肺部感染等。

(1)表现

①伤口感染：术后伤口红肿伴脓性分泌物溢出。伴体温升高，血常规白细胞计数升高。

②急性肾盂肾炎：术后腰胀痛伴高热，尿常规见大量白细胞，血常规白细胞计数明显升高。

③肺部感染：术后咳嗽、吐脓痰，气急，呼吸困难，伴不同程度发热，白细胞计数升高等。严重者高热后出现脓毒血症表现。

(2)原因

①伤口感染：术中消毒不严格，术中污染，术后伤口内出血、渗液引流不干净等所致术后伤口感染。

②急性肾盂肾炎：留置输尿管逆行上尿路感染，输尿管梗阻尿流不通畅等所致急性肾盂肾炎。

③肺部感染：术前肺部炎症未控制，术中全身麻醉气管插管或气管插管留置过久等均可导致术后肺部感染。

(3)处理

①伤口感染者，将伤口内的渗液引流干净，每天消毒伤口并更换敷料，应用相应有效抗生素等控制伤口感染。

②急性肾盂肾炎：应用输尿管单J支架管保持引流通畅，根据尿培养及药物敏感试验结果，选择有效抗生素控制感染。

③肺部感染：术后抗感染治疗，雾化吸入以促进咳痰，再根据痰培养及药物敏感试验结果，调整有效抗生素等控制肺部感染。严重者送重症监护室救治。

(4)预后：及时妥善处理，促进病情缓解，预后较好；否则可导致严重后果。

(5)预防：术前控制尿路及肺部感染，术中严格消毒，严格无菌操作，术后保持引流管通畅，渗液引流干净，术后宜选用有效抗菌药物防治感染。手术尽量减少全身麻醉气管插管，术毕尽早拔除气管插管。

4. 输尿管末端坏死　此为较少见的严重术后并发症。

(1)表现

①手术数天后，逐渐出现输尿管坏死侧少尿至无尿，继而出现腹胀痛及腹膜刺激征，伴发热，白细胞计数升高。

② B超显示该侧腹内有不同程度的积液，CTU见该侧输尿管漏尿于腹腔内的征象。

(2)原因

①多因术中输尿管剥离太多，导致输尿管缺血坏死。

②做输尿管腹壁皮肤造口时，缝合固定输尿管于腹壁时，将输尿管末段壁的血供完全缝扎，导致末段输尿管缺血坏死。

(3)处理：输尿管坏死应立即手术探查，

引流腹内尿外渗，重新向上做输尿管腹壁皮肤造口；若效果不佳，应重新行肾造口术，将尿液引出体外。

(4)预后：及时妥善处理，促进病情缓解，预后较好；否则可导致严重后果。

(5)预防

①术中游离输尿管时，尽量保留输尿管的血供，防止损伤，以预防输尿管末端缺血坏死。

②缝合固定输尿管于腹壁造口时，防止输尿管末段壁血供被完全缝扎导致末段输尿管缺血坏死。

5. 结肠造口坏死　乙状结肠造口缺血性坏死，发生率约为 2.4%。

(1)表现：术后发现乙状结肠造口处外露部肠壁由苍白逐渐变为黑色，以后坏死脱落。

(2)原因：可能是乙状结肠造口末段缺系膜血供，或造口缝合固定时系膜血供被缝扎缺血所致。

(3)处理：如为结肠造口部分缺血坏死，可能会部分脱落，待长出肉芽组织或上皮化后自愈。如肠段坏死广泛，应立即再手术处理，将近端的健全结肠游离后并切除坏死肠段，再做腹壁外造口。

(4)预后：经及时有效处理，预后较好；否则可导致严重后果。

(5)预防：术中对造口段乙状结肠系膜的血供要倍加保护，防止误伤其系膜血供；避免发生结肠造口坏死。

6. 造口肠管内陷　是结肠造口术比较少见的早期并发症。

(1)表现：造口边缘部分或完全不能见到，或有局部腹膜刺激征。

(2)原因：多见于肠壁与腹膜开放缝合法，主要是手术时外置肠管及其系膜过短、张力过高所致，缝合固定不确切及过早拔掉单“J”支撑引流管有关。

(3)处理：如属轻度回缩，造口边缘的黏膜尚全部可见时，观察待愈合后狭窄行扩张处理。如属重度回缩，造口边缘已不能见到，应立即手术处理。将肠管与腹膜缝合处切开，提出内陷的造口结肠，再与腹膜重新缝合、固定，防止回缩。

(4)预后：经及时有效处理，预后较好，否则可导致严重狭窄。

(5)预防：针对产生造口肠管内陷的原因，严格规范化手术可预防造口肠管内陷发生。

7. 造口狭窄　此为常见的晚期并发症。

(1)表现

①输尿管皮肤造口狭窄：输尿管皮肤造口愈合后瘘口逐渐缩小，排尿不通畅，继发肾输尿管积水加重，肾功能损害加重。

②结肠造口狭窄：结肠造口愈合后瘘口逐渐缩小，排便不通畅，继发不同程度的肠梗阻表现。

(2)原因

①输尿管皮肤造口狭窄：可能是输尿管皮肤造口时，腹壁肌及腱膜未切断，而是分裂小孔，术后输尿管皮肤造口处周围肌肉等组织收缩压迫瘘口所致。或输尿管皮肤造口时，未留置输尿管单 J 支撑引流管所致。或造口段输尿管缺血坏死所致造口狭窄。

②结肠造口狭窄：多见于外置造口法。发生率约为 5.6%。腹壁肌及腱膜未切断，术后造口处周围组织收缩压迫瘘口所致。或者是造口端肠段缺血坏死后导致造口狭窄。

(3)处理

①输尿管皮肤造口狭窄：用扩张器扩张，扩大后设法置入单 J 或双 J 输尿管导管入肾内保留，引流尿液，持续扩张狭窄的造口，以后每 3 个月左右更换 1 次。如以此法不成功者，需手术纠正结肠造口狭窄或重新做输尿管皮肤造口术。

②结肠造口狭窄：先行造口扩张，如能解除肠梗阻，长期坚持扩张。如造口扩张效果不好，应手术纠正结肠造口狭窄。

(4)预后：输尿管皮肤造口狭窄及结肠造

口狭窄时经有效处理，经纠正可达到排尿通畅，否则会导致不良后果。

(5)预防：针对发生输尿管皮肤造口狭窄及结肠造口狭窄的原因进行预防。

8. 肠梗阻

(1)表现：术后不排气、不排便，出现不同程度的腹痛、腹胀，恶心、呕吐，早期单纯性肠梗阻患者，全身情况无明显变化，后期可出现脉搏细速、血压下降、面色苍白、眼球凹陷、皮肤弹性减退，四肢发凉等征象。

(2)原因

①腹内疝：如为乙状结肠造口或回肠代膀胱右下腹壁造口，未封闭造口肠襻与侧腹壁所形成的空隙者，有引起腹内疝而导致肠梗阻的可能。

②肠粘连：经腹腔手术，腹内损伤、出血、渗液、炎症等均会产生肠粘连，术后粘连是造成粘连性肠梗阻最常见的原因。

③结肠造口狭窄：结肠造口狭窄也会导致肠梗阻。

(3)处理

①禁食输液，维持水、电解质平衡，使用减少抑制肠黏液分泌的药物，营养支持疗法。

②胃肠减压：胃肠插管减压可引出吞入的气体和滞留的液体，解除肠膨胀，减轻呕吐，在一定程度上能改善梗阻以上肠管的淤血、水肿和血液循环。少数轻型单纯性肠梗阻经有效减压后肠梗阻可解除。

③手术探查：肠梗阻经胃肠减压等非手术治疗无效，病情加重者，属机械性肠梗阻，应急诊手术探查。

(4)预后：单纯性肠梗阻的死亡率约为3%，而绞窄性肠梗阻则可达10%～20%。改善预后的关键在于早期诊断和及时处理。经及时有效处理者，预后好，否则会导致不良后果。

(5)预防：针对肠梗阻发生的原因，采取相应的预防措施，如为乙状结肠造口、回肠代膀胱右下腹壁造口，封闭造口肠襻与侧腹壁所形成的空隙，防止术后腹内疝；术中将小肠排列好，并将大网膜覆盖好，可有效防止、减少肠梗阻的发生率。

9. 切口裂开

(1)表现：伤口裂开，腹内肠管脱出裂口外。

(2)原因：主要发生于严重贫血及体质较为衰弱的患者，切口大、张力大的切口未使用减张缝线或切口折线过早所致。

(3)处理：如已发生切口裂开，应立即消毒并回纳肠管，缝合切口，并加用张力缝线减张缝合。

(4)预后：经及时妥善处理，预后较好，否则会导致严重后果，以至死亡的可能。

(5)预防：预防措施为术前纠正贫血及腹部切口应用张力线减张缝合。术后加强支持治疗，纠正严重贫血及体质，延长拆线时间。

10. 造口小肠脱垂　小肠脱出造口，发生率约为10.5%。

(1)表现：小肠脱出造口外。

(2)原因：由于造口肠管与腹膜缝合不确实或残留的空隙过大所致。

(3)处理：立即开腹将脱出的小肠还纳入腹腔内，将腹壁切口两侧的肌腱膜加强缝合固定。

(4)预后：经及时有效处理，预后较好；否则可导肠梗阻及肠坏死。

(5)预防：除注意术中切口准确缝合牢固，还应避免肠管过度胀气。

11. 造口周围感染

(1)表现：造口周围组织红肿、疼痛，伴脓性分泌物溢出。

(2)原因：术中消毒不严格，术前肠道准备不好，术中肠内容物污染伤口。

(3)处理：应立即剪去皮肤缝线引流，以免感染向腹腔内发展，同时应加强抗生素及全身治疗。

(4)预后：经及时有效处理，预后较好，否则可导肠梗阻及肠坏死。

(5)预防：术中消毒严格，术前充分肠道准备，术中防止肠内容物污染伤口，术后有效抗感染治疗。

12. 造口旁疝　是结肠造口术后期并发症，发生率约占 9.3%。体形消瘦者造口旁疝的发生率上升。

(1)表现：造口旁出现可复性包块，站立位时出现，平卧时缩小，随时间延长加重。

(2)原因：由于造口肠管与腹膜缝合不确实或残留的空隙过大所致造口旁疝。

(3)处理：待局部组织瘢痕软化后进行疝修补术。

(4)预后：经及时有效处理，预后较好，否则可增大患者痛苦。

(5)预防：除注意术中适宜缝合技术外，结肠与腹壁圆形切口缝合要确实可靠，还应避免肠管过度胀气。

13. 深静血栓形成　参见第 24 章前列腺增生切除后静脉血栓形成并发症防治。

14. 急性肺动脉栓塞　参见第 26 章肺动脉栓塞并发症防治。

【评析】

全盆腔联合脏器切除术范围大，创伤性大，出血多，并发症严重，危险性高，需行尿便双重改道，是目前外科领域难度最大、最复杂的手术。因此，术前对患者需进行充分的评估，分析患者对手术的耐受程度及手术对改善患者生存的价值。但这种方法效果常欠佳。随着外科技术的进展，对于有淋巴结、盆壁、部分骨质侵犯的患者，仍可考虑手术。国外有文献表明术前放射治疗、化学治疗能降低盆腔肿瘤局部复发及提高生存率。

腹腔镜及机器人辅助技术的应用，使患者 5 年生存率达到 50%，为患者提供了治愈的机会，而不再仅仅是减轻临床症状，随着技术的进步，该术式的复发率及死亡率虽较前有所下降，但仍未达到普及的程度，在减少创伤、并发症及提高生活质量方面，仍有待于进一步开展临床研究。

第五节　输尿管皮肤造口术

输尿管皮肤造口术(ureterocutaneostomy)是将输尿管靠近膀胱处切断并引出，与腹壁切口造口的尿流改道术，一般均作为永久性尿流改道，用粘贴袋收集尿液，以解除上尿路梗阻，缓解肾积水肾功能损害，延长患者生命的手术方法。此方法简便易行，损伤轻，恢复快，并发症较少，对不能耐受较大手术者，可选用此法。

【适应证】

1. 晚期前列腺肉瘤已失去上述各种手术治疗的机会或术后肿瘤复发转移，致双肾输尿管严重积水、肾功能损害，以至尿毒症者，行输尿管皮肤造口术，将尿液引出体外，以缓解尿毒症，延长患者生命。

2. 晚期膀胱癌，一般情况差，不能耐受全膀胱切除术或膀胱替代手术者。

3. 晚期前列腺癌或晚期膀胱癌，肿瘤侵及双侧输尿管口，导致双肾积水、肾功能损害以至尿毒症危及生命者。

【禁忌证】

1. 肠梗阻、腹壁感染、大量的腹腔积血、弥漫性腹膜炎、可疑恶性腹水等患者。

2. 合并严重心、肺、肝、脑血管疾病，十分衰弱，不能耐受此手术者。

3. 有严重的代谢失调、高钾血症、代谢性酸中毒未纠正者。

4. 凝血功能障碍未纠正者。

5. 高血压未纠正者。

6. 糖尿病未控制者。

7. 主动脉瘤患者，有发生主动脉瘤破裂大出血的可能。

8. 对于并存腹壁疝者，不适合行腹腔镜

输尿管皮肤造口术。

9. 疾病晚期或濒死状态者。

【术前准备】

1. 服用阿司匹林、华法林等药物者，需停药2～4周才可以进行手术。

2. 对于危重患者，应积极采取措施，改善患者全身情况，如纠正贫血，治疗败血症、尿毒症，纠正严重的代谢失调、高钾血症、代谢性酸中毒，以免心律失常或心脏停搏等。

3. 合并炎症者应用抗生素控制感染。

【麻醉及体位】

开放性输尿管皮肤造口术可选用硬膜外麻醉；腹腔镜输尿管皮肤造口术及机器人辅助腹腔镜输尿管皮肤造口术选用全身麻醉。患者多取仰卧位。

【术式简介】

1. 开放性输尿管皮肤造口术(open ureterocutaneostomy)

(1)切口选择：可选择脐耻纵切口或下腹横弧形切口，或双下腹直肌外侧缘弧形切口。如前列腺肉瘤行姑息性开放性输尿管皮肤造口术者，选择脐耻纵切口或双下腹直肌外侧缘弧形切口均可。

(2)切口及游离输尿管：选择脐耻间纵切口为例，做脐耻间纵行切口，长度根据暴露需要可向上延长，逐层切开各层进入耻骨后膀胱前，在腹膜外分别向两侧解剖、分离到膀胱两侧，分别找到左、右输尿管，将游离到靠近膀胱入口处切断，将输尿管中下段向上游离，使输尿管游离的长度足够腹壁皮肤造口处无张力为止。注意保存其血供。

(3)造口部位选择：造口多选在脐与髂前上棘连线外1/3或1/2部位，使输尿管在腹膜外潜行路径尽量最短，输尿管长度能够向上外能到达造口部位并成形造口，要求造口部皮肤平坦，便于粘贴收集尿液的粘贴袋。

(4)输尿管皮肤造口：在设计输尿管皮肤造口处，切除约1cm大小圆形皮肤及皮下组织，并切除约1cm的联合肌腱，横行切断膜壁肌肉(防止术后压迫输尿管导致梗阻)达腹膜外，在腹膜外分离一间隙，将游离的输尿管经腹膜外引出腹壁皮肤造口外。

(5)成形输尿管口：将输尿管在造口处外露2～3cm，将输尿管外周管壁位于联合肌腱水平间断缝合6～8针固定在联合肌腱上，经输尿管口置入一单J管(单猪尾巴输尿导管)支撑输尿管并引流尿液，并防止瘘口狭窄、梗阻。将输尿管末段纵行剪开约1cm并外翻，用4-0微乔线将输尿管末段缝在瘘口皮缘上，成形输尿管皮肤瘘口(图27-3)。固定单J管，伤口内留置胸腔引流管引流渗液，缝合切口，结束手术。

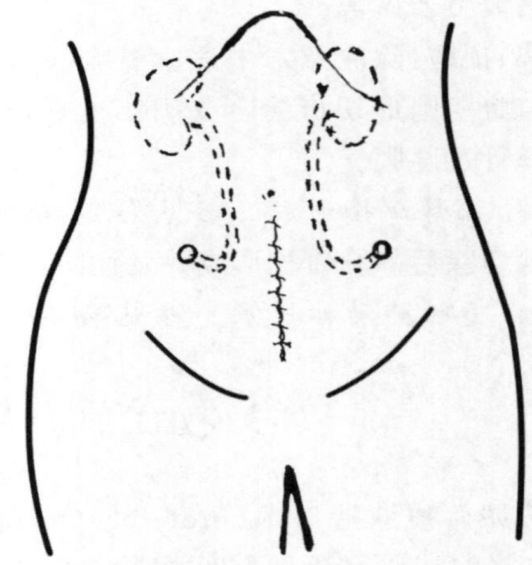

图27-3 开放性输尿管皮肤造口术

2. 腹腔镜输尿管皮肤造口术(laparoscopic ureterocutaneostomy) 腹腔镜输尿管皮肤造口术是通过腹腔镜寻找、解剖、游离输尿管，到进入膀胱段处切断，将输尿管中、下段向上游离，经双下腹壁皮肤造口，将尿液引出体外的解除尿路梗阻的手术方法。腹腔镜下输尿管皮肤造口术可经腹腔或经腹膜外两个途径，如经腹膜外两个途径两侧造口要分次做；如经腹腔途径，两侧造口可同时完成。

手术要点：麻醉后，患者取仰卧位，常规消毒、铺巾，经尿道留置一双腔气囊导尿管引流尿液，使膀胱空虚，在脐上小切口，用 Veress 针穿刺入腹腔，接气腹机，注入 CO_2 气体，压力为 1.6kPa。拔出气腹针，在脐上做切口，穿刺置入 10mm Trocar，置入腹腔镜观察腹腔内情况有无异常，在腹腔镜监视下，在脐与剑突之间、脐与髂前上棘外 1/3 处，分别做切口，分别置入 10mm 及 5mm Trocar。剑突下 Trocar，置入腹腔镜窥镜，脐上及左下腹通道为操作孔，分别导入分离钳及超声刀，旋转手术台置患者为近右侧卧位，于降结肠旁沟，切开后腹膜（图 27-4A），在左髂血管处找到左输尿管，向盆内解剖、游离（图 27-4B），显示左输尿管中、下段，游离到靠近膀胱处（图 27-4C），上钛夹后剪断，断端经左下腹 1/3 穿刺孔引出腹壁外，行输尿管腹壁造口术（图 27-4D），经输尿管造口置入一 7F 单 J 管入肾盂内，支撑输尿管引流尿液，防止或减少尿液由输尿管腹壁造口流出，打湿敷料，导致伤口感染。以同法做另一侧输尿管腹壁造口术。退镜后，放出腹腔内 CO_2 气体，留置引流管，缝合穿刺孔伤口，结束手术。

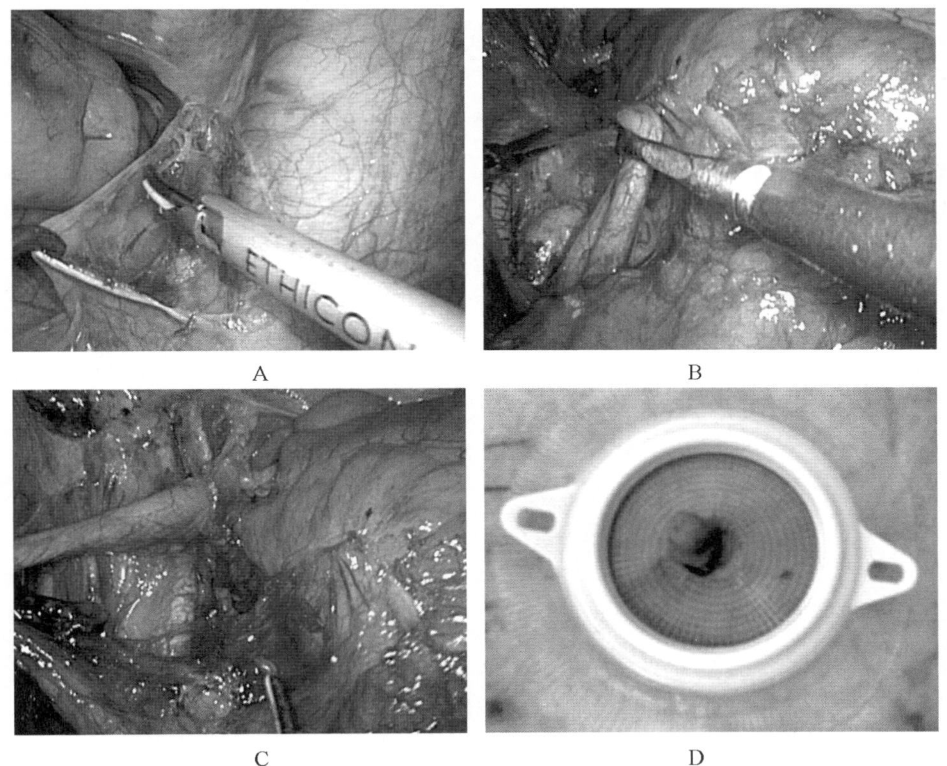

A　B　C　D

图 27-4　腹腔镜输尿管皮肤造口术（摘自：杨庆．输尿管皮肤造口术）

A. 沿腹膜层面游离输尿管；B. 沿盆腔血管表面游离输尿管（无损伤钳钳夹输尿管）；C. 游离盆腔段输尿管；D. 输尿管皮肤造口术后

3. 机器人辅助腹腔镜输尿管皮肤造口术（robot assisted laparoscopic ureterocutaneostomy）

手术要点：常规建立气腹，于脐右上方 45°10 cm 处放置机器人腹腔镜镜头，平脐右侧腋前线处放置第 1 机械臂，于脐左上方 45° 10cm 处放置第 2 机械臂，机械臂孔与镜头孔呈等腰三角形，镜头孔处为等腰三角形顶点。

患者左侧腋前线平髂前上棘上方5cm处建立助手操作孔，同时该操作孔连接气腹机，与机器人各操作臂连接。手术步骤同腹腔镜输尿管皮肤造口术的手术步骤。

【术中注意事项】

1. 游离输尿管时，应尽量多带周围组织，防止输尿管远段缺血坏死，其长度要能够到达腹壁皮肤造口部位，便于造口。

2. 输尿管内留置输尿管单J管，从造口处引出，引流尿液，防止或减少尿液由输尿管腹壁造口流出，打湿敷料，导致伤口感染。

【术后处理】

1. 对合并有心、肺功能障碍及明显贫血者，术后第1天应间断吸氧。

2. 使用抗生素防治感染。患者取半卧位，勤翻身，加强活动，防止深静脉血栓形成，3d后B超检查无深静脉血栓形成时，可逐步下床活动。

3. 输尿管单J管接引流袋内，保持引流通畅，可减少尿液从输尿管造口处流出，打湿敷料，减少伤口感染的机会。

4. 术后第1天便可进食，保持水、电解质平衡及能量供应。

5. 保持伤口内引流管通畅，无引流液时拔除引流管。

6. 腹腔镜输尿管皮肤造口，尿路梗阻解除术后，如出现多尿期，应检测电解质，防治发生低钾血症。

7. 术后3～7d后可开始应用粘贴袋收集尿液。

【并发症防治】

输尿管皮肤造口术后主要并发症如下。

1. *出血*　与全盆腔脏器切除术的出血并发症相同。

2. *少尿或无尿*　与全盆腔脏器切除术后少尿或无尿并发症相同。

3. *感染*　与全盆腔脏器切除术的感染并发症相同。

4. *输尿管坏死*　与全盆腔脏器切除术后输尿管坏死并发症相同。参见全盆脏器切除术后并发症防治症。

5. *深静脉血栓形成*　与全盆腔脏器切除术后深静脉血栓形成并发症相同。

6. *造口狭窄*　与全盆腔脏器切除术后造口狭窄并发症相同。

第六节　肾造口术

肾造口术是将肾造口管经肾实质置入肾盂内，将尿液引出体外的尿流改道术，以解除肾积水，肾功能损害的抢救措施。肾造口术按其手术术式分为开放性肾造口术、腹腔镜肾造口术、机器人辅助腹腔镜肾造口术及经皮肾穿刺肾造口术4种。手术术式应根据其具体病情及医院的条件来选择。

【适应证】

1. 晚期巨大前列腺肉瘤占据整个盆腔，引起双肾积水肾功能损害，已失去上述手术治疗机会，为缓解尿毒症，延长患者生命，可做肾造口术，以避免或减少血液透析。

2. 晚期膀胱癌、晚期前列腺癌，腹膜后淋巴结广泛转移压迫两侧输尿管致双肾积水，肾功能严重损害，无法行输尿管皮肤造口术者。

【禁忌证】

同输尿管皮肤造口术的禁忌证。

【麻醉及体位】

经皮肾穿刺肾造口术选用局部麻醉；开放性肾造口术可选硬膜外麻醉；腹腔镜及机器人辅助腹腔镜肾造口术选用全身麻醉。体位多用侧卧位。

【术式简介】

1. *开放性肾造口术*（open nephrostomy）　是长期以来传统的肾造口方法，现多选择肾积水不重，肾盂扩张<3cm，经皮肾穿刺造口术有困难，患肾能游离，一般情况尚好，能耐受开放性肾造口术者。

(1)优点：能保证肾造口 100%成功，可选择放置较大的肾造口管，其管腔较大，不容易堵塞，引流较通畅，并发症较少且较轻。

(2)缺点：有一定难度，手术较复杂，切口损伤较大，出血相对较多。

(3)手术要点

①切口：经第 11 肋间或第 12 肋缘下切口，切开各层进入肾周，切开肾周筋膜，分离显示肾。

②插管引流

a. 在皮质较薄的部位切开肾实质。切口宜小，只要能通过一把止血钳，将开花导尿管插入肾盂即可引流。

b. 如果肾皮质比较厚，则可先在肾盂后面做一纵行切口，伸入一弯止血钳(图 27-5A)，从肾下极偏后侧向外穿出肾实质，夹住开花状导尿管将其引入肾盂内(图 27-5B)。

③缝合：肾周留置一 22F 胸腔引流管后，逐层缝合切口，用缝线固定肾造口管，结束手术。

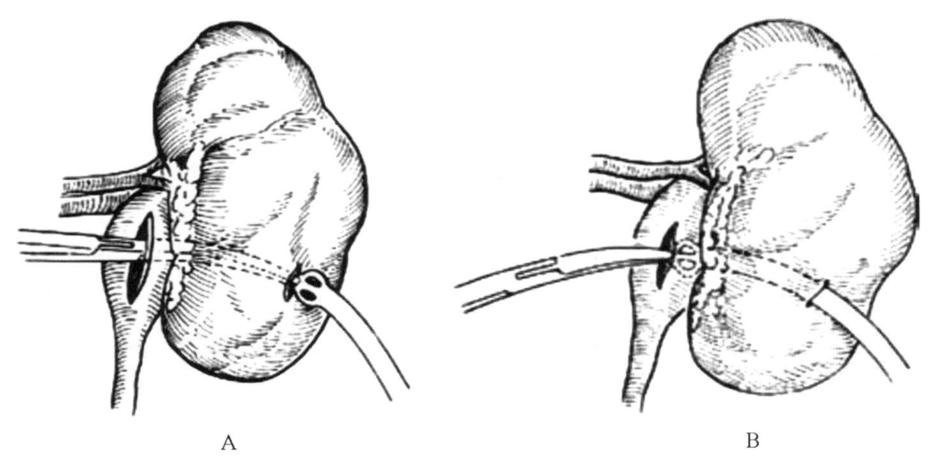

图 27-5　开放性肾造口术

A. 大弯血管钳从肾盂切开经肾盂内穿出，夹住肾造口管；B. 将肾造口管拖入肾盂内造口

2. 腹膜后腹腔镜肾造口术(retroperitoneal laparoscopic nephrostomy)　望其仲等(2013)报道 30 例采用后腹腔镜结合 28 例经皮肾造口术治疗多发性肾结石，结果均取石成功。

(1)优点：采用后腹腔镜结合经皮肾造口术，在穿刺过程中能够准确穿刺入肾盂，可有效降低穿刺位置的出血量，并具有创伤小、安全性高、术后恢复过程短等优点。

(2)缺点：费用较高。

(3)手术要点：患者取侧卧位，先做腹膜后间隙气腹，置套管，然后操作腹腔镜，从肾外侧缘准确穿入肾盂内，放置肾造口管，退腹腔镜后，用皮外缝线固定肾造口管。

3. 机器人辅助腹膜后腹腔镜肾造口术(robot assisted retroperitoneal laparoscopic nephrostomy)

(1)优点：采用机器辅助腹膜后腹腔镜肾造口术，与腹膜后腹腔镜肾造口术类似，术中视野更清楚，能够更准确穿刺入肾盂，可有效降低穿刺位置的出血量，并具有创伤小、安全性高、术后恢复过程短等优点。

(2)缺点:手术时间长,费用较昂贵。

(3)手术要点:患者取侧卧位,先做腹膜后间隙气腹,置套管,连接机器人系统,然后操作机器人显示肾后,从肾外侧缘准确穿入肾盂内,放置肾造口管,退腹腔镜后,用皮外缝线固定肾造口管。

4. 经皮肾穿刺造口术(percutaneous nephrostomy)经皮肾穿刺肾造口术(percutaneous nephrostomy,PCN) 1955 年 Goodwin 提出经皮肾盂造口术的方法,即 X 线定位盲穿 PCN 技术;1965 年 Bartley 提出 Seldinger 法 X 线透视定位 PCN 技术;1976 年 Pederson 提出超声引导下 PCN;1977 年 Haaga 提出 CT 定位引导 PCN;1981 年 Pfister 提出 Trocameedle 技术、Segal 提出 Catheterneedle 技术;1983 年 Hunter Lawson 提出逆行径路穿刺法,Claymen 提出气囊一步扩张法。1992 年我国李逊与吴开俊等最早开展经皮肾微造口,1998 年吴开俊与李逊等提出多通道经皮肾穿刺造口术。随着一次次的技术革新和设备进步,这项技术越来越准确和安全。现广泛开展的是 B 超定位穿刺,方法简便、准确,安全可靠。肾穿刺造口术适用于肾积水重、肾皮质薄的患者,一般情况较差,不能耐受开放性肾造口术者。

(1)优点:在 B 超监测、局部麻醉麻下进行穿刺,方法较简便可行,穿刺顺利者损伤较轻,出血少,并发症少。

(2)缺点:手术难度较大,不能保证穿刺肾造口 100%成功。其引流效果因不能保证造口管的恰当位置而受影响,以及放置的肾造口管较小,其管腔也较小,引流管易堵塞,影响引流管的通畅,穿刺不顺利者并发症较多且非常严重。

(3)穿刺点选择定位:一般选患侧第 12 肋缘下与腋后线交点处,为穿刺点入路置管,此处距肾最近,置管后,患者可取平卧位以便于护理。在穿刺点部位,用 B 超探测出肾盂的形态、大小及肾实质的厚度,以及扩大的肾盂距皮肤最近的距离。选择肾盂距皮肤最近的部位,避开胸膜、肝、脾及肠道,确定进针方向,做好标记,作为穿刺点待穿刺。

(4)穿刺肾造口方法:常用的有如下两种方法。

①肾造口穿刺针经皮肾造口术(Renal fistula puncture needle percutaneous nephrostomy):消毒、局部麻醉后用长针头在该点试行穿刺,抽出尿液后,于进针处皮肤做一小切口,切开皮肤、皮下组织 1~2cm,拔出长针头。用套管针沿长针头穿刺方向向肾盂穿刺,当套管针穿过肾实质后,有突然落空感时(图 27-6A),再将套管针向前推进 0.5~1cm,拔出针芯,见有尿液流出,用已准备好相应管径的引流管,自套管针管腔插入肾盂适当深度(图 27-6B),证实引流管在肾盂内,调节深度至引流通畅后,拔出套管针,缝合皮肤切口并妥善固定引流管。

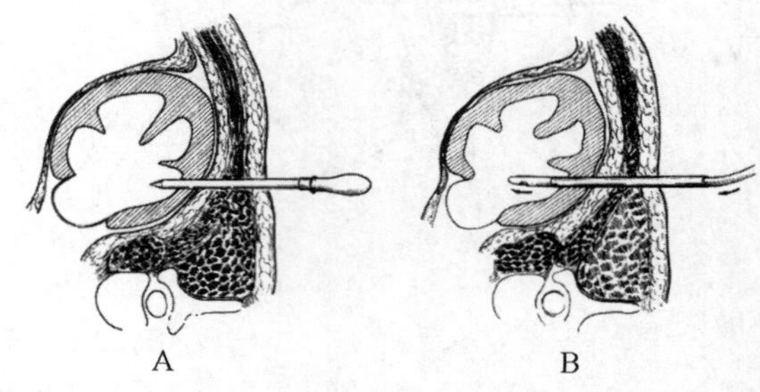

图 27-6 肾造口穿刺针经皮肾造口术

A. 肾穿刺套管针经皮肾穿刺进入肾盂内;B. 拔出针芯,插入留置肾造口管

② Seldinger 经皮肾造口置管术(Seldinger percutaneous nephrostomy fistula catheterization):Seldinger 经皮插管技术做肾穿刺造口,是肾造口穿刺针经皮肾造口术同样方法选定穿刺点,在局部麻醉下用刀尖刺破皮肤,用带针芯的穿刺针按拟定位置刺入直达肾盂内,拔出针芯,见有尿液流出为穿刺成功(图 27-7A),将导丝由穿刺针管腔插入肾盂内(图 27-7B),退出针鞘,留置导

丝，用专用扩张器将造口扩大（图 27-7C），选用适当的导管作引流管，将导管套到导丝上，并沿着导丝经过皮肤直至插入肾盂内，待确定造口管进入肾盂后，造口管有尿流出，说明造口管已插入足够深度，拔出导丝，留置造口管引流（图 27-7D）。若引流出的尿液中含有较多血液或引流物较稠，有可能堵塞造口管者，应用等渗盐水低压反复冲洗，直至引流出的液体转清、无血块及脓块为止。在冲洗过程中，根据其引流情况，调节造口管的深浅度，防止造口管置于某一肾盏，使术后引流不畅，影响治疗效果。确认造口管位置适当后缝合皮肤并固定好造口管。

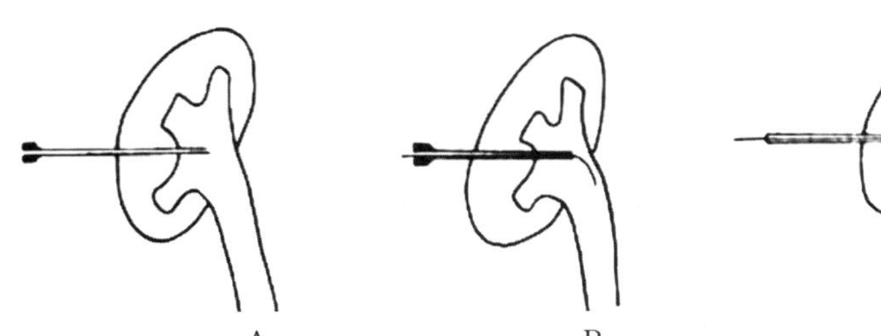

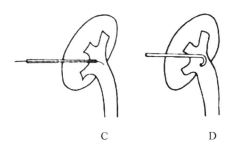

图 27-7　Seldinger 经皮肾造口置管术

A. 用带针芯的穿刺针按拟定位置刺入并直达肾盂内；B. 将导丝由穿刺针管腔插入肾盂内；C. 用专用扩张器将造口扩大；D. 拔出导丝，留置造口管引流

【术中注意事项】

1. 输尿管皮肤造口者，应保证输尿管有无足够长度便于做输尿管皮肤造口。游离输尿管时，应尽量多带其周围组织，以保证输尿管血液供应，避免输尿管远段缺血坏死。

2. 输尿管皮肤造口部位，应选择输尿管长度能够到达造口后输尿管无张力的部位；造口部位腹壁皮肤平坦，术后便于粘贴收集尿液的集尿袋，粘贴紧密、不漏尿。

3. 肾造口放置造口管时，应将造口管的尖部放在肾盂内，不要扭曲成角，防止引流不畅。肾积水引流后，扩大的肾盏、肾盂逐渐回缩，原来在肾盏中引流良好的造口管可发生引流不畅。

4. 放置造口管后，如引流不畅，应调整造口管于肾盂内最佳位置，检查是否是血块或脓块堵塞肾造口管，如是，可经造口管反复低压冲洗，冲尽血块或蛋白样块状物，保持引流管通畅；如果是肾积脓者，切忌高压冲洗，以免炎症扩散致脓毒败血症。术中发现肾实质切口处渗血，可暂时压迫止血；若出血不止，可用 2-0 微乔线缝合止血。

【术后处理】

1. 固定好肾造口管，保持引流通畅。

2. 应用抗生素防治感染。

3. 观察肾造口管引流尿液，如出现血尿并逐渐加重，造口管引流不通畅时，应采用立即冲洗等处理措施。

4. 如出现尿量过多时，应行生化检查，防治低钾血症。

5. 开放手术后 14d 左右伤口已愈合拆线。

【并发症防治】

输尿管皮肤造口术，相对比较安全，并发症较少。肾造口有一定风险，手术死亡率约为 0.12%。重要并发症发生率约为 4%，次要并发症发生率约为 15%；二者加在一起发生率约为 19%。开放性肾穿刺造口术相对比较安全，并发症较少。经皮肾穿刺造口术，是微创手术，操作顺利者并发症少，不顺利者并发症明显多于开放性肾穿刺造口术，且非常严重。

1. 出血　肾造口术要将肾造管经肾实质进入肾盂内引流尿液，均有损伤肾实质引起出血的可能。开放性肾造口术，可在直视下缝扎肾造口裂孔止血，术后发生继发性出血较少；而经皮肾穿刺造口术，肾实质穿刺属于盲穿，有无出止血只有待术后观察才可知晓。

(1)表现

①肾造口术后，肾造口管引出血性尿液，轻者血液不凝固，重者易凝成血块，堵塞肾造口管，继而出现肾造口管肾周血液溢出，伴有患侧腰、腹部胀痛，出血量大者，出现脉速，心悸，血压下降，甚至休克。肾造口管被血块堵塞后易继发感染，患者出现畏寒、发热等。

②迟发出血：迟发出血多发生于术后第8～12天，出现患侧腰、腹胀痛，伴血尿，甚至凝血块堵塞造口管致排尿困难，出血量大者出现脉速、血压下降，甚至休克。继而畏寒、发热等。

(2)原因：常由于肾穿刺部位不当，损伤肾实质血管所致出血。迟发性出血可能是由于继发感染所致，感染致肾盂黏膜及肾实质出血。

(3)处理

①术后肾造口管内引流出肉眼血尿，无凝血块，应密切观察，血色不加重者多饮水，大多数患者在1周内肉眼血尿消失。

②如出血多或间断大量出血，形成肾周血肿者，可通过肾动脉造影确诊，行高选择性肾动脉栓塞，肾出血多能停止。如无条件做肾动脉造影确诊，高选择性肾动脉栓塞者，应采用开放性手术探查止血。

(4)预后：经及时发现并采用有效处理措施，一般预后较好。若出血多或间断大量出血合并感染者，可继发脓毒败血症，以致多脏器衰竭，多属于肾损伤出血晚期，若抢救不及时，可导致患者死亡。

(5)预防：针对肾造口术发生出血的原因进行预防。开放性肾造口术、腹腔镜及机器人辅助腹腔镜肾造口术中，选择少血管部位肾实质入路放置肾造口管，见有出血部位，应立即缝扎止血。经皮肾穿刺肾造口时，在B超监视下，选择肾实质最薄的部位进针穿刺置管，可预防降低肾造口出血的发生率。

2. 误穿入肾静脉或下腔静脉（图 27-8）　薛蔚等(2008)报道3例经皮肾穿刺造口术穿入肾静脉，其中1例进入下腔静脉，并通过右心房进入右颈内静脉，后肾造口管分次拔除。钱永红等(2008)报道1例经皮肾穿刺造口管误入肾静脉并进入下腔静脉，达右心房交界处，并形成下腔静脉血栓后，手术取肾造口管、取血栓及肾切除。

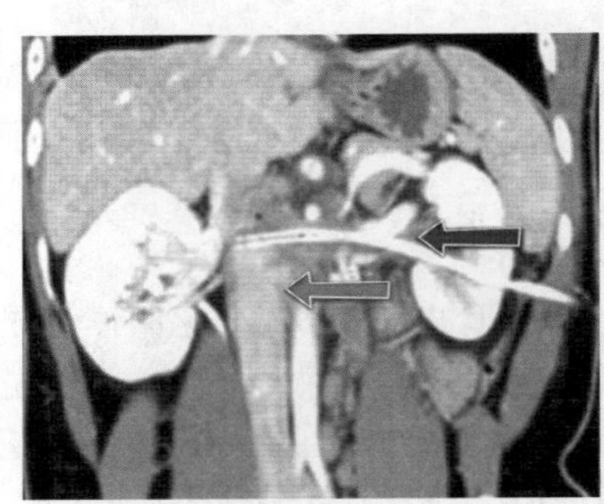

图 27-8　肾穿刺造口管经左肾、肾静脉进入下腔静脉内

(1)表现：肾穿刺置入肾造口管时见大量鲜血涌出，导致大出血。

(2)原因：肾盂积水不重，肾盂空间小，经皮肾穿刺造口困难，肾盂与肾静脉贴近，容易误穿入肾静脉，从而经肾静脉进入下腔静脉。

(3)处理：发现肾造口管置入肾静脉或下腔静脉后，立即夹闭、保留、固定肾造口管，阻止血液从管内继续流出大量失血，严密观察生命体征，有无从肾静脉破口出血，如生命体征平稳，做B超及CT，显示肾造口管所在血管内的位置。术后48h内在X线监视下逐次将肾造口管退至肾静脉破口处，24～48h

后再退至集合系统。每次退管 2～4cm，逐一将肾造口管退出体外，可避免开放手术。如静脉破口出血，生命体征不平稳者，应立即手术处理。

(4)预后：如及时发现并正确有效处理，预后较好，否则会导致严量后果。

(5)预防：严格掌握肾穿刺造口术的适应证与禁忌证，熟练肾穿刺造口术的技能，避免严重并发症的发生。如为球囊肾造口管，不能指望用球囊压迫止血，否则可导致严重并发症，如肾静脉及下腔静脉血栓形成等。

3. 胸膜损伤(thoracic trauma)　外界空气进入胸腔形成气胸；损伤血管出血可致血气胸。

(1)表现：典型症状为突发性胸痛，继之有胸闷和呼吸困难，并可有刺激性咳嗽。

(2)原因：穿刺针位置过高穿入胸腔损伤胸膜，空气进入胸腔致气胸，损伤血管出血可致血气胸。

(3)处理

①保守治疗：维持呼吸通畅、吸氧、控制出血，肺萎陷在 20%以下、不伴有呼吸困难者，应绝对卧床休息，充分吸氧，尽量少讲话，使肺活动减少，有利于气体吸收和肺的复张。

②排气疗法：适用于呼吸困难明显、肺压缩程度较重的患者，尤其是张力型气胸需要紧急排气者，应立即行胸膜腔穿刺抽气或胸腔闭式引流。

(4)预后：经及时发现及采取有效处理措施后，一般预后较好，否则会导致严重后果。

(5)预防：肾穿刺造口的穿刺点选在第 12 肋下，并在 B 超监视下避开胸膜肾穿刺，可避免和减少损伤胸膜发生气胸及血气胸的发生率。

4. 肠损伤　经皮肾穿刺造口术肠损伤，右侧为升结肠肝曲及十二指肠，左侧为降结肠脾曲，小肠损伤较少。肠损伤后肠漏导致腹腔内感染，是一种严重的并发症，国内文献报道其发生率约为 0.3%。

(1)表现

①肾造口管引出粪臭样液体，继而出现腹痛、腹胀、恶心、呕吐或肠梗阻表现。可能肾造口管置入结肠内。

②腹膜刺激征：腹部压痛、腹肌紧张及反跳痛。

③肠鸣音：减弱或消失。

④全身症状：引起严重的腹腔感染和全身中毒症状，如发热、休克等全身症状。

(2)原因：肾穿刺进入结肠致结肠穿孔，结肠内粪便进入腹腔引起急性腹膜炎。

(3)处理

①手术探查：结肠损伤一经确诊，应立即手术探查。轻者行肠损伤漏孔修补，严重者行暂时性结肠造口，彻底用生理盐水冲洗腹腔及腹腔引流。

②抗感染治疗：选择有效抗生素控制感染。

③纠正休克：出现休克者纠正休克。

(4)预后：肠损伤影响患者病情的恢复，如能尽早发现及采取有效处理措施，可痊愈。否则会导致后果严重，甚至死亡的可能。

(5)预防：认真术前准备、手术操作精细，穿刺定位要准确，入针和扩张时宁浅勿深。尽量在腋后线后背侧进针以避免肠损伤。

5. 脾损伤

(1)表现：脾损伤主要表现是出血。

①低血压和失血性休克：随着失血量的增加，患者可出现烦躁、口渴、心悸、呼吸急促、皮肤苍白、四肢冰冷等失血性休克症状。体格检查发现患者的血压进行性下降、脉搏快而弱等。

②腹痛、腹胀，恶心、呕吐，腹膜刺激症状等。

③B 超和(或)CT 检查显示左侧腹内有不同程度的积血征象。

(2)原因：左经皮肾穿刺造口术，由于穿刺定位不准确，穿刺过深或存在脾大，误伤脾引起出血。

(3)处理:轻度脾损伤可以保守治疗,而较重的脾损伤,出血多不易停止,出现休克状态者,则需要及时开放手术探查止血。

(4)预后:脾损伤患者的预后取决于是否及时发现及妥善处理,促进病情缓解,预后较好,否则可导致严重后果。

(5)预防:认真术前准备,在B超定位下,穿刺时避开脾,准确手术操作,避免损伤脾。

6. 肝损伤

(1)表现:肝损伤主要表现也是出血。肝损伤患者常出现急性低血容量性休克症状及腹膜刺激症状。表现为腹部疼痛,面色苍白,脉搏细数,血压下降,尿量减少等。腹部压痛明显,腹肌紧张。随着出血的增加,上述症状进一步加重。

(2)病因:右经皮肾穿刺造口术,由于穿刺定位不准确,穿刺过深或存在肝大,误伤肝引起出血。

(3)处理

①急救处理:保持呼吸道通畅,充分吸氧。迅速建立静脉通道保证输血、输液通畅,休克严重者可在输血、补液扩容的同时积极手术。

②非手术治疗:指征是a. 无活动出血,血肿不进行性扩大的患者。b. 血流动力学稳定者,出血量不超过600ml。c. 腹膜炎症状轻,患者神志清楚能配合体检者。

上述情况可在动态监测生命体征、血红蛋白、腹围的情况下,暂不手术治疗。患者应绝对卧床休息2周以上,镇静、镇痛,输血补液,预防感染,正确使用止血药物。腹胀患者可行胃肠减压术,以促进胃肠功能恢复,使腹内积血易于吸收。

③肝动脉造影栓塞:部分患者可行选择性肝动脉造影,查找出血灶后行栓塞治疗,效果较好。

④手术治疗:对单纯肝损伤的患者在积极纠正失血性休克的同时积极准备手术。

当肝外伤患者有明显的腹腔内出血、腹膜炎症状,应在纠正休克的同时行剖腹探查止血及引流。

7. 尿外渗

(1)表现:术后尿液从肾造口管周围渗出,出现腰胀痛伴发热,血白细胞总数及中性粒细胞升高。

(2)原因

①肾造口管被血块或脓块堵塞。

②肾造口管未完全置入肾盂内或在肾盂内的位置不正确而导致尿液从肾造口管周围漏出到肾周,又从肾造口处流出体外。

(3)处理

①使肾造口管通畅,一般尿外渗均可逐渐好转。

②肾造口管被血块或脓块堵塞不通畅者,用生理盐水缓慢低压冲洗,到肾造口管通畅为止,将尿液完全引出体外,尿外渗便可逐渐消失。B超示肾盂内积满凝血块者,应立即行开放手术探查,清除肾盂内凝血块,止血后,重新留置肾造口管。

③肾造口管未完全置入肾盂内或在肾盂内的位置不正确,可在B超监测下调整肾造口管的位置,直到肾造口管位置满意、引流通畅为止。倘若不能调整好肾造口管的位置,肾造口管不通者,应手术探查,调整肾造口管的位置,直到满意为止。

(4)预后:经及时发现并有效处理后,一般预后较好,否则会导致不良后果。

(5)预防

①肾造口管置入肾盂最佳位置,固定好,止血彻底,保持造口管通畅。

②术后固定好肾造口管,防止移位,保持肾造口管引流通畅,密切观察尿液颜色,发现肾造口管引流不畅时,及时冲洗以保持肾造口管通畅。

8. 急性肾盂肾炎　是指肾盂黏膜及肾实质的急性感染性疾病。急性肾盂肾炎最严重的并发症是中毒性休克。

(1)表现：典型的急性肾盂肾炎起病急骤，临床表现为发作性的寒战高热，伴头痛，全身酸痛，恶心，呕吐，腰背痛，肋脊角处有明显的叩击痛，通常还伴有腹部绞痛。在其疾病过程中都可并发菌血症、严重性休克和弥散性血管内凝血(DIC)。引流尿液浑浊，可有腐败气味或呈现肉眼血尿。尿常规检查，常见脓尿及血尿，尿培养细菌生长或血培养为菌血症。

(2)原因：肾造口术后发生急性肾盂肾炎，多由于肾盂内存在感染、肾造口管堵塞或输尿管皮肤造口狭窄致尿引流不畅，导致肾积水加重，肾盂内高压所致肾盂黏膜及肾实质的急性感染性疾病。或肾积脓置管后高压冲洗肾盂，导致细菌进入血液引起。

(3)处理

①保持肾造口管引流通畅。症状明显减轻后即可起床活动。高热、消化道症状明显者可静脉补液。每天饮水量应充分，多饮水，使尿路冲洗，促使细菌及炎性分泌物的排出。

②在未获得尿培养、血培养及药敏试验结果之前，根据医师的经验选择有效抗生素控制感染。

③发生感染性休克者，静脉应用抗生素抗感染，吸氧，注射激素及抗休克等急救处理，全程心电监护。

(4)预后：如及时发现并采取正确、有效的处理措施，预后较好，否则可导致脓毒血症严重后果。

(5)预防：如肾造口管引流的尿液浑浊，尿检见脓血尿时，应用抗生素控制感染，始终保持肾造口管引流通畅，有肾盂积脓者禁忌行肾盂高压冲洗，以免导致炎症扩散。

9. 肾造口管脱落　术后早期发生造口管脱出，是严重并发症之一。

(1)表现：造口管脱落出体外，尿液从造口渗出。

(2)原因：术中及术后造口管未固定牢固，自行脱落或被带出体外。

(3)处理

①造口管在术后 3～4 周脱出，立即放置造口管多无困难。若造口管脱出后未能及时发现，瘘道收缩，放置原来大小的造口管多难以成功，需更换较小的造口管或双腔气囊导尿管。若此举失败，可经造口注入消毒液状石蜡，扩张瘘道，使造口管易于插入到原来的部位；如用上方法重新置管未能成功，则应手术留置肾造口管。

②肾造口术后 1 周之内，窦道未形成，造口管脱落后往往不易顺原通道重新置入，如及时发现，应立即插入造口管；否则需手术重置肾造口管。

(4)预后：造口管脱落出体外后，若能重新置入，预后较好；否则，需手术重置肾造口管。

(5)预防：术中应将造口管固定好，术后加强护理，避免造口管脱出。

【评析】

开放性肾造口术和经皮肾穿刺肾造口术相比，各有优缺点，均要严格掌握其适应证，熟练手术操作，否则可产生不同并发症。经皮肾穿刺肾造口术比开放性肾造口术简便易行，操作顺利者效果好，操作不顺利者则并发症多而严重。故施行肾造口术时，应严格掌握手术的适应证与禁忌证。

第七节　结肠造口术

结肠造口术是解除直肠疾病梗阻的粪便改道的手术。结肠造口术可分为暂时性造口术和永久性结肠造口术，按部位可分为横结肠造口术和乙状结肠造口术等。是全盆腔脏器切除时的粪便改道手术。

【适应证】

1. 乙状结肠造口术　前列腺肉瘤肿瘤全盆腔脏器切除术者，大便改道多选择乙状结肠造口术。

2. 横结肠造口术　晚期前列腺肉瘤，浸润压迫直肠或几乎占据整个盆腔，出现严重排便困难，以致肠梗阻，无法行乙状结肠造口者，选择横结肠造口术，以解除肠梗阻、延长患者生命。

【禁忌证】

同输尿管皮肤造口术的禁忌证。

【术前准备】

术前置胃管。

【麻醉体位】

采用硬膜外麻醉或全身麻醉。患者取仰卧位。

【术式简介】

1. 开放性乙状结肠造口术

(1)切口：选择左下腹正中旁切口或左下腹斜切口。一般多选择左下腹旁正中切口，上自脐上 2～4cm，下至耻骨联合，逐一切开各层并进入腹腔。

(2)探查：触摸肝有无病变，腹主动脉前淋巴结、肠系膜下血管和髂内血管附近淋巴结有无转移。

(3)分离、切断乙状结肠：提起乙状结肠，显露乙状结肠与直肠，选择靠近直肠的乙状结肠，自肠壁侧至系膜根部解剖、分离结肠系膜至肠壁，注意勿损伤肠系膜血管，结扎出血点，用两把长弯止血钳夹住后切断、分离乙状结肠待做造口。

(4)封闭远端乙状结肠：远端乙状结肠内层用 1-0 号丝线做全层缝合，外层用细丝线间断缝合浆肌层后送入盆腔内。

(5)做腹壁造口：在切口左侧，相当于髂前上棘与脐孔连线的中、外 1/3 交界处，做一直径 2.5～3cm 的圆形切口，将相应大小的皮肤、皮下组织和腹外斜肌腱膜切除。切开腹内斜肌和腹横肌及腹膜以能伸入两指为度，待做乙状结肠成形造口。

(6)乙状结肠引出造口径路现有如下两种方法。

①经腹腔内法：是较常用的方法。将乙状结肠断端经腹腔经造口口引出 4～6cm 做造口。优点是操作较简便，但要封闭侧孔，消除结肠旁沟间隙，否则术后有发生腹内疝的可能。

②经腹膜外法(Goligher 法)：将近端乙状结肠通过腹膜后隧道，从造口引出 4～6cm 做造口。优点是造口肠段经腹膜外引出，消除了结肠旁沟间隙，又因被覆的腹膜有一定保护作用，排除了术后小肠内疝的潜在危险。但操作较困难。

(7)成形造口(图 27-9)

①开放式造口法：肠梗阻严重者，结肠造口处多采用开放缝合法。即切除被有齿止血钳钳夹的结肠断端，用碘伏消毒和止血后，将肠壁外周与造口缘腹膜及腹肌，用 1-0 不吸收线间断缝合固定，每针相隔 1cm 左右，以防造口的回缩或防止腹壁疝等并发症发生，将乙状结肠断端外露肠壁结肠袋纵行剪开约 2cm 后，外翻间断缝合于造口皮缘，形成乳头状瘘口。将乙状结肠与腹壁侧孔间断缝合封闭，以防术后发生腹内疝。

②闭合式造口法：肠梗阻轻者，将肠壁外周与造口缘腹膜及腹肌，用 1-0 不吸收线间断缝合固定，每针相隔 1cm，防止发生腹壁疝并发症，再将皮缘间断缝合固定 1 周，保留钳夹固定的血管钳，待术后 2～3d 后开放排便。

(8)缝合切口：留置一胸腔引流管后，逐层缝合腹壁切口，结束手术。

2. 腹腔镜乙状结肠造口术(laparoscopic sigmoidostomy)　在腹腔镜下全盆腔脏器切除的同时做乙状结肠造口。在腹腔镜下于乙状结肠与直肠交界处切断、游离乙状结肠，远断端缝闭、退镜后，将乙状结肠从左下腹壁切口造口，操作步骤同开放性乙状结肠造口术

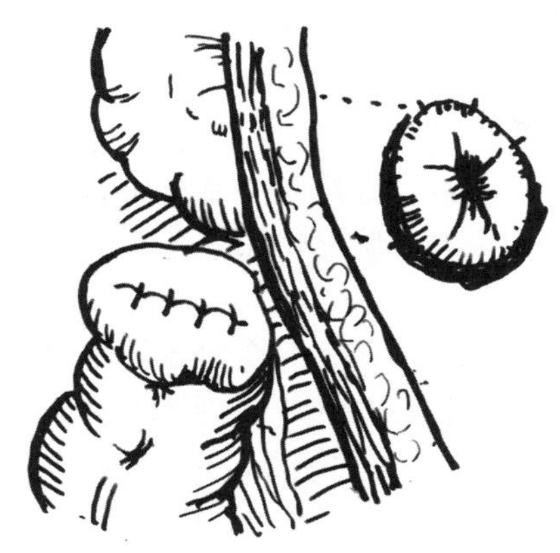

图 27-9　乙状结肠造口术(封闭远端乙状结肠,将乙状结肠引出造口)

的手术步骤。

3. 机器人辅助腹腔镜乙状结肠造口术(robot assisted laparoscopic sigmoidostomy)　用机器人辅助腹腔镜全盆腔脏器切除的同时做乙状结肠造口,手术要点同腹腔镜乙状结肠造口术的手术要点。

4. 横结肠造口术(transverse colostomy)

(1)切口:在脐与剑突连线中点。做经右腹直肌切口或右腹横切口,长约 8cm,切断右腹直肌。进入腹腔。

(2)显露横结肠:将横结肠提出切口外。有时由于梗阻,结肠极为扩大,结肠系膜变短,肠襻比较固定,难以提出。遇此情况,可用连接吸引器的粗针头穿刺,吸取结肠内的气体及其部分内容物,使其瘪缩后提出。将确定外置部分的横结肠的大网膜分离,沿横结肠边缘剪开、结扎出血点,随即将大网膜放回腹腔。

(3)放置玻璃棒:在外置横结肠系膜无血管区切一小口,用一短玻璃棒穿过,玻璃棒两端用一段胶管套住固定以防肠管缩回腹腔。

(4)处理外置肠襻:如结肠膨胀较重,需即时减压,可在外置结肠壁上做一荷包缝合,于荷包缝合中央处切开肠壁,插入 1 根橡皮管到结肠近端减压,结扎荷包缝线,固定好橡皮管,导管外端连接引流瓶(图 27-10),造口部的周围用油纱布覆盖,外加干纱布垫包扎。如胀气不明显,也可暂不切开肠壁。待术后 2～3d 用电刀在肠段的结肠带上纵行切开 3～4cm 或做椭圆形切开,排出肠内容物。

(5)缝合腹壁切口:缝合腹壁切口。固定外置横结肠。

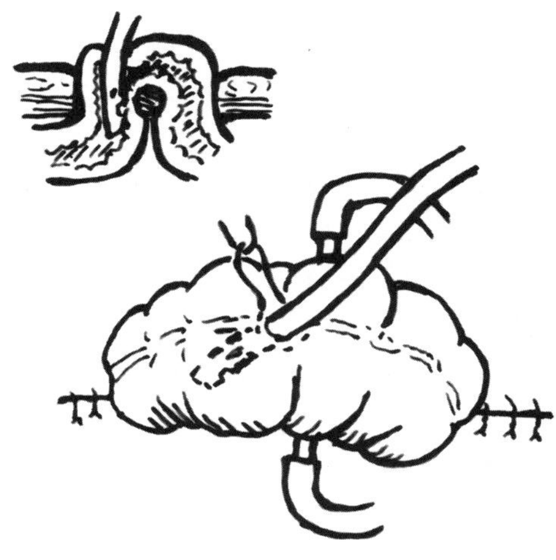

图 27-10　横结肠造口术

【术中注意事项】

1. 行肠腔减压时,需将横结肠多提出一些,要先缝好荷包缝线再穿刺抽液;缝合浆肌层与腹膜时,缝针不可穿透肠壁全层,以防肠内容物外溢污染腹腔。

2. 肠襻与腹膜缝合前,应辨别其近、远端,以防扭转,从而造成梗阻。

3. 腹壁切口大小、缝合松紧度要适当,过紧则影响造口肠襻的血液循环及引起排便不畅;过松则引起肠脱出形成腹壁切口疝。

4. 在双腔横结肠造口术中,必须注意固定穿过结肠的玻璃棒,以防滑脱。

5. 单纯乙状结肠造口术中,应将输尿管仔细显露及保护,以免损伤。

6. 结扎肠系膜下动脉根部时,必须证实

在肠系膜下动脉根部结扎后，造口处乙状结肠仍有足够的血液供应。若有疑问时，应以无损伤肠钳控制肠系膜下动脉的血流，随后观察造口部乙状结肠的肠壁小动脉有无搏动，再做决定。

【术后处理】

1. 胃肠减压，持续到肠鸣音恢复，造口开放排气、排便后患者便可进食。

2. 禁食期间应静脉补液。

3. 应用抗生素防治感染。

4. 伤口内引流管，待引流液引流干净后拔除。

5. 横结肠闭合式造口者，一般在术后2～3d切开肠壁开放排便，即可用粘贴袋或人工肛门袋收集大便。支撑肠段的玻璃管在术后2周拔除。不宜过早，以免外置肠段缩进腹腔。

6. 乙状结肠造口如采用闭式法，应将止血钳于术后48h取出。

7. 如采用肠壁与皮肤开放缝合法者，在术后1周内应每天观察造口肠壁的颜色，注意肠段有无回缩、出血或坏死等情况。

8. 术后伤口基本愈合后应用粘贴式人造肛门袋收集大便。

9. 术后2周，人工肛门处应做手指检查，注意有无狭窄，如有狭窄倾向，则需定期用手指扩张。

10. 术后应鼓励患者双下肢活动，预防深静脉血栓形成。

【并发症防治】

1. *出血* 与全盆腔脏器切除术后出血并发症相似。参见本章第四节全盆腔脏器切除术后出血并发症防治。

2. *造口周围感染* 与全盆腔脏器切除术后造口周围感染并发症相似。参见本章第四节全盆腔脏器切除术后造口周围感染并发症防治。

3. *造口肠管内陷* 与全盆腔脏器切除术后造口肠管内陷并发症相似。参见本章第四节全盆腔脏器切除术后造口肠管内陷并发症防治。

4. *造口缺血性坏死* 与全盆腔脏器切除术后造口缺血性坏死并发症相似。参见本章第四节全盆腔脏器切除术后造口缺血性坏死并发症防治。

5. *急性肠梗阻* 与全盆腔脏器切除术后急性肠梗阻并发症相似。参见本章第四节全盆腔脏器切除术后急性肠梗阻并发症防治。

6. *造口旁疝* 与全盆腔脏器切除术后造口旁疝并发症相似。参见本章第四节全盆腔脏器切除术后造口旁疝并发症防治。

7. *造口狭窄* 与全盆腔脏器切除术后造口旁疝并发症相似。参见本章第四节全盆腔脏器切除术后造口旁疝并发症防治。

8. *造口周围皮肤病* 如接触性皮炎、损伤性皮炎发生率占21.9%。随着观察时间的增加，造口皮肤刺激并发症减少而造口脱垂和造口旁疝的发生率上升。

(1)表现：造口周围的皮肤红肿、糜烂，痒痛不适。

(2)原因：皮肤接触大便，发生炎变。

(3)处理

①急性期渗出不多者可用糖皮质激素霜剂，渗出多者可用3%硼酸溶液冷湿敷，渗出减少后用糖皮质激素霜剂或与油剂交替使用；亚急性期可选用糖皮质激素乳剂、糊剂，为防治继发感染可加用抗生素；慢性期选用软膏、硬膏、涂膜剂。

②留置单J管引流尿液，使局部炎变皮肤保持干燥，促进愈合。

(4)预后：经及时有效处理，可减轻患者的不适。

(5)预防：加强造口周围皮肤的清洁卫生，尽量保持清洁、干燥、不受损，预防造口周围皮肤病发生。减轻造口周围皮肤病给患者术后生活带来的烦恼和痛苦。

【评析】

结肠造口虽然拯救了许多人的生命，但

它给患者带来了某些并发症，严重影响着他们的生活质量。国外文献报道结肠造口术后并发症发生率高达 21%～71%，国内文献报道为 16.3%～53.8%。屠世良等分析 1263 例结肠造口患者的临床资料，1263 例结肠造口中，有 443 例(35.1%)出现 637 个造口并发症。主要为造口局部坏死(占 2.4%)、造口周围皮肤刺激(占 21.9%)、造口回缩狭窄、造口黏膜脱垂(占 10.5%)、造口旁疝(占 9.3%)，其他如肠梗阻、造口出血等发生率为 1.3%。82.7%的并发症出现于术后 1 年内。年龄>60 岁的患者，其造口并发症的发生率明显升高。体形消瘦者造口脱垂和造口旁疝的发生率上升，体形肥胖者造口局部坏死、皮肤刺激和回缩狭窄的发生率增加。随着观察时间的增加，造口皮肤刺激并发症减少而造口脱垂和造口旁疝的发生率上升。表明结肠造口并发症有较高的发生率，与手术情形、患者年龄及体形有密切关系。

(王　郁　陈在贤)

参考文献

[1] 陈靖，权昌益，李博，等. 前列腺肉瘤 19 例报告并文献复习. 中华泌尿外科杂志，2012，33(1)：58-62.

[2] 赵耀瑞，徐勇，等. 前列腺肉瘤的诊治分析(附 8 例报告). 临床泌尿外科杂志，2011，26(10)：769-771.

[3] 张茁，吕薇，王伟华，等. 21 例前列腺肉瘤临床诊疗体会. 中国实验诊断学，2014，18(8)：1360-1361.

[4] 石永福，方克伟，王伟，等. 经皮下潜行隧道输尿管皮肤造口术的初步经验探讨. 中国全科医学，2012，159(12B)：4136-4137.

[5] 张春霆，刘全启，陈良佑，等. 膀胱全切后双输尿管一侧汇合皮肤造口术的临床疗效. 现代泌尿外科杂志，2013，18(5)：478-480.

[6] 刘东举，董晓红，赵立伟，等. 全盆腔脏器联合切除术在腹部肿瘤外科中的应用. 沈阳医学院学报，2013，15(3)：149-151.

[7] 刘东举，董晓红，杨国志，等. 全盆腔脏器联合切除术治疗盆部肿瘤 45 例分析. 中国肿瘤外科杂志，2015，7(1)：24-26.

[8] 李立安，张唯一，马鑫，等. 机器人辅助腹全盆腔廓清除术的初步经验——附一例报告. 中国微创外科杂志，2015，15(4)：347-354.

[9] 赵恩阳，李学东，王长林. 经皮肾造口术治疗急性肾后性梗阻合并肾衰竭的临床疗效观察(附 89 例分析). 中国急救医学，2012，32(6)：571-572.

[10] 张发明，潘奕，郭建桥，等. B 超联合输尿管镜行经皮肾穿刺造口术 17 例分析. 重庆医学，2012，41(10)：996-998.

[11] 王海静，阎磊，韩增篪，等. 腹腔镜双侧输尿管皮肤造口术. 腹腔镜外科杂志，2014，(4)：212-213.

[12] 魏海港，张和平，靳海英，等. 前列腺肉瘤 3 例的 MRI 诊断. 中国实用医刊，2011，39(19)：111-112.

[13] 毛全宗，李汉忠，肖河，等. 成人前列腺肉瘤的手术方式探讨及疗效分析. 中华泌尿外科杂志，2016，37(1)：30-33.

[14] 王聪，宋国新，张炜明，等. 成人前列腺肉瘤 15 例临床病理分析. 中华病理学杂志，2011，40(11)：749-753.

[15] 朱晓军，念学武，孙二琳，等. 前列腺肉瘤 17 例报告并文献复习. 天津医科大学学报，2014，20(3)：238-240.

[16] 姚宝春，邓大溢，陈士洲，等. 前列腺肉瘤 1 例报告及文献复习. 临床医药实践，2015：312.

[17] 朱再生，张春霆，刘全启，等. 膀胱全切后双输尿管一侧汇合皮肤造口术的临床疗效. 现代泌尿外科杂志，2013，18(5)：478-480.

[18] 张泽键，王细生，彭乃雄，等. 改良与传统输尿管皮肤造口术生命质量比较. 中国医师进修杂志，2016，39(2)：113-117.

[19] 王哲，陈怀安，张潮，等. 传统输尿管皮肤造口术及其改良术式对浸润性膀胱癌根治术后生

活质量的影响. 临床医药文献电子杂志,2016,3(45):8945-8946.

[20] 拜艳华,陶英波,张国栋,等. 动脉内化疗栓塞治疗晚期前列腺肉瘤的初步研究. 医学影像学杂志,2016,8:1471-1473,1477.

[21] 涂真,唐培金,邓显忠. 前列腺肉瘤的临床现状. 临床泌尿外科杂志,2016,6:579-583.

[22] 张树栋,肖博,肖春雷,等. 成人原发性前列腺肉瘤的临床分析及文献复习. 中华临床医师杂志(电子版),2011,5:151-153.

[23] 刘彦荣,苏雪娟,刘金岭. 前列腺肉瘤的 MRI 表现. 中国中西医结合影像学杂志,2015,3:347-348.

[24] 吴畏(综述),亓林(审校). 前列腺肉瘤的诊疗现状. 医学综述,2010,24:3732-3735.

[25] 吴畏,亓林. 前列腺肉瘤 10 例临床分析. 医学综述,2011,1:160.

[26] 刘景钟,俞炼锋,沈樟校. 前列腺肉瘤 1 例报道并文献复习. 浙江创伤外科,2012,6:854-855.

[27] 丁智兵,李文威. 前列腺肉瘤诊治分析(附 4 例报告). 临床泌尿外科杂志,2012,2:142-143.

[28] 成建军,柯鑫文,张华俊,等. 前列腺平滑肌肉瘤 1 例报告并文献复习. 微创泌尿外科杂志,2015,1:48-50.

[29] 何银志,李俊,张天鉴,等. 成人前列腺横纹肌肉瘤的诊治体会. 西南国防医药,2014,1:48-50.

[30] 陈靖,权昌益,畅继武. 杨宇明前列腺未分化肉瘤伴软骨化生 1 例报道并文献复习. 中华男科学杂志,2011,10:918-922.

[31] 阎俊,贺海峰,徐宏伟,等. 张诚原发性前列腺滑膜肉瘤的诊断和治疗(附 1 例报告及文献复习). 临床泌尿外科杂志,2013,2:136-138.

[32] 王强,孙家庆,晁亮,等. 孙光耀前列腺胚胎性横纹肌肉瘤 1 例报告并文献复习. 现代泌尿生殖肿瘤杂志,2012,6:337-339.

[33] 何振,徐勇,张志宏. 杨宇明前列腺恶性间叶性软骨肉瘤 1 例并文献复习. 山东医药,2015,8:77-79.

[34] 梁其仲,叶向东. 浅析后腹腔镜结合经皮肾造口术治疗多发性上尿路结石. 中国医药指南,2013,12:140-141.

[35] 代海涛,夏安,呙林杰,等. 后腹腔镜下造口术后无功能肾切除 10 例报告. 长江大学学报自然科学版:医学(下旬),2013,2:5-6.

[36] 张旭,高江平,符伟军,等. 机器人辅助腹腔镜在泌尿外科手术中的临床应用(附 500 例报告). 微创泌尿外科杂志,2014,1:4-7.

[37] 刘佳,刘哲. 输尿管皮肤造口术、回肠膀胱术治疗高龄膀胱癌的比较分析. 现代中西医结合杂志,2015,36:4071-4073.

[38] 沈立亮,郑俊,林春儿. 微信健康教育对输尿管皮肤造口患者术后自我效能及生活质量的影响. 现代实用医学,2017,29(1):128-130.

[39] 张鸿毅,崔洁,高继学,等. 膀胱镜下置管术及肾造口术处理宫颈癌所致肾积水的疗效和影响因素分析. 临床泌尿外科杂志,2017,4:298-302.

[40] 邓旺龙,陈善群,许良余,等. 经皮肾造口术处理恶性肿瘤所致输尿管梗阻 16 例分析. 浙江医学,2015,16:1394-1396.

[41] 阚晓纯,朱美娣,何晓亮,等. 超声引导下肾造口术治疗肾积水的临床应用. 江苏医药,2014,17:2076-2077.

[42] 陈宇,田华,孙刚,等. B 超引导经皮肾造口术中并发肾静脉损伤 3 例临床分析. 现代泌尿外科杂志,2015,3:169-172.

[43] 黄国雄,韦翠英,王菊廷,等. 双腔气囊尿管在经皮肾造口术的应用研究. 广西医学,2014,8:1184-1185.

[44] 田庆波,曹士考,彭龙,等. 超声引导下经皮肾穿刺造口术治疗盆腔肿瘤致梗阻性肾衰竭. 解放军医药杂志,2013,8:67-68.

[45] 李威. 急诊经皮肾造口术治疗急性梗阻性肾衰竭的体会. 现代医学,2013,5:343-345.

[46] 刘龙清,李玉清. 腹腔镜在乙状结肠造瘘术中的应用. 临床医学工程,2016,9:1121-1142.

[47] 李世红,刘雁军,夏乡,等. 结肠造瘘术两种开放式术后恢复情况及并发症对比探讨. 西南国防医药,2015,9:994-996.

[48] Wang X,Liu L,Tang H,et al. Twenty-five cases of adult prostate sarcoma treated at a high-volume institution from 1989 to 2009. Urology,2013,82:160-165.

[49] McGee SM,Boorjian SA,Karnes RJ. Carcinosarcoma of the prostate replacing the entire

lower genitourinary tract. Urology, 2009, 74(3):540-541.

[50] Jennifer L Young, David S Finlev, David K Ornstein. Robotic-Assisted Laparoscopic Cystoprostatectomy for Prostatic Carcinosarcoma. JSLS, 2007, 11(1):109-112.

[51] Pace G, Pomante R, Vicentini C. Sarcoma of prostate: case report and review of the Literature. Ital Androl, 2010, 82(2):105.

[52] Sharmila Dudani, Ajav Malik, A S Sandhu, et al. Pseudohyperplastic variant of adenocarcinoma as a component of α-methyl-CoA-racemase (AMACR negative) arcinosarcoma of the prostate. Indian J Urol, 2015, 31(2):136-138.

[53] Altay C, Secil M, Demu O, et al. Imaging findings of prostate carcinosarcoma: a case report. Clin Genitourin Cancer, 2014, 12(4): e139-141.

[54] Matsuoka T, Sugino Y, Kobayashi T, et al. A case of prostate carcinosarcoma successfully treated with combined modality therapy. Hinyokika Kjyo, 2013, 59(11):749-752.

[55] Pirimoglu B, Vining DJ. CT imaging findings of metastatic spindle cell sarcoma of prostate: a case report and review of the literature. Eurasian J Med, 2015, 47(2):145-150.

[56] Sohn M, Kwon T, Jeong IG, et al. ogic variability and diverse oncologic outcomes of prostate sarcomas. Korean J Urol, 2014, 55(12): 797-801.

[57] Ball MW, Sundi D, Reese AC, et al. Multimodal therapy in the treatment of prostate sarcoma: the johns hopkins experience. Clin Genitourin Cancer, 2015, 13(5):435-440.

[58] Anamsria Rojas-Jimenez, Milagros Otero-Garcia, Alejandro Mateos-Martin. Stromal prostatic sarcoma: a rare tumor with rare clinical and imaging presentation. J Radiol Case Rep, 2013, 7(7):24-31.

[59] Hakan Özturk. Primary spindle cell sarcoma of the prostate and[18] F-fluorodeoxyglucose-positron-emission tomography/computed tomography. findings Urol Ann, 2015, 7(1): 115-119.

[60] Furubayashi N, Neqishi T, Kashiwaqi E, et al. Clinical outcome of transperitoneal ureterocutaneostomy using the transverse mesocolon. Mol Clin Oncol, 2013, 1(4):721-725.

[61] Schatz T, Hruby S, Colleselli D, et al. A severe complication of mid-urethral tapes solved by laparoscopic tape removal and ureterocutaneostomy. Can Urol Assoc J, 2013, 7(9-10): E598-600.

[62] Nobuki Furubayashi, Takahito Negishi, Eiji Kashiwagi, et al. Clinical outcome of transperitoneal ureterocutaneostomy using the transverse mesocolon. Mol Clin Oncol, 2013, 1(4): 721-725.

[63] Marcin Slojewski, Bogdan Torbe. Retroperitoneoscopic ureterocutaneostomy as a method of urinary diversion in case of complicated urinary fistula after radiotherapy. Cent European J Urol, 2011, 64(3):180-181.

[64] Pace S, Manuini F, Maculotti D. Innovative technology for colostomy irrigation: assessing the impact on patients. J Urol, 2013, 39(3): 143-146.

[65] Adam N, Rahbar S, Skinner R. Outcomes of-Colostomy Reversal in a Public Safety Net Hospital: The End or Beginning of a New Problem? Am Surg, 2015, 81(10):1084-1087.

[66] Xiuxiu Yang, Qin Li, Haihong Zhao, et al. Quality of life in rectal cancer patients with permanent colostomy in Xi'an. Afr Health Sci, 2014, 14(1):28-36.

[67] Shyam Varadarajulu, Ann Roy, Tereio Lopes, et al. Endoscopic stenting versus surgical colostomy for the management of malignant colonic obstruction: comparison of hospital costs and clinical outcomes. Surg Endosc, 2011, 25(7):2203-2209.

[68] Leonard L Gunderson, Jennifer Moughan, et al. Anal carcinoma: impact of TN category of disease on survival, disease relapse, and colostomy failure in US Gastrointestinal Intergroup RTOG 98-11 phase 3 trial. Int J Radiat Oncol

Biol Phys,2013,87(4):638-645.

[69] Ferron G,Querleu D,Martel P,et al. Laparoscopy-assisted vaginal pelvic exenteration. Gynecol Obstet Fertil,2006,34(12):1131-1136.

[70] Magrina JF,Kho RM,Weaver AL,et al. Robotic radical hysterectomy: comparison with laparoscopy and laparotomy. Gynecologic Oncology,2008,109(1):86-91.

[71] Payne TN,Dauterive FR. A comparison of total laparoscopic hysterectomy to robotically assisted hysterectomy: surgical outcomes in a community practice. Journal of Minimally Invasive Gynecology,2008,15(3):286-291.

[72] Visco AG,Advincula AP. Robotic gynecologic surgery. Obstetrics and Gynecology,2008,112(6):1369-1384.

[73] Sert B,Abeler V. Robotic radical hysterectomy in earlystage cervical carcinoma patients,comparing results with total laparoscopic radical hysterectomy cases. The future is now? International Journal of Medical Robotics and Computer Assisted Surgery,2007,3(3):224-228.

[74] Pruthi RS,Stefaniak H,Hubbard JS,et al. Robot-assisted laparoscopic anterior pelvic exenteration for bladder cancer in the female patient. Journal of Endourology,2008,22(10):2397-2402.

[75] Lim PCW,Robotic assisted total pelvic exenteration:a case report. Gynecologic Oncology,2009,115(2):310-311.

[76] Guimaraes GC,Baiocchi G,Ferreira FO,et al. Palliative pelvic exenteration for patients with gynecological malignancies. Archives of Gynecology and Obstetrics, 2011, 283 (5): 1107-1112.

[77] Speicher PJ,Turley RS,Sloane JL,et al. Pelvic exenteration for the treatment of locally advanced colorectal and bladder malignancies in the modern era. Journal of gastrointestinal Surger,2014,18(4):782-788.

[78] Anze Urh, Pamela TS, Kathleen MS, et al. Postoperative outcomes after continent versus incontinent urinary diversion at the time of pelvic exenteration for gynecologic malignancies. Gynecologic Oncology Volume,2013,129(3):580-585.

[79] Jamkar AV,Puntambekar SP,Kumar S,et al. Laparoscopic anterior exenteration with intracorporeal uretero-sigmoidostomy. J Minim Invasive Gynecol,2015,22(4):538-539.

[80] Gupta SS,Singh O,Paramhans D,et al. Tube-sigmoidostomy: a valuable alternative to sigmoidopexy for sigmoid volvulus. J Vic Surg,2011,148(2):e129-133.

[81] Watanabe M, Murakaml M, Qzawa Y, et al. The modified Altemeier procedure for a loop-colostomy prolapse. Surg Today, 2015, 45(11):1463-1466.

[82] Tewari SO, Getradman SI, Petre EN, et al. Safety and efficacy of percutaneous cecostomy/colostomy for treatment of large bowel obstruction in adults with cancer. J Vasc Interv Radiol,2015,26(2):182-188.

[83] Bacalbasa N,Balescu I. Total pelvic exenteration for pelvic recurrence after advanced epithelial ovarian cancer-A case report and literature review. J Med Life,2015,8(3):263-265.

[84] Trustin S Domes, Patrick HD Colquhoun, et al. Total pelvic exenteration for rectal cancer: outcomes and prognostic factors. Can J Surg,2011,54(6):387-393.

[85] Kunlin Yang, Lin Cai, Lin Yao, et al. Laparoscopic total pelvic exenteration for pelvic malignancies: the technique and short-time outcome of 11 cases. World J Surg Oncol, 2015, 13:301.

[86] Ferenschild FT,Vermaas M,Verhoef C,et al. Total pelvic exenteration for primary and recurrent malignancies. World J Surg, 2009, 33(7):1502-1508.

[87] Puntambekar SP, Agarwal GA, Puntambekar SS, et al. Stretching the limits of laparoscopy in gynecological oncology: technical feasibility of doing a laparoscopic total pelvic exenteration for palliation in advanced cervical cancer. Int J Biomed Sci,2009,5(1):17-22.

[88] Jo Tashiro, Shigeki Yamaguchi, Toshimasa Ishii, et al. Salvage total pelvic exenteration with bilateral V-Y advancement flap reconstruction for locally recurrent rectal cancer. case rep gastroenterol,2013,7(1):175-181.

[89] Yuta Kimura, Dai Shida, Keiichi Nasu, et al. Metachronous penile metastasis from rectal cancer after total pelvic exenteration. World J Gastroenterol,2012,18(38):5476-5478.

[90] Mukai T, Akiyoshi T, Ueno M, et al. Laparoscopic total pelvic exenteration with en bloc lateral lymph node dissection after neoadjuvant chemoradiotherapy for advanced primary rectal cancer. Aslan J Endosc Surg, 2013, 6 (4): 314-317.

[91] Kaufmann OG, Young JL, Sountoulides P, et al. Robotic radical anterior pelvic exenteration: the UCI experience. Minim Invasive Ther Allied Technol,2011,20(4):240-246.

[92] Farghaly SA. Robotic-assisted laparoscopic anterior pelvic exenteration in patients with advanced ovarian cancer: Farghaly's technique. Eur J Gynaecol Oncol,2010,31(4):361-363.

[93] Guo J, Yang WZ, Zhang Y, et al. Ultramini nephrostomy tract combined with flexible ureterorenoscopy for the treatment of multiple renal calculi in paediatric patients. Korean J Urol,2015,56(7):519-524.

[94] Dauw CA, Faerber GJ, Hollingsworth JM, et al. Wire-reinforced ureteral stents to rescue from nephrostomy tube in extrinsic ureteral obstruction. Can J Urol, 2015, 22 (3): 7806-7810.

[95] He X, Xie D, Du C, et al. Improved nephrostomy tube can reduce percutaneous nephrolithotomy postoperative bleeding. Int J Clin Exp Med,2015,15;8(3):4243-4249.

[96] Xiangfer He, Donghua Xie, Chengtian Du, et al. Improved nephrostomy tube can reduce percutaneous nephrolithotomy postoperative bleeding. Int J Clin Exp Med, 2015, 8 (3): 4243-4249.

[97] Sidney P Regalado. Emergency Percutaneous Nephrostomy. Semin Intervent Radiol, 2006, 23(3):287-294.

[98] Porsch M, Wendler JJ, Fischbach F, et al. Placement of percutaneous nephrostomy by open magnetic resonance imaging: clinical results and current status in urology. Urologea, 2012,51(12):1722-1727.

[99] Ravi Kumar Garg, Prema Menon, Katragadda Lakshmi Narasimha Rao, et al. Pyeloplasty for hydronephrosis: Issues of double Jstent versus nephrostomy tube as drainage technique. J Indian Assoc Pediatr Surg,2015,20(1):32-36.

[100] Albert C Li, Sidney P Reqalado, Emergent Percutaneous Nephrostomy for the Diagnosis and Management of Pyonephrosis. Semin Intervent Radiol,2012,29(3):218-225.

[101] Radoslaw Starownik, Tomasz Golabek, Krzysztof Bar. Percutaneous nephrostomy for symptomatic hypermobile kidney: a single centre experience. Wideochir Inne Tech Maloinwazyjne,2014,9(4):501-504.

[102] Bijit Looh, Sandeep Gupta, Akoijam Kaku Singh, et al. Ultrasound guided direct Percutaneous nephrostomy (PCN) tube placement: stepwise report of a new technique with its safety and efficacy evaluation. J Clin Diagn Res,2014,8(2):84-87.

[103] Oldan JD, Chin BB. FDG PET/CT imaging of prostate carcinosarcoma. Clin Nucl Med, 2016,41(8):629-631.

[104] Altay C, Secil M, Demir O, et al. Imaging findings of prostate carcinosarcoma: a case report. Clin Genitourin Cancer,2014,12(4): e139-141.

[105] Viers CD, Lele SM, Kirkpatrick T, et al. Carcinosarcoma of the tunica vaginalis following radiation therapy for localized prostate cancer. Urol Case Rep,2017,13:140-142.

[106] Dudani S, Malik A, Sandhu AS, et al. Pseudohyperplastic variant of adenocarcinoma as a component of α-methyl-CoA-racemase (AMACR negative) carcinosarcoma of the prostate. Indian J Urol,2015,31(2):136-138.

[107] Matsuoka T, Sugino mY, Kobavashi T, et al. A case of prostate carcinosarcoma successfully treated with combined modality therapy. Hinyokika Kivo, 2013, 59(11): 749-752.

[108] Furlan SR, Kang DJ, Armas A. Prostatic carcinosarcoma with lung metastases. Case Rep Oncol Med, 2013, 2013: 790.

[109] McGee SM, Boorjian SA, Karnes RJ. Carcinosarcoma of the prostate replacing the entire lower genitourinary tract. Urology, 2009, 74 (3): 540-541.

[110] Uematsu D, Akiyama G, Sugihara T, et al. Transanal total pelvic exenteration: pushing the limits of transanal total mesorectal excision with transanal pelvic exenteration. Dis Colon Rectum, 2017, 60(6): 647-648.

[111] Malakorn S, Sammour T, Pisters LL, et al. Robotic total pelvic exenteration. Dis Colon Rectum, 2017, 60(5): 555.

[112] Hayashi K, Kotake M, Kakiuchi D, et al. Laparoscopic total pelvic exenteration using transanal minimal invasive surgery technique with en bloc bilateral lymph node dissection for advanced rectal cancer. Surg Case Rep, 2016, 2(1): 74.

[113] Wright JD, Chatterjee S, Jones N, et al. National trends in total pelvic exenteration for gynecologic malignancies. Am J Obstet Gynecol, 2016, 215(3): 395-396.

[114] Rema P, Suchetha S, Alumed I. Primary malignant melanoma of vagina treated by total pelvic exenteration. Indian J Surg, 2016, 78 (1): 65.

[115] Zhang S, Gao F, Xue C, et al. The application of wrapping ureter by a pedicled gastrocolic omentum flap combined with an artificial external scaffold to prevent stoma stenosis in rabbit after ureterocutaneostomy. Int Urol Nephrol, 2017, 49(2): 255-261.

[116] Furubayashi N, Negishi T, Kashiwagi E, et al. Clinical outcome of transperitoneal ureterocutaneostomy using the transverse mesocolon. Mol Clin Oncol, 2013, 1(4): 721-725.

[117] Degener S, Roth S. Ureterocutaneostomy-long-term ureter catheter reduces risk of stenosis. Aktuelle Urol, 2012, 43(5): 290-292.

[118] Djuimo M, Aube M, Beland M, et al. Lumbar artery pseudoaneurysm: a complication of percutaneous nephrostomy. Urol Case rep, 2017, 13: 66-68.

[119] Sugihara T, Ishikawa A, Takamoto T, et al. Three-dimensional volume rendering of entrapped malecot nephrostomy catheter by granulation tissue. Urol Case Rep, 2017, 12: 64-66.

[120] Stewart JK, Smith TP, Kim CY. Clinical implications of acute pelvicaliceal hematoma formation during percutaneous catheter nephrostomy insertion. Clim Imaging, 2017, 43: 180-183.

[121] Vargas Cruz N, Reitzel RA, Rosenblatt J, et al. In vitro study of antimicrobial percutaneous nephrostomy catheters for prevention of renal infections. Antimicrob Agents Chemother, 2017, 61(6): e02596-16.

[122] Pillai A, Mathew G, Nachimuthu S, et al. Ventriculo-ureteral shunt insertion using percutaneous nephrostomy: a novel minimally invasive option in a patient with chronic hydrocephalus complicated by multiple distal ventriculoperitoneal shunt failures. J Neurosurg, 2017, 17: 1-5.

[123] Noureldin YA, Diab C, Valenti D, et al. Circle nephrostomy tube revisited. Can Urol Assoc J, 2016, 10(7-8): E223-E228.

[124] Patil SR, Pawar PW, Savalia A, et al. Role of calculated glomerular filtration rate using percutaneous nephrostomycreatinine clearance in the era of radionuclide scintigraphy. Urol Ann, 2017, 9(1): 61-67.

[125] Barbieux J, Perotto O, Leroy J. Laparoscopic extraperitoneal, colostomy, (with video). J Visc Surg, 2017, S1878-7886(17)30026-7.

[126] Zhang JF, Wong FKY, Zheng MC. The preoperative reaction and decision-making process regarding colostomysurgery among

Chinese rectal cancer patients. Eur J Oncol Nurs,2017,28:107-113.

[127] Farghaly SA. Robotic-assisted laparoscopic anterior pelvic exenteration in patients with advanced ovarian cancer: Farghaly's technique. Eur J Gynaecol Oncol,2010,31(4):361-363.

[128] Kunlin Yang, Lin Cai, Lin Yao, et al. Laparoscopic total pelvic exenteration for pelvic malignancies: the technique and short-time outcome of 11 cases. World J Surg Oncol,2015,13:301.

[129] Brian R Winters, Gary N Mann, Otway Louie, et al. Robotic total pelvic exenteration with laparoscopic rectus flap: initial experience. Case Rep Surg,2015,2015:835425.

[130] Jse Hyun Ahn, Ji-Yeon Han, Jong Kil Nam, et al. Laparoscopic Ureteroneocystostomy: modification of current techniques. Korean J Urol,2013,54(1):26-30.

[131] John E Musser, Melissa Assel, Joseph W, et al. Adult prostate sarcoma: the memorial sloan kettering experience. Urology,2014,84(3):624-628.

[132] Oldan JD, Chin BB. FDG PET/CT imaging of prostate carcinosarcoma. Clin Nucl Med,2016,41(8):629-631.

[133] Matsuoka T, Sugino Y, Kokayashi T, et al. A case of prostate carcinosarcoma successfully treated with combined modality therapy. Hinyokika Kiyo,2013,59(11):749-752.

[134] Mitulescu G, Ungureanu C, Gluck G, et al. Total pelvic exenteration in the treatment of advanced pelvic cancer. Chirurgia (Bucur),2007,102(2):143-154.

[135] Patel H, Joseph JV, Amodeo A, et al. Laparoscopic salvage total pelvic exenteration: Is it possible post-chemo-radiotherapy? J Minim Access Surg,2009,5(4):111-114.

[136] Aiba T, Uehana K, Tsukushi S, et al. Perineal alveolar soft part sarcoma treated by laparoscopy-assisted total pelvic exenterationcombined with pubic resection. Asian J Endosc Surg,2017,10(2):198-201.

[137] Lawande A, Kenawadekar R, Desai R, et al. Robotictotal pelvic exenteration. J Robot Surg,2014,8(1):93-96.

[138] Farghaly SA. Robotic-assisted laparoscopic anterior pelvic exenteration in patients with advanced ovarian cancer: Farghaly's technique. Eer J Gynaecol Oncol,2010,31(4):361-363.

[139] Nikolaos Kathopoulis, Nikolaos Thomakos, Ioanna Mole, et al. Anterior pelvic exenteration for exstrophic bladder adenocarcinoma: Case report and review. Int J Surg Case Rep,2016,25:13-15.

[140] Schatz T, Hruby S, Colleselli D, et al. A severe complication of mid-urethral tapes solved by laparoscopic tape removal andureterocutaneostomy. Can Urol Assoc J,2013,7(9-10):E598-600.

[141] Metzelder M, Petersen C, Ure. Laparoscopic ureterocutaneostomy for urinary diversion in selected infants. Eur J Pediatr Surg,2008,18(2):86-88.

[142] Fu W, Yang Z, Xie Z, et al. Intravenous misplacement of thenephrostomy catheter following percutaneous nephrostolithotomy: two case reports and literature review. BMC Urol,2017,17(1):43.

[143] Djuimo M, Aube M, Beland M, et al. Lumbar artery pseudoaneurysm: a complication of percutaneous nephrostomy. Urol Case Rep,2017,13:66-68.

[144] Sugihara T, Ishikawa A, Takamoto T, et al. Three-Dimensional Volume Rendering of Entrapped MalecotNephrostomy Catheter by Granulation Tissue. Urol Case Rep,2017,12:64-66.

[145] Zhao Y, Han G, Huo M, et al. Application of three-stitch preventive transverse colostomy in anterior resection of low rectal cancer. Zhonghua Wei Ching Wai Ke Za Zi,2017,20(4):439-442.

第 28 章

精囊肿瘤手术

第一节　精囊肿瘤

精囊肿瘤(seminal vesicle tumor)是精囊上发生的肿瘤,少见。由于精囊解剖部位深,初期症状不明显,故早期诊断很困难,容易误诊,当发现时往往多为晚期,并且也会类似前列腺癌发生远处转移。预后不良。1925年 Lyons 报道首例精囊肿瘤以来,至今全世界文献报道精囊肿瘤约有 120 余例。治疗以手术治疗为主,辅以内分泌治疗和放射治疗可延长患者生命。预后一般较差,但亦有存活 15 年以上的报道。

【分类】

精囊肿瘤可分为良性肿瘤和恶性肿瘤。恶性肿瘤又分为原发性恶性肿瘤和继发性恶性肿瘤两种。

1. *精囊良性肿瘤*　良性肿瘤包括精囊囊肿(cystis vesiculae seminalis)、精囊黏液瘤(seminal vesicle myxoma)、精囊腺瘤(seminal vesicle adenoma)、精囊囊腺瘤(seminal vesicle cystadenoma)、精囊神经鞘瘤(seminal vesicle Schwannoma)、精囊纤维瘤(seminal vesicle fibroma)、精囊平滑肌瘤(seminal vesicle leiomyoma)、精囊孤立性纤维性肿瘤(solitary fibrous tumors seminal vesicle)、精囊生殖细胞肿瘤(seminal vesicle germ cell tumors)等。

2. *精囊恶性肿瘤*　精囊癌肿约 80%发生在 50～60 岁的中、老年人,青年人较少见。

(1)原发性精囊肿瘤:起源于精囊本身的原发性恶性肿瘤以精囊乳头状腺癌(seminal vesicle papillary adenocarcinoma)和精囊低分化腺癌(seminal vesicle poorly differentiated adenocarcinoma)多见,其次是精囊透明细胞癌(seminal vesicle clear cell carcinoma)、精囊鳞状细胞癌(seminal vesicle squamous cell carcinoma)等,50 岁以上者以癌症多见。精囊肉瘤(sarcoma of seminal vesicle)报道极少,一般为精囊平滑肌肉瘤(seminal vesicle leiomyosarcoma)及精囊血管肉瘤(seminal vesicle angiosarcom)等,多发生于 50 岁以下的青壮年人,可能与性旺盛期有关。原发性精囊恶性肿瘤一经确诊绝大多数已属晚期,预后不良。

(2)继发性精囊肿瘤:多由邻近组织肿瘤如前列腺癌、膀胱癌、直肠癌等直接蔓延浸润而致,也可由其他肿瘤转移播散所致。

【诊断】

由于精囊部位深,初期症状不明显,故早期诊断困难,容易误诊。一般在体格检查或者瘤体增大压迫周围组织产生相应症状时才发现。

1. *早期症状*

(1)血精:早期有血精。约 50%的精囊癌患者出现血精，当肿瘤组织侵犯精囊的黏膜血管或溃烂时，精囊收缩则引起出血而产生血精。精囊肿瘤引起的血精常被误诊为精囊炎及前列腺炎等。血精顽固存在，可持续数年。

(2)血尿：早期可有间歇性血尿，多因精囊出血后血自后尿道流入膀胱。表现为以无痛初始血尿或终末血尿为主，也可为全程血尿，尤以排精后初始血尿多见。尿液中有稠厚胶样物。

2. *晚期症状*　晚期精囊肿瘤体积增大，最大者直径有达 10cm 以上者。后期患者消瘦、乏力。

(1)疼痛：部分患者精囊肿瘤体积增大，压迫或侵犯神经时，可引起不同程度的下腹、会阴、睾丸、腰骶部等处疼痛，如果压迫侵犯直肠可出现直肠等部位胀痛不适。

(2)排尿困难：晚期由于精囊肿瘤增大压迫膀胱颈部或后尿道，引起尿频、尿急、排尿困难，甚至尿潴留。国内报道精囊囊肿引起排尿困难者占 9.1%，囊肿容量达 400ml。排尿困难程度与囊肿大小及位置有关。

(3)排便困难：晚期精囊肿瘤增大压迫直肠或肿瘤侵犯直肠，出现里急后重、排便困难。大便带血提示肿瘤已侵及直肠。

(4)性功能障碍：精囊肿瘤晚期出现大便不畅、多处疼痛不适等，导致性功能障碍。

(5)消瘦恶病质：晚期出现贫血及消瘦、恶病质等。

3. *直肠指检*　大多数情况下经直肠指检均能扪及位于前列腺上方精囊部位不规则较硬的肿块，或与前列腺融合，或直肠黏膜已被累及等。

4. *肿瘤标记物*　血前列腺特异性抗原(PSA)、前列腺酸性磷酸酶(PAP)及癌胚抗原(CEA)、甲胎蛋白(AFP)阴性，而细胞角蛋白(cytokeratin，CK)阳性、癌抗原 125 (carbohytrate antigen125，CA-125)升高可提示精囊癌。

5. *超声检查*　无论是经腹、经直肠或其他途径，B 超是评估精囊腺疾病的最佳方法之一。原发性恶性肿瘤通常是不对称的，继发性肿瘤大多侵及两侧，且难以辨别其来源。TURS 下实性肿瘤表现为与前列腺回声相同，而较正常精囊腺回声强。良性精囊肿瘤与恶性精囊肿瘤之间或原发性精囊肿瘤与继发性精囊肿瘤之间无各自的影像学特征，但原发性肿瘤大多为单侧，多数与前列腺有一定界限；而前列腺癌侵入精囊则表现为精囊基底受累且与前列腺分界不清。

6. *CT 检查*　CT 检查对精囊疾病最有诊断价值。正常精囊平均长为 3.1cm，宽 1.5cm，精囊随年龄增加而萎缩，形态有卵圆形、管状或圆形，大多左右对称。精囊腺癌 CT 扫描可见精囊不规则膨大，与周围脂肪间隙模糊，膀胱精囊角消失，易侵犯前列腺、对侧精囊、直肠、膀胱后壁以及输尿管下段等周围组织。与继发性精囊肿瘤的鉴别点是原发肿瘤常以精囊为中心，而继发性肿瘤的中心位于邻近的原发病灶。精囊癌表现为乳头状癌特征，而前列腺癌为管状腺癌。肿瘤多为实性圆形或不规则形结节状肿块，呈浸润性生长，但界限清楚，部分病例有假包膜。偶见出血及坏死。CT 检查可显示淋巴转移情况。CT 检查可明确肿瘤的部位及与周围组织的关系。

7. MRI　MRI T_1 像为中等密度的不均质包块，T_2 像不均质，可清楚显示组织解剖关系，但亦不能区别良性或恶性。因此，MRI 仅在明确包块出血性质或对肿瘤分期。

8. *膀胱镜检查*　膀胱镜下可见精囊病变部位的膀胱颈部、三角区和输尿管口抬高隆起、受压变形，严重时可见膀胱壁和输尿管下端有肿瘤浸润。

9. *静脉尿路造影(IVU)*　可了解输尿管口有无梗阻或移位，有助于判断输尿管口是否被累及。

10. *膀胱尿道造影*　有助于通过膀胱底

部和后尿道移位或变形估计肿块的大小及浸润情况。

11. 精囊造影　经输精管或经会阴或直接穿刺精囊造影，可见精囊轮廓不规则扩张，有破坏征象。精囊囊肿为精囊圆形阴影。精囊癌肿为精囊梗阻不显影或充盈缺损，与周围组织的关系不清楚，可协助诊断。

12. 穿刺活检　在直肠超声(transrectal ultrasound，TRUS)引导下，经直肠或经会阴针吸细胞学检查或活检发现癌细胞，可明确精囊肿瘤的诊断。经尿道膀胱黏膜和前列腺活检可排除该部位的原发病灶。

13. 精囊镜检　经尿道精囊镜检及取活检可协助精囊肿瘤的诊断。

14. ECT　骨扫描了解有无骨转移，骨转移呈溶骨性改变。

【鉴别诊断】

1. 前列腺癌　直肠指检(digital rectal examination，DRE)示前列腺坚硬如石或前列腺有硬结，血PSA升高。前列腺穿刺活检可帮助诊断，免疫组织化学检查示PSA阳性。

2. 结肠、直肠癌　有排便习惯改变及血便史，血癌胚抗原(CEA)升高，纤维结肠镜检查可见肠内肿物，肠镜下活检，病理检查可确诊。

【治疗原则】

精囊肿瘤的治疗应根据肿瘤的性质，恶性精囊肿瘤应根据其病程早晚，肿瘤细胞分化及恶性程度高低，是否侵犯前列腺、膀胱以及直肠，有无远处转移等情况，选择手术、放射治疗及药物治疗。

1. 手术治疗　精囊肿瘤早期，采用手术根治术，中、晚期肿瘤行手术清扫术，术后再配合局部放射治疗及雌激素联合治疗，可提高疗效。

(1)单纯精囊肿瘤切除术：①开放性精囊肿瘤切除术；②腹腔镜精囊肿瘤切除术；③机器人辅助腹腔镜精囊肿瘤切除术。

(2)根治性精囊肿瘤切除术：①开放性根治性精囊肿瘤切除术；②腹腔镜下根治性精囊肿瘤切除术；③机器人辅助腹腔镜根治性精囊肿瘤切除术。

(3)全盆腔脏器切除术：①开放性全盆腔脏器切除术；②腹腔镜全盆腔脏器切除术；③机器人辅助腹腔镜全盆脏器切除术。

2. 放射治疗　晚期有远处转移的患者，仅能采用放射治疗或抗癌药物治疗，一般预后都很差。已手术者照射剂量可为每3～5周25Gy。未行手术者局部照射剂量为每3～5周30～50Gy。

3. 药物治疗

(1)内分泌治疗：雌激素对精囊癌有治疗作用，要根据病情性质、患者的年龄、体质的差异来选择剂量用法等。

(2)化学治疗：晚期精囊肿瘤患者或有某种手术禁忌者可采用化学治疗，但预后不佳，因为精囊肿瘤大部分是腺癌，化学药物治疗对腺癌的效果特别差，可选用环磷酰胺、氨甲蝶呤、放线菌素、多柔比星、博来霉素、长春新碱类等，但只是姑息疗法。

第二节　单纯精囊肿瘤切除术

精囊肿瘤早期，可行单纯肿瘤切除术，损伤轻，并发症少，效果好。

【适应证】

1. 较大的精囊良性肿瘤，引起明显腰、腹部疼痛者。

2. 早期局限于精囊内的、小的、高分化精囊癌，无远处转移者。

3. 顽固性慢性精囊炎伴严重血精，久治不愈者。

4. 精囊结核症状严重，久治不愈者。

【禁忌证】

1. 精囊恶性肿瘤已远处转移者。

2. 精囊癌合并严重心、肺、肝、肾、脑血管疾病，一般情况差，不能耐受手术者。

3. 未纠正的凝血功能紊乱者。

4. 肠梗阻、腹壁感染、大量的腹腔积血、弥漫性腹膜炎、可疑恶性腹水等的精囊癌患者。

5. 糖尿病未控制者。

6. 任何感染未控制者。

7. 既往有腹腔手术、盆腔手术、盆腔放射治疗史，盆腹腔粘连不便做经腹腔精囊肿瘤切除术者。

8. 对于并存疝或主动脉瘤的患者，应慎行腹腔镜精囊切除术者。

9. 体型过度肥胖，前列腺体积巨大者，手术难度大者。

【术前准备】

1. 精囊炎患者术前应先使用抗生素控制感染。

2. 精囊结核患者术前使用抗结核药物 2 周以上。

3. 术前肠道准备 3d，术前清洁灌肠。

4. 准备下腹及会阴皮肤。

【麻醉及体位】

采用硬脊膜外麻醉。患者取平卧位，臀部垫枕抬高。经会阴者取膀胱截石位。

【术式简介】

1. 开放性精囊肿瘤切除术(open the seminal vesicle tumor resection) 开放性单纯精囊肿瘤切除术，可选择横断膀胱精囊肿瘤切除术、经膀胱三角区正中切开精囊肿瘤切除术、经膀胱后精囊肿瘤切除术、经会阴精囊肿瘤切除术及经尾骨精囊肿瘤切除术等 5 种方法。

(1)横断膀胱精囊肿瘤切除术(resection of transection of bladder seminal vesicle lumor)

①优点：手术显露较好。

②缺点：经膀胱切除精囊肿瘤，组织损伤较重。

③手术要点：做下腹部正中切口，显露耻骨后膀胱前壁，距膀胱颈 2cm 处横行切开膀胱(图 28-1A)，两侧输尿管内插入输尿管导管，避免术中损伤输尿管。于输尿管口与膀胱颈之间横断膀胱，在膀胱后分离显露精囊(图 28-1B)，注意不要损伤双侧的输尿管。找到输精管并将其结扎，在前列腺基底部切断射精管(图 28-1C)，将一侧的精囊切除，如为双侧病变，以同法切除对侧精囊。仔细止血后，用 2-0 微乔线间断或连续缝合膀胱后壁(图 28-1D)，后缝合膀胱前壁(图 28-1E)。经尿道留置双腔气囊导尿管。耻骨后间隙放置胸腔引流管，分层缝合腹壁切口结束手术。

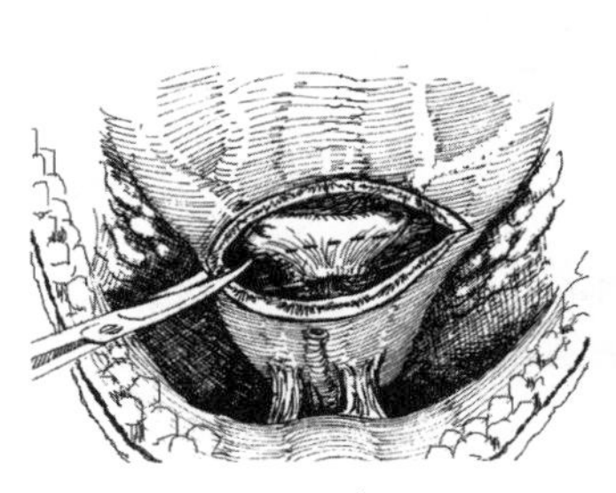

A

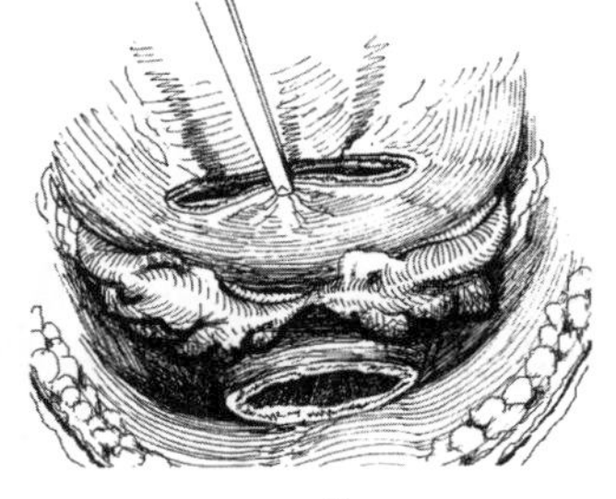

B

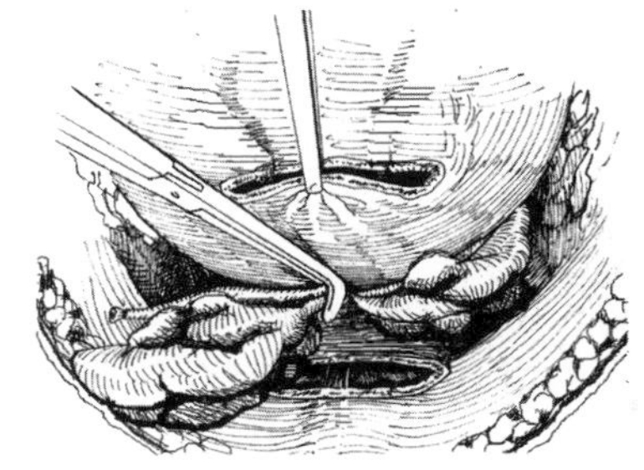

C

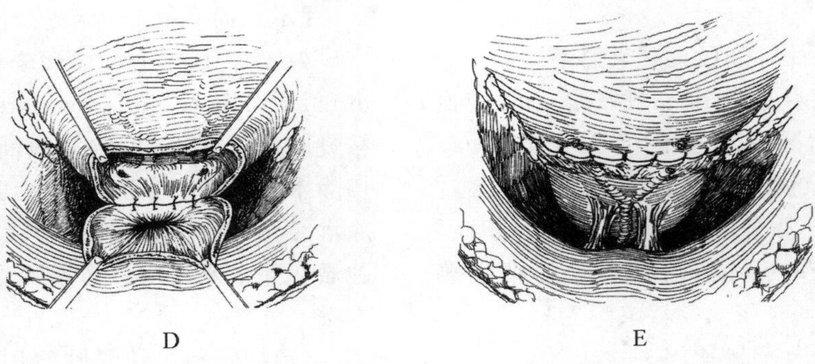

图 28-1　横断膀胱精囊肿瘤切除术

A. 横断膀胱；B. 在膀胱后解剖显露双侧精囊病变；C. 切除精囊肿瘤；D. 缝合膀胱后壁；E. 将膀胱切口完全缝合

(2)经膀胱三角区正中切开精囊肿瘤切除术(resection of seminal vesicle tumor by median incision of bladder trangle)：纵行切开膀胱，两侧输尿管内插入输尿管导管，避免术中损伤输尿管。在三角区正中切开膀胱，延长切开膀胱颈(图 28-2A)，于膀胱三角肌后，游离显示精囊肿瘤病变(图 28-2B)，逐一解剖游离肿瘤并给予切除，彻底止血后，缝合膀胱。经尿道留置双腔气囊导尿管。耻骨后间隙放置胸腔引流管，分层缝合腹壁切口结束手术。

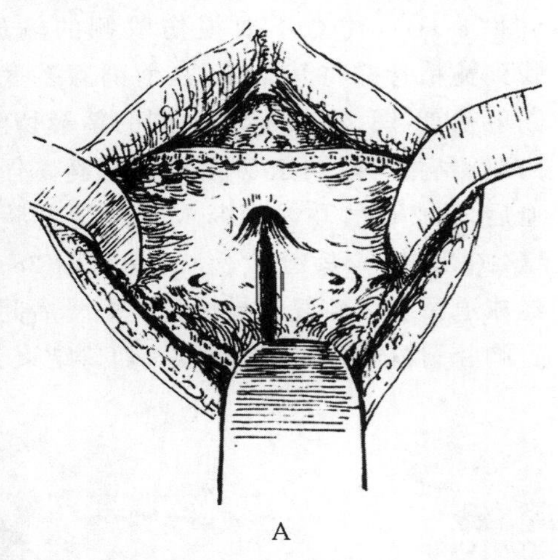

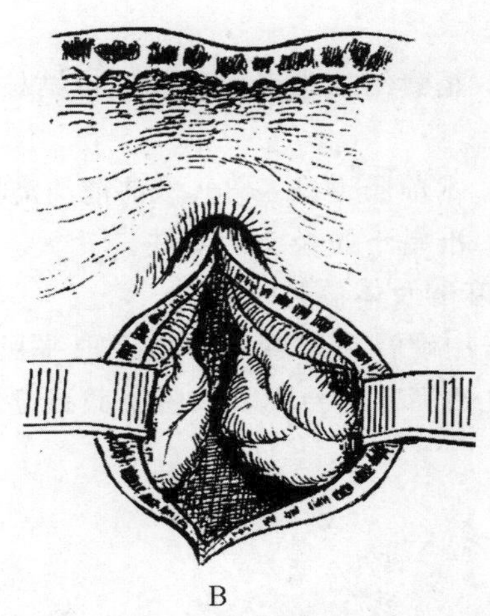

图 28-2　经膀胱三角区正中切开精囊肿瘤切除术

A. 三角区正中切开膀胱；B. 三角肌后游离、显露精囊肿瘤并给予切除

(3)经膀胱后精囊肿瘤切除术(extravesicle suprapubic resection of seminal vesicle tumor)：适用于切除双侧较小的精囊肿瘤病变。

①优点：不切开膀胱，术后仅留置导尿管即可。

②缺点：手术野暴露欠佳，手术较困难。

③手术要点：消毒、铺巾后，经尿道留置

双腔气囊导尿管，引流尿液使膀胱空虚。做下腹部正中切口。显露膀胱前壁，切断膀胱脐韧带，将腹膜与膀胱周围分离，将膀胱后底部沿前列腺筋膜分离（图 28-3A），直达前列腺尖部，在膀胱直肠间仔细锐性分离精囊（图 28-3B），注意避免损伤直肠，游离至前列腺基底部，向外侧分离、切断、结扎两侧射精管，将精囊肿瘤完全分离后切除（图 28-3C）。创面彻底止血后，放置胸腔引流管引流，逐层缝合腹壁切口结束手术。

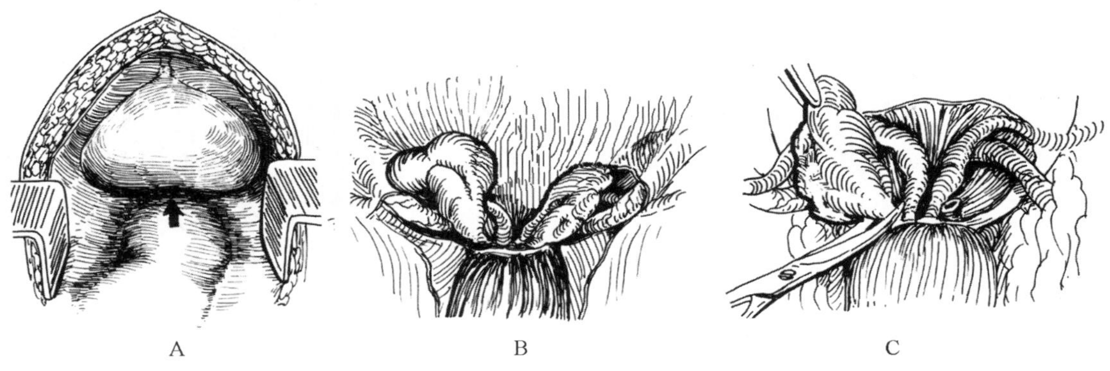

图 28-3 经膀胱后精囊肿瘤切除术

A. 将膀胱后底部沿前列腺筋膜分离；B. 于膀胱三角肌后将双侧输精管游离至精囊尖部；C. 切断、结扎两侧的射精管后切除精囊肿瘤

（4）经会阴精囊肿瘤切除术（transperineum resection of seminal vesicle tumor）：经会阴切除精囊病变组织。

①优点：手术损伤较轻。

②缺点：手术视野较小，暴露较差，切除较大的肿瘤时较困难。

③手术要点：消毒、铺巾后，经尿道留置双腔气囊导尿管，引流尿液及使膀胱空虚。做会阴部弧形切口。切开皮肤、皮下组织，钝性分离两侧坐骨直肠窝。将会阴中心腱分离切断（图 28-4A）。沿直肠前壁向上分离，推开筋膜及结缔组织后，显露直肠尿道肌，分离清楚后切断（图 28-4B），然后切开前列腺精囊筋膜后层，向上分离，牵开会阴深肌后，显露尿道、前列腺及精囊（图 28-4C），观察精囊病变性质。沿输精管壶腹部向上分离，切断、结扎输精管。注意勿损伤输尿管。钝性分离精囊，沿前列腺后面将其切除（图 28-4D）。伤口用 2-0 微乔线间断缝合。同样方法切除另一侧的精囊肿瘤。放置引流条后逐层缝合切口结束手术。

（5）经尾骨精囊肿瘤切除术（transcoccyx resection of seminal vesicle tumor）：经切除尾骨途径切除精囊病变组织。

①优点：无法经耻骨上或会阴途径切除精囊肿瘤者，本法为切除精囊肿瘤切实可行的方法。

②缺点：切口损伤较重。暴露不好，手术较困难。

③手术要点：消毒、铺巾后，经尿道留置双腔气囊导尿管，引流尿液及使膀胱空虚。患者取俯卧位并抬高骨盆。切口如图 28-5A 所示，上起自正中尾骨尖 10cm 处，向下至尾骨尖弧形向外，距肛门 3cm 处。沿尾骨外侧进入，游离前方的直肠，切除尾骨（图 28-5B）。分离直肠内前方，将直肠与内侧的肛提肌及周围组织游离达前列腺，沿中线向上切开 Denonvilliers 筋膜后层，达上方的前列腺基底部（图 28-5C），切开后显示精囊及输精管壶腹（图 28-5D）。找到输精管并将其切

断、结扎，在前列腺基底部切断射精管，将一侧的精囊切除，如为双侧病变，以同法切除对侧精囊。伤口内放置引流条后逐层缝合切口结束手术。

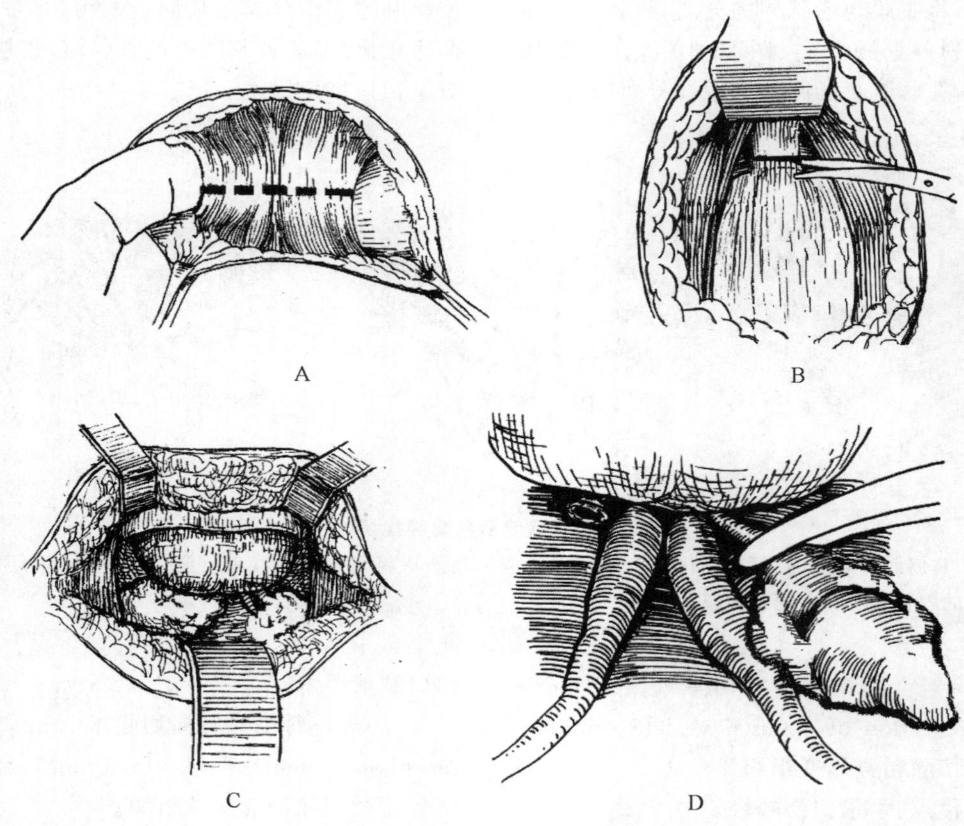

图 28-4 经会阴精囊肿瘤切除术

A. 分离切断中心腱；B. 切断直肠尿道肌；C. 显露前列腺及精囊；D. 切除精囊肿瘤

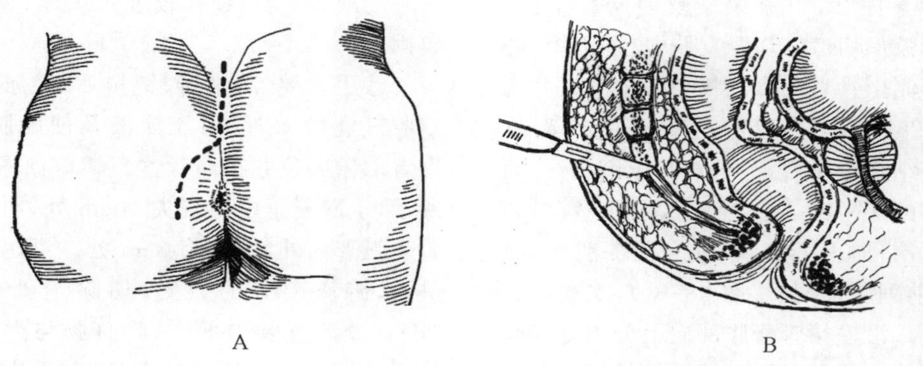

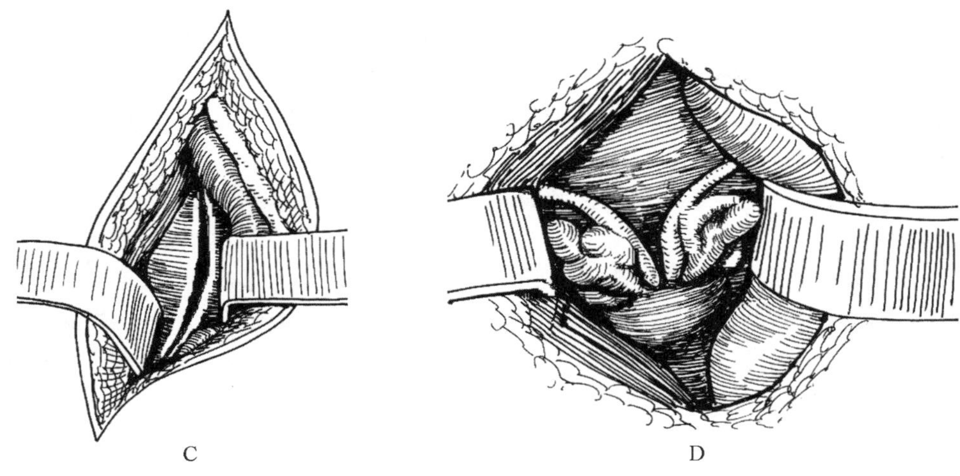

图 28-5　经尾骨精囊肿瘤切除术

A. 经尾骨精囊切除切口；B. 切除尾骨；C. 切开 Denonvilliers 筋膜后层；D. 显示精囊及输精管壶腹

2. 腹腔镜精囊肿瘤切除术(laparoscopic simple seminal vesicle tumor resection)

(1)优点：腹腔镜精囊肿瘤切除术视野清晰，手术操作更精细，组织损伤轻，降低术中出血、脏器损伤等并发症的发生率。术后 3d 即恢复良好出院。是治疗精囊良性肿瘤的有效方法。

(2)缺点：需用腹腔镜系统特殊的仪器设备，需腹腔镜手术技术，费用偏高。

(3)手术要点：麻醉后常规消毒，铺无菌单，经尿道留置适当大小的双腔气囊导尿管，引流尿液，使膀胱空虚。参照本书第 26 章腹腔镜前列腺癌根治术，患者取头低位，建立气腹及插入套管，Trocar 插入后，安置连接机器。操作用超声刀打开盆腔腹膜，解剖分离，游离显露左、右侧下段输尿管，将其保护。分离膀胱至盆筋膜及前列腺两侧，于膀胱直肠窝切开盆底腹膜，游离显露膀胱左、右后壁输精管，将其切断、结扎。在膀胱后方找到精囊肿块(图 28-6)，用超声刀逐次切断肿块与周围粘连组织、供应血管及纤维索条，用 Hem-o-lock 或钛夹夹闭。将精囊肿块与直肠、前列腺及膀胱后壁游离完整切除。将切除标本置入标本袋内取出。退镜后，留置盆腔留置引流管，保留双腔气囊导尿管，伤口内放置胸腔引流管引流，固定引流管，缝合各穿刺导管小切口，结束手术。

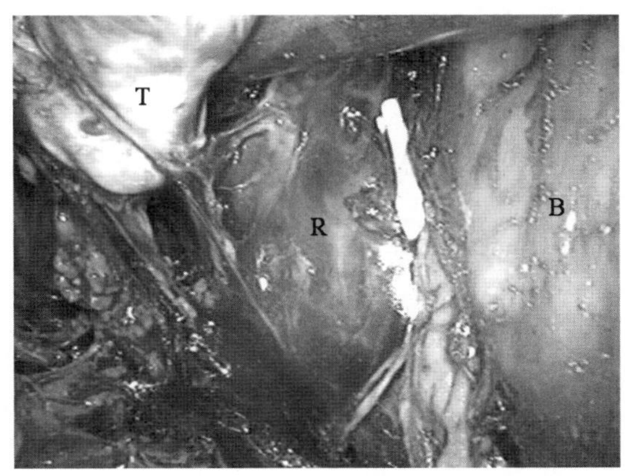

图 28-6　腹腔镜精囊肿瘤切除术

T. 精囊肿瘤；R. 紧邻直肠；B. 前列腺及膀胱(摘自：李学松. 腹腔镜治疗精囊肿瘤.)

3. 机器人辅助腹腔镜精囊肿瘤切除术(robot assisted laparoscopic excision of se-

minal vesicle tumor）

（1）优点：Da Vinci 机器人辅助腹腔镜手术，尤其适用于腔内缝合及在狭小空间内操作的手术，具有视野清晰，操作精细、组织损伤轻、出血少、安全可行、并发症少、术后恢复快、住院时间短等优点，是治疗精囊良性肿瘤有效的微创手术。

（2）缺点：需用腹腔镜系统特殊仪器设备，术中准备时间较长，费用高。

（3）手术要点：麻醉后常规消毒，铺无菌单，经尿道留置适当大小的双腔气囊导尿管，引流尿液，使膀胱空虚。参照第 26 章腹腔镜前列腺癌根治术，患者取头低位，建立气腹及插入套管，Trocar 插入后，安置连接机器人。手术操作顺序及过程与腹腔镜精囊肿瘤切除术相似。

【术后处理】

1. 保留导尿管：未经膀胱切开术者术后，保留的导尿管约 3d 便可拔除，膀胱切开术者术后保留导尿管 10～14d 拔除。

2. 引流管：保持腹腔引流管通畅，术后无液体流出后拔除引流管。

3. 使用抗生素防治感染。

4. 术后第 1 天如无不适，可先进水后再进食。

5. 嘱患者术后在床上活动，防止深静脉血栓形成。术后 3d 做 B 超检查，如无血栓形成，便可下床活动。

【并发症防治】

精囊肿瘤手术与类似手术并发症相似。

1. 出血

（1）表现：精囊肿瘤切除术中出血，难以控制。术后继发出血，多发生在患者返回病房后不久，引流管内见出血性液体流出，以至堵塞引流管；并出现下腹膨隆、胀痛，脉速，血压下降，从而出现休克症状。

（2）原因

①精囊肿瘤切除术中出血，可能是肿瘤与周围组织粘连严重或广泛，分离后创面大，引起出血。或术中较大血管结扎后滑脱，血管回缩出血；或损伤耻骨后静脉丛所致。

②术后继发出血，主要由于术者技术不熟练，手术操作不当所致。止血不完善，导致术后继发性出血。

③术后感染继发出血，多发生在术后 1～4 周，或术后不适当的过量活动，或大便秘结而排便用力过度所致。

④凝血功能障碍，如血小板减少、凝血因子缺乏等，均可导致术中及术后继发性出血。

（3）处理

①术中出血：先用纱布压迫出血部位，创面出血便可逐渐停止。术中意外损伤较大血管或静脉丛，先用纱布压迫出血部位，发现出血点后进行缝扎止血。出血量较大者，可用子宫纱条压迫止血，输血纠正休克，术后 3d 后逐一分 3 次拔出子宫纱条。

②术后出血：小量出血，给予输血及应用止血药。大量出血经保守治疗无效者，应立即手术探查止血。

③凝血功能障碍，如血小板减少、凝血因子缺乏者，血小板减少者促进血小板恢复正常；凝血因子缺乏者输血浆补充凝血因子等。

（4）预后：出血如能及时发现并得到有效的处理，一般不会造成严重后果及并发症。反之，可能导致严重并发症及不良后果。

（5）预防：根据引起出血的原因进行预防。

①术前严格掌握好手术适应证及禁忌证，做好充分的术前准备，纠正其并存疾病，为手术创造良好条件。

②术者技术熟练，手术操作规范，防止意外损伤，出血时止血彻底。

③术后应用抗生素防治感染。

④术后严密观察出血情况，及时发现并采取相应的处理措施。

2. 感染　多表现为伤口感染，以及全身麻醉术后肺部感染。

（1）表现

①术后伤口感染：手术区伤口红、肿、热、痛，局部出现脓性分泌物，下腹及耻骨处疼痛，轻者仅局部为炎症表现；以及血培养及尿培养均见细菌生长。盆腔形成脓肿、耻骨骨髓炎等表现。

②术后肺部感染：术后出现不同程度的发热，体温可达 39℃左右，血常规示白细胞总数明显增高，尿常规见大量白细胞，咳脓痰、呼吸困难，严重者可出现低血压，以致发生急性肾上腺皮质功能不全等。

(2)原因：感染的主要原因如术中未能严格执行无菌操作；局部残留无效腔致引流不畅，渗液未引流干净；或术前尿路及肺部感染未能控制，全身麻醉气管内插管，术后咳嗽、咳痰等。

(3)处理

①局部伤口内残留无效腔：保持引流通畅、渗液引流干净，导尿管通畅，伤口勤消毒并更换敷料，应用抗生素控制感染。

②肺部感染：吸氧，咳痰，如有败血症表现者，应静脉途径使用有效的抗菌药物，并根据血培养及尿培养结果选择有效的广谱抗生素治疗，合并有休克者应按感染性中毒性休克救治。

(4)预后

①伤口感染：如得到及时有效的处理，一般不会造成严重后果及并发症。反之，可使局部化脓、坏死，尿瘘形成，盆腔脓肿，耻骨骨髓炎等导致严重并发症及不良后果。

②肺部感染：轻、中度肺部感染如得到及时有效的处理，一般不会造成严重后果及并发症。严重肺部感染者，应到重症监护室进行有效救治，顽固者救治无效甚至死亡。

(5)预防：针对感染的原因进行预防。

①术前严格掌握好手术适应证及禁忌证，做好充分的术前准备，纠正其并存疾病，为手术创造良好条件。

②手术区消毒严格，手术操作应严格无菌操作；术后渗血、渗液引流干净。

③术前控制肺部感染。

④术后应用有效的抗生素防治感染。

3. 直肠损伤

(1)表现

①术中发现直肠损伤。

②术后发现直肠血性液体流出，继发盆腔内感染，后期表现为直肠瘘。

(2)原因

①多由于术者技术不熟练，在切除精囊肿瘤时，视野不清晰，解剖结构不清，盲目粗暴手术导致直肠损伤。

②由于精囊与直肠粘连广泛而严重，解剖分离时损伤直肠。

(3)处理

①如术中能及时发现，且术前已行肠道准备，直肠损伤通常较小，可用无损伤圆针丝线间断全层缝合以关闭破口，外加肌层和浆肌层间断加强缝合。

②如术前未进行肠道准备，故需按直肠损伤的原则进行处理，如结肠造口。

③如术后发现直肠损伤导致直肠瘘并发盆内感染者，应做乙状结肠造口，术后灌肠，清除直肠内粪便，直肠内灌碘伏消毒，每天1～2 次，直肠瘘口有愈合的可能。否则 6 个月后，待局部瘘口瘢痕软化后，行直肠瘘修补术。

(4)预后

①术前已行肠道准备，及时修补者，可愈合。

②如术中及时发现直肠损伤，但术前未进行肠道准备或术后发现直肠损伤，做乙状结肠造口者，直肠损伤或直肠瘘，需较长时间愈合，患者会经受较长时间痛苦。否则会产生不良后果。

(5)预防：术者具有局部解剖知识，技术熟练，术中注意保护直肠，是预防直肠损伤的有效方法。即使术中损伤直肠，若能及时发现，应及时采取有效的处理措施，防止直肠瘘的发生。

4. 输尿管损伤

(1)表现

①术中发现输尿管损伤。

②术后发现引流液多而长时间不减少，引流液检查发现为尿液，行 IVU 或 CTU 检查，为输尿管损伤处尿液漏入盆腔所致。

③术后 10d 左右出现下腹胀痛及腹膜刺激征，发热，血常规白细胞计数升高，B 超和(或)CTU 检查发现输尿管损伤处漏尿及盆腔积液。

(2)原因：一般发生在切除精囊时，视野不清晰，解剖结构不清，盲目粗暴手术导致输尿管损伤。

(3)处理

①如术中能及时发现，并行输尿管损伤处修补或吻合，留置双 J 管支撑引流，术后约 1 个月拔除双 J 管即愈合，一般不会并发漏尿。

②如术中未发现输尿管损伤，术后产生输尿管损伤漏尿严重并发症时，可先经尿道膀胱镜检或用输尿管镜检，经输尿管口留置输尿管双 J 管，如能通过输尿管损伤处进入肾盂，保留双 J 管；并引流盆腔内外漏尿液。术后 1～3 个月拔除输尿管双 J 管即可痊愈。

③如经输尿管口留置输尿管双 J 管不成功，可能是输尿管在近膀胱段被切断或被缝扎，应立即开放手术探查，引流盆腔内外漏尿液，行输尿管损伤处修补或吻合，或行输尿管膀胱移植术。术中留置输尿管双 J 管以支撑引流，术后 1～3 个月拔除双 J 管，即可痊愈。

(4)预后

①如术中能及时发现并行输尿管损伤处修补或吻合，一般无不良后果。

②术后产生输尿管损伤漏尿并发症时，如能及时采取有效处理措施，也能痊愈。若未及时发现并采取处理措施，可产生严重后果。

(5)预防：术者具有局部解剖知识，技术熟练，术中注意保护输尿管。经膀胱途径手术，经双侧输尿管口插入输尿管导管，是预防输尿管损伤的有效方法。

5. 急性肠梗阻　是经腹腔手术后的常见并发症之一。

(1)表现：术后腹部胀痛，肛门不排气，不能进食。

(2)原因：常由于肠粘连或肠麻痹所致。

(3)处理：轻者行胃肠减压，使用抑制肠黏液分泌的药物，可逐渐缓解；若经非手术治疗无效，严重者需手术探查解除肠梗阻。

(4)预后：及时采取有效的处理措施，预后较好，否则会导致严重后果。

(5)预防：术中若将小肠排列好，并将大网膜覆盖好，盆、腹腔内渗液引流干净，常可减少此并发症。

【评析】

精囊位于盆腔深部、前列腺与直肠之间，精囊肿瘤开放切除术，手术术野暴露不好，虽有多种途径的手术方法，但均十分困难，创伤大，容易损伤直肠、膀胱及输尿管等。而腹腔镜精囊肿瘤切除术，恰好克服了开放手术的不足，利用腔镜的放大优势，视野清晰，使手术操作准确、精细，减少不必要的损伤，降低了术中出血、脏器损伤等并发症的发生率。术后 3d 即可恢复出院。而机器人辅助腹腔镜精囊肿瘤切除术，比腹腔镜精囊肿瘤切除术视野更清晰，使手术操作更准确、精细，损伤更轻，并发症更少。有具备腹腔镜及机器人的医院，精囊肿瘤切除术选择腹腔镜精囊肿瘤切除术或机器人辅助腹腔镜精囊肿瘤切除术，是最佳手术治疗方案，但价格较昂贵。

第三节　根治性精囊肿瘤切除术

根治性精囊肿瘤切除术根据精囊肿瘤侵及前列腺、膀胱及直肠的范围大小，分为精囊、膀胱部分、前列腺部分切除术及精囊、膀胱、前列腺、直肠前壁切除术两类。

【适应证】

适用于精囊肿瘤侵及膀胱及前列腺者。

【禁忌证】

1. 精囊恶性肿瘤已远处转移者。

2. 精囊癌合并严重心、肺、肝、肾、脑血管疾病，一般情况差，不能耐受手术者。

3. 凝血功能紊乱未纠正者。

4. 肠梗阻、腹壁感染、大量的腹腔积血、弥漫性腹膜炎、可疑恶性腹水等精囊癌患者。

5. 糖尿病未控制者。

6. 任何感染未控制者。

7. 既往有腹腔手术、盆腔手术、盆腔放射治疗史，盆、腹腔粘连不便行腹腔镜下根治性精囊肿瘤切除术者。

8. 对于并存疝或主动脉瘤的患者，应慎行腹腔镜下精囊癌根治术。

【术前准备】

术前 3d 做肠道准备，术前清洁灌肠。准备下腹皮肤。

【麻醉及体位】

一般采用全身麻醉。患者取仰卧头低位，骶部垫高，盆底显露较好。

【术式简介】

1. 精囊切除和膀胱前列腺部分切除术(resection of seminal vesicle and partial resection of bladder and prostate)　精囊肿瘤侵及膀胱及前列腺，范围较小而局限，双侧输尿管及其开口及直肠未侵及者，行双侧精囊肿瘤、膀胱部分、前列腺部分切除术后，尿流不改道。术式分开放性、腹腔镜和机器人辅助腹腔镜等精囊、膀胱部分、前列腺部分切除术 3 种。各术式的手术要点如下。

(1)开放性精囊切除和膀胱前列腺部分切除术(open resection of seminal vesicle and partial resection of bladder and prostate)：参照开放式单纯精囊肿瘤切除术的要点进行。手术入路，可选择经膀胱后，也可选择经膀胱入路，术中要注意保护双侧输尿管。选择经膀胱入路者，可先经输尿管口插入输尿管导管，在切除精囊肿瘤、膀胱部分、前列腺部分等组织后，膀胱与前列腺部尿道缝合时，便于保护双侧输尿管及其开口不受损伤。术后行耻骨上膀胱造口或经尿道留置 18F 或 20F 三腔气囊导尿管引流尿液，留置引流管，缝合切口，结束手术。

(2)腹腔镜精囊切除和膀胱前列腺部分切除术(laparoscopic resection of seminal vesicle and partial resection of bladder and prostate)：麻醉后常规消毒，铺无菌单，经尿道留置适当大小的双腔气囊导尿管，引流尿液，使膀胱空虚。参照第 26 章腹腔镜前列腺癌根治术，建立气腹及插入 Trocar，Trocar 插入后，操作腹腔镜，用超声刀打开盆腔腹膜，解剖分离，游离显露左、右侧下段输尿管并将其保护。分离膀胱至盆筋膜及前列腺两侧，于膀胱直肠窝切开盆底腹膜，游离显露膀胱左、右后壁输精管并给予切断，顺输精管在膀胱后方找到精囊肿块，用超声刀逐次切断肿块与周围组织粘连、供应血管及纤维索条，用 Hem-o-lock 或钛夹夹闭。逐步将精囊肿块与受累的前列腺及膀胱后壁游离，完整切除。将切除的标本置入标本袋内取出。将膀胱与前列腺切口缝合，退镜后，盆腔留置引流管，经尿道留置 18F 或 20F 三腔气囊导尿管，术后引流尿液，必要时持续膀胱冲洗，缝合各穿刺切口，结束手术。

(3)机器人辅助腹腔镜精囊切除及膀胱前列腺部分切除术(robot assisted laparoscopictotal resection of seminal vesicle and partial resection of bladder and prostate)：麻醉后常规消毒，铺无菌单，经尿道留置适当大小的双腔气囊导尿管，引流尿液，使膀胱空虚。参照第 26 章腹腔镜前列腺癌根治切除术，建立气腹及插入 Trocar，Trocar 插入后，安置连接机器人。操作机器人，用超声刀打开盆腔腹膜，解剖分离，游离显露左、右侧下段输尿管并将其保护。分离膀胱至盆筋膜及前列腺两侧，于膀胱直肠窝切开盆底腹膜，游离显露膀胱左、右后壁输精管。在膀胱后方找到精囊肿块，用超声刀逐次切断肿块与周围组织粘连、供应血管及纤维索条，用 Hem-o-lock 或钛夹夹闭。将精囊肿块与受累的前列腺及膀胱后壁游离，完整切除。将切除的标本置入标本袋内取出。逐一将膀胱与前列腺切口吻合，退镜后，盆腔留置引流管，经尿道留置 18F 或 20F 三腔气囊导尿管，缝合各穿刺导管切口，结束手术。

2. 精囊膀胱前列腺全切直肠前壁切除术(total resection of bladder and prostate and seminal vesicle and anterior rectal resection) 精囊肿瘤侵及前列腺、膀胱、输尿管开口及直肠前壁，范围较小而局限者，行精囊、前列腺、膀胱全切加直肠前壁切除和盆腔内淋巴、脂肪组织切除术后，直肠缺损部分进行缝合修补，可避免大便改道，只做单纯尿流改道术，如回肠膀胱术或双侧输尿管腹壁皮肤造口术等。现术式分为开放性、腹腔镜和机器人辅助腹腔镜等精囊、膀胱、前列腺、直肠前壁切除术 3 种。

(1)开放性精囊、膀胱、前列腺全切加直肠前壁切除术(open total resection of bladder and prostate and seminal vesicle and anterior rectal resection)：麻醉后，常规消毒、铺无菌单，经尿道留置适当大小的双腔气囊导尿管，引流尿液，使膀胱空虚。下腹脐耻间做纵切口进入腹腔，暴露精囊肿瘤受累的膀胱、前列腺、直肠前壁，解剖分离，暴露精囊肿瘤与受累的膀胱、前列腺及直肠前壁，逐一整块切除并清除转移的盆腔内淋巴、脂肪组织，缝合修补直肠切口，恢复直肠的连续性后，然后参照第 27 章前列腺肉瘤尿流改道的方法，做回肠膀胱术或双侧输尿管腹壁皮肤造口术。盆腔内留置胸腔引流管，缝合各切口，结束手术。

(2)腹腔镜精囊、膀胱、前列腺全切加直肠前壁切除术(laparoscopic total resection of bladder and prostate and seminal vesicle and anterior rectal resection)：麻醉后，常规消毒、铺无菌单，经尿道留置适当大小的双腔气囊导尿管，引流尿液，使膀胱空虚。参照第 26 章腹腔镜前列腺癌根治切除术，建立气腹及插入 Trocar。Trocar 插入后，操作腹腔镜逐一完整切除精囊、膀胱、前列腺及直肠前壁，并清除转移的盆腔内淋巴、脂肪组织，缝合修补直肠切口以恢复直肠的连续性，然后参照第 27 章前列腺肉瘤尿流改道的方法，做单纯尿流改道术。盆腔内留置胸腔引流管，缝合各切口，结束手术。

(3)机器人辅助腹腔镜精囊、膀胱、前列腺全切加直肠前壁切除术(robot assisted laparoscopic total resection of bladder and prostate and seminal vesicle and anterior rectal resection)：麻醉后，常规消毒、铺无菌单，经尿道留置适当大小的双腔气囊导尿管，引流尿液，使膀胱空虚。参照第 26 章腹腔镜前列腺癌根治切除术，建立气腹及插入 Trocar。Trocar 插入后，安置连接机器人。操作机器人，用超声刀打开盆腔腹膜，解剖分离，游离显露左、右侧下段输尿管，游离到靠近膀胱处切断并将其保护。分离膀胱至盆筋膜及前列腺两侧，于膀胱直肠窝切开盆底腹膜，游离显露膀胱左、右后壁输精管并给予切断。顺输精管在膀胱后方找到精囊肿块，用超声刀逐次切断肿块与周围组织粘连、供应血管及纤维索条，用 Hem-o-lock 或钛夹夹闭。逐步将精囊肿块与受累的前列腺、膀胱及直肠前壁完整切除，并清除盆腔内淋巴、脂肪组织。将切除的标本置入标本袋内取出。做直肠前壁缺损修补以恢复直肠的连续性。然后参照第 27 章前列腺肉瘤尿流改道的方法，做单纯尿流改道术。盆腔内留置胸腔引流管，缝合各切口，结束手术。

【术后处理】

同第 26 章腹腔镜下前列腺癌根治术及开放性根治性前列腺切除术术后处理。

【并发症防治】

同第 26 章前列腺癌根治术后并发症防治。

【评析】

腹腔镜精囊肿瘤根治术，克服了开放精囊肿瘤根治性切除术的不足，利用腹腔镜的放大优势，视野清晰，使手术操作准确、精细，减少不必要的损伤，降低了术中出血、脏器损伤等并发症的发生率。术后恢复快，明显优于开放性根治性精囊肿瘤切除术，但要有腹腔镜设备，价格较贵。

机器人辅助腹腔镜精囊肿瘤根治性切除术，比腹腔镜精囊肿瘤根治性切除术视野更清晰，使手术操作更准确、精细，损伤更轻，并发症更少，术后恢复快。精囊肿瘤选择腹腔镜精囊肿瘤切除术和机器人辅助腹腔镜精囊肿瘤切除术，是最佳手术治疗方案。但机器人辅助腹腔镜精囊肿瘤切除术，先要有腹腔镜精囊肿瘤根治性切除术的基础及机器人设备，手术准备时间较长，价格更昂贵。

第四节　全盆腔脏器切除术

精囊肿瘤侵犯前列腺、膀胱、直肠，以及有无远处转移者，选择全盆腔脏器切除术(total pelvic exenteration，TPE)，可延长患者生命。全盆腔脏器切除术是指切除精囊肿瘤及盆腔全部受侵脏器的一种手术方式，该术式能在一定程度上提高晚期盆腔肿瘤患者的生存率。TPE 于 1948 年经 Brunshwig 首先报道，开始用于进展期及复发性子宫颈癌、子宫内膜癌的手术治疗。Appleby 于 1950 年施行于进展期直肠癌患者。TPE 手术切除范围包括精囊肿瘤、膀胱、前列腺、直肠及远端乙状结肠、直肠系膜、肛提肌、坐骨直肠窝内脂肪及其区域淋巴结等。TPE 手术范围大，出血多，需行粪尿双改道，是目前外科领域难度最大、最复杂的手术。

【适应证】

1. 精囊肿瘤侵犯膀胱、前列腺及直肠，侵犯范围较广泛，无远处转移者。

2. 前列腺肉瘤侵犯膀胱及直肠引起双肾积水及肠梗阻，无远处转移者。

3. 直肠癌侵犯前列腺、精囊及膀胱，无远处转移者。

【禁忌证】

1. 精囊肿瘤已远处转移者。

2. 精囊肿瘤侵犯膀胱、前列腺及直肠，侵犯范围较广泛，已占据大部分或整个盆腔，可供手术操作空间受限者。

3. 精囊肿瘤与盆壁固定、坐骨神经分布区疼痛、下肢进行性水肿、盆壁大血管受侵犯者。

4. 合并严重心、肺、脑血管疾病，患者一般情况差，不能耐受该手术者。

5. 糖尿病未控制者。

6. 凝血功能障碍未纠正者。

7. 任何感染性因素在术前未控制者。

【术前准备】

参见第 27 章前列腺肉瘤全盆脏器切除术的术前准备。

1. 术前 3d 做肠道准备；术前清洁灌肠；准备下腹及会阴皮肤。

2. 术前留置胃管及肛管。

【麻醉体位】

气管内插管全身麻醉。患者取头低仰卧位,用海绵垫将骶尾部垫高。

【术式简介】

术式分为开放性全盆腔脏器切除术、腹腔镜全盆腔脏器切除术和机器人辅助腹腔镜全盆腔脏器切除术等3种。

1. 开放性全盆腔脏器切除术(open total pelvic exenteration) 参见第27章前列腺肉瘤开放性全盆腔脏器切除术。

2. 腹腔镜全盆腔脏器切除术(laparoscopic total pelvic exenteration) 参见第27章前列腺肉瘤腹腔镜下全盆腔脏器切除术。腹腔镜手术处理盆腔深部的精囊肿瘤视野暴露好、创伤小,患者术后康复快,是治疗原发性精囊良性肿瘤安全、可行、有效的微创术式。

3. 机器人辅助腹腔镜全盆腔脏器切除术(robotic assisted laparoscopic total pelvic exenteration) 参见第27章前列腺肉瘤机器人辅助下腹腔镜下全盆腔脏器切除术。

【术后处理】

参见第27章前列腺肉瘤机器人辅助下腹腔镜全盆腔脏器切除术。

【并发症防治】

参见第27章前列腺肉瘤全盆腔脏器切除术后的并发症防治。

【评析】

全盆腔联合脏器切除手术范围大、创伤大、出血多、并发症严重、危险性高、需行粪尿双重改道,是目前外科领域难度最大、最复杂的手术。因此,术前对患者需进行充分的术前评估,分析患者对手术的耐受程度及手术对改善患者生存的价值。

据文献报道,TPE早期死亡率达30%,但随着技术的改进,生存率、发病率及死亡率均有明显的改善,目前TPE死亡率<5%。虽然术后并发症发生率仍达50%,同时给患者生理及心理带来影响,但该术式对提高患者生存率及改善症状方面有重要意义。

开放性TPE,暴露显示不好,手术困难,损伤大,并发症较多;腹腔镜及机器人辅助腹腔镜下TPE,暴露显示好,视野清晰,创伤轻,出血少,并发症少,是全盆腔联合脏器切除术的首选方法。腹腔镜及机器人辅助技术的应用,使患者5年生存率达到50%,为患者提供了治愈的机会,而不再仅仅是减轻临床症状。随着技术的进步,该术式的发病率及死亡率虽较前有所下降,但仍未达到普及的程度,在减少创伤、并发症及提高生活质量方面,仍有待开展临床研究。

(王 郁 陈在贤 高 洁)

参考文献

[1] 钱松溪,郑家富. 耻骨后前列腺精囊切除术//金锡御,俞天麟主编. 手术学全集:泌尿外科手术学. 2版. 北京:人民军医出版社,2007:331-334.

[2] 陈在贤. 精囊肿瘤手术//陈在贤. 实用男科学. 2版. 北京:人民军医出版社,2015:572-578.

[3] 黄海,郭正辉,许可慰,等. 原发性精囊恶性肿瘤手术方案选择. 中国医药,2009,3(3):216-217.

[4] 王浩,徐丹枫,刘玉杉,等. 腹腔镜治疗精囊良性肿瘤3例报告. 腹腔镜外科杂志,2009,4:310-312.

[5] 董文瑞,廖凯,马晋,等. 原发性精囊平滑肌肉瘤1例报告及文献复习. 现代泌尿外科杂志,2009,04(4):307-308.

[6] 韩文科,郝金瑞,金杰. 根治性切除术治疗原发性精囊癌的长期效果. 中国性科学,2010,19(2):7-9.

[7] 孟令新,薛英杰,丁兆军,等. 放疗联合热疗治疗原发性精囊癌二例并文献复习. 肿瘤研究与临床,2011,23(6):407-409.

[8] 孟令新,薛英杰,丁兆军,等. 三维适形放疗联

合热疗治疗原发性精囊癌并文献复习. 中国医药,2011,6(9):1029-1030.

[9] 陈鸿杰,于新宁,梁忠,等. 附睾腺癌 2 例报告并文献复习. 中华男科学杂志,2012,18(1):80-82.

[10] 张劲松,谭顺成,李炯明,等. 根治性膀胱癌标本中肿瘤侵犯前列腺及精囊的病理学研究. 昆明医科大学学报,2014,35(09):28-31.

[11] 李晨曦. 邹雲,韩兴宝,等. 原发性精囊癌 2 例诊治分析. 现代泌尿外科杂志,2014,19(02):99-102.

[12] 郑倩,方克伟,何进,等. 精囊原发性腺癌 2 例报告并文献复习. 中华男科学杂志,2014,20(2):189-191.

[13] 芮桦,周伟民,袁雪锋,等. 腹腔镜原发精囊良性肿瘤切除术的临床应用. 腹腔镜外科杂志,2014(2):102-104.

[14] 谢国欧. 腹腔镜治疗精囊腺肿瘤的临床效果. 中国医学工程,2015,11:82.

[15] 尹心宝,黄健,姚友生,等. 原发性精囊腺癌的腹腔镜治疗. 实用医院临床杂志,2010,7(2):11-13.

[16] 李波军,王明松,黄灶明,等. 经尿道内镜治疗巨大精囊囊肿的临床分析(附 7 例报告). 第三军医大学学报,2015,37(15):1585-1589.

[17] 张东旭,徐丹枫,崔心刚,等. 腹腔镜手术治疗精囊囊肿 4 例报告. 腹腔镜外科杂志,2012,17(1):74-75.

[18] 王亮,周鹏,梁平,等. 腹腔镜精囊囊肿切除术. 中华男科学杂志,2010,11:1016-1018.

[19] 陈光富,张旭,史立新,等. 机器人辅助腹腔镜下根治性膀胱切除加尿流改道术的临床分析. 中华泌尿外科杂志,2012,33(10):744-748.

[20] 王东,刘竞,李利军,等. 机器人辅助腹腔镜技术治疗泌尿外科疾病的临床效果. 现代泌尿外科杂志,2015,6:390-394.

[21] 夏丹,来翀,王平,等. 机器人辅助腔镜技术处理泌尿系统疾病:单中心 600 例报道. 中华泌尿外科杂志,2016,37(6):403-406.

[22] 何威,谢欣,钟山,等. 机器人辅助腹腔镜手术 650 例的临床经验:来自上海瑞金医院的报告. 临床泌尿外科杂志,2016,1:9-14.

[23] 张旭,高江平,符伟军,等. 机器人辅助腹腔镜在泌尿外科手术中的临床应用(附 500 例报告). 微创泌尿外科杂志,2014,3(1):4-7.

[24] 肖大春. 魏正强. 全盆腔脏器切除术. 医学信息,2014,10:498-499.

[25] 廖文峰,马潞林,汪欣. 盆腔脏器联合切除治疗泌尿系肿瘤. 现代泌尿生殖肿瘤杂志,2012,4(3):132-134.

[26] 刘东举,董晓红,杨国志,等. 全盆腔脏器联合切除术治疗盆部肿瘤 45 例分析. 中国肿瘤外科杂志,2015,7(1):24-26.

[27] 刘东举,董晓红,赵立伟,等. 全盆脏器联合切除术在腹部肿瘤外科中的应用. 沈阳医学院学报,2013,15(3:),149-151.

[28] 李立安,张唯一,马鑫,等. 机器人辅助腹盆腔廓清除术的初步经验——附一例报告. 中国微创外科杂志,2015,15(4):347-354.

[29] 时京,贾卓敏,王云鹏,等. 应用 Da Vinci 机器人治疗精囊原发性恶性肿瘤的临床效果观察. 临床泌尿外科杂志,2017,2:130-133.

[30] Tarján M,Ottlecz I,Tot T. Primary adenocarcinoma of the seminal vesicle. Indian J Urol,2009,25(1):143-145.

[31] Xu-Dong Yao,Ya-Ping Hong,Ding-Wei Ye,et al. Primary yolk sac tumor of seminal vesicle: a case report and literature review. World J Surg Oncol,2012,10:89.

[32] Yao XD,Hong YP,Ye DW,Wang CF. Primary yolk sac tumor of seminal vesicle: A case report and literature review. World J Surg Oncol,2012,10:189.

[33] Jonathan D Gill,Selina Bhattarai,Chirag N Patel. Yolk sac tumor of the seminal vesicles: A rare malignant causetale of hematospermia. Urol Ann,2015,7(1):107-108.

[34] Yi Hou,Yinhuai Wang,Ran Xu,et al. An extragastrointestinal stromal tumor originating from the seminal vesicles: A case report and review of the literature. Oncol Lett,2013,6(4):947-949.

[35] Andrea M Furtado,Eduardo Carrasquinho,Marco Ferreira,et al. Schwannoma,a rare tumor of the seminal vesicle. Cent European J Urol,2011,64(1):44-46.

[36] Latchamsetty KC, Elterman L, Coogan CL. Schwannoma of a seminal vesicle. Urology, 2002,60:515.

[37] Iqbal N,Zins J,Klienman GW. Schwannoma of the seminal vesicle. Conn Med, 2002, 66: 259-260.

[38] Han P,Wei Q,Yang YR. Neurilemmoma of a seminal vesicle. Chin Med J (Engl), 2007, 120:1383-1384.

[39] Yuta Kimura, Dai Shida, Keiichi Nasu, et al. Metachronous penile metastasis from rectal cancer after total pelvic exenteration. World J Gastroenterol,2012,18(38):5476-5478.

[40] Kaufmann OG, Young JL, Sountoulides P, et al. Robotic radical anterior pelvic exenteration: the UCI experience. Minim Invasive Ther Allied Technol,2011,20(4):240-246.

[41] Bernard Lallemand, Philippe Busard, Frederic Leduc, et al. Laparoscopic resection of a leiomyoma of the seminal vesicle. Indian J Urol, 2007,23(1):70-71.

[42] Shu-Xiong Zeng,Xin Lu,Zhen-Sheng Zhang,et al. The feasibility and experience of using seminal vesiculoscopy in the diagnosis of primary seminal vesicle tumors. Asian J Androl, 2016,18(1):147-148.

[43] Funahashi Y, Hattori R, Matsukawa Y, et al. Solitary fibrous tumor of the seminal vesicle. Aktuelle Urologie,2010,41(5):326.

[44] Khandelwal A, Virmani V, Amin MS, et al. Radiology-pathology conference: malignant solitary fibrous tumor of the seminal vesicle. Clinical Imaging,2013,37(2):409-413.

[45] Furtado AM, Carrasquinho E, Ferreira M, et al. Schwannoma, a rare tumor of the seminal vesicle. Cent European J Urol, 2011, 64 (1): 44-46.

[46] Safar B, Kanmaniraja D, Herts BR. Phyllodes tumor of the seminal vesicle. Journal of Urology,2014,192(2):554-555.

[47] Campi R,Serni S,Raspollini MR,et al. Robot-Assisted Laparoscopic Vesiculectomy for Large Seminal Vesicle Cystadenoma: A Case Report and Review of the Literature. Clinical Genitourinary Cancer,2015,13(5):e369-e373.

[48] DX Zhang, Y Li, XG Li, et al. Transperitoneal laparoscopic excision of primary seminal vesicle benign tumors: surgical techniques and follow-up outcomes. Urology, 2013, 82 (1): 237-241.

[49] Casado VJ,Hermida JF Gutiérrez,IT Castillón Vela, et al. Leiomyoma of the seminal vesicles: laparoscopic excision. Urologia Internationalis,2014,92(4):491-494.

[50] Tudor EC,Cutress ML,Mcneill SA,et al. Seminal vesicle phyllodes tumour treated by transperitoneal laparoscopic resection. Journal of Clinical Urology,2013,7(5):361-363.

[51] Zhang DX,Li XG,Gao Y,et al. Transperitoneal laparoscopic excision of seminal vesicle cyst: a single-center experience. Journal of Endourology,2012,26(9):1153-1158.

[52] Burak AO,Panagiotis M,lter T,et al. Robot-Assisted Laparoscopic Seminal Vesicle Cystadenoma Excision. Journal of Endourology Case Reports,2015,1(1):62-64.

[53] Mello MF,Andrade HS,Srougi V,et al. V3-10 Step-By-Step laparoscopic vesiculectomy for hemopermia. Journal of Urology, 2016, 195 (4):e469.

[54] Heger U,Koch M,Büchler MW,et al. Total pelvic exenteration. Der Chirurg, 2010, 81 (10):897-901.

[55] Desai R,Joshi GA,Joshi S,et al. Robotic total pelvic exenteration. Journal of Robotic Surgery,2014,8(1):93-96.

[56] Winters BR,Mann GN,Louie O,et al. Robotic total pelvic exenteration with laparoscopic rectus flap: initial experience. Case Reports in Surgery,2015,2015:835425.

[57] Maurice MJ,Ramirez D,Seager CM,et al. V4-04 robotic total pelvic exenteration with intracorporeal sigmoid conduit and colostomy: first clinical report. Journal of Urology, 2016, 195 (4):e517-e518.

[58] Tashiro Jo, Shigeki Yamaguchi, Toshimasa

Ishii, et al. Salvage total pelvic exenteration with bilateral V-Y advancement flap reconstruction for locally recurrent rectal cancer. Case Rep Gastroenterol, 2013, 7(1): 175-181.

[59] Bacalbasa N, Balescu I. Total pelvic exenteration for pelvic recurrence after advanced epithelial ovarian cancer-A case report and literature review. J Med Life, 2015, 8(3): 263-265.

[60] Trustin S Domes Domes, Patrick HD Colquhoun, et al. Total pelvic exenteration for rectal cancer: outcomes and prognostic factors. Can J Surg, 2011, 54(6): 387-393.

[61] Kunlin Yang, Lin Cai, Lin Yao, et al. Laparoscopic total pelvic exenteration for pelvic malignancies: the technique and short-time outcome of 11 cases. World J Surg Oncol, 2015, 13: 301.

[62] Malakorn S, Sammour T, Pisters LL, et al. Robotic total pelvic exenteration. Dis Colon Rectum, 2017, 60(5): 555.

第29章

阴茎癌手术

第一节 阴茎癌

阴茎癌(penile cancer)是一种比较少见的恶性肿瘤。由于国家、民族、宗教信仰以及卫生习惯的不同,阴茎癌的发病率有明显的差异,在欧洲为(0.1～0.9)/10万,在美国为(0.7～0.9)/10万,而在亚洲、非洲以及南美洲的部分地区,发病率高达19/10万。20世纪50年代以前,阴茎癌曾是我国男性泌尿生殖系统常见的恶性肿瘤,中华人民共和国成立后随着人民生活水平的提高以及卫生条件的改善,阴茎癌的发病率迅速下降。1983—1987年天津市阴茎癌发病率为0.5/10万;1982年上海市阴茎癌发病率为1.09/10万,1988年则下降至0.34/10万。

阴茎癌中鳞状细胞癌占95%以上。阴茎癌占男性肿瘤的1%,占阴茎肿瘤的95%,是阴茎最常见的恶性肿瘤,占泌尿外科肿瘤的1.7%。多见于40～60岁有包茎或包皮过长的患者。大多数患者表现为阴茎头部丘疹、溃疡、疣或菜花样肿块,继则糜烂,边缘硬而不整齐,有脓性恶臭分泌物,晚期肿瘤可从包皮口或皮肤向外穿出呈菜花样。

阴茎癌的病因目前仍不明确。大多数的阴茎癌发生于包茎或包皮过长的患者,包皮垢是具有致癌作用的化学物质,与包皮垢的长期刺激有关。新生儿行包皮环切术能有效防止此病。另外,人类乳头瘤病毒(HPV)感染与阴茎癌发病密切相关,HPV是嗜鳞状细胞的病毒,可诱发癌变,特别是HPV16、HPV18型为高危致癌病毒,HPV感染多为性接触性传染病。除此之外,吸烟、外生殖器疣、阴茎皮疹、阴茎裂伤、性伙伴数量与阴茎癌的发病可能也有一定的关系。阴茎癌一经确诊后应根据其病理分期及淋巴转移情况确定治疗方案。

【病理分期】

阴茎癌的准确分期与治疗决策和判断预后有直接关系。目前存在多种分期系统,如Jackson分期(1966)、Murrel及Williama分期、TNM分期。建议采用2009 UICC阴茎癌TNM分期系统。2009阴茎癌TNM分期如下。

原发肿瘤(T)

T_x　原发肿瘤不能评估。

T_0　未发现原发肿瘤。

T_{is}　原位癌。

T_a　非浸润性疣状癌。

T_1　肿瘤侵犯皮下结缔组织。

T_{1a}　肿瘤侵犯皮下结缔组织,无淋巴血管浸润,且分化良好。

T_{1b}　肿瘤侵犯皮下结缔组织,伴淋巴血管浸润或分化差。

T_2　肿瘤侵犯阴茎海绵体或尿道海绵体。

T_3　肿瘤侵犯尿道。

T_4　肿瘤侵犯其他相邻组织结构。

区域淋巴结(N)

N_x　局部淋巴结不能评估。

N_0　未发现局部淋巴结转移。

N_1　单个活动的腹股沟淋巴结转移。

N_2　多个或双侧活动的腹股沟淋巴结转移。

N_3　单侧或双侧固定的腹股沟淋巴结或髂淋巴结转移。

远处转移(M)

M_x　不能评估远处转移。

M_0:无远处转移。

M_1　远处转移。

T_3 期的肿瘤超过 5cm,侵犯 75%阴茎,容易发生转移,5 年生存率低,因此早期诊断和治疗很重要。

【经淋巴转移】

阴茎癌主要是经淋巴转移,以浅淋巴回流为主,可转移至腹股沟淋巴结及髂血管周围淋巴结。大多数阴茎癌患者有腹股沟淋巴结肿大,可能系癌肿侵犯,但约有 50%的淋巴结肿大并非癌肿转移,而是炎症所致。阴茎癌除直接侵犯阴茎外,主要经淋巴管转移,其途径有:①包皮、系带、皮下组织的淋巴引向腹股沟浅淋巴结,再和腹股沟深淋巴结相通。②阴茎头和海绵体的淋巴引向耻骨上吻合丛,由此再引流入腹股沟深淋巴结或髂外动脉淋巴结。③尿道和尿道海绵体的淋巴引向腹股沟深淋巴结和髂外动脉旁淋巴结,一般淋巴转移途径由腹股沟淋巴结转向髂外动脉旁淋巴结。极少数患者在盆腔内已有转移而腹股沟淋巴结无转移。阴茎癌的治疗以手术为主。根据病变范围、病理性质和腹股沟淋巴结转移情况,手术可分为阴茎部分切除术、阴茎全切术及淋巴结清扫术。淋巴结清扫术包括开放性髂腹股沟淋巴结清扫术、腹腔镜下腹股沟淋巴结清扫术、开放性盆腔淋巴结清扫术、腹腔镜下盆腔淋巴结清扫术等。

【手术原则】

阴茎癌病理检查证实为腹股沟淋巴结转移者,根据身体状况,可在阴茎部分或全切除术时行髂腹股沟淋巴结清扫术;也可在阴茎部分或全切术后,二期行髂腹股沟淋巴结清扫术。过去多倾向于后者,因阴茎癌均合并有感染,开放性髂腹股沟淋巴结清除同时行阴茎部分或全切除术,伤口大,术后常并发皮瓣坏死,伤口感染可经久不愈。现开展腹腔镜下髂腹股沟淋巴结清扫术的同时行阴茎部分或全切除术,切口小,不易发生皮瓣坏死,伤口感染的机会大大减少。因此,现倾向于行双侧髂腹股沟淋巴结清扫的同时行阴茎部分或全切除术。

第二节　阴茎部分切除术

对于部分良性肿瘤或癌前病变,阴茎黏膜白斑、血管肿瘤、乳头状瘤、Paget 病、Queyrat 增殖性红斑和巨型尖锐湿疣,病变局限,病变组织活检不是阴茎癌者,应采取局部病变电灼、激光、手术局部切除,无须阴茎部分切除。

阴茎癌多为鳞状上皮癌,发生于阴茎头、冠状沟及包皮,呈乳头状、菜花状或溃疡型,亦可表浅亦可浸润,处于 $T_1 \sim T_2$ 期者可行阴茎部分切除术,术后应有 3cm 的阴茎长度使其具有站立排尿和性交的生理功能。

【适应证】

1. 阴茎癌病变局限于阴茎头或冠状沟 $T_1 \sim T_2$ 期的肿瘤,距瘤体切除后残留阴茎不宜短于 3cm 者。

2. 阴茎外伤,远端阴茎基本离体,无条件施行阴茎再植者。

【禁忌证】

1. 阴茎癌侵犯较广 $T_2 \sim T_3$ 期的肿瘤,距肿瘤 2cm 切除,使正常阴茎不能保留 3cm 者。

2. 合并严重心、肺、肝、肾及其他脏器功能障碍，高血压危象，心脏病心功能失代偿期，肺源性心脏病、肺气肿等不能耐受手术者。

3. 合并凝血功能紊乱未纠正者。

4. 合并糖尿病未控制者。

【术前准备】

1. 术前使用广谱抗生素控制感染。

2. 可疑阴茎癌或腹股沟淋巴结肿大的患者，应行瘤体组织及肿大淋巴结的术前活检证实为阴茎癌。

3. 术前外阴清洗后用碘伏消毒。

4. 向患者及家属告知手术必要性和主要并发症。

【麻醉与体位】

一般采用硬膜外麻醉。患者取仰卧位。

【手术要点】

手术区域常规消毒并铺巾后，用消毒的避孕套或橡胶手套包裹阴茎头，用粗线或橡筋扎紧，防止肿瘤细胞脱落种植及肿瘤合并感染污染伤口；在阴茎根部扎一止血带以控制术中出血，在距肿瘤近端 2cm 处环形切开阴茎皮肤达浅筋膜，分别分离、切断、结扎阴茎背浅静脉、阴茎背深静脉及阴茎背动脉(图 29-1A)。在此切口平面横断海绵体(图 29-1B)，游离部分尿道海绵体，在距阴茎海绵体断端 1～1.5cm 处横断尿道(图 29-1C)，注意保护尿道残端血供，防止术后尿道坏死狭窄。纵行间断缝合阴茎断端，缝合应穿过两侧阴茎海绵体白膜、海绵体及中隔，才能达到满意止血，松开止血带，如断端无出血，纵行间断缝合阴茎断端皮肤，尿道断端上下劈开(图 29-1D)，翻成瓣状与皮肤无张力缝合，重建尿道外口。留置双腔气囊导尿管引流尿液(图 29-1E)。

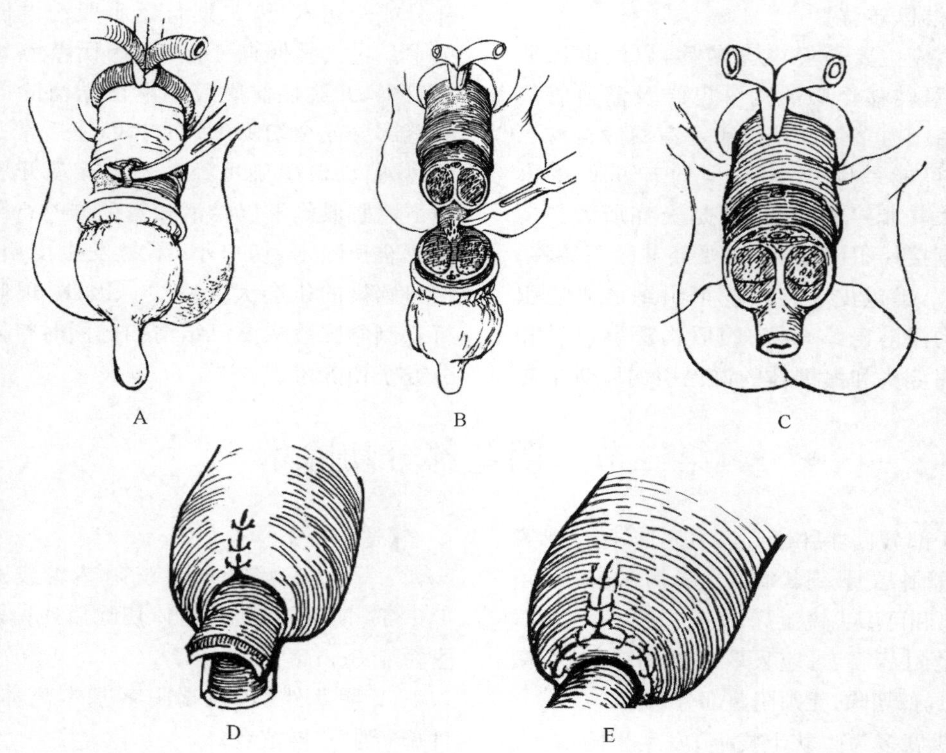

图 29-1 阴茎部分切除术

A. 包裹阴茎头上止血带横切阴茎；B. 横行切断阴茎海绵体；C. 游离切断尿道；D. 缝合阴茎断端，尿道对裂为上、下两瓣；E. 成形尿道口并留置导尿管

【术后处理】

1. 使用雌激素预防阴茎勃起，以免造成张力过大引起出血或渗血，影响创面愈合。

2. 术后镇静、镇痛，留置导尿管 1～2周。

3. 应用抗生素防治感染。

4. 必要时术后定期行尿道扩张，预防尿道口狭窄。

【并发症防治】

阴茎癌常见并发症如下。

1. 出血

(1)表现：术后可出现皮肤瘀斑、皮下血肿或皮肤缝合处出血。

(2)原因：多为阴茎血管结扎不牢，阴茎海绵体断端未行白膜、海绵体及中隔全层缝合或缝合不紧密，易引起术后出血或渗血。或尿道海绵体断端止血不彻底等引起。

(3)处理：成形尿道口缘渗血或皮下小血肿，可压迫止血或冷敷止血；如血肿较大或逐渐增大，应拆除缝线，清除血肿，彻底缝扎止血。在出血表面运用止血药。还可用纤维蛋白胶或胶原板来阻止实质出血。

(4)预后：如及时采取有效止血措施后预后较好。

(5)预防：手术中结扎血管，缝合创面要牢靠，避免术后出血或渗血。术后使用雌激素预防阴茎勃起，以免造成张力过大引起出血或渗血。

2. 感染　可发生伤口感染或急性海绵体炎。

(1)表现：术后高热和阴茎部疼痛，阴茎海绵体有触痛和硬结，白细胞计数增高。

(2)原因：主要为术前感染未能有效控制，术后出血及尿液污染伤口等引起。

(3)处理：伤口感染应加强抗菌治疗，局部热敷或理疗，必要时拆开部分缝线，保持引流通畅。急性阴茎海绵体炎，应及时加强抗菌药物的应用，防止感染扩散。

(4)预后：如及时采取有效处理措施后预后较好。

(5)预防：术前控制感染，术中严格无菌操作，术后出血及渗液引流干净。

3. 阴茎阴囊皮炎

(1)表现：阴茎阴囊皮肤红肿、糜烂、疼痛。

(2)原因：主要为尿道保留过短或阴茎皮肤保留过多，使尿道外口陷入阴茎皮肤之内，术后排尿时尿液长期刺激阴茎阴囊皮肤引起皮肤炎变。

(3)处理：如为阴茎过短，可将尿道外口移植于会阴部；如阴茎皮肤过多，可将多余的阴茎皮肤切除重新成形。

(4)预后：如及时采取有效处理措施后预后较好。

(5)预防：术中应保留足够长度的尿道或阴茎皮肤保留不宜过长，使尿道外口外露于阴茎皮肤之外，避免术后排尿时尿液刺激阴茎阴囊皮肤引起皮肤炎变。

4. 尿道外口狭窄

(1)表现：尿频，尿线变细，排尿困难，排尿时狭窄近段尿道扩张，尿后滴沥。

(2)原因：主要为尿道保留过短、尿道缺血坏死、未将尿道黏膜外翻与皮肤缝合和切口感染瘢痕挛缩等引起。肿瘤切除后残留尿道过短，无法翻成瓣状与皮肤缝合，术后发生尿道回缩或狭窄。

(3)处理：如已发生尿道外口狭窄，可先行尿道扩张，必要时行尿道外口切开、瘢痕切除和重建尿道外口，或将尿道外口移植于会阴部。

(4)预后：如及时采取有效处理措施后预后较好。

(5)预防：术中注意保留尿道相邻的阴茎海绵体白膜，这样使尿道海绵体背侧有支撑并有利尿道残端的血供，尿道残端不宜过短，可避免尿道回缩使尿道外口狭窄。术后注意留置导尿管的尿道口护理，防止局部感染，也是预防尿道狭窄的重要方面。

5. 阴茎残端癌肿复发　为远期最严重的并发症。

(1)表现:术后不久阴茎残端逐渐出现肿块,并不断肿大、溃烂。

(2)原因:手术切除范围不够,残留肿瘤组织。

(3)处理:一旦发生,要行阴茎全切术。

(4)预后:如及时采取有效处理措施后预后较好,否则可导致癌肿扩散及转移。

(5)预防:阴茎部分切除时切断面要距肿瘤 2cm 以上。

第三节　阴茎全切除术

阴茎癌瘤体大、分期为 T_2 期以上、分化差者,应行阴茎全切术,将阴茎海绵体从阴茎脚处切除,尿道游离,尿道开口重建于会阴,术后不能站立排尿。如果肿瘤已侵犯阴囊,应将阴囊及内容物全部切除。

【适应证】

1. 肿瘤范围大,T_2 期以上的肿瘤,侵犯阴茎海绵体或阴茎干,术后残留阴茎不足 3cm。

2. 晚期阴茎癌患者,为消除病灶带来的并发症如尿道狭窄、恶臭、疼痛等。

【禁忌证】

1. 阴茎癌已广泛转移者;全身情况差不能耐受手术者。

2. 合并严重心、肺、肝、肾及其他脏器功能障碍,高血压危象,心脏病心功能失代偿期,肺源性心脏病,肺气肿等不能耐受手术者。

3. 合并凝血功能紊乱未纠正者。

4. 合并糖尿病未控制者。

【术前准备】

1. 应用抗生素控制局部感染。

2. 术前备皮,将外阴及会阴部清洗后,用碘伏消毒。

3. 术前晚和术晨灌肠。

4. 术前 2d 进少渣流食。

5. 向患者或家属说明手术的范围、并发症、预后和对患者生活的影响。

【麻醉与体位】

一般选用硬膜外麻醉。患者取截石位。

【手术要点】

用消毒的避孕套或橡胶手套包裹阴茎远端肿瘤,并用橡皮筋扎紧以防止肿瘤细胞脱落和污染伤口。围绕阴茎根部做梭形切口(图 29-2A)。切开阴茎皮肤及筋膜,充分游离阴茎,分离并切断阴茎悬韧带,切断、结扎背侧血管(图 29-2B),在阴茎腹侧将阴囊切口向中线延长,暴露尿道海绵体(图 29-2C),将尿道海绵体部分游离,在距肿瘤约 2cm 处切断尿道海绵体(图 29-2D),必须保证留足够长度的尿道,以便能行会阴部造口。从阴茎海绵体白膜表面游离尿道海绵体达尿道球部(图 29-2E)。在背侧游离两侧阴茎海绵体脚到近耻骨支部切断,断端做间断或褥式缝合。在阴囊下方会阴部做一卵圆形皮肤切口,将尿道断端从此切口引出,外露 1cm 以上并劈开尿道成两半(图 29-2F),留置尿管,将尿道海绵体外层与皮下组织间断缝合并固定,尿道瓣与皮肤缝合形成向外凸出的乳头状尿道外口,充分止血后,留置橡皮引流条,横行缝合切口,经尿道留置适当大小的双腔气囊导尿管(图 29-2G)。对于阴囊松弛者可行阴囊成形术,防止术后影响排尿。

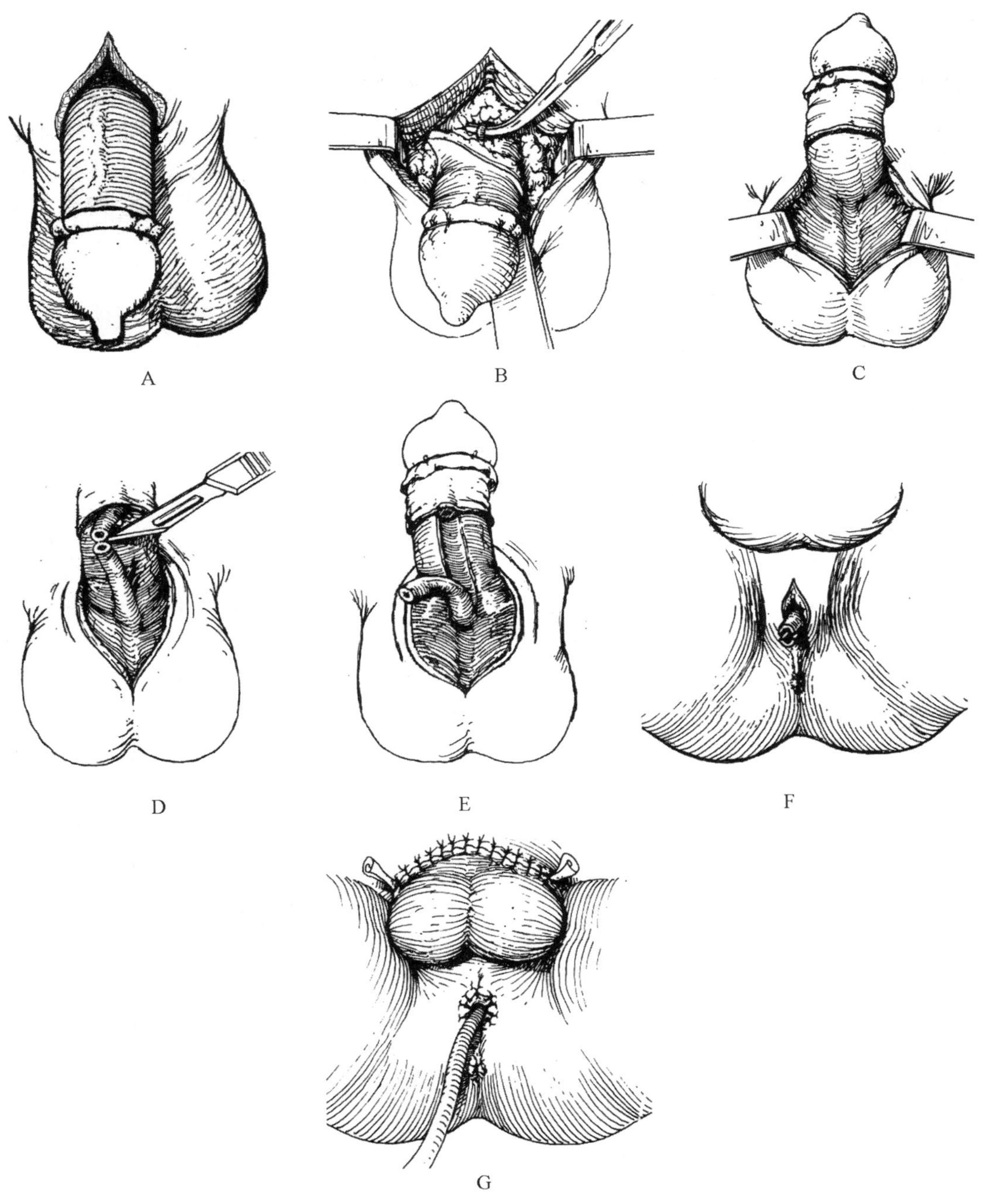

图 29-2　阴茎全切除术

A. 围绕阴茎根部做梭形切口；B. 切断、结扎背侧血管；C. 暴露尿道海绵体；D. 距肿瘤约 2cm 处切断尿道海绵体；E. 进一步游离尿道海绵体达球部尿道；F. 将尿道断端从会阴切口引出并劈开；G. 成形尿道口并留置导尿管，缝合会阴切口

【术中注意事项】

1. 仔细缝扎阴茎海绵体角断端，止血彻底，防止术后出血。

2. 术中游离尿道并保留足够长度，避免术后尿道回缩狭窄。

3. 尿道会阴部重建，首先要保证游离足够长度的尿道，另外造口的部位和尿道要直，不能成角。否则，排尿不够通畅。

4. 阴茎根部切口，向上延长 4～5cm，以使阴囊尽量上提缝合，必要时可以裁减一部分阴囊皮肤，使缝合好的阴囊在会阴部尿道口上方为佳。排尿时不会喷洒在阴囊上，避免造成阴囊潮湿，诱发感染或湿疹。

5. 术后大便容易污染会阴部，使尿道口感染。手术前后宜进流食及术前清洁灌肠，延迟术后排便时间，避免过早排便污染会阴部尿道造口。

【术后处理】

1. 会阴部加压包扎，托起阴囊。

2. 进无渣半流食 3d。

3. 抗感染治疗。

4. 术后 2～3d 拔除引流片，1～2 周后拔除留置的尿管。

【并发症防治】

1. *出血*　参见本章第二节阴茎部分切除术后出血的并发症防治。

2. *感染*　参见本章第二节阴茎部分切除术后感染的并发症防治。

3. *尿道口狭窄*　参见本章第二节阴茎部分切除术后尿道口狭窄的并发症防治。

（石　涛　陈在贤）

第四节　腹股沟淋巴结清扫术

Fegen(1969)及 Faley(1989)等主张每位阴茎癌患者应常规行预防性淋巴结清扫术，这可早期根除亚临床型淋巴结转移，从而提高已有转移患者的生存率。Grabstald(1981)及 Johnson(1984)等认为每个阴茎癌患者不必常规行淋巴结清扫术。Edwards(1968)及 DekerIlion(1973)等建议对肿大淋巴结，甚至临床表现正常淋巴结经皮穿刺活检或切除病理检查证实为局部淋巴结转移者，才行髂腹股沟淋巴结清扫术。淋巴结转移可能是一侧，也可能是双侧，如证实仅为单侧者，应只做单侧转移侧淋巴结清扫术；如证实为双侧淋巴结转移者，才做双侧淋巴结清扫术；如未证实髂腹股沟淋巴结转移者，应观察随访，不应凡是阴茎癌患者，不管是否存在淋巴结转移，均常规做双侧淋巴结清扫术。有较多文献报道术前未证实是淋巴结转移者，行双侧淋巴结清扫术后，病理检查结果多为阴性。髂腹股沟淋巴结清扫术后均有众多并发症，特别是淋巴结清扫术后远期严重并发症下肢象皮肿，严重影响患者的生活质量。

腹股沟淋巴结清扫范围：腹股沟淋巴结清扫术上缘于脐与髂前上棘平面，下达股三角顶端，外界由髂前上棘内向下至缝匠肌内侧缘，内界在腹股沟韧带上前正中线旁 3cm，腹股沟韧带下阔筋膜内缘，清除腹股沟区及股管内所有淋巴脂肪组织，股管内淋巴结证实有转移者需行髂窝淋巴结组织清扫术。

髂淋巴结清扫范围：经典范围包括腹主动脉分叉以下盆筋膜、髂总动脉和髂外血管鞘及其周围淋巴脂肪组织。有学者主张手术清除范围不宜过大，仅包括双侧腹股沟区及股管内所有淋巴脂肪组织，认为与广泛性手术效果比较无明显差别，且合并症明显减少。股管内淋巴结证实有转移者才需行髂淋巴结清扫术。虽然髂腹股沟淋巴结清扫术有一定的并发症，但早期施行此手术可提高患者生存率。

传统开放性腹股沟淋巴结清扫术由于腹股沟区切口大，切除皮下组织多，创伤大，术后易发生腹股沟区皮肤缺血坏死或淋巴瘘，造成切口长期愈合不良，严重影响患者术后的恢复。有时甚至延误患者的后续治疗，从而降低疗效。2003 年，Bishoff 等首先在尸体上进行腹腔镜下腹股沟淋巴结清扫术，认为技术上可行。Machado 等于 2005 年首次在活体成功施行腹腔镜下腹股沟淋巴结清扫术。此后，腹腔镜下腹股沟淋巴结清扫术在国内外陆续开展起来。其后国内外有关腹腔镜下腹股沟淋巴清扫术的报道逐渐增多，均发现腹腔镜下腹股沟淋巴清扫术能达到与开放手术相同的效果，而由于切除腹股沟淋巴结在皮下空间进行，腹股沟区皮肤无伤口，创伤小，不易发生皮肤切口愈合不良，能有效避免开放手术后最常见的腹股沟区皮肤坏死、切口长期愈合不良的问题。近期有应用机器人清扫腹股沟淋巴结的报道。很大程度上进一步减少了术后并发症，提高了患者的生活质量，效果良好。

【适应证】

1. 腹股沟淋巴结清扫术：阴茎癌腹股沟淋巴结活检证实有癌肿转移，B 超及 CT 等检查未发现髂窝淋巴结肿大及盆内淋巴结肿大者。如证实单侧淋巴结转移者，仅行转移侧淋巴结清扫术。

2. 髂腹股沟淋巴结清扫术：阴茎癌腹股沟淋巴结活检证实有癌肿转移，B 超及 CT 等检查发现髂窝淋巴结肿大，而无盆内淋巴结肿大者。或腹股沟淋巴结清扫术中发现髂窝淋巴结肿大者。

3. 阴茎癌肿瘤浸润广泛，腹股沟或髂窝肿大的淋巴结，并且无盆内及腹主动脉旁淋巴结肿大，阴茎癌肿瘤切除后，连续抗感染治疗 4 周以上，腹股沟淋巴结不见缩小者；或活检虽为阴性，但不能坚持长期随访者。可根据所在部位肿大的淋巴结，行腹股沟淋巴结或髂腹股沟淋巴结清扫术。

4. 腹股沟淋巴结肿大、质硬、固定，伴有癌肿转移到其他部位征象者，特别是浸润性阴茎癌 T_2、T_3 期以上，即使行淋巴结活体组织检查结果为阴性者，也应行髂腹股沟淋巴结清扫术。

5. 如腹股沟淋巴结小而软，且活动，仅行阴茎切除，手术后随访。随访期间淋巴结逐渐缩小，则为炎症，可继续随访。如随访期间淋巴结逐渐增大，应再次手术行髂腹股沟淋巴结清扫术，如随访困难又高度怀疑转移，虽然淋巴结活检阴性，也应考虑行髂腹股沟淋巴结清扫术为妥。

【禁忌证】

1. 阴茎癌腹膜后淋巴结广泛转移或晚期有其他器官远处转移者。

2. 晚期阴茎癌患者，髂腹股沟淋巴结转移相互融合，压迫血管或已侵犯静脉壁使静脉回流障碍，引起下肢水肿者。

3. 阴茎癌合并严重心、肺功能障碍，无法耐受麻醉及手术者。

4. 合并糖尿病未纠正者。

5. 阴茎癌合并严重出血倾向性疾病或凝血功能障碍者。

6. 手术区域大腿及腹股沟区皮肤有严重皮肤病者。

【术前准备】

1. 如淋巴结清扫术与阴茎部分或全部切除术同时进行者，术前使用广谱抗生素控制感染，以除外炎性淋巴结肿大。可疑阴茎癌或腹股沟淋巴结肿大的患者，应行瘤体组织及肿大淋巴结的术前活检证实为阴茎癌及淋巴结转移。术前用碘液湿敷或浸泡阴茎及肿瘤病变，尽量控制局部感染。

2. 如阴茎部分或全阴茎切除术后伤口已愈合，二期行腹股沟淋巴结清扫术，则同一般术前准备，术前备血 600ml 左右。

【麻醉与体位】

多采用硬膜外麻醉，必要时全身麻醉。如于阴茎部分或全阴茎切除术后进行者取仰卧位。如淋巴结清扫术与阴茎部分或全切除术同时进行者取截石位。

【术式简介】

1. 开放性腹股沟淋巴结清扫术（open inguinal lymphadenectomy） 手术要点如下。

(1)切口分离：髂腹股沟淋巴清扫术的切口有两侧腹股沟弧形切口、两侧腹股沟直切口、下腹部弧形切口、下腹部弧形切口加两侧腹股沟直切口等。采用较多的是两侧腹股沟弧形切口，此切口较简便，暴露较好，皮瓣坏死的机会较少。此切口上起自髂前上棘上方3cm及内侧2cm，向下与腹股沟韧带平行，经腹股沟韧带中点垂直向下达腹股沟韧带下6～7cm至股三角部位(图29-3A)；沿切口线切开皮肤及浅筋膜，紧贴皮下用手术刀分离皮肤与皮下脂肪。皮下分离的范围，上起自髂前上棘连线水平，下至股三角下缘平面，外侧达缝匠肌内侧，内侧抵内收肌。

(2)腹股沟淋巴结清扫：从髂前上棘连线水平，经腹壁肌肉表面，向下分离皮下脂肪、筋膜及淋巴等组织达腹股沟韧带以下(图29-3B)。向下沿阔筋膜表面分离达股三角内缘(图29-3C)，在股三角内下方切开股血管鞘，分离脂肪和淋巴组织，显露股动脉、股静脉、股神经、大隐静脉及其分支。仅保留精索、股血管、神经及其分支和裸露的肌肉，将一侧腹股沟部全部皮下脂肪、筋膜、浅深组淋巴组织整块切除(图29-3D)。

(3)髂淋巴结清扫：按虚线切开腹壁肌肉、腹股沟韧带、阔筋膜(图29-3E)。在髂前上棘内侧2cm处起分别切开腹外斜肌、腹内斜肌及腹横肌，切断腹股沟韧带及阔筋膜起始部，切开腹横筋膜，显露出盆腔内腹膜后间隙，沿股血管向上游离，以显露髂总血管分叉处(图29-3F)，沿髂腰肌内侧剥离髂血管周围的脂肪及淋巴组织。分别切开髂外动脉、静脉鞘，清除血管间及血管肌肉间的脂肪淋巴组织。继续向下剥离至髂外动、静脉下端内侧的腹股沟韧带下方，清除该部的脂肪淋巴组织。向前外侧牵开髂外静脉，将该髂窝内的脂肪和淋巴组织从耻骨梳韧带、闭孔内肌及髂内血管表面剥离，注意勿损伤闭孔血管及神经。至此已将一侧髂窝的脂肪、筋膜和淋巴组织整块剥离切除，完成髂淋巴结清扫(图29-3G)。

(4)缝合切口：缝合切断的腹股沟韧带和腹壁各层肌肉。游离缝匠肌上段，保留其血管、神经，于肌肉起始处切断后并移向内侧，将该肌肉断端用丝线缝合固定于腹股沟韧带上，以覆盖并保护股动脉、静脉及神经(图29-3H)。于两侧切口最低位或其内侧另做一小切口，以放置橡皮管引流条或多孔橡皮引流管做负压引流。按常规缝合皮肤切口，加压包扎(图29-3I)。

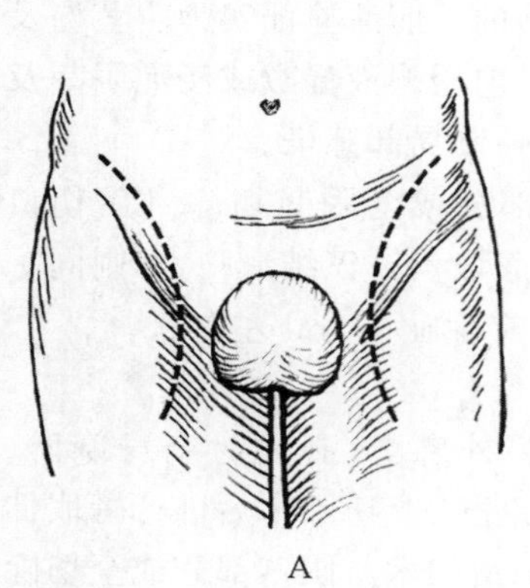
A

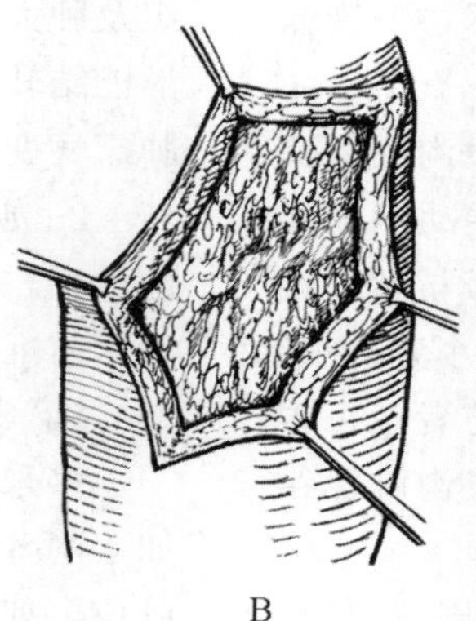
B

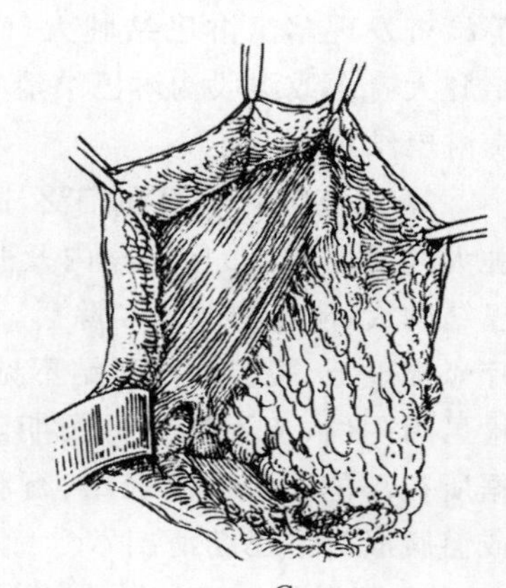
C

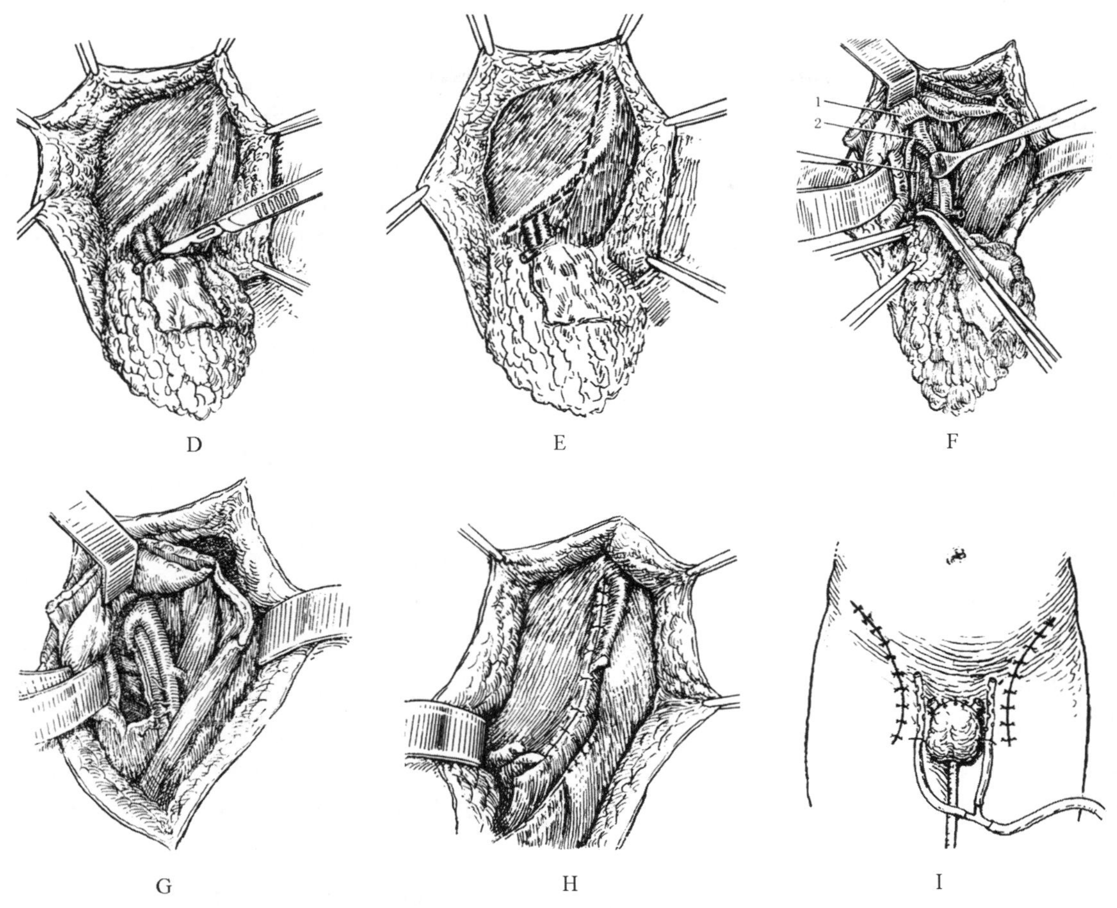

图 29-3 髂腹股沟淋巴结清扫术

A. 两侧腹股沟弧形切口;B. 游离皮瓣;C. 清除腹壁表面的脂肪及淋巴等组织;D. 向下完成腹股沟淋巴结清除;E. 按虚线切开腹壁肌肉、腹股沟韧带、阔筋膜;F. 清除髂血管周围的脂肪及淋巴组织;G. 完成髂淋巴结清除;H. 缝合腹股沟韧带;I. 放置引流管,缝合双侧腹股沟切口

2. 腹腔镜腹股沟淋巴结清扫术(laparoscopic inguinal lymphadenectomy) 阴茎癌发生淋巴结转移一般先转移至腹股沟淋巴结,开放性淋巴结清扫术已成为治疗阴茎癌腹股沟区域淋巴结转移的金标准,很大程度上改善了患者的预后。但是,开放性腹股沟淋巴结清扫术切口较大,术后易发生皮瓣坏死、淋巴漏、淋巴囊肿、延迟愈合甚至不愈合等并发症。腹腔镜腹股沟淋巴结清扫术,在保证手术效果的前提下,很大程度上减少了术后并发症,提高了患者的生活质量。手术要点如下。

(1)待麻醉效果满意后,按上述要求摆体位,常规消毒、铺巾。

(2)手术 Trocar 放置的位置:第 1 个 Trocar 穿刺切口位于大腿内侧股三角顶端下方 5~8cm 处,相当于腹股沟韧带中点垂直向下约 10cm 处做一长 1cm 切口,朝腹股沟方向用手指在皮下建立人工工作腔并置入直径 10mm 的 Trocar(图 29-4A),牢固缝合固定。

(3)设定气腹机最大压力为15mmHg，注入CO_2气体，拟在腹股沟区建立皮下充气工作腔。然后置入腹腔镜，直视下轻轻向各个方向摆动，向上直至腹股沟区的浅筋膜层左右摆动，以扩大皮下工作空间。

(4)皮下充气工作腔建立后，将气腹机最大压力下调为10mmHg，以在保证视野清楚暴露的前提下防止发生广泛性皮下气肿。

(5)在髂前上棘及外环这两点垂直向下，距腹股沟韧带平面以下3～4cm处，分别置入2个5mm的Trocar(图29-4B)。此即工作通道。

(6)术者左手持分离钳，右手持超声刀，贴皮肤真皮下切开皮下脂肪组织及淋巴结，扩大手术视野。但应注意不要伤及皮肤。向上游离应超过腹股沟韧带，达腹外斜肌腱膜表面的腹壁浅筋膜。然后上提清扫的上方脂肪组织和淋巴结沿肌肉层表面向下分离(图29-4C)。外侧至缝匠肌外缘，内侧至长收肌内侧，下界为股三角顶端，解剖出股动静脉、大隐静脉及其分支。

(7)暴露股三角的常用操作方法一般在腹股沟韧带下方，向下切除股外侧表面脂肪组织，暴露阔筋膜，紧贴阔筋膜表面向下切除皮下组织及淋巴结至耻骨结节下3cm左右，暴露大隐静脉裂孔，显示大隐静脉。切开阔筋膜，向左、右两侧继续分离，暴露长收肌和缝匠肌，从而显示股三角。

(8)使用超声刀切除大隐静脉周围淋巴结和脂肪组织直至股三角顶部离断。在大隐静脉裂孔处分离，暴露股血管鞘，切除其表面的淋巴结和脂肪组织。

(9)应注意在切除、分离皮下组织及淋巴结时，不要伤及邻近的皮肤、大血管、大淋巴管及神经，同时对大的血管、淋巴管应使用生物夹进行钳夹(图29-4D、E)，以防止术后出血及淋巴漏。逐一将腹股沟区的脂肪及淋巴结一起清除(图29-4F)。检查术野无活动性出血后，退出Trocar，将切除的淋巴结和脂肪组织由扩大的观察通道取出。

(10)在第一个穿刺通道处，置入1根引流管引流，缝合各切口，术野用弹性绷带加压包扎，结束手术。

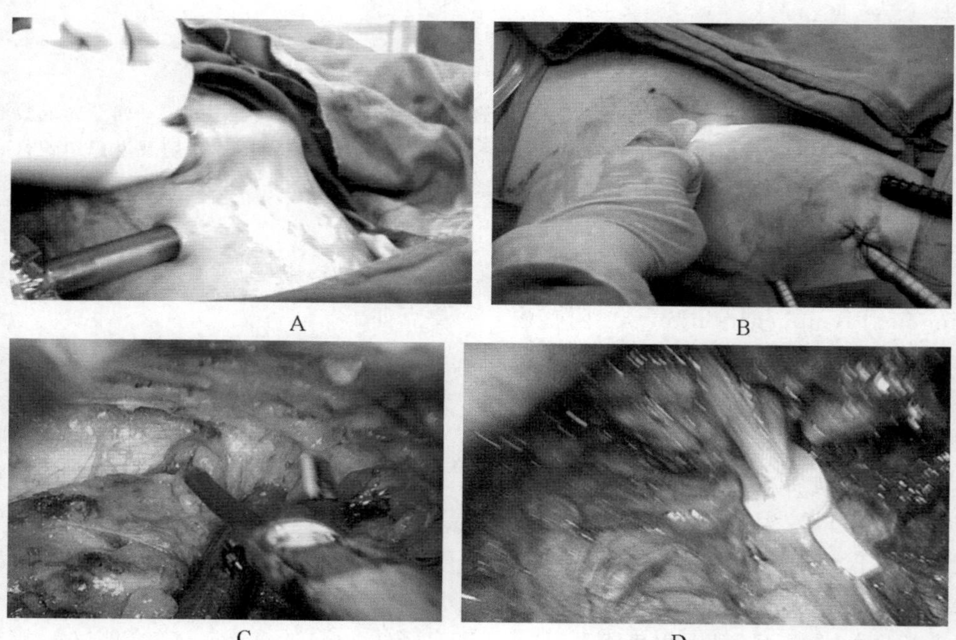

A　B

C　D

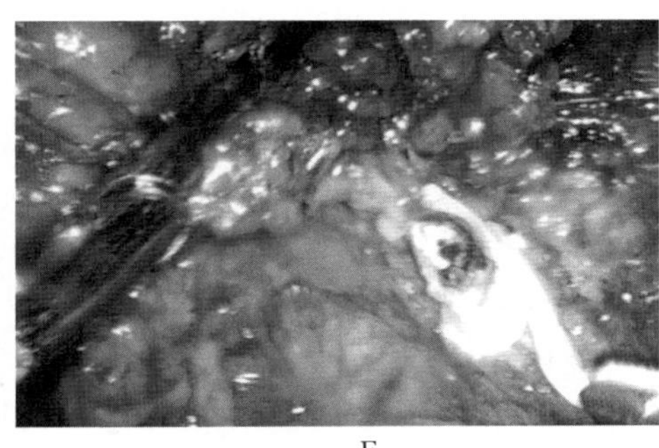

E

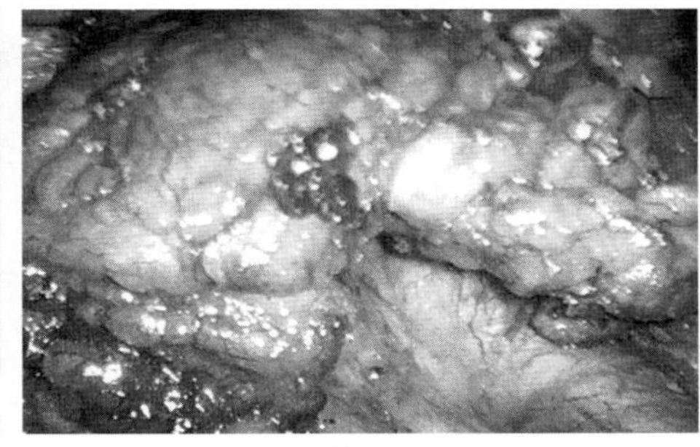

F

图 29-4 腹腔镜腹股沟淋巴结清扫术

3. 机器人辅助腹腔镜腹股沟淋巴结清扫术（robot assisted laparoscopicinguinal lymphadenectomy） Da Vinci 机器人手术系统是通过一个可控高级灵巧的机器人，把外科医师的精细手术操作转化为用精密器械精确完成的手术。手术要点如下。

(1)待麻醉效果满意后，按上述要求摆体位，常规消毒、铺巾。

(2)第 1 个 Trocar 穿刺切口位于大腿内侧股三角顶端下方 5～8cm 处，相当于腹股沟韧带中点垂直向下约 10cm 处做一长 1cm 切口，朝腹股沟方向用手指在皮下建立人工工作腔并置入直径 10mm 的 Trocar，牢固缝合固定。

(3)设定气腹机最大压力为 15mmHg，注入 CO_2 气体，拟在腹股沟区建立皮下充气工作腔。然后置入腹腔镜，直视下轻轻向各个方向摆动，向上直至腹股沟区的浅筋膜层左右摆动，以扩大皮下工作空间。

(4)皮下充气工作腔建立后，将气腹机最大压力下调为 10mmHg，以在保证视野清楚暴露的前提下防止发生广泛性皮下气肿。

(5)在髂前上棘及外环这两点垂直向下，距腹股沟韧带平面以下 3～4cm 处，分别置入 2 个 5mm 的 Trocar。此即工作通道。

(6)机器人手的安装：将机器人持镜手与相应套管连接，插入双孔内镜。另外两个机器人手与相应套管连接。

(7)暴露股三角的常用操作方法：一般在腹股沟韧带下方，向下切除股外侧表面脂肪组织，暴露阔筋膜，紧贴阔筋膜表面向下切除皮下组织及淋巴结至耻骨结节下 3cm 左右，暴露大隐静脉裂孔，显示大隐静脉。切开阔筋膜，向左、右两侧继续分离，暴露长收肌和缝匠肌，从而显示股三角。

(8)使用超声刀切除大隐静脉周围淋巴结和脂肪组织直至股三角顶部离断。在大隐静脉裂孔处分离，暴露股血管鞘，切除其表面的淋巴结和脂肪组织。

(9)应注意在切除分离皮下组织及淋巴结时，不要伤及邻近的皮肤、大血管、大淋巴管及神经，同时对大的血管、淋巴管应使用生物夹进行钳夹，以防止术后出血及淋巴漏。术毕检查术野无活动性出血后，退出 Trocar，将切除的淋巴结和脂肪组织由扩大的观察通道取出。

(10)在第一个穿刺通道处，置入 1 根 18F 或 20F 的引流管，避免堵塞，保证术后引流。缝合各切口。以同法做对侧腹股沟淋巴结清扫术。结束手术。

【术中注意事项】

1. 术前用记号笔在皮肤表面画出手术范围，上界至腹股沟韧带上方 3cm，外侧至阔筋膜，内侧至内收肌，下方至股三角顶端，以保证淋巴结清扫的彻底性。术中可以通过手指对表面的皮肤界限进行间断按压以协助定位,保证清扫范围。清扫 Scarper 筋膜深方至筋膜表面的淋巴脂肪组织。

2. 建立操作空间、置入穿刺套管时注气最大压力为 15mmHg,随后将注气压力调至 10mmHg,以减少皮下气肿发生的可能性。术前患者下肢穿弹力袜,胸部加压包扎,防止皮下气肿形成。

3. 建立操作空间时,在 Scarper 筋膜层进行分离扩张,把脂肪全部分离下来,而不是悬于操作视野的上方,这样既保证了操作视野及空间,降低了手术难度,有利于手术的顺利进行,也保证了皮瓣血供,减少术后发生皮肤坏死的可能。

4. 肿大的淋巴结可能融合成块状粘连较紧密,操作时应注意按正确平面分离,注意保护重要的血管和神经,不慎可引起大出血。手术创面大,出血、渗血较多,术中止血要彻底,操作要仔细。

5. 在内侧分离时注意不要损伤精索。如淋巴结有明显转移或周围组织有癌肿侵犯,可切除部分皮肤。

6. 阴茎癌合并有下肢静脉曲张、深静脉有阻塞者,因静脉回流不好,术中忌行大隐静脉结扎。

7. 与大血管粘连紧密、分离困难者,可放弃手术,改用其他治疗,防止大出血造成严重后果。

8. 术中行腹股沟淋巴结快速病理检查,如发现肿瘤转移,有学者主张同期行盆腔淋巴结清扫。

9. 术后 1 周内嘱患者尽量减少下床活动,腹股沟给予弹性绷带加压,以减少皮瓣漂浮的可能性。

10. 术后根据病理检查结果决定是否需要进行后续放化疗。

11. 术前给予抗感染治疗 2 周以除外炎症性淋巴结肿大。

12. 淋巴结组织应结扎,少用电凝,防止术后淋巴漏。

【术后处理】

1. 应用抗生素防治感染。

2. 伤口用弹性绷带加压包扎,每次换药后都应重新加压包扎,一般持续负压吸引 3～7d。

3. 术后引流管接负压吸引,既可以保证引流,同时也可以减少皮瓣漂浮的可能性,促进愈合。

4. 引流管应连接负压吸引装置,一般至伤口无渗液方可拔除。

5. 术后 24h,患者开始进食并床上适当活动。患者卧床 2 周左右,穿弹性连裤袜,双下肢抬高,活动关节,减轻下肢水肿。

6. 术后应注意检查皮片血供情况及下肢血供、下肢水肿情况,观察切口皮肤有无坏死。若有皮肤坏死且面积较大,待肉芽组织生长健康时,可考虑游离植皮。术后 7～10d,患者可出院。

7. 开放性腹股沟淋巴结清扫术后 2 周左右拆除切口缝线,但要注意避免伤口裂开。

【并发症防治】

1. **出血** 髂腹股沟淋巴结清扫术由于紧贴血管,容易损伤大、小血管,导致术中及术后出血。

(1)表现:术中伤口内出血,术后伤口内渗血不止或皮下血肿。少量出血临床表现不明显,中量及大量出血可出现一系列失血的临床表现,以致休克。

(2)原因:术者不熟悉局部的解剖结构,没有熟练分离血管的技巧,术中出血一般为损伤邻近大血管所致。术后出血一般为术中出血止血不彻底或血管残端出血所致。

(3)处理:术中发现损伤血管出血,应及时有效止血;大血管损伤,立即手术缝合修补血管止血。术后对创面的渗血或出血,使用弹性绷带加压包扎可有效预防,否则应立即手术止血。

(4)预后:术中出血及术后出血,如得到及时有效的处理,一般不会造成严重后果;否则可导致严重后果,严重者可致休克及生命危险。

(5)预防:熟悉局部的解剖结构,熟练的血管分离技巧是防止术中大出血的关键。术中保持视野清晰,牢固掌握该部位的解剖知识,保持术野清晰,熟练的腹腔镜下手术操作技能是预防大血管及神经损伤的关键。防止术后出血。

2. 神经损伤　主要是损伤股部神经。

(1)表现:术后下肢知觉异常、麻木,活动受限,肌力下降。

(2)原因:术者不熟悉局部的解剖结构,没有熟练分离血管、神经的技巧,术中损伤股部神经所致。

(3)处理:术中发现神经损伤应立即修补吻合。

(4)预后:术后下肢知觉异常、麻木,活动受限,肌力下降。可有下肢感觉及运动障碍等并发症的发生。

(5)预防:术者要熟悉局部的解剖结构,有熟练分离血管的技巧,术中防止损伤股部神经。

3. 皮肤坏死　皮瓣坏死是腹股沟淋巴结清扫术的另一个较常见并发症,切口皮肤坏死约占 40%,传统的开放手术其发生率更高。

(1)表现:术后切口缘皮肤呈现淤血、苍白色甚至黑色。

(2)原因:常见原因有①皮下游离面积过广,皮瓣缘血供不良等;②伤口内渗液未充分引出,使皮瓣未能紧贴皮下组织;③伤口感染加速皮肤缺血坏死。

(3)处理:①如合并伤口感染,加强抗生素使用,控制感染,减少皮肤坏死。②如伤口内有渗液者,将伤口内渗液引流干净。③坏死皮肤分界清楚后,除去坏死组织,如坏死面积大,待肉芽组织新鲜后行植皮术。

(4)预后:术后皮肤坏死,如得到及时有效的处理,一般不会造成严重后果,否则可导致严重瘢痕,影响下肢的功能。

(5)预防:①术中要尽量保持游离皮肤的血液供应,避免术后缺血坏死。②术中要结扎淋巴管,以减少术后创面渗液。③伤口内充分引流,多孔引流管负压吸引,减少伤口积液。④伤口适当加压包扎,使皮肤紧贴皮下组织,促进伤口愈合,但应避免伤口加压太紧,局部缺血致皮肤坏死。⑤积极防治感染,避免伤口感染。

4. 伤口感染　伤口感染发生率约占 24%。

(1)表现:表现为术后伤口红、肿、热、痛,伴脓性分泌物或引流脓性渗液,发热,白细胞计数增高。

(2)原因:最常见的伤口感染,是阴茎癌行阴茎切除的同时行腹股沟淋巴结清扫术者,术前感染未能有效控制,感染灶易污染伤口;或在术后出血、皮下淋巴漏、渗出液引流不畅并积聚于皮下所致继发性伤口感染。

(3)处理:术后伤口保持引流通畅,如伤口内有积脓,必要时拆开部分缝线引流脓液,应及时加强抗菌药物的应用,防止感染扩散,后期局部热敷或理疗。

(4)预后:如及时有效处理,可减少伤口感染后的皮肤坏死、瘢痕形成等并发症。

(5)预防:阴茎癌患者肿瘤溃烂均合并感染。较多文献报道同时行阴茎切除和髂腹股沟淋巴清结清扫的阴茎癌患者,伤口感染发生率较高;凡先行阴茎切除术,待伤口愈合、感染控制后,再行髂腹股沟淋巴结清扫术,伤口感染发生率较低。因此,分期手术可减少伤口感染发生率。手术过程中严格无菌操作,术中避免不必要的损伤,止血彻底,术后渗血、渗液引流干净,术后使用抗生素防治感染。

5. 腹股沟区淋巴漏　腹股沟区淋巴漏是腹股沟淋巴结清扫术较常见的并发症。

(1)表现：术后伤口内引流液经久不减少，引流物为淋巴液。

(2)原因：由于腹股沟区淋巴结清扫时，术中下肢回流的淋巴管没有结扎或结扎不牢，则术后下肢淋巴液回流入伤口内，发生淋巴漏。

(3)处理：一旦发生淋巴漏，应保持引流通畅，预防感染，局部加压包扎，增强营养，抬高下肢，促进淋巴管闭塞愈合。

(4)预后：一般淋巴漏经治疗可逐渐愈合。

(5)预防：术中应对所有清扫淋巴区域周围淋巴管逐一结扎，术后使用弹性绷带加压包扎，可以减少术后淋巴漏的机会。

6. 下肢及阴囊水肿　下肢及阴囊水肿是腹股沟淋巴结清扫术另一较常见的并发症，其发生率约为20%。

(1)表现：术后发生下肢及阴囊水肿，并于行走及劳动后加重。

(2)原因：由于髂腹股沟淋巴清扫后，浅淋巴结及深淋巴结已基本切除，因此下肢和阴囊的淋巴回流障碍，造成下肢及阴囊水肿。

(3)处理：为了减轻术后下肢及阴囊水肿的发生率，术中应尽量保留大隐静脉及其分支。术后适当卧床休息，抬高下肢及阴囊，应用弹性绷带，加强下肢及踝关节活动，配合理疗，促进侧支循环的建立，以预防或减轻局部及下肢淋巴性水肿。

(4)预后：一般1～2年后可逐渐缓解。但症状可持续更久，极少数患者还可发展为阴囊及下肢象皮肿，影响下肢功能及生活质量。

(5)预防：下肢及阴囊水肿是髂腹股沟淋巴结清扫术后较难处理的并发症之一，特别是阴囊及下肢象皮肿，如确是髂腹股沟淋巴结转移者，此并发症不易避免，只能尽力减轻其症状。因此，髂腹股沟淋巴结清扫术需在证实淋巴结转移时才施术，建议阴茎癌患者，如无淋巴结转移，应避免常规行双侧髂腹股沟淋巴结清扫术，尤其是采用传统的手术方式时更应注意。

【评析】

腹腔镜腹股沟淋巴结清扫术与传统开放手术相比，不仅可以获得相同的临床疗效，而且具有创伤小、术后恢复快、皮瓣坏死率低、住院时间短的优势，是值得推广的一种淋巴结清扫术式。

（蒲　军　王德林　陈在贤）

第五节　盆腔淋巴结清扫术

自从1886年，Johns Hopkins医学院的Halstead医师提出原发肿瘤是通过淋巴系统转移至局部淋巴结以来，局部淋巴结清扫术被视为外科根治性手术的一部分。阴茎癌等肿瘤在转移至髂腹股沟淋巴结后，进一步转移至盆腔淋巴结。对盆腔淋巴结转移者，行髂腹股沟淋清扫术后，还需进一步行盆腔淋巴结清扫术。盆腔淋巴结清扫术的范围包括骨盆外侧壁，内侧至腹膜，后壁保留生殖股神经及闭孔神经，远侧至股骨。一般来说，生殖泌尿系肿瘤最初多转移至邻近髂总动脉分叉处的淋巴结，有时前列腺癌更早侵及闭孔神经。为了取得根治癌肿的效果，盆腔淋巴结清扫术的范围应包括髂血管外组淋巴结、髂血管内淋巴结、闭孔淋巴结，偶尔涉及骶前淋巴结和主动脉旁淋巴结。扩大盆腔淋巴结清扫范围包括有腹主动脉分叉和髂总血管周围，生殖股神经内侧，旋髂静脉淋巴组织、闭孔淋巴组织、髂内淋巴组织、骶前淋巴组织。

传统的盆腔淋巴结清扫术是开放性盆腔淋巴结清扫术，损伤重，出血较多，并发症多。1991年，Schuesslor等首先报道了腹腔镜下盆腔淋巴结清扫术(pelvic lymph node dissection by laparoscopes)。与传统开放手术相比，腹腔镜手术提高了盆腔淋巴结清扫术的效果，减少了淋巴结遗漏率，更为重要的是大大减少了手术创伤，降低了并发症的发生率，患者术后恢复快。近期已开展机器人辅助下盆腔淋巴结清扫术。因此，腹腔镜下盆腔淋巴结清扫术现已经成为前列腺癌、膀胱癌、近端尿道癌、阴茎癌等怀疑有盆腔淋巴结转移患者的最佳治疗方式。

【适应证】

阴茎癌行髂腹股沟淋巴结清扫术后，经B超、CT、MRI证实有盆内淋巴结转移，无腹膜后淋巴结广泛转移或晚期有其他器官远处转移者。

【禁忌证】

同髂腹股沟及盆腔淋巴结清扫术的禁忌证。

【麻醉与体位】

采用硬膜外麻醉或全身麻醉。患者取平卧位。

【术式简介】

1. 开放性盆腔淋巴结清扫术(open pelvic lymphadenectomy)　做右下腹斜切口，从髂前上棘沿腹股沟韧带上方3cm处做切口，切开腹外斜肌腱膜、腹内斜肌及腹横筋膜。整个手术在腹膜外进行。将腹膜和输尿管推向内侧，暴露髂总动脉分叉处，以此处开始由上至下清扫髂窝淋巴结。在暴露髂总动脉分叉处切断并结扎淋巴管，向下沿髂外动、静脉分离，清除周围脂肪及淋巴结(图29-5A)，对髂内淋巴结可在髂外静脉下方清扫(图29-5B)并结扎。清除闭孔淋巴结(图29-5C)时，注意保护闭孔静脉(该处出血常难控制)，切断腹壁下动、静脉。

用相同方法清除对侧盆腔淋巴结。创口放置引流管，逐层关闭。

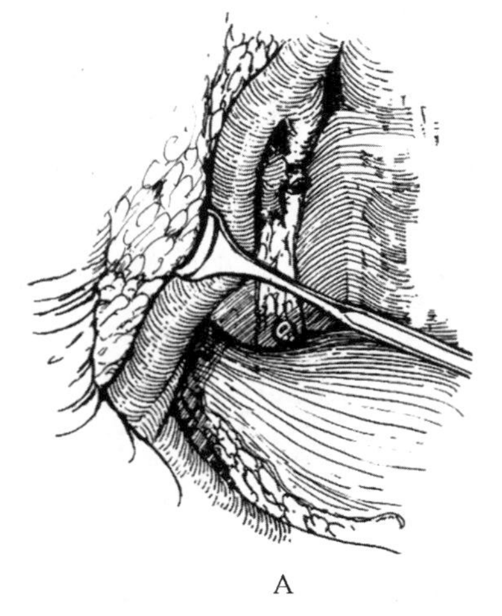
A

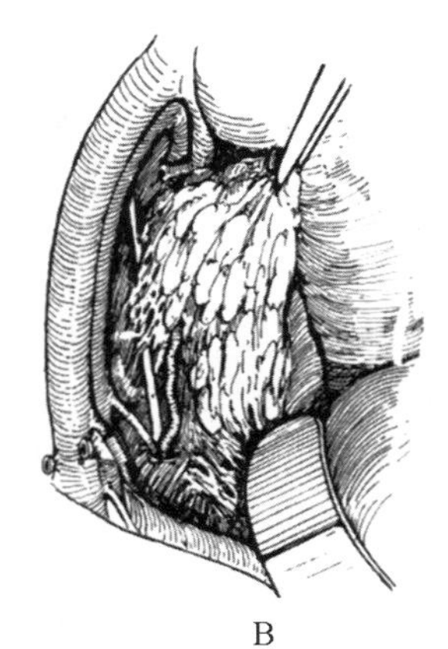
B

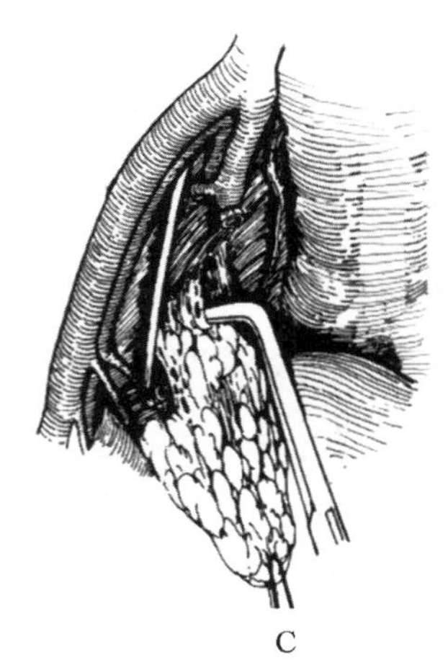
C

图 29-5　盆腔淋巴结清扫术

A. 分离、切除髂外淋巴结；B. 分离、切除髂内淋巴结；C. 分离、切除闭孔淋巴结

2. 腹腔镜盆腔淋巴结清扫术(laparoscopic pelvic lymphadenectomy)

(1)待麻醉效果满意后，患者取平卧位，常规消毒、铺巾。

(2)于脐上缘或下缘切开1cm长皮肤切口，逐层分离皮下组织、肌层，向上提拉腹壁组织，小心插入气腹针入腹腔，注入CO_2气体，腹腔压力达12mmHg时，由该切口置入10mm Trocar，插入腹腔镜，确认穿刺通道是否成功，并检查有无肠管及血管损伤。若患者有大型腹腔手术史或腹腔手术并发腹腔内容物损伤及广泛肠粘连、肠梗阻病史者，禁忌采用此术式。若为中、小型腹腔手术史，为确保脐部穿刺通道建立安全、无损伤，提倡开放手术建立该通道。最后选择 12mm Trocar 由右侧麦氏点及 5mm Trocar 由左边的反麦氏点穿刺置入腹腔，成为两个工作套管。

(3)将患者体位调整至 20°头低足高位，并适当向手术对侧倾斜。若两侧术区有肠管形成的粘连带，应先游离以便充分暴露术野及便于手术操作。在助手的帮助下，打开髂血管处腹膜及血管鞘，于髂血管分叉处开始分别分离髂外动、静脉，外侧至同侧生殖股神经内侧，然后清除其周围淋巴结及脂肪组织，注意不要伤及血管。

(4)顺着髂外静脉及骨盆向下游离至闭孔，可显露闭孔神经，闭孔神经是此处手术的重要标记，一般在闭孔神经周围有闭孔动脉及闭孔静脉，解剖位置变异大，注意不要伤及。在助手帮助下，清除闭孔处淋巴结及脂肪组织。

(5)在髂血管分叉处，找到髂内动脉及髂内静脉，打开血管鞘，在助手的帮助下，清除其周围的淋巴结和脂肪组织，注意不要伤及血管。

(6)在分离髂外淋巴结、髂内淋巴结及闭孔淋巴结时，必须打开血管鞘，才便于游离淋巴结及脂肪组织。因紧贴大血管，因此尤其注意不要伤及血管。对于小的血管分支应使用生物夹牢固结扎、切断，对较大淋巴管也应使用生物夹牢固结扎，防止术后发生淋巴漏。

(7)用相同方法处理另一侧盆腔淋巴结。术后于盆腔低处放置引流管一根引流，检查术野无活动性出血，退镜，缝合切口，结束手术。

3. 机器人辅助腹腔镜盆腔淋巴结清扫术(robot assisted laparoscopic pelvic lymphadenectomy)　术前放置输尿管支架，采用达芬奇机器人手术系统，常规建立气腹，于脐右上方 45° 10 cm 处放置机器人腹腔镜镜头，平脐右侧腋前线处放置第一机械臂，于脐左上方 45° 10cm 处放置第 2 机械臂，机械臂孔与镜头孔呈等腰三角形，镜头孔处为等腰三角形顶点。患者左侧腋前线平髂前上棘上方 5cm 处建立助手操作孔，同时该操作孔连接气腹机(图 29-6A)。以输尿管支架为指示，鉴别输尿管与膀胱的解剖关系，参照腹腔镜下盆腔淋巴结清扫术的常规清扫盆腔淋巴结，盆腔淋巴结切除后的状况见图 29-6B。

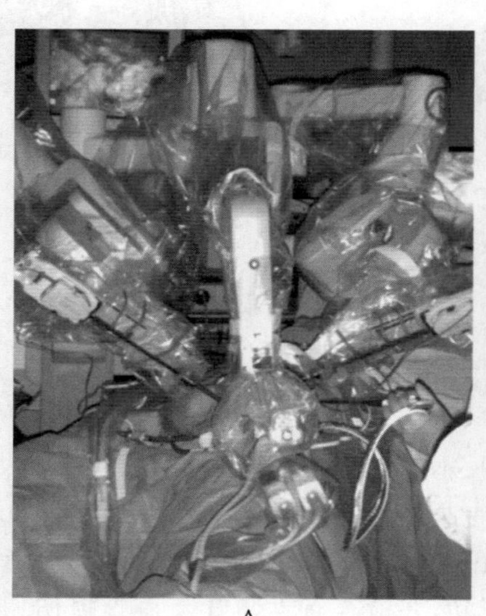

A

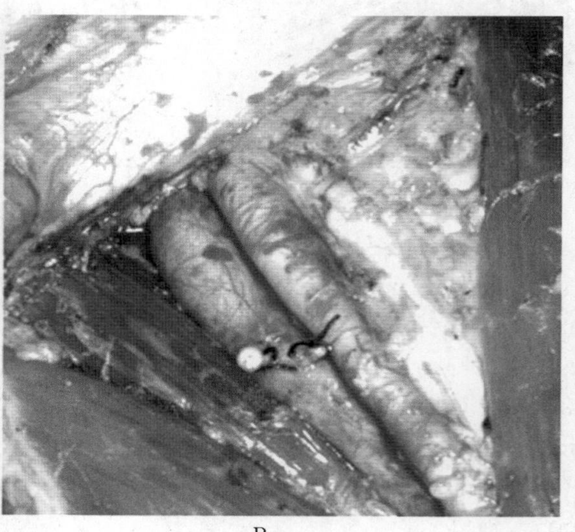

B

图 29-6　机器人辅助腹腔镜盆腔淋巴结清扫术

【术中注意事项】

1. 肿大淋巴结(炎症或癌肿转移),可能与血管粘连较紧,粗暴操作可引起大出血,而在深部的盲目钳夹出血点更可导致难以处理的大血管损伤,故应按正确平面分离。

2. 手术创面较大,渗血和出血较多,手术操作要仔细,止血要彻底。如熟悉解剖局部,分离平面准确,可明显减少出血。

3. 切除脂肪和淋巴组织后要仔细结扎,以免术后形成淋巴漏。

【术后处理】

1. 术后第 1～2 天常有淋巴液渗出,应保持引流管通畅,直至每 8 小时的引流量<25ml,才考虑分步退出和取出引流管。

2. 使用抗生素,防治感染。

3. 术后早期如发生盆腔积液或脓肿、淋巴囊肿,可引起盆腔部位不适,偶有导致闭孔神经麻痹者,应打开切口下方分离,使引流物能进入盆腔和髂窝,以清除积存的淋巴液。

4. 髂外静脉手术分离后可能发生静脉栓塞,可用中等剂量的肝素或其他抗凝血药物防止此并发症的发生。

5. 由于广泛结扎盆腔淋巴结,术后常出现广泛的外阴部水肿,常需垫高臀部。如外阴部和下肢的严重水肿持续不消退,有时需行放射治疗。

6. 术中损伤闭孔神经可引起单侧下肢内收障碍,除非神经完全被切断,通常可于短期内恢复。

【并发症防治】

盆腔淋巴结清扫术后主要并发症如下。

1. 出血　盆腔淋巴结清扫术致术中、术后出血。

(1)表现:术中伤口内出血,术后伤口内渗血不止或皮下血肿,如出血量较大,可出现休克。

(2)原因:术中损伤较大血管引起出血或术中止血不彻底,结扎血管不牢固,引起术后继发性出血。

(3)处理

①术中出血:术中伤口内出血,根据出血的原因进行止血。一旦遇到大出血,先压迫止血,然后仔细缝合止血。

②术后出血:对于术后出血者,应严密观察并重新开放手术止血。少量渗血或皮下小血肿,可压迫止血或冷敷止血、应用止血药,出血可停止;如出血量较大、出现休克者,经输血不能纠正者,应立即手术探查止血。

(4)预后:如及时有效处理止血后预后较好。如处理不及时可会导致严重后果,危及生命。

(5)预防:熟悉局部的解剖结构,手术操作熟练,术中保持视野清晰,解剖层次清楚,是防止术中大出血的关键。术中尽量减少损伤,特别是较大血管,缝合创面要牢靠,止血要彻底,避免术后继发性出血。

2. 肠道损伤

(1)表现:术中发现肠管破损;术后出现全腹痛及腹膜刺激征、发热及白细胞计数升高者。

(2)原因:术中不慎伤及肠道。在建立气腹时,使用气腹针或置入 10mm Trocar 时,不慎伤及与腹膜粘连的肠道,或打开后腹膜暴露髂血管时不慎伤及与该处后腹膜粘连的肠道。

(3)处理:如术前未进行肠道准备,故需按肠道损伤的原则进行。若术中发现肠道损伤,应及时修补;术后发现肠道损伤,应立即行剖腹探查,根据损伤情况做相应的处理及引流。

(4)预后:及时发现并采取有效的处理措施则预后较好,否则可导致严重后果。

(5)预防:术前做肠道准备,术中操作熟练,暴露手术野显示清楚,保护并防止损伤肠道。若患者有大型腹腔手术史或腹腔手术并发腹腔内容物损伤及广泛肠粘连、肠梗阻病史者,禁忌采用腹腔镜下盆腔淋巴结清扫术。若为中、小型腹腔手术史,为确保脐部穿刺通道建立安全、无损伤，提倡开放手术建立该通道，这是预防建立气腹时肠道损伤的有效方法。若髂血管周围有肠道与后腹膜粘连，应先将粘连带分离、切除，肥胖者应增大气腹压并将患者体位向手术对侧倾斜，这些都是防止打开后腹膜暴露髂血管时损伤肠道的关键所在。

3. 感染　参见髂腹股沟淋巴结清扫术的感染后感染并发症防治。

4. 淋巴漏　参见髂腹股沟淋巴结清扫术的淋巴漏。淋巴漏是盆腔淋巴结清扫术较常见的并发症，若淋巴漏未早期发现及引流不畅，可形成淋巴囊肿、盆腔积液或盆腔积脓，此时应尽早切开引流并加强抗感染治疗。传统的开放手术其发生率更高。由于盆腔淋巴结及淋巴回流通道被破坏，因此下肢淋巴回流障碍，若术中没有将淋巴管道牢固结扎，则术后极易发生淋巴漏。因此，术中应对大的淋巴管道及淋巴结周围淋巴管道牢固结扎，可以减少术后淋巴漏的机会。一旦发生淋巴漏，应保持引流通畅，预防感染，增强营养，抬高下肢，一般淋巴漏可自行愈合。

5. 下肢静脉血栓形成　血栓形成位于髂-股静脉，发病率比小腿肌肉丛静脉血栓形成低，左侧多见，为右侧的2～3倍。

(1)表现：主要临床表现如下。

①患肢疼痛和压痛：血栓激发的炎症反应可致局部持续性疼痛；远侧静脉血液回流障碍则导致胀痛，站立时症状加重。在髂-股静脉行径上常可触及条索和压痛。

②肿胀：由严重静脉回流障碍所致，故一般均颇严重。

③患肢皮色发绀，严重者可致花斑状以至坏疽。

④严重患者肢端动脉搏动明显减弱以致消失。

⑤浅静脉曲张为代偿性，急性期多不明显。

(2)原因

①血流淤滞状态：由于术后卧床使血流缓慢、淤滞，促发下肢静脉血栓形成。

②血液高凝状态：手术后血小板增高，黏附性增强，易形成血栓。

③静脉壁损伤：手术使静脉壁受到损伤，可使静脉内膜下基膜和结缔组织中的胶原暴露，血小板随后黏附其上，发生聚集形成血栓。恶性肿瘤患者需在髂血管区、闭孔及腹股沟深部行淋巴结清扫术，下肢静脉易受压和损伤。术后因卧床而活动减少，使静脉血流减慢，更易发生下肢深静脉血栓。

(3)处理

①急性期治疗及护理

a. 一般治疗：急性期嘱患者卧床休息2周左右，抬高患肢20～30cm。适用于病程不超过72h的患者。以利于下肢静脉回流，减轻水肿。可进行轻微活动，起床时应穿戴医用弹力袜。

b. 给予高维生素、高蛋白、低脂饮食，忌食辛甘肥厚之品，以免增加血液黏度，加重病情。

c. 每班测量大腿周径，密切观察患肢周径及皮肤颜色、温度变化。

d. 严禁按摩、推拿患肢，保持大便通畅，避免用力大便，以免造成腹压突然增高致血栓脱落。

e. 避免碰撞患肢，翻身时动作不宜过大。

f. 预防并发症：加强口腔、皮肤护理，多漱口、多饮水，大便干结者可用开塞露通便，定时翻身，更换体位，防止压疮发生。

g. 下肢深静脉血栓最严重并发症为急性肺栓塞，致死率达70%，应密切观察患者有无胸闷、胸痛及呼吸困难、窒息感、咳嗽、咯血，一旦出现上述情况，应立即抢救生命。

②溶栓治疗：关于溶栓问题，一直在医学界存有争议。“溶栓”两字更多的是指药物的机制而非必然的治疗结果。静脉血栓在形成数十小时之后就开始部分机化，机化的静脉

血栓则很难用溶栓的方法去解决。手术取栓也很不适合，由于机化的血栓紧粘在静脉管壁上，强行取栓可导致静脉壁损伤，从而造成更大范围的血栓形成。最新的国际 ACCP 血栓治疗指南里并没有推荐溶栓作为下肢深静脉血栓的首选治疗，其原因有以下几点。

a. 静脉血栓的临床表现滞后，溶栓药物对机化的血栓无效。

b. 溶栓药物的出血风险很大，尤其是高龄患者可能发生致命性脑出血。

c. 大量的对比研究表明，溶栓的治疗效果并不优于抗凝血治疗。抗凝血药物包括普通肝素、低分子肝素、华法林等。

方法：采用患肢远端浅静脉给药，使药物直接达到血栓部位，增加局部的药物浓度(一般患肢只作为溶栓药物给药途径，不作为其他药物输入)。低分子肝素皮下注射先于华法林口服。华法林起效比较慢，用药早期可以诱导血栓形成。因此，一定要使用低分子肝素作为启动抗凝血方案。等华法林起效并相对稳定时再停用低分子肝素皮下注射。调整华法林的剂量要参考 INR 指标，以 INR 维持在 2.0～3.0 为最佳。抗凝血治疗的时间在 3～6 个月。每次调整华法林剂量后第 3 天再复查 INR。剂量调整以每次 1/4 片为妥，避免剂量大减或大增。影响华法林使用效果的因素较多，个体差异大，尽量至少每 2 周复查 INR 1 次。因为每家产品的药效不同，不要随意更换华法林的品种。使用肝素后要检查血小板，预防肝素诱导的血小板减少症(又称 HIT)。

③手术治疗

a. 手术取栓：下肢静脉血栓形成一般不必手术取栓。股青肿、股白肿或症状严重的髂-股静脉血栓、下腔静脉血栓，症状出现在 1 周内，一般状况良好者，可行手术治疗。

b. 下腔静脉滤器(IVCF)置入：急性下肢静脉血栓形成不建议常规放置滤器。这类患者髂静脉、下腔静脉血栓近端大块漂浮血栓，如果有肺栓塞风险者，则建议放置下腔静脉滤器。

(4)预后：一般认为，急性深静脉血栓形成 3～6 个月后，即进入后遗症期。深静脉血栓经过吸收和机化，以及缓慢的再通过程，越是位于近侧的血栓形成，再通的可能性越小。据 Dale 报道，髂-股静脉血栓形成的再通率为 1%～2%。此外，血栓在再通过程中，可将其中的瓣膜加以破坏，而出现倒流性病变。下肢除明显的肢体肿胀外，由于长期深静脉回流障碍，小腿深静脉高压，多累及交通支使下肢浅静脉曲张越明显，足靴区可因皮肤营养障碍出现慢性湿疹、色素沉着，甚至瘀积性溃疡。

(5)预防：恶性肿瘤患者由于术前禁食水、清洁肠道及术中出血，造成血液浓缩，使血液呈高凝状态。术前护理应尽量避免下肢静脉血栓形成。

6. 淋巴囊肿 是盆腔淋巴结清扫术后最常见的并发症，其发生率为 1%～28%。

(1)表现：淋巴囊肿一般发生在术后 1 周左右，体温恢复正常后再次出现体温升高。B 超检查发现伤口内淋巴囊肿形成，随后体积增大，内部压力也慢慢增大，体形消瘦者可在腹股沟附近或下腹摸到包块。当压力足够大时，有胀的感觉，一般不会有疼痛。当淋巴液产生量很大时，可引起体内营养丢失，有些患者发生低蛋白血症。

(2)原因：术后常规留置盆腔引流管的患者出现淋巴囊肿主要是由于引流管拔除后淋巴液再次积聚而成。

(3)处理：如果无感染，以药物治疗为主(一般不需要抽液)。经治疗 3 个月，囊肿可明显缩小甚至消失。对于下肢水肿的患者，无特效办法，可于白天穿弹力袜，休息时将患肢抬高。合并感染时需应用抗生素，同时继续使用吲哚美辛栓。若经上述处理肿块仍不能吸收时，可行穿刺引流。

(4)预后：经及时有效处理，淋巴囊肿可

逐渐缩小甚至消失。

(5)预防:术中清扫淋巴结时彻底结扎淋巴管,术后渗液要引流干净。

7. 下肢及阴囊水肿　下肢及阴囊水肿是盆腔淋巴结清扫术另一较常见的并发症,传统的开放手术其发生率更高。由于盆腔淋巴结及淋巴回流通道被破坏,因此下肢和阴囊的淋巴回流障碍,造成下肢及阴囊水肿,一般于行走及劳动后加重。为了减轻术后下肢及阴囊水肿的发生率,术中应尽量保留静脉血管其分支,以促进侧支循环的早期建立。术后应抬高下肢和阴囊,适当卧床休息,再配合理疗。

(1)表现:术后发生下肢及阴囊水肿,并于行走及劳动后加重。

(2)原因:由于盆腔淋巴结、髂腹股沟淋巴被清扫后,浅淋巴结、深淋巴结已基本被切除,淋巴回流障碍,可造成局部和下肢水肿。

(3)处理:术后抬高下肢,加强下肢和踝关节活动,配合理疗,促进侧支循环建立,可减轻局部及下肢水肿。术后若发生淋巴回流障碍,可于术后应用弹性绷带,抬高下肢与阴囊,适当卧床休息,再配合理疗,以促进侧支循环的建立。

(4)预后:参见髂腹股沟淋巴结清扫术下肢及阴囊水肿的预后。

(5)预防:参见髂腹股沟淋巴结清扫术下肢及阴囊水肿的预防。

8. 神经损伤　盆腔淋巴结因位置较深,清扫术中紧贴生殖股神经及闭孔神经操作,故极易造成神经损伤。股三角区的生殖股神经和股神经的皮支损伤,股前部常有感觉异常,多于数月内自然缓解或消失,偶有感觉异常性股痛。熟悉该处解剖知识,熟练的腹腔镜操作技巧是防止神经损伤的关键。除非神经被完全切断,其余神经损伤均有自行恢复的可能。

9. 阴囊气肿　由于术中气腹压力过高或打开后腹膜时切口太靠近内环口,致 CO_2 气体经后腹膜伤口进入腹股沟管,再由腹股沟管进入阴囊而导致阴囊气肿。术中应尽量避免出现阴囊气肿。阴囊气肿一旦形成,可于术毕挤压阴囊或穿刺阴囊抽气而减少阴囊气肿。少量的阴囊气肿无须特殊处理,可于术后数天自行消退。

【评析】

传统开放性盆腔淋巴结清扫术,由于盆腔淋巴结位置深,手术术野暴露不好,手术较困难,损伤重,出血多,并发症多。腹腔镜盆腔淋巴结清扫术与传统开放手术相比,克服了开放手术的不足,利用腹腔镜的放大优势,视野清晰,使手术操作准确、精细,减少不必要的损伤,降低了术中出血、脏器损伤等并发症的发生率,术后恢复快。而机器人辅助腹腔镜盆腔淋巴结清扫术,比腹腔镜淋巴结清扫术视野更清晰,使手术操作更准确精细,损伤更轻,并发症更少。具备腹腔镜及机器人系统的医院,选择腹腔镜盆腔淋巴结清扫术和机器人辅助腹腔镜盆腔淋巴结清扫术,是最佳手术治疗方案。但腹腔镜盆腔淋巴结清扫术价格较贵。而机器人辅助腹腔镜盆腔淋巴结清扫术,手术准备时间较长,价格昂贵,医师需要学习掌握、操作熟练的过程。

(王德林　蒲　军　陈在贤)

参考文献

[1] 刘峰,张良甫.阴茎癌手术//陈在贤主编.实用男科学.北京:人民军医出版社,2015:425-429.

[2] 景德善,张绍曾.腹股沟淋巴结清除术//金锡御,余天麟主编.手术学全集泌尿外科手术学.2版.北京:人民军医出版社,2007:478-482.

[3] 徐法仁,梁铁军,张大宏.腔镜下阴茎癌双侧腹股沟淋巴结清扫术 14 例报告.中国微创外科

杂志，2013，13(3)：271-274.
[4] 张大宏. 经腹腔入路泌尿外科腹腔镜手术操作技巧. 北京：人民卫生出版社，2012：104.
[5] 朱耀，叶定伟. 阴茎癌的髂腹股沟淋巴结清扫. 国际泌尿外科系统杂志，2006，26(2)：222-225.
[6] 陈安健，陈宗平，崔伟，等. 行腹腔镜盆腔淋巴结清扫＋皮桥式腹股沟淋巴结清扫术治疗阴茎癌 1 例报告. 贵州医药，2011，35(11)：995-996.
[7] 张杰秀，张炜，宋日进，等. 腹腔镜下阴茎癌腹股沟淋巴结清扫术 1 例报道. 南京医科大学学报，2010，9(2)：1375-1376.
[8] 高新. 腹腔镜盆腔淋巴结清扫术//梅骅，陈凌武，高新主编. 泌尿外科手术学. 3 版. 北京：人民卫生出版社，2008：1003-1007.
[9] 李秀芳，林丽红，田卫红，等. 298 例盆腔淋巴结清除术后并发盆腔淋巴囊肿情况分析. 中国肿瘤临床与康复，2009，4：355-357.
[10] 成少平，马鑫，郭刚，等. 同期腹腔镜下双侧腹股沟淋巴结清扫术在阴茎癌手术中的应用. 临床肿瘤学杂志，2015，2：164-167.
[11] 杨超，丁永学，孔垂泽. 保留阴茎头手术治疗阴茎癌手术前后勃起功能的调查与分析. 中国男科学杂志，2015，1：32-34.
[12] 万祥，张克，姚海军，等. 无远处转移晚期阴茎癌的手术治疗. 中华男科学杂志，2017，2：147-151.
[13] 李琦，胡敏霞. 阴茎部分切除术结合阴茎延长术治疗早期阴茎癌. 中国医师进修杂志，2016，2：122-124.
[14] 高晶晶，张贤生，杨佳佳，等. 阴茎癌行部分切除术患者性功能下降与焦虑、抑郁的关系. 现代泌尿生殖肿瘤杂志，2013，6：336-339.
[15] 吴宏飞，林建中，廖凯，等. 保留阴茎海绵体手术治疗多发浅表性阴茎头部阴茎癌 1 例报告. 中华男科学杂志，2017，1：93-95.
[16] 吴进锋，李涛，张延榕，等. 阴茎疣状癌 13 例诊治分析. 福建医药杂志，2016，5：23-26.
[17] 雷振伟，陈建文，王翰锋，等. 阴茎癌 149 例临床分析. 微创泌尿外科杂志，2016，1：44-48.
[18] 徐海飞，王小林，陈红健. 阴茎癌保留大隐静脉及属支的腹股沟淋巴结清扫疗效观察. 交通医学，2015，6：614-616.
[19] 李瑜. 40 例阴茎癌临床分析. 成都医学院学报，2013，2：203-205.
[20] 王飞，王为服，王忠尧. 阴茎头重建术治疗早期阴茎癌——阴茎部分切除＋大腿内侧薄层皮片移植. 中华男科学杂志，2016，22(1)：28-31.
[21] 刘南，李元，罗宏，等. 33 例阴茎癌的外科治疗分析. 临床泌尿外科杂志，2014，12：1097-1100.
[22] 贾光旭 80 例阴茎癌诊治体会. 内蒙古中医药，2014，10：50-51.
[23] 白遵光，王昭辉，代睿欣，等. 腔镜下腹股沟淋巴结清扫术术式标准化初探与实践. 现代泌尿外科杂志，2015，11：790-793.
[24] 吴学振，周权，邹利文，等. 减少阴茎癌腹股沟淋巴结清扫术并发症的临床技巧研究(附 30 例报告). 现代泌尿生殖肿瘤杂志，2013，1：28-31.
[25] 周家权，朱耀，叶定伟. 腹股沟淋巴结清扫术后淋巴漏的危险因素和治疗策略分析. 现代泌尿生殖肿瘤杂志，2012，5：278-281.
[26] 杨牧. 探讨外阴癌采用腹腔镜下腹股沟淋巴结切除术治疗的效果. 医药卫生(文摘版)，2016，2：73.
[27] 莫琰，周学鲁，张继峰，等. 腹腔镜腹股沟淋巴结清扫术治疗阴茎癌及生殖肿瘤的初步临床体会. 腹腔镜外科杂志，2013，5：350-353.
[28] 耿熹洁，吴敏，周芳. 8 例腹腔镜下腹股沟淋巴结清扫术手术配合报告. 当代护士：综合版(上旬刊)，2016，5：66-67.
[29] 邱新凯，燕东亮，梅延辉，等. 腹腔镜与开放阴茎癌腹股沟淋巴结清扫术疗效比较. 中国男科学杂志，2016，9：39-43.
[30] 殷艳，韦业平，黄燕，等. 腹腔镜下腹股沟淋巴结清扫术在外阴癌手术治疗中的应用(附 6 例分析). 广西医科大学学报，2015，6：966-968.
[31] 师文强，魏金星，张雪培，等. 腹腔镜与开放性腹股沟淋巴结清扫术的临床比较及分析. 临床泌尿外科杂志，2014，12：1094-1096.
[32] Tobias-Machado M，Tavaes A，Ornes A AAm，et al. Sotelo R，Endoscopic lymphadenectomy for penile carcinoma. J Endorol，2007，21(4)：364-367.

[33] Perdona S, Autorino R, Gallol, et al. Role of dynamic sentinel node biopsy in penile cancer: our experience. J Surg Oncol, 2006, 93(3): 181-185.

[34] Azevedo Cavalcanti Reis F, Ouirino R, Monnerat Lott F, et al. Merkel cell carcinoma of penis. Prog Urol, 2004, 14(4): 558-560.

[35] Bouchot O, Riqaud J. Penis tumours: techniques and indications. Ann Urol, (Paris), 2004, 38(6): 285-297.

[36] d'Ancona CA, de Lucena RG, Querne FA, et al. Long-term followup of penile carcinoma treated with penectomy and bilateral modified inguinal lymphadenectomy. J Urol, 2004, 172(2): 498-501.

[37] Bissada NK, Yakout HH, Fahmy WE, et al. Multi-institutional long-term experience with conservative surgery for invasive penile carcinoma. J Urol, 2003, 169(2): 500-522.

[38] Bishof JT, Lackland AFB, Basler JW, et al. Endoscopic subcutaneous modified inguinal lymph node dissection(ESMIL) for squamous cell carcinoma of the penis. J Urol, 2003, 169: 78-80.

[39] Machado MT, Molina WR Jr, Tavares A, et al. Comparative study between video-endoscopic inguinal lymphadenectomy(VEIL) and standard open procedure for penile cancer: preliminary surgical and oncological results. J Urol, 2005, 173: 226-230.

[40] Bhagat SK, Gopalakrishnan G, Kekrc NS, et al. Factors predicting inguinal node metastasis in squamous cell cancer of penis. World J Urol, 2010, 8(1): 93-98.

[41] Zhu Y, Zhang SL, Ye DW, et al. Prospectively packaged ilioinguinal lymphadenectomy for penile cancer: the disseminative pattern of lymph node metastasis. J Urol, 2009, 181(5): 2103-2108.

[42] Sotelo R, Snchez-Salas R, Carmona O, et al. Endoscopic lymphadenectomy for penile carcinoma. J Endourol, 2007, 21(4): 364-367.

[43] Sotelo R, Sanchez-Salas R, Clavijo R. Endoscopic inguinal lymph node dissection for penile carcinoma: the developing of a novel technique. World J Urol, 2009, 27(2): 213-219.

[44] Josephson DY, Jacobsohn KM, Link BA, et al. Robotic-assisted endoscopic inguinal lymphadenectomy. Urology, 2009, 73(1): 167-17O.

[45] Paul K, Hegarty, RW, Rees, et al. Contemporary management of penile cancer. BJU Int, 2008, 102(8): 928-932.

[46] Prasad SM, Shalhav AL. Comparative effectiveness of minimally invasive versus open lymphadenectomy in urological cancers. Curr Opin Urol, 2013, 23(1): 57-64.

[47] Harvinder Singh Pahwa, Sanjeev Misra, Awanish Kumar, et al. Video endoscopic inguinal lymphadenectomy(VEIL)-a prospective critical perioperative assessment of feasibility and morbidity with points of technique in penile carcinoma. World J Surg Oncol, 2013, 11: 42.

[48] Surena F Matin, Janice N Cormier, John F Ward, et al. Phase 1 prospective evaluation of the oncological adequacy of robotic assisted video-endoscopic inguinal lymphadenectomy in patients with penile carcinoma. BJU Int, 2013, 111(7): 1063-1074.

[49] Sun Chuanyu, Xu Ke, Zheng Jie, et al. Surgical treatment for 11 cases of penile verrucous carcinoma. Ann Dermatol, 2011, 23(3): S346-S349.

[50] Gaetano Gulino, Francesco Sasso, Giuseppe Palermo, et al. Sexual outcomes after organ potency-sparing surgery and glans reconstruction in patients with penile carcinoma. Indian J Urol, 2013, 29(2): 119-123.

[51] Dimitri Barski, Evangelos Georgas, Holger Gerullis, et al. Metastatic penile carcinoma-an update on the current diagnosis and treatment options. Cent European J Urol, 2014, 67(2): 126-132.

[52] Ricardo López-Romero, Candela Iglesias-Chiesa, Brenda Alatorre, et al. HPV frequency in penile carcinoma of Mexican patients: important contribution of HPV16 European variant.

Int J Clin Exp Pathol,2013,6(7):1409-1415.

[53] Ga Won Yim,Sang Wun Kim,Eun Ji Nam,et al. Perioperative complications of robot-assisted laparoscopic surgery using three robotic arms at a single institution. Yonsei Med J, 2015,56(2):474-481.

[54] Richards KA, Hemal AK, Kader AK, et al. Robot assisted laparoscopic pelvic lymphadenectomy at the time of radical cystectomy rivals that of open surgery:single institution report. Urology,2010,76(6):1400-1404.

[55] Dimitrios Baltogiannis, Konstantinos Zotos, Stavros Tsambalas, et al. Penis auto-amputation and chasm of the lower abdominal wall due to advanced penile carcinoma: a case report. J Med Case Reports,2011,5:574.

[56] Dimitri Barski, Evangelos Georgas, Holger Gerullis,et al. Metastatic penile carcinoma - an update on the current diagnosis and treatment options. Cent European J Urol, 2014, 67(2): 126-132.

[57] Alcides Chaux, George J Netto, Ingrid M Rodríguez,et al. Epidemiologic profile, sexual history,pathologic features,and human papillomavirus status of 103 patients with penile carcinoma. World J Urol, 2013, 31 (4): 861-867.

[58] Nikhil Panse, Parag Sahasrabudhe, Bhalchandra Kashyapi. Femoral blowout in a case of Carcinoma Penis. Indian J Urol, 2012, 28(3): 325-328.

[59] La-Touche S, Ayres B, Lam W, et al. Trial of ligation versus coagulation of lymphatics in dynamic inguinal sentinel lymph node biopsy for staging of squamous cell carcinoma of the penis. Ann R Coll Surg Engl,2012,94(5):344-346.

[60] Kathiresan N, Anand Raja, Krishna Kumar Ramachandran,et al. Role of dynamic sentinel node biopsy in carcinoma penis with or without palpable nodes. Indian J Urol, 2016, 32 (1):57-60.

[61] Carlo Luigi Augusto Negro, Matteo Paradiso, Alessandro Rocca,et al. Implantation of AMS 700 LGX penile prosthesis preserves penile length without the need for penile lengthening procedures. Asian J Androl, 2016, 8 (1): 114-117.

[62] João Paulo Martins de Carvalho, Bruno F Patrício, Jorge Medeiros, et al. Anatomic aspects of inguinal lymph nodes applied to lymphadenectomy in penile cancer. Adv Urol, 2011,2011:952532.

[63] Mossanen M, Holt S, Gore JL, et al. 15 Years of penile cancer management in the United States:An analysis of the use of partial penectomy for localized disease and chemotherapy in the metastatic setting. Urol Oncol, 2016. 34 (12):530. e1-530. e7.

[64] Sansalone S,Silvani M,Leonardi R,et al. Sexual outcomes after partial penectomy for penile cancer:results from a multi-institutional study. Asian J Androl,2017,19(1):57-61.

[65] Akbulut F,Kucuktopcu O,Sonmezay E,et al. Partial penectomy after debridement of a Fournier's gangrene progressing with an isolated penile necrosis. Ulus Travma Acil Cerrahi Derg,2014,20(5):385-388.

[66] Sosnowski R, Kulpa M, Kosowicz M, et al. Quality of life in penile carcinoma patients-post-total penectomy. Cent European J Urol, 2016,69(2):204-211.

[67] Roman Sosnowski, Marta Kulpa, Mariola Kosowicz,et al. Quality of life in penile carcinoma patients-post-total penectomy. Cent European J Urol,2016,69(2):204-211.

[68] Prasad SM, Shalhav AL. Comparative effectiveness of minimally invasive versus open lymphadenectomyin urological cancers. Curr Opin Urol,2013,23(1):57-64.

[69] Cui Y, Chen H, Liu L, et al. Saphenous vein sparing during laparoscopic bilateral inguinal lymphadenectomy for penile carcinoma patients. Int Urol Nephrol, 2016, 48 (3): 363-366.

[70] Sotelo R,Cabrera M,Carmona O,et al. Robot-

ic bilateral inguinal lymphadenectomy in penile cancer, development of a technique without robot repositioning: a case report. Ecancermedicalscience, 2013, 7: 356.

[71] Pompeo A, Tobias-Machado M, Molina WR, et al. Extending boundaries in minimally invasive procedures with simultaneous bilateral video endoscopic inguinal lymphadenectomy (veil) for penile cancer: initial Denver health medical center and ABC school of medicine experience and surgical considerations. Int Braz J Urol, 2013, 39(4): 587-592.

[72] Astigueta JC, Abad-Licham M, Silva E, et al. Endoscopic inguinal lymphadenectomy in penile cancer: case report and literature review. Ecancermedicalscience, 2015, 9: 576.

第 30 章

睾丸肿瘤手术

第一节　睾丸肿瘤

睾丸肿瘤(testis tumour)是 15～40 岁青年最常见的肿瘤,多数为恶性,占全身恶性肿瘤的 1%～1.44%,约占男性恶性肿瘤的 2%。世界各地均有发病,但以西欧和美洲发病率较高,为(2～4.5)/10 万男性,东欧和亚洲较低,为(0.1～1.7)/10 万男性。中国为 0.713/10 万男性。近年来有些国家(如日本和丹麦)睾丸癌有增加趋势。睾丸肿瘤的发病有地区和种族差异,生殖细胞肿瘤(germinal cell tumor)在白种人男性中的发病率至少是非洲裔美国人的 4～5 倍。原发性睾丸肿瘤分为生殖细胞瘤(germ cell tumour)和非生殖细胞肿瘤(non germ cell tumors),前者又分为精原细胞瘤(seminoma)和非精原细胞瘤(nonseminoma),非精原细胞瘤主要经淋巴转移,其转移部位多在腹膜后淋巴结。婴儿期以卵黄囊肿瘤最常见,50 岁以上者多为精原细胞瘤。

睾丸肿瘤自发消退罕见。所有成人生殖细胞肿瘤应视为恶性,即使“良性畸胎瘤”行单纯睾丸切除,最终 29%的患者死于肿瘤。而小儿畸胎瘤为良性。白膜为睾丸的天然屏障,10%～15%可扩展到附睾和精索者,淋巴转移和血行转移危险增加。

目前由于放射治疗、化学疗治疗及手术等综合治疗的进步,使死亡率从 50%降至 10%左右。75%～90%的患者可治愈。睾丸肿瘤最常发生在 20～40 岁的男性,睾丸卵黄囊瘤(睾丸内胚窦瘤)多见于 4 岁以下的幼儿。当 50 岁以上的男性发现有睾丸肿物时首先应考虑淋巴瘤,除非有证据证明是其他性质的肿瘤。现睾丸肿瘤有分化的倾向,自发的或治疗后由恶性变为良性,如转移癌经化学治疗后转为良性畸胎瘤。若能弄清其机制,有可能使恶性肿瘤分化为良性肿瘤。

【病因】

睾丸肿瘤的病因不明。其病因可能有先天性因素和后天性因素。肿瘤的发生有种族差异,黑色人种中罕见。一般认为与隐睾的关系十分密切,隐睾发生肿瘤的机会较正常睾丸高 20～48 倍。有统计腹内型隐睾其恶变率为 22.7%。另外,睾丸肿瘤与遗传、多乳症有关,以及感染、外伤、激素也被认为是诱发因素。

【病理】

睾丸肿瘤多为睾丸原发性生殖细胞肿瘤,来自原始生殖细胞的恶性变,称为生殖细胞肿瘤(germinal cell tumor),如精原细胞瘤(spermatocytoma)、胚胎癌(embryonal carcinoma)、卵黄囊瘤(yolk sac tumor)、畸胎瘤(teratoma)、绒毛膜上皮癌(choriocarinoma)等,占睾丸肿瘤的 90%～95%。另一类从睾丸间质组织发生，为非生殖细胞瘤（non germ cell tumor），睾丸间质细胞瘤（Leydig's cell tumor）较少见，包括有内分泌紊乱表现的睾丸间质细胞瘤及支持细胞瘤（sertoli-cell tumor）。生殖细胞瘤多由单纯一种细胞组成，约40%的肿瘤为混合型，含有2种或2种以上的组织。肿瘤发生转移时，在病理上与原发肿瘤不同，含有另一种或多种肿瘤组织成分。睾丸生殖细胞瘤又分为精原细胞瘤性生殖细胞瘤（seminoma germ cell tumor）和非精原细胞瘤性生殖细胞瘤（non seminoma germ cell tumor）。

【肿瘤标记物】

睾丸肿瘤可产生糖蛋白人绒毛膜促性腺激素（human chorionic gonadotrophin，HCG）及甲胎蛋白（alpha-fetoprotein，AFP），此类物质的测定对肿瘤的分期、治疗及随访具有重要意义，故称为肿瘤标志物。约90%的非精原细胞瘤患者，HCG与AFP均增高，但40%的患者只分泌上述一种肿瘤标志物。睾丸肿瘤切除或化学治疗后，体内肿瘤标志物若持续增高，说明体内有转移或仍有残留肿瘤。肿瘤标志物的测定亦可作为术后患者随访及对化学治疗的监测，肿瘤标志物对肿瘤复发的预测一般较临床症状的出现早6个月。肿瘤切除术后肿瘤标志物持续增高，即使临床未发现肿瘤，也应进行化学治疗。进行全程化学治疗后，肿瘤标志物仍持续增高者，说明肿瘤尚未彻底肃清，还需继续进行化学治疗。

【诊断要点】

1. 表现　睾丸肿瘤常在无意中发现阴囊内有肿块，感局部隐痛和沉重感。隐睾或一个萎缩的睾丸突然增大，出现下腹或腹股沟或阴囊内肿物。约10%的患者可有类似睾丸炎或附睾炎表现。约10%的患者表现为转移癌症状，如锁骨上肿大淋巴结，肺转移咳嗽和呼吸困难等。肿瘤扩散至附睾和精索的占10%～15%，预后不良。

2. 体格检查　睾丸实性肿块，质硬，有沉重感。肿瘤转移或隐睾恶变，腹部可摸到包块。乳房增大示肿瘤有全身内分泌作用。少数患者睾丸肿瘤很小，睾丸形态正常，但已有远处转移，凡阴囊内或腹股沟处肿物，体格检查时应注意腹部及锁骨上有无肿块。

3. 肿瘤标志物　目前应用最广的是甲胎蛋白（AFP）和人绒毛膜促性腺激素（HCG）。

（1）甲胎蛋白（AFP）：正常值＜40ng/ml，半衰期4～5d。睾丸肿瘤中全部卵黄囊瘤、50%～70%的胚胎癌、畸胎癌时升高；纯绒毛膜癌和纯精原细胞瘤患者不升高。

（2）人绒毛膜促性腺激素（HCG）：正常值＜1ng/ml，全部绒毛膜癌和40%～60%的胚胎性癌的患者HCG阳性，5%～10%的"纯"精原细胞瘤患者HCG阳性。

应用以上两种肿瘤标志物检查，90%的非精原细胞瘤患者有其中一种是阳性或两者都是阳性。纯精原细胞瘤HCG阳性占5%～10%，即90%以上纯精原细胞瘤不产生肿瘤标志物。非精原细胞瘤不产生肿瘤标志物者占10%左右。肿瘤标志物可作为观察疗效的指标，手术或化学治疗、放射治疗后迅速下降则预后较好，下降缓慢或不下降者可能有残余肿瘤。肿瘤标志物检查，精原细胞瘤者血内胎盘酸性磷酸酶（placental acid phosphatase，PAP）常增高，而非精原细胞瘤者常有HCG及AFP增高。因此，一旦临床上诊断睾丸肿瘤后应立即行睾丸切除术，不必等候肿瘤标志物结果。

4. 影像学检查　B超可用于确定睾丸内肿瘤和腹股沟有无转移淋巴结等病变。CT及MRI可发现腹膜后淋巴结转移灶直径＜2cm的病变。另外，还有足背淋巴管造影和泌尿系统造影等。

5. 病理检查　临床诊断睾丸肿瘤时，经腹股沟根治性睾丸切除术后做病理检查确诊，并明确睾丸肿瘤的病理类型。

【病理分型】

1. 单一组织类型　精原细胞瘤、精母细胞型精原细胞瘤、胚胎性癌、多胚瘤(polyembryoma)、畸胎瘤、成熟型、未成熟型、恶性转化型、卵黄囊瘤、青春型、内胚窦瘤及绒毛膜癌。

2. 多种组织类型　胚胎癌伴畸胎瘤及绒毛膜癌伴其他类型。

【临床分期】

睾丸肿瘤现还无统一的分期方法,现介绍两种有代表性的分期法。

1. TNM 分期(UICC1989)

(1)T-原发肿瘤(睾丸切除术后)。

T_x:如未做睾丸切除者用此表示。

T_0:病理检查为瘢痕组织,未见原发肿瘤。

T_{is}:导管内肿瘤,非浸润性。

T_1:肿瘤局限于睾丸体部,包括附睾。

T_2:肿瘤扩展超过鞘膜或侵入附睾。

T_3:肿瘤侵入精索。

T_4:肿瘤侵入阴囊。

(2)N-区域性淋巴结及隔一站的淋巴结(区域性淋巴结即主动脉旁及腔静脉旁的淋巴结,阴囊手术同侧腹股沟淋巴结也包括在区域性淋巴结之内;隔一站的淋巴结指盆腔内淋巴结,纵隔及锁骨上淋巴结)。

N_x:不能估价区域性淋巴结受侵范围。

N_0:无区域性淋巴结受侵征象。

N_1:同侧单个淋巴结受侵,最大直径不超过 2cm。

N_2:同侧单个淋巴结转移,直径在 2～5cm。

N_3:任何转移淋巴结直径>5cm。

(3)M-远处转移:如原发肿瘤为晚期或临床上有可疑时,应摄骨骼 X 线片或行放射性素检查(骨扫描、肝扫描)。

M_x:未能确定远处转移范围。

M_0:无远处转移征象。

M_1:有远处转移征象。

2. 常用分期法

Ⅰ期:肿瘤局限于睾丸内,无腹膜后淋巴结转移。

Ⅱ期:有腹膜后淋巴结转移。

$Ⅱ_A$期:转移性淋巴结直径<2cm。

$Ⅱ_B$期:转移性淋巴结直径为 2～5cm。

$Ⅱ_C$期:转移性淋巴结直径>5cm。

Ⅲ期:有膈上淋巴结转移或其他脏器(肺、肝、脑、骨)转移者。

【肿瘤转移】

1. 淋巴转移　全部睾丸肿瘤均易发生淋巴转移。胚胎发育时,睾丸从泌尿生殖嵴第 2 腰椎水平下移至阴囊内,睾丸淋巴与四周阴囊无交通,故睾丸淋巴回流主要限于肾蒂与腹主动脉分叉处范围内的腰淋巴结。精索有 4～8 根淋巴管向上至腹膜后淋巴链。右睾丸肿瘤转移,最初到达右精索静脉,进入下腔静脉水平处的主动脉、腔静脉间淋巴结;而左睾丸肿瘤淋巴结转移最初至左肾蒂下方的主动脉前淋巴结及主动脉旁淋巴结。部分肿瘤可向对侧转移,左侧睾丸肿瘤向右转移时,淋巴结多限于下腔静脉外、肾蒂与右侧精索静脉进入下腔静脉的范围内;而右向左转移时,则限于左侧肾蒂与肠系膜下动脉之间的淋巴结。向上可达乳糜池、胸导管、锁骨上淋巴结。若肿瘤侵及精索及阴囊,亦可向下逆行转移至髂腹股沟淋巴结。其次肿瘤可向纵隔、左锁骨上及肝、肺、髂骨等处淋巴结转移。

2. 血行转移　淋巴结以外的转移可直接侵入血管或瘤栓从淋巴静脉吻合处播散,大多数血行转移在淋巴转移之后。绒毛膜上皮癌及卵黄囊瘤易经血行转移,纯绒毛膜癌也有发生血行转移者。60%～70%的非精原性生殖细胞肿瘤(nonseminomatous germ cell tumors,NSGCT),在就诊时已有淋巴结转移或其他转移,这表明非精原性生殖细胞肿瘤(NSGCT)的生物学行为更为恶性。60%以上的胚胎性癌患者在就诊时已有转移,胚胎性癌是一种以生长迅速、病灶体积较大的高度恶性肿瘤,除淋巴结转移外,还常发生血行转移,以肺和肝最为常见。1/3 的畸胎癌为典型的畸胎瘤样成分,2/3 为非畸胎瘤成分构成。成熟性畸胎瘤是恶性程度最低的 NSGCT。

绒毛膜癌是最具侵袭性的 NSGCT,早期即可发生血行播散而出现肺、肝、脑和其他内脏的转移。

【治疗原则】

睾丸肿瘤的治疗可分为手术治疗、放射治疗和化学治疗。治疗方案取决于其病理性质和分期,尤其是精原细胞瘤是纯性还是混合性,据统计,65%～70%的精原细胞瘤已有转移。如纯精原细胞瘤无腹膜后淋巴结转移,而已有肺、肝转移灶者,应考虑有非精原细胞瘤成分的可能。腹膜后淋巴结清扫术(retroperitoneal lymph node dissection, RPLND)还有促使分期更准确的作用,因为几乎 30%的临床Ⅰ期睾丸癌患者术后病理检查证实为Ⅱ期,通过诊断性 RPLND 术可早期明确患者有无腹膜后转移并予以积极治疗。由于仅接受 RPLND 术治疗的Ⅱ期患者的术后复发概率高达 30%～50%。所以,应对通过上述方式诊断出的Ⅱ期患者进行辅助化学治疗。具体治疗原则:①精原细胞瘤,应行根治性睾丸切除术,术后放射治疗,晚期多联化学治疗。②胚胎癌和畸胎瘤,应行根治性睾丸切除术及 RPLND,术后辅以放射治疗及多联化学治疗。③绒毛膜上皮癌 应行根治性睾丸切除术及多联化学治疗。

目前对睾丸切除术后的临床Ⅰ期 NSTC 患者,行 RPLND 术加顺铂化学治疗能提高患者的术后生存率至接近 100%。

1. *精原细胞瘤* 精原细胞瘤对放射治疗非常敏感,睾丸切除后放射治疗,放射剂量为 25～35Gy(2500～3500rad),照射主动脉旁淋巴结和同侧髂淋巴结。腹股沟淋巴结 3 周。睾丸切除时精索有病变者,半侧阴囊亦应包括在照射区内。精原细胞瘤淋巴转移的治疗应按临床分期来定。

(1)第Ⅰ期:有 15%～25%的Ⅰ期精原细胞瘤患者出现淋巴结转移。因此,大多数学者均主张对Ⅰ期患者行常规腹主动脉旁淋巴结及同侧髂血管周围淋巴结照射,其 5 年生存率为 90%～100%,复发率为 2%～4%,复发绝大多数发生在照射野外,且可用放射治疗或化学治疗。近年来有些学者主张对Ⅰ期精原细胞瘤采取密切观察随访,待出现淋巴结转移后才做放射治疗,这可使约 80%的患者免除不必要的放射治疗。但现在还无灵敏、可靠的方法发现微小的转移灶,长期观察,增加患者的心理负担;而预防性照射剂量不高,治疗安全可靠,无明显后遗症;因此,现绝大多数学者仍主张对Ⅰ期患者行常规放射治疗为宜。如果Ⅰ期非精原细胞瘤仅做睾丸切除术则 20%的肿瘤扩散,其中大多数即 80%为腹膜后淋巴结转移,20%的转移与之无关。纯精原细胞瘤转移常为精原细胞瘤,少于 10%为其他成分转移,而有其他成分转移者占纯精原细胞瘤死亡的 30%～45%。

(2)第Ⅱ期:Ⅱ期精原细胞瘤其转移肿瘤体积大小上相差较大,预后差别明显。按 UICC(1997)分期系统,将转移淋巴结的大小分为 3 个亚组,转移淋巴结直径≤2cm 者为 $Ⅱ_A$ 期,2cm<直径≤5cm 者为 $Ⅱ_B$ 期,直径>5cm 者为 $Ⅱ_C$ 期。$Ⅱ_A$、$Ⅱ_B$ 期者治疗仍以放射治疗为主。$Ⅱ_C$ 期者治疗目前有争论,有的学者提出应以化学治疗为主,认为腹腔内有大块病变者单纯放射治疗疗效差,主要原因是腹腔淋巴结复发及肺、肝的脏器转移,各占复发的 39%。化学治疗疗效不亚于放射治疗,Zagars 报道 14 例Ⅱ期病变用单纯化学治疗后总的生存率为 93%,其中腹部可扪及肿块者 10 例,化学治疗后无瘤生存率为 80%。Friedman 等报道 14 例晚期精原细胞瘤,用以顺铂为主的联合化学治疗,其中 6 例在化学治疗后又行放射治疗。单独化学治疗的 5 例无一例复发，3 例有残留病灶者，手术切除病理检查结果均未见存活的肿瘤存在，说明含顺铂的联合化学治疗对腹部有大块病变者高度有效。对Ⅱ期患者做放射治疗时是否需做纵隔及锁骨上淋巴结预防照射也有分歧。以往大多数学者认为Ⅱ期患者做纵隔及锁骨上淋巴结预防照射可提高治愈率。国内施学辉等报道 83 例 $Ⅱ_B$ 期精原细胞瘤的治疗结果，其中 66 例未行纵隔及锁骨上淋巴结预防照射，以后 33.3%的患者出现上述区域内淋巴结转移；15 例行预防照射者无一例出现照射野内淋巴结转移。5 年生存率预防组为 76.9%，未做预防组为 51.6%，认为预防照射有好处。但近年来国外不少学者报道预防照射对生存率无明显影响，不行预防照射者出现淋巴结转移时放射治疗或化学治疗挽救的疗效都很好。纵隔预防照射会损害以后行挽救性化学治疗时的耐受能力，影响化学治疗疗效。目前大多数学者均不主张行预防性照射。而最佳治疗方案还无统一结论，有待进一步研究。

(3)第Ⅲ期：以化学治疗为主，放射治疗为辅。放射治疗可起到巩固化学治疗疗效及明显的姑息作用。有时对化学治疗后残留病灶或复发、转移病灶做局部放射治疗可起到根治的作用。

综合文献报道第Ⅰ期者 5 年生存率可达 90%～95%。如第Ⅱ期，则纵隔及锁骨上区亦照射 20Gy～35Gy(2000～3500rad)2～4 周，其 5 年生存率可达 75%～90%。腹部肿瘤直径＞10cm，肺部转移癌均有明显的放射治疗效应。腹内大块转移病灶和远处病灶预后不良，生存率仅为 20%～30%，对腹部有肿物的患者，单纯放射治疗效果不佳，约 38%的患者于放射治疗后复发。故对此类患者及伴有远处转移的Ⅲ期患者，宜采用综合性化学治疗，近年亦用含顺铂的化学治疗，生存率可明显提高。中国创制的 N-甲酰溶肉瘤素，对本病也有突出的疗效。精原细胞瘤可以在有效的治疗后经 2～10 年复发。

2. 非精原细胞瘤　这类肿瘤包括胚胎性癌、卵黄囊瘤、绒毛膜癌及畸胎瘤等。因此，除睾丸切除外应同时行腹膜后淋巴结清扫术，在非精原细胞瘤中绒毛膜癌常先转移至肺等远处。由于其对放射线不如精原细胞瘤敏感，故在治疗过程中应密切观察肿瘤标记物 HCG 及 AFP 的改变。

非精原细胞瘤腹膜后淋巴结转移极常见，非精原细胞瘤性生殖细胞瘤对放射治疗不敏感，第Ⅰ期病例手术证明 10%～20%的患者已有转移，即病理属Ⅱ期。睾丸切除加腹膜后淋巴结清扫术，病理Ⅰ期者 5 年生存率可达 90%左右，病理Ⅱ期者降至 50%左右。第Ⅲ期远处转移至肺、肝、脑、骨、肾、肾上腺、消化道、脾、腔静脉等，以化学治疗为主要。Ⅰ、Ⅱ期患者应于睾丸切除后行腹膜后淋巴结清扫，但手术只能清除局限于一定解剖范围内的肿瘤，手术后残留下来的肿瘤及远处转移病灶，则须采用化学治疗。腹部肿物体积较大、难于切除者，可先用化学治疗，待肿瘤体积缩小后，再予以切除。近年来采用综合化学治疗，可使约 70%的晚期患者治愈，化学治疗后再切除残余的肿瘤，可进一步使约 10%的患者免于死亡。故近年来对腹部已有肿块的Ⅱ期及Ⅲ期患者，均采用综合化学治疗为主、手术为辅的方针。

婴幼儿 3 岁以内胚胎性癌恶性程度比成年人低，对手术、化学治疗、放射治疗耐受性差，腹膜后淋巴结转移亦低于成年人，仅 4%左右，一般不考虑行腹膜后淋巴结清扫术。小儿畸胎瘤、卵黄囊瘤等处理与胚胎性癌相同。死亡多为血行转移。必要时行化学治疗。

非精原细胞瘤发展迅速，倍增时间仅 10～30d，经治疗无效者，85%的患者在 2 年内死亡，其余患者在 3 年以内死亡。

3. 肺内孤立转移灶的切除(resection of isolated pulmonary metastases)　对于有肺

部转移灶的患者，经过观察一定时间及化学治疗抑制肺部病灶，无新发病灶出现时，可考虑手术切除，以争取治愈。

在过去10多年里，医学界在睾丸癌的临床分期和术后随访方面均取得了进展，外科操作技术进一步完善，并且顺铂的应用提高了化学治疗效果，所有这些因素使得睾丸癌已成为可以完全治愈的实体肿瘤。

第二节 根治性睾丸切除术

凡睾丸内实性占位性病变，临床诊断睾丸肿瘤者，应行根治性睾丸切除术，其目的是确诊睾丸肿瘤及其类型。睾丸肿瘤是生殖细胞瘤或非生殖细胞肿瘤；生殖细胞瘤是精原细胞瘤或非精原细胞瘤，为睾丸肿瘤进一步治疗选择治疗方案提供依据。

【适应证】

凡临床诊断为睾丸肿瘤，为明确诊断，并明确睾丸肿瘤的病理类型者，应行根治性睾丸切除术。

【禁忌证】

1. 合并凝血功能紊乱未纠正者。
2. 合并糖尿病未控制者。
3. 伴有严重心、肺、肝、肾疾病不能耐受手术者。

【麻醉体位】

采用局部麻醉或硬膜外麻醉。患者取平卧位。

【手术要点】

以左侧手术为例。临床诊断为左侧睾丸肿瘤，做左侧根治性睾丸切除术。先做左腹股沟切口（图30-1A），切开各层显示游离左精索。向上游离至内环处时切断（图30-1B），其近端给予结扎。如睾丸肿瘤体积较大，可适当向阴囊延长切口，使阴囊内容物在无挤压的情况下拉出切口之外，将睾丸解剖并完全游离（图30-1C），完善止血后，用1%～2%氮芥生理盐水溶液浸泡切口创面5min。放置引流物后，逐层缝合切口（图30-1D）。

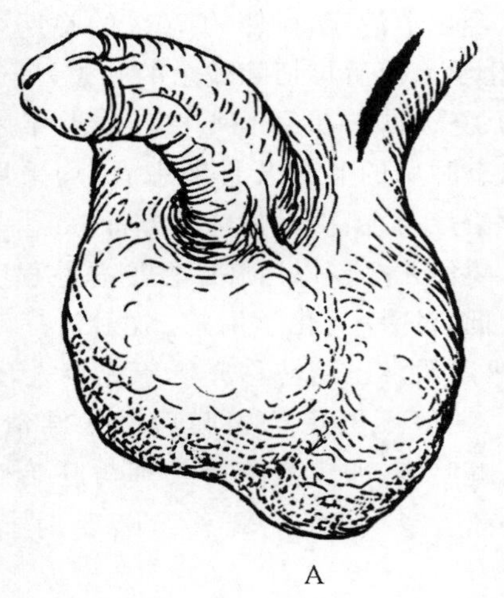

A

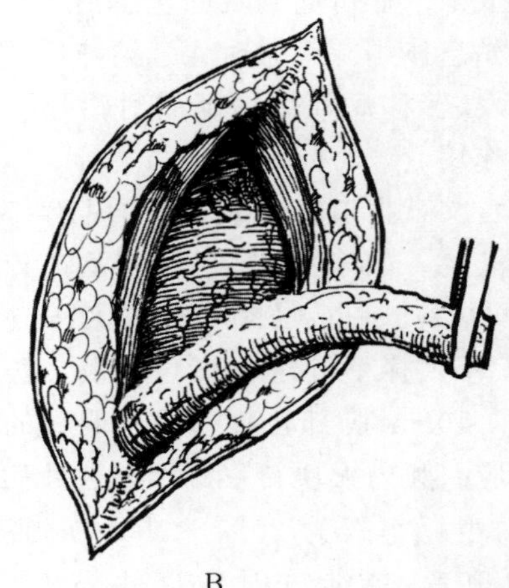

B

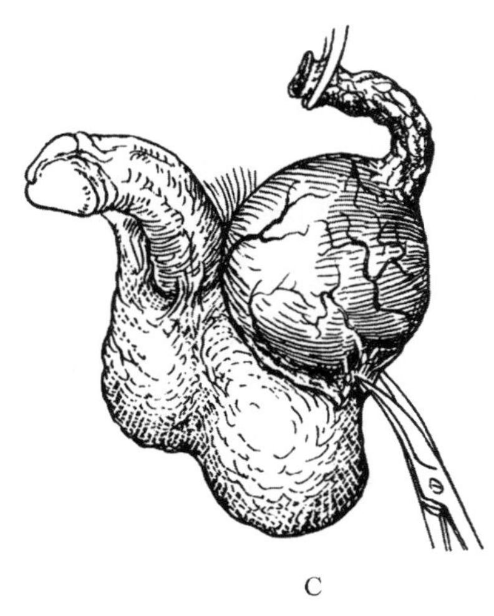

C

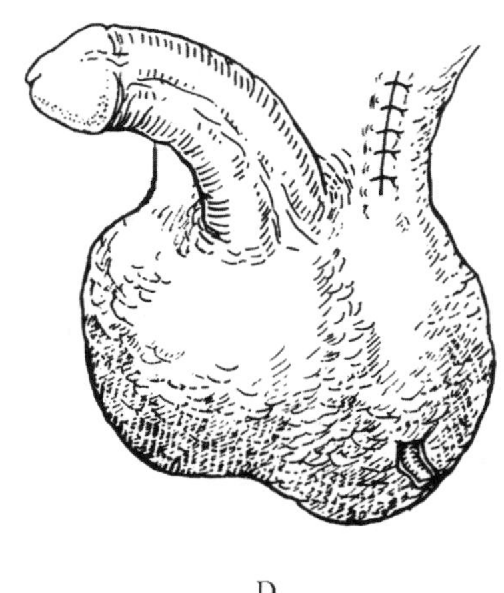

D

图 30-1 根治性睾丸切除术

A. 做左腹股沟切口;B. 近内环处切断精索;C. 将睾丸提出阴囊外游离后切除;D. 缝合切口

【注意事项】

1. 睾丸肿瘤患者要尽可能高位切断精索结扎,防止精索断端结扎线结脱落后精索缩入腹肌内,从而导致大出血。倘若发生大出血,可立即在内环部切开少许腹内斜肌,找到断端出血点后给予钳夹止血。为了防止上述情况发生,可于精索近端夹两把止血钳,并在两把止血钳间切断,结扎后再缝扎。

2. 术中对睾丸肿瘤尽量做到不挤压,以防癌细胞转移。术中应先阻断精索血供,防止肿瘤扩散,在手术时尽可能先结扎精索血管及输精管;应尽可能地高位切除精索。不要经阴囊探查、手术或穿刺,以免癌细胞侵及阴囊、随阴囊淋巴转移。

【并发症防治】

1. 出血

(1)表现:切口部位及阴囊肿胀,局部皮肤发绀、疼痛,严重者手术侧下腹肿胀、疼痛,脉速,血压下降。

(2)原因:精索断端结扎线结脱落,精索缩入腹肌内,导致大出血。

(3)处理:轻者局部用沙袋压迫止血,重者手术探查止血。

(4)预后:及时发现并采取有效处理措施,预后较好。否则会引起严重后果。

(5)预防:精索血管断端要结扎牢固,避免线结脱落。为了防止上述情况发生,可于精索近端夹两把止血钳,并在两把止血钳间切断,结扎后再缝扎。术中仔细观察,止血彻底。

2. 感染

(1)表现:术后轻者伤口红肿、疼痛,重者流脓伴发热、白细胞计数升高。

(2)原因:术前外阴未清洗,术中消毒不严格,未严格无菌操作,术后伤口出血或渗液未引流干净,从而导致感染。

(3)处理:局部严格消毒并包扎好,渗液引流干净,加强抗感染治疗。

(4)预后:及时发现并采取有效处理措施,预后较好。

(5)预防:针对感染病因预防感染。

第三节 腹膜后淋巴结清扫术

腹膜后淋巴结清扫术(retroperitoneal lymphadenectomy,RPLND)主要是对非精原细胞瘤的手术治疗,因非精原细胞瘤主要经淋巴转移,其转移部位多在腹膜后淋巴结,由于非精原细胞瘤对放射线不敏感,故应对腹膜后淋巴结进行清扫,对Ⅰ、Ⅱ期患者可得到治愈的机会,因此行腹膜后淋巴结清扫术显得非常重要。Roberts(1901)首先使用腹膜后淋巴结和精索血管的切除术。Jamisom和Dobson(1910)用染料注射法证实睾丸淋巴引流范围,上界在肾蒂上1～2cm,侧缘为两肾及输尿管内缘,下至腹主动脉分叉及髂血管上1/3处。Hinman、Lewis等(1914)应用经腰腹斜切口进行单侧腹膜后淋巴结清扫术。Gooper等(1950)用胸腹联合切口腹膜后淋巴结清扫术,清扫较彻底。Mallis和Patton(1958)评述了经腹正中切口进行双侧腹膜后淋巴结清扫术。Rayl(1974)对睾丸肿瘤腹膜后淋巴结转移途径和范围进行系统探索,发现在腹主动脉和下腔静脉间、肾蒂水平下的淋巴结可直接来自睾丸精索淋巴引流,从此处肿瘤可向四处扩散。

【解剖基础】

睾丸淋巴回流沿精索淋巴管达腹膜后,沿腰大肌上行,于第4腰椎水平处跨过输尿管处分支,向上和向内达腹主动脉、下腔静脉和肾蒂等淋巴结。睾丸肿瘤淋巴转移首先到达肾蒂淋巴结,腹主动脉及下腔静脉前、旁、间的淋巴结。左、右侧淋巴管相互交通,这些淋巴管被肿瘤堵塞可发生沿侧支或逆行淋巴播散,到达主动脉、腔静脉后及肾静脉上方等处的淋巴结,并可向对侧腰淋巴链转移,逆行转移至交感淋巴链。

【适应证】

1. 确诊为非精原细胞瘤:如睾丸胚胎癌、畸胎瘤、畸胎癌,精原细胞瘤合并畸胎瘤、畸胎癌者。如腹部和盆腔CT检查,肺部、膈肌或内脏无转移,淋巴结无阳性发现,对Ⅰ期患者通过腹腔镜下RPLND技术发现有22%～30%的患者有腹膜后淋巴结转移。

2. 非精原细胞瘤转移肿瘤直径<5cm者,如果肿瘤体积过大(直径>5cm),可先行化学治疗,待淋巴结缩小(直径<5cm)者。

3. 其他恶性肿瘤腹膜后淋巴结转移者。

【禁忌证】

1. Ⅲ期非精原细胞瘤已膈上淋巴结转移及血行转移者。腹膜后淋巴结转移已广泛包括腹主动脉淋巴结、下腔静脉淋巴结及肠系膜淋巴结,切除非常困难者。

2. 合并凝血功能紊乱未纠正者。

3. 合并糖尿病未控制者。

4. 伴有严重心、肺、肝、肾疾病,不能耐受手术者。

5. 已有转移、淋巴结明显肿大、有化学治疗史的患者都被视为腹腔镜下RPLND术的禁忌证,特别是化学治疗后能引起腹膜后大血管周围出现增厚变硬的瘢痕组织,增加了腹腔镜下RPLND术的难度,严重并发症发生较多。

【术前准备】

1. 手术时间:在根治性睾丸切除术的同时或术后2周后进行。

2. 经过化学治疗后的患者。应行排泄性尿路造影以了解是否因肿大淋巴结而导致患侧尿路梗阻及肾功能异常。提醒患者术后有可能会发生不射精。

3. 肠道准备:术前3d口服甲硝唑(每次0.2g,每天3次)、左氧氟沙星(每次0.5g,每天1次),术前1d进流质饮食,术前晚清洁灌肠、术晨灌肠1次。术前置胃管。

4. 备血900～1200ml,氮芥40mg。

5. 有条件者行腹膜后淋巴结造影以便

于淋巴结清扫，术中摄片以了解是否有淋巴结遗留。

【麻醉与体位】

采用全身麻醉。患者取仰卧位。

【术式简介】

1. 开放性腹膜后淋巴结清扫术（open retroperitoneal lymphadenectomy）　根据睾丸淋巴回流沿精索淋巴管达腹膜后沿腰大肌上行，于第 4 腰椎水平处跨过输尿管处分支，向上和向内达腹主动脉淋巴结、下腔静脉淋巴结和肾蒂淋巴结等淋巴结的特点。传统的腹膜后淋巴结清扫术清扫的范围应包括：上界到双侧肾蒂上 2cm 及肾蒂，经腹主动脉和下腔静脉周围至髂血管交叉和同侧髂血管上 1/3 部分，两侧到双侧输尿管和精索，以及同侧肾周围筋膜内所有的淋巴结、脂肪及结缔组织。

传统睾丸肿瘤的淋巴结清扫范围：①右侧，应由肾蒂以上 2cm 平面起，沿下腔静脉到腹主动脉分叉处，切除所有的脂肪、结缔组织与淋巴组织，同时也切除腹主动脉与下腔静脉之间的淋巴结及腹主动脉前的淋巴结，再由腹主动脉分叉处向右、向下切除髂淋巴结，与内环精索结扎处会合，将其残端一并切除（图 30-2A）。②左侧，沿腹主动脉自肾蒂上 2cm 向下解剖直至腹主动脉分叉处，切除所有的脂肪、结缔组织与淋巴组织，同时也切除腹主动脉与下腔静脉之间的淋巴结，再由腹主动脉分叉处向左、向下沿髂血管解剖，切除髂淋巴结达左侧内环处，将精索结扎残端一并切除（图 30-2B）。

一侧睾丸肿瘤早期有 15%～30% 的患者可出现对侧腹膜后淋巴结转移，因此有学者主张行一期双侧腹膜后淋巴结清扫术。左、右侧睾丸引流范围有一定区别，且右侧向左侧的交通支较多，故清扫的范围亦应不同，清扫范围右侧大于左侧。

(1) 传统腹膜后淋巴结清扫术（traditional retroperitoneal lymphadenectomy）。

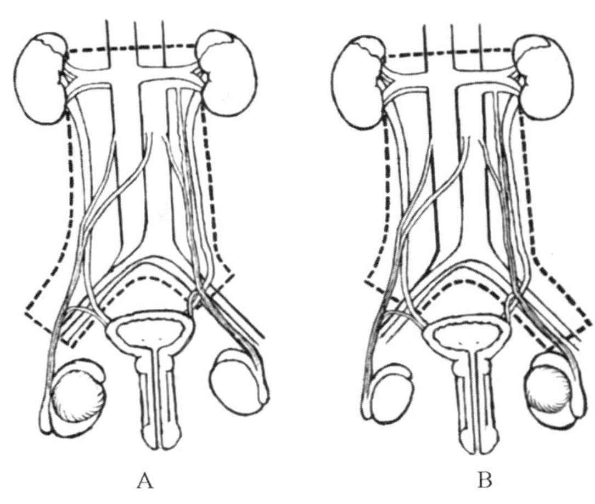

图 30-2　传统腹膜后淋巴结清扫术清扫范围

A. 右侧腹膜后淋巴结清扫范围；B. 左侧腹膜后淋巴结清扫范围

①右侧腹膜后淋巴结清扫术（right retroperitoneal lymph node dissection）：麻醉后留置胃管及导尿管，使胃及膀胱空虚。一般做右侧腹直肌旁正中切口，上自肋缘，下至耻骨联合上缘，如欲双侧清扫，且拟处理肾门以上乃至纵隔后的淋巴结，身体肥胖者，可采取胸腹联合切口。切开各层进入腹腔，沿结肠肝曲升结肠旁下至盲肠下方，并沿小肠系膜根部向左上达十二指肠悬韧带（Treitz 韧带）切开后腹膜（图 30-3A）。向左上方将升结肠及小肠系膜完全游离，将升结肠连同小肠及其系膜一起翻向前上方并装进塑料袋内，置于患者胸前。注意避免损伤肠壁及其供应血管。

显露右肾上腺、右肾、肾蒂血管、输尿管、主动脉和下腔静脉。应先确认腹膜后自主神经并予以保护，在清扫过程中小心保护肠系膜上动脉干。从肾蒂上 2～3cm 处起自上而下，将右侧肾周筋膜、肾蒂周围淋巴结脂肪组织，逐一解剖、剥离。保存输尿管血供，游离输尿管并向外侧牵开，沿精索血管（切断、结扎右侧精索血管）向下达腹股沟内环处范围内的淋巴结、脂肪组织彻底清除。内侧解剖肾蒂、主动脉及下腔静脉，将大血管前、间的淋巴结及脂肪组织由上向下逐步剥离，分离至肠系膜下动脉的左结肠动脉分支处，再向下分离至右侧髂总血管、髂外血管上1/3处，以及对侧髂血管分叉处，较大的淋巴干应结扎在膀胱后方，切断输精管。必要时结扎、切断腰动脉和腰静脉。将上述范围内的脂肪及淋巴组织整块切除(图30-3B)。如需要高位游离，辨认出肠系膜上动脉的起始处避免压迫，认清输尿管、肾血管和胰腺，确定淋巴结清扫的安全范围。用1%～2%氮芥生理盐水溶液浸泡创面5min。用细丝线缝合后腹膜及胃结肠韧带。有渗液者可放置多孔橡皮引流管，于腹膜外经右下腹小切口引出，缝合腹壁切口，结束手术。

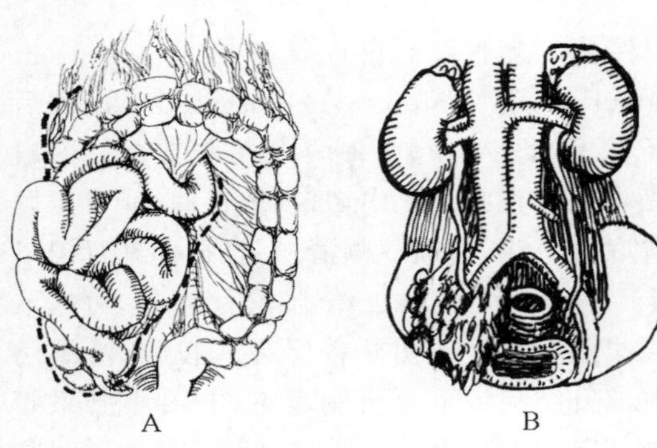

图30-3 右侧腹膜后淋巴结清扫术

A. 右侧后腹膜切口；B. 右侧腹膜后淋巴结整块清除

②左侧腹膜后淋巴结清扫术(left retroperitoneal lymph node dissection, LRPLND)：做左侧腹直肌旁正中切口，上自肋缘、下至耻骨联合上缘，切开腹膜并进入腹腔。沿降结肠、乙状结肠外侧腹膜返折部切开后腹膜，沿左侧的横结肠边缘切开胃结肠韧带(图30-4A)，将横结肠、降结肠及乙状结肠推向右侧，显露左侧肾和肾周围组织。尽可能保留肠系膜下动脉，若该动脉被肿大的淋巴结包绕，则于主干近腹主动脉处将其切断，使能更彻底地显露及清除病变组织。于胰腺体、尾部后方做钝性分离，必要时切除脾并分离脾胃韧带，将胰腺向上内方牵开，即可显露肾蒂、腹主动脉及下腔静脉。在肠系膜下动脉右侧切开后腹膜，注意勿损伤肠系膜血管，如已切断肠系膜下动脉，则于左结肠动脉的近侧再行切除。将一段肠系膜下动脉及其周围的淋巴结一并切除。于结肠系膜及腹膜后方做钝性游离即可显露腹主动脉、下腔静脉及肾血管。清扫淋巴结与右侧腹膜后淋巴结清扫术的操作方法相同，于肾周筋膜内将精索血管、肾静脉和腹主动脉范围内的脂肪组织清除，相应位置的淋巴结整块切除(图30-4B)。

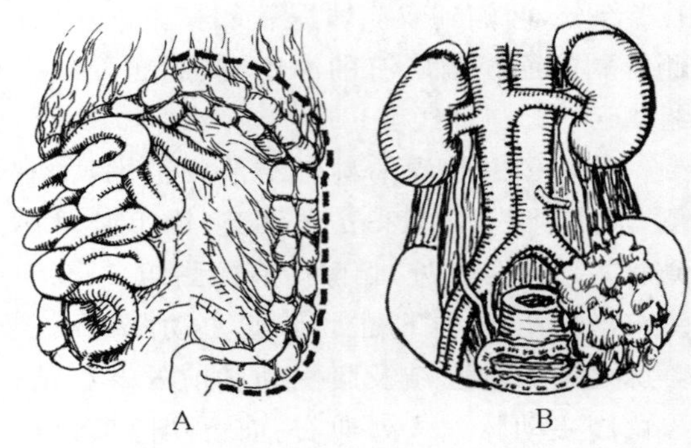

图30-4 左侧腹膜后淋巴结清扫术

A. 左侧后腹膜切口；B. 左侧腹膜后淋巴结整块清除

(2)保留神经腹膜后淋巴结清扫术(retroperitoneal lymph node dissection with preservation of the sexualfunction)：交感神经干和交感神经节位于脊柱的侧前方，沿主动脉和腔静脉发出数个神经丛。腹腔神经丛位于第12胸椎的下缘，在肾上腺和腹腔动脉之间与两个腹腔神经节汇合。每个神经节的上方与内脏大神经相连，并向下附着于发自第12胸椎的内脏小神经，如主动脉肾神经节，该神经节发出肾神经丛，后者位于肾动脉起始平面。腹下神经上丛位于腹主动脉分叉处，它与其上方的肠系膜下丛相连，并与下方的双腹下神经下丛(盆丛)相连，其中包括腹下神经节。腹下神经上、下丛之间的丛状神经(被称为腹下丛)，向前穿过主动脉分叉处最易受伤。

射精是由交感神经支配的精囊、前列腺和输精管协同收缩完成的生理活动。腹膜后交感神经起自靠近椎体外侧的腰肌表面的交感神经干，右侧神经位于下腔静脉后方中线处，左侧则位于主动脉后外侧。在骶前常有两侧交感神经链交叉连结，但于第 5 腰椎水平上方则很少有交叉连结。男性生殖系的神经纤维是来自位于靠近第 12 胸椎和第 1～3 腰椎处的交感神经链的分支。此节段的神经链含有 2～6 个圆形或梭形，直径 1～10mm 的神经节。从腰链来的许多神经向内前方走行，组成覆盖主动脉的神经纤维网以及 3 个由神经纤维和神经节组成的神经丛。肠系膜上神经丛和肠系膜下神经丛位于主动脉前神经丛附近，腹下神经丛则位于主动脉分叉处。没有恒定组型的肠系膜内神经纤维与神经丛相连接。左、右腹下神经起自腹下神经丛，进入盆腔深部供应男生殖道(图 30-5)。

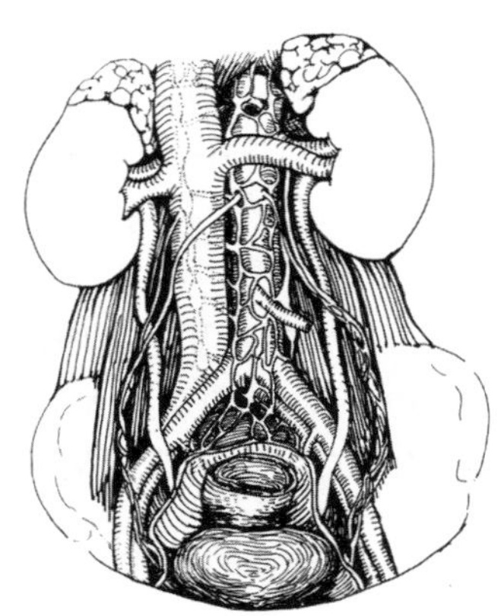

图 30-5　射精交感神经

传统经典的腹膜后淋巴结清扫术(RPLND)需行两侧腹膜后根治性淋巴结清扫，要从肾门上方清扫至两侧输尿管跨过髂总动脉分叉处，从一侧输尿管清扫至对侧输尿管处，要切断腰升动脉、腰升静脉，游离腹主动脉和下腔静脉，并将位于其后的包括淋巴和神经组织在内的所有腹膜后组织一并清除掉。手术损伤较大，损伤神经，并发症较多，术后主要并发症是射精功能的丧失，进而引起男性不育，其发生率接近 90%。

Weissbach 和 Boedefeld 等(1987)对非精原细胞瘤患者腹膜后淋巴结转移部位进行了精确的解剖定位研究，结果发现右侧睾丸肿瘤常转移至腹主动脉和下腔静脉之间区域的上方，左侧睾丸肿瘤常转移至腹主动脉旁和前方的区域。因此，右侧睾丸肿瘤的清扫范围是上自肾血管到下右髂总血管分叉处的外侧，右自输尿管内侧缘到主动脉前方，中下到肠系膜下动脉的范围(图 30-6A)。左侧睾丸肿瘤的清除范围是上自肾血管到左髂总血管分叉处的外侧，左自左输尿管内缘到腔静脉前方，中下到肠系膜下动脉的范围(图 30-6B)。两侧腹腔镜下 RPLND 术均需清扫至髂总血管分叉处。

因此，不必像经典传统的 RPLND 那样进行腹膜后大范围淋巴结清扫，只需在相对较小的范围内进行即可，可达到同样的清扫转移淋巴结的效果。这样缩小了清扫范围，保留了交感神经，可使 88%～100% 的 RPLND 患者保留术后射精功能。

(3)改良腹膜后淋巴结清扫术(modified retroperitoneal lymphadenectomy)：Bredael 和 Richie 等改良 RPLND，其术后复发率和 5 年生存率与传统 RPLND 无明显差异性。改良的 RPLND 主要用于早期肿瘤患者，包括Ⅰ期和$Ⅱ_A$期患者。$Ⅱ_A$期以上患者其对侧淋巴结转移的可能性大。Flocks 指出有 35%的患者肿瘤可扩散至对侧，必须行广泛的淋巴结清扫。改良的 RPLND 可用胸腹联合切口或剑突至耻骨上腹部切口，其范围为左侧肿瘤上至肠系膜上动脉以下，左沿左肾门输尿管向下至髂总动脉分叉以下 3～4cm，右沿下腔静脉中线向下至肠系膜下动脉水

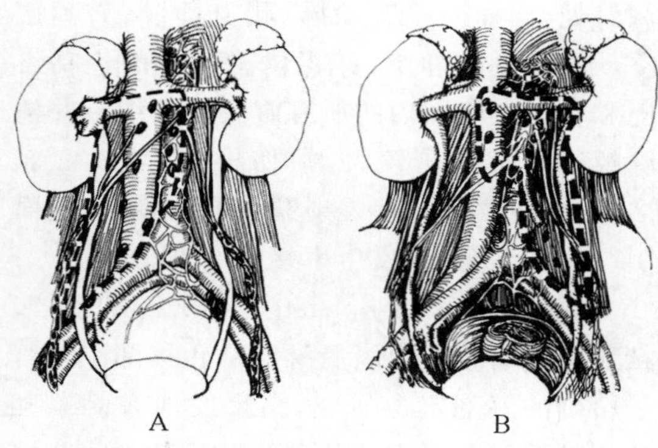

图 30-6　保留神经腹膜后淋巴结清扫术范围

A. 右侧睾丸肿瘤腹膜后淋巴结清扫的范围；B. 左侧睾丸肿瘤腹膜后淋巴结的清扫范围

平。右侧肿瘤者其右侧沿主动脉中线向下至肠系膜下动脉水平。这样大多数患者可保留射精功能，手术效果和复发率均未受影响。

手术要点：按照保留神经腹膜后淋巴结清扫术的手术范围，参见传统腹膜后淋巴结清扫术手术要点进行清扫。对Ⅰ期非精原生殖细胞瘤患者，淋巴结清扫过程中，在不影响手术效果的前提下保留患者的腹膜后自主神经，术中应先识别、分离这些神经并予以保护，以维持患者的性功能。

2. 腹腔镜腹膜后淋巴结清扫术（laparoscopic retroperitoneal lymph node dissection）　开放性 RPLND 是一创伤很大的手术，睾丸肿瘤腹腔镜腹膜后淋巴结清扫术，通过电视腹腔镜下对术区的放大成像，可清楚看到交感神经链并保留髂总动脉分叉处的交感神经丛，避免向远侧解剖、分离过多，从而保留术后正常的射精功能。可显著减少手术创伤，术后恢复快，可达到与开放手术相同的治疗效果。

腹腔镜腹膜后淋巴结清扫紧靠大血管操作，手术难度及风险较大，技术要求高，实际操作前，须熟练掌握各种腹腔镜操作技术，需要先在动物身上进行操作训练，才能减少手术并发症的发生。该手术适用于Ⅰ期睾丸非精原细胞瘤者，血清甲胎蛋白和绒毛膜促性腺激素等以及 X 线胸片和 CT 等影像学检查均正常者。化学治疗后腹膜后残留转移瘤灶直径$<$5cm 者。

（1）腹腔镜清扫范围：腹腔镜腹膜后淋巴结清扫术与开放性保留神经腹膜后淋巴结清扫术的清扫范围相同，将睾丸淋巴引流范围内的淋巴结清扫干净，避免发生不射精的并发症。

（2）腹腔镜仪器：包括腹腔镜、光源、电视摄像机、监视器等。腹腔镜需要用 0°及 30° 10mm 的镜头、抓钳、切割止血器械、腹腔镜剪刀、解剖刀、电烙器等，在腹腔镜操作过程中被用来切割组织。超声刀是另一种理想的切割技术，使组织空泡形成、血凝固、切割。钛夹和 Hem-o-Lock 是机械性夹闭和控制血管出血。缝合器械用以吻合组织。标本取出的器械，以自制或购买商业性取标本袋。

（3）手术室的设置：手术室应该有足够大的空间来满足全体人员，包括腹腔镜手术医师及麻醉科医师和仪器设备的需要。对于每一例腹腔镜患者都应有相应的仪器、外科医师、助理护士、麻醉科医师及其他相关人员。在任何腹腔镜手术前应保证相应的仪器功能完好。分离托盘及剖腹手术设备也应被准备充分，以应对任何并发症及各种原因引起的急诊剖腹探查手术。

（4）麻醉与体位：采用全身麻醉，将患者摆成一标准的完全侧卧位。手术台要能自由转动以使患者能呈仰卧位或侧卧位，患者先取平卧位。

（5）手术要点

①置管：麻醉诱导成功后，留置导尿管及胃管，使膀胱和胃空虚。

②气腹制备与 Trocar 置入：第一穿刺点位于脐下，脐下缘切口，用 Veress 针（气腹针）技术进入腹腔，适用于每位患者；也可用开放式 Hasson 套管技术进入腹腔，适用于有腹部外科手术史的患者。进入腹腔后用

CO_2 充气建立气腹，保持气腹压力为 12～15mmHg。经脐部置入直径 10mm 腹腔镜穿刺套管（Trocar），经该 Trocar 置入 30°观察镜，在该观察镜的监视下，分别在手术侧腹直肌旁脐上、下方距脐部约 10cm 处插入 2 个 Trocar，在腋前线平脐部插入 1 个 Trocar，所有 Trocar 直径均为 10mm。建立 3 个标准的操作孔道进行手术操作。Trocar 放置完毕后，转动手术床使患者成约 90°侧卧位。

a. 右侧淋巴清扫术：在腹腔镜下，沿升结肠旁沟用电剪切开后腹膜，向上至结肠肝曲，并向内侧切断肝结肠韧带，向下至回盲部下端，然后向内至腹股沟内环处，沿后腹膜将整个升结肠、结肠肝曲及十二指肠向内分离。其分离过程中并无大的血管，遇到小血管电凝后切断即可。直到显露出下腔静脉、腹主动脉，上方到左肾静脉跨过腹主动脉处，下方到髂血管分叉处及输尿管跨越髂血管处。此时整个需要行淋巴结清扫的范围均被分离。在右腹股沟内环处找到行睾丸根治性切除术后的残端精索，将精索内动、静脉分离，然后连同附着在血管周围的脂肪组织一起分离，直到该血管在下腔静脉和腹主动脉的起始处，在该处上钛夹后切断。在该分离过程中，很容易找到输尿管，同时将输尿管和下腔静脉之间的淋巴组织分离、清扫。然后从肾静脉下方开始，从上向下分离下腔静脉表面、下腔静脉与腹主动脉之间及腹主动脉左侧表面的淋巴组织。此过程紧贴血管表面进行，分离腹主动脉表面时注意勿损伤肠系膜下动脉。分离到髂血管分叉处，此时淋巴组织已较多，用电剪仔细将其从血管表面电凝后切断，放入胶袋内取出行病理检查。检查手术创面无出血后，在结肠肝曲处和后腹膜缝合 1 针使结肠恢复到正常位置，根据情况需要时留置橡胶管引流。然后将患者转置平卧位，取出所有 Trocar，缝合伤口。也有学者认为游离开的结肠不必再缝合固定于原位，放置腹膜后引流管，术毕拔出胃管。

b. 左侧淋巴清扫术：与右侧手术大致相同。先沿降结肠旁沟切开后腹膜，上至结肠脾曲，向内侧切开脾结肠韧带，向下至乙状结肠和腹股沟内环处。将结肠向内分离，直到显露腹主动脉，上至左肾血管，下至髂血管分叉处。在腹股沟内环处找到精索内血管，沿精索内静脉分离直到左肾静脉，用钛夹钳夹后切断，此时左输尿管可清楚显露，剥离左输尿管与腹主动脉之间及腹主动脉表面的淋巴组织。剥离腹主动脉侧面及下方的淋巴组织时，需注意腰动脉，将其用钛夹钳夹切断后再剥离淋巴组织为好。腹主动脉与腔静脉之间及腔静脉表面的淋巴组织无须剥离。其余步骤与右侧手术相同。

3. 机器人辅助腹腔镜腹膜后淋巴结清扫术（robot assisted laparoscopic retroperitoneal lymph node dissection）

（1）机器人手术系统：Da Vinci 机器人手术系统是通过一个可控高级灵巧的机器人，把外科医生的精细手术操作转化为用精密器械精确完成的手术。它有两个握持手术器械的手臂和一个握持内镜的手臂。在操作台，手术医师依靠三维立体图像观察系统，通过移动双孔内镜，清楚观察整个手术视野。每一个操纵杆的拇指与示指控制器可以将医师手指的精细动作准确无误地传递给机器人手。机器人手有众多关节，操作灵活。双孔内镜一般为 0°或 30°，视野清晰。双电极钳和直角钩常用于解剖、分离，持针器用于缝合组织，解剖剪结合双极钳用于解剖、分离。

（2）机器人安装：机器人手的安装，关键是将机器人持镜手安置在患者的中线位置。可以在地面上画一条从患者臀部下 V 字形尖到脐部的连线，视为想象中子午线。将机器人安置在这条线上。将机器人持镜手与相应套管连接，插入双孔内镜。另外两个机器人手与相应套管连接。

（3）麻醉与体位：采用全身麻醉，将患者

摆成一标准的完全侧卧位，手术台要能自由转动以使患者能呈仰卧位或侧卧位，患者先取平卧位。

(4)腹腔镜清扫范围：机器人辅助腹腔镜腹膜后淋巴结清扫术与开放性保留神经腹膜后淋巴结清扫术的清扫范围相同，将睾丸淋巴引流范围内的淋巴结清扫干净，避免发生不射精的并发症。

(5)手术要点

①置管：麻醉诱导成功后，留置导尿管及胃管，使膀胱和胃空虚。

②手术通道位置的选择与 Trocar 的插入：为了降低损伤肠管的机会，通常使用开放式 Hassan 技术，先以 20mmHg 气压创造气腹。这一切口选在脐左旁位置。双孔内镜经此通道插入，在直视下插入其他 Trocar。两个直径 8 mm Da Vinci Trocar 安置在内镜套管两侧 4 横指下方腹直肌旁。一个直径 5mm 辅助 Trocar 安置在左边 Da Vinci Trocar 外侧腰部，用于左边助手在手术中牵拉组织。另一直径 5mm 辅助套管安置在右侧 Da Vinci Trocar 与内镜 Trocar 之间。另一直径 10mm 辅助 Trocar 安置在右侧 Da Vinci Trocar 外侧腰部。后两个辅助通道用于右边助手帮助术者牵拉组织，暴露手术视野，以及手术中吸引渗血、渗液和送递缝针。此时，气压降为 12mmHg，以减少患者发生气体栓塞的机会，方便观察手术中出血点和进行准确止血。Trocar 放置完毕后，转动手术床使患者成约 90%侧卧位。安置机器人，两个机器人手与相应套管连接。

③手术步骤：机器人辅助腹腔镜腹膜后淋巴结清扫术的手术步骤与腹腔镜腹膜后淋巴结清扫术手术步骤与方法相似。

【术中注意事项】

1. 在腹膜后大血管旁剥离淋巴结应谨慎、轻巧，不应过度牵拉肾蒂血管，以免损伤大血管引起大出血。清除淋巴结应按解剖顺序，争取做整块切除。

2. 保留肠系膜下动脉，若该动脉被肿大的淋巴结包绕，则于肠系膜下动脉主干近腹主动脉处将其切断。

3. 保护性功能：对于Ⅰ期患者，淋巴结清扫过程中，在不影响手术效果的前提下保留患者的腹膜后自主神经，术中应先识别、分离这些神经，并予以保护，以维持患者的性功能。

4. 当腹膜后肿块较大时，不应轻易认为无法切除而放弃手术，可从肿块下部打开下腔静脉鞘，仔细潜行分离、结扎，使从下腔静脉壁上全部剥出。必要时，也可切除肾。输尿管损伤较少见，发现后应立即予以修复。

5. 研究表明，非精原细胞瘤患者的转移灶总是位于腰血管前方，所以无须清扫腔静脉或腹主动脉后方的淋巴结。

6. 腹膜后创面用 1%～2%氮芥生理盐水浸泡 5min，以杀灭残存的癌细胞。

7. 阑尾切除属禁忌，因有引起感染的可能。

8. 淋巴结清扫过程中疑有淋巴管均应结扎，防止乳糜漏发生。

【术后处理】

1. 禁食及胃肠减压 2～3d，补充液体以维持水、电解质平衡。如果肠蠕动恢复，则可进流质饮食。

2. 术后 1～2d 注意血压、脉搏变化、每天尿量。卧床 7～9d，在床上逐步增加活动，防止深静脉血栓形成。

3. 如果腹膜后留置引流管，无液体引出时则可予以拔除。

4. 使用抗生素防治感染。

5. 如有淋巴结转移，于切口愈合后行放射治疗或化学治疗。

【并发症防治】

1. 血管损伤　行腹腔镜腹膜后淋巴结清扫术时需常规准备开放手术器械，以随时准备改行开放手术。

(1)表现：开放性或腹腔镜腹膜后淋巴结

清扫术中损伤下腔静脉或腰静脉或肠系膜下动脉等均会出现不同程度的出血，失血过多可引起血压下降、休克，影响手术进行。术后继发出血，伤口引流出大量鲜红血液或腹部肿痛，逐渐出现失血症状。

(2)原因：术者对腹膜后组织解剖结构不熟悉、术中显示不清，解剖层面不清楚，或肿瘤与下腔静脉、肠系膜下动脉或腰静脉粘连严重，分离时分破血管出血。

(3)处理

①损伤下腔静脉出血：如下腔静脉表面的小撕裂伤，一般可先压迫止血，然后再敷以可吸收止血纱块；对较大的撕裂伤可用钛夹钳夹止血，如还不能控制出血，经腹腔镜手术者，立即改开放手术，用心耳钳控制出血后，缝合腔静脉裂口可达到满意止血效果。

②损伤腰静脉出血：术中腰静脉很容易发生撕裂伤且出血较猛。倘若发生腰静脉损伤出血，可先压迫出血点，待吸干净积血后，用钛夹钳夹以控制出血。

③损伤肠系膜下动脉：肠系膜下动脉损伤出血，可先压迫止血，待吸干净积血后，用钛夹钳夹控制出血，或行损伤处血管修补或血管吻合。

(4)预后：如能得到及时有效的处理，一般不会产生严重后果；否则可导致严重后果，甚至危及生命。

(5)预防：针对导致血管损伤的病因预防血管损伤。熟悉腹膜后、腹主动脉与下腔静脉的解剖。手术过程中要尽量做到手术创面无血，使解剖层面清楚，防止损伤。注意在分离腹主动脉与下腔静脉间的淋巴组织时，不要过分牵引下腔静脉，应先分离出腰静脉，用钛夹钳夹、切断腰静脉后再剥离其间的淋巴组织。剥离腹主动脉后的淋巴组织时，最好也先分离出腰动脉，用钛夹钳夹、切断后再剥离淋巴组织。在分离接近髂血管分叉处时，此处的淋巴组织较多，应注意勿损伤位于该处的肠系膜下动脉。

2. 肠损伤

(1)表现：术中误伤肠壁或术后出肠瘘表现。

(2)原因：手术操作粗暴误伤肠壁；或肿瘤与肠管严重粘连，分离时致肠壁损伤。

(3)处理：如及时发现并立即修补肠壁损伤处，加上术前已做充分的肠道准备，肠壁损伤处经修补后多能愈合。如术后发生肠瘘，需按肠瘘处理。

(4)预后：如能得到及时有效的处理，一般不会产生严重后果，否则后果严重，甚至危及生命。

(5)预防：针对导致肠损伤的病因来预防。

3. 肠梗阻

(1)表现：术后 5d 以上腹胀、腹痛不缓解，或术后肠功能恢复后出现阵发性腹胀痛，肠鸣音高亢，肛门不排气、不排便，不能进食。

(2)原因：术后多由于手术损伤致渗液吸收引起肠粘连，或肠扭转，导致肠梗阻。

(3)处理：部分性肠梗阻多采取胃肠减压，输液，纠正电解质、酸碱平衡及酸中毒。完全性肠梗阻需手术解除肠梗阻。

(4)预后：如能及时发现诊断并采取有效处理措施，预后较好；否则可导致严重后果，甚至危及生命。

(5)预防：术中操作轻柔，止血彻底，减少渗液，减少肠粘连，肠管复位好，避免肠扭转。

4. 腹膜后淋巴囊肿　淋巴管瘤(lymphangioma)并非真性肿瘤，是起源于中胚层的真性内皮性囊肿，系胚胎发育过程中的原始淋巴囊与淋巴系统隔绝所产生的肿瘤样畸形，传统上可分为单纯性淋巴管瘤或毛细淋巴管瘤、海绵状淋巴管瘤、淋巴囊肿或囊状淋巴管瘤(亦称囊性水瘤)，以后者多见。病理上本病变是一种衬以内皮细胞的多个腔体所构成的异常淋巴积液。

(1)表现：体检 B 超、CT 发现后腹膜巨大囊性占位性病变。

(2)原因：与不适当的淋巴干结扎有关。手术操作欠仔细或术中漏扎小淋巴管。

(3)处理：大多数患者可经非手术治疗痊愈，非手术治疗无效者，可行单纯腹膜后淋巴囊肿引流或开放手术治愈，尤其淋巴囊肿形成者需开放手术治疗。

(4)预后：如能得到及时诊断与有效的治疗，可获痊愈。

(5)预防：针对产生的原因进行预防，术中防止漏扎损伤的淋巴管。

5. 乳糜腹水(chylous ascites) 是指乳状或奶油状的腹腔渗液，富含三酰甘油。乳糜腹水首次由 Motton 于 1691 年报道，国外的临床观察显示发病率占住院患者的 1/(5～10)万，在临床上十分罕见，由于进展性心肺疾病、腹部外科手术的增多和肿瘤患者的存活期延长，以及诊断技术的提高，乳糜腹水的病例逐渐增多。

(1)表现：术后早期腹胀并伴有胸腔渗出是其征象。乳糜腹水患者的临床症状主要包括原发疾病的表现、腹水以及乳糜丧失的表现。乳糜腹水患者因大量乳糜腹水引起腹胀，压迫膈肌出现呼吸困难，因淋巴液的漏出可丢失大量的脂肪、蛋白质、水、电解质和维生素，特别是脂溶性维生素，患者迅速出现消瘦、严重的营养不良，低蛋白血症，甚至恶病质而致死亡。乳糜腹水继发腹腔感染引起腹痛，类似急腹症，如阑尾炎、胃肠穿孔、腹膜炎等。

(2)原因

①手术创伤：如腹膜后淋巴结清扫术引起乳糜池、淋巴干的损伤未结扎，或使乳糜囊肿破裂。造成乳糜经淋巴管漏口进入腹腔。

②肿瘤：由于肿瘤对腹腔淋巴管的浸润、破坏、阻塞，以及外在压迫所致淋巴管的破裂，导致乳糜从肠壁、肠系膜汇入乳糜池障碍而漏入腹腔。

③炎症：由于感染引起胸导管、腹腔淋巴管的堵塞、破坏；丝虫病、肠系膜淋巴结结核、肠结核、结核性腹膜炎、肠系膜淋巴结炎，其中丝虫病、结核是乳糜腹水的常见病因。

④肝硬化：门静脉高压，肝静脉回流受阻和(或)肝硬化结节压迫胸导管。引起肝包膜下淋巴管、肠系膜淋巴管扩张，淋巴流量、压力增高，造成淋巴管破裂、高压淋巴渗出形成乳糜腹水。

⑤先天性因素：多见于儿童，主要是淋巴系统发育不良、闭锁或狭窄、肠系膜淋巴干或乳糜池的裂隙、肠淋巴管的扩张等。

(3)处理：乳糜腹水的治疗首先应针对原发病，如为肿瘤，可给予手术、放射治疗或化学治疗；结核病所致的乳糜腹水，进行正规的抗结核治疗可获得良好效果。

①饮食调节：患者宜进食低脂、低钠、高蛋白饮食，因三酰甘油主要通过胃肠道淋巴管及静脉吸收，这样可减少淋巴液的产生和漏出，促进淋巴管裂口的愈合。

②全胃肠外营养治疗(tota parenteral nutrition，TPN)：主要成分为必需氨基酸、25%葡萄糖、必需脂肪酸、矿物质、维生素等。TPN 通过静脉途径而非胃肠道途径提供人体所需的营养，改善营养状况，完全阻止乳糜的产生，抑制胃肠液的分泌，减少淋巴液的形成，促进组织淋巴管漏口的修复和愈合。肠外营养或与其他措施联合应用可使约 60%的患者乳糜腹水消退。

③腹腔穿刺：腹腔穿刺可缓解症状，减轻压迫以及炎症反应。可在 B 超引导下反复穿刺引流，也可置管引流，但有导致细菌性腹膜炎的可能。

④手术治疗：对淋巴管破裂或阻塞者，若经全胃肠外营养 4～6 周后无明显效果者，可行手术治疗。a. 可行经腹病变肠段切除术、病变的淋巴管或漏口缝扎术。b. 在腹腔镜下行淋巴管漏口缝合术。c. 若未找到淋巴管漏口，可行腹膜静脉转流术，如腹腔静脉分流术、淋巴结-静脉吻合术、腹腔-皮下组织分流术。d. 若为肝硬化引起的乳糜腹水，有的

患者可行经颈静脉肝内门脉系统分流术。

(4)预后：乳糜腹水的病死率随病因而异。据 Dodge 统计，1 年病死率为 71%，如能经及时有效的饮食调节、全胃肠外营养治疗、乳糜池淋巴管结扎术或引流术后，效果尚好。

(5)预防：去除病因，腹膜后淋巴结清扫术中避免损伤乳糜池、淋巴干或乳糜囊肿，可防止或减少乳糜腹水的发生率。术中找到进入乳糜池的大淋巴管，双重结扎乳糜池，可防止乳糜腹水的发生。

6. 输尿管损伤

(1)表现：输尿管损伤患者于术后漏尿，引流出来的液体为尿液。

(2)原因：术中不熟悉解剖结构，误伤输尿管。

(3)处理：如术中能及时发现并修补，愈后好。术后 3～5d 确诊者可手术修补或经膀胱插双 J 管引流尿液，破口较小者可愈合。

(4)预后：如能及时确诊并采取有效处理措施，预后较好，否则可导致严重后果。

(5)预防：术中熟悉解剖结构，先解剖出输尿管，避免误伤。

7. 射精障碍　腹腔镜腹膜后淋巴结清扫术的严重并发症之一是射精功能丧失，此与开放 RPLND 相同。RPLND 术的主要并发症是射精功能的丧失，进而引起男性不育，其发生概率接近 90%。

(1)表现：术后性交不射精。

(2)原因：术中损伤肠系膜下动脉与腹主动脉分叉之间的腹主动脉前交感神经纤维，出现逆向射精或不射精现象。化学治疗加双侧淋巴结清扫后常会出现不射精，是由于胸腰交感干传出弧的中断(T_{12}～L_3)。开放性 RPLND 术治疗后的患者因伤及传出交感神经而丧失射精能力，是由于胸腰交感干传出弧的中断(T_{12}～L_3)。

(3)处理：射精障碍通常只是暂时的，数月后常可恢复。保留男性生育能力对于年轻患者而言则很重要，尽管手术后丧失射精功能的患者精子能保存在人工精子库里，但这种间接获得的男性生育能力却使得手术的完全成功率下降至 40%。

(4)预后：一般不会导致严重后果。如果未对对侧血管周围和肠系膜下动脉平面以下的腹主动脉、下腔静脉之间的组织清扫，尤其是未累及腹主动脉分叉以下的腹下神经丛，射精障碍通常只是暂时的，数月后常可恢复。

(5)预防：按照保留神经腹膜后淋巴结清扫术，使将近 90%的患者可以保存正常的射精功能。术中保护肠系膜下动脉与腹主动脉分叉之间的腹主动脉前交感神经纤维，只要保留了一侧的交感神经，就不会影响射精功能，也不会出现不射精现象。腹腔镜或机器人辅助腹腔镜腹膜后淋巴结清扫术，电视监视系统有放大作用，在该系统监视下，手术操作更加精确，一般不会超出手术范围，可保留神经的 RPLND 可避免损伤射精的交感神经。

【评析】

1. 精原细胞瘤　精原细胞瘤睾丸切除术后，应根据肿瘤病理分期采取放射治疗和化学治疗。

(1)Ⅰ期精原细胞瘤：经研究发现，Ⅰ期精原细胞瘤睾丸切除术后，其肿瘤转移率为 15%，因此曾有学者建议进行观察随访。观察转移的中位时间为 12～15 个月，超过 5 年的晚期复发较非精原细胞瘤多见。目前多数学者对Ⅰ期精原细胞瘤不主张观察随访，仍应进行常规放射治疗。经腹股沟睾丸切除术后加腹膜后放射治疗可以治愈约 98%的Ⅰ期精原细胞瘤患者。放射治疗剂量较低的为 2500～3000cGy，患者的耐受性良好，照射野内的复发率很低，可以忽略不计。对纵隔区域不主张常规预防性照射，因纵隔转移并不常见。仅有 2%的患者发生膈上或全身性转移，复发后通常进行化学治疗。

(2)Ⅱ期、Ⅲ期精原细胞瘤：对精原细胞

瘤直径＜5cm 的腹膜后淋巴结转移者（$Ⅱ_A$ 或 $Ⅱ_B$ 期）同样可采取放射治疗，放射治疗后将近 90％的患者可获得无复发生存率；而＞5cm 的腹膜后淋巴结转移者，放射治疗后约有 1/3 的患者会复发。对 $Ⅱ_C$ 期病变建议先进行化学治疗。晚期 GCT 的化学治疗对于 $Ⅱ_C$ 期和Ⅲ期的 GCT 患者，每周期 100～120mg/m^2 的顺铂＋依托泊苷的化学治疗方案可以获得 70％～80％的治愈率，化学治疗中是否用博来霉素则需参考危险性评估的情况而定。单纯化学治疗可以使 60％的患者获得完全缓解（病灶完全消失，AFP 及 HCG 水平正常 1 个月以上）。另有 10％～20％的患者在经手术切除各部位的残留病灶后变为无瘤生存。减少顺铂用量将造成生存率下降。

2. *非精原细胞瘤* 非精原细胞瘤患者，也根据根治性睾丸切除术后肿瘤的病理分期来决定其具体治疗方案。

（1）Ⅰ期非精原细胞瘤：目前对睾丸切除术后的临床Ⅰ期非精原细胞瘤患者有两种标准辅助治疗方案，一种是 RPLND 术治疗，另一种是进行顺铂化学治疗并密切随访观察以防术后复发。这两种辅助治疗方案都能提高患者的术后生存率至接近 100％。考虑到这个原因，不应仅根据生存率来选择最佳治疗方式，而应依据并发症发生率、患者意愿、外科医师的专业知识和技能以及其他预后因素来选择。

①随诊观察：研究发现，对Ⅰ期非精原细胞瘤患者，在睾丸切除术后，AFP 和 HCG 降至正常水平者中，只有 10％的患者因转移而需要进一步的治疗。而行 RPLND 者中发现只有 20％～30％的腹膜后淋巴结受累，观察随诊 70％～80％的患者不转移，可以获得与 RPLND 同样的长期生存率；转移的中位时间在 7 个月左右，超过 2 年的远期转移较为罕见。因此，有学者认为对大多数这类患者采取 RPLND 起不到治疗作用，而 RPLND 术后多产生射精障碍及不育的并发症；故主张对Ⅰ期 NSTC 睾丸肿瘤患者，在睾丸切除术后不用再做其他治疗，进行观察随诊，只在肿瘤转移时才行进一步的治疗。

②RPLND：观察随诊需要患者有良好的顺应性，必须严格定期体格检查、摄 X 线胸片、淋巴造影、腹部 CT 和血清肿瘤标志物测定。由于这些检查均不能发现微小的淋巴结转移灶，而Ⅰ期非精原细胞瘤随访观察 99％正常的患者，仍有 33％的患者会出现腹膜后淋巴结转移；这使Ⅰ期非精原细胞瘤患者在睾丸切除术后随访中，腹膜后淋巴结转移的风险约为 30％。如原发睾丸肿瘤是 T_2～T_4 期或有血管及淋巴管的受累者，在这部分患者中约有 50％是病理Ⅱ期患者，并注定会转移。10％～30％的临床Ⅰ期睾丸癌患者术后病理检查结果证实为Ⅱ期，因此对这类患者，部分学者仍主张通过 RPLND 确诊Ⅰ期非精原细胞瘤患者，有无腹膜后淋巴结转移的病理分期，使能早期发现患者的腹膜后淋巴结转移，并及时采取有效的辅助化学治疗，避免失去早期治疗的机会，RPLND 术无疑能有效延长患者的生存寿命。RPLND 术后发生腹膜后复发概率＜2％，其复发部位主要在腹部以外，尤其是肺部。RPLND 术后的腹膜后转移风险较低，这使得对睾丸癌患者的术后随访观察变得更简单。血清肿瘤标志物检测能预测有无转移的可能，X 线胸片能发现有无肺部转移，而肺等部位较腹部更易出现转移。

（2）Ⅱ期非精原细胞瘤：对于有局限性同侧腹膜后淋巴结转移，淋巴结的最大直径为 3cm 的患者，首选的治疗是进行改良的 RPLND。病变经 RPLND 完全切除的病理Ⅱ期患者，几乎都能获得治愈。按标准进行的 RPLND 的术后复发率非常低。根据病变的程度，术后可以选择随诊观察或 2 个周期的辅助性化学治疗。对"少量"转移（转移淋巴结直径为 2cm 且受累淋巴结＜6 个）的患者，倾向于采取观察的方法，因为复发的可能性＜1/3。但对于“大量”转移（转移淋巴结直径＞2cm或受累淋巴结＞6个或有淋巴结外的侵犯）的患者，因复发率＞50%，故应进行2个周期的辅助性化学治疗，可以治愈98%的患者。化学治疗的效果良好，患者耐受性强，方案为依托泊苷100mg/(m^2·d)，第1～5天；顺铂20mg/(m^2·d)，第1～5天；博来霉素30mg/d，第2、第9和第16天，或不用博来霉素；每3周为1个周期。

3. *腹膜后淋巴结清扫术*　对于非精原细胞瘤患者而言，RPLND术仍是可供选择的治疗方案，它能精确区分出Ⅰ期患者和Ⅱ期患者，从而明确哪些患者仅需术后随访监测，哪些患者需行术后系统化学治疗。经典的RPLND术的并发症发生率较高，射精功能丧失而引起的男性不育却很常见。由于辅助化学治疗提高治疗效果，学者们通过研究进一步完善对腹膜后淋巴结转移的解剖定位认识，使得腹膜后淋巴结清扫更有针对性，清除范围进一步缩小，从而既保证了诊断敏感性又保留了患者术后的射精功能。保留神经腹膜后淋巴结清扫术，避免损伤射精的交感神经，使将近90%的患者可以保存正常的射精功能。

4. *扩大的双侧腹膜后淋巴结清扫术*　有学者认为按照常规法腹膜后淋巴结清扫尚不彻底，可能仍有约25%的淋巴结残留在大血管后面，因而主张采用扩大的双侧腹膜后淋巴结清扫术。除按上述方法清扫外，采取结扎两侧腰动、静脉，使腹主动脉和下腔静脉完全游离，可提起腹主动脉和下腔静脉，将腹膜后区域内的淋巴结、脂肪组织全部清除，以达到完全清除的目的。但此术难度大、损伤重、出血较多、风险大，并发症较多。睾丸肿瘤腹膜后淋巴结转移主要位于肠系膜动脉根部水平以下的肾周围到大血管分叉水平之间的范围内，对该区域彻底清扫是提高手术疗效的关键。对大血管后方组织是否需要清扫，意见尚不一致。

5. *术式比较*　开放性腹膜后淋巴结清扫术手术时间相对较短，但组织损伤较重，失血量较多。腹腔镜腹膜后淋巴结清扫术，手术视野开阔，显露清晰，手术操作损伤较轻，出血少，并发症少，术后胃肠功能恢复快，只是手术时间相对较长。机器人辅助腹腔镜腹膜后淋巴结清扫术，与腹腔镜腹膜后淋巴结清扫术相比，手术视野更加开阔，由于运用先进的双筒内镜和三维电视摄像观察系统，具有更大的放大功能，观察角度及距离更接近操作部分，手术野的暴露更充分、清晰，手术操作损伤极小，出血少，并发症较少，术后胃肠功能恢复快。但准备手术时间更长，价格较昂贵。腹腔镜腹膜后淋巴结清扫术及机器人辅助腹腔镜腹膜后淋巴结清扫术，是一种较为复杂和有一定风险的手术，手术时间较长，术者需要一定的手术经验和技巧，RPLND术的掌握有一长期的学习曲线，它仅限于具有腹腔镜技术知识的泌尿外科医师应用开展，一旦完成这一学习曲线后，会发现腹腔镜及机器人辅助腹腔镜RPLND术效果明显优于开放手术。

6. *辅助化学治疗*　由于仅接受RPLND术治疗的Ⅱ期患者的术后复发概率高达30%～50%，所以应对通过上述方式确诊的Ⅱ期患者进行辅助化学治疗。

【治疗疗法标准】

睾丸肿瘤自然病史短，近年用5年生存期作为疗效标准。

1. *治愈*　肿瘤切除，伤口愈合好，术后化学治疗、放射治疗，血液及淋巴无转移者。

2. *好转*　已有肿瘤转移，肿瘤未切除或手术切除肿瘤不彻底，未行淋巴结清扫，化学治疗和放射治疗后，肿瘤缩小，症状、体征减轻者。

3. *未愈*　肿瘤未切除，未行化学治疗和放射治疗，症状和体征无改善者。

目前，睾丸癌患者术后无瘤生存率在Ⅰ

期(肿瘤局限于睾丸)患者接近100%,在II_A和II_B期患者(腹膜后淋巴结转移)为95%以上,甚至II_C期患者(肿瘤已在腹膜后形成转移瘤)或Ⅲ期患者(肺部或其他器官已有转移)的术后生存率也是85%左右。

(王 郁 陈在贤)

参考文献

[1] 陈在贤,鲁栋梁,黄捷.睾丸切除术//陈在贤主编.实用男科学.2版.北京:人民军医出版社,2015:617-618.

[2] 陈在贤,鲁栋梁,黄捷.腹膜后淋巴结清除术//陈在贤主编.实用男科学.2版.北京:人民军医出版社,2015:619-626.

[3] 景德善,张绍增.睾丸切除术//金锡卿主编.手术学全集:泌尿外科手术学.2版.北京:人民卫生出版社,2007:526-528.

[4] 刘卓炜,丘少鹏,周芳坚,等.保留神经腹膜后淋巴结清除术治疗睾丸肿瘤.中华泌尿外科杂志,2005,26(7):491-493.

[5] 王宇,胡俊,王亮良,等.超声、肿瘤标志物结合术中快速病理对睾丸肿瘤手术方式选择的指导价值.现代泌尿生殖肿瘤杂志,2016,8(3):159-161.

[6] 马坚,凡杰,彭景涛,等.睾丸肿瘤腹腔镜腹膜后淋巴结清扫术3例报道及文献复习.现代泌尿外科杂志,2014,19(9):584-588.

[7] 姚浩宇,范应中,杜昆峰,等.小儿睾丸良性肿瘤的诊治方法及预后分析.中华泌尿外科杂志,2016,37(9):695-697.

[8] 苏煌,刘边疆,宋宁宏,等.保留睾丸手术治疗良性睾丸肿瘤的临床应用.中华男科学杂志,2014,20(11):1020-1024.

[9] 陈艳,屈彦超,张潍平,等.保留睾丸的肿瘤切除术治疗小儿良性睾丸肿瘤.临床小儿外科杂志,2012,11(2):97-99.

[10] 余闫宏,肖民辉,李伟,等.后腹腔镜腹膜后淋巴结清扫术4例报道.重庆医学,2015,6:832-834.

[11] 杨国强,陈光富,张旭,等.机器人辅助腹腔镜腹膜后淋巴结清扫术13例报告.临床泌尿外科杂志,2016,10:911-914.

[12] 刘钦,邓侠兴,沈柏用,等.机器人辅助腹腔镜腹膜后肿瘤切除术的初步经验——附1例报告.中国微创外科杂志,2013,13(10):929-931.

[13] 孟庆禹,罗国雄,彭城,等.腹腔镜手术与开放手术在腹膜后肿瘤切除中的对比研究(附57例病例报告).微创泌尿外科杂志,2016,5(3):137-140.

[14] 何威,谢欣,钟山,等.机器人辅助腹腔镜手术650例的临床经验:来自上海瑞金医院的报告.临床泌尿外科杂志,2016,1:9-14.

[15] 李兵兵,顾朝辉,贾占奎,等.腹腔镜腹膜后淋巴结清扫术治疗临床Ⅰ~Ⅱ期睾丸非精原细胞瘤的疗效观察.临床泌尿外科杂志,2015,9:801-803.

[16] Kliesch S. Diagnostic assessment and primary treatment of testicular tumor. Urologe A, 2004,43(12):1494-1499.

[17] Pottek T. Retroperitoneal lymph node dissection in testis cancer. Urologe A,2004,43(12):1514-1520.

[18] Hara I,Kawabata G,Yamada Y,et al. Extraperitoneal laparoscopic retroperitoneal lymph node dissection in supine position after chemotherapy for advanced testicular carcinoma. Int J Urol,2004,11(10):934-939.

[19] Machado TM,Zambon JP,Ferreira AD,et al. Retroperitoneal lymphadenectomy by videolaparoscopic transperitoneal approach in patients with nonseminomatous testicular tumor. Int Braz J Urol,2004,30(5):389-397.

[20] Santos Arrontes D,Paez Borda A,Valer Lopez-Fando MP,et al. Chylous ascites as a complication of retroperitoneal lymphadenectomy. Gastroenterol Hepatolm,2004,27(3):150.

[21] Janet E Husband,Dow-Mu Koh. Multimodality imaging of testicular tumours. Cancer Imaging,2004,4(Spec No B):S101-S107.

[22] Dana J Wallace, Chandra R Altemare, et al. Primary Testicular and Intraocular Lymphomas: Two Case Reports and a Review of the Literature. Surv Ophthalmol, 2006, 51(1): 41-50.

[23] Isao Kuroda, Munehisa Ueno, Tomoko Mitsuhashi, et al. Testicular seminoma after the complete remission of extragonadal yolk sac tumor: a case report. BMC Urol, 2004, 4: 13.

[24] Kume H, Kakutani S, Tomita K, et al. Salvage combination chemotherapy with docetaxel, ifosfamide and cisplatin (DIP): successful treatment of a case with metastatic testicular immature teratoma. Jpn J Clin Oncol, 2008, 38(2): 143-145.

[25] Mottet N, Rousmans S, Culine S. Systematic review 2007: Primary treatments of testicular germ cell tumors after radical orchydectomy. Bull Cancer, 2008, 95(2): 205-234.

[26] Kato M, Ikeda Y, Namiki S, et al. Spontaneous regression of pulmonary metastases from testicular embryonal carcinoma. Int J Urol, 2008, 15(3): 265-266.

[27] Richie JP. Is full bilateral retroperitoneal lymph node dissection always necessary for post-chemotherapy residual tumor? Urol Oncol, 2008, 26(2): 218-219.

[28] Fine A. Laparoscopic retroperitoneal lymph node dissection for nonseminomatous germ cell tumors: long-term oncologic outcomes. Curr Opin Urol, 2008, 18(2): 180-184.

[29] Fizazi K, Oldenburg J, Dunant A, et al. Assessing prognosis and optimizing treatment in patients with postchemotherapy viable nonseminomatous germ-cell tumors (NSGCT): results of the sCR2 international study. Ann Oncol, 2008, 19(2): 259-264.

[30] Castillo OA, Alvarez JM, Vitagliano G, et al. Retroperitoneal laparoscopic lymphadenectomy for stage I non seminomatous testicular cancer. Arch Esp Urol, 2007, 60(1): 59-66.

[31] Spiess PE, Tannir NM, Tu SM, et al. Viable germ cell tumor at postchemotherapy retroperitoneal lymph node dissection: can we predict patients at risk of disease progression? Cancer, 2007, 110(12): 2700-2708.

[32] Carver BS, Shavegan B, Eggener S, et al. Incidence of metastatic nonseminomatous germ cell tumor outside the boundaries of a modified postchemotherapy retroperitoneal lymph node dissection. J Clin Oncol, 2007, 25(28): 4365-4369.

[33] Valdevenito Sepulveda JP, Merhe Nieva E, Valdevenito Sepulveda R, et al. Reduced retroperitoneal lymphadenectomy for clinical stage I non seminomatous germ cell testicular cancer Aech Esp Urol, 2007, 60(3): 245-254.

[34] Correa JJ, Politis C, Rodriguez AR, et al. Laparoscopic retroperitoneal lymph node dissection in the management of testis cancer. Cancer Control, 2007, 14(3): 258-264.

[35] Willis SF, Winkler M, Savage P, et al. Repeat retroperitoneal lymph-node dissection after chemotherapy for metastatic testicular germ cell tumour. BJU Int, 2007, 100(4): 809-812.

[36] Sandeep Singh Lubana, Navdeep Singh, Hon Cheung Chan, et al. Primary neuroendocrine tumor (carcinoid tumor) of the testis: A case report with review of literature. Am J Int J Clin Exp Pathol, 2014, 7(4): 1771-1776.

[37] Xue Han, Lihua Yu, Shuyun Yang, et al. Primary neuroendocrine tumor of the testis: a study of clinicopathological features. Case Rep, 2015, 16: 328-332.

[38] Binwu Sheng, Yin-Ping Zhang, Huan-Huan Wei, et al. Primary adenomatoid tumor of the testis: report of a case and review of literature. Int J Clin Exp Pathol, 2015, 8(5): 5914-5918.

[39] Stephen B Tanner, Dan B Morilla, John D Schaber. A Case of Adult Granulosa Cell Tumor of the Testis. Am J Case Rep, 2014, 15: 471-475.

[40] Wassim M Bazzi, Omer A Raheem, Sean P Stroup, et al. Partial orchiectomy and testis intratubular germ cell neoplasia: World literature review. Urol Ann, 2011, 3(3): 115-118.

[41] Hajime Fujishima, Atsushi Sasaki, Yu Takeuchi, et al. Laparoscopic treatment for inguinal hernia combined with cryptorchidism: Totally extraperitoneal repair with orchiectomy under the same operative view. Int J Surg Case Rep, 2015, 17: 79-81.

[42] Hekmat Hakiman, Vitaly Margulis, Payal Kapur, et al. Rapid progression of a germ cell tumor encasing the inferior vena cava and aorta following a radical orchiectomy. Rare Tumors, 2013, 5(2): 79-82.

[43] Kai Yao, Zai-Shang Li, Fang-Jian Zhou, et al. Anatomical retroperitoneoscopic retroperitoneal lymph node dissection for clinical stage I nonseminomatous germ cell tumors: Initial operative experience. Asian J Androl, 2014, 16(1): 136-139.

[44] Jonas Busch, Ahmed Magheli, Barbara Erber, et al. Laparoscopic and open postchemotherapy retroperitoneal lymph node dissection in patients with advanced testicular cancer - a single center analysis. BMC Urol, 2012; 12: 15.

[45] Btett S Cancer, Angel M Cronin, Scott Eggener, et al. The total number of retroperitoneal lymph nodes resected impacts clinical outcome following chemotherapy for metastatic testicular cancer. Urology, 2010, 75(6): 1431-1435.

[46] Williams SB, Lau CS, Josephson DY. Initial series of robot-assisted laparoscopic retroperitoneal lymph node dissection for clinical stage I nonseminomatous germ cell testicular cancer. Eur Urol, 2011, 60: 1299-1302.

[47] Mir MC, Autorino R, Samarasekera D, et al. Robot-assisted laparoscopic retroperitoneal lymph node dissection for left clinical stage I non-seminomatous germ cell testicular cancer: focus on port placement and surgical technique. Int J Urol, 2014, 21: 212-214.

[48] Cheney SM, Andrews PE, Leibovich BC, et al. Robot-assisted retroperitoneal lymph node dissection: technique and initial case series of 18 patients. BJU Int, 2015, 115: 114-120.

[49] Steiner H, Leonhartsberger N, Stoehr B, et al. Postchemotherapy laparoscopic retroperitoneal lymph node dissection for low-volume, stage Ⅱ, nonseminomatous germ cell tumor: first 100 patients. Eur Urol, 2013, 63: 1013-1017.

[50] Sang Hyub Lee, Dong Soo Kim, Sung Goo Chang, et al. Robot-assisted laparoscopic retroperitoneal lymph node dissection for stage Ⅲb mixed germ cell testicular cancer after chemotherapy. Korean J Urol, 2015, 56(7): 540-544.

[51] Joel H Hillelsohn, I Brian D Duty, Zhamshid Okhunov, et al. Laparoscopic retroperitoneal lymph node dissection for testicular cancer. Arab J Urol, 2012, 10(1): 66-73.

[52] Prem Nath Dogra, Prabhjot Singh, Saini A K, et al. Robot assisted laparoscopic retroperitoneal lymph node dissection in testicular tumor. Urol Ann, 2013, 5(4): 223-226.

[53] Nicholas G Cos. Robot assisted laparoscopic retroperitoneal lymph node dissection in testicular tumor. Urol Ann, 2013, 5(4): 226-227.

[54] Juan C Rodriguez-Sanjin, Marcos Gomez-Ruiz, Soledad Trugeda-Carrera, et al. Laparoscopic and robot-assisted laparoscopic digestive surgery: Present and future directions. World J Gastroenterol, 2016, 22(6): 1975-2004.

[55] Cesar E Ercole, Maria Carmen Mir, Ricardo Autorino, et al. Robot assisted laparoscopic retroperitoneal lymph node dissection in testicular tumor. Urol Ann, 2014, 6(1): 99.

[56] Stepanian S, Patel M, Porter J. Robot-assisted laparoscopic retroperitoneal lymph node dissection for testicular cancer: evolution of the technique. European Urology, 2016, 70(4): 661-667.

[57] Lee SH, Kim DS, Chang SG, et al. Robot-assisted laparoscopic retroperitoneal lymph node dissection for stage Ⅲb mixed germ cell testicular cancer after chemotherapy. Korean Journal of Urology, 2015, 56(7): 540-544.

[58] Marshall M, Abdul-Muhsin H, Stroup S, et al. MP23-09 robot-assisted laparoscopic retroperitoneal lymph node dissection for non-seminomatous testicular cancer in the primary set-

ting: a recrospective multi-institutional analysis. Journal of Urology, 2016, 195 (4): e264-e265.

[59] Abdul-Muhsin H, Marshall M, Stroup S, et al. MP81-16 perioperative and early oncological outcomes following robot assistend retroperitoneal lymph node dissection for testicular cancer: a multi-institutional study. Journal of Urology, 2016; 195(4): e1059.

[60] Nicholas G Cost. Robot assisted laparoscopic retroperitoneal lymph node dissection in testicular tumor. Urol Ann, 2013, 5(4): 226-227.

[61] Williams SB, Lau CS, Josephson DY. Initial series of robot-assisted laparoscopic retroperitoneal lymph node dissection for clinical stage I nonseminomatous germ cell testicular cancer. Eur Urol, 2011, 60(6): 1299-1302.

[62] Lesly A Dossett, MPH, FACS, et al. Robotic-assisted Trans-peritoneal Pelvic Lymphadenectomy For Metastatic Melanoma: Early Outcomes Compared To Open Pelvic Lymphadenectomy. J Am Coll Surg, 2016, 222 (4): 702-709.

[63] Mir MC, Autorino R, Samarasekera D, et al. Robot-assisted laparoscopic retroperitoneal lymph node dissection for left clinical stage I non-seminomatous germ cell testicular cancer: focus on port placement and surgical technique. Int J Urol, 2014, 21(2): 212-214.

[64] Glaser AP, Bowen DK, Lindgren BW, et al. Robot-assisted retroperitoneallymph node dissection (RA-RPLND) in the adolescent population. J Pediatr Urol, 2017, 13(2): 223-224.

[65] Torricelli FC, Jardim D, Guglielmetti GB, et al. Robot - assisted laparoscopic retroperitoneal lymph node dissection in testicular tumor. Int Braz J Urol, 2017, 43(1): 171.

[66] Corona Montes VE, Pastore AL, Gausa L, et al. Robot assisted retroperitoneal lymph-node dissection after adjuvant therapy: different indications. Minerva Urol Nefrol, 2017, 69 (2): 153-158.

[67] Abdul-Muhsin HM, Lesperance JO, Fischer K, et al. Robot-assisted retroperitoneal lymph node dissection in testicular cancer. J Surg Oncol, 2015, 112(7): 736-740.

[68] Crestani A, Esperto F, Rossanese M, et al. Andrological complications following retroperitoneal lymph node dissection for testicular cancer. Minerva Urol Nefrol, 2017, 69 (3): 209-219.

[69] Pearce SM, Golan S, Gorin MA, et al. Safety and early oncologic effectiveness of primary robotic retroperitoneal lymph node dissection for nonseminomatous germ cell testicular cancer. Eur Urol, 2017, 71(3): 476-482.

第 31 章 男性节育手术

男性生育控制主要有体外排精、避孕套及男性绝育术等。现人们多能自觉控制少生优生，多采用前两种方法控制生育，只有当这两种方法不能控制者，才采取做男性绝育术。因此，男性绝育技术已大幅减少。男性绝育技术包括附睾绝育术和输精管绝育术。附睾绝育术是将鱼肝油酸钠、水凝胶、精氨酸锌及硅橡胶铜等于附睾内注射，破坏附睾管，损伤大，并发症严重，不可复性，已不被采用。输精管绝育术至今有如下多种方法，现逐一介绍。

第一节 输精管结扎术

输精管结扎术（vasectomy）是在输精管外结扎输精管，使其管腔闭塞，达到不生育的目的。早期的输精管结扎术，是在硬膜外麻醉下，分别在两侧阴囊做较大的切口暴露精索，在其内找出输精管，并分离、切断结扎两断端；费时长，损伤重，并发症多。自 20 世纪 60 年代起，我国开展了对男性绝育术的研究，在原有输精管结扎术的基础上进行改进。根据切口、固定、提取输精管的方式不同而形成钳穿法、直视钳穿法、针穿法、针头固定法、穿线法、针挑法等输精管结扎术。这使得输精管结扎术由大切口变成小切口、裂口或无口，由普通手术器械变为特制器械，由损伤重到损伤轻，由手术时间长到时间短，由并发症多到并发症少的方向逐步完善。其共同之处均是要结扎输精管，使管腔闭塞；除针穿法输精管结扎术外，其余均是要做阴囊切口（或裂口），将输精管提出阴囊切口外，进行分离、结扎。只是做阴囊切口、固定及提出输精管的方式不同而异。

【适应证】

已婚男子自愿要求输精管结扎术且无禁忌证者。

【禁忌证】

1. 男生殖系统炎症，如阴囊炎症、湿疹、淋巴水肿等未治愈者。

2. 糖尿病、高血压未控制者。

3. 凝血功能异常，有出血倾向者。

4. 腹股沟斜疝、鞘膜积液、严重的精索静脉曲张者。

5. 精神病、明显神经官能症及各种急、慢性疾病者。

【原理】

在输精管外结扎输精管，使管腔闭塞，以阻断精子通道。

【术前准备】

做好全身体格检查及局部检查。查血常规、尿常规、出凝血时间，必要时做其他相关检查。外阴备皮及清洗。

【麻醉与体位】

阴囊局部麻醉。受术者取平卧位。

【术式简介】

1. 钳穿法输精管结扎术(vasectomy with puncture forceps)　是以特制的分离钳做阴囊裂口,用皮内输精管固定钳固定、提出输精管进行结扎的输精管结扎术。

(1)手术特点:用分离钳做阴囊裂口,用皮内输精管固定钳在阴囊裂口内固定、提出输精管进行结扎。

(2)优点:以阴囊裂口替代过去的大切口,从裂口内提取输精管进行分离、结扎,损伤减轻,并发症减少,效果较好,输精管可复通。

(3)缺点:初学者不易掌握,并发症较多。现被直视钳穿法输精管结扎术取代。

(4)特殊器械:分离钳、皮内输精管固定钳(简称内固定钳)及输精管提出钩等。

(5)手术要点:选择在阴囊中、上 1/3 水平两侧入路,行阴囊局部麻醉后,以三指法固定输精管于阴囊局部麻醉处,用分离钳钳尖刺入阴囊内分离裂口(图 31-1A),将内固定钳经裂口伸入阴囊内,抓住输精管固定并提出阴囊裂口外(图 31-1B),用输精管提出钩钩住输精管,用分离钳将输精管周围组织剥离,分离出 2cm 长一段输精管,分两处用分离钳压榨后,用 1 号丝线分别两处结扎。在两结扎线之间切除一段 1～1.5cm 长的输精管。

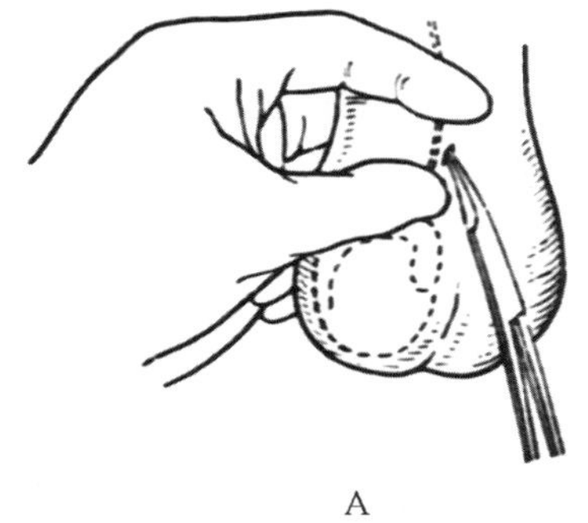

A

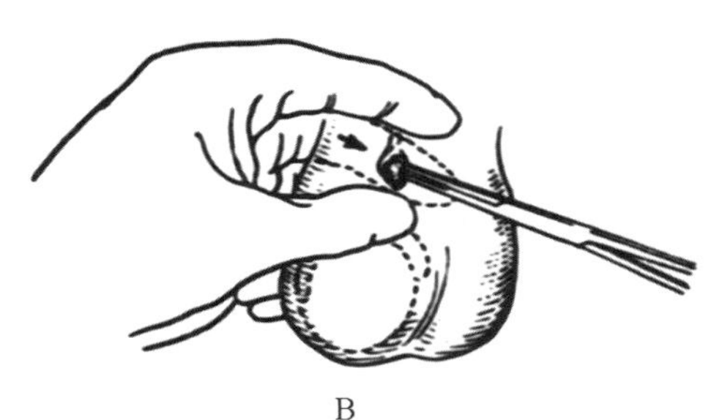

B

图 31-1　钳穿法输精管结扎术

A. 对准输精管穿刺分离阴囊壁;B. 抓住输精管并提出阴囊皮外

2. 直视钳穿法输精管结扎术(no-scalpel vasectomy,NSV)　此术由李顺强等报道,是钳穿法输精管结扎术的改进。是将皮内输精管固定钳的钳圈变大,使其能在阴囊皮外固定输精管,然后分裂裂口,提出输精管并进行结扎的输精管结扎术。

(1)手术特点:用皮外输精管固定钳在阴囊外固定输精管,用分离钳分裂阴囊裂口,挑出输精管并分离、结扎。

(2)优点:此术优于钳穿法输精管结扎术,操作较简单,损伤较轻,并发症减少,效果较好,可复通。应用较多。

(3)缺点:若掌握不好,则并发症多。

(4)特殊器械:皮外输精管固定钳(简称固定钳)、输精管分离钳(简称分离钳)。

(5)手术要点:选择在阴囊中、上 1/3 水平处局部麻醉后,选择正中或两侧入路,将输精管捏于左手中指和拇指之间,中指上顶,示指下压,使输精管牢靠地固定于阴囊皮下表浅处,用固定钳在局部麻醉处将输精管皮外固定后(图 31-2A),捏揉钳圈前方的皮肤,使其变薄,使该处输精管突起以便于分离。用分离钳钳尖在固定钳圈前方输精管最突出处刺入阴囊直达输精管,张开钳尖,使阴囊皮肤裂开(图 31-2B),暴露光裸的输精管后,将分离钳的一叶钳尖朝下,刺入光裸的输精管前壁;以顺时针方向旋转 180°使钳尖朝上挑起输精管,去除固定钳后输精管即被提出阴囊裂口之外并固定。用分离钳紧靠提起的输精管下曲部穿过,分离 1～1.5cm 输精管(图 31-2C)。避免损伤输精管动脉。在输精管拟结扎处用分离钳轻轻压榨后,用 1 号丝线分别两处结扎;在两结扎线之间剪断输精管或切除一段 1～1.5cm 长的输精管。

以同法结扎对侧输精管。

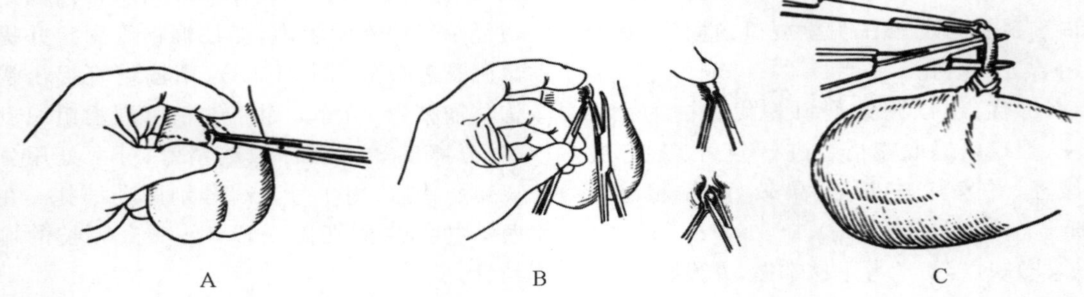

图 31-2 直视钳穿法输精管结扎术

A. 用皮外输精管固定钳皮外固定输精管;B. 用分离钳分离阴囊壁及输精管;C. 提出并游离输精管

3. 针穿法输精结扎术(percutaneous vasoligation by sewing machine needle) 此法于 1984 年由陈在贤创建并报道。是用 8 号注射针头与 14 号缝纫机针穿刺对接套线,在阴囊内套住输精管,用皮外输精管压榨钳压榨、结扎输精管。其精子消失率及绝育有效率分别是 94%及 97.1%。

(1)手术特点:阴囊无裂口。输精管不切断结扎,损伤轻,并发症少,效果较好。易被受术者接受。

(2)优点:此法结扎输精管,可复通。

(3)缺点:操作技术要求较高,不易掌握。

(4)特殊器械:8 号注射针头、14 号缝纫机针及皮外输精管压榨钳等。

(5)手术要点:输精管皮外固定后,用 14 号缝纫机针从输精管下方经阴囊壁穿过对侧,针尖孔穿上 1-0 丝线双折后,用 8 号注射针头的针尖孔与 14 号缝纫机针针尖吻接后,将缝纫机针推到对侧,两针尖落离后,将丝线拖过约一半后又重新吻接送到阴囊内输精管下方(图 31-3A),使两针吻接处稍后退脱开上抬,让输精管在两针尖间隙滑下去后,两针尖在阴囊内输精管上方又重新吻接后(图 31-B),将 14 号缝纫机针推向对侧穿出,这样缝纫机针针尖孔穿的丝线,经阴囊的同一孔道绕输精管一圈后又从原孔穿出阴囊外,抓住缝纫机针针尖孔的丝线,在针尖孔处剪断成双股线套输精管,退去缝纫机针,用皮外输精管压榨钳在阴囊皮外压榨挫伤套线处的输精管(图 31-3C)后结扎。

4. 针头固定法输精管结扎术(vasectomy with needle fixation method) 此法是用针头穿刺将输精管固定后,做切口提出输精管并进行结扎的手术方法。

(1)手术特点:用注射针头经阴囊穿刺并将输精管固定于针梗上方阴囊皮下后,再切开皮肤将输精管钩出阴囊切口外分离、结扎。

(2)优点:损伤较轻。

(3)缺点:操作较复杂,不易掌握,临床未见应用。

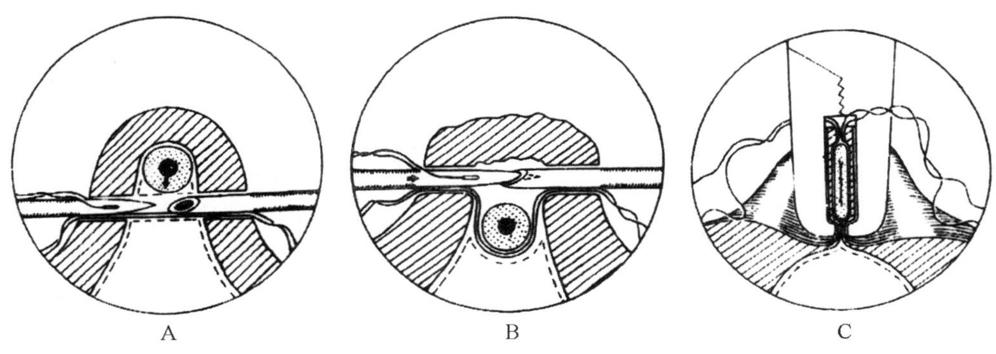

图 31-3　针穿法输精结扎术

A. 用 14 号缝纫机针与 8 号注射针头配合穿刺阴囊带线于输精管下方，两针尖分开让输精管下滑；B. 两针尖在阴囊内输精管上方重新吻接向对方推出；C. 输精管压榨钳在皮外压榨挫伤套线处的输精管后结扎

（4）特殊器械：输精管小提钩。

（5）手术要点：以拇指、示指将输精管游离并固定于皮下，将针头刺向输精管下方进行麻醉，边浸润边进针。当输精管位于针头上方时，用拇指将阴囊皮肤捻紧并向下推移，以示指尖向上顶针头，并同时将针头穿出对侧皮肤，输精管在皮肤与针头之间得以牢靠固定。用刀片一次纵行切开阴囊皮肤至输精管前壁各层，直达输精管腔。将输精管小提钩钩尖朝下，纵向插入管腔，旋转 90°，钩住管壁，拔出针头，提出输精管（图 31-4），按常规进行结扎。

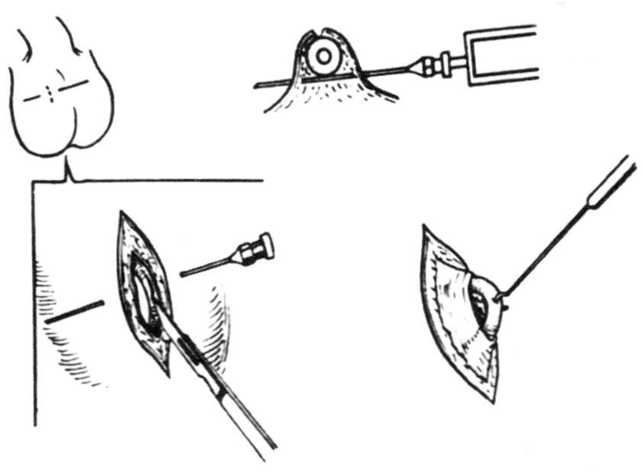

图 31-4　针头固定法输精管结扎术

用注射针头经阴囊穿刺并将输精管固定于针梗上方，切开皮肤将输精管钩出阴囊切口外分离、结扎

5. 穿线法输精管结扎术（vasectomy of needle puncture in combination with suture introduction）　是用直圆针穿线经阴囊穿刺，在阴囊内绕输精管一周穿出，将输精管套住并提起固定，然后做阴囊切开，挑出输精管并进行分离、结扎的输精管结扎术。

（1）手术特点：用直圆针穿线穿刺阴囊，套住并固定输精管，再切开阴囊，挑出输精管进行分离、结扎。

（2）优点：损伤较轻。

（3）缺点：操作较复杂，不易掌握，临床未见应用。

（4）特殊器械：中号直圆针。

（5）手术要点：左手拇指、示指将输精管单独固定在阴囊皮下表浅部位。在输精管被固定处的一侧进针，边注射麻醉药物，边将针头通过输精管下方，直至穿透对侧皮肤。将带有丝线的直圆针插入麻醉针头孔内，使其随麻醉针头退出时引过圆针。将圆针由原针孔并在输精管上方穿回对侧，此时输精管则被套在该线之间（图 31-5）。助手将线的两端提起，术者用蚊式钳扩大穿线孔眼，露出输精管被膜。用刀切开该被膜，在直视下用弯圆针挑起，提出光裸的输精管并予以结扎。

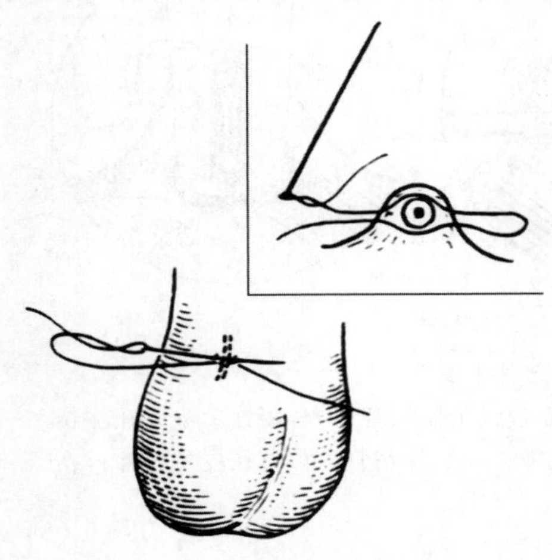

图 31-5　穿线法输精管结扎术

用直圆针穿线穿刺阴囊并套住、固定输精管，切开阴囊并挑出输精管分离、结扎

6. 针挑法输精管结扎术（vasectomy of pricking out vas deferens with needle）　是用手固定输精管于阴囊皮下，切开阴囊并游离输精管，用注射针头挑出输精管进行分离、结扎的输精管结扎术。

（1）手术特点：用手固定输精管，切开阴囊，用注射针头挑出输精管并进行结扎。

（2）优点：损伤较轻。

（3）缺点：操作较复杂，不易掌握，临床未见应用。

（4）特别器械：2 枚 8 号注射针头。

（5）手术要点：用左手拇、示指将输精管单独固定在阴囊皮下，以尖刀直接刺到输精管，用蚊式钳游离输精管。再用 8 号注射针头紧贴输精管下方刺入（针头斜面向下），固定输精管的手指同时做捻转和顶抬动作，配合挑出输精管，松开固定输精管的手指。纵行切开输精管被膜，以另一枚 8 号注射针头穿过输精管壁，挑出分离并结扎（图 31-6）。

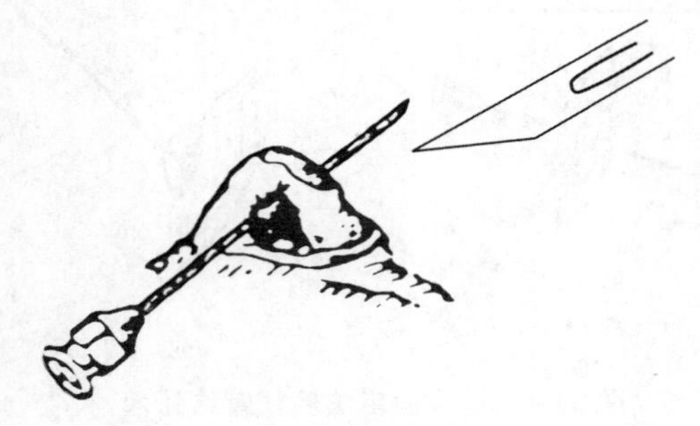

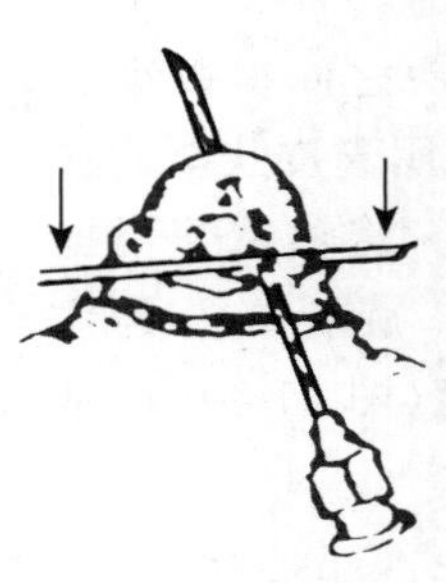

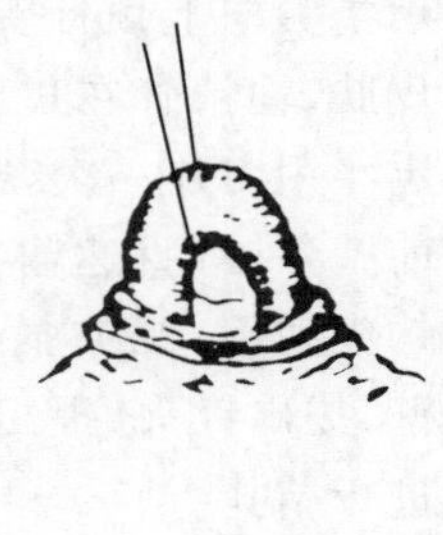

图 31-6　针挑法输精管结扎术

用手固定输精管于阴囊皮下，切开阴囊，用注射针头挑出输精管后进行结扎

7. 输精管不切断结扎术（vasoligation without section）　此法于 1982 年由黄明孔等报道。是在钳穿法输精管结扎术术式的基础上，未切除输精管，多扎一处的输精管结扎术。

（1）手术特点：输精管不切断，三处结扎。

（2）优点：损伤较轻，并发症较少，效果较好。

（3）缺点：临床未见应用。

（4）手术步骤：同直视钳穿法提取输精管（不同之处仅是输精管不切断），游离 1.5cm 输精管，压榨后用丝线结扎两处，两结扎处之间再结扎一处。

（5）精囊灌注问题：为了减少术后精囊内残余精子受孕，术中可向精囊端输精管腔内插入 6 号钝针头，用局部麻醉药液或生理盐水灌洗精囊，每侧灌注5ml左右，以冲洗出精囊内的残余精子。

(6)检查止血：为了减少术后出血，术中在剪断结扎线之前，将输精管两断端回纳入阴囊内，观察有无出血，如有出血，牵拉结扎线将输精管两断端提出阴囊裂口外，找到出血处并给予结扎止血，满意后剪去结扎线，将输精管复位于阴囊内。

【意外事件】

早期在基层医院发生损伤、结扎、切除一段尿道及损伤膀胱的罕见意外事件。偶遇血友病患者术后出血不止的事件。

【术后注意事项】

受术者术后需观察1h左右，局部无血肿方可离去，术后避免体力劳动，在6个月内仍应采取避孕措施，待精液检查精子为零时，方可解除避孕措施。

【并发症防治】

男性绝育术后因各种原因可产生多种并发症，根据并发症的原因采取预防措施，如已发生并发症，应立即诊断并采取有效措施，将损害减低到最低程度。常见并发症如下。

1. **出血**　男性绝育术后出现阴囊切口持续渗血24h以上，精索血肿直径>2cm，阴囊血肿直径>4cm者，确诊为出血或血肿。发生率约为0.53%。

(1)表现

①阴囊皮下淤血：术后血液积于皮下，局部皮肤呈紫红色，逐渐变成青紫色，血液还可外流浸湿敷料。

②精索血肿：血液积聚于精索内，形成边缘清楚、表面光滑、张力较高的梭形肿块，牵拉精索可随之移动，可有疼痛。血肿多以输精管手术部位为中心，并扩大向上下延伸。注意精索血肿与精索炎的鉴别，精索炎一般在手术2～3d出现阴囊肿痛，其边界不清，局部皮肤发红、发热，炎症较重者可伴发热。

③阴囊血肿：出血较多，2h内阴囊可明显肿大，阴囊皮肤青紫，如不及时处理，继续出血，阴囊继续肿大，将使阴茎、会阴部皮肤青紫、肿胀，患者可出现口渴、心烦、脉搏增快、血压下降等全身症状。

(2)病因：未严格掌握手术适应证，如对患有高血压、血液疾病、精索静脉曲张、精索鞘膜积液者施行绝育术。术中未能彻底止血，术后过早参加体力劳动或剧烈活动。

(3)处理：若有活动性出血，可行局部压迫止血，亦可结扎出血点或阴囊皮肤全层缝合。如出血已停止，早期可局部冷敷，出血停止后可局部热敷，并给予抗菌药物。如为术后早期较小的血肿，可加压包扎、冷敷。可酌情选用止血药。如血肿继续增大，说明有活动性出血，应立即切开止血。对较大的血肿，即使出血已经停止，也宜切开以清除积血，否则病程迁延，易继发感染、血肿机化硬块残留。切开止血，首先要迅速清除积血块，找到出血点并给予结扎，彻底止血。并放置引流条，引尽渗液后拔除。对已经停止出血的小血肿，可在48h后给予热敷，并注射玻璃酸酶1500U。抗血肿机化还可应用α-糜蛋白酶5mg，局部注射，隔日1次，连续3～5次。

(4)预后：经治疗出血停止，积血基本被吸收者为治愈。

(5)预防：严格掌握适应证，术中止血彻底，阴囊壁裂口长度应大于输精管直径的2倍，避免输精管嵌顿不能发现出血点，术后早期避免体力劳动、体育活动及性生活。

2. **感染**　绝育术后2周内发生的切口或入口感染、结扎断端感染，以及急性精索炎、附睾炎、精囊炎或由此引起的慢性感染者，诊断术后感染。而术后无急性感染病史的慢性精索炎、慢性附睾炎和慢性精囊炎、前列腺炎不作为并发症论处。据国内统计，感染率约为0.88%。

(1)表现

①阴囊入口感染：感染局限于阴囊皮肤或皮下组织，局部出现红、肿、热、痛及化脓。

②精索炎、附睾炎、睾丸炎：精索局部疼

痛,可向腹股沟、下腹部及下腰部放射。可扪及精索增粗,界限不清,表面不光滑,压痛。如炎症累及附睾、睾丸,则患侧阴囊肿大,触痛明显,睾丸、附睾边界不清、变硬,如有化脓,可有波动感,穿刺可抽出脓液,此时往往伴有寒战、高热等全身中毒症状。

(2)病因:术前阴囊皮肤感染未能控制,术前外阴没有清洗干净,手术区消毒、手术器械灭菌不严格,术中未严格无菌操作等均可导致男性绝育术后感染。

(3)处理

①一般处理:急性炎症期应卧床休息,阴部热敷。可用TDP、频谱、波姆红外光、超短波、CO_2激光及离子导入等治疗,改善局部血液循环,促使炎症消退。

②抗感染治疗:及时应用足量的抗菌药物,迅速控制感染,以防脓肿形成。轻者可选用口服制剂及肌内注射给药,严重者或有全身症状者应肌内注射或静脉给药。选择敏感的有效的抗生素治疗,最好根据细菌培养及药敏试验结果选择用药。

③脓肿切开引流:如有脓肿形成,应及时切开引流,切口位置要低,引流口径应偏大,以便充分引流,促进愈合。

④慢性精索炎、附睾炎的治疗:慢性炎症,局部用药较全身用药效果好。常用庆大霉素4万U,醋酸甲泼尼松龙12.5mg,糜蛋白酶5mg,1%盐酸普鲁卡因或利多卡因3ml,混合后做精索周围注射,每周1次,共3~5次。忌将药物注入精索瘢痕组织内,以防炎症扩散。有输精管瘘或阴囊窦道形成时,应手术切除病变组织,术中避免损伤精索主要血管。可酌情给予抗菌药物治疗。

(4)预后:伤口愈合,症状消失,局部无明显压痛者为治愈。

(5)预防:对有阴囊炎、湿疹及生殖道炎症者,待炎症治愈后再施行手术。术前认真清洗外阴。手术器械、布类、敷料、结扎线及手套等应严格消毒,术中严格无菌操作,防止术后血肿继发感染。

3. 痛性结节 输精管绝育术后近期内,局部可因组织反应而形成结节,一般多无症状。若术后3个月以上,结节局部仍有疼痛且有明显压痛,可诊断为痛性结节,其发病率约为0.49%。

(1)表现:输精管结扎术后3个月以上,结扎结节时大时小,疼痛,甚至放射到腹股沟、下腹部及腰骶部等处,经久不愈,局部压痛。

(2)病因

①术后输精管残端感染,形成炎性肉芽肿或小的脓肿。

②术中输精管损伤大,结扎残端血肿机化后形成粘连块。或结扎输精管时扎入周围组织过多;或输精管未完全复位与周围组织粘连,形成瘢痕。

③精子肉芽肿:结扎线过细或用力过猛勒断部分输精管,或结扎时管腔未完全闭合,或输精管残端坏死等使精液溢出,形成精子肉芽肿。

④异物肉芽肿:结扎线过粗、过多,产生异物肉芽肿。

⑤神经纤维结节样增生:大块结扎,结扎了神经纤维,使神经纤维增生形成瘤样增生结节。

(3)处理

①抗感染:对有感染者,可选择敏感的抗菌药物口服、肌内注射或静脉用药治疗。

②局部封闭:对长期反复发作者,可用庆大霉素8万U或卡那霉素0.5g、醋酸泼尼松龙或曲安西龙双醋酸酯12.5~25mg,或醋酸地塞米松5mg和1%普鲁卡因或利多卡因3ml,亦可加入糜蛋白酶5mg。将结节固定在阴囊皮下表浅位置,用5号或$5\frac{1}{2}$号注射针穿刺,将药液注射在结节周围。可每周注射1次,共3~5次,症状消失即可停用。

③理疗:可辅以超声波、激光、音频、等正

弦电流、药物离子透入等局部理疗。

④结节切除术：对诊断明确、经各种方法较长时间（2 年左右）治疗均无效果者，可在急性炎症被控制后手术切除痛性结节。

手术要点：麻醉效果好，做到无痛手术，最好选用硬膜外麻醉或精索阻滞麻醉；手术严格无菌，仔细解剖、分离，避免损伤邻近组织，切除结节后，将输精管两断端结扎，止血彻底，渗液引流干净，标本送病理检查，术后抗感染治疗。对不愿切除结节而只愿接受更简单的手术者，可采用输精管外膜横断治疗痛性结节。

（4）预后：治愈标准为症状消失，局部无明显压痛。

（5）预防

①严格掌握手术适应证。

②防止粗暴操作引起组织过多损伤、出血、大块组织结扎，一并结扎过多的血管和神经，造成神经纤维瘤样结节、瘢痕粘连压迫神经纤维，导致疼痛。

③结扎输精管时，宜在结扎处先适当压挫，便于结扎时容易将管腔闭锁，同时防止用力过大而勒断质脆的输精管，造成精液外溢，形成精子肉芽肿。

④输精管结扎线一般用 1 号丝线。术中若有出血，应用更细的 0 号丝线结扎，以防止在小块组织上留有过多的异物。

4. 附睾淤积症　输精管结扎术后 6 个月以上，阴囊内胀痛，可放射到腹股沟、下腹和腰部，劳累和性生活后局部症状加重，检查发现附睾肿胀且有明显压痛者，称为附睾淤积症。其发病率约为 0.63%。

（1）表现：输精管结扎或闭塞术后 6 个月以上，局部仍感胀痛，甚至放射到腹股沟、下腹部及腰骶部，检查一侧或双侧可触及附睾肿大，明显压痛，可诊断为附睾淤积症。

（2）病因：输精管结扎术阻断了精子通道，精子、睾网液的产生，致使附睾及近睾端输精管内压增高，附睾有一定程度的增大。一般 6 个月内，因附睾内压增加，睾丸生精作用减弱，睾网液生成减少，吸收加快，逐渐建立起一种新的动态平衡。如有慢性附睾炎、精子肉芽肿等影响附睾的吸收功能，使附睾进一步增大，出现不适。

（3）处理

①封闭治疗：醋酸泼尼松龙或曲安西龙双醋酸酯 12.5～25mg，或醋酸地塞米松 5mg 加 1%～2% 普鲁卡因或利多卡因 5～10ml 做肿胀附睾周围的浸润封闭，每周 1 次，3～5 次为 1 个疗程。对附睾炎伴淤积型者在封闭液中可加入庆大霉素 8 万 U 或卡那霉素 0.5g、林可霉素 60 万 U 等药物。

②理疗：局部采用微波、超短波、超声波、音频、红外线等理疗方法，既可抑制精子发生，又可改善局部血液循环，加速吸收。

③抑制生精：醋酸棉酚 20mg，每天 1 次，口服，2～3 个月为 1 个疗程，服药期间注意钾盐的补充。还可用白花蛇舌草 30g，水煎服，每日 1 剂。

④抗炎镇痛治疗：对有附睾炎者酌情给予抗菌药物。对疼痛症状明显者可给予镇痛药，如吲哚美辛 25mg，口服，每天 3 次。

⑤手术治疗：经多方长期（2 年以上）治疗不愈者，若患者要求，可行输精管吻合术（女方采取避孕措施），或附睾切除术。

（4）预后：经治疗附睾局部肿胀减轻或消失，无明显压痛者为治愈。

（5）预防：有慢性附睾炎者，不宜行男性绝育术；避免术后房事过频；近睾端开放法结扎输精管可预防附睾淤积症。

5. 神经官能症　神经官能症与输精管绝育术无直接关系。但经社会调查，受术者术前神经精神系统正常，确因绝育手术引起思想顾虑、恐惧等精神因素的诱发，精神科或神经科医师会诊，除外器质性病变，症状较重，影响健康者可诊断为神经官能症。其发病率为 0.24%～0.35%。

（1）表现：主要表现为脑力活动的减退，

可出现躯体各种不适,可有焦虑、抑郁、恐怖、强迫现象,疑虑以及癔症性症状。神经衰弱的诊断要求症状持续存在3个月以上,且影响生活、工作和学习,但有求治要求。体格检查及理化检查均无阳性发现。男性绝育术后神经官能症应与精神分裂症、躁郁症鉴别。

(2)病因:对男性绝育术缺乏了解,妻子埋怨,非自愿手术者。恐惧手术,麻醉效果不好术中疼痛,手术不顺利、时间过长,术中及术后不良语言刺激,术后出血、感染等因素都可能促使其发病。

(3)处理

①心理治疗:传授男性绝育术的科学知识,解除患者的误解及忧虑。在心理治疗中,关键在于语言暗示技巧,因此心理疗法必须通过专业培训,才能正规高效。

②药物治疗:药物治疗是用于对症治疗,如头痛、头晕、心烦、心慌等患者给予地西泮2.5～5mg,每天3次;或氯氮䓬10mg,每天3次。心律失常,患者又感心悸,给普萘洛尔10～20mg,每天3次。腹痛、身痛、阴部疼痛等,给卡巴西平0.1～0.2g,每天3次;硫必利0.1g,每天3次。焦虑不安、情绪低落、悲观失望者给予多塞平25～50mg,每天3次;或阿米替林25～50mg,每天3次。有疑病观念者,给予奋乃静4～8mg,每天3次,苯海索2mg,每天3次。失眠严重者给予甲喹酮0.2g或氟西泮30mg,睡前服1次。精神症状严重者,氯丙嗪25～100mg,每天3次,口服。剂量由小到大,每2～3天递增一次剂量,最高剂量大小视病情轻重而定。不宜用氯丙嗪者,也可选用其他抗精神病药物。

(4)预后:经治疗症状好转,稳定6个月为治愈。

(5)预防:有神经症症状者不宜行男性绝育术。传授男性绝育术的科学知识,解除患者对男性绝育术的误解及忧虑。使其对绝育手术有一正确认识。做到麻醉效果好,术中无疼痛,手术顺利及术中避免不良语言刺激,可减少手术并发症。

【评析】

上述7种输精管结扎术各有其优缺点,效果及并发症各不相同,均因种种原因,如有的因方法不先进,有的因操作有一定难度、不易掌握,未能推广应用。其中直视钳穿法输精管结扎术相对较简便易行、安全有效,应用较多。

第二节 输精管注射绝育术

向输精管内注射苯酚-504粘堵剂以达到绝育的手术方法,称为输精管注射绝育法(chemical vasectomy)(简称粘堵法)。1971年起由李顺强、黄明孔等开始研究,1972年进入临床应用。据报道,其精子消失率为94.94%。因需特制器械,操作复杂,并发症多而严重,且不可逆,未被采用。

【适应证与禁忌证】

同输精管结扎术。

【原理】

向输精管腔内注入苯酚-504粘堵剂,苯酚腐蚀破坏输精管管腔,504为医用黏合胶,凝固后变硬,起堵塞作用,两者结合粘堵输精管达到绝育的目的。

【优点】

注射绝育,阴囊无裂口,给受术者心理安慰。

【缺点】

需要特殊器械,操作难度大,不易掌握,并发症多而严重,不能复通。

【特殊器械和药物】

固定钳、输精管粘堵注射器、8号锐针头、6号钝针头、粘堵剂(25%苯酚和75%α-氰基丙烯酸正丁酯的混合液)。

【术前准备】

同输精管结扎术。

【麻醉与体位】

同输精管结扎术。

【手术要点】

1. 阴囊皮外固定输精管　步骤同直视钳穿法输精管结扎术。术者左手拇、示指指尖捏住钳尖处的输精管，右手指捏住 8 号锐针头，使针尖斜面与输精管纵轴一致，在捏住的输精管最突出部位刺破阴囊皮肤及输精管前壁入管腔(图 31-7)。拔出 8 号针头，立即用 6 号钝头针沿着已刺开的孔道顺势穿入管腔。

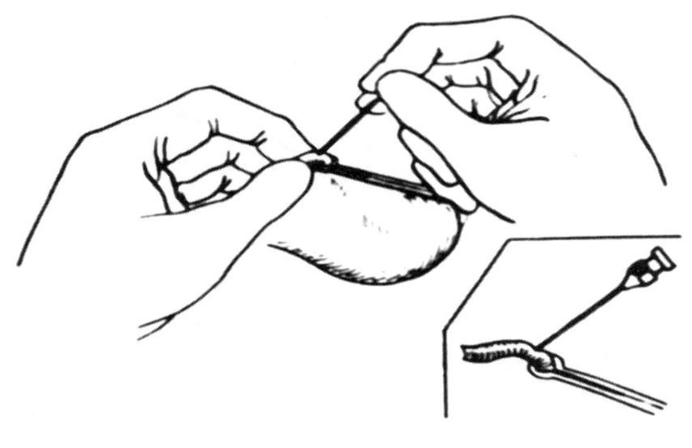

图 31-7　穿刺输精管

2. 输精管穿刺成功的判断　①穿入时有特别光滑感和针尖无阻力感，进、退针可感到针梗在光滑的管道内滑动，扪摸针尖感觉两侧的组织厚度一致。②精囊灌注试验：经 6 号钝针头注入 5ml 药液无阻力，局部无水肿，受术者有尿意感。③输精管盲腔加压注气试验：助手用拇、示指卡紧针尖精囊端的输精管，术者左手拇、示紧紧捏住穿刺针入口处的输精管，右手用盛有 4ml 空气的注射器接在 6 号钝针头上，加压推至 2ml 刻度处，放松后空气自动退至原来刻度处。用输精管阻断钳在针尖前方 0.5cm 处卡紧输精管，用粘堵注射器吸取输精管粘堵剂 0.045ml，紧密接在针头上，同时卡紧进针孔眼处的输精管，针退出 1cm，将粘堵剂全部注入这段约 2.5cm 的盲腔内(实际注入药量约为 0.025ml)，待 20s 凝固后拔出针头。

用同法注射左侧。

【意外事件】

粘堵剂注入过量，将粘堵剂注入近段输精管、精囊以及尿道，或注入输精管外精索内，可产生严重并发症，处理非常困难。

【并发症防治】

与输精管结扎术后并发症防治类似。

【评析】

此术式需特制器及粘堵剂，操作复杂，技术要求高，难度大，掌握不好，易产生严重并发症，且不能复通，现已不主张采用。

第三节　输精管经皮注射栓堵术

输精管经皮注射栓堵法(vosdeferens occlusion by percutaneous injection of polyurethane elastomerplugs)(简称输精管栓堵法)是将胶状的栓堵剂注入输精管腔内，快速凝固成栓子堵塞输精管，达到绝育的目的。此法 1983 年由赵生才报道，节育有效率为 99%。精子消失率为 88.80%。因需特制器械，操作复杂、难掌握，并发症多，复通困难，未被采用。

【适应证与禁忌证】

同输精管结扎术。

【原理】

向输精管内注射栓堵剂，快速凝固成栓子堵塞输精管，达到绝育的目的。

【优点】

注射绝育，阴囊无裂口，给受术者心理的安慰。

【缺点】

需要特殊器械，操作难度大，不易掌握，并发症多而严重，复通困难。

【麻醉与体位】

同输精管结扎术。

【特殊器械和药物】

特殊器械有固定钳、8号锐针头、6号钝针头、输精管栓堵注射器、阻断器、加压推注器。栓堵剂为医用聚氨基甲酸乙酯(medical polyurethane,MPU):MPU-A每支含预聚体聚氨基甲酸酯溶液1g,MPU-B每支含催化剂0.5ml。准确抽取MPU-B 0.3ml,加进MPU-A安瓿内,立即搅拌至少2min让其充分混合均匀。

【栓堵前准备】

同输精管结扎术。

【手术要点】

上输精管阻断器前的操作步骤同输精管粘堵法。将6号钝针头抬起后上输精管阻断器。拧紧阻断器的旋钮后轻轻退针,直至针尖退至环中部为止,捏住针栓轻轻上下摇动,可见针尖在环内活动,此时再复查一下输精管是否仍在环中间。注入栓堵剂时再用皮外固定钳环夹在阻断器环柄的根部,保证加压推注时栓堵剂不漏过。术者先用栓堵注射器吸取栓堵剂0.6ml,接在6号钝针头针栓上,放入加压推注器槽内。左手固定加压推注器体部,右手旋转推注器旋钮,将栓堵剂缓慢注入控制的输精管腔内,可见环内组织缓缓凸起(图31-8)。推注完毕,拔除针头。待安瓿内剩余栓堵剂凝固时,即可取下阻断器。

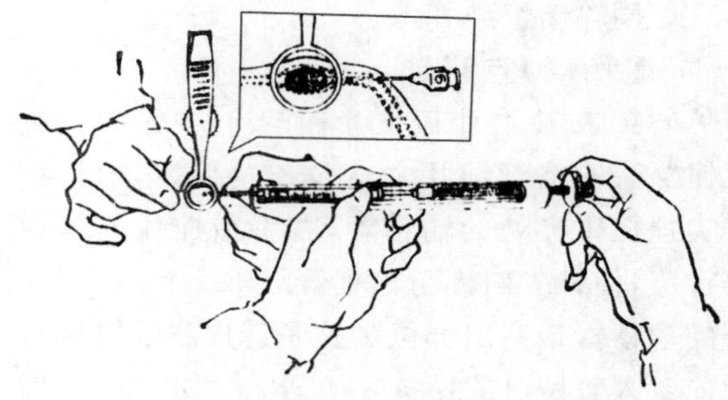

图31-8 加压注射栓堵剂进入输精管腔

【术中注意事项】

准确配制栓堵剂,严格执行栓堵规定剂量,保证栓堵剂注入阻断环内的输精管腔内。推注速度需缓慢,注射速度过快时针管内压力过高,易造成注射器损坏。

【并发症防治】

与输精管结扎术后并发症防治类似。

【评析】

此术有一定的绝育效果,但需特制器械及栓堵剂,操作复杂而困难,难以掌握,并发症较多。故未能推广应用。

第四节 输精管电凝绝育术

输精管电凝绝育术(vasal sterilization with electrocoagulation)是电凝一段输精管或输精管断端,形成瘢痕闭塞,从而达到绝育目的。王凤辉等报道204例,2年随访精子消失率为94%。但电流强度及通电时间不易掌握。输精管电凝绝育术有暴露输精管电凝术及穿刺输精管电凝绝育术两种术式。

【原理】

用电凝破坏一段输精管或输精管断端,使精管不通,达到不能生育的目的。

【优点】

有一定效果,并发症少。

【缺点】

需要特殊器械,操作难度大,不易掌握,无实用价值。

【适应证与禁忌证】

同输精管结扎术。

【麻醉与体位】

同输精管结扎术。

【术式简介】

1. 暴露输精管电凝术(betrayal vaso-

electrocoagulation)

(1)特殊器械:输精管固定钳、输精管分离钳及输精管电凝装置。

(2)手术要点:分离、提出输精管同直视钳穿法输精管绝育术。提出输精管后剪除1cm,两断端用蚊式钳或输精管分离钳夹持,将电凝针插入断端管腔 2mm,电凝 2～4s。以残端变为褐色,距断端 0.2～0.4cm 之管腔轻度变白为度(图 31-9)。检查无出血、无错误电凝后,将输精管复位。同法施行对侧输精管电凝。包扎伤口。

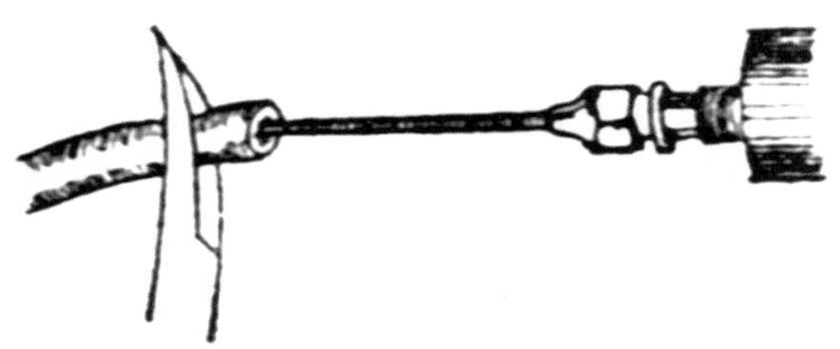

图 31-9　输精管电凝绝育术

2. 穿刺输精管电凝绝育术(puncture vaso-electrocoagulation)

(1)特殊器械:电凝输精管装置、JCD-30 型输精管节育电凝仪、8 号硅胶绝缘针头、固定钳。

(2)手术要点:将电极板安放在受术者臀部下面。用皮外输精管固定钳将输精管固定在阴囊前壁皮下最表浅处,固定钳柄朝向受术者下肢,抬起钳圈使输精管更突出。用 8 号硅胶绝缘针头以近似垂直方向在输精管最突出处穿刺一小孔。沿 8 号硅胶绝缘针头穿刺的小孔,将特制的电凝输精管插入输精管远睾端腔内,用精囊灌注试验证实针在输精管腔内后,边退针边电凝,持续 3～5s,电凝 1～1.5cm 一段输精管。若电凝处扪及约 0.5cm 结节,表明电凝成功。同法电凝对侧输精管。包扎伤口。

【并发症防治】

与输精管结扎术后并发症防治类似。

【评析】

输精管电凝绝育术,操作复杂,有一定效果及并发症,并需要特殊仪器设备,成本高,未能推广应用。

(黄明孔　陈在贤)

参考文献

[1] 黄明孔,陈在贤.男性节育法//陈在贤主编.实用男科学.2 版.北京:人民军医出版社,2015:459-475.

[2] 刘君朝.针挑法输精管结扎 2500 例报告.中国计划生育学杂志,1998,6(8):374.

[3] 黄明孔,梁隆昆,叶学正.输精管的不切断结扎术研究.生殖与避孕,1982,2(4):28-30.

[4] 黄明孔,樊涛,李顺强.一次突出手术后的输精管结扎术后并发症调查.男性学杂志,1997,11(2):106-108.

[5] 陈在贤,谯体义,何梓铬.针穿法输精管结扎术.中华泌尿外科杂志,1985,6(5):302.

[6] 李顺强.输精管绝育术//郭应禄,胡礼泉主编.男科学.北京:人民卫生出版社,2004:1036-1162.

[7] 白文俊.痛性结节及其预防与处理.中国计划生育学杂志,1998,6(8):342.

[8] 江蓉,吴志修,吴多英.中西医结合治疗痛性结节.中国计划生育学杂志,1998,6(4):177-178.

[9] 张之燕,李顺强,朱金波,等.输精管绝育术后神经症调查.临床男性学杂志,1986,1(1):53-55.

[10] 赵生才.可复性输精管经皮穿刺注射栓堵法.太原:山西科学技术出版社,1991:29-41.

[11] 黄明孔.输精管经皮穿刺注射栓堵单人操作法.四川医学,2002,23(10):1020-1021.

[12] 王凤辉,杜升勤,魏英.三种经皮穿刺输精管绝育术应用比较.中华男科学.2000,6(2):128-129.

[13] 覃颂团.输精管结扎并发阴囊血肿临床分析.医药,2015,4:149.

[14] 谢玉梅.结扎术患者术后腹痛原因分析及其诊治方法.文摘版:医药卫生,2015,7:11.

[15] 倪少义,何洁壁,江少春,等.输精管高位结扎术的手术技巧及临床意义探究.中国实用医药,2016,20:276-277.

[16] 杨忠诚,廖岩英,周小媛.输精管结扎术后附睾淤积症的超声表现.临床超声医学杂志,2012,14(1):53-55.

[17] 刘兴章,唐运革,刘晃,等.输精管结扎术后并发症患者勃起功能障碍调查及相关因素分析.广东医学,2012,33(1):95-96.

[18] 洪国防.超声波治疗18例男性输精管结扎术后附睾淤积症疗效分析.广东微量元素科学,2015,8:42-44.

[19] 张冬.超声波治疗男性输精管结扎术后附睾淤积症疗效分析.医药卫生·引文版,2016,3;263.

[20] 罗振华.输精管结扎术后勃起功能障碍临床分析.医学信息,2013,19:454.

[21] 王永.输精管结扎术后痛性结节的防治体会.当代医药论丛,2013,11(10):66-67.

[22] 张欣欣,黄天根.输精管结扎术后痛性结节36例临床治疗体会.中国计划生育学杂志,2014,22(8):550-551.

[23] 李溢冬.输精管结扎术后痛性结节1300例临床治疗体会.医学信息,2015,23:38.

[24] 肖成林.输精管结扎术后痛性结节的临床治疗体会.医药,2016,10:146.

[25] 史勇军,余纳,熊世敏,等.输精管结扎术对男性中老年期雄激素水平的远期影响.中华男科学杂志,2017,2:125-130.

[26] Chen Zai Xian. Percutaneous vasoligation by sowing machine needle. Advances in Fertility Regulation in the Male. Beijing: The People's Medical Publishing House, 1985: 84-86.

[27] Goldstein M. Surgery of male infertility. Philadephia: WB Saunders Company, 1995: 35-76.

[28] Gustafsson J, Torres J, Grau C. Breakage and acceptability of a polyurethane condom: a randomized, controlled study. Fam Plann Perspect, 1998, 30(2): 73-78.

[29] Qian SZ. Tripterygium, a Chinese herb effective in male fertility regulation. Contraception, 1987, 36: 335.

[30] Xu H, Wang Y, Lin N, et al. Subcapsular intratesticular assay: a preliminary screening method for putative male antifertility drugs. Int J Androl, 1995, 18: 53-57.

[31] Gonzales B, Marston-Ainleys S, Vansinlejan G, et al. No-scalpel vasectomy. New York: Association for Voluntary Surgical Contraception, 1992: 9-45.

[32] Zhao SC. Vas deferens occlusion by percutaneous injection of polyurethane elastomer plugs: clinical experience and reversibility. Contraception, 1990, 41(5): 453-459.

[33] Havgreave TB. Towards reversible vasectomy. Int J Androl, 1992, 15: 455-459.

[34] Bradshaw HD, Rosario DJ, James MJ, et al. Review of current practice to establish success after vasectomy. Br J Surg, 2001, 88: 290-293.

[35] Halder N, Cranston D, Turner E, et al. How reliable is vasectomy-long term follow-up of vasectomised men. Lancet, 2000, 356: 43-44.

[36] Harris NM, MRCS S, Holmes AV, et al. Requests for vasectomy: counselling and consent. J R Soc Med, 2001, 94(10): 510-511.

[37] Michel Labrecque, John Pile, David Sokal, et al. Vasectomy surgical techniques in South and South East Asia. BMC Urol, 2005, 5: 10.

[38] Michel Labrecque, Melissa Hays, Mario Chen-Mok. Frequency and patterns of early recanalization after vasectomy. BMC Urol, 2006, 6: 25.

[39] White MA, Maatman TJ. Comparative analysis of effectiveness of two local anesthetic techniques in men undergoing no-scalpel vasectomy. Urology, 2007, 70(6): 1187-1189.

[40] Yancy Seamans, Claudia M HarneJay. Modelling costeffectiveness of different vasectomy methods in India, Kenya, and Mexico. Cost Eff Resour Alloc, 2007, 5: 8.

[41] Teachey DT. Saddle pulmonary embolism as a complication of vasectomy. Urology, 2008, 71(2): 351-356.

[42] Scully CM, Lee RL, Pielstick L, et al. Comparison of chemical and surgical vasectomy on testicular activity in free-roaming horses (equus caballus). Journal of Zoo & Wildlife Medicine, 2015, 46(4): 815-824.

[43] Hazar AI, Cakiroglu B, Sakalli E, et al. The histology and the proapoptotic control in the ipsilateral and the contralateral testes following unilateral vasectomy. Arch Ital Urol Androl, 2015, 87(3): 198-203.

[44] Sijo J Parekattil. Commentary on "validation of robot-assisted vasectomy reversal" by Dr. Parviz K Kavoussi. Asian J Androl, 2015, 17(2): 333.

[45] Parviz K Kavoussi. Validation of robot-assisted vasectomy reversal. Asian J Androl, 2015, 17(2): 245-247.

[46] Chen KC, Peng CC, Hieh HM, et al. Simply modified no-scalpel vasectomy (percutaneous vasectomy)-a comparative study against the standard no-scalpel vasectomy. Contraception, 2017, 71(2): 153-156.

[47] Furr J, Baker R, Pham Q, et al. Comparative analysis of anticipated pain versus experienced pain in patients undergoing office vasectomy. Can J Urol, 2017, 24(2): 8744-8748.

[48] Temach AJ, Fekadu GA, Achamyeleh AA. Educational status as determinant of men's knowledge about vasectomy in Dangila town administration, Amhara region, Northwest Ethiopia. Reprod Health, 2017, 14(1): 54.

[49] Majzoub A, Tadros NN, Polackwich, et al. Vasectomy reversal semen analysis: new reference ranges predict pregnancy. Fertil Steril, 2017, 107(4): 911-915.

[50] Lamberts RW, Guo DP, Li S, et al. The relationship between offspring sex ratio and vasectomy utilization. Urology, 2017, 103: 112-116.

[51] Miller S, Couture S, James G, et al. Unilateral absence of vas deferens: prevalence among 23.013 men seekingvasectomy. Int Braz J Urol, 2016, 42(5): 1010-1017.

[52] Scully CM, Lee RL, Pielstick L. Comparison of chemical and surgical vasectomy on testicular activity in free-roaming horses (equus caballus). J Zoo Wildl Med, 2015, 46(4): 815-824.

第 32 章

精管复通术

精管梗阻导致不育，为了恢复生精及生育能力，需要行精管复通术。精管复通的方法较多，根据精道梗阻的部位不同而异。输精管梗阻者则行输精管-输精管吻合术；附睾部位梗阻者，则行输精管-附睾吻合术或输精管-附睾管吻合术及附睾管-附睾管吻合术等。吻合术有肉眼下及手术显微镜下吻合术。前者不需要特殊仪器设备，操作较简单，但吻合不甚精确，成功率低，倘若有好的手术方法也能达到较好的效果。显微外科吻合术需要特殊仪器设备，吻合较精细准确，成功率较高。因此，要根据具体条件来选择手术方法。20 世纪 70 年代前，输精管复通皆于肉眼下吻合输精管，复精率较低(30%～60%)，复孕率也仅为 5%～35%。以后新的肉眼下输精管吻合术，方法简便易行，达到较好的手术效果。随着显微外科技术在输精管复通术上的应用以及手术技术的提高，近年来精管复通率已达 83%～100%；复通后妻子的妊娠率也已从 20 世纪 70 年代初的 31%～64%提高到目前的 50%～81.7%，有个别报道甚至达 90%。

第一节　输精管吻合术

输精管吻合术(vasovasotomy)分肉眼下和手术显微镜下输精管吻合术两类，肉眼下输精管吻合术简便易行，手术时间较短，但复通率和复孕率均较低。显微镜下输精管吻合术，较复杂，复通率和复孕率较高。

【适应证】

1. 输精管绝育术后，因子女死亡或残疾、配偶死亡或离异而再婚，要求再生育者；或经久不愈的附睾淤积症、神经官能症或精神性性功能障碍者。

2. 外伤或手术意外损伤输精管需复通者。

3. 复杂性梗阻性无精子症，如单侧睾丸发育不良而对侧输精管缺如或多段梗阻，先天性输精管节段性闭塞或缺如、后天性输精管节段性炎性闭塞需复通者等，可采用显微输精管交叉吻合术。

【禁忌证】

1. 男生殖系统炎症，如阴囊炎、湿疹、淋巴水肿等未治愈者。

2. 糖尿病、高血压未控制者。

3. 凝血功能异常，有出血倾向者。

4. 腹股沟斜疝、鞘膜积液、严重的精索静脉曲张者。

【术前准备】

做好全身体格检查及局部检查。查血常规、尿常规，出凝血时间，必要时做其他相关检查。外阴备皮及清洗。

【麻醉与体位】

多采用硬膜外麻醉。患者取平卧位。

【术式简介】

1. 肉眼下输精管吻合术(macroscopic vasovasostomy)　在肉眼下，将梗阻的两端输精管对端吻合。陈在贤等(1994)报道缝外膜肠线支架减张输精管吻合术，并与外膜肌层支架法输精管吻合术、全层不锈钢丝支架法输精管吻合术、单纯全层缝合法输精管吻合术等对照研究结果显示，其吻合术后的复精率和复育率分别为 90%和 71.40%、82.10%和 60.70%、33.30%和 16.70%、27.30%和 0。在肉眼下行经管腔的准确吻合相当困难，吻合口对位不良，管壁损伤重(如单纯全层法)，与外界相通的支架物易致感染(如全层不锈钢支架法)，致使吻合口纤维瘢痕化狭窄或闭塞，因而效果不满意。缝外膜肠线支架减张法输精管吻合术的特点是只缝输精管两端的外膜来达到吻合口两端外周在外膜内的整齐对合，缝合容易，无肌层缝合的损伤及不吸收缝线的异物反应；可吸收的肠线作支架并减张，促使吻合口愈合后保持通畅，方法简便易行，效果满意。范洪志报道外膜肌层无支架法输精管吻合术和外膜肌层支架输精管吻合术，其术后复精率分别为 90%及 80.77%，复育率分别为 79.23%及 60.77%；可见前者优于后者。

(1)缝外膜肠线支架减张输精管吻合术(macroscopic vasovasostomy of suture adventitia catgut splint to relieve tension)：此法是陈在贤等(1994)报道设计研究的肉眼下输精管吻合新技术。其特点是缝合输精管外膜及少许肌层使输精管两端外周对合整齐，可吸收肠线支架支撑吻合口，并减张使两端紧密接触便于愈合，愈合后使吻合口保持通畅。其复精率达 90%，复育率达 71.4%。无须特殊仪器设备，在肉眼下施行，其吻合口管腔也相应对合，简便易行，容易掌握，效果很满意。

手术要点：用皮外输精管固定钳将输精管结节固定于阴囊前外侧皮下，在该处切开皮肤和肉膜，用分离钳分离其下的组织直达输精管结节，换用皮外输精管固定钳抓住结节并提出切口外，靠近结节各游离 1cm 左右的输精管，在远离结节的输精管外膜上缝牵引线，在靠近结节处切断两端输精管，酌情切除或旷置结节。向远睾端管腔插入钝针头，用约 5ml 生理盐水灌注通畅、无阻力，近睾端管腔扩大并见有乳白色管内液溢出，则示输精管两端通畅，可用无菌毛细吸管吸取管内液涂片镜检，见有无精子，可预示吻合术后的效果。用 6 $\frac{1}{2}$ 或 7 号针头作引导，将 5-0 肠线在距吻合断面远、近睾端各约 1cm 处的输精管壁引出作支架(图 32-1A)。用 5-0 带针尼龙线间断缝合输精管两端外膜(也可缝少许外膜浅肌层)6 针左右打结(图 32-1B)，扎在肠线出输精管管壁孔远端处各缝一针 5-0 带针尼龙线，与两端肠线收紧打结(图 32-1C)，达到吻合口能准确而无张力地对合。将靠近输精管上下端的筋膜组织拉拢并横行缝合，进一步减低输精管吻合口张力。检查无出血后将输精管放回阴囊内，放置橡皮引流条引流，缝合阴囊皮肤切口，结束手术。

(2)外膜肌层输精管吻合术(macroscopic vasovasostomy of suture adventitia and muscularis)：单纯外膜肌层输精管吻合术及外膜肌层支架法输精管吻合术。不需要特殊的仪器设备，在肉眼下施行，方法较简便易行，效果较好。

①外膜肌层支架法输精管吻合术(macroscopic vasovasostomy of suture adventitia and muscle layer stent)

手术要点：分离并提出输精管结节后，了解输精管两端通畅性同缝外膜肠线支架减张法。以无针栓的 7 号针头由远睾断端管腔插入 1～1.5cm，然后穿出输精管壁和阴囊壁，将尼龙线、不锈钢丝、塑料管或马尾等支撑物由针管引出阴囊外。以同法将同一根支撑物的另一端从近睾端输精管腔经阴囊壁引出。

拉直支撑物使两断端靠拢，用 6-0 无损伤尼龙线等距离将外膜肌层缝合 4～6 针。其余步骤同缝外膜肠线支架减张输精管吻合术。

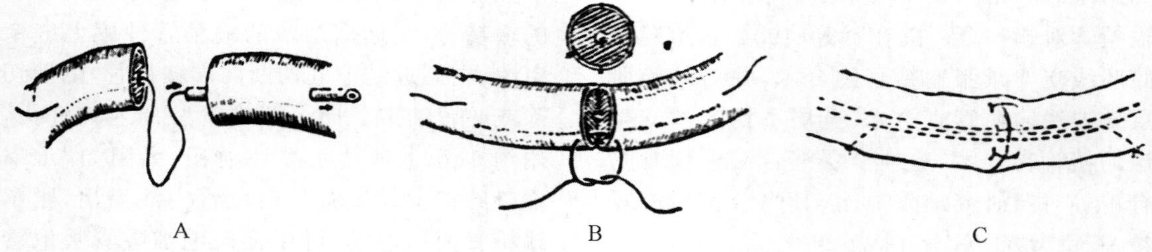

图 32-1 缝外膜浅肌层肠线支架减张输精管吻合术

A. 放置肠线支架；B. 缝输精管外膜浅肌层；C. 肠线两端减张缝合固定

②无支架外肌层法输精管吻合术（macroscopic vasovasostomy of suture adventitia and muscularis free stent）

手术要点：分离并提出输精管结节，游离切断输精管两端，了解输精管两端通畅性同前法。以弯蚊式止血钳夹住离断面 2cm 以远的远、近睾端输精管周围组织，或以 1 号丝线缝过该处管周组织，对应牵拉，使两断端靠拢。以 6-0 或 7-0 无损伤缝合线行外膜肌层缝合 4～6 针吻合。余下步骤同缝外膜肠线支架减张输精管吻合术。

(3)缝全层输精管吻合术（macroscopic vasovasostomy of suture full layer）：以缝合输精管全层加支架吻合。不需要特殊的仪器设备，在肉眼下施行，方法简便易行。但手术成功率不高。

①缝全层支架输精管吻合术（macroscopic vasovasostomy of suture full layer free stent）

手术要点：分离、提出输精管结节，游离切断输精管两端，了解输精管两端通畅性同缝外膜肠线支架减张法。以无针栓的 7 号针头由远睾端管腔插入 1～1.5cm，然后穿出管壁和阴囊壁，将尼龙线、塑料管或马尾等支撑物由针梗腔引出阴囊外(图 32-2A)。以同法使同一支撑物从近睾端输精管和阴囊壁引出。拉直支撑物使两断端对合，用 5-0 或 6-0 尼龙线行等距离全层缝合 4～6 针(图 32-2B)。如有合适的吻合两端的输精管周围组织，可酌情缝合 2～3 针以减张。检查无出血后将输精管纳入阴囊内。若止血可靠，一般可不放置橡皮引流条。褥式缝合阴囊皮肤切口，支撑线宜垫一橡皮管打结、固定。

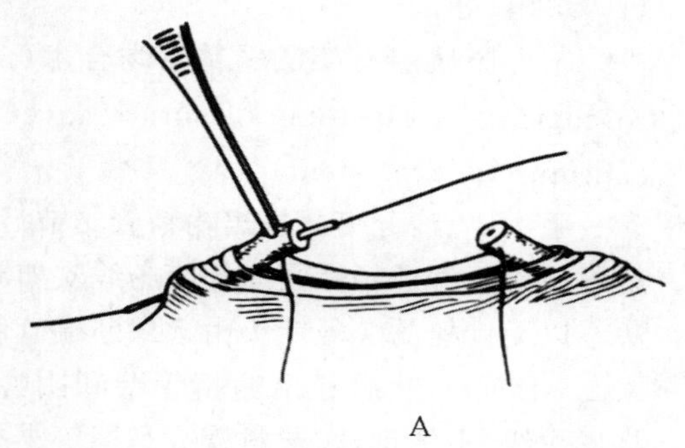

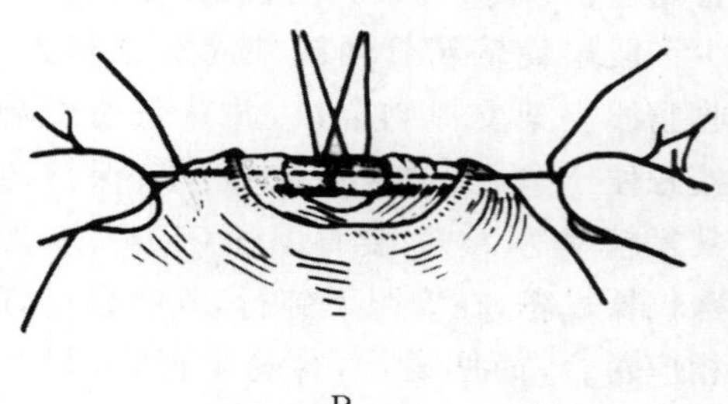

图 32-2 缝全层支架法输精管吻合术

A. 穿针引出支撑物；B. 拉紧支撑物，缝合输精管

②缝全层无支架输精管吻合术(macroscopic vasovasostomy of suture full layer free stent)

手术要点:分离、提出输精管结节,游离切断输精管两端,了解输精管两端通畅性同缝外膜肠线支架减张法。以珠宝镊或显微镊插入管腔,用 6-0 无损伤缝合线等距离全层缝合 4～6 针,一般缝好后再打结。将吻合口两端的输精管周围组织缝合 2～3 针以减张。检查无出血后将输精管纳入阴囊内,放置橡皮引流条引流,缝合阴囊皮肤切口。

2. 显微外科输精管吻合术(microsurgical vasovasostomy)　1962 年首先将显微外科技术应用于输精管吻合。20 世纪 70 年代末期,该技术被广泛应用于临床。显微外科输精管吻合术手术精细,对合整齐、吻合严密,无须放置支架,比常规输精管吻合术更确切可靠,其复通率及复育率分别为 75%～100%及 51%～85.9%。但其缺点是需较贵的显微外科手术设备和较高的显微外科手术技能,同时手术时间也较长。

(1)特殊仪器及器械:有 175mm 或 200mm 镜头的手术显微镜,按术者和助手是正视眼、近视眼或远视眼的需要调好目镜,同时调好瞳距。输精管对合钳或小血管夹对合器、显微镊、8-0 或 9-0 带针单丝尼龙线。

(2)手术要点:调试好手术显微镜。分别做阴囊切口,解剖、分离、提出输精管结节,游离切断两端输精管,缝牵引线,靠近结节处切断输精管,酌情切除或旷置结节。了解输精管两端通畅性同缝外膜肠线支架减张法。吻合处深部置一片有色硅胶膜作背景可增加手术的清晰度。在缝合时适当放大倍数(10～25 倍),打结时适当缩小倍数。吻合口应切至健康的输精管段才施行吻合。达到吻合口无张力。证实远、近睾段输精管通畅性。

①显微镜全层输精管吻合术(microsurgical vasovasostomy of suture full layer)

a. 经典的全层吻合法:将手术显微镜放大倍数调至 10～20 倍,将输精管两断端用输精管对合钳在距断面 3mm 处分别夹住远、近端输精管,以 7-0 或 8-0 无损伤缝合线等距离全层缝合 4～8 针,可先缝前后壁,然后再缝两侧壁。

b. 改良全层吻合法:改良全层吻合法现有 4 种,即万启智介绍的三定点全层加肌层缝合法、黄明孔介绍的四定点全层加外膜肌层缝合法、Sharlip 介绍的六定点全层加肌层缝合法,以及四定点外膜肌层缝合法等。前三者每定点均是全层缝合,每定点之间间距均等,几定点全层缝合好后,把对合器适当靠拢,使输精管两端靠拢,将几定点缝线打结,在两缝线间缝合外膜肌层 1～2 针加强,每针缝后随即打结。后者四定点外膜肌层缝合,只是缝外膜肌层,不通过管腔黏膜,均匀四定点外膜肌层缝合后分别打结,然后加强缝合外膜和浅肌层(图 32-3)。

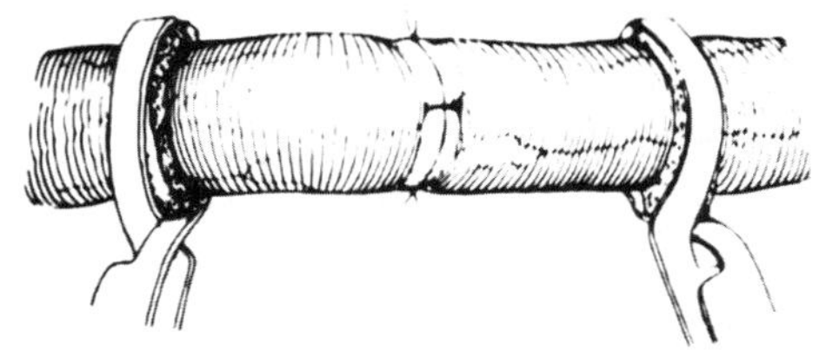

图 32-3　显微外科输精管全层吻合法
输精管对合钳四定点全层法吻合

②显微镜双层输精管吻合术(microsurgical vasovasostomy of suture two layer)

a. 显微镜先内后外双层输精管吻合术(microsurgical vasovasostomy of suture two layer):用输精管对合钳或对合器夹住输精管两断端,所暴露的每侧断端约长 0.3cm,以便缝合时能使断端适当弯曲有利于操作。在 10～16 倍手术显微镜下观察两端断面是否整齐,不整齐时则用直显微剪剪齐。适当靠拢两断端。将手术显微镜放大 20～40 倍,用带针的 10-0 或 9-0 尼龙线缝助手侧黏膜壁,缝好后打结、剪线。在第 1 针的对侧两端黏膜壁缝第 2 针，打结、剪线，然后以同样的缝法在前壁黏膜缝 2～3 针，缝好后再打结、剪线。用 9-0 或 8-0 尼龙线缝合前壁外膜和肌层 3 针，每缝一针随即打结、剪线。翻转输精管钳或小血管夹对合器，用弯泪囊冲洗钝头针冲开尚未吻合的半口观看对侧黏膜缝合准确无误后，再缝黏膜 2～3 针，缝好后打结、剪线。黏膜共缝 6～8 针。外膜肌层用 9-0 或 8-0 尼龙线缝合，每针缝后即打结、剪线。共缝外膜肌层 8-12 针。除去输精管对合钳或小血管夹对合器，适当挤压附睾尾和输精管曲段，若吻合口无漏液，则冲洗后放回阴囊内。

b. 显微镜分侧双层输精管吻合术(microsurgical vasovasostomy of suture two layer)：以弯蚊式血管钳夹住两端输精管周围组织或外膜，或以 1 号丝线将两端管周组织在距断面 1cm 以远各缝 1 针，对应牵引使两端靠拢。以 8-0 尼龙线缝外膜肌层，10-0 或 9-0 尼龙线缝黏膜层。在 20～40 倍手术显微镜下先在后壁缝外膜肌层 1 针，线尾留长用显微钳或线夹夹住暂不打结。自后壁缝黏膜 3 针，缝好后再从中间一针起打结后剪线，随即将外膜肌层所缝好的针打结，再打第 2、第 3 针黏膜缝线线结，并随即剪去线尾，接着缝紧邻的后壁外膜肌层。然后缝前壁黏膜 3 针，打结后剪线，缝外膜肌层 4 针，如此便于准确缝合。剪去多余线尾，拆去近睾端的蚊式钳或牵引线，挤压附睾和输精管曲段无漏液，冲洗吻合区，除去远睾端的蚊式钳或牵引线，将输精管还纳到阴囊内。

c. 显微镜改良双层输精管吻合术(microsurgical vasovasostomy of modification suture two layer)：王建然等将远、近两侧输精管的管周膜各缝一条牵引线，牵拉这两条线使两端靠拢，在放大 10 倍的手术显微镜下进行该改良式双层端-端吻合。先用 7-0 无损伤尼龙线全层缝合后壁(6 点)1 针，再相距 180°用同样针线全层缝合前壁(12 点)1 针，均保留较长线头供牵引用。轻轻拉两处线头使输精管顺时针旋转 45°，以 9-0 无损伤针线于侧壁 8 点和 10 点处黏膜层各缝 1 针(第 3、第 4 针)，于两针均缝完后再逐一打结、剪线，然后再将 8 点和 10 点处的外膜和肌层用 7-0 无损伤尼龙线各缝 1 针，打结后剪去线尾。牵引第 1、第 2 针线逆时针旋转输精管 45°，以第 3、第 4 针相同的方法于另一侧壁 2 点和 4 点处用 9-0 针线缝第 5、第 6 针，最后用 7-0 针线缝 2 点和 4 点处外膜及肌层。

③显微镜三层输精管吻合术(microsurgical vasovasostomy of suture three layer)

a. 通过一把中间开有 2～3mm 槽口的神经固定钳夹住预计切断输精管的部位，用一薄而极其锋利的刀子沿该钳的槽口以精确的 90°横断输精管。

b. 用一带有转轴、头端有避免输精管过度受夹圆孔的长臂显微合拢钳(micropike clamp)夹住两断端输精管予以固定，并露出一小段断端，使吻合时既便于缝合又具有良好的稳定性。

c. 用亚甲蓝液染蓝输精管黏膜环。用一精细的记号笔在两输精管断端的前后壁深肌层计划画出相对应的 6 个出针点，如此可防止由于两端管腔大小的差异在缝合后发生漏液。

d. 用一线双鱼钩形针的 10-0 单针线由内向外缝合前壁 3 针，自标记点出针(图 32-4)。3 针缝好后靠拢显微合拢钳并打结。为密封黏膜口的裂隙，以 9-0 单针线在两黏膜缝线间做深肌层缝合，但不穿过黏膜。用 9-0 针线加浅肌层缝合。

e. 将显微合拢钳翻转 180°，以同法缝合。

f. 用 6-0 脯氨酸线缝输精管外膜及管周组织，将前后壁缝好后除去显微合拢钳，并将输精管纳入阴囊内。

3. 腹腔镜输精管吻合术(laparoscopic vasovasostomy)　国内司徒杰等(2012)报

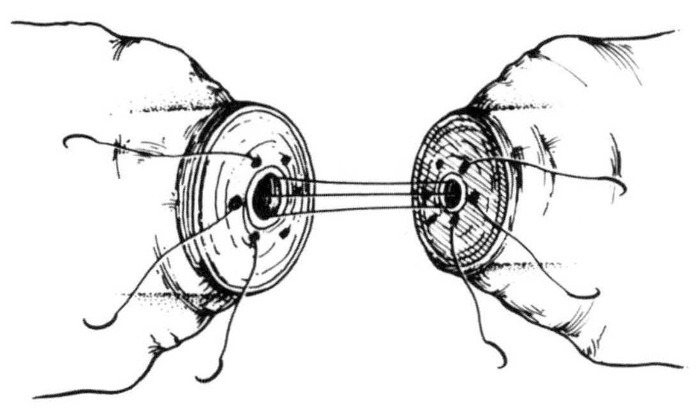

图 32-4　显微外科输精管三层吻合法

前壁 3 针黏膜缝线自标记点出针

道，用腹腔镜辅助输精管吻合术治疗双侧疝修补术后梗阻性无精症。25 岁男性无精症患者，儿童期双侧腹股沟斜疝修补史，初诊腹股沟段输精管梗阻，予以腹腔镜辅助将盆段输精管自内环处离断后从外环下引出，与近端输精管端-端吻合。结果术后 40d 复查精液常规，精液量 4.8ml、精子密度 1.6×10^6/ml、精子活率 d 级。腹腔镜辅助输精管吻合术具有旷置腹股沟段输精管、吻合张力小、不干扰腹股沟疝修补状况、近端输精管易寻找等特点，使手术简单化，不失为一种新的输精管复通治疗方式。

4. 机器人辅助输精管吻合术(robot assisted vasovasostomy)　机器人辅助输精管吻合术，国内外均有报道。国内高旭等(2014)报道，用机器人辅助输精管-输精管吻合术(RAVV)及机器人辅助输精管-附睾管吻合术(robot assisted vasoepididymostomy，RAVE)治疗 2 例梗阻性无精子症患者，1 例为输精管结扎患者，行 RAVV 术；1 例为双侧附睾梗阻患者，行 RAVE 术。2 例患者均于术后 6 个月时在精液中发现精子，精子密度分别为 2.0×10^6/ml、66.0×10^6/ml。证明 RAVV 及 RAVE 具有吻合确切、视野清楚等优点，可作为治疗梗阻性无精子症的选择手术方式之一。

传统的输精管复通术需要借助手术显微镜来完成，而最近机器人辅助技术已被用于输精管复通术。一组 2011－2013 年进行的机器人辅助输精管复通术和显微外科输精管复通术患者，并在术后 6 周进行精液分析。52 位需要做输精管复通术的患者中，27 位选择了显微外科输精管复通术，25 位选择机器人辅助输精管复通术。两组患者都需要进行输精管吻合术和输精管副睾丸吻合术，其中还包括之前由其他医师实施输精管复通术但失败的患者。显微外科组和机器人辅助治疗组之间无明显统计学差异，复通率为 89％及 92％，术后 6 周精子密度为 28×10^6/ml 和 26×10^6/ml，活动精子总数为 229×10^6 及 30×10^6，平均手术时间为 141min 和 150min。而在吻合时间上两者有显著统计学差异(64min 及 74min)。然而，随着机器人辅助手术技术的进一步开展，吻合时间将会进一步减少。因此，由显微外科输精管复通术到机器人辅助输精管复通术是可行的。

【术后处理】

1. 托起阴囊 7～10d，减小直立时睾丸下坠造成的吻合口张力，有利于吻合口愈合。

2. 应用抗菌药物防治感染。

3. 待渗液引流干净后拔除引流物。

4. 留置外置支架者，术后 2 周左右拔除。术后 2 周内避免性生活。术后第 1、第 3、第 6、第 12 个月复查精液以了解复精及复育情况。

【并发症防治】

同输精管附睾吻合术的并发症防治。

【评析】

1. 肉眼下的输精管吻合术　一般肉眼下的输精管吻合术，方法简便易行，手术时间短，但其复通率和复育率较低。但其复通率高低与手术方法有关，在上述 4 种肉眼下的输精管吻合术中，缝外膜肠线支架减张法输精管吻合术及外膜肌层无支架法，方法简便、快速，其效果与显微外科输精管吻合术较接近。

2. 显微外科输精管吻合术　随着显微外科的发展，手术技术的提高，近年来复精率已达83%～100%；复育率由初期的31%～64%提高到目前的50%～81.7%。

3. 腹腔镜输精管吻合术　腹腔镜输精管吻合术是一种行之有效的新方法，但要有腹腔镜设备及技术的医院才能进行，价格较贵。

4. 机器人辅助输精管吻合术　机器人辅助输精管-输精管吻合术及机器人辅助输精管-附睾管吻合术，具有吻合确切、视野清楚、效果确切等优点，可作为治疗梗阻性无精子症可供选择的新手术方式之一。

第二节　输精管附睾吻合术

输精管附睾吻合术（vaso-epididymostomy）是由于附睾尾或附睾体的附睾管梗阻或缺如，而近睾段附睾管及输精管均通畅而要求生育者，跨过梗阻部位，将输精管与附睾吻合的手术。在无显微外科技术和设备条件的情况下，可施行常规的（传统的）输精管附睾吻合术。其复通率约20%，复育率更低。1997年Berger使用三角状三针套叠输精管附睾吻合术，显著优于传统的吻合法。2000年Marmar改良为横向两针套叠吻合术，但开口大小受到附睾管自身大小的限制。2001年Chan等采用纵向两针套叠输精管附睾吻合术（longitudinal 2-suture intussusception vaso-epididymostomy，LIVES），其法在附睾管上纵向缝合2针，然后在2针之间纵向切开附睾管，吻合线内进外出输精管壁，使附睾管套叠进入输精管腔，使吻合口的畅通更加有保障。

【适应证】

由于附睾尾或附睾体的附睾管梗阻或缺如，而近睾段附睾管及输精管均通畅而要求恢复生育者。

【禁忌证】

与输精管吻合术的禁忌证相同。

【麻醉与体位】

多采用硬膜外麻醉。患者取平卧位。

【术前准备】

同输精管吻合术。

【术式简介】

1. 输精管附睾侧-侧吻合术（side to side anastomosis of vas deferens and epididymis）

（1）切口及探查：做阴囊前侧纵行切口。切开皮肤、肉膜、诸筋膜，直至睾丸鞘膜壁层，于壁层外钝性分离，将睾丸鞘膜连同阴囊内容物一起挤出切口外，切开睾丸鞘膜，显露睾丸、附睾、输精管，确认病变部位。探查附睾头部，是否有呈乳黄色或乳白色膨大的附睾管。

（2）输精管注水试验：在靠近附睾尾的精索内扪到输精管，分离约2cm，用6号钝针头向精囊端输精管穿刺入管腔内，注射约5ml等渗盐水，如无阻力且针尖处不肿胀，局部麻醉患者还有尿意感，表示精囊端输精管通畅（图32-5A）。

（3）切开附睾及输精管：在附睾病变阻塞部位的近睾段附睾，做纵行切口并切断附睾管，见到自附睾管溢液为止，并涂片于镜下观察有无精子存在，如无精子，将切口向附睾头部方向延长，收集液体做镜检，直到发现有精子为止。又于附睾纵行切口对应部位的输精管向上做纵行切口，其长度与附睾体部头部纵行切口相当。将3-0尼龙线通过注射针头从输精管纵行切口上端插入管腔，再经管壁穿出，并引出皮肤之外作支架（图32-5B）。

（4）输精管附睾吻合：用8-0尼龙线行输精管附睾侧-侧吻合。先缝合上下两端（图32-5C），结扎后线尾作牵引，并将尼龙支撑线下端经吻合口从吻合口下角引出，再于输精管附睾吻合口之两侧做间断缝合（图32-

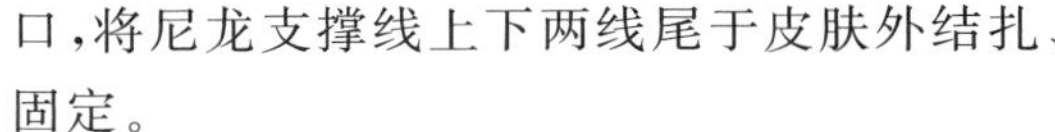

5D)。

(5)缝合切口:切口经彻底止血后,留置橡皮引流管引流,用 5-0 微乔线缝合阴囊切口,将尼龙支撑线上下两线尾于皮肤外结扎、固定。

(6)同法施行对侧手术。

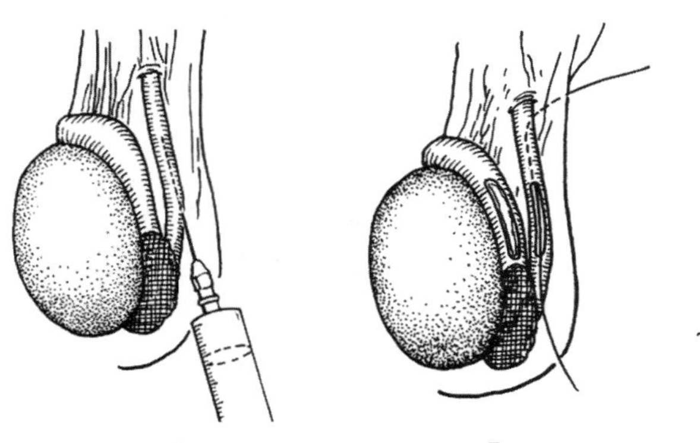

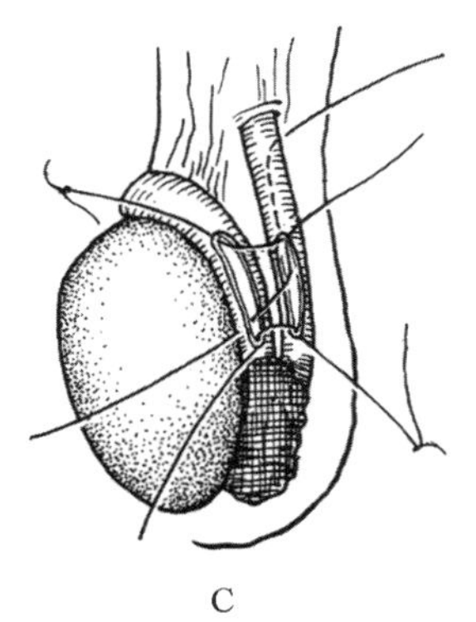

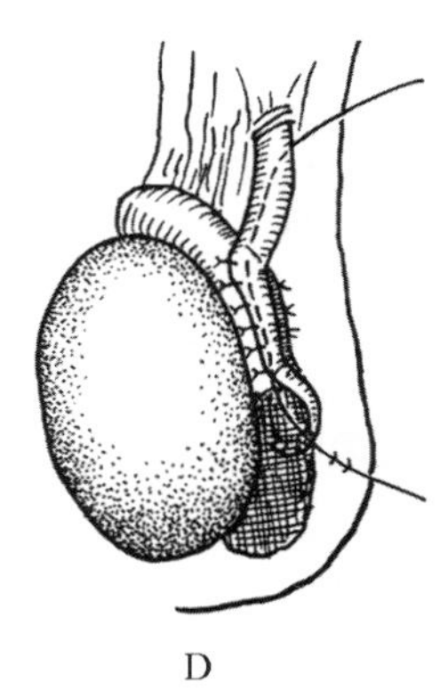

图 32-5 输精管附睾侧-侧吻合术

A. 输精管注水试验;B. 附睾纵行输精管切开及留置支架线;C. 将输精管附睾吻合;D. 输精管附睾侧-侧吻合

2. 输精管附睾端-侧吻合术(end to side anastomosis of vas deferens and epididymis) 在靠近附睾病变部位切断输精管,将附睾端输精管结扎,远睾端纵斜行切开,以 6-0 或 7-0 带针尼龙线从角部开始将输精管外膜和浅肌层与附睾被膜逐一做间断端-侧吻合(图 32-6A),输精管附睾端侧吻合完毕见图 32-6B。

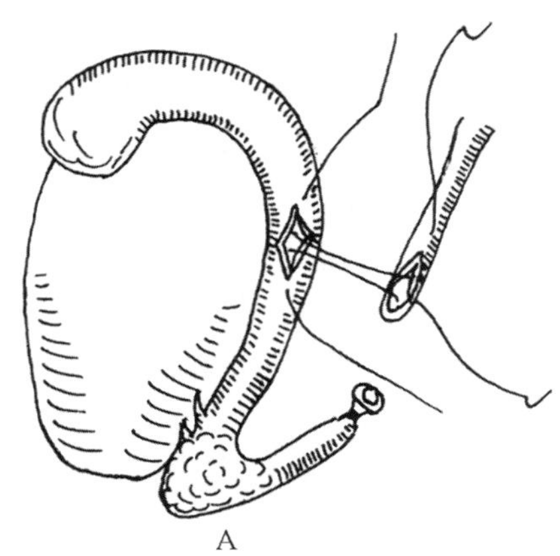

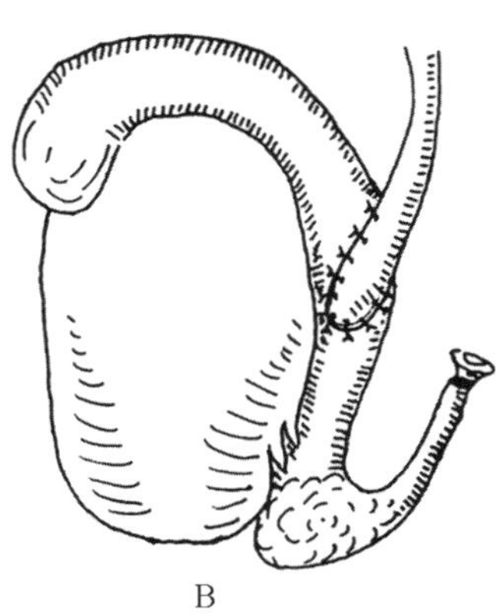

图 32-6 输精管附睾端-侧吻合术

A. 输精管与附睾端-侧吻合;B. 输精管与附睾端-侧吻合完毕

【术中注意事项】

1. 将附睾体部头部纵行切开,应从附睾尾部病变阻塞上方开始,逐次向上切开,直至溢出液体镜检发现精子。但吻合部位越低越好,以便有足够长的附睾管段使精子得以成熟。

2. 输精管附睾吻合,一般做侧-侧吻合,也可做端-侧吻合,如有膨大之附睾小管还可做端-端吻合。

3. 手术应在手术放大镜或手术显微镜下施行。

【术后处理】

1. 将阴囊托起。

2. 术区需加以保护，以防切口及支撑物被污染。

3. 应用抗菌药物防治感染。

4. 如有输精管支撑物，于术后2周左右拔除。

5. 术后1个月开始检查精液，大多数患者术后1个月开始出现精子，极少数患者乃至6个月到1年才出现精子。

【并发症防治】

1. 出血睾丸萎缩

(1)表现：术后阴囊和(或)精索伤口渗血，形成血肿，局部疼痛。

(2)原因：术中未避开阴囊壁较大血管而损伤出血，未能及时发现，止血不好，术后过分行走活动所致出血。

(3)处理：小量渗血者，更换敷料，局部压迫止血。出血较多并有活动性出血者，应立即手术探查止血。

(4)预后：经及时有效处理后痊愈，有影响吻合效果的可能。

(5)预防：术中避开阴囊壁较大血管防止损伤出血，术中出血应止血彻底，术后不要过分行走活动以防止出血。

2. 感染　伤口感染，包括手术局部感染及尿路感染。

(1)表现：伤口红肿伴脓性分泌物。分泌物可向伤口深处扩散，以致形成脓肿。

(2)原因：术前阴囊感染未控制，手术消毒不严格，术中操作污染，伤口渗血、渗液引流不畅导致感染。

(3)处理：术后勤换敷料，伤口渗血、渗液引流干净，引流尿管通畅。应用广谱抗生素。

(4)预后：经及时发现并有效控制感染，伤口可愈合，但会影响吻合效果，以致手术失败。

(5)预防：如待阴囊感染控制后手术，手术消毒严格，术中无菌操作，术后伤口渗血、渗液引流干净，勤消毒、更换敷料。

3. 精子肉芽肿

(1)表现：阴囊内输精管-附睾吻合处肿块疼痛。

(2)原因：由于输精管-附睾吻合处吻合不好或术后并发出血或感染，使吻合口愈合不好，导致精液溢出而形成精子肉芽肿。

(3)处理：小的精子肉芽肿症状轻者，观察随访；较大的精子肉芽肿，疼痛重者可手术切除精子肉芽肿。

(4)预后：吻合处精子肉芽肿影响吻合效果，可能导致吻合不通。

(5)预防：输精管-附睾吻合口，吻合好，防止术后出血及感染，促进吻合口愈合好以避免精子肉芽肿发生。

4. 睾丸萎缩

(1)表现：术后睾丸肿痛或出血形成血肿，或继发感染，愈合后睾丸体积逐渐缩小、萎缩。

(2)原因：术中损伤睾丸血供或睾丸扭转未及时诊治，最后致睾丸萎缩。

(3)处理：如术中发现睾丸血供不好时，应及时找到原因，如是血管损伤，应及时修复，如术后6h发现，应及时探查处理，如是睾丸扭转应及时复位，以减轻睾丸损伤。

(4)预后：睾丸萎缩是手术严重并发症，可导致性功能障碍。有发生医疗纠纷的可能。

(5)预防：输精管附睾吻合时避开精索血管，不要损伤睾丸的主要血管，术后防止睾丸扭转。如发现损伤睾丸的主要血管或睾丸扭转应及时处治，以预防睾丸萎缩。

【评析】

输精管吻合术后1年，如多次检查精液未发现精子，则视为未成功，1年后可考虑再次手术。复育率达10.53%。

第三节　显微输精管附睾管吻合术

显微输精管附睾管吻合术（microsurgical vasoepididymostomy）是跨过梗阻部位，将输精管与附睾管吻合的手术。常规的（传统的）输精管附睾吻合术，其复精率约为20%，复育率更低。研究结果显示，显微外科输精管附睾管吻合术，吻合口对合整齐、严密，手术成功率高。复精率及复育率分别为68%～85%及35%～56%。明显优于常规输精管附睾吻合术。手术需特殊的仪器设备及术者具有较高的显微外科手术技能，手术时间较长，价格昂贵。

【适应证】

同本章第二节输精管附睾吻合术的适应证。

【禁忌证】

同本章第二节输精管附睾吻合术的禁忌证。

【术前准备】

同本章第一节常规输精管附睾吻合术术前准备。

【特殊仪器及器械】

同本章第一节显微外科输精管吻合术的特殊仪器及器械。

【术前准备】

同本章第一节输精管吻合术的术前准备。

【麻醉与体位】

多采用硬膜外麻醉。患者取平卧位。

【术式简介】

1. 显微输精管附睾管端-端吻合术（microsurgical end to end anastomosis of vas deferens and epididymis）　切口探查及游离输精管和通水试验同常规输精管吻合术。从附睾梗阻部位近睾端开始逐一横切附睾，在25～40倍手术显微镜下，看清切断面，找到一根横切后有精液溢出的附睾管。用生理盐水或庆大霉素生理盐水冲洗术野。取附睾管溢液涂片，镜下观察有无精子。若未查到精子，再往附睾头侧横切，直至找到精子为止。用10-0带针单针尼龙线对输精管黏膜和附睾管壁做间断缝合4～6针。第1、第2针先缝附睾管后壁，缝针由外向内，再由内向外缝输精管黏膜后壁。两针缝好后打结，第3、第4针缝合前壁时，缝针先由外向内缝输精管前壁黏膜，经腔内穿出，再由内向外缝合附睾管前壁（图32-7），此两针或更多的针缝好后再逐一打结。用9-0或8-0带针单针尼龙线间断缝合输精管外膜、肌层和附睾被膜，共缝8～12针。

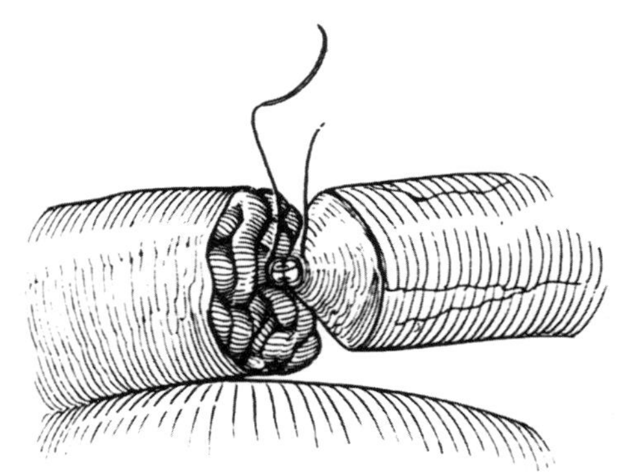

图 32-7　输精管黏膜与附睾管管壁缝合

2. 显微输精管附睾管端-侧吻合术（microsurgical end to side anastomosis of vas deferens and epididymis）　切口、探查以及游离输精管和通水试验同常规输精管吻合术。从附睾梗阻部位近睾端开始逐一横切附睾，直至找到精子为止等步骤同显微外科输精管附睾管端-端吻合术。发现精子后，将输精管远睾端从壁层睾丸鞘膜顶端分一裂口带到吻合部位。在附睾被膜和输精管外膜之间用7-0或6-0带针单针尼龙线缝合3～4针固定。用9-0或8-0带针单针尼龙线先缝输精管外膜、浅肌层和附睾被膜3针，然后以10-0或11-0带针单针尼龙线缝输精管黏膜和附睾管后壁3针(图32-8)。在附睾被膜和输精

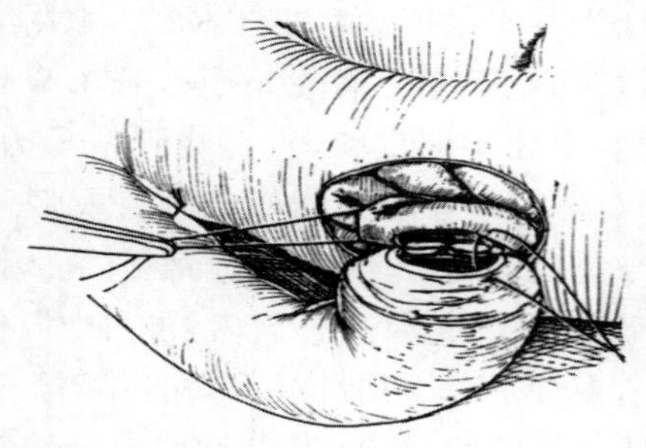

图32-8 缝合附睾管后壁外膜和内层

管外膜、肌层继续缝2针，以使输精管黏膜和附睾管后壁缝合的张力减少到最低限度。用10-0或11-0线缝附睾管和输精管黏膜前壁2～3针。外层共缝8～12针。引流及缝合同常规输精管附睾吻合术。

【术后处理】

1. 将阴囊托起。

2. 术区需加以保护，以防切口及支撑物被污染。

3. 应用抗菌药物防治感染。

4. 如有输精管支撑物，于术后2周左右拔除。

5. 术后1个月开始检查精液，大多数患者于术后1个月开始出现精子，极少数患者乃至6个月到1年才出现精子。

【并发症防治】

与输精管附睾吻合术后并发症防治相类似。

第四节 显微附睾管吻合术

显微附睾管吻合术(microsurgical anastomosis of epididymal tubule)是在手术显微镜下，跨过梗阻部位，将附睾管端-端吻合的手术。随着显微外科技术的深入发展，近年来显微外科技术用于附睾管与附睾管之间的端-端吻合。吻合口对合整齐、严密，手术成功率高。手术需特殊的仪器设备及术者具有较高的显微外科手术技能，手术时间较长，价格昂贵。

【适应证】

由于附睾体的附睾管梗阻或损伤者，而近睾段附睾管及输精管均通畅者。

【禁忌证】

附睾头部梗阻病变、合并睾丸病变者。

【术前准备】

同常规输精管附睾吻合术。

【特殊仪器及器械】

同显微外科输精管吻合术的特殊仪器及器械。

【麻醉与体位】

多采用硬膜外麻醉。患者取平卧位。

【手术要点】

1. 切口、探查、游离切断输精管、远端通水试验及近睾端分泌物检查同常规输精管附睾吻合术。

2. 在手术显微镜下仔细检查附睾，判断梗阻的部位及其范围(图32-9A)，然后穿刺输精管，向精囊端注水证实是否通畅，近睾端注入染色液以显示附睾梗阻段的远端。

3. 从附睾梗阻部位纵行切开，逐步切除该部位的瘢痕。切除时仅涉及附睾管，不伤及附睾被膜。直到近输精管端附睾管腔中出现液体，接着有染液及气泡出现时，表明已达梗阻远端的附睾管。

4. 向近睾端切除瘢痕寻找近睾端附睾管。注意找到最靠近梗阻部位的管腔(图32-9B)，从管腔中收集乳白色液体送镜检，直到查见精子，最好有活动的精子。

5. 在25～40倍的手术显微镜下，用11-0或12-0带针单丝尼龙线全层缝合两端管壁4针(图32-9C)，再从输精管内注入染液，如吻合完好、无渗漏，染液可通过吻合口进入

近睾端附睾管。观察约 5min，见附睾管内染液逐渐由乳白色的精液取代，证实吻合成功。

6. 间断缝合附睾被膜、壁层睾鞘膜、肉膜和皮肤，酌情放置橡皮引流管。

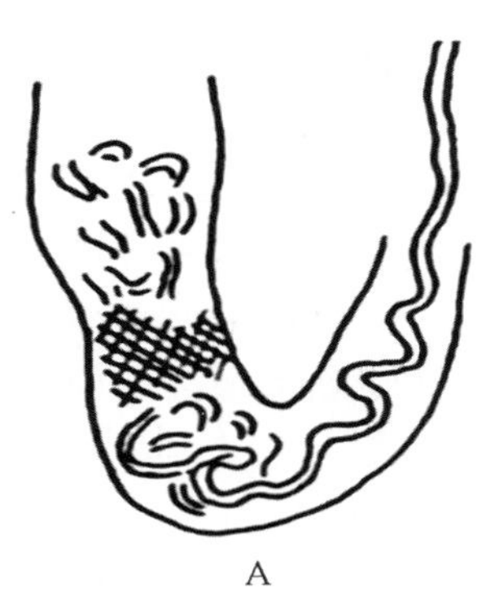

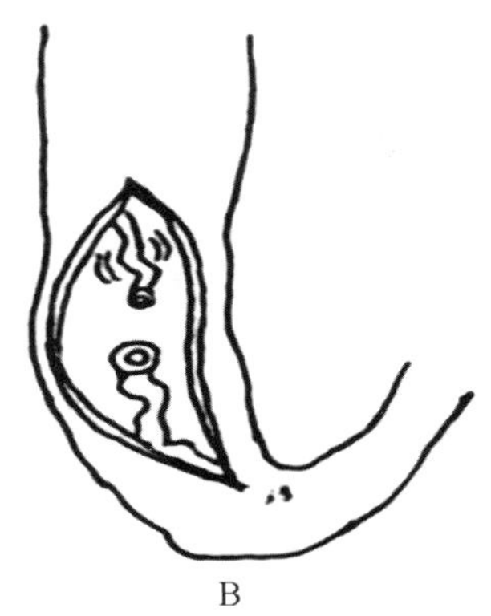

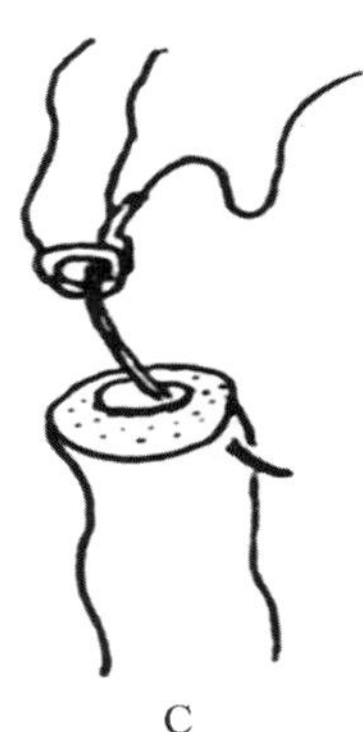

图 32-9　显微外科附睾管吻合术

A. 附睾体尾部梗阻部位；B. 找到附睾梗阻近、远端的附睾管；C. 全层吻合

7. 在 25～40 倍的手术显微镜下，用 11-0 或 12-0 带针单丝尼龙线全层缝合两端管壁 4 针（图 32-9C），再从输精管内注入染液，如吻合完好、无渗漏，染液可通过吻合口进入近睾端附睾管。约观察 5min，见附睾管内染液逐渐由乳白色的精液取代，证实吻合成功。

8. 间断缝合附睾被膜、壁层睾鞘膜、肉膜和皮肤，酌情放置橡皮引流管。

【术后处理】

1. 将阴囊托起。

2. 术区需加以保护，以防切口及支撑物被污染。

3. 应用抗菌药物防治感染。

4. 如有输精管支撑物，应于术后 2 周左右拔除。

5. 术后 1 个月开始检查精液，大多数患者于术后 1 个月开始出现精子，极少数患者乃至 6 个月到 1 年才出现精子。

【并发症防治】

并发症防治与本章第二节输精管附睾吻合术后并发症防治相似。

【评析】

1. *精管复通方法*　精管复通术分输精管吻合术、输精管附睾吻合术、输精管附睾管吻合术及附睾管附睾管吻合术，四者术后的复精率及复育率相比，输精管吻合术效果最好，其次是输精管附睾管吻合术，而附睾管与附睾管吻合术难度更大，输精管附睾管吻合术效果较差。

2. *肉眼下及显微外科吻合法*　肉眼下只适合于输精管吻合及输精管附睾管吻合术，不需要特殊仪器设备，方法简便易行，但效果较差，可在无显微外科设备和技术条件的单位施行，其中缝外膜肌层肠线支架减张法效果较好，方法简便易行，其术后复精率达 90%，复育率达 71.4%。显微外科输精管吻合术和输精管附睾管吻合术在复通率和致孕率明显优于非显微外科手术的效果。凡有手术显微镜的医院推荐显微外科精管复通术，医用机器人技术再整合计算机以及通信技术，在未来的 10 年甚至可以让显微外科医师远程施行显微外科手术，到那时将会有更迅猛的发展。

3. *影响精管复通术后复精率和复育率的因素*

(1)精道梗阻时间：精管复通后的复精率

与复育率与精道梗阻时间成反比。一般精道梗阻时间<3年者,复精率可高达97%,复育率可高达76%。精道梗阻时间越长,精管复通和复育的效果越差。如绝育术后的时间少于10年,精子重现率可超过90%,>10年者下降至59%,复育率也仅为10%~15%。

(2)近睾端附睾液外溢:术中远睾端通畅,近睾端有附睾液外溢,且显微镜下可查见精子,其术后复精率及复育率均较高。

(3)精子肉芽肿:如术中发现输精管结扎端有精子肉芽肿,由于肉芽肿对附睾有减压作用,附睾损伤较轻,其术后复精率及复育率也较高。

(4)术后复精率高于复育率:术后虽然复精,但仍不能致配偶受孕。影响复育率的因素较复杂,包括男女双方的因素都有。

(5)显微外科吻合术:显微附睾管吻合术较常规肉眼吻合复通效果好。随着显微外科的发展,手术技术的提高,近年来附睾管复通率已达83%~100%;复通后配偶的妊娠率也已从20世纪70年代初的31%~64%提高到目前的50%~81.7%,有个别报道甚至达90%者。

(陈在贤　黄明孔)

参考文献

[1] 黄明孔,陈在贤.输精管复通术//陈在贤主编.实用男科学.2版.北京:人民军医出版社,2015:475-484.

[2] 彭靖,袁亦铭,宋卫东,等.输精管结扎术后患者行显微镜下输精管复通术的疗效.北京大学学报,2013,4:597-599.

[3] 陈在贤,谯体义.缝外膜肠线支架减张输精管吻合术.男性学杂志,1994,8(2):95-98.

[4] 黄明孔,吴晓庆,付成善,等.影响人显微外科输精管吻合术后复育的多因素研究.生殖与避孕,1997,17(6):359-364.

[5] 黄明孔,吴晓庆,安勐.四定点全层加外膜肌层缝合法显微外科输精管吻合术.中国临床医药研究,1998,7:260-262.

[6] 黄明孔,邹平,徐辉,等.显微外科施行再次和多次输精管吻合15例分析.中华泌尿外科杂志,1992,13(2):130-132.

[7] 金锡御,严治林.输精管附睾吻合术//金锡御,俞天麟主编.手术学全集:泌尿外科手术学.2版.北京:人民军医出版社,2007:551-553.

[8] 刘晃,唐立新,汤乐,等.附睾输精管吻合术后男性生育力的临床评估.山西医科大学学报,2014,45(3):220-223.

[9] 张国喜,白文俊,许克新,等.邓世州"套叠式"输精管附睾吻合术治疗梗阻性无精子症.中国男科学杂志,2008,22(4):50-52.

[10] 苏宏伟,李向东,李凤岐,等.显微镜下纵向套入式输精管附睾管吻合术治疗梗阻性无精子症.中国医师进修杂志,2011,34(5):39-40.

[11] 钱海宁,李朋,智二磊,等.输精管附睾管显微吻合术术中附睾吻合部位的选择策略(附56例报告).中华男科学杂志,2015,21(5):424-427.

[12] 钱海宁,李朋,马猛,等.梗阻性无精子症动物不同显微外科吻合技术的实验研究.中国男科学杂志,2014,2:46-50.

[13] 刘晃,唐立新,唐运革,等.输精管吻合术后男性生育力的临床观察.中国男科学杂志,2011,25(10):35-38.

[14] 平萍,陈向锋,董业浩,等.单针法输精管附睾管显微吻合术治疗梗阻性无精子症的疗效及影响因素分析.中国男科学杂志,2012,26(5):36-39.

[15] 李占琦,冯建明,马永图,等.纵向两针套叠式输精管附睾吻合术治疗梗阻性无精症7例临床分析.现代泌尿外科杂志,2012,17(3):310-312.

[16] 赵亮,涂响安,陈羽,等.单针缝线纵向两针套叠显微输精管附睾吻合术17例分析.中华显微外科杂志,2013,36(3):281-283.

[17] 钟剑峰,高兴成,黄伟佳.显微纵向两针套叠式输精管附睾吻合术治疗梗阻性无精子症的临

床研究——附 24 例报告. 新医学,2010,41(11):715-717.

[18] 张峰彬,梁忠炎,李乐军,等. 梗阻性无精子症的显微外科治疗(附 76 例报告). 中华男科学杂志,2015,21(3):239-244.

[19] 赵亮,涂响安,庄锦涛,等. 改良单针缝线纵向套叠显微输精管附睾吻合术后一年结果分析. 中华显微外科杂志,2016,39 (2):135-137.

[20] 赵亮,涂响安,陈羽,等. 一种有效的纵向套叠显微输精管附睾吻合术. 中华腔镜泌尿外科杂志电子版,2016,10(4):53-55.

[21] 赫志强,邱晓东,李永廉. 显微外科输精管附睾吻合治疗附睾梗阻性无精子症. 中华显微外科杂志,2014,37(2):195-196.

[22] 张峰彬,梁忠炎,李乐军,等. 梗阻性无精子症的显微外科治疗(附 76 例报告). 中华男科学杂志,2015,21(3):239-244.

[23] 司徒杰,张浩,方友强,等. 腹腔镜辅助输精管吻合术治疗双侧疝修补术后梗阻性无精症一例并文献复习(附视频). 中华腔镜泌尿外科杂志(电子版),2012,6:36-37.

[24] 邹肖敏. 改良直视输精管吻合术 50 例报告. 中国计划生育和妇产科,2014,9:72-73.

[25] 郭华,李新元,王瑞,等. 无支架二层法输精管吻合术治疗梗阻性无精症 43 例. 郑州大学学报:医学版,2013,4:564-566.

[26] 李朋,张铁成,杨慎敏,等. 40 例输精管道梗阻性无精子症诊疗策略分析. 生殖与避孕,2015,2:131-136.

[27] 吴荣国,田向旗,谢俊芳. 输精管结扎患者行改良输精管吻合术 19 例分析. 江西医药,2016,12:1365-1366.

[28] 黄健,江专新,覃云凌,等. 局麻下阴囊探查术后输精管附睾显微吻合术治疗附睾梗阻性无精子症,中国男科学杂志,2015,10:58-60.

[29] 白显佳. 显微镜下输精管附睾吻合术治疗梗阻性无精症的疗效分析. 世界中医药,2016,6:2166-2167.

[30] 高旭,宋瑞祥,王海峰,等. 机器人辅助输精管吻合术治疗梗阻性无精子症初步经验分析. 中华男科学杂志,2014,10:894-897.

[31] 洪锴,赵连明,唐文豪,等. 显微输精管交叉吻合术治疗复杂性梗阻性无精子症. 中国微创外科杂志,2015,3:228-231.

[32] 江专新,黄健,覃云凌,等. 交叉输精管附睾显微吻合术治疗复杂梗阻性无精子症. 中华男科学杂志,2016,4:373-375.

[33] 钱海宁,李朋,智二磊,等. 输精管附睾管显微吻合术术中附睾吻合部位的选择策略(附 56 例报告). 中华男科学杂志,2015,5:424-427.

[34] 王磊,刘智勇,朴曙光,等. 医源性双侧输精管损伤致无精子症的手术治疗经验总结. 中华男科学杂志,2016,7:626-629.

[35] 李朋,谭广兴,黄煜华,等. 梗阻性无精子症显微外科重建策略分析. 上海交通大学学报:医学版,2017,3:420-422.

[36] Schroeder-Printzen I, Diemer T, Weidner W. Vasovasostomy. Urol Int,2003,70:101-107.

[37] Cavallaro G, Cavallaro E. Vasectomy reversal and spermatic granuloma: experimental investigation. Microsurgery,2003,23:437-439.

[38] McCallum S, Li PS, Sheynkin Y, et al. Comparison of intussusception pull-through end-to-side and conventional end-to-side microsurgical vasoepididymostomy: prospective randomized controlled study in male wistar rats. J Urol, 2002,167:2284-2288.

[39] Kim T, Shin D, Martin TV, et al. Laparoscopic mobilization of the vas deferens in cases of inguinal vasovasostomy. J Urol, 2004, 172 (5, Part 1):1948-1949.

[40] David Shin, Larry I, Lipshultz, et al. Herniorrhaphy with polypropylene mesh causing inguinal vasal obstruction : a preventable cause of obstrctice azoospermia. Ann Surg,2005,241 (4):553-558.

[41] Monoski MA, Schiff J, Li PS, et al. Innovative single-armed suture technique for microsurgical vasoepididymostomy. Urology, 2007, 69 (4):800-804.

[42] Busato WF Jr, Marquetti AM, Rocha LC. Comparison of vasovasostomy with conventional microsurgical suture and fibrin adhesive in rats. Int Braz, J Urol,2007,33(6):829-836.

[43] Marmar JL, Sharlip I, Goldstein M. Results of vasovasostomy or vasoepididymostomy after

failed percutaneous epididymal sperm aspirations. J Urol,2008,179(4):1506-1509.

[44] Patel SR,Sigman M. Comparison of outcomes of vasovasostomy performed in the convoluted and straight vas deferens. J Urol, 2008, 179 (1):256-259.

[45] Lindsey Herrel ,Wayland Hsiao. Microsurgical vasovasostomy. Asian J Androl, 2013, 15(1): 44-48.

[46] Hyun Joon Moon. A feasible ambulatory mini-incision microsurgical vasovasostomy under local anaesthesia using a specially designed double-ringed clamp that simplifies surgery. Singapore Med J,2015,56(4):228-232.

[47] Saad Elzanaty, Gert Dohle. Advances in male reproductive surgery: robotic-assisted vasovasostomy. Curr Urol,2013,6(3):113-117.

[48] Yu Seob Shin,Sang Deuk Kim,and Jong Kwan Park. Preoperative factors influencing postoperative results after vasovasostomy. World J Mens Health,2012,30(3):177-182.

[49] Rajeev Kumar, Satyadip Mukherjee. "4 × 4 vasovasostomy": A simplified technique for vasectomy reversal. Indian J Urol, 2010, 26 (3):350-352.

[50] Xiang-An Tu,Liang Zhao,Liang-Yun Zhao,et al. Microsurgical vasovasostomy for the treatment of intractable chronic scrotal pain after vasectomy. Asian J Androl, 2013, 15 (6): 850-851.

[51] Bingkun Li,Guoling Chen,Xiang Wang. Treatment of failed vasectomy reversal using a microsurgical two-layer anastomosis technique. Transl Androl Urol,2013,2(2):94-98.

[52] Ahmet Gudeloglu,Jamin V, Brahmbhatt, Sijo J,Parekattil. Robotic-assisted microsurgery for an elective microsurgical practice. Semin Plast Surg,2014 ,28(1):11-19.

[53] Yan Zhang, Xiao Wu, Xiao-Jian Yang, et al. Vasal vessels preserving microsurgical vasoepididymostomy in cases of previous varicocelectomy:a case report and literature review. Asian J Androl,2016,18(1):154-156.

[54] Hong-Tao Jiang, Qian Yuan, Yu Liu, et al. Multiple advanced surgical techniques to treat acquired seminal duct obstruction. Asian J Androl,2014,16(6):912-916.

[55] Peter T Chan. The evolution and refinement of vasoepididymostomy techniques. Asian J Androl,2013,15(1):49-55.

[56] Kai Hong,Lian-Ming Zhao,Shi-Xing Xu,et al. Multiple factors affecting surgical outcomes and patency rates in use of single-armed two-suture microsurgical vasoepididymostomy: a single surgeon's experience with 81 patients. Asian J Androl,2016,18(1):129-133.

[57] Liang Zhao,Chun-Hua Deng,Xiang-Zhou Sun, et al. A modified single-armed technique for microsurgical vasoepididymostomy. Asian J Androl,2013,15(1):79-82.

[58] Jing Peng,Zhichao Zhang,Yiming Yuan,et al. Pregnancy and live birth rates of microsurgical vasoepididymostomy for patients with obstructive azoospermia: analysis in a large sample. Transl Androl Urol,2015,4(Suppl 1):AB074.

[59] Parekattil SJ, Atalah HN, Cohen MS. Video technique for human robot-assisted microsurgical vasovasostomy. Journal of Endourology, 2009,24(4):511-514.

[60] Peng J,Yuan YM,Zhang ZC,et al. Factors affecting the results of microsurgical vasoepididymostomy . Beijing Da Xue Xue Bao,2011,43 (4):562-564.

[61] Ramasamy R, Mata DA, Jain L, et al. Microscopic visualization of intravasal spermatozoa is positively associated with patency after bilateral microsurgical vasovasostomy. Andrology,2015,3(3):532-535.

[62] Herrel LA, Goodman M, Goldstein M, et al. Outcomes of microsurgical vasovasostomy for vasectomy reversal: a meta-analysis and systematic review. Urology, 2015, 85 (4): 819-825.

[63] Ostrowski KA, Tadros NN, Polawich AS, et al. Factors and practice patterns that affect the decision for vasoepididymostomy. Can J Urol,

2017,24(1):8651-8655.

[64] Peng J,Zhang Z,Yuan Y,et al. Pregnancy and live birth rates after microsurgical vasoepididymostomy for azoospermic patients with epididymal obstruction. Hum Reprod, 2017, 32 (2):284-289.

[65] Chen XF,Chen B,Liu W,et al. Microsurgical vasoepididymostomy for patients with infectious obstructive azoospermia:cause,outcome, and associated factors. Asian J Androl,2016, 18(5):759-762.

[66] Fuchs ME, Anderson RE, Ostrowski KA, et al. Pre-operative risk factors associated with need for vasoepididymostomy at the time of vasectomy reversal. Andrology, 2016, 4 (1): 160-162.

[67] Hakky TS,Coward RM,Smith RP,et al. Vasovasostomy:a step-by-step surgical technique video. Fertil Steril,2014,101(3):e14.

[68] Trost L,Parekattil S,Wang J,et al. Intracorporeal robot-assisted microsurgical vasovasostomy for the treatment of bilateral vasal obstruction occurring following bilateral inguinal hernia repairs with mesh placement. J Urol, 2014,191(4):1120-1125.

[69] Hong K,Zhao LM,Xu SX,et al. Multiple factors affecting surgical outcomes and patency rates in use of single-armed two-suture microsurgical vasoepididymostomy: a single surgeon' s experience with 81 patients. Asian J Androl,2016,18(1):129-133.

[70] Qian HN,Li P,Zhi EL,et al. Selection of the sites or microsurgical vasoepididymostomy: A report of 56 cases of epididymal obstructive azoospermia . Zhonghua Nan Ke Xue,2015,21 (5):424-427.

[71] Schiff J,Li PS,Goldstein M. Robotic microsurgical vasovasostomy and vasoepididymostomy in rats. Int J Med Robot,2005,1(2):122-126.

[72] Fleming C. Robot-assisted vasovasostomy. Urol Clin North Am,2004,31(4):769-772.

[73] Naeyer G. De, Migem P. Van Schatteman, et al. Robotic assistance in urological microsurgery:initial report of a successful in-vivo robot-assisted vasovasostomy. J Robot Surg, 2007,1(2):161-162.

[74] Saad Elzanatya,Gert Dohleb. Advances in male reproductive surgery: robotic-assisted vasovasostomy. Curr Urol,2013,6(3):113-117.

第33章

无精子症手术

第一节　无精子症

无精子症(azoospermia)是指多次精液检查(一般3次以上)均未发现精子者,占整个男性不育人群的10%～15%,是导致男性绝对不育的严重疾病。对此,应寻找无精子症的病因,并针对病因进行相应的治疗,尽最大努力促进生育。

【应用解剖】

1. 睾丸(testicles)　睾丸属男性内生殖器官。正常男性有两个睾丸,分别位于阴囊左、右侧。睾丸呈卵圆形,色灰白。成人睾丸长3.5～6cm,宽2.3～4cm,厚2～3cm,每侧睾丸重16～67g。睾丸在出生时已经腹股沟管下降至阴囊内。在下降过程中把前、后两层腹膜作为被覆睾丸的包膜,这两层包膜称为睾丸鞘膜,其间的空隙积存少量液体。睾丸内层鞘膜与睾丸的固有膜构成致密厚实的白膜。凸入睾丸内形成睾丸纵隔。从纵隔发出许多结缔组织小隔,将睾丸实质分成许多睾丸小叶。睾丸小叶内含有盘曲的精曲小管,精曲小管结合成精直小管,进入睾丸纵隔交织成睾丸网。从睾丸网发出12～15条睾丸输出小管,出睾丸后缘的上部进入附睾。睾丸内具有3种特殊功能的细胞,包括曲细精管壁的生精细胞和支持细胞以及睾丸间质中的间质细胞。

(1)精曲精管(seminiferous tubules):肉眼观察睾丸剖面,其实质可用针尖挑出细丝。显微镜下观察,睾丸实质被分为100～200个锥形小叶,每个小叶内有2～4条长30～80cm、直径150～250μm细而弯曲能产生精子的小管,称为曲细精管。据估计,如把一侧睾丸的曲细精管连接起来,其总长可达255m。精曲小管的上皮能产生精子。精子发生是从生精细胞开始,经细胞分裂、染色体基因互换减半、性染色体(X、Y染色体)形成、细胞变态(出现精子尾)等复杂过程形成精子。生精细胞依其发育阶段可分为5个世代,即精原细胞、初级精母细胞、次级精母细胞、精子细胞和精子。一个人一生中产生的精子数目大得惊人,一次射精3～4ml,含有(3～4)亿个精子,少则也有(1～2)亿个;一生中产生的精子数竟可达1万亿个以上。精子的产生易受温度等多种因素的影响。

(2)支持细胞(sertoli cell):支持细胞功能多而复杂,至今未完全了解清楚。支持细胞在曲细精管中紧邻生殖细胞。它们位于曲细精管基底膜上并伸入管腔,分支伸入不同阶段的生殖细胞中间。现已认识它们具有很多重要的功能。它们在维持生精细胞分化发育过程中起着重要作用,因而有学者称支持细胞为精子的保育细胞。支持细胞能将曲精小管分隔为内、外两个环境不同的隔离区,以保证生精细胞在最佳的内环境下发育分化。另一方面，精子是一种有别于体细胞的单倍体细胞（只有 23 条染色体），具有特异性抗原成分，但由于支持细胞的隔离屏障作用，阻止血液内的免疫活性物质与精子接触，因而不引起任何个体的自身免疫反应。支持细胞使曲精小管管腔内有别于血液环境的作用称为血管屏障。当前还认识到支持细胞能分泌不少物质以提高男性激素在曲精小管内的利用水平，并在下丘脑-垂体-睾丸轴中参与反馈调节作用。支持细胞的过高或受到化学毒物的影响，精子的产生将出现障碍。

(3)间质细胞(mesenchymal cells)：睾丸间质细胞成群分布在曲精小管之间，胞体呈圆形、椭圆形或不规则形，胞体较大，直径约 20μm，胞质呈嗜酸性，细胞核呈圆形或卵圆形，常位于中央，染色较淡，有 1～2 个核仁，线粒体多，呈管嵴状，无分泌颗粒。从青春期开始，睾丸间质细胞受腺垂体嗜碱性细胞分泌的间质细胞刺激素（黄体生成素）的作用，能合成分泌男性激素，可促精子的发生和男性生殖器官发育，以及维持第二性征和性功能。

2. 附睾(epididymis) 附睾紧贴睾丸的上端和后缘，可分为头、体、尾三部。头部由输出小管盘曲而成，输出小管的末端连接一条附睾管。附睾管长 4～5m，盘曲构成体部和尾部。管的末端急转向上，直接延续成为输精管。附睾管除储存精子外还能分泌附睾液，其中含有某些激素、酶和特异的营养物质，它们有助于精子的成熟。

3. 输精管(vas deferens) 输精管左、右各一，长 35～50cm，外径约 2mm，管内腔直径<1mm。输精管由附睾延伸到精囊腺颈，与附睾管直接连续，是睾丸的最终排出管道。它起始于附睾尾部，经附睾内侧沿睾丸后缘上行，并进入腹股沟外环，经腹股沟管进入腹股沟内环后，沿小骨盆外侧壁向后下方前进，再转向内，跨越输尿管末端上方，经膀胱与直肠之间至膀胱底，在精囊上端沿精囊内侧向下内方，呈梭形膨大，成为输精管壶腹，壶腹下端渐细，于前列腺底的后上方与精囊排泄管汇合而成射精管。输精管壶腹部在精囊造影 X 线片上壶腹部呈不规则的扭曲条形影，先是横行向内下，然后纵行向下，末端与精囊排泄管汇合为射精管。壶腹的边缘多不规则呈憩室或绒毛状，少数边缘光滑。壶腹主管在连接射精管之前，多有扩张增宽，末端又再变细后接射精管，其与精囊排泄管间的夹角清晰。

4. 精囊(seminal vesicle) 精囊又称精囊腺，它位于前列腺底的后上方、输精管壶腹的外侧、膀胱底与直肠之间。是一对对称的呈边缘光滑而不规则的树叶形，或呈长椭圆形的囊状小体，精囊的形态大致可分为 3 种：①以多个圆形暗影为主的葡萄形；②弯曲较少而单调的弯管形；③弯曲较多，相互重叠的盘管形。精囊主要由迂曲的小管构成，表面凹凸不平，呈沟回状，切面内袋形或憩室样管状结构，黏膜皱襞高而细，多分支并连接成网。精囊管径除排泄管较细外，其余部分基本一致，最大宽度为 4～5mm，精囊影像沿其纵轴，成人长 3～6cm，宽 1～2cm。精囊上端游离、膨大部为精囊腺底；下端细小，为精囊腺的排泄管，与输精管壶腹末端汇合成射精管，穿过前列腺，开口于精阜旁。精囊是男性的重要附属性腺，分泌的精囊液参与精浆的组成。精囊疾病在临床中较为常见，主要有精囊结石、精囊淤积、射精管囊肿、精囊炎、精囊肿瘤及其他精囊疾病等，常伴不育。

5. 射精管(ejaculatory duct) 射精管左、右成对，是由输精管壶腹在前列腺的后上方与精囊腺排泄管汇合而成，此管壁薄，肌层为平滑肌，管腔内衬柱状上皮细胞。正常射精管在精囊造影 X 线片上呈上宽下窄的长锥形或宽窄相近的棒形，射精管长 1.5～2.0cm，近端管腔直径约 1.0mm，开口处仅有 0.3mm，末端仅 0.5mm，是排精管道最短、最细的一段。射精管穿过前列腺处，为前列腺后叶及中叶的分界区，开口于尿道前列腺部后壁的精阜两侧，称射精管开口。射精管外缘光滑，内缘大多数都有多少不等的皱褶或为锯齿影像，两侧基本对称。其形态大致可分为以下4类。

(1)V型：射精管为直管，二者间距上宽下窄(占22.1%)。

(2)11型：两管上下间距基本相等(占47.1%)。

(3)X型：两管轻度向外弯曲(占25.5%)。

(4)()型：两管向内弯曲显著(占5.3%)。

根据其解剖学特点，可将射精管分为3个解剖区域(Turek等，1998)，射精管的最近段为前列腺外段，相对较宽，邻近输精管壶腹和精囊腺排泄管，其管壁由外(平滑肌)、中(胶原纤维)、内(黏膜的柱状上皮细胞)3层构成。中间段为射精管穿过前列腺部分，此段管壁的外层平滑肌逐渐变薄，至射精管远段(即开口于尿道前列腺部精阜旁的末段)，管壁的外层平滑肌消失。在射精管开口于精阜的远段也缺乏(横纹或平滑肌)括约肌。平时射精管空虚，当性高潮时，来自睾丸、附睾、输精管的精子，以及来自精囊和前列腺的精浆顿时集中到射精管里，通过射精管壁肌肉强烈收缩，将精液射向尿道。

6. 精阜(verumontanum) 尿道前列腺部后壁正中隆起的尿道嵴的中部突起成圆丘状，称为精阜，宽、高各约3mm，其中央有1个隐窝称前列腺小囊(prostatic utricle)，相当于女性阴道，是胚胎发育过程中的残留痕迹，与女性阴道是同源器官。隐窝两侧有射精管开口和许多前列腺排泄管的开口，有学者认为，前列腺小囊也应列为男性生殖系统的附属腺。性高潮时，前列腺收缩排出前列腺液，刺激精阜有射精将不可避免的感觉，随即射精管喷出精囊液和精子，精阜由富有平滑肌的海绵体组织构成，精阜的进一步激惹和收缩，包括射精管节律性收缩，都是男性性高潮中欣快感的基础。

7. 尿道(urethra) 是排尿和排精液的管道，起于膀胱的尿道内口，止于阴茎头的尿道外口，长17～20cm，狭长的管道，管径各段稍有不同，平均约为8mm。尿道周围有许多腺体开口于尿道黏膜，主要在前尿道，例如尿道球腺、尿道旁腺等，能分泌黏液，起润滑作用。尿道球腺的液体，还组成精液的一部分。

【病因】

无精子症分为非梗阻性无精子症(non obstructive azoospermia，NOA)和梗阻性无精子症(obstructive azoospermia，OA)两类。

1. 非梗阻性无精子症 NOA是指由于睾丸精子发生严重异常，精子生成障碍，射出的精液中无精子存在。包括先天因素和后天因素，这些患者大多具有睾丸容积小、FSH升高和附睾空虚的特征。

(1)先天性睾丸异常(congenital anomaly of testis)：睾丸发育异常或睾丸位置异常，如隐睾等，隐睾或睾丸容积＜8ml，睾丸软小，尤其伴有血清FSH升高，均能使精子生成障碍。

(2)唯支持细胞综合征(sertolicell onlysyndrome)：精曲小管中只有支持细胞存在，而无生精细胞。

(3)成熟阻滞(maturationar rest)：精曲小管中仅见支持细胞和未成熟生精细胞。

(4)精子发生低下(hypospermatogenesis)：精子发生有缺陷，精曲小管中生精细胞大量减少，成熟精子细胞罕见或没有。

(5)遗传病原学(geneticeti ology)：17%以上的NOA患者可检测出遗传学异常，60%的先天性输精管缺如的男性存在囊性纤维化(cysticfibrosis，CFTR)基因异常。若男、女双方都是携带者，那么他们的儿子患囊性纤维化的风险为50%。这只有用Y染色体部分缺失分析(Y chrosomepartialdeletionanalysis)和核型测试才能诊断。常染色体或性染色体异常影响睾丸生成精子，如克兰费尔特(Klinefelter)综合征等。

(6)内分泌疾病(endocrine disease):如垂体功能亢进或低下、垂体肿瘤、肾上腺功能亢进或低下、甲状腺功能亢进或低下均可影响精子生成而造成无精子症不育。

(7)睾丸自身病变(testicular lesion):如睾丸外伤、炎症、扭转后以及睾丸血管病变。

(8)放射及药物损伤(radiation and drug damage):特别是细胞毒性药物,如食用棉籽油等因素,使睾丸生精细胞损害,严重时可致无精子症不育。

(9)逆行射精(retrograde ejaculation)。

2. 梗阻性无精子症

(1)先天性畸形(congenital malformation):常见有双侧附睾头异位、附睾管闭锁,输精管缺如,精管梗阻,精囊缺如,精阜附近巨大的前列腺囊肿,如前列腺 Müller 管囊肿和 Wolffian 管囊肿压迫射精管口等均可导致梗阻性无精子症。

射精管梗阻的部位和程度可通过高分辨率的经直肠超声检查(TRUS)。Turek 等 TRUS 确定的射精管梗阻诊断标准为:①精囊扩张 > 1.5cm;②射精管扩张直径 > 2.3mm;③精阜内或射精管钙化结石形成;④在近精阜中线或偏离中线处有囊肿,即可提示为米勒管囊肿或午非管囊肿。以上 4 条中有其中 1 条者即可确定诊断。

(2)后天因素(acquired factors)

①泌尿生殖系感染:如非特异性前列腺脓肿、后尿道炎后常易引起射精管闭塞;其中以淋球菌感染为最多,常侵犯附睾尾,很少侵犯附睾头。

②创伤:外阴及腹股沟部手术中损伤和术后瘢痕的压迫以及阴囊和会阴部外伤都会导致输精管与射精管的梗阻。

(3)输精管结扎术后。

(4)射精管结石、肿瘤,附睾、精索、精囊和前列腺的肿瘤,如侵及或压迫输精管或射精管。

(5)经尿道微波热疗、射频和电极导融治疗等方法在用于前列腺炎治疗时可导致继发性射精管梗阻。

【诊治方法】

要明确无精子症的病因,需要做相关的检查确诊,再根据其病因,做相应的手术,以获得精子发育,达到生育的目的。

1. 睾丸活检(testicular biopsies)　是从睾丸取出少量曲细精管组织做病理检查,以确定睾丸的产精子功能。

2. 精囊造影检查(vesiculography examination)　适用于睾丸活检后睾丸生精功能正常,而精液中没有精子的患者。它可以明确诊断输精管道是否通畅以及阻塞部位,以便采取相应的治疗措施。

3. 经尿道精囊镜检术(transurethral seminal vesiculoscopy)　无精子症怀疑有射精管梗阻、射精管囊肿及射精管其他病变者。

4. 经尿道射精管切开术(transurethral resection of ejaculatory duct)　适用于射精管梗阻所致的无精子症,有生育要求者。

5. 人工精液储囊术(artificial semen storag)　输精管、精囊先天性缺如引起的梗阻性无精子症,生殖激素、染色体、睾丸活检生精功能等均正常,附睾有成熟精子,为获取精子做试管婴儿者。

6. 附睾取精术(surgical epididymal sperm retrieval techniques)　梗阻性无精症,睾丸附睾体积、FSH、LH 及遗传学检测正常,考虑生精功能正常的患者,需行单精子注射试管婴儿生育者。

7. 睾丸取精术(surgical testicular sperm retrieval techniques)　梗阻性无精子症、梗阻无法解除、附睾内未找到精子者,需行单精子注射试管婴儿生育者。

【治疗进展】

既往认为,无精子症难获得生育亲生骨肉,现把无精子症治疗进展如下。

1. 单精子卵细胞质内注射(intracyto-

plasmic sperm injection,ICSI) 1992 年比利时 Palermo 等报道世界首例应用单精子卵细胞质内注射技术获得活产婴儿以来,世界各国相继成功地开展了 ICSI 技术,使该技术成为治疗男性无精子症的重要里程碑。睾丸精子的受精率较射出精子和附睾精子偏低。因此,经皮附睾取精子术结合 ICSI 技术是治疗梗阻性无精子症安全、有效的首选方法。ICSI 之前的侵袭性精子制动技术(technique of aggressive immobilization)可获得最佳的受精率和妊娠率,这种制动方式可能通过增加精子膜的通透性来提高未成熟精子使卵细胞受精的能力。

2. 梗阻性无精子症(obstructive azoospermia) 对梗阻性无精子症,1985 年 Temple-Smith 等首次采用显微附睾精子吸取术(microsurgical epididymal sperm aspiration, MESA)取得附睾精子体外受精(IVF)获得妊娠后,许多中心采用 MESA 结合传统 IVF 治疗梗阻性无精子症,妊娠率仅为 7%~10%。常规体外受精(IVF)技术治疗一些男子不育症如严重少精子症和弱精子症时,受精率和妊娠率非常低。1993 年开展了附睾及睾丸取精术(surgical epididymal and testicular sperm retrieval techniques),在梗阻性无精子症患者中能获得精子,采用附睾及睾丸取精术,只要在男性生殖道中找到并能得到精子,利用 ICSI 技术就可获得高度有效的受精率,可使这些无精子症的男性患者获得自己的亲生骨肉,而不需再借用别人的精子。并使用冷冻的附睾精子,通常是睾丸精子,可降低无精子症为达到生育所需进行的取精手术次数。外科取精术和辅助生育技术所取得的进展,为无精子症患者的治疗提供了新的手段,彻底改变了先前无法治愈的无精子症的治疗方法。

3. 非梗阻性无精症(non obstructive azoospermia) 对非梗阻性无精子症患者,既往认为彻底丧失了生育的机会,治疗只能依赖于供精。

非梗阻性无精子症是由于睾丸生精功能障碍,绝大部分睾丸内的生精小管不能产生精子,但不排除睾丸组织中有极个别生精小管发育相对良好、能产生精子的现象,这种情况称为"局灶生精"。而睾丸活检术,只是获取芝麻大一点的少许睾丸组织,以点带面地分析整个睾丸生精情况,但这其实并不能完全代表睾丸的生精情况。为了更好地了解睾丸生精情况,同时也为了更大概率地找到睾丸内的"生精灶",可以考虑多点穿刺活检,也就是在一次手术过程中,会在睾丸的不同地方都切取部分组织,期望能够取得正常的"局部生精灶"。尽管如此,仍不免会遗漏正常的"局部生精灶";而显微镜下睾丸切开取精术,则是在多点穿刺活检技术的极大改进,最大可能地发现正常的"局部生精灶",只要有一个成熟的精子,就可以通过将单一一个精子注射进入卵子,形成受精卵和胚胎,最终生育一个完全属于自己的孩子。所以,对于非梗阻性无精子症患者治疗的核心,即在于如何去发现那些发育相对良好、有成熟精子的"生精灶",从而获取精子做试管婴儿。常用的外科取精方法有常规睾丸切开活检取精术、睾丸穿刺抽吸取精术、单一曲细精管活检术、显微切开睾丸取精术。

4. 取精技术(sperm extraction) 近十多年来,获取精子的方法也有了长足的进步。对梗阻性无精子症患者,开展了附睾取精子术,包括经皮附睾取精子术(percutaneous epididymalsperm aspiration, PESA)及显微附睾精子吸取术(microsurgical epididymal sperm aspiration, MESA)。对非梗阻性无精子症患者或梗阻性无精子症附睾取精子失败者,开展了睾丸取精子术(testicular sperm aspiration, TESA)、睾丸附睾取精子术(testicular sperm extraction, TESE),包括经皮睾丸穿刺取精术(percutaneous puncture and aspiration of the testis)、睾丸

细针抽吸术（testicular fine needle aspiration，TFNA）、显微睾丸精子抽吸术（microdissection of testicular sperm extraction）及睾丸组织切取术（TESE）等。MESA、PESA、TESA 和 TESE 等获取精子方法与单精子卵细胞质内注射技术联合应用，可获得高度有效的受精率，可使这些无精子症的男性患者获得自己的亲生骨肉，而不需再借用别人的精子。但是，由于这些技术可能会使其后代患有父辈的遗传缺陷，故应该对接受治疗的患者进行遗传学咨询，必要时还需要对其早期胚胎进行植入前遗传学诊断（PGD），以提高健康婴儿的出生率，减少和预防遗传性疾病的出现。

当精道梗阻的男性患者手术重建困难和不可恢复或拒绝手术重建时，可采用外科取精术，尽可能获取高质量的足够数量的精子供做试管婴儿和冷冻保存。

（鲁栋梁　陈在贤）

第二节　睾丸活检术

睾丸活检术（testicular biopsy）是无精子症的一种常规检查方法，取睾丸组织以了解睾丸的生精功能，对指导下一步的治疗起着确定性的作用。睾丸活检是通过对睾丸曲细精管组织进行病理切片染色，通过显微镜对曲细精管生精功能的直接观察，了解睾丸的生精功能及生精障碍的程度，间质细胞的情况和睾丸合成类固醇激素的能力，为评估生育能力提供直接资料。为辅助生育提供诊疗依据，是诊断男性无精子症的一种重要手段。

【适应证】

1. 睾丸体积及激素水平测定正常的无精子症者。

2. 输精管不能扪及或附睾硬结等的无精子症者，了解两侧睾丸是否有精子发生。

3. 阻塞性无精子症者，了解两侧睾丸的生精功能，是否有精子发生。

4. 睾丸体积中度缩小的少精子症者。

【禁忌证】

1. 男生殖系统炎症，如阴囊炎、湿疹、淋巴水肿等未治愈者。

2. 糖尿病、高血压未控制者。

3. 凝血功能异常，有出血倾向者。

4. 腹股沟斜疝、鞘膜积液、严重的精索静脉曲张者。

【麻醉与体位】

采用局部麻醉。患者取平卧位。

【术式简介】

睾丸活检的方法有手术切口活检术、穿刺活检术及快速睾丸活检术等，不论采用何种方法，取活检前均要用 1% 利多卡因做同侧精索阻滞麻醉。活检部位要避开附睾和精索血管。

1. 经皮睾丸细针活检术（percutaneous testicular needle biopsy）　用穿刺针经皮穿刺睾丸取睾丸组织活检。穿刺针由针管、针鞘和针芯组成。

(1)手术要点：常规消毒、局部浸润麻醉后，术者用手固定接受检查的睾丸，使表面的阴囊皮肤绷紧，选择血管少的部位，用穿刺用的针管和针头，将穿刺针经阴囊皮肤穿刺并刺入睾丸，抽出针芯，抽吸针管获得少许睾丸组织，然后拔出穿刺针，包扎穿刺部位，将睾丸组织送检。

(2)优点：无须缝合和拆线，术后恢复快，具有操作简便、创伤小的优点。

(3)缺点：获得的组织较少，有可能达不到理想的准确诊断效果。

2. 经皮睾丸活检枪睾丸活检术（percutaneous biopsy of the testis）　使用活检枪进行快速睾丸活检，常用的活检枪由外切套管、带槽针芯和控制手柄组成。其是利用高速机械切割原理获取标本。

(1)优点：具有快速、可靠和操作方便的优点，优于经皮睾丸细针活检术的效果。

(2)缺点：由于睾丸的组织解剖结构与肝、肾组织明显不同，它外面是结构坚韧的白膜，内部则是被睾丸纵隔分割的曲细精管。因此，应用活检枪所得到的睾丸组织不可能像肝、肾活检那样的条状，而是有弹性的较松散组织。但由于睾丸内部结构相对松散，切割的力量有一部分被分散，有可能达不到理想的切割效果。并且，在切割过程中产生一定的震动，可导致剧烈疼痛，甚至会发生休克。

(3)手术要点：常规消毒、局部浸润麻醉后，术者以左手拇、示指将睾丸固定于阴囊皮下，右手握睾丸活检枪(活检针)对准睾丸前内侧穿刺部位(图 33-1)，分步骤快速取出睾丸内的曲细精管，然后将标本置于 Bouin 液(饱和苦味酸 25ml，甲醛 25ml，冰醋酸 5ml)中固定送病理学检查。对做手术的部位适当压迫止血，无须缝合，术后包扎。

3. 开放睾丸活检术(open testicular biopsy)

(1)优点：获取的组织较多，可确保睾丸生精功能的准确诊断。

(2)缺点：组织损伤较重，并发症较多。

(3)手术要点：常规消毒后，用 1%～2% 利多卡因 3～5ml 做精索神经封闭；在阴囊前壁行切开部位注射利多卡因 1～2ml 局部麻醉，术者用手固定接受检查的睾丸，使表面的阴囊皮肤绷紧，选择血管少的部位，做 1～2cm 的切口，切口垂直通过皮肤、内膜及鞘膜，

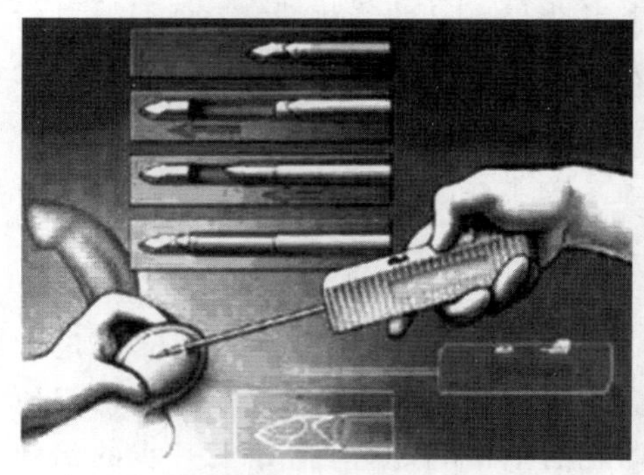

图 33-1 经皮睾丸活检

暴露睾丸白膜，用刀片在白膜上做 0.3～0.5cm 切口，轻轻挤压睾丸，使睾丸实质暴露，沿白膜切下突出的组织(图 33-2)，直径约 0.3cm，立即将切下的睾丸组织放入已备好的 Bouin 液中固定(不可用福尔马林液固定)，送做病理组织检查。白膜用 3-0 号丝线缝合。

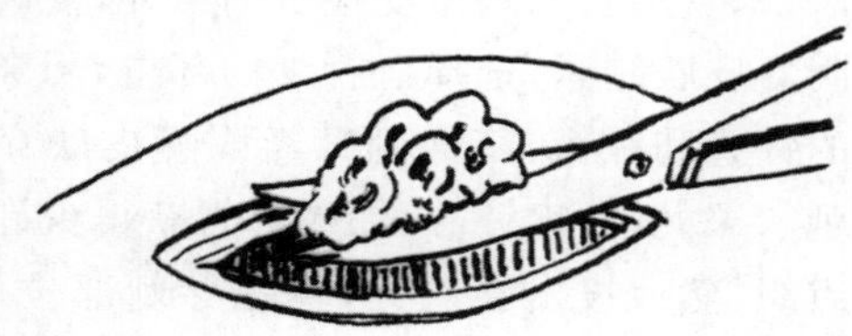

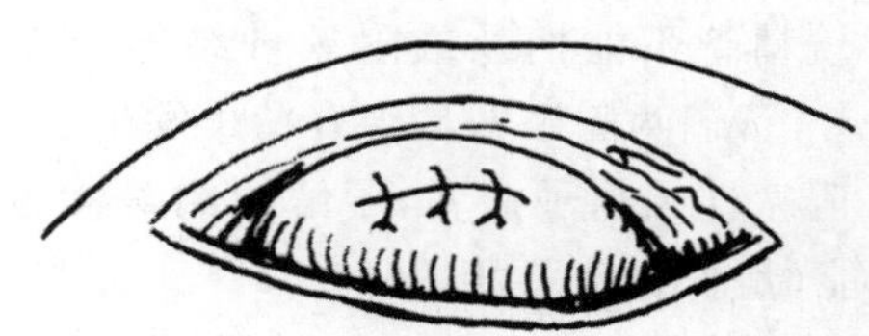

图 33-2 开放睾丸活检术

【意外事件】

损伤睾丸血供，导致睾丸萎缩。

【术后处理】

术后适当应用抗生素防治感染，开放睾丸活检术者观察伤口有无出血。

【病理分析】

1. 生精功能正常　精子细胞及支持细胞无异常，管腔面有很多精子，曲细精管界膜及间质正常。

2. 生精功能低下　精子发生存在，但生

精上皮变薄，各级生精细胞数量减少。

3. 生精停滞　精子发生停滞在某一细胞阶段，多见于精母细胞阶段，其次是精子细胞阶段，较少停滞于精原细胞阶段，从而不能形成精子。

4. 生精细胞脱落及排列紊乱　未成熟的生精细胞、精母细胞和精子细胞等成团地脱落于曲细精管管腔内，阻塞管腔，排不出去。往往伴有生精细胞排列紊乱。

5. 唯支持细胞综合征　曲细精管内只有支持细胞，而缺乏任何生精细胞。曲细精管管径缩小，界膜增厚，间质增生。这是一种先天性异常，无精子，无生育能力，但第二性征正常。

6. 混合性病变　曲细精管内可见各种不同类型和程度的生精障碍：生精停滞、生精细胞及精母细胞脱落紊乱；界膜增生或透明样变性等混合存在。

7. 未成熟型睾丸　成年人的睾丸发育状态仍停止在青春期前，曲细精管管径小，管腔尚未出现，也无精子生成。

8. 曲细精管变性　表现为曲细精管的界膜增厚，呈透明样变性，并向管腔及间质扩展，致管腔日益缩小，同时伴有不同程度的生精障碍。严重者小管内各种细胞均消失，仅余曲细精管皱缩的影子。

【并发症防治】

1. 出血

(1)表现：术后阴囊和(或)精索伤口渗血，形成血肿，局部疼痛。发生率为1.66%～6.07%。

(2)原因：术中未避开阴囊壁较大血管而损伤出血，未能及时发现，止血不佳；术后过分行走活动所致出血。

(3)处理：小量渗血者，更换敷料，局部压迫止血。较多并有活动性出血者，应立即手术止血。

(4)预后：经及时有效处理后痊愈，一般不会有不良后果。

(5)预防：术中避开阴囊壁较大血管，术中出血应止血彻底，术后不要过分行走活动以防出血。术后应密切观察，发现出血应立即处理。

2. 感染　伤口感染，包括手术局部及尿路感染。

(1)表现：伤口红肿伴脓性分泌物。分泌物可向伤口深处扩散，以至形成脓肿。

(2)原因：术前外阴未清洗或术前阴囊感染未控制，手术消毒不严，术中操作污染，伤口渗血、渗液引流不畅导致感染。

(3)处理：术后勤换敷料，伤口渗血、渗液引流干净，保持引流管通畅。应用广谱抗生素。适当理疗以促进伤口愈合。

(4)预后：及时发现并采取有效措施，一般预后较好，否则会导致不良后果。

(5)预防：术前清洗外阴，如阴囊感染控制后才手术，手术消毒严格，术中无菌操作，伤口渗血、渗液引流干净。

3. 精子肉芽肿

(1)表现：阴囊内睾丸取活检处肿块疼痛。

(2)原因：由于切开睾丸白膜取睾丸活组织后，睾丸白膜缝合不佳或睾丸穿刺孔由于过重挤压睾丸使精液溢出或并发感染，从而形成精子肉芽肿。

(3)处理：小的精子肉芽肿症状轻者，观察随访；较大的精子肉芽肿，疼痛重者可手术切除精子肉芽肿。

(4)预后：经及时有效处理，一般不会有不良后果。

(5)预防：切开睾丸白膜取睾丸活组织后，睾丸白膜切口应缝合好；或行睾丸穿刺时，避免过重挤压睾丸使精液溢出，术后防止伤口感染，以避免精子肉芽肿发生。

4. 睾丸萎缩　睾丸取精术可导致睾丸缩小，包括睾丸萎缩和睾酮水平降低。

(1)表现：术后出血形成血肿或继发感染，愈合后睾丸体积逐渐缩小。

(2)原因:术中损伤睾丸血供或多次手术损伤睾丸,可能会引起暂时的和个别患者永久的睾丸功能改变,最后导致睾丸萎缩。

(3)处理:术后及时处理好出血、血肿及感染等并发症,减轻睾丸萎缩。

(4)预后:睾丸萎缩可使男性激素水平下降,导致性功能障碍。

(5)预防:睾丸活检应避开阴囊、精索血管;睾丸活检部位以选在睾丸中上部较好,此部位的血管相对少,不易损伤睾丸的主要血管,切开白膜时应确认白膜上的相对无血管区,避免损伤睾丸血供。

【评析】

1. *3种睾丸活检术比较* 睾丸活检分经皮睾丸细针活检术、经皮睾丸活检枪睾丸活检术及开放睾丸活检术等3种方法,各有利弊。前两种睾丸活检操作较简便,快速,对睾丸损伤小,无须缝合,并发症少;但所取得的组织较少,影响诊断,特别是经皮睾丸细针活检术常需多次穿刺抽吸,且有相当高的假阳性率和假阴性率,这是因为针吸细胞学检查只能得到少量组织细胞,看不到组织的整体结构。开放睾丸活检术被认为是获取睾丸组织较多,有利于做出正确的病理诊断,是评价精子发生的金标准;但手术活检对睾丸损伤较大,伤口要缝合,并发血肿、感染及精子肉芽肿的机会较多。一般行睾丸活检通常只做一侧。有研究者发现在行双侧睾丸活检的患者中,28%的患者两侧睾丸检查结果不一致。因此,在条件许可的情况下,睾丸活检应尽可能双侧取样,从而避免误差。

2. *睾丸活检问题* 在临床上,为了确诊睾丸的生精功能是否正常,通常需要进行睾丸活检。有学者认为睾丸活检是一项有创伤性检查,从免疫学角度看,精子属于隔绝抗原,担心睾丸活检会破坏睾丸中的曲细精管,以及因精子从曲细精管外泄,血-睾屏障被破坏则有可能导致抗自身精子的免疫反应,从而导致不孕。有学者认为这种担心并无必要。因每个睾丸有300～1000条曲细精管,其总长度可达200～300m,而且曲细精管通过几十条小管道与睾丸输出小管相连接。因此,切取或抽吸少量睾丸组织对整个曲细精管的结构及其输出管道影响不大。一般在睾丸活检后有极微弱或不出现免疫反应,倘若手术操作粗暴,睾丸组织损伤过重或术后并发感染,则有可能引起免疫反应。少数患者于取睾丸组织后短期内精子数量下降,4个月左右可逐渐恢复。

(赵 栩 陈在贤)

第三节 输精管道造影术

精管疾病的传统影像学检查,经直肠超声(TRUS)、盆腔计算机X射线断层造影(CT)和磁共振成像(MRI)等检查是无创性检查,具有无须麻醉、检查痛苦小、能明确精囊、射精管和前列腺的疾病及相互位置关系等优点,但由于输精管、输精管壶腹、精囊、射精管纤细、管腔狭小、弯曲、位置深在且组织特异性不强,很难分辨清楚,故价值有限。TRUS检查有约50%的假阳性率,MRI检查成本高,对较小病变分辨率差,假阴性率较高。输精管道造影术是将造影剂注入精管内,以清晰显示输精管、输精管壶腹部、精囊、射精管及附睾管等的形态结构有无异常,了解双侧输精管、输精管壶腹部、射精管、精囊及附睾管是否有梗阻、狭窄,有无先天性畸形、精囊囊肿、结石、慢性炎症、肿瘤或逆行射精等所致无精子症者的病因,病变部位、程度及范围。

【适应证】

适用于无精子症的睾丸活检有生精能力(曲细精管内有精子存在),性欲、性功能、第二性征发育、血中激素水平未见明显异常,精浆果糖低水平，pH 呈酸性，其附睾、输精管触诊未见明显异常者。

【禁忌证】

1. 双侧慢性附睾炎者，双侧输精管绝育术后者。

2. 各种急性炎症未控制者。

3. 精索静脉曲张、精索鞘膜积液者，有凝血功能障碍者。

4. 糖尿病未控制者，以及其他疾病不能耐受手术者。

【造影方法】

精道造影的方法主要包括经皮穿刺输精管精囊造影术、切开阴囊输精管穿刺精囊造影术、经尿道逆行精囊造影术及超声引导下穿刺精囊造影术等。

1. 经皮穿刺输精管精囊造影术（percutaneous vasopuncture vesiculography）　远在 1886 年 Klotz 首先行射精管插管术，同时向精囊内注射 2.5％硝酸银溶液，当时因技术困难，且于几周后发生附睾炎，随即废弃。1913 年，Belfield 首先在阴囊探查时用切断输精管的方法进行输精管精囊造影术，并报道经输精管切口注射 Argyrol 治疗大肠埃希菌性精囊炎获得显著效果后，开始经输精管注药治疗。1972 年李顺强等在探索用“粘堵”法行男性绝育过程中，首创“经阴囊皮肤直接穿刺输精管”，进行输精管精囊造影。

（1）术前清洁灌肠和皮肤准备，做碘过敏试验并排空膀胱。受检前常规先摄 1 张 X 线片，以排除前列腺、下尿路或盆腔内的结石或钙化阴影，以免与造影剂混淆。

（2）局部麻醉后，用皮外固定钳将输精管连同绷紧的阴囊皮肤夹入固定圈内。使固定钳柄朝向受术者下肢端。

（3）助手将固定钳头向上抬顶，术者用左手拇、示指捏住固定钳头前方输精管两侧，右手持输精管穿刺针（8 号锐头针），在输精管最突出部之正中处，以近似垂直方向刺破输精管前壁，深约 2mm，刺到输精管管腔时，常有一种“落空感”。穿刺时针头之斜面必须与输精管纵轴方向一致，否则有刺穿或切断输精管之可能。

（4）拔去 8 号针头，固定输精管的手指不动，立即将 6 号钝针头沿已刺开的孔道插入，当针头进入输精管前壁的孔时常有一种收紧感，稍用力则又出现刺空感，表示已进入管腔内，然后顺管腔向精囊方向进入 2～3cm 后固定。

（5）确定穿刺是否成功，除术者主观感觉外，可做精囊灌注试验：术者用左手拇、示指轻轻捏住近皮下环处输精管，将盛有 1％普鲁卡因 5ml 的注射器接在已插入的 6 号钝针头上，突然注入 2～3ml 1％普鲁卡因，若针头在管腔内，捏住输精管的手指即感到输精管突然膨胀、变硬和压力增高之冲击感，继续注入数毫升，受术者常有尿意感，局部组织无水肿，提示穿刺成功。

（6）造影剂的用量和注射速度

①用量：一般每侧注药 3～5ml 可使一侧精管全部充盈满意，剂量掌握甚为重要，造影剂注入过多，可造成阴影重叠，不足则精管充盈不佳，易造成误诊。

②注射速度：每侧注药时间约为 1.5min，以均匀速度缓慢注入。如注射速度太快或用力不匀，则精管内尚未完全充盈，即有部分造影剂进入膀胱，精囊往往显影不良。

（7）投照技术

①摄片时 X 线球管应向足的方向倾斜 30°，这样可使精囊和射精管显影恰好位于骨盆中，能提供最好的影像。也可采用右前斜位或左前斜位摄片。

②先向一侧输精管注入造影剂后，立即摄片 1 张，随后用同法做另一侧输精管穿刺注药并摄第 2 张片，一般在第 2 张片上能清晰显示双侧精管。也可采用透视下两侧同时注药一次摄片，显影也很满意。

③必要时术后 24h 和 48h 摄片复查。

2. 切开阴囊输精管穿刺精囊造影术

(scrotal incision vasopuncture vesiculography) 切开阴囊直视下经输精管针刺注射造影法:受检者仰卧于X线检查台上,常规消毒外生殖器皮肤,铺手术巾,于局部麻醉下切开阴囊外上部,提起精索,显露输精管,并固定,用注射针轻轻刺入输精管腔,当针头刺入管腔时有落空感,然后向腔内推进2~3cm,切勿用力过大,以免穿透管腔。缓慢注入少许生理盐水,如阻力不大,患者有尿意感,说明针头在管腔内。在透视或电视控制下向每侧输精管内缓慢注入70%造影剂2ml,显示双侧输精管、输精管壶腹、精囊及射精管,至充盈满意为止,立即摄片,满意后,可拔除针头,使输精管复位,缝合阴囊皮肤。

3. *经尿道逆行精囊造影术*(transurethral retrograde vesiculography) 用输尿管镜经尿道在精阜两旁找到射精管开口,将输尿管导管插入,在荧光屏或电视屏监视下注入造影剂,摄点片或在各个位置摄取相应的大片。一般先摄正位片,为避免精囊及射精管影与耻骨联合重叠,可使X线管中心线向足侧倾斜,也可在仰卧位的情况下,做X线水平投照,以显示精囊位置与膀胱和直肠的关系。经尿道镜射精管插管造影法,此法需特殊设备,操作难度大且成功率低,已少用。

4. *超声引导下穿刺精囊造影术*(ultrasound guided puncture of seminal vesicle vesiculography) 直肠法穿刺成功率100%,会阴法穿刺成功率为90.57%。直肠法与会阴法精囊穿刺均安全,但直肠法因无须麻醉、进针径路短、穿刺成功率高而更具优势。

(1)超声引导下经直肠穿刺精囊造影术(ultrasound guided transrectal puncture of seminal vesicle vesiculography):在充分的肠道准备后,在直肠超声引导下经直肠精囊穿刺,可获得纯粹的精囊液、囊肿液或进行组织活检,进一步通过细菌学、细胞学、组织病理学及造影检查可直接观察精囊细微结构改变,对明确精囊疾病的性质具有可靠的诊断价值。对顽固性血精的治疗也有一定帮助,并可持续滴注有效抗生素治疗血精性精囊炎。

(2)超声引导下经会阴穿刺精囊造影术(ultrasound guided transperineal puncture seminal vesicle vesiculography):在直肠超声引导下经会阴精囊穿刺术,行精囊留置导管造影,并可持续滴注有效抗生素对血精性精囊炎。在直肠超声引导下经会阴精囊穿刺抽吸精囊液(seminal vesicle fluid,SVF),进行细菌学检查并灌注敏感抗生素。

5. *输精管附睾造影术*(vasoepididymography) 了解附睾管梗阻是否存在,以及梗阻范围,确定影响生育的原因。凡男性不育经精液检查无精子,但睾丸活检有生精能力,输精管精囊造影无排出障碍者,均可做输精管附睾造影术。输精管穿刺方法与输精管精囊造影相同,仅是穿刺方向朝向附睾端。穿刺成功后向输精管腔内缓慢注入76%泛影葡胺0.5ml,然后摄片,有时需再加注0.5ml以显示附睾管腔,造影后患者常感附睾、睾丸胀痛不适,应卧床休息,局部热敷,必要时口服镇静、镇痛药物,短期内即可消退。

【影像异常分析】

1. *输精管道梗阻* 输精管道造影可明确输精管道梗阻的部位及范围。如系射精管不通畅或完全阻塞,射精管常不显影,而壶腹部明显扩张。双侧输精管堵塞可明确定位输精管梗阻部位,常见的原因如输精管结核炎症后瘢痕形成、双侧腹股沟疝手术或阴囊部手术损伤、前列腺癌浸润输精管、先天性输精管部分缺损等。

2. *精囊疾病*

(1)精囊结石、输精管结石或钙化,造影前先摄膀胱区X线片,以除外精管以外的结石和(或)钙化,并与造影后的X线片对比。精囊造影受结石阻塞,造影剂通过障碍。输精管末端结石则造影剂注入困难,阻力大,受检者无尿意感觉。

(2)精囊结核:精囊结核造影显示精囊扭

曲、扩张，形态萎缩，可见破坏影像，并有射精管逆流现象，射精管末端内腔变小。如有空洞形成，由于造影剂与干酪样物质混合，可见虫蚀样边缘。精囊破坏严重时，管腔可完全闭塞，患侧精囊无法显影。

(3)非特异性精囊炎：囊腔内若有炎性分泌物或出血，则显影不清，炎性分泌物的黏稠度直接与造影剂显示浓淡有关。此外，精囊边缘不规则，有的显示部分或全部精囊扩张，并有造影剂外溢现象，此系非特异性精囊炎特有表现。

(4)精囊囊肿、精囊憩室：少见，造影可见精囊扩张，精囊与输精管末端分支复杂的正常结构消失，呈单一的囊状扩大，精囊的一部分或全部扩张。

3. 附睾慢性炎　由于附睾结核及淋病所引起的往往会出现附睾管不显影，甚至有相当一部分患者会因附睾管及阴囊部位输精管全堵塞而至造影失败。但大部分的附睾管堵塞是输精管端的附睾端显影良好，而是堵塞于附睾管处。

4. 邻近器官疾病

(1)前列腺炎时精囊可扩张或缩小，呈球形，充盈差。远端壶腹有憩室样改变，射精管多无改变。

(2)前列腺增生时，精囊及壶腹部均扩大，两侧对称并向上抬高，边缘光滑。射精管可较正常扩大数倍，且管腔延长，并向中线靠拢。正常时的凹面向内变成凹面向外。

(3)前列腺癌时射精管边缘不规则，可见缺损、变形、狭窄或突然截断等改变。严重者精囊与壶腹部变形，影像残缺不全或全部不显影，输精管残端呈僵硬的鼠尾样改变。

【并发症防治】

输精管道造影术后最常见开发症是出血及感染。

1. 出血　经皮穿刺或切开阴囊穿刺输精管造影术、超声引导下经会阴直接穿刺精囊造影术、超声引导下经直肠精囊穿刺造影术，均有损伤血管出血的可能。是最常见的并发症。

(1)表现：术后出现阴囊皮下淤血、伤口渗血，阴囊内出现血肿，并逐渐增大，或肛门内出血不止，下腹胀痛，重者逐渐出现血红蛋白下降、心慌、脉速、血压下降。

(2)病因：术中损伤较大血管出血未能及时发现或术中止血不彻底，或经直肠精囊穿刺造影者，穿刺不顺利，损伤过重，或对患有高血压病、血液疾病、精索静脉曲张、精索鞘膜积液者行手术治疗，术后行走活动过度或继发感染等所致出血。

(3)处理：如渗血不多或血肿直径＜2cm 者，可行阴囊或肛门内局部压迫止血，24h 后可停止。如渗血不止，血肿直径＞4cm，血肿逐渐增大或血红蛋白逐渐下降，血压下降不稳定者，应立即手术探查止血。

(4)预后：如及时发现并有效处理，预后较好；否则，可引起出血性休克等严重不良后果。

(5)预防：严格掌握适应证及禁忌证，术中避免损伤阴囊壁、精索及输精管的血管，特别是精索及输精管的动脉血管，阴囊壁裂口长度应大于输精管直径的 2 倍，避免输精管嵌顿不能发现出血点，术中出血止血应彻底，术后早期避免重体力劳动。

2. 感染　精囊造影术后发生的阴囊内感染，急性精索炎、急性精囊炎、急性前列腺炎等并发症。

(1)表现：术后出现阴囊内肿痛。肛门、会阴及下腹部胀痛，可伴有寒战、高热等全身中毒症状。尿常规白细胞增多；血常规白细胞计数升高。

(2)病因：术前外阴感染未控制或术前外阴、阴囊、肠道消毒准备不充分，或术中手术区消毒、手术器械灭菌不严，术中未严格无菌操作等均可导致术后感染。

(3)处理：急性炎症期应卧床休息，伤口分泌物引流干净，及时使用足量的有效抗菌药物，迅速控制感染，以防脓肿形成。如有脓肿形成应及时切开引流，促进愈合。

(4)预后：及时发现并有效控制感染，一般预后较好；否则，可导致精囊炎、前列腺炎、附睾炎、脓毒败血症等不良后果。

(5)预防：如有阴囊感染，应待感染控制后再手术。术前清洗外阴，手术消毒严格，术中无菌操作，伤口渗血、渗液引流干净。经直肠精囊穿刺造影者，术前应做充分的肠道准备，术中用碘伏严格消毒。术后用有效抗生素防治感染。

【评析】

1. 输精管穿刺精囊造影为有创性检查，而输精管是一个皮下游离的肌形管腔结构，管腔小，直接穿刺输精管则较为困难。穿刺失败率较高而且穿刺部位容易形成狭窄，造成继发性精道梗阻。为减少患者不必要的痛苦，必须慎重选择病例，事先做好全面检查，只有确认生精上皮发育正常或确实需要排除解剖异常时才行此项检查。

2. 经尿道逆行插管造影术：用输尿管镜经尿道在精阜两旁找到射精管开口，将输尿管导管插入，在荧光屏或电视屏监视下注入造影剂，操作难度大且成功率低，临床已较少应用。

3. 超声精囊穿刺造影术：直肠法穿刺成功率为100%，会阴法穿刺成功率为90.57%。直肠法精囊穿孔与会阴法精囊穿刺均安全，但术前应做充分的肠道准备，严防感染并发症发生。

(汤召兵　陈在贤)

第四节　经尿道精囊镜检术

1996年，Kubo等首先开展经尿道内镜下观察精囊。1996年Shi mada和Yoshida首先报道了精管疾病内镜检查。2002年，Yang等首次大规模使用腔镜进行腔内观察精囊，并总结经尿道、经射精管途径进行精囊疾病的诊断和治疗是安全和可行的。自2006年后，精囊镜检技术在国内开始应用于临床，成为诊断、治疗输精管远睾段疾病、梗阻性无精子症和重度少、弱精症的新方法。实践证明，精囊镜技术具有创伤小，可以在腔内直视观察射精管、精囊腔及精阜病变，极大地提高诊断准确性。

经尿道精囊镜检，是用特制的精囊镜或小儿输尿管镜，经尿道逆行远睾段精管检查，观察射精管、精囊、输精管壶腹等。进行精囊镜检的临床价值如下：①有可疑病变不能确诊者，可抽吸内容物及取活组织做病理检查。②如为肿瘤可予以切除或电灼处理。③若发现精囊内有结石且结石较小者，可直接冲出或夹出，若结石较大者可行钬激光碎石并取出。④如顽固性血精患者往往在精囊里可发现血块或暗紫色、如同果冻样的凝血块，精囊内有积血者，可用生理盐水进行反复冲洗，必要时钳夹取出。⑤如为精囊内有炎症者可行精囊内抗生素NaCl溶液低压冲洗；最后注入庆大霉素、糜蛋白酶及地塞米松混合溶液约10ml保留，进行治疗。可留置管于精囊内，术后冲洗及注药治疗。⑥对于梗阻性无精子症患者，若发现射精管开口狭窄或存在射精管囊肿者可用输尿管导管直接穿破囊肿或扩张狭窄处，必要时使用钬激光或等离子电切切开囊肿或狭窄处。⑦精囊囊肿患者可采用内镜下电切或激光去顶并冲洗。

【适应证】

1. 无精子症，怀疑有射精管梗阻、射精管囊肿及射精管其他病变者。

2. 怀疑有精囊结石、精囊淤积、顽固性精囊炎、精囊肿瘤及其他精囊疾病者。

3. 不明原因顽固性血精者。

4. 怀疑精阜及前列腺小囊病变者。

【禁忌证】

1. 泌尿男生殖系统急、慢性炎症，如急

慢性尿道炎、急性前列腺炎、急性附睾炎等未控制者。

2. 严重尿道狭窄，进镜困难者。

3. 有凝血功能严重障碍者。

4. 糖尿病未控制者。

5. 下肢、髋关节、骨盆畸形无法取截石位者。

【术前准备】

术前需肠道准备，清洁灌肠。

【麻醉与体位】

采用持续硬膜外麻醉或全身静脉复合麻醉。患者取截石位，可根据需要调整体位，以便于暴露手术野。显示器系统位于患者侧方。

【特殊器械】

Wolf 4.5/6.5F 输尿管硬镜（即精囊镜）及其影像显示系统，3F 输尿管导管或硬膜外导管、斑马导丝、电切镜系统、钬激光碎石系统、泥鳅导丝、冲洗液系统等。

【手术要点】

1. 麻醉后，患者取截石位，常规消毒、铺巾。

2. 采用 Wolf 4.5/6.5F 输尿管硬镜缓慢、轻柔经尿道外口逆行进入后尿道，先进入膀胱，观察输尿管开口及膀胱内的情况，再退镜观察前列腺及精阜。

3. 检查精阜：找到精阜后，仔细观察精阜形态、大小有无异常，将斑马导丝或 3F 输尿管导管插入前列腺小囊，轻度扩张后引导精囊镜进入，仔细检查前列腺小囊，明确有无炎症、结石及肿瘤等病变。

4. 检查射精管开口：观察前列腺小囊后，退精囊镜至小囊开口处，轻度冲水，于其外侧约 4、5 点或 7、8 点处位置寻找两侧的射精管开口（图 33-3），有时射精管开口较为隐蔽，应仔细寻找，必要时需借助 3F 输尿管导管或泥鳅导丝仔细试插寻找。找到开口后应观察射精管开口有无炎症、狭窄、结石及肿瘤等病变。

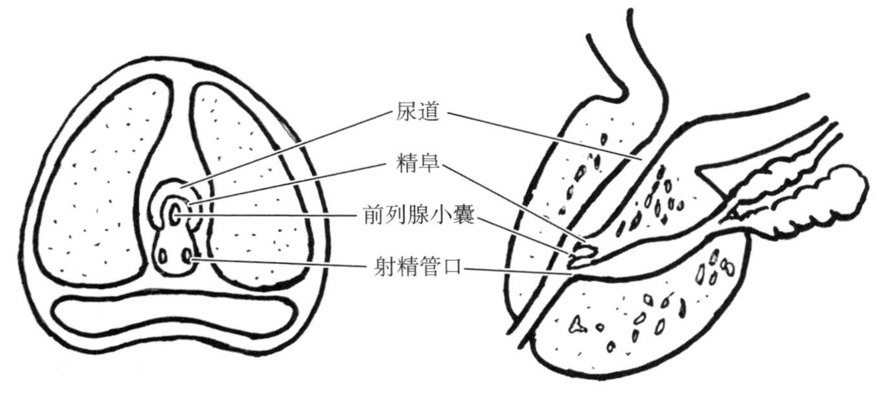

图 33-3　射精管开口

5. 检查精囊：对在射精管开口狭窄进入困难者，可用 3F 输尿管导管或硬膜外导管进行扩张。如无异常，于射精管开口置入斑马导丝引导将输尿管镜分别进入射精管，在射精管外上方可见精囊腺开口，经此开口可将精囊镜进入精囊。在左、右侧精囊内，仔细观察精囊内精囊液的性状及颜色，正常精囊为多房性囊样结构（蜂窝状结构），内有大量胶冻样乳白色精浆。

6. 检查输精管壶腹：在同侧精囊腺内上方寻找输精管壶腹开口，如无异常，经输精管壶腹开口插入斑马导丝，在导丝引导下将输尿管镜插入输精管壶腹，观察输精管壶腹内有无炎症、狭窄、结石及肿瘤等病变。

7. 术毕检查创面有无出血，对于活动性出血可使用钬激光或电凝刀凝固止血。观察有无邻近直肠等器官损伤，确认无异常后，退出输尿管镜，放置18F双腔气囊导尿管于膀胱内留置导尿，结束手术。

【术中注意事项】

精囊镜检时，因精管空间小，为减少手术并发症，在手术操作过程中，要注意动作轻柔、控制好冲洗液压力和速度，既要保证手术野清晰，又要防止冲洗液的外渗，避免对正常的精管、前列腺及直肠的损伤。

【术后处理】

1. 术后抗感染治疗1～3d，若出现感染迹象，还应延长使用时间。

2. 术后8～12h，患者可进食并开始下床活动。

3. 保留导尿管24h后拔除。术后3d可出院。

4. 精囊内留置导管者，每天可用生理盐水经输尿管导管冲洗精囊，最后注入庆大霉素、糜蛋白酶及地塞米松混合溶液约10 ml并保留。

5. 术后1周后可性交排精，血精及梗阻性无精子症患者，术后1个月开始随访。观察精液量及精子出现的情况。若6个月后仍无精子出现，可酌情配合使用生精药物治疗或进一步诊治无精子症的原因。

【并发症防治】

1. 出血

(1)表现：表现为初始血尿和终末血尿及凝血块，或全程血尿及凝血块。如损伤直肠可见直肠内出血。

(2)原因：对于初学者，技术不熟练，术中操作动作粗暴，则可导致前列腺、精囊甚至直肠等损伤致出血。

(3)处理：一般出血量不大，无须特殊处理出血便可停止，术后留置尿管引流并酌情使用止血药物即可。若出血量大，为活动性出血，则需使用钬激光或电凝止血。如直肠损伤出血，视其损伤轻重程度采取相应的治疗措施。

(4)预后：轻度损伤出血，一般预后较好，如直肠损伤出血，处理不好则可产生严重并发症。

(5)预防：经尿道精囊镜检查及治疗均在直视下进行，若技术熟练，术中仔细谨慎操作，一般不会出血。切忌在出血时盲目操作，以免引起更大的损伤。应加大冲洗速度，等待出血停止、后视野清楚后，再开始进一步操作。

2. 损伤　经尿道精囊镜检术常见尿道、精阜、射精管、精囊等损伤。

(1)表现：术后表现为初始血尿及终末血尿及凝血块，或全程血尿及凝血块。

(2)原因：由于尿道、精阜、射精管、精囊位置较深，且这些结构管径细，操作空间小，组织较脆弱，容易受到损伤，甚至撕裂。特别是对于初学者，技术不熟练，术中操作动作粗暴，更易发生上述结构损伤。

(3)处理：一旦遇到上述结构损伤，可根据情况选择加大注水压力、局部压迫、电凝止血，甚至暂停手术择期进行等措施。

(4)预后：经及时发现并有效处理，预后较好，但可产生损伤后的精管狭窄、梗阻等并发症。

(5)预防：术者具有局部解剖知识、技术熟练，有熟练的输尿管镜操作经验，术中动作轻柔，是预防上述结构损伤的有效方法。切忌在损伤时，视野不清楚，盲目操作，以免引起更大的损伤。

3. 直肠损伤　较少见的严重并发症。

(1)表现：术后直肠出血，继发精管、前列腺感染，后期表现为尿道直肠瘘。

(2)原因：经尿道精囊镜检查及射精管电切，一般不会损伤直肠。而对于初学者，技术不熟练，术中操作动作粗暴，则有可能导致直肠损伤。一般发生在术野欠清晰、射精管开口寻找困难或射精管进入困难，盲目且动作粗暴的进镜损伤直肠。或电切射精管时切除过深损伤直肠。

(3)处理:若术前未进行肠道准备,故需按直肠损伤的原则进行处理,如结肠造口。

(4)预后:如及时发现并有效处理,预后较好,否则可导致严重并发症,如尿道直肠瘘。

(5)预防:术者具有局部解剖知识,技术熟练,有熟练的输尿管镜操作经验,术中动作轻柔,是预防直肠损伤的有效方法。术中应特别小心,直肠内放入手指以引导前列腺位置。射精管的行程是在膀胱颈和精阜之间,其出口在精阜水平或精阜侧面,特别是要小心保护直肠,需要防止损伤直肠。

4. 急性附睾炎　感染约占20.8%,术后大多数患者可有尿液反流到射精管、精囊内、输精管和附睾。

(1)表现:术后阴囊内肿痛伴高热,体检发现附睾明显肿大伴压痛。血常规白细胞总数及中性白细胞明显升高。如果反复发作或转变为慢性。

(2)原因:术前尿道炎或精囊炎未控制,或术中无菌操作不严,精囊镜检查及射精管电切,注水泵持续冲洗压力过高,容易将细菌逆行带至附睾造成急性附睾炎。或精囊镜检查或射精管开口切开后,抗反流机制被破坏,当存在尿道炎时也可造成附睾炎。或尿液反流导致症状性化学性附睾炎。

(3)处理:术后一旦发现急性附睾炎,应尽早使用有效抗菌药物抗感染治疗。

(4)预后:及时发现并有效处理好,预后较好,但附睾炎后导致附睾管阻塞梗阻影响生育。

(5)预防:为了预防术后附睾炎的发生,术前控制尿路感染,术中应注意无菌操作,同时术中应注意注水压力不要太高,以免引起附睾逆行感染。术毕应留置尿管充分引流尿液,减少附睾炎的发生。术后应用抗生素防治感染。

5. 尿失禁

(1)表现:术后尿液不能控制,自行经尿道流出。

(2)原因:精阜邻近尿道括约肌,精囊镜检查及射精管开口处电切,损伤尿道括约肌所致尿失禁。一般多发生在初学者,技术不熟练,对局部解剖知识缺乏所致。

(3)处理:按尿失禁的处理原则进行处理,用集尿袋收集尿液。

(4)预后:等待恢复,一般尿道括约肌损伤不重者,3~6个月可逐步缓解控制排尿。

(5)预防:始终要注意尿道的外括约肌和膀胱颈组织(相当于尿道内括约肌)的解剖标志以避免对其损伤,一般认为,具有熟练的膀胱镜、输尿管镜操作经验对精囊镜操作较为有利,能够减少尿道括约肌损伤的并发症。

6. 狭窄或梗阻　再次梗阻复发率约为8.3%。

(1)表现:术后检查发现射精管口、射精管、输精管壶腹口等部位狭窄,甚至闭塞。

(2)原因:由于尿道、精阜、射精管、精囊位置较深,且这些结构管径细,操作空间小,组织较脆弱,容易造成精阜、射精管口、射精管、精囊、输精管壶腹等损伤,甚至撕裂。或术后局部炎症反应所致精管狭窄或梗阻。

(3)处理:一旦发生精管狭窄、梗阻,可再次试行精囊镜手术疏通,若疏通失败,则借助人工辅助生殖实现患者的生育目的。

(4)预后:精管狭窄或梗阻影响生育。

(5)预防:术者具有局部解剖知识,技术熟练,有熟练的输尿管镜操作经验,术中动作轻柔,是预防上述结构损伤及精管狭窄、梗阻的有效方法。

7. 尿道直肠瘘

(1)表现:尿液从肛门内排出或排尿时尿液从肛门内排出,合并严重尿路感染。

(2)原因:经尿道射精管电切时电切过深,或经尿道精囊镜检术损伤直肠,未及时发现并有效处理,从而导致尿道直肠瘘。

(3)处理:应先做结肠造口,控制尿路及直肠内感染,待尿道直肠瘘愈合,如6个月后不愈合,需做尿道直肠瘘修补术。

(4)预后:尿道直肠瘘给患者带来痛苦,影响正常生活及工作。

(5)预防:术中防止直肠损伤,是预防尿道直肠瘘最有效的方法。在术中及时发现直肠损伤并采取有效的处理措施,可避免发生尿道直肠瘘。

8. 勃起功能障碍

(1)表现:精囊镜检患者术后出现阴茎不能勃起或不能有效勃起或勃起硬度下降,影响性生活质量。

(2)原因:精管镜检术或经尿道射精管切开术不顺利,术后并发症导致患者痛苦不适,以及心理因素致勃起功能障碍。

(3)处理:避免或及时消除术后并发症以减少患者痛苦,心理辅导避免患者心理因素的影响,必要时按勃起功能障碍进行药物治疗。

(4)预后:通过积极预防并发症及积极治疗勃起功能障碍,患者均可以恢复。

(5)预防:术者技术熟练,术中动作轻柔,减少手术损伤及并发症,排除心理因素的影响,可预防勃起功能障碍的发生。

【评析】

经尿道、精管镜检术的难点是射精管开口的寻找,进镜困难或进镜失败率较高。由于射精管开口解剖位置变异较多,造成术中识别及进镜困难,找到射精管开口是该手术的关键步骤,特别是最初开展精囊镜技术诊疗,手术经验不足的医师更易发生。尿道或精阜狭窄及解剖位置变异造成精囊镜进入困难较少见。然而,由于射精管开口位置深且较隐蔽,往往有一层薄而透明的膜所覆盖,因此,为了减少失败率及并发症,应注意以下几点。

1. 尽量避免无导丝(管)引导的直接入镜法,因该法容易造成射精管口及输精管道的破坏,加大进镜的难度,导致放弃的可能性增加。

2. 应选用 3F 输尿管导管或更细的硬膜外麻醉导管作引导,斑马导丝或泥鳅导丝因为前段较软而致插入困难或容易形成假道。

3. 虽然也有应用 8.0/9.8F 输尿管镜做精囊镜操作的报道,但是经临床证实,精囊镜型号不超过 6.0/7.5F,能更轻松地操作,而且减少损伤输精管道的机会。

4. 由于精管空间小,在手术操作过程中,要注意动作轻柔、控制好冲洗液压力和速度,术中冲水压力要尽量降低,既要保证手术野清晰,也要防止压力过高造成精囊上皮或内环境的破坏,造成解剖结构识别困难。并要防止冲洗液外渗。避免对正常的精管、前列腺及直肠的损伤等并发症。

5. 若术中确实进镜困难,不要强行进镜,以免造成更大的损伤,应暂停手术,择期再次手术。可见,局部解剖知识的牢固掌握,熟练的精囊镜操作技巧,能大大降低精囊镜检查的失败率。

6. 精囊炎的治疗:由于精囊是一对高度迂曲的盲管状腺体,管腔内黏膜高度分支,形成许多皱襞,皱襞的基底部围成很多迂回的憩室,精囊血供来自膀胱下动脉的细小分支,血液循环较差,当精囊发生炎性反应时,全身用药在精囊局部的药物浓度极低,达不到有效的杀菌浓度,使病变迁延不愈。采用经尿道输尿管镜精囊探查术治疗精囊炎,是治疗精囊炎的一种新方法,具有如下优点:①精囊镜进入精囊后,将双侧射精管扩张,消除或改善射精管的梗阻,有利于精囊液的排泄,改善引流。②可以直接将精囊内的小结石及感染、浑浊的精囊液冲洗清除,使其内部细菌排出,同时可直接注入抗生素,并保留抗生素杀灭残留细菌,达到治疗精囊炎的目的。③可在直视下留置导管,术后引流及根据情况应用有效浓度的药物治疗,从而有利于感染的彻底治愈。

(蒲　军　朱朝辉　王　进　陈在贤)

第五节　经尿道射精管切开术

经尿道射精管切开术(transurethral resection of the ejaculatory duct,TURED),是治疗射精管梗阻(ejaculatory duct obstruction,EDO)性不育的一种最有效的新方法。经尿道射精管切开术复精后,可达到自然受孕或将获得精子做试管婴儿的目的。可选用经尿道电切或等离子体切除设备,也可用冷刀或激光切开。术后复精率为 47.82%～92.9%,妻子妊娠率为 8.7%～42.9%。

【原理】

射精管口闭塞是造成梗阻性无精子症的原因之一,经尿道将射精管口切开以解除射精管闭塞,达到治疗梗阻性无精子症的目的。

【适应证】

经尿道射精管切开术适用于射精管梗阻所致的无精子症,有生育要求者。射精管结石或囊肿病变,射精管梗阻,与精阜表面距离在 1.0～1.5cm 者。

【禁忌证】

同经尿道精囊镜检术的禁忌证外,射精管梗阻合并长段输精管梗阻者,附睾梗阻者,以及其他疾病不能耐受手术者。

【术前准备】

术前明确睾丸有生精功能。其他准备同经尿道精囊镜检术的术前准备。

【特殊器械】

电切镜或等离子电切镜及其显示系统。

【麻醉与体位】

多采用硬膜外麻醉或骶管内麻醉。患者取截石位。

【手术步骤】

1. 常规手术区消毒、铺无菌巾。

2. 经尿道置入电切镜:建议直视下进镜,以避免盲插可能导致的尿道损伤,进镜中观察尿道、尿道括约肌、精阜、前列腺及膀胱情况。在尿道前列腺部观察精阜的形态变化,精阜及其附近有无射精管开口。可经直肠指检按摩精囊,观察有无精液溢出。

3. 射精管切开:如见膨大的精阜,未见射精管开口,标准的方法是逐一切除中线处的精阜。将电切镜退至精阜远端,伸出电切襻(图 33-4A),自精阜近端侧面开始切除,因为射精管开口于精阜两侧。要短距离薄层切除,避免切除过深,以完全显露双侧射精管开口即可(图 33-4B),双侧切开的射精管开口均有乳白色或暗褐色精浆流出为度,借助直肠内按摩前列腺、精囊腺,也可术中配合输精管穿刺注射亚甲蓝溶液来证实输精管和射精管的通畅(图 33-4C)。射精管口电切术有时深至精囊水平。在此处切开时要非常小心保护膀胱颈、尿道括约肌和直肠。

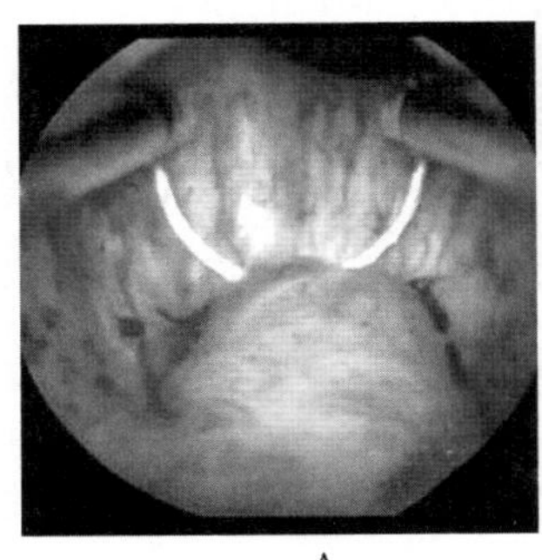
A

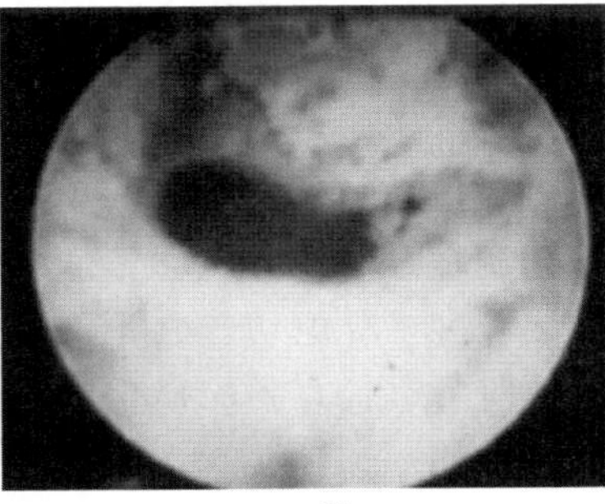
B

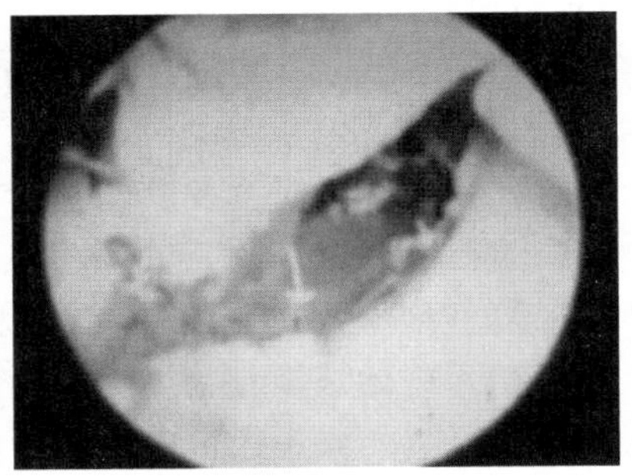
C

图 33-4　经尿道射精管切开术

4. 前列腺囊肿去顶:术中若发现中线部位的前列腺囊肿,需同时做前列腺囊肿去顶,以去除其对射精管的可能压迫,在精阜近侧中线上用电切环将囊腔顶部切平敞开。可见囊肿腔及射精管开口处有乳白色或黄褐色的液体流出,如果已从造影的输精管注入亚甲蓝溶液,则可见到亚甲蓝溶液从尿道视野流出。

5. 止血:创面一般不需要电凝止血,如确需止血,应离开切开的射精管开口,避免其黏膜上皮损伤,导致术后瘢痕收缩再梗阻。

6. 留置导尿管:术毕常规留置导尿管,为避免插管所致射精管口损伤,可经电切镜鞘放置一斑马导丝,退出镜鞘后,将气囊尿管尖端剪除少许,到见管腔为止,沿导丝置入尿管引流尿液。

专家再三提醒:术中避免过多电凝,术后应留置尿管,并使用适当抗生素做好消炎措施,以避免术后发生尿液反流、附睾炎、逆行射精等并发症。一般术后精子质量有所改善,可以让女方达到妊娠目的。

【注意事项】

1. 术中止血时尽量避免过多电凝,以免引起术后射精管再次狭窄。

2. 射精管梗阻不育患者大多为年轻人,前列腺较小,切除时离直肠很近,操作要小心,尽量不要切得太深,以免引起尿道直肠瘘,最好依据亚甲蓝流出处为标志引导电切。

3. 术后尿道内置双腔气囊导尿管,放入导尿管时不要盲插,可用导丝引导,以免导尿管插入已切开的囊腔或进入射精管内引起出血。

4. 了解病变部位及其与尿道前列腺部精阜、直肠及膀胱颈的距离,术中操作强调轻柔细致,仔细寻找扩张的中线或偏心性囊肿的囊壁,术中始终要注意尿道的外括约肌和膀胱颈组织(相当于尿道内括约肌)的解剖标志以避免对其损伤,是保证手术安全性的要点。

【术后处理】

1. 保留双腔导尿管24h,对于射精管或囊肿明显扩张的患者,导尿管停留时间应延长1～7d,使创面收缩,减少尿液反流和感染。

2. 适当应用抗生素,以避免术后逆行精管感染,如精囊炎、附睾炎等。

3. 术后1个月起定期检查精液常规,了解术后精液变化情况。

【并发症防治】

1. *术后出血*　参见本章第四节经尿道精囊镜检术后出血的并发症防治。

2. *尿失禁*　参见本章第四节经尿道精囊镜检术后尿失禁的并发症防治。

3. *急性附睾炎*　参见本章第四节经尿道精囊镜检术后急性附睾炎的并发症防治。

4. *直肠损伤*　参见本章第四节经尿道精囊镜检术后直肠损伤的并发症防治。

5. *尿道直肠瘘*　参见本章第四节经尿道精囊镜检术后尿道直肠瘘的并发症防治。

6. *射精管再梗阻*　参见本章第四节经尿道精囊镜检术后射精管再梗阻的并发症防治。

7. *勃起功能障碍*　参见本章第四节经尿道精囊镜检术后勃起功能障碍的并发症防治。

【评析】

以往经尿道射精管开口电切术被认为是治疗射精管梗阻的有效手段,但往往需要利用电切镜电切精阜,一方面术中需掌握电切的深度和范围,同时需观察手术创面有无精液流出,以确定是否将梗阻的射精管切开,对术者的经验及操作要求较高,手术具有一定的失败率。另一方面,该手术可能因为术中电切产热等原因,造成射精管口、精囊,甚至直肠的损伤,因此,存在较大手术风险和盲目性。

1. *识别射精管是否切开的问题*　射精管开口是否切开是本手术的关键点及难点,

常采用以下方法验证射精管是否切开。

(1)射精管口电切术有时深至精囊水平：切开的射精管开口均有乳白色或暗褐色精浆流出为度。

(2)采用术中助手伸入示指挤压前列腺、精囊或囊肿，观察手术创面有无乳白色、黄褐色或暗红色液体流出，以掌握电切深度和范围。

(3)术中配合输精管穿刺注射亚甲蓝溶液来证实输精管和射精管的通畅。但这些操作有增加创伤和手术时间，诱发感染的风险。

(4)对于囊肿或射精管明显扩张的患者，一旦切至适当平面，可见褐色或暗红色液体从囊内或明显扩张的射精管内涌出，而无须挤压。

2. *球囊扩张问题*　只要能看到射精管，只需切除很少的精阜组织即可进行球囊扩张。将球囊导管直接插入射精管扩张至约 4mm。球囊扩张是否能代替 TURED 治疗射精管闭塞还需要长期随访观察。

3. *激光打孔的问题*　有学者主张用激光打开射精管，但因为破坏射精管黏膜的完整性，也不被接受。单独的冷刀切开也会出现射精管再梗阻。

4. *TURED 的效果问题*　Jarow 通过复习近年来文献发现，经尿道射精管电切术后有 25%～75%的患者精液质量得到改善，11%～50%的患者配偶成功受孕。另有报道经尿道射精管电切术后有 25%～92.9%的患者精液质量得到改善，71.4%的患者精液检查正常，11%～50%的患者配偶成功受孕。疗效以继发性射精管梗阻最好，其中以中线囊肿最好。鉴于目前辅助生殖技术如 IVF 和 ICSI 的不断完善，为了提高妊娠成功率，建议冷冻保存适量的术中所抽取的精子供手术后妊娠失败时使用。

采用经尿道射精管切开术治疗射精管梗阻性无精子症，能有效改善患者的预后，方法简单、安全、有效。Deng CH 等(2005)报道 20 例射精管梗阻性无精子症，行经尿道射精管切开术，术后随访 15 例，精子质量改善者占 67%，受孕率达 20%。Yurdakul T 等(2007)报道 12 例射精管梗阻性无精子症，术后随访复精率达 91,67%，受孕率达 41.6%。

（蒲　军　黄群联　朱朝辉　王　进）

第六节　人工精液储囊术

Schoysman(1974)提出用鞘膜做精液池，Kapur(1975)报道成功率为 4%～22%。Silber(1987)用此法收集的精子行 IVF 14 例，结果 10 例受精，7 例着床，6 例形成胚胎，2 例分娩，成功率为 14.2%。Goldsten(1995)报道植入精液储囊手术 82 例，其中 45 例实施双侧异质精液储囊植入术，37 例实施单侧异质精液储囊植入术。术后 1 个月至 8 年(平均 3 个月)吸出精子密度为 $(0.5\sim160)\times10^6$/ml，精子前向运动率为 10%～30%，精子正常形态率为 5%～40%，行人工授精 24 例获孕 4 例，行 IVF 或配子输卵管内移植(gamete intrafallopain transfer，GIFT)18 次获孕 2 例。大桥正和等(1998)用异质人工精液囊对膀胱全切术后 3 例取精行宫内人工授精(intrauterine insemination，IUI)均成功。有学者认为，在不能做未成熟精母细胞体外培养或冻存之前，人工精液储囊术较反复附睾管穿刺或睾丸取组织块来得方便且实用。但随着 ICSI 的迅速开展，有逐渐取代人工精液储囊术的趋势。

【适应证】

1. 生殖激素、染色体、睾丸活检生精功能等均正常者，附睾有成熟精子者。

2. 输精管、精囊先天性缺如引起的梗阻

性无精子症患者。

3. 输精管及附睾尾部或体尾部因炎症阻塞，且炎症已完全控制者。

【禁忌证】

严禁外阴部及泌尿系感染期间行人工精液储囊术。

【麻醉与体位】

多采用硬膜外麻醉。患者取平卧位。

【术式简介】

1. 大隐静脉精液储囊成形术（artificial sperm storage formation with great saphenous vein）

(1)原理：取一段大隐静脉与切开的附睾管的附睾被膜吻合，远端结扎，使形成一储精液囊，以便收集精子做辅助生育治疗，以达到生育的目的。

(2)优点：方法简便易行。

(3)缺点：成功率不高。

(4)手术要点：做一侧阴囊横切口，直达睾丸鞘膜壁层，切开该层鞘膜，将睾丸、附睾提出切口之外探查。在附睾体部与尾部交界处斜行切断，附睾管溢出液常规涂片镜检查精子，仔细止血，不损伤小管。在踝部上方沿大隐静脉表面做一纵行切口，切取 3cm 一段大隐静脉置于生理盐水中冲洗、浸泡后，将游离段大隐静脉一端剪成斜面，全层与附睾被膜之切缘用 6-0 缝线做间断吻合。吻合完毕后用生理盐水冲洗囊腔，贯穿结扎其远端，即形成阴囊内精液储囊（图 33-5）。依次缝合鞘膜、阴囊皮肤，鞘膜腔内置橡皮引流条引流。

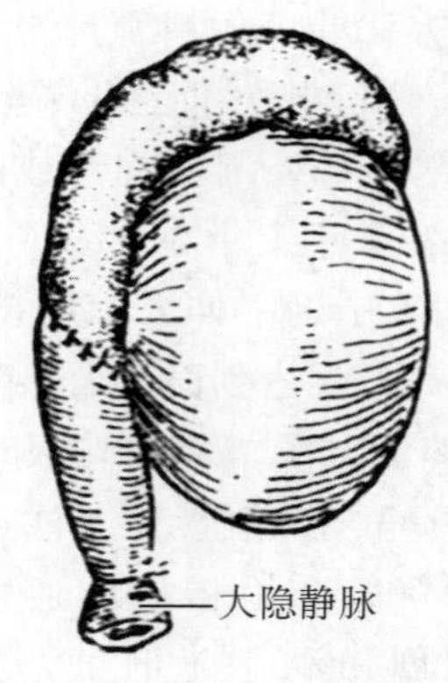

图 33-5　阴囊内精液储囊成形术

2. 睾丸鞘膜精液储囊成形术（artificial sperm storage formation with perididymis）

(1)原理：将带血供、带蒂的睾丸鞘膜壁层缝成囊状，与切开的附睾管的附睾被膜吻合成收集精液的储精囊，以便获取精子做辅助生育治疗。

(2)优点：方法简便易行。

(3)缺点：成功率不高。

(4)手术要点：切开、探查、切断附睾和检查精子及缝合切口等同大隐静脉精液储囊成形术。以 6-0 无损伤缝线于 10 倍手术显微镜下，将附睾管壁与附睾被膜呈放射状缝合 3～4 针。将睾丸鞘膜壁层前外侧切一带血管、保存血供的带蒂鞘膜片折合成囊状，长 40mm，宽 20mm，缝接于附睾管端，仔细止血，囊内留一硅胶细导管（直径 1mm，长 50mm），另一端置于皮外，做术后引流冲洗用。亦可不置硅胶管，将尔后预计经阴囊穿刺取精部位的人工精液囊壁与阴囊肉膜间断缝合 2 针，使之固定于阴囊皮下。有学者主张在带蒂睾丸鞘膜内侧面涂抹 5%福尔马林溶液，待干或吹干后缝合。

3. 人工硅胶储精器植入术（implantation of artificial silica gel sperm storage）

(1)原理：用硅胶制成的精液储囊呈帽状，与切开的附睾管的附睾被膜吻合成收集精液的精液储囊装置，以便获取精子做辅助生育治疗。

(2)优点：方法简便易行。

(3)缺点：成功率不高。

(4)手术要点：常用的异质精液储囊呈帽状，大小为 20mm × 8mm × 8mm，容积 1.24ml，由硅胶制成。顺皮纹做一侧阴囊横切口，直达睾丸鞘膜壁层，切开该层鞘膜，将睾丸、附睾提出切口之外探查。在附睾体部剪除附睾被膜 0.5～1cm，切开一处附睾管（楔形切开更好），注意勿损伤其他附睾小管，用 6-0 缝线缝合硅胶储精器的边缘，使之密闭。储精器内灌注少量 α-糜蛋白酶以减轻术后水肿（图 33-6）。可将硅胶储精器之乳头经皮肤戳创引出，缝合鞘膜及阴囊皮肤。日本将聚羟硅氧人工精液储囊置于膀胱全切术后不育患者耻骨上皮下，连接管位于阴囊。

【术后处理】

在配偶排卵期时，经皮触到精液储囊后，穿刺抽取精液，直接或经微量 Percoll 法提取精子后行人工授精（AIH）。对置硅胶管者，术后每天用生理盐水 2～3ml＋地塞米松 3～5mg 冲洗，5～7d 后拔除。可直接穿刺或经皮扪摸穿刺硅胶储精器抽取精液，但注意进针要浅，刺入异质体内抽吸到精液即可。作为精液储囊的大隐静脉或睾丸鞘膜可发生纤维化，使储存囊在短期内（数周至数月）消失，故应抓紧时间抽吸精液做人工授精或用作其他辅助生殖技术。

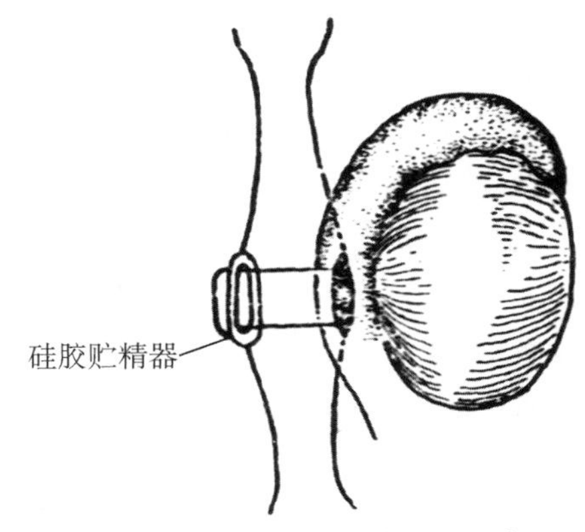

图 33-6　人工硅胶储精器植入术

【并发症防治】

与睾丸活检术后并发症防治相类似。

【评析】

人工精液储囊技术是辅助生育的一种措施，在不能做未成熟精母细胞体外培养或冻存及 ICSI 之前，人工精液储囊技术较反复附睾管穿刺或睾丸取组织来得方便且实用。但随着 ICSI 迅速地开展，人工精液储囊技术逐渐被 ICSI 所取代。

（鲁栋梁　陈在贤）

第七节　附睾取精术

梗阻性无精子症患者可行经皮附睾精子抽吸术（percutaneous epididymalsperm aspiration，PESA）和显微附睾精子吸取术（microsurgical epididymal sperm aspiration，MESA）技术，只要在附睾中能找到精子，利用单精子卵细胞质内注射（intracytoplasmicsperm injection，ICSI）技术就可获得高度有效的受精率，可使这些无精子症的男性患者获得自己的亲生骨肉，而不需再借用别人的精子。

【适应证】

1. 梗阻性无精子症　睾丸附睾体积、FSH、LH 及遗传学检测正常，考虑生精功能正常的患者，如先天性输精管缺如或闭锁，输精管结扎而未能复通者。

2. 不射精症　经药物或其他疗法治疗无效的不射精症患者。

【禁忌证】

1. 急性生殖系统炎症或慢性炎症急性发作，阴囊皮肤感染未控制者。

2. 体格检查或 B 超检查附睾缺如。

3. 存在严重遗传疾病患者。

【术前准备】

1. 需行男性生殖器、血内分泌功能、染色体等检查，排除睾丸生精障碍及染色体异常疾病等。

2. 术前晚沐浴，将外生殖器清洗干净。

3. 术前 1 周禁用阿司匹林，以免引起伤口出血。

4. 12 号注射针头，1～5ml 精子培养液，10ml 注射器。

5. 手术显微镜，显微手术器械。

6. 微量吸液管，精子培养皿或精子培养冷冻设备。

7. 光学显微镜，载玻片和盖玻片。

【麻醉及体位】

一般均采用2%利多卡因5ml行一侧精索阻滞麻醉，若行显微睾丸或附睾取精时，可选择硬膜外麻醉。患者取平卧位。

【术式简介】

可在不需要对阴囊行手术探查的情况下操作，费用低，可多次重复；也不需要使用手术显微镜或具有显微外科经验。此方法可在局部麻醉或全身麻醉下进行，首先将睾丸固定，用拇指和示指夹住附睾，将连接在20ml注射器上的21号蝶形针头插入附睾头，轻轻回吸，直至见到有液体进入蝶形针管。重复上述步骤直到获得足够数量精子。

1. 经皮附睾精子抽吸术

(1)原理：用穿刺的方法从附睾头体部抽出附睾液以获取精子。

(2)优点：无须显微手术器械，操作相对简单，创伤小，可反复应用。

(3)缺点：PESA收获的附睾液很少，常被血细胞污染。用PESA取精时，有10%～12%的次数取不到精子，术后容易出现疼痛、血肿、感染等并发症，术后形成纤维化和粘连使以后的手术更为困难。所以，可能要切开睾丸取精或行经皮睾丸穿刺抽吸。

(4)手术要点

①7号输液针经皮穿刺取精术(percutaneous sperm extraction with infusion needle number 7)：麻醉后，术者用左手固定手术侧睾丸和附睾，右手握用7号输液头皮针连接10ml注射器吸取精子培养液(HTF液)0.3～0.5ml，经皮穿刺附睾(图33-7)，由助手抽吸10ml注射器，反复抽吸，一边穿刺一边抽吸，直至针头端有淡黄色浑浊附睾液体抽出。如果未见液体被抽出，则改变头皮针方向多点穿刺，重复上述抽吸步骤。如果是诊断性穿刺，则只需将抽吸的附睾液涂片，显微镜下观察是否有精子即可；如果是行ICSI则需要取精，将抽吸的附睾液全部注入小培养皿，在倒置显微镜下寻找活动的精子，将抽吸的液体在200g离心10min，取沉渣，寻找精子与取卵当天进行ICSI。如无精子或无活动精子则行重复穿刺或行对侧附睾穿刺，如仍无精子，则考虑行睾丸取精术。

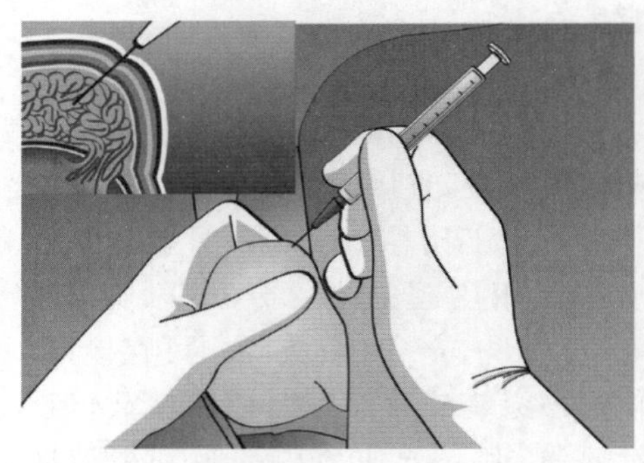

图33-7 经皮附睾精子抽吸术

经皮附睾穿刺取精子法：用拇指和示指固定附睾，用结核菌素注射器刺入附睾抽吸附睾液

②21号蝶形针经皮穿刺取精术(percutaneous sperm extraction with butterfly needle number 21)：麻醉后，首先将睾丸固定，用拇指和示指夹住附睾，将连接在20ml注射器上的21号蝶形针头插入附睾头，轻轻回吸，直至见到有液体进入蝶形针管(图33-8)重复上述步骤直到获得足够数量精子。

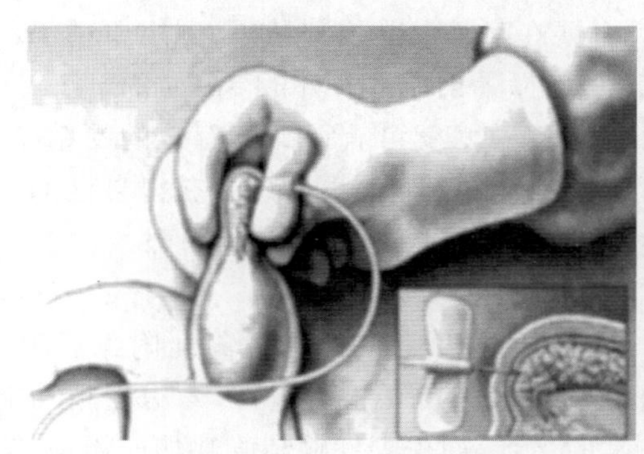

图33-8 21号蝶形针经皮穿刺取精术

2. 微创附睾精子收集术(minimally invasive epididymal sperm collection)　麻醉后，在手术侧切开阴囊壁，将睾丸和附睾挤出切口外，术者左手拇、示指固定暴露附睾梗阻近端，切开附睾外膜(图 33-9A)，右手用 24 号针切断附睾管(图 33-9B)，附睾液从切断的附睾管内挤溢出(图 33-9C)，用 6cm 直径消毒盘接触附睾切口取溢出的附睾液，然后将获取的附睾液送培养及在显微镜下检查，找到相对良好的精子后冷冻保存供做试管婴儿。

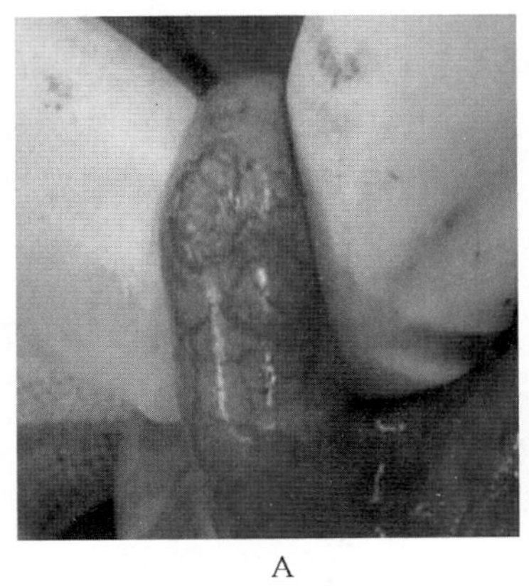
A

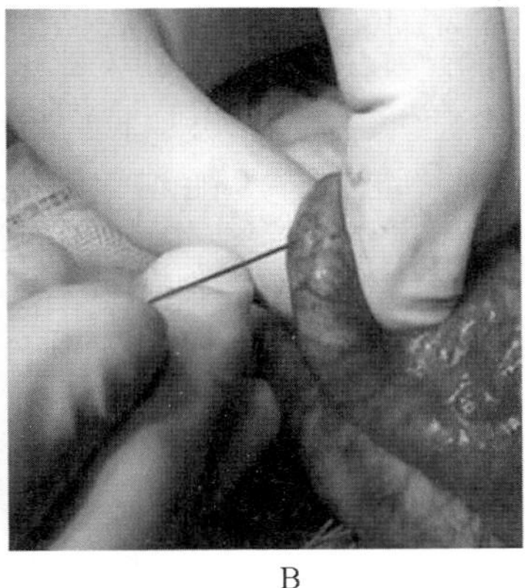
B

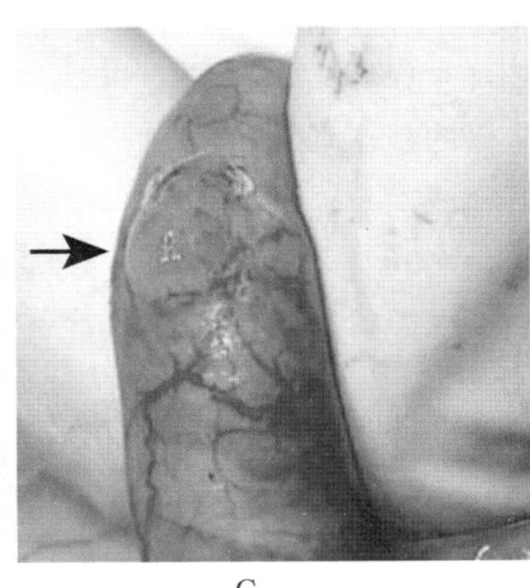
C

图 33-9　微创附睾精子收集法

A. 在靠近附睾梗阻部位的近端切开附睾被膜；B. 用 24 号注射针刺破附睾管；C. 挤出附睾液，用消毒塑料盘接触附睾切口处收取附睾液

3. 显微附睾精子吸取术(microsurgical epididymal sperm aspiration，MESA)　MESA 是在手术显微镜下像开放式手术那样进行，分离出单个附睾管后进行显微抽吸精液的显微取精术。1985 年 Temple-Smith 等首次采用 MESA 取得附睾精子体外受精(IVF)获得妊娠。此后，许多中心采用 MESA 结合传统 IVF 治疗梗阻性无精子症，妊娠率仅为 7%～10%。常规体外受精技术治疗一些男子不育症如严重少精子症和弱精子症时，受精率和妊娠率非常低。1992 年 Palermo 等报道单精子卵细胞质内注射(ICSI)技术及首例 ICSI 法试管婴儿诞生以来，ICSI 技术为男性无精子症的治疗带来福音。

(1)原理：在直视下寻找扩张的附睾管，穿刺或切开附睾管，用微量吸液管吸取附睾液获取精子。

(2)优点：在直视下寻找扩张的附睾管，位置准确，直接从附睾管中吸取精子，减少附睾液被血细胞污染的机会，可确保吸取到大量的附睾精子，避免了 PESA 方法的盲目性，操作相对简单，术中止血确切，创伤小，术后出血并发症较少。

(3)缺点：手术时间较 PESA 方法长，且需要显微仪器设备，技术难度大，取精失败率较高，术后容易出现疼痛、血肿、感染等并发症，术后形成纤维化和粘连使以后的手术更加困难。

(4)手术要点

①显微附睾管穿刺取精术(microscopic epididymal duct aspiration)：显微穿刺针由硅胶管被连接到一个抽吸装置上，它由一个 1ml 塑料结核菌素注射器和一个 10ml 玻璃注射器构成。显微穿刺针的尖端尺寸为 250～350μm，尖头在细砂轮上磨锐以利于刺入附睾管，其装置的组成包括 1 个 10ml 注射器、与其相连的 1 根短的医用硅胶管(4～6cm 长)和 1 个钝末端的微型吸管。多行两

个小的阴囊横行切口，打开睾丸鞘膜，在16～25倍手术显微镜下从附睾尾至头部检查，见到扩张的附睾小管表面打开附睾被膜，用连接到无菌医用硅胶管的硅化玻璃显微穿刺针穿入附睾管中（图 33-10），只要轻轻抽吸，附睾液就可进入微管，经过硅胶管后流入塑料注射器。连续行更近端的穿刺直到获得期望的精子质量。穿刺点用 9-0 尼龙线间断缝合或烧灼，附睾膜用 6-0 聚丙烯线缝合。据 Corrnell 大学的经验，经验丰富的显微外科医师从梗阻性无精子症患者附睾吸取精子时，99％以上者可得到精子，即使患者阴囊原先已进行过多次操作并存在较大的瘢痕者。

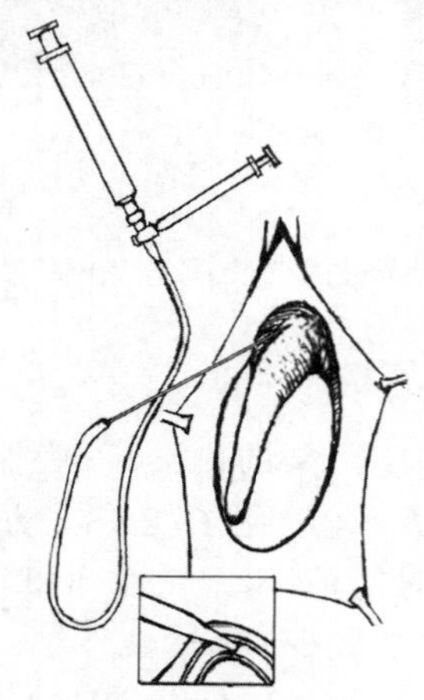

图 33-10 显微附睾精子抽吸术

②显微附睾管切开取精术（micro epididymal incision and sperm extraction）：在16～25倍手术显微镜下，见到扩张的附睾小管后，用显微手术刀切开单个附睾管（图 33-11A），用简单的微量吸管/毛细作用技术收集精子（图 33-11B），吸取附睾液滴至载玻片上，加 HTF 液，盖上盖玻片后观察。如未获得任何精子，然后在附睾更近端做切口，直至获得具活动力的精子。一旦发现具有活动力的精子，在其流出附睾小管附近放置一根干燥的微量吸液管（5μl；Drummond Scientific Co，Broomall）。如没有微量吸液管，可使用标准血细胞比容吸液管，借助毛细管作用，将精液吸到微量移液管中。附睾管刚切开时其流量最高。最初切开后，常可发现质量较好的精液。轻柔挤压睾丸和附睾，可增大切口处的流量，可获得 10～20μl 的附睾液体。将取得的液体和 IVF 培养液（0.5～1.0ml）一起注入一无菌容器中。微量吸液管一经使用，即要丢弃。吸液管中的剩余液体将破坏毛细管作用。标准过程需 4～12 根微量吸液管。吸取物经超低温冻存。

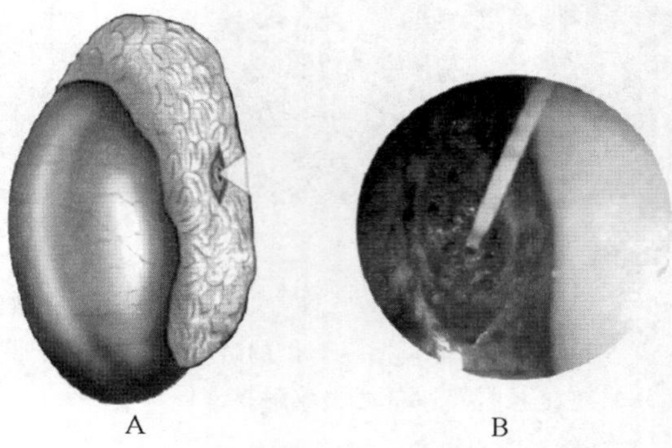

图 33-11 显微附睾精子吸取术

A. 睾丸和附睾被暴露后，扩张的附睾管被解剖切开；B. 吸取附睾液，在精子培养基中稀释，送实验室检查

【术中注意事项】

1. 在精子获取中不应使用由注射器产生的负压，因为这可能会破坏细嫩的附睾黏膜。

2. 在正常男性生殖道中，刚离开睾丸的精子活率最小，使卵子受精的能力很差。精子在附睾转运过程中活率及受精能力得到增强。因此，在未梗阻的附睾中，高质量精子可在附睾末端找到。而精道梗阻或先天性输精管缺如的精子质量与正常时正好相反，高质量精子存在于附睾近端，末端的精子质量非常差。因睾丸在源源不断地产生精子，在附睾远端区域的精子被再吸收，其远端附睾管腔中充满吞噬衰老和降解精子的巨噬细胞，因此，附睾取精应从附睾的近睾端和睾丸中抽取精子，才能获得质量较高的活动精子。

【术后处理】

术后睾丸穿刺点部位压迫约30min。

【并发症防治】

与睾丸活检术后并发症防治相类似。

【评析】

经皮附睾穿刺取精术(PESA)可成功获取精子，经单精子卵细胞质内注射(ICSI)技术，使患者妻子生育健康子代。对于严重少精子症、弱精子症、畸形精子症和抗精子抗体强阳性患者，应用患者射出精液中的精子进行ICSI可获得70%～75.1%的受精率，与射出精子的ICSI受精率接近。PESA配合精液低温保存，可多次用于IVF周期。PESA收获的附睾液很少，常被血细胞污染，但此技术没有显微附睾精子吸取术(MESA)可靠，而MESA直接从附睾管中吸取精子，减少了附睾液被血细胞污染的机会，血细胞的污染可直接影响IVF时精子的受精能力。对于同一位患者，MESA取得的附睾精子的密度及活率要优于睾丸细针抽吸术(TFNA)或PercBiopsy，但MESA需要具备显微手术技术条件，要求医师具有显微外科手术技能。

迄今关于精子获取和ICSI方面发表文献中用得最多的是MESA技术。在Cornell大学进行的MESA总次数已超过150次，99%以上可以从附睾取得精子。总之，MESA是梗阻性无精子症患者获得精子并随后冻存的最佳选择。而PESA不需要具备显微手术的技能，具有创伤小、可重复进行和效果肯定等优点。

附睾取精术失败或非阻塞性无精子症患者，可以采用睾丸取精术获取精子。

（平　萍　李　铮　陈在贤）

第八节　睾丸取精术

睾丸取精术(surgical testicular sperm retrieval techniques)是从睾丸中获取精子结合ICSI技术，以有效治疗男性无精子症。现有经皮睾丸穿刺取精术(percutaneous puncture and aspiration of the testis)、睾丸切开取精术(open testicular sperm extraction,)及显微睾丸取精术(microdissection testicular sperm extraction,MTESA)等3种，是近几年来发展的新技术，具有操作简便、创伤轻、手术时间短、并发症少、对患者影响小的优点，现已在临床逐步推广应用。

【适应证】

1. 梗阻性无精子症或非梗阻性无精子症患者。

2. 死精子症：因精液酸碱度等环境因素影响精子活力者。

3. 极度少精子症：高倍镜下仅见几条不活动或缓慢运动、畸形率很高的精子，不足以或不能行ICSI者。

【禁忌证】

急性生殖系统炎症或慢性炎症急性发作，阴囊皮肤感染未控制者。存在严重遗传疾病者。

【麻醉及体位】

可采用精索阻滞麻醉。也可采用硬膜外麻醉。患者取平卧位。

【术式简介】

1. 经皮睾丸穿刺和抽吸术(percutaneous puncture and aspiration of the testis)　用1根与固定在Menghini注射器支架中的20ml注射器连接的21～23号针进行，局部麻醉后术者用左手固定术侧睾丸使穿刺点阴囊皮肤呈绷紧状态，顶向穿刺点并保持张力至操作结束，右手持睾丸细针抽吸器通过不同方向穿刺抽吸以获得不同部位的睾丸组织(图33-12)，将穿刺所获得的睾丸组织碎块立即进行精子培养检查。因获得的睾丸组织较少，阳性率偏低睾丸损伤较重。

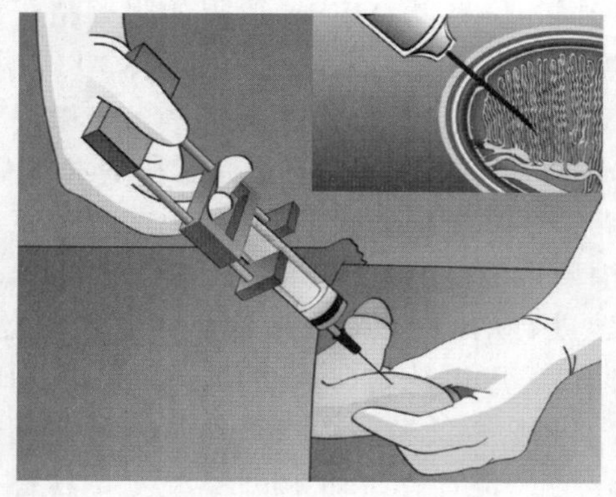

图 33-12 经皮睾丸取精术

将装在 Cameco 支架(柄)的 20ml 的注射器针穿刺进入睾丸，保持负压，针尖端在睾丸内不同的部位移动抽取曲细精(生精的)管组织

2. 改良式睾丸穿刺取精术(modified percutaneous testicular biopsy) 该术式是在粗针穿刺针引导下定向挤出睾丸组织获取精子；阳性率较高，睾丸损伤较轻。因睾丸组织中的曲精小管是富有弹性、较松散的组织，无论是粗针还是细针穿刺睾丸取精时，以针头的负压将睾丸组织取出较困难。有效的定向挤压可使曲精小管挤出穿引针孔以外，可获取较完整的睾丸组织，以至于可以取出一段较长的曲精小管。手术要点如下。

(1)麻醉后，术者双手拇、示、中三指配合固定术侧睾丸使穿刺点阴囊皮肤呈绷紧状态，由右手中指将睾丸顶向穿刺点并保持张力至操作结束。

(2)助手持普通 20ml 一次注射器配 12 号针头吸取 HTF 液 0.3ml，沿睾丸小叶长轴方向刺入睾丸，穿刺时应偏离附睾并避开血管，穿过白膜时会有落空感，继续插入约 1cm；回抽注射器并保持负压，缓慢退出针头。术者双手拇、示、中三指配合向穿刺点方向适度挤压睾丸。当针头退出睾丸时，即可见睾丸组织从穿刺点被挤出；用输精管穿刺尖钳钳取、牵拉睾丸组织并尽量多地获取组织标本，然后送病理检查或送胚胎试验室备用。

(3)将获取组织标本放入小培养皿中，在立体显微镜下剪碎曲细精管，然后用吸管吹打均匀并吸入离心管，放培养箱中孵育一段时间让成熟活动精子游出，去除大块组织，将混悬液在 1500r/min 离心 10min，取沉渣寻找成熟活动精子进行 ICSI。如为诊断性穿刺，可将曲细精管撕碎后迅速置倒置显微镜下寻找有无精子。如一次挤出的量不够，可反复穿刺 2～3 次。

(4)术后用指压法皮下止血，穿刺点可用纱布覆盖加压包扎，观察伤口出血情况及睾丸内是否有血肿形成。

3. 经皮睾丸活检枪取精术(percutaneous biopsy of the testis，PercBiopsy) 参见本章第二节睾丸活检术。

4. 睾丸切开取精术(open testicular sperm extraction) 睾丸切开取精术是采用睾丸切开的方法获取曲细精管，可以获得较多的曲细精管组织。取精成功率高，操作简便、不需要特殊的仪器设备，对睾丸的损伤小，恢复快。但可能影响睾丸血液充分供应，可能产生抗精子抗体、局部组织血肿、疼痛不适、短时性性功能障碍等，不宜多次切开取精。

手术要点：局部麻醉后，在睾丸表面血管较少的部位切开阴囊，暴露睾丸白膜，在睾丸白膜上切开小口，轻轻挤压睾丸后，部分曲细精管组织被挤出切口之外，用小直剪切下组织，寻找精子，用于冷冻保存，行 ICSI 治疗。用 5-0 或 6-0 微乔线逐层关闭睾丸白膜后，缝合切口。

5. 显微睾丸取精术(microdissection testicular sperm extraction，MTESA) 手术显微镜下睾丸切开取精术适用于两类患者：一种是通过常规的睾丸活检没有发现精子的非梗阻性无精子症患者；另一种是患者自身的睾丸体积较小、不适合行睾丸活检的非梗阻性无精子症患者。手术显微镜下睾丸切开取精术，是在手术显微镜下将睾丸从赤道平面切开，然后寻找发育相对良好的“局部生精灶”。其最大的优势：一是将睾丸剖开，充分完全地暴露开，可以将整个睾丸都探索完全，不遗漏任何一个“局部生精灶”；二是在手术显微镜放大的情况下，更有助于在手术过程中发现那些正常的“局部生精灶”，是近年来随着显微外科技术发展而出现的新技术。优点是在手术显微镜下切开睾丸，可确认白膜内无血管区，最大限度减少睾丸血供损害，取得相对无血的、较多的曲细精管小管，可提高精子的检出率。并发症较少。缺点是有一定损伤及并发症。

(1)术前特殊准备

①一次性 20ml 注射器，12 号注射针头，1 把输精管穿刺尖钳或蚊式钳，1～5ml 精子培养液，Bouin 液。

②手术显微镜，显微手术器械，倒置显微镜。

③微量吸液管，精子培养皿或精子培养冷冻设备。

(2)手术要点：麻醉后，在手术显微镜下取阴囊横行切口，切开各层以暴露睾丸，在睾丸表面无血管区沿睾丸长轴纵行切开白膜(图 33-13A)，广泛暴露睾丸实质(图 33-13B)，在放大 25 倍下显示曲细精管，仅含 Sertoli 细胞的小管较细、较白，呈线样，精子发生活跃的小管管腔较粗大，曲细精管(黑色箭头所指)内包含有存活的精子，而这薄的管道包含有支持细胞(白色箭头所指)(图 33-13C)，将由显微解剖获取的曲细精管组织置入精子培养基中培养，之后在立体显微镜下分离、寻找精子，找到活动精子并放入培养箱中备行 ICSI。

白膜切口用 6-0 尼龙缝线缝合。睾丸置入鞘膜内，缝合切口。

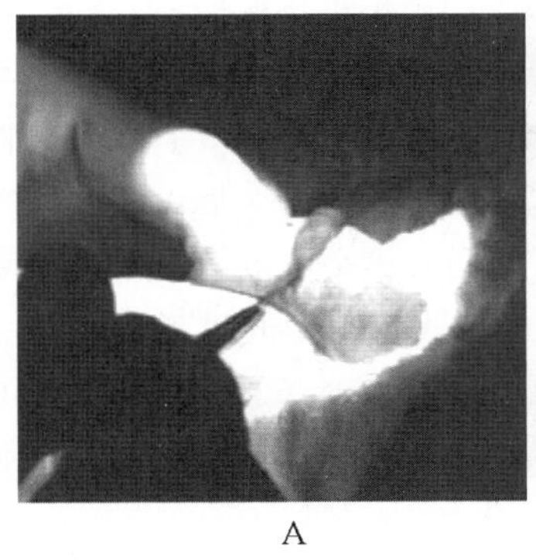
A

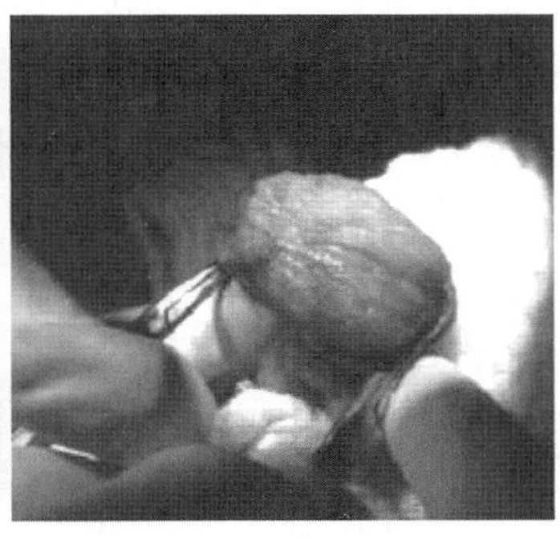
B

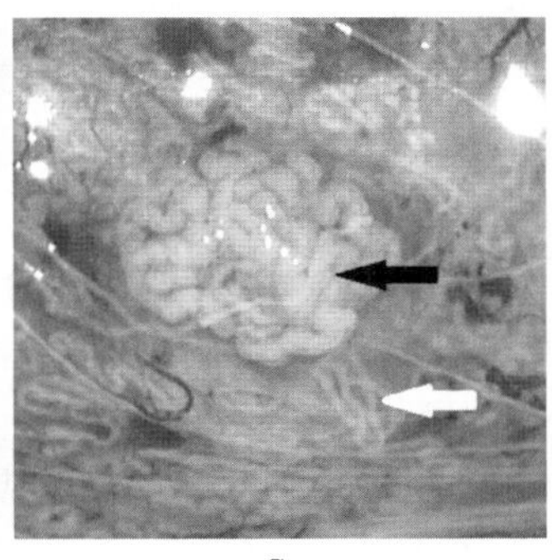
C

图 33-13 显微睾丸取精子术

A. 在睾丸白膜无血管区做一个大切口；B. 睾丸实质被广泛暴露；C. 放大 25 倍下显示曲细精管(黑色箭头所指)内包含有存活的精子，而这薄的管道包含有支持细胞(白色箭头所指)

【术中注意事项】

1. 穿刺和挤压睾丸会引起患者难以耐受的胀痛，因此局部麻醉应充分，以避免穿刺和挤压睾丸时的疼痛反应。

2. 睾丸取精术中，应固定术侧睾丸使穿刺点阴囊皮肤呈绷紧状态，以便睾丸取精术的穿刺和抽吸过程顺利完成。

3. 穿刺应避开阴囊、精索血管。

4. 睾丸穿刺针不应沿长轴穿过睾丸，以免损伤睾丸小叶结构。

5. 睾丸细针抽吸术需要对双侧睾丸进行系统的多次穿刺，每侧睾丸平均穿刺 15 次（10～20 次）。整个穿刺过程要握紧睾丸，穿刺部位等距离分布，穿刺针头在睾丸内沿多个方向上下反复运动，直到抽出淡黄色的液体为止。

6. 切开睾丸内组织获取曲细精管时深度不超过 0.5cm，以免导致术后睾丸萎缩或坏死。

【术后处理】

术后留观 2h，当天避免剧烈活动，2 周内避免性生活。

【并发症防治】

与睾丸活检术后并发症防治相类似。

【评析】

睾丸取精术有两种方法，即穿刺针吸取术（TESA）和睾丸组织切取术（TESE）。TESA 损伤较轻，但存在盲目穿刺，获取精子效率低；而 TESE 获取精子的成功率较高。

1. 睾丸穿刺取精术：睾丸穿刺活检技术以其微创、简单、快捷、痛苦小、恢复快、并发症少、安全、有效和患者易于接受的优点而得到快速普及。有研究表明，睾丸穿刺取精术准确程度可达 95%以上，但由于睾丸的曲细精管富有弹性，因此在退针过程中由于组织的弹性及穿刺孔周围组织的摩擦阻力作用，有一部分睾丸组织会发生回缩，影响取出标本的数量和质量。睾丸取精术应尽可能获取足够数量和高质量的睾丸精子供 ICSI，并应尽可能减小对睾丸的损伤，而不影响睾丸的功能和以后的取精。

2. 睾丸切开取精术：是在睾丸的不同位置取 2～3 块睾丸组织标本，用于 IVF 的精子做 ICSI 治疗的可靠方法。非梗阻性无精子症的精子获取率可达 60%。

Ezeh 等研究多位点睾丸穿刺取精术与睾丸切开取精术的结果发现，在获得精子方面后者明显高于前者。Chan 等回顾性分析大量临床资料后发现，睾丸切开取精术对获得精子是更有效的方法，尤其目前外科显微技术的迅猛发展，完全可以将睾丸切开的并发症降到最小，尽管目前公认睾丸穿刺取精术可以取代睾丸切开取精术达到同样的诊断目的。但是，睾丸穿刺取精术提取的正常精子数目少，反复抽吸会导致增多的并发症。

3. 显微切割睾丸取精术：是在手术显微镜下可辨认出睾丸上无血管的区域，挑选较粗的小管，可使非梗阻性无精症（NOA）患者只需切割最小量的睾丸组织就能得到足够数量的精子，有利于显著提高精子的检出率。尤其适用于生精功能严重受损的非梗阻性无精子症患者，甚至非嵌合型克兰费尔特综合征患者也可能通过显微睾丸取精术找到精子从而获得生育的机会，这是显微睾丸取精术最大的优点；另一方面，显微睾丸取精术中，仅切取少量曲细精管，可以最大限度地减少对血管和睾丸间质的损伤，有利于保护睾丸内分泌功能，这对睾丸内分泌功能本已受损的患者来说显得更有意义。对于至少有一个区域精子发生低下的患者来说，81%的患者可取得精子；而精子成熟阻滞的患者中，42%的患者可取得精子；仅有 24%的唯支持细胞综合征的患者可取得精子。Cornell 大学临床研究发现，使用显微分离技术，精子发现率达 50%。对这些找到精子的患者行 IVF-ICSI 治疗，其配偶受孕率达 50%。显微睾丸取精术的缺点是需要显微手术设备，对医师的显微外科技术有较高要求。

4. Shufaro 等通过动物实验研究发现，睾丸经反复穿刺抽吸后，睾丸中出现局部瘢痕或纤维化。多次 TESE 手术也可能会引起暂时性的和永久性的睾丸功能改变，包括睾丸萎缩和睾酮水平降低，因此，取精最好由熟悉睾丸解剖和生理的医师在手术显微镜下进行操作。经皮睾丸穿刺术侵害性比较低，但仍有发生出血、免疫反应等影响精子生成的可能；这些影响一般需要 3～4 个月才能恢复到手术前的情况，所以穿刺术后一般需要

3～4 个月才能行第 2 次穿刺进行 ICSI 治疗。

5. 预防遗传性疾病：MESA、PESA、TESA 和 TESE 等获取精子方法与 ICSI 联合应用，可以有效治疗无精子症患者，使他们也可能获得自己生物学意义上的子女。但是，由于这些技术可能会使其后代患有父辈的遗传缺陷，故应对接受治疗的患者进行遗传学咨询，必要时还需要对其早期胚胎进行植入前遗传学诊断（PGD），以提高健康婴儿的出生率，减少和预防遗传性疾病的出现。

（陈在贤　平　萍　李　铮）

参考文献

［1］ 陈在贤，鲁栋梁，黄捷．睾丸活检术//陈在贤．实用男科学．2 版．北京：人民军医出版社，2015：616.

［2］ 黄明孔，陈在贤．人工精液贮囊术//陈在贤主编．实用男科学．2 版．北京：人民军医出版社，2015：483-484.

［3］ 赵良运，涂响安，王文卫，等．射精管梗阻性无精子症的诊断与治疗（附 46 例报告）．中国男科学杂志，2006，20(7)：20-24.

［4］ 邱毅．非阻塞性无精子症患者细针和粗针经皮穿刺吸取睾丸组织活检：安全性和诊断的可行性，国外医学计划生育分册，2005，24(6)：326-327.

［5］ 傅忠，曾宜妹．活检枪行睾丸活检术的临床应用．中国男科学杂志，2004，18(1)：50-51.

［6］ 李岩，苏建堂，孟小鑫，等．无精症睾丸穿刺活检不同方法的对比研究．陕西医学杂志，2006，35(1)：77-79.

［7］ 郭毅，郭科军．睾丸精子细针抽吸结合 ICSI 治疗非阻塞性无精子症．中国男科学杂志，2004，18(1)：12-14.

［8］ 马猛，平萍，王建华，等．非梗阻性无精子症三步法取精术及其临床意义（附 73 例报告）．中华男科学杂志，2012，18(7)：606-610.

［9］ 王翰辉，何昌孝，鄢世兵，等．睾丸穿刺取精术对非梗阻性无精子症患者性功能影响的临床研究．中国性科学，2014，10：84-86.

［10］ 崔险峰，丁攀，张云山．非梗阻性无精子症患者的外科取精方法应用进展．山本医药，2015(43)：98-100.

［11］ 孙捷，管湘霞，吴丽萍，等．显微外科技术在非梗阻性无精子症中的应用初探．江西医药，2015，9：912-913.

［12］ 熊国根，田二坡，姚文亮，等．MD-TESE 手术对非梗阻性无精子症患者取精结局的应用研究．现代诊断与治疗，2015，11：2409-2411.

［13］ 陈杰，高轶，徐丹枫．经尿道精囊镜治疗精囊结石症．第二军医大学学报，2009，36(11)：1297-1298.

［14］ 李红波，宗朝晖．经输尿管镜精囊冲洗治疗慢性精囊炎．医学信息，2010，23(12)：125-127.

［15］ 傅丰文，车建平，高轶．输尿管镜技术在血精症诊断和治疗中的应用．中华男科学杂志，2010，12：1105-1107.

［16］ 刘智勇，王磊，孙颖浩，等．经尿道精囊镜技术——一种治疗射精管梗阻性无精子症的新方法．中国男科学杂志，2010，24(9)：18-20.

［17］ 宋立，汪祖林，羊继平，等．经尿道精囊镜技术诊治血精的临床研究．中华腔镜泌尿外科杂志（电子版），2012，6(3)：53-55.

［18］ 董秉政，梁清，郝林，等．精囊镜技术在精囊疾病中的应用．中国内镜杂志，2012，18(8)：864-866.

［19］ 邓春华，丘少鹏，孙祥宙，等．经尿道射精管口电切术治疗射精管梗阻无精子症．中华外科杂志，2005，43(22)：1464-1466.

［20］ 姚友生，王涛，黄海，等．经尿道电切术治疗射精管梗阻引起的无精子症．中国男科学杂志，2007，21(12)：55-57.

［21］ 黄吉炜，夏磊，马源，等．经直肠超声实时监测下经尿道射精管切开术的临床疗效观察．中国男科学杂志，2010，9：47-49.

［22］ 陈光耀，谢军，关登海，等．射精管开口梗阻性无(少)精子症 14 例诊治分析．中国当代医学，2013，195-196.

［23］ 涂响安，赵良运，赵亮，等．经尿道射精管切开

术治疗射精管梗阻的效果. 北京大学学报(医学报),2011,43(4):559-561.

[24] 涂响安,庄锦涛,赵亮,等. 经尿道双极等离子射精管切开术和单极射精管切开术治疗射精管梗阻疗效比较. 临床泌尿外科杂志,2015,7:638-640.

[25] 蒋波. 经尿道射精管口电切术治疗射精管口梗阻性无精子症. 中国医师杂志,2013,15(4):526-527.

[26] 赵良运,涂响安,玉文卫,等. 射精管梗阻性无精子症的诊断与治疗(附46例报告). 中国男科学杂志,2006,20(7):20-24.

[27] 邹义华,陈善群,陈晓峰. 经尿道射精管切开术联合精囊镜技术治疗射精管梗阻性无精子症(附22例报告). 中国内镜杂志,2014,20(1):80-83.

[28] 柳长坤,宋震,邓云飞,等. 经尿道电切联合精囊镜射精管扩张术治疗米勒管囊肿. 中南大学学报,2015,6:670-673.

[29] 张卫星,贾东辉,王瑞,等. 两种手术方式治疗射精管梗阻临床疗效分析. 中国男科学杂志,2013,4:43-45.

[30] 孙文功,刘德海,孟庆泽,等. 经尿道射精管切开术治疗射精管梗阻性无精子症. 现代泌尿外科杂志,2012,17(6):581-583.

[31] 周国林,刘志华,陈武. 经尿道射精管口切开术治疗梗阻性无精子症临床疗效分析. 江西医药,2011,46(10):900-901.

[32] 陈小敏,张孝旭. 经尿道射精管口. 中华男科学杂志,2013,19(5):476-477.

[33] 高永涛,高恩江,于志勇,等. 经尿道射精管口电切术治疗射精管梗阻性无精子症23例临床疗效分析. 山西医药杂志,2014,23:2804-2806.

[34] 吕绍勋,徐雪花. 经尿道精囊镜去顶减压术治疗射精管囊肿临床疗效探讨. 中外医疗,2014,29:63-65.

[35] 刘月浩,邓世洲,白文俊,等. 前列腺囊肿所致梗阻性无精子症的诊断与治疗(附7例报告). 中国男科学杂志,2008,7:32-34.

[36] 严剑波. 前列腺中线囊肿所致梗阻性无精子症的经直肠超声诊断价值. 实用医学杂志,2013,29(1):101-103.

[37] 陈勇辉,邹冰子,张丽英. 经直肠超声在射精管梗阻性无精症所致男性不育症的诊断和治疗中的临床价值. 医学影像学杂志,2015,5:865-867.

[38] 宋莉,陈瑜. 经尿道精囊镜检查术3例的手术配合. 中国误诊学杂志,2011,11(33):8261.

[39] 谢珠红,钟爱英,高江美. 经尿道精囊镜检技术诊治血精的手术配合. 中国微外科杂志,2014,14(3):287-288.

[40] 刘杰,李循. 顽固性血精患者经尿道精囊镜的临诊治研究. 中国性科学,2015,4:50-53.

[41] 史校学,酒涛,王栋. 精囊镜下治疗顽固性血精32例临症效果分析. 河南医学研究,2014,23(5):76-77.

[42] 崔志强,王永传,都靖,等. 经尿道精囊镜联合非那雄胺治疗顽固性血精的效果观察. 中华男科学杂志,2014,20(6):536-538.

[43] 王宗绫. 68例顽固性血精患者经尿道精囊镜诊治分析. 吉林医学,2014,35(8):1689-1690.

[44] 王磊,刘智勇,许传亮,等. 经尿道精囊镜诊治顽固性或复发性血精162例临床资料分析. 中华男科学杂志,2013,19(6):531-534.

[45] 李虎,何祖强,董超雄,等. 精囊镜联合电切镜治疗射精管梗阻性无精子症19例分析. 中国性科学,2015,12:64-66.

[46] 张治国,郝林,臧光辉,等. 采用精道镜技术治疗射精管梗阻性无精子症和重症少精症. 中国内镜杂志,2016,22(1):42-44.

[47] 王进,曾汉青,范民,等. 经尿道精囊镜技术在精囊疾病诊断治疗中的临床应用(附52例报告). 临床泌尿外科杂志,2014,11:960-962.

[48] 胡国栋,王秀,陈宏宇,等. 经尿道精囊镜检查联合超声吸附和冲洗治疗血精症. 中国医药指南,2014,31:36-37.

[49] 王翰辉,何昌考,鄢世兵. 等. 睾丸穿刺取精术对非梗阻性无精子症患. 国外医学地理杂志,2017,38(1):52-56.

[50] 孔文青. 显微外科技术在治疗非梗阻性无精子症中的应用. 医药卫生(引文版),2016,1:25.

[51] Mourad WA, Tulbah A, Merdad F, et al. Fine-needle aspiration of the testis in azoospermic men: The value of measuring serum follicle stimulating hormone and testicular size. Diagn

Cytopatho,2005,32(4):185.

[52] Jonathan P,Jarow. Diagnosis and management of ejaculatory duct obstruction. National Journal of Andrology,2002,8(1):10-17.

[53] Vernaeve V, Tournaye H, Schiettecatte J, et al. Serum inhibin B can not predict testicular sperm retrieval in patients with non-obstructive. Azoospermia J Hum Reprod, 2002, 17 (4):971-976.

[54] Kadioglu A,Cayan S,Tefekli A,et al. Does response to treatment of ejaculatory duct obstruction in infertile men vary with pathology? Fertil Steril,2001,76(1):138-142.

[55] Purohit RS,Wu DS,Phinohara K,et al. A prospective comparison of 3 diagnostic methods to evaluate ejaculatory duct obstruction. J Urol, 2004,171(1):232-235.

[56] Johnson CW,Bingham JB,Goluboff ET,et al. Transurethral resection of the ejaculatory ducts for treating ejaculatory symptoms. BJU Int,2005,95(1):117-119.

[57] Qiu Y,Yang DT,Wang SM,et al. Successful pregnancy and birth after intrauterine insemination using caput epididymal sperm by percutaneous aspiration. Asian J Androl, 2003, 5 (1):73-75.

[58] Nagai A,Watanabe M,Nasu Y,et al. Analysis of human ejaculation using color Dopp ler ultrasonography: a comparison between antegrade and retrograde ejaculation. Urology, 2005,65(2):365-368.

[59] Ichiyanagi O,Sasagawa I,Suzuki Y,et al. Successful treatment of retrograde ejaculation with amezinium. Arch Androl, 2003, 49 (3): 215-217.

[60] Zhao LY,Tu XA,Wang WW,et al. Diagnosis and treatment of iatrogenic ejaculatory duct obstruction following prostatic hyperthermia (report of 3 cases). Zhonghua Nan Ke Xue, 2006,12(10):906-909.

[61] Deng CH,Qiu SP,Sun XZ,et al. Surgical therapy for azoospermia with ejaculatory duct obstruction. Zhonghua Wai Ke Za Zhi,2005,15; 43(22):1464-1466.

[62] Liang-Yun Zhao, Xiang-An Tu, Chun-Hua Deng. The clinical curative effect of transurethral resection of the ejaculatory duct for iatrogenic ejaculatory duct obstruction after prostatic hyperthermia. Asian J Androl,2006,8(6): 755-756.

[63] Heshmat S,Loa KC. Evaluation and treatment of ejaculatory duct obstruction in infertile men. Can J Urol,2006,13(1):18-21.

[64] Gert R Dohle,Saad Elzanaty,Niels J van Casteren. Testicular biopsy:clinical practice and interpretation. Asian J Androl, 2012, 14 (1): 88-93.

[65] Mahmoudreza Moradi, Mohsen Alemi, Asaad Moradi,et al. Does inhibin-B help us to confidently refuse diagnostic testicular biopsy in azoospermia? Iran J Reprod Med, 2012, 10 (3):243-248.

[66] N Shaida MB BS, FRCR, Berman LH, et al. Percutaneous testicular biopsy for indeterminate testicular lesions. Br J Radiol, 2012, 85 (1):S54-S58.

[67] Mohammad Reza Nowroozi, Hamed Ahmadi, Mohsen Ayati,et al. Testicular fine-needle aspiration versus testicular open biopsy:Comparable sperm retrieval rate in selected patients. Indian J Urol,2012,28(1):37-42.

[68] Ullrich Schwarzer, Herko Sternfatt, Manfred Schleyer,et al. No relationship between biopsy sites near the main testicular vessels or rete testis and successful sperm retrieval using conventional or microdissection biopsies in 220 non-obstructive azoospermic men. Asian J Androl,2013,15(6):795-798.

[69] Sandro C Esteves,Ricardo Miyaoka,Jose Eduardo Orosz,et al. An update on sperm retrieval techniques for azoospermic males. Clinics (Sao Paulo),2013,68(1):99-110.

[70] Bhushan K Gangrade. Cryopreservation of testicular and epididymal sperm: techniques and clinical outcomes of assisted conception. Clinics (Sao Paulo),2013,68(1):131-140.

[71] Rupin Shah. Surgical sperm retrieval: Techniques and their indications. Indian J Urol, 2011,27(1):102-109.

[72] Andrew Leung, Jose Mira, Wayland Hsiao. Updates on sperm retrieval techniques. Transl Androl Urol,2014,3(1):94-101.

[73] Lee JY,Diaz RR,Choi YD,et al. Hybrid method of transurethral resection of ejaculatory ducts using holmium: yttriumaluminium garnet laser on complete ejaculatory duct obstruction. Yonsei Med J,2013,54(4):1062-1065.

[74] Tu XA,Zhuang JT,Zhao L,et al. Transurethral bipolar plasma kinetic resection of ejaculatory duct for treatment of ejaculatory duct obstruction. J Xray Sci Technol,2013,21(2): 293-302.

[75] Tu XA,Zhao LY,Zhaol L. Efficacy of transurethral resection of ejaculatory duct for treatment of ejaculatory duct obstruction: report of 60 cases. Beijing DaXue Xue Bao,2011, 43(4):559-561.

[76] Mohammad Reza Moein,Mahmoud Reza Moein, Jalal Ghasemzadeh, et al. Evaluation of sperm retrieval rate with bilateral testicular sperm extraction in infertile patients with azoospermia. Iran J Reprod Med, 2015, 13 (11):711-714.

[77] Tatsuo Morita,Maiko Komatsubara,Tomohio Kameda,et al. A new simple technique of epididymal sperm collection for obstructive azoospermia. Asian J Androl, 2016, 18(1): 149-150.

[78] Wood S,Sephton V,Searle T,et al. Effect on clinical outcome of the interval betweencollection of epididymal and testicular spermatozoa and intracytoplasmic sperm injection in obstructive azoospermia. J Androl,2003,24(1): 67-72.

[79] Yang SC,Rha KH,Byon SK,et al. Transutricular seminal vesiculoscopy. J Endourol,2002, 85(16):343-345.

[80] Li L,Jiang C,Song C,et al. Transurethral endoscopy technique with a ureteroscope for diagnosis and management of seminal tracts disorders:a new approach. J Endourol,2008,22 (4):719.

[81] Han WK,Lee SR,Rha KH,et al. Transutricular Seminal vesiculoscopy in hematospermia: Technical considerations and outcomes. J urology,2009,73(6):1377-1382.

[82] Orhan I,Onur R,Ardicoglu A,et al. Secondary ejaculatory duct obstruction: management by secondary transurethral resection of ejaculatory duct. Arch Androl,2005,51(3):221-223.

[83] Zhi-Yong Liu,Yin-Hao Sun,Chuan-Liang Xu, et al. Transurethral seminal vesiculoscopy in the diagnosis and treatment of persistent or recurrent hemospermia:a single-institution experience. Asian J Androl,2009,11(5):566-570.

[84] Eisenberg ML,Walsh TJ,Garcia MM,et al. Ejaculatory duct manometry in normal men and in patients with ejaculatory duct obstruction. J Uro,2008,180:255-260.

[85] Yurdkul T,Gokee G,Kilic O,et al. Transurethral resection of ejaculatory ducts in the treatment of complete ejaculatory duct obstruction. Int Urol Nephrol,2008,40(2):369-372.

[86] Liu C, Song Z, Dun Y, et al. Transurethral electrotomy combined with seminal vesiculoscopy ejaculatory duct dilatation in treating patients with Müllerian duct cyst. Zhong Nan Da Xue Xue Bao Yi Xue Bao, 2015, 40 (6): 670-673.

[87] Liu B,Li J,Li P,et al. Transurethral seminal vesiculoscopy in the diagnosis and treatment of intractable seminal vesiculitis. J Int Med Res, 2014,42(1):236-242.

[88] Fisch H,Lambert SM,Goluboff ET. Management of ejaculatory duct obstruction:etiology, diagnosis and treatment. world J Urol,2006, 24(6):604-610.

[89] Manohar T,Ganpule A,Desai M. Transrectal ultrasound and fluoroscopicassisted transurethral incision of ejaculatory ducts:a problem-solving approach to nonmalignant hematospermia due to ejaculatory duct obstruction. J En-

dourol,2008,22(7):1531-1535.

[90] Haifeng Wang,Huamao Ye,Chuanliang Xu,et al. Transurethral seminal vesiculoscopy using a 6F vesiculoscope for ejaculatory duct obstruction:Initial experience. J Androl,2012,33(4):637-643.

[91] Song T,Zhang X,Zhang L,et al. Transurethral seminal vesiculoscopy in the diagnosis and treatment of seminal vesicle stones. Chin Ned J (Engl),2012,125(8):1475-1478.

[92] Xing C,Zhou X,Xin L,et al. Prospective trial comparing transrectal ultrasonography and transurethral seminal vesiculoscopy for persistent hematospermia. Int J Urol,2012,19(5):437-442.

[93] Wang L,Liu ZY,Xu CL,et al. Transurethral seminal vesiculoscopy for refractory or recurrent hemospermia:clinical analysis of 162 cases. Zhonghua Nan Ke Xue, 2013, 19 (6): 531-534.

[94] Nan CH,Liang Q,Donng BZ. The transurethral seminal vesiculoscopy in the diagnosis and treatment of the seminal vesicle disease. Cell Biochem Biophys,2013,66(3):851-853.

[95] Cui ZQ,Wang YC,Du J,et al. Transurethral seminal vesiculoscopy combined with finasteride for recurrent hematospermia. Zhonghua Nan Ke Xue,2014,20(6):536-538.

[96] Yagil Barazani, Peter J Stahl, Harris M Nagler, et al. Management of ejaculatory disorders in infertile men. Asian J Androl,2012,14(4):525-529.

[97] Han WK,Lee SR,Rha KH,et al. Transutricular Seminal vesiculoscopy in hematospermia: Technical considerations and outcomes. J urology,2009,73(6):1377-1382.

[98] Zhao LY,Tu XA,Xiang Y,et al. Was fine-needle vasography an obsolete diagnostic method to evaluate ejaculatory duct obstruction? Report of 37 cases. Urol In,2010,85:186-193.

[99] Ei-Assmy A,Ei-Tholoth H,Abouelkheir RT, et al. Transurethral resection of ejaculatory duct in infertile men: outcome and predictors of success. Int Urol Nephrol, 2012, 44 (6): 1623-1630.

[100] Lawler LP,Cosin O,Jarow JP,et al. Transrectal US-guided seminal vesiculography and ejaculatory duct recanalization and balloon dilation for treatment of chronic pelvic pain. J Vasc Intery Radiol, 2006, 17 (1): 169-173.

[101] Wu H,Qian L. Application of vasoseminal vesiculography to the diagnosis of seminal ductal system disorders. Zhonghua Nan Ke Xue,2004,10(4):243-249.

[102] Apaydin E,Killi RM,Turna B,et al. Transrectal ultrasonography-guided echo-enhanced seminal vesiculography in combination with transurethral resection of the ejaculatory ducts. BJU Int, 2004, 93 (7): 1110-1112.

[103] Song T,Zhang X,Zhang L,et al. Transurethral seminal vesiculoscopy in the diagnosis and treatment of seminal vesicle stones. Chin Med J(Engl),2012,125(8):1475-1478.

[104] Shu-Xiong Zeng,Xin Lu,ZHen-Sheng Zhang, et al. The feasibility and experience of using seminal vesiculoscopy in the diagnosis of primary seminal vesicle tumors. Asian J Androl,2016,18(1):147-148.

[105] CH Han,Q Liang,BZ Dong,et al. The Transurethral Seminal Vesiculoscopy in the Diagnosis and Treatment of the Seminal Vesicle Disease. Cell Biochemistry and Biophysics, 2013,66(3):851-853.

[106] B Liu,J Li,P Li,et al. Transurethral seminal vesiculoscopy in the diagnosis and treatment of intractable seminal vesiculitis. Journal of International Medical Research,2014,42(1):236-242.

[107] Rubina Merchant,Goral Gandhi,Gautam N. et al. In vitro fertilization/intracytoplasmic sperm injection for male infertility. Indian J Urol,2011,27(1):121-132.

[108] Sinha S,Siriguri SR,Rayudu RS. Simultaneous computed tomography and seminal ve-

siculography in a patient with ejaculatory duct obstruction. Urol J,2010,7(2):79.

[109] Tang SX,Zhou HL,Ding YL. Effectiveness of transurethral seminal vesiculoscopy in the treatment of persistent hematospermia, and oligoasthenozoospermia and azoospermia from ejaculatory duct obstruction. Zhonghua Yi Xue Za Zhi,2016,96(36):2872-2875.

[110] Zhu XB,Zhang XS,Zhang SL,et al. 8. 5/11. 5F transurethral seminal vesiculoscopy in the diagnosis and treatment of refractory hematospermia. Zhonghua Nan Ke Xue, 2016, 22 (3):225-228.

[111] El-Assmy A, El-Tholoth H, Abouel Kheir RT,et al. Transurethral resection of ejaculatory duct in infertile men:outcome and predictors of success. Int Urol Nephrol,2012,44 (6):1623-1630.

[112] Abdel-Meguid TA. Can we reliably predict sperm recovery in semen of nonobstructive azoospermia men after varicocele repair? - answers are awaited. Transl Androl Urol, 2017,6(2):317-319.

[113] Miller N,Biron-Shental T,Pasternak Y,et al. Fertility outcomes after extended searches for ejaculated spermatozoa in men with virtualazoospermia. Fertil Steril, 2017, 107 (6): 1305-1311.

[114] Binsaleh S, Alhajeri D, Madbouly K. Microdissection testicular sperm extraction in men with nonobstructive azoospermia: Experience of King Saud University Medical City, Riyadh,Saudi Arabia. Urol Ann, 2017, 9 (2): 136-140.

[115] Uloko M,Bearrick E,Bodie J. Azoospermia in a Male with Klippel-Feil Anomaly. Urol Case Rep,2017,25(13):51-52.

[116] Salehi P,Derakhshan-Horeh M,Nadeali Z,et al. Factors influencing sperm retrieval following testicular sperm extraction in nonobstructive azoospermia patients. Clin Exp Reprod Med,2017,44(1):22-27.

[117] Schachter-Safrai N,Karavani G,Levitas E,et al. Does cryopreservation of sperm affect fertilization in nonobstructive azoospermia or cryptozoospermia? Fertil Steril, 2017, 107 (5):1148-1152.

[118] Verrill C,Yilmaz A,Srigley JR,et al. Reporting and staging of testicular germ cell tumors: The international society of urological pathology(ISUP) testicular cancer consultation conference recommendations. Am J Surg Pathol,2017,41(6):22-32.

[119] Aarpi A,Agarwal A,Sabanegh E,et al. Percutaneous biopsy of the testicle: a mini review with a proposal flow chart for non-obstructive azoospermia. Ann Med, 2011, 43 (2):83-89.

[120] Houwen J,Lundin K,Soderlund B,et al. Efficacy of percutaneous needle aspiration and open biopsy for sperm retrieval in men with non-obstructive azoospermia. Acta Obstet Gynecol Scand,2008,87(10):1033-1038.

[121] Maryam Eghbali,Mohammad Reza Sadeghi, Niknam Lakpour,et al. Molecular analysis of testis biopsy and semen pellet as complementary methods with histopathological analysis of testis in non-obstructive azoospermia. J Assist Reprod Genet,2014,31(6):707-715.

[122] Weng SP, Surrey MW, Danzer HC, et al. Chromosome abnormalities in embryos derived from microsurgical epididymal sperm aspiration and testicular sperm extraction. Taiwan J Obstet Gynecol, 2014, 53 (2): 202-205.

[123] Althakafi SA, Mustafa OM, Seyam RM, et al. Serum testosterone levels and other determinants of sperm retrieval in microdissectiontesticular sperm extraction. Transl Androl Urol,2017,6(2):282-287.

[124] Trutsumi S, Kawahara T, Takeshima T, et al. Onco-testicular sperm extraction (onco-TESE) for bilateral testicular tumors: two case reports. J Med Case Rep, 2017, 11 (1):139.

[125] Ibrahim E. Editorial Comment from Dr Ibra-

him to Testicular sperm extraction for patients with spinal cord injury-related anejaculation: A single-center experience. Int J Urol, 2016, 23(12): 1027-1029.

[126] Iwahata T, Shin T, Shimomura Y, et al. Testicular sperm extraction for patients with spinal cord injury-related anejaculation: A single-center experience. Int J Urol, 2016, 23 (12): 1024-1027.

[127] Shin T, Kobayashi T, Shimomura Y. Microdissection testicular sperm extraction in Japanese patients with persistent azoospermia after chemotherapy. Int J Clin Oncol, 2016, 21(6): 1167-1171.

[128] Niederberger C. Re: Comparison of microdissection testicular sperm extraction, conventional testicular sperm extraction, and testicular sperm aspiration for nonobstructive azoospermia: A systematic review and meta-analysis. J Urol, 2016, 195(5): 1564-1566.

[129] Shiraishi K, Ishikawa T, Watanabe N, et al. Salvage hormonal therapy after failed microdissection testicular sperm extraction: A multi-institutional prospective study. Int J Urol, 2016, 23(6): 496-500.

[130] Alrabeeah K, Witmer J, Ruiz S, et al. Mini-incision microdissection testicular sperm extraction: a useful technique for men with cryptozoospermia. Andrology, 2016, 4 (2): 284-289.

[131] Bernie AM, Mata DA, Ramasamy R, et al. Comparison of microdissection testicular sperm extraction, conventional testicular spermextraction, and testicular sperm aspiration for nonobstructive azoospermia: a systematic review and meta-analysis. Fertil Steril, 2015, 104(5): 1099-1103.

[132] Alrabeeah K, Doucet R, Boulet E, et al. Can the rapid identification of mature spermatozoa during microdissection testicular spermextraction guide operative planning? Andrology, 2015, 3(3): 467-472.